MOORE

무어 핵심임상해부학

MOORE Essential Clinical ANATOMY

5판

이 도서의 국립중앙도서관 출판시 도서목록 (CIP)는 e-CIP 홈페이지
(http://www.nl.go.kr/cip.php)에서 이용하실 수 있습니다.
(CIP 제어번호: 2015004251)

This is a translation of MOORE Essential Clinical ANATOMY 5e by Moore, Agur, Dalley and co-published by arrangement with Wolters Kluwer Health, Inc., USA.

KOREAN language edition published by Bioscience Publishing Co., Ltd. and Wolters Kluwer Health, Inc.

Disclaimer

Accurate indications, adverse reactions, and dosage schedules for drugs are provided in this book, but it is possible that they may change. The reader is urged to review the package information data of the manufacturers of the medications mentioned. The authors, editors, publishers, or distributors are not responsible for errors or omissions or for any consequences from application of the information in this work, and make no warranty, expressed or implied, with respect to the contents of the publication. The authors, editors, publishers, and distributors do not assume any liability for any injury and/or damage to persons or property arising from this publication.

무어 핵심임상해부학 제5판

초판 인쇄: 2015년 3월 02일
초판 발행: 2015년 3월 10일

저　자: Keith L. Moore, Anne M.R. Agur, Arthur F. Dalley
역　자: 박경한, 김호정, 이화영, 김이석, 박　찬, 노구섭, 이혜연,
양희준, 허영범, 이은영, 손현준, 한장희, 김대중, 박정현
발행인: 한상정
발행처: (주)바이오사이언스출판
주　소: 137-060 서울특별시 서초구 효령로2길 10, 201호
(방배동, 호산빌딩)
전　화: (02)581-4057~8
팩　스: (02)581-4059
이메일: inquiry@biosciencepub.com
홈페이지: http://www.biobooks.co.kr
ISBN: 978-89-6824-030-0　93510
등록번호: 제22-3079호
값 75,000원

(주)바이오사이언스출판

무어 핵심임상해부학 5판

MOORE Essential Clinical ANATOMY

저자

Keith L. Moore, Anne M.R. Agur, Arthur F. Dalley

역자

박경한 김호정 이화영 김이석 박 찬 노구섭 이혜연
양희준 허영범 이은영 손현준 한장희 김대중 박정현

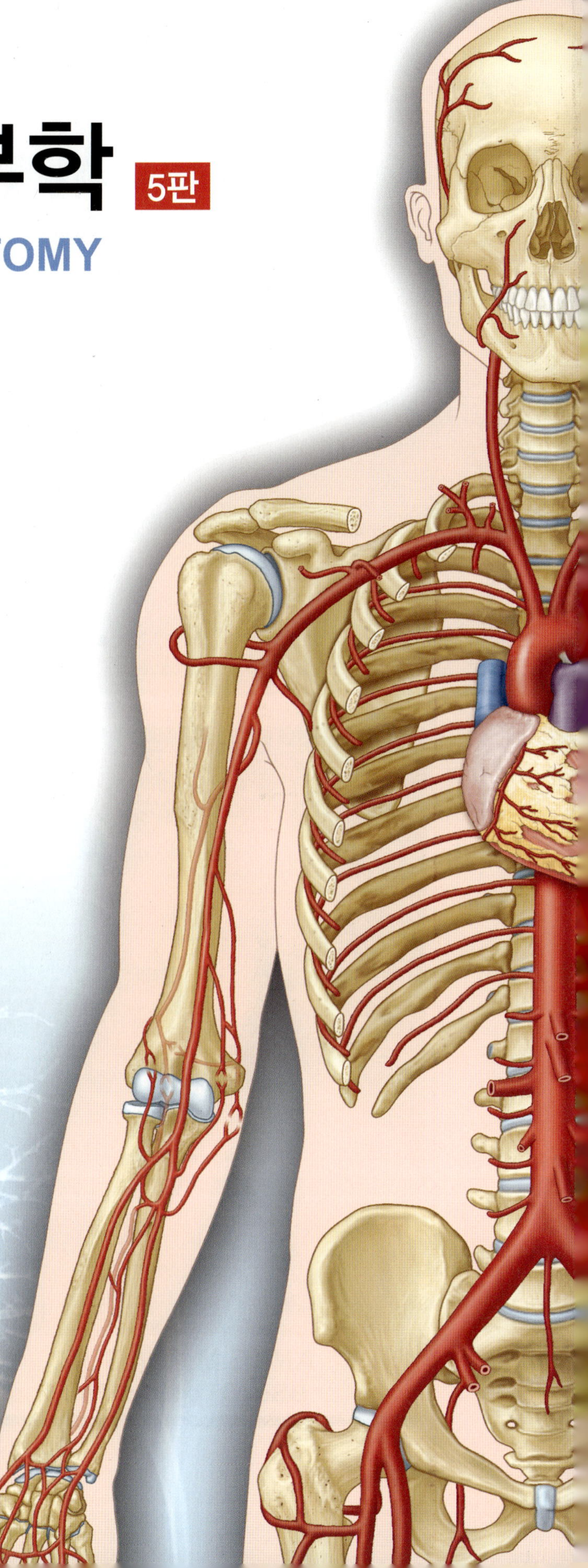

(주)바이오사이언스출판

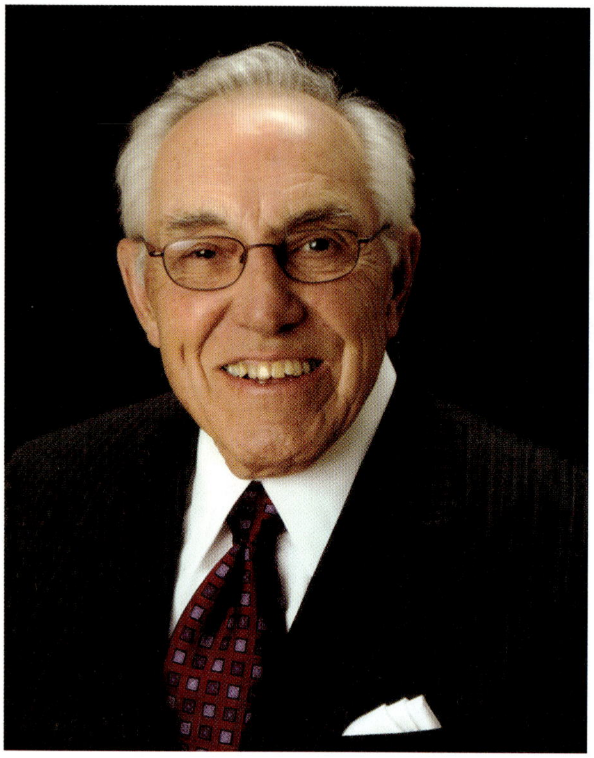

KEITH L. MOORE,
MSc, PhD, DSc, FIAC, FRSM, FAAA

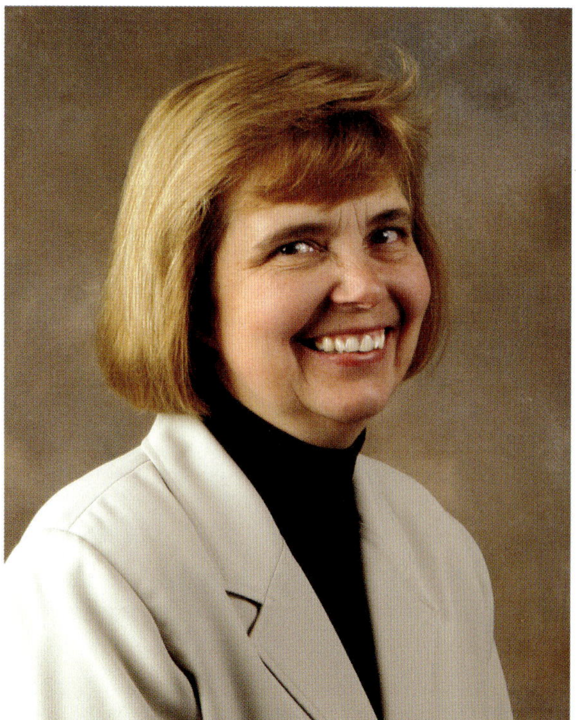

ANNE M.R. AGUR,
BSc (OT), MSc, PhD

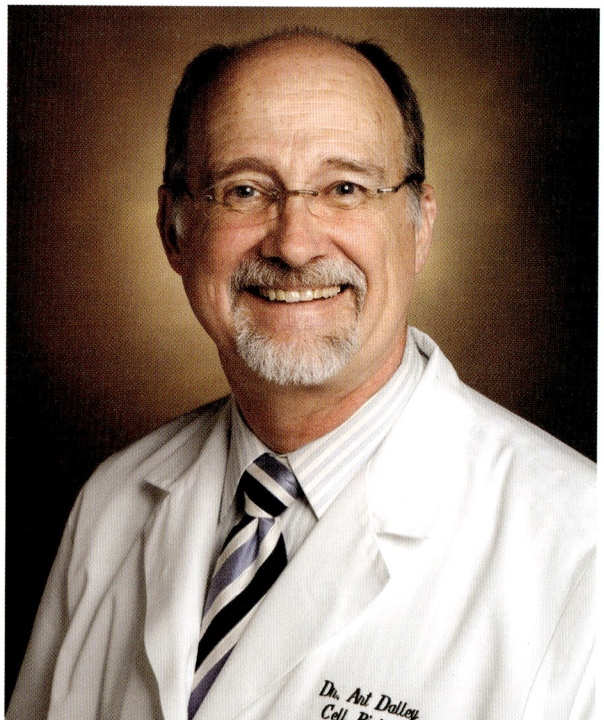

ARTHUR F. DALLEY II,
PhD

저자 서문

Essential Clinical Anatomy 초판이 출간된 지도 19년이 지났다. 이번 5판의 주된 목표는 의학 및 보건의료 계열 학생과 종사자들에게 간결하면서도 완벽한 임상해부학 교과서를 제공하는 것이다. 우리는 이 책이 공부하는 데 훨씬 더 편리하도록 개선해 왔다. 이 책의 서술 방식은 다음과 같다.

- 최신 의학 및 보건과학 교육과정에서 활용할 수 있는 임상해부학의 기초 교재를 제공한다.
- 임상의학에 중요한 해부학 자료를 읽기 쉽고 흥미로운 형태로 편집해서 적절한 분량만큼 제시한다.
- 실제 진료에 중요한 임상해부학을 강조한다.
- 장차 고학년이 되어 임상의학을 공부할 때 필요한 임상해부학 지식을 개괄적으로 요약해서 제공한다.
- 시험에 대비해서 단기간에 복습하는 데 도움을 준다. 특히 기초의학종합평가나 국가고시를 준비하는 학생에게 적합하다.
- 과거에 배웠던 임상해부학 지식을 새롭게 재충전하고자 하는 이들에게 최신 정보를 충분히 제공한다.

이번 판은 학생과 동료 교수와 감수자들이 보내준 수많은 소중한 조언들을 명심하면서 다음과 같이 완전히 새로 개정했다.

- 그림을 대폭 개정함으로써 책이 완전히 새로 태어난 듯 새롭고 간결해졌다. 그림은 모두 총천연색으로 제작했는데, 중요한 사실을 강조하고 임상의학 및 외과학과 연계되도록 도안했다. 각각의 그림은 *Clinically Oriented Anatomy*(무어 임상해부학) 7판을 제작할 때 고쳐 그렸거나 이 책 자체를 위해 고쳐 그림으로써 일관성이 있고 공부하기에 편리한 그림들이 태어나게 했다. 그림은 각 구조 명칭들을 훨씬 더 명확히 표시하고 본문에 언급된 페이지에서 즉시 볼 수 있도록 신경을 많이 썼다.
- 본문이 더 확실히 임상의학을 지향하도록 개정했다.
- 관련 임상의학을 그림과 함께 정리한 청색 '임상해부학' 박스를 더 많이 포함시켜서 임상의학에서 해부학이 중요한 이유를 이해하는 데 도움이 되게 했다. 그리고 독자들의 제안을 받아들여서 '임상해부학' 박스를 세분했다. 또한 다음 아이콘들에 따라 '임상해부학' 박스를 분류함으로써 이 박스가 어떤 종류의 임상의학 지식을 다루는지를 알 수 있게 했다.

구조 변이 아이콘. 이 임상해부학 박스는 해부학 실습이나 진료 중에 맞닥뜨릴 수 있는 구조 variation(변이)들만을 다룸으로써 이 같은 변이들을 아는 것이 진료에 중요하다는 사실을 강조하고 있다.

생애 단계별 변화 아이콘. 이 임상해부학 박스는 출생 후 인체 구조에 영향을 미치는 출생 전 발생 과정의 요인들을 강조하고, 생애 단계(소아기, 청소년기, 성인기, 고령)와 밀접한 관련이 있는 구조 변화를 강조한다.

외상 아이콘. 골절이나 관절 dislocation(탈구) 같은 trauma(외상)가 정상 인체 구조에 미치는 영향과 이 손상들로 인해 나타나는 임상 증상과 기능 장애를 모아서 임상해부학 박스에 정리했다.

진단 아이콘. 진찰 과정에 중요한 구조적 특징들만 모아서 임상해부학 박스에 정리했다.

수술 아이콘. 이 임상해부학 상자는 incision(절개) 위치 선정 같은 수술 과정의 해부학적 근거나 regional anesthesia(국소마취)를 하는 해부학적 근거 등의 주제를 다룬다.

병리 아이콘. 유방암 등의 질병이 인체의 정상 구조에 미치는 영향과, 질병이 인체에서 특정 부위에 국한되거나 전파되는 데 관여하는 인체 구조나 원리 등이 이 임상해부학 상자에서 다루는 주제이다.

- Surface anatomy(표면해부학)는 각 인체 부위를 논의하는 단계에서 해당 장에 포함시켜서 인체 구조가 진찰과 진단과 임상 처치와 관련이 있음을 실증한다.
- 의학영상(방사선사진, CT, MRI, 초음파검사 등) 사진을 포함시켰는데, 상당수 사진에서 관련 그림을 첨부했다. 최신 진단영상검사 기법은 인체를 실제 모습처럼 보여주는 경우가 많다.

용어 체계는 국제해부학회(IFAA)가 제정한 *Terminologica Anatomica*(1998)에 근거한 공식 영어 용어들을 일관되게 사용했다. 그러나 새로운 용어가 나올 때는 유럽이나 아시아 등지에서 종종 사용하는 라틴어 용어도 괄호 안에 병기했다. 용어의 어근과 유래도 기술해서 학생이 용어의 의미를 이해하는 데 도움이 되게 했다. 사람 이름

용어는 IFAA가 권장하지는 않지만, 괄호 안에 포함시켜서 임상의학을 공부 중인 학생들에게 도움이 되게 했다.

이 책의 모체인 *Clinically Oriented Anatomy*는 인체 구조에 대한 더 자세한 설명을 원하거나 임상의학과 해부학의 관계를 더 자세히 알고자 하는 독자들에게 추천한다. 본서(*Essential Clinical Anatomy*)는 이 책만의 그림과 설명도 포함하고 있지만 *Clinically Oriented Anatomy*와 *Grant's Atlas*(그란트 사람해부 아틀라스)에 실린 자료들을 처음부터 활용해 왔다.

그리고 독자의 비평과 제안은 더욱 더 감사히 받아들여서 앞으로 출간될 개정판에 활용할 것이다.

Keith L. Moore
Toronto 대학교 의학부

Anne M.R. Agur
Toronto 대학교 의학부

Arthur F. Dalley 2세
Vanderbilt 대학교 의과대학

역자 서문

이 책은 임상의학의 관점에서 중요한 해부학 지식을 아름다우면서 정확한 그림과 함께 알기 쉽게 정리한 교과서로, 미국은 물론 전세계 주요 국가에서 널리 활용되고 있다. 역자들은 이번 5판 번역서에서 새로운 시도를 했다. 한글 용어 대신 영어 용어를 앞에 두는 영(한) 방식으로 바꾸어 기술했다. 즉 '미주신경(vagus nerve)'이라는 표현 대신에 'vagus nerve(미주신경)'라는 기술 방식을 택함으로써 영어 용어를 강조했다. 적용한 한글 해부학용어는 대한해부학회가 출간한 해부학용어집(6판, 2014)을, 한글 의학용어는 대한의사협회가 출간한 의학용어집(5판, 2009)을 기준으로 삼았다.

독자들이 이 책을 공부하면서 느낀 의문점이나 발견한 오류는 출판사나 역자들에게 알려주기 바란다. 역자들은 독자의 비판과 질책을 감사히 받아들여서 개선에 노력할 것을 약속 드린다.

2015년 2월
역자 일동

역자 소개

대표역자 **박경한** 강원대학교 의학전문대학원 해부학교실

김호정 가톨릭관동대학교 의과대학 해부학교실
이화영 이화여자대학교 의과대학 해부학교실
김이석 이화여자대학교 의과대학 해부학교실
박 찬 경희대학교 의과대학 해부학교실
노구섭 경상대학교 의학전문대학원 해부학교실
이혜연 연세대학교 의과대학 해부학교실
양희준 가천대학교 의학전문대학원 해부학교실
허영범 경희대학교 의과대학 해부학교실
이은영 충북대학교 의과대학 해부학교실
손현준 충북대학교 의과대학 해부학교실
한장희 강원대학교 의학전문대학원 해부학교실
김대중 강원대학교 의학전문대학원 해부학교실
박정현 강원대학교 의학전문대학원 해부학교실

감사의 글

2판과 3판 번역에 주도적으로 참여하셨던 CHA 의과학대학교 의학전문대학원 해부학교실 윤호 교수님과 2판이나 3판 번역에 참여하셨던 여러 교수님들께 감사의 뜻을 전합니다. 그리고 5판의 교정을 도와주신 분들의 명단은 다음과 같습니다. 다시 한번 감사 말씀을 드립니다.

가천대학교 의학전문대학원 해부학교실 김수정 조교

이화여자대학교 의과대학 해부학교실 유지경 조교

강원대학교 의학전문대학원 해부학교실 김순정 연구원

연세대학교 의과대학 졸업생 임상욱 선생

가톨릭관동대학교 의학과 김완진 학생

강원대학교 의학전문대학원 유근중, 문병승, 송기일, 유세현, 장미영 학생

경상대학교 의학전문대학원 유재리 학생

차례

3장 골반과 샅(PELVIS AND PERINEUM) 195

4장 등(BACK) 265

5장 다리(LOWER LIMB) 309

1장 가슴(THORAX)

2장 배(ABDOMEN)

3장 골반과 샅(PELVIS AND PERINEUM)

4장 등(BACK)

5장 다리(LOWER LIMB)

6장 팔(UPPER LIMB)

7장 머리(HEAD)

8장 목(NECK)

9장 뇌신경 복습(REVIEW OF CRANIAL NERVES)

총론(INTRODUCTION TO CLINICAL ANATOMY)

이은영, 박경한, 한장희 번역

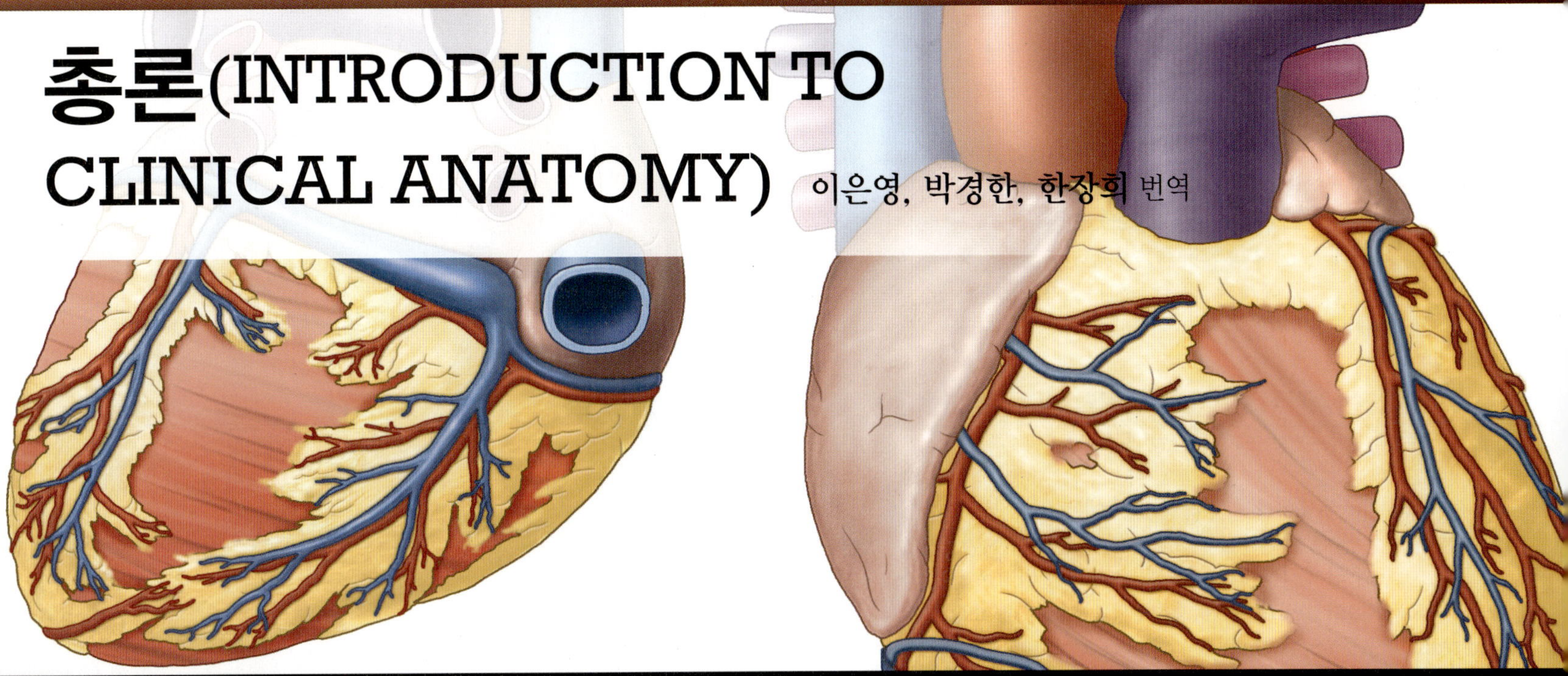

임상해부학 아이콘

구조 변이
생애 단계별 변화
외상
진단
수술
병리

Essential Clinical Anatomy(핵심임상해부학)는 몸의 구조와 기능을 수록하고 있으며, 의학, 치의학, 보건의료분야에서 일반적인 술기를 행하는데 공통적으로 필요한 지식이다. 해부학에서 너무 많은 자세한 사항들을 다루게 되면, 처음 시작하는 학생들에게 큰 중압감을 주기 때문에, **핵심임상해부학**에서는 지식들을 단순화시키고, 연관시키고, 통합함으로써 이해하기 쉽도록 하였다. *Clinical correlation box*(*blue box,* 임상연계학습)와 *clinical case study*(임상증례학습)에서는 해부학의 임상적용을 기술하고 있다. *Surface anatomy*(orange box, 표면해부학)에서는 각 부위의 피부아래 무엇이 위치해있는지를 설명하였고, 이 장의 끝 부분과 매 장의 끝부분에 있는 *medical imaging techniques*(green box, 의학영상기법)에서는 해부학적 구조가 임상적으로 어떻게 보이는지를 나타내고 있다.

APPROACHES TO STUDY ANATOMY (해부학 공부를 위한 접근 방법)

인체의 맨눈해부학을 공부하는 방법에는 인체 부위별, 계통별, 임상응용에 따른 공부, 세 가지가 있다. 본 총론에서는 계통별로 기술하였으며, 이후의 장에서는 임상적으로 그리고 부위별로 접근하였다.

Regional anatomy(국소해부학)는 인체를 head(머리), neck(목), trunk(몸통), upper limb(팔)과 lower limb(다리)의 부분으로 나누어 공부하는 것이다. Trunk는 다시 thorax(가슴), abdomen(배), pelvis(골반)/perineum(샅)으로 세분된다. 이런 방식의 공부에서는 한 부위 내에 존재하는 여러 계통의 장기들(예: 근육, 신경, 동맥)이 상호 어떻게 위치해 있는지를 강조한다(그림 I.1). 각 부위들은 분리되어 고립된 부분이 아니어서, 인접 부위와의 연결 관계와 전신적인 위치 관계를 파악할 수 있어야 한다. Surface anatomy(표면해부학)는 국소해부학의 중요한 부분으로서, 특별한 운동 상태에서나 그렇지 않은 상태에서 겉에서 보이거나 만져지는 구조에 대해 알려준다. 환자를 진찰하는 것은 표면해부학을 임상에 적용한 것이다. 예를 들어, 환자에 찔린 상처가 있을 경우, 의료인은 손상을 받았을 깊은층의 구조물들을 입체적으로 파악할 수 있어야 한다.

Systemic anatomy(계통해부학)는 어떤 복합적인 특정 기능을 함께 수행하는 *organ systems*(기관계통)별로 묶어서 공부하는 것이다. 서로 다른 계통이라 할지라도 어떤 organ도 분리되어 기능을 수행하지 않는다. 예를 들어, 뼈대계통, 관절계통, 근육계통은 합하여 *locomotor system*(운동계통)을 이룬다. 운동을 직접 수행하는 것은 근육, 뼈, 관절, 인대라 할지라도, 다른 계통도 기여를 한다. 순환계통의 동맥과 정맥이 그들에게 산소를 공급하며, 노폐물을 제거하고, 신경계통의 신경은 운동을 일으킬 수 있게끔 자극을 준다. 인체의 각 계통을 간략히 기술하면 다음과 같다. 해당 학문 영역 이름은 괄호에 표시하였다.

- *Integumentary system*(외피계통)[dermatology(피부과학)]: skin(피부)과 털, 손톱 등의 skin appendage(피부부속기관)로 구성된다. 광범위한 감각기관인 피부는 인체를 보호하는 덮개에 해당한다.
- *Skeletal system*(뼈대계통)[osteology(골학), orthopedics(정형외과학)]: 뼈와 연골로 구성된다. 인체를 지지하며, 생명유지에 필요한 주요 장기들을 보호한다. 운동을 일으키기 위하여 근육계통은 뼈대계통을 따라 작용한다.
- *Articular system*(관절계통)[arthrology(관절학)]: 관절과 인대로 구성된다. 관절계통은 뼈대계통의 여러 뼈들을 연결하고 이 연결 부위에서 운동이 일어날 수 있게 해준다.

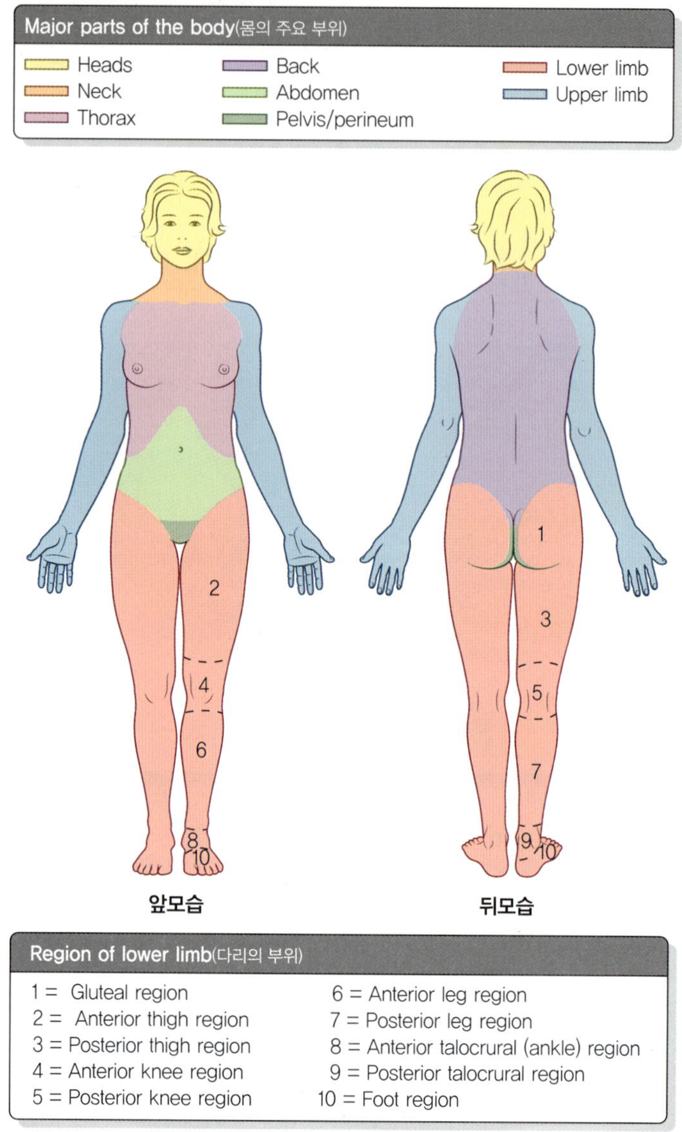

그림 I.1. 해부학자세와 신체의 부위.

- *Muscular system*(근육계통)[myology(근육학)]: 근육들로 구성되어 있다. 근육은 수축하여 움직일 수 있게 하며, 또한 몸의 각 부분의 자세를 만든다.
- *Nervous system*(신경계통)[neurology(신경학)]: central nervous system(중추신경계통; 뇌와 척수)과 peripheral nervous system(말초신경계통; 신경, 신경절, 운동신경종말, 감각신경종말)으로 구성된다. 신경계통은 각 계통들의 기능을 조절하고, 조화를 이루게 한다.
- *Circulatory system*(순환계통)[angiology(혈관학)]: 심장혈관계통과 림프계통으로 구성되었으며, 이들은 인체 각 부위로 체액을 운반하는 역할을 한다.
  - *Cardiovascular system*(심장혈관계통)[cardiology(심장학)]: 심장과 혈관으로 구성되었으며, 혈액을 펌프하여 몸 전체에 전달한다.

- *Lymphoid system*(림프계통): lymphatic vessel(림프관) 얼기는 인체의 interstitial fluid[사이질액, intercellular fluid(세포사이액)]의 양이 과다해지면 이를 거둬들인다. 이후, lymph node(림프절)를 통하여 걸러진 다음, 혈액의 흐름 속으로 합류하게 된다.
- *Digestive* or *alimentary system*(소화계통)[gastroenterology(소화기학)]: ingestion(음식물 섭취), mastication(chewing, 저작, 씹기), deglutition(swallowing, 삼키기), digestion(소화), 영양성분의 absorption(흡수), 고형노폐물의 대변을 통한 배설 등의 일련의 작용을 하는데 관여하는 기관과 샘들로 구성되어 있다.
- *Respiratory system*(호흡계통)[pulmonology(호흡기학)]: 공기의 통로가 되는 장기와 허파로 구성되어 있으며, 산소를 공급하고 이산화탄소를 제거하는 기능을 한다. 공기가 이 계통을 통해 흐르면서 소리를 만들며 말을 할 수 있게 된다.
- *Urinary system*(비뇨계통)[urology(비뇨기학)]: kidney(콩팥), ureter(요관), urinary bladder(방광), urethra(요도)로 구성되며, 이들의 기능은 혈액을 걸러서 액체노폐물인 urine(요)을 만들고, 운반하고, 모았다가 배출하는 것이다.
- *Reproductive system*(생식계통)[여성의 경우 obstetrics(산과학)와 gynecology(부인과학); 남성의 경우 andrology(남성학)]: gonad(성샘)인 난소와 정소로 구성되었으며, 난자와 정자를 각각 생산한다. 이외 다른 성샘들도 있어서 reproduction(생식)에 기여한다.
- *Endocrine system*(내분비계통)[endocrinology(내분비학)]: 갑상샘과 같이 도관이 없는 샘으로 이루어진 별도의 장기뿐 아니라, 창자와 혈관 벽에 흩어져 존재하는 세포, 호르몬을 분비하는 특수화된 신경종말 등으로 구성되어 있다. 호르몬은 심장혈관계통에 의해 운반되어 신체의 표적기관에 다다른다. 내분비샘은 대사에 영향을 주며, 월경주기 등 여러 생리기전을 조화시키고 조절한다.

Clinical anatomy(임상해부학) 또는 **applied anatomy**(응용해부학)는 의학, 치의학, 보건의료 임상술기 분야에서 필요로 하는 인체의 중요한 구조와 기능에 초점을 맞춘다. 국소해부학과 계통해부학적 방법 모두 포함되며 임상적용을 강조한다.

ANATOMICOMEDICAL TERMINOLOGY (해부의학용어)

해부학은 의학용어의 기초가 되는 국제적으로 통용되는 어휘를 사용한다. 해부학용어는 기초 의학자, 임상의사, 보건의료전문가들 간에 정확한 의사소통을 할 수 있게 해준다. *Eponym*(인명어)은 사람의 이름에서 유래된 구조의 이름을 말하는데, 이것은 공식적인 해부학용어는 아니지만, 임상분야에서 자주 사용되는 것들은 이 책에서 괄호 안에 표기하였으므로 학생들이 임상분야를 접할 때 도움을 줄 것이다. 또한 예전에 사용되었던 용어들은 괄호 안에 표기할 것이다. 예를 들어, internal thoracic artery(internal mammary artery, 속가슴동맥)이다. 이 책에서 사용한 용어는 *Terminologia Anatomica: International Anatomical Terminology*(국제해부학용어집)에 수록된 것으로 Federative Committee on Anatomical Terminology(1998)에 기반한 것이다. 이 책에서 사용된 우리말 해부학용어는 대한해부학회에서 만든 해부학용어 6판(2014)을 따랐다.

Anatomical Position(해부학자세)

모든 해부학적인 기술은 해부학자세(그림 I.1)를 기준으로 하여 표현되었다. 해부학자세라 함은 실제 어떤 자세에 있던 상관없이 다음과 같은 상태로 똑바로 기립하여 서 있는 자세를 말한다. 즉,

- 머리, 눈, 발가락을 anteriorly(forward, 앞)로 향하고
- 팔을 내려 몸통 양옆에 두고 손바닥이 앞을 향하고
- 두 다리와 두 발은 서로 나란히 하여 모으고 발가락은 앞을 향하는 것이다.

Anatomical Planes(해부학평면)

해부학적인 기술은 해부학자세에 있는 신체를 지나는 네 개의 가상적인 면(그림 I.2)을 기준으로 한다. 시상면, 관상면, 가로면들은 무수히 많이 존재하지만, 정중면은 오직 하나이다.

- **Median plane**(정중면) 또는 **median sagittal plane**(정중시상면)은 신체를 정확히 왼쪽과 오른쪽 반으로 양분하는 중앙을 지나는 세로 방향의 수직 단면이다.
- **Sagittal plane**(시상면)은 인체를 수직방향으로 지나는 정중면에 대해 평행한 면이다. 이것은 특정면에 대한 위치를 설명할 때 도움이 된다 – 예를 들어, 빗장뼈의 중앙을 지나는 시상면. 정중면에 평행한 근처의 면에 대하여는 *paramedian plane*(정중옆면)이라 한다.
- **Frontal plane**(이마면) 또는 **coronal plane**(관상면)은 정중면과 직각을 이루는 인체의 세로면으로, 신체를 anterior(front, 앞)부분과 posterior[back, 뒤(등)] 부분으로 나눈다. 예를 들어, 아래턱뼈를 지나는 머리의 관상면.
- **Transverse plane**(가로면)은 정중면과 관상면에 대하여 직각을 이루며 신체를 지나는 면이다. 가로면은 인체를 superior(upper, 위) 부분과 inferior(lower, 아래) 부분으로 나눈다 – 예를 들어, 배꼽을 지나는 가로면. 영상의학에서는 가로면을 transaxial plane(축가로면) 또는 단순히 *axial plane*(축면)이라 한다.

Terms of Relationship and Comparison(관계와 비교에 관한 용어)

서로 쌍으로 이루어진 반대적 의미를 나타내는 형용사 용어들이 있어서, 해부학자세에서 신체 각 부분이 어떤 위치 관계에 있는지, 그리고 두 구조 간의 상대적 위치관계가 어떤지를 나타낸다. 이들 쌍으로 이루어진 형용사 용어들을 그림 I.3에 그림으로 표현하였다. 예를 들어, 눈은 코보다 superior에 있고, 반면, 코는 눈보다 inferior에 있다.

Combined term(복합용어)들은 다음과 같이 복합적인 위치관계를 기술할 때 쓰인다.

- **Inferomedial**(아래안쪽)은 어떤 위치가 발쪽에 더 가까우면서 동시에 정중면에 더 가까울 때를 의미한다 – 예를 들어, 갈비뼈의 앞부분은 아래안쪽으로 주행한다.
- **Superolateral**(위가쪽)은 어떤 위치가 머리에 더 가까우면서 정중면에서 먼 쪽에 있을 때를 의미한다.

Proximal(몸쪽)과 **distal**(먼쪽)은 어떤 위치가 trunk(몸통) 또는 origin(이는곳)으로부터 가까운지, 아니면 멀리 있는지의 여부를 기술할 때 사용되며, 더 가까우면 proximal이라 한다. **Dorsum**(등쪽)은 신

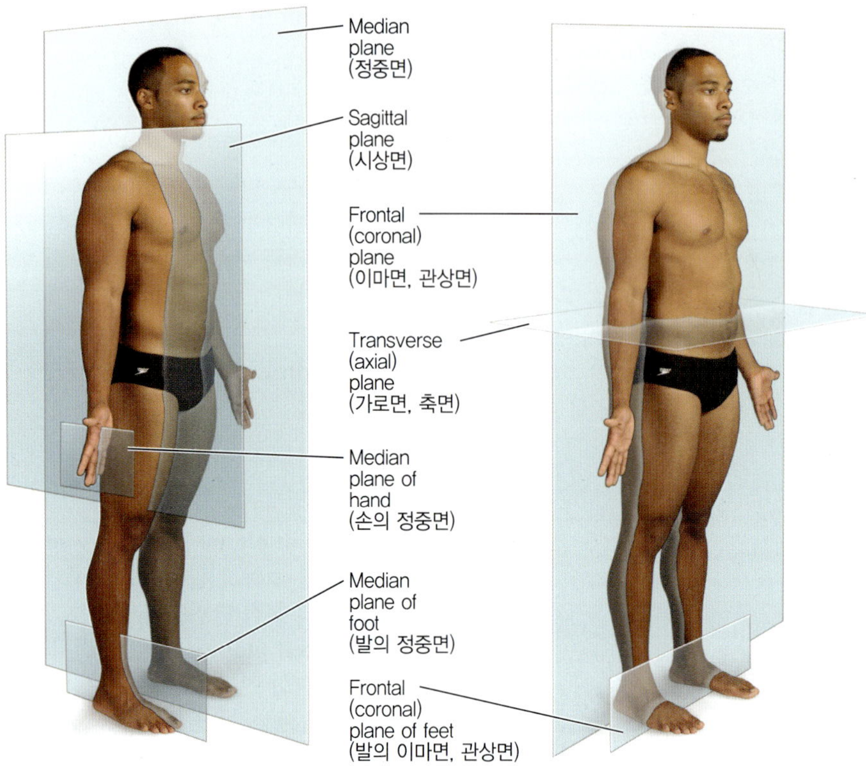

그림 I.2. **신체의 평면.**

체의 앞쪽으로 돌출한 구조의 위표면 또는 등표면 쪽을 지칭하며, 발등, 손등, 음경등, 혀등이 있다. 개와 같이 네 발로 걷는 동물을 생각해보면, 왜 그러한 명칭이 붙는지를 보다 잘 이해할 수 있을 것이다. **Sole**(발바닥)은 맨발로 설 때 지면에 닿는 발의 바닥부분을 가리킨다. **Palm**(손바닥)은 손의 편평한 앞쪽을 가리키며, 이로부터 다섯 개의 손가락이 뻗어 있고, dorsum of hand(손등)와 반대이다.

Terms of Laterality(쪽치우침에 관한 용어)

콩팥은 왼쪽과 오른쪽에 쌍으로 존재하여서 **bilateral**(양쪽)에 있는 구조이다. 반면, 비장처럼 한쪽에만 존재하는 구조는 **unilateral**(한쪽)하게 있는 구조이다. **Ipsilateral**(같은쪽)은 신체의 같은 쪽에서 나타나는 것을 말하는데, 즉, 오른쪽 엄지손가락과 오른쪽 엄지발가락은 같은 쪽에 있다. **Contralateral**(반대쪽, 맞은편)은 신체의 반대 방향에서 나타나는 것을 말하는데, 즉 오른손은 왼손에 대하여 반대쪽에 있다.

Terms of Movement(운동에 관한 용어)

팔다리나 몸의 다른 부위의 움직임을 기술하는 많은 용어들이 있다(그림 I.4). 대부분의 운동은 두 개 또는 더 많은 뼈나 연골들이 만나서 이루는 관절에서 일어나지만, 혀, 입술, 눈꺼풀과 같이 뼈가 아닌 구조에서도 운동이 일어난다. 관절에서 일어나는 운동은 운동이 일어나는 몸의 부분과 그 축을 기준으로 기술된다 — 예를 들어, 어깨의 flexion(굽힘)과 extension(폄)은 관상축을 중심으로 하여 sagittal plane상에서 일어나는 운동이다.

Anatomical Variations(구조변이)

해부학 책에서는 대부분의 사람들에서 관찰되는 신체 구조를 기술하고 있지만, 각 사람에서의 구조들은 세세한 점에 있어서는 상당히 다를 수 있다. 때로 학생들은 해부실습실에서 관찰되는 구조가 atlas(도해집)나 교과서와 다를 경우 당혹스러워 하기도 하지만, anatomical variation을 염두에 두어야 한다. 골격을 이루는 뼈들도 그들의 기본 구조뿐 아니라 표면에 있는 작은 구조에도 변이가 있다. 뼈의 크기, 모양, 근육이 부착하는 양상 등에도 큰 차이가 있다. 또한 혈관이나 신경이 분지하는 방식에 있어서도 변이가 있는데, 특히 가장 큰 변이는 정맥에서 나타난다. 인종별, 성별 차이 외에도 사람들은 상당한 유전적 변이를 보인다. 신생아의 약 3%에서 하나나 그 이상의 심각한 선천성 기형이 나타난다(Moore & Persaoud, 2010).

INTEGUMENTARY SYSTEM(외피계통)

몸에서 가장 큰 organ(기관)이며 전반적인 건강상태를 아는데 쉽게 접근할 수 있는 가장 좋은 지표가 된다(Swaetz, 2005). 피부는 다음의 기능을 갖는다.

- 찰과상이나 해로운 물질과 같은 환경으로부터 몸을 **보호**
- 조직, 기관, 몸에 필수적인 체내 물질들을 가두어 탈수하지 않도록 **차단**
- 땀샘, 혈관, 지방 축적 등을 통해 **체온조절**

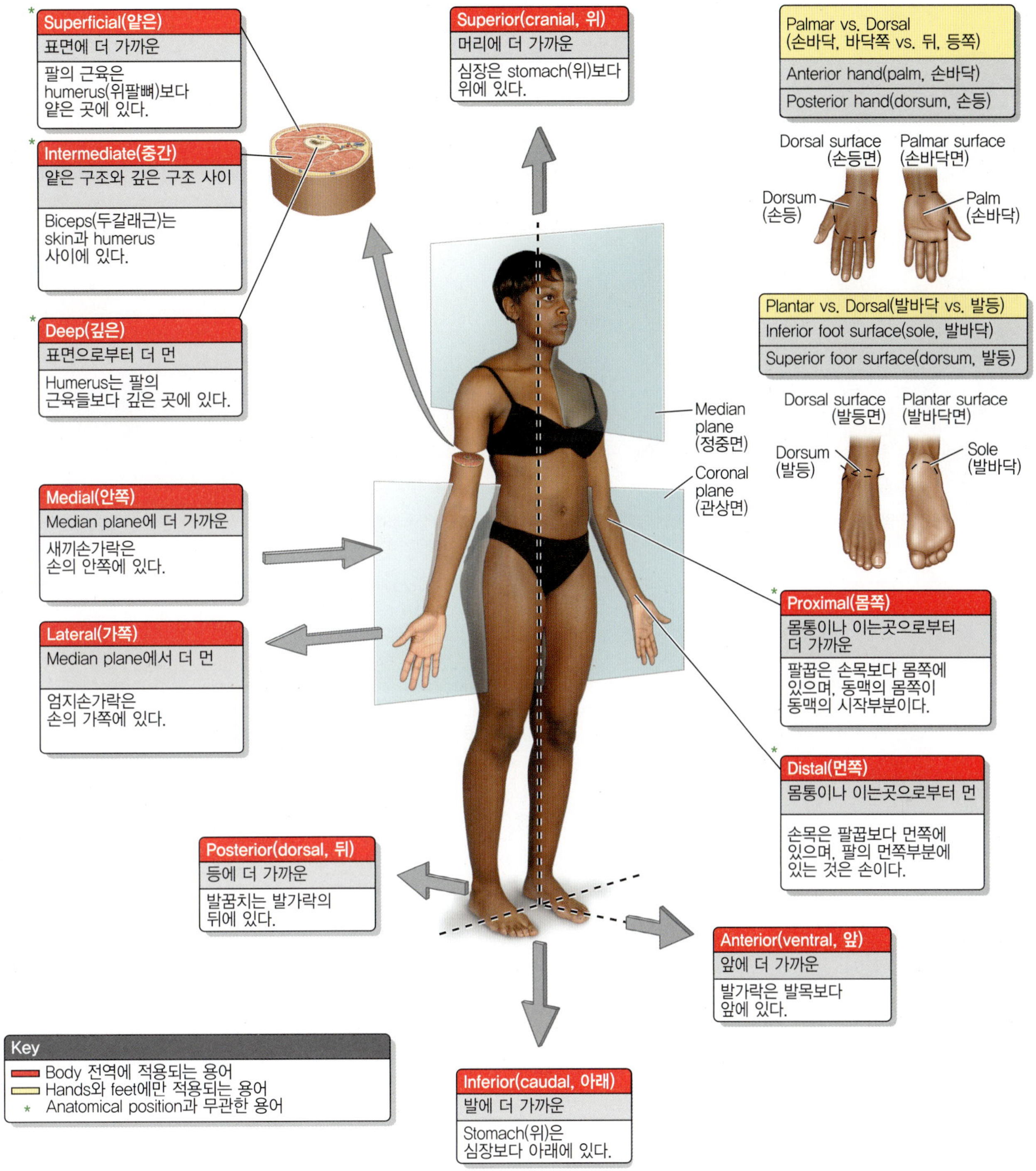

그림 I.3. **관계와 비교의 용어.** 이들 용어는 각 구조와 다른 구조들 간의 상대적인 위치관계를 나타낸다.

- 피부신경과 그들의 감각종말을 통해 통증 등 감각을 받아들임
- 비타민 D의 합성과 저장

피부의 겉은 강력한 보호작용을 하며, 세포층으로 이루어진 epidermis(표피)와 그 밑의 결합조직인 dermis(진피)로 이루어져 있다. 표피의 표면층은 튼튼한 외벽을 이루며, 깊은 바닥층은 재생할 수 있으며 색소가 침착되어 있다(그림 I.5A).

Epidermis(표피)는 섬유단백질인 케라틴으로 이루어진 질긴 바깥층을 갖는 keratinized stratified epithelium(각질중층상피)이다. Epidermis의 바깥층은 지속적으로 벗겨져 나가며, basal layer(바닥층)

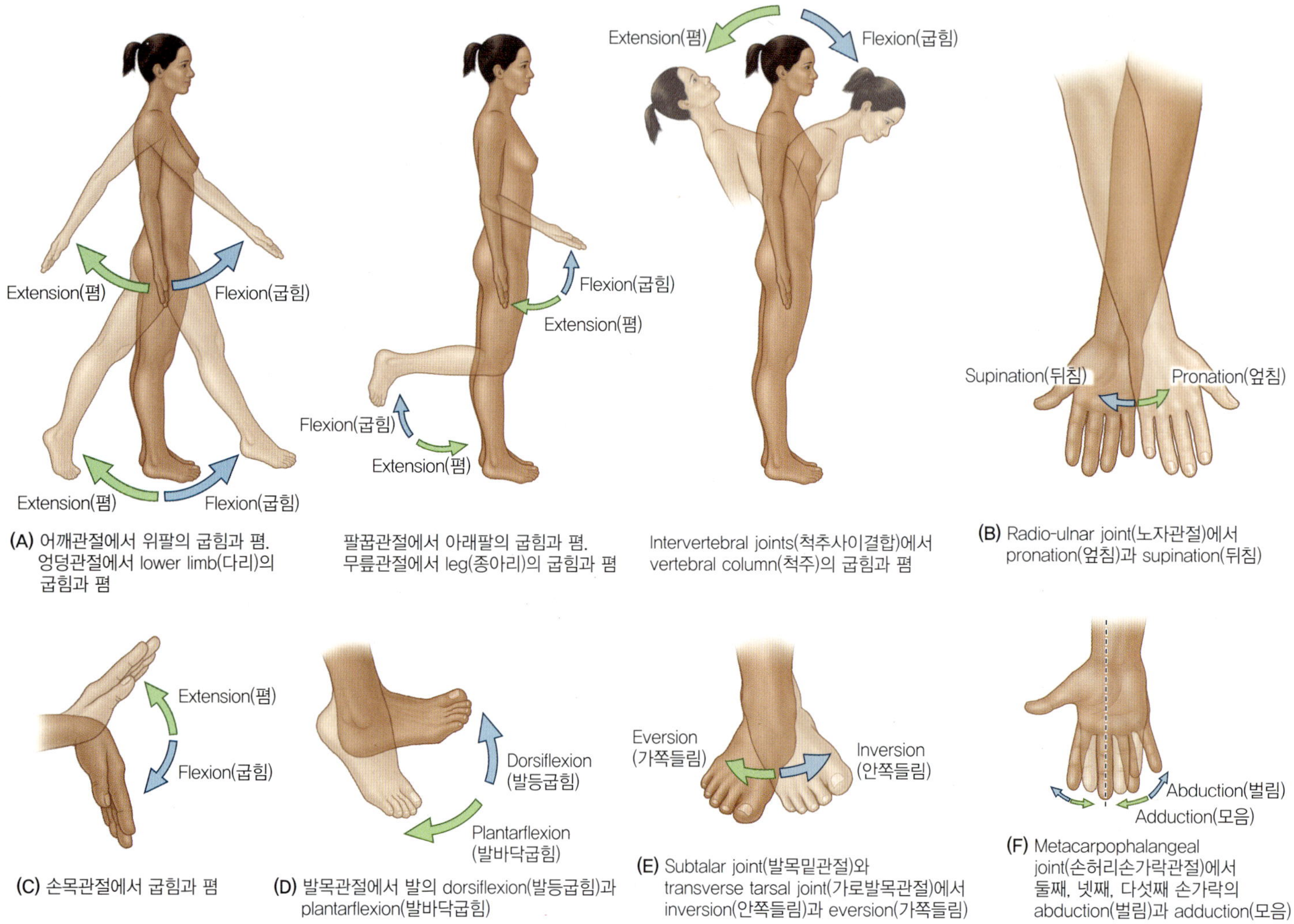

그림 I.4. 운동에 관한 용어. 이 용어들은 팔다리와 신체 다른 부분의 운동을 나타낸다; 대부분의 운동은 두 개 또는 그 이상의 뼈와 연골이 이루는 관절에서 일어난다.

로부터 생성된 새로운 세포들이 올라와 대체된다. 몸 전체의 표피는 이런 과정을 통하여 매 25~45일마다 새롭게 교체된다. 표피는 혈관과 림프관이 분포하지 않은 무혈관성이며, 바로 속의 진피에 존재하는 혈관에 의해 영양분을 받는다. 피부에는 촉각, 통증, 온도감각을 감지하는 afferent nerve ending(들신경종말)이 분포해 있다. 대부분의 신경종말은 진피에 있으나 드물게는 표피에까지 뻗어 있다.

Dermis(진피)는 *collagen fiber*(아교섬유)와 *elastic fiber*(탄력섬유)가 서로 얽혀서 형성된 치밀한 층이다. 이 섬유들은 피부를 긴장감 있게 하여 피부를 강하고 단단하게 한다. 각 부위에서 아교섬유들의 주된 방향에 의해 특징적인 tension(cleavage) line(긴장선 또는 분할선)과 피부의 주름선이 결정된다. 진피의 깊은층은 hair follicle(털주머니), 털주머니와 연결된 민무늬근육인 arrector pilli muscle(털세움근), 그리고 sebaceous gland(기름샘)를 함유한다. **Arrector muscle**(털세움근)의 수축은 털을 세워서 goose bump(소름)를 유발함으로써 기름샘을 압박하며, 이에 의해 그 분비물이 피부에 분비되는 것을 돕는다. 피부의 다른 부속기관에는 털, 손톱, 발톱, mammary gland(젖샘), 치아의 enamel(사기질)이 포함된다.

Superficial fascia(얕은근막)에 해당하는 **subcutaneous tissue**(피부밑조직)는 성긴결합조직과 지방으로 이루어져 있다. Subcutaneous tissue는 진피와 이 보다 속에 있는 deep fascia(깊은근막) 사이에 위치해 있으며, 땀샘의 깊은 부분과 혈관, 림프관, 피부신경을 함유한다. 몸의 지방은 대부분 피부밑조직에 저장되므로 그 두께는 각 사람의 영양상태에 따라 매우 다르다. Skin ligament(L. *retinacula cutis,* 피부지지띠)는 무수히 많은 작은 섬유띠로 이루어져 있으며, 한쪽은 진피의

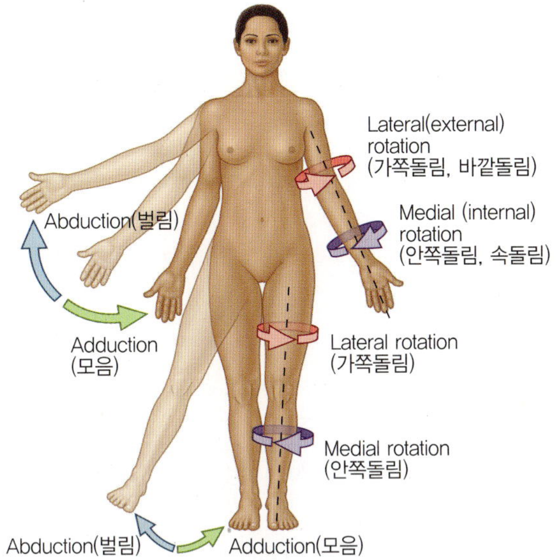

(G) Glenohumeral joint(어깨관절)와 hip joint(엉덩관절)에서 오른쪽 팔다리의 abduction(벌림)과 adduction(모음), 그리고 왼쪽 팔다리의 rotation(돌림)

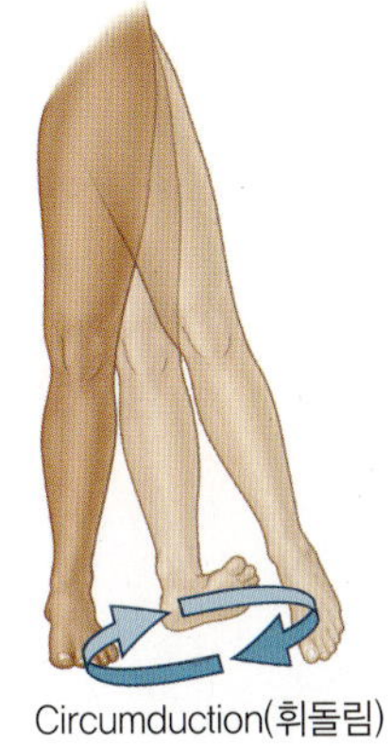

(H) 엉덩관절에서 다리의 circumduction(휘돌림)

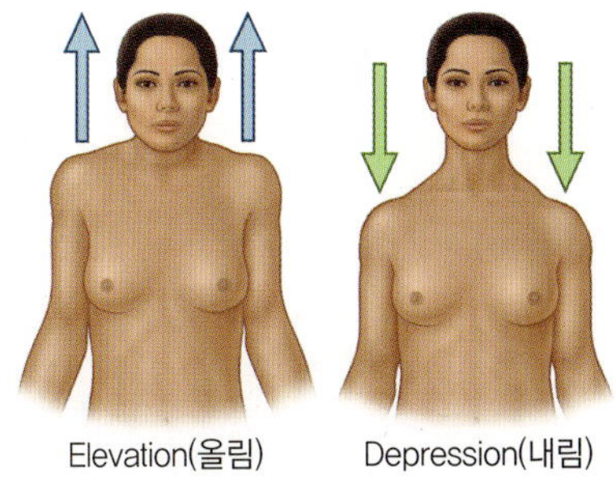

(I) 어깨의 elevation(올림)과 depression(내림)

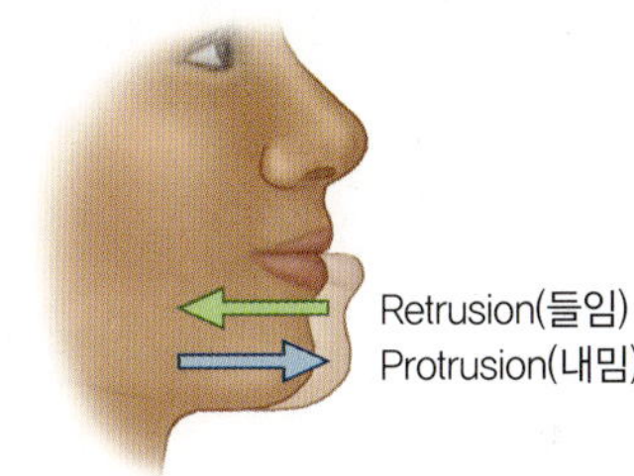

(K) Temporomandibular joint(턱관절)에서 아래턱의 protrusion(내밈)과 retrusion(들임)

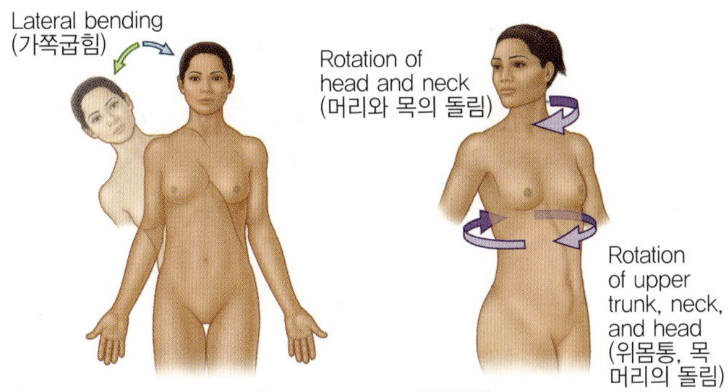

(J) 몸통의 lateral bending(lateral flexion, 가쪽굽힘), 위몸통과 목, 머리의 rotation(돌림)

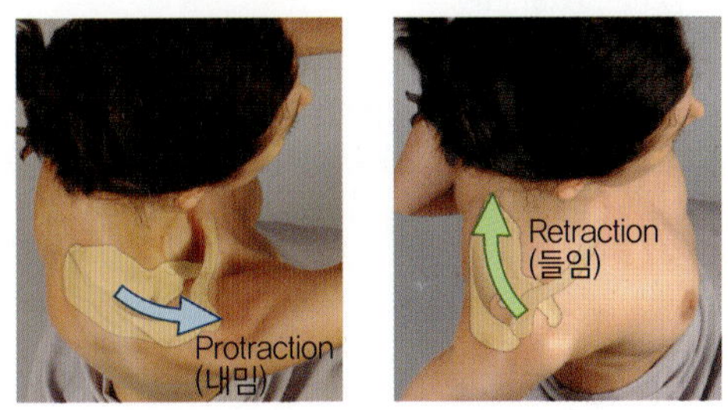

(L) 가슴벽에 대하여 어깨뼈의 protraction(내밈)과 retraction(들임)

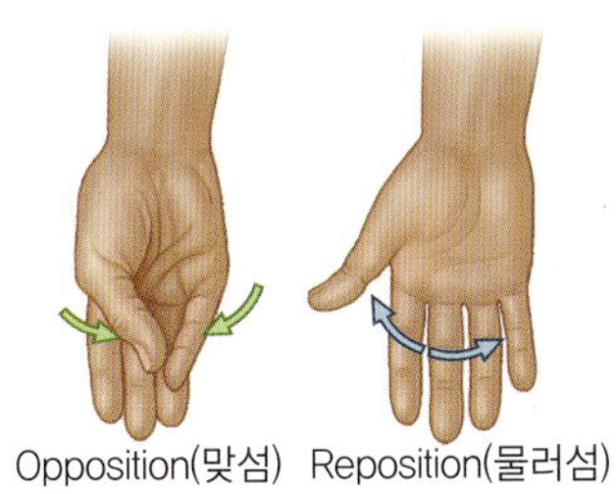

(M) 엄지손가락의 carpometacarpal joint(손목손허리관절)에서 일어나는 엄지손가락과 새끼손가락의 opposition(맞섬) 및 reposition(물러섬, 물림)운동과, 이와 함께 일어나는 두 손가락의 metacarpophalangeal joint(손허리손가락관절)에서의 flexion(굽힘)

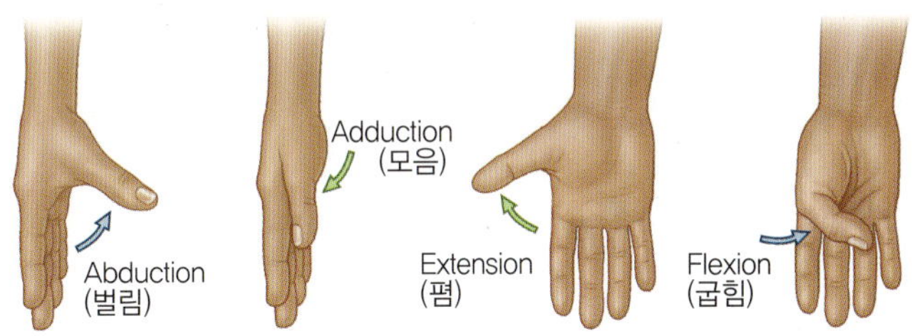

(N) 엄지손가락을 손의 다른 구조에 대하여 상대적으로 90도 회전하였다. 엄지손가락의 abduction(벌림)과 adduction(모음)은 metacarpophalangeal joint(손허리손가락관절)에서 sagittal plane상에서 일어난다; flexion(굽힘)과 extension(폄)은 metacarpophalangeal joint와 interphalangeal joint(손가락뼈사이관절)에서 frontal plane 상에서 일어난다. 엄지손가락의 이러한 운동은 다른 손가락에서 일어나는 운동 방향과 반대이다.

그림 I.4. 운동에 관한 용어. (계속)

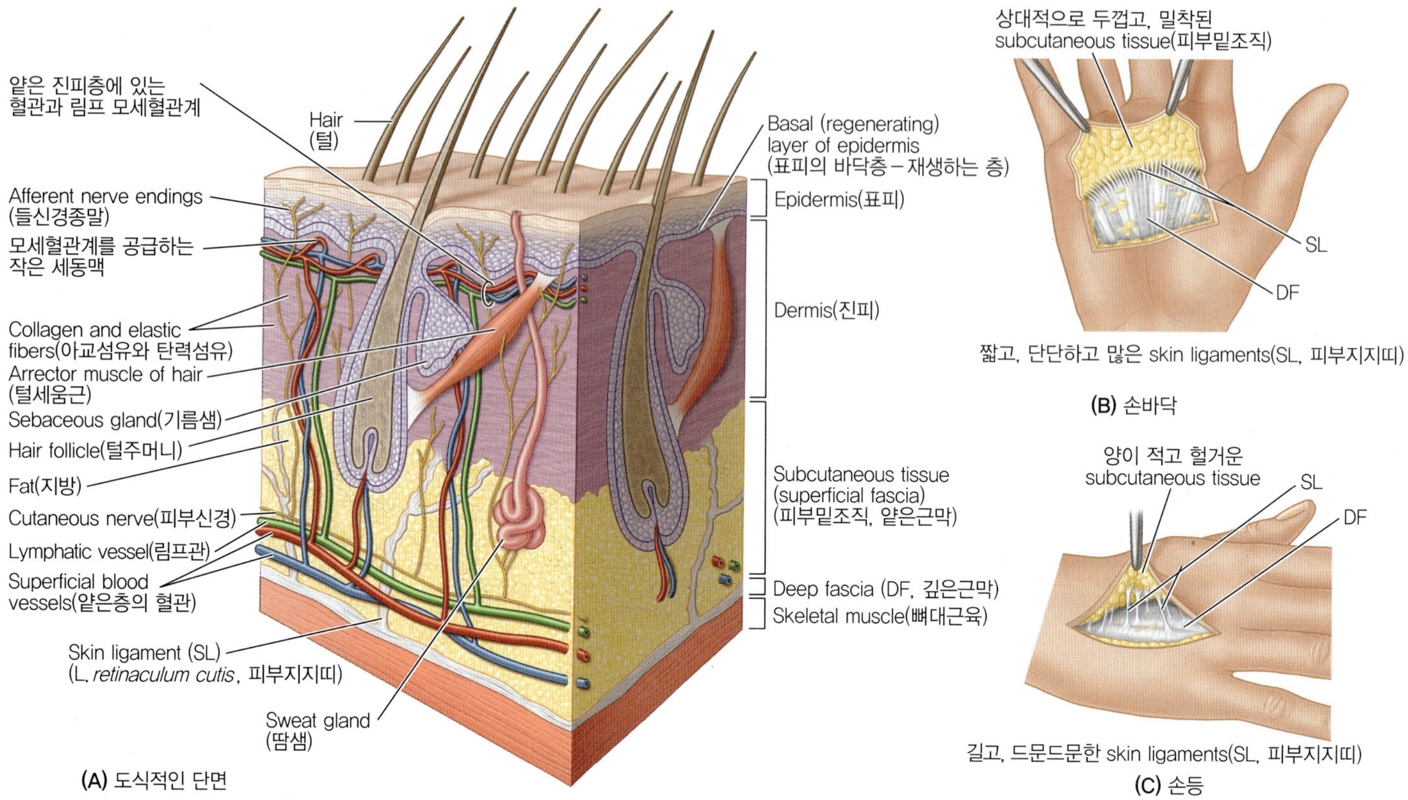

그림 I.5. 피부와 피부밑조직. A. 피부와 일부 특수화된 구조들. **B.** 손바닥에서의 피부지지띠. 손바닥의 피부는 발바닥의 피부와 마찬가지로 속의 깊은근막에 단단히 부착되어 있다. **C.** 손등에서의 피부지지띠. 이곳에서는 피부지지띠가 길고, 상대적으로 드문드문 존재하여 피부가 유동적이다.

깊은면에 부착하여 피부밑조직을 지나 바로 속의 deep fascia에 이른다(그림 I.5B,C). 피부지지띠의 길이와 치밀한 정도에 의해 심부 구조들 겉에 있는 피부의 유동성이 결정된다.

Deep fascia(깊은근막)는 치밀하고 잘 정렬된 결합조직층으로 지방이 없으며, 피부와 피부밑조직보다 속에 있는 깊은 구조들을 감싸고 있다. Deep fascia는 신체 깊숙이 뻗어 들어가, 다음 구조들을 형성한다.

- **Investing fascia**(싸는근막): 보다 심부의 구조들, 즉 각 근육들과 neurovascular bundle을 감싼다.
- **Intermuscular septum**(근육사이막): 근육들을 그룹 또는 구획으로 나눈다.
- **Subserous fascia**(장막밑근막): 근육 · 뼈대로 이루어진 벽과 body cavity(몸통공간) 속면을 덮는 serous membrane(장막) 사이의 층이다.

Deep fascia는 또한 다음을 형성한다. (1) **retinaculum**(지지띠): 관절운동 동안 힘줄들을 제자리에 잡아줌, (2) **bursa**(윤활주머니): 윤활액을 함유한 막힌 주머니로서 마찰을 줄여서 움직임을 부드럽게 함.

살아 있는 사람에서 **fascial plane**(근막면)은 인접한 근막들 사이나 또는 근막으로 싸여 있는 구조들 사이에 존재하는 잠재적 공간이다. 수술 중 외과 의사들은 이 면들의 장점을 활용하여 구조물들을 서로 분리하여 실제 공간을 만들어 냄으로써, 심부에 위치한 구조에 쉽게 접근할 수 있게 된다. 방부 처리된 해부용 시신에서는 이러한 면들이 종종 붙어 있다.

SKELETAL SYSTEM(뼈대계통)

인체의 skeleton(뼈대)은 뼈와 연골로 구성되어 있으며, 다음과 같이 크게 두 부분으로 나뉜다(그림 I.6)

- **Axial skeleton**(몸통뼈대)은 머리, 목, 몸통을 이루는 뼈로서, 머리의 cranium(skull, 머리뼈), 목의 cervical vertebrae(목뼈), 몸통의 rib(갈비뼈), sternum(복장뼈), vertebra(척추뼈), sacrum(엉치뼈)으로 구성된다.
- **Appendicular skeleton**(팔다리뼈대)은 팔과 다리뼈로 이루어져 있으며, pectoral(shoulder) girdle(팔이음뼈)과 pelvic girdle(다리이음뼈)도 포함한다.

임상해부학

Skin Incision(피부절개)과 Wound(상처)

Tension Line(피부긴장선)

Tension line 또는 cleavage line(분할선)은 피부를 당겨 잘 정돈되 보이게 하지만, 피부가 움직여질 때 마다 주름을 만들게 된다. 피부의 찢어진 상처나, 수술적 절개가 긴장선과 평행한 방향일 경우, 아교섬유의 손상이 최소화되기 때문에, 대개 거의 흉터없이 잘 치유된다. 절개나 찢어진 상처가 피부긴장선과 교차하는 방향일 경우는, 많은 수의 아교섬유가 손상받기 때문에, 상처는 벌어지게 되고, 치유될 때 큰 흉터, 즉 keloid(흉터종)를 만들게 된다. 외과의사는 특별히 고려할 다른 요소들(예: 충분한 수술부위 노출, 신경 손상 방지)의 의미가 크지 않을 경우, 피부절개를 tension line과 평행하게 한다.

Stretch Mark in Skin(피부의 튼선)

진피에 있는 아교섬유와 탄력섬유는 서로 얽혀 조직을 단단하면서도 탄력있게 한다. 임신 중이어서 배가 팽창될 때, 피부는 상당한 정도로 늘어난다. 그 늘어나는 정도가 심해지면, 진피에 있는 아교섬유가 손상을 받는다. 얇은 주름진 피부띠가 처음에는 붉은색이었다가 보라색으로 나중에는 흰색으로 변하게 된다. 임신 중 stretch mark(피부튼선)는 배, 볼기, 넓적다리, 유방부위에서 나타난다. Stretch mark는 또한 비만한 사람에서도 나타날 수 있다. Stretch mark는 임신과 체중 감량 후에는 일반적으로 희미해지지만, 완전히 없어지지는 않는다.

Burn(화상)

화상은 열, 전기, 방사선물질, 또는 화학약품에 의해 유발되는 조직 손상이다.

- *First-degree burn*(일도화상)에서는 손상이 epidermis의 얕은 부분에만 국한된다.
- *Second-degree burn*(이도화상)은 epidermis와 dermis의 얕은층까지 손상된 것이다. 가장 얕은층에 존재하는 땀샘과 털주머니를 제외하고, 대부분의 땀샘과 털주머니는 손상되지 않으며, 이들은 표피의 basal layer를 대신할 수 있는 공급원이 될 수 있다.
- *Third-degree burn*(삼도화상)에서는 표피, 진피 전체와 그 밑의 근육까지도 손상될 수 있다. 화상의 가장자리부분은 미약하게나마 조직 재생이 될 수도 있으나, 중심부의 파인 열린 상처부위는 피부이식을 필요로 한다.
- 화상 후에 환자의 예후를 예측할 때, 일반적으로 화상의 범위(전체 체표면적에 대한 화상면적의 비율)가 화상의 정도(손상의 깊이)보다 중요하다.

살아 있는 조직인 **bone**(뼈)은 매우 특수화되어 있는, 단단한 형태의 결합조직으로 뼈대의 대부분을 만들고 있으며, 인체를 지지하는 주된 조직이다. 뼈는 다음의 기능을 한다

- 생명유지 장기들을 보호
- 신체 및 신체의 주요 공간들을 지지
- 운동이 일어날 수 있는 기본틀 제공
- 칼슘과 같은 무기염의 저장
- 새로운 혈구 형성(많은 뼈들의 골수공간에서 골수에 의해 만들어짐)

Cartilage(연골)는 탄성이 있으며, 비교적 단단한 무혈관성 결합조직으로 뼈대의 부분 중 유연성을 좀 더 필요로 하는 곳에 있다. Rib을 sternum에 연결해주는 costal cartilage(갈비연골)가 그 예이다. 윤활관절에 참여하는 뼈의 관절면은 **articular cartilage**(관절연골)로 덧씌워져 있어서, 관절을 이루는 뼈들이 서로 움직일 때, 관절면을 매끈하고 마찰이 적게 한다(예: 그림 I.6에서 위팔뼈의 파란색 부분). 연골은 무혈관성이어서, 세포는 산소와 영양분을 확산을 통해 공급받는다. 뼈대에서 뼈와 연골의 비율은 뼈가 성장함에 따라 달라진다; 어릴수록 연골의 비율이 높다. 신생아의 뼈는 부드럽고 유연성이 있는데, 이들은 대부분 연골로 이루어져 있기 때문이다.

뼈 밖을 감싸 덮고 있는 섬유성 결합조직은 **periosteum**(뼈막)이다(그림 I.10); 연골을 감싸는 결합조직은 **perichondrium**(연골막)이며, 관절연골에는 연골막이 없다. 뼈막과 연골막은 뼈와 연골조직에 영양을 공급하는 데 도움을 주고, 특히 골절 시 치유가 일어나는 동안 뼈와 연골을 만들 수 있는 세포를 함유하고 있으며, 힘줄과 인대의 부착을 위한 접촉면을 제공한다.

Bones(뼈)

Compact bone(치밀뼈)과 **spongy**(trabecular or cancellous) **bone**(해면뼈) 두 종류의 뼈가 있다. 이 두 종류의 차이는 단단한 뼈 구조의 상대적인 양과 뼈 속에 있는 공간의 수와 크기에 의해 결정된다(그림 I.7). 모든 뼈는 바깥쪽의 얇은 층을 형성하는 치밀뼈가 속의 해면뼈를 둘러싸고 있으나, 해면뼈 부분이 예외적으로 **medullary(marrow) cavity**(골수공간)로 비어 있는 곳이 있다. 성인 뼈에서 골수공간과 해면뼈의 spicule(뼈가시)들 사이 공간에서 적혈구와 혈소판이 만들어진다. 해면뼈와 치밀뼈는 역할에도 차이가 있다.

치밀뼈는 몸무게를 감당하는 힘을 제공한다. 긴뼈에서 뼈 몸통 중간부분에 치밀뼈의 양이 가장 많은데, 이는 근육과 인대의 부착 때문에 휘어지는 힘을 크게 받는 몸통 중간부분을 단단하게 유지하기 위함이다. 살아 있는 뼈는 매우 단단하면서도 어느 정도의 탄력성도 지닌다.

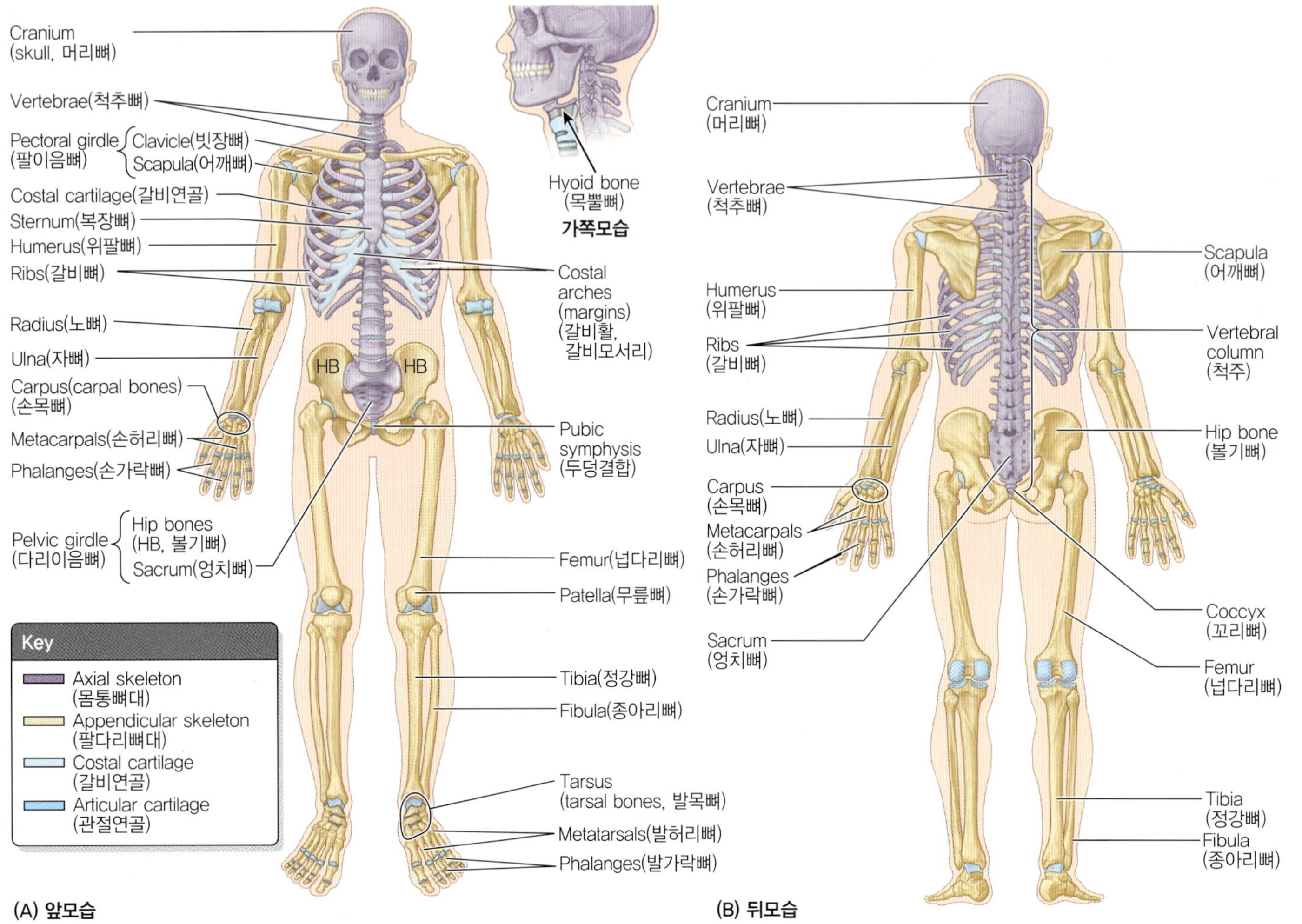

그림 I.6. **뼈대계통.**

CLASSIFICATION OF BONES(뼈의 분류)

뼈는 모양에 따라 다음과 같이 분류된다(그림 I.6).

- **Long bone**(긴뼈)은 도관 형태이다. 그 예는 팔의 humerus(위팔뼈), 손가락의 phalanges(손가락뼈)이다.
- **Short bone**(짧은뼈)은 입방형이며, 발목의 tarsus(발목뼈)와 손목의 carpus(손목뼈)가 이에 해당한다.
- **Flat bone**(납작뼈)은 일반적으로 보호 기능을 한다. 뇌를 보호하는

임상해부학

Bone Dynamics(뼈 역동학)

Heterotopic Bone(딴곳뼈, 이소골)

뼈들은 그들이 존재하지 않아야 하는 soft tissue(연조직)에서 때로 형성되기도 한다. 승마 기수의 넓적다리와 볼기부위에서 딴곳뼈(*rider's bone*, 승마뼈)가 발생되기도 하는데, 이는 근육이 지속적으로 압박을 받아 작은 출혈이 발생해서 이 부위가 석회화되고 나중에는 뼈가 되는 것이다.

Bone Adaptation(뼈의 적응)

뼈는 손상 받으면 상처가 나고, 골절되면 출혈되며, 뼈에 가해지는 압력으로 인하여 구조가 remodeling되고, 나이를 먹으면서 변화하는, 살아 있는 기관이다. 다른 기관과 마찬가지로 뼈에는 혈관, 림프관, 신경이 분포해 있으며, 뼈에 질병이 생길 수도 있다. 마비되었거나 움직이지 않게 고정시켜서 뼈를 사용하지 않으면, 뼈는 *atrophy*(위축)되어, 크기가 감소한다. 뼈는 흡수되기도 하는데, 이러한 예는 치아를 발취한 다음 아래턱뼈에서 나타난다. 오랜 기간 하중이 증가하면 뼈는 *hypertrophy*(비대)되어 크기가 증가한다.

Bone Trauma(뼈의 외상)와 Repair(회복)

뼈의 외상으로 인하여 뼈가 *fracture*(골절, 부러짐) 될 수 있다. 골절된 부분이 적절히 치유되기 위해서는 부러진 양끝이 정상적이었던 위치로 거의 최대한 모아져야 하는데 이를 *reduction of fracture*(골절맞춤)라 한다. 뼈가 치유되는 동안, 결합조직에 있는 세포인 주변의 *fibroblast*(섬유모세포)는 증식하고 collagen(아교질)을 생산하여 뼈를 함께 묶어주는 *collar of callus*(애벌뼈둘레 또는 가골둘레)가 된다. 골절 영역에서 뼈의 remodeling이 일어나며, callus가 석회화된다. Callus는 후에 재흡수되고 뼈로 대체된다.

Bone Degeneration(뼈의 변성)—Osteoporosis(뼈엉성증)

노화됨에 따라 뼈의 유기질과 무기질 성분이 모두 감소하여, 종종 뼈의 양이 감소하는 *osteoporosis*(뼈엉성증, 골다공증)나 뼈대근육조직의 atrophy가 발생된다. Osteoporosis에 걸린 뼈는 부서지기 쉽고 탄성이 저하되며, 골절되기 쉽다.

머리뼈가 납작뼈이다.

- **Irregular bone**(불규칙뼈)은 얼굴을 이루는 뼈들이 이에 해당하며, 다양한 모양을 하고 있다.
- **Sesamoid bone**(종자뼈)은 어떤 특정한 힘줄 안에서 만들어지며, patella(kneecap, 무릎뼈)가 가장 큰 종자뼈이다. 이 뼈들은 힘줄이 많이 마모되는 것을 방지하고 힘줄이 그들의 붙는곳을 향해 주행할 때 힘줄의 각도를 종종 변화시키기도 한다.

BONE MARKINGS(뼈 표면의 구조)

뼈의 표면구조는 뼈에서 힘줄, 인대, 근막이 부착하는 곳에 나타나거나, 혈관이 근접하여 놓이거나 뼈로 들어오는 곳들에서 나타난다. 일

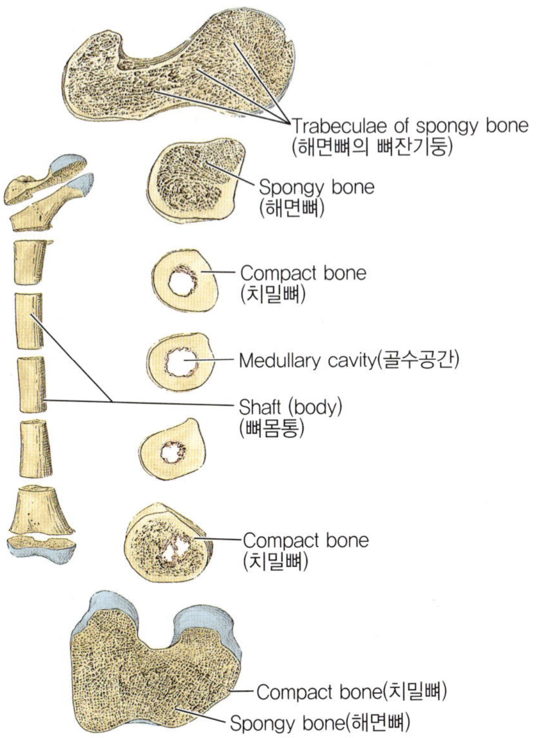

그림 I.7. 넙다리뼈의 가로 단면. 몸무게를 지탱하는 기능과 관련하여 tension line(장력선)과 pressure line(압력선)이 나타나는 trabecula(뼈잔기둥)를 관찰하시오.

부 표면구조들은 힘줄의 주행과 관련하여 종종 힘줄이 지나는 길을 제공해주고 그것의 지렛대 역할을 돕는다. 또는 관절에서 일어나는 운동의 종류를 조절하기도 한다. **뼈의 표면구조들과 특징은 다음과 같다(그림 I.8):**

- **Condyle**(관절융기): 둥근관절 영역 [예: femur(넙다리뼈)의 관절융기]
- **Crest**(능선): 뼈의 융기된 모서리 [예: iliac crest(엉덩능선)]
- **Epicondyle**(위관절융기): 관절융기 위에 있는 융기 [예: humerus(위팔뼈)의 위관절융기]
- **Facet**(관절면): 납작한 매끈한 영역으로 대개는 연골로 덮여 있으며, 뼈가 다른 뼈와 관절을 이루는 부분에 존재 [예: 척추뼈의 articular facet(관절면)]
- **Foramen**(구멍): 뼈를 관통하는 구멍 [예: obturator foramen(폐쇄구멍)]
- **Fossa**(오목 또는 우묵): 우묵하거나 낮아진 영역 [예: scapula(어깨뼈)의 infraspinous fossa(가시아래오목)]
- **Line(linea**, 선): 선 모양의 융기 [예: tibia(정강뼈)의 soleal line(가자미근선)]
- **Malleolus**(복사): 둥근 융기 [예: fibula(종아리뼈)의 lateral malleolus(가쪽복사)]
- **Notch**(패임): 뼈의 가장자리에 있는 둘쭉날쭉한 패임 [예: hip bone(볼기뼈)의 뒤모서리에 있는 greater sciatic notch(큰궁둥패임)]
- **Process**(돌기): 삐죽 튀어 나온 가시모양 부분 [예: 척추뼈의 spinous process(가시돌기)]
- **Protuberance**(융기): 뼈의 돌출부 [예: 머리뼈의 external occipital protuberance(바깥뒤통수융기)]
- **Spine**(가시): 가시모양 돌기 [예: 어깨뼈의 spine(가시)]
- **Trochanter**(돌기): 크고 뭉툭한 융기 [예: 넙다리뼈의 greater trochanter(큰돌기)]
- **Tubercle**(결절): 작게 올라온 융기 [예: 위팔뼈의 greater tubercle(큰결절)]
- **Tuberosity**(거친면): 크고 둥글게 솟은 부분 [예: 볼기뼈의 ischial tuberosity(궁둥뼈결절)]

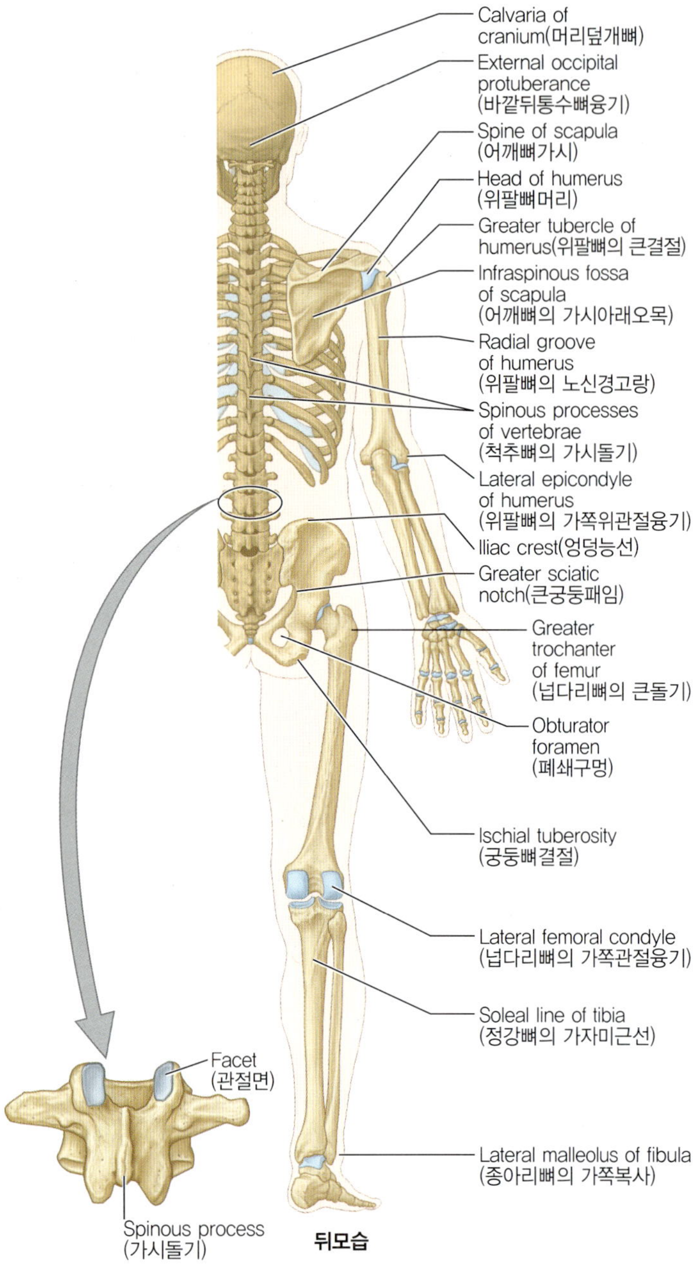

그림 I.8. **뼈의 표면구조.**

BONE DEVELOPMENT(뼈의 발생)

모든 뼈들은 embryonic connective tissue(배아결합조직)인 **mesenchyme**(중간엽조직)으로부터 발생되는데, membranous ossification(막뼈되기) 방식은 mesenchyme에서 직접 뼈가 형성된다. Endochondral ossification(연골속뼈되기) 방식은 mesenchyme으로부터 연골이 형성되고, 이 연골이 이후 다시 뼈가 된다.

- **Intramembranous ossification**(membranous bone formation, 막속뼈되기 또는 막뼈되기)에서는 embryonic period(배아기)에 장차 뼈가 될 중간엽조직 모형이 만들어지고, fetal period(태아기)에 중간엽조직 모형이 뼈가 되기 시작한다.
- **Endochondral ossification**(cartilaginous bone formation, 연골속뼈되기 또는 연골뼈되기)은 중간엽조직에서 장차 뼈가 될 연골모형이 태아기에 만들어지고 이후 대부분의 연골이 뼈로 변화된다.

연골속뼈되기에 대한 다음 간략한 설명은 긴뼈가 어떻게 자라는지를 알려준다. Mesenchymal cell들은 응축되고 *chondroblast*(연골모세포)로 분화하여 *cartilaginous bone model*(연골로 이루어진 뼈모형)을 형성한다(그림 I.9A). Chondroblast는 성장하고 있는 연골에 있는 세포분열하는 세포이다. 뼈모형의 중간지점에 있는 연골이 *calcify*(석회화)되고 *periosteal capillary*(뼈막 모세혈관) 즉, 뼈모형을 둘러싼 섬유집의 모세혈관이 석회화된 연골 속으로 자라 들어가서 안쪽에 분포한다. 이 혈관들은 *osteogenic*(bone-forming) cell(뼈발생세포)들과 더불어 **periosteal bud**(뼈막싹)를 형성한다.

이 모세혈관들이 **primary ossification center**(일차뼈되기중심)를 만드는데, 뼈모형의 shaft(몸통) 부분의 대부분 연골이 뼈로 대체된다. 일차뼈되기중심으로부터 뼈로 바뀌게 된 뼈중간부위를 **diaphysis**(뼈몸통)라 하며, 뼈 발생이 더 진행됨에 따라 뼈몸통도 자란다.

대부분의 **secondary ossification center**(이차뼈되기중심)는 발생

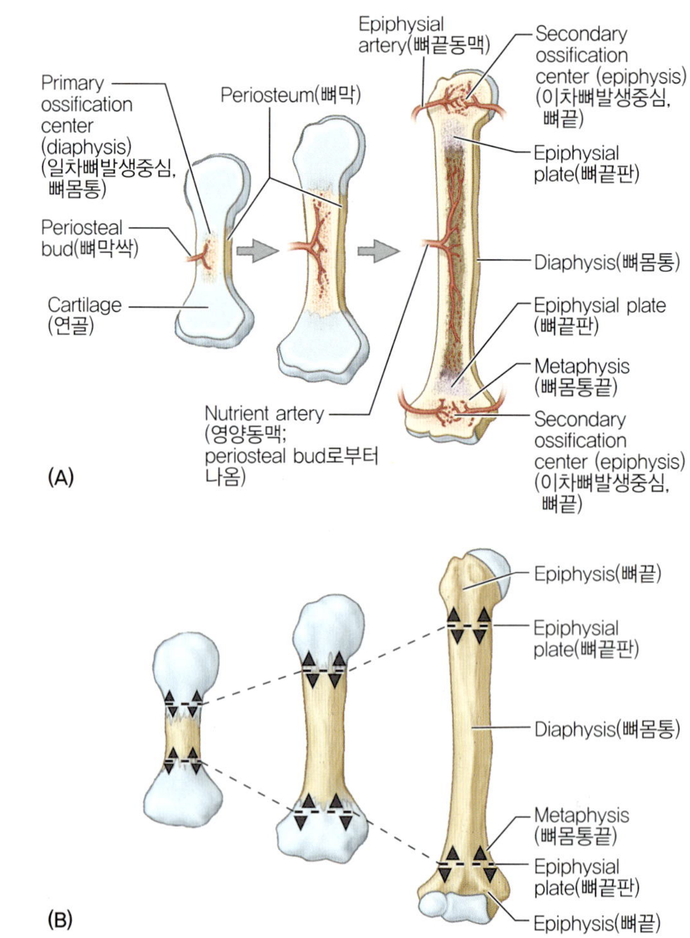

그림 I.9. **긴뼈의 발생과 성장. A.** 일차 및 이차뼈되기중심의 형성. **B.** 뼈의 길이성장은 epiphysial plate(뼈끝판)의 양쪽에서 일어난다.

중인 뼈의 다른 부분에서 출생 후 나타난다; 이차중심으로부터 뼈로 바뀐 부분이 **epiphysis**(뼈끝)이다. 뼈끝의 동맥은 뼈발생세포들과 더불어 이차뼈되기중심의 공간으로 자라 들어간다. Diaphysis부분 중 epiphysis에 가장 근접하여 다소 넓어진 부분이 **metaphysis**(뼈몸통끝)이다(그림 I.9B). 뼈가 지속적으로 성장하여 성인의 크기에 이를 때까지는 뼈몸통 일차중심으로부터 만들어진 뼈와 뼈끝 이차중심으로부터 만들어진 뼈가 서로 융합되지 않는다. 따라서, 긴뼈가 성장하는 동안 뼈몸통과 뼈끝 사이에는 연골로 된 **epiphysial plate**(뼈끝판)가 개재하여 있다. 이 growth plate(성장판)는 결국은 뼈로 대체된다. 이렇게 될 때 뼈의 성장은 멈추고, diaphysis와 epiphysis는 서로 융합한다. Synostosis(뼈융합과정)에 의해 생긴 이음매는 치밀하며 방사선 영상에서 **epiphysial line**(뼈끝선)으로 나타난다(그림 I.10). 뼈끝융합은 사춘기에 시작하여 성인에 이를 때까지 점진적으로 진행된다.

VASCULATURE AND INNERVATION OF BONES
(뼈의 혈관 및 신경분포)

뼈는 풍부한 혈액공급을 받고 있다(그림 I.10). 다음의 동맥들로부터 혈액공급을 받는다

- **Nutrient artery**(영양동맥)는 뼈당 하나 또는 그 이상 분포하며, 뼈막의 바깥층에서부터 나와서 긴뼈 몸통부분에 있는 **nutrient foramen**(영양구멍)을 통과하여 골수공간 안에서 세로방향으로 나누어진다.
- 뼈막에 있는 **periosteal artery**(뼈막동맥)로부터의 작은 가지는 치밀뼈에 분포한다. 따라서 만일 periosteum이 제거된다면, 뼈는 죽게 될 것이다.
- **Metaphysial artery**(뼈몸통끝동맥)와 **epiphysial artery**(뼈끝동맥)는 뼈의 끝 부분에 분포한다. 이 혈관들은 주로 관절을 공급하는 혈관으로부터 나온 것이다.

Vein(정맥)은 동맥과 동반하여 *nutrient foramen*(영양구멍)을 통과한다. 큰 정맥들은 관절을 이루는 뼈의 끝 부분 근처에 있는 영양구멍을 지나 밖으로 나온다. **Lymphatic vessel**(림프관)은 뼈막에 많이 존재한다.

Nerve(신경)도 혈관과 동반하며 뼈에 분포한다. Periosteum에는 감각신경인 **periosteal nerve**(뼈막신경)가 풍부히 분포해 있으며, 이는 통증신경섬유로 이루어져 있다. 뼈막은 찢어짐이나 장력에 대해 특히 예민해서, 뼈 골절시 예리한 통증을 느낀다. 뼈 자체에는 감각신경 종말의 분포가 상대적으로 빈약하다. 뼈 안에는 혈관의 수축과 이완을 조절하는 *vasomotor nerve*(혈관운동성신경)가 분포하여 골수로 흐르는 혈액의 흐름을 조절한다.

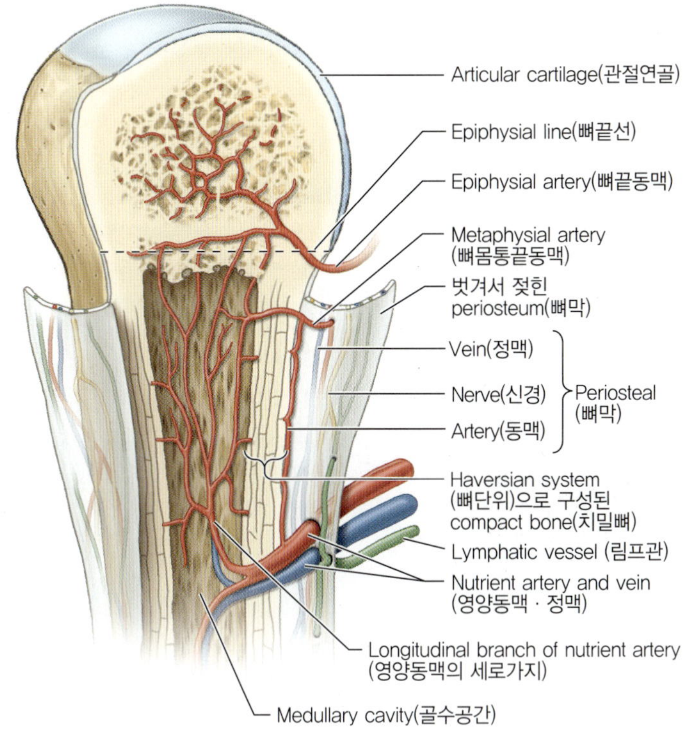

그림 I.10. 긴뼈의 혈관과 신경분포. 치밀뼈는 haversian system(osteon, 뼈단위)으로 구성되어 있다. 뼈단위 안에 있는 haversian canal(중심관)에는 osteocyte(bone cell, 뼈세포)를 공급하기 위하여 하나 또는 두 개의 작은 혈관이 지나고 있다.

임상해부학

Accessory Bone(과잉뼈)

Accessory(supernumerary) bone(과잉뼈)은 ossification center(뼈되기중심)가 추가적으로 더 나타나서 만들어지는 것이다. 많은 뼈들의 경우, 여러 개의 뼈되기중심으로부터 발생하여 만들어진 뼈의 부분들이 서로 융합해서 완성된다. 그러나 때로 어떤 뼈되기중심으로부터 만들어진 뼈의 부분이 뼈의 주된 부분과 융합하지 못할 경우, 과잉뼈가 나타나는 것이다; 하지만 세밀히 관찰해 보면, 과잉뼈는 주된뼈에서 떨어져 나온 일부분이라는 것을 알 수 있다. 과잉뼈는 발에서 흔히 볼 수 있다.

Assessment of Bone Age(뼈 나이 판정)

뼈되기중심의 위치, 출현시기, 성장 속도, synostosis(융합) 시기 등이 임상의학, 법의학, 체질인류학 분야에서 사람의 나이를 판정하는 데 활용된다. 뼈 나이 판정의 주요 기준은 (1) diaphysis와 epiphysis의 석회화 정도, (2) epiphysial plate를 나타내는 어두운 선의 사라짐 여부이다(어두운 선이 보이지 않는다는 것은 뼈끝 융합이 일어난 것이고; 그 시기는 뼈끝의 종류마다 다르다). 뼈끝과 뼈몸통 사이의 융합은 소년보다 소녀에서 1~2년 정도 더 빠르게 나타난다.

(다음 쪽에 계속)

Epiphysis(뼈끝)의 Displacement(이동)와 Separation(분리)

성인의 뼈에서는 골절을 유발하는 손상이 어린이의 뼈에서는 뼈끝분리를 유발한다. 뼈성장에 대한 지식이 부족하거나, 다양한 연령에서 나타나는 뼈의 방사선 영상의 특징을 알지 못하면, 분리된 epiphysial plate는 골절로 오해될 수 있으며, 골절된 뼈에서 떨어져 이동한 조각이라고 잘못 해석할 수 있다. Epiphysial plate의 양쪽면은 부드러운 곡선 모양이지만, 골절면은 날카롭고 불규칙적인 가장자리를 보인다.

Avascular Necrosis(무혈관괴사)

Epiphysis 또는 뼈의 다른 부분에 혈액공급이 중단되면 뼈 조직은 죽게 되며, 이를 *avascular necrosis*(무혈관괴사, G. *nekrosis*, deadness)라 한다. 모든 골절에서 인접한 뼈의 일부 영역은 necrosis된다. 어떤 골절에서는 뼈의 넓은 영역에서 무혈관괴사가 발생한다.

Degenerative Joint Disease(퇴행성 관절 질환)

Synovial joint(윤활관절)는 마모를 잘 견딜 수 있는 구조로 되어 있으나, 여러 해에 거쳐 과도하게 사용하면 퇴행성변화가 유발될 수 있다. 성인 초기부터 시작하여 그 후 점차 천천히 진행되며, 특히 엉덩관절, 무릎, 척주, 손에서 관절을 이루는 뼈의 끝부분의 articular cartilage가 노화된다. 관절에서 나타나는 이러한 비가역적 변화로 인하여, 관절연골의 충격흡수 기능과 매끄러운 표면을 제공하는 역할을 잘 못하게 된다. 그 결과, 관절은 관절의 운동(예: 달리기) 시에 발생하는 반복적인 마찰력에 쉽게 손상 받게 된다. 일부 환자들에서는 이러한 변화로 인하여 심한 통증이 유발된다. *Degenerative joint disease*(퇴행성관절질환)인 osteoarthritis (osteoarthrosis, 뼈관절염)는 종종 경직, 불편감, 통증을 수반한다. *Osteoarthritis*는 노인에서 빈번히 발병하며, 몸의 체중을 지탱하는 관절(예: 엉덩관절과 무릎)에서 주로 발생한다.

Joints(관절)

Joint는 두 개 또는 그 이상의 단단한 구조(뼈, 연골, 또는 같은 뼈의 부분들 사이)들이 결합하거나 연결된 곳을 말한다. 관절에는 여러 형태가 있으며, 기능도 다양하다. 일부 관절은 운동성이 없고, 일부는 아주 작은 운동성이 있으며, 또 다른 종류, 즉 어깨관절 같은 곳은 자유롭게 움직인다.

CLASSIFICATION OF JOINTS(관절의 분류)

서로 관절을 이루는 뼈들 사이에 어떤 물질이 개재해 있는지에 따라서 또는 연결 방식에 따라서 세 종류, 즉 fibrous joint(섬유관절), cartilaginous joint(연골관절), synovial joint(윤활관절)로 분류된다(표 I.1):

- **Fibrous joint**(섬유관절)를 이루는 뼈들은 섬유조직에 의해 연결되어 있다. 섬유관절에서 허용되는 운동의 정도는 관절을 이루는 뼈 사이에 존재하는 섬유의 길이에 따라 달라진다. **Syndesmosis**(인대결합) 형태의 섬유관절에서는 뼈들 사이가 인대 또는 섬유막과 같은 판상 섬유조직으로 연결되어 있어서, 관절의 운동이 제한적이다. 치아를 턱뼈와 연결하여 주는 관절을 **gomphosis**(못박이관절), 또는 *dento-alveolar syndesmosis*(치아이틀결합)라고도 하는데, 치아와 턱뼈 사이에 개재한 못 모양의 섬유조직이 치아를 안정화시키며, 씹거나 이를 악물 때 어느 정도로 단단히 씹는지, 또는 어느 정도로 세게 악무는지에 대한 고유감각을 제공한다.
- **Cartilaginous joint**(연골관절)에서는 관절을 이루는 뼈들이 hyaline cartilage(유리연골) 또는 fibrocartilage(섬유연골)에 의해 연결되어 있다. *Primary cartilaginous joint(synchondrosis,* 일차연골관절)는 hyaline cartilage에 의해 연결되어 있는 관절을 말한다. 이 관절은 epiphysial plate가 뼈로 대체되어 뼈끝이 뼈몸통과 융합하기 전, 즉 성장하는 동안은 뼈의 길이가 자랄 수 있도록 하며, 또한 이시기에는 약간 굽어지는 것도 허용한다. *Secondary cartilaginous joint(symphysis,* 이차연골관절)는 fibrocartilage에 의해 연결되어 있는 강한 관절로 약간의 운동성만 있다.
- **Synovial joint**(윤활관절)의 articular cavity(관절안)는 적은 양의 윤활액을 함유하고 있는 잠재적 공간이다. Synovial fluid(윤활액)의 역할은 관절연골에 영양을 주고, 관절면을 매끄럽게 한다. 윤활관절의 특징은 표 I.1에서 그림으로 나타내고 설명하였다. 윤활관절은 우리 몸에 가장 많이 존재하는 관절이며, ligament(인대)들에 의하여 관절이 강화되고 있다. Ligament는 joint capsule(관절주머니)과는 별도로 capsule 밖에 존재하거나 capsule의 일부가 두꺼워진 형태로 capsule 자체로부터 형성된다. 일부의 윤활관절, 특히 그들의 관절면 사이가 서로 일치하지 않을 때 섬유연골로 된 *articular disc*(관절원반) 또는 *meniscus*(관절반달)가 관절안에 존재한다. 윤활관절은 관절면의 형태 그리고/또는 운동성에 따라서 여섯 종류로 분류된다(표 I.2).

VASCULATURE AND INNERVATION OF JOINTS (관절의 혈관과 신경분포)

관절은 관절 주위의 혈관으로부터 나온 *articular artery*(관절동맥)에 의해 혈액공급을 받는다. 종종 이 동맥들은 *anastomosis* (communicate, 연결)되어 혈관그물인 *peri-articular arterial anastomosis*(관절주위동맥연결)를 형성함으로써, 관절의 모든 운동범위에서 혈액공급이 지속적으로 이루어지게 한다. *Articular vein*(관절정맥)은 동맥과 함께 나란히 주행하는 communicating vein(교통정맥) 또는 라틴어로 venae comitans(동반정맥)이다. 동맥과 마찬가지로 관

표 I.1 TYPES OF JOINT(관절의 종류)

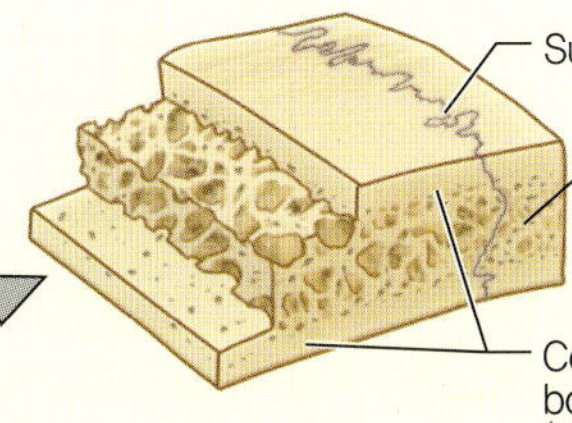

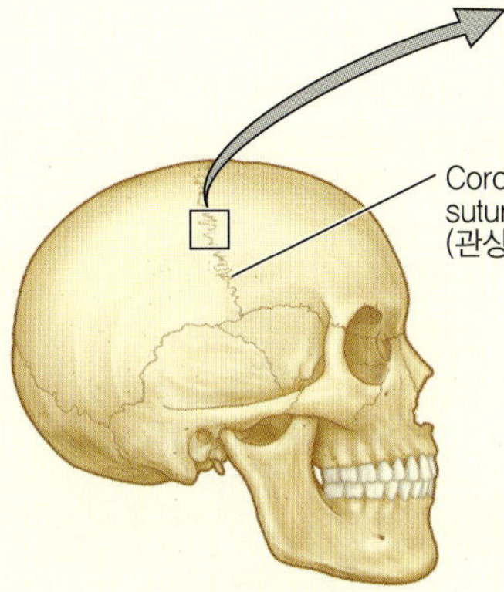

가쪽모습
Suture(봉합)

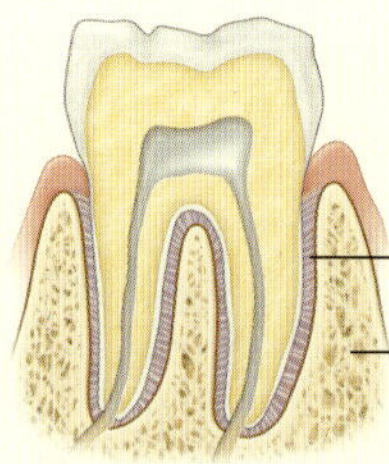

Gomphosis
(Dento-alveolar syndesmosis)
(못박이관절, 치아이틀결합)

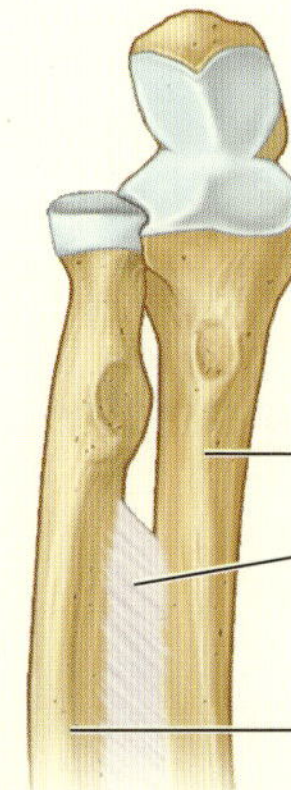

앞모습
Syndesmosis(인대결합)

Fibrous joint(섬유관절)에서는 관절을 이루는 뼈들이 fibrous tissue(섬유조직)로 결합되어 있다. 머리뼈의 suture(봉합)가 섬유관절인데, 뼈들 사이는 섬유조직으로 부착되어 밀착되어 있고, 물결모양의 선을 따라 맞물려 있다. Flat bone(납작뼈)인 머리뼈는 치밀뼈 두 판으로 되어 있고, 두 판 사이에는 해면뼈와 골수로 이루어진 diploë(판사이층)가 존재한다. **Syndesmosis**(인대결합)에서는 두 뼈가 뼈사이인대나 판상의 섬유조직으로 연결되어 있다. **Gomphosis**(못박이관절)에서는 치아의 root(뿌리)부분과 alveolar process(이틀돌기) 사이의 결합 같이 못 모양의 돌기가 소켓 안에 들어맞는 형태이다. 섬유조직인 periodontium(치아주위조직)이 치아를 소켓 안에 고정시켜 준다.

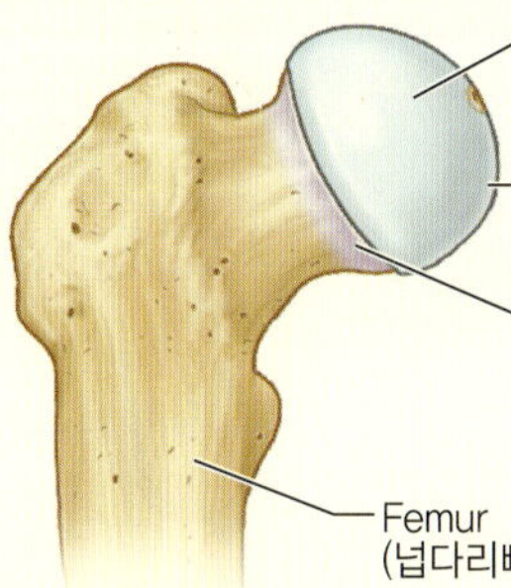

앞모습
Primary cartilaginous (Synchondrosis)
(일차연골관절, 유리연골결합)

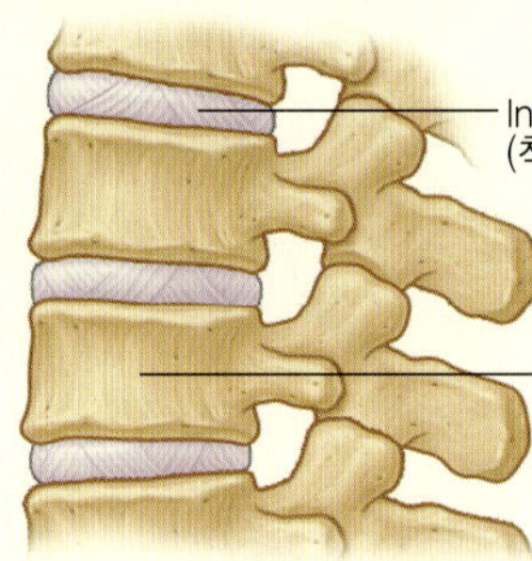

가쪽모습
Secondary cartilaginous (Symphysis)
(이차연골관절, 섬유연골결합)

Cartilaginous joint(연골결합)에서는 관절을 이루는 뼈가 섬유연골이나 유리연골에 의해 결합되어 있다. **Synchondrosis**(유리연골결합)는 발생 중인 긴뼈에서 관찰되는데, epiphysis(뼈끝)와 body(몸통)가 hyaline cartilage(유리연골)인 epiphysial plate(뼈끝판)에 의해 연결되어 있다. **Symphysis**(섬유연골결합)에서는 척추뼈 사이에 존재하는 intervertebral disc(척추사이원반)처럼 fibrocartilage(섬유연골)에 의해 관절을 이루는 두 뼈들이 결합되어 있다.

Synovial joint(윤활관절)에서는 synovial fluid(윤활액)를 함유하는 joint cavity(관절안)에서 관절을 이루는 두 뼈 사이가 분리되어 있지만, articular(fibrous) capsule(관절주머니, 섬유주머니)에 의해 연결되어 있으며, 관절주머니 속면은 synovial membrane(윤활막)으로 이루어져 있다. 뼈에서 관절을 이루는 면은 articular cartilage(관절연골)로 덮여 있다. 윤활관절은 가장 흔한 관절 형태이며 기능적으로 가장 중요한 관절이다. 윤활관절에서는 뼈 사이에 자유로운 운동이 가능하며, 팔다리의 거의 모든 관절이 윤활관절이다.

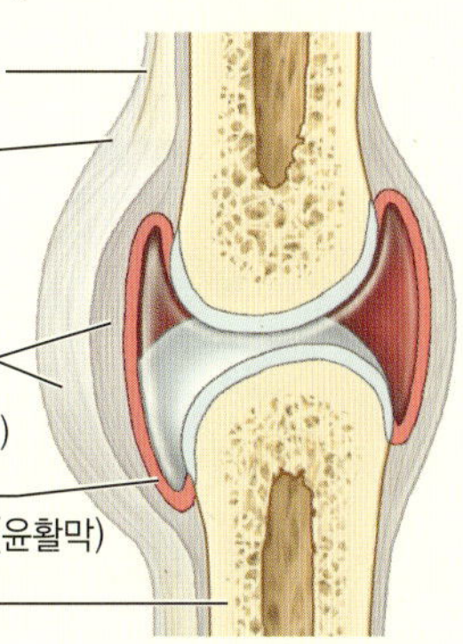

Schematic model
(도식적인 모형)

절주머니 안에 위치하며, 특히 윤활막에 대부분 분포한다.

관절에는 많은 신경이 분포해 있다; 신경종말은 관절주머니에서 많이 끝난다. 팔다리의 distal part에서 *articular nerve*(관절신경)는 밖을 덮는 피부에 분포한 피부신경의 가지이다. 다른 대부분의 관절신경은 관절을 덮는 근육에 분포한 신경의 가지이고, 따라서 관절의 운동을 지배한다. Hilton law에 의하면 관절을 지배하는 신경은, 또한 그 관절을 움직이는 근육과 관절의 밖를 덮는 피부에도 분포한다는 것이다.

통증신경섬유는 관절주머니의 섬유막과 주변 인대에 많이 분포한다; 윤활막은 상대적으로 통증에 덜 민감하다. 관절은 *proprioception*(고유감각)이라는 정보를 전달하는데, 이는 신체 부분들의 움직임과 자세를 자각하게끔 한다.

표 I.2 TYPES OF SYNOVIAL JOINTS(윤활관절의 종류)

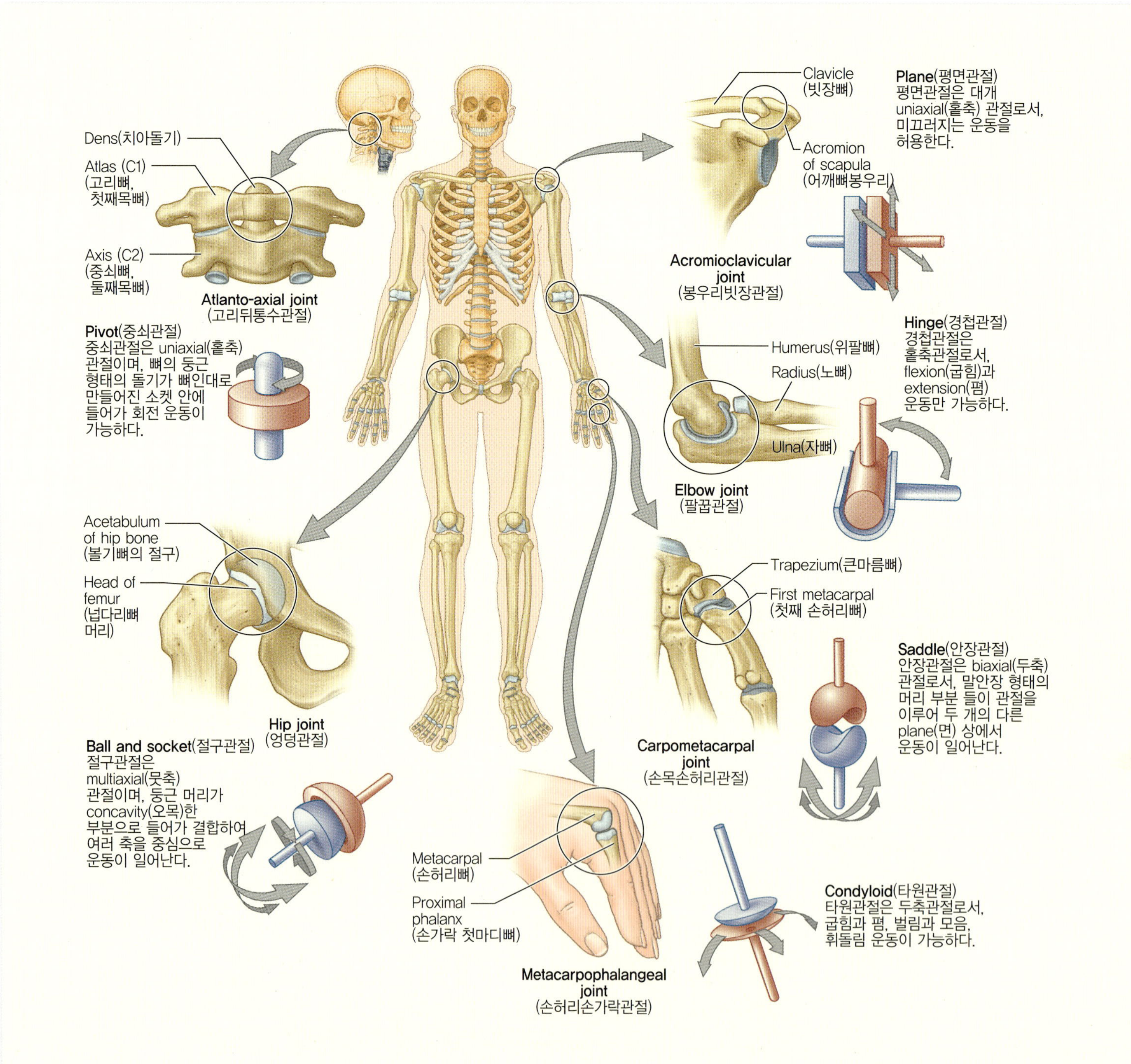

MUSCULAR SYSTEM(근육계통)

Muscle cell(근육세포)은 종종 *muscle fiber*(근육섬유)라고도 불리는데, 그 이유는 근육이 이완되었을 때 근육세포의 모양이 길죽하고 좁기 때문이다. 근육세포는 수축할 수 있도록 특수화된 세포이며 근육조직을 형성하여 몸의 부분을 움직이거나 일시적으로 내부장기의 모양을 변화시킬 수 있다. 결합조직이 muscle bundle(fascicles, 근육다발)을 감싸면서 신경섬유와 모세혈관을 근육섬유로 전달해준다. 근육은 또한 몸의 형태를 만들며 열을 생산한다.

다음과 같은 세 종류의 근육이 있다(표 I.3): (1) **skeletal muscle**(뼈대근육)은 뼈와 눈과 같은 구조들을 움직이게 한다; (2) **cardiac striated muscle**(심장가로무늬근육)은 심장 벽의 대부분과 심장과 연결된 큰 혈관의 벽을 형성한다; (3) **smooth muscle**(민무늬근육)은 대부분 혈관의 벽과 속에 공간을 가진 장기의 벽을 형성한다. 민무늬근육은 intestine(창자)과 같은 내장 속의 내용물이 아래로 이동하게끔 하며 혈관 내 혈액의 흐름도 조절한다.

Skeletal Muscle(뼈대근육)

모든 뼈대근육은 뼈대가로무늬근육으로 이루어진 수축하는 fleshy(살) 부분과 아교섬유다발로 이루어진 비수축성 부분으로 이루어져 있다. 살부분은 *head*(갈래; 근육당 하나 또는 그 이상의 갈래가 존재함)와 가운데 도톰한 *belly*(힘살)를 말한다. 아교섬유로 구성된 비수축성 부분은 *tendon*(힘줄)과 납작한 판 모양의 *aponeurosis*(널힘줄)를 말한다.

근육의 길이를 언급할 때는, belly와 tendon이 모두 포함된 것이다. 대부분의 뼈대근육은 tendon과 aponeurosis를 통하여 직접 또는 간접적으로 뼈, 연골, 인대, 근막 또는 이 구조들 중의 여러 곳에 부착되어 있다; 그러나 일부 근육들, 예를 들어 안구의 근육은 organ(기관)에, 얼굴근육은 피부에, 혀의 내재성 근육은 점막에 부착되어 있다. 근육은 운동을 담당하는 기관이지만, 또한 움직임이 없는 상태에서도 자세를 유지하며, 몸의 형태를 만들고, 열을 생산하는 기능도 있다. 그림 I.11에서는 일부 얕은층에 있는 근육을 표시하였고, 깊은층의 근육은 각 부위를 공부할 때 다룰 것이다.

대부분 근육들의 이름은 그들의 기능 또는 그들이 부착된 뼈의 이름에 의한다. 예를 들어 abductor digiti minimus(새끼벌림근)는 새끼손가락을 벌리는 작용을 한다. Sternocleidomastoid(목빗근; 라틴어로 *kleidos*는 빗장이라는 뜻)는 아래쪽으로는 sternum과 clavicle에, 위로는 temporal bone의 mastoid process(꼭지돌기)에 부착되어 있다. 그 외, 모양에 따라 그리스어로 *deltoid*(세모); 위치에 따라 medial, lateral, anterior, posterior; 길이에 따라 *brevis*(짧은), *longus*(긴); 크기에 따라 maximus(큰), minimus(작은); 또는 뼈에 부착되는 수에 따

표 I.3 TYPES OF MUSCLE(근육의 종류)

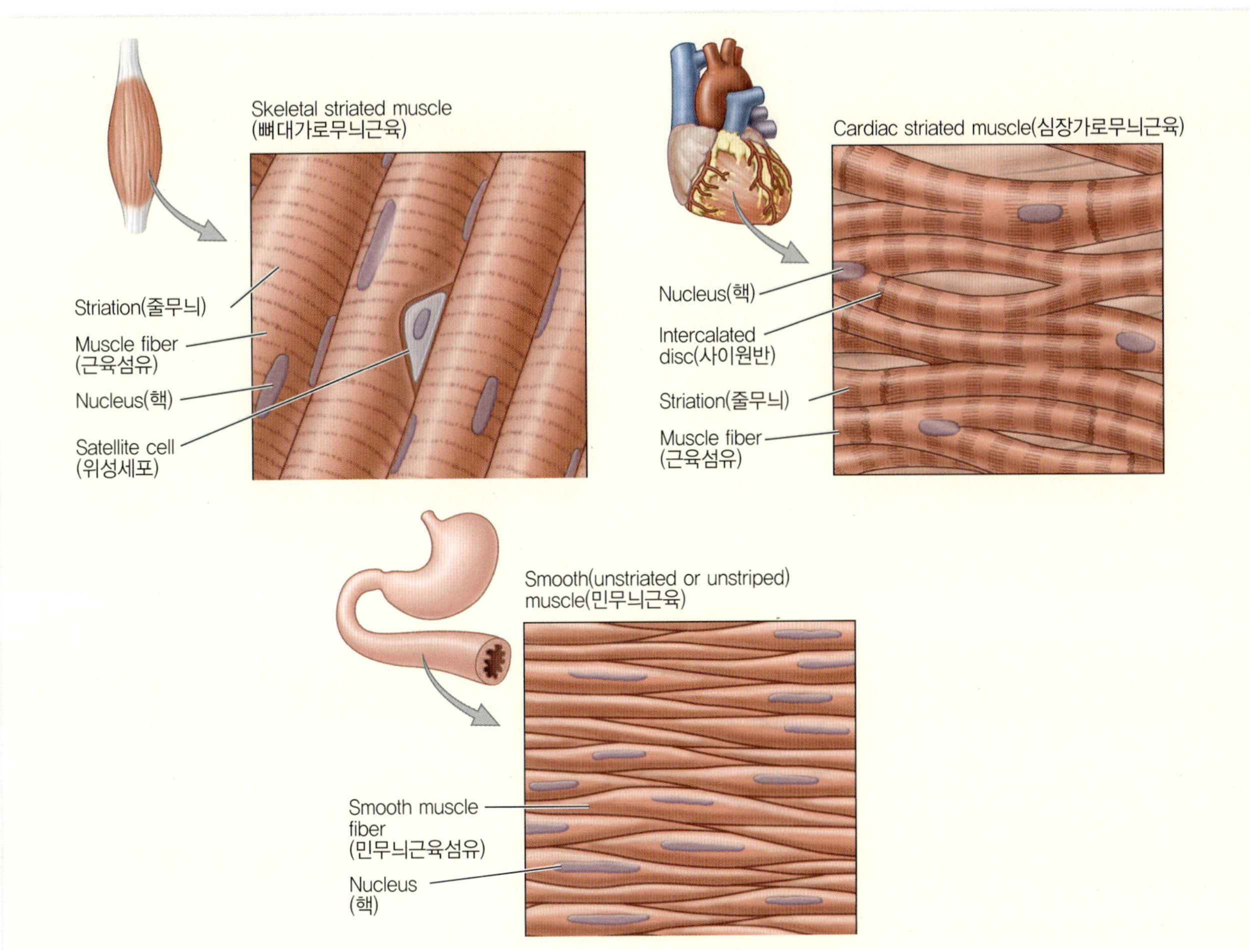

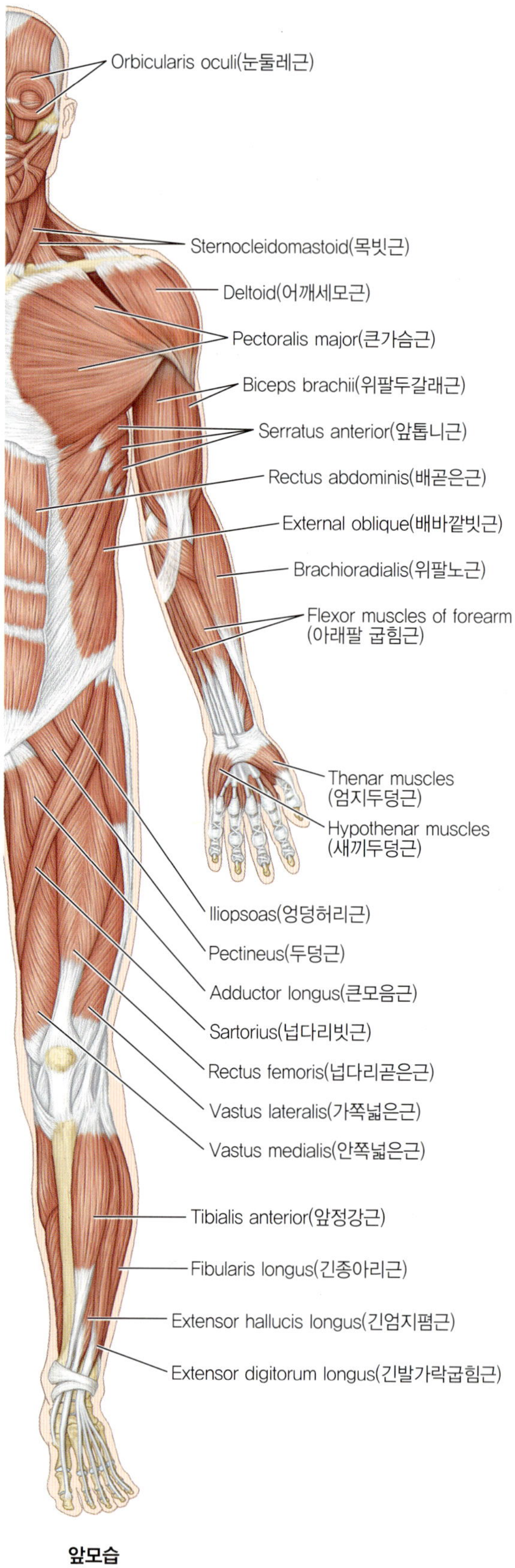

그림 I.11. 뼈대근육. 일부 큰 근육을 나타내었음.

라 biceps(두갈래), triceps(세갈래)라는 근육 이름이 붙여진다. 근육은 그들의 모양과 구조에 따라 다음과 같이 기술되기도 한다(그림 I.12). 예를 들어

- **Pennate muscle**(깃근육)은 근육섬유다발의 배열이 깃털처럼 되어 있는 것으로 unipennate(반깃근육), bipennate(깃근육), 또는 multipennate(뭇깃근육)가 있다(L.*pennatus*, 깃털).
- **Fusiform muscle**(방추근육)은 힘살부위가 통통하고 양끝으로 갈수록 가늘어지는 모양이다.
- **Parallel muscle**(평행근육)은 근육다발이 근육의 장축에 평행하게 놓여 있다; 납작한 평행근육에는 종종 aponeurosis가 발달되어 있다.
- **Convergent muscle**(수렴근육)은 넓은 부착지점으로부터 시작한 근육다발이 하나의 힘줄로 모아지는 형태이다.
- **Circular muscle**(돌림근육)은 신체의 opening(orifice, 구멍)을 둘러싸며, 수축할 경우 그 구멍 또는 입구를 수축시킨다.
- **Digastric muscle**(두힘살근)은 연속적인 두 개의 belly로 이루어져 있음이 특징이며 common intermediate tendon(공동의 중간 힘줄)에 의해 연결되어 있다.

CONTRACTION OF MUSCLES(근육의 수축)

근육이 수축할 때 근육섬유는 이완시 길이의 70% 정도로 짧아진다. 평행하게 주행하는 긴 fascicle(근육섬유다발)로 이루어진 근육이 수축하여 최대한 짧아지면, 큰 범위의 운동이 관절에서 일어나지만, 수축력은 강하지 않다. 근육의 수축력은 참여하는 근육세포의 수가 증가할수록 강해진다. 따라서 더 짧고 넓은 깃근육에 더 많은 fiber bundles가 존재할수록 수축시 짧아지는 정도는 작지만 수축력은 더 증가한다.

근육이 수축하여 짧아질 때, 한쪽 붙는곳은 일반적으로 고정된 채로 있고 다른 쪽이 움직인다. 근육의 붙는곳은 각각 origin(이는곳)과 insertion(닿는곳)이라고 한다; *origin*(이는곳)은 대개 근육의 proximal end이고, 근육수축 동안 고정된 채로 있으며, *insertion*(닿는곳)은 대개 근육의 distal end이고, 움직이는 부분이다. 그러나, 일부 근육들은 어떤 운동 상황에서는 양쪽 방향에서 움직임이 일어난다. 그러므로, 이 책에서는 대부분 근육의 붙는곳을 기술할 때 *proximal*(몸쪽), *distal*(먼쪽) 또는 *medial*(안쪽), *lateral*(바깥쪽)로 할 것이다.

뼈대근육의 수축은 다음 세 가지 방식으로 진행될 수 있다.

1. **Reflexive contraction**(반사수축)은 자동적이며, 불수의적으로 조절된다. Diaphragm(가로막)의 호흡운동이 그 예이다. 또 다른 예는, 임상검사용 망치로 힘줄을 두드릴 때, 근육이 늘어나서 반사적인 수축이 유발되는 것이다.
2. **Tonic contraction**(긴장수축) 상태에서는 움직임이 일어나지 않으며, 강한 저항도 나타나지 않고, **muscle tone**(근육긴장도)을 유지하는 약한 수축상태로서, 근육을 단단하게 하고 관절의 안정화를 도우며 자세를 유지하게 한다.
3. **Phasic contraction**(위상수축)에는 두 종류가 있다. **Isometric contraction**(등척수축, 제길이수축)에서는 근육의 길이는 변함없이 똑같고 운동도 일어나지 않지만 근육의 장력이 tonic contraction 상태보다 증가하는 것이다(예: deltoid muscle(어깨세모근)이 팔을 벌린 상태로 유지할 때). **Isotonic contraction**(등장력수축)은 근육의 길이가 변하여 운동을 나타내는 것이다. 두 종류가 있는

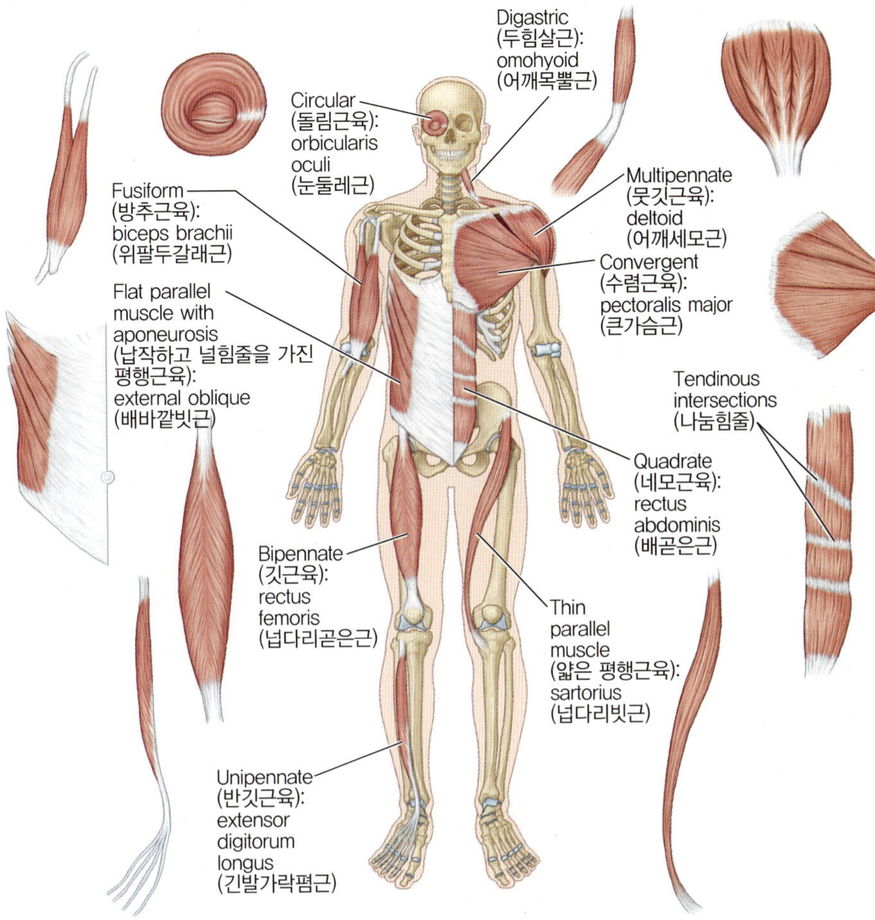

그림 I.12. **뼈대근육의 구조와 형태.** 근육섬유의 배열에 따라 다양하게 분류되는 근육의 형태를 보여준다.

데, **concentric contraction**(단축수축)은 근육이 짧아져서 운동이 일어난다(예: 어깨세모근이 짧아져서 팔을 올려 벌린다.) **Eccentric contraction**(신장수축)은 수축되었던 근육이 점진적으로 이완하는 것이다(예: 중력이 팔을 아래로 내리게 하여 모음운동이 일어남에 따라 어깨세모근의 길이는 늘어난다).

근육의 *structural unit*(구조적 단위)는 **muscle fiber**(근육섬유)이다(그림 I.13). 각각의 muscle fiber를 싸고 있는 결합조직을 **endomysium**(근육섬유막)이라 한다. Muscle fiber들이 모여 형성된 muscle bundle(근육다발)을 감싸는 결합조직은 **perimysium**(근육다발막)이라 한다. 하나의 근육 전체는 **epimysium**(근육바깥막)이 감싸고 있다. 근육의 *functional unit*(기능적 단위)는 하나의 motor neuron(운동신경세포)과 그의 지배를 받는 muscle fiber들로 이루어져 있는데, 이를 **motor unit**(운동단위)라 한다. 척수에 있는 하나의 운동신경세포가 자극되어 흥분되면, 그 지배를 받는 motor unit의 모든 muscle fiber가 동시에 수축하게 된다. 하나의 motor unit를 이루는 muscle fiber의 수는 한 개로부터 수백 개에 이르기까지 다양한데, 이는 근육의 크기와 기능에 따라 달라진다. 큰운동단위는 하나의 신경세포가 수백 개의 muscle fiber를 지배하며, 몸통과 넓적다리의 큰 근육들이 이와 같다. 정교한 운동을 하는 눈과 손의 작은 근육들은 작은 운동단위로 이루어져 있어서, 하나의 신경세포가 단지 몇 개의 muscle fiber만을 지배한다.

근육은 몸을 움직이고 자세를 취하는 기능을 한다. 똑같은 근육이 상황에 따라 주작용근, 대항근, 협동근 또는 고정근으로 작용할 수 있다. 각각의 기능은 다음과 같다

- **Prime mover**(주작용근) 또는 **agonist**(작용근)는 신체의 특정 운동(예: concentric contraction)을 만드는 데 주된 작용을 하는 근육이다.
- **Fixator**(고정근)는 팔다리의 distal part가 움직일 때 팔다리의 proximal part를 고정시키는 근육이다.
- **Synergist**(협동근)는 예를 들어, prime mover가 하나 이상의 관절을 지나갈 때, 사이에 끼어 있는 관절의 운동이 일어나지 않도록 함으로써, 주작용근의 작용을 돕는 근육이다.
- **Antagonist**(대항근)는 주작용근과 반대작용을 하는 근육이다. Prime mover가 수축할 때, antagonist는 이완하여 결과적으로 부드러운 운동이 되게 한다.

Cardiac Striated Muscle(심장가로무늬근육)

*Cardiac striated muscle*은 심장의 근육벽인 **myocardium**(심장근육층)을 형성한다(표 I.3). Aorta(대동맥), pulmonary vein(허파정맥), superior vena cava(위대정맥)의 벽에도 심장근육이 일부 존재한다(그림 I.14). 심장근육의 수축은 수의적으로 조절되지 않는다. Heart rate(심장박동수)는 심장에 존재하는 특수화된 cardiac muscle fiber로 이루어진

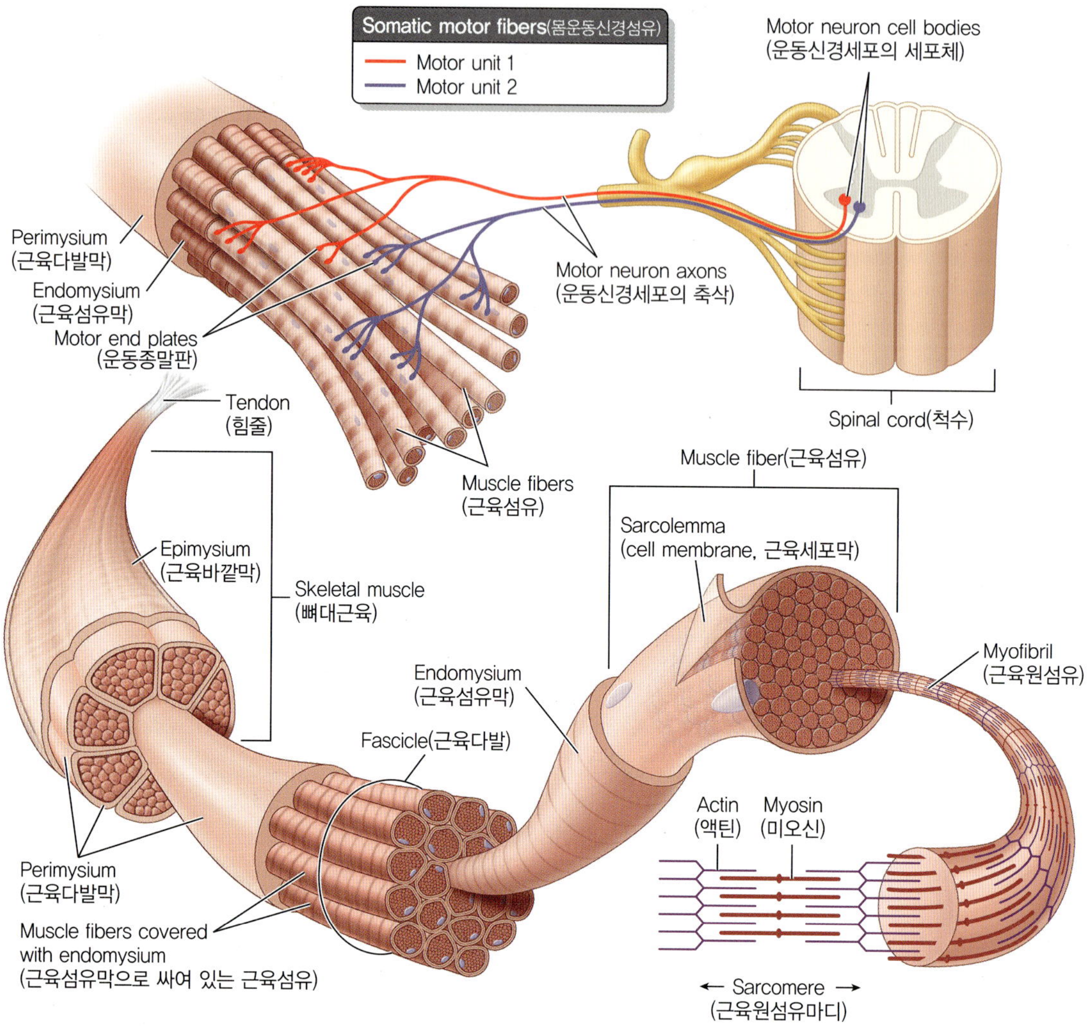

그림 I.13. **뼈대근육의 구조와 운동단위.** 운동단위는 하나의 운동신경세포와 그 지배를 받는 모든 근육섬유로 구성된다. 근육섬유에서 수축성을 나타내는 성분은 thin filament(가는잔섬유)인 액틴과 thick filament(굵은잔섬유)인 미오신이다.

pacemaker(심장박동조율기)에 의해 내부적으로 조절되며, 이는 자율신경계의 영향을 받는다(이 장의 뒤에서 설명됨).

Smooth Muscle(민무늬근육)

Smooth muscle은 현미경 상에서 줄무늬가 없어서 붙여진 이름이며, 대부분 혈관벽의 중간층인 tunica media(중간막)와 소화관 및 여러 도관의 벽을 형성한다(그림 I.15A; 표 I.3). 그 외에도, 피부에서 hair follicle과 연결된 *arrector muscle*(그림 I.5A) 및 안구에서 수정체의 두께와 동공의 크기를 조절하는 근육도 민무늬근육이다. 심장근육과 마찬가지로, 민무늬근육도 자율신경계통의 지배를 받기 때문에 *involuntary muscle*(불수의근)이며, 장시간 부분적인 수축을 할 수 있다(표 I.3). 이러한 작용은 관 모양 구조의 lumen(속공간)의 크기를 조절하는데 중요하며; digestive tract(소화관), uterine tube(자궁관), ureter(요관)의 벽에서는 민무늬근육이 율동적으로 수축하여 peristaltic wave(연동파)를 만든다. 이러한 **peristalsis**(연동운동)에 의하여 관 모양 구조의 내용물이 한 방향으로 움직여 가게 된다.

임상해부학

Muscle Testing(근육검사)

Muscle testing(근육검사)은 신경손상을 진단하는 데 도움을 줄 수 있다. 이 방법으로 검사자는 환자의 운동시 힘을 측정할 수 있다. 양쪽을 비교하기 위하여 일반적으로 양쪽 근육을 검사한다. 다음 두 가지의 검사방법이 많이 사용된다.

1. 피검자로 하여금, 검사자가 힘을 주어 만든 저항에 대항하여, 그것을 이기려는 운동을 하게끔 한다. 즉, 아래팔의 굽힘을 검사할 경우, 검사자가 피검자의 팔을 잡고 아래팔 굽힘이 일어나지 않도록 저지하는 동안, 피검자에게 피검자 자신의 아래팔을 굽혀 보도록 지시한다.
2. 피검자가 힘을 주어 저항케 하고, 그 저항에 대항하여 검사자가 운동을 만든다. 예를 들어, 피검자가 아래팔 굽힘을 유지하는 동안, 검사자는 그것을 강제로 펴려고 시도한다.

Electromyography(근전도검사)

Electromyography(EMG, 근전도검사)를 통해 근육을 전기적으로 자극하는 것은 근육의 기능을 검사하는 또 다른 방법이다. 근육 위의 피부에 전극을 부착시키고, 피검자로 하여금 어떤 특정 운동을 하도록 지시한다. 검사자는 피검자 근육의 활동전위의 변화를 증폭시켜 기록한다. 휴지기에 있는 정상적인 근육은 baseline activity(바닥선활성화) 정도의 긴장도만을 나타낸다. 수면, 마비, 마취 상태에서는 이 활동전위가 사라진다. 수축 시의 근육은 다양한 최고치 값을 가지는 활동전위의 변화를 나타낸다. 근전도검사는 각 근육의 활성을 분석할 수 있게 해주며, 근육 기능의 회복을 위한 치료의 일부로도 사용될 수 있다.

Muscular Atrophy(근육위축)

팔다리 근육조직의 감소인 atrophy는 근육에 일차적인 병변이 있거나 또는 신경 손상으로 인해 초래된다. 석고붕대를 감아 팔다리를 움직이지 못하는 경우에도 근육위축이 일어날 수 있다.

Compensatory Hypertrophy(보상비대)와 Myocardial Infarction(심근경색)

Compensatory hypertrophy(보상비대)에서 myocardium은 높은 수축력을 필요로 하는 상황에 반응하기 위하여 근육섬유(세포)의 크기를 증가시킴으로써 이를 수행한다. Heart attack(심장발작) 동안 심장근육섬유가 손상받을 때, 조직은 괴사되고 섬유성 흉터조직이 생긴다. 이때, *myocardial necrosis*(심장근육 괴사) 부위를 *myocardial infarct*(MI, 심근경색)이라고 한다. 민무늬근육세포도 증가된 요구에 반응하여 보상성으로 비대해질 수 있다. 임신 기간 동안, 자궁벽에 있는 smooth muscle cell의 크기의 증가, 즉 *hypertrophy*(비대)될 뿐 아니라, 세포 수도 증가, 즉 *hyperplasia*(과다형성)된다.

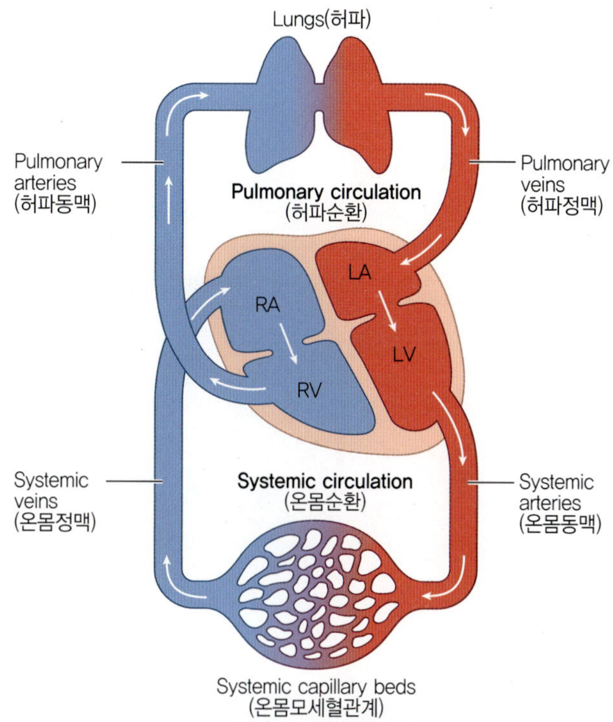

Chambers of the heart(심장의 방)	
RA = right atrium	LA = left atrium
RV = right ventricle	LV = left ventricle

그림 I.14. 심장혈관계통의 도해. 이 계통은 연속적인 순환을 하며, pulmonary circulation(허파순환)과 systemic circulation(온몸순환)으로 이루어져 있다. 심장의 반씩이 각각 이 두 순환을 담당한다.

CARDIOVASCULAR SYSTEM(심장혈관계통)

Circulatory system(순환계통)은 액체를 신체 전 영역으로 수송한다; 순환계통은 cardiovascular system(심장혈관계통)과 lymphatic system(림프계통)으로 이루어져 있다. **Cardiovascular system**(심장혈관계통)은 심장과 혈관을 통하여 혈액을 수송하는 네트워크이다(그림 I.14). 심장이 혈액을 펌프처럼 방출하여 온몸에 분포한 방대한 혈관으로 보낸다. 혈액은 영양분과 산소를 세포로 운반하고, 세포로부터의 노폐물을 운반한다.

Heart(심장)는 인접한 두 개의 근육 펌프로 이루어져 있으며 연속적으로 작용을 하고, 심장혈관계통을 두 순환으로 나누어준다. *Pulmonary circulation*(허파순환)에서는 오른쪽 심장이 산소가 적은 혈액을 받아서 이를 허파로 내보낸다. *Systemic circulation*(온몸순환)에서는 산소가 풍부한 혈액이 허파로부터 왼쪽 심장으로 돌아와서 다시 몸의 나머지 다른 곳으로 내보내짐으로써, 이산화탄소가 많은 피는 산소와 영양분이 많은 피로 바뀌게 된다.

혈관에는 세 종류가 있는데: **artery**(동맥), **vein**(정맥), **capillary**(모세혈관)이다(그림 I.15). 높은 압력 상태에서 혈액은 심장으로부터 나와서 두꺼운 벽을 지닌 artery가 지속적으로 내는 가지를 따라가며 온몸에 분포한다. 마지막 형태의 artery는 **arteriole**(세동맥)로 산소가 많은 혈액을 모세혈관으로 전달한다. 모세혈관이 형성한 capillary bed(모세혈관계)를 통하여 산소, 영양분, 노폐물, 세포바깥액에 있는 물질들의 교환이 일어난다(그림 I.15A). Capillary bed로부터의 혈액은 얇은 벽을 지닌 venule(세정맥)로 흘러가는데, 이 혈관은 넓은 모세혈관과 비슷하다. **Venule**(세정맥)의 혈액은 소형정맥으로 유입되고, 소형정맥은 큰 정맥으로 다시 연결된다. 가장 큰 정맥인 superior vena cava와 inferior vena cava는 산소가 적은 혈액을 심장으로 유입시킨다.

순환계통의 대부분의 혈관의 벽은 세 층으로 이루어져 있다: 혈관의 속면을 이루는 endothelial cell(내피세포)로 이루어진 얇은 층인 **tunica intima**(속막), smooth muscle로 이루어진 중간층인 **tunica media**(중간막), 바깥쪽 결합조직인 **tunica adventitia**(바깥막)이다.

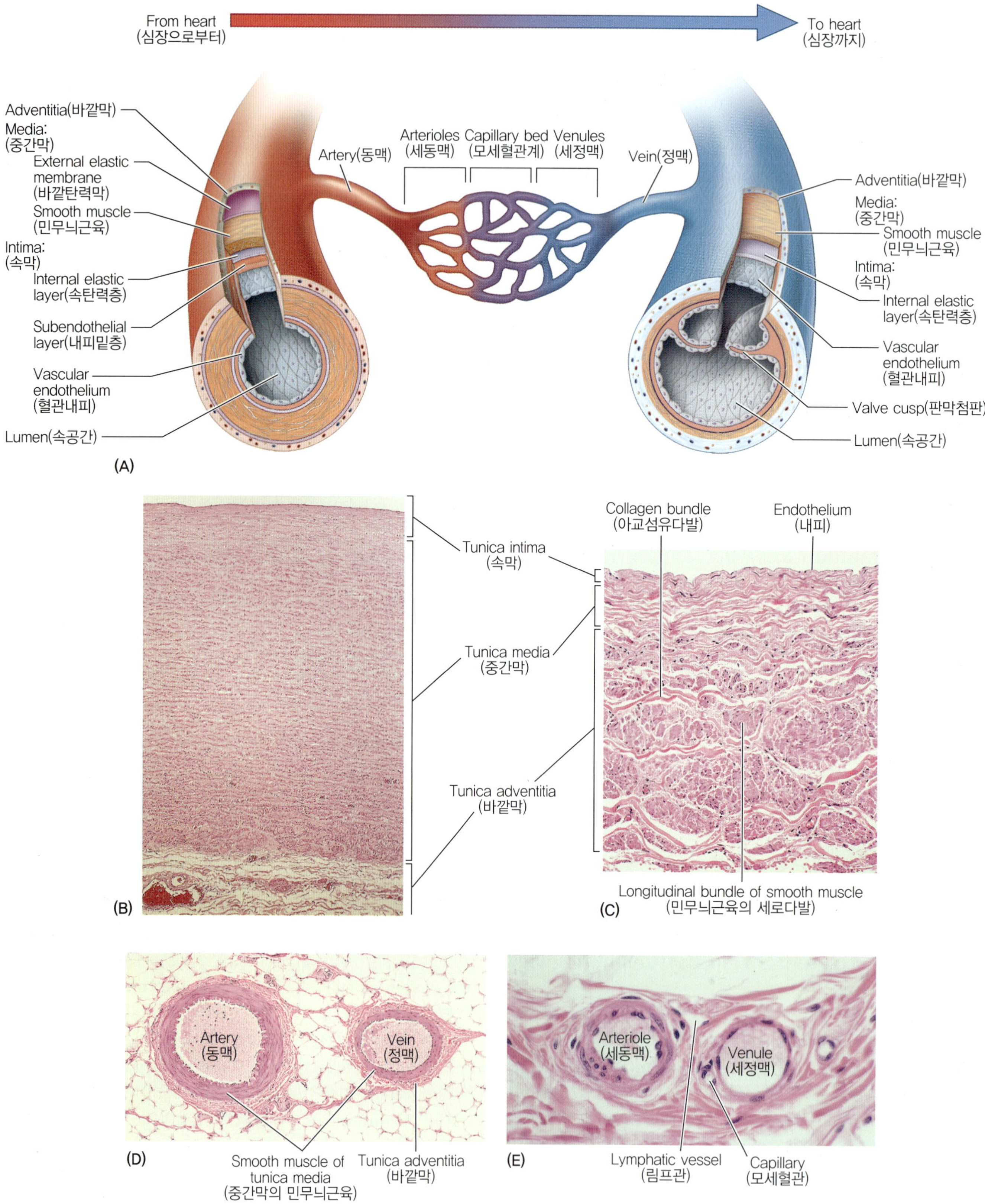

그림 I.15. 동맥과 정맥의 구조. **A.** 전체적인 모습. **B.** 탄력동맥인 대동맥(저배율). **C.** 아래대정맥(저배율). **D.** 근육동맥과 근육정맥(저배율). **E.** 세동맥과 세정맥(고배율).

Arteries(동맥)

Artery는 혈액을 심장으로부터 몸으로 운반한다(그림 I.16A). 동맥의 직경은 심장으로부터 멀어질수록 점점 작아진다. 동맥의 전체적인 크기, tunica media에 있는 탄력조직 또는 근육의 상대적인 양, 속공간에 비해 벽의 두께가 어떠한지에 따라 동맥의 종류가 구별된다(그림 I.15). 동맥의 크기와 종류는 하나의 continuum(연속체)이다 – 즉, 한 종류에서 다음 종류로 바뀔 때 형태적인 특징이 점진적으로 변화하는 것이다. 세 종류의 동맥은 다음과 같다.

- **Large elastic artery**(큰탄력동맥) 또는 conducting artery(전도동맥)는 혈관벽에 elastic layer가 많다; Aorta(대동맥)와 aorta에서 나온 동맥 들이 이에 속한다(그림 I.15B). 심장수축 사이사이에 동맥에서의 혈압이 유지되는 것은 이 동맥들에 탄력성이 있기 때문이다. 심장이 수축할 때 이 동맥들이 확장될 수 있도록 하고, 심장 이완기에는 이 동맥들이 다시 원상태가 되도록 한다.
- **Medium muscular artery**(중간근육 동맥) 또는 distributing artery(분배동맥)의 벽은 돌림방향으로 배열된 smooth muscle로 주로 이루어져 있으며, femoral artery(넙다리동맥)가 이에 속한다(그림 I.15D). 이 혈관들은 혈관수축을 통하여 그들의 직경을 감소케 함으로써 혈액을 필요로 하는 몸의 다른 부위들에 가도록 조절한다.

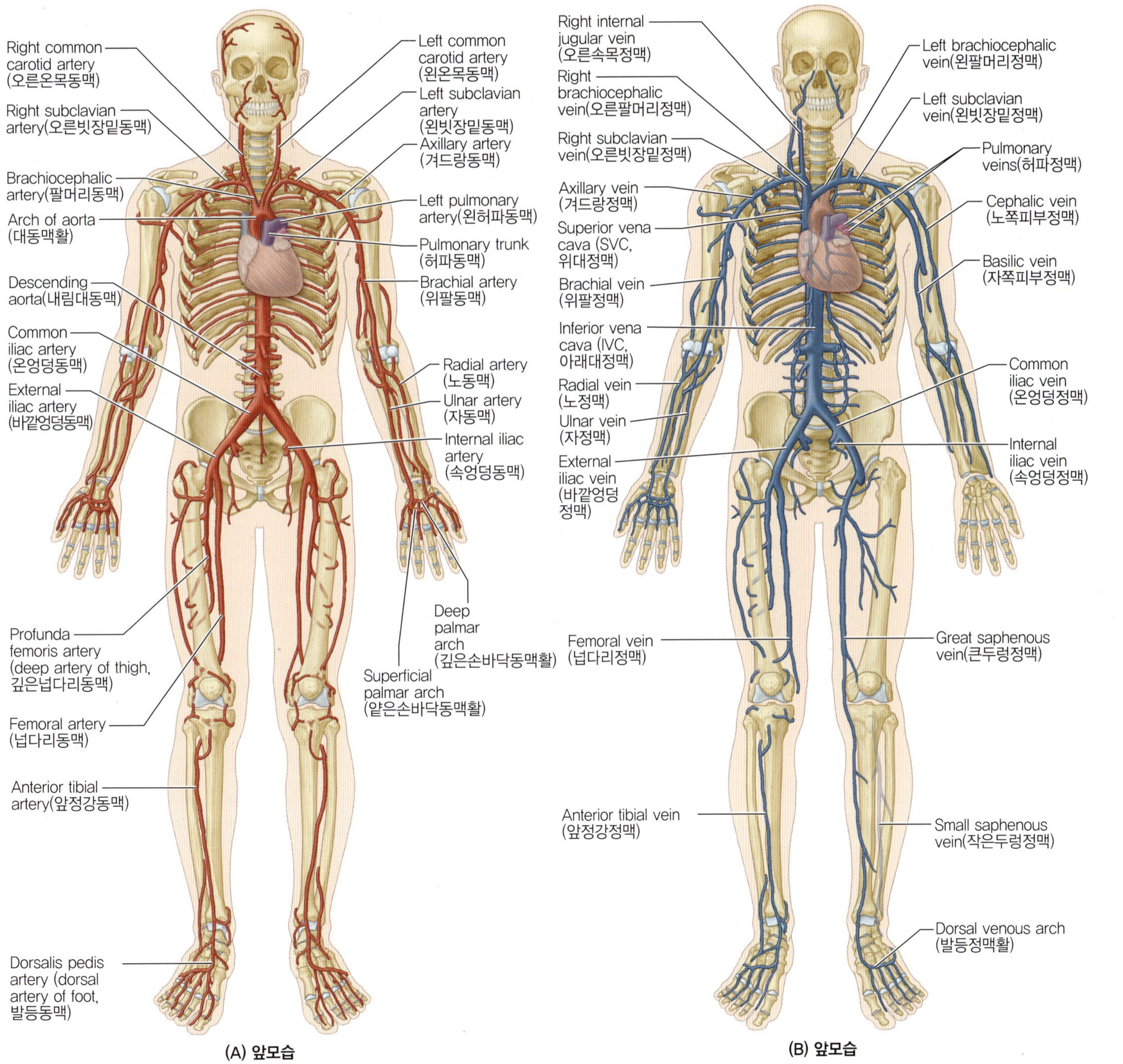

그림 I.16. 몸에 분포한 심장혈관계통. **A.** 주요 동맥. **B.** 주요 정맥. Superficial vein(얕은정맥)은 왼쪽 팔다리에 나타내었으며; deep vein(깊은정맥)은 오른쪽 팔다리 부위에 나타내었다.

- **Small artery**(소형동맥)와 **arteriole**(세동맥)은 상대적으로 속공간은 좁고 근육층은 두껍다(그림 I.15E). 혈관계통에서 동맥의 압력은 주로 arteriole의 smooth muscle의 tone(긴장도)에 의해 조절된다. 만일, arteriole 벽에 있는 근육의 긴장도가 정상보다 높으면 *hypertension*(high blood pressure, 고혈압)이 초래된다.

Veins(정맥)

Vein은 산소가 적은 혈액을 capillary bed로부터 심장으로 되돌아오게 한다. 큰 pulmonary vein(허파정맥)은 예외적으로 허파로부터 산소가 풍부한 혈액을 심장으로 운반한다(그림 I.16A). 정맥계통의 혈압은 낮기 때문에, 정맥의 벽은 함께 동반하는 동맥의 벽보다 얇다(그림 I.15). 가장 작은 정맥인 venule(세정맥)은 서로 모여 보다 큰 정맥을 형성하는데, 보통 발의 **dorsal venous arch**(발등정맥활)와 같은 *venous plexus*(정맥얼기)를 형성한다(그림 I.16B). 팔다리 부위와 같이 혈액의 흐름이 중력의 방향과 반대인 부위에 있는 *medium vein*(중간정맥)에는 **valve**(판막)가 있어서 혈액이 심장을 향하여 흐르게 하고 역방향으로는 흐르지 않도록 한다(그림 I.15, I.17A). 위대정맥이나 아래대정맥과 같은 **large vein**(대형정맥)의 특징은 세로방향으로 주행하는 넓은 민무늬근육 다발과 잘 발달된 tunica adventitia이다(그림 I.15B). 일반적으로 정맥은 동맥보다 변이가 많으며 혈관 사이의 anastomosis가 더 많다.

정맥이 종종 하나로 묘사되어 있더라도, 정맥은 두 개 또는 여러 개인 경향이 있다. Deep artery와 함께 주행하는 정맥인 accompanying vein은 가지를 내어 얼기의 형태로 동맥을 감싸며 주행하고(그림 I.17B), 상대적으로 단단한 *vascular sheath*(혈관집)로 동맥과 함께 싸여 있다. 결과적으로, 심장이 수축하여 동맥이 확장될 때, 정맥은 당겨지고 납작하게 되어서 정맥혈액이 심장으로 되돌아 가는데 도움이 된다. 다리의 뼈대근육이 수축할 때 근육의 belly 부분이 밖으로 확장되어, 정맥을 압박하여 혈액이 위로 심장 쪽으로 밀려 올라가게 되는데, 이것이 *musculovenous pump*(근육정맥펌프)이다(그림 I.17A).

Capillaries(모세혈관)

Capillary(모세혈관)는 동맥쪽과 정맥쪽 순환을 연결하며, endothelial cell로 단순히 이루어진 혈관이다. 모세혈관은 arteriole과 venule 사이에서 일반적으로 **capillary bed**(모세혈관계)라는 얼기를 형성하고 있다(그림 I.15A). 모세혈관을 통한 혈액의 흐름은 arteriole로부터 와서 venule을 통하여 빠져나간다. 세동맥의 정수압이 혈액을 모세혈관으로 흐르게 할 때, 혈액과 조직액 사이에서 산소, 영양분, 세포의 다른 물질들의 상호 교환이 일어난다. 손가락과 같은 부위에서는 capillary bed를 이루지 않고, 직접 소형동맥과 정맥이 연결되어 있다. 이러한 연결이 **arteriovenous anastomosis(AV shunt**, 동정맥연결)이다. 동정맥연결은 피부에 많은데, 몸의 열을 보존하는 중요한 역할을 한다.

임상해부학

Anastomosis(연결), Collateral Circulation(곁순환), Terminal(End) Artery(끝동맥)

동맥의 많은 가지들 간의 *anastomosis*(communication)는 압박, 관절의 자세, 병적현상, 수술시의 결찰 등 혈류의 흐름이 막힐 경우 혈액이 다른 길을 통해 흐를 수 있도록 해준다. 혈류의 주된 흐름이 막힐 경우, 보다 작은 우회 통로(혈관)는 그 크기가 커지게 되어 *collateral circulation*을 형성함으로써, 막힌 곳보다 먼쪽에 있는 구조들에 혈액 공급을 가능케 한다. 그러나 collateral circulation이 만들어지기까지는 시간이 걸린다; 일반적으로, 갑작스럽게 발생한 폐쇄나 결찰을 보완하기에는 충분치가 않다. 곁순환이 존재하지 않거나 또는 곁순환이 주된 혈관을 대체하기에는 불충분한 영역이 존재한다. 주변의 동맥혈관과 연결되어 있지 않은 동맥을 진정한 의미의 true *terminal*(end) *artery*(끝동맥)이라 한다. 끝동맥이 막히게 되면, 그것이 공급하던 장기나 일부 구역이 혈액 공급을 받지 못하게 된다. 예를 들어, 망막의 end artery가 막히면, 시력이 소실될 것이다. 진정한 끝동맥은 아니라 할지라도, *functional terminal artery*(기능적인 끝동맥)도 있는데 이들은 별로 효과적이지 않은 연결을 이루는 동맥들로서, 뇌, 간, 콩팥, 지라, 소장에 분포해 있다.

Arteriosclerosis(동맥경화증): Ischemia(허혈)와 Infarction(경색)

동맥에서 발생하는 후천적 질병 중 가장 흔한 것이 *arteriosclerosis*(hardening of arteries, 동맥경화증)이다. 이 질병은 동맥의 벽이 두꺼워져 있으면서 탄력성은 감소되어 있는 것이 특징이다. *Atherosclerosis*(죽경화증)는 동맥경화증의 흔한 형태로서, 동맥의 벽안에 지방(주로 콜레스테롤)이 쌓여 있다. 칼슘이 침착되면 *atheromatous plaque*(죽상판)을 형성하는데, 혈관이 좁아지고 불규칙해진다(그림 BI.1A). 그 결과, *thrombosis*(local clotting, 혈전)가 생성되어 동맥을 막거나, 혈류의 흐름 속으로 떨어져나간다. 이로 인하여 *ischemia*(허혈; 기관이나 영역에 불충분한 혈액공급) 또는 *infarction*(경색; 기관이나 조직의 국소적인 괴사)이 유발된다. 혈전으로 인한 질병에는 *myocardial infarction*(heart attack, 심근경색), stroke(뇌졸중), *gangrene*(necrosis in parts of the limbs, 괴저)이 있다(그림 BI.1).

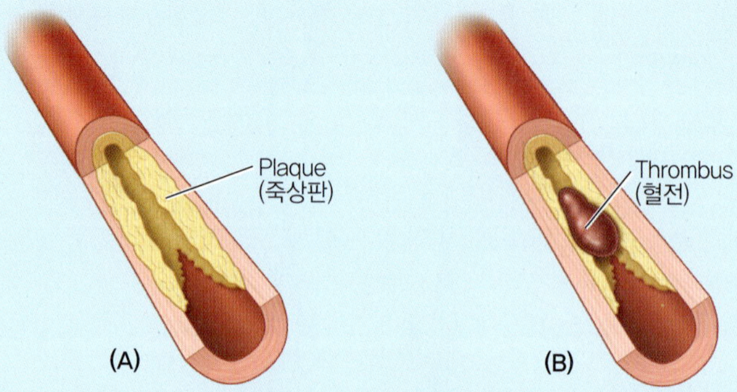

그림 BI.1. 죽상판과 혈전.

임상해부학

Varicose Vein(정맥류)

정맥의 벽이 탄성을 잃으면, 약해지고 중력 때문에 가해지는 압력에 견디지 못하고 혈관이 늘어나게 된다. 그 결과 *varicose vein*(정맥류)이 생기게 되어 정맥은 비정상적으로 팽대되고 꼬인다. 정맥류는 주로 다리에 잘 생긴다(그림 BI.2).

Varicose vein이 발생한 정맥의 직경은 정상보다 커지며, 판막의 cusp(첨판)들이 서로 만나지 못하거나 또는 염증에 의해 손상되어 있다. 정맥류의 정맥은 *incompetent valve*(제 역할을 하지 못하는 판막)를 지니게 되기 때문에, 심장을 향하여 위로 올라가던 정맥혈류가 약해진 벽의 정맥으로 몰려 압력을 가하게 되어 정맥류를 더욱 악화시킨다.

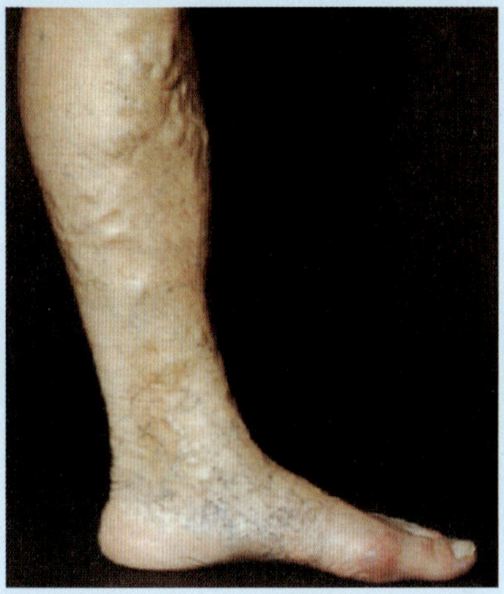

그림 BI.2. 정맥류.

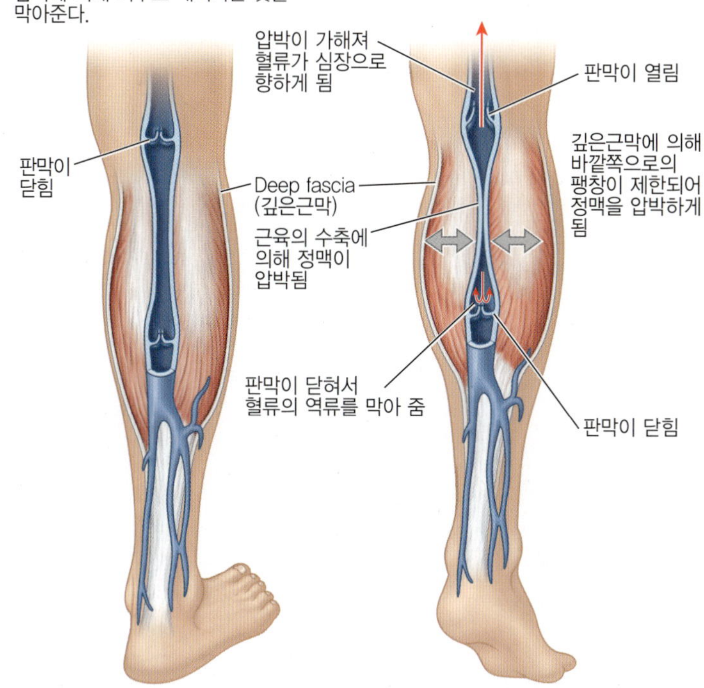

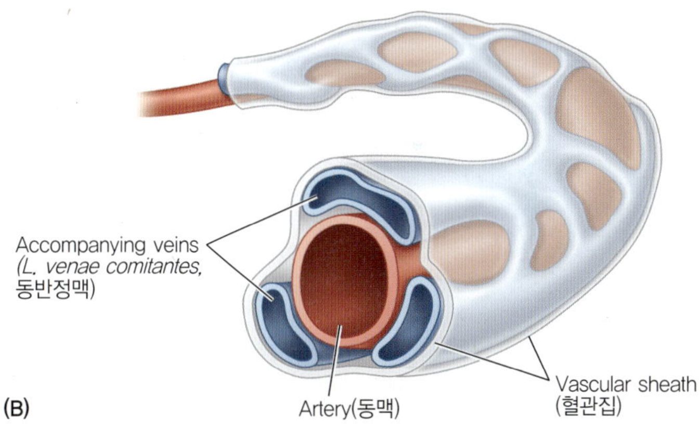

그림 I.17. 정맥. A. Musculovenous pump(근육정맥펌프). 정맥피가 심장으로 되돌아가게 되는 데는, 팔다리근육의 수축과 정맥에 있는 판막이 중요한 역할을 한다. 근육은 deep fascia(깊은근막)에 싸여 제한된 공간에 있으므로 수축시 근육의 힘살 부분이 팽창될 때, 주변의 정맥혈관을 압박함으로써, 피가 중력을 역행하여 올라가게 하는 힘을 제공한다. **B.** 동반정맥(L. *venae comitantes*).

LYMPHOID SYSTEM(림프계통)

Lymphoid system(림프계통)은 과잉의 조직액과 조직으로 빠져나온 plasma protein(혈장단백질)을 받아들여서 혈액 흐름 속으로 유입함으로써, 세포 파편과 감염을 제거하는 역할을 한다(그림 I.18). 림프계통으로 유입되는 과잉의 세포바깥조직액을 **lymph**(림프)라 한다. 림프는 대개 맑고 물이 많으며 혈액의 혈장과 그 성분이 비슷하다. 림프계통은 다음과 같이 구성된다.

- **Lymphatic plexus**(림프관얼기)는 작은 림프관인 **lymphatic capillary**(모세림프관)가 이루는 그물 모양의 얼기로서, 대부분 조직의 세포바깥공간에서 시작한다.
- **Lymphatic vessel(lymphatics**, 림프관)은 lymphatic plexus로부터 시작한다. 림프관은 벽이 얇고 많은 판막을 지니며, 림프절을 따라서 거의 온몸 전체에 분포해 있다. 혈관의 모세혈관이 존재하는 부위에 림프관도 존재하나, 예외적으로 치아, 뼈, 골수, 중추신경계통(이곳에서는 과잉의 조직액이 뇌척수액으로 유입됨)에는 존재하지 않는다.
- **Lymph node**(림프절)는 작은 림프조직 덩어리로서, 림프가 정맥으로 유입되기 전까지 lymph node를 통과해가며 여과된다.
- **Lymphocyte**(림프구)는 면역계통을 이루는 순환하는 세포로서, 외부물질에 대해 반응한다.
- **Lymphoid organ**(림프기관)은 림프구를 생산하는 곳으로, 소화관의 벽, **spleen**(지라), **thymus**(가슴샘), 림프절, 적색골수의 **myeloid tissue**(골수조직)가 이에 해당한다.

하나 또는 몇 개의 림프절을 거친 후에 림프는 lymphatic trunk

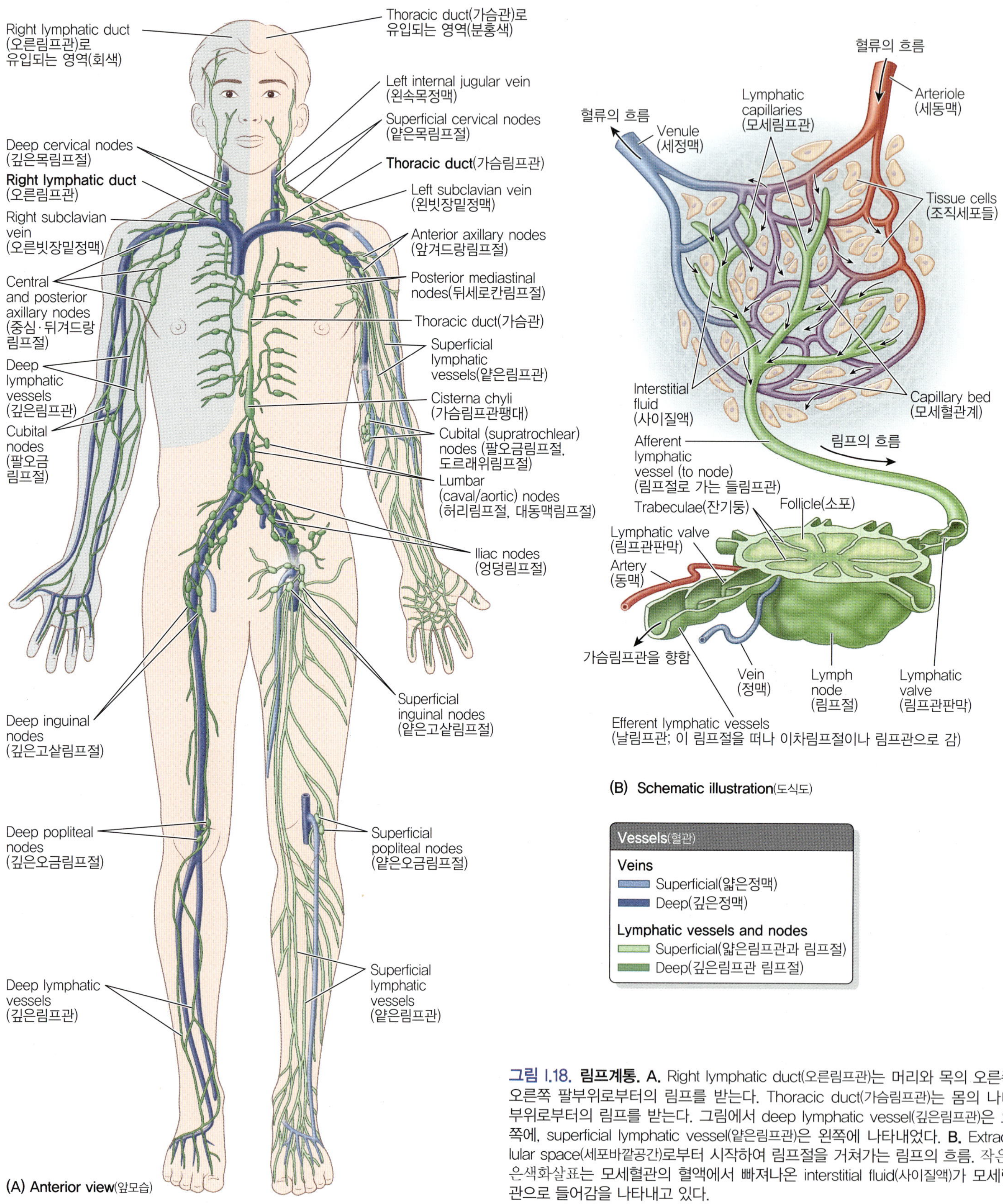

그림 I.18. 림프계통. A. Right lymphatic duct(오른림프관)는 머리와 목의 오른쪽과 오른쪽 팔부위로부터의 림프를 받는다. Thoracic duct(가슴림프관)는 몸의 나머지 부위로부터의 림프를 받는다. 그림에서 deep lymphatic vessel(깊은림프관)은 오른쪽에, superficial lymphatic vessel(얕은림프관)은 왼쪽에 나타내었다. **B.** Extracellular space(세포바깥공간)로부터 시작하여 림프절을 거쳐가는 림프의 흐름. 작은 검은색화살표는 모세혈관의 혈액에서 빠져나온 interstitial fluid(사이질액)가 모세림프관으로 들어감을 나타내고 있다.

(림프줄기)라고 하는 큰 림프관으로 유입된다. 이들은 다시 합쳐져서 오른림프관 또는 가슴림프관을 형성한다(그림 I.18A).

- **Right lymphatic duct**(오른림프관)는 몸의 오른쪽 위 1/4부위, 즉 머리, 목, 가슴의 오른쪽 부위, 오른 팔 전체로부터 림프액을 받는다. 오른림프관은 right subclavian vein(오른빗장밑정맥)과 right internal jugular vein(오른속목정맥)이 만나는 부위, 즉 **right venous angle**(오른정맥각)에 합류하며 끝난다.
- **Thoracic duct**(가슴림프관)는 몸의 나머지 부위로부터 림프를 받는다. 가슴림프관은 배에 있는 **cisterna chyli**(가슴림프관팽대)라 하는 주머니 모양의 구조로서 시작한다. 이것이 가슴을 따라 올라가서 왼속목정맥과 왼빗장밑정맥이 만나는 **left venous angle**(왼정맥각)에 유입되면서 끝난다.

피부와 피부밑조직에 있는 *superficial lymphatic vessel*(얕은림프관)은 결국 *deep lymphatic vessel*(깊은림프관)로 유입된다. 깊은림프관은 주요 혈관들과 동행한다.

림프계통은 다음과 같은 추가적인 기능도 한다.

- *Absorption and transport of dietary fat*(섭취한 지방의 흡수와 수송). 소장을 통해 흡수된 지방인 chyle(암죽)은 모두가 lacteal(암죽관)이라 하는 특수 림프관을 통해 thoracic duct로 운반되어 정맥으로 유입된다.
- *Formation of a defense mechanism for the body*(신체 방어 작용 구축). 감염 부위에서 외부단백질이 유입되었을 때, 그 단백질에 대한 항체가 면역세포와 림프구에 의해 만들어지고 림프구가 감염부위로 보내진다.

임상해부학

Lymphangitis(림프관염), Lymphadenitis(림프절염), Lymphedema(림프부종)

림프관과 림프절에 발생한 secondary inflammation(이차염증)을 각각 *lymphangitis*, *lymphadenitis*라 한다. 림프계통을 통하여 암세포가 전이될 때, 이러한 병적 현상이 나타난다. 세포사이액이 축적되어 나타나는 *lymphedema*는 신체 일부 영역으로부터의 림프가 림프계통으로 유입되지 못할 때 나타난다. 예를 들어, 암이 전이된 림프절을 겨드랑 부위로부터 수술적으로 제거할 경우, 팔에서 림프부종이 발생할 수 있다.

NERVOUS SYSTEM(신경계통)

신경계통 덕분에 우리 몸은 외부 및 내부 환경의 끊임없는 변화에 반응할 수 있다. 신경계통은 혈액순환이나 호흡 등과 같은 다양한 신체 활동을 조절하고 통합한다. 사람의 신경계통은 설명의 편의상 다음과 같이 구분한다.

- 구조를 기준으로, *central nervous system*(CNS, 중추신경계통)과 *peripheral nervous system*(PNS, 말초신경계통)으로 구분한다. CNS는 brain(뇌)과 spinal cord(척수)로 구성되고, PNS는 CNS의 바깥에 있으면서 CNS를 출입하는 신경자극을 전달하는 nerve fiber(신경섬유)들과 neuron(신경세포)의 cell body(세포체)들로 구성된다.
- 기능을 기준으로, *somatic nervous system*(SNS, 몸신경계통)과 *autonomic nervous* system(ANS, 자율신경계통)으로 구분한다. 우리 의도에 따라 조절할 수 있는 SNS는 피부의 통증과 관절의 위치감각 등을 전달하거나 skeletal muscle의 운동을 담당하고, 의도대로 조절할 수 없으며 내장에 주로 분포하는 ANS는 혈관벽 등에 있는 smooth muscle과 gland(샘; 땀샘 등)와 body cavity(몸통공간)에 있는 viscera(내장; 심장, 위, 방광 등)에 분포한다.

Nervous tissue(신경조직)를 구성하는 세포는 neuron(nerve cell)과 neuroglia로 대별할 수 있다.

- **Neuron**(신경세포)은 신경계통의 구조 및 기능에 기본 단위가 되는 세포로, 정보를 빠르게 전달하도록 분화되어 있다(그림 I.19). Neuron은 **cell body**(세포체) 하나와 여기에서 연장된 돌기들로 이루어져 있는데, 돌기는 **dendrite**(가지돌기)들과 **axon**(축삭) 하나로 나뉜다. Dendrite는 cell body를 향해 신경자극을 전달하고, axon은 cell body에서 멀리 다른 곳으로 신경자극을 전달한다. **Myelin**(미엘린)은 지질과 단백질로 구성된 층판이 겹겹이 쌓인 구조로, 일부 axon을 에워싸서 **myelin sheath**(미엘린집)를 형성한다. Myelin sheath는 신경자극 전달 속도를 크게 향상시킨다. Neuron들은 **synapse**(연접)에서 정보를 교환하는데, synapse는 neuron과 neuron이 접촉하는 지점이다. 정보 교환은 *neurotransmitter*(신경전달물질)를 통해 일어난다. 이 물질은 neuron에서 방출 또는 분비되는 화학물질로서, 다른 neuron을 흥분시키거나 억제함으로써 신경자극의 중계나 그에 대한 반응을 지속시키거나 중단시킬 수 있다.
- **Neuroglia**(glial cell, glia, 신경아교세포)는 수가 neuron의 약 5배나 되며, neuron과 달리 흥분능력이 없는 세포로서 nervous tissue의 주된 구성 요소이자 기본 골격을 이룬다. Neuroglia는 neuron을 지지하고, 감싸서 절연체로 작용하며, 보살핀다.

Central Nervous System(중추신경계통)

Central nervous system은 **brain**(뇌)과 **spinal cord**(척수)로 구성된다(그림 I.20). CNS의 가장 중요한 임무는 CNS를 출입하는 수많은 신경신호들을 통합 및 조정하고 사고나 학습 같은 고등 정신작용을 수행하는 것이다.

CNS에 모여 있는 neuron의 cell body 집단은 **nucleus**(신경핵)라 한다(그림 I.21). CNS에서 서로 가까이 있는 nucleus들이나 멀리 떨어진 nucleus들 사이를 연결하는 nerve fiber, 즉 axon들로 이루어진 bundle(다발)은 **tract**(신경로)라 부른다. 이 neuron의 cell body들은 모여서 **gray matter**(회색질)를 형성하고, gray matter들 사이를 연결하는 nerve fiber로 이루어진 tract들은 **white matter**(백색질)를 이룬다. Spinal cord의 가로단면에서는 gray matter가 white matter 속에 묻혀 있는 대략 H자처럼 생긴 영역으로 나타난다(그림 I.20). 이 H자의 세로기둥은 **horn**(뿔)이라 하는데, 따라서 spinal cord의 gray matter에

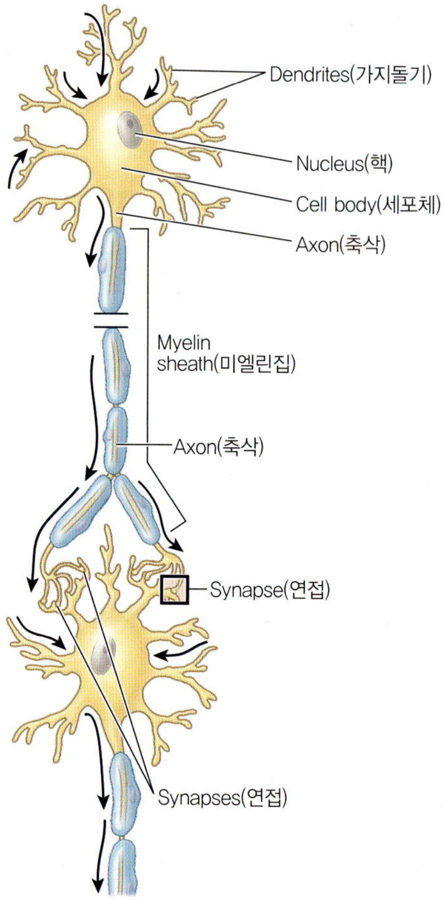

그림 I.19. Motor neuron(운동신경세포)**의 구조.** Motor neuron을 구성하는 각 부분들을 표시했다.

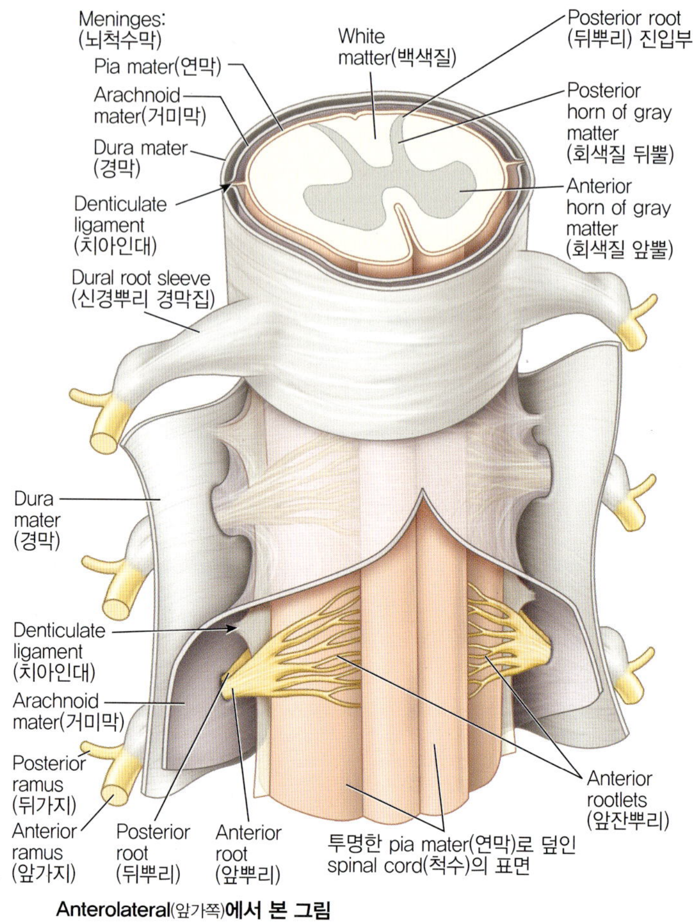

그림 I.20. Spinal cord(척수)**와 meninges**(척수막).

는 좌우 **posterior horn(dorsal horn**, 뒤뿔)과 **anterior horn(ventral horn**, 앞뿔)이 있다.

각각 pia mater와 arachnoid mater와 dura mater라 불리는 막 세 겹은 함께 **meninges**(뇌척수막, 수막)를 이룬다(그림 I.20). Meninges와 **cerebrospinal fluid**(CSF, 뇌척수액)는 CNS를 감싸서 보호한다. Brain과 spinal cord의 겉면은 세 겹의 meninges 중 가장 속층인 섬세하고 투명한 **pia mater**(pia, 연막)가 밀착해서 둘러싸고 있다. CSF는 pia와 **arachnoid mater**(arachnoid, 거미막) 사이에 있는 subarachnoid space(거미막밑공간)에 들어 있다. Pia와 arachnoid의 바깥에는 두껍고 질긴 **dura mater**(dura, 경막)가 있는데, dura는 그 겉을 둘러싸고 있는 neurocranium(뇌머리뼈)의 속면에 밀착해 있다. 반면에 spinal cord의 dura는 vertebral column(척주)으로부터 떨어져 있는데, 둘 사이에는 지방이 차 있는 공간인 *epidural space*(경막바깥공간)가 있다.

Peripheral Nervous System(말초신경계통)

Peripheral nervous system(PNS)은 *nerve fiber*(신경섬유)와 *nerve cell body*(신경세포체)들로 구성되며, CNS를 말초 구조에 연결한다(그림 I.12). **Peripheral nerve**(말초신경)는 nerve fiber의 bundle들과 bundle을 둘러싸는 결합조직과 vasa nervorum(신경혈관)으로 구성되어 있다(그림 I.22, I.23). 각각의 *nerve fiber*는 (1) neuron에서 시작된 하나의 긴 돌기인 axon과 (2) 이 axon을 에워싸서 다른 axon들로부터 격리시키는 Schwann cell(neurolemmal cell, 신경집세포) 성분으로 이루어져 있는 **neurolemma**(신경집)와 (3) 그 바깥을 에워싸는 결합조직인 **endoneurium**(신경속막)으로 구성되어 있다. PNS의 neurolemma에는 두 유형이 있는데, 이를 기준으로 nerve fiber를 다음과 같이 두 종류로 구분한다(그림 I.22).

1. **Myelinated nerve fiber**(미엘린집신경섬유)의 neurolemma에는 myelin sheath가 있는데, myelin sheath는 Schwann cell들이 줄줄이 한 *axon*을 감싸면서 myelin을 구성하는 구조이다.

임상해부학

Central Nervous System(중추신경계통) 손상

CNS가 손상을 입었을 때 다친 axon은 대개 회복되지 않는다. 처음에는 이 axon의 cell body 쪽 토막이 재생되기 시작해서 병터 부위 내로 싹이 자라 들어간다. 그러나 손상 부위에서 증식한 glial cell의 일종인 astrocyte(별아교세포)들에 막혀서 더 이상 자라지 못한다. 따라서 CNS의 tract가 파괴되면 영구적 장애가 뒤따른다.

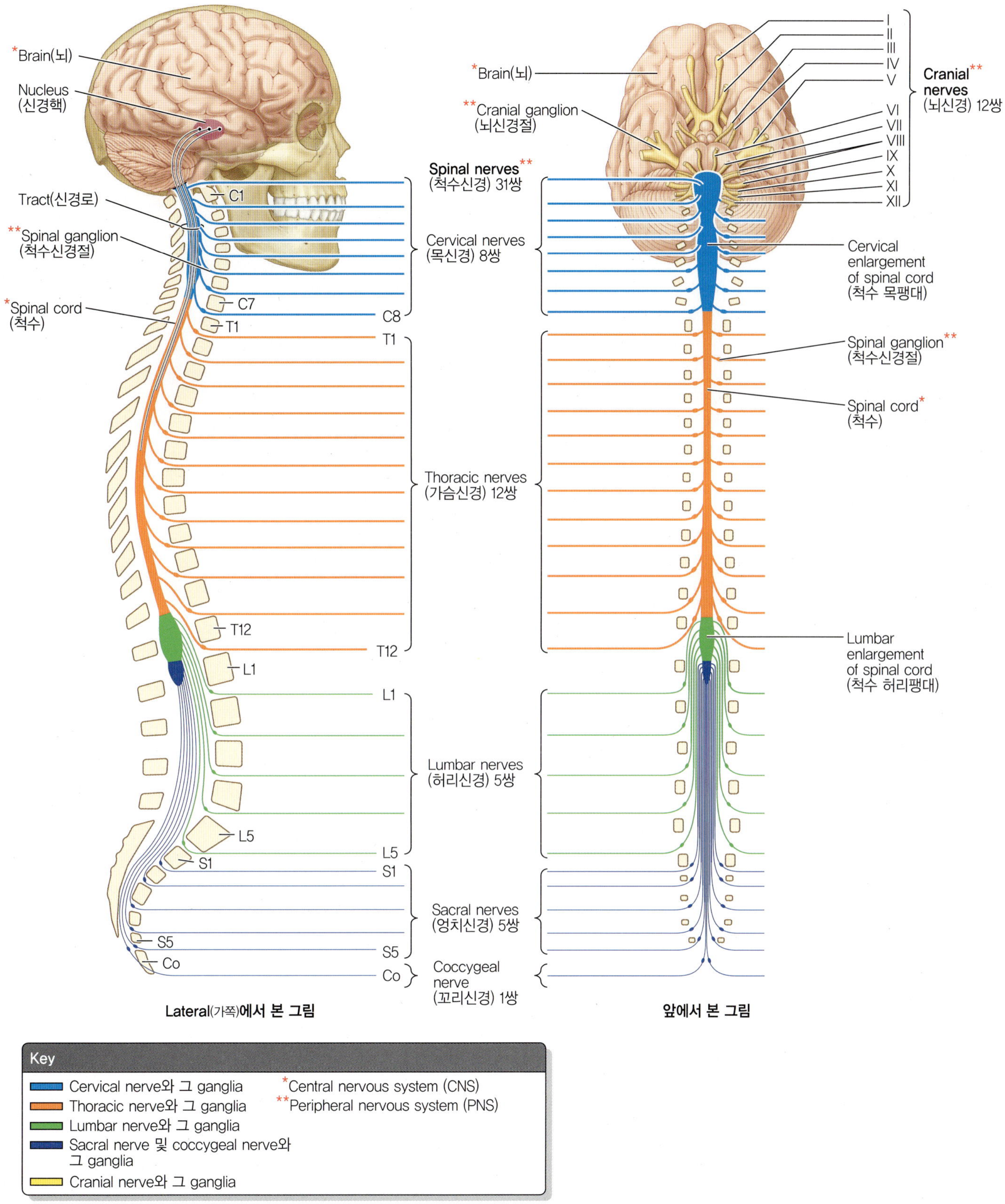

그림 I.21. Nervous system(신경계통)의 기본 구성 체계.

2. **Unmyelinated nerve fiber**(무미엘린집신경섬유)의 neurolemma는 myelin sheath가 없이 다수의 *axon*들을 품고 있는 개별 Schwann cell로 이루어져 있다. 피부감각을 담당하는 cutaneous nerve(피부신경)에 있는 nerve fiber는 대부분 unmyelinated nerve fiber이다.

Peripheral nerve는 매우 튼튼하고 탄력성이 있는데, 왜냐하면 다음 세 가지 결합조직막이 nerve fiber들을 지지하고 보호하기 때문이다(그림 I.23).

1. **Endoneurium**(신경속막): 섬세한 결합조직으로 이루어진 층으로, Schwann cell과 axon을 둘러싼다.
2. **Perineurium**(신경다발막): 치밀결합조직으로 이루어진 층으로, peripheral nerve fiber들로 구성된 fascicle(bundle, 다발) 하나를 에워쌈으로써 외부물질이 뚫고 들어오지 못하도록 막아서 nerve fiber를 보호하는 장벽을 만든다.
3. **Epineurium**(신경바깥막): 결합조직으로 이루어진 두꺼운 층으로, 여러 개의 fascicle들을 바깥에서 포장하듯 감싼다. Epineurium에는 지방조직과 혈관과 림프관 등도 포함되어 있다.

Peripheral nerve는 전화케이블과 매우 비슷하다. 그 axon은 neurolemma와 endoneurium이라는 절연피막에 둘러싸여 있는 개별 전화선에 해당되며, 절연피막에 둘러싸인 전화선들은 다시 perineurium에 둘러싸여 bundle을 이루고, 이 bundle들은 다시 전화케이블의 외피에 해당되는 epineurium에 둘러싸여 있다.

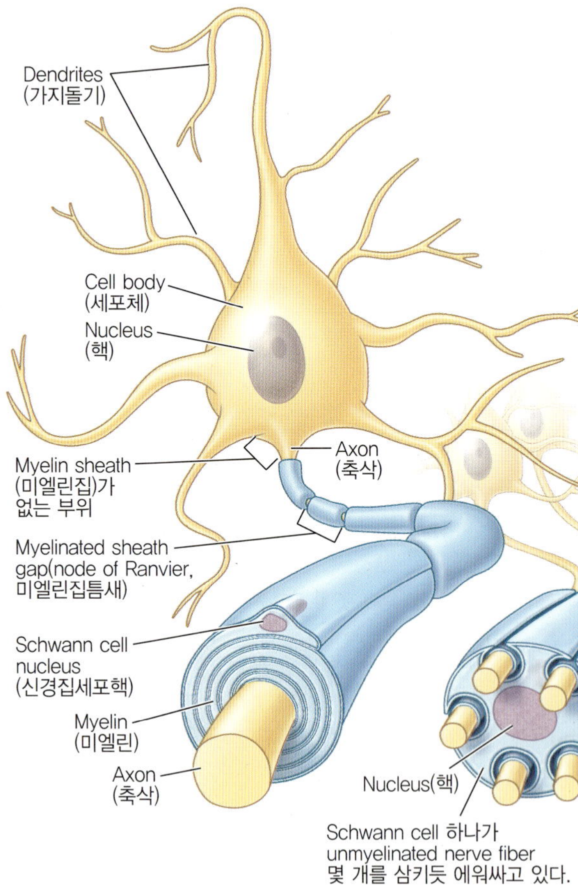

그림 I.22. Myelinated nerve fiber(미엘린집신경섬유)와 unmyelinated nerve fiber(무미엘린집신경섬유). Myelin sheath gap(node of Ranvier, 미엘린집틈새)은 myelin sheath(미엘린집)들 사이에 있는 간격으로, axon 중에 myelin sheath에 둘러싸여 있지 않은 좁은 부분에 해당된다.

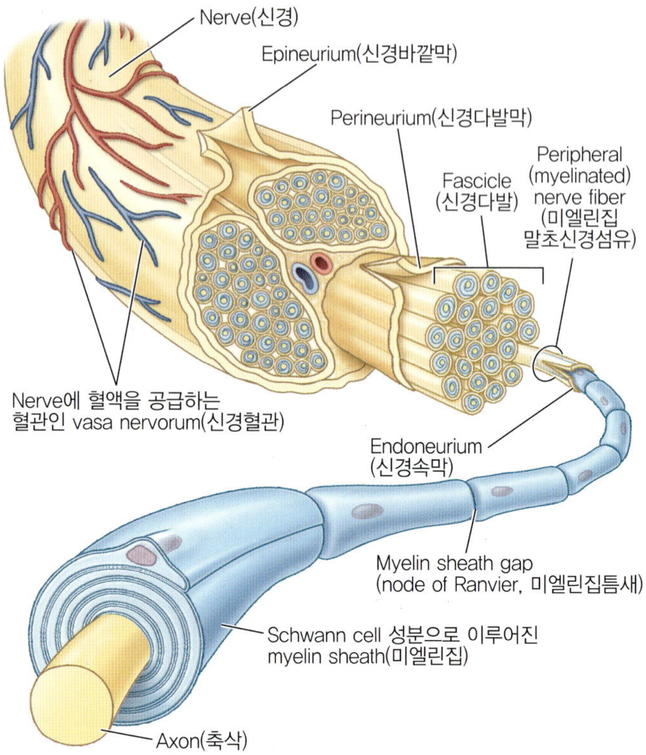

그림 I.23. Peripheral nerve fiber(말초신경섬유)의 배열 상태와 결합조직막.

CNS 바깥에 모여 있는 nerve cell body 집단은 **ganglion**(신경절; 복수는 ganglia)이라 한다. Ganglion에는 motor ganglion(운동신경절)인 autonomic ganglion(자율신경절)과 sensory ganglion(감각신경절)이 있다.

Peripheral nerve는 cranial nerve나 spinal nerve 중 하나에 속한다. **Cranial nerve(CN,** 뇌신경) 12쌍 중 11쌍만 뇌에서 시작되는데, 나머지 1쌍인 CN XI은 대부분이 spinal cord 중 윗부분에서 시작된다. CN들은 대부분 머리뼈에 있는 구멍들을 통해 cranial cavity(머리뼈안) 밖으로 나간다. **Spinal nerve**(척수신경) 31쌍, 즉 cervical nerve(C, 목신경) 8쌍과 thoracic nerve(T, 가슴신경) 12쌍과 lumbar nerve(L, 허리신경) 5쌍과 sacral nerve(S, 엉치신경) 5쌍과 coccygeal nerve(Co, 꼬리신경) 1쌍은 모두 spinal cord에서 시작된 뒤 intervertebral foramen(척추사이구멍)을 통해 vertebral column(척주) 밖으로 나간다(그림 I.21).

Somatic Nervous System(몸신경계통)

Somatic nervous system은 CNS 및 PNS 중 somatic part(몸부분)로 구성되며, 인체 대부분에 general sensory(일반감각) 및 general motor(일반운동) 신경분포를 제공하는데, body cavity(몸통공간, 체강) 속 내장이나 smooth muscle이나 gland 등은 예외이다(그림 I.24). *General somatic sensory fiber*(일반몸감각신경섬유)는 sensory receptor(감각수용기)에서 받아들인 촉각, 통증, 온도감각, 위치감각 등을 전달한다. *Somatic motor fiber*(몸운동신경섬유)는 voluntary muscle(수의근육)인 skeletal muscle만 자극해서 수축시킴으로써 수의운동과 반사운동을 일으킨다.

임상해부학

Peripheral Nerve(말초신경)의 Degeneration(변성)

Peripheral nerve가 으스러지거나 절단되면 손상된 곳보다 말단 쪽에 있는 axon이 변성되는데, 왜냐하면 axon이 생존하는 데 세포체가 필요하기 때문이다. *Crushing injury*(으깸손상)를 당한 nerve는 손상 부위보다 말단 쪽에 있는 axon들이 상처를 입거나 죽는다. 그러나 nerve cell body는 대개 살아남고, nerve를 둘러싸는 결합조직막도 파괴되지 않는다. 이런 유형의 신경손상은 수술로 복구할 필요가 없는데, 왜냐하면 멀쩡한 결합조직막이 axon을 최종 목적지까지 자라도록 안내하기 때문이다. 하지만 nerve가 절단된 경우에는 수술이 필요한데, 그 이유는 axon이 재생되려면 잘린 nerve의 두 절단면을 맞닿게 한 후 epineurium을 봉합해야 하는 데 있다. 이때 nerve fiber들로 이루어진 묶음인 fascicle들을 일일이 가능한 정확히 맞춰서 연결해야 한다. Vasa nervorum(신경혈관)이 압박을 받아서 그 nerve에 공급되는 혈액이 오랫동안 줄어들면 *ischemia*(허혈)가 일어나는데(그림 I.23), 이 경우에도 nerve 변성이 초래될 수 있다. Nerve의 ischemia가 지속되면 crushing injury나 심지어 절단되었을 때보다 심한 손상이 일어나기도 한다.

전형적 Spinal Nerve(척수신경)의 구조와 성분

전형적인 spinal nerve는 spinal cord에서 **nerve rootlet**(신경잔뿌리)들로 시작되며, 이 rootlet들이 합쳐져서 두 **nerve root**(신경뿌리)를 이룬다(그림 I.25). 둘 중 **anterior root(ventral root**, 앞뿌리)는 spinal cord의 gray matter 중 anterior horn에 있는 nerve cell body에서 시작되어 말초에 위치한 effector organ(효과기관)에 분포하는 motor fiber인 efferent fiber(날신경섬유)들로 구성되어 있다. **Posterior root(dorsal root**, 뒤뿌리)는 피부를 포함해서 인체 여기저기에 있는 감각수용기에서 시작된 신경자극을 CNS로 전달하는 sensory fiber인 afferent fiber(들신경섬유)들로 구성되어 있다. Posterior root는 general sensory fiber를 spinal cord의 posterior horn에 전달한다. Anterior root와 posterior root는 intervertebral foramen에서 합쳐져서 하나의 spinal nerve를 이루며, 이 nerve는 곧 두 **ramus**(가지), 즉 posterior ramus와 anterior ramus로 갈라진다. Posterior ramus와 anterior ramus는 두 root가 합쳐져서 형성된 spinal nerve에서 갈라져 나왔기 때문에 motor fiber와 sensory fiber를 모두 포함하고 있으며, 이어서 갈라져 나오는 nerve들도 마찬가지다.

- **Posterior ramus**(뒤가지)의 nerve fiber는 vertebral column의 synovial joint(윤활관절)와 등의 깊은층근육과 그 겉에 있는 피부에 분포한다.

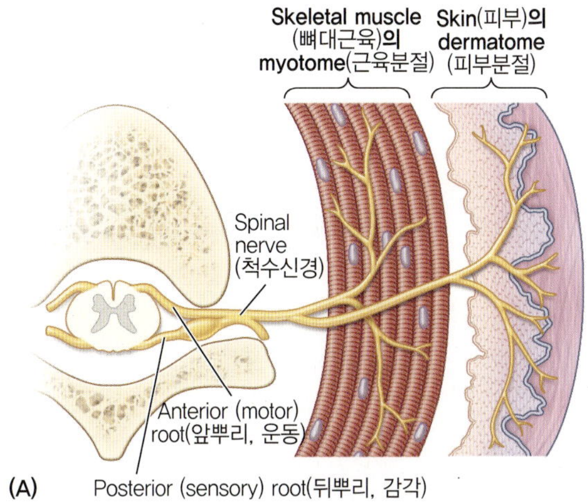

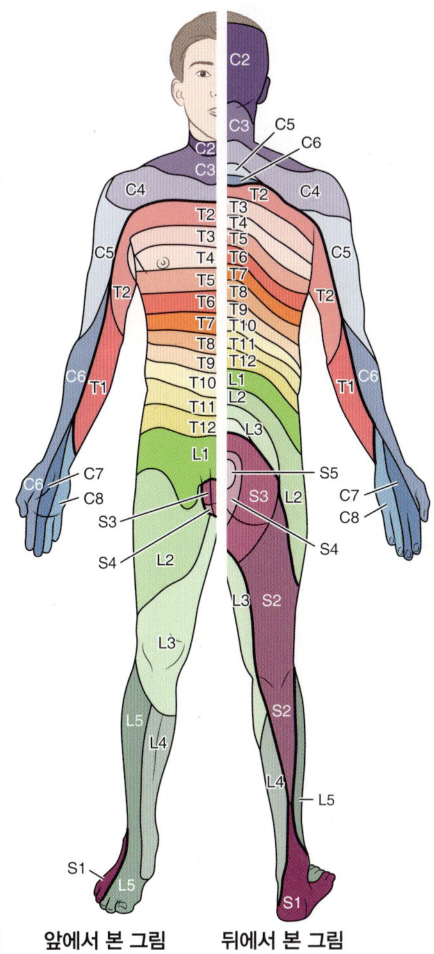

그림 I.24. Dermatome(피부분절)**과 myotome**(근육분절). **A.** 단일 spinal nerve(척수신경)가 분포하는 한쪽 dermatome의 피부영역과 한쪽 myotome(신경지배하는 skeletal muscle 부분)을 간략하게 표시한 그림. **B.** Dermatome 약도. 이 그림은 Foerster(1933)의 연구 결과에 기초해서 작성한 것으로, 실제 해부학 연구에 근거한 분절 형태의 분포 양상과 임상의학에서 체험하는 정보를 모두 반영하고 있다.

- **Anterior ramus**(앞가지)의 nerve fiber는 나머지 훨씬 더 넓은 영역인 trunk의 anterior 및 lateral 부위와 trunk에서 시작되는 팔다리에 분포한다.

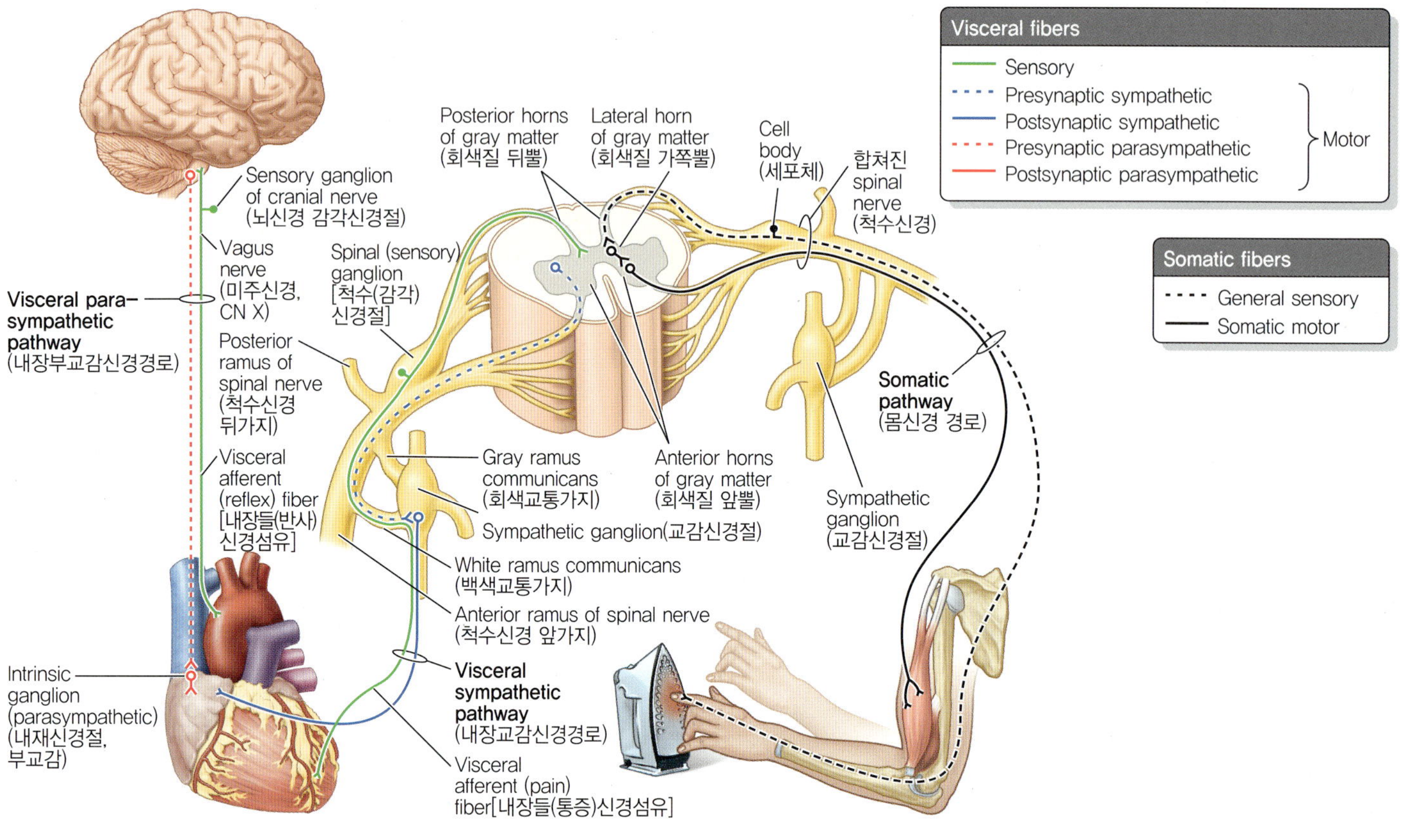

그림 I.25. Spinal nerve(척수신경)와 splanchnic nerve(내장신경)와 cranial nerve(뇌신경)들을 통한 somatic innervation(몸신경분포)과 visceral innervation(내장신경분포).

전형적인 spinal nerve의 성분은 다음과 같다.

- **Somatic sensory fiber**(몸감각신경섬유)와 **somatic motor fiber**(몸운동신경섬유).
- *General sensory fiber*(일반감각신경섬유), 즉 *general somatic afferent fiber*(일반몸들신경섬유)는 신체 감각을 CNS에 전달하는데, 이 감각은 피부의 통증과 온도감각과 촉각과 압력감각 등의 *exteroceptive sensation*(외수용감각)이거나 근육이나 힘줄이나 관절에서 시작된 *proprioceptive sensation*(고유감각)이다. Proprioceptive sensation은 관절의 위치와 힘줄 및 근육의 tension(긴장도)에 관한 정보를 전달하는 잠재의식 수준의 감각으로, 눈으로 보지 않아도 몸통이나 팔다리의 위치(자세)를 알 수 있는 정보를 제공한다. 한 spinal nerve의 general sensory fiber들이 담당하는 한쪽 피부 영역을 **dermatome**(피부분절)이라 부른다(그림 I.24A). Spinal nerve나 그 posterior root에 생긴 병터를 연구한 결과를 기반으로 *dermatome* 약도가 고안된 바 있다. 이 약도를 보면 특정 spinal nerve가 피부에 분포하는 전형적인 양상을 알 수 있다(그림 I.24B). 그러나 단 한 spinal nerve나 그 posterior root에만 병터가 생겨서는 약도에 표시한 그 신경의 분포영역에 numbness(무감각, 저림)가 나타나는 경우가 좀처럼 없다. 바로 위아래 spinal nerve들을 통해 전달되는 general sensory fiber들은 분포하는 피부 영역이 겹쳐서 일종의 중복 분포가 일어나기 때문이다. 임상의사가 되려면 dermatome의 피부감각 분포 양상을 이해하고 바늘 등을 이용한 감각기능검사를 시행함으로써 특정 spinal nerve나 spinal cord 분절이 정상적으로 작용하는지 여부를 판단할 수 있어야 한다.
- *Somatic motor fiber*(몸운동신경섬유), 즉 *general somatic efferent fiber*(일반몸날신경섬유)는 voluntary muscle인 skeletal muscle에 신경자극을 전달한다(그림 I.25). 한 spinal nerve의 somatic motor fiber들이 지배하는 한쪽 근육 성분을 **myotome**(근육분절)이라 한다(그림 I.24A). 각각의 skeletal muscle마다 대개 여러 spinal nerve에서 시작된 somatic motor fiber들이 분포한다. 따라서 한 근육은 여러 개의 myotome들로 이루어져 있다고 할 수 있다. 관절운동을 기준으로 myotome의 조합을 기억하면 진찰할 때 편리하다. 예를 들어 어깨관절을 flexion(굽힘) 하는 근육들은 주로 C5 spinal nerve가 지배하며, 무릎관절을 extension(폄) 하는 근육들은 L3 및 L4 spinal nerve가 지배한다.
- Autonomic nervous system(다음 절에서 설명함) 중 교감신경계통의 visceral motor fiber(내장운동신경섬유)들은 모든 spinal nerve들을 통해 혈관의 smooth muscle과 피부에 있는 땀샘과 arrector muscle of hair(털세움근)에 분포한다. [Visceral afferent fiber(내장들신경섬유)들과 부교감신경계통의 visceral motor fiber들은 spinal nerve에 포함되는 경우가 적다.]
- **Connective tissue**(결합조직)로 **이루어진 피막**(그림 I.23)
- Nerve에 혈액을 공급하는 혈관인 **vasa nervorum**(신경혈관)

Autonomic Nervous System(ANS, 자율신경계통)

ANS는 과거에는 visceral nervous system(내장신경계통)이나 visceral

표 1.4 AUTONOMIC NERVOUS SYSTEM(자율신경계통)의 기능

Organ, Tract, System		Sympathetic system(교감신경계통) 자극 효과	Parasympathetic system(부교감신경계통) 자극 효과
Eye(눈)	Pupil	동공 확대(빛이 많이 들어가도록 만들어서 멀리 있는 물체가 더 잘 보이게 함)	동공 수축(지나치게 밝은 빛으로부터 눈을 보호함)
	Ciliary body		Ciliary muscle을 수축시켜 가까이 있는 물체를 볼 수 있게 lens를 두껍게 하는 accommodation(초점조절)
Skin(피부)	Arrector muscle of hair	털끝이 일어섬(소름이 돋음)	영향 없음(분포하지 않음)[a]
	Peripheral blood vessel	Vasoconstriction(피부와 입술이 창백해지고, 손가락 끝이 파랗게 됨)	영향 없음(분포하지 않음)[a]
	Sweat gland	땀 분비 촉진[b]	영향 없음(분포하지 않음)[a]
기타 gland(샘)	Lacrimal gland	분비가 약간 감소[c]	분비 촉진
	Salivary gland	분비가 감소되며, 진해지고 점도가 높아짐[c]	다량의 묽은 침 분비 촉진
Heart(심장)		박동수와 수축력 증가; coronary artery에 대한 부교감 작용이 억제되어 이 동맥이 확장[c]	박동수와 수축력 감소(에너지 보존); 혈액이 덜 필요하기 때문에 coronary artery를 수축시킴
Lung(허파)		부교감 작용을 억제해서 bronchodilation과 분비 감소를 통해 공기교환이 최대로 일어나게 함	Bronchus를 수축시키고(에너지 보존) bronchus의 분비 촉진
Digestive tract (소화관)		Peristalsis를 억제하고 소화관으로 가는 혈관을 수축시켜 혈액을 skeletal muscle이 이용하게 함; 배변 억제를 돕기 위해 internal anal sphincter를 수축시킴	Peristalsis와 소화액 분비를 자극함; rectum을 수축시키고, internal anal sphincter의 수축을 억제해서 배변을 일으킴
Liver(간)와 gallbladder(쓸개)		Glycogen이 glucose로 분해되도록 촉진(늘어난 에너지 수요 충족)	Glycogen 합성과 보존 촉진; bile 분비 증가
Urinary tract (요로)		Renal artery를 수축시켜 소변 생성을 줄임; internal urethral sphincter를 수축시켜서 소변이 새지 않도록 막음	Internal urethral sphincter의 수축을 억제하고 방광의 detrusor muscle을 수축시켜 배뇨가 일어나게 함
Genital system (생식계통)		사정과 vasoconstriction을 유발해서 발기를 누그러뜨림	External genitalia의 erectile tissue를 충혈시켜 발기 유발
Suprarenal medulla (부신속질)		Adrenaline을 혈액으로 분비	영향 없음(분포하지 않음)

[a]Parasympathetic system은 머리, 목, body cavity에만 분포한다(genitalia의 erectile tissue는 예외); 하지만 몸통벽과 팔다리에는 parasympathetic fiber가 분포하지 않는다. 반면에 sympathetic fiber는 혈관이 있는 곳이면 어디에나 분포한다.

[b]Sweat gland(땀샘)를 제외한 모든 gland는 parasympathetic system의 자극을 받아서 분비가 일어난다.

[c]Vasoconstriction(혈관수축)은 sympathetic system이 자극됨으로 인해 일어나며(coronary artery 등 제외), gland에 대한 sympathetic system의 작용은 vasoconstriction에 의해 일어나는 간접 효과이다(땀샘 제외).

motor system(내장운동신경계통)이라 칭한 바 있으며, motor fiber에 속하는 **visceral efferent fiber**(내장날신경섬유)들로 구성되어 있다. 이 fiber들은 (1) 혈관이나 내장의 벽에 있는 involuntary muscle(불수의근육)인 smooth muscle과, (2) 심장에서 흥분을 일으키고 전달하는 내부 조직인 변형된 cardiac muscle과, (3) gland를 자극한다(표 1.4). 그밖에 body cavity에 있는 내장에 분포하는 ANS의 visceral efferent fiber에는 sensory fiber인 **visceral afferent fiber**(내장들신경섬유)들이 동반된다. 이 visceral afferent fiber들은 자율신경반사에 afferent 성분으로 참여하고 내장에서 시작된 통증 자극을 전달함으로써 역시 내장 기능을 조절한다(그림 1.25).

VISCERAL MOTOR INNERVATION(내장운동신경지배)

ANS에 있는 efferent nerve fiber와 ganglia는 다음 두 계통으로 체계화되어 있다.

1. **Sympathetic system**(교감신경계통)은 **thoracolumbar division**(가슴허리부분)이라고도 한다. 일반적으로 sympathetic system이 자극을 받으면 *catabolism*(분해대사)이 일어나서 fight or flight, 즉 신체가 위급한 상황에 맞서 싸우거나 도피할 준비를 하게 만든다.
2. **Parasympathetic system**(부교감신경계통)은 **craniosacral division**(뇌엉치부분)이라고도 한다. 일반적으로 parasympathetic system이 자극을 받으면 *anabolism*(합성대사)이 일어나서 일상적인 작용을 촉진하고 에너지를 보존한다.

Sympathetic system과 parasympathetic system은 대개 같은 구조에 함께 분포하는데, 이 경우에 두 system의 작용은 서로 다르지만 (대개 반대작용) 조화를 이룬다(표 1.4).

Sympathetic system이나 parasympathetic system 모두 CNS에서부터 effector organ까지 신경자극이 전달되려면 이어달리기 하듯 연결된 두 neuron을 거쳐야 한다. 첫째 *neuron*인 **presynaptic neuron**(연접이전신경세포), 즉 **preganglionic neuron**(신경절이전신경세포)의 세포체는 CNS의 gray matter(회색질)에 위치한다. 이 neuron의 axon은 둘째 *neuron*인 **postsynaptic neuron**(연접이후신경세포), 즉 **postganglionic neuron**(신경절이후신경세포)의 세포체에 synapse(연접) 한다(그림 1.25) 이 둘째 neuron의 세포체는 CNS 바깥에 있는 autonomic ganglia(자율신경절)에 모여 있으며, 그 axon인 postganglionic fiber(신경절이후신경섬유)는 effector organ인 smooth muscle과 변형된 cardiac muscle과 gland 등에서 끝난다. 두 system에는

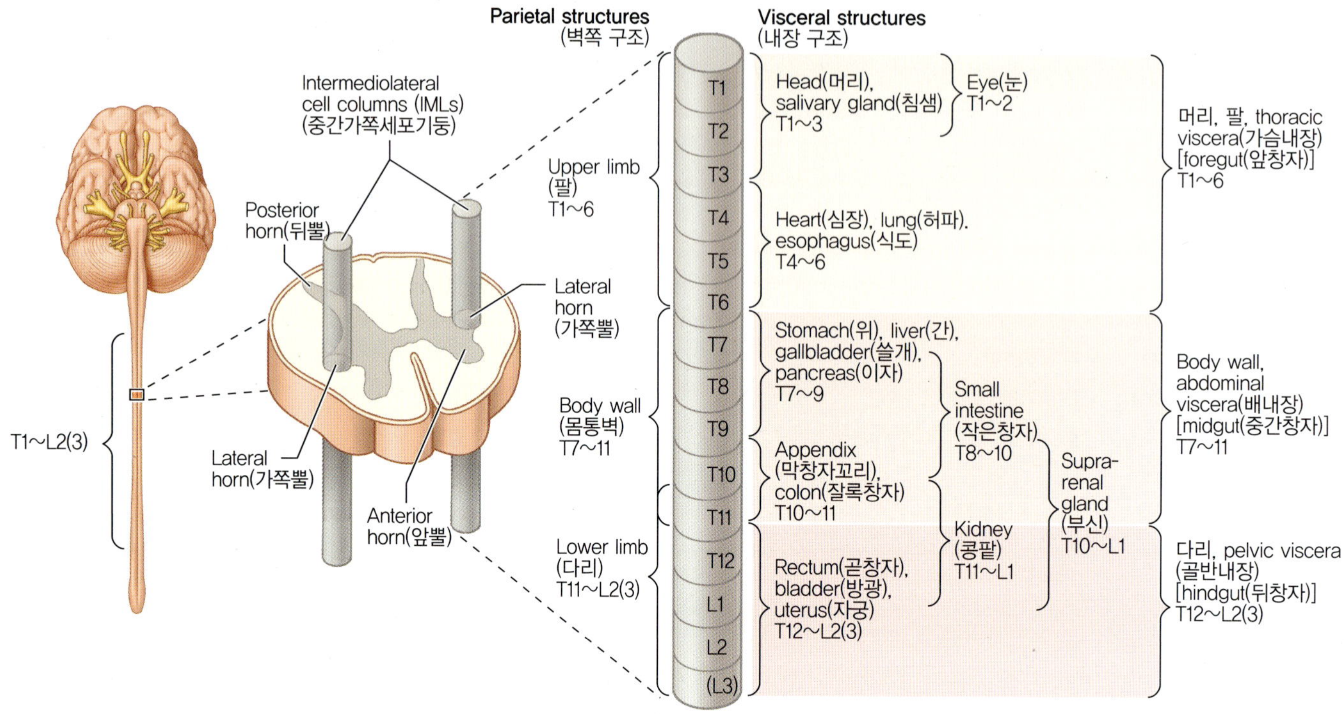

그림 I.26. Intermediolateral cell column(중간가쪽세포기둥).

차이가 있는데, 약물 치료에 중요한 기능적 차이점은 그 postsynaptic neuron들이 서로 다른 신경전달물질을 분비한다는 사실이다. 즉 *sympathetic system*은 ***norepinephrine***(노르에피네프린)을 분비하고(땀샘의 경우는 예외), *parasympathetic system*은 ***acetylcholine***(아세틸콜린)을 분비한다. ANS의 운동 기능을 담당하는 sympathetic system과 parasympathetic system의 구조적 차이점은 기본적으로 (1) presynaptic neuron 세포체의 위치와 (2) CNS에서 나온 presynaptic fiber가 어느 nerve를 지나는가에 있다. 이 차이점들에 대해서는 추후 이 장에서 더 자세히 논의할 예정이다.

Sympathetic Visceral Motor Innervation (교감내장운동신경지배)

ANS 중 sympathetic system의 *presynaptic* neuron은 세포체가 spinal cord의 **intermediolateral cell column**(IML, 중간가쪽세포기둥), 즉 intermediolateral nucleus(중간가쪽핵)에 모여 있다(그림 I.26). 좌우 한 쌍인 IML은 gray matter의 일부분으로, spinal cord의 첫째 thoracic segment(가슴분절, T1)에서부터 둘째(L2) 또는 셋째(L3) lumbar segment(허리분절)까지 이어진다. 이 높이의 spinal cord에서 수평단면을 관찰하면 IML이 H자처럼 생긴 gray matter에서 작은 **lateral horn**(가쪽뿔)으로 나타나는데, 이는 마치 H자의 가로획이 posterior horn과 anterior horn 사이에서 양옆으로 연장된 것처럼 보인다. Sympathetic system에 있는 postsynaptic neuron의 세포체는 두 곳(paravertebral ganglion들과 prevertebral ganglion들)에 모여 있다(그림 I.27, I.28).

- **Paravertebral ganglion**(척주옆신경절)들은 vertebral column의 거의 전체 길이에 걸쳐 그 양옆에서 세로로 사슬처럼 이어져서

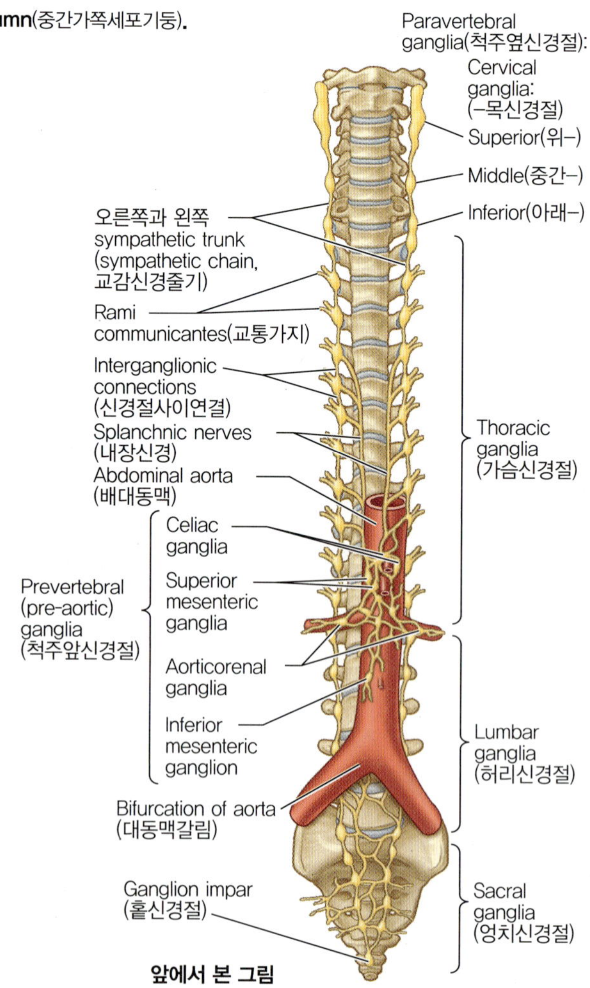

그림 I.27. Sympathetic nervous system(교감신경계통)의 ganglion(신경절)들.

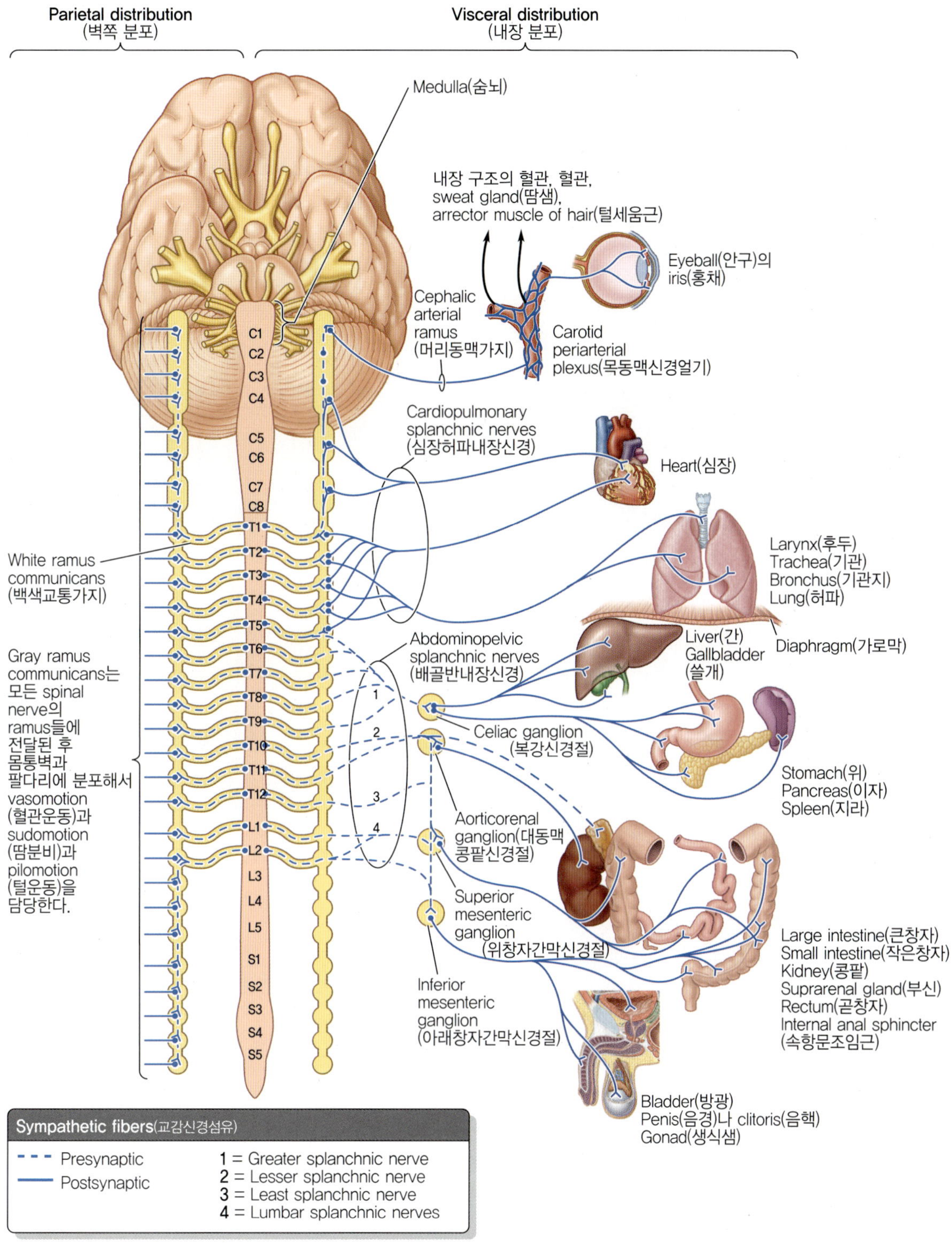

그림 I.28. Postganglionic sympathetic nerve fiber(신경절이후교감섬유)**의 분포.** Greater splanchnic nerve(큰내장신경; 1), lesser splanchnic nerve(작은내장신경; 2), least splanchnic nerve(맨아래내장신경; 3), lumbar splanchnic nerve(허리내장신경; 4).

좌우 *sympathetic trunk*(*sympathetic chain*, 교감신경줄기)를 형성한다. 좌우 sympathetic trunk에서 가장 위에 있는 paravertebral ganglion인 **superior cervical ganglion**(위목신경절)은 base of cranium(머리뼈바닥)에 위치한다. **Ganglion impar**(홀신경절)는 맨 아래에서 coccyx(꼬리뼈) 높이에 하나가 있는데, 이 ganglion에서 좌우 sympathetic trunk가 합쳐진다.

- **Prevertebral ganglion**(척주앞신경절)들은 abdominal aorta(배대동맥)에서 시작되는 주요 동맥들을 둘러싸는 plexus(신경얼기)에 포함되어 있으며, 그 동맥에 따라 이름을 정한다. 그 예로는 aorta에서 시작되는 중요한 동맥 중 하나인 *celiac trunk*(복강동맥)를 시작 부

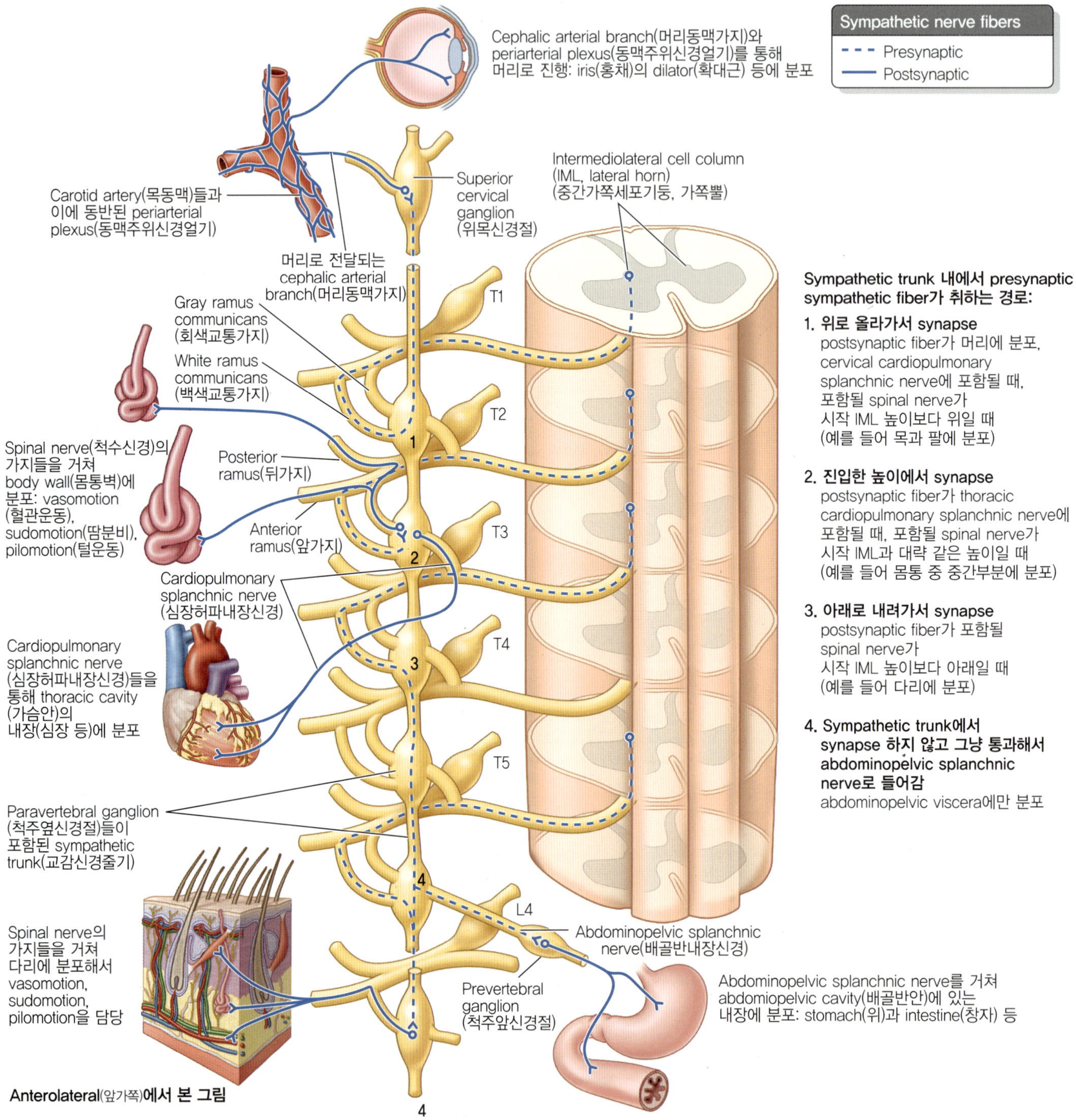

그림 I.29. Sympathetic motor fiber(교감신경운동섬유)가 지나는 경로.

분에서 둘러싸는 굵은 **celiac ganglia**(복강신경절)가 있다.

Presynaptic neuron의 axon은 운동신경섬유이기 때문에 anterior root를 통해 척수 밖으로 나와서 T1에서부터 L2나 L3까지의 spinal nerve의 anterior ramus로 들어간다(그림 I.26). 모든 presynaptic sympathetic fiber는 spinal nerve의 anterior ramus로 들어간 후 거의 곧장 anterior ramus를 빠져 나와 **white ramus communicans**(백색교통가지; 복수는 white rami communicantes)를 거쳐 *sympathetic trunk*로 들어간다. Sympathetic trunk로 들어간 presynaptic fiber는 다음 네 경로 중 하나를 따른다. (1) sympathetic trunk를 통해 위로 올라가서 상위 paravertebral ganglion의 postsynaptic neuron과 synapse 하거나, (2) 아래로 내려가서 하위 paravertebral ganglion의 postsynaptic neuron과 synapse 하거나, (3) sympathetic trunk로 들어간 즉시 그 높이의 paravertebral ganglion에 있는 postsynaptic neuron과 synapse 하거나, (4) synapse 하지 않고 sympathetic trunk를 그냥 통과한 후 abdominopelvic splanchnic nerve(배골반내장신경)가 되어

prevertebral ganglion에 도달해서 synapse 한다(결국 배나 골반의 내장에 분포한다)(그림 I.29).

머리와 목과 몸통벽과 팔다리와 thoracic cavity(가슴안)에 분포할 **presynaptic sympathetic fiber**(연접이전교감신경섬유)는 앞서 기술한 (1)~(3)번 경로 중 하나를 거쳐서 paravertebral ganglion에서 synapse 한다. Abdominopelvic cavity(배골반안)에 있는 내장에 분포하는 presynaptic sympathetic fiber는 (4)번 경로를 따른다.

Postsynaptic sympathetic fiber(연접이후교감신경섬유)는 presynaptic fiber에 비해 수가 훨씬 더 많다. 목이나 몸통이나 팔다리에 분포할 postsynaptic sympathetic fiber들은 sympathetic trunk의 paravertebral ganglion에서부터 **gray ramus communicans**(회색교통가지; 복수는 gray rami communicantes)를 통해 가까운 spinal nerve의 anterior ramus로 들어간다. 이 fiber들은 전체 spinal nerve 31쌍의 모든 가지(posterior ramus 포함)로 들어가서 혈관을 수축시키는 *vasomotion*(혈관운동)이나 arrector muscle of hair(털세움근)를 수축시키는 *pilomotion*(털운동)을 자극하고 *sudomotion*(땀분비)를 일으킨다. 머리에서 이 기능들을 수행하고 iris(홍채)의 dilator pupillae(동공확대근)에도 분포하는 postsynaptic sympathetic fiber들은 모두 그 세포체가 sympathetic trunk의 위끝에 있는 superior cervical ganglion에 모여 있다. 이 ganglion에서 **cephalic arterial branch**(머리동맥가지)를 통해 나온 postsynaptic fiber들은 **periarterial plexus**(동맥주위신경얼기)를 형성하는데(그림 I.28, I.29), 이 plexus는 carotid artery(목동맥)들의 가지를 따라가거나 근처 CN에 직접 합류해서 머리에 있는 최종 목적지에 도달한다.

Splanchnic nerve(내장신경)들은 ANS인 visceral efferent fiber와 visceral afferent fiber를 body cavity 속에 있는 내장에 전달한다(그림 I.27~I.29). Thoracic cavity에 있는 내장인 심장이나 lung이나 식도 등에 분포할 postsynaptic sympathetic fiber는 *cardiopulmonary splanchnic nerve*(심장허파내장신경)를 통과한 후 cardiac plexus(심장신경얼기)나 pulmonary plexus(허파신경얼기)나 esophageal plexus(식도신경얼기)로 들어간다. Abdominopelvic cavity에 위치한 위나 창자 등의 내장에서 신경 분포에 관여하는 presynaptic sympathetic fiber들은 *abdominopelvic splanchnic nerve*(배골반내장신경)를 통해 prevertebral ganglion들에 도달한다. Abdominopelvic splanchnic nerve에는 greater splanchnic nerve(큰내장신경)와 lesser splanchnic nerve(작은내장신경)와 least splanchnic nerve(맨아래내장신경)와 lumbar splanchnic nerve(허리내장신경) 등이 있다. Abdominopelvic splanchnic nerve의 presynaptic sympathetic fiber들은 suprarenal gland(부신)에 분포할 fiber를 제외하고 모두 prevertebral ganglion에서 synapse 한다. 이 ganglion에서 시작된 postsynaptic fiber들은 periarterial plexus를 형성하는데, 이 plexus들은 abdominal aorta의 가지들을 따라서 최종 목적지에 도달한다.

Prevertebral ganglia 중 하나인 celiac ganglia에 도달한 presynaptic sympathetic fiber들 중 일부는 synapse 하지 않고 그냥 통과해서 곧장 **suprarenal gland**의 medulla(속질) 세포에서 끝난다(그림 I.30). 이 medulla 세포는 특수한 유형의 postsynaptic neuron으로, 신경전달물질에 해당하는 물질을 특정 effector organ에 분비하는 대신 혈류에 분비해서 온몸을 순환하게 만듦으로써 교감신경 반응을 확장시킨다. 이처럼 suprarenal gland의 교감신경분포는 예외적이라 할 수 있다.

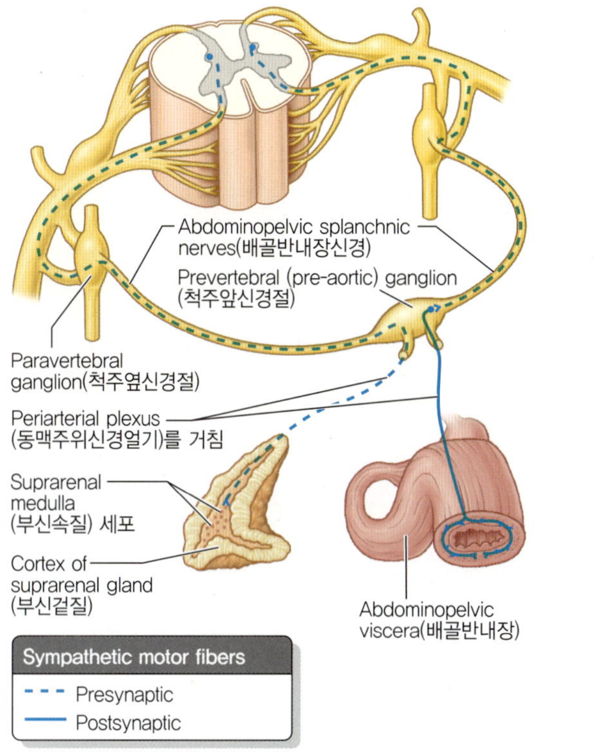

그림 I.30. Suprarenal gland(adrenal gland, 부신)**의 medulla**(속질)**에 분포하는 교감신경.**

앞서 설명한 바와 같이 postsynaptic sympathetic fiber는 거의 모든 spinal nerve 가지의 성분이 된다. 더구나 이 fiber들은 periarterial plexus를 거치기 때문에 온몸으로 확장되어 인체의 모든 혈관에 분포하고(sympathetic system의 가장 중요한 기능은 혈관 조절이다) 그 밖에도 땀샘과 arrector muscle of hair와 내장 등에 분포한다. 따라서 sympathetic system은 연골이나 손발톱처럼 혈관이 없는 극소수의 조직을 제외하고 사실상 인체의 모든 부분에 분포하게 된다. Presynaptic sympathetic fiber는 상대적으로 짧지만 postsynaptic sympathetic fiber는 상대적으로 길고 인체의 모든 부분으로 연장된다.

Parasympathetic Visceral Motor Innervation (부교감내장운동신경지배)

Presynaptic parasympathetic neuron(연접이전부교감신경세포)의 세포체는 CNS 내에서 두 곳, 즉 brainstem(뇌줄기)과 sacral spinal cord(엉치척수)에 위치하며, 그 fiber들도 두 가지 경로로 나온다(그림 I.31). 이러한 연유로 ANS 중 parasympathetic system을 craniosacral division이라고도 부른다.

- Brainstem의 gray matter에서 시작된 presynaptic parasympathetic fiber(연접이전부교감신경섬유)들이 CN III, CN VII, CN IX, CN X을 통해 뇌 밖으로 나온다. 이 fiber들은 **cranial parasympathetic outflow**(뇌부교감경로)를 형성한다.
- Sacral spinal cord(S2~S4) gray matter에서 시작된 presynaptic parasympathetic fiber들이 S2~S4 spinal nerve의 anterior root를 통해 척수 밖으로 나온 뒤 그 anterior ramus에서 시작하는

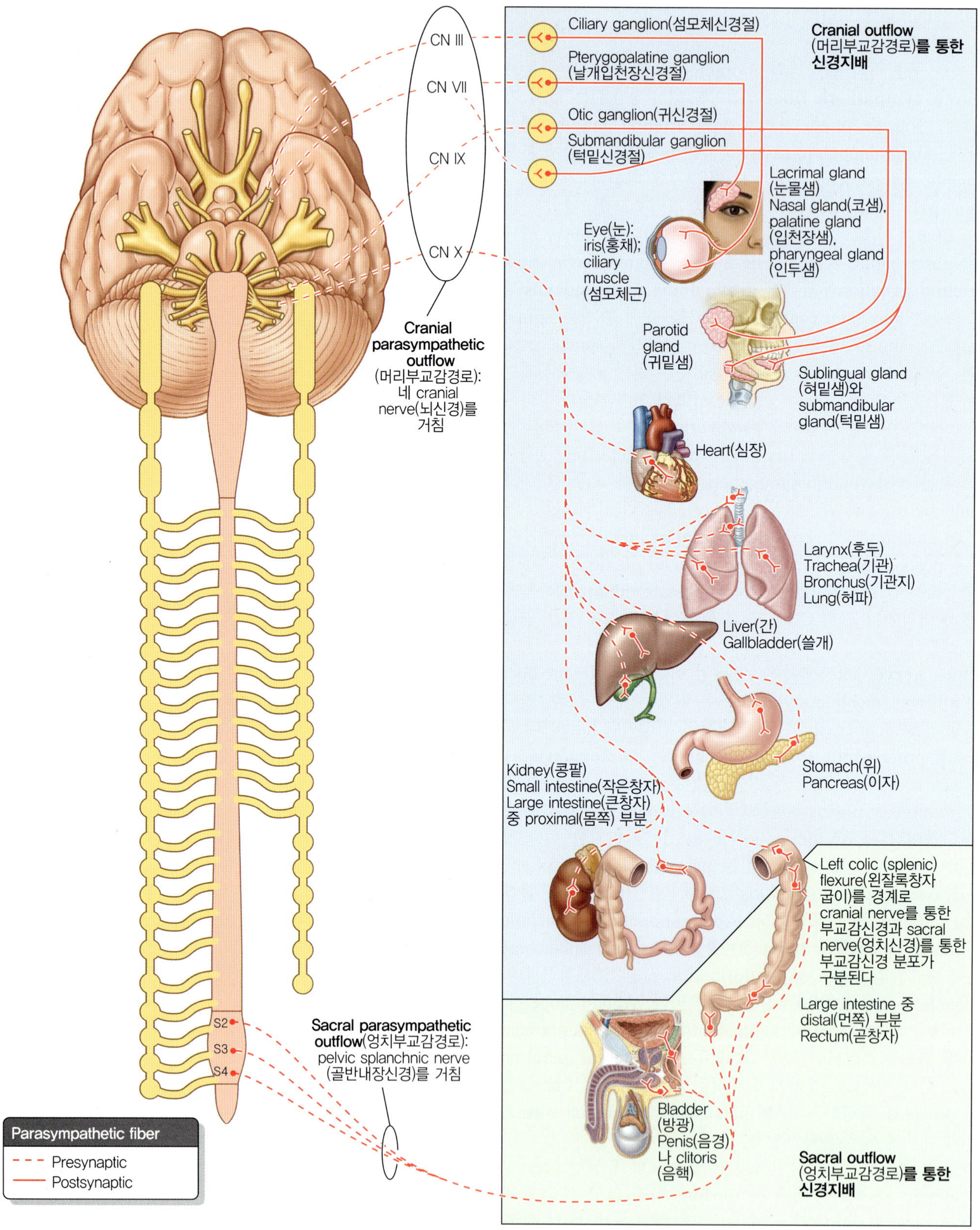

그림 I.31. Parasympathetic nerve fiber(부교감신경섬유)의 분포.

pelvic splanchnic nerve(골반내장신경)를 통과한다. 이 fiber들이 **sacral parasympathetic outflow**(엉치부교감경로)를 형성한다.

Parasympathetic system에서 cranial outflow가 머리에 분포하고 sacral outflow가 골반 내장에 분포하는 것은 당연한 현상이다. 하지만 가슴과 배의 내장에는 주로 cranial outflow가 vagus nerve(미주신경, CN X)를 통해 분포한다. Vagus nerve는 가슴의 모든 내장과 gastrointestinal tract(GI tract, 위창자길) 중 대부분, 즉 esophagus(식도)에서부터 left colic flexure(왼잘록창자굽이)까지의 대부분의 large intestine(큰창자)에 분포한다. Sacral outflow가 분포하는 GI tract는 descending colon(내림잘록창자)과 sigmoid colon(구불잘록창자)과 rectum(곧창자)뿐이다.

이렇게 cranial outflow가 광범위하게 분포하고는 있지만 parasympathetic system의 분포는 sympathetic system에 비해 훨씬 더 제한되어 있다. Parasympathetic system은 머리, 몸통 내장, external genitalia(바깥생식기관)의 erectile tissue(발기조직)에만 분포한다. Parasympathetic system은 external genitalia 외에는 몸통벽이나 팔다리에 분포하지 않으며, S2~S4 spinal nerve의 anterior ramus 중 시작부분을 제외한 모든 spinal nerve들과 그 가지에는 parasympathetic system의 fiber가 들어 있지 않다.

머리에는 네 쌍의 parasympathetic ganglia(부교감신경절)가 서로 연결되지 않은 채 따로따로 존재한다(7장, 9장 참조). 다른 부위에서는 presynaptic parasympathetic fiber와 synapse 하는 postsynaptic parasympathetic neuron의 세포체들이 띄엄띄엄 표적기관의 벽 속에 모여 있거나 이 기관의 벽에 붙어서 *intrinsic ganglia*(내재신경절)나 *enteric ganglia*(창자신경절)를 이룬다. Presynaptic parasympathetic fiber들은 대부분 길이가 길어서 CNS에서부터 effector organ까지 이어지지만, postsynaptic parasympathetic fiber는 effector organ 내부에 포함되어 있거나 근처에 위치한 ganglion에서 시작되기 때문에 길이가 짧다.

Visceral Afferent Sensation(내장감각)

Visceral afferent fiber(내장들신경섬유)는 구조와 기능면에서 모두 ANS와 밀접한 관련이 있다. 대개 우리는 이 fiber들을 통해 들어오는 감각정보를 알아차리지 못하지만, 이 fiber들은 인체의 내부환경 상태에 관한 정보를 제공하고 있다. 이 정보들은 CNS에서 통합되고, 그 결과 visceral reflex(내장반사)나 somatic reflex(몸반사)가 자주 유발된다. Visceral reflex를 통해서는 심장박동수나 호흡속도나 혈관저항 등의 기능을 변화시킴으로써 혈압과 혈액 성분 등을 조절한다. 의식 수준에 도달하는 내장감각은 대개 위치가 불명확한 통증으로 인식되며, 배고픔이나 메스꺼움으로 인식되기도 한다. 그러나 자극만 충분하다면 진짜 통증이 일어나기도 하는데, 그 예로는 갑작스러운 distention(팽창)이나 spasm(연축) 같은 강력한 수축, 자극적 화학물질, 기계적 자극(특히 그 장기가 활발히 작용하고 있을 때)이 있거나 자극에 대한 정상 threshold(문턱값)가 낮아지는 병적 상태 등이 있다. 병적 상태의 대표적 예는 혈액 공급이 모자라는 *ischemia*(허혈) 등이다. 내장의 정상 활동은 대개의 경우 감각을 일으키지 않지만 ischemia가 있을 때는 감지되기도 한다. 무의식 수준인 대부분의 visceral reflex 감각과 일부 통증감각은 parasympathetic fiber와 나란히 반대방향으로 진행하는 visceral afferent fiber를 통해 전달된다. 심장과 peritoneal cavity(배막안, 복막안)에 있는 대다수 내장에서 시작된 내장통증자극은 대부분이 sympathetic fiber에 동반되는 visceral afferent fiber를 통해 CNS로 전달된다.

의학영상

Body System(인체 계통)

임상 분야에서 흔히 사용하는 영상 기술의 발전 덕택에 congenital anomaly(선천기형), 종양, 골절 등의 질병을 진단할 수 있게 되었다. 그리고 contrast medium(조영제)의 도입 덕분에 소화관이나 혈관이나 kidney(콩팥)나 synovial cavity(윤활관절안)나 subarachnoid space(거미막밑공간) 같이 속이 비었거나 혈관이 발달한 장기나 실제 공간 또는 potential space(잠재공간) 등도 촬영할 수 있게 되었다. 이 절에서는 다음과 같이 흔히 사용되는 진단영상 기술 중 일부의 원리를 간단히 설명한다.

- Conventional radiography(일반방사선촬영술): 통상적 X선 영상
- Computerized tomography(CT, 컴퓨터단층촬영술)
- Ultrasonography(US, 초음파촬영술)
- Magnetic resonance imaging(MRI, 자기공명영상)
- Positron emission tomography(PET, 양전자방출단층촬영술)

CONVENTIONAL RADIOGRAPHY(일반방사선촬영술)

방사선 검사의 본질은 투과성이 높은 X선을 환자에게 조사해서 밀

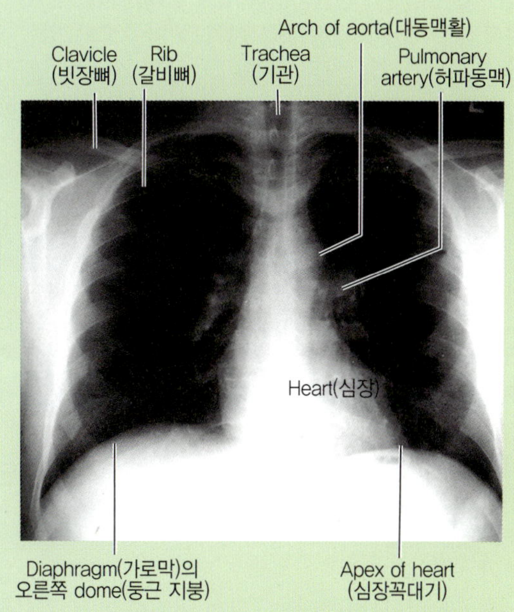

그림 I.32. Thorax(chest, 가슴)의 radiograph(방사선사진).

표 I.5 X선 영상이 형성되는 기본 원리

최고 radiolucent (방사선투과)	공기	최저 radiodense (방사선치밀)
↑	fat(지방)	↑
	물과 대부분의 조직	
↓	spongy bone(해면뼈)	↓
최저 radiolucent	compact bone(치밀뼈)	최고 radiodense

도가 다양한 체내 조직들을 X선 필름에 다양한 농도의 흑백 영상으로 나타내는 데 있다(그림 I.32). Rib(갈비뼈)의 compact bone(치밀뼈)처럼 밀도가 상대적으로 높은 장기나 조직은 spongy bone(해면뼈)처럼 밀도가 낮은 조직보다 X선을 더 많이 흡수한다(표 I.5). 따라서 밀도가 높은 장기나 조직은 X선 필름에 상대적으로 투명한 영상으로 나타나는데, 왜냐하면 상대적으로 적은 X선이 필름에 있는 감광물질에 도달했기 때문이다. 따라서 필름을 현상할 때 그 부위에서 반응하는 은 입자는 다른 부위에 비해 수가 적어진다. 밀도가 매우 높은 물질은 *radiopaque*(방사선비투과-)라 표현하고, 밀도가 낮은 물질은 *radiolucent*(방사선투과-)라 표현한다.

그림자가 생기는 것과 동일한 원리가 conventional radiography에도 상당수 적용된다. Radiograph(방사선사진)를 촬영할 때는 관찰하고자 하는 신체 부위를 X선 필름이나 detector(검출기)에 가까이 위치시킴으로써 영상의 선명도를 극대화하고 확대로 인한 인공음영을 최소화한다. 기본적 방사선영상 용어에서 *posteroanterior projection(PA projection*, 뒤앞투영법)은 X선이 환자의 뒤(P)에서 앞(A)으로 통과하는 방사선사진을 가리킨다. 이때 X-ray tube(X선관)는 환자의 뒤에, X선 필름이나 detector는 앞에 위치시킨다. *Anteroposterior projection(AP projection*, 앞뒤투영법)을 적용한 방사선사진은 그 반대이다. PA projection과 AP projection 방사선사진은 둘 다 검사자와 환자가 마주보고 있는 것처럼, 즉 환자의 오른쪽과 검사자의 왼쪽이 마주한 상태로 판독한다. 이를 *anteroposterior view*(앞뒤영상)라 한다. 즉 심장과 lung(허파)을 검사하기 위해 촬영한 standard chest X-ray(단순가슴방사선사진)는 PA projection의 AP view이다. Lateral radiograph(측면방사선사진)에서 방사선비투과 문자(R이나 L)는 필름이나 검출기에 가장 가까운 측면(오른쪽이나 왼쪽)을 가리키며, 그 영상은 X선이 발사된 방향과 동일한 방향으로 제시된다.

요오드 화합물이나 barium(바륨) 같은 방사선비투과 액체인 contrast media가 도입된 덕택에 lumen(속공간)이 있거나 혈관이 발달한 다양한 장기들과 소화관과 혈관과 kidney와 synovial cavity와 subarachnoid space 같은 potential space나 실제 공간을 검사할 수 있게 되었다(이러한 구조들은 단순방사선사진에서는 관찰되지 않는다). 대부분의 방사선검사는 서로 직각 방향인 투영법을 두 가지 이상 시행한다. 각 방사선사진은 3차원 구조를 2차원으로 나타내기 때문에 X선이 연속해서 통과하는 구조들은 겹쳐 보이게 된다. 따라서 비정상 구조를 정확히 탐지하고 그 위치를 확인하려면 대개 둘 이상의 투영법을 적용해야 한다.

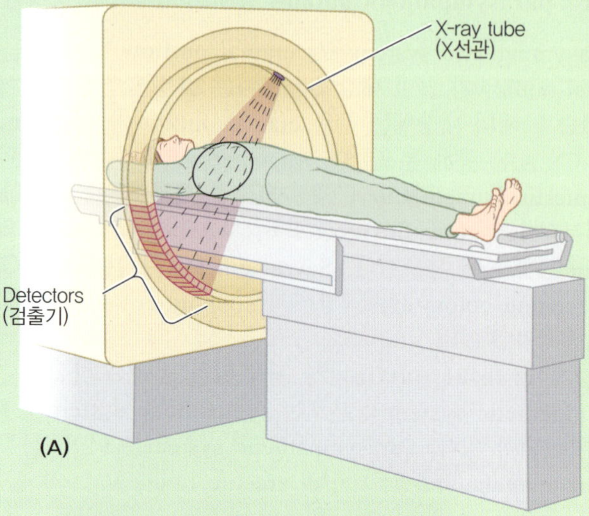

(A)

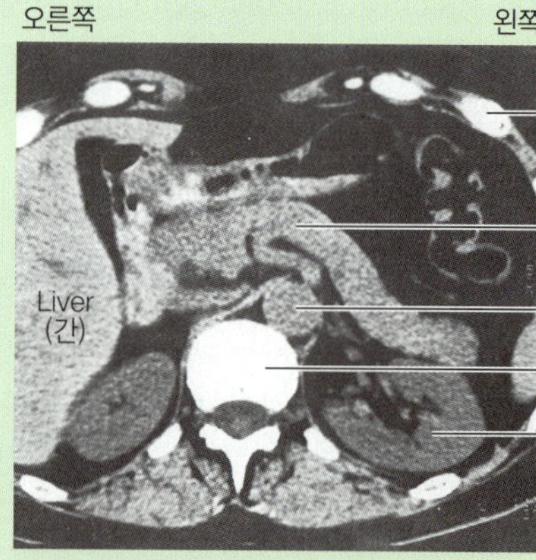

(B) 상복부 가로단면 CT 영상

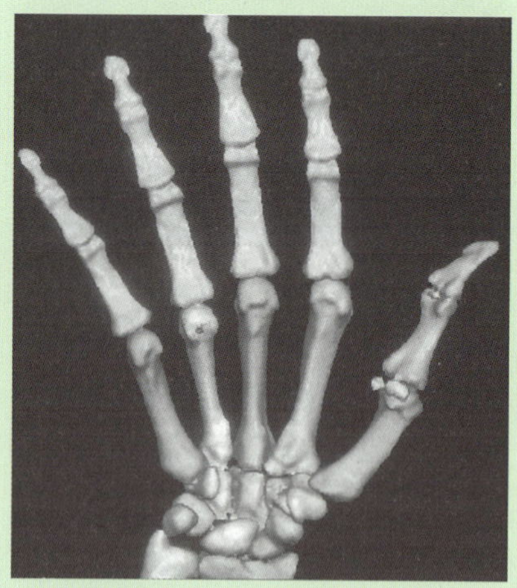

(C) 손목과 손을 구성하는 뼈의 3차원 재구성 CT 영상 – palm(손바닥) 쪽에서 본 영상

그림 I.33. Computerized tomography(컴퓨터단층촬영). **A.** X-ray tube(X선관)가 CT 스캐너 속에 있는 환자 주위를 회전하면서 다양한 각도에서 X선을 부챗살 모양으로 발사해서 인체를 통과시킨다. 환자를 기준으로 X선관의 반대쪽에 있는 detector(검출기)는 인체의 가로단면을 통과한 방사선의 양을 측정한다. **B와 C.** 컴퓨터로 CT 영상을 재구성한다. 가로단면 영상은 검사자가 침대에 바로 누운 환자의 발치에서 머리를 바라보는 방식으로 방향을 설정한다.

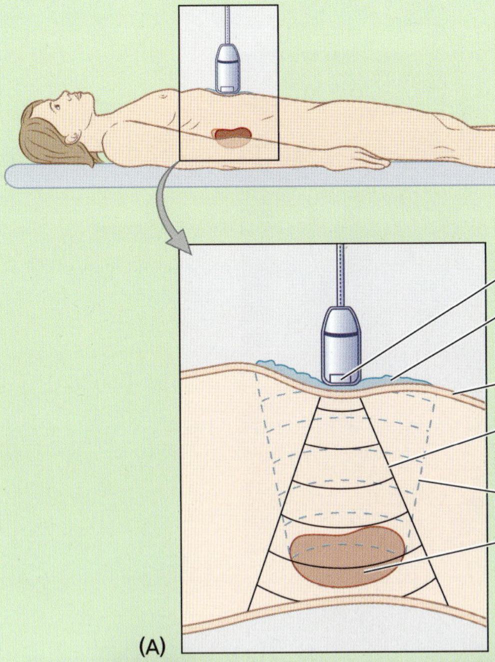

(A)

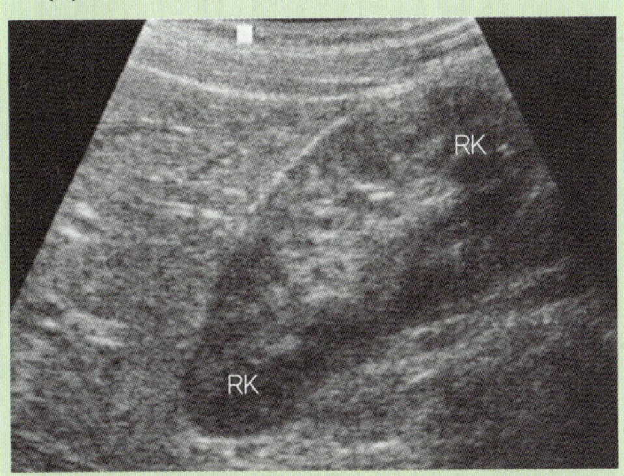

(B)

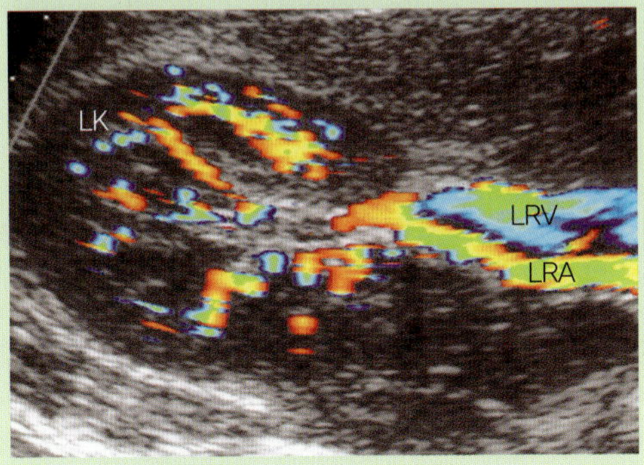

(C) Transverse Doppler ultrasound(가로단면 도플러초음파)

그림 I.34. Ultrasonography(초음파촬영술). **A.** 이 영상은 밀도가 다양한 구조에 반사된 초음파 반향을 기반으로 제작했다. **B.** Right kidney(오른콩팥, *RK*)의 세로단면 영상이 관찰된다. **C.** Doppler US(도플러초음파촬영술)를 이용해서 kidney를 출입하는 혈류를 보여주고 있다. *LK*, left kidney(왼콩팥); *LRA*, left renal artery(왼콩팥동맥); *LRV*, left renal vein(왼콩팥정맥).

COMPUTERIZED TOMOGRAPHY(컴퓨터단층촬영술)

CT를 이용하면 인체의 transverse section(가로단면)과 유사한 영상들을 볼 수 있다(그림 I.33). 인체의 축 주위를 X-ray tube와 detector가 회전하면서 X선이 인체를 통과하게 한다. 특정 신체 단면에서 조직의 종류별로 흡수하는 방사선의 양은 각 조직에 포함된 지방과 뼈와 물의 양에 따라 다르다. 그리고 컴퓨터를 이용해서 2차원 단면 영상과 전체 3차원 재구성 영상을 편집 및 제작한다.

ULTRASONOGRAPHY(초음파촬영술)

US는 조직에 부딪혀 반사되는 초음파 파동을 기록해서 인체의 얕거나 깊이 있는 구조를 영상으로 표현하는 검사법이다(그림 I.34). 그 영상은 실시간으로 볼 수 있기 때문에 구조의 움직임과 혈관 속 혈액의 흐름(Doppler 초음파촬영술)을 영상으로 나타낸 후 사진으로 촬영하거나 동영상으로 기록할 수 있다. US는 noninvasive(비침습) 검사이고 방사선을 사용하지 않기 때문에 배아와 태아의 성장과 발달 과정을 평가하는 표준 검사법으로 자리잡았다.

MAGNETIC RESONANCE IMAGING(자기공명영상)

MRI 인체 영상은 CT로 제작한 것과 비슷해 보이지만, 조직 구분 능력이 더 우수하다(그림 I.35). MRI는 어떤 단면에서도 영상을 재구성할 수 있는데, 심지어 임의로 설정한 비스듬한 단면에서도 가능하다. 강한 자기장이 형성된 상태에서 환자를 스캐너 안에 두고 radio wave(전자기파)를 발사한다. 그러고 나서 환자의 조직에서 방출된 신호를 컴퓨터에 저장하고 2차원이나 3차원 영상으로 재구성한다. 제작된 영상에서 조직이 나타나는 형태는 radiofrequency(고주파)의 발사나 수신 방식을 변경함으로써 변화시킬 수 있다. 심장이나 혈류 같은 움직이는 구조도 스캐너를 동기화시키면 실시간으로 촬영할 수 있다.

POSITRON EMISSION TOMOGRAPHY(양전자방출단층촬영술)

PET 검사는 cyclotron(시클로트론)에서 제작한, 반감기가 매우 짧고 positron(양전자)을 방출하는 isotope(동위원소)를 이용한다. PET 검사는 뇌 같은 장기의 생리 작용을 활성이라는 잣대로 평가하는 데 이용된다. 활성이 증가한 뇌 부위는 주입된 isotope가 집중적으로 흡수되고, 이는 영상으로 표현된다(그림 I.36).

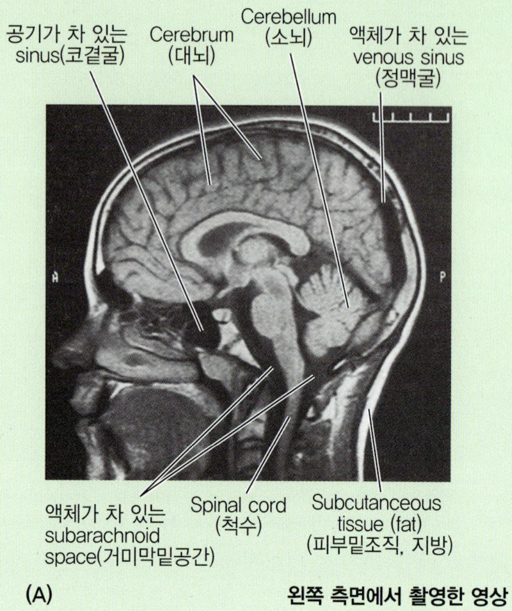

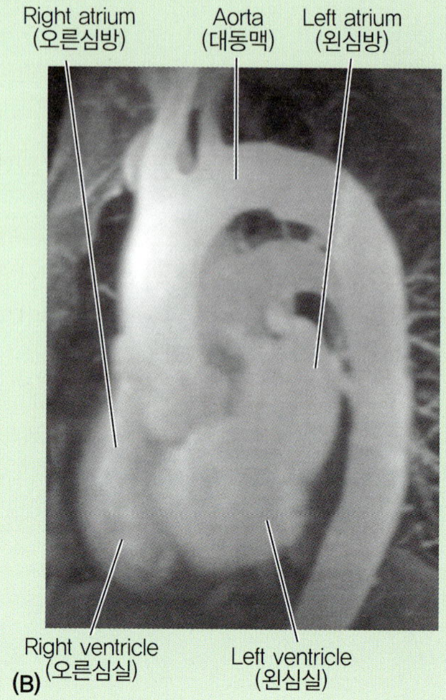

그림 I.35. **Magnetic resonance imaging**(자기공명영상). **A.** 머리와 목(윗부분)의 sagittal MRI(시상단면 자기공명영상). **B.** 심장과 큰 혈관의 magnetic resonance angiogram(자기공명혈관조영상).

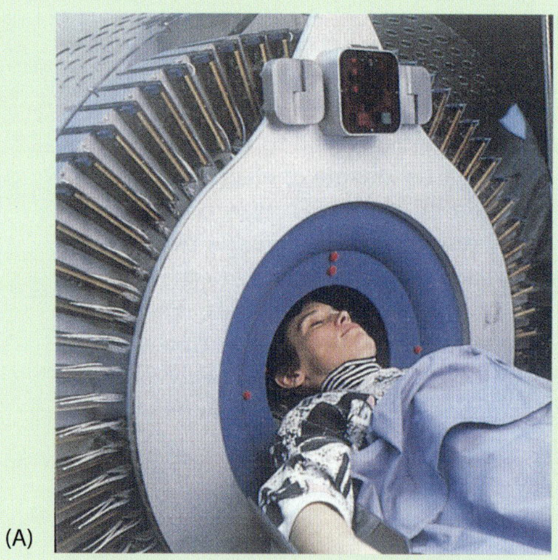

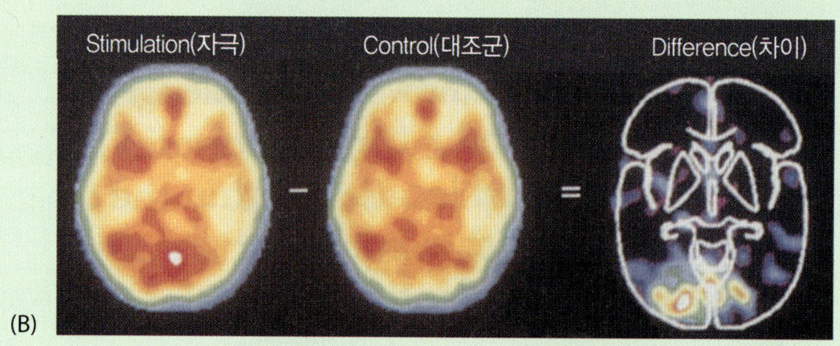

그림 I.36. **Positron emission tomography**(양전자방출단층촬영술). **A.** PET 스캐너. **B.** 가로단면 영상. 특정 작업을 계획하거나 수행할 때의 뇌 활성을 대조군 뇌의 활성과 비교한 차이를 관찰하라.

CHAPTER

1 가슴(THORAX)

이혜연, 양희준 번역

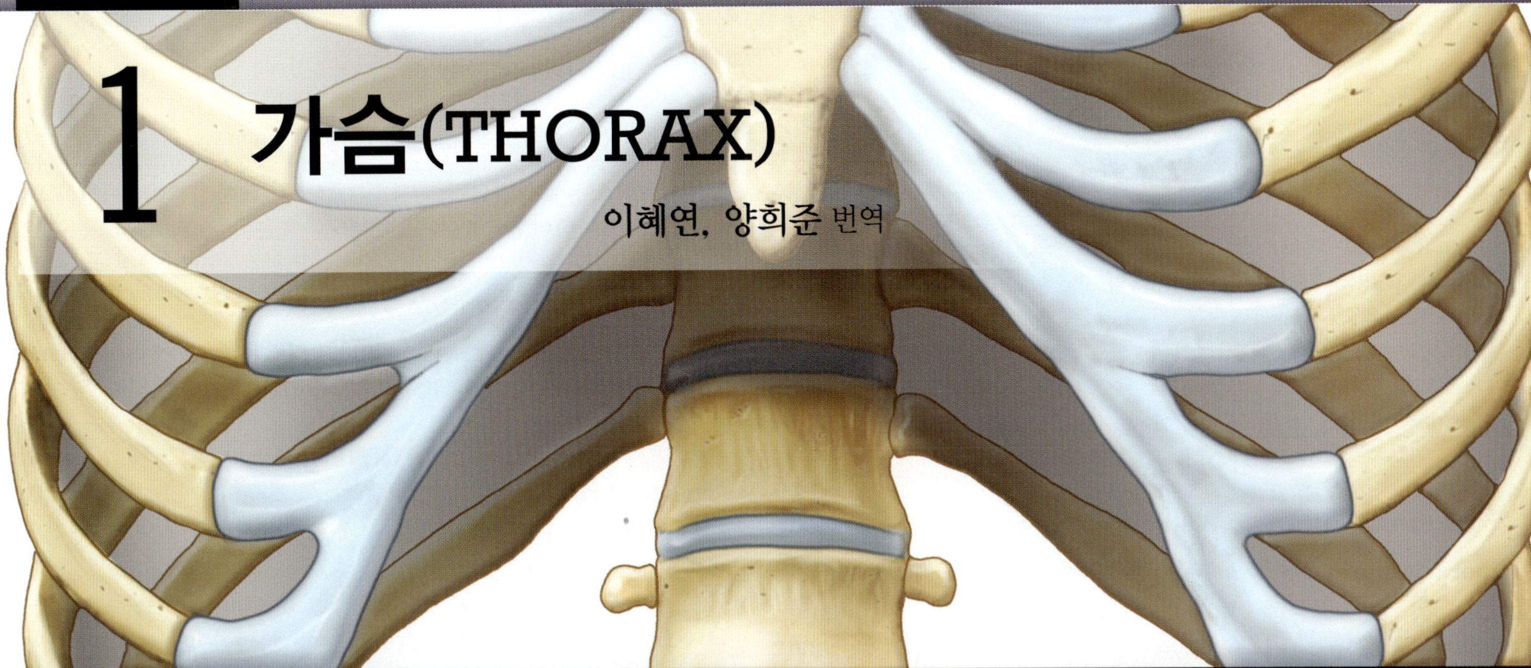

임상해부학 아이콘

구조 변이 | 생애 단계별 변화 | 외상
진단 | 수술 | 병리

Thorax(가슴)는 몸통의 윗부분으로서 neck(목)과 abdomen(배)의 사이에 있다. Thoracic wall(가슴벽)에 둘러싸인 thoracic cavity(가슴안) 속에는 heart(심장), lung(허파), thymus(가슴샘), trachea(기관)의 먼쪽 부분, esophagus(식도)의 대부분이 들어 있다. Thorax에 대한 진찰을 하려면 그 구조와 중요한 기관에 대한 지식을 가져야 한다.

THORACIC WALL(가슴벽)

Thoracic wall은 피부, 근막, 신경, 혈관, 근육, 연골, 뼈로 되어 있다. Thoracic wall의 기능으로는 thorax와 abdomen의 장기를 보호하고, 허파가 탄성에 의해 쪼그라드는 것을 막고, 호흡운동으로 인해 생기는 음압(negative pressure)에 저항하며, 팔의 부착부위가 되고 그 무게를 감당해주며, 팔, 목, 배, 등의 근육과 호흡근육들이 부착할 곳이 되어주는 것 등이 있다. Breast(유방)의 mammary gland(젖샘)는 가슴벽의 앞쪽과 가쪽을 감싸는 앞가슴의 근육들을 덮고 있다.

Skeleton of Thoracic Wall(가슴벽의 골격)

Thoracic skeleton(가슴우리뼈)은 뼈와 연골로 된 *thoracic cage*(가슴우리)를 만든다(그림 1.1). 가슴의 골격은 rib(갈비뼈)과 costal cartilage(갈비연골) 각 12쌍, thoracic vertebra(등뼈)와 intervertebral disc(척추사이원반) 각 12개, sternum(복장뼈)이 모여서 이룬다. Costal cartilage들은 갈비뼈의 앞쪽에서 이어져서 sternum과 부착할 때에 유연성을 더해준다(그림 1.1A). 서로 연결된 갈비뼈와 costal cartilage는 **intercostal space**(갈비사이공간)에 의해 그 위나 아래 갈비뼈와 떨어져 있는데, 이곳에는 intercostal muscle(갈비사이근육), intercostal vessel(갈비사이혈관), intercostal nerve(갈비사이신경)가 있다.

Thoracic Aperture(가슴문)

Thoracic cavity는 **superior thoracic aperture**(*thoracic inlet,* 위가슴문)에 의해 목, 팔과 통한다(그림 1.1A). 이곳을 통해 thoracic cavity로 드나드는 구조로는 trachea, esophagus 및 혈관과 신경들이 있다. 성인의 superior thoracic aperture는 앞뒤지름이 6.5 cm, 가로지름이 11 cm이다. 첫번째갈비뼈가 앞으로 기울어져 있으므로 superior thoracic aperture도 앞으로 기울어져 있다. Superior thoracic aperture의 경계를 이루는 구조는 다음과 같다.

- 뒤쪽으로는 T1 vertebra(첫째등뼈)
- 가쪽으로는 첫째갈비뼈와 costal cartilage
- 앞쪽으로는 manubrium(복장뼈자루)의 위모서리

Thoracic cavity는 **inferior thoracic aperture**(*thoracic outlet,* 아래가슴문)를 통해 배로 이어진다(그림 1.1A). Inferior thoracic aperture에 있는 diaphragm(가로막)은 thoracic cavity와 abdominal cavity(배안)를 거의 완전히 분리한다. Inferior thoracic aperture는 superior thoracic aperture보다 훨씬 크다. 가슴과 배에 걸쳐 있는 구조들은 diaphragm의 구멍들을 통과하거나[예: inferior vena cava(아래대정맥), esophagus(식도)], diaphragm의 뒤를 지난다[예: aorta(대동맥)].

Inferior thoracic aperture의 경계를 이루는 구조는 다음과 같다.

- 뒤쪽으로는 열두째등뼈
- 뒤가쪽으로는 열한번째와 열두째갈비뼈
- 앞가쪽으로는 일곱째~열째 갈비뼈와 costal cartilage가 합쳐진 costal margin(갈비모서리)
- 앞쪽으로는 xiphisternal joint(칼몸통결합)

RIBS AND COSTAL CARTILAGES(갈비뼈와 갈비연골)

갈비뼈는 납작하고 휘어진 뼈로서 rib cage의 대부분을 이루는데(그림 1.1), 매우 가벼우면서도 탄력성이 좋다. 그 속은 *bone marrow*(골수; 그림 1.2)로 되어 있는데, 이곳에서 blood cell(혈액세포)이 생겨난다(혈구형성조직). 갈비뼈는 세 가지 유형이 있다(그림 1.1):

- 첫째부터 일곱째까지인 **true rib**(참갈비뼈), 즉 **vertebrosternal rib**(척추복장갈비뼈)은 costal cartilage(갈비연골)에 의해 앞쪽의 sternum(복장뼈)에 붙는다.
- 여덟째부터 열째까지인 **false rib**(거짓갈비뼈), 즉 **vertebrochondral rib**(척추갈비연골갈비뼈)은 끝 부분의 연골이 바로 위쪽 갈비뼈의 costal cartilage에 합쳐져서, sternum과는 간접 연결된다.
- 열한번째와 열두째인(가끔 열째도 포함) **floating rib**(뜬갈비뼈), 즉 **free rib**(자유갈비뼈)은 앞쪽 끝의 연골이 불완전하여 sternum과는 간접적으로도 연결되지 않는 대신, 뒤배벽의 근육이 부착한다.

전형적인 모양을 가진 셋째부터 아홉째까지의 갈비뼈의 특징은 다음과 같다.

- **Head**(머리)가 쐐기 모양이며 facet(관절면)이 두 개 있는데, 둘 사이의 **crest**(갈비뼈머리능선)에 의해 서로 떨어져 있다(그림 1.2A). Facet 중 하나는 같은 높이의 vertebral body(척추뼈몸통)와, 나머지 하나는 바로 위의 vertebral body와 관절을 이룬다.
- **Neck**(목)은 head를 body(갈비뼈몸통)의 tubercle(갈비뼈결절) 부근에 연결한다.
- Neck과 body가 만나는 곳에 혹처럼 튀어나온 **tubercle**(갈비뼈결절)에는 같은 높이의 척추뼈의 transverse process(가로돌기)와 synovial joint를 이루는 매끈한 관절면과 costotransverse ligament(갈비가로돌기인대)를 통해 섬유결합을 이루는 거친 부분이 있다.
- **Body**(shaft; 몸통) 전체는 납작하고 휘었는데, 그 중 가장 도드라진 부분인 **angle**(갈비뼈각)보다 가쪽 부분은 갈비뼈가 앞가쪽을 향한다. 아래모서리 중 몸속을 향한 면에는 오목한 **costal groove**(갈비뼈고랑)가 있어서, intercostal nerve(갈비사이신경)와 intercostal vessel(갈비사이혈관)을 보호한다(그림 1.2).

첫째, 둘째와 열째부터 열두째 비전형적인 갈비뼈는 위와 다른 특징이 있다(그림 1.1, 1.3)

- 첫째갈비뼈는 넓적하다(즉, body의 너비가 가장 크고 단면이 수평에 더 가깝다). 그리고 가장 짧으며 true rib 일곱 개 가운데 가장 많이 휘어 있다. 따라서 thoracic cage의 벽보다는 천장을 이룬다고 보는 게 맞다. 그 윗면에는 수평으로 얕은 고랑이 있는데, 여기로는 subclavian artery(빗장밑동맥)와 subclavian vein(빗장밑정맥)이 지나고, 그 사이에는 **scalene tubercle**(앞목갈비근결절)과 그로부터

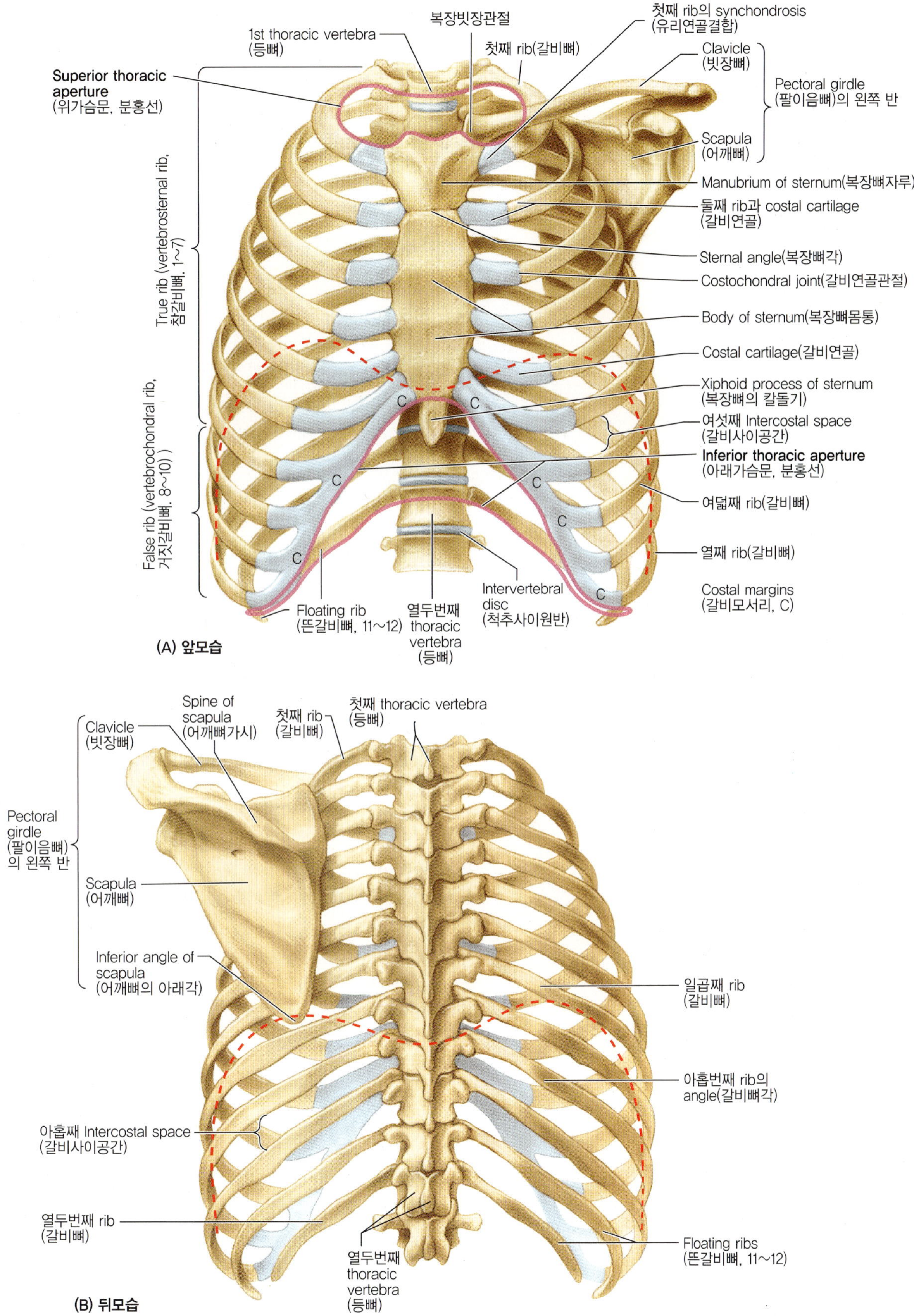

그림 1.1. Thorax의 뼈대. Superior thoracic aperture와 inferior thoracic aperture는 분홍색 선으로 표시되었고, 점선은 thoracic cavity와 abdominal cavity를 나눠주는 diaphragm의 위치이다.

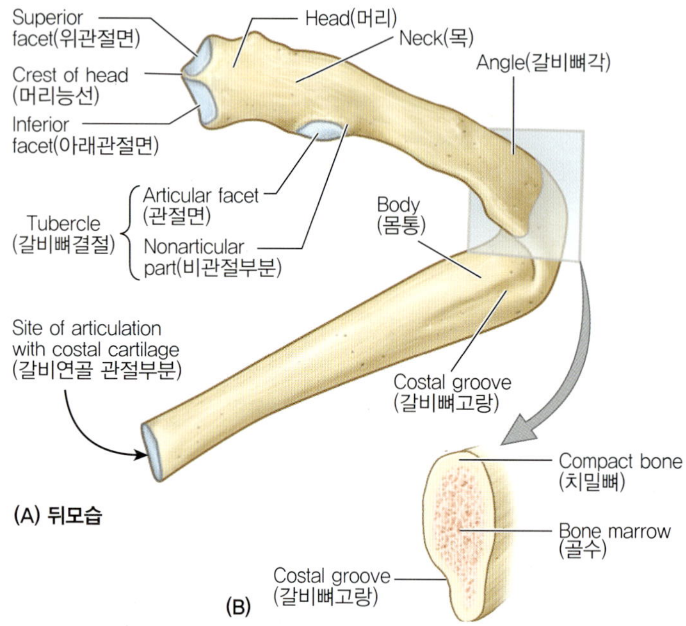

그림 1.2. **전형적인 rib**(갈비뼈, 오른쪽). **A.** 셋째부터 아홉째 갈비뼈는 공통적인 특징을 갖는다. **B.** 갈비뼈 중간 부분의 단면.

생겨나는 능선이 있다. 관절은 T1 vertebra(첫째등뼈)와만 이룬다.

- 둘째갈비뼈는 그보다 얇고 전형적이지만, serratus anterior(앞톱니근)와 posterior scalene muscle(뒤목갈비근)이 부착한다는 점과, 길이가 첫째의 두 배라는 점이 다르다.
- 열번째부터 열두째까지는 첫째처럼 head에 관절면이 하나뿐이다.
- 열한번째와 열두째는 짧고, neck과 tubercle이 없다.

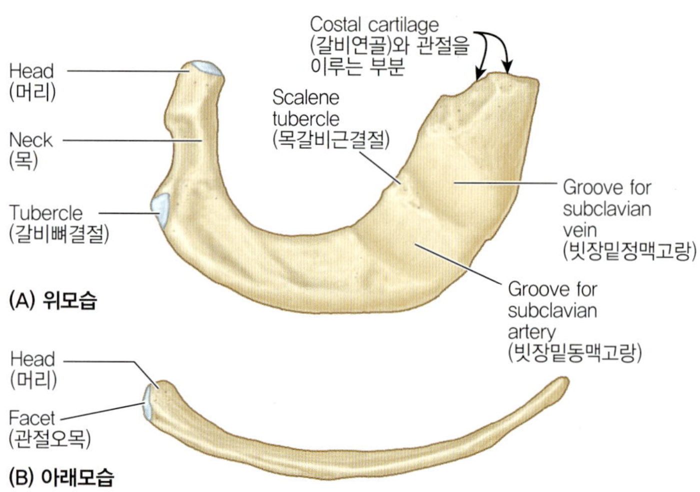

그림 1.3. **전형적이지 않은 rib**(갈비뼈)**들, 오른쪽. A.** 첫째 갈비뼈. **B.** 열두째 갈비뼈.

Costal cartilage는 갈비뼈의 앞쪽 끝에서 이어지며, thoracic wall이 탄성을 띠게 해준다. 연속한 높이의 갈비뼈 및 costal cartilage 사이를 *intercostal space*라 한다. 각 공간과 그 속의 신경 및 혈관은 그 위쪽의 갈비뼈를 따라 번호를 매긴다. 즉, intercostal space도 열한번째까지 있고, intercostal nerve도 열한번째까지 있다. 열두째갈비뼈 바로 아래는 *subcostal space*(갈비밑공간)라 부르고, T12에서 나오는 spinal nerve(척수신경)의 anterior ramus(앞가지)는 subcostal nerve(갈비밑신경)라 부른다.

THORACIC VERTEBRA(등뼈)

Thoracic vertebra는 서로 분리되어 있고 body(몸통)와 vertebral arch(척추뼈고리)가 있으며, 근육이 붙거나 관절이 되는 process(돌기)가 일곱 개 있다는 점에서 전형적인 척추뼈에 속한다(4장 참조). Thoracic vertebra의 전형적인 특징에는 다음과 같은 것들이 있다.

- 갈비뼈의 head와 관절을 이루기 위해 body의 양쪽에 패인 demifacet(반관절면)인 superior costal facet(위갈비오목)과 inferior costal facet(아래갈비오목, 그림 1.4). 그러나 thoracic vertebra 중 비전형적인 것에는 demifacet 두 쌍 대신에 완전한 형태를 가진 costal facet이 한 쌍 있다.
- Tubercle of rib(갈비뼈결절)과 관절을 이루는 costal facet of transverse process(가로갈비오목, 아래쪽 thoracic vertebra 2~3개는 예외).
- 아래쪽의 intervertebral disc와 vertebra를 덮는, 아래로 길게 뻗은 spinous process(가시돌기)

STERNUM(복장뼈)

Sternum은 세로로 뻗은 납작한 뼈로서, thoracic cage 앞부분의 중심을 이루고, manubrium(자루), body(몸통), xiphoid process(칼돌기)로 되어 있다(그림 1.1A, 1.5).

Sternum의 윗부분인 **manubrium**은 대략 사다리꼴이고 T3와 T4 vertebra의 body 높이에 있다. 그 중 두툼한 위모서리의 가운데에는 우묵한 **jugular notch**(목아래패임)가 있다. 그 양쪽에는 **clavicular notch**(빗장패임)가 있어서 clavicle의 안쪽 끝인 sternal end(복장끝)와 관절을 이룬다. 그 바로 아래의 manubrium의 옆모서리로는 첫째 갈비뼈의 costal cartilage가 붙는다. Manubrium과 sternum의 body는 서로 살짝 각을 이루는데 이 때문에 앞으로 튀어나오는 부분을 **sternal angle**(~of Louis; 복장뼈각)이라 한다. 이곳은 쉽게 만져지는 지표로서 두 번째 costal cartilage들이 서로 마주보는 곳이고, T4와 T5 사이의 intervertebral disc가 있는 높이에 해당한다(그림 1.5B).

Sternum의 **body**는(T5~T9 vertebra 높이에 해당) manubrium보다 길고, 좁으며, 얇다. 옆면에는 costal cartilage와 관절을 이루는 **costal notch**(갈비패임)가 있어서 폭이 들쑥날쑥하다.

Xiphoid process(칼돌기, T10 vertebra 높이)는 sternum에서 가장 작고 변이가 많은 부분이다. 작고 긴 편이고 모양이 매우 다양한 이 돌기는 젊을 때에는 연골로 되어 있으나 40세를 넘어가면 뼈로 변하는데, 그 정도에는 개인차가 있다. 노인에서는 xiphoid process와 sternum의 body가 융합되기도 한다. Xiphisternal joint(칼몸통결합; T9 vertebra 높이에 해당)는 간의 위모서리, diaphragm(가로막), 심장의 아래모서리의 중심을 가리키는 지표이다.

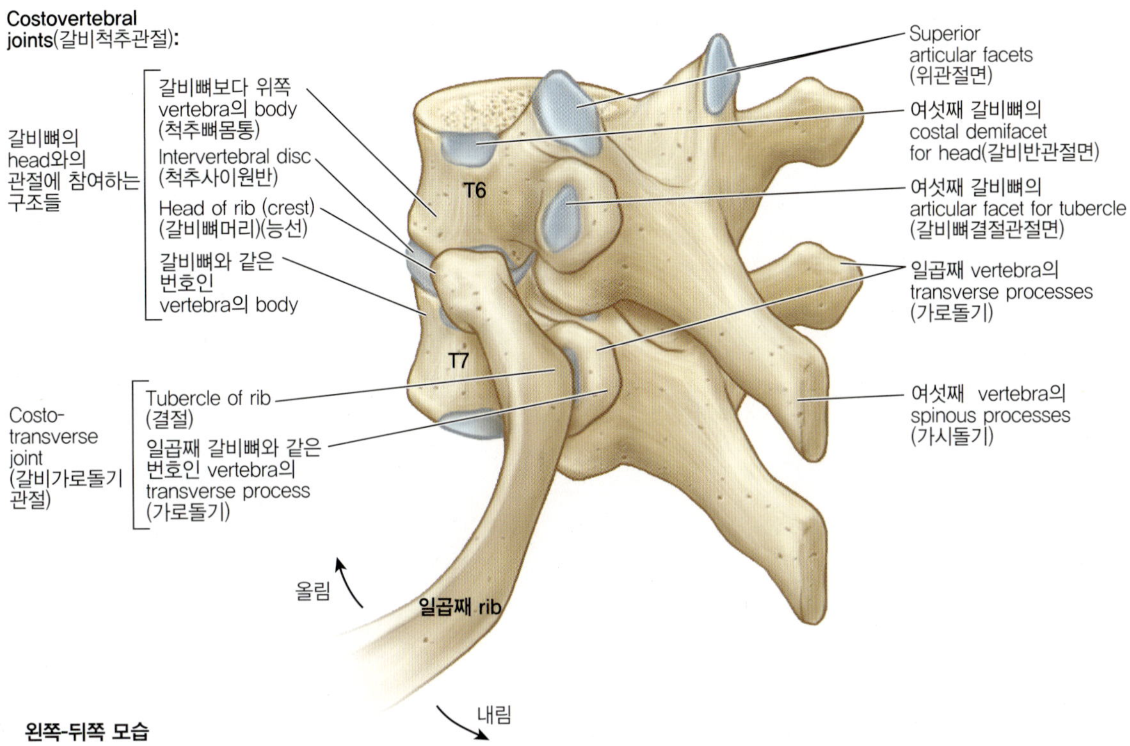

그림 1.4. 전형적인 갈비뼈의 costovertebral joint(갈비척추관절) **관절면.** Costovertebral joint는 갈비뼈 head가 이웃한 두 thoracic vertebra(등뼈)들의 body, 그 사이의 intervertebral disc와 이루는 관절과 갈비뼈의 tubercle이 vertebra의 transverse process와 이루는 관절인 costotransverse joint(갈비가로돌기관절)로 이루어진다.

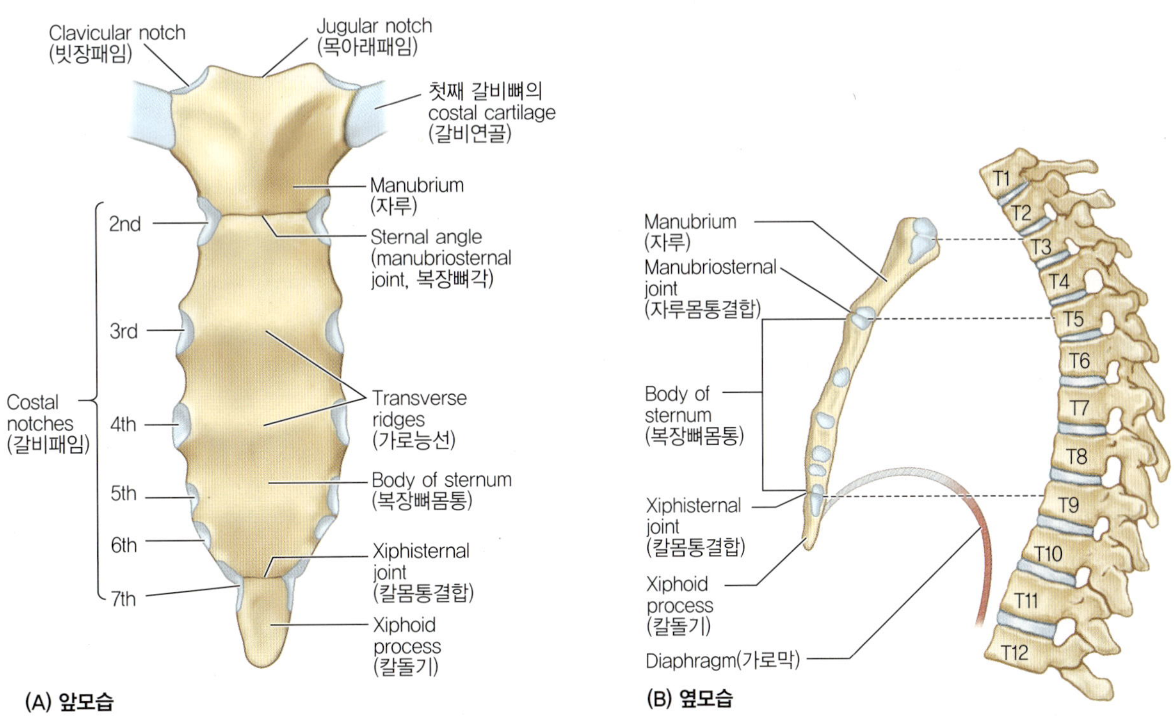

그림 1.5. Sternum(복장뼈). **A.** 주요 구조. **B.** Sternum과 vertebral column의 관계.

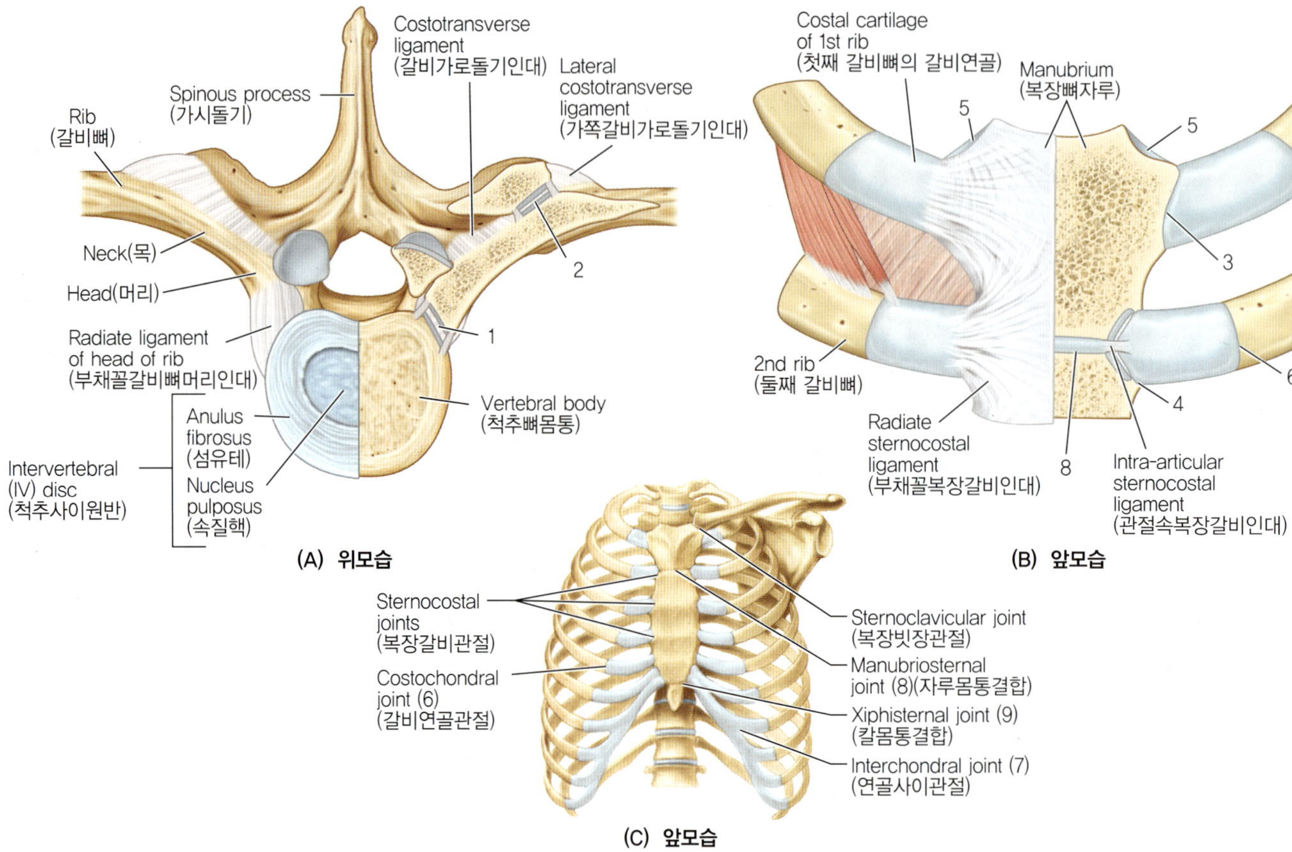

그림 1.6. Thoracic wall의 관절들.

표 1.1 THORACIC WALL의 관절

이름[a]	유형	관절면	인대	비고
Intervertebral joint (척추사이원반)	Symphysis(secondary cartilaginous joint)	Intervertebral disc에 의해 붙는 이웃한 vertebral body들 사이	Anterior longitudinal ligament와 posterior longitudinal ligament	4장 참조
Head of rib(갈비뼈머리)**의 costovertebral joint** (갈비척추관절)	Synovial joint, plane joint	각각의 갈비뼈 head과 그에 해당하는 vertebral body의 superior demifacet이나 costal facet 사이 및 바로 위 높이 vertebral body의 inferior demifacet이나 costal facet 사이	갈비뼈 head의 radiate ligament와 intra-articular ligament	첫째, 열한번째, 열두번째 갈비뼈는 (때로는 열번째도) 자기 높이의 vertebral body하고만 관절을 이룬다
Costotransverse joint (2) (갈비가로관절)		갈비뼈의 tubercle과 그에 해당하는 vertebra의 transverse process 사이	Lateral costotransverse ligament와 superior costotransverse ligament	열한번째와 열두번째 갈비뼈는 해당하는 vertebra의 transverse process와는 관절을 이루지 않는다
Sternocostal joint (3, 4) (복장갈비관절)	첫째: primary cartilaginous joint 둘째~일곱째: synovial joint, plane joints	첫째 costal cartilage는 sternum의 manubrium과 둘째~일곱째 costal cartilage는 sternum과	앞면과 뒤면의 radiate sternocostal ligament	
Sternoclavicular joint (5) (복장빗장관절)	Saddle type의 synovial joint	Clavicle의 sternal end와 manubrium 및 첫째 costal cartilage 사이	Anterior sternoclavicular ligament와 posterior sternoclavicular ligament; costoclavicular ligament	Articular disc에 의해 관절이 두 구획으로 나뉨
Costochondral joint (6) (갈비연골관절)	Primary cartilaginous joint	Costal cartilage의 가쪽 끝과 갈비뼈의 sternal end 사이	연골과 뼈가 periosteum에 함께 싸여 있음	정상적으로는 움직임이 없음
Interchondral joint (7) (갈비연골사이관절)	Synovial joint, plane joint	여섯째~일곱째, 일곱째~여덟째, 여덟째~아홉째 갈비뼈의 costal cartilage 사이	Interchondral ligaments	아홉째와 열번째 갈비뼈의 costal cartilage 사이는 fibrous joint임
Manubriosternal joint (8) (자루몸통결합)	Secondary cartilaginous joint (symphysis)	Manubrium과 sternum의 body 사이		나이들면 합쳐져 synostosis가 됨
Xiphisternal joint (9) (칼몸통관절)	Primary cartilaginous joint (synchondrosis)	Xiphoid process와 sternum의 body		

[a]괄호 안의 숫자는 그림에 들어간 번호임.

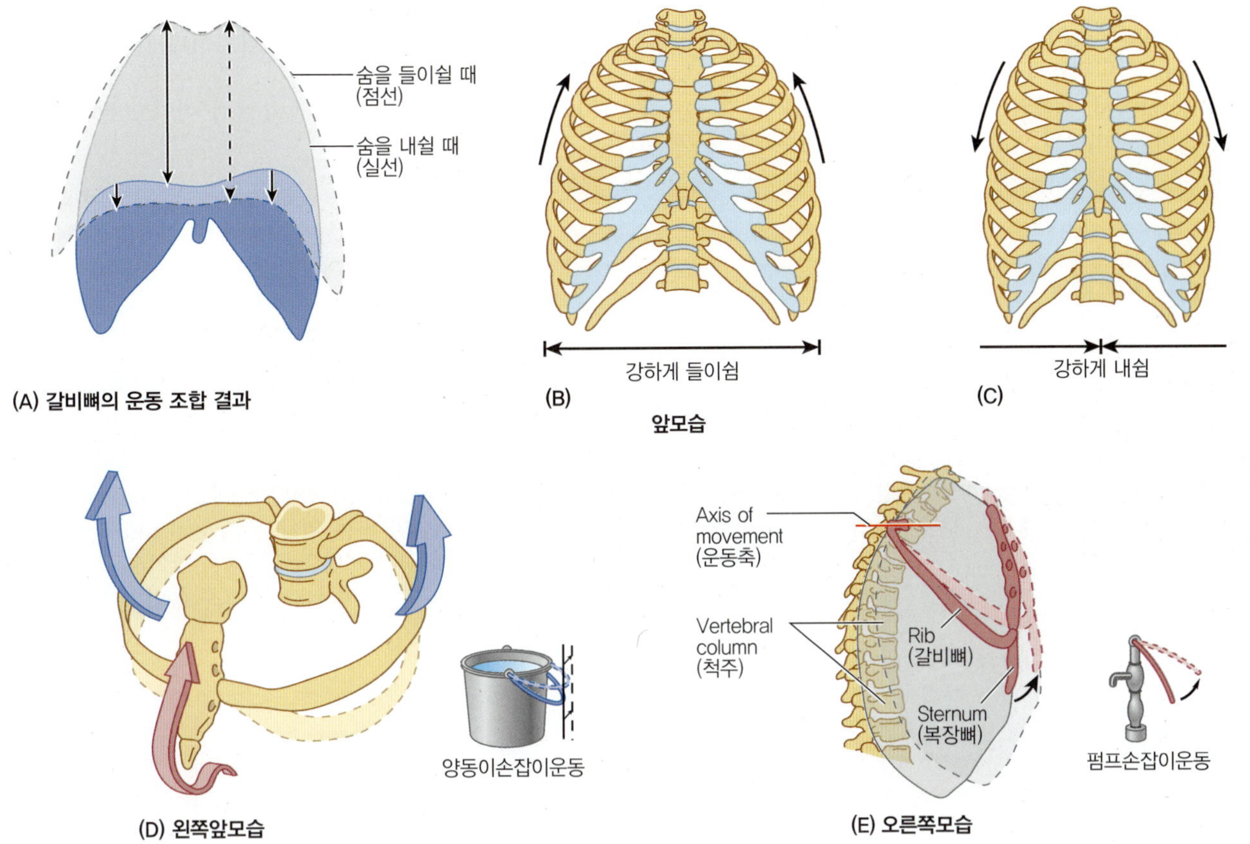

그림 1.7. 호흡할 때의 thoracic wall의 움직임. A. 호흡에서 주로 발생하는 운동은 diaphragm의 수축으로서, thoracic cavity의 높이(화살표)를 늘인다. **B.** 숨을 강하게 들이쉬면 thorax가 넓어진다(화살표). **C.** 숨을 내쉬면 thorax가 좁아진다(화살표). **D.** 숨을 강하게 들이쉴 때의 갈비뼈의 움직임을 모두 모으면(화살표) 앞뒤, 가로 지름이 커진다. 아래쪽 갈비뼈의 중간부분은 올라가면서 가쪽으로 움직인다(양동이 손잡이 운동). **E.** 위쪽 갈비뼈가 올라가면 thorax의 앞뒤지름이 커진다(펌프 손잡이 운동).

Joints of Thoracic Wall(가슴벽의 관절)

Thoracic wall 관절들은 늘상 움직이지만(호흡할 때 등), 관절 하나하나가 움직이는 범위는 좁다. 이 관절들의 움직임에 제한을 주는 장애요소가 생기면 호흡에 지장이 생긴다. *Thoracic wall*의 관절은 다음과 같은 곳에 있다(그림 1.6; 표 1.1)

- Vertebra들 사이(*intervertebral joint*, 척추사이결합)
- 갈비뼈와 vertebra 사이[*costovertebral joint*(갈비척추관절): 갈비뼈의 *head* 관절과 *costotransverse joint*(갈비가로돌기관절)]
- Sternum과 costal cartilage 사이[*sternocostal joint*(복장갈비관절)]
- Sternum과 clavicle 사이[*sternoclavicular joint*(복장빗장관절)]
- 갈비뼈와 costal cartilage 사이[*costochondral joint*(갈비연골관절)]
- Costal cartilage들 사이[*interchondral joint*(연골사이관절)]
- 젊은 사람에서 sternum의 각 부분들 사이[*manubriosternal joint*(자루몸통결합)와 *xiphisternal joint*(칼몸통결합)]. Manubriosternal joint는 나이가 들면서 대개 융합하고 xiphisternal joint도 이따금씩 융합한다.

이웃한 vertebral body들 사이의 intervertebral joint(척추사이결합)는 longitudinal ligament(세로인대), *intervertebral disc*(척추사이원반)에 의해 연결된다(4장 참조).

Movements of Thoracic Wall(가슴벽의 운동)

숨을 들이쉴 때, thoracic wall과 diaphragm(가로막)은 thoracic cavity의 지름과 thorax의 부피를 늘인다. 이에 따른 압력 변화는 코, 입, larynx(후두), trachea(기관)를 통해 공기를 허파로 빨아들인다. Diaphragm, intercostal muscle(갈비사이근) 및 그 밖의 근육들이 이완하면 *thorax*의 부피가 줄고 그 안의 압력이 높아지면서 공기가 같은 경로를 통해 허파로부터 빠져나오는 수동적인 expiration(날숨, 호기)이 이루어진다. 늘어난 허파의 탄력 조직이 되돌아가면서 공기의 대부분이 내쉬어진다. 동시에, 뱃속의 압력이 내려가고 그 안의 내장기관들이 눌리었다 풀어진다.

숨을 들이쉬면 diaphragm이 수축하면서 내려가 thoracic cavity의 중심부의 높이가 줄어들어 뱃속의 장기를 누른다(그림 1.7A,B). 숨을 내쉬면(그림 1.7A,C), 허파가 탄성에 의해 줄어들면서 허파와 thoracic wall 사이의 pleural cavity(가슴막공간)의 압력이 대기압보다 낮아짐에 따라 thoracic cage의 높이가 원래대로 돌아간다. 그에 더해, 눌려 있던 뱃속 장기의 저항까지 가해져, diaphragm의 dome 부분이 솟아오르는 것도 thorax의 높이를 줄여준다. Intercostal muscle이 수축할 때에는 thorax의 앞뒤(AP) 지름이 상당히 늘어난다(그림 1.7D,E). Costovertebral joint에서 위쪽의 갈비뼈 들은 그 neck을 지나는 축을 중심으로 움직여, 갈비뼈의 앞쪽 끝과 sternum의 아래쪽 끝이 펌프의 손잡이처럼 올라가 "펌프 손잡이 운동"을 한다(그림 1.7E). 덧붙여, intercostal muscle이 수축하면 갈비뼈의 가장 가쪽 부분이 들어올려지며, 가로 지름이 커지는데, 특히 가장 아래쪽 갈비뼈에서 두드러지고, 이러한 움직임을 "양동이 손잡이 운동"이라고 한다(그림 1.7B,D).

임상해부학

Costal Cartilage(갈비연골)의 역할

Costal cartilage는 갈비뼈를 앞쪽으로 연장하면서 가슴벽(흉벽)이 탄력성을 가지도록 함으로써, sternum(복장뼈)과 갈비뼈가 많은 충격을 받아도 골절되지 않도록 한다. 노인에서 costal cartilage는 석회화되어 X선 필름에서 방사선비투과성으로 나타나는 경향이 있다.

Rib Fractures(갈비뼈골절)

갈비뼈에서 가장 약한 곳은 angle(갈비뼈각)의 바로 앞쪽부분이다. 갈비뼈에 직접 타격이 가해지거나 간접적으로 crushing injury(으깸손상)가 생기면 **갈비뼈가 골절된다**. 갈비뼈가 가장 골절이 잘 되는 부분은 갈비뼈의 중간쯤이지만, 그러나 직접적인 충격은 갈비뼈의 어느 부분이든 골절시킬 수 있으며, 부러진 뾰족한 끝 부분이 허파나 spleen(지라)과 같은 장기를 손상시킬 수 있다.

Flail Chest(동요가슴)

*Flail chest*는 **갈비뼈가 여러 개 부러져서** 앞쪽이나 옆쪽 가슴벽 중 일정한 범위 이상이 손상되면 발생한다. 가슴벽 중에서 부러져서 제자리에 붙지 않은 부분은 가슴의 정상적인 움직임과는 반대로 움직이게 된다. 즉, 이 부분은 숨을 들이쉴 때 안쪽으로 쏠리고, 숨을 내쉴 때 바깥쪽으로 움직이는 역설적인 운동을 하게 된다. Flail chest 때는 통증이 심하고, 호흡곤란 때문에 혈액의 산소포화도가 낮아진다. 치료로는 부러진 부분을 갈고리나 철사로 고정하여 움직일 수 없도록 하는 것이 있다.

Supernumerary Ribs(과잉갈비뼈)

갈비뼈는 12쌍이지만, 사람에 따라서는 목이나 허리쪽에도 갈비뼈가 있어서 수가 더 많거나, 숫자가 적어 12쌍이 아닌 경우도 있다. 일곱째 목뼈와 관절을 이루는 **cervical rib**(목갈비뼈)은 전체 인구의 1% 정도에서 관찰되며, 여덟째 목신경, 첫째 가슴신경, brachial plexus(팔신경얼기)의 inferior trunk(아래줄기)를 누를 수 있다. 이로 인하여 forearm의 안쪽부분을 따라서 팔이 저리거나 무감각해질 수 있다는 임상적 의의가 있다. 또한 subclavian artery(빗장밑동맥)를 누르게 되면, 팔의 근육에 혈액공급이 부족하여 *ischemic muscle pain*(허혈성근육통)이 나타날 수 있다. **Lumbar rib**(허리갈비뼈)은 cervical rib보다 흔하지는 않으나, 영상진단을 할 때 척추의 높이를 잘못 판단하게 할 수 있으므로 주의를 기울여야 한다.

Thoracotomy(가슴절개술), Intercostal Space Incisions(갈비사이공간절개술), Rib Excision(갈비뼈절제술)

Pleural cavity로 들어가기 위하여 가슴벽을 여는 것을 *thoracotomy*라고 한다(그림 B1.2). *Anterior thoracotomy*는 접근하고자 하는 위치에서 costal cartilage를 필요한 만큼 찾아 그 연골막을 H자 모양으로 잘라서 열어서, 막 안쪽에서 costal cartilage 조각을 들어 내어서 가슴안으로 들어갈 공간을 확보하는 시술이다.

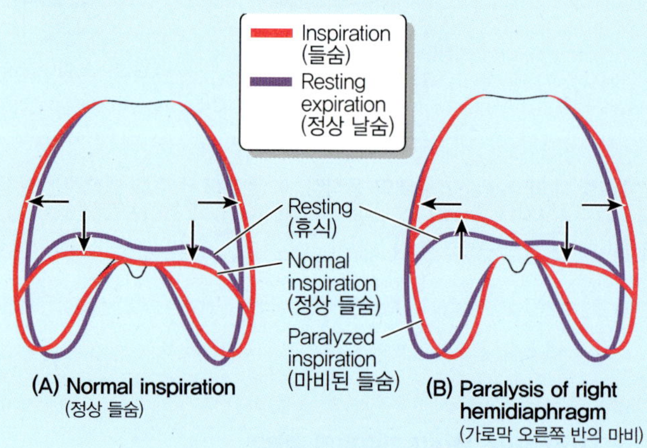

그림 B1.1. Diaphragm의 정상과 비정상 운동.

Sternal Biopsies(복장뼈생검)

Sternum의 body는 넓고, 피부밑에 위치하므로 이곳에서 *bone marrow needle biopsy*(바늘생검)를 곧잘 시행한다. 생검은 얇은 cortical bone(겉질뼈)을 바늘로 찌른 후 혈관이 많은 trabecular bone(spongy bone, 혈관해면뼈)을 뽑아내어 이루어진다. Sternal biopsy는 metastatic cancer(전이암)를 확인하거나 이식을 위한 골수검사가 필요할 때 시행한다.

Median Sternotomy(정중복장뼈절개술)

심장이나 큰 혈관을 수술하기 위해서 thoracic cavity로 들어갈 때 sternum을 정중면에서 잘라서 가르고 양쪽으로 벌리는 것을 말한다. 수술 후에는 갈라 놓은 sternum을 다시 모아서 철사로 봉합한다.

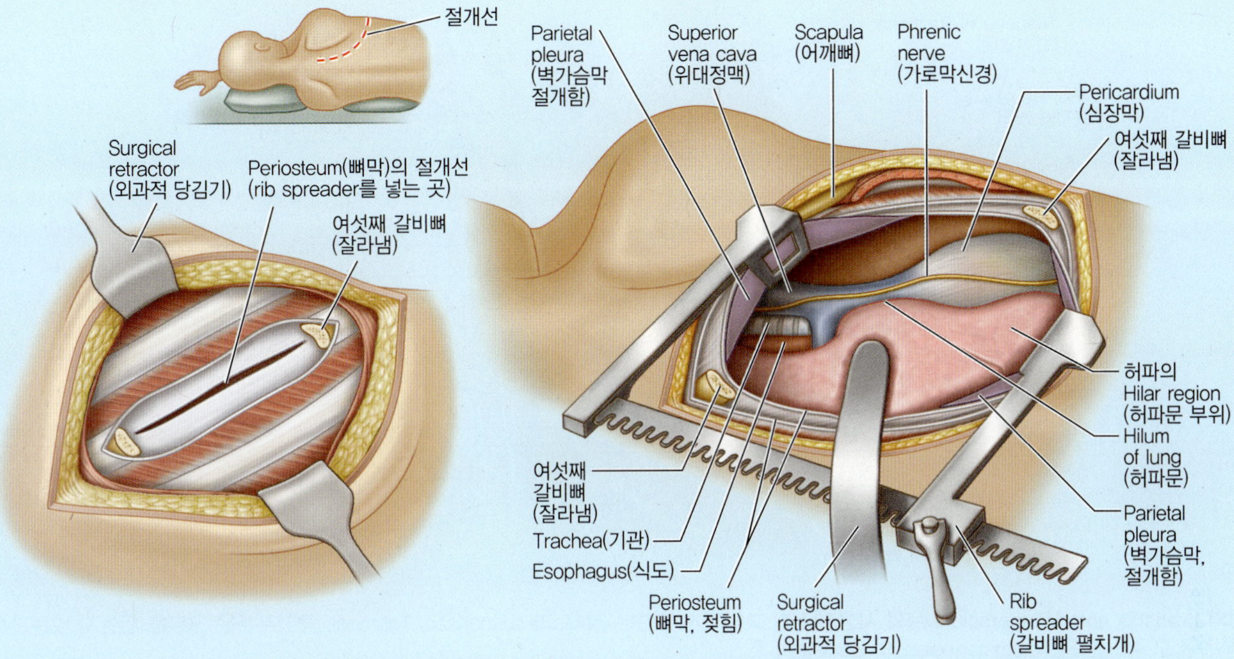

그림 B1.2. Thoracotomy(가슴절개술, 개흉술).

다섯째~일곱째 갈비사이공간 중 뒤가쪽은 *posterior thoracotomy* 뒤가슴절개술를 하는 중요한 공간이다. 일반적으로 lateral approach 방법이 가슴속으로 들어가는 방법 중 가장 바람직하다(그림 B1.2). 시술하려는 쪽이 위로 향하게 환자를 눕히고, 시술하는 쪽의 팔은 머리위쪽으로 올린 후, 손은 환자의 머리 위쪽 앞에 둔다. 이렇게 하면 scapula(어깨뼈)의 inferior angle(아래각)을 올리고 lateral rotation시키게 되므로, 위쪽으로 넷째 intercostal space까지 접근할 수 있다.

갈비뼈의 피부쪽 뼈막을 H 모양으로 절개하여, 뼈를 뼈막과 분리하고, 각 시술에 맞추어 충분히 갈비뼈를 분리한다. 예를 들어 *pneumonectomy*(허파절제술)를 시행한다고 한다면 허파를 제거할 수 있을 만큼 넓게 여러 개의 갈비뼈를 분리해야 한다. 갈비뼈를 드러낸 상태에서는, 깊은쪽의 periosteal sheath(뼈막집)와 이에 인접한 intercostal muscle(갈비사이근육)을 통과하여 thoracic cavity 속으로 접근할 수 있다. 수술 후에 갈비뼈 부분이 모자라게 돼도 보존된 뼈막에 의해서 불완전하게나마 재생이 된다.

Thoracic Outlet Syndrome(가슴문증후군)

임상의사가 superior thoracic aperture(위가슴문)를 thoracic "outlet" 이라는 용어를 써서 설명할 때에는 중요한 신경과 동맥이 이 문을 지나서 목과 팔로 지나가고 있음을 강조하고 있는 중이다. *Thoracic outlet syndrome*에는 *costoclavicular syndrome*(갈비빗장증후군)과 같은 다양한 증후군이 존재한다. costoclavicular syndrome은 subclavian artery(빗장밑동맥)이 clavicle과 첫째갈비뼈 사이에서 눌리는 것이 원인이며, 그 결과로 팔의 피부가 차갑고 창백하며, radial artery(노동맥)의 맥박이 약해지는 증후군이다. 이러한 증상은 목과 어깨 사이의 각도가 증가할수록 더 심하게 나타난다.

Dislocation of Ribs(갈비뼈탈구)

Rib dislocation(갈비뼈 탈구, *slipping rib syndrome*) 또는 *sternocostal joint*(복장갈비관절)의 **탈구**는 갈비연골이 sternum과 분리되는 것이다. 이로 인해 통증이 생기며, 깊이 숨을 쉴 때 특히 심해진다. 탈구된 부분에는 손상으로 인해 덩어리가 생긴 것처럼 변형된다. 갈비뼈 탈구는 흔히 서로 몸을 부딪히는 운동 경기를 하다 발생하며, 이로 인해 탈구된 주변의 신경, 혈관 근육이 눌리거나 손상될 수 있다. 있다.

갈비뼈의 separation(분리)이란, 갈비뼈와 갈비연골 사이의 *costochondral junction*(갈비연골이음부)의 **탈구**를 말한다. 셋째~열째 갈비뼈가 분리되면 perichondrium(연골막)과 periosteum(뼈막)이 잘 찢어지고, 갈비뼈는 위로 올라가 위쪽 갈비뼈와 겹치며 통증이 생긴다.

Paralysis of Diaphragm(가로막마비)

가로막의 마비는 **가로막이 모순되게 움직이는** 것을 영상에서 확인하여 진단할 수 있다. Diaphragm은 오른쪽과 왼쪽에 각각 신경이 분포하므로, 한쪽만 마비되는 경우는 diaphragm 중 반대쪽 절반에는 영향을 주지 않는다. 마비된 쪽은 숨을 들이쉴 때 내려가는 것이 아니라, 오히려 정상인 쪽에 의해 눌린 뱃속 장기에 밀려서 위쪽으로 올라가게 된다. 마비된 diaphragm은 expiration(날숨) 때는 허파의 압력에 밀려서 아래로 올라간다(그림 B1.1).

Sternal Fractures(복장뼈골절)

복장뼈의 골절은 흔히 발생하지는 않지만, 교통사고 시 심하게 운전대에 가슴벽이 심하게 눌리는 등의 일이 생기면 복장뼈가 으깨어지는 손상이 발생할 수 있다.

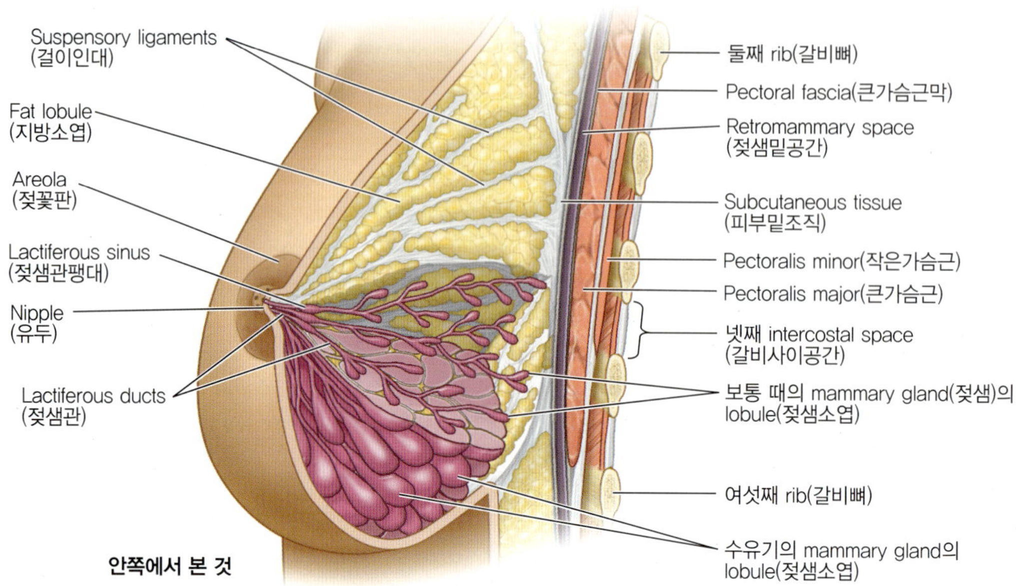

그림 1.8. 여성의 breast와 anterior thoracic wall의 시상절단면. 그림의 윗부분은 lobule과 suspensory ligament, 중간부분은 모유를 만들지 않는 상태의 breast의 alveolus, 아랫부분은 모유를 만드는 mammary gland의 lobule들이다.

Breasts(유방)

Breast(라틴어로 *mamma*)는 남성과 여성 모두에게 있는데, 그 중 여성에서만 잘 발달한다. 여성의 **mammary gland**(젖샘)는 생식에 필요한 부속기관이고, 남성에서는 작은 관과 끈 같은 구조만 남아 기능이 없는 기관이다. Mammary gland는 변형된 sweat gland(땀샘)이므로, capsule(피막)이나 sheath(집)와 같은 구조는 없다. Breast의 모양과 크기는 subcutaneous fat에 의해 정해지지만 임신을 하면 그보다는 mammary gland가 커지고 새로운 샘조직이 생겨나는 것의 영향을 더 많이 받는다. 사춘기(8~15세)동안, 여성의 breast는 샘조직의 발달과 늘어난 지방 축적량에 의해 자라나는 것이 정상이다. Breast의 크기와 모양은 유전요인, 인종, 식이에 따라 달라진다.

여성의 breast 바닥쪽은 대략 둥글며, sternum의 가쪽 경계로부터 가로로 anterior axillary line(앞겨드랑선)까지, 수직으로는 둘째부터 여섯째 갈비뼈까지에 걸쳐있다. Breast의 일부는 pectoralis major muscle(큰가슴근)의 아래가쪽 경계를 따라 뻗어 axillary fossa(겨드랑)에 이르러, (Spence의) **axillary process(axillary tail;** 젖샘가쪽돌기)가 된다. Breast의 2/3는 pectoralis major를 덮는 **pectoral fascia**(큰가슴근막)의 얕은 쪽에 있고 나머지 1/3은 serratus anterior muscle(앞톱니근)을 덮는 근막의 얕은 쪽에 있다(그림 1.8, 1.9). Breast와 pectoral fascia의 깊은층 사이는 loose connective tissue(성긴결합조직)로 이루어진 층, 또는 잠재적으로 늘어날 수도 있는 공간인 **retromammary space**(젖샘밑공간)로 되어 있다. 이 층은 지방이 약간 있어서, pectoral fascia 위로 breast가 어느 정도 움직일 수 있다. Mammary gland는 (Cooper의) **suspensory ligament**(젖샘걸이인대)에 의해 그 위 피부의 dermis(진피)에 단단히 고정된다. 이 인대는 특히 breast의 위쪽에 잘 발달해서(그림 1.8), 그 속의 **lobule**(젖샘소엽)들을 지탱한다.

Breast가 가장 솟아오른 부분에는 **nipple**(젖꼭지)과 이를 둘러싸는 둥글고 색소가 침착된 부분인 **areola**(젖꽃판)가 있다. Breast의 샘조직에는 mammary gland의 parenchyma를 이루는 **lobule**이 15~20개씩 있다. 각 lobule은 **lactiferous duct**(젖샘관)로 모이고 이것들은 제각기 nipple로 열린다. 각각의 duct 중 areola의 바로 아랫부분은 넓어져 있는데 이를 **lactiferous sinus**(젖샘관팽대; 그림 1.8)라고 한다.

VASCULATURE OF BREAST(유방의 혈관분포)

Breast의 동맥 공급은 다음의 혈관들로부터 이루어진다(그림 1.9A).

- Subclavian artery(빗장밑동맥)에서 시작되는 internal thoracic artery(속가슴동맥)의 *anterior intercostal artery*(앞갈비사이동맥)와 **관통가지들의 medial mammary branch**(안쪽젖샘가지)
- **Lateral thoracic artery**(가쪽가슴동맥)와 **thoracoacromial artery**(가슴봉우리동맥)**의 mammary branch**들, axillary artery(겨드랑동맥)의 가지들
- Intercostal space에서 나오는 thoracic aorta(가슴대동맥)의 가지인 *posterior intercostal artery*(뒤갈비사이동맥)

Breast의 정맥 배출(그림 1.9B)은 주로 **axillary vein**(겨드랑정맥)으로 이루어지고, 일부는 *internal thoracic vein*(속가슴정맥)으로도 빠져나간다.

Breast의 림프 흐름은 암세포의 전이(퍼지는 것)에서 큰 영향을 주므로 잘 알고 있어야 한다. 림프는 샘조직의 lobule, nipple, areola로부터 **subareolar lymphatic plexus**(젖꽃판밑림프얼기; 그림 1.9C)를 거쳐, 다음과 같은 경로로 흐른다.

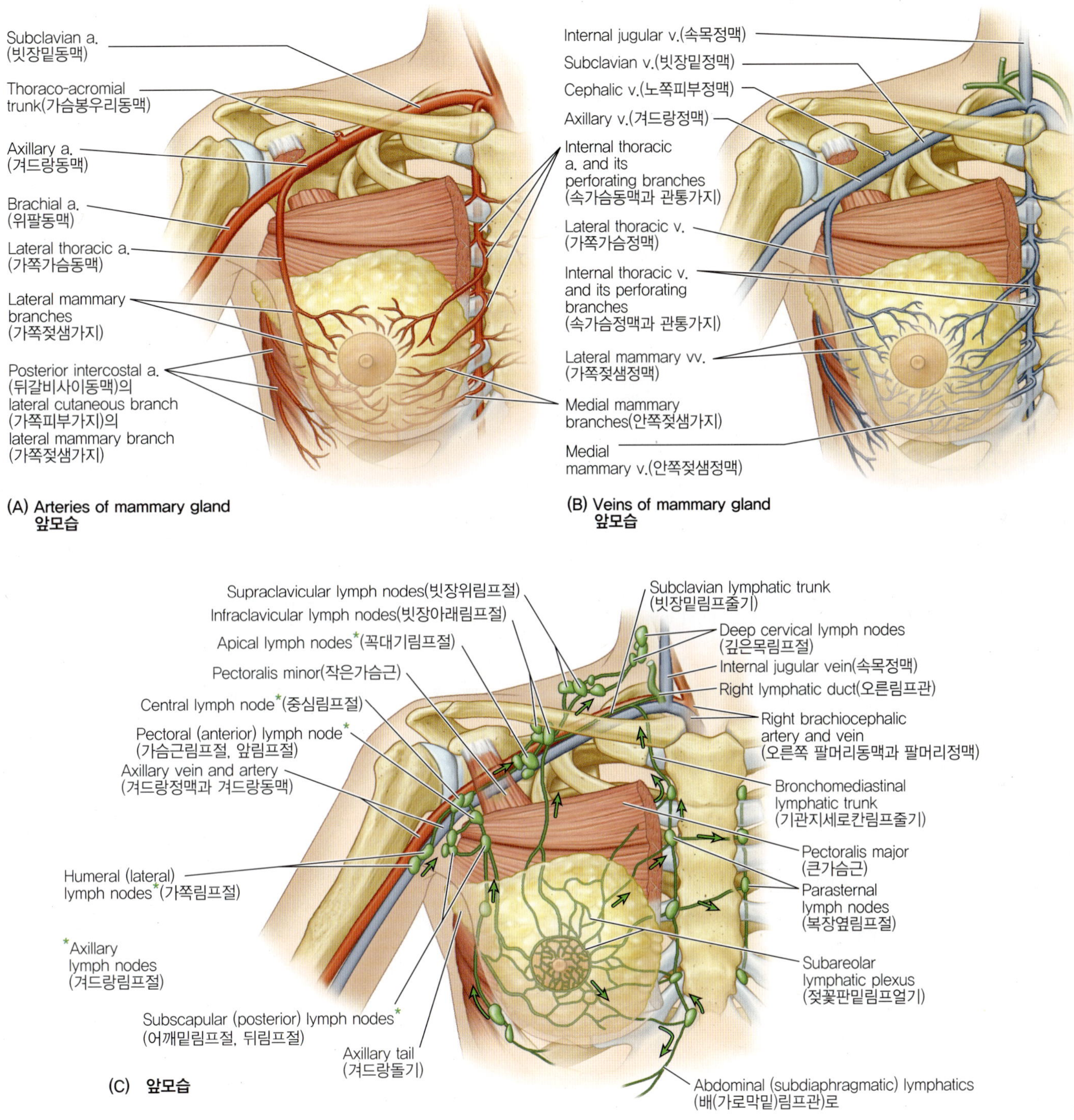

그림 1.9. **Breast의 림프 흐름과 혈관** A. 동맥 B. 정맥 C. 림프 흐름. Axillary lymph nodes는 별표로 표시되어 있다.

- 림프의 대부분(약 75%), 특히 breast의 위가쪽 1/4에서 나오는 것은 **axillary lymph nodes**(겨드랑림프절)로 흐르는데 이것은 pectoral nodes(가슴근림프절), humeral nodes(가쪽림프절), subscapular nodes(어깨밑림프절), central nodes(중심림프절), apical nodes(꼭대기림프절)를 통틀어 일컫는 것이다.
- 림프 대부분은 먼저 *pectoral nodes*[*anterior nodes*(앞림프절)]로 모이지만, 일부는 axillary nodes 중 다른 림프절로 흐르거나 interpectoral nodes(가슴근사이림프절), deltopectoral nodes(세모가슴근림프절), supraclavicular nodes(빗장위림프절), inferior deep cervical nodes(아래깊은목림프절)로 모인다.

- Breast 중 안쪽의 림프는 **parasternal lymph nodes**(복장옆림프절)나 반대쪽 breast로 흐른다.
- Breast 중 아래부분의 림프는 몸 깊이 들어가 **inferior phrenic lymph nodes**(아래가로막림프절)와 같은, 배의 림프절로 흐르기도 한다.

Axillary lymph nodes로 모인 림프는 infraclavicular lymph nodes(빗장아래림프절)와 supraclavicular lymph nodes(빗장위림프절)를 거쳐 **subclavian lymphatic trunk**(빗장밑림프줄기)로 흐른다. 한편, parasternal lymph nodes로 모인 림프는 **bronchomediastinal trunk**(기관지세로칸림프줄기)로 들어간 뒤 thoracic duct(가슴림프관)나 right lymphatic duct(오른림프관)로 배출된다.

NEVERS OF BREAST(유방의 신경분포)

*Breast*에 분포하는 신경은 네째부터 여섯째 intercostal nerve의 anterior cutaneous branch(앞피부가지)와 lateral cutaneous branch(가쪽피부가지)에서 생겨난다(그림 1.11 참조). 이 intercostal nerve의 가지들은 pectoralis major를 덮는 pectoral fascia를 지나 피부에 이른다. 이 가지들은 피부에 분포하는 감각신경섬유와 breast 및 그 위의 피부와 nipple의 혈관의 smooth muscle을 지배하는 교감신경섬유로 되어 있다.

Muscles of Thoracic Wall(가슴벽의 근육)

Thoracic cage에는 팔과 몸통을 이어주는 팔의 근육인 pectoralis major(큰가슴근), pectoralis minor(작은가슴근), serratus anterior(앞

임상해부학

Breast Quadrants(유방의 사분면)

해부학적인 위치를 설명하거나, 병변의 위치를 기술하기 위해서 유방을 흔히 네 부분으로 나눈다. *Axillary process*(겨드랑돌기)는 유방이 superolateral quadrant(위가쪽사분위)로 연장된 부분을 말한다(그림 B1.3).

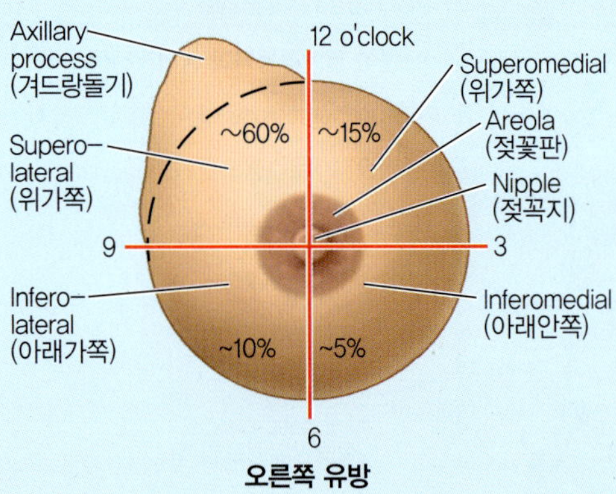

그림 B1.3. Breast의 사분면.

Changes in Breasts(유방의 변화)

유방 조직에서는 임신 중이나 월경주기에 따라서 lactiferous duct(젖샘관)의 가지가 많아지는 것과 같은 변화들이 나타난다. 유즙을 생성하는 것은 출산 후에 시작되지만, gland(젖샘) 조직이 유즙을 생산할 준비를 위해 변화하기 시작하는 것은 임신 중기 때이다. *Colostrum*(초유)은 임신 마지막 시기와 최초의 모유 수유 때에 분비되는 유백색 또는 노르스름한 색의 유즙전구액(premilk fluid)을 말한다. 초유에는 단백질과 면역물질, 그리고 영아의 소화기관에 영향을 주는 성장인자가 풍부할 것으로 생각되고 있다. 다산부의 경우 유방은 커지고 늘어진다. 노년 여성의 유방은, 지방은 줄어들고 샘조직이 퇴화하여 크기가 작아진다.

Supernumerary Breasts and Nipples (유방과다증과 유두과다증)

유방 또는 유두가 세 개 이상인 것을 *polymastia*(유방과다증) 또는 *polythelia*(과다유두증)라 하고, 주로 정상 유방의 위쪽이나 아래쪽에 나타난다. 유방과다증인 경우는 nipple과 areola(젖꽃판)는 흔적만 있는 경우가 대부분이다. 이것은 embryonic mammary crest(배아젖샘능선)였던, axilla(겨드랑)에서 groin(고샅)까지를 연결하는 선을 따라 나타나며, 그 가운데 어느 위치에서든 나타날 수 있다.

Carcinoma of Breast(유방암)

유방의 림프 흐름에 대해 이해하면 **유방암**으로 인한 암세포의 전이가 어떻게 진행될지를 예측하는 데 도움이 된다. 유방암에 속하는 악성종양은, 주로 유방 lobule의 lactiferous ducts(젖샘관) 상피세포에서 유래한 샘암종(adenocarcinama)인 경우가 대부분이다(그림 B1.4). 암세포는 림프관으로 들어가서 전이되며, 정맥계통으로 퍼지기 전에 2,3개의 림프절을 지나가게 된다. 유방암은 림프관과 정맥을 통해서 전이될 뿐만 아니라 직접 조직을 침투하여 전이될 수 있다.

전이된 암세포가 림프 흐름을 막으면, 피부밑조직에 부종이 생기는 *lymphedema*(림프부종)가 나타나며 이로 인하여 유두의 위치가 바뀌고, 피부가 두꺼워지면서 가죽 같은 형태로 변한다(그림 B1.4A). 피부의 땀구멍이 두드러지고, 땀구멍 사이의 피부는 우둘두둘해져서 마치 오렌지 껍질처럼 변한다(*peau d'orange* sign). 샘조직에 암세포가 퍼지고 섬유화되며, 섬유화된 부분이 suspensory ligaments(젖샘걸이인대)를 당겨서 짧아지게 해 유방 피부에 손가락 끝이 들어갈 정도의 커다란 보조개가 생기게 된다. *Subareolar breast cancer*(젖꽃판밑유방암)에서는 비슷한 기전으로 전이된 암이 lactiferous duct를 당겨 유

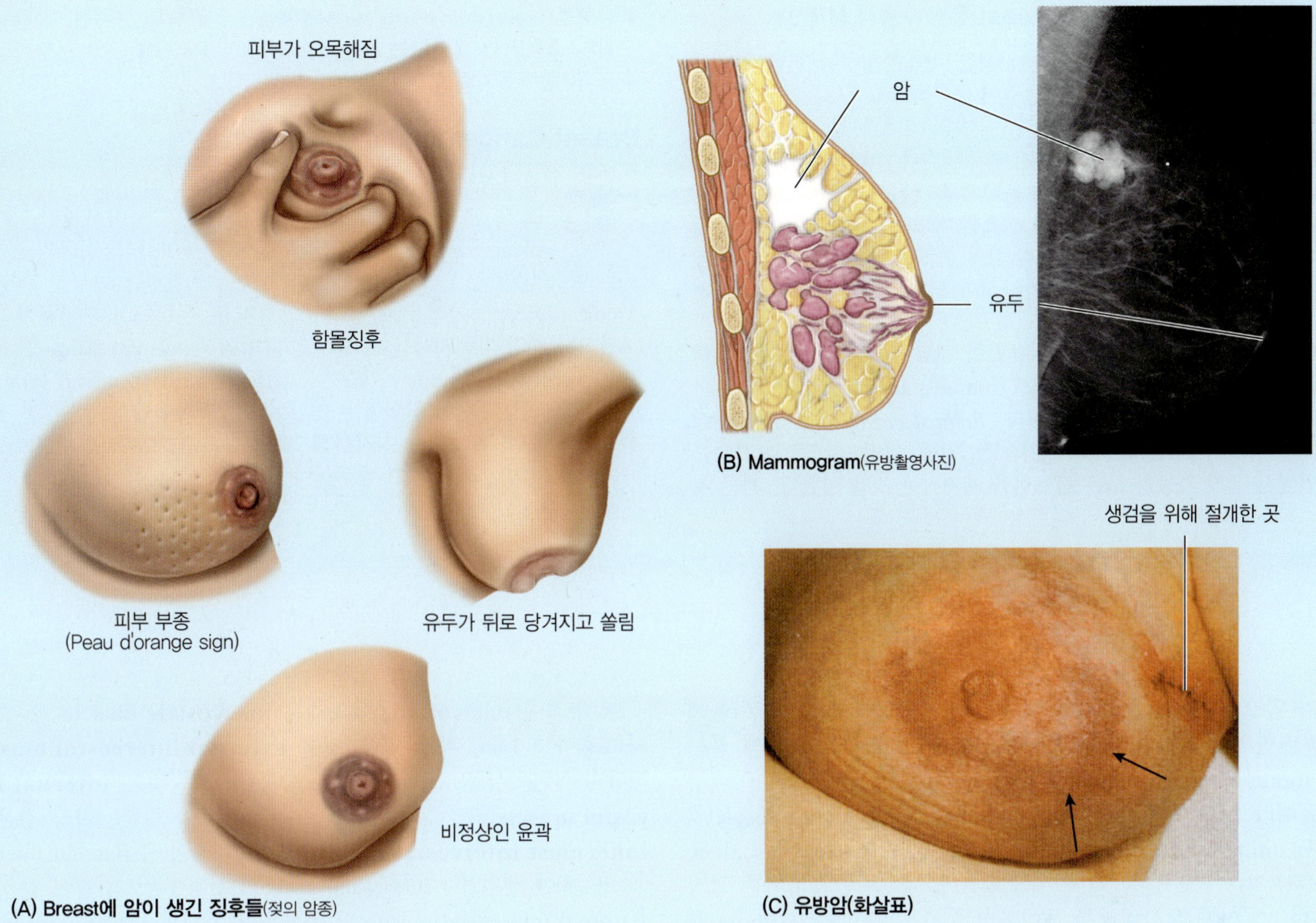

(A) Breast에 암이 생긴 징후들(젖의 암종)

(B) Mammogram(유방촬영사진)

(C) 유방암(화살표)

그림 B1.4. 유방암.

두가 뒤집히게 된다.

전형적인 유방암은 **림프성 전이**를 하는데, 유방의 암세포는 주로 겨드랑의 림프절로 **전이**되며, 림프절에 도달하여 자리잡은 암세포는 둥지를 틀고 자리잡는다. 이후 림프관의 연결에 의하여 겨드랑, 목, 가슴에 위치한 axillary node, cervical node, parasternal node로 전이되며, 더 나아가 supraclavicular lymph nodes에 전이되고, 배와 반대편 유방에도 전이될 수 있다. 대부분의 유방암은 **겨드랑 림프절**로 전이되므로, 이곳의 림프절이 커진 것을 만져서 확인하면 조기진단이 가능하다. 림프절이 커지면 유방암을 의심하여야 하지만, 겨드랑에서 림프절이 커진 것을 발견하지 못하였다고 하더라도 유방암이 전이되지 않았다고 단정하면 안 된다. 왜냐하면 infraclavicular lymph nodes나 supraclavicular lymph nodes 등의 다른 곳의 림프절로 먼저 전이되는 경우도 있기 때문이다. 림프 흐름은 복잡하므로 전이된 암의 치료는 쉽지 않다

Posterior intercostal vein(뒤갈비사이정맥)은 척추뼈 body의 양옆을 따라서 흐르는 *azygos/hemiazygos system*(홀 및 반홀정맥계)으로 유입되며, 척수 주위에 형성된 internal vertebral venous plexus(속척추정맥얼기)와도 연결된다. 암세포는 이러한 정맥 경로를 따라서 유방에서 척추로 또 척추에서 머리뼈와 뇌로 전이될 수 있다. 암세포는 또한 주위조직으로 침투되어 퍼질 수 있다. 유방암세포가 retromammary space(유방뒤공간)를 침투하거나, pectoralis major(큰가슴근)를 덮는 근막에 부착 또는 침투하거나, interpectoral nodes(가슴근사이림프절)로 전이되면, 이 근육이 수축할 때 유방이 들어 올라가게 된다. 이 움직임은 진행된 유방암일 때 나타나는 임상징후이다.

Mammography(유방촬영술)

Mammography(유방촬영술)는 유방의 종괴(mass)를 영상의학적으로 진단하는 기법이다. *Mammogram*(유방촬영사진)에서 크고 우둘투둘한 그림자가 관찰되면 암이 있음을 알 수 있다. 종괴 표면의 피부는 두껍게 보인다(그림 B1.4B). **아래쪽 지시선**은 유두를 가리키는데, 사진에서 함몰되어 보인다. 유방촬영사진은 유방 종양, 물혹, 농양을 제거할 때 도움이 된다.

(다음 쪽에 계속)

Surgical Incisions of Breast(유방 수술시 절개선)

유방의 절개선은 혈관이 적은 아래쪽의 사분면에 시행하며, 위쪽의 사분면은 혈관이 풍부하므로 될 수 있으면 피한다. 아래에서는 가슴벽과 유방의 경계가 선, 잔주름, 또는 깊은 피부 주름으로 나타나므로 가장 뚜렷하다. 이러한 선을 따라 절개하면, 잘 눈에 띄지 않게 되고, 유방으로 가려져서 숨겨질 수 있다. Areola 가까이 또는 유방 자체에 절개를 해야 할 때는, 이 부위의 피부에는 Langer의 tension line(분할선)이 가로로 위치하므로, 양쪽 옆 중에 한 쪽에서 nipple을 향해 방사상이 되도록 절개하거나, 둘러서 절개한다.

Mastectomy(유방절제술)는 유방암의 치료법으로, 예전만큼 흔히 행해지지 않는다. **단순유방절제술**은 retromammary space(유방뒤공간)까지 유방을 절제하는 것을 말한다. *Radical mastectomy*(근치유방절제술)는 유방과 pectoral muscle(가슴근), 지방, 근막, 겨드랑과 가슴근 부위에서 제거 가능한 모든 림프절을 제거하는 것을 말한다. 최근 치료방향은 *breast-conserving surgery*(유방보전술)로도 알려진, 암과 그 주위의 조직만을 제거하는 *lumpectomy*(덩이절제술)를 주로 시행하고, 수술 후 방사선치료를 한다(Goroll, 2009).

Breast Cancer in Men(남성의 유방암)

유방암의 약 1.5%는 남성에서 생긴다. 여성에서처럼 암세포가 흔히 axillary lymph nodes로 전이하지만, 뼈, pleura(가슴막), 허파, 간, 피부에도 전이한다. 미국의 통계로는 미국 남성 중 1,000명이 해마다 유방암에 걸린다(Swartz, 2009). Areola 밑으로 덩어리가 보이거나 만져지고, 유두에서 분비물이 나오면 악성종양임을 시사한다. 남성의 유방암은 pectoral fasica(큰가슴근막), pectoralis major(큰가슴근), axilla의 axilla의 apical lymph nodes(꼭대기림프절)에 침입하는 경향이 있다. 남성에서 유방암은 비록 희귀하지만 그 경과는 심각한데, 뼈와 같은 곳으로 심하게 전이될 때까지는 잘 발견되지 않기 때문이다.

톱니근)가 앞으로, latissimus dorsi(넓은등근)가 뒤로 붙는다. 이들에 더해, 앞배벽의 근육, 목과 등의 근육 일부도 thoracic cage에 붙는다. Pectoralis major와 pectoralis minor, serratus anterior의 아래부분 및 목뼈와 첫째, 둘째 갈비뼈를 잇는 anterior scalene muscle(앞목갈비근), middle scalene muscle(중간목갈비근), posterior scalene muscle(뒤목갈비근)도 숨을 깊이 세게 들이쉴 때 위쪽 갈비뼈를 고정시켜 주며, 그 아래쪽 갈비뼈를 들어올리는 근육들을 도와서 thoracic cavity를 더 넓힘으로써, 호흡보조근육의 기능을 한다. Thoracic wall의 근육은 그림 1.10과 표 1.2를 참조하자.

전형적인 intercostal space에는 intercostals muscle 세 겹이 있다(그림 1.11, 1.12). 가장 얕은 것은 **external intercostal muscle**(바깥갈비사이근; 섬유가 아래-앞쪽을 향함), 중간 것은 **internal intercostal muscle**(속갈비사이근; 섬유가 아래뒤쪽을 향함), 가장 깊은 것은 **innermost intercostal muscle**(맨속갈비사이근; internal intercostal과 비슷하게 생겼지만 intercostal space의 신경혈관보다 깊이 있음)이다. External intercostal muscle의 힘살은 앞쪽에서 **external intercostal membrane**(바깥갈비사이막)으로 바뀌고, internal intercostal muscle의 힘살은 뒤쪽에서 **internal intercostal membrane**(속갈비사이막)으

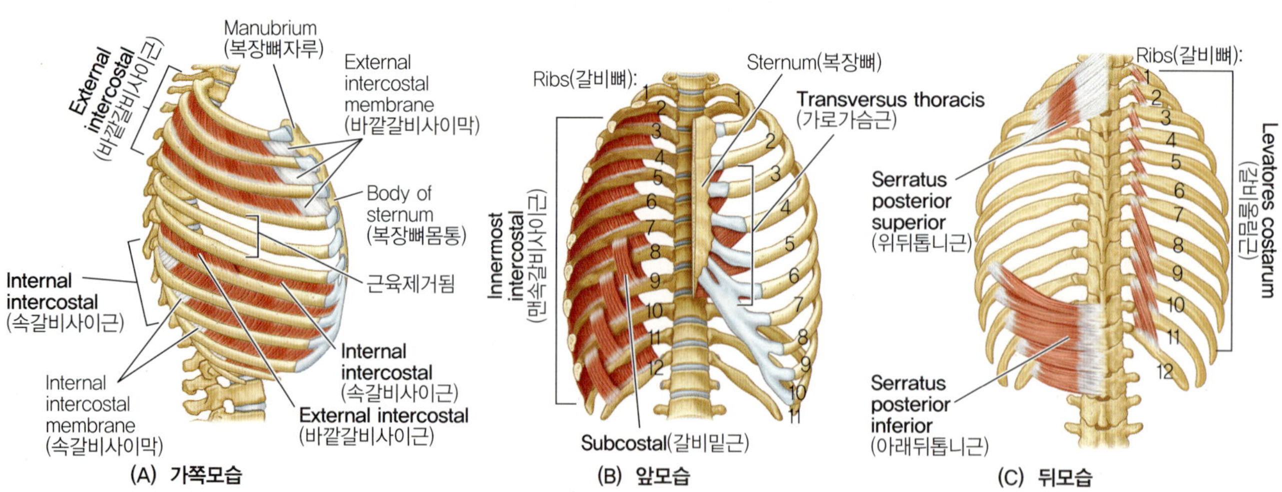

그림 1.10. Thoracic wall의 근육. A. External and internal intercostal muscles(바깥갈비사이근과 속갈비사이근). **B.** Innermost intercostals(맨속갈비사이근), subcostal(갈비밑근), transversus thoracis muscle(가로가슴근). **C.** Serratus posterior superior and inferior(위뒤톱니근과 아래뒤톱니근), levatores costarum muscle(갈비올림근).

표 1.2 THORACIC WALL의 근육

근육	위쪽 부착부분	아래쪽 부착부분	신경분포	주요 작용[a]
External intercostal (바깥갈비사이근)	갈비뼈의 아래모서리	아래쪽 갈비뼈의 위모서리	Intercostal nerve	숨을 힘껏 들이쉴 때 갈비뼈를 들어올림[a]
Internal intercostal (속갈비사이근)				숨을 강하게 쉴 때 갈비뼈 사이의 부분은 갈비뼈를 내리고, 연골 사이의 부분은 갈비뼈를 들어올림[a]
Innermost intercostal (맨속갈비사이근)				
Transversus thoracis (가슴가로근)	Sternum 아래쪽의 뒤면	둘째~여섯째 costal cartilage의 안쪽 면		갈비뼈를 약하게 내림
Subcostal (갈비밑근)	아래쪽 갈비뼈의 angle 근처의 안쪽 면	두세 개 아래쪽 갈비뼈의 위모서리		Internal intercostal muscle과 같은 식으로 작용할 것으로 추정
Levatores costarum (갈비올림근)	T7~T11의 transverse process	바로 아래 갈비뼈의 tubercle과 angle 사이	C8~T11 신경의 posterior ramus	갈비뼈를 들어올림
Serratus posterior superior(위뒤톱니근)	Nuchal ligament, C7~T3 vertebra의 spinous process	둘째~넷째 갈비뼈의 위모서리	둘째~다섯째 intercostal nerve	갈비뼈를 들어올림[b]
Serratus posterior inferior(아래뒤톱니근)	여덟째~열두번째 갈비뼈의 angle 부근의 아래모서리	T11~L2 vertebra의 spinous process	아홉째~열한번째 intercostal nerve, subcostal nerve(T12)	갈비뼈를 내림[b]

[a] 긴장된 갈비사이근육은 갈비사이공간을 견고하게 유지시켜, 숨을 내쉴 때 갈시바이공간이 부풀어오르는 것을 막고 숨을 들이쉴 때 갈비사이공간이 빨려들어가는 것을 막는다. 갈비뼈 운동에서 갈비사이근육과 덧호흡근의 각각의 역할을 알아내기 위해 많은 근전도연구가 진행 중이다.

[b] 근육의 작용은 전통적인 방법에 따라 근육의 이는곳과 닿는곳을 근거로 기술하였으며 근육들의 기능은 고유감각과 유사하게 나타난다.

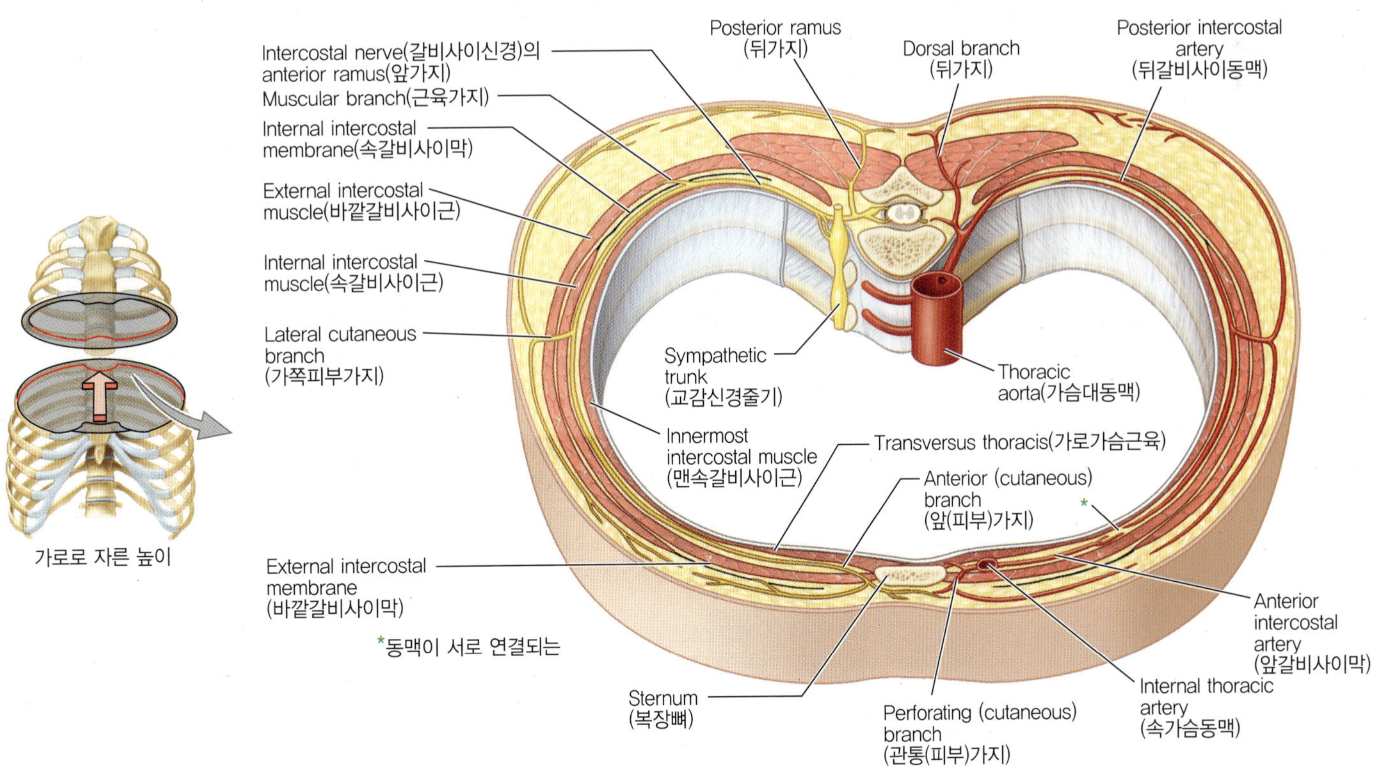

그림 1.11. Intercostal space(갈비사이공간), **가로단면.** 신경(오른쪽)과 동맥(왼쪽)이 보인다.

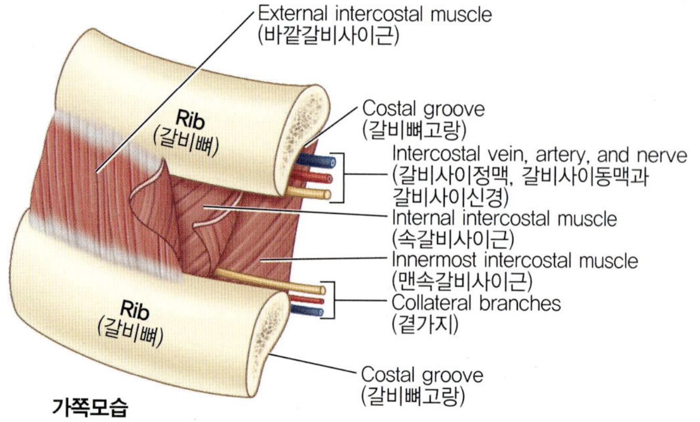

그림 1.12. 전형적인 intercostal space에 있는 구조. Costal groove(갈비고랑)에 있는 구조는 위쪽부터 아래로 정맥(V), 동맥(A) 신경(N) 순서로 배열된다. *VAN*이라는 영문글자를 기억하면 순서대로 외우기 쉽다.

로 바뀐다. Innermost intercostal muscle은 intercostal space의 가장 가쪽에서만 관찰된다.

Nerves of Thoracic Wall(가슴벽의 신경)

Thoracic wall에는 spinal cord의 thoracic segment(가슴분절)에서 thoracic spinal nerve(가슴척수신경) 12쌍이 나와 분포한다. 이 신경들은 intervertebral foramen을 통해 나와, anterior rami와 posterior rami로 나누어진다(그림 1.11). T1~T11의 anterior rami는 intercostal space를 따라가는 **intercostal nerve**(갈비사이신경)가 된다. T12 신경의 anterior rami는 열두째 갈비뼈 아래를 지나는 **subcostal nerve**(갈비밑신경; 3장 참조)로 이어진다. Thoracic spinal nerve의 posterior rami는 vertebra의 articular process 바로 가쪽에서 뒤를 향해 뼈와 관절, 등의 깊은층 근육, 가슴높이의 등의 피부에 분포한다.

전형적인 intercostal nerve(셋째부터 여섯째까지)는 처음 intercostal space의 뒤쪽에서는 parietal pleura(가슴막; thoracic cavity를 두르는 장액성 막)와 internal intercostal membrane 사이를 지난다. 이들은 intercostal space 중간 높이에서 internal intercostal membrane과 internal intercostal muscle을 뚫은 뒤, 갈비뼈의 angle 근처에서 internal intercostal muscle과 innermost intercostal muscle 사이로 들어간다(그림 1.12, 1.13). 신경들은 여기서부터 costal groove(갈비뼈고랑)를 따라 이어지고, 그 바로 위에는 intercostal artery(갈비사이동맥)가, 동맥의 바로 위에는 intercostal vein(갈비사이정맥)이 지난다.

이 신경들의 곁가지는 갈비뼈의 angle 근처에서 갈라져 그 아래쪽 갈비뼈의 위쪽 모서리를 따라 지난다. Intercostal nerve는 internal intercostal muscle과 innermost intercostal muscle 사이로 계속 진행하여 이 두 근육을 비롯해 다른 근육들에도 가지를 내고 midaxillary line(겨드랑중간선) 가까이에서 **lateral cutaneous branch**(가쪽피부가지)를 낸다(그림 1.11). 앞으로 가면 이 신경은 internal intercostal muscle의 깊은 쪽 표면에서 관찰되며, sternum 근처에서 앞을 향

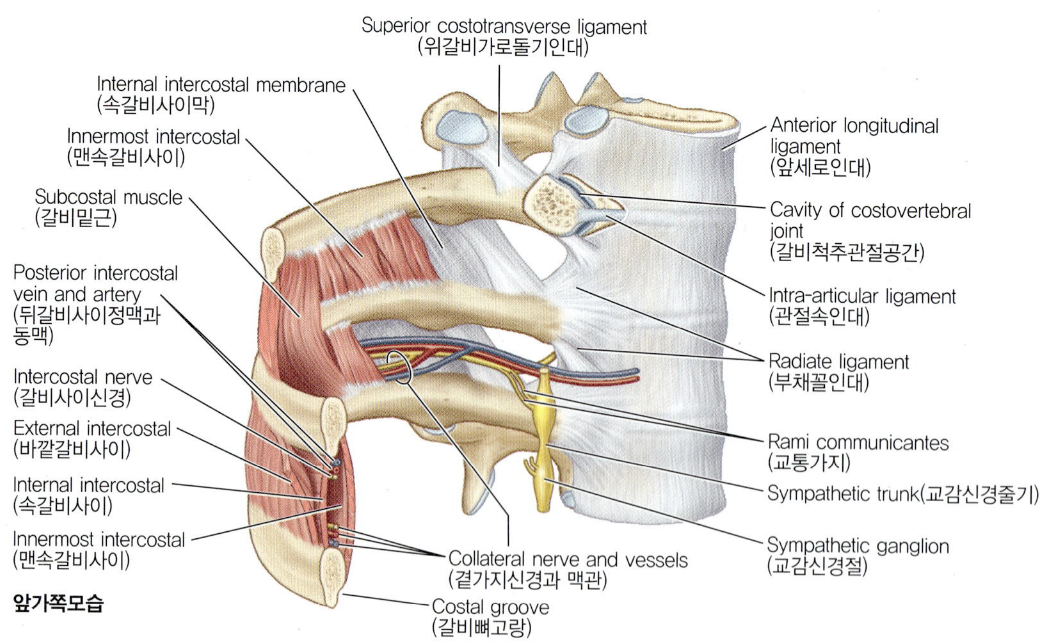

그림 1.13. Intercostal space의 뒤쪽부분. Intercostal nerve는 sympathetic trunk와 rami communicantes(communicating branches 교통가지)로 연결된다.

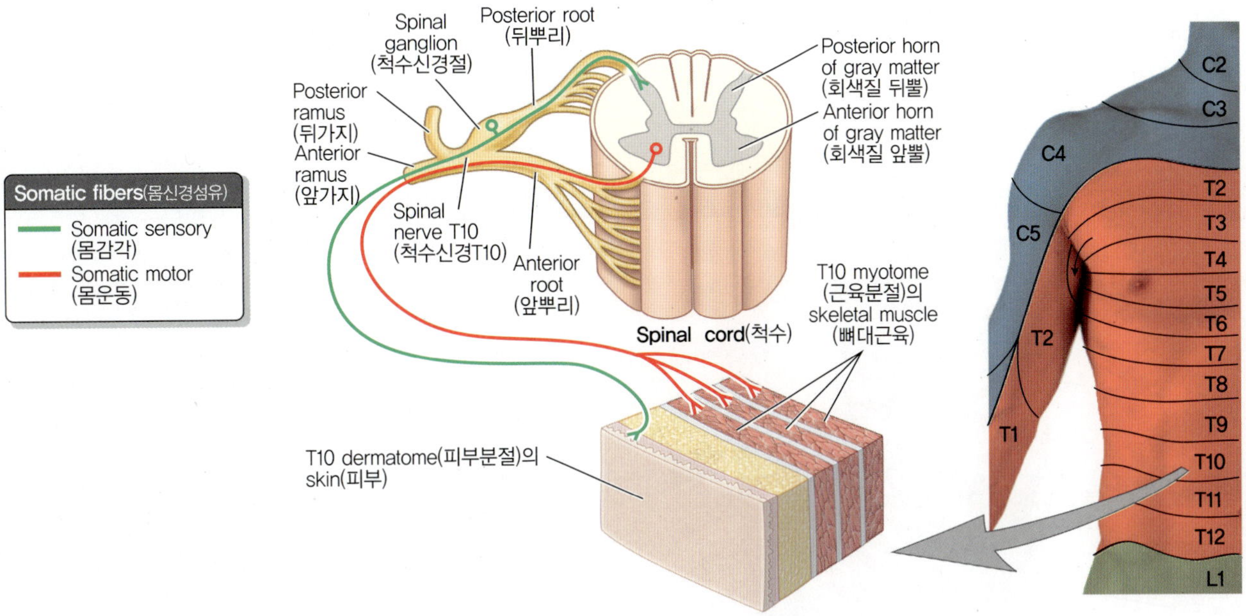

그림 1.14. 몸통의 dermatome(피부분절)과 myotome(근육분절). 하나의 spinal nerve 또는 segment of the spinal cord(척수분절)이 피부에 분포하는 dermatome과 골격근육에 분포하는 myotome이 어떠한 차이가 있는지 살펴보도록 한다. 가슴의 dermatome은 그림의 오른편에 있다.

해 방향을 바꿔 costal cartilage들 사이를 지나 **anterior cutaneous branch**(앞피부가지)가 되어 피부밑조직으로 들어간다. Intercostals nerve 전체에 걸쳐 근육가지가 생겨나 intercostal muscle, subcostal muscle(갈비밑근), transversus thoracis(가슴가로근), levatores costarum(갈비올림근), serratus posterior superior muscle(위뒤톱니근), serratus posterior inferior muscle(아래뒤톱니근)에 분포하고(표 1.2) parietal pleura(벽쪽가슴막)에 감각가지를 낸다.

비전형적인 **intercostal nerve**로는 첫째, 둘째와 일곱째부터 열한번째가 있다. 첫째와 둘째 intercostal nerve는 첫째와 둘째 갈비뼈의 costal groove의 아래가 아니라 갈비뼈의 안쪽면을 지난다. 일곱째부터 열한번째까지의 intercostal nerve는 lateral cutaneous branch를 낸 뒤, 계속 진행해 abdominal wall의 피부와 근육에 분포한다.

Posterior ramus와 anterior ramus의 lateral cutaneous branch, anterior cutaneous branch는 뒤정중선부터 앞정중선까지를 띠 모양 영역을 따라 분포한다. 이러한 띠 모양 영역을 **dermatome**(피부분절)이라 하는데, 그 하나하나에는 단일 posterior root의 감각섬유가 그 해당하는 spinal nerve의 posterior rami와 anterior rami를 통해 분포한다(그림 1.14). 피부의 어느 부분이든 대개 인접한 두 신경이 같이 분포하는 것으로 보아, 이웃한 *dermatome*끼리 겹치는 것은 흔한 일이라 여겨진다. 따라서 intercostal nerve 두세 개가 완전히 마비되기 전에는 한 dermatome의 감각이 완전히 소실되는 것은 어렵다. 한 쌍의 thoracic spinal nerve에서 나오는 posterior rami와 anterior rami의 운동섬유가 지배하는 근육들은 **myotome**(근육분절)이라 한다(그림 1.14).

Rami communicantes(communicating branch, 교통가지)는 각 intercostal nerve와 subcostal nerve를 **sympathetic trunk**(교감신경줄기)와 이어준다(그림 1.13). Presynaptic fiber(신경절이전섬유)는 각 thoracic nerve(그리고 위쪽 lumbar nerve)의 anterior ramus가 시작하는 부분에서 white ramus communicans(백색교통가지)를 타고 나와 **sympathetic ganglion**(교감신경절)으로 간다. Postsynaptic fiber(신경절이후섬유)는 sympathetic trunk의 신경절에서 gray ramus communicantes를 타고 나와 intercostal nerve를 비롯한 가장 가까운 spinal cord의 anterior ramus에 합쳐져 몸통벽과 팔다리에 분포한다. Spinal nerve의 가지들을 따라 흩어진 sympathetic nerve fiber는 몸통벽과 팔다리의 혈관, 땀샘, 민무늬근에 분포한다.

Vasculature of Thoracic Wall(가슴벽의 혈관)

Thoracic wall의 동맥으로는 **thoracic aorta**에서 나오는 posterior intercostal artery(뒤갈비사이동맥)와 subcostal artery(갈비밑동맥), **subclavian artery**(빗장밑동맥)에서 나오는 internal thoracic artery(속가슴동맥)와 supreme intercostal artery(맨위갈비사이동맥), **axillary artery**(겨드랑동맥)에서 나오는 superior thoracic artery(위가슴동맥)와 lateral thoracic artery(가쪽가슴동맥)가 있다(그림 1.11, 1.15A; 표 1.3). 각각의 intercostal space에는 세 가지 동맥이 분포하는데, 커다란 posterior intercostal artery(그리고 그 곁가지)와 작은 anterior intercostal artery이다.

Thoracic wall의 정맥은 intercostal artery, intercostal nerve와 동반하는데, costal groove에서 이들보다 높게 자리한다(그림 1.11, 1.15B). 양쪽 몸통에는 각각 intercostal vein 열한 쌍과 subcostal

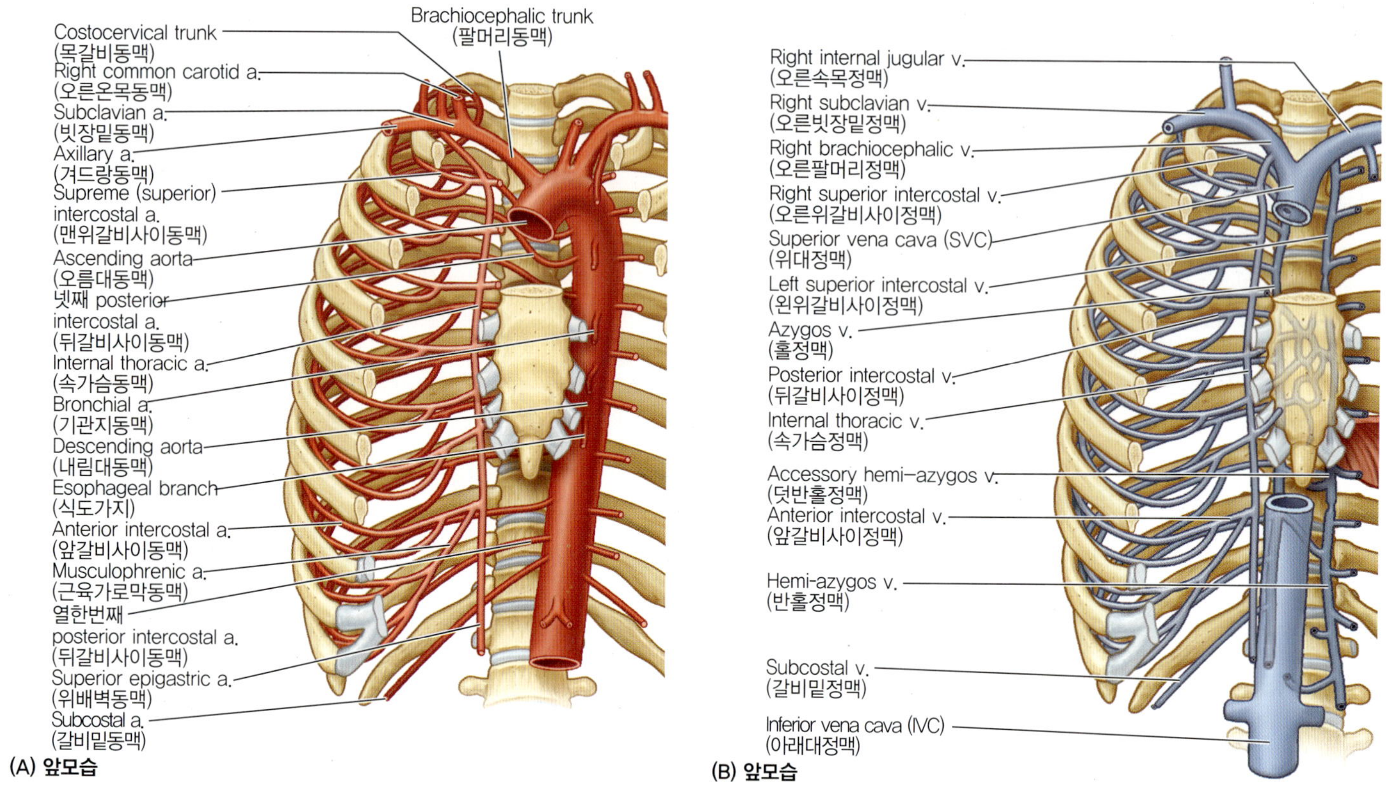

그림 1.15. Thoracic wall(가슴벽)의 동맥과 정맥. A. Artery(동맥). B. Vein(정맥).

vein 한 쌍이 존재한다. Posterior intercostal vein은 anterior intercostal vein 및 internal thoracic vein의 지류와 연결된다. 대부분의 posterior intercostal vein은 azygos vein(홀정맥)/hemi-azygos vein(반홀정맥)으로 흘러들어간 뒤(이 장의 뒤부분에서 다룸), superior vena cava(SVC, 위대정맥)로 이어진다.

표 1.3 THORACIC WALL의 동맥분포

이름	기원	경로	분포
Posterior intercostals (뒤갈비사이동맥)	Supreme intercostal artery(첫째~둘째 intercostal spaces), thoracic aorta(나머지 intercostal spaces)	Internal intercostal muscles와 Innermost intercostal muscles 사이를 지나감	Intercostal muscles에 분포하고, 이 근육을 덮는 skin과 parietal pleura에 분포함
Anterior intercostals (앞갈비사이동맥)	Internal thoracic artery(첫째~여섯째 intercostal space), musculophrenic arteries(일곱째~아홉째 intercostal space)		
Internal thoracic (속가슴동맥)	Subclavian artery	Sternum 아래가쪽으로 costal cartilage와 internal intercostal muscles 사이를 지나며, superior epigastric arteries와 musculophrenic arteries로 나누어짐	Anterior intercostal arteries가 직접 나와서 첫째~여섯째 intercostal spaces에 분포함. Musculophrenic arteries에서 나온 가지는 일곱째~아홉째 intercostal spaces에 분포
Subcostal (갈비밑동맥)	Thoracic aorta	12번째 갈비뼈 아래모서리를 따라감	앞가쪽 abdominal wall 근육과 표면의 skin에 분포

임상해부학

Herpes Zoster Infection(대상포진감염)

Spinal ganglion(척수신경절)이 바이러스에 감염되어 나타나는 *herpes zoster*(*shingles*, 대상포진)는 피부분절을 따라 분포한다. Herpes virus가 spinal ganglion에 침투해 그 axon을 따라 피부로 이동하면 날카롭고 화끈거리는 통증이 해당 axon의 dermatome에서 나타난다. 며칠이 지나면 dermatome의 피부분절이 붉어지고 vesicular eruption(소낭성발진)이 생긴다(그림 B1. 5).

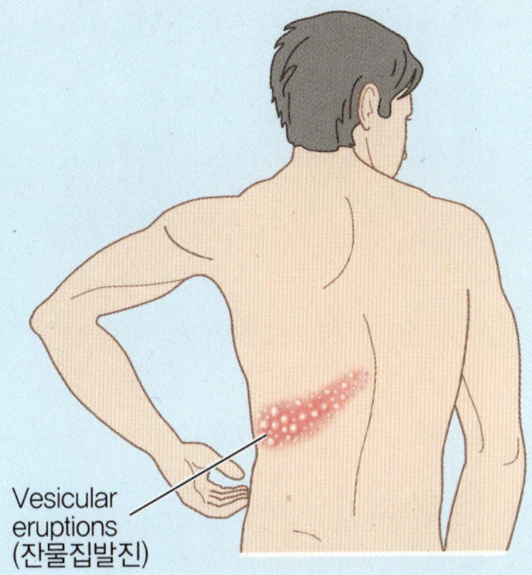

그림 B1.5. Herpes zoster(대상포진).

Dyspnea(호흡곤란)

Asthma(천식), *emphysema*(폐기종) 같은 호흡기 질환이나 *heart failure*(심부전) 등이 있는 환자는 숨을 쉬기 힘들어서 thoracic cavity의 확장을 돕기 위해 accessory respiratory muscle(덧호흡근)을 이용한다. 이 환자들이 취하는 전형적인 자세는 탁자나 자신의 넓적다리에 몸을 기대는 것인데, 이를 이용해 pectoral girdle(가슴이음뼈), 즉 clavicle(빗장뼈)과 scapula(어깨뼈)를 고정시켜, 근육들이 갈비뼈의 부착점에서 제대로 작용해 thorax을 확장시키려고 하는 것이다.

Intercostal Nerve Block(갈비사이신경차단)

Intercostal space에 국소마취를 시행하는 것은 국소마취제를 intercostals nerve(갈비사이신경) 주위에 주사하는 것이다. **Intercostal nerve block**이라고 하는 이 술기는 intercostal nerve와 그 곁가지들에 국소마취제가 침투하게 하는 것이다(그림 B1.6). 피부의 어느 부분이든 대개 이웃한 두 신경이 같이 분포해 피부분절이 상당히 많이 겹친다. 그러므로 여러 intercostal nerve들을 연속으로 마취하지 않는 이상, 감각을 완전히 잃는 부위는 생기지 않는다.

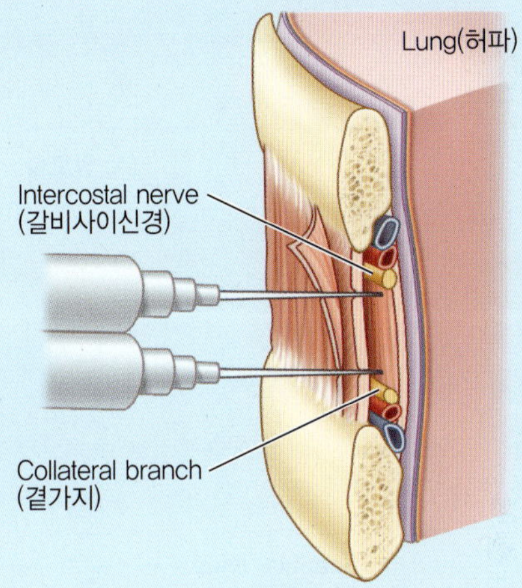

그림 B1.6. Intercostal nerve block(갈비사이신경차단술).

표면해부학

Thoracic Wall(가슴벽)

해부학적인 기술을 하고, 가슴 부위를 구별하며, 조직 손상의 위치를 알아내기 위해서 여러 가지 뼈로 된 표식구조(bony landmark)와 가상의 수직선들이 이용된다.

- **Anterior median line**(**midsternal line,** 앞정중선)은 anterior thoracic wall에서 median plane을 따라 그은 수직선이다(그림 SA1.1A).
- **Midclavicular line**(빗장중간선)은 clavicle의 중간으로부터 anterior median line을 따라 그은 선이다(그림 SA1.1A).
- **Anterior axillary line**(앞겨드랑선)은 thorax에서 humerus(위팔뼈)까지 이어지는 pectoralis major(큰가슴근)에 의해 만들어진 anterior axillary fold(앞겨드랑주름)를 따라 수직으로 뻗는 선이다(그림 SA1.1B).
- **Midaxillary line**(중간겨드랑선)은 axilla(겨드랑)의 apex(꼭대기: 가장 깊은 지점)으로부터 anterior axillary line에 평행하게 그은 선이다.
- **Posterior axillary line**(뒤겨드랑선)도 anterior axillary line과 평행한 선으로서, 등에서 humerus로 이어지는 근육인

(다음 쪽에 계속)

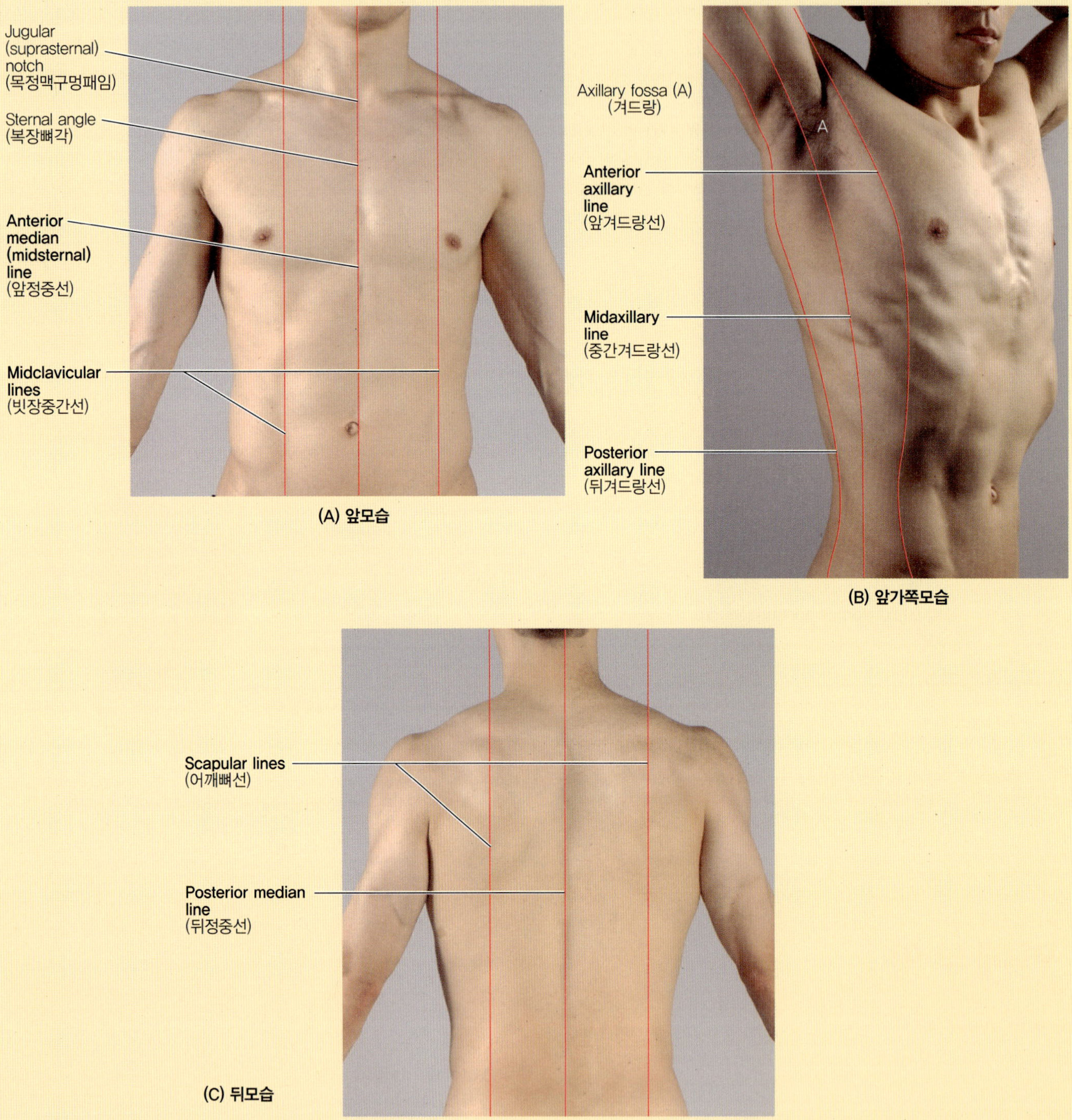

그림 SA1.1. Thoracic wall에 수직으로 그은 기준선들.

latissimus dorsi(큰가슴근)와 teres major(큰원근)로 이루어진 posterior axillary fold(뒤겨드랑주름)를 따라 수직으로 되어 있다(그림 SA1.1B).

- **Posterior median line**(**midvertebral line,** 뒤정중선)은 vertebral column(척주)에서 median plane을 따라 그은 수직선이다(그림 SA1.1C).
- **Scapular line**(어깨뼈선)은 posterior median line과 평행한 선으로서 scapula(어깨뼈)의 inferior angle(아래각)을 지난다(그림 SA1.1C).

그림에 없는 다른 선들은 뼈 구조들의 경계를 따라 만들면 되는데, 예를 들어 **parasternal line**이 있다(그리스어로 *para*는 '이웃한'이라는 뜻이다).

Clavicle(빗장뼈)은 피부밑조직에 있기때문에, 가슴과 목이 만나는 곳에 뼈로 된 능선을 만든다(그림 SA1.2). 이 뼈는 전체를 쉽게 만질 수 있는데, 특히 manubrium과 관절을 이루는 안쪽 끝이 그렇다.

Sternum은 앞정중선의 피부 아래에서 전체가 만져진다. *Sternum*의 *manubrium*은 다음과 같은 특징이 있다.

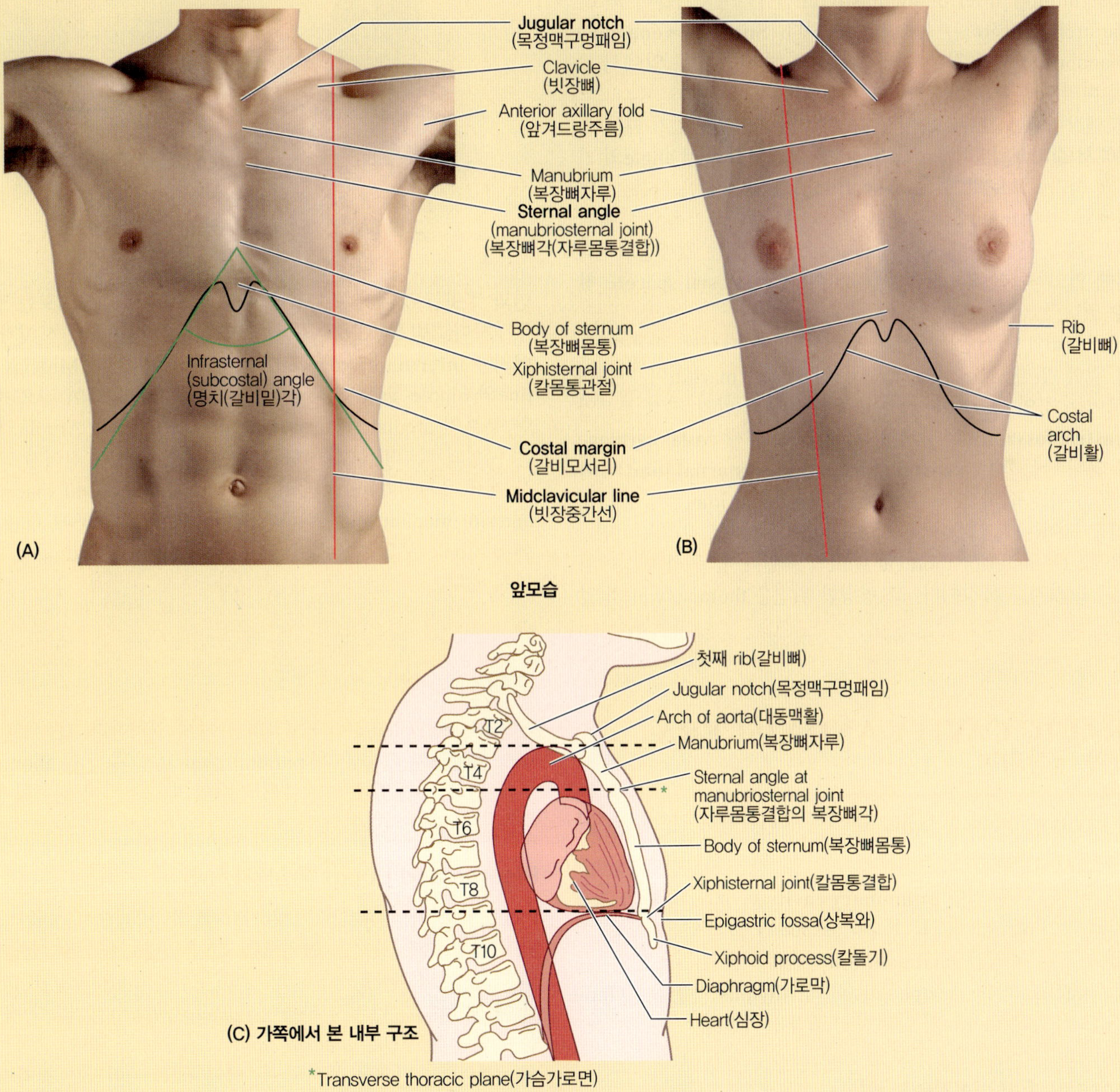

그림 SA1.2. 앞가슴벽의 표면구조.

(다음 쪽에 계속)

- **셋째와 넷째 등뼈**의 body 높이에 있다
- **Aortic arch**의 앞에 있다.
- Clavicle의 sternal end가 튀어나온 곳 사이로 jugular notch(복장패임)이 있다.
- Sternum의 body와 관절을 이루는 곳인 **sternal angle은 넷째와 다섯째 등뼈 사이의 IV disc** 높이에 있다.

Sternal angle은 둘째 costal cartilage 사이에서 만질 수 있는 표식이다. Sternal angle 높이에는 trachea의 bifurcation이 있고 여기서 right main bronchus와 left main bronchus가 갈라져 아래가쪽으로 뻗는다. Sternal angle은 또한 superior mediastinum과 inferior mediastinum을 나누는 기준이 되고, aortic arch가 시작하는 높이이기도 하다. **Superior vena cava**는 manubrium 뒤쪽 깊은 곳에서 아래로 뻗어 있는데, 앞에서 보면 이 뼈의 오른쪽으로 손가락 너비만큼 삐져나온다.

첫째갈비뼈는 clavicle의 깊숙이 있어서 만질 수 없기 때문에, **앞쪽에서 갈비뼈와 *intercostal space*를 세려면** sternal angle의 가쪽에서 손가락으로 둘째 costal cartilage를 먼저 찾은 다음, 둘째 갈비뼈와 둘째 intercostal space를 찾은 뒤, 아래가쪽으로 옮겨가면서 계속 세면 된다. 첫째 intercostal space는 첫째갈비뼈의 아래에 있고, 이런 식으로 다른 갈비뼈와 intercostal space도 찾을 수 있다.

Sternum의 body는 심장의 오른모서리와 다섯째~아홉째 등뼈의 앞에 있다. Xiphoid process는 costal margin이 가운데로 모이는 곳인 **infrasternal angle**(명치각)의 살짝 꺼진 부분인 **epigastric fossa**(명치부위)에 있다. 일곱째~열째 costal cartilage들에 의해 만들어지는 **costal margin은 xiphisternal joint**의 아래가쪽을 따라 쉽게 만질 수 있다. Xiphisternal joint는 두드러져서 곧잘 보이는데, 그 높이는 아홉째 등뼈의 아래모서리와 같다.

Breast는 anterior thoracic wall의 표면에서, 특히 여성에서 가장 두드러지는 특징이다. 그 평평한 위면은 thoracic wall의 앞면과 뚜렷한 경계가 보이지 않지만, 가쪽과 아래쪽으로는 경계가 뚜렷하다(그림 SA1.3). 앞쪽 정중면에는 양쪽 breast 사이가 나누어지는 **intermammary cleft**(젖사이고랑)가 있다. Midclavicular line의 nipple(젖꼭지, 유두)은 살짝 솟아오르고 색이 짙으며 동그란 부분인 areola(젖꽃판)에 의해 둘러싸여 있다. Areola의 빛깔은 여성의 피부빛에 따라 다른데, 임신 중에는 더 짙어져 그 후에도 계속 유지된다. 남성의 nipple은 넷째 intercostal space의 앞, anterior median line으로부터 10 cm쯤 떨어진 곳에 있다. 여성에서 nipple은 일정한 곳에 있지 않아 surface landmark로 적당하지 않다.

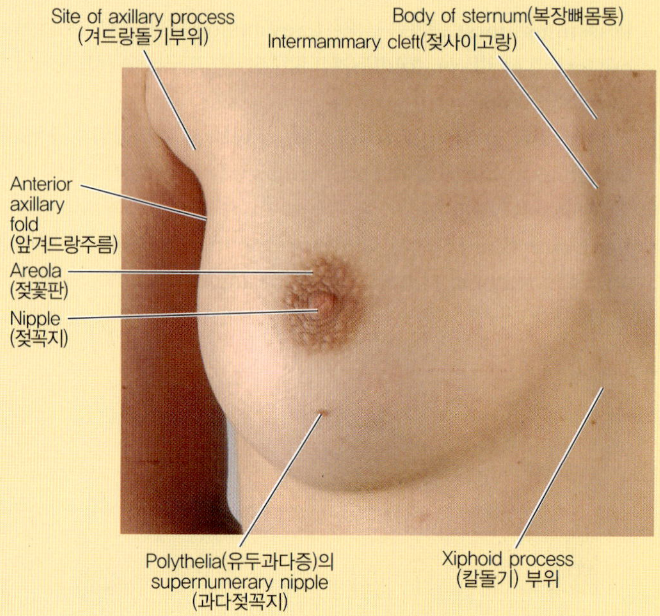

그림 SA1.3. 여성 breast(유방)의 표면해부학.

THORACIC CAVITY AND VISCERA (가슴안과 내장기관)

Thoracic cavity는 thoracic wall(가슴벽)로 둘러싸인 공간으로서, 세 구역으로 나뉜다(그림. 1.16A).

- 완전히 분리된 두 구역인 **pulmonary cavity**(허파안)—허파와 이를 둘러싸는 막인 pleura(가슴막, 복수형 pleurae)가 들어 있음
- 중심을 이루는 구역인 **mediastinum**(가슴세로칸)—heart(심장), 큰 혈관들, trachea(기관), esophagus(식도), thymus(가슴샘), lymph node(림프절) 같은 thorax의 나머지 구조가 들어 있음

Endothoracic Fascia(가슴속근막)

Endothoracic fascia는 섬유조직과 지방조직으로 된 얇은 층으로서, thoracic cage(가슴우리)의 안쪽 면과 pleural cavity(가슴막안)를 싸는 막인 parietal pleura(벽가슴막)의 사이에 위치한다(그림 1.16). Endothoracic fascia는 수술할 때 parietal pleura(벽가슴막)를 thoracic wall로부터 분리할 수 있게 함으로써 가슴안의 구조들에 접근할 수 있게 해주는 분할면의 역할이 있다.

Pleurae and Lungs(가슴막과 허파)

Pleura와 허파의 관계를 이해하는 간단한 방법으로는 주먹을 쥐고 바람이 살짝 빠진 풍선을 눌러보는 것이 있다(그림 1.16A, 삽입그림). 풍선의 벽 중 주먹(허파를 상징함)과 맞닿는 부분이 *visceral pleura*(내장가슴막)에 해당하고, 나머지 부분이 *parietal pleura*(벽가슴막)에 해당한다. 풍선 안쪽의 공간은 *pleural cavity*(가슴막안)가 된다. 손목[즉, 허파의 *root*(뿌리)] 주위에서 풍선의 두 벽이 서로 이어지는 것처럼 pleura의 visceral layer와 parietal layer도 연속되어 함께 *pleural sac*(가슴막주머니)을 이룬다.

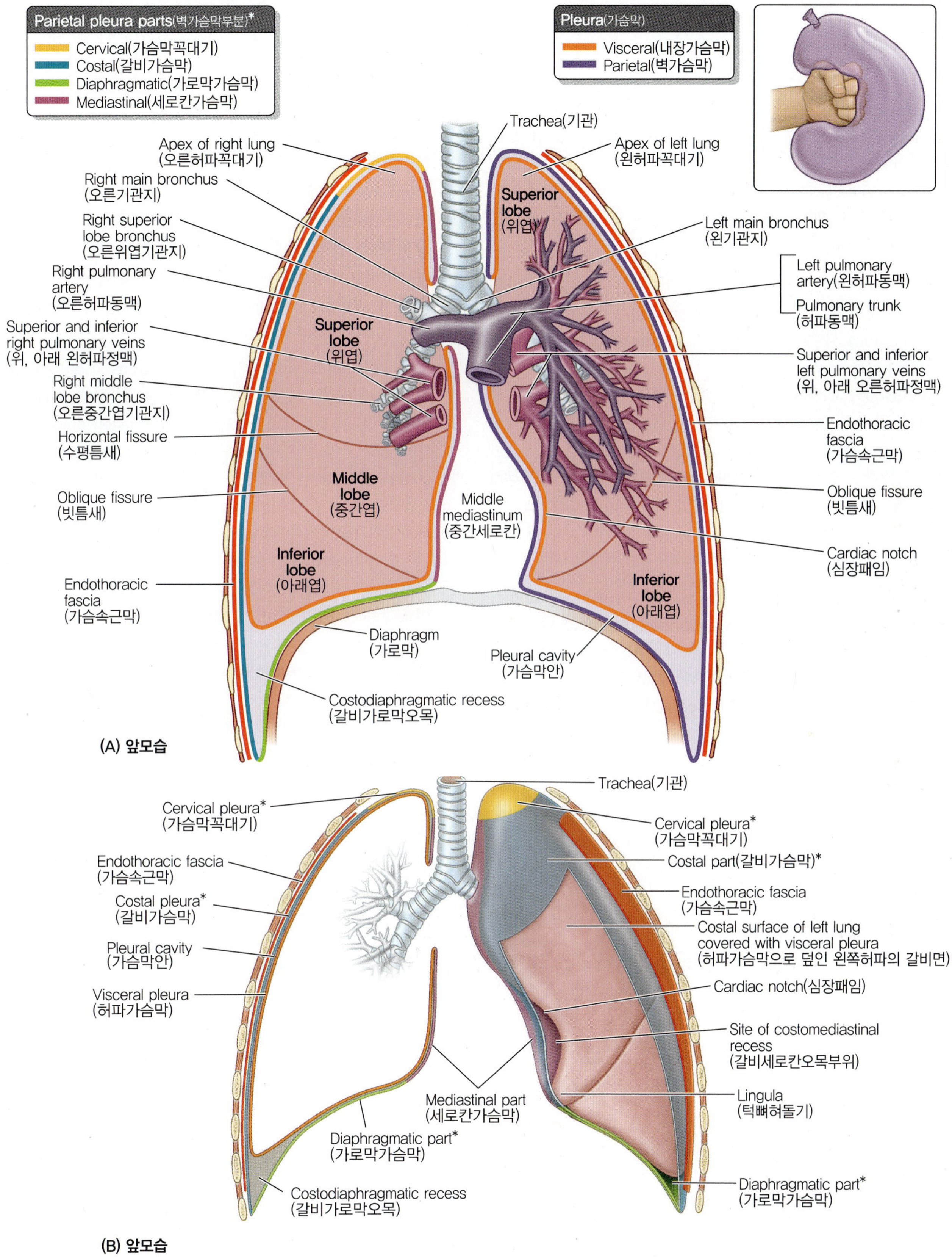

그림 1.16. Lung과 pleurae. A. Lung과 pleural cavity. 작은그림상자: 느슨하게 부푼 풍선 속에 주먹을 넣으면 그림과 같이 되며, lung(주먹)과 pleural sac(풍선)의 두 층(parietal pleura와 visceral pleura)의 관계에 비유할 수 있다. Pleural sac(pleural cavity)의 공간은 풍선의 안쪽공간에 해당한다. **B.** Parietal pleura의 각 부분과 pleural caviy의 오목. 별표는 parietal pleura인 부분이다.

PLEURAE(가슴막)

각각의 허파는 **pleural sac**(가슴막주머니)에 싸여 담겨 있는데, 이것은 서로 연속되는 두 막인 pleura로 되어 있다(그림 1.16).

- **Visceral pleura**(내장가슴막 = pulmonary pleura(허파가슴막))는 horizontal fissure(수평틈새)와 oblique fissure(빗틈새)를 포함한 허파 전체에 달라붙어 감싼다.
- **Parietal pleura**(벽가슴막)는 thoracic wall(가슴벽), mediastinum(가슴세로칸), diaphragm(가로막)에 붙어 pulmonary cavity를 모두 두른다.

Visceral pleura와 parietal pleura가 서로 이어지는 부분은 **허파의 root**(허파뿌리)를 소매처럼 감싼다. 이렇게 pleura의 두 겹이 이어진 채로 허파와 mediastinum 사이로 뻗어 들어가 **pulmonary ligament**(허파인대)가 된다(그림 1.17).

Visceral pleura와 parietal pleura 사이는 정상적으로는 서로 붙어있지만 액체와 기체가 들어찰 수 있는 잠재적인 공간인 **pleural cavity**(가슴막안)로서, 체액이 매우 얇은 층을 이루고 있는데, 그 윤활작용으로 인해 호흡하는 동안 두 겹의 pleura가 부드럽게 서로 미끄러진다. 또한 그 표면장력 덕분에 허파의 표면이 thoracic wall(가슴벽)에 밀착될 수 있다.

*Parietal pleura*는 다음과 같이 네 부분으로 나뉜다(그림 1.16).

- **Costal pleura**(갈비가슴막)는 sternum, 갈비뼈, costal cartilage, intercostals muscle, intercostals membrane, thoracic vertebra의 옆면 등 thoracic wall의 속면을 덮는데, thoracic wall과는 *endothoracic fascia*(가슴속근막)에 의해 분리된다.
- **Mediastinal pleura**(세로칸가슴막)는 mediastinum의 가쪽면을 덮는다.
- **Diaphragmatic pleura**(가로막가슴막)는 mediastinum 양쪽에서 diaphragm의 윗면을 덮는다.
- **Cervical pleura**(가슴막꼭대기)는 superior thoracic aperture(위가슴문)를 통해 목의 root(목뿌리)로 솟아올라 clavicle의 안쪽 1/3 부분보다도 2~3 cm 높은 첫째 갈비뼈의 neck 높이에 이른다. 이 부분은 허파의 apex(허파꼭대기) 위에 엎어진 그릇 모양을 한다.

Parietal pleura가 pleural cavity의 한쪽 벽에서 다른 쪽 벽으로 옮겨가며 방향을 바꿀 때 접히는 부분은 일정한 **모양의 선**을 이룬다.

- Sternum 부분에는 parietal pleura 중 costal pleura가 앞으로 이어지다가 mediastinal pleura가 되면서 급하게 접히는 선이 있다.
- **갈비뼈에 접하는 부분**에는 costal pleura가 아래로 이어지다가 diaphragmatic pleura가 되면서 급하게 접히는 선이 생긴다.
- **등뼈에 접하는 부분**에는 costal pleura의 뒤쪽이 둥글고 완만하게 접혀 mediastinal pleura가 된다.

숨을 내쉴 때에는 허파가 pleural cavity를 완전히 채우지 못하고 빈 자리가 생기기 때문에 이런 곳에서는 두 겹의 parietal pleura가 서로 붙어버린다[그 두 겹 사이에 pleural effusion fluid(가슴막삼출액)은 얇게 끼어 있다]. 이런 이유 때문에, diaphragmatic pleura의 가장자리는 costal pleura의 아래부분과 맞닿는다. 이 부분은 무엇인가가 들어찰 수도 있는 공간이 될 잠재성이 있으며, **costodiaphragmatic recess**(갈비가로막오목)라고 부르는데, thoracic wall 안의, 위쪽으로 불룩한 diaphragm의 가장자리를 따라 pheura가 그림을 덮는 것과 같은 구조가 된다(그림 1.16). Sternum의 뒤쪽에 있는 pleural recess는 이와 비슷하지만 더 작은데, costal pleura와 mediastinal pleura가 이어지다가, 허파로 채워지지 않고 이들이 직접 맞닿아서 생기는 잠재적인 공간을 **costomediastinal recess**(갈비세로칸오목)라고 부른다(그림 1.16B). 왼쪽의 recess는 왼쪽 허파의 cardiac notch(심장패임) 때문에 오른쪽보다 더 크다. 숨을 깊게 들이쉬었다가 내쉬면, 허파의 경계부위가 더 크게 움직여 pleural recess로 들어갔다 나온다.

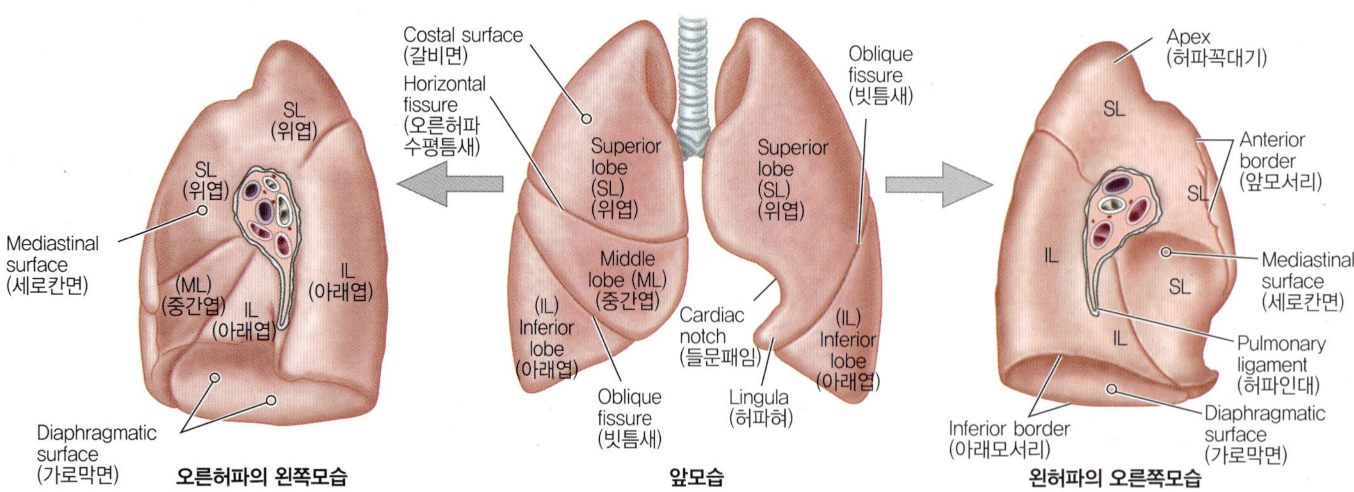

그림 1.17. Lung의 엽과 fissure(틈새). 양쪽 lung의 hilum(문)은 mediastinal surface(세로칸면)의 중앙에 위치한다.

표면해부학

Pleurae and Lungs(가슴막과 허파)

Cervical pleura(가슴막꼭대기)와 허파의 apex는 superior thoracic aperture를 지나 clavicle의 뒤위쪽으로 뻗어 목의 root에 자리한다. 둘째와 넷째 costal cartilage 사이 높이에서, 양쪽 허파의 anterior border는 parietal pleura가 접힌 선과 가까워진다(그림 SA1.4). 그 중 왼쪽 pleura의 접힌 선은, 왼허파의 앞모서리에 패여진 cardiac notch를 따라 가쪽으로 움직였다가 cardiac notch가 꺾이는 곳에서 아래로 향해 여섯째 costal cartilage 높이까지 내려간다. 이와 달리 오른쪽에서는 접힌 선이 계속하여 내려가 넷째~여섯째 costal cartilage까지 이어지면서 계속하여 오른허파의 anterior border 가까이에서 평행을 이룬다. 양쪽의 접힌선은 여기서 가쪽으로 이어져 midclavicular line과 여덟째 costal cartilage 높이에서, midaxillary line과 열째 갈비뼈 높이에서, scapular line과 열두째 갈비뼈 높이에서 만난 뒤, 열두째 등뼈의 spinous process 쪽으로 이어진다. 따라서 parietal pleura의 높이는 허파의 높이보다 갈비뼈 두 개만큼 낮다. 허파의 *oblique fissure*는 둘째 등뼈의 spinous process 높이에서부터 앞으로 여섯째 costal cartilage까지 이어지는데, 팔을 머리 위로 올리면 scapula의 medial border가 이 선과 비슷하게 가까와진다(scapula의 inferior angle이 가쪽으로 회전하므로). 오른허파의 *horizontal fissure*는 oblique fissure에서 시작해 4번째 갈비뼈와 costal cartilage를 따라 앞으로 이어진다.

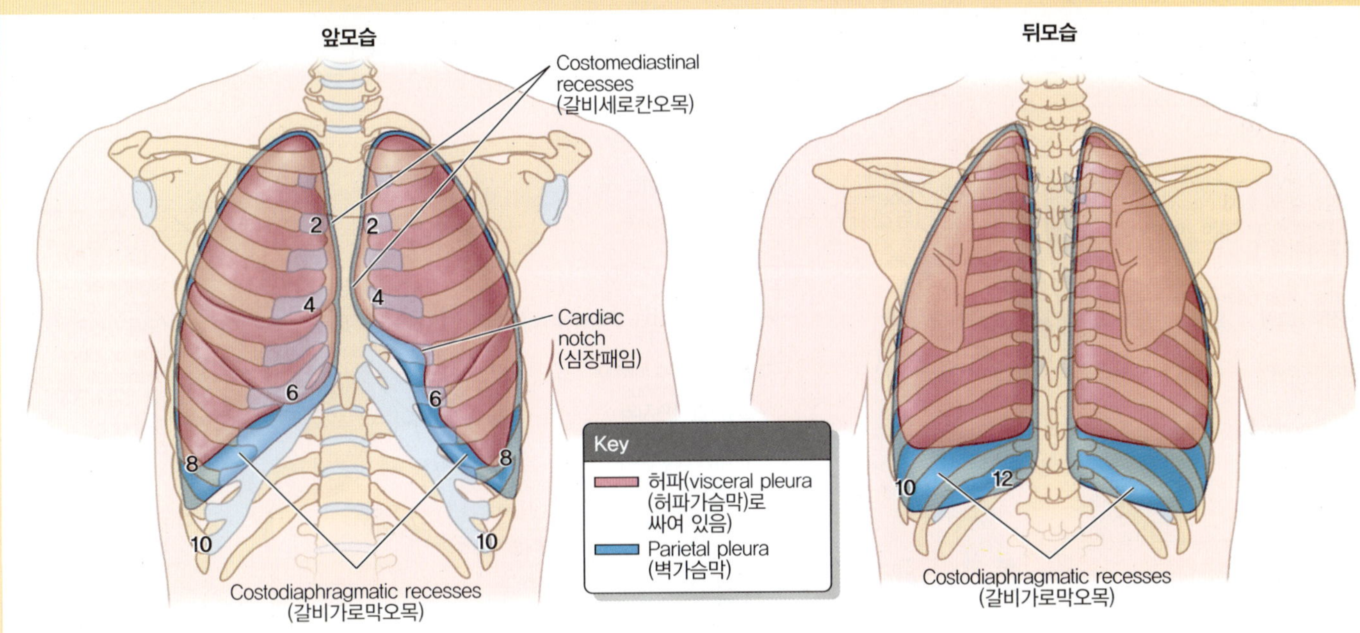

그림 SA1.4. Pleurae와 lung의 표면해부학.

LUNG(허파)

Lung(허파)은 호흡을 통해 생명유지를 시켜주는 기관이다. 그 주요 기능은 들이마신 공기를 pulmonary capillary(허파모세혈관)의 정맥혈에 가까이 접근시켜 혈액에 산소를 공급하는 것이다. 해부용 시신의 허파는 쪼그라들고, 단단하며 빛이 바랬을 수 있지만, 살아 있는 사람의 건강한 허파는 가볍고, 부드러우며, 스펀지 같은 느낌이 난다. 또한 탄성이 좋아서 thoracic cavity를 열면 수축해 크기가 1/3로 줄어든다.

허파는 **horizontal fissure**(수평틈새)와 **oblique fissure**(빗틈새)에 의해 lobe(엽)들로 나뉜다(그림 1.16). *Right lung*(오른허파)은 엽이 세 개 있고, *left lung*(왼허파)은 두 개 있다. 왼쪽허파보다 크고 무거운 오른허파는 위아래로 짧고 옆으로 넓은데, 이것은 diaphragm의 오른쪽 dome이 왼쪽보다 높고, 심장과 pericardium(심장막)이 왼쪽으로 더 치우쳐 있기 때문이다. 오른허파의 앞쪽 경계는 비교적 곧지만 왼허파의 앞쪽 경계에는 **cardiac notch**(심장패임)가 있다. Cardiac notch는 대개 왼허파의 superior lobe의 아래앞쪽을 파고드는데, 이 때문에 superior lobe에는 혀같이 생긴 부분이 튀어나와 있고, 이를 왼허파의 **lingula**(허파혀)라고 하며(그림 1.17), cardiac notch보다 아래로 늘어져 숨을 내쉬고 들이쉴 때 costomediastinal recess(갈비세로칸오목) 안으로 들어갔다 나왔다 한다. 양쪽 허파에는 다음과 같은 구조들이 있다(그림 1.17, 1.18).

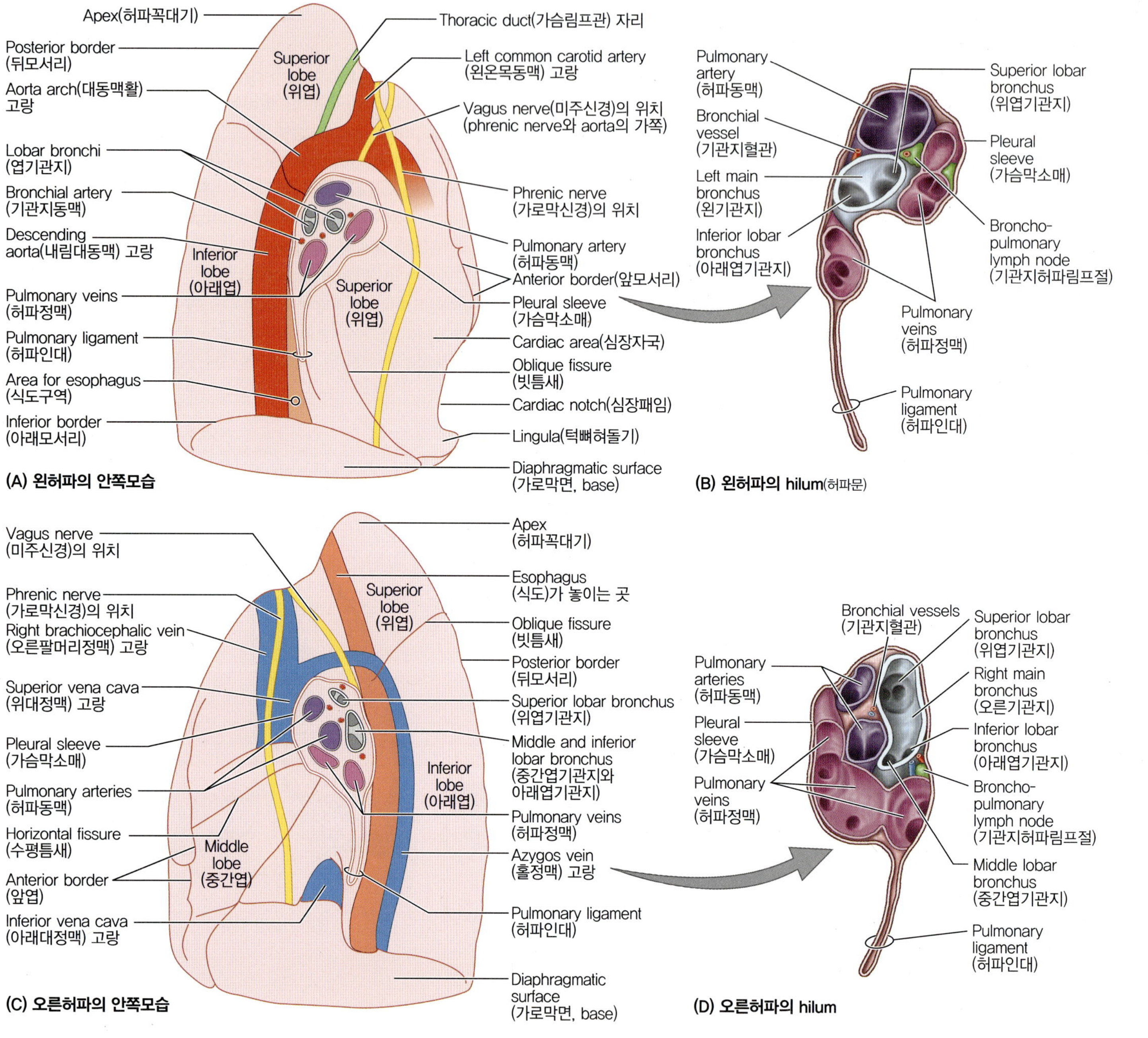

그림 1.18. Lung(허파)**의 mediastinal surface**(세로칸면)**와 hilum**(허파문). **A.** 왼쪽 lung. **B.** 왼쪽 lung의 hilum. **C.** 오른쪽 lung. **D.** 오른쪽 lung의 hilum. 방부처리한 허파 표본에는 주변 구조(aorta 대동맥, superior vena cava 위대정맥 등)에 의해 눌린 자국이 생긴다.

- **Apex**(꼭대기): 허파의 뭉툭한 위쪽 끝은 첫째 갈비뼈보다 높이 솟아 목의 root(목뿌리)로 들어가는데, cervical pleura(가슴막꼭대기)에 덮여 있다.
- 세 개의 **surface**(면): *Costal surface*(갈비면)는 sternum, costal cartilage 및 갈비뼈에 접하고, *mediastinal surface*(세로칸면)는 허파의 hilum(허파문)을 포함하는데, 안쪽으로는 mediastinum, 뒤쪽으로는 등뼈와 접하며, *diaphragmatic surface*(가로막면)는 diaphragm의 불룩 솟은 dome에 얹혀있다.
- 세 개의 **border**(경계): *Anterior border*(앞모서리)는 costal surface(갈비면)와 mediastinal surface(세로칸면)가 앞에서 만나는 부분이고, 심장과 겹친다(*cardiac notch*는 왼허파가 이 때문에 패인 자국이다). *Inferior border*(아래모서리)는 허파의 diaphragmatic surface의 아래를 빙 두르는 선으로서, 이 면을 costal surface, mediastinal surface와 나눠준다. *Posterior border*(뒤모서리)는 costal surface와 mediastinal surface가 뒤쪽에서 만나서 생기는 것이다[넓고 둥글며 가슴 높이의 vertebral column(척주)과 접한다].

허파의 root(허파뿌리)는 hilum(허파문)으로 드나드는 구조들로 이루어져 있다(그림 1.17, 1.18). 허파의 root는 허파를 심장, trachea(기관)와 연결해준다. 허파의 root를 right main bronchus(오른기관지)와 left main bronchus(왼기관지), pulmonary artery(허파동맥)가 갈라지기 전에 자르면, 그 배열이 다음과 같이 관찰된다.

- Pulmonary artery가 가장 위에[오른쪽에서는 superior lobar bronchus(위엽기관지)가 가장 위일 수도] 있다.
- Superior pulmonary vein(위허파정맥)과 inferior pulmonary vein(아래허파정맥)이 각각 가장 앞과 가장 아래에 있다.
- Bronchus(기관지)가 뒤쪽 경계의 중간에 bronchial vessel(기관지혈관)들에 둘러싸인 채로 관찰된다.

허파의 root는 parietal pleura와 visceral pleura가 서로 이어져 옷소매처럼 된 부분에 싸여 있다(그림 1.18A). 허파의 *hilum*은 양쪽 허파의 안쪽면 중 root를 이루는 main bronchus(기관지), pulmonary vessel(허파혈관), bronchial vessel(기관지혈관), lymphatic vessel(림프관), nerve(신경)가 허파를 드나드는 부분이다(그림 1.19E).

TRACHEA AND BRONCHI(기관과 기관지)

양쪽 허파에는 각각 **left main bronchus**(왼기관지)와 **right main bronchus**(오른기관지)라는 primary bronchus(일차기관지)가 들어가는데, 이들은 sternal angle 높이에서 **trachea의 bifurcation**(기관갈림)으로부터 뻗어나와 아래가쪽의 hilum으로 들어간다(그림 1.19E와 1.20A,B). Trachea와 bronchus의 벽은 C자 모양의 hyaline cartilage(유리연골)가 지탱해준다.

- **Right main bronchus**(오른기관지)는 왼쪽 것보다 짧고 더 수직으로 오른허파의 hilum으로 곧장 들어간다.
- **Left main bronchus**(왼기관지)는 아래가쪽으로 뻗어 aortic arch(대동맥활)의 아래, 식도와 thoracic aorta(가슴대동맥)의 앞을 지나 왼허파의 hilum에 이른다

허파의 hilum으로 들어간 left main bronchus와 right main bronchus는 허파 안에서 같은 방식으로 계속 갈라져 **bronchial tree**(기관지나무)를 만드는데, 일단 왼쪽에서는 두 개, 오른쪽에서는 세 개의 **lobar bronchus**(엽기관지)로 갈라져 허파의 lobe으로 들어간다. 각각의 lobar bronchus는 **segmental bronchus**(구역기관지)로 나뉘어 각각 bronchopulmonary segment(허파구역)를 하나씩 맡는다(그림 1.19). 각각의 **bronchopulmonary segment**는 피라미드 모양으로, apex(꼭대기)가 허파의 root를 향하고 바닥 부분은 pleura를 향하는데, 각각의 이름은 해당하는 segmental bronchus를 따른다.

각 bronchopulmonary segment는 개별적으로 segmental bronchus, pulmonary artery(허파동맥)의 삼차 가지가 들어가고, 정맥은 pulmonary vein(허파정맥) 중 intersegmental part(구역사이부분)로 배출된다. Segmental bronchus는 거기서 20~25번 더 갈라져 **terminal bronchiole**(종말세기관지)이 된다(그림 1.20). 각각의 terminal bronchiole은 **respiratory bronchiole**(호흡세기관지)이 되어 몇 번 더 나누어지고, 각각의 respiratory bronchiole은 2~11개의 **alveolar duct**(꽈리관)를 갖고 있으며 여기에는 각각 5~6개의 **alveolar sac**(꽈리주머니)이 있다. **Pulmonary alveolus**(허파꽈리)는 허파의 기본 기체 교환 단위이다.

VASCULATURE AND NERVES OF LUNGS AND PLEURAE(허파와 가슴막의 혈관과 신경)

양쪽 허파에는 각각 혈액을 공급하는 커다란 **pulmonary artery**(허파동맥)가 하나씩 있고 혈액이 빠져나오는 **pulmonary vein**(허파정맥)이 두 개씩 있다(그림 1.21). 오른쪽과 왼쪽의 pulmonary artery는 sternal angle 높이에서 **pulmonary trunk**(허파동맥)로부터 갈라져 나온다. Pulmonary artery 속의 혈액은 산소가 적은 정맥혈이며, 산소를 공급받기 위해 허파로 향한다. Pulmonary artery는 해당하는 허파의 root가 되어 hilum으로 들어가는데, superior lobe으로 들어가는 가지는 그 전에 미리 갈라져 나온다. 허파 속에서 각 동맥은 뒤가쪽의 left main bronchus와 right main bronchus를 향해 뻗어 **lobar artery**(엽동맥)와 **segmental artery**(구역동맥)로 나누어진다. 이런 식으로 동맥가지들은 각 lobe과 bronchopulmonary segment로 들어가는데, 보통은 짝이 되는 bronchus의 앞에 위치한다. 양쪽에 두 개씩 있는 pulmonary vein은 허파로부터 공급받은 산소가 풍부하며, 심장의 left atrium(왼심방)으로 향한다. Pulmonary capillary(허파모세혈관)로부터 시작된 정맥은 합쳐져 점점 큰 정맥이 되는데, bronchopulmonary segment의 혈액은 정맥 중 intrasegmental part(구역속부분)라고 하는 부분으로 모인다. 이 혈액들을 이어받는 정맥은 septum 속의 intersegmental part(구역사이부분)인데, 이 구조 때문에 각 bronchopulmonary segment 사이가 구분된다.

Parietal pleura로부터의 정맥은 pulmonary vein을 통하지 않는 대신에 이웃한 thoracic wall의 정맥과 합쳐진다. 반면, visceral pleura로부터의 정맥은 pulmonary vein으로 합쳐진다.

Bronchial artery는 허파의 root, 허파를 지지하는 조직들, visceral pleura에도 혈액을 공급한다(그림 1.18, 1.22A). Left bronchial artery는 thoracic aorta(가슴대동맥)에서 시작되지만 right bronchial artery는 다음에서 시작될 수도 있다.

- Superior posterior intercostal artery(뒤위갈비사이동맥)
- Thoracic aorta로부터 오른쪽의 셋째 posterior intercostal artery와 함께
- Left superior bronchial artery(위왼기관지정맥)

작은 bronchial artery는 식도의 윗부분에도 가지를 내며, 대개 left main bronchus와 right main bronchus의 뒤를 지나면서 이 구조들에도 가지를 내어 respiratory bronchiole까지도 뻗을 수 있다. Bronchial artery의 가장 먼쪽 가지는 bronchiole의 벽 안과 visceral pleura 안에서 pulmonary artery의 가지와 연결된다.

Bronchial artery(기관지동맥)를 통해 허파로 들어간 혈액 중 허파의 root와 가까운 부분에서 돌아오는 일부 혈액만이 **bronchial vein**을 통해 빠져나오고(그림 1.22B), 나머지 혈액은 pulmonary vein을 통해 빠져나온다. 오른쪽 bronchial vein은 **azygos vein**(홀정맥)으로, 왼쪽 것은 **accessory hemi-azygos vein**(덧반홀정맥)이나 왼쪽 위쪽 부분의 intercostal vein으로 빠져나온다.

허파의 lymphatic plexus(림프관얼기)는 서로 자유롭게 연결되어 있다(그림 1.22C).

Superficial lymphatic plexus(얕은림프관얼기)는 visceral pleura보다 깊이 있으며 허파의 실질과 visceral pleura로부터의 림프가 모인다. 림프는 lymphatic plexus로부터 **bronchopulmonary lymph**

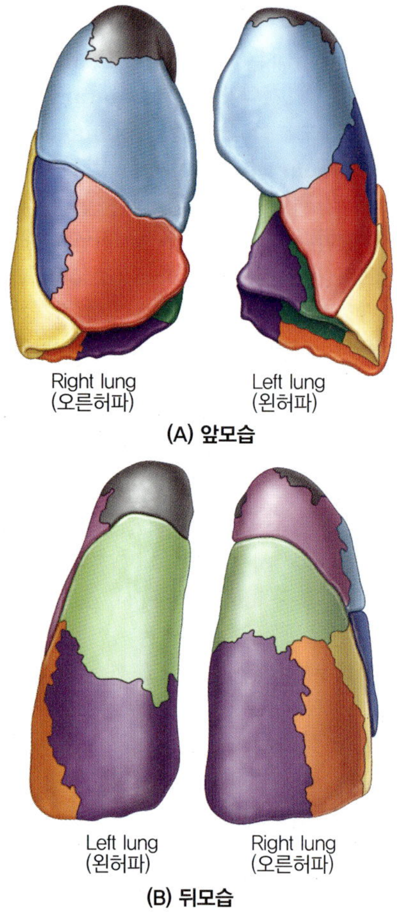

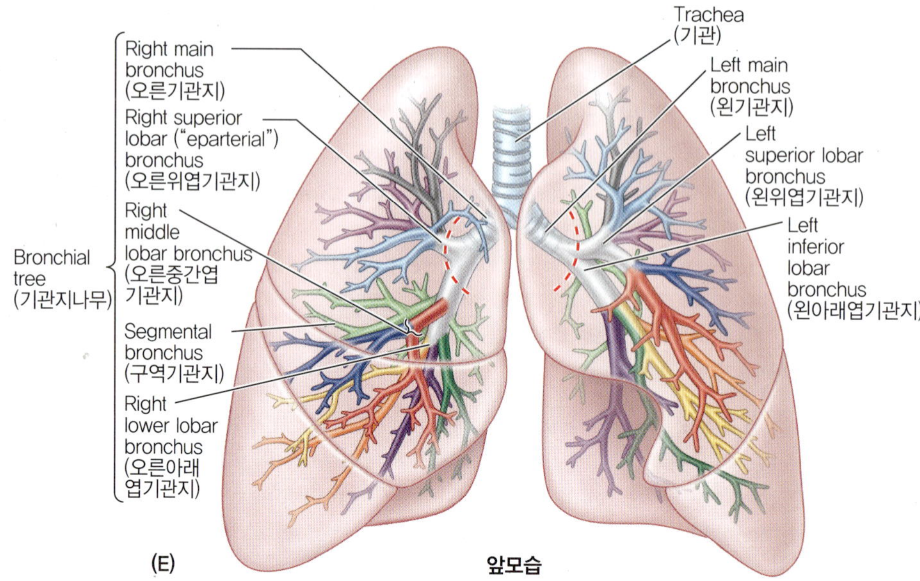

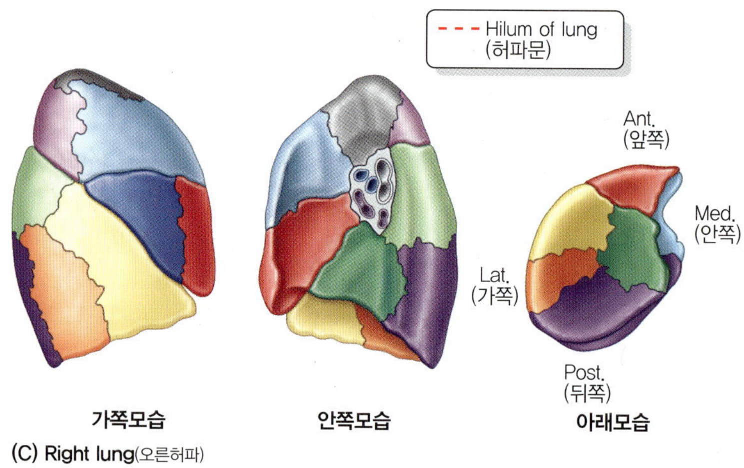

Lobes of right lung:
(오른허파엽)

Superior lobe(위엽)
- Apical(꼭대기구역기관지)
- Posterior(뒤구역기관지)
- Anterior(앞구역기관지)

Middle lobe(중간엽)
- Lateral(가쪽구역기관지)
- Medial(안쪽구역기관지)

Inferior lobe(아래엽)
- Superior(위구역기관지)
- Anterior basal(앞바닥구역기관지)
- Medial basal(안쪽바닥구역기관지)
- Lateral basal(가쪽바닥구역기관지)
- Posterior basal(뒤쪽바닥구역기관지)

Lobes of left lung:
(왼허파엽)

Superior lobe(위엽)
- Apical(꼭대기구역기관지) **
- Posterior(뒤구역기관지) **
- Anterior(앞구역기관지)
- Superior lingular (위혀구역기관지)
- Inferior lingular (아래혀구역기관지)

Inferior lobe(아래엽)
- Superior(위구역기관지)
- Anterior basal(앞바닥구역기관지) *
- Medial basal(안쪽바닥구역기관지) *
- Lateral basal(가쪽바닥구역기관지)
- Posterior basal(뒤바닥구역기관지)

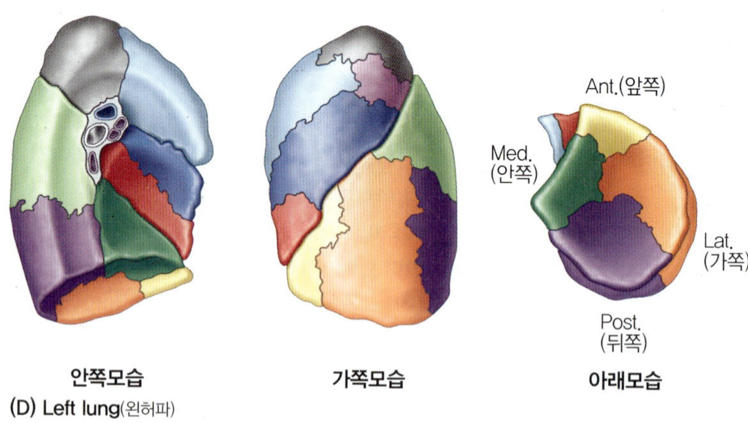

** Apicoposterior segment(꼭대기위기관지허파구역)로 합쳐서 말한다.
* Anteriomedial basal segment(앞안쪽바닥구역기관지허파구역)로 합쳐서 말하기도 한다.

그림 1.19. Bronchus(기관지)**와 bronchopulmonary segment**(기관지허파구역)**.** A~D. 각자의 segmental bronchus(구역기관지)에 해당하는 bronchopulmonary segment를 서로 다른 색으로 표현한 것이다(E).

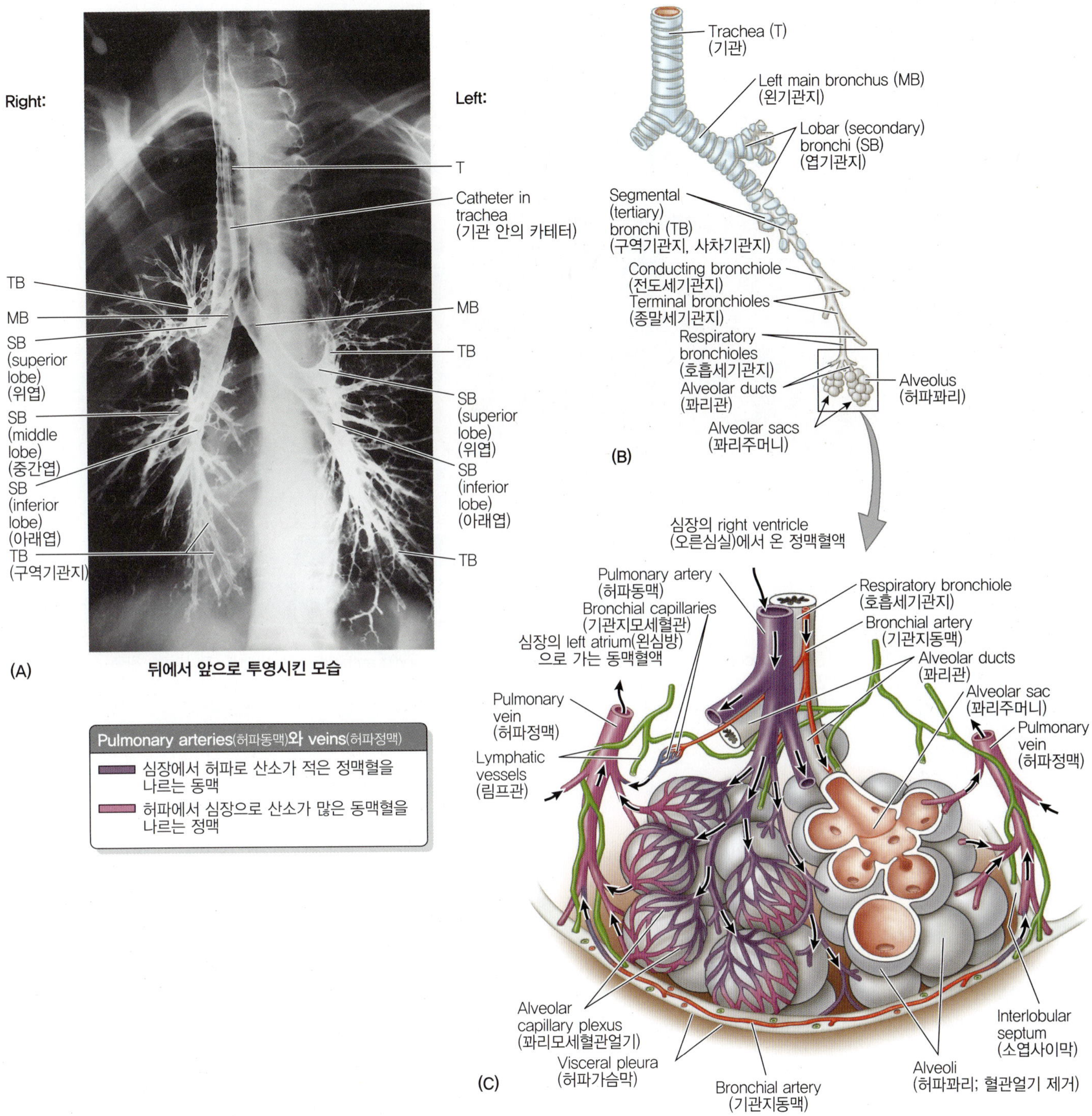

그림 1.20. lung의 내부구조와 구성. A. Bronchogram(기관지조영상). 약간 비스듬한 위치에서 촬영한, 양쪽 기관지의 뒤앞 bronchogram. **B.** 기관지의 자세한 분류 **C.** Alveoli(허파꽈리).

nodes(기관지허파림프절), 즉 **hilar lymph nodes**(허파문림프절)로 모인다.

Deep lymphatic plexus(깊은림프관얼기)는 bronchus의 submucosa(점막밑층)와 peribronchial connective tissue(기관지주위결합조직)로 모이는데, 허파의 root를 이루는 구조들의 림프 배출과 관계있다. 이 얼기로부터의 림프는 lobar bronchus(엽기관지)를 따라 위치한 **pulmonary lymph nodes**(허파림프절)로 모인다. 허파의 hilum에서 림프들은 bronchopulmonary lymph nodes로 유입된다(그림 1.22C).

Superficial lymphatic plexus와 deep lymphatic plexus로부터 bronchopulmonary lymph nodes로 모인 림프는 superior **tracheobronchial lymph nodes**(위기관기관지림프절)와 inferior **tracheobronchial lymph nodes**(아래기관기관지림프절)라는, 각각 trachea의

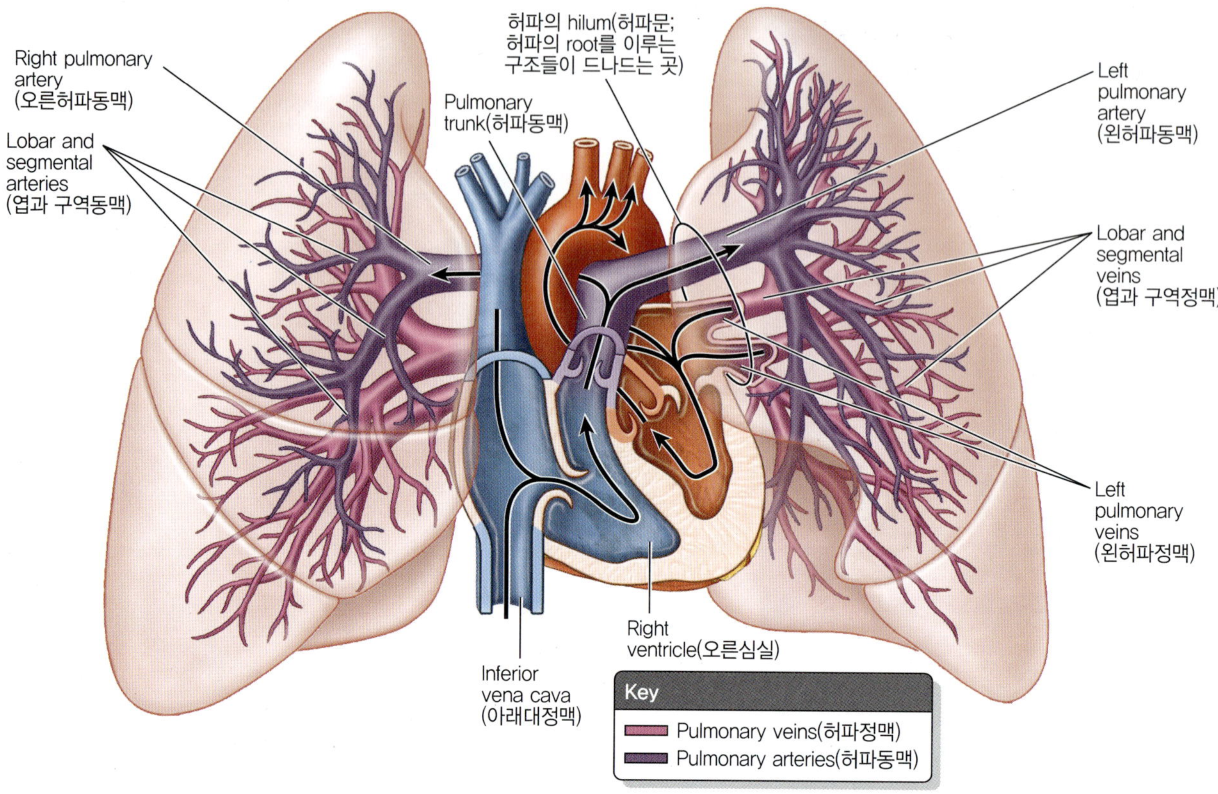

그림 1.21. Pulmonary circulation(폐순환). 오른쪽 pulmonary artery는 오른쪽 허파까지 가기 위해서 aortic arch(대동맥활) 아래로 지나가며, 왼쪽 pulmonary artery는 aortic arch보다 항상 왼쪽에 위치하는 것을 확인한다.

bifurcation의 위와 아래에 자리한 림프절로 모인다. Tracheobronchial lymph nodes의 림프는 **양쪽의 bronchomediastinal lymph trunk**(기관지세로칸림프줄기)로 흐른다. 이 줄기들은 보통 양쪽의 *venous angle*[정맥각: subclavian vein(빗장밑정맥)과 internal jugular vein(속목정맥)이 만나는 곳]로 들어가는데, 그 과정에서 오른쪽 것은 먼저 다른 림프줄기들과 합쳐져 **right lymphatic duct**(오른림프관)가 되어 합쳐지기도 한다. 왼쪽 bronchomediastinal lymph trunk는 대개 **thoracic duct**(가슴림프관)로 합쳐진다. *Visceral pleura*(내장가슴막)의 림프는 superficial lymphatic plexus로 모이고, parietal pleura로부터의 림프는 thoracic wall의 림프절들[intercostal nodes(갈비사이림프절), parasternal nodes(복장옆림프절), mediastinum과 diaphragm의 림프절]로 모인다. Cervical pleura로부터의 일부 림프는 axillary lymph nodes로 모인다.

허파와 visceral pleura의 신경은 허파의 root의 앞쪽이나 뒤쪽에(뒤쪽에 더 많음) 위치한 pulmonary plexus(허파신경얼기)에서 기원한다(그림 1.22D). 이 신경들은 **vagus nerve**[미주신경, 열째 뇌신경(CN X)]에서 기원한 부교감신경섬유와 sympathetic trunk(교감신경줄기)에서 기원한 교감신경섬유로 이루어진다. Postsynaptic parasympathetic neuron(연접뒤부교감신경세포)의 세포체인 *parasympathetic ganglion cell*(부교감신경절세포)은 **pulmonary plexus**(허파신경얼기)와 bronchial tree의 가지들을 따라 위치한다. CN X에서 기원한 parasympathetic fiber는 bronchial tree(기관지나무)의 smooth muscle을 수축시키며(즉, 기관지를 수축시키며), pulmonary vessel의 수축을 억제하며(즉, 혈관을 확장시키며), bronchial tree의 샘조직의 분비를 촉진한다. CN X의 내장성 구심성 섬유는 다음과 같은 곳에 분포하여 기능한다.

- Bronchial mucosa(기관지점막)에서 cough reflex(기침반사)를 일으키는 촉각에 관여할 수 있음
- Bronchial muscle(기관지근육)에서 stretch reception(신장 감지)에 관여할 수 있음
- Interalveolar septum(허파꽈리사이중격)에서 호흡운동을 제한시키는 기전인 Hering-Breuer reflex에 관여
- Pulmonary artery에서 압력 수용체로서(혈압), pulmonary vein에서 화학수용체로서(혈중기체분압) 기능

Postsynaptic sympathetic neurons(연접뒤교감신경세포)의 세포체인 *sympathetic ganglion cell*(교감신결정세포)은 sympathetic trunk의 **paravertebral sympathetic ganglion**(척주옆교감신경절)에 있다. Sympathetic fiber는 bronchial muscle의 수축을 억제하고(기관지를 확장), pulmonary vessel을 수축시키며, bronchial tree의 alveolar gland의 분비기능을 억제한다.

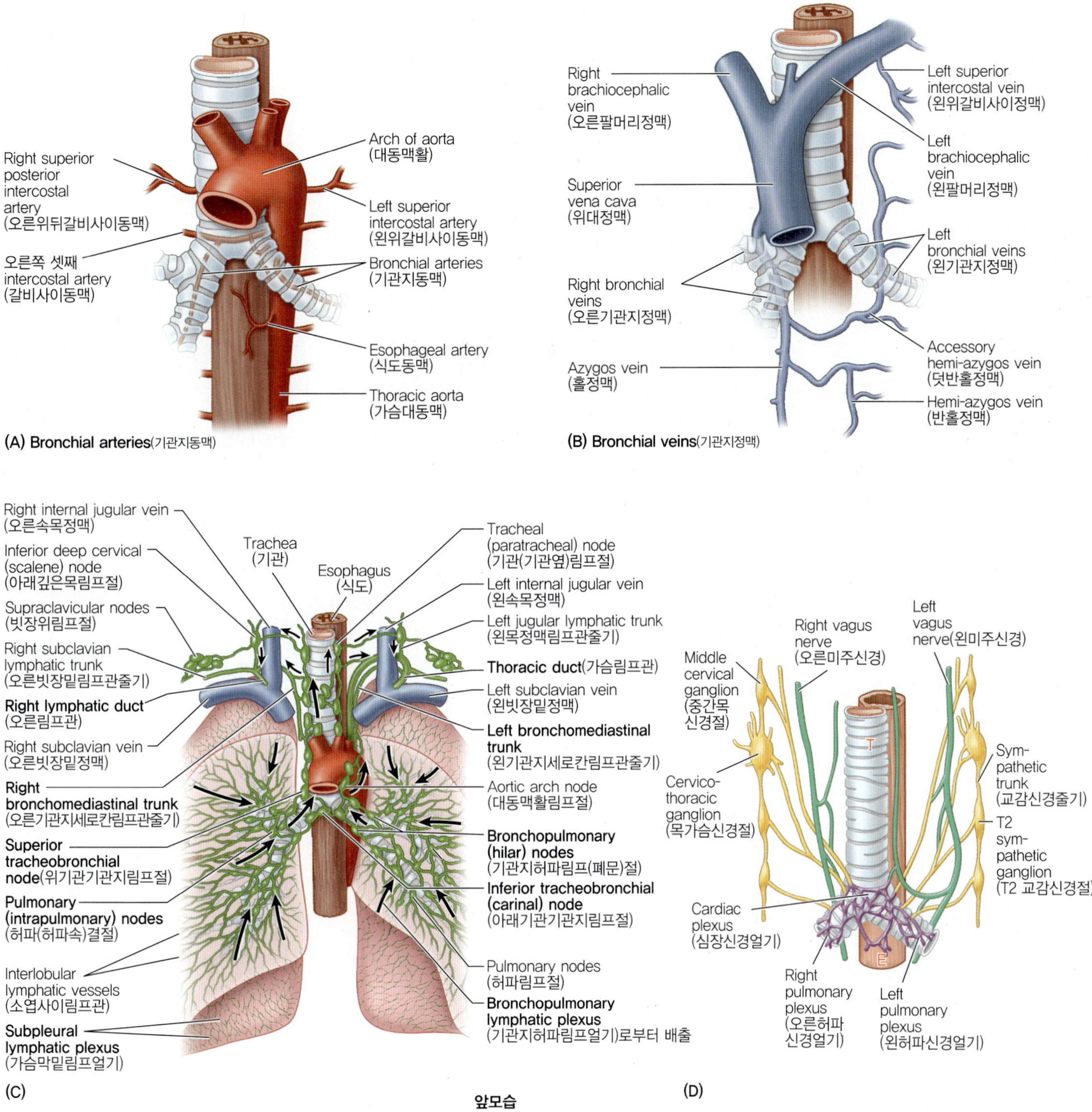

그림 1.22. **Lung과 pleurae의 신경과 혈관.** **A.** Bronchial arteries(기관지동맥). **B.** Bronchial veins(기관지정맥). **C.** Lymphatic drainage(림프 흐름). Lymphatic vessel은 superficial subpleural plexus(얕은허파밑림프얼기)와 deep lymphatic plexus(깊은림프얼기)로부터 온다. 화살표는 림프 흐름의 방향이다. **D.** 신경분포. *E*, esophagus(식도); *T*, trachea(기도); 초록색, parasympathetic(부교감신경); 보라색, plexus(신경얼기); 노란색, sympathetic(교감신경).

임상해부학

Pulmonary Collapse(폐허탈)

Parietal pleura와 visceral pleura 사이의 pleural cavity 안으로 공기가 어느 정도 이상 들어가면 visceral pleura와 parietal pleura를 붙들어주던(즉, 허파를 thoracic wall에 붙여주던) 표면장력이 깨져 허파가 스스로 탄성에 의해 쪼그라든다. 허파가 쪼그라들어 *atelectasis*(무기폐)가 되면 정상적으로는 이론으로만 존재하던 공간인 pleural cavity가 진짜로 존재하는 공간이 된다(그림 B1.7). 수술 등 때문에 한쪽 허파가 쪼그라드는 경우가 생기더라도, 양쪽의 pleural sac(가슴막주머니)이 분리되어 있기 때문에 반대쪽 허파는 괜찮다.

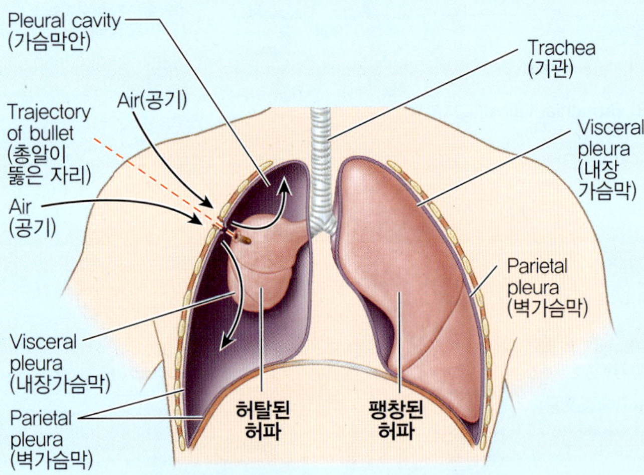

그림 B1.7. Pulmonary collapse(폐허탈).

Pneumothorax, Hydrothorax, Hemothorax, and Chylothorax(공기가슴증, 물가슴증, 혈액가슴, 암죽가슴)

Pleural cavity(가슴막안)로 공기가 들어가는 현상—*pneumothorax*—은 총상 등에 의해 parietal pleura가 뚫리는 부상을 입거나 허파가 파열되었을 때 생길 수 있으며, 그 결과로 허파가 일부 쪼그라들 수 있다(collapse of the lung(폐허탈). 갈비뼈가 부러질 때에도 parietal pleura가 찢어져 pneumothorax를 일으킬 수 있고, visceral pleura의 틈새로 허파가 새어서 생길 수도 있다. Pleural cavity로 액체가 과도하게 고이는 *hydrothorax*는 *pleural effusion*(가슴막삼출) 때문에 생길 수 있고, thorax에 부상을 입으면 피가 pleural cavity로 고이는 *hemothorax*가 생길 수 있는데, 이것은 허파의 laceration(열상, 찢김)보다는 intercostal vessel의 주요 가지를 다쳤을 때 더 잘 생긴다. Thoracic duct로부터 림프가 흘러 pleural cavity로 고이면 *chylothorax*가 되는데, chyle(암죽)은 thoracic duct의 희뿌옇거나 노란 림프액으로서, 창자에서 흡수된 지방을 함유한다(2장 참조).

Pleuritis(가슴막염)

숨을 들이쉬고 내쉴 때, 정상적인 촉촉하고 부드러운 pleura라면 청진으로 소리가 들리지 않아야 하지만, pleura에 염증이 생긴 *pleu ritis*(pleurisy)가 있을 때에는 허파 소리가 거칠어져 청진기로 마찰음(*pleural rub*, 가슴막마찰)이 들릴 수 있다. 급성 pleuritis 환자는 계단을 오르거나 해서 조금이라도 호흡이 빨라지고 깊어지면 찌르는 듯한 통증을 느낀다.

Variation in Lobes of Lungs(허파의 변이)

허파에 fissure가 정상보다 많거나 없는 경우가 종종 있다. 즉, 왼허파의 lobe이 세 개라거나, 오른허파가 두 lobe밖에 없는 경우이다. 가장 흔히 관찰되는 accessory lobe으로는 *azygos lobe*(홀정맥엽)이 있는데, 전체 인구 중 1%의 오른허파에서 관찰되며, azygos vein이 오른허파의 hilum이 아니라 apex의 위로 아치를 이루느라 apex의 안쪽 부분이 분리되어 azygos lobe가 된다.

Thoracentesis(가슴천자)

Intercostal space를 통해 피하주사바늘을 넣어 pleural fluid를 채취하거나, 피 또는 고름을 제거해야 될 때가 있다. 이때 intercostal nerve와 intercostal vessel의 손상을 피하려면 주사바늘을 갈비뼈의 위모서리 위로, 이 신경과 혈관들의 collateral branch들을 피할 정도로 조금 높게 찔러 넣어야 한다(그림 B1.8)

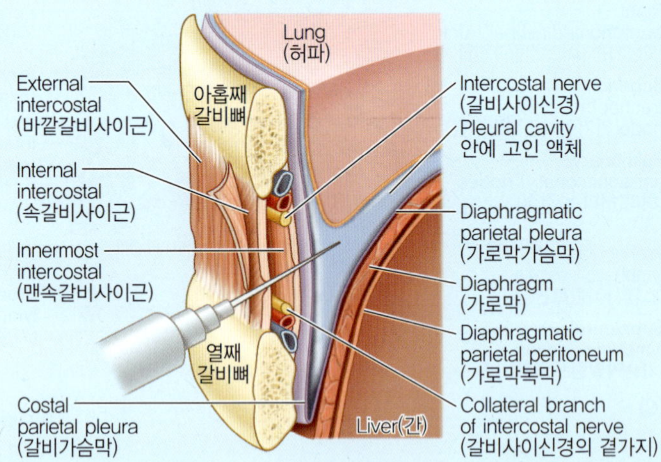

그림 B1.8. Midaxillary thoracentesis(겨드랑중간 가슴천자법)을 시행하는 방법.

Auscultation and Percussion of Lungs (허파의 청진과 타진)

허파에 대한 청진[Tracheobronchial tree(기관기관지나무)로 흐르는 공기의 흐름을 청진기로 듣는 것]과 타진(허파가 들어 있는 가슴 표면을 손가락으로 두드리는 것)을 할 때에는 목의 root와 허파의 apex를 포함해야 한다. 타진은 그 속의 조직이 공기로 들어차 공명음이 들리는지, 액체가 차서 둔탁한 소리가 들리는지, 단단해져서 그런 소리가 안 들리는지를 구분할 수 있게 해준다. 진찰할 때 말하는 허파의 base란, 늘 diaphragmatic surface를 말하는 것은 아니고, 대개는 inferior lobe의 뒤쪽 costal surface의 아래부분을 말하는데, 이 부분을 청진하려면 thoracic wall의 아래뒤쪽 부분(열째 등뼈 높이에 해당)에 청진기를 대면 된다.

Aspiration of Foreign Bodies(이물질흡인)

Right main bronchus는 왼쪽보다 굵고 짧으며 더 수직에 가깝기 때문에 이물질이 들어가 머무르거나 그 아래의 더 작은 가지로 들어가기 쉽다. 치과 치료 도중에는 치아의 조각이나 치료용 충전제 등의 이물질흡인이 일어날 수 있는데, 이런 것들은 오른쪽으로 더 잘 들어간다.

Lung Resection(허파절제)

Bronchopulmonary segment(허파구역)에 대한 해부학적 지식은 허파 진단 영상의 해석이나 병변이 있는 구역의 절제술을 하기 위해 꼭 필요하다. 종양이나 abscess(농양: 고름이 차는 것)와 같은 기관지나 허파의 질환은 한 bronchopulmonary segment 안에 국한되는 경우가 많은데, 해당하는 구역만을 수술로 제거할 수도 있다. 허파암 치료를 위한 수술에서는 한쪽 허파를 제거하거나(*pneumonectomy*, 허파절제술), 엽 하나를 제거하거나(*lobectomy*, 엽절제술), bronchopulmonary segment 몇 개를 제거하게된다(*segmentectomy*, 구역절제술). Bronchopulmonary segment와 bronchial tree의 관계에 대한 지식은 pneumonia(폐렴)나 cystic fibrosis(낭성섬유증) 같은 질환에 걸린 환자에서 특정 부위로부터의 배액이나 허파에 대한 물리치료를 할 때에도 필요하다.

Injury to Pleurae(가슴막손상)

*Visceral pleura*는 통증을 느낄 수 없는데, 이곳에는 기관지에 분포하는 혈관에 동반하는 자율신경을 통해 들어온 운동성분과 내장감각섬유만이 분포하지, 일반감각을 받아들이는 신경은 visceral pleural에 분포하지 않기 때문이다.

반대로 *parietal pleura*(벽가슴막)는 통증에 민감한데, 그 중 costal pleura(갈비가슴막)에 몸신경섬유를 많이 갖고 있는 intercostal nerve와 phrenic nerve가 풍부하게 분포하기 때문이다. Parietal pleura가 자극받으면 그 부위의 통증도 느껴지고, spinal cord에서 parietal pleura와 같은 부분을 이용하는 부위로 연관통(referred pain)이 느껴진다. 따라서 diaphragmatic pleura의 주변부와 costal pleura가 자극받으면 그 부위도 아프고 thoracic wall과 abdominal wall을 따라 위치하는 intercostal nerve를 통한 연관통도 느껴진다. Diaphragmatic pleura의 중심부와 mediastinal pleura를 자극하면 셋째~다섯째 피부분절에 속하는 목의 root 부분과 어깨 위로 연관통이 느껴진다.

Thoracoscopy(흉강경검사)

*Thoracoscopy*는 thoracoscope을 이용해 pleural cavity(가슴막안)를 진찰하거나 치료를 위한 술기를 시행하는 것이다(그림 B1. 9). 먼저 intercostal space를 조금 절개해 pleural cavity까지 들어가는데, 관찰뿐만 아니라, biopsy(생검)도 시행할 수 있고, 유착된 것을 풀어주거나 병변을 제거하는 등의 치료도 할 수 있다.

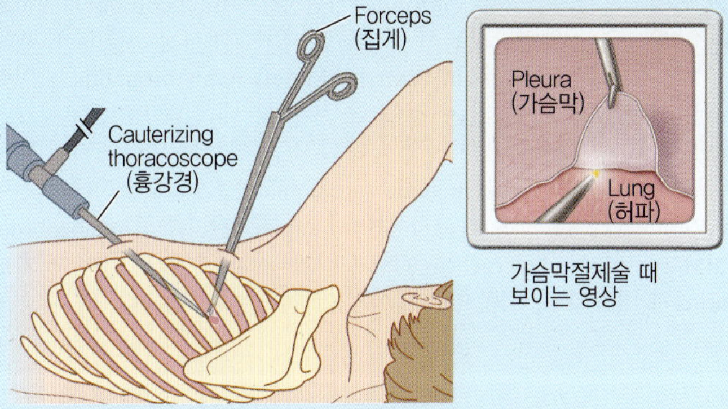

그림 B1.9. Pleurectomy(가슴막절제술).

Pulmonary Embolism(폐색전증)

피가 굳어서 생긴 *blood clot*(피떡) 등의 *embolus*(색전)가 pulmonary artery(허파동맥)를 막아서 질환이 생기고 사망하는 경우도 흔하다. 다리의 정맥으로부터 허파를 향해 blood clot, 지방방울, 공기방울이 피를 타고 이동하면 심장의 오른쪽을 거쳐 허파동맥으로 이동해 이곳에 **색전**이 만들어져 허파동맥이나 그 가지를 막을 수 있다. 이로 인해 곧바로 허파로의 혈액순환이 일부 또는 전부 막히게 되면, 해당하는 구역은 혈액순환이 없이 환기만 이루어지게 된다. 만약 커다란 색전이 허파동맥을 막으면 혈액에 산소가 공급될 수 없기 때문에 *acute respiratory distress*(급성호흡곤란증후군)가 일어난다. 중간 크기의 색전은 bronchopulmonary segment(허파구역)의 혈액순환을 막아 허파의 일부가 괴사되는 *pulmonary infarct*(허파경색)이 일어난다.

Inhalation of Carbon Particles(탄소입자흡입)

허파의 림프에 있는 *phagocyte*(포식세포)는 들이쉰 공기에 있던 탄소입자를 머금을 수 있다. 많은 사람들에서, 특히 흡연자들에서는 이 입자들이 허파와, 그 림프절의 빛깔을

(다음 쪽에 계속)

얼룩덜룩하거나 검게 만들 수 있다. 흡연자들이 **기침**을 하는 이유는 담배의 자극성 물질을 들이마시기 때문이다.

Bronchogenic Carcinoma(기관지유래암종)

*Bronchogenic carcinoma*는 허파암 중 흔한 것으로서, bronchial tree의 epithemium에서 생겨나는데, **허파암**의 주된 원인은 흡연이다. Bronchogenic carcinoma는 널리 전이되기 쉬운데, 이것은 림프관 때문이다. 종양세포가 허파의 sinusoid(굴모세혈관)나 venule(세정맥)의 벽을 침투해 순환계통으로 흘러 pulmonary vein, left heart, aorta를 통해 운반되어 온몸으로, 특히 머리뼈나 뇌로 전이될 수도 있다.

Bronchoscopy(기관지경술)

기관지를 *bronchoscope*(기관지경)—tracheobronchial tree 속을 들여다보면서 진단할 수 있는 내시경—를 통해 관찰하면 right main bronchus와 left main bronchus 사이에 **carina**(용골)가 솟아 있는 것을 볼 수 있는데(그림 B1.10), 이것은 tracheal ring(기관고리) 중 가장 아래의 것을 이루는 연골조직이 튀어나온 것이다. 만약 bronchogenic carcinoma(기관지유래암종)에서 전이된 암세포 때문에 양쪽 기관지 사이의 angle(기관지각)의 tracheobronchial lymph nodes(기관기관지림프절)가 커지는 등의 일이 생기면 carina가 비틀리고, 뒤쪽으로 넓어지고, 한 곳에 고정된다.

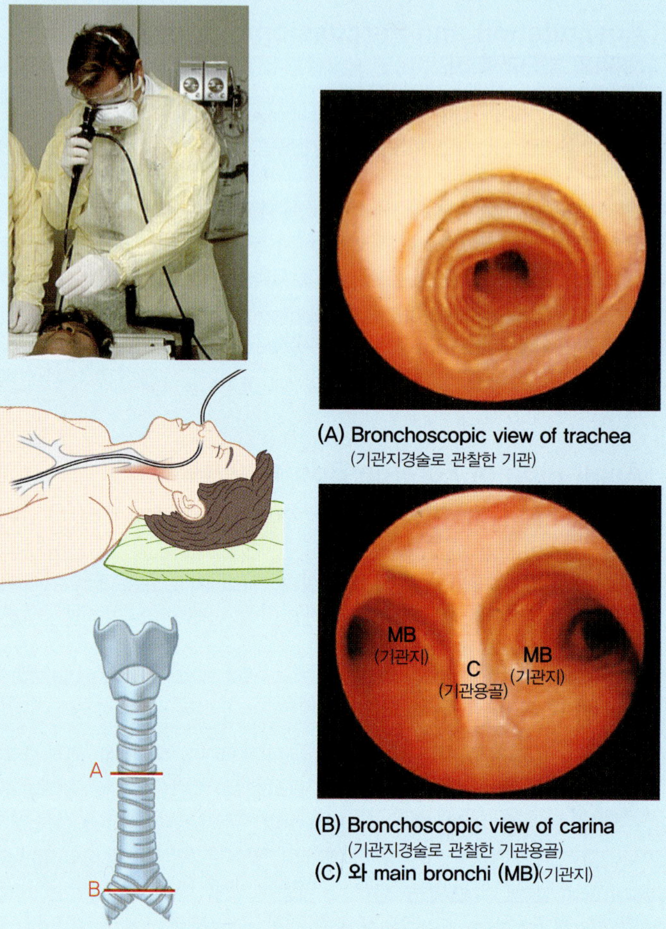

(A) Bronchoscopic view of trachea (기관지경술로 관찰한 기관)

(B) Bronchoscopic view of carina (기관지경술로 관찰한 기관용골) (C) 와 main bronchi (MB)(기관지)

그림 B1.10. Bronchoscopy(기관지경술).

Mediastinum(가슴세로칸)

Mediastinum은 양쪽 pulmonary cavity 사이의 장기들이 들어 있는, thoracic cavity의 중심 구획이다(그림 1.23). Mediastinum의 특징은 다음과 같다.

- 양쪽면이 mediastinal pleura에 덮여 있고, 허파를 제외한 모든 가슴안의 장기와 구조가 들어 있다.
- 위로는 superior thoracic aperture(위가슴문)부터 아래로는 diaphragm(가로막)까지이며, 앞으로는 sternum과 costal cartilage로부터 뒤로는 thoracic vertebra의 body까지이다.
- 살아 있는 사람에서는 대개 액체나 기체로 채워진 공간을 가진 내장기관이 모여 있기 때문에 움직임이 크다.

Mediastinum의 주요 장기들도 혈관, 림프관, 림프절, 신경, 지방에 둘러싸여 있다.

Mediastinum은 결합조직들이 느슨하고, mediastinum 양쪽의 허파와 parietal pleura가 탄성을 띠기 때문에, 호흡하는 동안 diaphragm, thoracic wall, tracheobronchial tree가 움직인다거나, 심장이 수축하고 큰 혈관들이 박동할 때, 식도로 음식물이 지나갈 때 thoracic cavity의 부피와 압력이 변하는 것을 견딜 수 있다. 이곳의 결합조직은 나이가 듦에 따라 섬유화되고 딱딱해지기 때문에 medias-

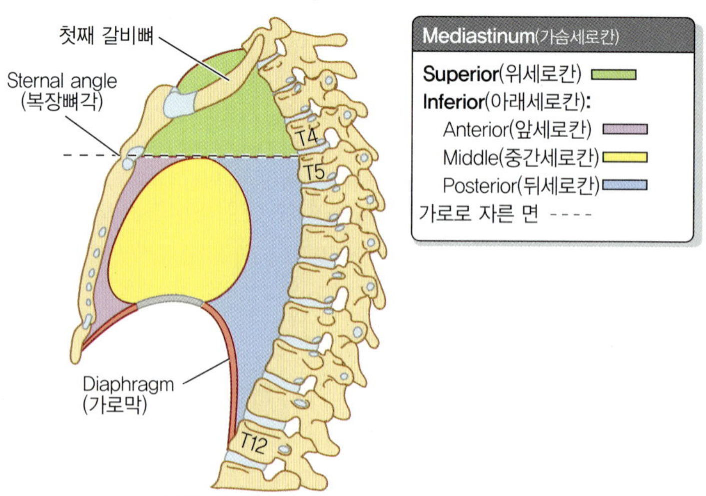

그림 1.23. Mediastinum(세로칸)의 구분.

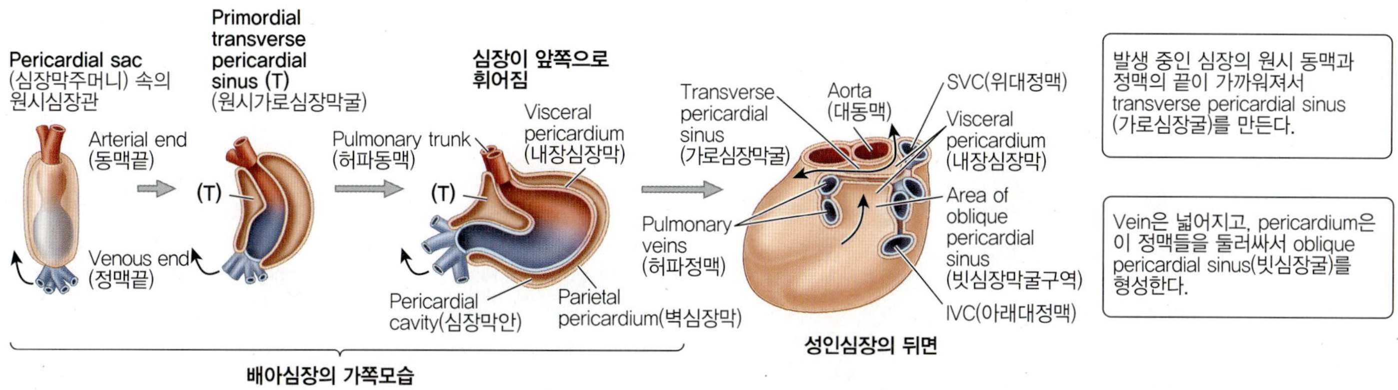

그림 1.24. Heart(심장)와 pericardium(심장막)의 발생. 길쭉한 primodial heart tube(원시심장관)은 두 층의 pericardial sac을 둘러싼다(마치 소시지를 둘러싼 핫도그빵처럼). 그 후 원시심장이 배쪽으로 굽어지면서, 원시동맥과 정맥의 끝이 가까워지게 되며, 이들 사이에 transverse pericardial sinus(가로심장굴, *T*)가 생긴다. 배아가 성장하면서 vein은 넓어지고 아래쪽과 가쪽으로 확장된다. Pericardium이 이 정맥들을 둘러싸서 oblique pericardial sinus(빗심장굴)가 형성된다. *IVC*, inferior vena cava(아래대정맥); *SVC*, superior vena cava(위대정맥).

tinum의 구조들은 시간이 흐를수록 움직임이 작아진다.

Mediastinum은 설명을 위해 위아래로 나뉜다.

- **Superior mediastinum**(위세로칸)은 superior thoracic aperture로부터 sternal angle과 넷째, 다섯째 등뼈의 IV disc를 수평으로 통과하는 *transverse thoracic plane*(가로가슴면)까지이다(그림 1.21). Superior mediastinum의 내용물은 SVC(superior vena cave, 위대정맥), brachiocephalic vein(팔머리정맥), aortic arch(대동맥활), thoracic duct(가슴림프관), trachea(기관), esophagus(식도), thymus(가슴샘), 양쪽 vagus nerve(미주신경), 왼쪽 recurrent laryngeal nerve(왼되돌이후두신경), 양쪽 phrenic nerve(가로막신경)이다.
- **Inferior mediastinum**(아래세로칸)은 transverse thoracic plane부터 diaphragm까지이며 pericardium(심장막)의 앞쪽으로 **anterior mediastinum**[앞세로칸. Thymus(또는 그 흔적), 림프절, 지방, 결합조직이 있음], pericardial sac과 경계를 같이하는 **middle mediastinum**[중간세로칸. 심장, 큰혈관의 뿌리들, azygos vein(홀정맥활), left main bronchus와 right main bronchus가 들어 있음], pericardium의 뒤쪽으로 **posterior mediastinum**[뒤세로칸. 식도, thoracic aorta, azygos vein과 hemi-azygos vein(반홀정맥), thoracic duct, vagus nerve, sympathetic trunk, splanchnic nerve(내장신경)들이 들어 있음]으로 나뉜다.

많은 구조들(예를 들면 식도)이 superior mediastinum과 posterior mediastinum을 수직으로 통과하면서 하나 이상의 mediastinum에 걸쳐 존재하기 때문에, anterior mediastinum과 middle mediastinum을 먼저 설명하고 나서 superior mediastinum과 posterior mediastinum을 설명하기로 한다.

Anterior Mediastinum(앞세로칸)

Anterior mediastinum은 mediastinum 중 가장 작은 구획이고, 앞쪽으로는 sternum의 body와 transversus thoracis muscle(가슴가로근), 뒤쪽으로는 pericardium(심장막)에 막혀 있다(그림 1.23). Anterior mediastinum은 sternal angle 높이에서 superior mediastinum과 이어지고, 아래로는 diaphragm에 막혀 있다. Anterior mediastinum에는 pericardium과 sternum을 잇는 섬유띠인 *sternopericardial ligament*(복장심장막인대), 지방, 림프관, 림프절, internal thoracic vessel의 가지들이 있다. 아기와 어린이의 anterior mediastinum에는 thymus의 아래부분도 들어 있다.

Middle Mediastinum(중간세로칸)

Middle mediastinum은 pericardium과 일치하며, 심장, ascending aorta(오름대동맥), pulmonary trunk, SVC, azygos vein의 arch(홀정맥활), left main bronchus와 right main bronchus가 있다.

PERICARDIUM(심장막)

Pericardium은 두 겹으로 된 섬유성이거나 장액성인 막으로, 심장과 큰 혈관들의 뿌리를 감싸는데, 허파를 감싸는 pleura와 비슷한 구조이다(그림 1.24, 1.25). 원뿔 모양인 **pericardial sac**(심장막주머니)은 sternum의 body(복장뼈몸통), 둘째~여섯째 costal cartilage의 뒤쪽에 있으며 다섯째-여덟째 등뼈 높이에 해당한다. 그 중 질긴 external fibrous layer(바깥섬유층), 즉 **fibrous pericardium**(섬유심장막)은 diaphragm의 central tendon(중심널힘줄)과 융합되어 이어진다(그림 1.25A). Fibrous pericardium의 속면에는 반짝이는 serous membrane(장막)인 **serous pericardium**(장막심장막)의 **parietal layer**(벽층)가 붙어 있다. 이 막은 뒤집혀서 심장과 큰 혈관을 덮는 **serous pericardium**(장막심장막)**의 visceral layer**(내장층)가 된다.

*Pericardial sac*은 심장, 큰혈관, sternum, diaphragm의 움직임에 영향을 받는데, 이는 fibrous pericardium이 주변 구조와 다음의 관계를 갖기 때문이다.

- 심장을 드나드는 큰혈관의 tunica adventitia(바깥막)와 이어져 있다.
- Sternum의 뒤면에 sternopericardial ligament(복장심장막인대)에 의해 붙어 있다.
- Diaphragm의 central tendon과 융합되어 있다.

Fibrous pericardium은 심장에 갑자기 혈액이 과도하게 들어차

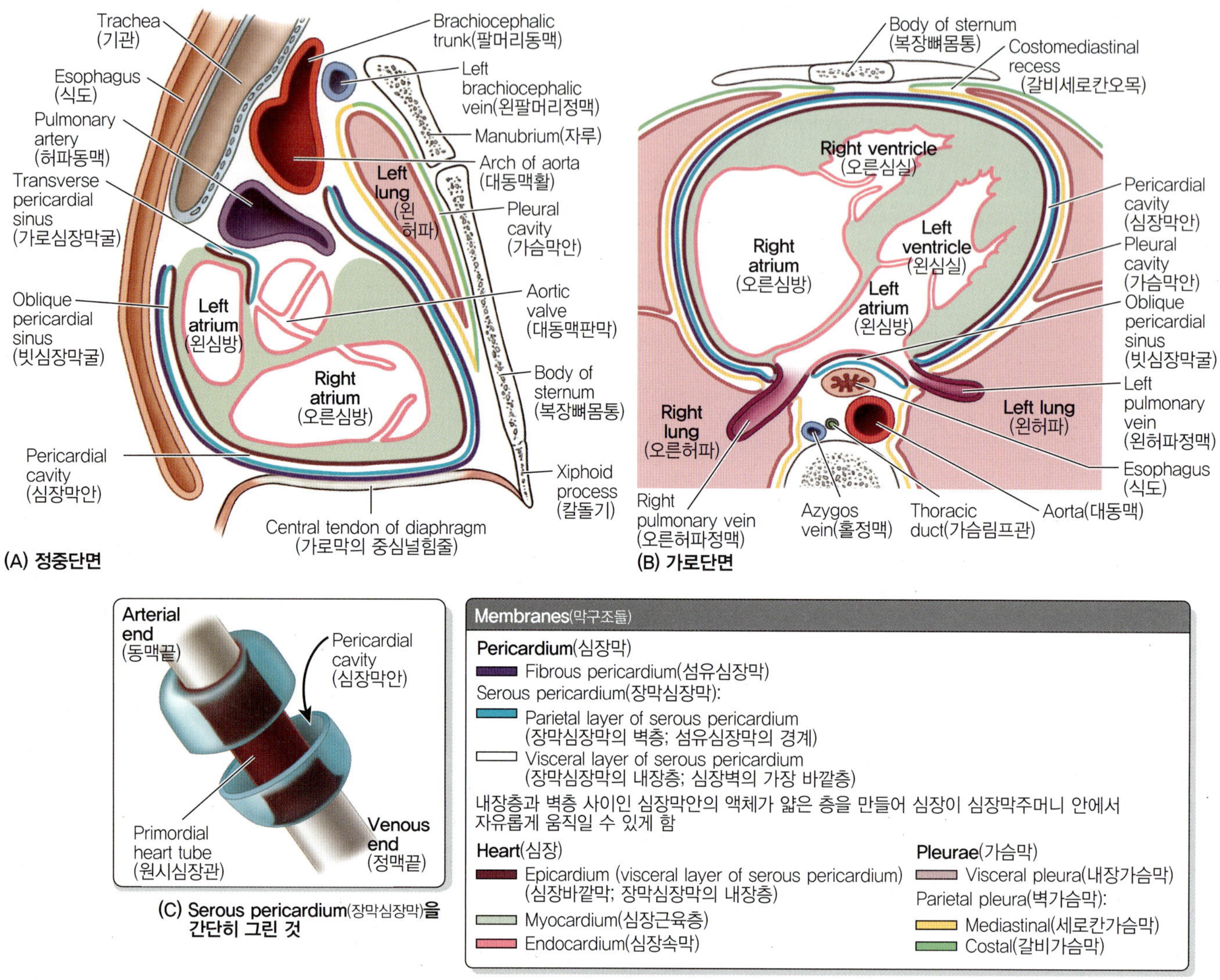

그림 1.25. pericardium의 층과 pericardial cavity(심장막공간).

는 것을 막는데, 이는 fibrous pericardium이 잘 늘어나지 않고, 그 위쪽과 뒤쪽의 큰 혈관과 긴밀하게 연결되기 때문이다(그림 1.24, 1.25B). Pericardium은 ascending aorta를 감싸면서 심장보다 더 위쪽의 sternal angle 높이까지 이어진다.

Pericardial cavity(심장막안)는 서로 마주보는 serous pericardium(장막심장막) 층인 parietal layer(벽층)와 visceral layer(내장층) 사이의 이론적인 공간이다(그림 1.25C). 이 공간 안에는 정상적으로는 serous fluid가 얇은 층을 이루고 있어서 심장이 움직이고 뛸 때의 마찰을 줄여준다.

Serous pericardium의 visceral layer는 심장 벽의 바깥층인 **epicardium**(심장바깥막)을 이루며, 심장과 큰 혈관을 덮은 뒤 뒤집혀 parietal layer가 되면서 다음과 같은 구조를 남기게 된다.

- 심장에 연결된 aorta와 pulmonary trunk의 뒤쪽으로 손가락을 넣으면 이 혈관들의 뒤로, SVC보다는 앞으로 **transverse pericardial sinus**(가로심장막굴)를 확인할 수 있다(그림 1.24, 1.25A, B1.11).
- 심장에 연결된 SVC, inferior vena cava(IVC, 아래대정맥), pulmonary vein의 일부분이 serous pericardium에 싸이면서, 심장 뒤편에 넓은 주머니 모양의 **oblique pericardial sinus**(빗심장막굴)를 이룬다(그림 1.24, 1.26). 이 구조는 아래쪽이 열려 있으며, 손가락 여러 개가 한꺼번에 들어갈 정도의 크기이지만, 한쪽이 막힌 구조(cul-de-sac이라고 함)로서, 다른 곳으로는 통하지 않는다.

Pericardial sinus들은 심장 발생 과정의 primordial heart tube(원시심장관)가 구부러진 결과물로서 나타나는 것이다(그림 1.24). 튜브 모양의 심장이 구부러질 때, 그 중 정맥 쪽 끝이 뒤위쪽으로 움직여 동맥 쪽 끝과 만나는데, 그 사이의 공간이 transverse pericardial sinus가 되고, 이 혈관들이 커지고 서로 멀어짐에 따라 그 주위의 pericardium이 뒤집혀 oblique pericardial sinus의 경계를 이룬다.

Pericardium(심장막)**의 혈액 공급**은 주로 **internal thoracic artery**(속가슴동맥)의 가지인 **pericardiacophrenic artery**(심장가로막동맥, 그림 1.26A)가 담당하는데, diaphragm으로 향하는 phrenic

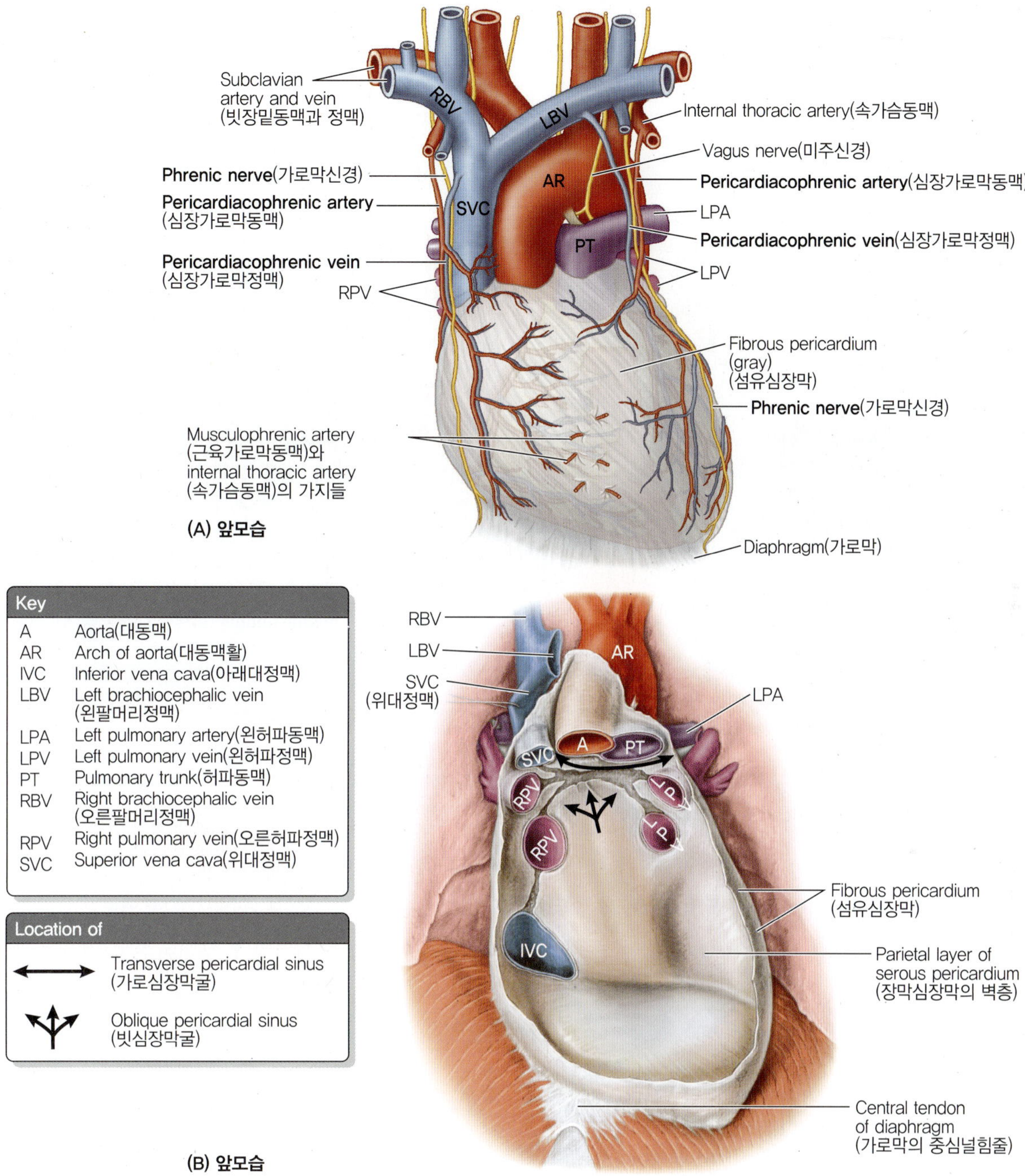

그림 1.26. Pericardium. **A.** 동맥과 정맥의 분포. **B.** 심장을 제거한 후 관찰한 심장막주머니의 아래로 transverse pericardial sinus와 oblique pericardial sinuse를 관찰할 수 있다.

nerve(가로막신경)가 이 동맥과 동반하거나 평행하게 위치한다. 혈액 공급의 일부는 internal thoracic artery(속가슴동맥)의 마지막 가지인 *musculophrenic artery*(근육가로막동맥)와 thoracic aorta의 가지들인 *bronchial artery, esophageal artery, superior phrenic artery*(위가로막동맥)가 담당하기도 하고, serous pericardium의 visceral layer에 한해서는 *coronary artery*(심장동맥)도 담당한다(그림 1.15A).

Pericardium의 정맥 유입은 다음과 같다(그림 1.15B)

- Brachiocephalic vein(팔머리정맥) 또는 internal thoracic vein(속가슴정맥)으로 합쳐지는 *pericardiacophrenic vein*(심장가로막정맥)
- Azygos venous system(홀정맥계통)으로 합쳐지는 다양한 정맥들

Pericardium의 신경 지배는 다음과 같다(그림 1.22D, 1.26A).

- *Phrenic nerve*(가로막신경: C3~C5)—주요 감각 섬유로서, 이를 통해 전달되는 통증은 대개 같은 쪽 어깨 부위(셋째-다섯째 목신경의 피부분절)의 연관통으로서 느껴진다.
- *Vagus nerve*(미주신경, CN X)—여기서는 기능이 분명하지 않다.
- *Sympathetic trunk*(교감신경줄기)—혈관수축의 기능이 있다.

임상해부학

Transverse Pericardial Sinus(가로심장막굴)의 수술에서의 중요성

Transverse pericardial sinus는 심장을 수술할 때 특히 중요하다. Pericardial sac을 앞에서 열면 대동맥과 허파동맥 뒤의 transverse pericardial sinus로 손가락을 쉽게 넣을 수 있다(그림 B1.11). 수술용 클램프나 실을 이용하여 이 혈관들을 묶고 심장 우회 장치의 관을 연결한 다음 꽉 조여주면 이들 큰 혈관들의 순환을 멈추거나 우회시켜 coronary artery bypass grafting(심장동맥우회로조성술) 등의 수술을 할 수 있는데, 그 동안에는 cardiopulmonary bypass machine(심장허파두름기)이 작동하게 된다.

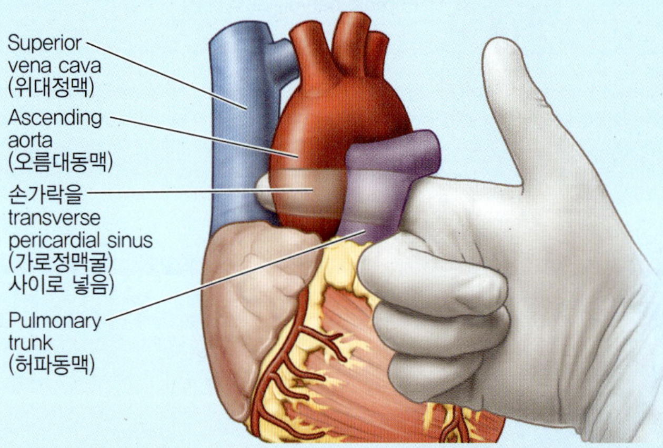

그림 B1.11. Transverse pericardial sinus(가로정맥굴).

Pericarditis(심장막염)와 Pericardial Effusion (심장막삼출물)

Pericardium의 염증(*pericarditis*)은 가슴의 통증을 잘 일으킨다. Serous pericardium에서는 정상적으로는 청진으로 들리는 것이 없어야 하는데, pericarditis가 생기면 그 표면이 거칠어져 마찰이 생기고 이것이 *pericardial friction rub*(심장막마찰음)으로 들리며, 청진기를 통해서는 비단이 바스락거리는 것처럼 들린다. 어떤 염증질환은 *pericardial effusion*[pericardium의 모세혈관으로부터 pericardial cavity(심장막안)으로 체액이 고이는 것]을 일으키는데, 그 결과로, 심장이 눌려 제대로 커질 수 없는 상태인 *cardiac tamponade*(심장눌림증)가 되어 효율이 나빠진다.

Cardiac Tamponade(심장눌림증)

*Cardiac tamponade*는 치명적일 수도 있는데, 그것은 fibrous pericardium이 질기고 탄력이 없어서, 심장 바깥의 pericardial cavity에 액체가 고이면 심장의 부피가 줄어들기 때문이다. 심장의 크기가 서서히 커지는 *cardiomegaly*(심장비대)가 있을 때에는, pericardium이 서서히 늘어나 심장이 커져도 압박을 받지 않게 할 수 있지만, 심장이 이물질에 찔려 피가 갑자기 pericardial cavity에 들어차는 *hemopericardium*(혈액심장막) 상태가 되면 cardiac tamponade가 찾아온다. Hemopericardium은 심장발작(heart attack)이 생겼을 때 심장의 근육 중 약한 부위가 뚫리면서 생길 수도 있다. Pericardium에 피가 들어참에 따라 심장이 눌리고 순환이 잘 안 된다.

Cardiac tamponade를 완화하기 위해 *pericardiocentesis*(심장막천자; pericardial cavity에서 액체를 뽑아내는 것)가 시행되는데, 액체가 너무 많을 때에는 지름이 큰 바늘을 이용하여야 하고, left subcostal angle(왼명치각)이나 sternum 옆에서 다섯째 또는 여섯째 intercostal space에 찔러 넣어야 한다.

Levels of Viscera in Mediastinum(내장기관의 높이)

Mediastinum 중 어느 구역의 높이에 내장기관이 있는가는 사람의 자세에 따라 달라진다. 바로 누워 있다면, 내장기관의 mediastinum 각 구역에 대한 상대적인 높이가 그림 B1.12A처럼 되는데, 전통적인 해부학적 기술은 장기의 높이를 사람이 누워 있을 때를 기준으로 되어왔다. 그러나 바로 선 자세에서는 장기의 높이가 그림 B1.12B에서처럼 되는데, 이것은 mediastinum, 심장, 큰 혈관의 부드러운 장기들 및 이들을 떠받치던 뱃속 장기들이 중력 때문에 아래로 쳐지기 때문이다. 진찰을 할 때에나 영상의학 검사를 할 때에 이러한 mediastinum 구조들의 이동을 생각하고 있어야 한다.

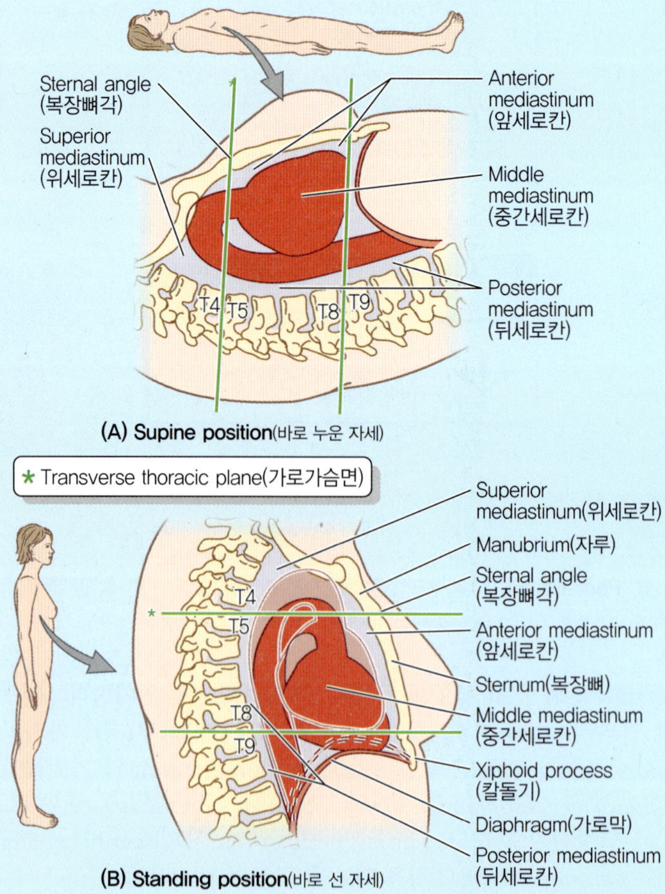

그림 B1.12. 누운 상태와 서 있는 상태에서 가슴 장기들의 위치.

Heart and Great Vessels(심장과 큰혈관들)

움켜쥔 주먹보다 조금 더 큰 심장은 스스로 박동을 조절하는 이중 구조의 펌프로서, 각 부분이 조화되어 온몸으로 혈액을 뿜어낸다. 온몸을 돌고 난, 산소가 적은 혈액이 SVC와 IVC를 통해 심장의 오른쪽으로 들어오면, 심장은 산소 농도를 높이기 위해 이 혈액을 pulmonary trunk를 통해 허파로 내보낸다. 심장의 왼쪽은 pulmonary vein을 통해 허파로부터 산소가 풍부한 혈액을 공급받아, aorta를 통해 온몸에 배급한다.

심장의 벽은 세 겹으로 되어 있는데, 얕은 층부터 깊은 층까지가 다음 순서대로 되어 있다(그림 1.24).

- **Epicardium**(심장바깥막): mesothelium(중피)로 된 얇은 바깥층으로서, serous pericardium의 visceral layer에 해당한다.
- **Myocardium**(심장근육층): cardiac muscle(심장근육)로 이루어진 두꺼운 중간층이다.
- **Endocardium**(심장속막): endothelium(내피)과 subendothelial connective tissue(내피밑결합조직)로 이루어진 얇은 안쪽 벽으로서, 심장의 안쪽 면과 valve(판막)들을 덮는다.

ORIENTATION OF HEART(심장의 방향)

Pericardial sac에 들어 있는 심장과 큰 혈관의 앞쪽에는 sternum, costal cartilage, 왼쪽 셋째~다섯째 갈비뼈의 안쪽 끝이 자리한다. 심장과 pericardial sac은 비스듬히 놓여 있는데 2/3는 정중면의 왼쪽에, 1/3은 오른쪽에 있다. 심장은 세 면을 가진 피라미드를 뒤집어놓은 모양으로서, apex(심장꼭대기)와 base(바닥)와 네 면을 가지고 있다.

심장의 apex의 특징은 다음과 같다(그림 1.27A, 1.28A).

- 앞쪽, 왼쪽을 향하고 있으며, left ventricle(왼심실)의 아래가쪽 부분으로 이루어져 있다.
- 어른에서는 왼쪽 다섯째 intercostal space의 뒤에 있으며, 정중면으로부터 9 cm 정도 떨어져 있다.
- Thoracic wall 중 **apex 앞**의 부분에서 mitral valve(왼방실판막)가 닫히는 소리를 가장 크게 들을 수 있다.

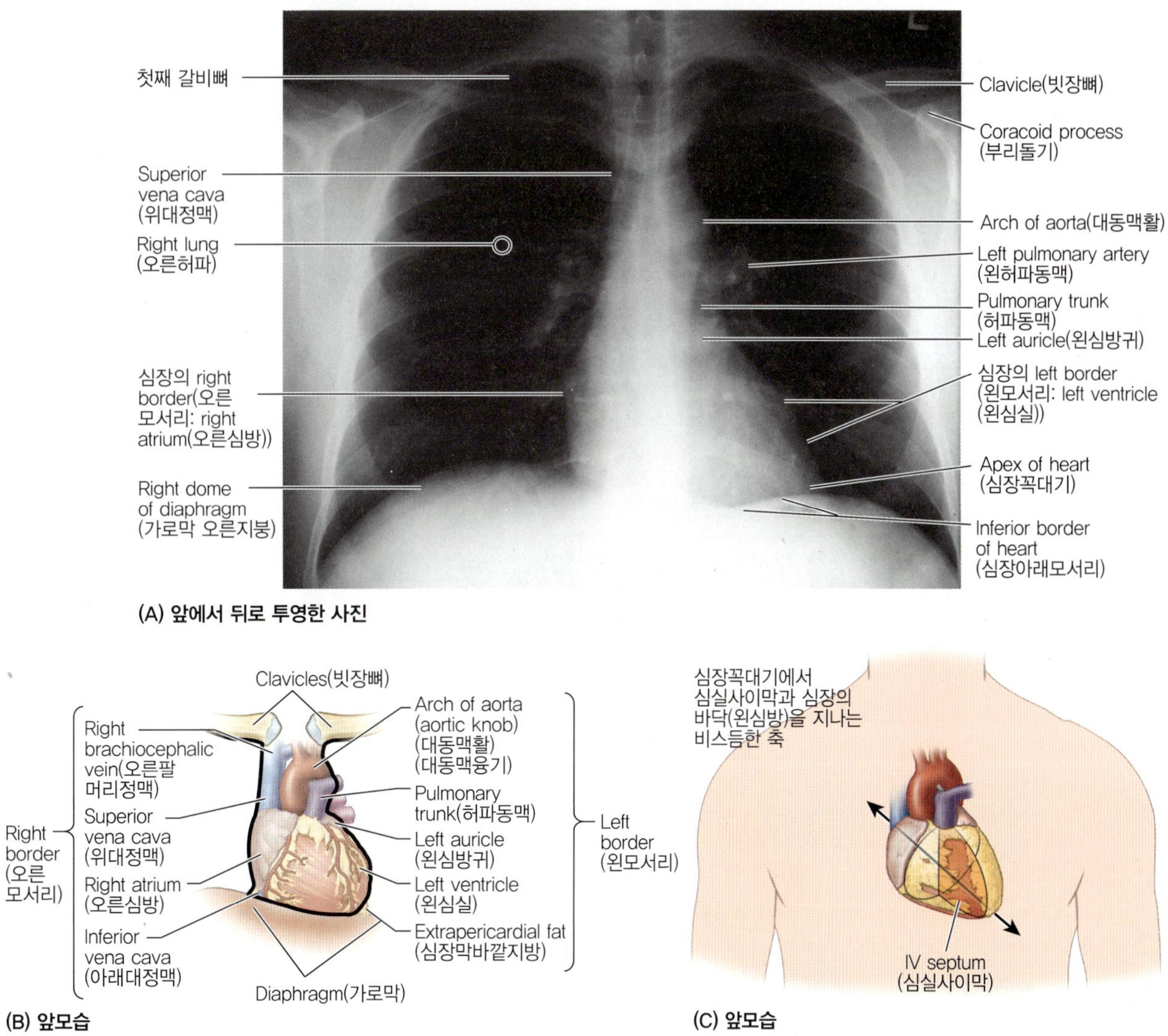

그림 1.27. **가슴에서 heart의 위치. A.** 방사선사진. **B.** 심장의 윤곽을 이루는 구조들. **C.** 심장의 방향.

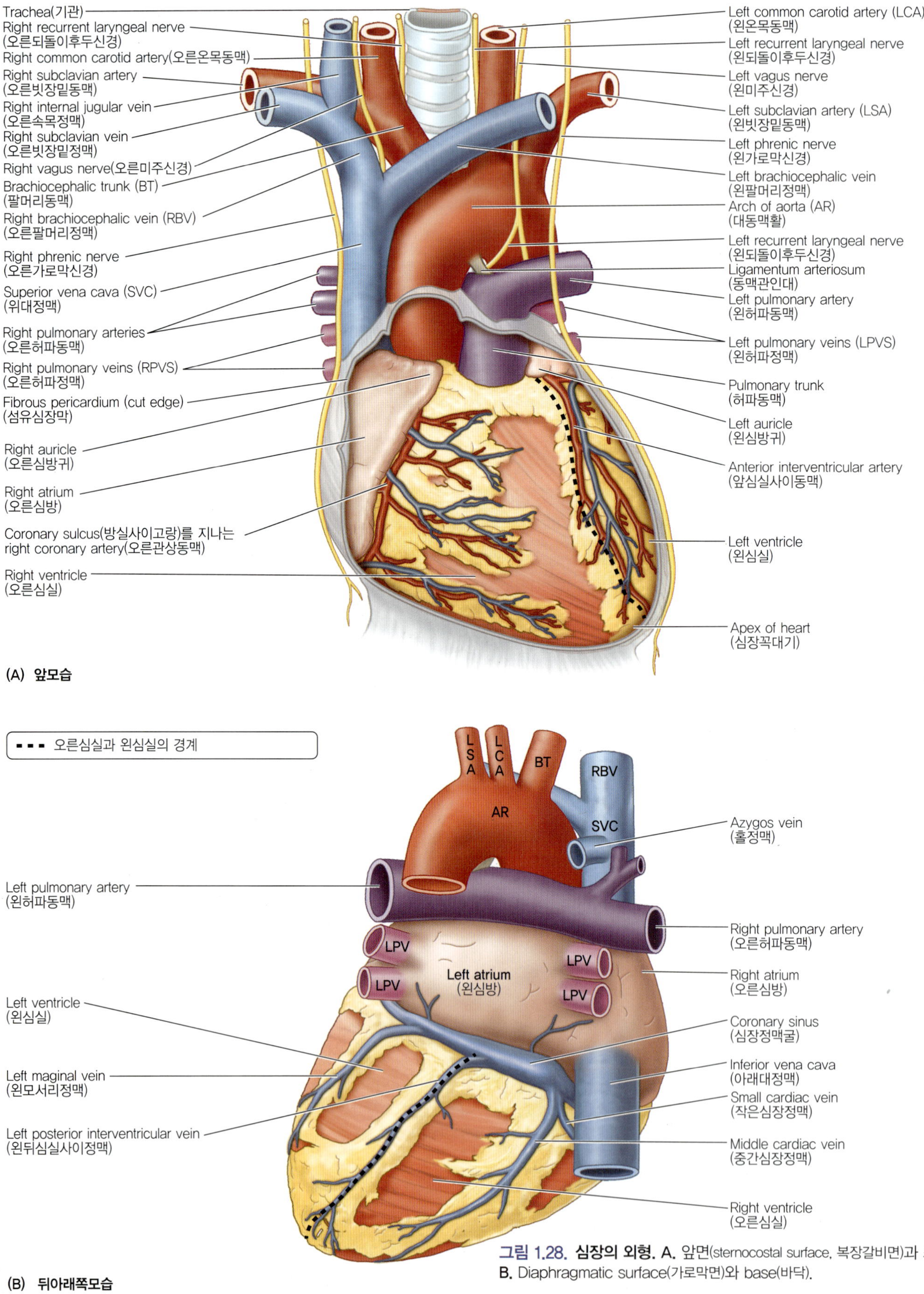

그림 1.28. **심장의 외형.** A. 앞면(sternocostal surface, 복장갈비면)과 좌우허파면. B. Diaphragmatic surface(가로막면)와 base(바닥).

심장의 base(심장바닥)의 특징은 다음과 같다(그림 1.28B).

- 심장의 뒤면이다.
- Left atrium(왼심방)이 그 대부분을 이루고, 일부는 right atrium(오른심방)으로 되어있다.
- 뒤쪽으로 여섯째~아홉째 등뼈의 body가 있으며, 그 사이에는 pericardium, oblique pericardial sinus, 식도, 대동맥이 있다.
- Pulmonary trunk의 bifurcation 높이와 coronary sulcus(방실사이고랑) 높이 사이에 위치한다.
- Left atrium의 오른쪽과 왼쪽으로는 pulmonary vein들이 연결되고, right atrium의 위쪽 끝과 아래쪽 끝으로는 SVC와 IVC가 연결된다.

심장의 네 면은 다음과 같다(그림 1.28A,B).

- **Anterior surface(sternocostal,** 복장갈비면): right ventricle(오른심실)이 대부분을 이룬다.
- **Diaphragmatic surface(inferior surface,** 가로막면): left ventricle(왼심실)이 대부분을 이루고, 일부는 right ventricle이 이룬다. diaphragm의 central tendon과 맞닿는다.
- **Left pulmonary surface**(왼허파면): left ventricle이 대부분을 이룬다. 왼허파에 cardiac impression(심장자국)을 남기는 부분이다.
- **Right pulmonary surface**(오른허파면): 대부분이 right atrium으로 되어 있다.

심장을 앞이나 뒤에서 보면 네모 모양으로 보이는데, 그때 보이는 **심장의 네 경계**는 다음과 같다(그림 1.27).

- **Right border**(오른모서리): 조금 볼록하며, right atrium과, 여기에 연결되는 SVC, IVC로 이루어진다.
- **Inferior border**(아래모서리): 거의 수평이며 대부분이 right ventricle의 윤곽이고, left ventricle은 일부만 참여한다.
- **Left border**(왼모서리): 비스듬하며, 대부분이 left ventricle이고 일부는 left auricle(왼심방귀)이다.
- **Superior border**(위모서리): right atrium과 left atrium, right auricle과 left auricle로 되어 있다. Ascending aorta와 pulmonary trunk가 연결되고, 오른쪽으로는 SVC가 연결된다. 또한 aorta와 pulmonary trunk의 뒤쪽, SVC의 앞쪽에 위치하는 transverse pericardial sinus의 아래쪽 경계에 해당한다.

CHAMBERS OF HEART(심장의 방 구조)

심장에는 chamber(방)가 네 개 있는데, **right atrium**(오른심방), **left atrium**(왼심방), **right ventricle**(오른심실), **left ventricles**(왼심실)이다.

Right Atrium(오른심방). Right atrium은 심장의 right border에 해당하고, SVC, IVC, coronary sinus(방실사이고랑)로 돌아오는 혈액이 유입된다(그림 1.28). 귀처럼 달린 **right auricle**(오른심방귀)은 작은 원뿔 모양 근육주머니로, **right atrium**에서 뻗어 나오는데, ascending aorta를 덮으며, atrium의 용량을 늘인다. 완성된 심장의 right auricle은 원래 primordial atrium(원시심방)이었던 부분으로서, 여기에 embryonic venous sinus(배아정맥굴; 라틴어로는 *sinus venosus*)가 합쳐지면서 더 큰 right atrium으로 완성되는 것이다. **Coronary sinus**(심장정맥굴)는 coronary sulcus의 뒤부분에 있으며 cardiac vein(심장정맥)으로 모인 피를 받는다. Coronary sinus 또한 embryonic venous sinus였던 부분이다. Embryonic venous sinus(정맥굴)의 일부는 primordial atrium과 합쳐져 어른의 right atrium의 매끈한 **sinus venarum**(정맥굴)이 된다. Primordial atrium과 sinus venarum을 나누는 구조로는, 겉에서 볼 때는 **sulcus terminalis**(분계고랑; terminal groove)가, 안에서 볼 때는 **crista terminalis**(분계능선; terminal crest)가 있다. Right atrium의 안에서는 다음과 같은 구조들을 관찰할 수 있다(그림 1.29, 1.30).

- 산소가 떨어진 혈액을 심장으로 운반하는 SVC, IVC, coronary sinus가 right atrium의 매끈하고 얇은 뒤부분인 sinus venarum으로 열린다.
- **Pectinate muscle**(빗살근육; 라틴어로 *musculi pectinati*)로 구성된 거친 부분이 있다.
- 윗부분에는 **SVC의 opening**(위대정맥구멍)이 있고, 그 높이는 셋째 costal cartilage와 같다.
- 아래부분에는 **IVC의 opening**(아래대정맥구멍)이 있는데, SVC와 직선을 이루며 다섯째 costal cartilage 높이와 비슷하다.
- **Coronary sinus의 opening**(심장정맥굴구멍)이 right atrioventricular orifice(오른방실구멍, right AV orifice)와 IVC 사이에 있다.
- Ventricle이 이완할 때[diastole(확장기) 때에] 산소가 적은 피가 right atrium으로부터 right ventricle로 이동하는 통로인 **right AV orifice**가 있다.
- 양쪽 atrium을 나누는 **interatrial septum**(심방사이벽)에는 달걀 모양의 엄지손가락 지문만한 움푹 패인 구조인 **oval fossa**(타원오목; 라틴어로 *fossa ovalis*)가 있는데, 이는 태아 때의 oval foramen(타원구멍)과 그 판막의 흔적이다.

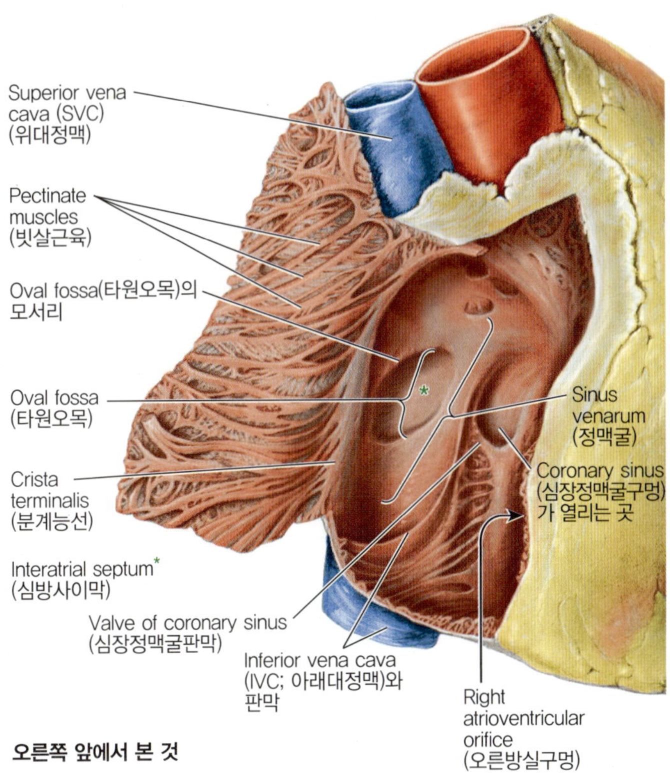

그림 1.29. 오른쪽 atrium의 내부.

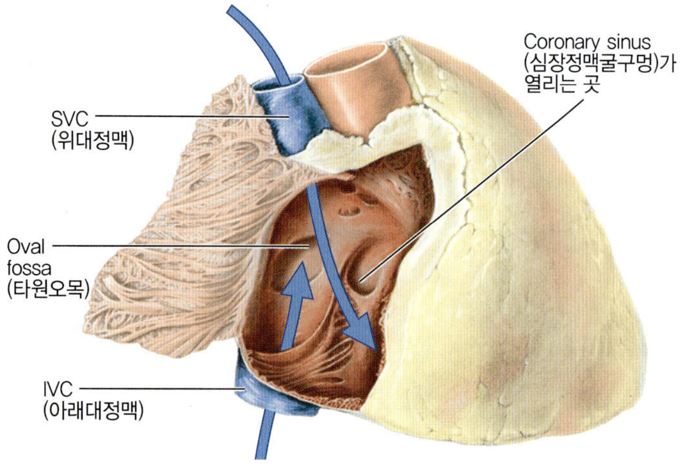

그림 1.30. **오른쪽 atrium의 혈류 흐름.**

Right Ventricle(오른심실). Right ventricle은 심장의 anterior surface의 가장 큰 부분이고, diaphragmatic surface의 일부가 되며, inferior border의 거의 전부를 이룬다. 위쪽으로 갈수록 점점 작아져 **conus arteriosus**(동맥원뿔; infundibulum, 깔때기)가 되어 pulmonary trunk와 통한다(그림 1.31). Right ventricle 속에는 근육들이 불규칙하게 솟아오른 구조들이 있는데 이를 **trabeculae carneae**(근육기둥)라고 한다. 근육으로 된 굵은 능선인 **supraventricular crest**(심실위능선)에 의해 right ventricle이 두 부분으로 나뉠 수 있는데, 한쪽은 울룩불룩한 근육으로 된 벽 부분으로, 피가 들어오는 부분이고, 나머지 한 쪽은 매끈한 벽을 가진 conus arteriosus로서 피가 빠져나가는 부분이다. Right ventricle로 피가 들어올 때에는 **right AV orifice**, 즉 **tricuspid orifice**를 통과하는데, 이것은 sternum의 뒤쪽, 넷째와 다섯째 intercostal space 높이에 있다(그림 SA1.6, SA1.8). Right AV orifice는 심장의 skeleton(심장뼈대) 중 고리 모양 부분에 의해 둘러싸이는데, 이 덕분에, 이곳을 통과하는 피의 압력이 변화하여도 판막끼리 멀어지거나 늘어나지 않게 된다.

Tricuspid valve(삼첨판막)는 right AV orifice를 막는 구조물이다(그림 1.31, 1.32A). Valve cusp(판막첨판)의 밑변을 이루는 부분은 AV orifice를 둘러싸는 섬유성 고리 구조에 붙어 있다. Anterior cusp(앞첨판), posterior cusp(뒤첨판), septal cusp(사이첨판)라고 불리는 세 valve cusp의 모서리 중 고정되어 있지 않은 쪽에는 **tendinous cord**(힘줄끈; 라틴어로 *chordae tendineae*)가 낙하산의 끈처럼 달려 있다. Tendinous cord는 이웃한 두 cusp 사이에 붙어서, ventricle이 수

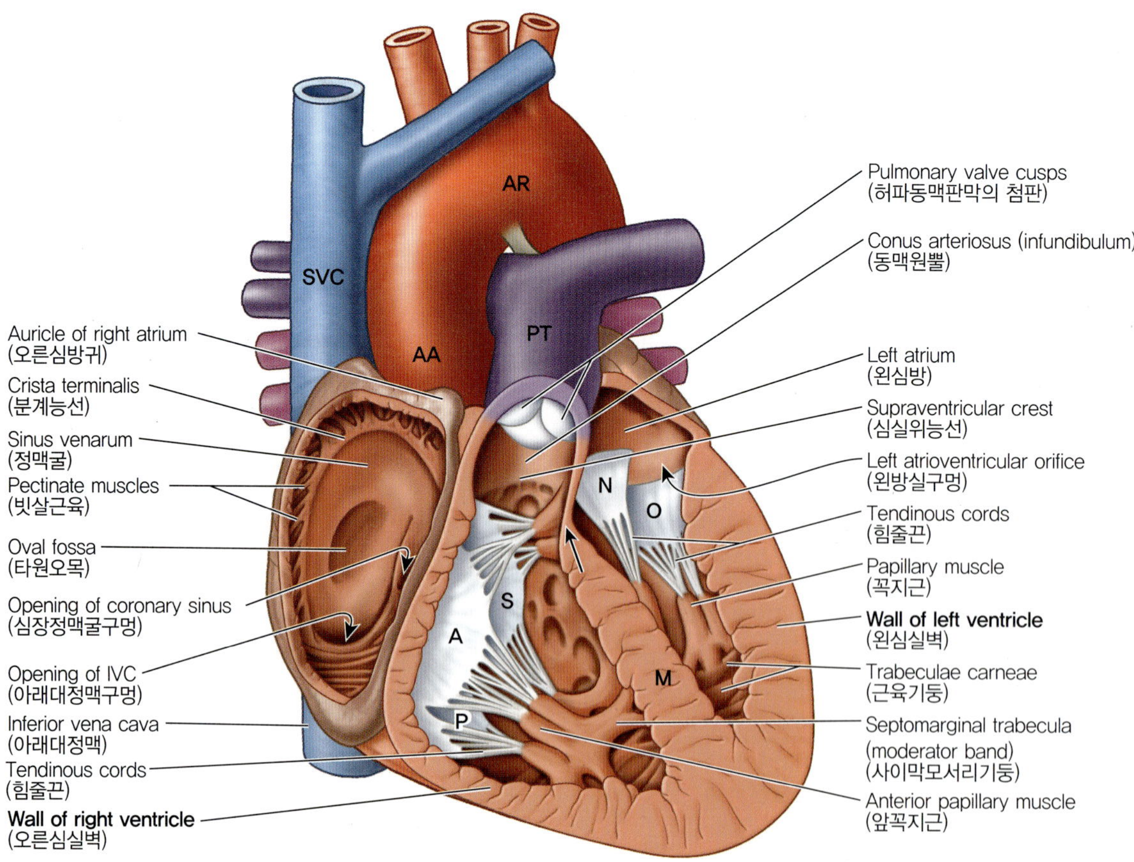

그림 1.31. **심장 내부구조.** 각 공간의 구조를 관찰하고, tricuspid valve(삼첨판막)가 *A*, 앞첨판; *P*, 뒤첨판; *S*, septal cusp(사이막첨판) 세 개로 구성되고, mitral valve(승모판막)는 *N*, 앞첨판; *O*, 뒤첨판 두 개로 구성됨을 확인한다. *AA*, ascending aorta(오름대동맥); *AR*, arch of aorta(대동맥활); *M*, interventricular septum(심실사이막)의 근육부분; *PT*, pulmonary trunk(허파동맥줄기); *SVC*, superior vena cava; 화살표는 interventricular septum의 막부분.

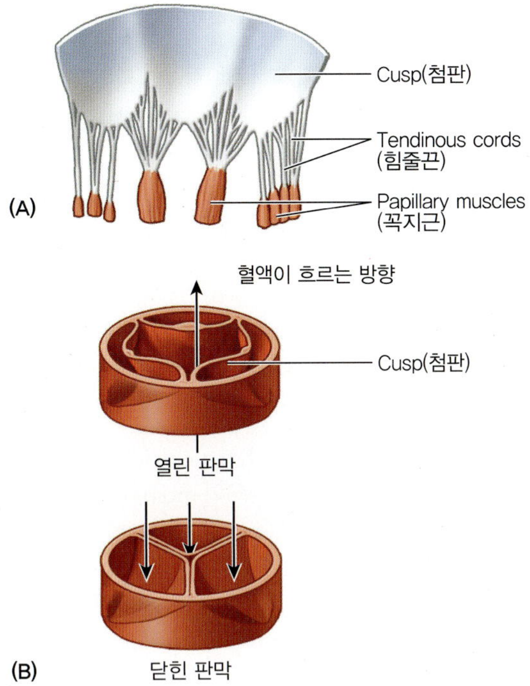

그림 1.32. Tricuspid valve(삼첨판막)와 pulmonary(허파동맥판막). A. Tricuspid valve를 펼친 그림. **B.** Pulmonary valve를 지나가는 혈류의 흐름을 표시.

축할 때(*systole*, 수축기) cord에 당기는 힘이 걸려 cusp들이 서로 멀어지는 것을 막아, ventricle 속의 압력이 올라가도 tricuspid valve가 right atrium 속으로 뒤집어져 들어가는 일을 막는다. 따라서 right ventricle로부터 right atrium으로 피가 역류하는 것을 막을 수 있게 된다. Ventricle의 벽에는 원뿔 모양으로 생긴 **papillary muscle**(꼭지근)의 밑둥이 붙어 있고, 그 꼭대기에 tendinous cord가 붙는다. Right ventricle에는 대개 papillary muscle이 세 개 있는데, tricuspid valve의 cusp들의 이름을 따라 anterior papillary muscle(앞꼭지근), posterior papillary muscle(뒤꼭지근), septal papillary muscle(사이벽꼭지근)이라 부른다. Papillary muscle은 right ventricle이 수축하기 직전에 수축하여 tendinous cord를 팽팽하게 하고 cusp들을 한꺼번에 잡아당긴다.

Interventricular septum(IV septum, 심실사이벽)은 right ventricle과 left ventricle 사이를 막는 구조로서, 양쪽 모두에서의 입장에서 보면 양쪽의 심실벽 일부가 되는데, membranous part(막부분)와 muscular part(근육부분)로 이루어져 있다(그림 1.31). interventricular septum의 위쪽, 뒤쪽을 이루는 얇은 *membranous part*는 심장의 fibrous skeleton이 이어진 것이다. *Interventricular septum*의 *muscular part*는 이보다 두껍고, left ventricle의 높은 혈압 때문에 right ventricle의 안으로 불룩 튀어나와 있다. interventricular septum의 아래부분부터 anterior papillary muscle의 밑둥까지는 **septomarginal trabecula**(사이벽모서리잔기둥; moderator band)라는, 휘어진 근육다발이 있다. 이 구조는 심장의 전도계통(이 장의 뒤쪽에서 다룸) 중 **AV bundle**(방실다발)**의 right bundle branches**(오른갈래)의 일부가 들어 있다는 점에서 중요하다. Right ventricle을 가로지르는 지름길과 같은 이 구조는 anterior papillary muscle로의 전도시간을 앞당겨 그 수축 시간을 맞추는 것으로 여겨진다.

Right atrium이 수축하면 *right AV orifice*를 통해 right ventricle로 피가 밀려들어가면서 tricuspid valve의 cusp를 커튼처럼 옆으로 밀어낸다. Right ventricle로 들어오는 피는 뒤쪽으로 흐르고, pulmonary trunk를 통해 여기서 빠져나가는 피는 위쪽왼쪽을 향한다. 그 결과로, 피는 right ventricle 안에서 U자 모양의 경로를 따라 흐른다. 피가 들어가는 AV orifice와 피가 나가는 pulmonary trunk는 약 2 cm 떨어져 있다.

Pulmonary valve(허파동맥판막)는 *conus arteriosus*(동맥원뿔)의 apex에 있는데, 그 높이는 왼쪽 셋째 costal cartilage와 같다(그림 1.28, 1.32B). **Pulmonary valve**의 각각의 semilunar cusp[반달첨판; anterior semilunar cusp(앞반달첨판), right semilunar cusp(오른반달첨판), left semilunar cusp(왼반달첨판)]은 위쪽이 오목하다. Pulmonary trunk가 시작하는 곳에서 각각의 semilunar cusp들과 넓어진 혈관벽 사이의 공간을 *pulmonary sinus*(허파굴)라 한다. Pulmonary sinus 속에 모인 피는 semilunar cusp가 pulmonary trunk의 벽에 달라붙어서 닫히지 않게 되는 것을 예방한다.

Left Atrium(왼심방). Left atrium은 심장의 base를 이룬다(그림 1.33). 여기에는 판막이 없는 right pulmonary vein(오른허파정맥)과 left pulmonary vein(왼허파정맥)이 들어간다. Left auricle(왼심방귀)은 심장의 left border의 윗부분을 이루고, pulmonary trunk와 겹쳐 있다. **Left atrium 속의 구조**는 다음과 같다.

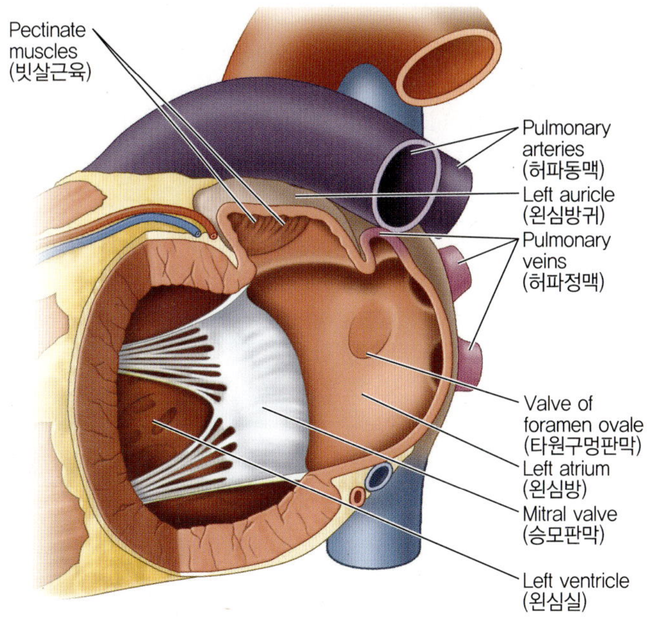

그림 1.33. 왼쪽 atrium의 내부구조.

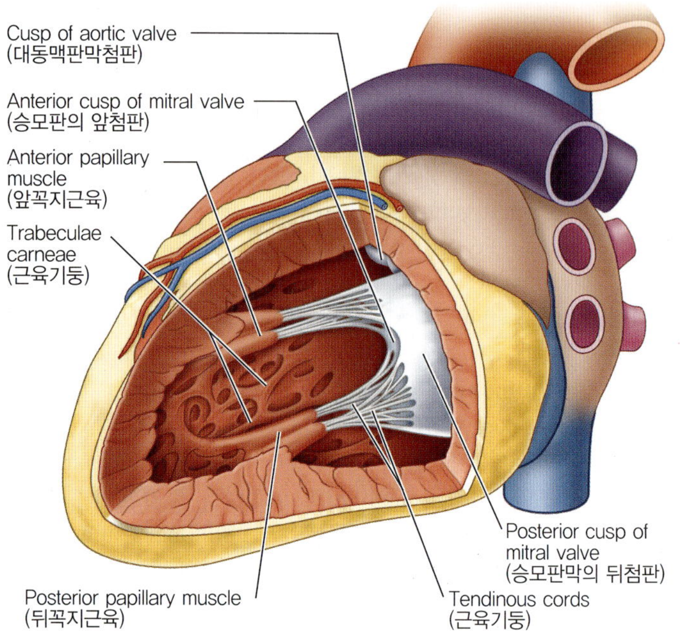

그림 1.34. 왼쪽 ventricle의 내부구조.

- 넓은 부분을 차지하는 매끈한 부분과 좁은 부분을 차지하는 근육 부분, 즉 left auricle이 있는데 이 부분의 벽에는 pectinate muscle(빗살근육)이 있다.
- 뒤벽으로는 pulmonary vein(허파정맥)이 연결된다[보통은 right superior pulmonary vein(위오른허파정맥), left superior pulmonary vein(위왼허파정맥), right inferior pulmonary vein(아래오른허파정맥), left inferior pulmonary vein(아래왼허파정맥)으로 되어 있다].
- Right atrium보다 벽이 조금 더 두껍다.
- 뒤오른쪽으로 기울어진 interatrial septum(심방사이벽)이 있다.
- 산소가 풍부한 피가 pulmonary veins을 통해 left atrium 속으로 들어왔다가 ventricular diastole(심실확장기) 동안 left ventricle로 빠져나가는 통로인 left AV orifice(왼방실구멍)가 있다.

Left atrium의 매끈한 부분은 embryonic pulmonary vein(배아허파정맥)이 합쳐진 것이고, 거친 부분, 즉 주로 auricle이 차지하는 부분은 primordial atrium(배아심방)의 왼쪽 부분의 흔적이다.

Left Ventricle(왼심실). Left ventricle은 심장의 apex를 이루고, left surface(pulmonary surface)와 left border의 거의 전부를 이루며, diaphragmatic surface 중 가장 큰 부분을 이룬다(그림. 1.31, 1.34). 온몸순환의 동맥압이 허파순환보다 높기 때문에 left ventricle은 right ventricle보다 많은 부하가 걸린다.

Left ventricle의 내부는 다음과 같은 구조가 있다(그림 1.34)

- 두 장으로 된 **mitral valve**(승모판막)가 left AV orifice(왼방실구멍)를 막고 있다.
- Right ventricle보다 두세 배로 두꺼운 벽이 있다.
- Conical cavity(원뿔안)가 right ventricle에서보다 길다.
- 벽은 두꺼운 muscular ridge(근육능선)와 trabeculae carneae(근육기둥)들로 덮여 있는데, right ventricle에서보다 가늘고 수가 많다.
- Anterior papillary muscle과 posterior papillary muscle이 있는데, right ventricle에서보다 크다.
- 위앞쪽에는 근육이 없이 매끈한 출구인 **aortic vestibule**(대동맥안뜰)이 있어, aortic orifice(대동맥구멍)와 aortic valve(대동맥판막)로 이어진다.
- **Aortic orifice**(대동맥구멍)가 뒤-위-오른쪽에 있는데, 이를 둘러싸는 섬유성 고리 구조에 **aortic valve**의 right cusp(오른첨판), posterior cusp(뒤첨판), left cusp(왼첨판)가 붙어 있다.

Mitral valve는 left atrium과 left ventricle 사이의 orifice를 막는 구조로서, anterior cusp(앞첨판)와 posterior cusp(뒤첨판)라는 두 cusp로 구성된다(그림 1.34, 1.35). Mitral valve는 sternum의 뒤쪽, 넷째 costal cartilage 높이에 있다. 각 cusp로는 한 개 이상의 papillary muscle들이 tendinous cord를 통해 연결되는데, 이 근육들과 tendinous cord는 left ventricle이 수축하는 동안 mitral valve의 cusp들이 압력을 견딜 수 있게 해준다. Tendinous cord는 systole 직전에 팽팽해져 cusp가 left atrium 안으로 밀려 올라가는 것을 방지한다. Aortic orifice는 **ascending aorta**가 시작되는 곳이기도 하다.

비스듬히 자리잡은 aortic valve는 sternum의 왼쪽 뒤쪽에 있고, 그 높이는 셋째 intercostal space와 같다(그림 SA1.6, SA1.8). Ascending aorta의 시작 부분에서 부풀은 혈관벽과 aortic valve의 cusp들 사이를 **aortic sinus**(대동맥굴)라고 한다(그림 1.36). Right coronary artery(오른심장동맥)가 시작하는 곳은 **right aortic sinus**(오른대동맥굴)라고 하고, left coronary artery(왼대동맥굴)가 시작하는 곳은 **left aortic sinus**(왼대동맥굴)라고 하며, **posterior aortic sinus**(뒤동맥굴)에서는 coronary artery가 시작되지 않기 때문에 이곳을 **noncoronary sinus**라고도 한다.

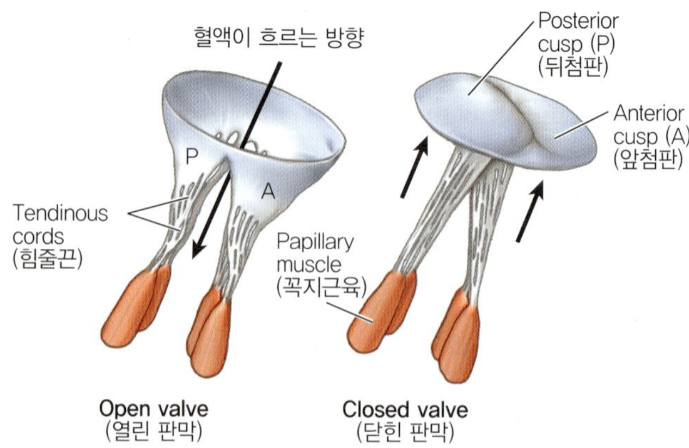

그림 1.35. Mitral valve(승모판막).

임상해부학

Percussion of Heart(심장 타진)

타진을 통해 심장의 크기와 조직의 상태를 알 수 있다. 전통적인 타진법은 손가락으로 가슴을 두드려 진동을 만들어 음파가 전해지는 양상에 정상과 다른 점이 있는지를 듣는 것이다. 타진은 셋째~다섯째 intercostal space 높이 중 왼쪽과 오른쪽의 anterior axillary line 사이에서 시행한다. 어느 부분을 두드리느냐에 따라 다른 성격의 소리가 나는데, 정상적으로는(심장이 왼쪽에 치우쳐있기 때문에) 왼쪽에서 오른쪽으로 이동할수록 공명음에서 둔탁한 소리로 바뀐다.

Atrial and Ventricular Septal Defects(심방사이막결손)

Interatrial septum(심방사이막)의 선천성 기형—대개는 oval foramen(타원구멍)이 잘 닫히지 않은 경우—으로는 *atrial septal defect*(ASD)가 있다(그림 B1.13A). 전체 인구의 15~25%에서 oval fossa(타원오목)의 윗부분에 탐침이 들어갈 정도의 결손이 있다. 이러한 작은 ASD는 대부분 임상적인 의미가 없지만, 큰 ASD라면 허파로부터 돌아온 산소가 풍부한 혈액이 left atrium에서 right atrium으로 이동하는 바람에 right atrium과 right ventricle이 커지고 pulmonary artery가 확장될 수 있다.

Interventricular septum(심실사이벽)의 membranous part는 muscular part와 따로 만들어지고 발생 기원도 복잡하다. 따라서 이 부분은 *ventricular septal defect*(VSD)가 자주 생기는 곳이고(그림 B1.13B), 심장의 결손이 있는 질환 목록의 꼭대기에 올라가곤 하는데, 다른 질환 없이 VSD만이 있는 경우가 전체 선천심장질환의 25%쯤 된다(Moore 등, 2012). 결손의 크기는 1~25 mm 정도로 다양하다. VSD를 통해서 피가 왼쪽에서 오른쪽으로 흐를 수 있는데, 이 경로 때문에 허파의 혈류가 늘어나면 허파에 질환(고혈압 등)이 생기고 cardiac failure(심장기능상실)가 된다.

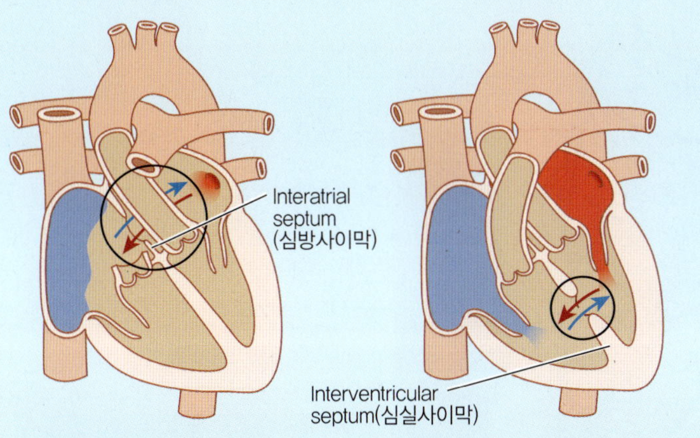

(A) Atrial septal defect(ASD) (심방사이막결손)

(B) Ventricular septal defect(VSD) (심실사이막결손)

그림 B1.13. Atrial septal defect(심방중격결손)와 ventricular septal defect(심실중격결손).

Thrombus(혈전)

몇몇 심장질환에서는 left atrium 벽에 *thrombus*가 생길 수 있다. 만약 이것들이 떨어지거나 조각조각 깨져나오면 systemic circulation(온몸순환)을 타고 이동해 말초 동맥을 막을 수 있다. 뇌혈관이 막혀서 stroke(뇌졸중) 또는 *cerebrovascular accident*(CVA, 뇌혈관사고)가 발생하면 뇌 손상받은 부위가 담당하던 시력, 인지기능, 몸 일부의 감각이나 운동 기능에 지장이 생길 수 있다.

Valvular Heart Disease(심장판막질환)

심장의 판막에 문제가 생기면 펌프 작용의 효율이 떨어진다. **심장판막질환**은 stenosis(협착, 좁아지는 것)나 insufficiency(기능부전)을 일으킨다. **Stenosis**는 판막이 완전히 열리지 못해 피의 흐름이 느려지는 것이다. **Valvular insufficiency**(심장판막기능부전) 또는 **regurgitation**(판막역류)은 반대로 판막에 생긴 결절, 흉터, 구축 등 때문에 끝까지 닫히지 못해 cusp들의 모서리가 서로 맞닿지 못하는 것이다. 이로 인해 피가 chamber를 빠져나갔다가 되돌아오는데, 그 정도는 병변의 심각성에 따라 다르다. Stenosis와 insufficiency는 심장에 더 큰 부하를 가하게 된다. Sternosis 때문에 피가 세게 뿜어지지 못하거나, stenosis와 regurgitation의 동반으로 인해 큰 혈관이나 chamber의 좁아진 통로로 혈액이 통과하면 소용돌이가 생긴다. 소용돌이는 더 작은 소용돌이들을 일으켜 청진기로 들리는 **잡음**(*murmur*)을 일으킨다. 소용돌이가 생기는 부위의 표면으로 *thrill*(떨림)이 느껴질 수도 있다.

심장판막질환은 물리적인 문제를 일으키는 것이므로, 망가지거나 결함이 있는 판막을 *valvuloplasty*(판막성형술)를 통해 교체해주는 경우가 많다. 가장 흔하게는, 합성 물질로 만든 인공판막을 이용하지만, 돼지와 같은 다른 종에서 얻은 xenografted valves(이종이식판막)를 이식하기도 한다.

Prolapsed mitral valve(승모판막탈출)는 mitral valve의 leaflet 중 어느 하나, 또는 둘 모두가 커지고 펄럭거리게 돼 systole 때에 left atrium으로 밀려들어가는 것으로서, 특징적인 잡음을 일으킨다.

Aortic valve stenosis(대동맥판막협착)는 가장 흔한 판막 이상으로서, *left ventricular hypertrophy*(왼심실비대) 를 일으킨다. Aortic stenosis의 원인 중 가장 흔한 것은 degenerative calcification(퇴행석회화)이다.

Pulmonary valve stenosis(허파동맥협착)에서는 cusp들이 서로 융합돼서 가운데에 좁은 틈만 있는 dome을 이룬다. *Infundibular pulmonary stenosis*(깔때기허파협착)는 conus arteriosus(동맥원뿔)가 잘 발달하지 않아 오른쪽 ventricle의 혈액 유출에 제한이 생긴다. Right ventricle이 비대해지는 정도는 다양하다.

표면해부학

Heart(심장)

심장과 큰 혈관들은 thorax의 중심 쯤에 있으며 가쪽과 뒤쪽은 허파에 싸여 있고 앞은 sternum을 비롯한 thoracic cage의 가운데 부분에 의해 막혀 있다(그림 SA1.5). Thorax의 앞면에서 **심장의 윤곽**은 다음과 같이 잡을 수 있다.

- *Superior border*는 왼쪽 둘째 costal cartilage의 아래모서리와 오른쪽 셋째 costal cartilage의 위모서리를 잇는 선과 일치한다.
- *Right border*는 셋째 costal cartilage의 안쪽 끝으로부터 여섯째 costal cartilage의 안쪽 끝까지 이은 선과 일치하는데, 오른쪽으로 살짝 볼록하다.
- *Inferior border*는 right border의 아래쪽 끝으로부터 다섯째 intercostal space 높이의 왼쪽 midclavicular line까지를 잇는 선과 일치하는데, 왼쪽 끝은 심장의 apex의 위치, apex beat(심장꼭대기박동)가 들리는 곳과 일치한다.
- *Left border*는 superior border와 inferior border의 왼쪽 끝점들을 연결하는 선과 일치한다.
- 판막들은 sternum의 뒤에 있는데, 여기서 만들어지는 소리는 각기 다른 **청진구역**으로 전해진다(그림 SA1.6~1.9).

***Apex*에서 들리는 박동**은 left ventricle이 수축할 때 apex가 anterior thoracic wall과 부딪히면서 만들어진다. ***Apex*의 박동이 들리는 곳**(mitral valve의 소리가 들리는 곳)은 위치가 다양한데, 주로 midline에서 6~10 cm 떨어진 넷째나 다섯째 intercostal space에 위치한다.

심장과 판막들의 표면해부학이 중요한 이유는, 각 판막의 소리를 들어야 하기 때문이다. 청진구역은 서로서로 떨어져 있어서, 서로 다른 판막들이 내는 소리를 구별할 수 있다. 소리는 혈류에 실려서 전달될 수 있기 때문에 각 판막의 소리는 피가 흘러간 chamber나 혈관이 있는 곳에서 들리고, 판막이 향하는 방향으로 이어지는 직선 위에 있다(그림 SA1.6~1.9).

청진구역은 다음과 같다.

- Aortic valve(A): sternum의 오른쪽 border 중 둘째 intercostal space 높이
- Pulmonary valve(P): sternum의 왼쪽 border 중 둘째 intercostal space 높이
- Tricuspid valve(T): 다섯째 또는 여섯째 intercostal space 높이에서 sternum의 왼쪽 border 근처
- Mitral valve(M): midclavicular line 중 다섯째 intercostal space에 있는 심장의 apex에서

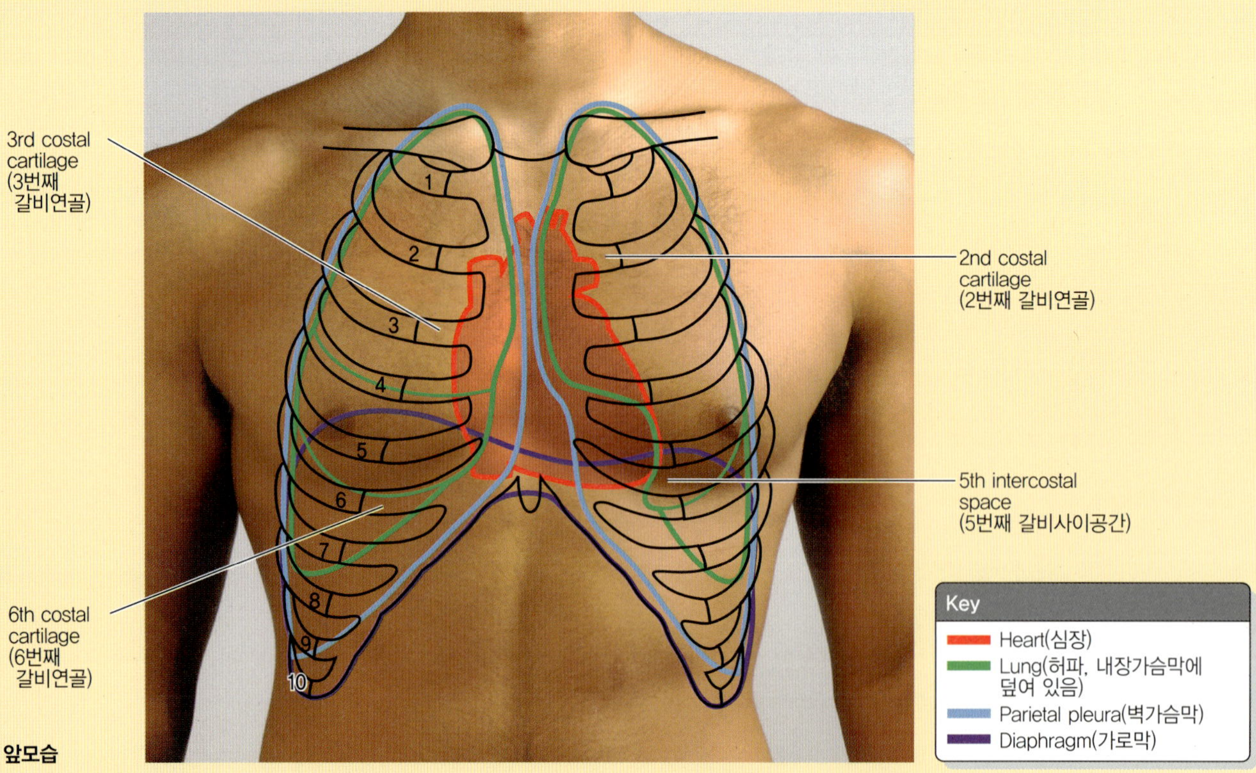

그림 SA1.5. Lung과 heart의 표면해부학.

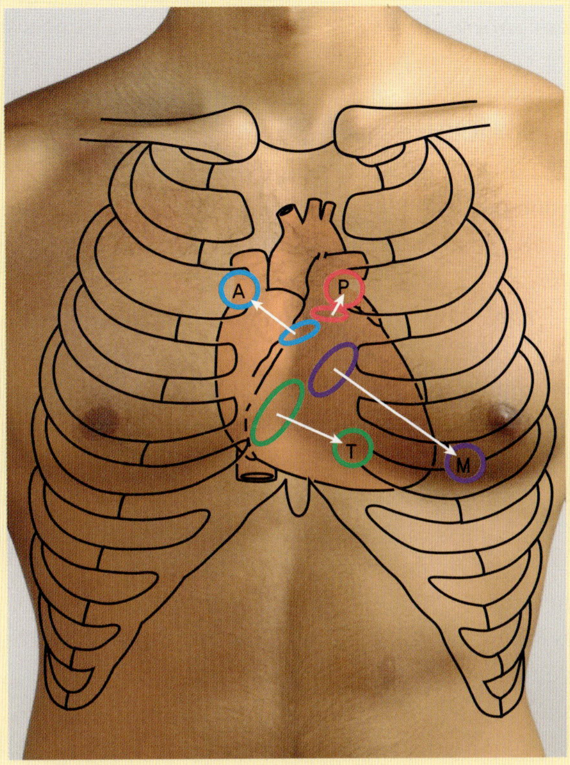

그림 SA1.6.

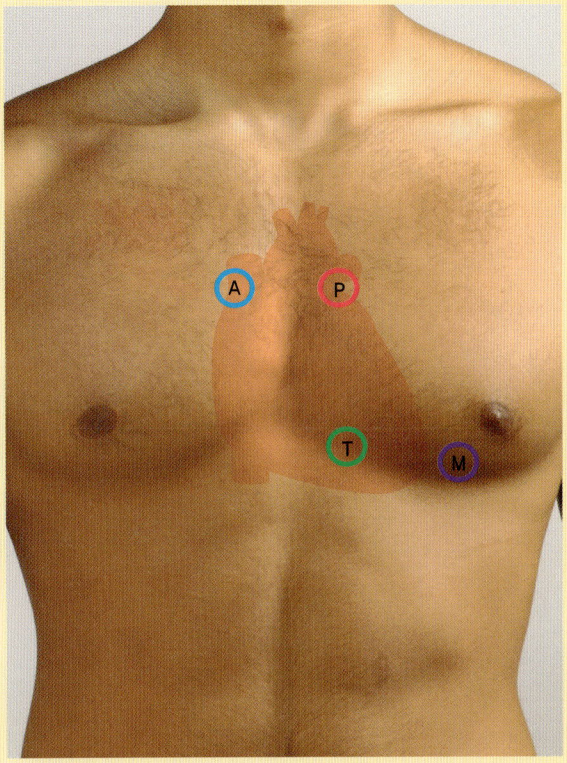

그림 SA1.7.

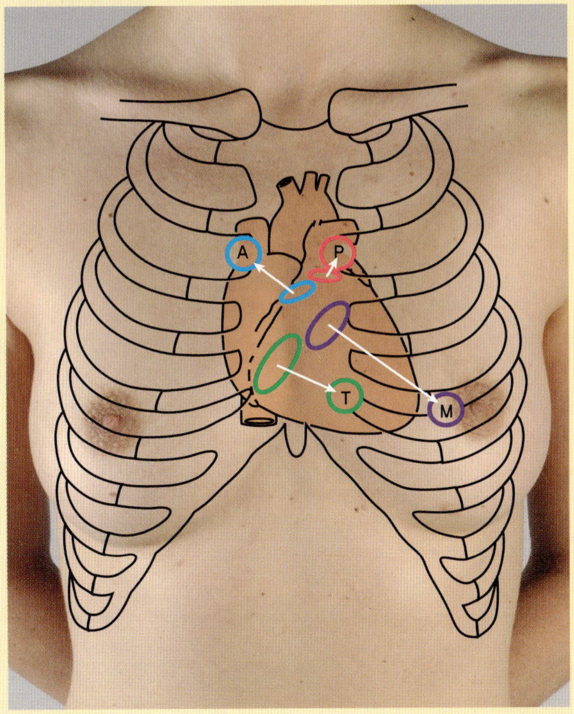

그림 SA1.8.

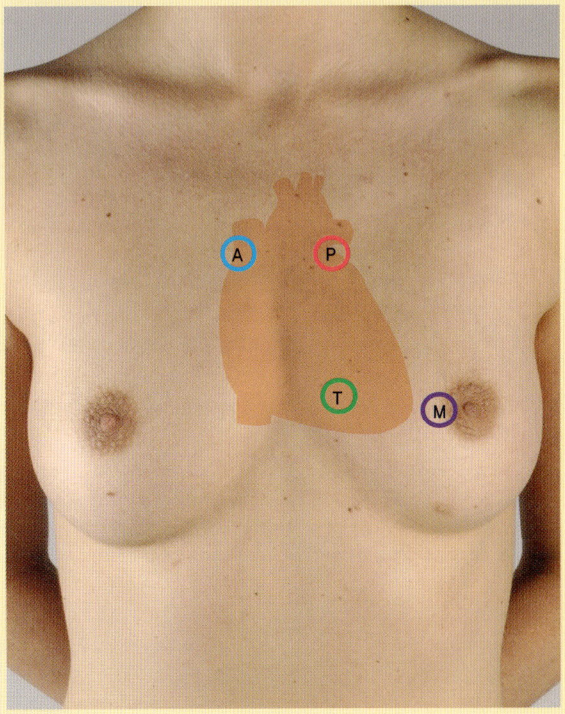

그림 SA1.9.

그림S SA1.6.~SA1.9. **Valve의 위치와 심음 청진 부위.** 각 valve별로 다른 색깔로 구분하였고, 해부학적 위치는 타원형으로, 심음을 청진하는 위치는 원형으로 표시하였다. Tricuspid valve(*T*)는 녹색, mitral valve(*M*)는 보라색, pulmonary valve(*P*)는 분홍색, aortic valve(*A*)는 파란색으로 나타냈다. 혈류의 방향은 흰색 화살표로 표시하였다.

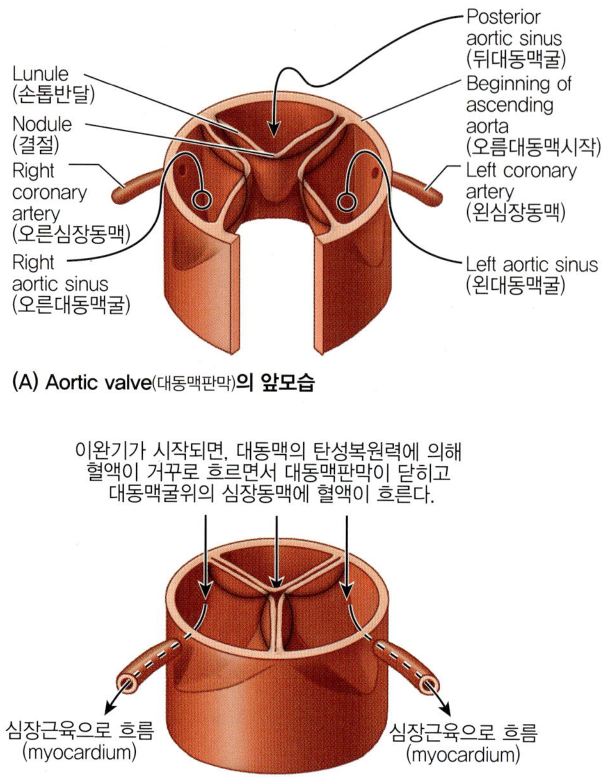

(A) Aortic valve(대동맥판막)의 앞모습

(B) 판막이 닫혔을 때

그림 1.36. Aortic valve(대동맥판막).

ARTERIAL SUPPLY OF HEART(심장의 동맥 공급)

Myocardium(심장근육층)과 epicardium(심장바깥막)에 분포하는 **coronary artery**(심장동맥, 관상동맥)는 지방에 싸여 epicardium에 매우 얕게 묻혀 있다. *Right coronary artery*(오른관상동맥)와 *left coronary artery*(왼관상동맥)는 aortic valve의 바로 위에서 ascending aorta의 시작부분의 aortic sinus 중 각각 해당하는 것에서 시작한다(그림 1.36, 1.37; 표 1.4). 한편, endocardium(심장속막)은 심장의 atrium과 ventricle 속의 혈액으로부터 직접 산소와 영양분을 공급받는다.

Right coronary artery(RCA)는 *right aortic sinus*에서 시작해 coronary sulcus(방실사이고랑) 사이를 지난다. RCA가 시작하는 곳 근처에서는 **sinu-atrial(SA) nodal branch**(굴심방결절가지)가 시작되어 올라가(그림 1.37A), *SA node*(굴심방결절)에 분포한다[심장의 conducting system(심장전도계통) 부분 참조]. 이어서 RCA는 coronary sulcus로 내려가 **right marginal branch**(오른모서리가지)를 내는데, 이 가지는 심장의 apex를 향해 이어지면서 right border에 분포한다. 그 다음에 RCA는 왼쪽으로 굽어 심장의 뒤쪽에서 coronary sulcus를 따라 이어진다. 심장의 atrium들과 ventricle들의 벽과 septum이 십자 모양으로 만나는 부분인 **crux**(십자; 그림 1.39)에서, RCA로부터 **AV nodal branch**(방실결절가지)가 나와 *AV node*(방실결절: 심장의 conducting system의 한 부분)에 분포한다. 그 다음 가지는 커다란 posterior interventricular branch(뒤심실사이가지)로, posterior interventricular sulcus(뒤심실사이고랑)를 따라 아래로 이어져 심장의 apex(그림 1.37)를 향한다. **Posterior interventricular branch**는 양쪽 ventricle 벽에 혈액을 공급하고 interventricular septum으로 관통하는 **interventricular septal branch**(심실사이벽가지)를 낸다. 마지막 가지인 left

표 1.4 HEART의 동맥분포

동맥/가지 이름	기원	경로	분포	연결
Right coronary (오른심장동맥)	Right aortic sinus	Atrium과 ventricle 사이에 위치한 coronary(AV) sulcus를 따라감	Right atrium, SA node, AV node, posterior part of IV septum	Circumflex branch와 anterior IV branch (left coronary artery)
SA nodal (굴심방결절가지)	Right coronary artery 근처가 시작하는 곳(60%)	SA node 위로 감	Pulmonary trunk와 SA node	
Right marginal (오른모서리가지)	Right coronary artery	심장의 아래모서리와 apex를 지나감	Right ventricle과 apex of heart	IV branch
Posterior IV (뒤심실사이가지)	Right coronary artery(67%)	Posterior IV sulcus에서 apex로 향함	Right ventricle, left ventricle, posterior third of septum	Left coronary artery의 anterior IV branch(apex)
AV nodal (방실결절가지)	Right coronary artery 근처의 posterior IV artery가 시작하는 곳	AV node를 지나감	AV node	
Left coronary (왼심장동맥)	Left aortic sinus	AV sulcus를 향하고 Anterior IV와 circumflex branch를 냄	Left atrium과 left ventricle의 거의 대부분, IV septum, AV bundles; (AV node에도 분포할 수 있음)	Right coronary artery
Anterior IV (앞심실사이가지) (LAD)[a]	Left coronary artery	Anterior IV sulcus에서 apex of heart	Right ventricle과 left ventricle; IV septum의 앞쪽 2/3	Left coronary artery의 posterior IV branch
Circumflex (휘돌이가지)	Left coronary artery	AV sulcus 왼쪽을 지나서, heart 뒤면을 지나감	Left atrium, left ventricle	Right coronary artery
Left marginal (왼모서리가지)	Circumflex branch	Heart의 왼쪽 경계를 따라감	Left ventricle	IV branch
Posterior IV (뒤심실사이가지)	Left coronary artery(33%)	Posterior IV sulcus에서 apex of heart로 향함	오른쪽 IV septum, 왼쪽 IV septum의 뒤쪽 1/3	Left coronary artery의 anterior IV branch

[a]임상에서는 LAD라는 약어를 주로 사용하는데, "left anterior descending artery"의 줄인 용어이다.
AV, atrioventricular; *IV*, interventricular; *LAD*, left anterior descending artery; *SA*, sinu-atrial.

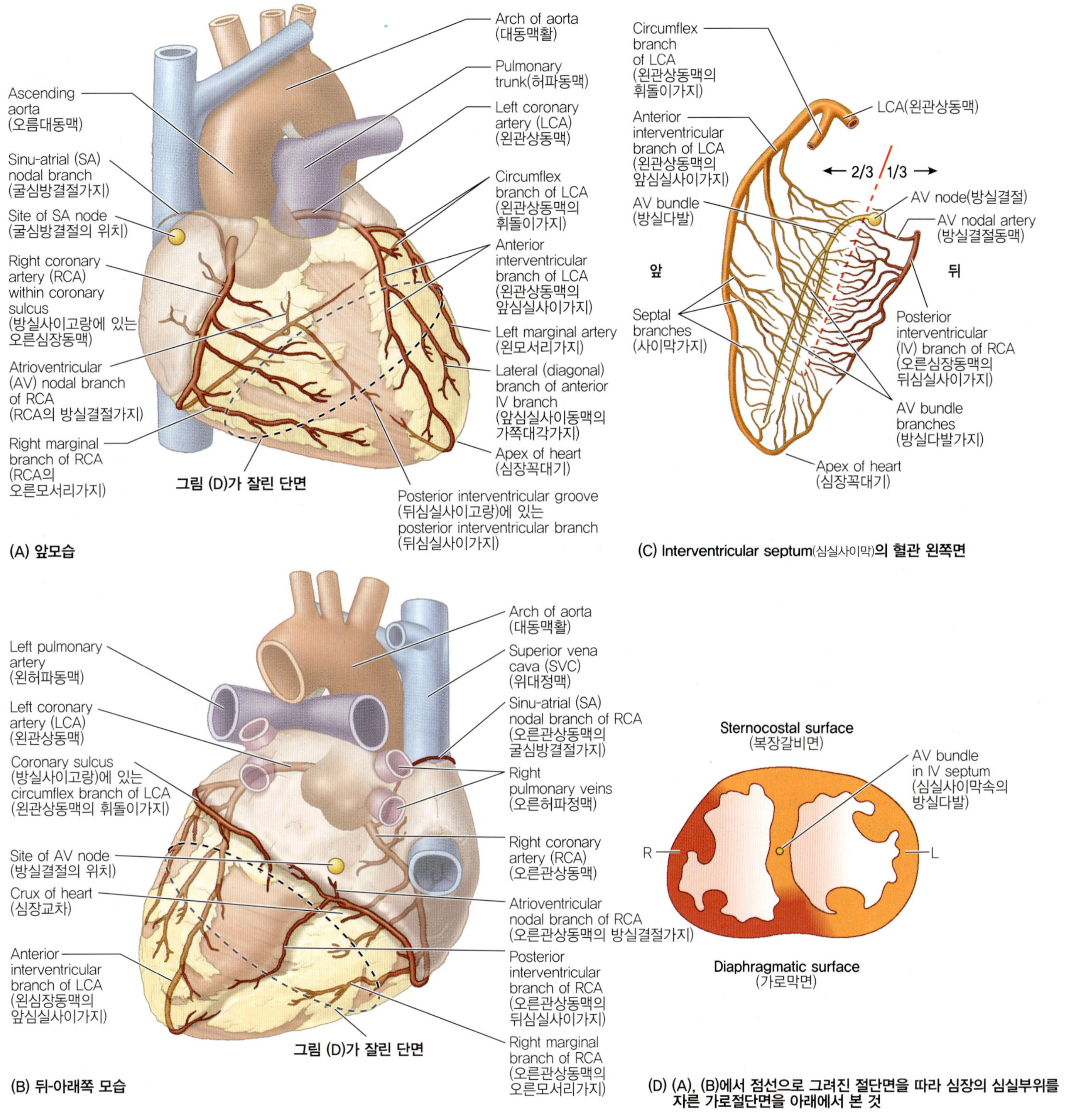

그림 1.37. **Heart의 동맥분포. AV atrioventricular. A.** 앞쪽. **B.** Inteventricular septum만 분리한 동맥분포(왼쪽에서 관찰). **C.** 뒤쪽. **D.** RCA(빨간색)와 LCA(오렌지색)를 그림 C에 표시한 위치에서 자른 ventricle 단면을 아래에서 본 것.

ventricular branch(왼심실뒤가지)는 coronary sulcus로 짧게 더 이어진다. 전형적인 RCA의 분포 영역은 다음과 같다.

- Right atrium
- Right ventricle의 대부분
- Left ventricle의 일부(diaphragmatic surface)
- Interventricular septum의 일부(보통은 뒤쪽 1/3에)
- SA node(전체 인구의 약 60%에서)
- AV node(전체 인구의 약 80%에서)

Left coronary artery(LCA)는 ascending aorta의 *left aortic sinus*에서 시작해 coronary sulcus에서 pulmonary trunk의 왼편과 left auricle의 사이로 이어진다. 전체 인구의 약 40%에서, LCA의 circumflex branch(휘돌이가지)가 SA nodal branch를 내어 left atrium의 뒤면으로 올라가 SA node로 향한다.

Coronary sulcus의 끝에 이르러, pulmonary trunk의 바로 왼쪽에서(그림 1.37) LCA는 두 가지로 갈라지는데, 각각 **anterior interventricular branch**(앞심실사이가지; left anterior descending branch, LAD branch)와 **circumflex branch**(휘돌이가지)라고 한다. Anterior interventricular branch는 interventricular sulcus를 따라 심장의 apex까지 이어진다. 여기서 심장의 inferior border를 돌아 RCA의 posterior interventricular branch와 연결된다. Anterior interventricular branch는 양쪽 ventricle과 interventricular septum에 혈액을 공급한다(그림 1.37C).

많은 사람들에서 anterior interventricular artery가 **lateral branch**(**diagonal branch**, 가쪽가지)를 내어 심장의 앞면으로 내려간다. **LCA**의 작은 **circumflex branch**는 coronary sulcus를 따라 심장의 left border를 돌아 심장의 posterior surface로 이어진다. Circumflex branch의 가지인 **left marginal artery**(왼모서리가지)는 심장의 left margin을 따라 이어져 left ventricle을 먹여 살린다. LCA의 circumflex branch는 심장 뒤면의 crux 직전까지 이어지는데, 약 1/3의 경우에서는 posterior interventricular branch로서 계속되기도 한다. 전형적인 LCA는 다음 구조들에 분포한다.

- Left atrium
- Left ventricle의 대부분
- Right ventricle의 일부
- Interventricular septum(심실사이벽)의 일부(대개 그 중 앞쪽 2/3). 여기에는 IV septal branch(심실사이벽가지)의 관통가지에 의해 전도계통의 AV bundle(방실다발)에 분포하는 것도 포함
- SA node(전체 인구의 약 40%에서)

VENOUS DRAINAGE OF HEART(심장의 정맥 흐름)

심장의 정맥은 주로 coronary sinus(심장정맥굴)로 합쳐지고 일부는 심장의 각 chamber로 바로 들어가는 작은 정맥들을 이용한다. 심장의 주된 정맥인 coronary sinus는 심장의 뒷면에서 coronary sulcus를 따라 이어지는 굵은 정맥이다. Coronary sinus로는 그 왼쪽 끝으로 **great cardiac vein**(큰심장정맥)이, 오른쪽 끝으로는 **middle cardiac vein**(중간심장정맥)과 **small cardiac veins**(작은심장정맥)이 합쳐진다. **Left posterior ventricular vein**(왼심실뒤정맥)과 **left marginal vein**(왼모서리정맥)도 coronary sinus로 합쳐진다. 작은 **anterior cardiac vein**(앞심장정맥)은 바로 right atrium 안으로 연결되고(그림 1.38), **smallest cardiac vein**(최소심장정맥; 라틴어로 *venae cordis minimae*)은 myocardium의 모세혈관들로부터 시작해 심장의 chamber들로 바로 연결되는데, 특히 atrium에서 잘 관찰된다. 이들은 비록 정맥이지만 판막이 없기 때문에 심장의 chamber로부터 myocardium으로 혈액을 운반할 수도 있다.

LYMPHATIC DRAINAGE OF HEART(심장의 림프 흐름)

Myocardium의 림프관과 subendocardial connective tissue(심장속막결합조직)의 림프는 *subepicardial lymphatic plexus*(심장바깥림프관얼기)로 이동한다. 림프관은 여기로부터 coronary sulcus를 지나 coronary artery의 경로를 따른다. 심장의 여러 림프관은 하나로 합쳐져 pulmonary trunk와 left atrium 사이로 올라가 **inferior tracheobronchial lymph nodes**(아래기관기관지림프절)로 모이는데, 대개 왼쪽에 치우쳐 있다(그림 1.22C).

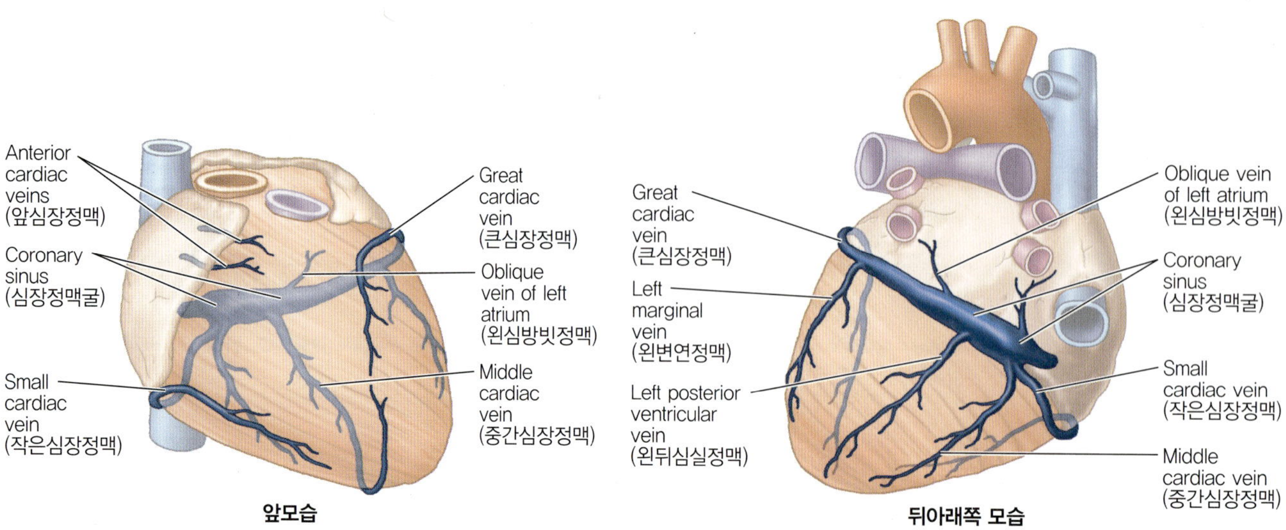

그림 1.38. Cardiac veins(심장정맥).

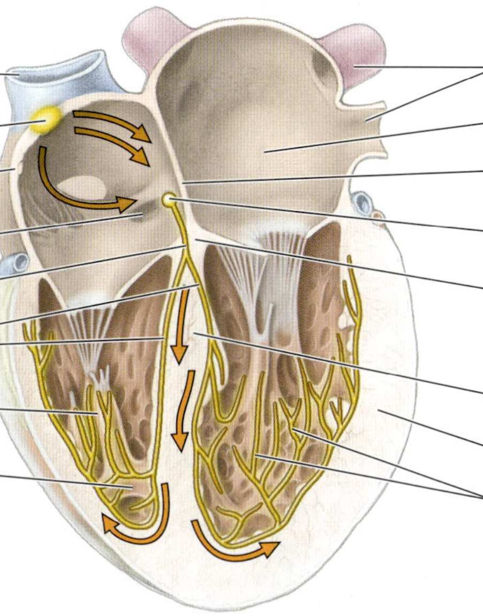

그림 1.39. Conducting system of heart(심장전도계). SA node에서 시작된 신호의 흐름을 화살표로 표시함.

CONDUCTING SYSTEM OF HEART(심장의 심장전도계통)

Cardiac cycle(심장주기)을 조율하는 impulse-conducting system(심장흥분전도계)는 cardiac muscle cell(심장근육세포)과 conducting fiber(전도섬유)로 되어 있고, 흥분을 일으며 심장 전체로 빠르게 전달할 수 있도록 분화되어 있다(그림 1.39). Nodal tissue(결절조직)는 심장박동을 일으키는 곳으로서, 심장의 네 chamber의 수축을 조율한다. **SA node**(굴심방결절)는 수축을 위한 신호를 만들어내고 조절하는 곳으로서, 대부분의 사람에서 1분에 70번 정도 신호를 일으킨다. 심장의 *pacemaker*(심장박동조율기)인 SA node는 right atrium의 sulcus terminalis의 위쪽 끝 근처, SVC가 연결되는 곳의 앞쪽 가쪽 epicardium 속에 있다. 그보다 더 작은 nodal tissue인 **AV node**(방실결절)는 interatrial septum의 뒤아래쪽 부분 중 coronary sinus(심장정맥굴)가 열리는 곳 근처에 있다. SA node에서 만들어진 신호는 cardiac muscle에 의해서 right atrium의 벽을 따라 전해져(*myogenic conduction*, 근육전도), AV node까지 이어진다. AV node는 이 신호를 **AV bundle**(방실다발; **of His**를 뒤에 덧붙이기도 함)을 통해 ventricle로 분배한다. 교감신경자극은 이 전도 속도를 높이고, 부교감신경자극은 낮춘다.

Atrium과 ventricle의 myocardium 사이에서 conduction을 이어주는 유일한 다리인 *AV bundle*은 AV node로부터 interventricular septum의 membranous part를 따라 심장의 skeleton을 통해 지난다. AV bundle은 interventricular septum의 membranous part와 muscular part가 이어지는 곳에서 **right bundle branch**(오른갈래)와 **left bundle branch**(왼갈래)로 나뉜다. 이 갈래들은 interventricular septum의 muscular part 양쪽의 endocardium 속을 지나면서 **subendocardial branch**(심장속막밑가지; Purkinje fibers)들로 나뉘어, 각 ventricle의 벽으로 이어진다. Right bundle branch의 subendocardial branch는 interventricular septum을 이루는 근육[septomarginal trabecular(사이벽모서리잔기둥)을 통해]과 anterior papillary muscle과 right ventricle(오른심실)의 벽으로 신호를 전달한다. Left bundle branch의 subendocardial branch들은 interventricular septum, anterior papillary muscle, posterior papillary muscle, left ventricle의 벽으로 신호를 전달한다.

심장의 conducting system을 요약하면 다음과 같다.

- SA node가 일으킨 신호는 양쪽 atrium의 cardiac muscle fiber로 전도되어 수축을 유도한다.
- SA node로부터의 이 신호는 myogenic conduction에 의해 전도되어, AV node까지 퍼진다.
- 신호는 AV node에서 AV bundle과 right bundle branch, left bundle branch를 통해 이어져, interventricular septum의 양쪽에서 papillary muscle과 ventricle 벽의 subendocardial branch로 퍼진다.

INNERVATION OF HEART(심장의 신경분포)

심장에는 **cardiac plexus**(심장신경얼기)로부터 전해지는 자율신경섬유가 분포한다(그림 1.22D). Cardiac plexus는 trachea의 bifurcation 앞, ascending aorta의 뒤에 있다. **심장의 교감신경지배**는 척수의 T1~T5 또는 T1~T6의 intermediolateral cell column(중간가쪽세포기둥; lateral horns, 가쪽뿔)의 신경세포체에서 나온 presynaptic fiber(신경절이전섬유)와 sympathetic trunk의 cervical paravertebral ganglion(목척추옆신경절)과 superior thoracic paravertebral ganglion(위가슴척추옆신경절)의 신경세포체에서 나온 postsynaptic sympathetic fiber(연접뒤교감섬유)에 의해 이루어진다. Postsynaptic fiber는 SA node와 AV node에서 끝나고, parasympathetic fiber는 그 근처의 coronary artery들에서 끝난다. Nodal tissue에 대한 교감신경 자극은 심장 박동수와 수축력을 높인다. 또한 coronary artery의 수축을 억제함으로써 간접적으로 이들을 확장시킨다. 이를 통해 심장의 활동이 증가하는 동안 myocardium에는 더 많은 산소와 영양분이 공급된다.

심장의 부교감신경 지배는 *vagus nerve*(미주신경; CN X)의 연접이전섬유에 의해 이루어진다. SA node와 AV node 주위를 지나는 coronary artery를 따라서는 postsynaptic parasympathetic cell bodies(연접뒤부교감신경세포체; intrinsic ganglia)가 있다. 부교감신경자극은 심장박동을 늦추고 수축력을 줄이며 coronary artery들을 수축시킴으로써 수요가 많아지는 시기의 사이사이에 에너지를 모아둘 수 있다.

CARDIAC CYCLE(심장주기)

Cardiac cycle이란 심장박동이 시작할 때부터 다음 심장박동이 시작할 때까지의 기간 동안의 심장 활동 전체를 말하는 것이다. 심장의 양쪽의 atrium과 ventricle로 이루어진 두 쌍의 펌프 작용이 동조함으로써 cardiac cycle을 이룬다.

Atrium은 피를 받아들이는 chamber로서, 이를 재빨리 ventricle(피를 내보내는 chamber)로 밀어낸다. 그림 1.40의 심장에서 **푸른 빛**인 오른쪽은 pulmonary circuit을 돌리는 펌프이고, **붉은 빛**인 왼쪽은 systemic circuit을 돌리는 펌프이다. Cardiac cycle은 ventricle이 길어지면서 가득차는 시기인 **diastole**(확장기)로 시작해서 ventricle이 짧아지고 내용물을 비우는 시기인 **systole**(수축기)로 끝난다. 청진기로 들어보면 판막이 닫히면서 나는 심음(*heart sound*)이 두 번 들리는데, "콩닥콩닥(영어로는 "lubdub"로 표현함)" 중에서 "콩"하는

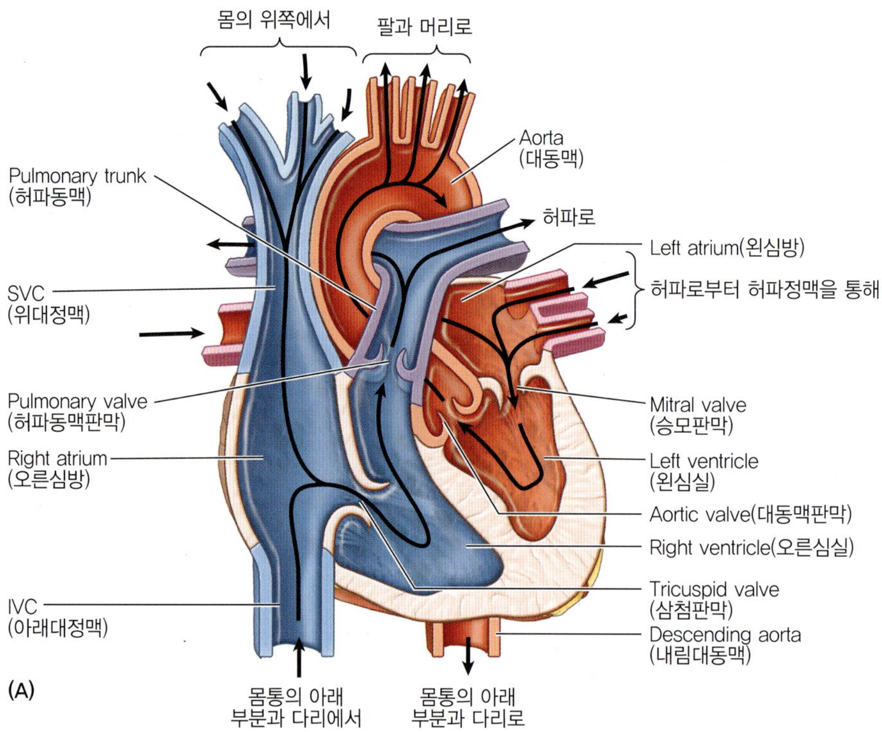

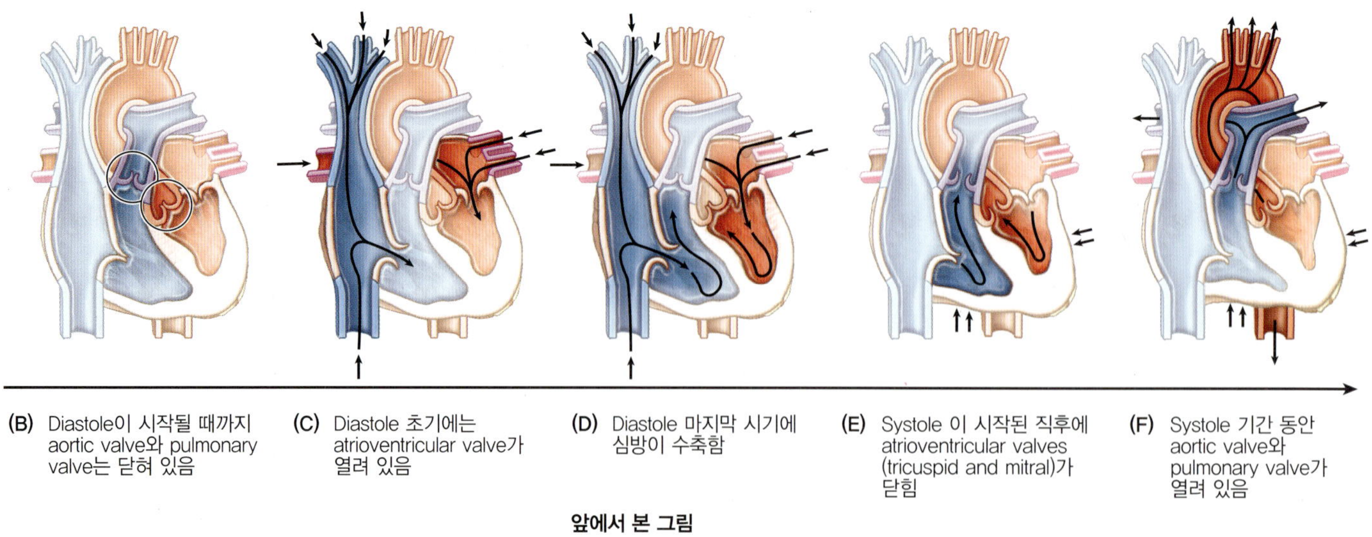

그림 1.40. Cardiac cycle(심장주기). Heart의 오른쪽(오른심방과 오른심실)은 파란색으로 표시하고, 왼쪽(왼심방과 왼심실)은 붉은색으로 표시함.

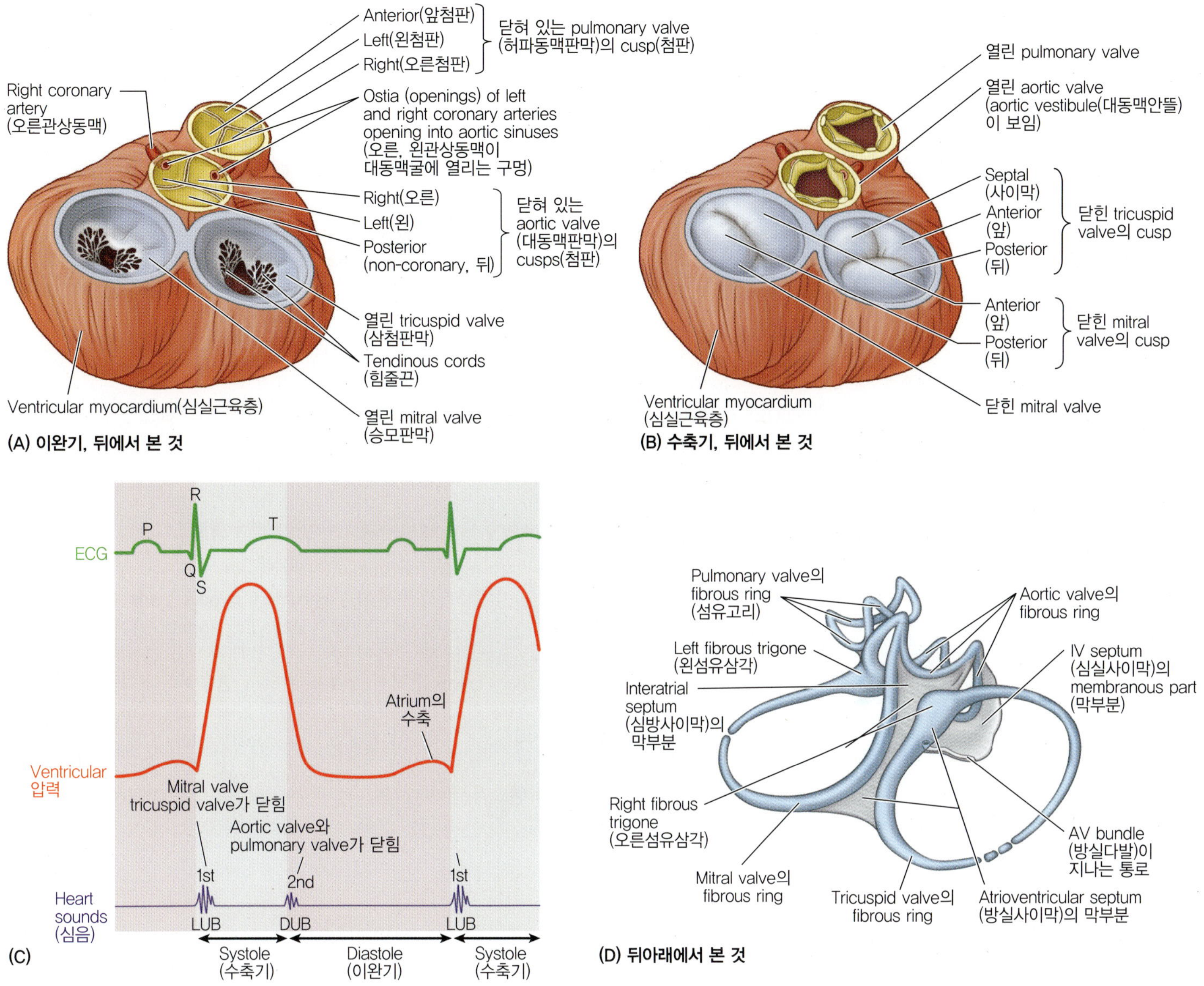

그림 1.41. 이완기와 수축기의 heart valve와 심장뼈대. A. Ventricle 이완기. **B.** Ventricle 수축기. **C.** 심실압력과 심전도(ECG) 심음. **D.** 심장뼈대. *AV*, atrioventricular; *IV*, interventricular.

소리는 피가 atrium에서 ventricle로 넘어가는 소리이고 "닥"하는 소리는 ventricle이 수축하면서 피가 심장으로부터 방출되는 소리이다(그림 1.41). 심음은 피를 한쪽으로만 흐르게 하는 판막들이 심장이 수축할 때 닫히면서 나는 소리이다.

Ventricle은 수축하면서 비틀리기도 한다. 이 움직임으로 인해 피가 ventricle에서 내뿜어지는데, 처음에는 심장이 좁아졌다가, 뒤이어 짧아지면서 ventricle의 부피가 줄어든다. 수축이 더 진행되면 심장이 길어졌다가 뒤이어 myocardium이 이완하면서 지름이 커지고 부피가 늘어나 atrium으로부터 피가 끌려들어온다.

CARDIAC SKELETON(심장뼈대)

근육섬유들은 섬유질로 된 **cardiac skeleton**에 붙는다(그림 1.41). Dense collagen(치밀아교질)으로 만들어진 **섬유성 고리** 네 개가 valve들의 orifice를 둘러싼다. 고리들과 interatrial septum, interventricular septum의 membranous part 사이에는 이들을 서로 연결하는 **fibrous trigone**(섬유삼각)이라는 부분이 있다. 심장의 skeleton의 역할은 다음과 같다.

- AV orifice와 semilunar valve를 통해 피가 지나갈 때 그 부분이 심하게 늘어나는 것을 막는다.
- Valve들의 leaflet과 cusp가 붙는 자리가 된다.
- Myocardium이 붙는 자리가 된다.
- Atrium과 ventricle로 전도되는 신호를 서로 차단하여, 서로 각각 독립하여 수축하게 하고, AV bundle의 시작부분을 둘러싸 다발이 지나갈 수 있게 함으로써 절연체의 역할을 한다.

임상해부학

Coronary Artery Disease or Coronary Heart Disease(심장동맥질환 또는 심장동맥성심장병)

Coronary artery disease(*CAD*)는 흔한 사망 원인 중 하나이다. 그 원인은 여러 가지이지만 모두 생명과 직결되는 myocardium 조직으로의 혈액공급이 줄어드는 결과를 낳는다.

Myocardial Infarction(심근경색증)

중요한 혈관이 embolus(색전; 그리스어로는 plug를 뜻하는 *embolos*) 때문에 막히면 myocardium 중 그 혈관이 피를 공급하던 부분에 **피가 돌지 않아** *necrosis*(괴사), 즉 병리학적으로 조직이 죽는다. Coronary artery 중 가장 흔하게 막히는 부분은(1) LCA의 anterior IV branch(앞심실사이가지, LAD: 40~50%), (2) RCA(오른심장동맥: 30~40%), (3) LCA의 circumflex branch(휘돌이가지: 15~20%)이다(그림 B1.14).

Myocardium의 괴사한 부분은 **myocardial infarction**(MI)으로 이어진다. 이와 같은 *ischemic heart disease*(허혈심장병)의 가장 큰 원인은 atherosclerosis(죽상경화증)로 인한 coronary artery의 기능 저하이다.

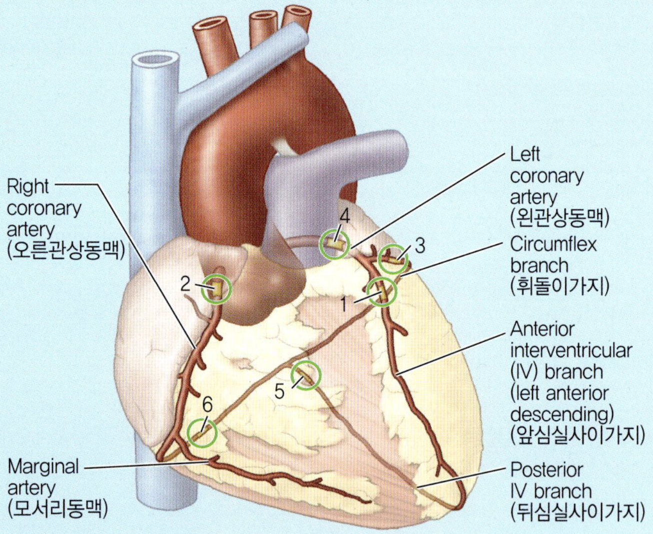

앞모습

심장동맥이 막히는 경우의 85% 이상에서 1~3번 위치에 이상이 발견된다.

그림 B1.14. Coronary artery 막히는 위치, 빈도순(1~6).

Coronary Atherosclerosis(관상동맥 죽상경화증)

Atherosclerosis가 생기는 과정의 핵심은 coronary artery의 intima(속막)에 지방이 들어차는 것으로서 어른이 될 무렵부터 시작되어 서서히 혈관의 stenosis(협착)를 일으킨다(그림 B1.15). 심장의 혈액공급이 모자라면(**myocardial ischemia**가 생기면) MI가 일어난다.

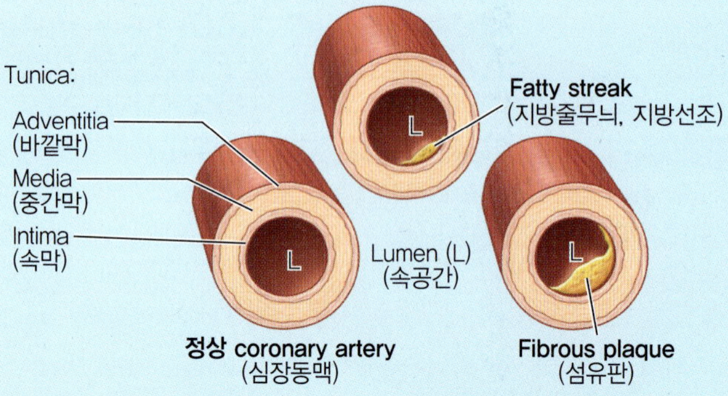

그림 B1.15. Atherosclerosis(죽상경화증).

Coronary Bypass Graft(심장동맥우회로조성술)

Coronary circulation(심장동맥순환)이 막혀 심한 *angina*(협심증)가 생긴 환자는 **coronary bypass graft** 수술을 받을 수도 있다. 이 수술에서 ascending aorta(오름대동맥)나 막힌 coronary artery의 뿌리 쪽에 동맥이나 정맥 분절을 연결하고, 반대쪽은 coronary artery의 막힌 부분을 지나서 연결해준다(그림 B1.16). 이 수술을 위해 가장 많이 이용되는 혈관은 *great saphenous vein*(큰두렁정맥)인데, 그 이유는 이 혈관이 (1) coronary artery보다 지름이 작지 않고, (2) 다리에서 쉽게 얻을 수 있으며, (3) 판막이나 가지가 없는 구획이 비교적 길기 때문이다. 만약에 판막이 있는 혈관을 가져다 쓰

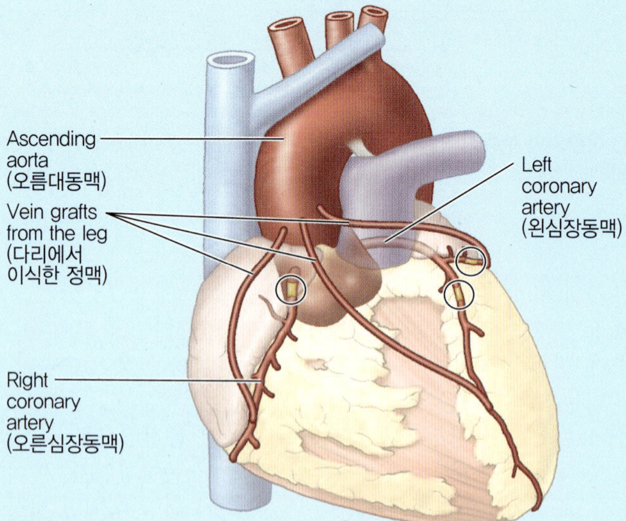

앞모습

Triple coronary artery bypass (삼중 심장동맥우회술)

○ 막힌 곳

그림 B1.16. **삼중** coronary artery bypass(관상동맥우회).

더라도, 그 방향을 반대로 하면 판막의 영향을 받지 않을 수 있다. *Radial artery*(노동맥)를 우회술에 쓰는 경우도 점점 많아진다. Coronary bypass graft를 하면 피가 대동맥으로부터 다른 경로를 통해 이동해 coronary artery가 막혀 있는 부분 너머의 혈류가 증가한다. Myocardium(심장근육층)으로 피를 다시 공급하기 위해 internal thoracic artery(속가슴동맥)를 coronary artery에 이어주기도 한다.

Coronary Angioplasty(심장동맥성형술)

환자의 경우에 따라, **percutaneous transluminal coronary angioplasty**(피부경유혈관경유관상동맥성형술, 경피경관 관상동맥성형술)라고 하는, 작은 풍선을 두른 도관 끝을 막힌 심장동맥으로 넣는 시술을 하기도 한다(그림 B1.17). 막힌 부위까지 도관이 들어가면 풍선을 부풀려 혈관에 생긴 atherosclerotic plaque(죽상경화판)라는 병변을 혈관벽에 대고 납작하게 누르고 혈관을 늘려서 혈액순환을 개선한다. 다른 경우에는 *thrombokinase*(트롬보키나아제)라는 효소를 도관을 통해 주입해 굳어버린 blood clot(피덩이)을 녹인다. 혈관을 확장시킨 다음, 확장된 상태를 유지하기 위해 *intravascular stent*(혈관내스텐트)를 넣기도 한다.

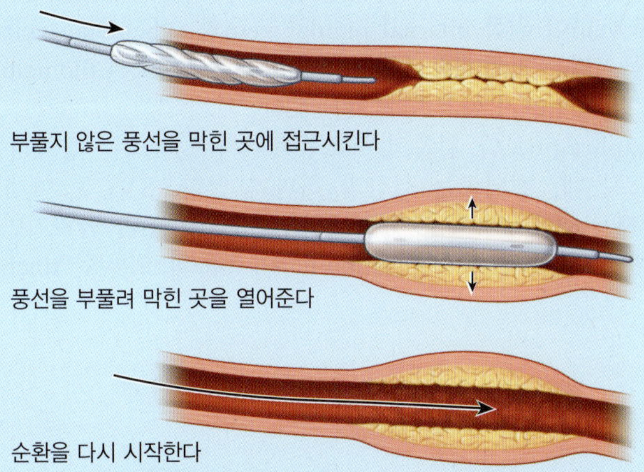

그림 B1.17. Percutaneous transluminal angioplasty (피부경유혈관경유혈관성형술).

Variations of Coronary Angioplasty(심장동맥 변이)

Coronary artery에서 가지가 나오는 양상은 변이가 흔하다. 오른쪽 혈관이 우세한 경우가 가장 많은데, 이때에는 RCA(오른심장동맥)와 LCA(왼심장동맥)가 심장의 혈액공급을 거의 비슷하게 담당한다. 심장의 15% 정도에서는 LCA가 우세하여, circumflex artery(휘돌이가지)로부터 posteior IV branch(뒤심실사이가지)가 나온다. 18% 정도에서는 양쪽이 대등하여(codominance), RCA와 LCA가 모두 crux까지 이어져 posterior interventricular sulcus를 따라 가지들을 낸다. 몇몇 사람은 coronary artery가 하나뿐인 경우도 있다. 또는 circumflex artery가 right aortic sinus에서 따로 나오는 경우도 있다. Coronary artery는 곁순환이 안되는 end artery로 여겨지며, 큰 가지들의 영역 사이의 기능적인 겹침은 확인되지 않는다. 하지만 coronary artery들의 작은 가지끼리는 연결(anastomosis)이 있을 수도 있다. 대부분의 심장에서 collateral circulation이 발생할 가능성이 있기는 하다고 여겨진다.

Echocardiography(심장초음파검사)

Echocardiography(ultrasonic cardiography)는 심장의 형태나 움직임을 초음파를 이용하여 영상으로 기록하는 것이다. 이 기술을 이용하면 pericardial cavity에 생긴 pericardial effusion(심장막삼출물)이 20 ml만큼만 있어도 이것을 찾아낼 수 있다. *Doppler echocardiography*(도플러심장초음파검사술)는 심장과 큰 혈관의 피의 흐름을 Doppler ultrasonography(도플러초음파촬영)로 검사하는 것인데, septal defects(사이막결손), valvular stenosis(판막협착) valvular regurgitation(판막역류)과 같은 질환에서의 심장의 혈류 문제를, 특히 심장의 왼쪽에서, 진단하고 분석할 수 있다.

Cardiac Referred Pain(심장의 연관통증)

심장은 접촉, 절단, 냉기, 열을 느끼지 않지만, 허혈(ischemia)이나 대사물질의 축적이 myocardium 속의 통각수용체를 자극하면, afferent pain fiber(들통증신경섬유)가 sympathetic trunk의 middle cervical branch(중간목가지), inferior cervical branch(아래목가지), 그리고 특히 thoracic cardiac branch(가슴심장가지)를 타고 중추신경계로 향한다. 해당하는 primary sensory neuron(일차감각신경세포)의 axon(축삭)은 T1~T4 또는 T1~T5 spinal cord segment(척수분절)로 들어가는데, 특히 왼쪽으로 쏠린다. 심장의 referred pain은 심장에서 발생한 유해자극이 몸통의 윗부분인 왼팔의 안쪽 면의 피부 등에서 일어나는 것처럼 느껴지는 것이다. Visceral pain(내장통증)은 sympathetic fiber와 동반하는 visceral afferent fiber(내장들신경섬유)를 통해 전달되는데, posterior root(뒤뿌리)를 타고 spinal cord로 들어가는 spinal ganglion(척수신경절) 신경세포체가 원래 담당하던 몸의 구조나 구역에서 연관통증이 느껴진다.

Injury to Conducting System of Heart (심장전도계의 손상)

심장동맥질환으로 인해 자주 발생하는 허혈 때문에 conducting system이 손상되면 심장 근육 수축에 문제가 될 수 있다. Anterior IV branch(LAD branch)가 AV bundle(방실다발)에 피를 공급하는 경우가 대부분이고 RCA(오른심장동맥가지)가 SA node와 AV node에 공급하기 때문에 어느 혈관이 막히든 심장의 conducting system이 영향 받을 가능성이 크다. AV node와 bundle이 손상되면 atrium의 흥분이 ventricle까지 전해지지 않기 때문에 *heart block*(심장차단)이 일어난다. 그 결과로 ventricle이 독자적인 속도(25~30 times per minute)로 뛰는데, 이것은 정상 심장 박동 속도보다 40~45배 느리다. Bundle 중 하나가 손상되면 *bundle branch block*(다발갈래차단)이 일어나, 손상받지 않은 다른 bundle로만 흥분이 전달되어 해당하는 쪽 ventricle만 정상적인 시기에 systole이 일어난 뒤에, 이 수축 신호가 반대쪽 ventricle로 퍼진 뒤에야 그곳에서 뒤늦은 asynchronous contraction(비동기수축)이 일어난다.

Superior Mediastinum(위세로칸)

Superior mediastinum은 sternal angle과 넷째, 다섯째 등뼈 사이의 IV disc를 잇는 평면인 transverse thoracic plane보다 윗부분을 말한다. **Superior mediastinum의 구조**를 앞에서부터 뒤로 열거하면 다음과 같다(그림 1.42).

- Primary lymphoid organ(일차림프기관)인 thymus(가슴샘)
- 심장에 연결된 큰 혈관들과 pericardium
  - Brachiocephalic vein(팔머리정맥)들
  - SVC의 윗부분
  - Pulmonary trunk의 bifurcation과 root(허파동맥뿌리)들
  - Aortic arch와 그 주요 가지들의 뿌리 부분
    - Brachiocephalic trunk(팔머리동맥)
    - Left common carotid artery(왼온목동맥)
    - Left subclavian artery(왼빗장밑동맥)
- Vagus nerve와 phrenic nerve(가로막신경)
- Cardiac plexus(심장신경얼기)
- Left recurrent laryngeal nerve(왼되돌이후두신경)
- Trachea(기관)
- Esophagus(식도)
- Thoracic duct(가슴림프관)

THYMUS(가슴샘)

림프기관인 thymus는 목의 아래 부분과 superior mediastinum(위세로칸)의 앞부분에 자리하는데, sternum의 manubrium(복장뼈자루)의 뒤쪽에서 anterior mediastinum(앞세로칸)으로 뻗어내려가 pericardium의 앞에까지 이른다. Thymus는 사춘기 이후에 서서히 퇴화하여 대부분을 지방이 대신한다. *Thymus*의 풍부한 **동맥 공급**은, 주로 internal thoracic artery(속가슴동맥)의 anterior intercostal branch(앞갈비사이가지)와 anterior mediastinal branch(세로칸가지)에 의해 이루어진다. **Thymic vein**(가슴샘정맥)은 left brachiocephalic vein(왼팔머리정맥), internal thoracic vein(속가슴정맥), inferior thyroid vein(아래갑상정맥)으로 합쳐진다. **Thymus의 림프**는 parasternal nodes(복장옆림프절), brachiocephalic nodes(팔머리림프절), tracheobronchial nodes(기관기관지림프절)로 유입된다(그림 1.22C).

GREAT VESSELS IN MEDIASTINUM(세로칸의 큰 혈관들)

Brachiocephalic vein(팔머리정맥)은 internal jugular vein(속목정맥)과 subclavian vein(빗장밑정맥)이 sternoclavicular joint(복장빗장관절) 뒤에서 합쳐서 만들어진다(그림 1.42, 1.43A). 양쪽 brachiocephalic vein은 첫째 costal cartilage 높이에서 서로 만나 **SVC**(위대정맥)가 된다. **Left brachiocephalic vein**의 길이는 오른쪽의 두 배 정도인데, 이것은 이 혈관이 왼쪽에서 aortic arch의 중요한 가지 세 개의 밑둥 앞을 지나 오른쪽으로 넘어오기 때문이며, 이 혈관을 통해 머리, 목, 왼팔에서 돌아오는 정맥피가 right atrium으로 들어간다. 오른쪽 internal jugular vein과 subclavian vein이 합쳐져 **right brachiocephalic vein**이 만들어지는 곳인 **right venous angle**(오른정맥각)로는 right lymphatic duct(오른림프관)의 림프도 유입된다. 이와 비슷하게, left brachiocephalic vein이 왼쪽 internal jugular vein과 subclavian vein이 합쳐져 만들어지는 곳인 **left venous angle**(왼정맥각)로는 thoracic duct(가슴림프관)의 림프가 합쳐진다(그림 1.42A).

Diaphragm보다 위쪽의 구조들로부터 돌아오는 정맥피는 SVC로 흐르는데, 예외로는 심장과 허파가 있다. SVC는 아래로 이어져 셋째 costal cartilage 높이에서 right atrium과 합쳐지면서 끝난다. SVC는 superior mediastinum(위세로칸)의 오른쪽, trachea의 앞

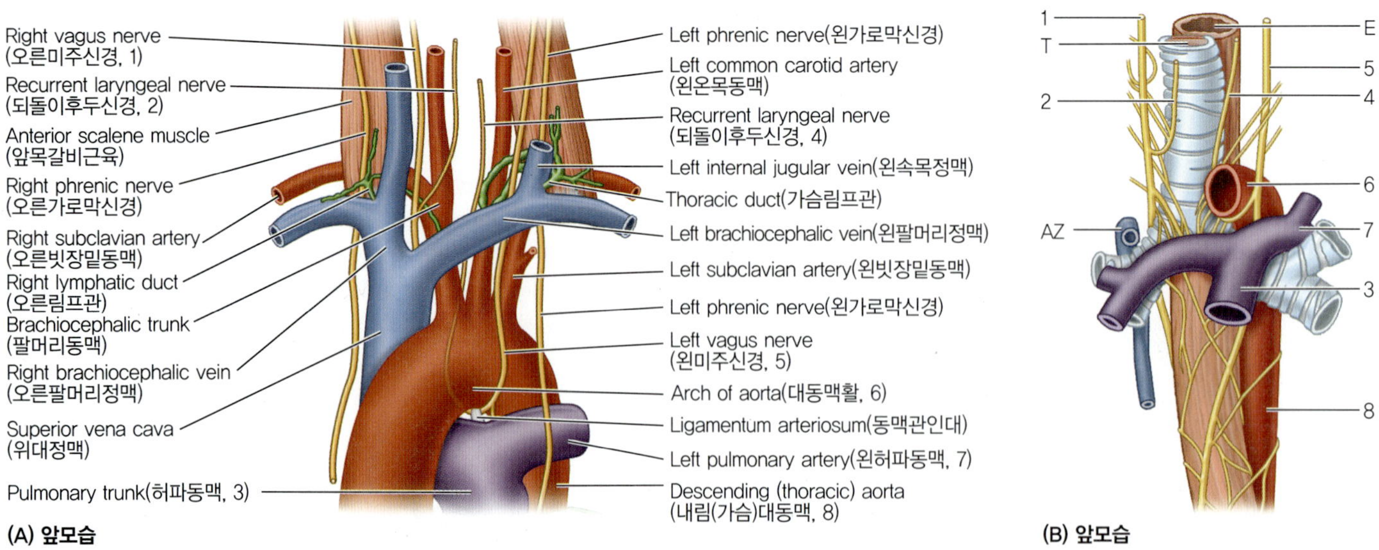

그림 1.42. 큰혈관과 신경. **A.** 목아래부분과 superior mediastinum(위세로칸)의 혈관. **B.** Trachea(기관, *T*), esophagus(식도, *E*), and azygos vein(홀정맥, *AZ*).

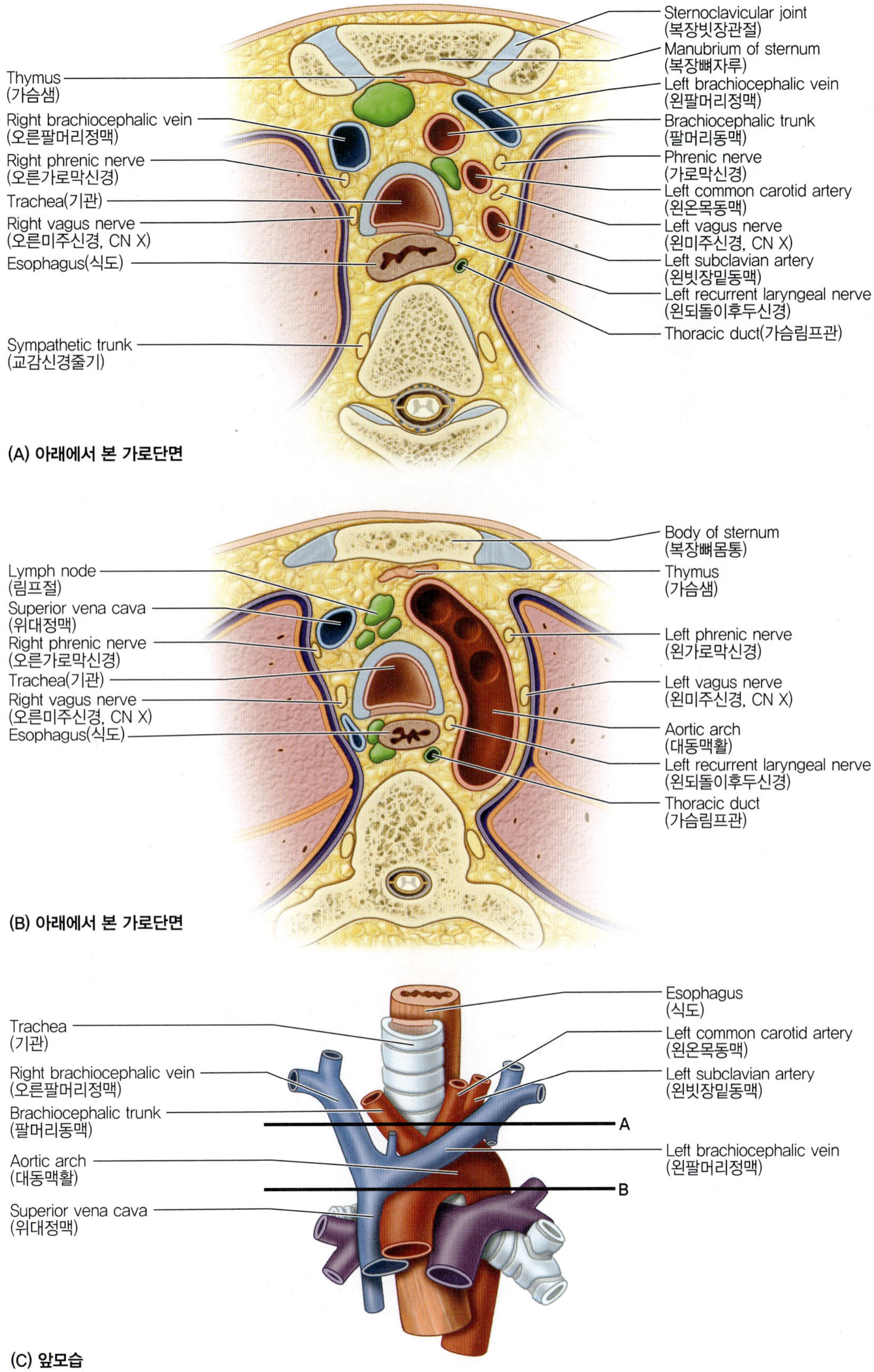

그림 1.43. **Superior mediastinum**(위세로칸). **A.** Aortic arch(대동맥활) 위쪽에서 자른 가로단면. **B.** Aortic arch에서 자른 가로단면. **C.** 절단면 A와 B의 높이.

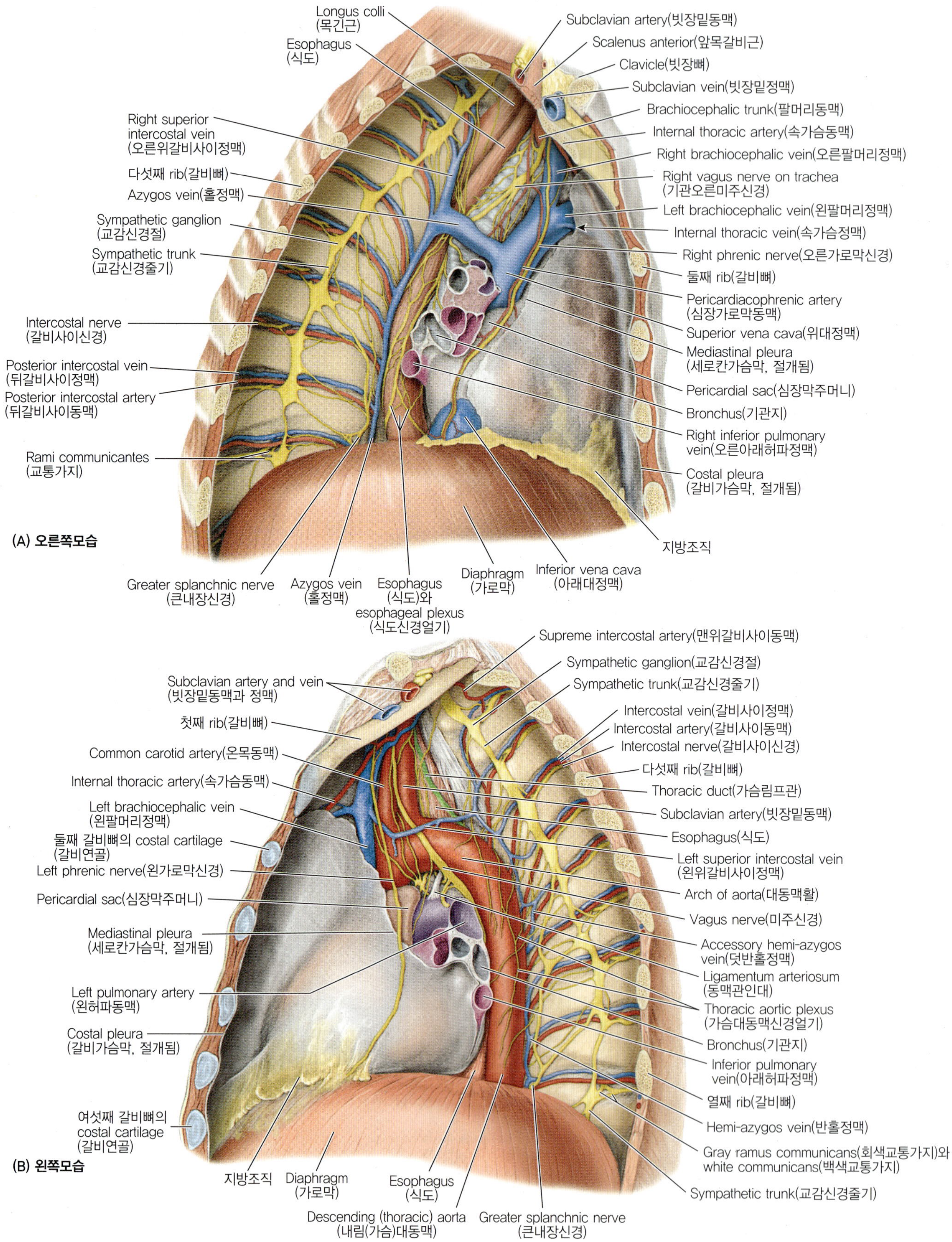

그림 1.44. Mediastinum 오른쪽, 왼쪽 비교. **A.** Mediastinum 오른쪽(파란색 쪽)은 정맥이 주로 있는 부분으로서, azygos vein과 azygos arch, superior vena cava, 오른쪽 atrium과 inferior vena cava가 위치한다. **B.** Mediastinum 왼쪽(빨간색 쪽)은 동맥구조들이 주로 위치한다. 따라서 arch of aorta, thoracic aorta, left common carotid artery, left subclavian artery 그리고 Left ventricle을 볼 수 있다.

가쪽, ascending aorta의 위가쪽에 자리한다(그림 1.42, 1.44A). SVC와 mediastinal pleura(세로칸가슴막) 사이에는 **right phrenic nerve**(오른가로막신경)가 지난다. SVC의 아래쪽 반은 middle mediastinum에 속하는데, 바로 옆의 ascending aorta와 함께 transverse pericardial sinus의 뒤쪽 경계가 된다(그림 1.26B). Ascending aorta는 위로 이어지다가 오른쪽 둘째 sternocostal joint(복장갈비관절)의 뒤에서 구부러지기 시작해서 aortic arch(대동맥활)가 되는데, 그 높이는 sternal angle과 같으며 위쪽, 뒤쪽, 왼쪽으로 휘어 넘어간다(그림 1.42, 1.43). Aortic arch는 right pulmonary artery와 trachea의 bifurcation 앞으로 올라가, 왼허파의 root를 넘어가며, 가장 높은 부분은 기관과 식도의 왼쪽에 자리한다. 이어서 넷째 등뼈의 body보다 왼쪽으로 내려와 왼쪽 둘째 sternocostal joint 뒤쪽에서 **descending aorta**(내림대동맥; **thoracic aorta**, 가슴대동맥)로 이어진다(그림 1.44B).

Ligamentum arteriosum(동맥관인대)은 태아의 ductus arteriosus(동맥관)의 흔적으로서, left pulmonary artery의 root(왼허파동맥뿌리)로부터 aortic arch의 아래면으로 이어진다(그림 1.42A). **Left recurrent laryngeal nerve**(왼되돌이후두신경)는 aortic arch를 ligamentum arteriosum보다 바로 가쪽에서 휘감아 기관과 식도 사이로 되돌아 올라간다(그림 1.42; 표 1.5). **Aortic arch의 가지들**은 다음과 같다(그림 1.42, 1.43).

- Brachiocephalic trunk(팔머리동맥)
- Left common carotid artery(왼온목동맥)
- Left subclavian artery(왼빗장밑동맥)

Aortic arch의 가지 중 첫번째이고 가장 큰 **brachiocephalic trunk**는 manubrium의 뒤쪽에서 생겨나는데, 그 자리는 기관보다 앞이고 left brachiocephalic vein보다 뒤가 된다. 이 동맥은 위가쪽으로 올라가 기관의 오른쪽에서 right sternoclavicular joint이 있는 곳까지 이어져 right common carotid artery(오른온목동맥)이 right subclavian artery(오른빗장밑동맥)로 갈라진다. Aortic arch의 둘째 가지인 **left common carotid artery**는 manubrium 뒤에서 생겨나 brachicephalic trunk보다 약간 뒤쪽 왼쪽을 향하며, left subclavian artery보다 앞으로 올라가는데, 처음에는 기관의 앞에 있다가 왼쪽으로 자리를 바꾼다. 이 동맥은 왼쪽 sternoclavicular joint의 뒤를 지나 목으로 올라간다. Aortic arch의 셋째 가지인 **left subclavian artery**는 aortic arch의 뒷부분 중 left common carotid artery의 바로 뒤에서 생겨나 기관과 left common carotid artery의 가쪽으로 올라가면서 superior mediastinum을 빠져나가 가슴에서 목의 root로 들어가는데, 이때에는 왼쪽 sternoclavicular joint의 뒤쪽과 left common carotid artery의 가쪽에 있게 된다.

SUPERIOR MEDIASTINUM의 신경들

Vagus nerve(미주신경; CN X)는 medulla oblongata(숨뇌)의 양쪽에서 생겨나 머리뼈를 나와 common carotid artery의 뒤가쪽을 따라 내려온 뒤 sternoclavicular joint와 brachiocephalic vein의 뒤쪽을 지나 superior mediastinum으로 들어온다(그림 1.42, 1.43, 1.45; 표 1.5). **오른쪽 vagus nerve**는 right subclavian artery의 앞을 지나 가슴으로 들어오면서 **right recurrent laryngeal nerve**(오른되돌이후두신경)를 낸다. 뒤쪽으로 나오는 이 신경가지는 right subclavian artery(오른빗장밑동맥)를 감고 기관과 식도 사이로 올라가 larynx(후두)에 분포해 지배한다. 오른쪽 vagus nerve는 이어서 기관의 오른쪽을 따라 superior mediastinum의 뒤아래쪽으로 향해 right brachiocephalic vein, SVC, 오른쪽 허파 root의 뒤를 지난다. 이 과정에서 많은 가지들이 나와 pulmonary plexus(허파신경얼기)를 이룬다(그림 1.45C). 대개

표 1.5 THORAX의 신경

이름	기원	주행	분포
Vagus(CN X) (미주신경)	Medulla of brainstem에서 8~10 잔뿌리	Superior mediastinum으로 들어와서 sternoclavicular joint와 brachiocephalic vein 뒤를 지남; recurrent laryngeal nerve를 분지하고, abdomen 안으로 들어감	Pulmonary plexus(허파신경얼기), esophageal plexus(식도신경얼기), cardiac plexus(심장신경얼기)
Phrenic (가로막신경)	C3~C5의 앞가지	Superior thoracic aperture를 통과한 후, mediastinal pleura와 pericardium 사이를 지나감	Diaphragm의 가운데 부분
Intercostal(1~11) (갈비사이신경)	T1~T11의 앞가지	Intercostal muscles의 internal layer와 innermost layer 사이의 intercostal spaces를 지나감	Intercostal space 안의 muscles과 그 표면의 피부에 분포; 아래쪽 신경들은 앞가쪽 abdominal wall의 근육과 신경에 분포
Subcostal (갈비밑신경)	T12의 앞가지	12번째 갈비뼈 아래모서리를 따라가다 abdominal wall 사이를 지나감	Abdominal wall과 gluteal region의 피부에 분포
Recurrent laryngeal (되돌이후두신경)	Vagus nerve	오른쪽은 subclavian artery를 감고 왼쪽은 arch of aorta를 감고 tracheo-esophageal groove로 올라감	Intrinsic muscles of larynx (cricothyroid 제외); vocal folds 아래쪽의 감각을 담당
Cardiac plexus (심장신경얼기)	Vagus nerve의 목가지와 심장가지, sympathetic trunk	Arch aorta와 heart 뒤면에서 신경섬유들이 coronary artereis를 따라서 sinu-atrial node로 향함	신경자극은 sinoatrial node를 지나감; parasympathetic fibers는 심박동수를 늦추고, 수축력을 감소시키며, coronary arteries를 수축시킴; sympathetic fibers는 이와 반대 작용함
Pulmonary plexus (허파신경얼기)	Vagus nerve, sympathetic trunk	Root of lung에서 형성되어 bronchial subdivision을 따라서 뻗음	Parasympathetic fibers는 bronchioles를 수축시킴; sympathetic fibers는 bronchioles를 확장시킴; 각각 신경은 반사작용을 일으킴
Esophageal plexus (식도신경얼기)	Vagus nerve, sympathetic ganglia, greater splanchnic nerve	Tracheal bifurcation 먼쪽, vagus nerve, sympathetic trunk가 esophagus 주변에서 plexus를 형성	Vagus nerve와 sympathetic fibers는 esophagus 아래 3분의 2의 smooth muscles과 glands에 분포

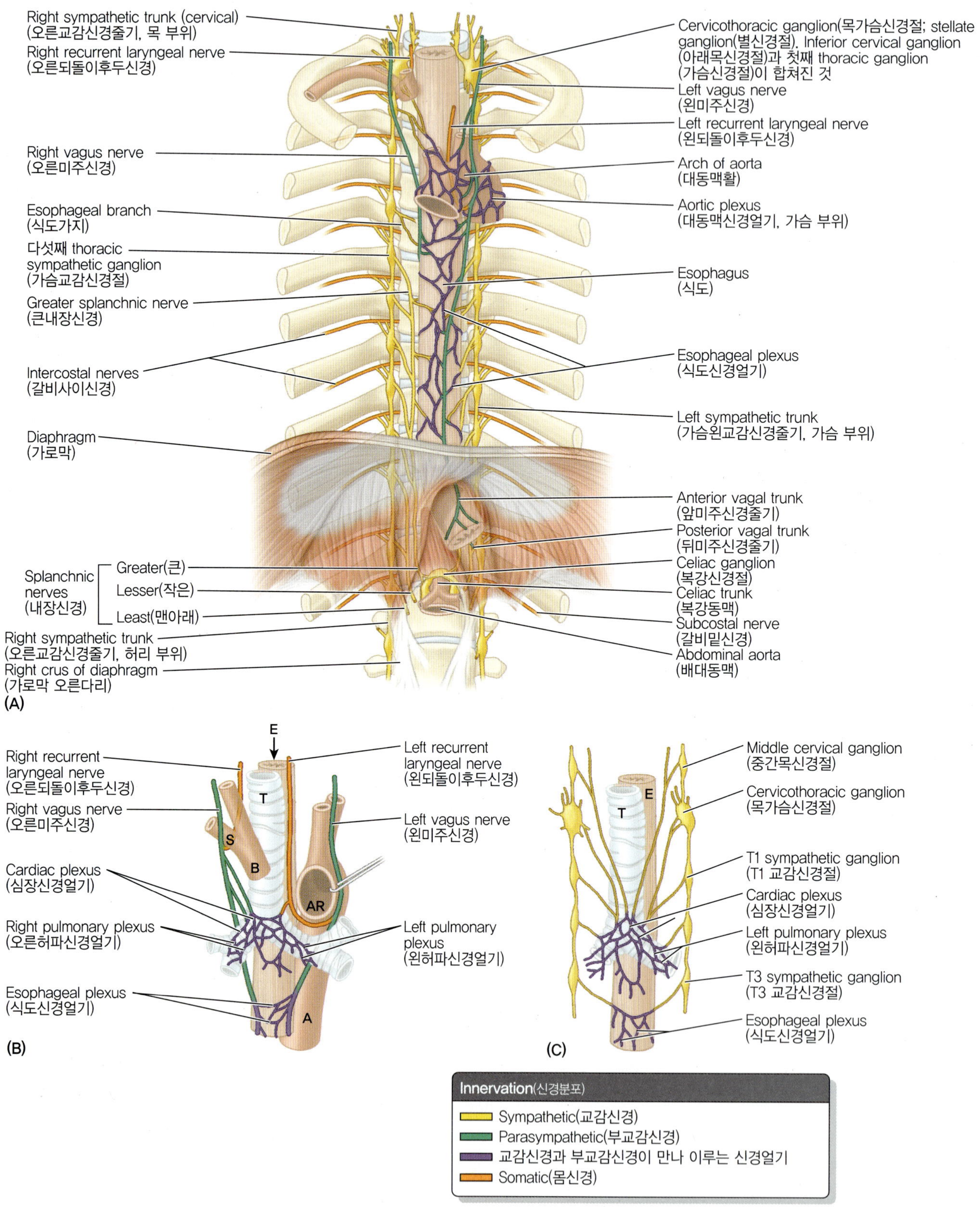

그림 1.45. Mediastinum의 신경. A. Superior & inferior mediastinum의 자율신경. **B.** Parasympathetic nerves(부교감신경). **C.** Sympathetic nerves(교감신경). *A*, aorta(대동맥); *AR*, arch of aorta(대동맥활); *B*, right brachiocephalic artery(오른위팔머리동맥); *E*, esophagus(식도); *S*, right subclavian artery(오른빗장밑동맥); *T*, trachea(기관).

오른쪽 vagus nerve는 pulmonary plexus를 빠져나올 때에는 한 줄기로 유지되어 있다가 식도를 지나면서 여러 갈래로 갈라져 **esophageal plexus**(식도신경얼기)를 이룬다(그림 1.45A,B). 또한 cardiac plexus(심장신경얼기)를 이루는 가지들도 나온다.

왼쪽 vagus nerve는 목에서 내려와 left common carotid artery와 left subclavian artery 사이, left brachiocephalic vein의 뒤를 지나 thorax의 mediastinum(세로칸)으로 들어온다(그림 1.42). 이 신경은 aortic arch의 왼쪽을 지나면서 왼쪽 phrenic nerve로부터 뒤쪽으로, 왼쪽 superior intercostal vein에 의해 phrenic nerve로부터 가쪽으로 멀어진다. 왼쪽 vagus nerve는 aortic arch의 아래에서 안쪽으로 구부러지면서 left recurrent laryngeal nerve(왼되돌이후두신경)를 낸다(그림 1.45B). 이 신경은 aortic arch의 아래에서 ligamentum arteriosum의 바로 뒤가쪽을 지나 기관과 식도 사이의 고랑을 따라서 larynx로 올라간다(그림 1.42). 왼쪽 허파의 root 뒤로 이어지면서 왼쪽 vagus nerve도 pulmonary plexus와 cardiac plexus를 이루는 많은 가지들을 낸다. 이 신경얼기들을 통과한 뒤 한 줄기가 되는 vagus nerve는 다시 많은 신경섬유들로 갈라져 오른쪽 vagus nerve로부터의 신경섬유들과 합쳐져 esophageal plexus를 이룬다(그림 1.45B).

Phrenic nerve는 diaphragm의 유일한 운동신경이며(그림 1.44; 표 1.5), 그 신경섬유 중 1/3 정도는 감각신경도 섞여 있다. 양쪽의 phrenic nerve는 brachiocephalic vein이 시작하는 곳과 subclavian artery 사이를 지나 superior mediastinum으로 들어온다. 오른쪽 phrenic nerve는 오른쪽 brachiocephalic vein, SVC, right atrium을 덮는 pericardium의 오른쪽을 지나고, 오른허파의 root보다는 앞을 지나 IVC의 오른쪽으로 내려가 diaphragm에 이르러 caval opening(대정맥구멍)을 통과한다.

왼쪽 phrenic nerve는 왼쪽의 subclavian artery와 common carotid artery 사이로 내려간다(그림 1.44B). 이 신경은 왼쪽 vagus nerve의 앞에서 aortic arch의 왼쪽면을 가로질러 왼쪽 superior intercostal vein의 가쪽을 지난다. 그 다음 왼쪽허파의 root 앞으로 내려가 left atrium, left ventricle을 싸는 pericardium을 따라 내려가 pericardium 왼쪽에서 diaphragm을 통과한다.

TRACHEA(기관)

기관은 식도의 앞에서 superior mediastinum으로 들어가는데, 정중면보다는 약간 오른쪽으로 치우친다(그림 1.47C,D). 기관의 뒤면은 이를 구성하는 연골 고리의 불완전하게 끊어진 부분이 향하는 쪽이라 납작하며, 식도와 접한다. 기관은 sternal angle 높이에서 right main bronchus와 left main bronchus로 나뉜다.

ESOPHAGUS(식도)

식도는 pharynx(인두)와 stomach(위)을 잇는, 섬유조직과 근육으로 이루어진 관이고, 보통 때에는 앞뒤로 납작하게 눌려 있다(그림 1.43, 1.46). 식도는 기관과 vertebral column(척주) 사이를 지나 superior mediastinum으로 들어와 첫째~넷째 등뼈의 body 앞에 자리잡는다. 식도는 처음에는 왼쪽으로 치우쳐 있으나, aortic arch와 접하는 곳에서는 정중면 쪽으로 자리를 옮겨, 왼허파의 root와 식도 사이에 aortic arch가 끼이게 된다. Thoracic duct는 식도의 왼쪽, aortic arch보다 뒤쪽에 자리하는 경우가 많다. Aortic arch의 아래쪽에서 식도는 왼쪽

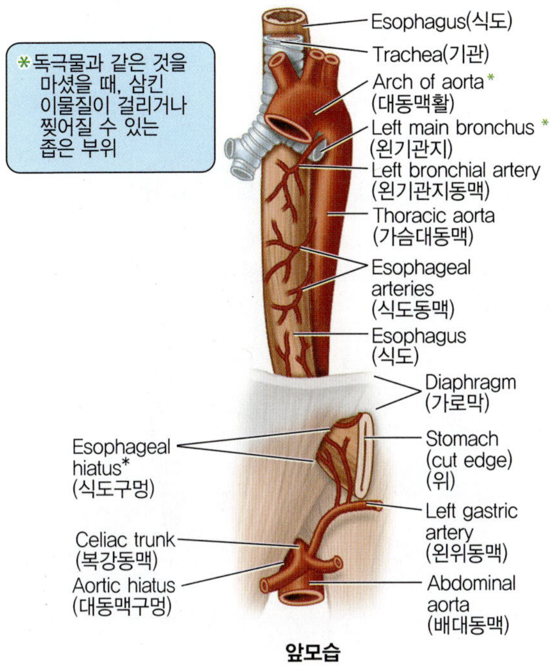

그림 1.46. Esophagus(식도). 혈관분포와 주위구조와의 관계.

으로 옮겨 diaphragm의 esophageal hiatus(식도구멍)를 통과한다.

Posterior Mediastinum(뒤세로칸)

Posterior mediastinum은 다섯째~열두째 등뼈의 앞, pericardium과 diaphragm의 뒤, 양쪽 허파의 parietal pleura 사이에 있다. Posterior mediastinum의 내용물은 다음과 같다(그림 1.47).

- Thoracic aorta(가슴대동맥)
- Thoracic duct(가슴림프관)
- Posterior mediastinal lymph nodes(뒤세로칸림프절)
- Azygos vein(홀정맥)과 hemi-azygos vein(반홀정맥)
- Esophagus(식도)
- Esophageal plexus(식도신경얼기)
- Thoracic sympathetic trunk(가슴교감신경줄기)
- Thoracic splanchnic nerve(가슴내장신경)

THORACIC AORTA(가슴대동맥)

Descending aorta(내림대동맥) 중 thorax를 통과하는 부분인 thoracic aorta는 aortic arch로부터 이어진다(그림 1.47; 표 1.6). 넷째등뼈의 body의 왼쪽에서 그 아래모서리 높이로부터 시작되어 다섯째~열두째 등뼈의 왼쪽을 따라 posterior mediastinum(뒤세로칸) 속을 내려간다. 아래로 내려갈수록 정중면에 가까워지며, 식도를 오른쪽으로 민다. **Thoracic aortic plexus**(가슴대동맥신경얼기)라는 자율신경얼기가 이 동맥을 둘러싼다(그림 1.45A). Thoracic aorta는 왼허파

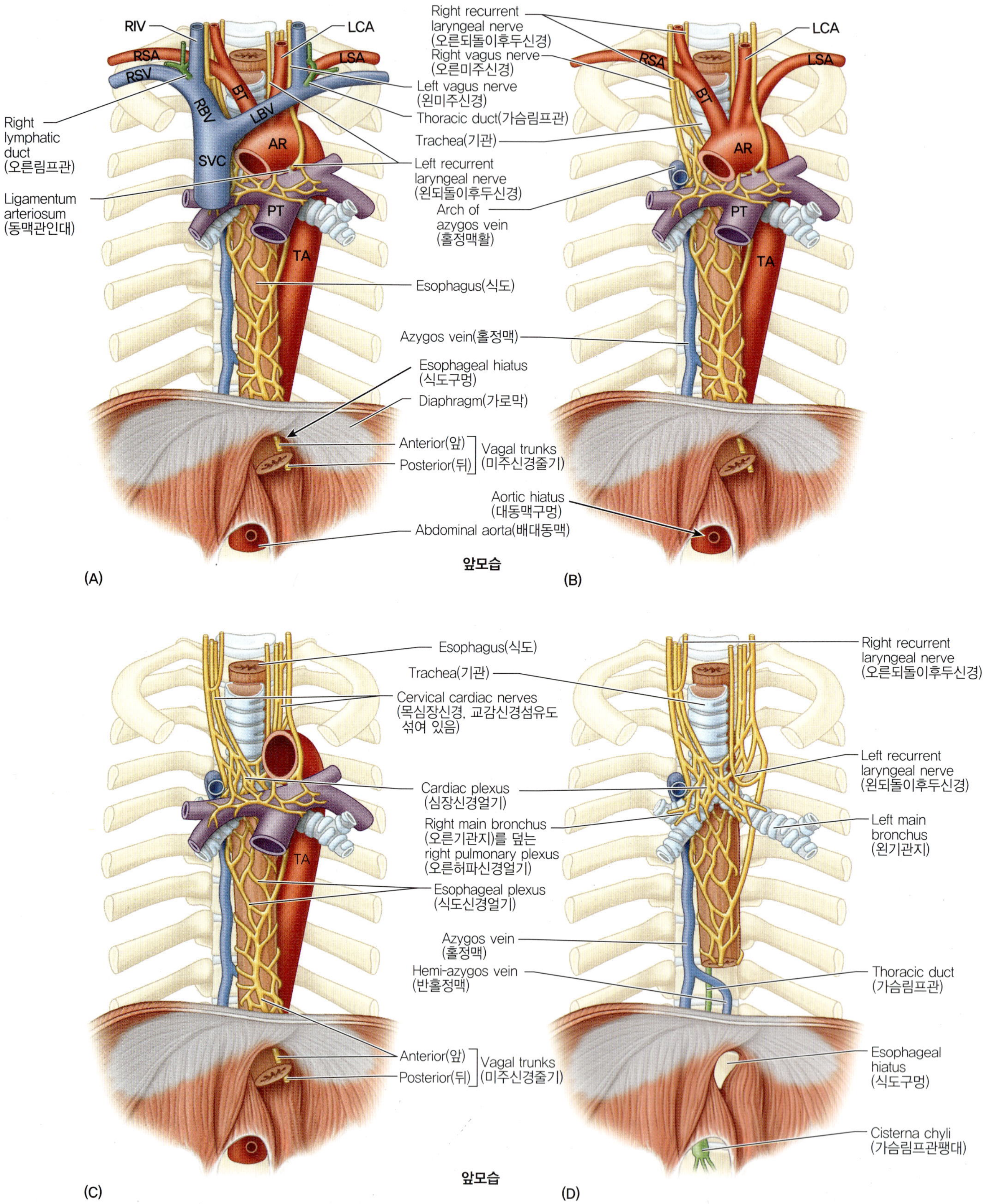

그림 1.47. Superior mediastinum과 posterior mediastinum의 구조. A~D. Mediastinum의 구조를 앞에서 뒤쪽으로 층층이 다르게 해부하여 나타냄. *AR*, aortic arch; *BT*, brachiocephalic trunk; *LBV*, left brachiocephalic vein; *LCA*, left common carotid artery; *LSA*, left subclavian artery; *PT*, Pulmonary trunk; *RBV*, right brachiocephalic vein; *RIV*, right internal jugular vein; *RSA*, right subclavian artery; *RSV*, right subclavian vein; *SVC*, superior vena cava; *TA*, thoracic aorta.

표 1.6 THORAX 안의 AORTA와 그 가지들

이름	기원	주행	가지
Ascending aorta (오름대동맥)	Left ventricle의 aortic orifice	Sternal angle보다 위쪽으로 5cm 올라간 후 aortic arch가 됨	Right coronary artery와 left coronary artery
Aortic arch (대동맥활)	Ascending aorta의 연장	Trachea의 왼쪽, esophagus 뒤, left main bronchus 앞에서 arch를 이룸	Brachiocephalic artery, left common carotid artery, left subclavian artery
Thoracic aorta (가슴대동맥)	Arch of aorta의 연장	Posterior mediastinum에서 left vertebral column으로 내려가서 서서히 오른쪽으로 이동하여 aortic hiatus에서는 정중면에 위치함	Posterior intercostal arteries, subcostal arteries, phrenic arteries esophageal branch 등의 내장 가지
Posterior intercostal (뒤갈비사이동맥)	Thoracic aorta의 뒤면	Ribs를 따라 앞가쪽으로 지나감	가쪽 cutaneous branches와 앞쪽 cutaneous branches
Bronchia (기관지가지, 하나 또는 둘)	Aorta의 앞면 또는 posterior intercostal artery	Tracheobronchial tree와 동반함	Bronchial tissue와 peribronchial tissue, visceral pleura
Esophageal (식도가지, 넷 또는 다섯)	Thoracic aorta의 앞면	Esophagus 앞으로 향함	Esophagus로 가지를 냄
Superior phrenic (위가로막동맥, 수는 다양함)	Thoracic aorta의 앞면	Aortic hiatus에서 일어나 diaphragm 앞면을 지나감	Diaphragm으로 가지를 냄

의 root, pericardium, 식도보다 뒤에 있으며, 열두째등뼈의 아래모서리 앞에서 diaphragm의 **aortic hiatus**(대동맥구멍)를 통과하여 배로 들어가면서 이름이 *abdominal aorta*(배대동맥)로 바뀐다(그림 1.46, 1.47). 이 구멍에서 thoracic aorta(가슴대동맥)의 오른쪽으로는 thoracic duct(가슴림프관)와 azygos vein(홀정맥)이 올라간다(그림 1.47D).

Thoracic aorta의 가지로는 bronchial branch(기관지가지), pericardial branch(심장막가지), posterior intercostal branch artery(뒤갈비사이동맥), superior phrenic artery(위가로막동맥), esophageal branch(식도가지), mediastinal branch(세로칸가지), subcostal artery(갈비밑동맥)가 있다(그림 1.48; 표 1.6). Bronchial artery(기관지동맥)는 오른쪽에는 하나가 있고, 왼쪽에는 작게 두 개로 나뉘어 있으며, 기관, 기관지, 허파조직, 림프절에 피를 공급한다. **Pericardial branch**(심장막가지)는 pericardium에 가지를 낸다. **Posterior intercostal artery**는 아홉 쌍이 있으며 셋째~열한번째 intercostal space를 지난다.

Superior phrenic artery는 diaphragm의 위면에서 internal thoracic artery의 가지인 musculophrenic artery(근육가로막동맥), pericardiacophrenic artery(심장가로막동맥)와 연결된다. **Esophageal artery**는 대부분의 경우에서 두 개가 생겨나 식도의 중간 1/3에 분포한다. 작은 가지인 **mediastinal artery**는 posterior mediastinum에서 림프절이나 다른 조직에 분포한다. Diaphragm의 아래면에서 나오는 **subcostal artery**는 posterior intercostal artery들과 나란히 지난다.

ESOPHAGUS(식도)

식도는 superior mediastinum에서 aortic arch의 뒤오른쪽, pericardium과 left atrium의 뒤를 지나 posterior mediastinum으로 내려와 심장의 base와 접하는 주요 구조가 된다. 식도는 왼쪽으로 옮겨 열째 등뼈 높이에서 대동맥의 앞을 지나 diaphragm의 **esophageal hiatus**(식도구멍)를 통과한다(그림 1.46, 1.47). 식도의 가슴 부분 중 세 군데는 주변 구조에 의해 눌려서 조여지는데, 조영제를 삼키고 비스듬히

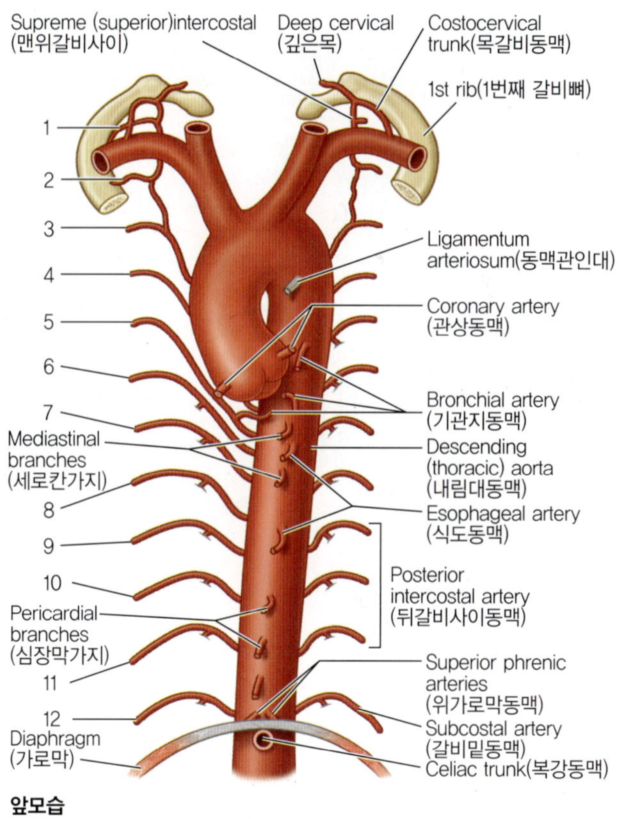

그림 1.48. Thoracic aorta의 가지. Superior phrenic arteries(위가로막동맥)은 thoracic aorta의 아래쪽에서 일어나 diaphragm(가로막)에 분포한다. 1~12, posterior intercostal arteries(뒤갈비사이동맥).

찍은 X선 사진에서 그 속이 좁아져 있는 것을 관찰할 수 있다. 식도를 누르는 세 가지 구조는 aortic arch, left main bronchus, diaphragm인데, 식도가 비어 있을 때에는 이것이 보이지 않지만 내용물이 들어가 넓어지면 이들이 식도를 누른다는 것을 확인할 수 있다.

THORACIC DUCT AND LYMPHATIC TRUNKS
(가슴림프관과 림프줄기)

Posterior mediastinum에서 thoracic duct는 아래쪽 등뼈 일곱 개의 body와 맞닿아 있다(그림 1.49A). Thoracic duct는 머리의 왼쪽, 목의 왼쪽, 가슴의 왼쪽, 배, 골반, 다리 등 몸의 대부분의 림프를 정맥으로 운반한다. Thoracic duct는 뱃속의 **cisterna chyli**(가슴림프관팽대)에서 이어져 diaphragm의 aortic hiatus를 통과한다. Thoracic duct는 보통 벽이 얇고 흐릿한 흰 빛을 띠며, 판막이 많아 구슬을 꿴 모양처럼 보이는 경우도 많다. 왼쪽으로 thoracic aorta, 오른쪽으로 azygos vein, 앞으로 식도, 뒤로는 등뼈의 body 사이에서 위로 올라가다, 넷째~여섯째 등뼈 높이에서 왼쪽으로 가로질러 식도의 뒤로 옮겨 superior mediastinum으로 올라간다. 중간과 위쪽의 intercostal space에서는 collecting trunk 여러 개가 thoracic duct의 양쪽으로 합쳐지기도 하고, posterior mediastinum의 구조들로부터의 림프관 가지들도 합쳐진다. 마지막 부분에서는 jugular lymphatic trunk(목림프줄기), subclavian lymphatic trunk(빗장밑림프줄기), bronchomediastinal lymphatic trunk(기관지세로칸림프줄기)가 흔히 연결된다. Thoracic duct는 대개 왼쪽의 internal jugular vein(왼속목정맥)과 subclavian vein(빗장밑정맥)이 만나는 **left venous angle**(정맥각)로 들어간다(그림 1.49A).

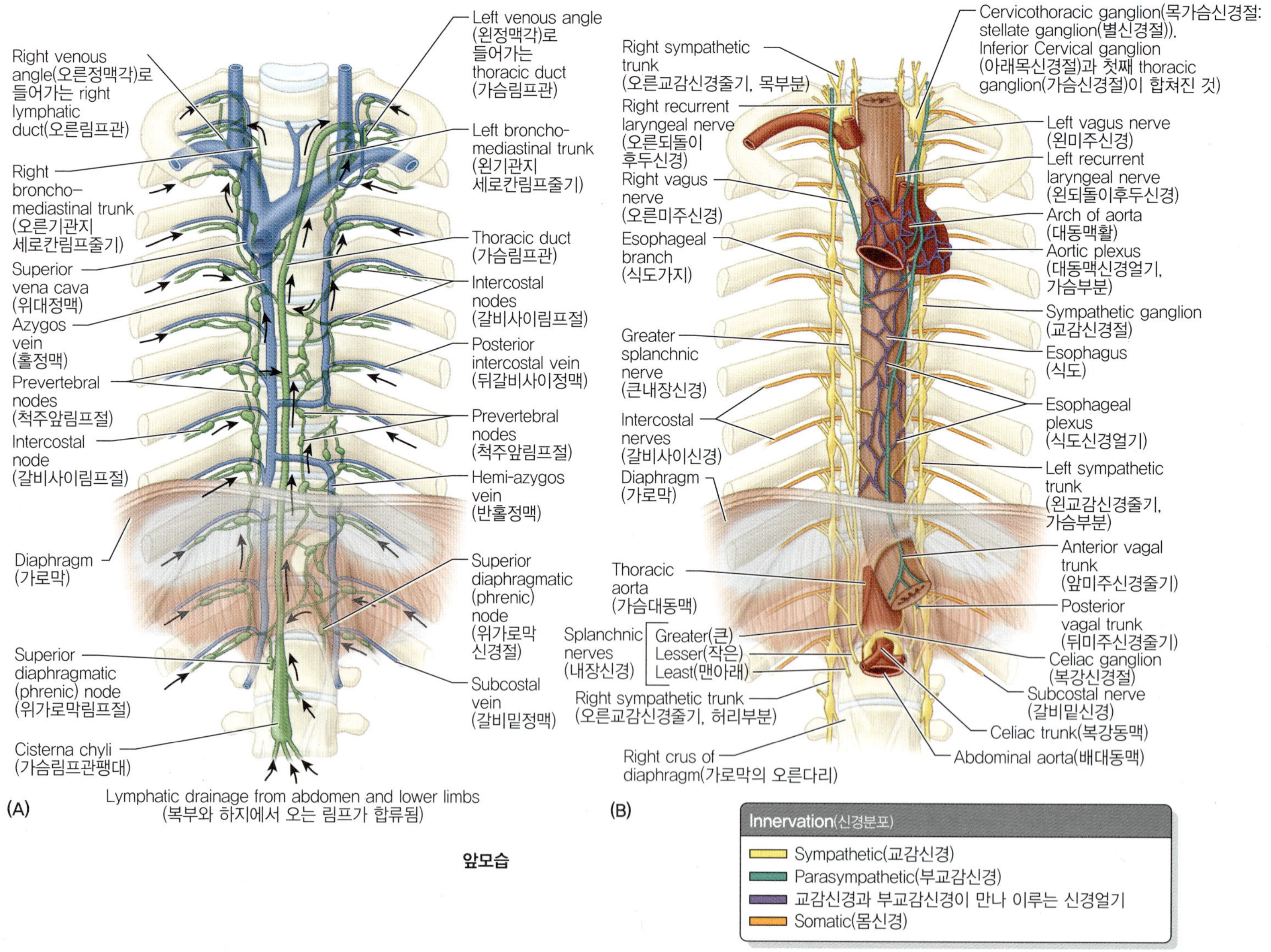

그림 1.49. Posterior mediastinum: 림프 흐름, 정맥의 azygos system, 신경. **A.** 림프 흐름과 정맥의 azygos system. **B.** 신경.

VESSELS AND LYMPH NODES OF POSTERIOR MEDIASTINUM(혈관과 림프절)

Thoracic aorta(가슴대동맥)와 그 가지들은 앞에서 이미 언급했고, 정맥들로 이루어진 **azygos system**(홀정맥계통)에 대해 설명하면, 이것은 vertebral column의 양쪽에서 thoracic wall과 abdominal wall, 등부위로부터의 정맥 및 mediastinum의 내장기관으로부터의 정맥이 유입되는 구조이다(그림 1.49A). Azygos system은 시작 부분과 경로, 분지, 연결, 마지막 부분에서 많은 변이가 관찰된다. Azygos vein(홀정맥)과 그 주요 분지인 hemi-azygos vein(반홀정맥)은 보통 IVC의 뒤쪽이나 renal vein(콩팥정맥)의 뒤쪽에서 잔뿌리처럼 시작되어 각각 양쪽의 ascending lumbar vein(오름허리정맥)과 만난다. Azygos vein은 SVC와 IVC를 연결할 수 있는 곁순환을 이룰 수 있으며, 가슴과 배의 뒷벽으로부터의 정맥피가 모인다. Azygos vein은 아래쪽 등뼈 여덟 개의 body의 오른쪽 가까이에서 posterior mediastinum을 올라가, 오른허파의 root 위쪽에서 아치 모양으로 휘어서 SVC로 합쳐진다(그림 1.44A).

Posterior intercostal vein(뒤갈비사이정맥)들과 azygos vein은 등, 등뼈, vertebral canal(척주관) 속의 구조들의 정맥피가 유입되는 vertebral venous plexus(척추정맥얼기)와 연결된다(4장 참조). Mediastinal vein(세로칸정맥), esophageal vein(식도정맥), bronchial vein(기관지정맥) 또한 azygos vein으로 합쳐진다. Hemi-azygos vein은 vertebral column(척주)의 왼쪽으로 올라가, thoracic aorta(가슴대동맥)의 뒤쪽으로 해서 아홉째 등뼈 높이까지 올라간 뒤 오른쪽으로 aorta, thoracic duct, esophagus의 뒤를 가로질러 azygos vein과 합쳐진다.

Accessory hemi-azygos vein(덧반홀정맥)은 다섯째~여덟째 등뼈의 왼쪽을 내려와 thoracic aorta와 thoracic duct의 뒤를 일곱째~여덟째 등뼈 높이에서 가로질러 azygos vein과 합쳐진다(그림 1.44B). 때로는 accessory hemi-azygos vein이 hemi-azygos vein과 먼저 합쳐진 뒤 azygos vein으로 들어가기도 한다.

Posterior mediastinal lymph nodes(뒤세로칸림프절)는 pericardium(심장막)의 뒤쪽에 있고, 식도나 thoracic aorta와 접한다(그림 1.49A). 식도의 아래부분의 뒤쪽에는 림프절이 여러 개 있으며, 그 앞과 가쪽에도 많다. Posterior mediastinal lymph nodes는 식도, pericardium의 뒷면, diaphragm, 중간 높이의 intercostal space의 뒷부분으로부터의 림프가 유입된다.

NERVES OF POSTERIOR MEDIASTINUM(신경)

Sympathetic trunk(교감신경줄기) 및 이에 연결된 ganglion(신경절)들은 자율신경계통에서 중요한 부분을 이룬다(그림 1.49B; 표 1.5). **Thoracic sympathetic trunk**(가슴교감신경줄기)는 가슴의 윗부분에서는 갈비뼈의 head, 중간 부분에서는 costovertebral joint, 아랫부분에서는 vertebral body의 옆면과 접하며, cervical sympathetic trunk(목신경줄기), lumbar sympathetic trunk(허리신경줄기)와 이어진다. 여기에서 아래쪽으로 뻗어나오는 greater spanchnic nerve(큰내장신경), lesser spanchnic nerve(작은내장신경), least splanchnic nerve(맨아래내장신경)는 diaphragm보다 아래에 있는 내장기관들을 지배하는 *abdominopelvic splanchnic nerve*(배골반내장신경)의 구성에 참여하는데, 다섯째~열두째 paravertebral sympathetic ganglia(척추옆교감신경절)로부터 나오는 presynaptic fiber들이 모여서 형성되며, diaphragm을 통과해 배의 paravertebral ganglion(척추옆신경절)들에서 연접한다. 이들은 뱃속 내장기관 대부분에 분포하는 교감신경이 되는데, 2장에서 더 언급하기로 한다.

임상해부학

Laceration of Thoracic Duct(가슴림프관의 열상)

Thoracic duct는 벽이 얇고, 색이 없어서 쉽게 찾기 어려울 수 있기 때문에 posterior mediastinum에서 시행하는 검사나 술기 중에 뜻하지 않게 손상받기 쉽다. 이렇게 해서 생긴 열상으로 인해 그 속의 chyle(암죽)이 thoracic cavity로 흘러나올 수 있고, pleural cavity로 들어가 *chylothorax*(암죽가슴증)를 일으키기도 한다.

Collateral Venous Routes to Heart(심장으로의 정맥의 결순환)

Azygos vein, hemi-azygos vein, accessory hemiazygos vein은 *IVC* **폐쇄**가 될 때 가슴, 배, 등으로부터 돌아오는 피가 지날 수 있는 대체 경로가 될 수 있다. 사람에 따라 오른쪽 azygos vein과 나란히 accessory azygos vein(덧홀정맥)이 있는 경우도 있다. 또는 왼쪽의 hemi-azygos system이 없는 경우도 있다. 임상에서 의미가 큰 변이로는, 흔하지 않게 azygos system이 간을 제외한 모든 IVC영역의 혈액을 대신 받는 경우가 있다. 이렇게 되면 azygos system이 소화관을 제외하고 diaphragm 아래로부터의 피를 모두 받아야 한다. 만약 azygos vein이 합쳐지는 곳보다 위쪽에서 *SVC* **폐쇄**가 생기면 피가 배벽의 정맥으로 흘러가 IVC와 azygos system을 통해 right atrium으로 돌아올 수도 있다.

Aneurysm of Ascending Aorta(오름대동맥의 동맥류)

Ascending aorta 중 뒤부분은 left ventricle이 수축할 때마다 피가 강하게 밀려오면서 전해주는 충격을 받는다. 하지만, 이 부분은 fibrous pericardium으로 보강되지 않는 부분이므로[fibrous pericardium은 aortic arch가 시작하는 부분에서 대동맥의 adventitia(바깥막)와 합쳐지며 끝난다], *aneurysm*(부분적으로 부푸는 것)이 생길 수 있다. Aortic aneurysm은 단순흉부방사선사진이나 자기공명혈관조영술(MRI)에서 ascending aorta의 윤곽이 넓어져 보이는 것으로 존재를 확인할 수 있다. Aneurysm이 있는 환자는 대개 가슴이 아프고 등으로 통증이 뻗는다. Aneurysm은 기관, 식도, recurrent laryngeal nerve를 압박해 숨쉬기 힘들게 하거나 음식물을 삼키는 것을 방해할 수도 있다.

(다음 쪽에 계속)

Injury to Recurrent Laryngeal Nerves(되돌이후두신경 손상)

Recurrent laryngeal nerve는 larynx(후두) 속의 근육 중 한 가지만 빼고 모두에 분포한다. 따라서, superior mediastinum을 건드리는 모든 시술과 질병 진행은 이 신경을 건드려 목소리에 영향을 줄 수 있다. Left recurrent laryngeal nerve(왼되돌이후두신경)는 aortic arch를 감고 돌아 기관과 식도 사이로 올라가기 때문에, 기관지나 식도에 암이 있거나, mediastinal lymph nodes가 커지거나 aortic arch에 aneurysm이 있을 때 그 영향을 받을 수 있다. Aortic arch에 aneurysm이 생겨서 굵어지면 신경이 늘어날 수 있다.

Variations of Great Arteries(큰 동맥의 변이들)

Aortic arch의 가장 윗부분은 대개 manubrium의 윗모서리보다 약 2.5 cm 낮지만 그렇지 않을 수도 있다. 이따금씩 aortic arch가 오른허파의 root 위에서 휘어 정중면보다 오른쪽에서 아래로 방향을 바꾸는 **right arch of the aorta**(오른대동맥활)가 되기도 한다. 그보다 드물게는 **double arch of the aorta**(이중대동맥활)나 **retro-esophageal right subclavian artery**(식도뒤오른빗장밑동맥)가 식도와 기관을 감는 경우도 생긴다(그림 B1.18). 이로 인해 만약 숨을 쉬기 곤란할 정도로 기관이 눌리면 이를 감고 있는 혈관을 수술로 교정해야 할 수도 있다.

Aortic arch의 가지들이 시작하는 곳의 변이는 꽤 흔하다. Aortic arch에서 교과서대로 가지가 나오는 경우는 전체 인구의 65% 정도이다. 약 27%에서는 left common carotid artery가 brachiocephalic trunk에서 나오고, 반대로 brachiocephalic trunk가 없는 경우는 2.5%에서 관찰되는데, 이렇게 될 경우에는 오른쪽과 왼쪽의 common carotid artery와 subclavian artery가 aortic arch에서 각각 나온다(Bergman 등, 1988).

Coarctation of Aorta(대동맥 축착)

Aorta가 coarctation된다는 것은, aortic arch나 descending aorta에 비정상적으로 좁은 부분이 생겨[stenosis(협착)가 생겨], aorta의 내강의 지름이 줄어들어 몸의 아래쪽으로 피가 흐르는 것을 막는다는 것이다(그림 B1.19). Coarctation이 가장 자주 생기는 곳은 ligamentum arteriosum 근처이다. 이보다 아래에서 coarctation이 되면[*postductal coarctation*(관뒤축착)이 되면], 대동맥의 몸쪽 부분과 먼쪽 부분을 연결하는 intercostal artery와 internal thoracic artery를 통해 collateral circulation(곁순환)이 일어나서 순환을 도와준다.

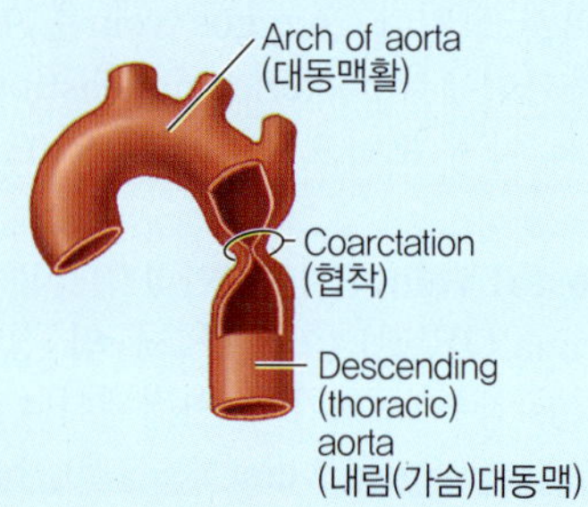

그림 B1.19. Coarctation of aorta(대동맥축착).

Age Changes in Thymus(나이에 따른 변화)

Thymus는 아기와 어린이의 superior mediastinum에서 특히 큰 구조로서 아기에서 thymus가 기관을 누르는 경우가 생길 수도 있다. Thymus는 면역계통의 발달과 유지에 중요한 역할을 한다. 사춘기가 되면 thymus는 몸의 크기에 비해 작아지고, 어른이 되면 대개 지방조직으로 대체되어 식별이 힘들어지지만, T림프구 생성은 계속한다.

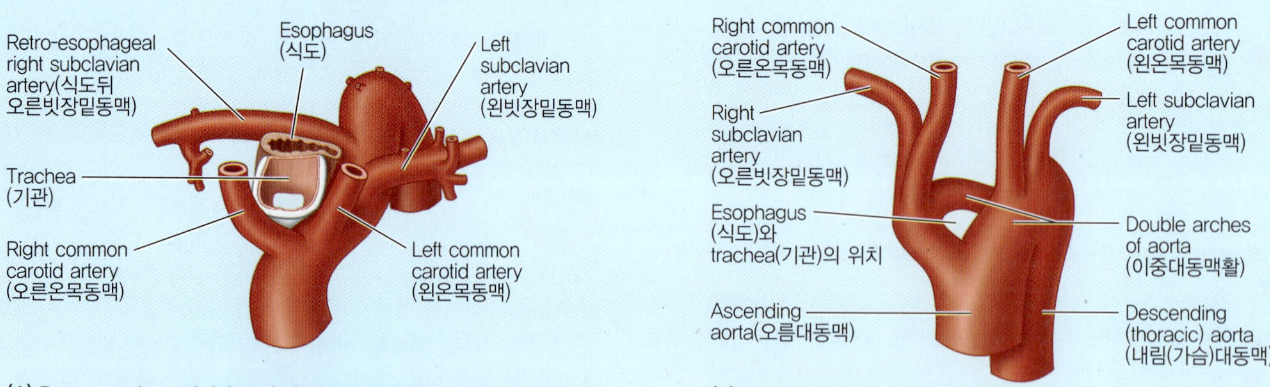

(A) Retro-esophageal right subclavian artery(식도뒤 오른빗장밑동맥)

(B) Double aortic arch(이중대동맥활)

그림 B1.18. 비정상 aortic arch.

의학영상

Thorax(가슴)

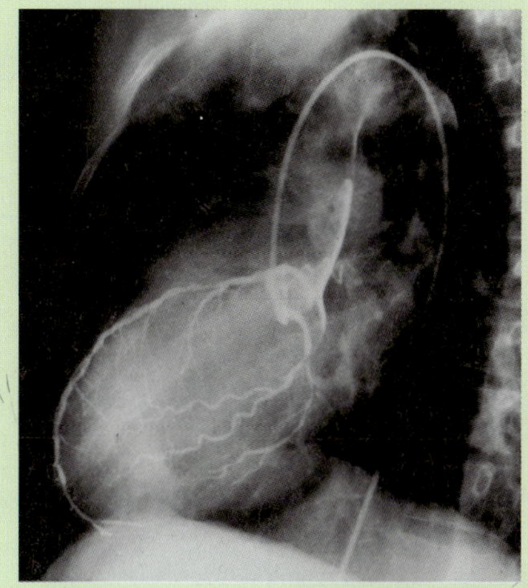

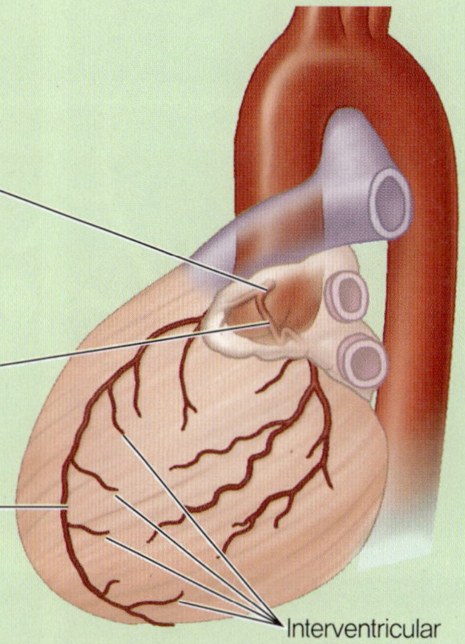

(A) 옆에서 찍은 것

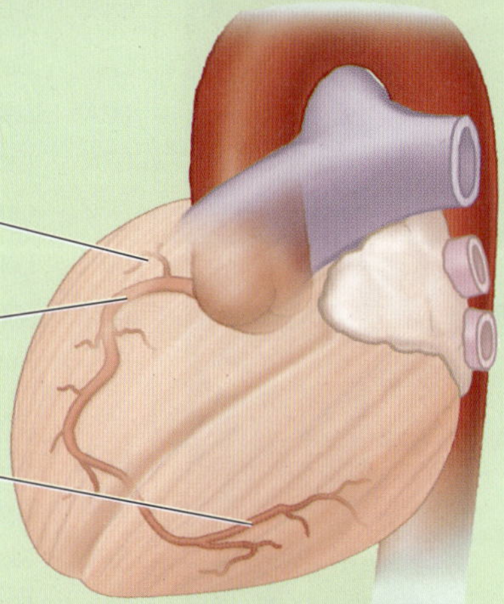

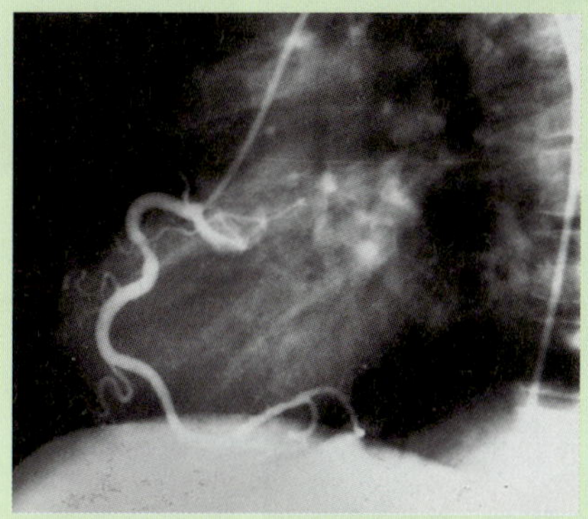

(B) 왼쪽 앞에서 비스듬히 본 것

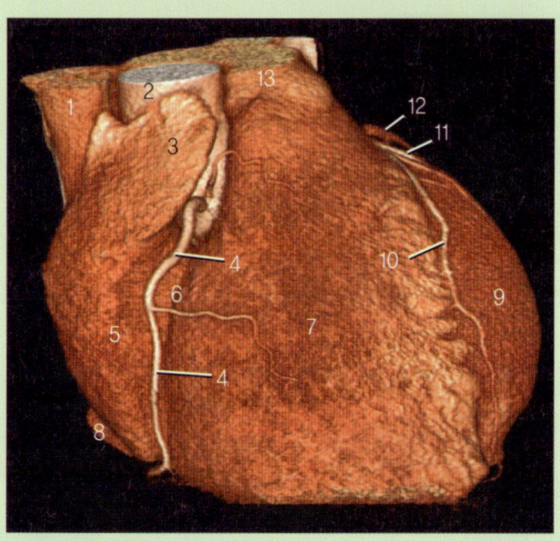

(C) 앞모습

Key

1.	Superior vena cava	7.	Right ventricle
2.	Ascending aorta	8.	Inferior vena cava
3.	Right auricle	9.	Left ventricle
4.	Right coronary artery	10.	Anterior interventricular artery
5.	Right atrium	11.	Circumflex branch
6.	Coronary (atrioventricular) sulcus	12.	Left auricle
		13.	Pulmonary trunk

그림 1.50. **Coronary vessel 영상. A and B.** Coronary arteriograms(심장동맥조영상). 조영제를 왼쪽(**A**)과 오른쪽(**B**) coronary artery에 주입함. **C.** Heart와 coronary vessel의 3차원 재구성.

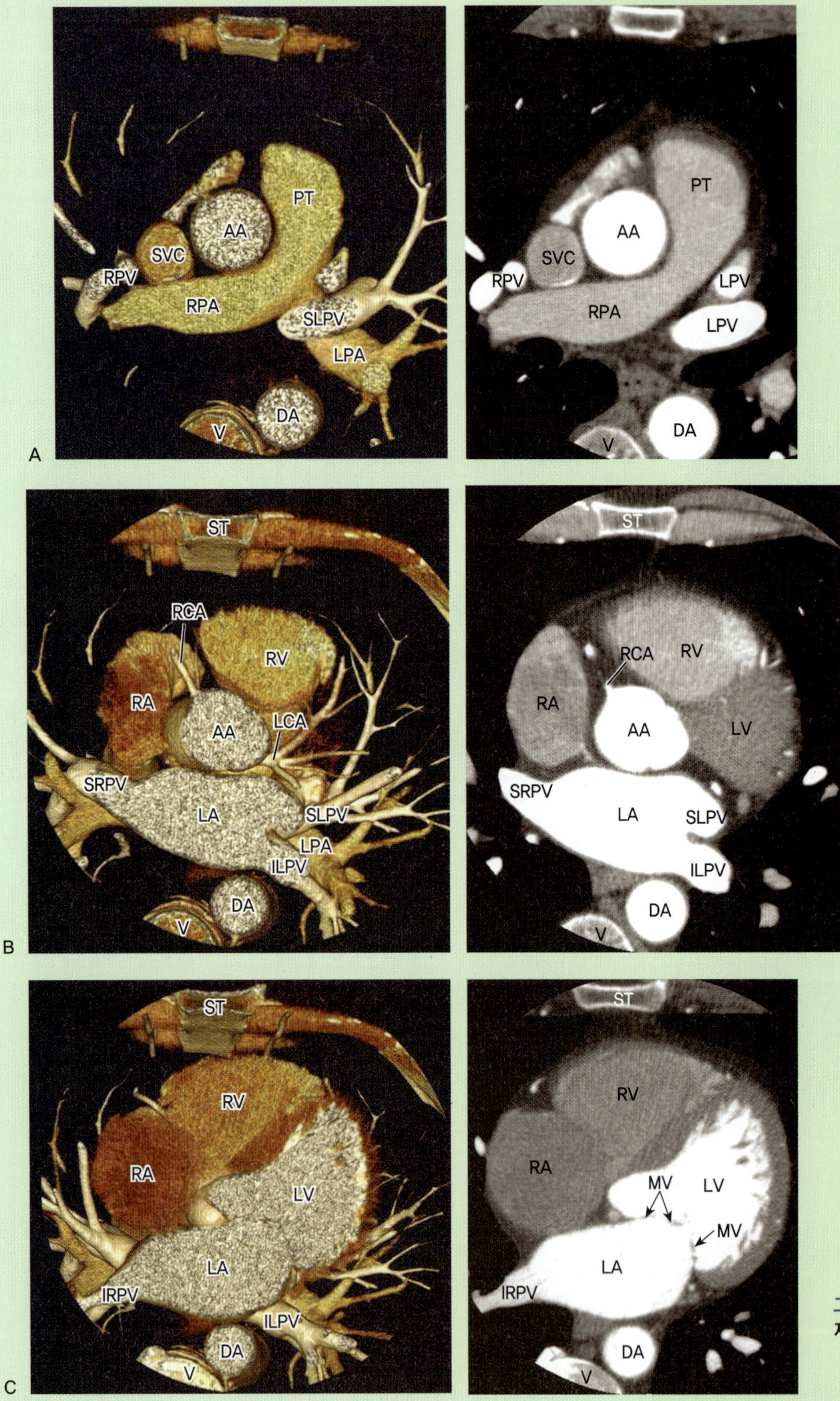

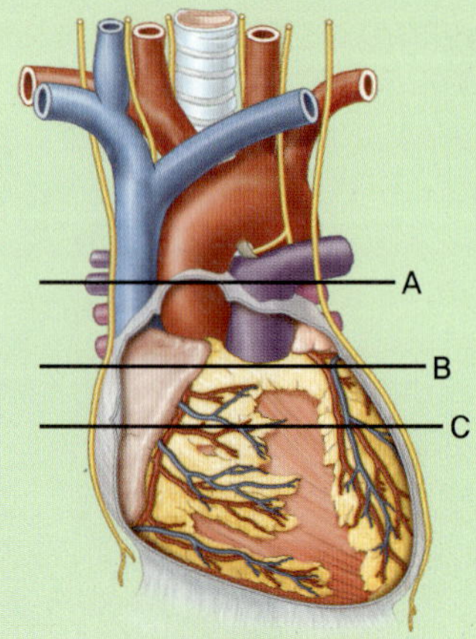

AA	Ascending aorta
DA	Descending aorta
ILPV	Inferior left pulmonary vein
IRPV	Inferior right pulmonary vein
LA	Left atrium
LCA	Left coronary artery
LPA	Left pulmonary artery
LPV	Left pulmonary vein
LV	Left ventricle
MV	Mitral valve
PT	Pulmonary trunk
RA	Right atrium
RCA	Right coronary artery
RPA	Right pulmonary artery
RPV	Right pulmonary vein
RV	Right ventricle
SLPV	Superior left pulmonary vein
SRPV	Superior right pulmonary vein
ST	Sternum
SVC	Superior vena cava
V	Vertebra

그림 1.51. 왼쪽은 가슴의 가로단면의 3차원 재구성, 오른쪽은 가슴의 CT 혈관조영상.

CHAPTER

2 배(ABDOMEN)

박 찬 번역

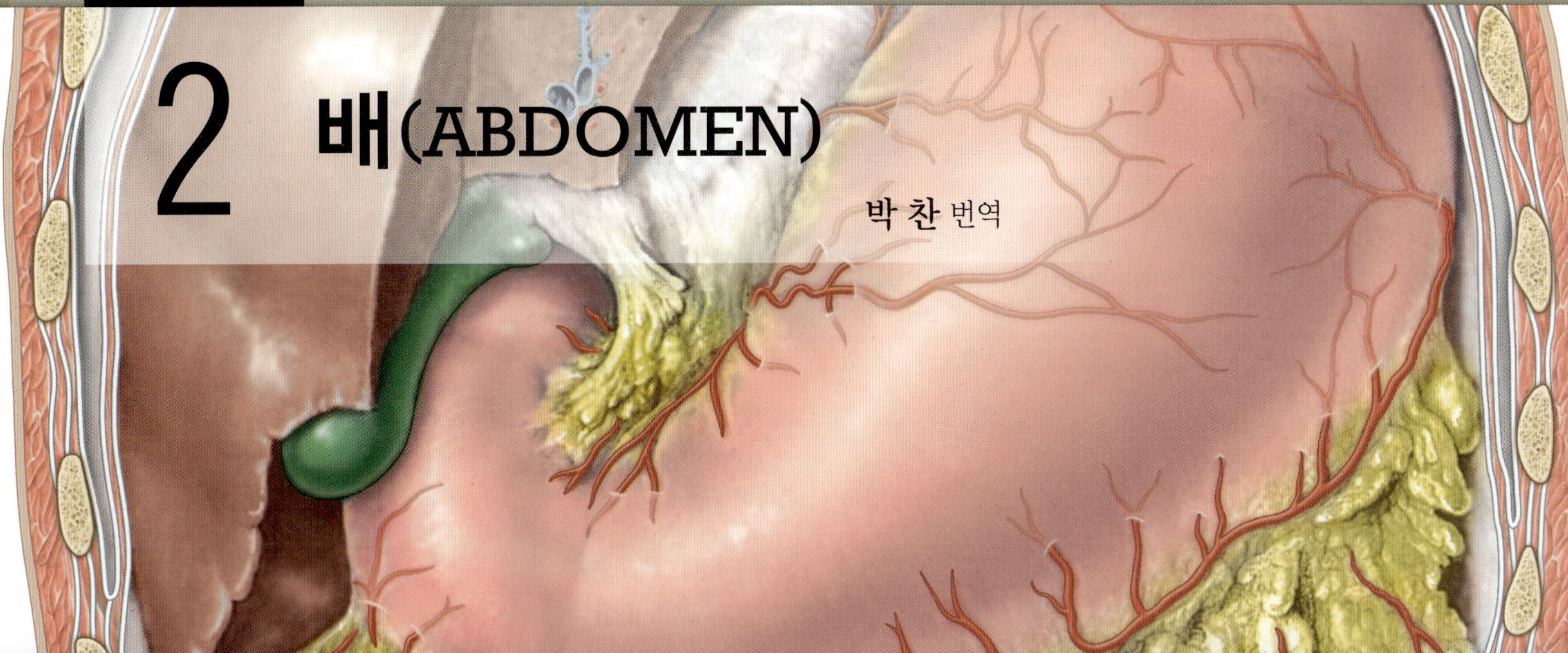

임상해부학 아이콘

구조 변이 | 생애 단계별 변화 | 외상
진단 | 수술 | 병리

Abdomen(배)은 가슴과 골반 사이의 몸통부분이다. 배의 앞가쪽벽은 근육과 널힘줄로 되어 있다. 뒤쪽벽은 허리 척주와 가슴뼈와 아래갈비 위를 덮고 있는 뒤가슴막으로 이루어져 있다(그림 2.1A). Abdominal wall(배벽)은 배안을 둘러싸고 있어, peritoneal cavity(복막안)를 포함하고, 소화계통 장기 대부분과 비뇨생식기계 일부장기를 담고 있다.

ABDOMINAL CAVITY(배안)

배안은 배벽, 가로막 그리고 골반으로 경계지워진 공간이다. 배안은 배안과 골반안이 연속되어 합쳐진 **abdominopelvic cavity**(배골반안)의 주요한 부분이다(그림 2.1). 배안은 다음과 같은 구조를 이룬다.

- 앞가쪽은 움직임이 가능한 근육-널힘줄로 구성된 배벽으로 싸여있다.
- 가로막에 의해 위쪽으로는 가슴안과 구분되며, 뒤쪽으로는 뒤가슴뼈와 구분된다.
- Thoracic cage(가슴우리)의 아래에 위치하며 위쪽으로 네번째 갈비사이공간까지 뻗어 있다.
- 아래쪽으로 골반안으로 연속된다.
- 복막이라는 장막으로 덮여 있다.
- 대부분의 소화 장기, 이자, 콩팥, 요관이 위치한다.

임상의사는 배안장기나 통증부위를 가리키기 위하여 배안을 다음 아홉개 영역으로 나눈다: right and left hypochondriac(오른, 왼갈비밑), right and left lateral(lumbar)[오른, 왼가쪽(허리)], right and left inguinal(groin)(오른, 왼고샅), epigastric(명치), umbilical(배꼽), pubic (hypogastric)[두덩(아랫배)]. 아홉개 영역은 네 개의 면으로 구분된다 (그림 2.2A).

- 두 개의 수평면
  - **Subcostal plane**(갈비밑면), 양쪽 열째갈비연골의 아래모서리를 지나는 면
  - **Transtubercular plane**(결절사이면), 양쪽 엉덩뼈결절과 다섯째허리뼈몸통(L5)을 지나는 면
- 두 개의 수직면
  - **Midclavicular planes**(빗장중간면), 빗장뼈의 가운데 지점과 *anterior superior iliac spines*(위앞엉덩뼈가시)와 *pubic symphysis*(두덩결합) 위모서리를 잇는 선의 중간 지점인 **midinguinal points**(고샅중간점)을 지나는 평면.

보다 일반적인 임상적 묘사를 위하여, 임상의사들은 배안을 네등분하여 right upper(오른위), right lower(오른아래), left upper(왼위), left lower(왼아래), 네 부분으로 나눈다. 네 개 구역은 두 개의 면에 의해 구분된다(그림 2.2B).

- **Transumbilical plane**(배꼽가로면), 배꼽과 셋째, 넷째허리뼈 사이의 intervertebral(IV; 척추사이원반)을 지나는 면
- **Median plane**(정중면), 몸을 길이방향으로 지나면서 오른쪽과 왼쪽 반으로 나누는 면

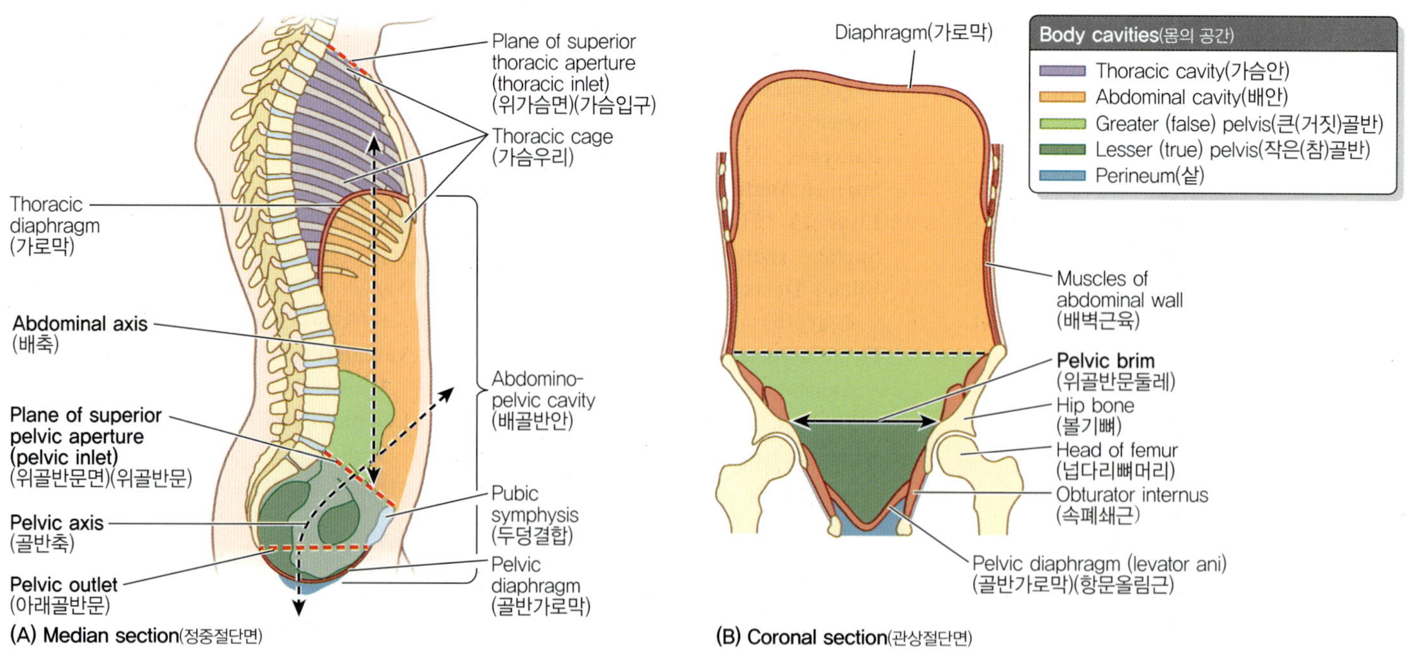

그림 2.1. Abdominopelvic cavity(배골반안). **A.** Pelvic inlet(위골반문; superior pelvic aperture)은 lesser pelvis(작은골반)의 위쪽 입구이며, pelvic outlet(아래골반; inferior pelvic aperture)은 lesser pelvis(작은골반)의 아래쪽 입구이다. **B.** Pelvic brim(골반테두리)을 연결하는 평면에 의해 큰골반(= part of the abdominal cavity)과 작은 골반(= pelvic cavity)이 구분된다.

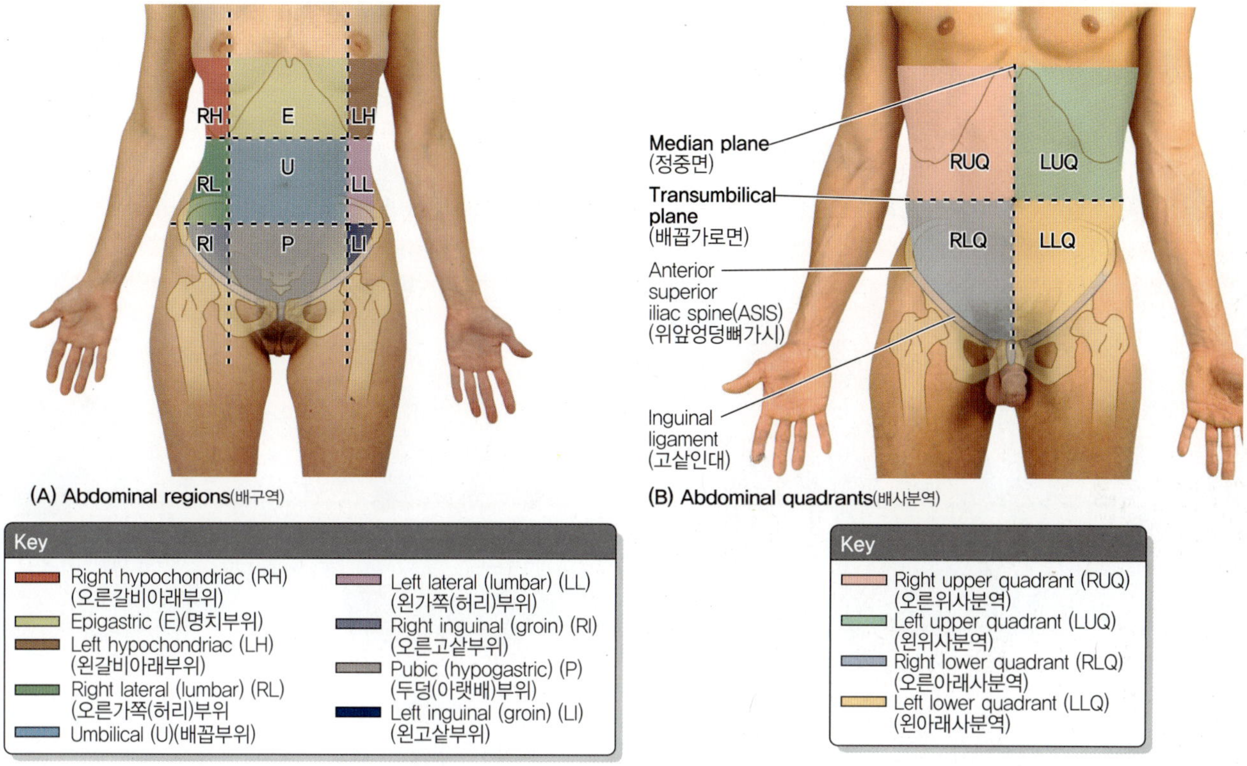

그림 2.2. 배부위의 구획과 기준면.

ANTEROLATERAL ABDOMINAL WALL (앞가쪽배벽)

배벽은 연속된 구조이긴 하지만 설명을 쉽게 하기 위하여 *anterior wall*(앞벽), *right and lateral walls*(*flanks*) (좌우 가쪽벽) 및 *posterior wall*(뒤벽)로 나눈다. 앞쪽과 가쪽벽 사이의 경계는 불분명하다. 따라서 가슴우리에서 골반으로 연결된 부분을 *anterolateral abdominal wall*(앞가쪽배벽)이라는 통합된 용어를 사용한다. 앞가쪽배벽은 위로는 일곱번째 갈비에서부터 열번째 갈비의 연골과 복장뼈의 칼돌기로 경계가 지어지고 아래로는 inguinal ligament(고샅인대)와 골반뼈에 의해 경계 지어진다(그림 2.4). 벽은 피부, 피부밑조직(superficial fascia(얕은근막)), 근육 과 그것의 널힘줄, deep fascia(깊은근막), extraperitoenal fat(바깥복막지방)과 parietal peritoneum(벽쪽 복막)으로 구성된다(그림 2.3). 피부는 피부밑조직에 느슨하게 붙어 있지만, 배꼽부분은 단단히 부착되어 있다.

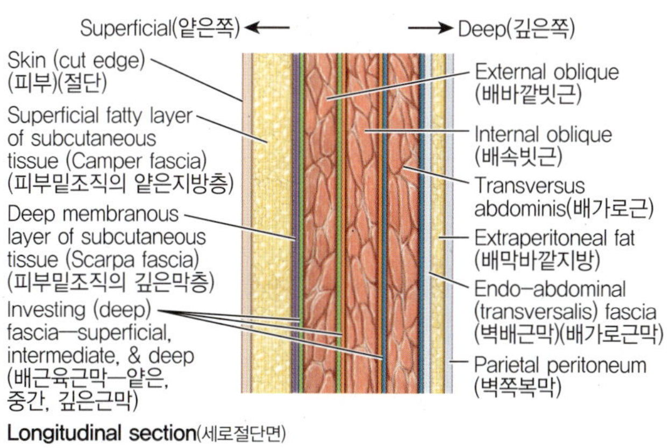

그림 2.3. Anterior abdominal wall(앞배벽의 근막).

Fascia of Anterolateral Abdominal Wall(앞가쪽배벽의 근막)

얕은곳에서부터 깊은곳의 fascial layers(근막층)는 **subcutaneous tissue**(superficial fascia)(피부밑조직; 얕은 근막)을 포함하는데 이는 피부 깊이 존재하고 다양한 양의 지방을 포함하고 있다(그림 2.3). 배꼽 아래로는 피부밑조직이 두 층으로 되어 있다: **superficial fatty layer**(Camper fascia)(얕은 지방층; 캠퍼근막), **deep membrane layer** (Scarpa fascia)(깊은 막층; 스카파 근막) (그림 B2.1 참조).

Investing fascia(epimysium)(배근육근막; 근육바깥막)는 앞가쪽배면과 그것의 널힘줄의 세 근육층의 바깥면을 덮고 있다.

Endo-abdominal fascia(벽배근막)는 배벽의 안쪽면을 덮는 다양한 두께로 된 sheet(막)이다. 이 벽배근막은 연속적인 하나의 막이지만, 인접한 근육이나 널힘줄에 따라 부위별로 다른 이름이 붙는다. 예를 들면 transversus abdominis muscle(배가로근)이나 그 널힘줄의 깊은면을 덮는 부위는 **transversalis fascia**(배가로근막)라고 부른다.

parietal peritoneum(벽복막)은 배안의 속면을 덮으며, 배가로근막의 안쪽에 위치한다. 배가로근막과 벽복막 사이에는 다양한 양의 **extraperitoneal fat**(복막바깥지방)이 있다.

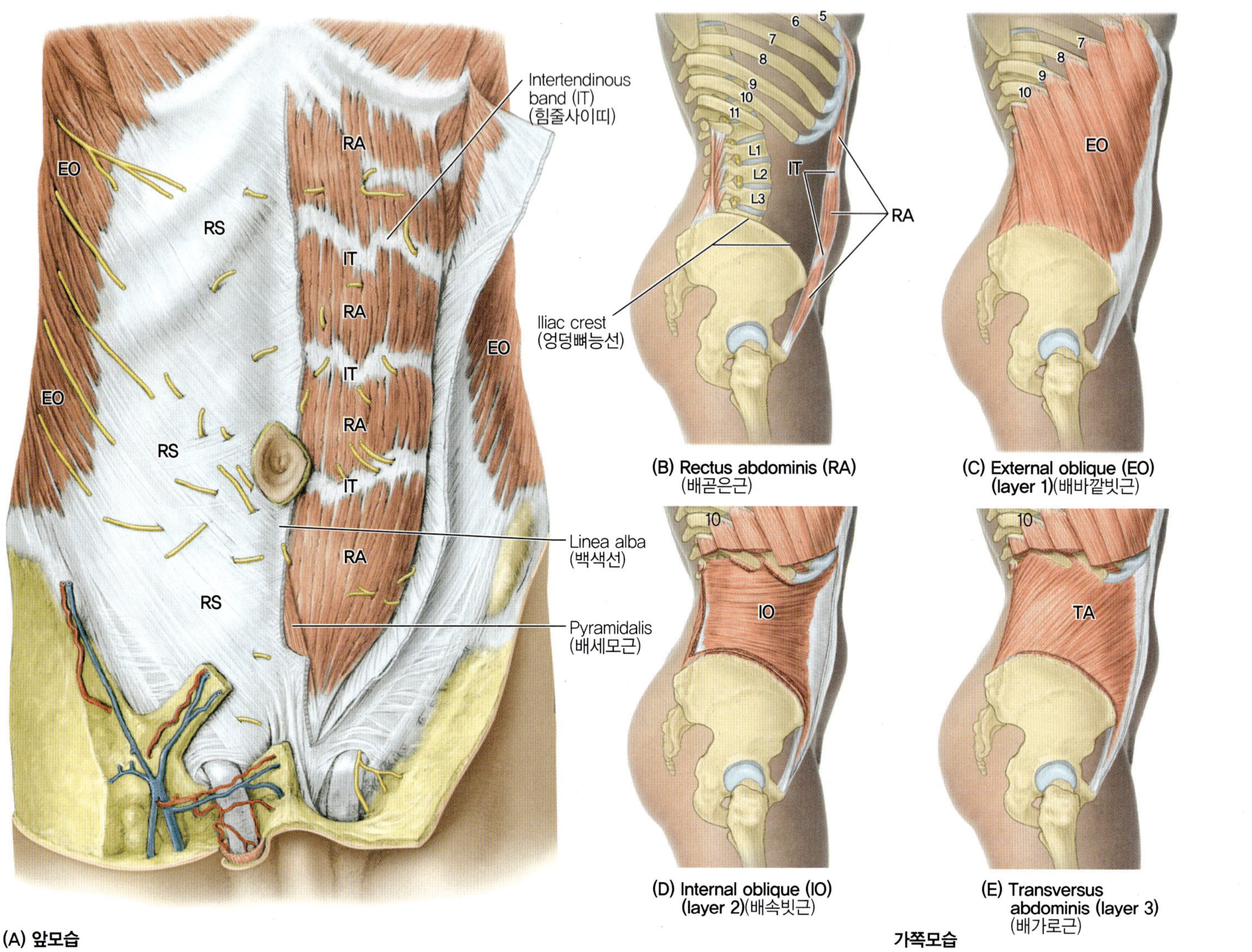

그림 2.4. anterolateral abdominal wall(앞가쪽배벽)의 근육. A. 오른쪽에는 external oblique (배바깥빗근; EO)와 rectus sheath (배곧은근집; IRS)를 표시하였고, 왼쪽에는 배곧은근집을 절개하여 rectus abdominis (배곧은근; RA)와 pyramidalis(배세모근)를 표시하였다. **B.** 배곧은근, **C.** 배바깥빗근, **D.** 배속빗근 **E.** 배가로근.

Muscles of Anterolateral Abdominal Wall (앞가쪽배벽의 근육)

앞가쪽배벽에는 양쪽으로 쌍을 이루는 다섯 근육이 있다(그림 2.4): 셋은 flat muscle(납작근육)이고 나머지 둘은 수직 방향의 근육이다. 각 근육의 부착, 신경분포 와 주요작용은 표 2.1에 정리되어 있다.

세 개의 납작근육은 다음과 같다.

- **external oblique**(배바깥빗근), 가장 표면쪽에 있는 근육이다. serratus anterior muscle(앞톱니근)과 깍지끼듯 맞물려 있으며 아래안쪽 방향으로 뻗어 있다. 아래모서리는 아래로 굽으며 두꺼워져 anterior superior iliac spine(위앞엉덩뼈가시)과 pubic tubercle(두덩뼈결절)을 잇는 섬유띠인 **inguinal ligament**(고샅인대)를 형성한다.
- **internal oblique**(배속빗근), 중간층에 위치하는 근육이다. 근육섬유가 부챗살처럼 퍼져 있기 때문에, 위쪽 근육섬유는 배바깥빗근과 직각을 이루고 아래쪽 근육섬유는 배바깥빗근과 평행하게 배열된다.
- **transverse abdominis**(배가로근), 가장 속층의 근육이다. 아래쪽 끝부위를 제외한 대부분의 근육섬유는 거의 수평으로 배열되어 있다.

세납작근육의 앞쪽 끝은 튼튼한 **aponeurosis**(널힘줄)를 이루고 있다. 이 널힘줄의 midclavicular line(빗장중간선)과 midline(정중선) 사이 부분은, 배곧은근을 둘러싸는 **rectus sheath**(배곧은근집)를 형성한다. 좌우 널힘줄은 정중면에서 서로 얽혀 연결되어, 칼돌기에서 두덩결합까지 뻗어 있는 봉합선을 만드는데 이를 **linea alba**(백색선)라고 한다. 좌우의 널힘줄뿐 아니라 얕은층, 중간층, 깊은층의 결합조직섬유들도 백색선에서 서로 얽혀 있다. 즉 양쪽 배바깥빗근의 널힘줄은

표 2.1 ANTEROLATERAL ABDOMINAL WALL(앞가쪽배벽)의 주요 근육

근육	이는곳	닿는곳	신경분포	작용
External oblique (배바깥빗근)	5th~12th ribs의 external surface	Linea alba, pubic tubercle, iliac crest의 앞쪽 절반	Thoraco-abdominal nerve(T7~T11의 anterior rami), subcostal nerve	Abdominal viscera를 눌러 주고 지지함, trunk를 굽히고 돌림
Internal oblique (배속빗근)	Thoracolumbar fascia, iliac cres의 앞 2/3, inguinal ligament의 connective tissue	10th~12th ribs의 아래모서리, linea alba, conjoint tendon를 경유하여 pubis	Thoraco-abdominal nerves(T7~T11의 anterior rami), subcostal과 first lumbar nerve	
Transversus abdominis (배가로근)	7th~12th costal cartilages의 속면, thoracolumbar fascia, iliac crest, inguinal ligame의 connective tissue	Internal obliqu의 aponeurosis와 linea alba, pubic crest, 그리고 conjoint tendon을 경유해서 pubis		Abdominal viscera를 눌러 주고 지지함
Rectus abdominis (배곧은근)	Pubic symphysis와 pubic crest	Xiphoid process와 5th~7th costal cartilages	Thoraco-abdominal과 subcostal nerves(anterior rami of T7~T12 spinal nerves)	Trunk(lumbar vertebrae)를 굽히고 abdominal viscera[a]를 눌러 줌, pelvis을 안정시키거나 경사를 조절함(antilordosis)

[a]가로막의 대항근으로 작용하여 날숨을 일으킨다.

백색선에서 서로 교차하여, 반대쪽 배속빗근 널힘줄과 연결되어, 마치 두 힘살의 common cetral tendon(중심널힘줄)이 있는 것처럼 되어 있다. 이렇게 연결된 두 근육이 함께 수축하여 몸통을 굽히거나 회전시키는 작용을 하게 된다.

두 수직근육은 다음과 같다.

- **Rectus abdominis**(배곧은근), *rectus sheath*(배곧은근집)로 싸여 있는 길고 넓은 띠 모양의 근육이다(그림 2.4, 2.5). 배곧은근의 근육섬유는 근육 전체 길이에 걸쳐 뻗어 있지 않고, 3~4개의 **Tendinous intersections**(나눔힘줄) 사이를 뻗는다(그림 2.4A). 나눔힘줄은 대개 칼돌기 높이, 배꼽 높이 그리고 그 중간지점에 위치하며, 배곧은근집의 앞층에 단단히 부착되어 있다.
- **Pyramidalis**(배세모근), 삼각형의 작은 근육으로 배곧은근 아래부분의 앞 배곧은근집 안에 위치한다(약 20%의 사람에는 배세모근이 없다)(그림 2.4A). 두덩능선에서 일어 백색선에 부착되어 백색선을 팽팽하게 당기는 작용을 한다.

FUNCTIONS AND ACTIONS OF ANTEROLATERAL ABDOMINAL MUSCLES(앞가쪽배벽 근육의 기능과 작용)

앞가쪽배벽의 근육은 다음과 같은 기능과 작용을 한다.

- 앞가쪽배벽을 질기면서도 유연하게 지지한다.
- 배안의 내장을 외상으로부터 보호한다.
- 배안의 내장을 눌러 복압을 유지하거나 높인다. 호흡, 기침, 트림을 하거나 고함을 칠 때, 복압을 높여 가로막을 밀어 올림으로써 공기를 토해내는 것이다. 숨을 들이쉴 때 가로막이 수축하여 배안 장기들이 아래로 눌리므로, 배근육이 이완되어 앞가쪽배벽이 늘어남으로써 여유 공간을 만든다.
- 배변, 배뇨, 구토, 분만에 필요한 힘을 만들어낸다.
- 몸통을 앞 또는 가쪽으로 굽히거나 회전시키고 자세 유지를 돕는다.

Rectus sheath(배곧은근집)는 앞가쪽 납작근육의 널힘줄이 서로 엮여 형성된 구조이다(그림 2.5). 배꼽과 pubic crest(두덩뼈능선) 사이의 위 1/3 지점에 위치한 arcuate line(활꼴선) 위로는 rectus abdominis(배곧은근)가 배바깥빗근 널힘줄과 배속빗근 널힘줄의 anterior lamina(앞판)로 이루어진 anterior layer(앞층)와 배속빗근 널힘줄의 posterior lamina(뒤판) 그리고 배가로근 널힘줄로 이루어진 posterior layer(뒤층)로 싸여 있다(그림 2.5A). 활꼴선의 아래로는 배바깥 · 속빗근, 배가로근, 이 세 근육의 널힘줄이 배곧은근집의 앞쪽을 지나 앞배곧은근집을 만들고, 단지 transversalis fascia(배가로근막)만 남아 배곧은근 뒤를 덮는다(그림 2.5B). **Arcuate line**(활꼴선)은 종종 배곧은근 위쪽 3/4의 뒤면을 덮는 뒤배곧은근집과 아래 1/4를 덮는 배가로근막의 transition(전이) 부분의 경계를 만든다(그림 2.6).

배곧은근집 안에는 배곧은근, pyramidalis muscle(배세모근), 서로 연결된 superior epigastric vessels(위배벽동 · 정맥)과 inferior epigastric vessels(아래배벽동 · 정맥), 림프관이 있고 가슴-배 · 갈비밑신경[일곱째~열두째가슴신경(T7~T12) 앞가지의 끝부분]이 있어 근육과 피부에 분포한다(그림 2.5C).

Internal Surface of Anterolateral Abdominal Wall (앞가쪽배벽의 속면)

앞가쪽배벽이 속면은 transversalis fascia(배가로근막), 다양한 양의 extraperitoneal fat(복막바깥지방), 그리고 parietal peritoneum(벽쪽복막)이 덮고 있다(그림 2.3과 2.5A,B)

앞가쪽배벽의 속면의 배꼽아래쪽 부분에는 몇 개의 복막주름이 보이는데, 그 중 어떤 것은 태아로 드나드는 혈액을 운반했던 혈관 잔유물을 갖고 있다(Moore 등, 2012).

다섯 개의 배꼽복막주름이—양쪽에 두 개 그리고 정중면에 한 개—배꼽을 향해 뻗어 있다(그림 2.6).

- **Median umbilical fold**(정중배꼽주름)는 방광꼭대기에서 배꼽까지 이어져 있으며, **median umbilical ligament**(정중배꼽인대)를 덮고 있다. 정중배꼽인대는 태아기 방광의 꼭대기와 배꼽을 연결하던 *urachus* (요막관)의 잔유물이다.

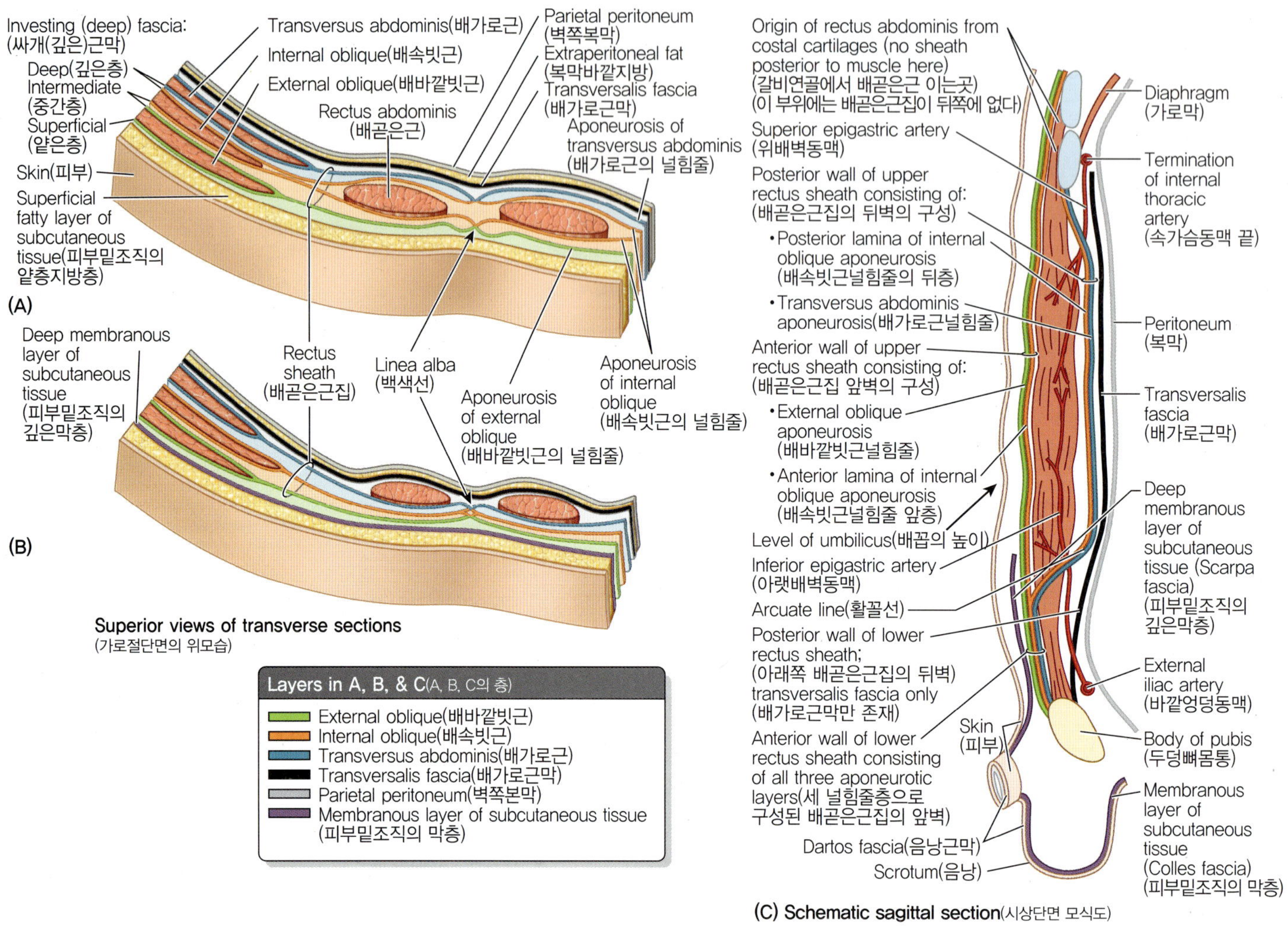

그림 2.5. Anterolateral abdominal wall(앞가쪽배벽)**의 구조.** A. 배꼽위로 가로단면 B. 배꼽아래로 가로단면, C. 시상면. A 와 B의 절단면은 그림 2.6에 나타내었다.

- 두 개의 **medial umbilical fold**(안쪽배꼽주름)는 정중배꼽주름의 가쪽에 위치하며, umbilical artery(태아 배꼽동맥)의 잔유물인 cord of umbilical artery(배꼽동맥인대)를 덮고 있다.
- 두 개의 **lateral umbilical folds**(가쪽배꼽주름)는 안쪽배꼽주름의 가쪽에 위치하며, **inferior epigastric vessels**(아래배벽동·정맥)을 덮고 있다. 따라서 가쪽배꼽주름이 잘리면 출혈이 일어난다.

배꼽주름의 가쪽에 꺼진 부분들을 *peritoneal fossae*(복막오목)라 하고, hernia(탈장)가 일어날 수 있는 부위이다. 이 부위에서 탈장의 위치는 탈장을 분류하는 기준이 된다. 배꼽주름들 사이의 얕은 오목은 다음과 같다(그림 2.6).

- **Supravesical fossa**(방광위오목)은 정중배꼽주름과 안쪽배꼽주름 사이에 위치하며, 복막이 앞배벽에서 방광 위로 접히면서 형성되었다. 방광위오목의 높이는 방광 안이 차 있는냐 비어 있는냐에 따라 달라진다.
- **Medial inguinal fossa**(안쪽고샅오목)는 안쪽배꼽주름과 가쪽배꼽주름 사이에 위치하며, 흔히 **inguinal triangle**(고샅삼각; Hesselbach's triangle)이라고도 불린다. *Direct* inguinal hernia(직접고샅탈장)가 일어나는 곳이다.
- **Lateral inguinal fossa**(가쪽고샅오목)는 가쪽배꼽주름 가쪽에 위치하며, 이곳에 deep inguinal ring(깊은고샅구멍)이 있다. 배벽 아래 부분에서 일어나는 탈장 중 가장 흔한 *indirect* inguinal hernia(간접고샅탈장)가 일어나는 곳이다.

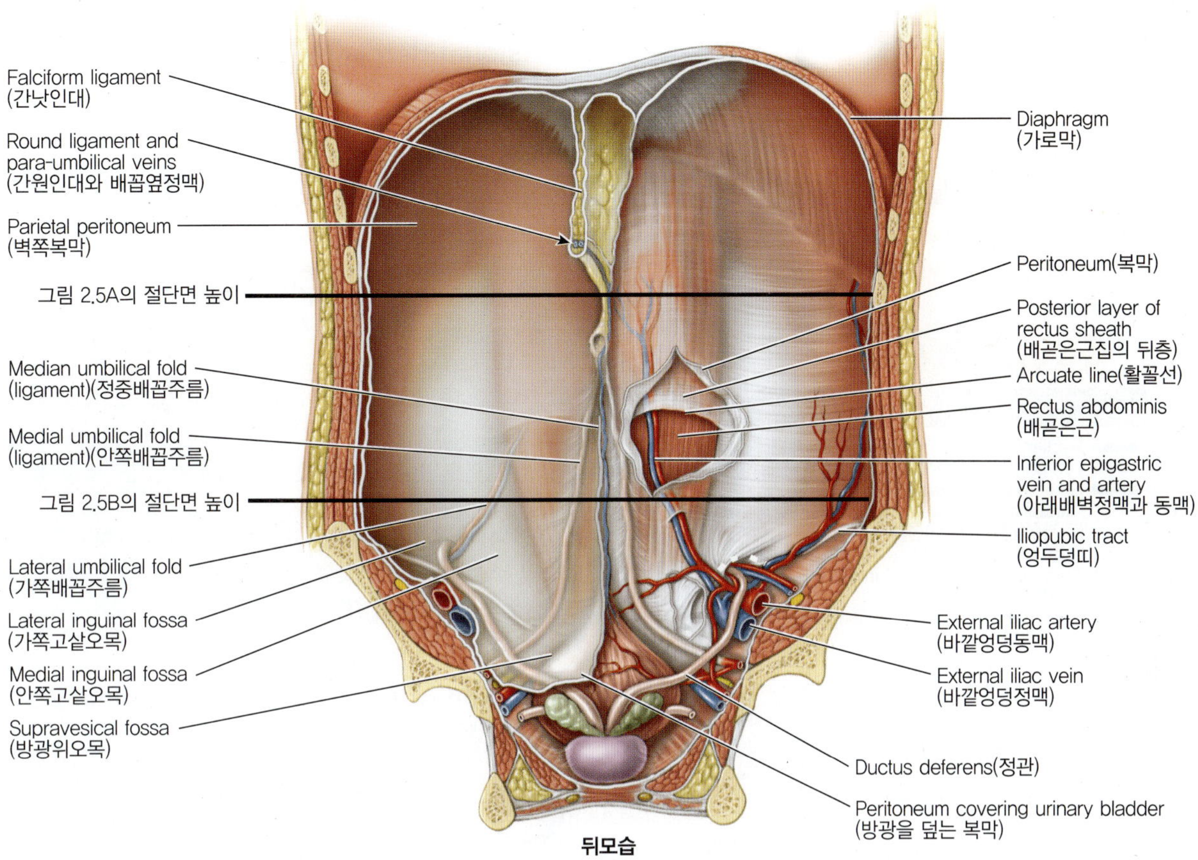

그림 2.6. Anterolateral abdominal wall(앞가쪽배벽)**의 뒤면은** 복막인대, 주름과 오목을 보여준다.

임상해부학

배벽 근막과 Fascial Space(근막공간의 임상적 의미)

배 부위의 피부를 절개한 후 봉합할 때, 피부밑조직의 막층도 각각이 장력을 갖고 있어 따로 봉합한다. 배곧은근과 배바깥빗근을 둘러싸는 깊은근막과 피부밑조직의 막층 사이에는 액체(예: 요도 파열에 의한 오줌)가 고일 수 있는 잠재공간이 있다. 이 공간에서 위쪽으로는 액체의 확산을 막는 구조가 없으나, 고샅인대 바로 밑에서 배벽의 피부밑조직 막층과 넓적다리의 깊은근막(fascia lata, 넙다리근막)이 융합되어 있기 때문에 아래쪽으로는 액체가 흘러 내려가지 못하게 되어 있다(그림 B2.1).

배의 Surgical Incision(외과적 절개)

외과의사들은 수술 시 배 안으로 접근하기 위해 여러 가지 절개기법을 사용한다. 수술부위가 충분히 노출되는지 여부와 미용적인 면을 고려하여 적절한 절개법이 선택된다. 절개위치를 결정할 때 수술의 종류, 장기의 위치, 주위의 뼈와 연골, 피해야 할 신경(특히 운동신경), 혈액공급의 유지 그리고 배벽의 근육과 근막의 손상 정도 등을 고려해야 한다. 근육이 절단되면 근육섬유의 괴사(비가역적)가 일어나므로, 근육섬유 사이를 벌려 배 안에 접근한다. 그러나 배곧은근은 근육섬유가 짧은데다가 배곧은근집의 가쪽으

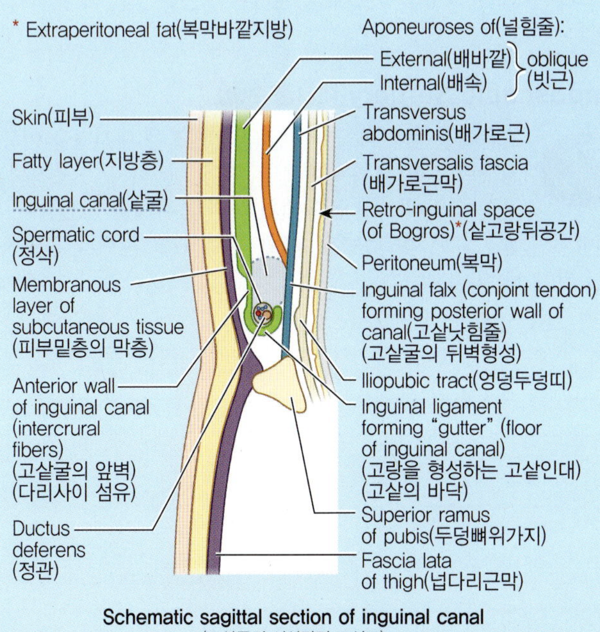

Schematic sagittal section of inguinal canal
(고샅굴의 시상단면 모식도)

그림 B2.1.

(다음 쪽에 계속)

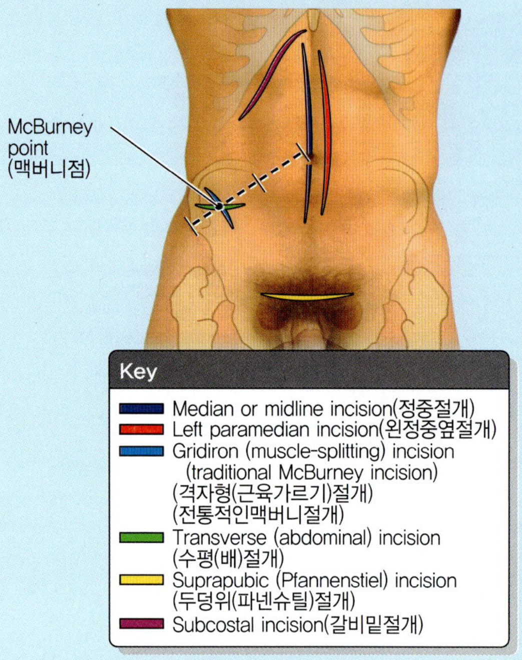

그림 B2.2 배의 외과적 절개.

로 들어가는 신경을 쉽게 찾을 수 있기 때문에, 가로절단 해도 문제가 생기지 않는다. 운동신경이 잘리면, 그 신경의 지배를 받는 근육섬유가 마비되어 앞가쪽배벽이 약해진다. 그러나 배벽의 신경들은 그 분포영역이 서로 조금씩 겹쳐 있기 때문에 작은 신경가지들이 한두 개 끊기더라도 근육운동이나 피부감각에는 거의 문제가 생기지 않는다. 흔히 사용되는 외과적 절개법들이 **그림 B2.2**에 표시되어 있다.

Endoscopic Surgery(내시경 수술)

요즘에는 많은 배골반 수술(기법)과정을 내시경을 이용해서 시행되고 있다. 배벽에 작은 구멍을 뚫어 원격 조정되는 기구를 삽입하므로, 전통적인 커다란 절개를 대신한다. 따라서 신경손상, 절개탈장, 상처를 통한 감염 위험 그리고 회복시간을 최소화할 수 있다.

Incisional Hernia(절개탈장)

배의 근육과 널힘줄층이 제대로 치유되지 않으면, 결합부위로 탈장이 일어날 수 있다. 절개부위나 흉터부위를 통해 omentum(그물막; 복막의 주름) 또는 장기가 빠져나오는 것을 절개탈장이라고 한다.

Protuberance of Abdomen(배나옴)

배가 나오는 여섯 가지 이유는 알파벳 F로 시작한다: food(음식), fluid(액체), fat(지방), feces(대변), flatus(방귀; 장내가스) fetus(태아). 배꼽의 eversion(뒤집힘)은 증가된 복압상승의 징후인데, 대부분 복수(배안에 장액성 액체의 비정상적인 축적)나 큰 덩어리(예: 암, 태아, 또는 간과 같은 장기의 비대) 때문에 나타나는 증상이다.

영양과다에 의한 과다한 지방축적은 피부밑 지방층에서 가장 흔하게 일어난다. 하지만 몇몇 비만의 형태에서는 복막바깥지방의 과다한 축적이 있을 수도 있다.

Palpation of Anterolateral Abdominal Wall (앞가쪽배벽의 촉진)

배벽을 촉진할 때는 반드시 따뜻한 손으로 해야 한다. 차가운 손은 앞가쪽 배근육을 긴장하게 하여 muscle guarding(근성방위)이라는 근육의 불수의적 연축을 유발한다. 심한 근성 방위인 경우, 장기(막창자꼬리와 같은)의 염증이 있을 때 딱딱한 판과 같은 반사적인 근육의 경직이 촉진되고 의도적으로 수축을 억제할 수 없다. 이는 임상적으로 중요한 *acute abdomen*(급성복증)의 징후가 된다. 불수의적인 근육 연축은 갑작스런 압력으로부터 배 장기를 보호하기 위한 것이다. 이러한 증상은 피부와 근육이 공통된 신경지배를 받기 때문에 일어난다.

배 장기에 대한 촉진은 누운자세에서 앞가쪽배벽의 충분한 이완이 가능할 수 있게 넙다리와 무릎을 반 정도 굽힌 상태에서 행해진다. 그렇게 하지 않으면, 넙다리의 깊은근막이 배의 피부밑조직의 막층을 당기게 되어 배벽에 긴장이 유발된다. 어떤 사람은 누웠을 때 양손을 포개어 머리 뒤에 놓는 경우가 있는데, 이것은 근육을 긴장시켜 진찰을 어렵게 한다. 양옆에 팔을 두고, 무릎 아래에 베개를 두는 것이 앞가쪽 배근육의 이완을 유발한다.

표면해부학

Anterolateral Abdominal Wall(앞가쪽배벽)

Umbilicus(배꼽)는 태아의 몸에 umbilical cord(탯줄)가 연결되어 있던 자리이며, transumbilical plane(배꼽가로면)의 기준점이 된다(그림 SA2.1A,B). 배꼽은 T10 dermatome(피부분절)의 지표가 되고, 대개 셋째~넷째허리뼈 사이의 척추사이원반 높이에 위치하지만, 피부밑조직의 지방량에 따라 위치가 변할 수 있다. 또한 linea alba(백색선)는 **xiphoid process**(칼돌기)에서 **pubic symphysis**(두덩결합)에 이르는 정중면상의 피부밑섬유띠로, 이 부위의 피부 표면에는 수직방향의 피부고랑이 나타난다(그림 SA2.1A,B). 백색선의 아래쪽 끝에는 두덩결합이 겉에서 쉽게 만져진다. 넷째허리뼈 높이에 위치하는 **iliac crest**(엉덩뼈능선)는 **anterior superior iliac spine**(위앞엉덩뼈가시)에서부터 뒤쪽으로 더듬어가면 쉽게 확인할 수 있다.

근육이 잘 발달한 사람에서는 배곧은근과 배곧은근집 가쪽 모서리의 피부고랑, 즉 **semilunar line**(반달선; 라틴어로 *linea semilunaris*)이 뚜렷이 관찰된다. 반달선은 아홉째갈비연골 근처의 갈비모서리에서 **pubic tubercle**(두덩뼈결절)까지 이어져 있다. 배곧은근 **tendinous intersection**(나눔힘줄) 부위의 피부에는 가로방향의 피부고랑이 나타난다(그림 SA2.1B). **Serratus anterior**(앞톱니근)과 **external oblique muscles**(배바깥빗근)의 힘살이 서로 깍지 끼듯 교차하는 것도 겉에서 관찰된다. **Inguinal groove**(고샅고랑)의 바로 밑에는 고샅인대와 평행한 **피부고랑**이 있는데, 이는 앞가쪽배벽과 넓적다리를 구분 짓는 경계가 된다.

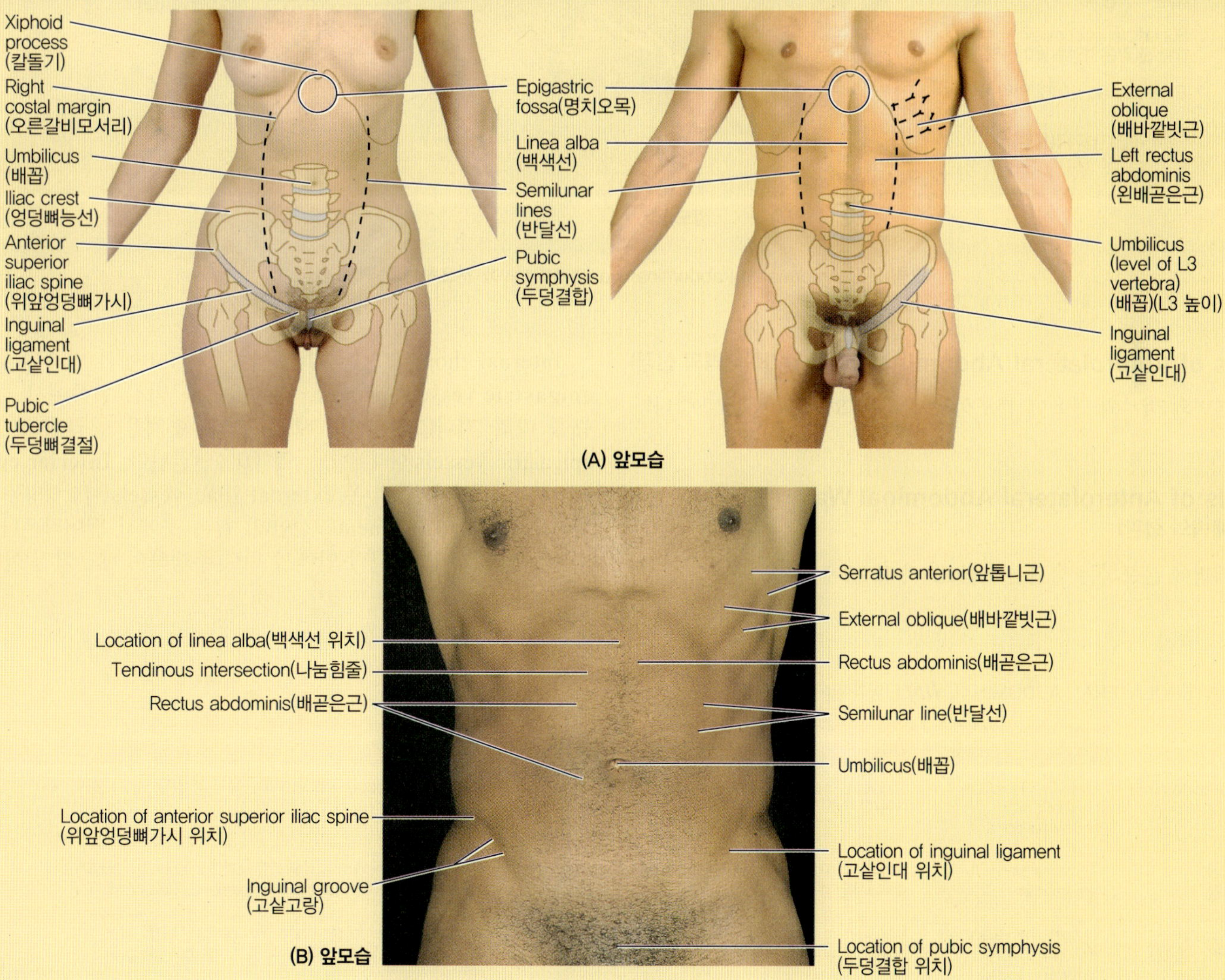

그림 SA2.1.

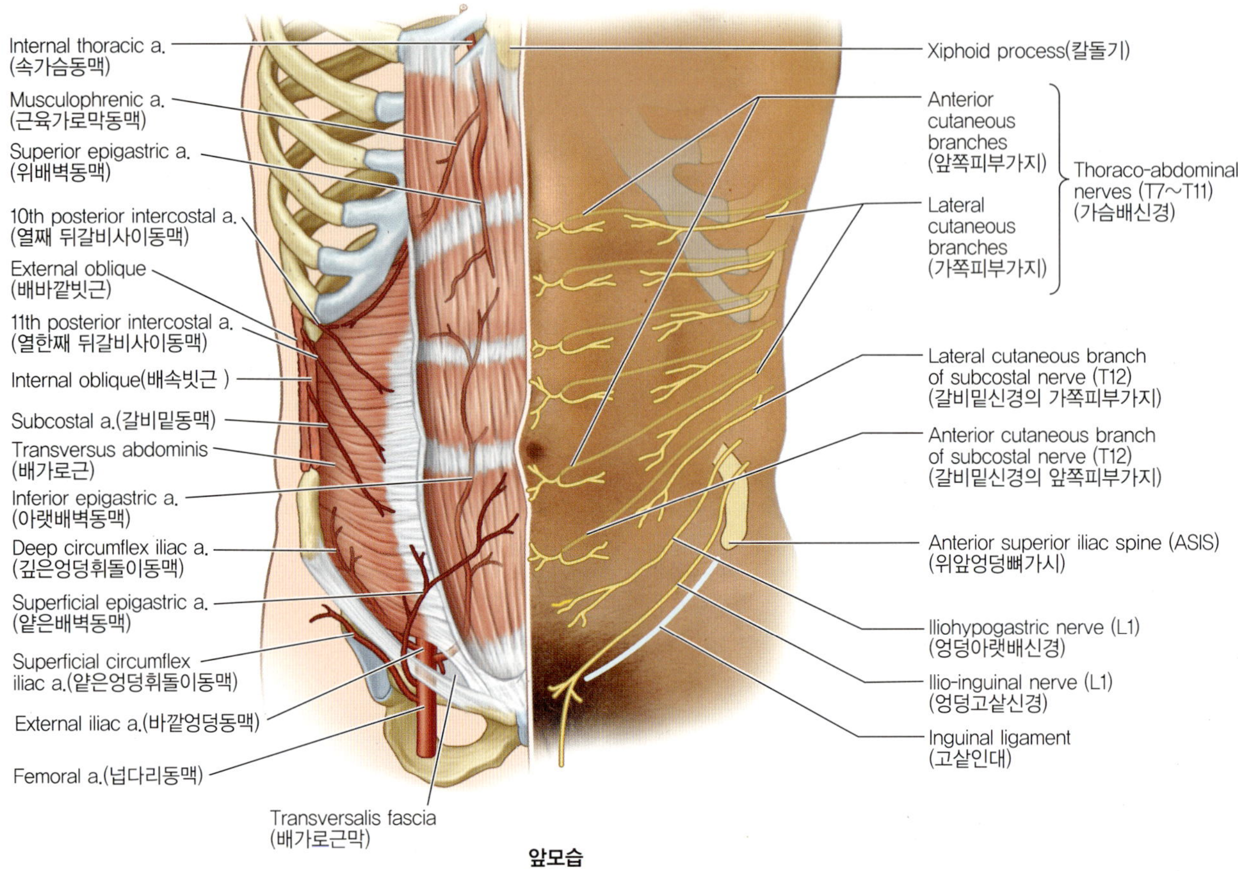

그림 2.7. Anterolateral abdominal wall(앞가쪽배벽)에 분포하는 동맥과 신경.

Nerves of Anterolateral Abdominal Wall(앞가쪽배벽의 신경)

앞가쪽배벽의 피부와 근육에 분포하는 신경은 그림 2.7과 표 2.2에 나타냈다.

Vessels of Anterolateral Abdominal Wall (앞가쪽배벽의 혈관)

앞가쪽배벽에 분포하는 혈관은 그림 2.7 과 표 2.3에 나타냈다.

Internal thoracic vessels(속가슴동 · 정맥)에서 연속된 **superior epigastric vessels**(위배벽동 · 정맥)은 배곧은근막집 위쪽에서 들어가 뒤층을 따라 지나(그림 2.5C) 배곧은근에 혈액을 공급하고, inferior epigastric vessels(아래배벽동 · 정맥)과 연결된다. **Inferior epigastric vessels**(아래배벽 · 정맥)은 external iliac vessels(바깥엉덩동 · 정맥)의 가지로 inguinal ligament(고샅인대) 깊은 곳에서 뻗어나온다. 아래배벽동 · 정맥은 배가로근막 안에서 위로 주행하여 배곧은근막집 아래쪽에서

표 2.2 ANTEROLATERAL ABDOMINAL WALL(앞가쪽배벽)의 신경

신경	이는곳	경로	분포
Thoraco-abdominal (가슴배신경; T7~T11)	lower five intercostal nerves의 distal, abdominal parts	Abdominal muscles의 둘째층과 셋째층 사이로 뻗음, 가쪽피부가지와 앞피부가지가 피부밑조직으로 들어감	Anterolateral abdominal wall의 근육과 피부(T7~T9 배꼽위; T10 배꼽 주위; T11 배꼽 바로아래)
Subcostal (갈비밑신경; T12)	T12 spinal nerve의 anterior ramus	12th rib의 아래모서리를 따라 뻗음, subumbilical abdominal wall에서 끝남	Anterolateral abdominal wall의 근육과 iliac crest과 umbilicus 사이의 피부, 아래쪽으로 inguinal ligament, pubic crest
Iliohypogastric (엉덩아랫배신경; L1)	L1 spinal nerve anterior ramus의 superior terminal branch	Transversus abdominis muscle을 뚫고 나옴, 가지들은 external oblique aponeurosis의 아래부분을 뚫고 나옴	Iliac crest, upper inguinal and hypogastric 부위를 덮는 피부, 고샅굴부위 · 두덩부위 위부분의 피부, internal oblique와 transversus abdominis
Ilio-inguinal (엉덩고샅신경; L1)	L1 spinal nerve 앞가지의 아래 inferior terminal branch	Abdominal muscles의 둘째층과 셋째층 사이로 지남, inguinal canal을 지남	Scrotum or labium majus, mons pubis, 허벅지 안쪽면의 피부, internal oblique and transversus abdominis의 아래부분

표 2.3 ANTEROLATERAL ABDOMINAL WALL(앞가쪽배벽)의 주요 동맥

동맥	이는곳	경로	분포
Musculophrenic(근육가로막동맥)	Internal thoracic artery	Costal margin를 따라 뻗어 내려옴	Hypochondriac region의 abdominal wall, 앞가쪽배벽, diaphragm
Superior epigastric(위배벽동맥)		Rectus sheath 안에서 rectus abdominis 뒤면을 따라 뻗어 내려옴	Anterolateral abdominal wall의 위부분, superior rectus abdominis
10th and 11th posterior intercostal(열째 · 열한째뒤갈비사이동맥)	Aorta	갈비뼈 부위를 벗어나 internal oblique과 transversus abdominis 사이로 뻗음	Abdominal wall, lateral region
Subscostal(갈비밑동맥)			
Inferior epigastric(아래배벽동맥)	External iliac artery	위쪽으로 뻗어 rectus sheath 안으로 들어감, rectus abdominis의 깊은 곳에 위치함	Rectus abdominis의 아래쪽, anterolateral abdominal wall의 안쪽 부분
Deep circumflex iliac (깊은엉덩휘돌이동맥)		Anterior abdominal wall 깊은 곳에서 nguinal ligament와 나란히 뻗음	Iliacus muscle, anterolatera labdominal wall의 아래부분
Superficial circumflex iliac (얕은엉덩휘돌이동맥)	Femoral artery	Superficial fascia 안에서 inguinal ligament를 따라 뻗음	Inguinal region의 abdominal wall 얕은층, thigh 앞부위
Superficial epigastric(얕은배벽동맥)		Superficial fascia 안에서 umbilicus을 향해 뻗음	Inferior umbilical region 과 pubic부위의 피부와 피부밑조직

활꼴선으로 들어간다. 아래배벽동 · 정맥의 가지들은 배근막집 아래쪽에서 들어가 위배벽동 · 정맥의 가지와 연결된다.

위배벽(넙다리)정맥과 lateral thoracic(axillary) vein(가쪽가슴(겨드랑) 정맥) 사이의 정맥연결—**thoraco-epigastric vein**(가슴배벽정맥)—

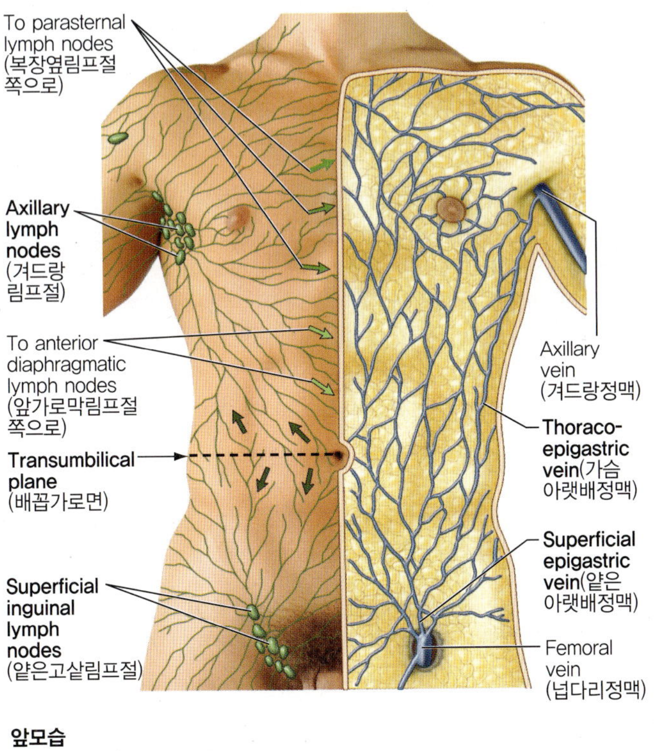

그림 2.8. Anterolateral abdominal wall(앞가쪽배벽)에 분포하는 림프와 얕은정맥.

은 보통 inferior vena cava(아래대정맥)로 흘러나가는 혈액의 곁가지 경로를 제공하여 아래대정맥이 막혔을 때 superior vena cava(위대정맥)를 통해 심장으로 유입되게 한다.

배벽의 **superficial lymphatic vessel**(얕은림프관)은 피부밑정맥과 함께 주행한다. 배꼽보다 위쪽에 분포하는 림프관은 주로 **axillary lymph nodes**(겨드랑림프절)로 연결되고, 아래쪽에 분포하는 림프관은 **superficial inguinal lymph nodes**(얕은샅고랑림프절)로 연결된다(그림 2.8). **Deep lymphatic vessel**(깊은림프관)은 깊은정맥과 함께 주행하여 external iliac lympn nodes(바깥엉덩림프절), common iliac lymph nodes(온엉덩림프절), lumbar lymph nodes(허리림프절; caval and aortic lymph node 대정맥림프절과 대동맥림프절)로 연결된다.

Inguinal Region(고샅부위)

고샅부위는 anterior superior iliac spine(위앞엉덩뼈가시)와 pubic tubercle(두덩뼈결절) 사이의 부위이다 (그림 2.9). 해부학적으로 고샅부위는 배안으로 여러구조들이 드나드는 부위이며, 그렇기 때문에 탈장이 잘 일어나 임상적으로 중요하다. inguinal hernia(고샅탈장)는 남녀 모두에게 일어나지만, 대부분(약 86%)이 남성에서 발생한다. Inguinal canal(고샅굴)을 통해 spermatic cord(정삭)가 지나가기 때문이다. Testis(고환)가 배안에서 생겨나 샅부위로 이동하는 과정에서, 고샅부위의 여러 구조적 특징들이 형성된다(그림 B2.5). 따라서 고환과 음낭은 보통 앞배벽과 고샅부위와 관련지어 함께 공부하게 된다.

INGUINAL LIGAMENT AND ILIOPUBIC TRACT (고샅인대와 엉덩두덩띠)

고샅인대는 external oblique aponeurosis(배바깥경사근 널힘줄)의 가장 아래 부분이고, **iliopubic tract**(엉덩두덩띠)은 trasversalis fascia (배가로근막)의 아래모서리가 두꺼워진 것으로 모두 위앞엉덩뼈가시와 두덩뼈결절 사이를 이어주는 구조이다. 고샅인대의 결합조직섬유 대부

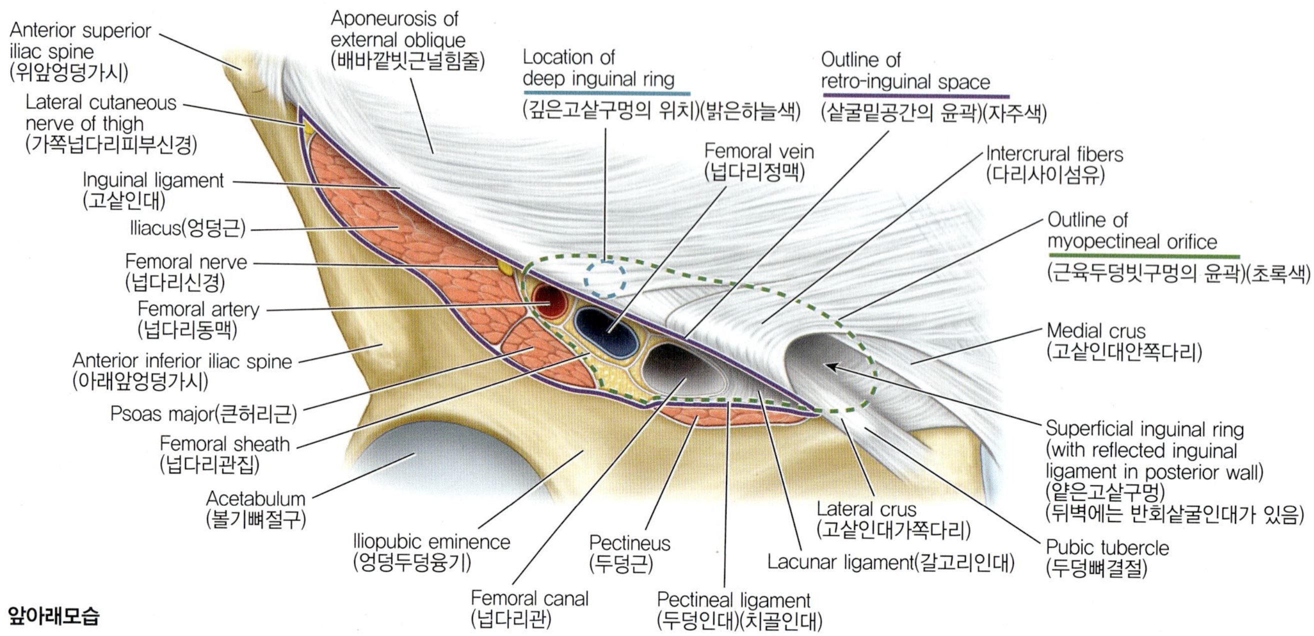

그림 2.9. Inguinal ligament(고샅인대)와 superficial inguinal ring(얕은고샅구멍). Lacunar ligament(갈고리인대)와 pectineal ligament(두덩빗인대) 위치에 주의.

분은 pubic tubercle(두덩뼈결절)에 붙어 있지만, 일부 섬유들은 다음과 같은 부위에 부착되어 있다(그림 2.9).

1. 두덩뼈결절 가쪽의 두덩뼈의 superior ramus(두덩뼈위가지)에 붙어 **lacunar ligament**(갈고리인대)가 되고 pectin pubic(두덩뼈빗)을 따라 계속 연장되어 **pectineal ligament**(of Cooper)(두덩빗인대)를 형성한다.
2. 위쪽으로 활처럼 휘어져 반대쪽 배바깥빗근 널힘줄과 섞여 **reflected inguinal ligament**(접힌고샅인대)가 된다.

Iliopubic tract(엉덩두덩띠)은 샅고랑인대 바로 뒤(깊은 곳)에 나란히 주행하는 섬유띠이다. 내시경을 통해 고샅부위의 속면(뒤면)을 들여다보면, 고샅인대 위치에 엉덩두덩띠가 보인다.(그림 2.6, 2.10B). 엉덩두덩띠는 **retro-inguinal space**(고샅뒤공간)를 가로지르는 여러 구조(엉덩관절의 굽힘근, 다리로 가는 신경과 혈관)들의 위를 지나며, inguinal canal(고샅굴)의 뒤벽과 바닥을 보강해 준다.

INGUINAL CANAL(고샅굴)

고샅굴은 태아 발생 시 생식샘(고환 또는 난소)이 아래쪽으로 이동하는 과정에 의해 만들어진 구조이다(임상해부학 박스 128쪽 "고환과 난소의 이동" 참조). 성인의 고샅굴은 4 cm 정도 길이로 아래안쪽방향(얕은고샅고리와 깊은고샅고리 사이)으로 비스듬히 뻗어 있으며, 앞배벽의 아래부분을 지난다(그림 2.10). 고샅굴은 inguinal ligament(샅고랑인대) 안쪽부분의 중간 바로 위에서 고샅인대와 평행하게 놓여 있다. 고샅굴 안의 구조들 중 가장 큰 것은 남성의 *spermatic cord*(정삭)와 여성의 *round ligament of uterus*(자궁원인대)이다. 그 외에 혈관, 림프관, ilio inguinal nerve(엉덩고샅신경) 등이 고샅굴을 통과한다. 고샅굴의 양쪽 끝에는 다음과 같은 구멍이 있다(그림 2.10).

- **Deep(internal) ring**[깊은(속)고샅구멍]은 배속에 있는 고샅굴로 들어가는 구멍으로 배가로근막에 싸여서 생긴 구조로, 고샅인대 중간부분의 위쪽, 아래배벽동 · 정맥의 가쪽에 위치한다.
- **Superficial(external) ring**[얕은(바깥)고샅구멍]은 고샅굴의 출구에 해당되며, 두덩뼈결절 위가쪽의 배바깥빗근 널힘줄에 있는 틈새 모양의 구멍이다. 널힘줄의 벌어진 틈새로 이루진 얕은고샅구멍의 가쪽모서리와 안쪽모서리를 각각 **lateral crus**(가쪽다리)와 **medial crus**(안쪽다리)라고 한다. **Intercrural fibers**(다리사이섬유)는 구멍의 위가쪽 모서리를 형성한다(그림 2.9).

고샅굴이 배근육의 널힘줄을 따라 비스듬히 지나가기 때문에, 깊은고샅구멍과 얕은고샅구멍은 서로 겹치지 않는다. 그 결과로, 배안의 압력이 높아지면 샅굴의 뒤벽이 앞벽에 밀착되어 샅굴의 통로가 막히며, 이로 인해 약한 샅굴부위가 보강된다. 또한 배바깥빗근이 수축하면, 샅굴의 앞벽이 뒤벽에 가까워지져 가쪽다리와 안쪽다리가 팽팽해져 얕은고샅구멍이 벌어지는 것을 막아준다. 배속빗근과 배가로근이 수축하면, 샅굴의 천장이 내려와 샅굴이 좁아진다. 이와 같은 근육의 작용은 재채기, 기침을 할 때나 배설을 위해 복압을 증가시킬 때 동시에 일어난다.

고샅굴은 두개의 벽(앞벽과 뒤벽), 천장 그리고 바닥을 가지고 있다(그림 2.10A; 그림 B2.1 참조).

- **Anterior wall**(앞벽): 배바깥빗근의 널힘줄이 샅굴 전체의 앞벽을 형성한다. 고샅굴 가쪽부분의 앞벽은 배속빗근의 가장 아래 있는 섬유로 보강되어 있다.
- **Posterior wall**(뒤벽): 배가로근막으로 이루어져 있다. 고샅굴 안쪽부분의 뒤벽은 배속빗근과 배가로근의 널힘줄이 합쳐져 두덩뼈에 붙어 형성된 **inguinal falx(conjoint tendon)**(고샅낫힘줄)에 의해

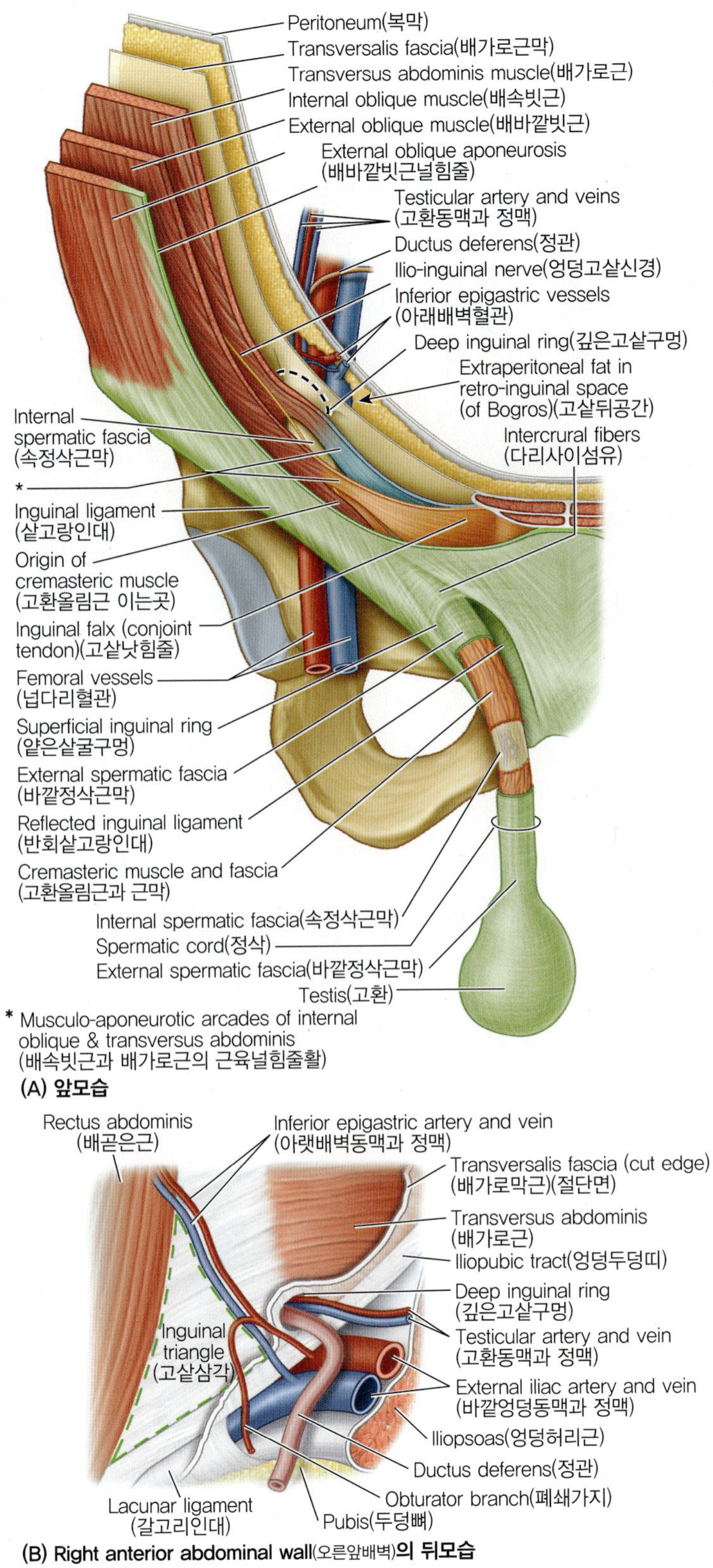

그림 2.10. 앞배벽의 inguinal region(고샅부위) 층. A. 앞배벽 층과 거기에서 유래한 spermatic cord(정삭)와 testis(고환)의 층. **B.** 깊은고샅구멍.

보강되어 있다.

- **Roof**(천장): 천장의 가쪽부분은 배가로근막, 가운데 부분은 배속빗근과 배가로근의 활처럼 휜 근육과 널힘줄, 안쪽부분은 안쪽다리와 다리사이섬유로 이루어져 있다.
- **Floor**(바닥): 바닥의 가쪽부분은 엉덩두덩띠(그림 2.6), 가운데 부분은 "물받이 모양"의 고샅인대의 위면, 안쪽부분은 lacunar ligament(갈고리인대)로 이루어져 있다.

SPERMATIC CORD(정삭)

정삭은 고환으로 드나드는 구조물들의 통로이고, scrotum (음낭) 안의 testis(고환)을 매달리게 한다. 정삭은 아래배벽동정맥 가쪽의 깊은고샅구멍에서 시작되어 고샅굴을 지나 얕은고샅구멍을 빠져나온 뒤, 음낭 속으로 들어가 고환에서 끝난다 (그림 2.10; 표 2.4). 정삭은 태아시기에 고환의 이동 과정중 앞가쪽배벽에서 유래된 다음과 같은 근막으로 싸여 있다.

- **Internal spermatic fascia**(속정삭근막): 배가로근막이 깊은고샅구멍을 통해 연장된 것이다.
- **Cremasteric fascia**(고환올림근막): 배속빗근 근막의 얕은층과 깊은층으로부터 유래되었다.
- **External spermatic fascia**(바깥정삭근막): 배바깥빗근의 널힘줄과 근막으로부터 유래되었다.

고환올림근막은 고리모양의 **cremaster muscle**(고환올림근)을 갖고 있으며, 이 고환올림근은 속빗근의 가장아래쪽 다발이 고샅인대에서부터 이어져 연장된 것이다. 고환올림근은 추울 때 반사적으로 수축하여, 음낭 안의 고환을 당겨 올리는 작용을 한다. 따뜻할 때에는 고환올림근이 이완되어, 고환이 아래쪽으로 처진다. 이 두 가지 반응은 고환의 온도를 조절하기 위해 일어나는 것으로, *spermatogenesis*(정자발생)를 위해서는 중심온도보다 1도 정도 낮은 온도가 필요하기 때문이다. 지방이 거의 없는 음낭의 피부밑조직(dartos fascia, 음낭근막)에는 민무늬근이 피부에 부착되어 있는데, 이를 **dartos muscle**(음낭근)이라고 한다. 음낭근은 고환올림근이 수축할 때 같이 수축한다. 음낭근은 음낭의 피부를 수축시켜 주름지게 하고 고환올림근이 고환을 끌어올리는 것을 도와준다. 고환올림근에는 lumbar plexus(허리신경얼기)에서 분지한 **genitofemoral nerve**(음부넙다리신경 L1, L2)**의 genital branch**(음부가지)가 분포한다. 반면, 음낭근은 자율신경의 지배를 받는다.

여성의 고샅굴 속에 있는 round ligament(자궁원인대)도 배벽의 각 층에서 파생된 구조로 둘러싸여 있다. 잘 발달되어 있지 않아 불분명한 섬유가닥이 합쳐진 것으로 보인다.

정삭의 구성은 다음과 같다(그림 2.11).

- **Ductus deferens**(정관; vas deferens)는 epididymis(부고환)에서 ejaculatory duct(사정관)로 정자를 운반하는 근육관이다. Prostate(전립샘)를 관통하여 prostatic part of urethra(전립샘요도)로 열린다.
- **Testicular artery**(고환동맥)는 둘째허리뼈(L2) 높이의 대동맥에서 일어나 고환과 부고환에 분포한다.
- **Artery of ductus deferens**(정관동맥)는 inferior vesical artery(아래방광동맥)로부터 분지되어 나온다.

표 2.4 ANTERIOR ABDOMINAL WALL(앞배벽), SPERMATIC CORD(정삭), SCROTUM(음낭)의 층 비교

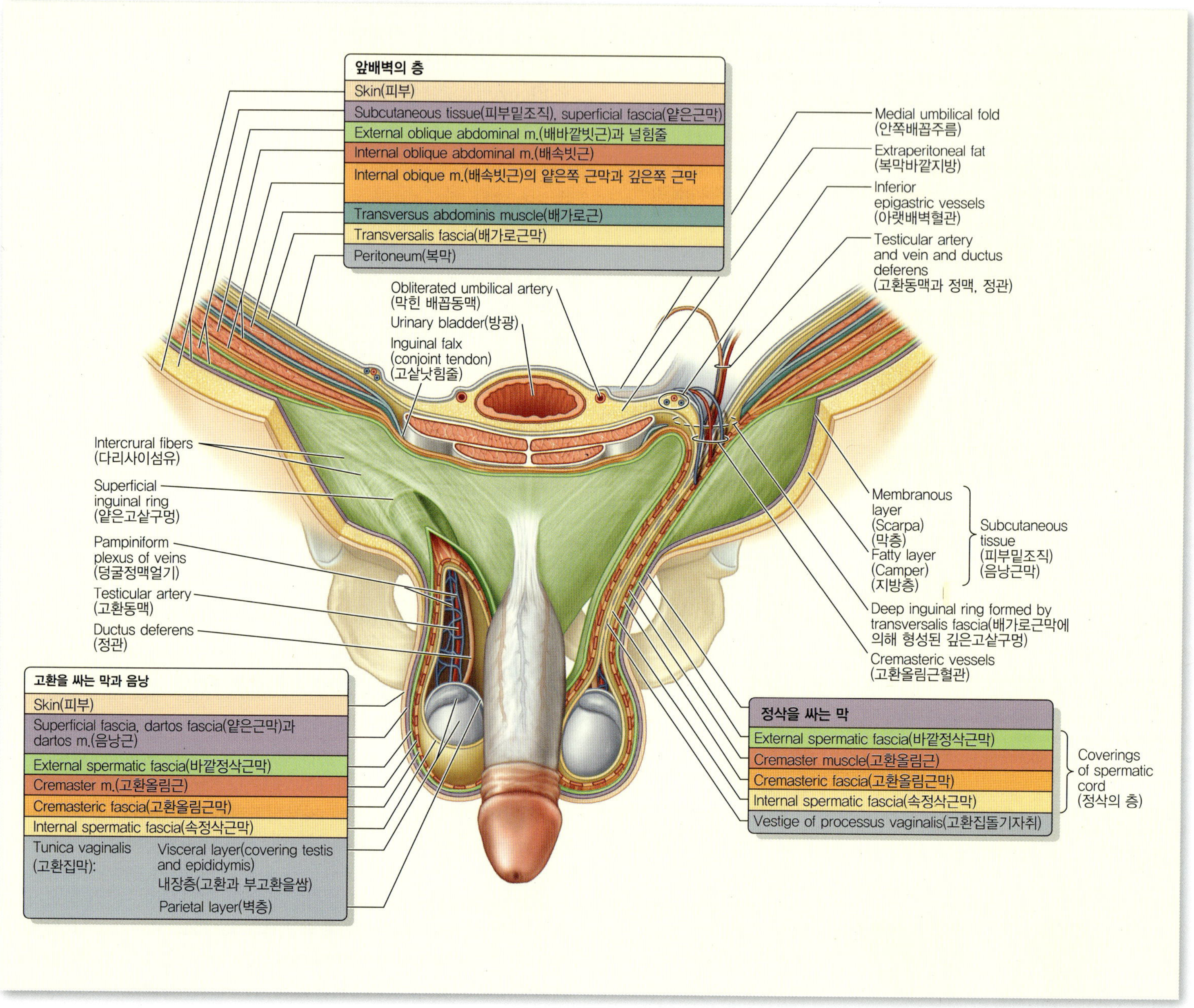

- **Cremasteric artery**(고환올림근동맥)는 inferior epigastric artery(아래배벽동맥)로부터 분지된다.
- **Pampiniform venous plexus**(덩굴정맥얼기)는 12개 정도의 정맥이 만나 이룬 그물구조로, right or left testicular vein(오른 혹은 왼 고환정맥)으로 이어진다.
- 정관의 동맥주위의 **sympathetic nerve fiber**(교감신경섬유)
- **Genitofemoral nerve**(음부넙다리신경)의 **genital branch**(음부가지)는 고환올림근에 분포한다.
- **Lymphatic vessels**(림프관)이 있어 고환과 연관구조로부터 림프액을 lumbar lymph nodes(허리림프절)로 배출시킨다(그림 2.12).
- 복막과 tunica vaginalis(고환집막)를 잇는 섬유끈 모양의 **vestige of processus vaginalis**(고환집돌기자취)가 정삭의 앞부분에 나타나기도 한다. 찾아지지 않을 수도 있다.

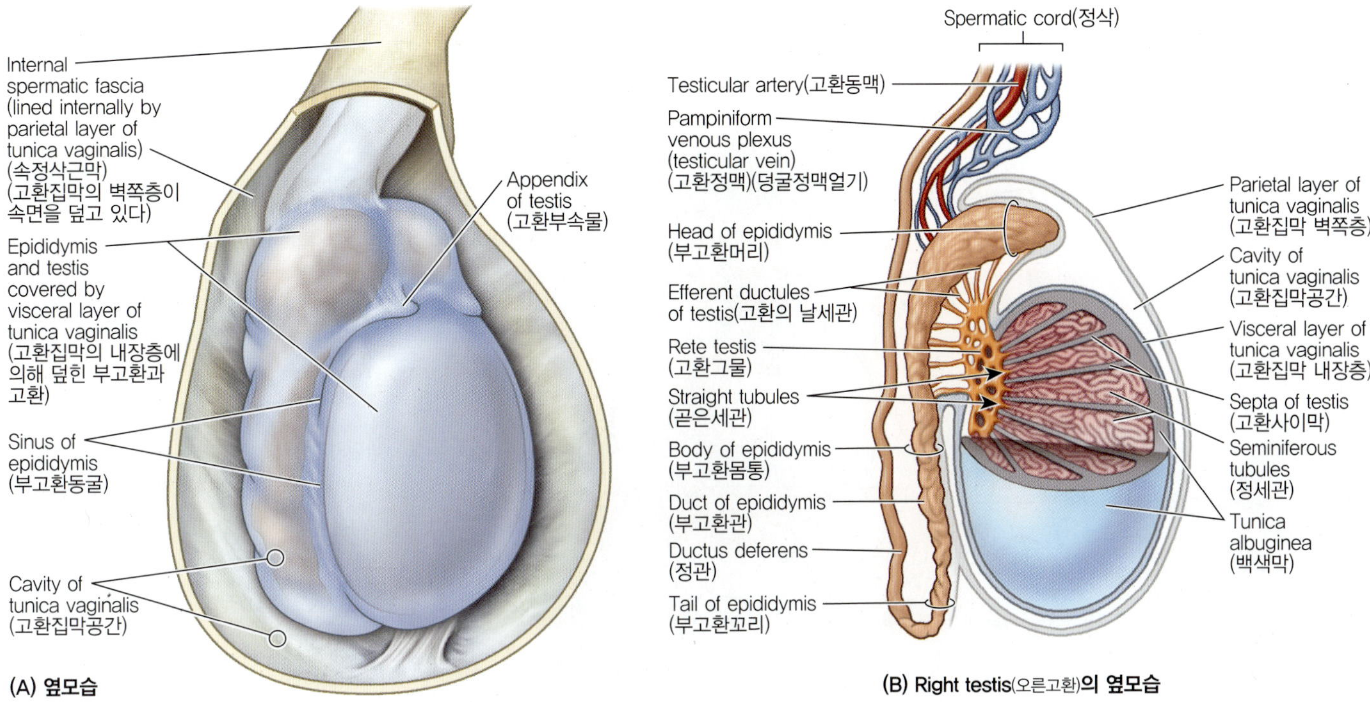

그림 2.11. 고환, 부고환의 구조. A. Tunica vaginalis(고환집막) 열린 모습. **B.** 정삭 끝부위의 내용물과, 부고환의 특징, 고환의 내부구조.

TESTIS(고환)

난원형의 고환은 정삭에 매달려 음낭안에 위치한다(표 2.4). 고환은 sperm(정자)과 호르몬, 주로 testosterone(테스토스테론)을 생산한다. 정자는 **seminiferous tubule**(곱슬정세관)에서 생성된 후, **straight tubule** (곧은정세관)을 통해 **rete testis**(고환그물)로 운반된다. 고환은 **tunica albuginea**(백색막)라는 튼튼한 바깥막을 가지고 있다. 백색막의 속뒤면 부분은 **mediastinum of testis**(고환세로칸)라는 융기를 형성한다. **Tunica vaginalis**(고환집막)는 고환을 둘러싸는 폐쇄된 복막주머니다 (그림 2.11).

고환의 표면은 고환이 부고환과 정삭과 부착된 부분을 제외하고는 **tunica vaginalis**(고환집막)**의 visceral layer**(고환쪽판)로 덮여 있다. 고환집막의 고환쪽판—반짝반짝하고 투명한 장막—은 고환, 부고환 및 정관의 아래부분에 밀착되어 있다.

고환집막의 parietal layer(벽쪽판)는 internal spermatic fascia(속정삭근막)와 인접해 있다. 고환집막 안에는 소량의 액체가 들어 있기 때문에, 고환쪽판과 벽쪽판 사이는 살짝 떨어져 있다. 따라서 고환은 음낭 안에서 자유롭게 움직일 수 있다.

Testicular artery(고환동맥)는 콩팥동맥 바로 아래(둘째허리뼈 높이; 태아시 생식샘이 형성되는 높이) abdominal aorta(배대동맥)에서 일어난다(그림 2.12). 가늘고 긴 고환동맥은 복막 뒤에서 비스듬히 뻗어, 바깥엉덩동맥의 아래부분과 요관을 가로지르는데, 이는 태아시기의 고환의 이동경로를 보여준다. 고환동맥은 고샅굴을 가로질러 정삭의 일부가 되어 고환에 분포한다.

고환과 부고환에서 나온 여러 개의 **testicular vein**(고환정맥)은 서로 연결되어 pampiniform plexus(덩굴정맥얼기)를 이룬다. 덩굴정맥얼기는 8~12개의 정맥이 복잡하게 연결된 구조로, 정삭 안에서 정관의 앞에 위치하며, 고환동맥의 주위를 둘러싸고 있다 (그림 2.11A). 덩굴정맥얼기는 고환의 온도조절장치의 하나로 고환이 일정한 온도를 유지하게 해준다. **Left testicular vein**(왼고환정맥)은 덩굴정맥얼기의 정맥이 합쳐져 이루어지며, left renal vein(왼콩팥정맥)으로 연결된다. **Right testicular vein**(오른고환정맥) 형성도 같은 방식으로 이루어지지만 inferior vena cava(아래대정맥)로 연결되는 것이 다르다.

고환의 림프는 동맥과 정맥을 따라 뻗어 올라가는 림프관을 통해, lumbar lymph nodes(오른왼허리림프절; 대동맥림프절과 대정맥림프절)와 **pre-aortic lymph nodes**(대동맥앞림프절)로 배출된다(그림 2.13). 고환에는 고환동맥 주위의 **testicular plexus**(고환신경얼기)를 통해 내려온 자율신경섬유가 분포한다. 고환신경얼기는 척수 열째(열한째)가슴분절 T10(T11)에서 나온 교감신경 및 내장들신경섬유로 구성되어 있다.

EPIDIDYMIS(부고환)

부고환은 고환의 뒤면에 붙어 있는 길쭉한 구조로 가늘고 꼬불꼬불한 **duct of epididymis**(부고환관)가 빽빽하게 밀집되어 덩어리를 이룬 것이다(그림 2.12). 새롭게 생성된 정자는 **efferent ductule**(고환날세관)을 통해 고환그물에서 부고환으로 운반되며, 성숙될 때까지 부고환에 머물러 있는다. Rete testis(고환그물)는 정세관의 끝부분이 서로 연결되어 이룬 canal(굴)이 그물구조를 이룬 것이다.

부고환은 다음과 같은 구조로 이루어져 있다.

- **Head**(부고환머리)**:** 위쪽의 팽대부로, 그 안에는 12~14개의 고환날세관이 꼬여 있다.
- **Body**(부고환몸통)**:** 복잡하게 꼬인 관으로 이루어져 있다.

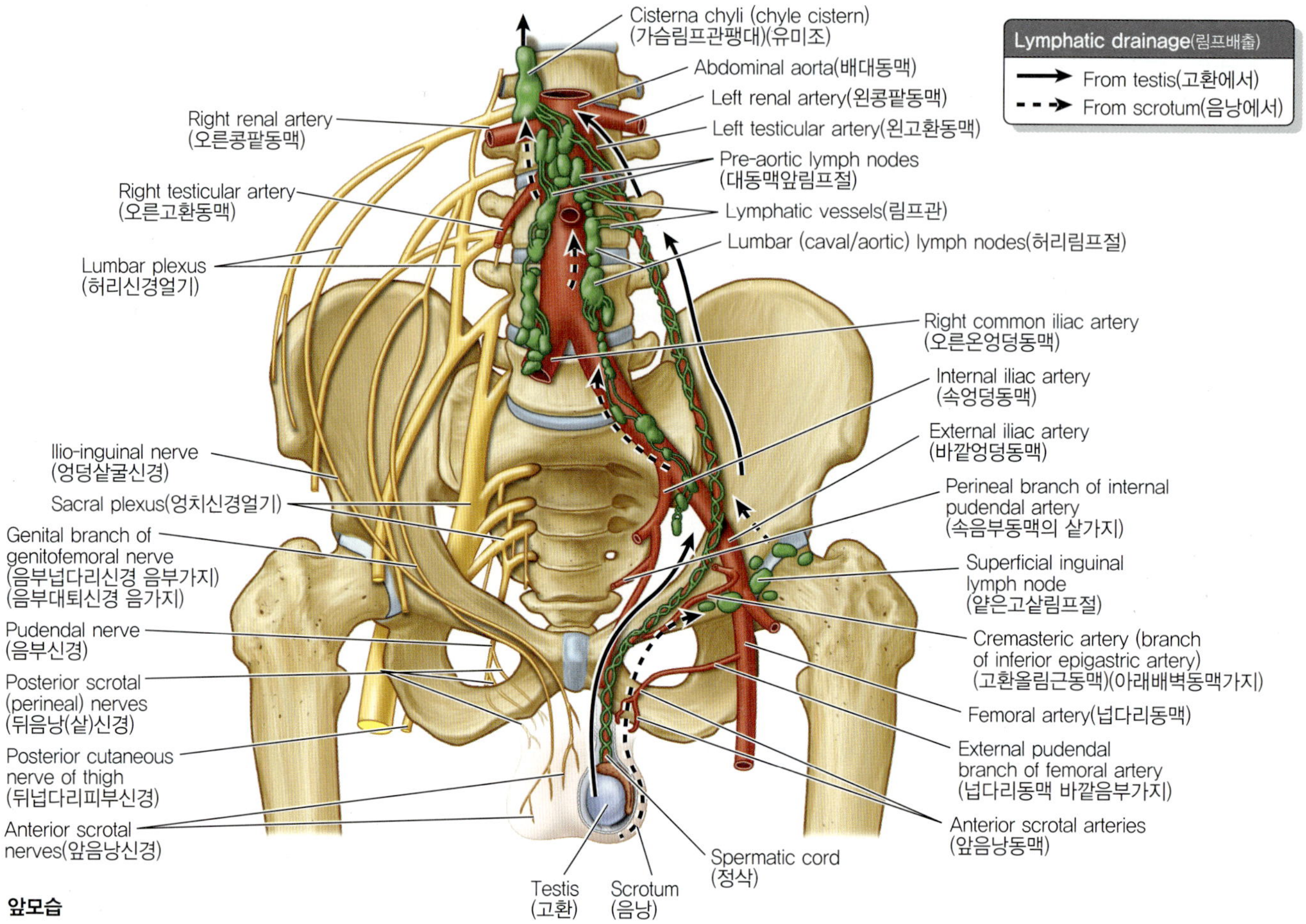

그림 2.12. 음낭, 고환, 정삭의 신경분포, 혈액공급과 림프배출. 화살표는 림프가 림프절로 흐르는 방향.

- **Tail**(부고환꼬리)**:** 정관으로 이어지는 부분이다. 정관은 부고환으로부터 사정관으로 정자를 이동시켜 요도 전립샘부분으로 배출시킨다(3장 참조).

SCROTUM(음낭)

음낭은 짙게 착색된 피부와 **dartos fascia**(음낭근막)로 이루어진 피부 주머니이다. 음낭근막은 지방조직이 없는 근막으로, 민무늬근(dartos muscle, 음낭근)을 포함하고 있어, 음낭을 주름지게 한다(표 2.4). 음낭근이 피부에 붙어 있기 때문에, 추울때 음낭근이 수축하면, 음낭을 주름지게 하여 음낭 표면적이 줄어들고 피부층이 두꺼워지게 한다. 이러한 작용은 고환올림근이 고환을 몸통 가까이 잡아당기는 것을 도와 열손실을 적게 한다. 음낭의 정맥은 동맥과 함께 주행한다. 음낭의 림프는 superficial inguinal lymph nodes(얕은고샅림프절)로 배출된다.

음낭에 분포하는 동맥은 다음과 같다(그림 2.12).

- Internal pudendal artery(속음부동맥)에서 일어난 **perineal artery**(샅동맥)의 **posterior scrotal branch**(뒤음낭가지)
- Femoral artery(넙다리동맥)에서 일어난 **external pudendal artery**(바깥음부동맥)의 **anterior scrotal branch**(앞음낭가지)
- Inferior epigastric artery(아래배벽동맥)에서 분지한 **cremateric artery**(고환올림근동맥)

음낭에 분포하는 신경은 다음과 같다(그림 2.12).

- **Genitofemoral nerve**(음부넙다리신경; L1, L2)의 **genital branch**(음부가지)가 음낭 앞가쪽면에 분포한다.
- Ilio-inguinal nerve(엉덩고샅신경; L1)의 가지인 **anterior scrotal nerves**(앞음낭신경)가 음낭 앞면에 분포한다.
- **Pudendal nerve**(음부신경; S2-S4)에서 분지한 perineal nerve (샅신경)의 가지인 **posterior scrotal nerve**(뒤음낭신경)가 음낭 뒤면에 분포한다.
- **Posterior femoral cutaneous nerve**(뒤넙다리피부신경; S2, S3)의 **perineal branch**(샅가지)가 음낭 아래면에 분포한다.

임상해부학

Hydrocele and Hematocele(물음낭종 및 혈액음낭종)

퇴화하지 않고 남아 있는 processus vaginlais(고환집돌기)안에 많은 양의 액체가 고인 것을 **물음낭종**이라고 한다(그림 B2.3A). 부고환에 손상 또는 염증이 있을 경우에도, **정삭에 수종**이 생길 수 있다(그림 B2.3B). **혈액음낭종**은 tunica vagianlis(고환집막) 안에 혈액이 고인 것을 말한다(그림 B2.3C).

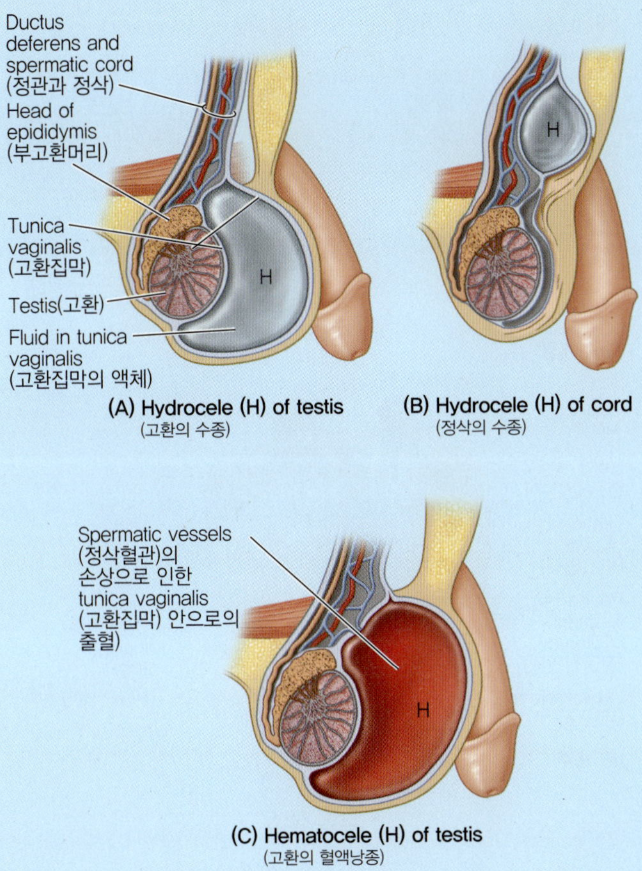

그림 B2.3.

Palpation of Superficial Inguinal Ring (얕은고샅구멍의 촉진)

얕은고샅구멍(그림 B2.4A)은 음낭의 위부분에 집게손가락을 대고 정삭을 따라 위가쪽 방향으로 밀어넣으면 두덩뼈결절의 위가쪽에서 만져진다. 검사자의 손가락을 위가쪽으로 정삭을 따라 얕은고샅구멍쪽으로 움직인다(그림 B2.4B). 얕은고샅구멍이 늘어나 있을 경우 통증없이 손가락끝이 들어간다. 이때 손가락의 바닥면이 앞배벽을 향하게 하면 샅고랑인대의 위, 두덩뼈결절의 위가쪽 2~4cm 부위에서 깊은샅굴구멍이 만져진다. 기침을 할 때 얕은샅굴구멍에서 파동이 느껴지거나, 깊은샅굴구멍 부위에서 덩어리가 만져진다면 간접고샅탈장일 가능성이 있다. 따라서 직접고샅탈장을 촉진하려면 inguinal triangle(고샅삼각; 얕은고샅구멍의 가쪽)에 집게나 가운데손가락을 대고 환자에게 기침을 하도록 지시해야 한다. 탈장이 있을 경우에는, 손가락에 강한 파동이 느껴진다.

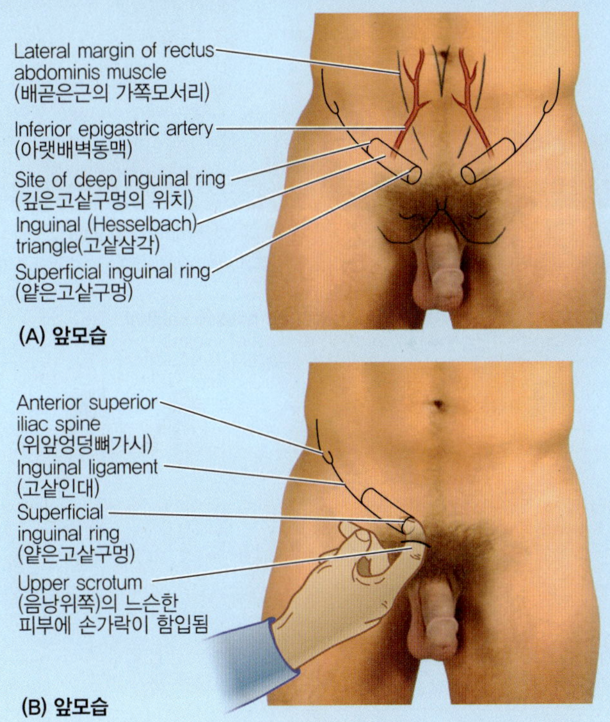

그림 B2.4. **탈장 확인. A.** 얕은. 깊은고샅구멍의 위치. **B.** 얕은고샅구멍의 촉진.

Vasectomy(정관절제술)

남자의 영구 피임법으로 양쪽 정관을 묶는 방법이 있다. 정관절제술법은 양쪽정관을 절단하거나 정관의 일부를 잘라내는 것이다. 정자는 더 이상 요도로 나가지 못하고, 정관의 몸쪽부분과 부고환 안에서 사멸된다. 그러나 *auxiliary genital gland*(부속생식샘)—seminal vesicle(정낭), bulbo-urethral gland(망울요도샘) prostate(전립샘)—의 분비물은 정상적으로 사정된다. 고환의 내분비기능, 즉 testosterone(테스토스테론; 남성호르몬) 생산은 유지된다.

Varicocele(덩굴정맥류)

덩굴정맥얼기가 확장되거나 구불구불해질 수 있다. 보통 사람이 서 있을 때만 보이는 이런 정맥류는 고환정맥의 판막결함에 의해 일어나는 경우가 많다. 만져질 정도로 커진 경우 벌레가 든 자루를 만지는 느낌이 든다. 환자가 누우면 덩굴정맥류가 사라진다.

(다음 쪽에 계속)

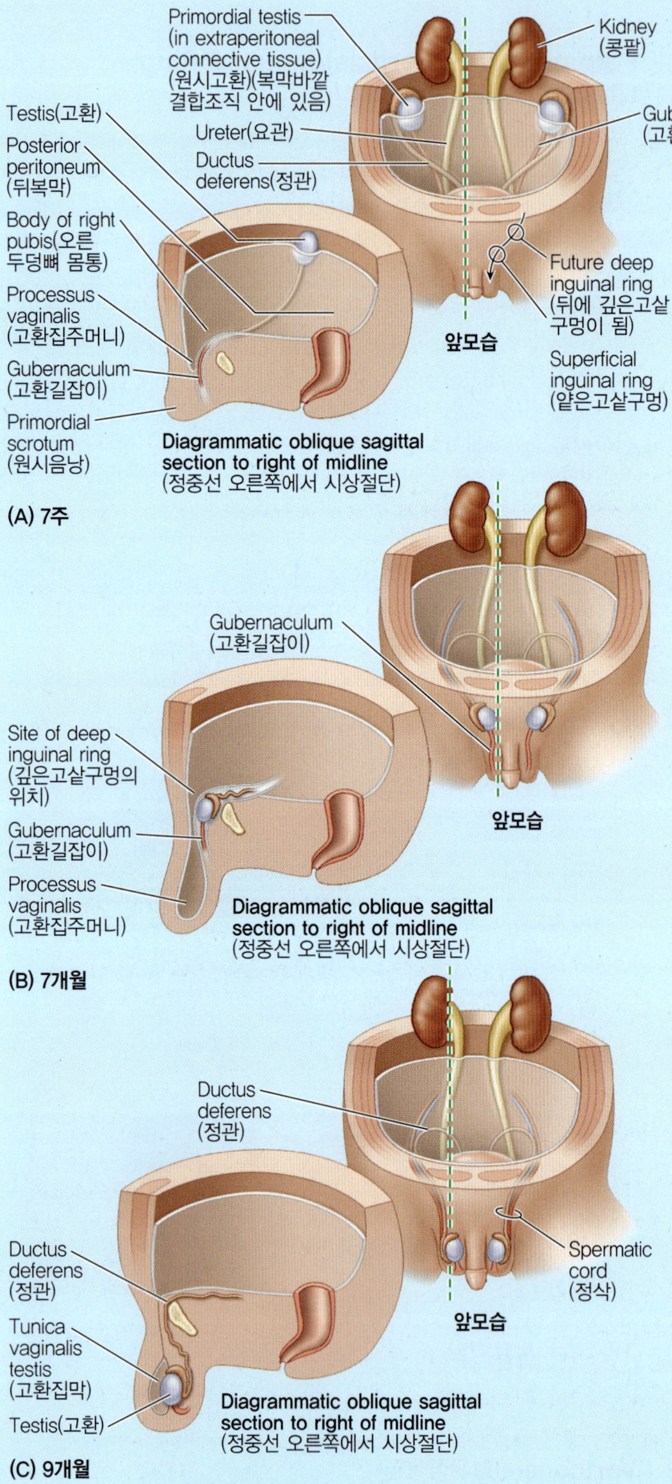

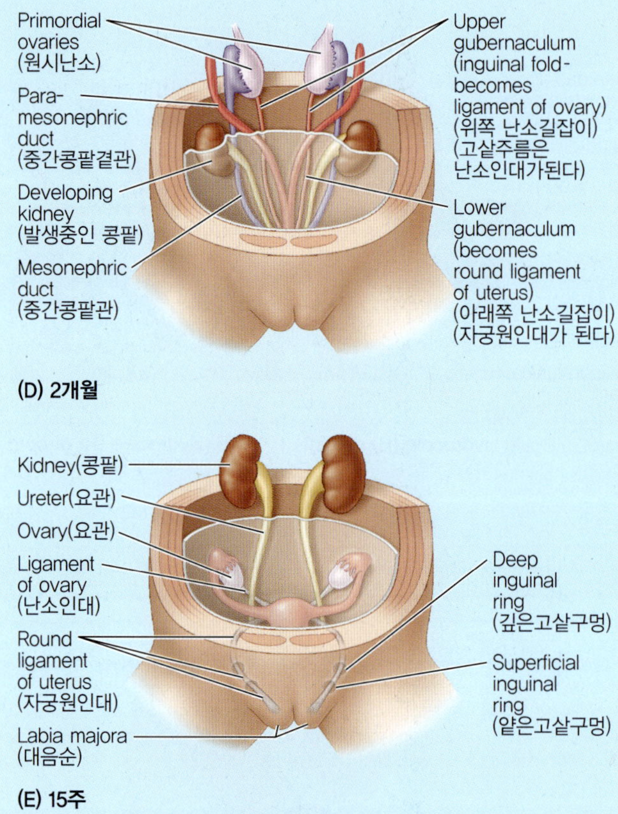

그림 B2.5.

Relocation of Testes and Ovaries(고환과 난소의 이동)

태아의 고환은 허리부위 윗부분의 뒤배벽에서 만들어져, 발생 9~12주에 깊은고샅구멍으로 내려온다(그림 B2.5A~C). 이러한 이동은 척주와 골반의 성장에 의한 것으로 생각된다. 고환의 아래끝에 붙어 있는 *gubernaculum*(고환길잡이), 복막의 주머니모양으로 튀어나온 *processus vaginalis*(고환집돌기)와 함께 음낭을 향해 뻗어 내려온다. 고환은 고환집돌기의 뒤면을 따라 내려온다. 고환집돌기의 남아 있는 아래부분은 고환을 둘러싸는 *tunica vaginalis*(고환집막)가 된다. 정관, 고환동정맥, 신경 림프관도 고환과 함께 이동한다. 고환이 내려오는 과정은 출생 전후경에 완료된다.

태아의 난소도 허리부위 윗부분의 뒤배벽에서 만들어져, 발생 12주경에 아래로 내려와 작은 골반 안으로 들어간다(그림 B2.5D,E). Gubernaculums(여성난소길잡이)은 난소의 아래끝에 붙어 labia majora(대음순)까지 뻗어 있으며, 그 중간부분은 자궁에 부착되어 있다. 난소길잡이 중 자궁에서 난소까지의 부분은 *ovarian ligament*(난소인대)가 되고 나머지 부분은 *round ligamentof uterus*(자궁원인대)가 된다. 고샅부위의 발생보다 자세한 설명은 Moore 등(2012)을 참조.

Inguinal hernia(고샅탈장)

고샅탈장은 정상 또는 비정상적인 구멍을 통해 작은창자 등의 내장과 벽쪽복막이 배 밖으로 빠져나가는 것이다. 고샅탈장은 크게 direct inguinal hernia(직접고샅탈장)와 indirect inguinal hernia(간접고샅탈장)로 구분된다. 전체 고샅탈장 중 2/3 이상이 간접고샅탈장이다. 여성에서도 간접고샅탈장이 일어나기는 하지만, 남성의 발생빈도가 여성보다 20배 정도 높다(그림 B2.6; 표 B2.1).

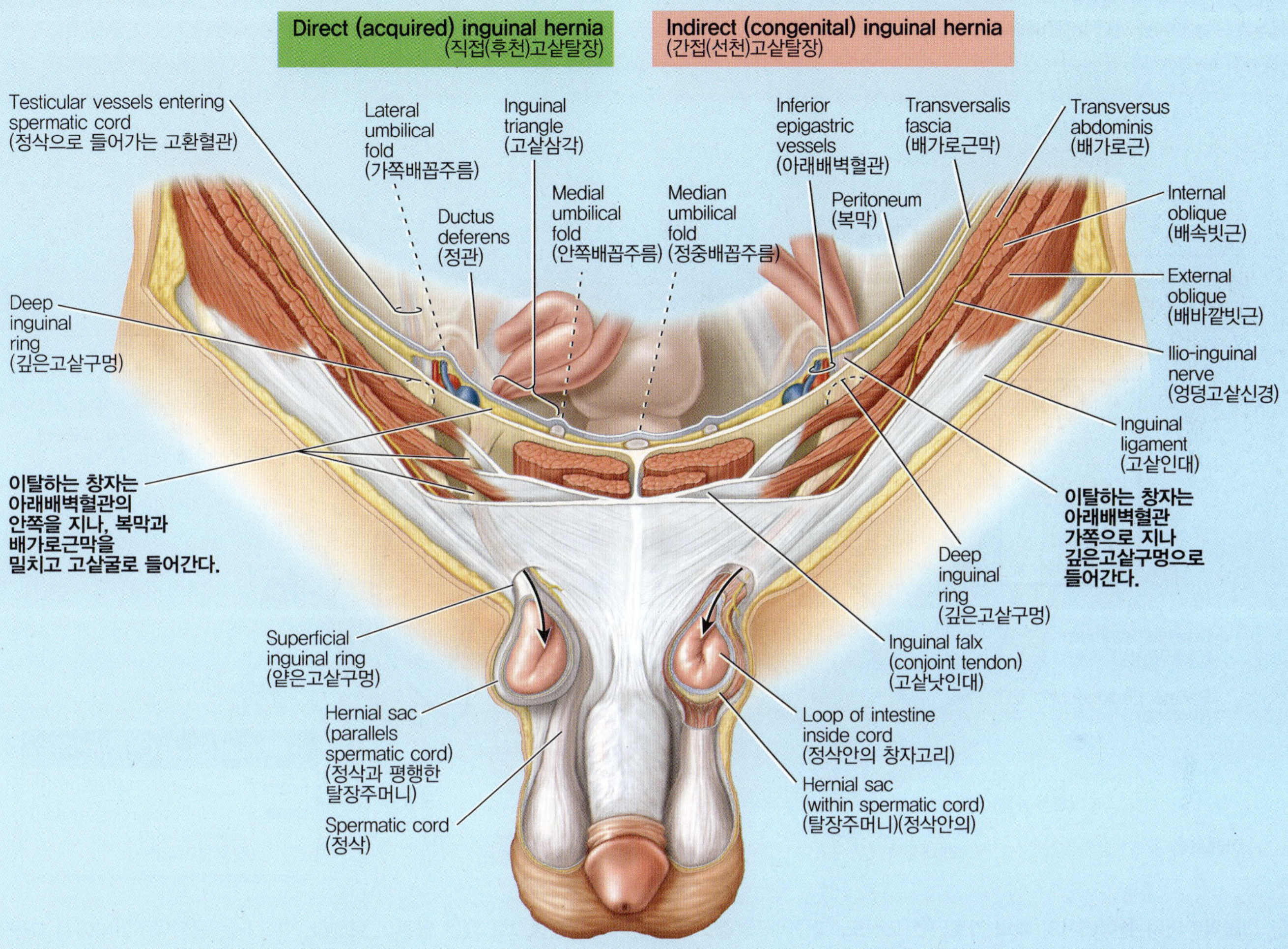

그림 B2.6. 직접 · 간접탈장의 경로.

표 B2.1 INGUINAL HERNIA(고샅탈장)**의 특징**

Characteristics	Direct(Acquired)(직접(후천성)고샅탈장)	Indirect(Congenital)(간접(선천성)고샅탈장)
Predisposing factors (선행요인)	Abdominal wall의 inguinal triangle 부위의 쇠약(예: 40세 이상의 남성에서, superficial ring이 확장되고 inguinal falx이 좁아지며 aponeurosis이 약해짐)	processus vaginalis가 완전히 혹은 위쪽부분이 닫히지 않음, 대부분 남성에서 일어남
Frequency(발생빈도)	드묾(전체 inguinal hernias의 1/4~1/3)	흔함(전체 inguinal hernias의 2/3~3/4)
Coverings at exit from abdominal cavity (탈장 부위를 덮는 막)	Peritoneum과 transversalis fascia(cord을 싸는 막 바깥에 위치함)	Processus vaginalis의 Peritoneum과 정삭(또는round ligament)을 싸는 세 겹의 막
Course(경로)	Inguinal canal의 안쪽 1/3 위로 탈장됨, processus vaginalis 자취의 바깥으로 탈장됨	Processus vaginalis를 통해 inguinal canal을 지남(고샅굴이 클 경우, 고샅굴 전체 길이를 지남)
Exit from anterior abdominal wall (앞배벽의 출구)	Superficial ring을 통해 정삭의 가쪽으로 나옴, scrotum으로 들어가는 경우는 드묾	Superficial ring을 통해 정삭 안으로 들어감, scrotum이나 labium majus으로 들어가는 경우가 많음

(다음 쪽에 계속)

Testicular Cancer(고환암)

고환은 뒤배벽에서 생겨나 태아기에 음낭으로 내려온 것이기 때문에, 앞가쪽배벽의 피부가 연장되어 형성된 음낭과 고환의 림프배출은 다를 수밖에 없다(그림 2.13). 결과적으로

- 고환암은 **lumbar lymph nodes**(허리림프절)로 직접 전이된다.
- 음낭암은 superficial inguinal node(얕은고샅림프절)로 전이된다.

Cremasteric Reflex(고환올림근 반사)

고환올림근 반사는 같은 쪽 고환이 빠르게 올라가고, 이러한 반사는 어린아이에서 더 잘 나타난다. 반사를 일으키는 고환올림근의 수축은 넓적다리 위부분의 안쪽 피부를 혀누르개 등으로 부드럽게 긁으면 유도될 수 있다. 이 부위의 피부에는 *ilio-inguinal nerve*(엉덩고샅신경)가 분포한다.

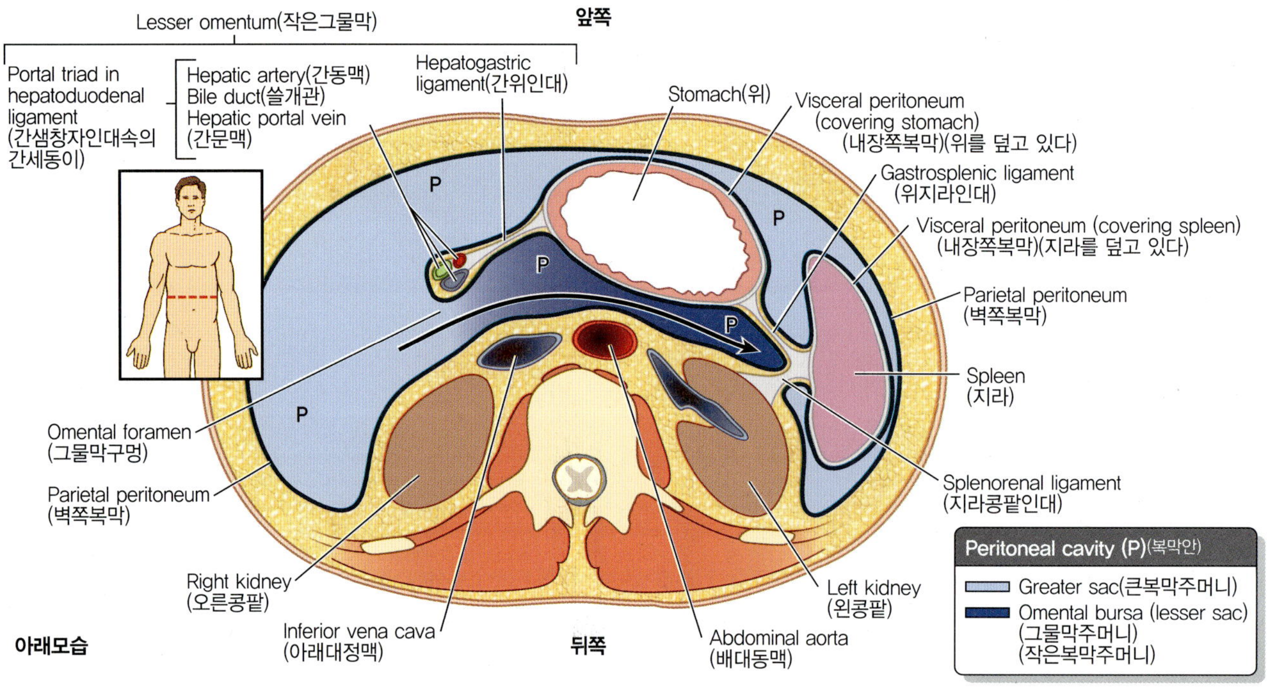

그림 2.13. 그물막주머니 높이에서의 배의 가로단면 모식도. 그물막구멍과 그물막주머니의 수평으로 뻗은 공간이 보인다. 화살표는 큰복막주머니에서 그물막구멍을 통해 그물막주머니 깊이까지의 연결 경로를 나타낸다. *P*, 복막안.

PERITONEUM AND PERITONEAL CAVITY(복막과 복막안)

Peritoneum(복막)은 반짝반짝하고 투명한 serous membrane(장막)이며, 연속적으로 이어진 두 부분으로 구성되어 있다(그림 2.13).

- **Parietal peritoneum**(벽쪽복막)은 배골반벽의 속면을 덮고 있다.
- **Visceral peritoneum**(내장쪽복막)은 spleen(지라), stomach(위) 등의 내장(장기)을 싸고 있다.

복막과 내장은 abdominopelvic cavity(배골반안)에 위치한다. 내장의 복막에 대한 위치관계는 다음과 같다.

- **Intraperitoneal organ**(복막속장기)은 내장쪽복막으로 거의 완전히 둘러싸여 있다(예: 지라, 위). 복막속장기에서 "속"의 의미는 문자적으로 속이라기보다 개념적으로 속을 뜻하여, 부푼 풍선에 주먹을 밀어 넣은 것처럼 닫힌 주머니에 함입된 것이다.
- **Extraperitoneal organ**(복막바깥장기), **retroperitoneal organ**(복막뒤장기) 및 **subperitoneal organ**(복막밑장기)은 복막안의 outside(바깥쪽), 즉, 벽쪽복막의 posterior(뒤) 또는 external(바깥)에 위치하여, 장기의 일부분(대개 한쪽 면)만이 복막으로 덮여 있다. 예를 들어 콩팥은 벽쪽복막과 뒤배벽 사이에 위치하며 앞면만 벽쪽복막으로 덮여 있으며, 종종 상당량의 지방조직이 콩팥의 앞면과 벽쪽복막 사이에 존재한다(그림 2.13).

복막안은 abdominal cavity(배안)에 위치하고 pelvic cavity(골반안)에까지 연장되어 있다. 벽쪽복막과 내장쪽복막 사이에는 모세혈관두께의 잠재공간이 있다. 복막안에는 복막의 표면이 마르지 않게 유지해주는 소량의 **peritoneal fluid**(복막액)가 얇게 퍼져 있다. 내장기관들은

복막안에 들어 있지 않다. 복막액은 복막의 표면에 윤활작용을 하여, 내장이 서로 마찰없이 부드럽게 움직여 소화운동이 원활히 일어날 수 있게 해준다. 또한 복막액에는 감염에 대항하는 백혈구와 항체가 존재한다. 남성의 복막안은 완전히 폐쇄된 공간이다. 그러나 여성의 복막안은 자궁관, 자궁 및 질을 통해 외부와 통해 있다(3장 참조). 이 통로를 통해 외부로부터 세균이 침입해 들어올 수 있다.

Peritoneal Vessels and Nerves(복막의 혈관과 신경)

Parietal peritoneum(벽쪽복막)의 혈관과 신경분포는 다음과 같다.

- 배골반벽과 같은 혈관, 림프관 및 somatic nerve(몸신경)가 분포한다.
- 압력, 통증 및 온도(고온, 저온)에 민감하다. 벽쪽복막에서 일어난 통증은, 그 위치가 분명하게 느껴진다.

Visceral peritoneum(내장쪽복막)의 혈관과 신경 분포는 다음과 같다.

- 내장쪽복막이 싸고 있는 내장과 같은 혈관, 림프관 및 visceral nerve(내장신경)가 분포한다.
- 촉각, 온도(고온, 저온) 및 조직이 찢기는 자극에 둔감하다. 대신, 내장의 팽창이나 화학자극은 예민하게 감지한다.
- 내장쪽복막에서 유발된 통증은 그 위치가 분명하게 느껴지지 않는다. 또한 이 통증을 전달하는 척수신경절의 dermatome(피부분절)에서 연관된 통증(referred pain; 연관통증)이 느껴지기도 한다. Foregut(앞창자)에서 발생한 내장(예: 인두, 식도와 위)에서 발생된 내장의 통증은 epigastric region(명치부위)에서 주로 느껴지고, midgut(중간창자)에서 발생된 내장(예: 작은창자, 막창자, 막창자꼬리와 오름잘록창자)의 통증은 umbilical region(배꼽부위)에서 느껴지며, hindgut(뒤창자)에서 발생된 내장(예: 내림잘록창자와 구불창자)의 통증은 pubic region(두덩부위)에서 연관통증이 느껴진다(임상해부학 박스 177쪽 "내장의 연관통증" 참조)

Peritoneal Formations(복막의 형성)

장기 사이 또는 장기와 배벽 사이를 연결하는 복막의 각 부위, 그리고 복막에 의해 형성된 구획과 공간을 지칭하는데 다양한 용어가 사용된다(그림 2.14). 복막안과 내장의 발생과정을 잘 알면, 성인의 복막구조를

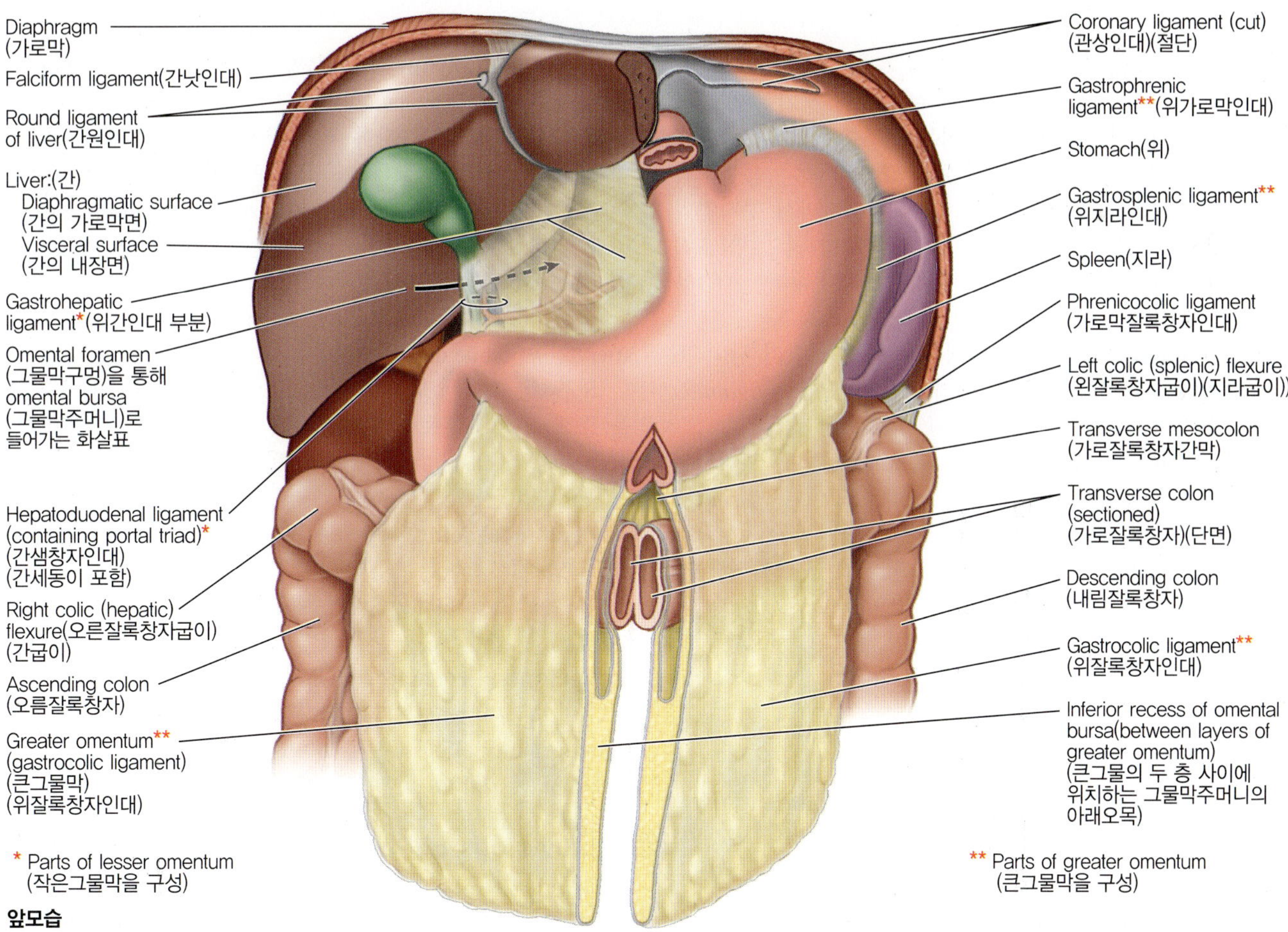

그림 2.14. 큰물막과 작은그물막의 부분. 간과 쓸개는 위로 젖혀져 있다. 큰그물막의 가운데 부분이 잘려 transverse colon(가로잘록창자)과 mesocolon(잘록창자간막)의 위치관계가 잘 보인다. 화살표는 그물막구멍을 나타내었다.

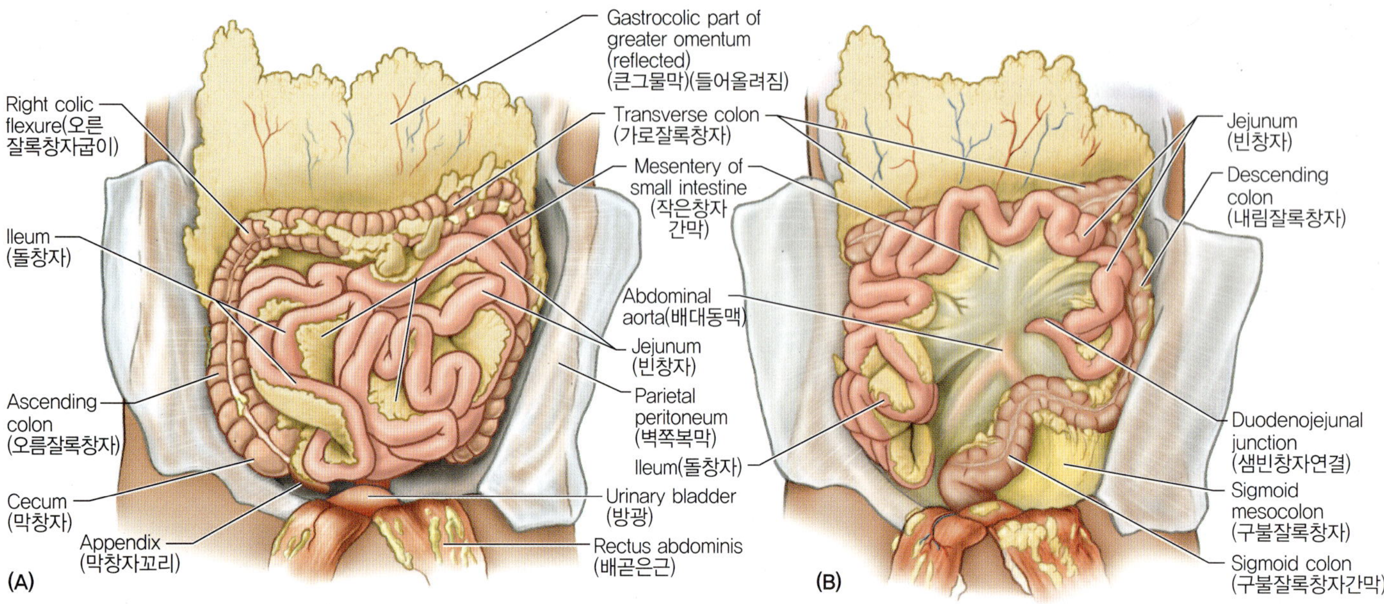

그림 2.15. 큰그물막과 작은창자간막. **A.** 큰그물막의 위잘록창자부위를 위로 올려 작은창자, 오름잘록창자, 가로잘록창자가 잘 보이게 하였다. **B.** 작은창자가 위로 당겨져 창자간막, 샘빈창자연결, 구불잘록창자와 구불잘록창자간막이 보이게 하였다.

쉽게 이해할 수 있다(Moore 등, 2012).

Mesentery(창자간막)는 두 겹의 복막으로 복막이 장기를 싸면서 형성되며, 내장쪽복막과 벽쪽복막을 연결하는 구조를 이룬다(예: 작은창자와 가로잘록창자의 창자간막) (그림 2.15, 2.16). 창자간막은 몸통벽과 장기 사이에서 신경과 혈관이 지나는 통로가 된다. 따라서 창자간막 안에는 혈관, 림프관, 신경, 지방조직, 림프절등을 포함하는 결합조직이 들어 있다. 창자간막에 부착되어 있는 내장은 움직일 수 있는데, 움직임의 범위는 창자간막의 길이에 따라 달라진다.

Peritoneal ligament(복막인대)는 두 겹의 복막으로 장기 사이 또는 장기와 배벽 사이를 연결한다. 예를 들어 간은 *falciform ligament*(낫인대)에 의해 앞배벽에 부착되어 있다 (그림 2.14).

Omentum(그물막)은 stomach(위)와 duodenum(샘창자)의 시작부위를 인접한 다른 장기에 부착시켜 주는 두겹의 복막이다. **Greater omentum**(큰그물막)은 위의 greate curvature(큰굽이)와 샘창자 시작부위에서 위쪽 왼쪽 및 아래쪽으로 뻗어 있다 (그림 2.14). 큰그물막은 다음 세 부분으로 구분된다.

1. 큰굽이와 diaphragm(가로막)을 연결하는 **gastrophrenic ligament**(위가로막인대)
2. 큰굽이와 spleen(지라)를 연결하는 **gastrosplenic ligament**(위지라인대)
3. 큰굽이의 아래부분에 부착되어 있는 **gastrocolic ligament**(위잘록창자인대). 위잘록창자인대는 큰그물막의 세 부분 중 가장 크고, 가로잘록창자의 앞을 지나 아래쪽으로 내려갔다가, 다시 위쪽으로 접혀 올라와 가로잘록창자의 내장쪽복막과 가로잘록창자간막 위층에 융합된다. 대개 위잘록창자인대의 내림부분과 오름부분이 합쳐져, 네 겹의 복막으로 이루어진 네 겹의 지방이 많이 낀 "omental apron (그물막앞치마)" 구조가 된다.

Lesser omentum[작은그물막; hepatogastric ligament(간위인대)와 hepatoduodenal ligament(간샘창자인대)]은 위의 lesser curvature(작은 굽이)와 샘창자위부분을 간에 부착시켜 준다(그림 2.14). 간위인대와 간샘창자인대는 서로 이어진 연속적인 구조이지만, 설명의 편의를 위해 구분하여 부르는 것뿐이다. **Hepatogastric ligament**(간위인대)는 간과 위를 연결해주는 작은그물막의 얇은 막부분이다. **hepatoduodenal ligament**(간샘창자인대)는 작은그물막 자유모서리 쪽의 두꺼운 부분이다. 간샘창자인대는 *portal triad*(간세동이)[(portal vein(간문맥), hepatic artery(간동맥) bile duct(쓸개관)]가 지나가는 통로가 된다.

모든 장기에는 내장쪽복막으로 덮이지 않은 곳이 있으며, 이곳을 통해 장기에 분포하는 혈관과 신경이 출입한다. 이런 부위를 **bare area**(무장막구역)라 하고, 창자간막, 그물막 또는 복막인대가 붙어 있는 곳이 된다.

Peritoneal fold(복막주름)는 복막이 접혀 복막안으로 융기된 구조로, 복막주름 속에는 혈관, 관, 폐쇄된 태아 혈관 등이 들어 있다[예: medial umbilical fold(안쪽배꼽주름), *lateral umbilical fold*(가쪽배꼽주름)] (그림 2.6).

Peritoneal recess(복막오목; peritoneal fossa)는 복막주름에 의해 형성된 주머니나 오목한 부위이다[예: 큰그물막의 두 층 사이에 inferior recess of omental bursa(그물막주머니 아래오목)(그림 2.14)와 배꼽주름 사이에 supravesical fossa(방광위오목)와 inguinal fossa(고샅오목)(그림 2.6)].

Subdivisions of Peritoneal Cavity(복막안의 구획)

복막안은 큰복막주머니와 그물막주머니로 구분된다(그림 2.16, 2.17).

Greater sac(큰복막주머니)은 복막안의 대부분을 차지한다. 수술 시 앞가쪽배벽을 절개하여 복막안으로 들어가면 그곳이 바로 큰복막주머니이다. **Transverse mesocolon**(가로잘록창자간막; mesentery of

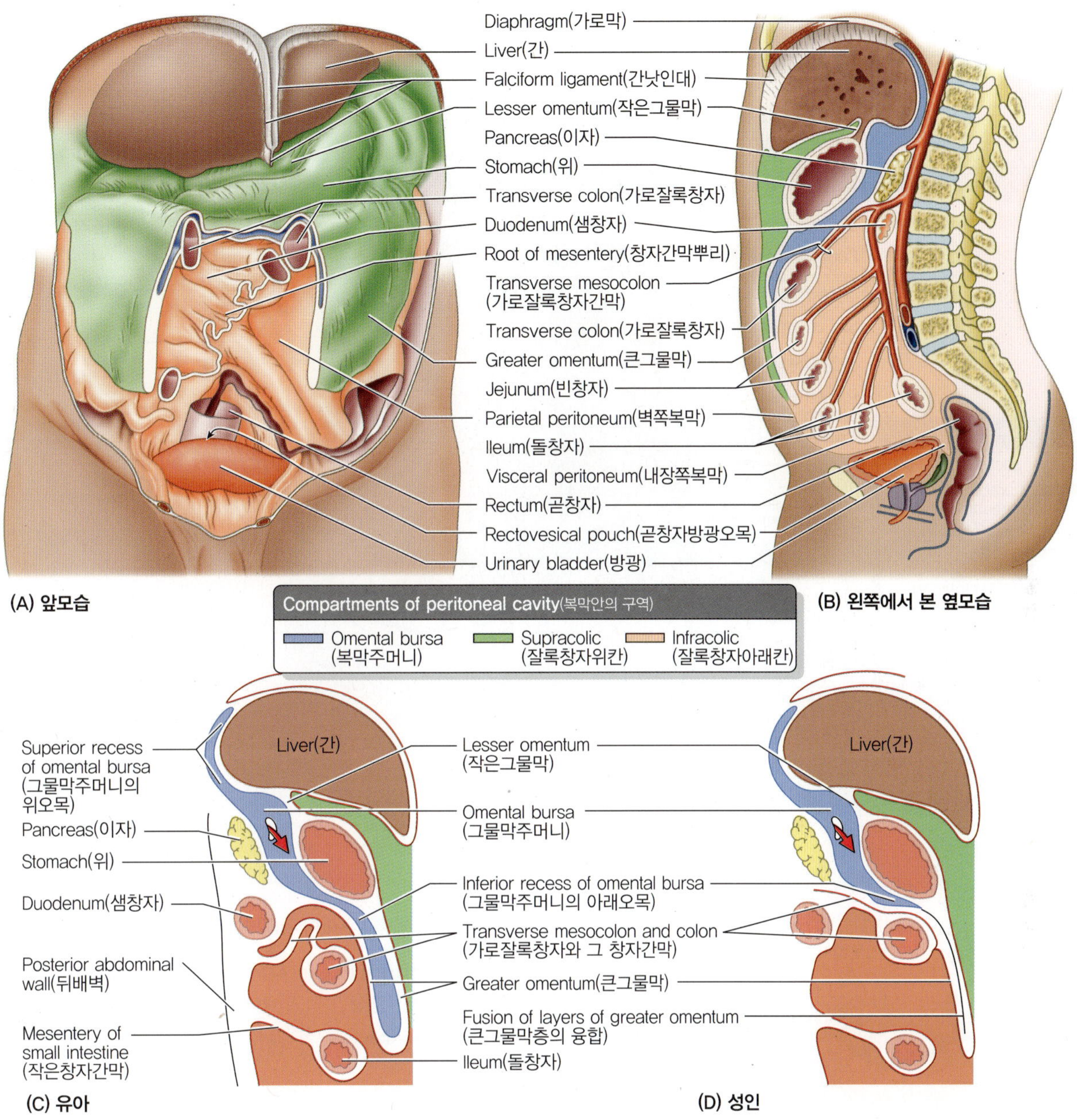

그림 2.16. 복막의 형성. A. 복막안이 열린 상태에서, 큰그물막, 가로잘록창자, 작은창자의 일부분과 그것들의 창자간막이 잘려져 안쪽 구조물과 창자간막 구조의 층을 보여준다. **B.** 배골반안의 정중면이 복막의 부착부위를 보여준다. **C와 D.** 그물막주머니의 아래오목을 지나는 시상면이 가로잘록창자의 형성과 유아(C)와 성인(D)에서 큰그물막의 층의 융합을 보여준다.

transverse colon)과 큰그물막의 gastrocolic ligament(위잘록창자인대)는 큰복막주머니를 아래와 같이 나눈다(그림 2.16, 2.18).

- **Supracolic compartment**(잘록창자위칸)는 위, 간, 지라가 들어 있다.
- **Infracolic compartment**(잘록창자아래칸)는 작은창자, 오름잘록창자, 내림잘록창자가 들어 있다. 잘록창자아래칸은 큰그물막의 뒤쪽에 위치하며, 작은창자의 창자간막에 의해 다시 왼잘록창자아래칸과 오른잘록창자아래칸으로 나뉜다.

잘록창자위칸과 잘록창자아래칸은 **paracolic gutter**(잘록창자옆고랑)를 통해 서로 이어져 있다. 잘록창자옆고랑은 오름 혹은 내림잘록창자의 가쪽면과 뒤가쪽배벽 사이의 고랑으로, 오른쪽이 보다 막힘없이 이어졌다.

Omental bursa(그물막주머니; lesser sac)는 stomach(위), lesser omentum(작은구물막) 및 그 주위 구조들의 뒤에 위치한 복막안의 작은 구획이다. 그물막주머니의 앞벽과 뒤벽은 서로 부드럽게 미끄러져, stomach(위)이 자유롭게 움직일 수 있도록 해준다. 그물막주머니에는

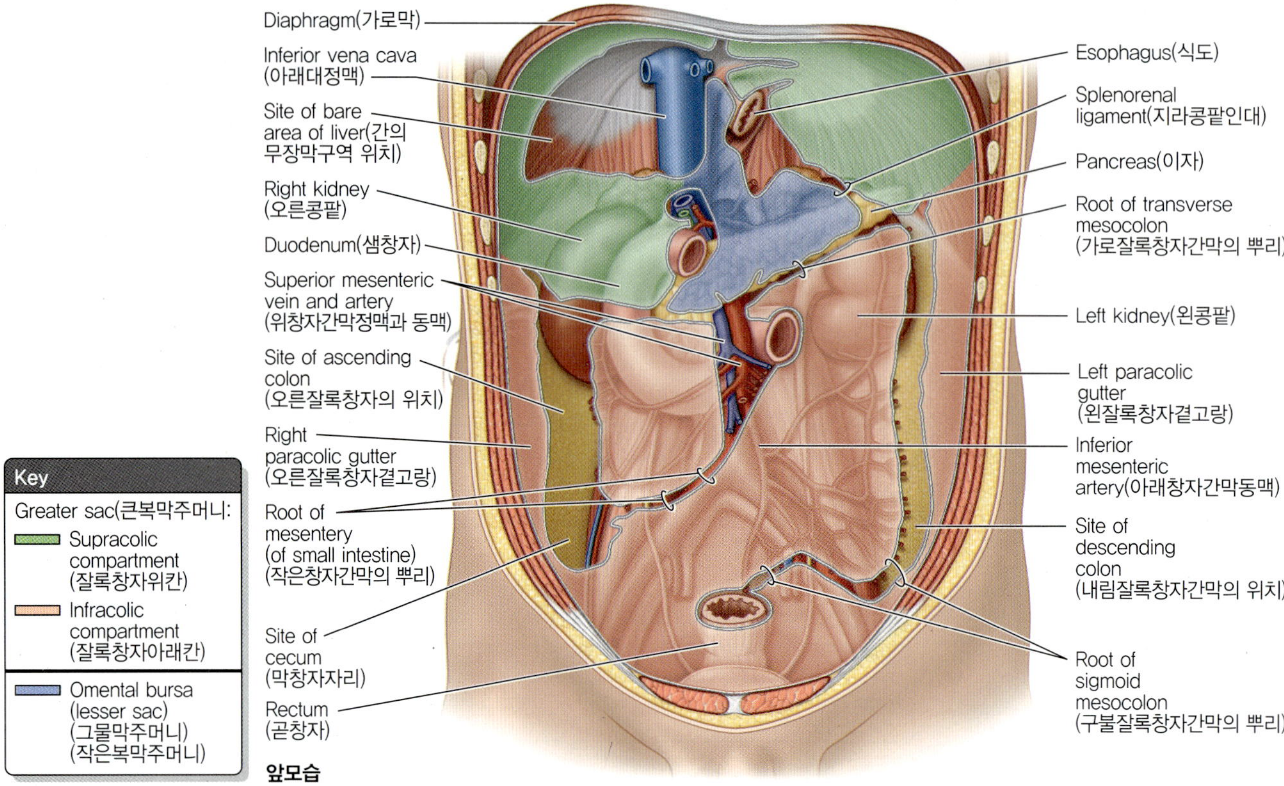

그림 2.17. 복막의 뒤벽과 복막 뿌리부준. 간과 오름내림잘록창자가 제거되어 있고, 가로잘록창자간막, 구불잘록창자간막, 그리고 작은창자간막이 뿌리부분에서 잘려 있다.

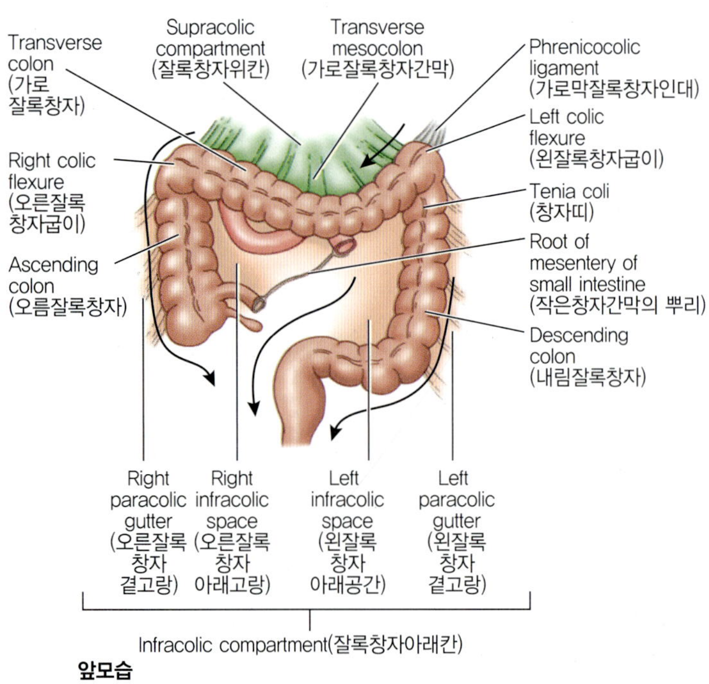

그림 2.18 큰그물막주머니 잘록창자 위칸과 아래칸 구성. 큰그물막은 제거 되어 있다. 잘록창자아래공간과 paracolic gutters(잘록창자곁고랑)는 기울이거나 바로 섰을 때 ascitic fluid(복수)의 흐름(화살표)을 결정한다.

두 개의 오목이 존재한다(그림 2.16).

- **Superior recess**(위오목)는 위쪽의 가로막과 간의 coronary ligament(관상인대) 뒤층에 의해 경계지어진 오목이다.
- **Inferior recess**(아래오목)는 큰그물막 위부분의 두 층 사이에 위치한다.

그물막주머니의 아래오목 대부분은 큰그물막 앞층과 뒤층이 융합된 잠재공간으로, stomach(위) 뒤쪽의 그물막주머니와는 통해 있지 않다(그림 2.16). 그물막주머니와 큰복막주머니는 **omental foramen**(그물막구멍; epiploic foramen)을 통해 서로 연결되어 있다. 그물막구멍은 작은그물막의 자유모서리, 즉 hepatoduodenal ligament(간샘창자인대) 뒤쪽에 위치한다(그림 2.4, 2.14). 그물막구멍의 경계는 다음과 같다.

- 앞—간문맥, 간동맥, 쓸개관을 포함하고 있는 간샘창자인대(작은그물막의 자유모서리)
- 뒤—벽쪽복막으로 덮여 있는 아래대정맥과 가로막 오른다리(이 구조들은 복막뒤공간에 위치한다.)
- 위—내장쪽복막으로 덮여 있는 간
- 아래-샘창자 위부분

임상해부학

The Peritoneum and Surgical Procedures (복막과 수술기법)

복막은 신경 분포가 잘 되어 있기 때문에 수술부위가 크고 침습적이거나 *laparotomy*(개복수술)를 한 환자들은 복강경 절개 또는 transvaginal operation(질식수술; 질을 통한 수술)보다 통증이 더 심하다. 복막을 여는 개복수술 후에 복막염과 복막유착 같은 합병증이 잘 일어나기 때문에 가능하면 복막을 열지 않으려고 노력한다(예: 허리를 통해 콩팥에 접근 수술법). 개복이 필요한 경우, 복막안의 오염을 막기 위해 최대한 노력해야 한다.

Peritonitis and Ascites(복막염과 복수)

개복수술을 하는 동안 세균 오염이 발생하였을 때나 창자가 외상에 의해 관통되거나 감염이나 염증(막창자꼬리염)에 의해 파열되었을 때, 가스나 대변, 세균 등이 복막안으로 들어와 복막의 염증이나 감염을 일으킬 수 있고 이를 **peritonitis**(복막염)라 한다. 혈청, 섬유소, 세포, 농양이 복막안으로 스며서 배어나오고, 그 위를 덮고 있는 피부의 통증이 동반하며 앞가쪽 배벽 근육의 긴장이 증가된다. 복막은 면적이 광범위하고 복막안의 세균, 독소등이 포함된 물질이 빠르게 흡수하므로, 복막염은 *generalized* peritonitis(범복막염; 복막염이 복막안으로 넓게 퍼짐)가 되며, 이는 위험하고 생명을 잃을 수도 있는 상황이 된다. 이 경우 배에 심한 통증뿐만 아니라 tenderness(압통; 누름통증), 어지러움과 구토, 열과 변비가 발생한다.

복막안에 쌓인 과다한 액체를 **ascitic fluid**(복수)라고 하며, 임상적으로 **ascites**(복수)라고 한다. 복수는 기계적 손상(출혈이 동반될 수 있다)이나 문맥고혈압, 암세포의 배속 장기로의 광범위한 전이와 같은 병리적인 상태의 결과로 나타난다. 이런 경우 복막안은 수 리터의 복수로 인해 팽창되어, 장기의 움직임을 방해할 수 있다.

정상적인 호흡에 따라 앞가쪽 배벽은 율동적으로 움직인다. 만약 가슴이 팽창할 때 배가 들어가거나(*paradoxical abdominothoracic rhythm*, 모순배가슴율동), 근육의 경직이 일어나면, 복막염이나 폐렴(허파의 염증)일 수 있다. 움직이면 통증이 심해지기 때문에, 복막염이 있는 사람은 보통 무릎을 굽히고 누워 앞가쪽 벽근육을 이완하게 한다. 또한 복압과 통증을 줄이기 위해 호흡을 얕고 빠르게 내쉬게 된다.

Peritoneal Adhesions and Adhesiotomy (복막유착과 유착절제술)

만약 복막이 예를 들어 찔린 상처(자창)를 받고나, 감염이 되면, 복막면은 염증이 생기고 그로 인해 복막에 *fibrin*(섬유소)이 잘 붙게 된다. 치유되면서, 섬유소는 섬유조직으로 대치되어 내장쪽복막과 인접한 내장 사이나, 내장쪽복막과 인접한 배쪽복막 사이가 비정상적으로 부착된다. **Adhesion**(유착; 흉터조직)은 배수술 (예; 파열된 막창자꼬리로 인한)뒤에도 일어날 수 있고, 내장의 정상적인 움직임을 제한하기도 한다. 이러한 유착은 만성적인 통증을 유발하거나 창자가 유착부위를 중심으로 꼬이게 되어(창자꼬임증; *volvulus*) 창자가 막히는 응급 합병증을 일으킬 수 있다.

Adhesiotomy(유착절제술)은 유착을 수술적으로 분리하는 것을 말한다. 유착은 시체 해부에서도 종종 발견된다(예; 지라의 가로막에 대한 유착).

Abdominal Paracentesis(배벽천자술)

범복막염의 치료에는 복수의 제거와 함께 감염이 존재할 때는 다량의 항생제 투여가 포함된다. 액체의 흡입과 배출을 위한 복막안의 수술적 구멍을 내는 것을 **paracentesis**(배안천자술)이라 한다. 예를 들면, 국소마취제를 투여하고 바늘이나 trocar(뚫개; 트로카)를 찌른 다음 cannula(삽입관)를 앞가쪽 배벽의 백색선부위를 통해 복막안으로 삽입한다. 바늘은 아래배벽동맥의 손상을 피하기 위해 빈 방관의 위쪽으로 삽입한다.

Functions of Greater Omentum(큰그물막의 기능)

크고 지방이 많은 큰그물막은 내장쪽복막이 벽쪽복막에 부착되는 것을 방지한다. 큰그물막은 상당히 유동적이고 내장의 꿈틀운동에 따라 복막안에서 돌아다닌다. 종종 인접한 막창자꼬리와 같은 염증이 생긴 장기에 유착을 형성하고 그 부위를 싸서 다른장기로 염증이 퍼지는 것을 막는다.

Spread of Pathological Fluids(병적액체의 확산)

복막오목은 pus(농)과 염증의 산물과 같은 병적액체의 확산과 관련되어 임상적으로 중요하다. 복막오목은 장기에 질병이나 손상이 있을 때 복막안으로 들어가는 액체의 확산 정도와 방향을 결정한다.

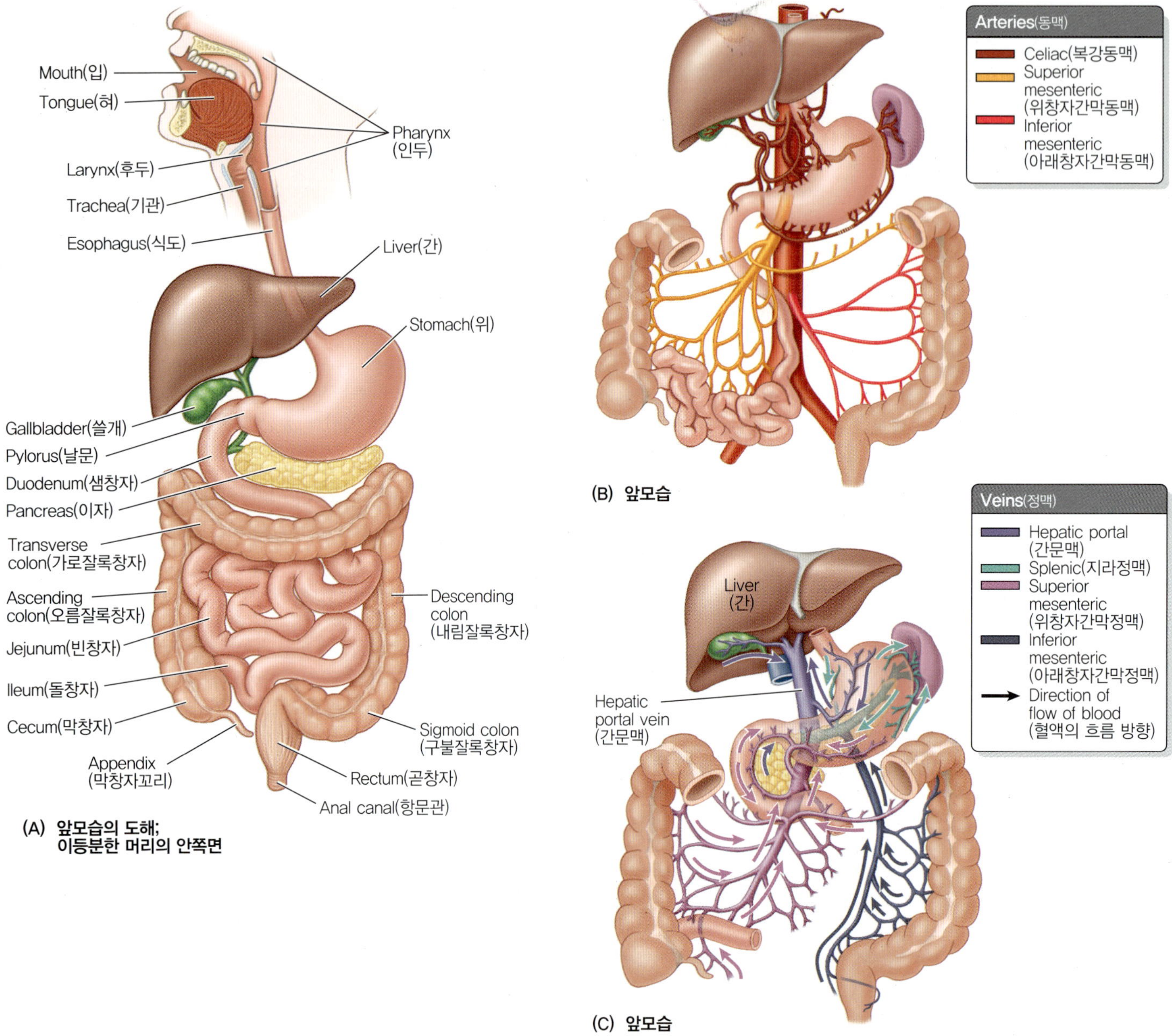

그림 2.19. **소화관의 전체모식도와 혈액공급과 정맥배출.** A. 소화관의 전체모습. B. 동맥분포. C. 문맥분포.

ABDOMINAL VISCERA(배안의 내장기관)

배안의 주요 내장기관에는 esophagus(식도; 아래쪽 끝부분), stomach(위), intestine(창자), spleen(지라), pancreas(이자), liver(간), gallbladder(쓸개), kidney(콩팥) 및 suprarenal gland(부신)가 있다. 식도 위 창자를 합쳐 **gastrointestinal(GI) tract**(소화관; alimentary tract)이라고 부른다. 음식물은 *mouth*(입)를 통해 들어와 *pharynx*(인두)와 *esophagus*(식도)를 거쳐 *stomach*(위)으로 내려간다. Digestion(소화)은 위와 *duodenum*(샘창자)에서 주로 일어난다. 위의 중간부분에서 시작되어 phylorus(날문) 쪽으로 진행되는 연속적인 고리모양의 수축을 **peristalsis**(꿈틀운동; 연동)라고 한다. 꿈틀운동은 치아에 의해 잘게 부숴진 음식물을 위액과 고루 섞어 주고, 위내용물을 샘창자로 내려 보내는 작용을 한다.

음식물이 분해되어 생성된 화학물질의 흡수는 주로 *duodenum*(샘창자), *jejunum*(빈창자), *ileum*(돌창자)으로 이루어진 *small intestine*(작은창자)에서 일어난다(그림 2.19A). 샘창자는 위와 바로 연결되어 있으며, 이곳으로 소화관의 부속샘인 *pancreas*(이자)와 *liver*(간)의 분비관이 열린다. 빈창자와 돌창자에서도 꿈틀운동이 일어나지만, 창자 안이 막혔을 때가 아니면 수축강도가 강하지 않다. *Large intestine*(큰창자)은 돌창자 끝부분과 연결된 *cecum*(막창자), *appendix*(막창자꼬리), *ascending colon*(오름잘록창자), *transverse colon*(가로잘록창자), *descending colon*(내림잘록창자), *rectum*(곧창자) 및 *anal canal*(항문관)로 이루어져 있으며 *anus*(항문)에서 끝난다. 수분의 재흡수는 대부분 오름잘록창자에서 일어난다. 내림잘록창자와 구불잘록창자에서는 반고체 상태의 배설물인 feces(대변; stools)가 형성되어 곧창자에 저장되었다가 밖으로 배출된다

배안에 위치한 소화관, 지라 이자, 쓸개 및 간에 분포하는 동맥은 *abdominal aorta*(배대동맥)에서 일어난다(그림 2.19B). 배대동맥의 주요 가지로는 *celiac trunk*(복강동맥), *superior mesenteric artery*(위창자간막동맥) 및 *inferior mesenteric artery*(아래창자간막동맥)가 있다.

Superior mesenteric vein(위창자간막정맥)과 splenic vein(지라정맥)으로 합쳐져 형성된 *hepatic portal vein*(간문맥)은 *portal venous system*(문맥계)의 주요 부분이다(그림 2.19C). 간문맥는 배안의 소화관, 이자, 지라 및 쓸개로부터 혈액을 모아 간으로 들여 보낸다.

Esophagus(식도)

식도는 근육으로 이루어진 길이 25 cm, 평균직경 2 cm 정도의 관 구조이며, 인두에서 시작되어 위까지 뻗어 있다(그림 2.19A, 2.20). 식도의 특징은 다음과 같다.

- 척주의 오목한 배열을 따라 아래쪽으로 뻗는다(thoracic kyphosis; 가슴척주뒤굽이).
- 열째등뼈(T10) 높이에서 정중면 바로 왼쪽에 있는 diaphragm(가로막)의 right crus(오른다리)에 형성된 타원형의 **esophageal hiatus**(식도구멍)를 지난다(그림 2.20).

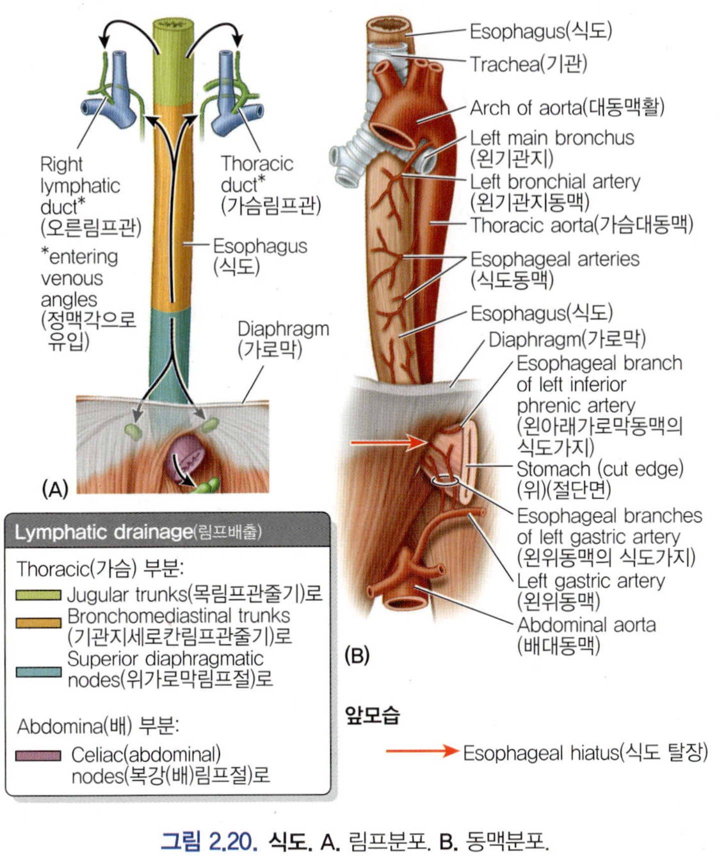

그림 2.20. 식도. A. 림프분포. B. 동맥분포.

- 식도의 아래쪽 끝부분인 **esophagogastric junction**(식도위이음부)은 식도를 통해 내려온 음식물이 식도위이음부에서 stomach(위)의 cardial orifice(들문구멍)으로 들어간다(그림 2.21B). 식도위이음부는 열한째등뼈(T11)와 costal cartilage(일곱째왼갈비연골)의 높이에서 정중선의 왼쪽에 위치한다. 식도 abdominal part(배부분)은 매우 짧으며 복막뒤에 위치한다.
- 식도의 벽은 circular muscle layer(돌림근육층)과 external longitudinal muscle layer(바깥세로근육층)로 되어 있다. 위쪽 1/3 부위의 바깥세로근육층은 골격근으로 이루어져 있는 반면, 아래 1/3 부위의 바깥세로근육층은 민무늬근으로 이루어져 있다. 중간 1/3에는 두 종류의 근육이 섞여 있다.

식도위이음부는 속면에 식도점막과 위점막의 급작스럽게 바뀌는 경계선이 뚜렷이 나타나는데, 이를 임상적으로 **Z-line**(Z선)이라 한다(그림 2.21D). 식도위이음부 바로 위에 위치하는 식도구멍의 가로막 근육은 조임근과 같은 기능을 하며, 이를 **inferior esophageal sphincter**(아래식도조임근)라 부르기도 한다. 방사선 검사를 해 보면, 이 조임근의 작용으로 음식물이 잠시 식도에 머무는 것을 볼 수 있고, 위내용물이 식도쪽으로 역류하지 못하게 할 수 있음을 알 수 있다.

식도의 배부분에 분포하는 혈관, 림프관 및 신경은 다음과 같다.

- **동맥 공급**: *celiac trunk*(복강동맥)의 가지인 **left gastric artery**(왼위동맥)**의 식도가지**(그림 2.20B)와 **left inferior phrenic artery**(왼아래가로막동맥)
- **정맥 배출**: 식도 배부분은 주로 **left gastric vein**(왼위정맥)을 통해 *portal venous system*(간문맥계통)으로 연결된다(그림 2.20B). 반면, 식도 가슴부분은 **esophageal vein**(식도정맥)과 *azygos vein*(홀정맥)을 통해 *systemic venous system*(온몬정맥계통)으로 연결된다(1장 참조). 식도 가슴부분과 배부분의 정맥은 서로 연결되어 임상적으로 매우 중요한 portal-systemic anastomsis(간문맥-온몸정맥연결)를 형성한다.
- **림프 배출**: 식도 배부분의 림프는 **left gastric lymph nodes**(왼위림프절)로 유출되며, 여기서 나온 림프관은 대부분 **celiac lymph nodes**(복강림프절)로 유출된다(그림 2.20A)
- **신경분포**: **vagal trunk**(미주신경줄기)에서 나온 anterior and posterior gastric nerve(앞 · 뒤위신경)가 분포한다. 또한 **thoracic sympathetic trunk**(가슴교감신경줄기)에서 일어난 **greater** (abdominopelvic) **splanchnic nerve**[큰(배골반)내장신경]도 분포하고, 왼위동맥과 왼아래가로막동맥을 둘러싸는 **periarterial plexus**(동맥주위신경얼기)도 식도 배부분에 분포한다(그림 2.23B)

Stomach(위)

위는 음식물을 섞어 주고 저장하는 기능을 하는 장기이지만, 주기능은 acidic(산성)과 기계적 소화작용이다. *Gastric juice*(위액)는 음식물과 섞여 반액체상태의 혼합물인 *chime*(미즙)이 되어 샘창자로 내려간다.

PARTS AND CURVATURE OF STOMACH(위의 각 부위와 굽이)

위는 수시로 모양이 변하는 장기이며, 사람에 따라 다양한 형태를 띤다(그림 SA2.2B 참조). 위는 네 부위로 나뉘며, 두 개의 굽이가 있다(그림 2.21).

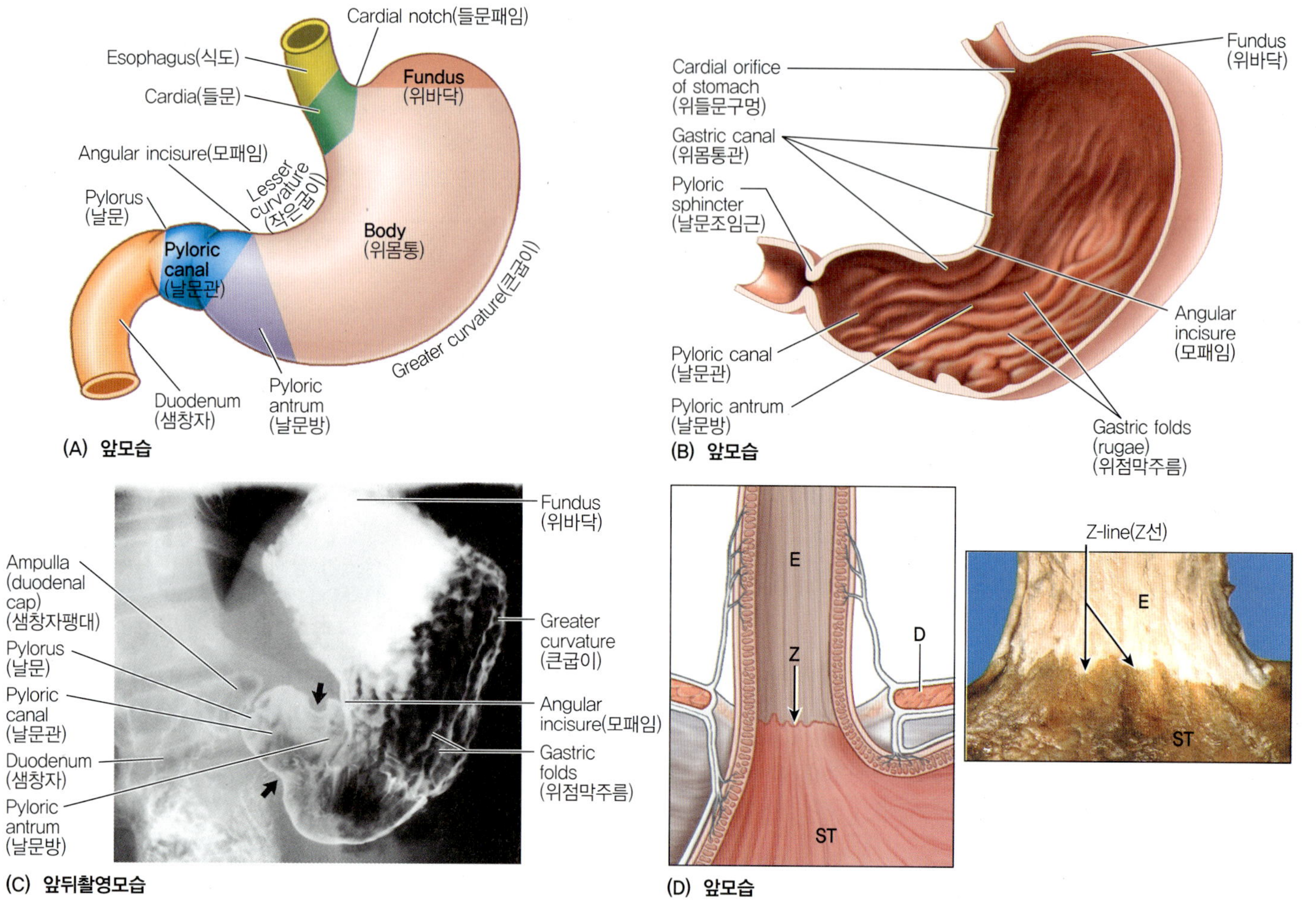

그림 2.21. 식도의 끝부분, 위 및 샘창자 위부분. **A.** 위의 구성. **B.** 의 속면. **C.** 조영제를 마신뒤 촬영한 위와 샘창자의 방사선사진. 화살표는 꿈틀운동을 가리킨다. **D.** 식도위연결 부위의 관상면. *D,* 가로막; *E,* 식도; *ST,* 위; *Z,* 식도위연결(Z선).

- 식도가 나팔처럼 벌어져 위로 열리는 부위를 **cardial orifice**(들문구멍)라 하고, 그 주위를 둘러싸인 부분을 **cardia**(들문)라고 한다.
- 위의 superior part(위부분)이 팽대되어 가로막 왼쪽부분과 닿아 있는 곳을 **fundus**(위바닥)라고 한다. 위바닥은 들문구멍을 지나는 수평면보다 위쪽의 부분을 일컷는다. 위바닥의 가장 높은 곳은 왼쪽 다섯째갈비사이공간 높이에 위치한다. 식도와 위바닥 사이에 각을 이룬 부분을 **cardial notch**(들문패임)라고 한다. 위바닥은 가스(특히 서 있을 때) 액체 또는 음식물에 의해 팽창될 수 있다.
- 위바닥과 pyloric antrum(날문방) 사이의 부위로 위의 대부분을 이루는 부분을 **body**(위몸통)라고 한다. [조직학자/병리학자들은 종종 위바닥과 위몸통을 동의어로 여긴다; 따라서 위바닥과 위몸통의 점막은 "fundic glands(위바닥샘)"로 이루어졌다.]
- 위몸통 아래쪽, 깔때기 모양의 부위를 **pyloric part**(날문부분)라 하며 그 중 넓은 부위를 **pyloric antrum**(날문방), 좁은 부위를 **pyloric canal**(날문관)이라 부른다. 위의 가장 끝부분인 **pylorus**(날문)에는 돌림근육층이 두껍게 발달되어 있어, 위내용물이 **pyloric orifice**(날문구멍)을 통해 샘창자로 내려가는 것을 조절해 준다.
- 위의 두 모서리 중 길이가 짧고 오목한 쪽을 **lesser curvature**(작은굽이)라고 한다. 작은굽이 약 2/3 지점의 각진 부분을 **angular incisures**(notch; 모패임)라고 하는데, 이는 위몸통과 날문부분의 대략적인 경계가 된다.
- 위의 모서리 중 길고 볼록한 쪽을 **greater curvature**(큰굽이)라고 한다.

INTERIOR OF STOMACH(위의 내부)

위가 수축되면 위점막에는 세로 방향의 **gastric fold**(위주름; gastric rugae)가 형성된다(그림 2.21B,C). 위주름은 날문부분과 큰굽이를 따라 특히 잘 발달되어 있다. 음식물을 삼킬 때에는 작은굽이의 위주름 사이에 일시적으로 **gastric canal**(furrow; 위몸통관)이 형성된다. 위의 내강이 거의 비어 있을 때, 소량의 음식물을 먹거나 침을 삼키면 위몸통관을 통해 바로 날문관으로 내려간다.

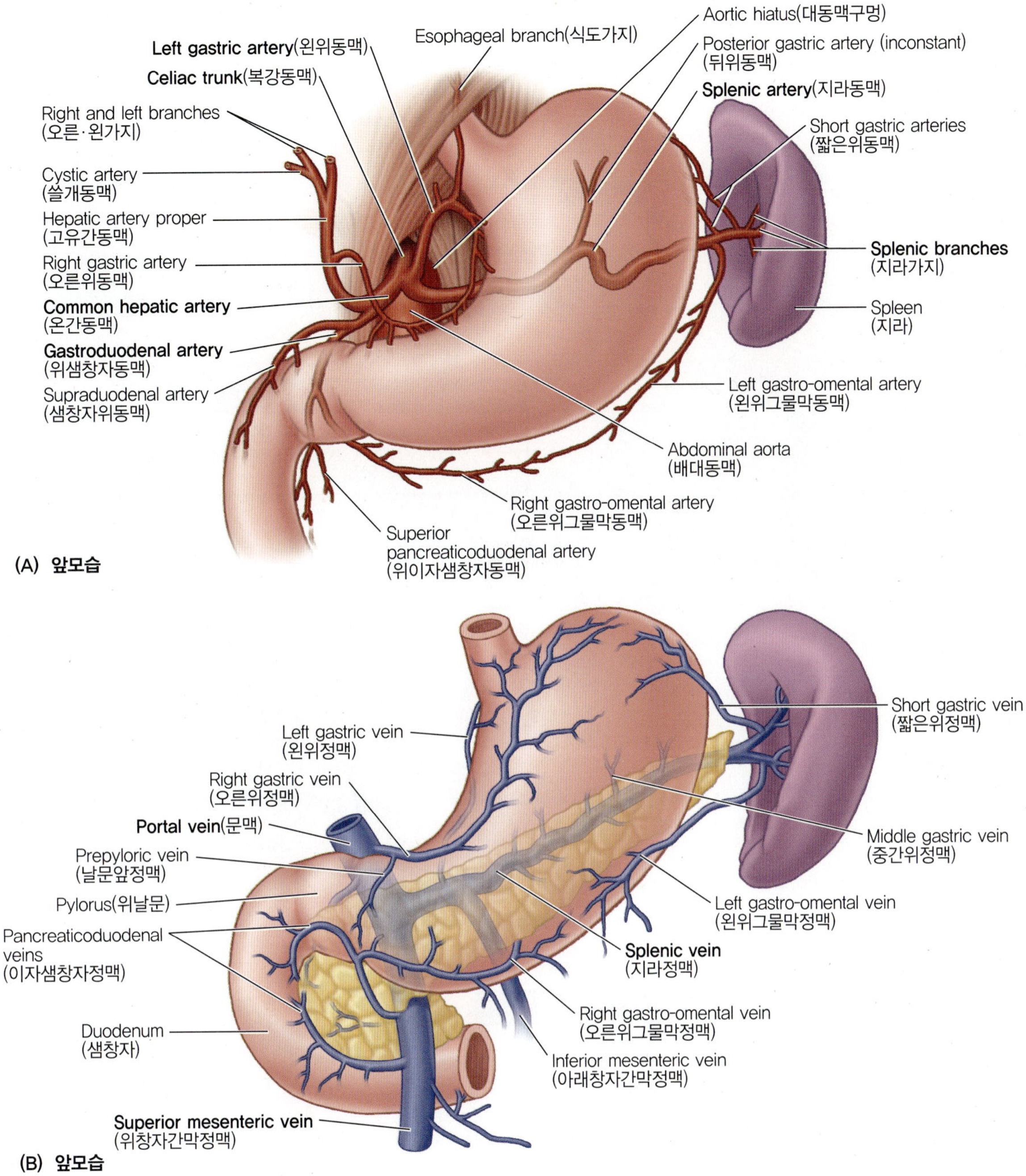

그림 2.22. 위와 샘창자의 혈관. A. 동맥분포. B. 간문맥 분포.

VASCULATURE AND NERVES OF STOMACH
(위의 혈관 및 신경분포)

- 동맥 공급: 위는 celiac trunk(복강동맥)와 그 가지를 통해 풍부한 혈액을 공급받는다(그림 2.22A; 표 2.5). 작은굽이를 따라 주행하면서 서로 연결되는 **right gastric artery**(오른위동맥)와 **left gastric artery**(왼위동맥) 그리고 큰굽이를 따라 주행하면서 서로 연결되는 **right gastro-omental artery**(오른위그물막동맥; right gastro-epiploic artery)와 **left gastro-omental artery**(왼위그물막동맥; left gastro-epiploic artery)에 의해 대부분의 혈액 공급이 이루어진다. 위몸통의 위부분과 위바닥에는 splenic artery(지라동맥)의 가지인 short gastric arteries(짧은위동맥)와 posterior gastric artery(뒤위동맥)가 분포한다.
- 정맥분포: 위에 분포하는 정맥은 동맥과 함께 주행하고, 직 · 간접적으로 hepatic portal venous system(간문맥계)으로 배출된다(그림 2.22B).
- 림프배출: 위 앞면과 뒤면의 림프는 큰굽이와 작은굽이의 동맥을 따라 주행하는 **gastric lymph nodes**(위림프절)와 **gastro-omental lymph nodes**(위그물막림프절)로 배출된다(그림 2.23A). 이들 림프절

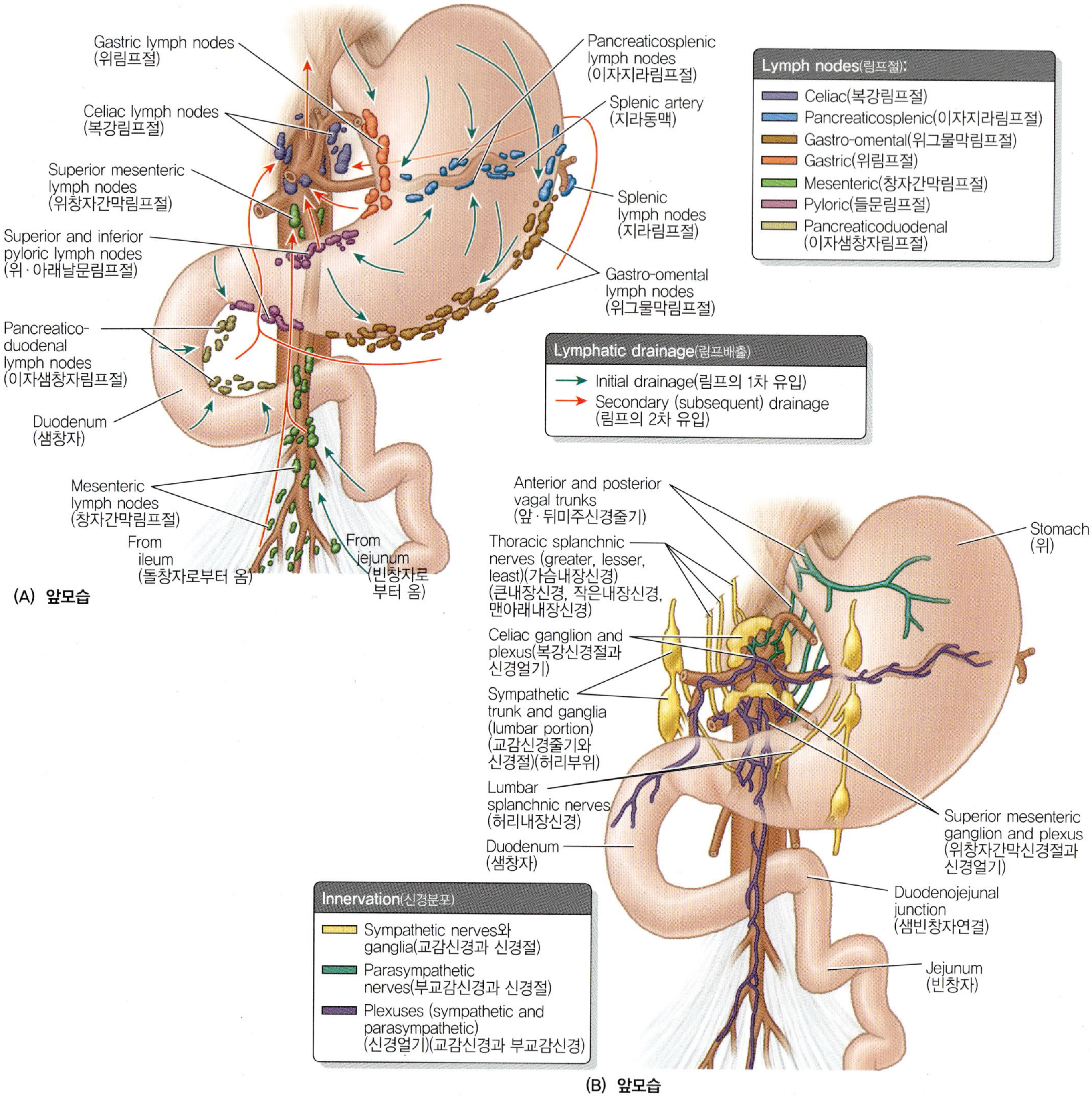

그림 2.23. **위와 샘창자의 림프배출**(A)**와 신경분포**(B).

에서 나온 림프관은 **pancreaticosplenic lymph nodes**(이자지라림프절), **pyloric lymph nodes**(날문림프절) 및 **pancreaticoduodenal lymph nodes**(이자샘창자림프절)를 경유하여 동맥을 따라 주행하다 *celiac lymph nodes*(복강림프절)로 연결된다.

- 교감신경과 부교감신경 분포: 가로막의 식도구멍을 통해 내려온 **anterior vagal trunk**(앞미주신경줄기; 주로 왼미주신경의 신경섬유)와 **posterior vagal trunk**(뒤미주신경줄기; 주로 오른미주신경의 신경섬유)를 통해 **부교감신경이 분포한다**(그림 2.23B). **교감신경 분포는** 척수 다섯째~아홉째 가슴분절(T5~T9)에서 일어나 greater splanchnic nerve(큰내장신경)를 통해 **celiac plexus**(복강신경얼기)를 통해 이루어진다. 여기서 나온 신경섬유들이 위동맥 및 위그물막동맥 주위의 신경얼기를 이루어 위에 분포한다. (소화관의 자율신경계에 관련된 표 1.4 참조.)

표 2.5 ESOPHAGUS(식도), STOMACH(위), DUODENUM(샘창자), LIVER(간), GALLBLADDER(쓸개), PANCREAS(이자) 및 SPLEEN(지라)의 동맥 분포

동맥[a]	이는곳	경로	분포
Celiac trunk(복강동맥)	Abdominal aorta(T12), diaphragm의 대동맥구멍 바로 아래	앞아래쪽으로 짧게 주행 후, splenic arteries와 common hepatic arteries로 분지함	Esophagus, stomach, duodenum(proximal to bile duct), liver와biliary apparatus, 와 pancreas
Left gastric(왼위동맥)	Celiac trunk	복막뒤공간을 따라 esophageal hiatus 쪽으로 올라가, esophageal branch를 낸 뒤 위의 lessercurvature를 따라 내려가다 right gastric artery와 연결됨	Esophagus 아래부분, 위의 lesser curvature 왼쪽 부분
Splenic(지라동맥)		복막뒤공간에서 pancreas 위모서리를 따라 주행하다가 지라문의 splenorenal ligament를 통해 hilum of spleen으로 뻗음	Body of pancreas, spleen과 위의 greater curvature; posterior gastric branch 을 분지하여 위의 뒤벽과 위바닥에 분포함
Left gastro-omental (gastro-epiploic)(왼위그물막동맥)	Spleen의 hilum 부위의 splenic artery	Gastrosplenic ligament 속에서 위의 greater curvature 쪽으로 뻗음	위의 greater curvature 왼쪽 부분
Short gastric(짧은위동맥; 4~5개)		Gastrosplenic ligament 속에서 위바닥으로 뻗음	Fundus of stomach
Hepatic(간동맥)[b]	Celiac trunk	복막뒤공간을 따라 주행하다가 hepatoduodenal ligament를 통해 porta hepatis로 뻗음. Right and left hepatic arteries로 분지	Liver, gallbladder, stomach, pancreas, duodenum, and respective lobes of liver
Cystic(쓸개동맥)	Right hepatic artery	Hepatoduodenal ligament 속에서 일어남.	Gallbladder and cystic duct
Right gastric(오른위동맥)*	Hepatic artery	위의 lesser curvature를 따라 뻗음	위의 lesser curvature 오른쪽 부분
Gastroduodenal(위샘창자동맥)		복막뒤 공간을 따라 gastroduodenal junction 뒤를 지나 아래쪽으로 뻗음	위, 이자, duodenum위부분, bile duct 끝부분
Right gastro-omental (gastro-epiploic) (오른위그물막동맥)*	Gastroduodenal artery	Greater omentum을 따라 위의 greater curvature 쪽으로 뻗음	위의 greater curvature 큰굽이 오른쪽 부분
Anterior and posterior superior pancreaticoduodenal (앞 · 뒤위이자샘창자동맥)		Head of pancreas를 따라 아래쪽으로 뻗음	Duodenum 위쪽 부분, 이자머리
Anterior and posterior inferior pancreaticoduodenal (앞 · 뒤아래이자샘창자동맥)	Superior mesenteric artery	Head of pancreas를 따라 위쪽으로 뻗음	Duodenum 아래쪽 부분, 이자머리

*이는곳에 변이가 많다.
[a]동맥 상이의 anastomosis(연결)에 대해서는 그림 2.22A를 참조하라.
[b]설명의 편의상 위샘창자동맥이 일어나기 전의 부분을 common hepatic artery(온간동맥), 위샘차동맥을 낸 이후의 부분을 hepatic artery proper(고유간동맥)로 구분하는 경우도 있다.

RELATIONS OF STOMACH(위의 국소해부학적 위치관계)

위의 바깥면은, 큰 · 작은굽이를 따라 혈관이 주행하는 부위 및 들문구멍 뒤쪽의 일부 영역을 제외하고는, 모두 peritoneum(복막)으로 덮여 있다. 두 겹의 lesser omentum(작은그물막)이 분리되어 위주위를 둘러싸면, 큰굽이에서 다시 합쳐서 greater omentum(큰그물막)이 된다.

- 위의 앞쪽에는 **diaphragm**(가로막), 왼간엽 및 앞배벽이 있다(그림 SA2.2A)
- 위의 뒤쪽에는 **omental bursa**(그물막주머니)와 **pancreas**(이자)가 있다. 위의 뒤면은 그물막주머니 앞벽의 대부분을 형성한다(그림 2.24, 2.25)

바로 누운 자세에서 위의 밑에 있는 구조를 **stomach bed**(위걸이)라고 하는데, 이는 그물막주머니의 뒤벽을 형성하는 구조물들에 의해 형성된다(표 2.6). 위에서부터 아래로, 가로막의 왼쪽부분, 지라, 왼콩팥과 부신, 지라동맥, 이자, 가로잘록창자간막과 가로잘록창자로 이루어져 있다.

Small Intestine(작은창자)

작은창자는 duodenum(샘창자), jejunum(빈창자) 및 ileum(돌창자)으로 이루어져 있으며, 위 날문에서 ileocecal junction(돌막창자이음부)까지의 부분이다. 돌막창자이음부는 돌창자와 큰창자의 시작부위인 cecum(막창자)의 연결부위이다.

DUODENUM(샘창자)

샘창자는 작은창자의 시작부위로, 작은창자 중 가장 짧고(25 cm) 직경이 크며 복벽에 고정되어 있다. 샘창자는 위날문에서 시작하고 **duodenojejunal junction**(샘빈창자이음부)에서 끝난다. 샘창자는 오른쪽으로 뻗었다가 왼쪽으로 뻗는 반면, 위날문과 샘빈창자이음부는 정중면에 서로 매우 가까이 위치한다. 샘창자는 다음과 같이 네 부위로 나뉜다(그림 2.24; 표 2.6)

표면해부학

Stomach(위)

위는 여러 다양한 상황에서 그 크기와 위치가 변하기 때문에, 위에 대한 신체표면의 지표도 일정하지 않다. 바로 누운 자세에서 위의 표면해부학적 지표는 다음과 같다(그림 SA2.2A).

- **Cardial orifice**(들문구멍): 대개 왼쪽 여섯째갈비연골 뒤, 정중면으로부터 2~4cm 왼쪽에 열째~열한째등뼈(T10~T11) 높이에 위치한다.
- **Fundus**(위바닥): 대개 왼쪽 다섯째갈비뼈 뒤, 빗장중간선부위에 위치한다.
- **Greater curvature**(큰굽이): 아래쪽으로 뻗어 왼쪽 열째갈비연골 높이에 이른 후, 안쪽으로 꺾어져 날문방에 이른다.
- **Lesser curvature**(작은굽이): 들문 오른쪽에서 날문방에 이른다. 작은굽이의 가장아래부분인 **angular notch**(모패임)(그림 2.21A)는 정중면 바로 왼쪽에 위치한다.
- **Pyloric part**(날문부분): 대개 첫째허리뼈(L1) 높이, 아홉째갈비연골 부위에 위치한다. Pyloric orifice(날문구멍)는 정중면으로부터 약 1.25 cm 왼쪽에 위치한다.
- **Pylorus**(날문): 대개 정중면의 오른쪽에 위치한다. 대략 둘째~넷째허리뼈(L2~L4) 높이에 있다.

짧은 가슴과 긴배를 가진 뚱뚱한 사람의 위는 높게 위치하고 보다 가로로 놓인다. 마른 사람의 위는 낮게 위치하고 수직으로 놓인다(그림 SA2.2B).

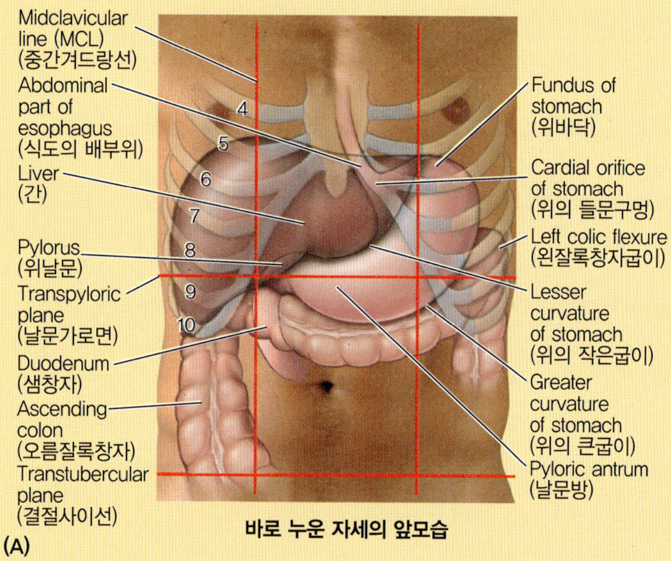

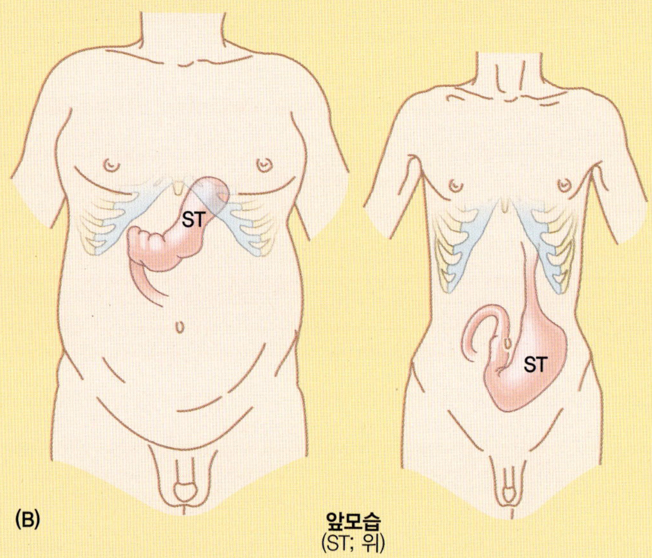

그림 SA2.2. **체형에 따른 위의 위치와 모양의 변화.**

- **Superior part**(위부분; **1st part**): 길이 5 cm 정도의 짧은 부분으로 날문에서 거의 수평으로 뻗어 첫째허리뼈(L1)의 앞가쪽에 위치한다.
- **Descending part**(내림부분; **2nd part**): 길이는 7~10 cm 정도로 둘째~셋째허리뼈(L2~L3) 오른쪽을 따라 수직으로 내려 오면서 이자머리를 감싼다. 시작부분은 아래대정맥의 오른쪽에 나란하게 위치한다. *bile duct*(쓸개관)과 *pancreatic duct*(이자관)이 만나 hepatopancreatic ampulla(쓸개이자관팽대)를 형성한 뒤, 샘창자 내림부분의 뒤안쪽벽으로 열린다.
- **Inferior part**(아래부분; **horizontal part** [수평부분]; **3rd part**): 길이는 6~8 cm 정도로 셋째허리뼈(L3) 높이에서 아래대정맥과 대동맥의 앞을 가로지르고 앞위창자간막동맥과 위창자간막정맥의 뒤를 가로지른다.
- **Ascending part**(오름부분; **4th part**): 길이는 약 5 cm정도로 짧으며, 셋째허리뼈(L3) 왼쪽에서 시작하여 위로 뻗어 둘째허리뼈(L2) 위모서리 높이의 정중면 2~3 cm 왼쪽지점에 이른다. 대동맥 왼쪽을 지나 이자몸통 아래모서리 부위까지 이르러 앞쪽으로 꺾여 duodenojejunal junction(샘빈창자이음부)에서 빈창자로 이어진다. 샘빈창자이음부는 예각으로 꺾여 있어 **duodenojejunal flexure**(샘빈창자굽이)라고도 하며, **suspensory muscle of duodenum**[샘창자걸이근; ligament of Treitz(샘창자걸이인대)]에 의해 고정된다.

샘창자걸이근은 가로막에서 뻗어 나온 골격근 가닥과 샘창자 아래 · 오름부분의 민무늬근이 연장된 섬유근육띠로 이루어져 있다. 샘창자걸이근은 이자와 지라정맥 뒤, 왼콩팥정맥 앞을 지난다. 기능은

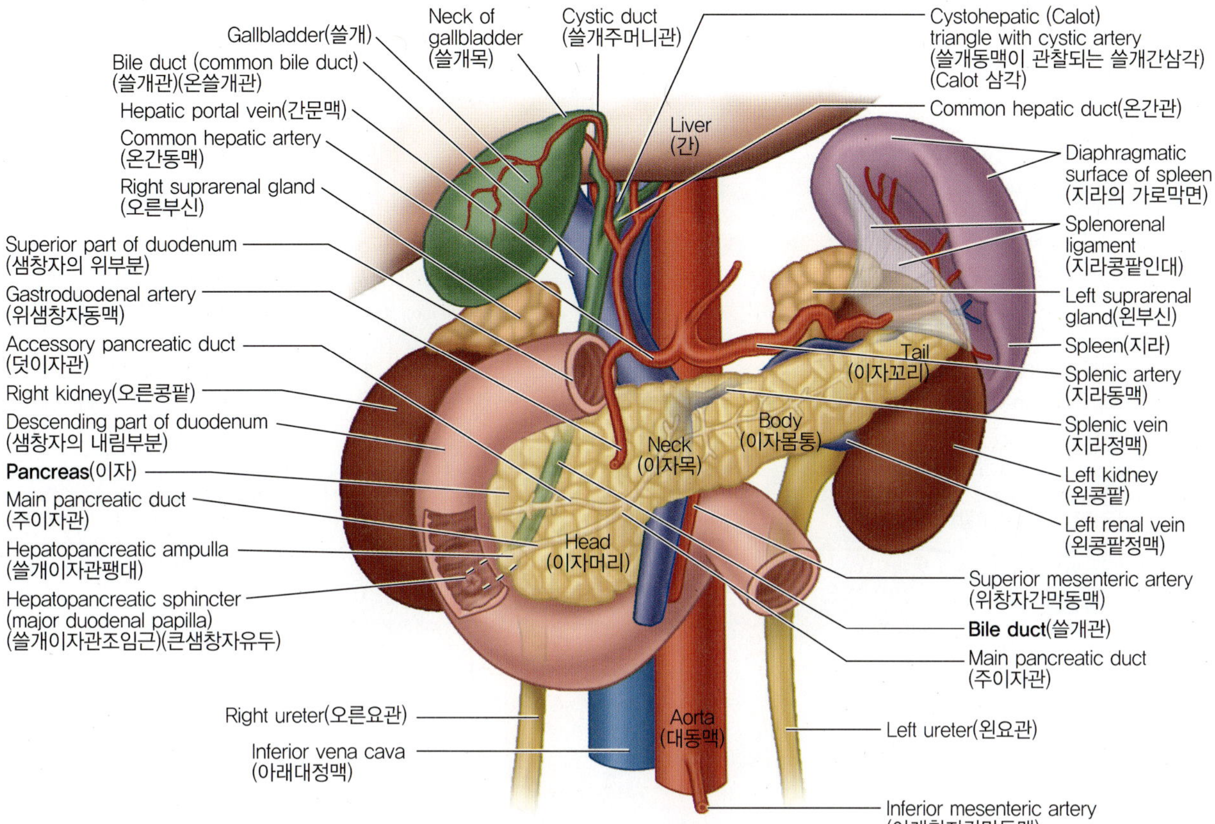

그림 2.24. 샘창자, 지라, 이자의 위치관계.

표 2.6 DUODENUM(샘창자), SPLEEN(지라) 및 PANCREAS(이자)의 위치관계

장기	앞	뒤	안쪽	위	아래	높이
Duodenum(샘창자)**의 위부분**	Peritoneum Gallbladder Quadrate lobe of liver	Bile duct Gastroduodenal artery Hepatic portal vein IVC	Pylorus	Neck of gallbladder	Head of pancreas	L1 vertebra의 앞가쪽
Duodenum(샘창자)**의 내림부분**	Transversecolon Transversemesocolon Coils of small intestine	Hilum of right kidney Renal vessels Ureter Right psoas major	Head of pancreas Pancreatic duct			L2~L3 vertebrae의 오른쪽
Duodenum(샘창자)**의 아래부분**	SMA SMV Coils of small ntestine	Right psoas major IVC Aorta Right ureter		Head and uncinate process of pancreas SMV SMA		L3 Vertebra의 앞쪽
Duodenum(샘창자)**의 오름부분**	Mesentery 뿌리 위부분 Coils of jejunum	왼쪽 psoas major Aorta 대동맥의 왼쪽 모서리	Head of pancreas	Body of pancreas		L3 vertebra의 왼쪽
Spleen(지라)	Stomach	Diaphragm 왼쪽 부분	Left kidney Pancreas의 꼬리	Diaphragm	Left colic flexure	Left upper quadrant의 9th and 11th ribs 부위
Head of pancreas (이자머리)		IVC Right renal artery and vein	SMA, SMV	1st part of duodenum	3rd part of duodenum	L2~L3 vertebrae
Neck of pancreas (이자목)	Stomach의 날문	SMA Formation of portal vein				L2 vertebra
Body of pancreas (이자몸통)	Omental bursa/ stomach	Aorta SMA/SMV Left suprarenal gland Left kidney and renal vessels			Duodenal-jejunal junction	L2 vertebra
Tail of pancreas (이자꼬리)		Left kidney		Spleen	Left colic flexure	

IVC, inferior vena cava; *SMA*, superior mesenteric artery; *SMV*, superior mesenteric vein.

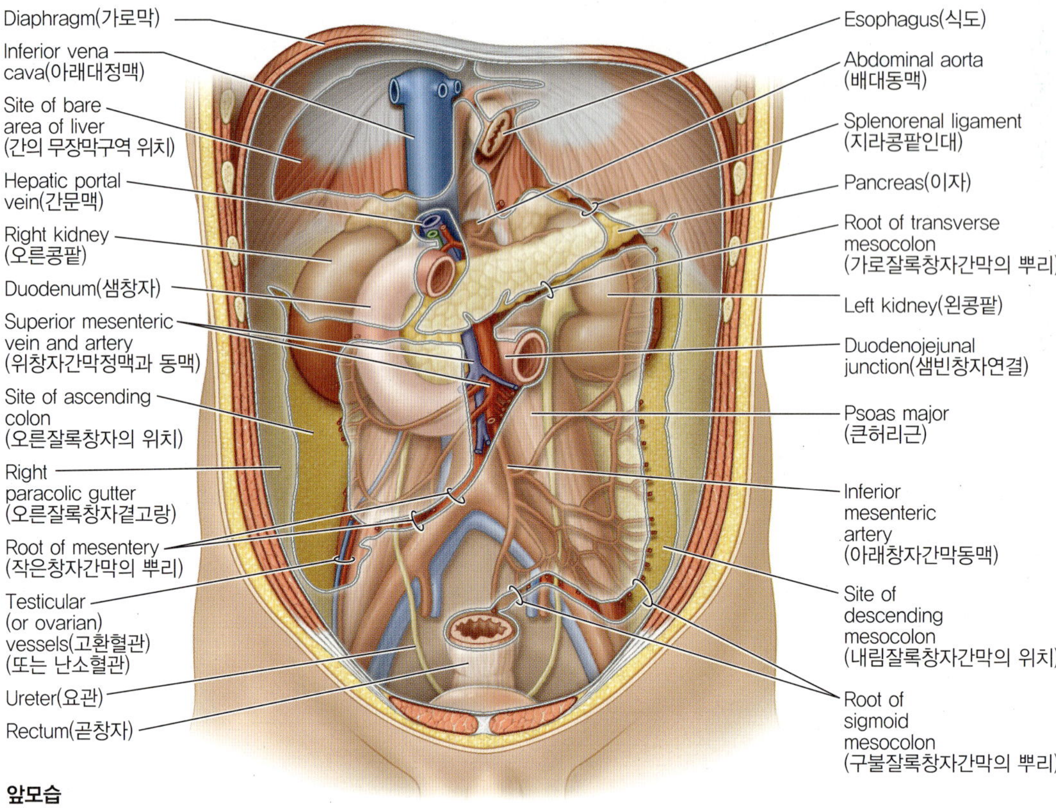

그림 2.25. **샘창자와 이자의 복막에서의 위치관계.**

잘 알려져 있지 않다.

샘창자 위부분의 첫 2 cm 부위에서는 창자간막이 있어서 자유로운 움직임이 가능하다. 이 부위는 속면이 밋밋하고 샘창자의 다른 부위에 비해 직경이 커서 **ampulla**(샘창자팽대; duodenal cap)라고 부른다(그림 2.21B,C). Superior part(위부분)의 끝 3 cm 부위와 샘창자의 나머지 세 부분은 창자간막이 없는 복막뒤장기로 위치가 고정되어 있다(그림 2.25). 샘창자의 주요 국소해부학적 위치관계는 표 2.6에 요약되어 있다.

샘창자의 혈관, 림프관 및 신경 분포는 다음과 같다.

- **동맥분포**: 샘창자는 두동맥으로부터 이중으로 혈액공급을 받는다. 샘창자 내림부분, 대략 쓸개관이 열리는 부위는 소화관의 동맥분포에 있어서 중요한 분기점이 된다. 이 부위는 발생학적으로 foregut(앞창자)와 midgut(중간창자)의 경계에 해당된다. 따라서 **duodenal arteries**(샘창자동맥)는 서로 다른 기원에서 형성되었다(그림 2.26; 표 2.7)
  - 배안에 위치한 소화관의 몸쪽부분에는 **celiac trunk**(복강동맥)가 분포한다. 샘창자 위부분과 내림부분에는 복강동맥에서 일어난 **gastroduodenal artery**(위샘창자동맥)와 그 가지인 **superior pancreaticoduodenal artery**(위이자샘창자동맥)가 분포한다.
  - 먼쪽의 소화관의 대부분(왼잘록창자굽이까지)은 superior mesenteric artery(위창자간막동맥; SMA)이 분포한다. 샘창자 아래부분과 오름부분에는 위창자간막동맥의 가지인 **inferior pancreaticoduodenal artery**(아래이자샘창자동맥)가 분포한다. 복강동맥의 가지인 위이자샘창자동맥과 위창자간막동맥의 가지인 아래이자샘창자동맥은 서로 연결되어 있어 곁순환이 일어날 수 있다.
- **정맥분포**: 샘창자에 분포하는 정맥은 동맥을 따라 주행하여 **hepatic portal vein**(간문맥)으로 연결된다(그림 2.27). 일부 정맥은 간문맥으로 직접 연결되지만, superior mesenteric vein(위창자간막정맥)이나 splenic vein(지라정맥)을 거쳐 간접적으로 간문맥으로 연결되는 정맥도 있다.
- **림프배출**: 림프관도 동맥을 따라 반대방향으로 주행하여 샘창자에 분포한다. 샘창자 **앞쪽의 림프**는 위 · 아래이자샘창자동맥 주위의 pancreaticoduodenal lymph nodes(이자샘창자림프절)와 위샘창자동맥 주위의 **pyloric lymph nodes**(날문림프절)로 배출된다(그림 2.23A). **뒤쪽의 림프**는 이자머리의 뒤를 지나 **superior mesenteric lymph nodes**(위창자간막림프절)로 배출된다. Duodenal lymph nodes(샘창자림프절)에서 나온 림프관은 celiac lymph nodes(복강림프절)로 연결된다.
- **신경분포**: 샘창자에는 **vagus** nerve(미주신경)의 부교감신경섬유와 **greater** and **lesser splanchnic nerve**(큰 · 작은내장신경)의 교감신

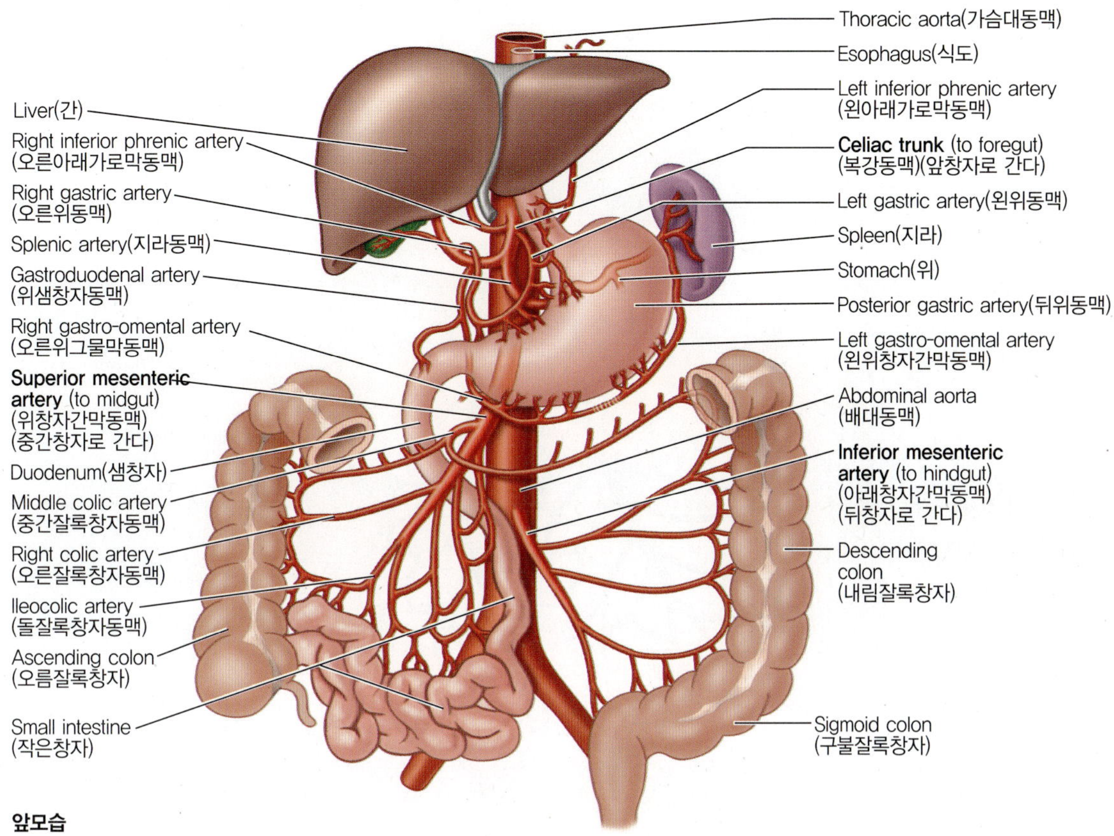

그림 2.26. 소화관의 동맥분포.

표 2.7 창자 동맥의 분포

동맥	이는곳	경로	분포영역
Superior mesenteric (위창자간막동맥)	Abdominal aorta(L1)	Mesentery 뿌리를 따라 ileocecal junction로 뻗음	Midgut에서 발생된 gastrointestinal tract
Intestinal(창자동맥; 15~18개)	Superior mesenteric artery	Mesentery의 층 사이를 따라 뻗음	Jejunum과 ileum
Middle colic(중간잘록창자동맥)		복막뒤공간으로 올라가 transverse mesocolon을 따라 뻗음	Transverse colon
Right colic(오른잘록창자동맥)		복막뒤공간을 통해 ascending colon 쪽으로 뻗음	Ascending colon
Ileocolic(돌잘록창자동맥)	Superior mesenteric artery의 종말가지	Mesentery 뿌리를 따라 주행하다가 돌창자가지와 잘록창자가지로 나뉨	Ileum, cecum과 ascending colon
Appendicular(막창자꼬리동맥)	Ileocolic artery	Meso-appendix을 따라 뻗음	Appendix
Inferior mesenteric (아래창자간막동맥)	Abdominal aorta(L3)	복막뒤공간을 통해 abdominal aorta 왼쪽으로 뻗어 내려감	Descending colon
Left colic(왼잘록창자동맥)	Inferior mesenteric artery	복막뒤공간에서 descending colon을 향해 왼쪽으로 뻗음	
Sigmoid(구불잘록창자동맥; 3~4개)		복막뒤공간에서 내림 sigmoid colon을 향해 왼쪽으로 뻗음	Descending colon과 sigmoid colon
Superior rectal(위곧창자동맥)	Inferior mesentericartery의 종말가지	복막뒤공간을 통해 rectum으로 뻗어 내려감	Rectum의 윗부분
Middle rectal(중간곧창자동맥)	Internal iliac artery	복막뒤공간을 통해 rectum으로 뻗음	Rectum의 중간부분
Inferior rectal(아래곧창자동맥)	Internal pudendal artery	Ischio-anal fossa를 지나 rectum으로 뻗음	Rectum과 anal canal의 아랫부분

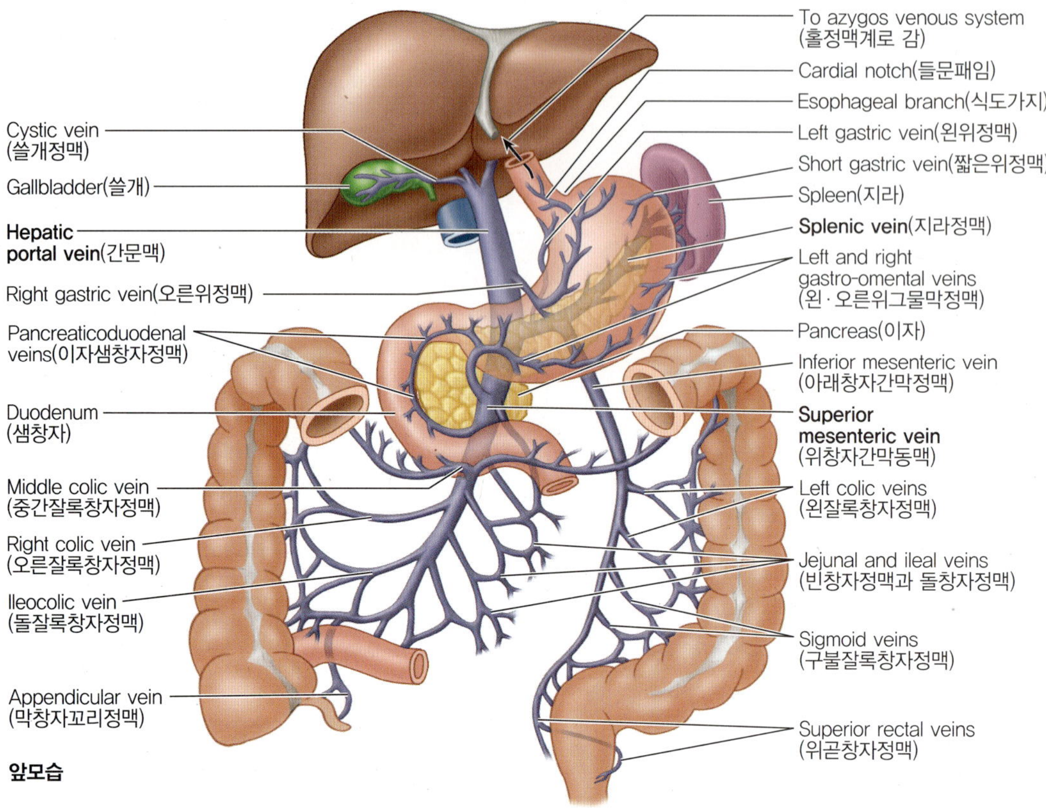

그림 2.27. 배부위의 소화관의 정맥분포. 간문맥은 위, 창자, 지라, 이자, 및 쓸개로부터 산소분압이 낮고 영양소가 풍부한 혈액을 받아 간으로 운반한다.

경섬유가 분포한다. 이 신경섬유들은 **celiac plexus**(복강신경얼기)와 **superior mesenteric plexus**(위창자간막신경얼기)를 거친 뒤, 이자샘창자동맥 주위의 신경얼기를 형성하여 샘창자에 분포한다(그림 2.23B).

JEJUNUM AND ILEUM(빈창자와 돌창자)

빈창자는 duodenojejunal junction(샘빈창자이음부)에서 시작되어 돌창자로 이어지고, 돌창자는 **ileocecal junction**(돌막창자이음부)에서 끝나 막창자로 연결된다(그림 2.28A,B). 시신에서 빈창자와 돌창자의 길이는 6~7 m 정도이지만, 생체에서는 근육의 수축으로 인해 이보다 길이가 짧다. 전체 길이 중 빈창자가 2/5, 돌창자가 3/5 정도를 차지한다. 돌창자끝부분은 골반에 위치하며, 위쪽으로 뻗어 막창자 안쪽면으로 연결된다. 빈창자와 돌창자의 경계는 뚜렷하지 않지만, 몇 가지 특징을 기준으로 두 부위를 구분할 수 있다(그림 2.28C~G; 표 2.8).

Mmesentery(창자간막)는 복막의 부채꼴 모양의 주름진 형태로, 빈창자와 돌창자를 뒤배벽에 부착시킨다. **Root(origin) of mesentery**(창자간막뿌리; 약 15 cm 길이)는 오른쪽 아래로 비스듬히 뻗어 내려간다(그림 2.25). 창자간막뿌리는 둘째허리뼈(L2) 왼쪽의 샘빈창자이음부에서부터 돌막창자이음부 및 right sacroiliac joint(오른엉치엉덩관절)부위에 이른다. 창자간막뿌리는 샘창자 오름부분과 아래부분, 배대동맥, 아래대정맥, 오른쪽 요관, 오른쪽 큰허리근, 오른쪽 고환동정맥 또는 난소 동정맥을 차례로 가로지른다.

빈창자와 돌창자의 혈관 림프관 및 신경분포는 다음과 같다.

- **동맥분포**: 빈창자와 돌창자에는 superior mesenteric artery(위창자간막동맥; SMA)이 분포한다(그림 2.26; 표 2.7). 위창자간막동맥은 창자간막을 따라 주행하면서 빈창자와 돌창자에 많은 가지를 낸다. 이 동맥가지들은 고리모양으로 연결되어 **arterial arcades**(활꼴동맥)을 형성하며, 이로부터 **vasa recta**(곧은동맥)가 일어난다(그림 2.28B,C).
- **정맥분포**: 빈창자와 돌창자의 정맥은 superior mesenteric vein(위창자간막정맥; SMV)로 유입된다(그림 2.27). 창자간막뿌리 부위에서 위창자간막정맥은 위창자간막동맥의 앞오른쪽에 위치한다. 위창자간막정맥은 이자목 뒤에서 splenic vein(지라정맥)과 만나 hepatic portal vein(간문맥)을 형성하다.
- **림프배출**: intestinal villi(창자융모)안에는 **lacteal**(암죽관)이라는 특수한 모세림프관이 있다. 음식물의 지방성분은 암죽관으로 흡수되어, 빈창자와 돌창자 벽의 lymphatic plexus(림프관얼기)로 운반된다. 이 림프관얼기는 창자간막을 이루는 두 층의 복막 사이를 지나 창자벽 근처의 **juxta-intestinal lymph nodes**(창자옆림프절), 활꼴동맥 사이에 흩어져 있는 **mesenteric lymph nodes**(창자간막림프절)그리고 위창자간막동맥 이는곳 주위의 **superior central nodes**(중심위림프절)로 유입된다(그림 2.23A). 이들 림프절에서 나온 림프관은 superior mesenteric lymph node(위창자간막림프절)로 연결된다. 돌창자끝부분의 림프관은 ileocolic artery(돌잘록창자동맥)

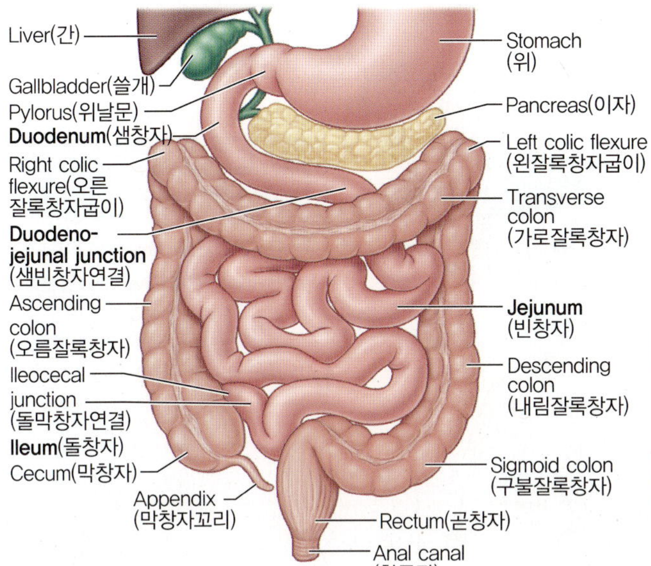

(A) 앞모습

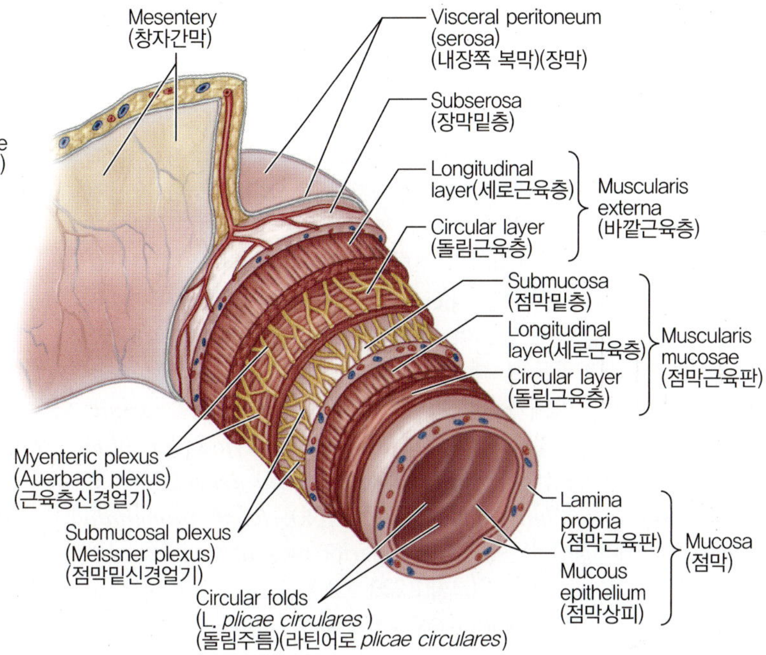

(B) Mesentery and wall of small intestine(작은창자의 창자간막과 벽)

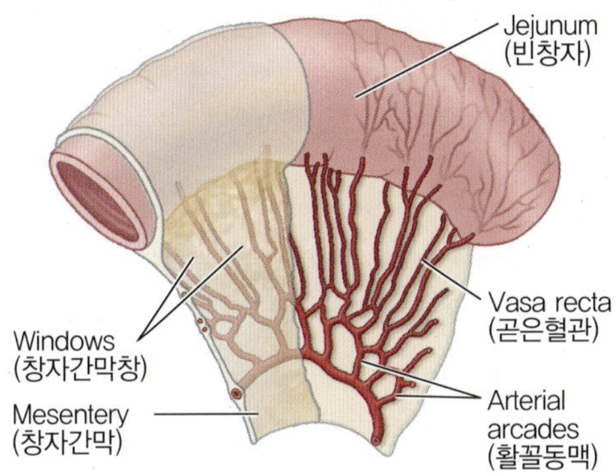

(C) Arteries of jejunum (빈창자의 동맥)

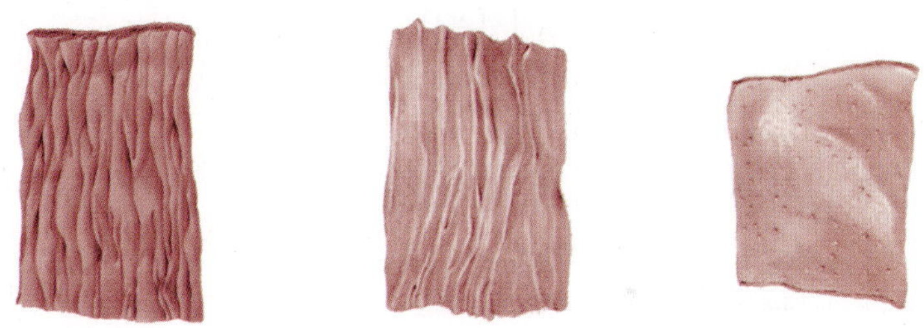
(E) Proximal jejunum (빈창자의 시작부분)
(F) Proximal Ileum (돌창자의 시작부분)
(G) Terminal Ileum (돌창자의 끝부분)

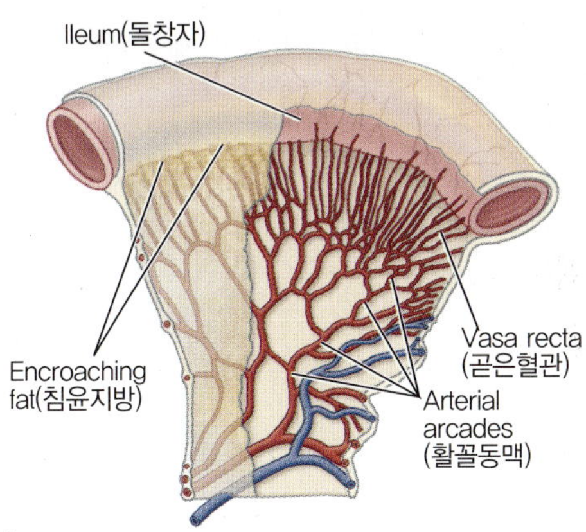

(D) Arteries of Ileum(돌창자의 동맥)

그림 2.28. **작은창자.** **A.** 작은창자와 큰창자의 위치. **B.** 작은창자벽의 층. **C.** 빈창자의 혈관. **D.** 돌창자의 혈관. **E.** 빈창자 위부분의 특성. **F.** 돌창자 위부분의 특성. **G.** 돌창자 끝부분의 특성.

표 2.8 생체에서 나타나는 JEJUNUM(빈창자)과 ILEUM(돌창자)의 특징

특징	빈창자	돌창자
Color(색)	짙은 적색	옅은 분홍색
Caliber(직경)	2~4 cm	2~3 cm
Wall(벽)	두껍고 무겁다	얇고 가볍다
Vascularity(혈관분포)	많다	적다
Vasa recta(곧은동맥)	길다	짧다
Arcades(활꼴동맥)	크고 수는 적다	작고 많다
Mesentery(창자간막)의 지방	적다	많다
Circular fold(돌림주름)	크고 촘촘하다	작고 띄엄띄엄하다; 끝부분에는 없다

의 돌창자가지를 따라 주행하여 **ileocolic lymph nodes**(돌잘록창자 림프절)로 연결된다.

- *Jejunum and ileum*(교감신경과 부교감신경 분포)
  - 일반적으로, 교감신경의 자극을 받으면 창자의 운동과 분비기능이 저하되고 혈관이 수축한다. 소화기능은 저하 내지 중단되고 "도주 또는 전투"에 필요한 에너지가 생성된다. 부교감신경의 자극을 받으면 창자의 운동과 분비기능이 항진되고, 교감신경의 자극에 의해 저하되었던 소화기능이 회복된다. 위창자간막동맥과 그 가지의 주위에는 **periarterial nerve plexus**(동맥주위신경얼기)가 발달되어 있으며, 이들 신경섬유는 혈관을 따라 소화관의 위창자간막동맥 분포영역에 분포한다. **교감신경섬유**는 척수의 여덟째~열째가슴분절(T8~T10)에서 일어나며 *sympathetic trunk*(교감신경줄기)를 지나 *abdominopelvic splanchnic nerves*(배골반내장신경)—*greater splanchnic nerve*(큰내장신경), *lesser splanchnic nerve*(작은내장신경), *least splanchnic nerves*(맨아래내장신경)—을 통해 superior mesenteric plexus(위창자간막신경얼기)로 뻗는다(그림 2.23B, 2.29). 신경절이전교감신경섬유는 pervertebral ganglia(척주앞신경절)인 *celiac ganglia*(복강신경절)과 *superior mesenteric ganglion*(위창자간 막신경절)에 위치한 신경세포와 연결된다.
  - **부교감신경섬유**는 posterior vagal trunk(뒤미주신경줄기)를 통해 분포한다. 신경절이전부교감신경섬유는 창자벽의 *myenteric plexus*(근육층신경얼기)와 *submucous plexus*(점막밑신경얼기)의 신경세포와 연접을 이룬다(그림 2.28D). 작은창자에는 sensory fibers(감각신경섬유)(*visceral afferent fibers,* 내장들신경섬유)도 분포한다. 창자는 창상이나 화상 등으로 인한 통증에 대해서도 둔감하지만, 창자의 갑작스런 팽창["gas pains"(가스통증)]에는 민감하다. 또한 창자의 비정상적으로 지속되는 수축에 의한 일과성 허혈이 일어날 경우 spasmodic abdominal pains(연축성 복통)을 느끼게 되는데, 이를 **colic**(급통증)이라고 한다.

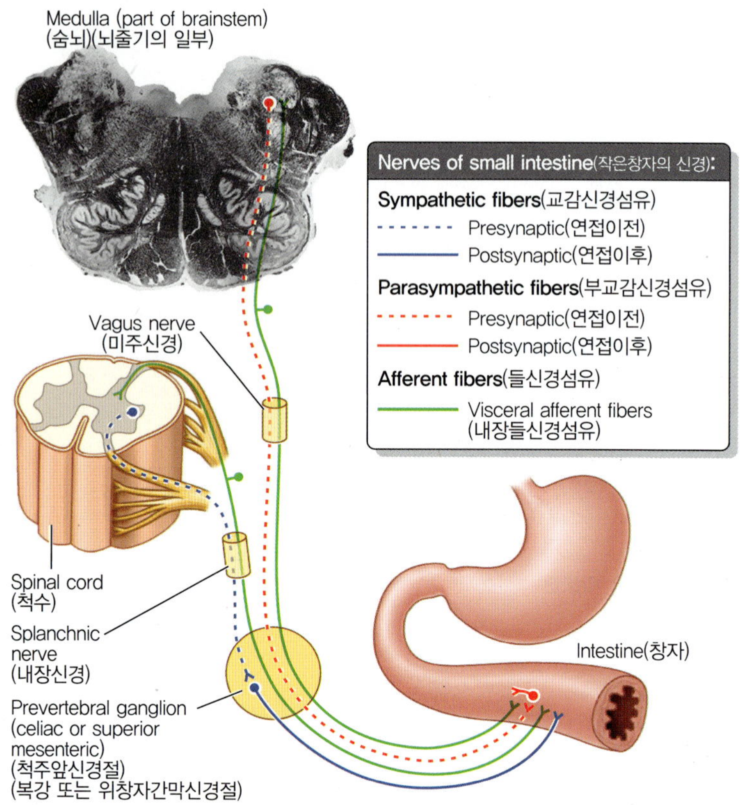

그림 2.29. 작은창자의 신경분포.

Large Intestine(큰창자)

큰창자는 *appendix*(창자꼬리), *cecum*(막창자), *colon*(잘록창자) *rectum*(곧창자) 및 *anal canal*(항문관)으로 구성되어 있다. 잘록창자는 다시 *ascending colon*(오름잘록창자), *transverse colon*(가로잘록창자), *descending colon*(내림잘록창자) 및 *sigmoid colon*(구불주름창자)로 세분된다(그림 2.28, 2.30A). 큰창자는 다음과 같은 특징이 있어서 작은창자와 구분된다.

- **Taenia coli**(잘록창자띠): 세로근육층에 의해 형성된 세 개의 띠
- **Haustra**(잘록창자팽대): 잘록창자띠 사이 부분이 주머니 모양으로 팽대된 구조
- **Omental appendices**(복막주렁): 잘록창자 표면에 붙어 있는 지방덩어리
- **Caliber**(직경): 안쪽 직경이 (작은창자보다) 훨씬 크다.

잘록창자띠는 곧창자를 제외한 큰창자의 모든 부위의 세로근육을 이룬다. 잘록창자띠는 큰창자의 길이에 비해 짧기 때문에, 잘록창자벽이 주름져 주머니 모양의 잘록창자팽대가 형성된다. 잘록창자띠는 막창자꼬리의 뿌리부분에서 시작하여 큰창자의 길이를 따라 주행하다, rectosigmoid junction(곧창자구불창자이음부)에서 곧창자의 세로근육층으로 이어진다.

CECUM AND APPENDIX(막창자와 막창자꼬리)

Cecum(막창자)은 큰창자의 시작부분으로 오름잘록창자로 연속된다. 막창자는 배의 오른아래사분역에 위치한 끝이 막힌 주머니형태의 소

임상해부학

발생과정 중 일어나는 Midgut(중간창자)의 회전

배아의 창자는 *foregut*(앞창자; 식도, 위, 이자, 샘창자, 간, 쓸개관), *midgut*(중간창자; 쓸개관보다 먼쪽의 작은창자, 막창자꼬리, 오름잘록창자, 가로잘록창자의 대부분) 및 *hindgut*(뒤창자; 가로잘록창자 왼쪽부분, 내림잘록창자, 구불잘록창자, 곧창자)로 구분된다. 첫4주 동안 위창자간막동맥이 분포하는 중간창자는 빠르게 성장하여, 몸쪽 umbilical cord(탯줄) 속으로 탈장된다(그림 B2.7A). 중간창자

는 yolk stalk(난황줄기)에 의해 yolk sac(난황주머니)과 연결되어 있다. 중간창자는 배안으로 되돌아오면서 위창자간막동맥을 중심으로 270도 회전한다(그림 B2.7B,C). 창자의 각 부위가 제자리를 찾아가는 동안, 창자간막의 구조에도 변화가 일어난다. 일부는 짧아지거나 일부는 없어진다(그림 B2.7D,E). 중간창자의 회전이 제대로 일어나지 않으면, volvulus(창자꼬임)와 같은 선천이상이 유발된다(Moore 등, 2012).

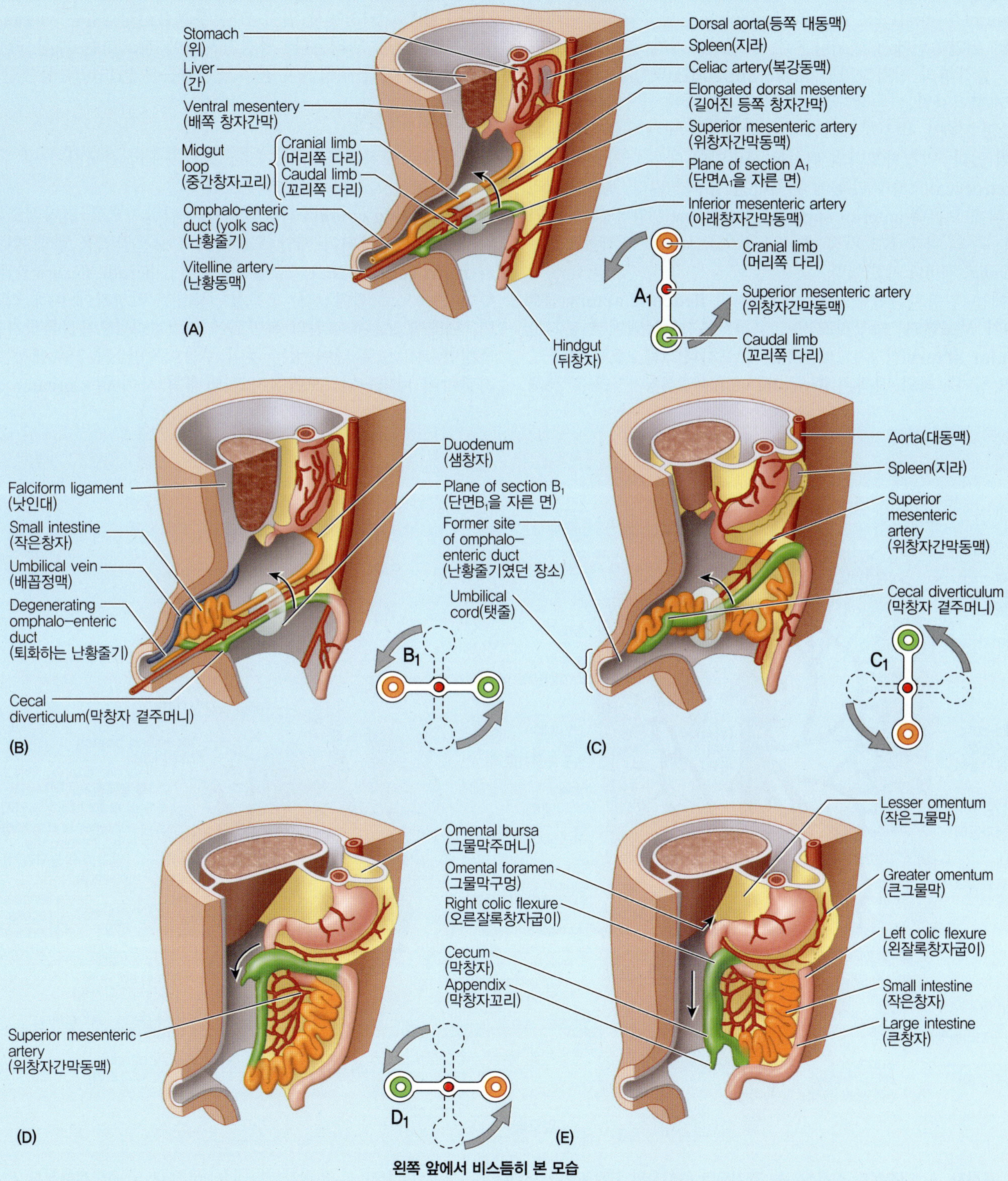

그림 B2.7.

화관으로, 돌창자끝과 막창자가 만나는 부위 아래쪽에 iliac fossa(엉덩뼈오목)에 놓인다. 막창자는 복막으로 거의 완전히 둘러싸여 있어 유동성은 있지만, 창자간막은 없다. 돌창자는 비스듬히 막창자와 연결되고, 돌창자끝부분은 막창자 속으로 함입되어 있어서 **ileal orifice**(돌창자구멍)를 형성한다(그림 2.30B).

Vermiform(라틴어원; 벌레모양) **appendix**(막창자꼬리)는 막창자의 diverticulum(곁주머니)으로 ileocecal junction(돌막창자이음) 아래쪽에 막창자의 뒤안쪽면에서 뻗어나온다. 막창자꼬리의 길이는 사람마다 다르며, 삼각형의 창자간막인 **meso-appendix**(막창자꼬리간막)가 있다. 막창자꼬리간막은 돌창자끝부분의 창자간막이 연장되어 형성된 구조이다(그림 2.30B). 막창자꼬리간막은 막창자와 막창자꼬리 위부분에 부착되어 있다. 막창자꼬리의 위치는 사람마다 매우 다양하지만 일반적으로 retrocecal(막창자 뒤쪽)에 위치하는 경우가 많다. 막창자꼬리의 위치는 대개 오른쪽 anterior superior iliac spine(위앞엉덩뼈가시)와 배꼽을 잇는 선의 아래 1/3 지점(*spino-umbilical point*; 가시배꼽점 또는 *McBurney point*; 맥버니 지점)이다.

막창자에는 위창자간막동맥의 종말가지인 **ileocolic artery**(돌잘록창자동맥)가 분포한다. 막창자꼬리에는 돌잘록창자동맥에서 분지한 **appendicular artery**(막창자꼬리동맥)가 분포한다(그림 2.30B; 표 2.7). 막창자와 막창자꼬리의 정맥은 **ileocolic vein**(돌잘록창자정맥)을 통해 위창자간막정맥으로 연결된다(그림 2.27). 막창자와 막창자꼬리의 림프는 막창자꼬리간막의 림프절과 돌잘록창자동맥 주위의 ileocolic lymph nodes(돌잘록창자림프절)을 거쳐 superior mesenteric lymph nodes(위창자간막림프절)로 배출된다(그림 2.31A). 막창자와 막창자꼬리에는 superior mesenteric plexus(위창자간막신경얼기)에서 나온 교감신경과 부교감신경이 분포한다(그림 2.31B). 교감신경섬유는 척수의 하위 가슴분절(T10~12)에서 일어나며, **부교감신경섬유**는 **vagus nerve**(미주신경)을 통해 내려온다. 막창자꼬리에 분포하는 내장들신경섬유는 교감신경을 따라 주행하여 척수 열째가슴분절(T10)로 들어간다.

COLON(잘록창자)

잘록창자는 오름잘록창자, 가로잘록창자 내림잘록창자 및 구불잘록창자의 네 부분으로 나뉜다(그림 2.30A).

Ascending colon(오름잘록창자)은 일반적으로 엉덩뼈오목에서 막창자로부터 시작되어 배안 오른쪽에서 오른간엽을 향해 위로 오르다가 **right colic flexure**[오른잘록창자굽이; hepatic flexure(간굽이)]를 이루며 왼쪽으로 꺾어진다. 오름잘록창자는 막창자에 비해 직경이 작으며, 뒤배벽 오른쪽부위의 복막뒤에 위치한다. 오름잘록창자는 앞면과 측면만 복막으로 덮여 있는 것이 보통이지만, 약 25%에서는 짧은 창자간막이 나타난다. 오름창자와 앞배벽 사이에는 greater omentum

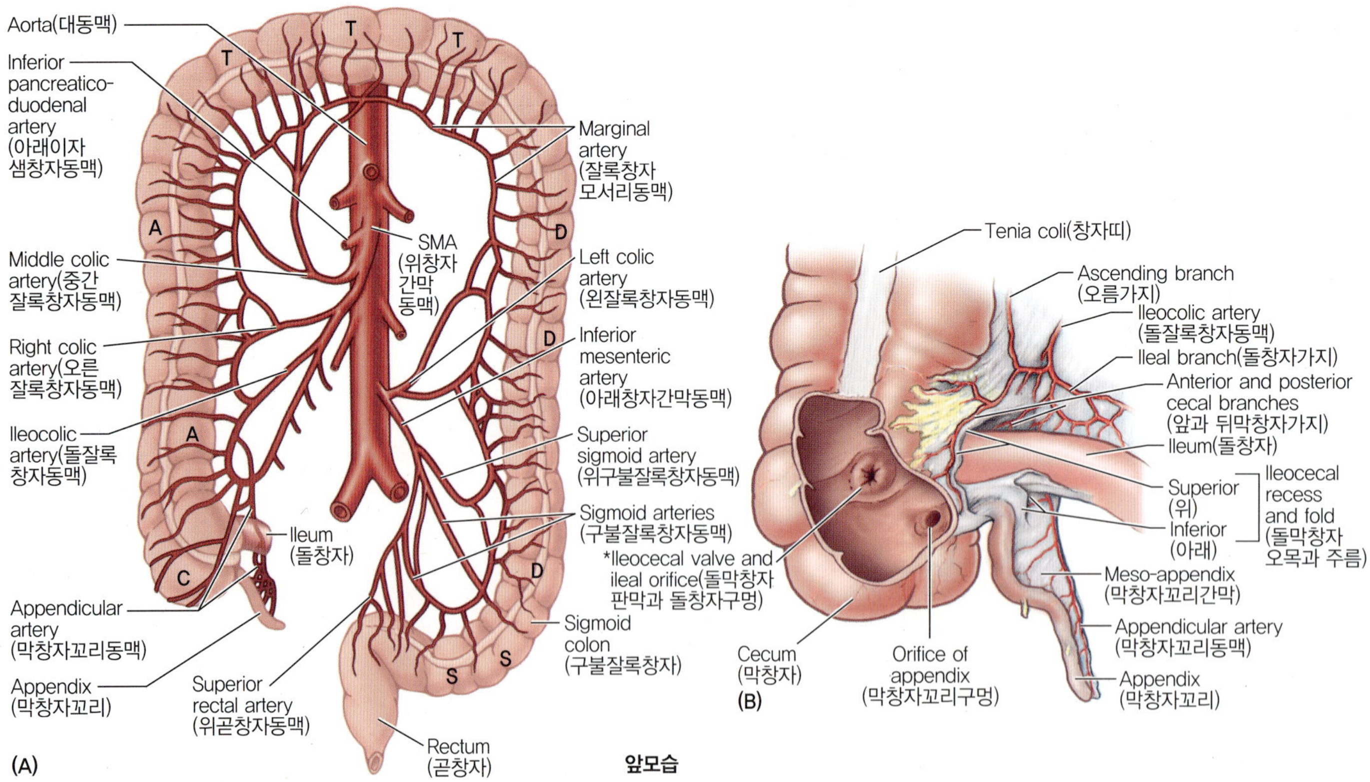

그림 2.30. 큰창자. A. 대부분이 작은창자는 제거되어 큰창자의 혈관분포가 보인다. *A,* 오름잘록창자; *C,* 막창자; *D,* 내림잘록창자; *S,* 구불잘록창자; *SMA,* 위창자간막동맥; *T,* 가로잘록창자. **B.** 막창자와 막창자꼬리의 혈관분포. 막창자에 부분 절개가 되어 돌막창자구멍과 막창자꼬리구멍이 보이게 하였다. *판막은 생체에서 colonoscopy(잘록창자보개검사)를 통하여 관찰된다.

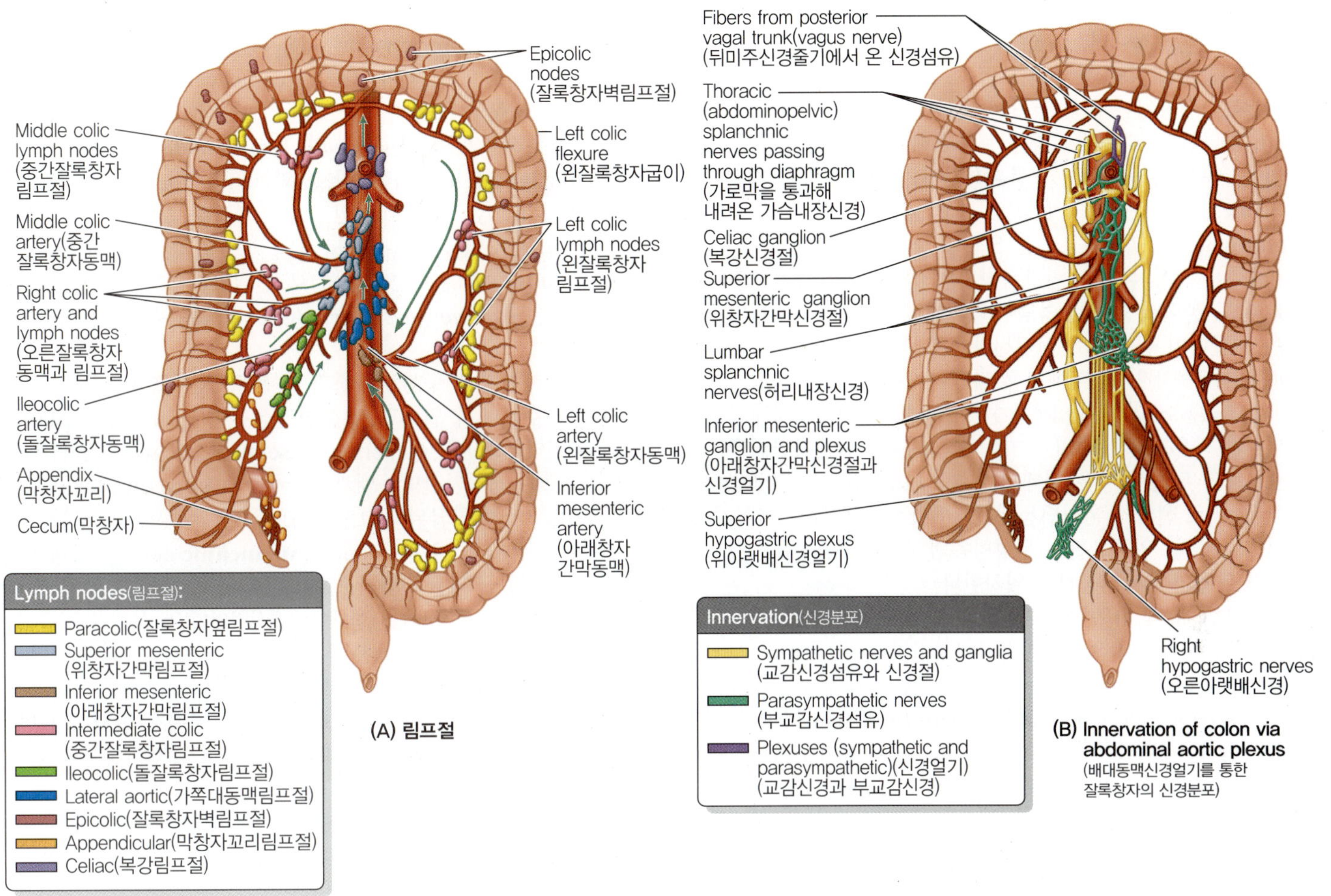

그림 2.31. 큰창자의 림프배출과 신경분포. A. 림프배출. B. 신경분포.

(큰그물막)이 있다. 오름잘록창자의 가쪽에는 벽쪽복막으로 덮인 수직 고랑이 있는데 이를 **right paracolic gutter**(오른잘록창자옆고랑)라 부른다(그림 2.25).

오름잘록창자와 오른잘록창자굽이에는 위창자간막동맥의 가지인 **ileocolic artery**(돌잘록창자동맥)와 **right colic artery**(오른잘록창자동맥)이 분포한다 (그림 2.30; 표 2.7). 오름잘록창자에 분포하는 정맥은 **ileocolic vein**(돌잘록창자정맥)과 **right colic vein**(오른잘록창자정맥)을 통해 위창자간막정맥으로 연결된다. 림프관은 **epicolic lymph nodes**(잘록창자벽림프절)과 **paracolic lymph nodes**(잘록창자옆림프절)을 지나, **ileocolic lymph nodes**(돌잘록창자림프절)과 **right colic lymph nodes**(오른잘록창자림프절)을 경유하여 **superior mesenteric nodes**(위창자간막림프절)로 연결된다(그림 2.31A). **오름잘록창자에 분포하는 신경**은 superior mesenteric plexus(위창자간막신경얼기)에서 일어난다(그림 2.31B).

Transverse colon(가로잘록창자)은 큰창자 중 가장 크고 움직임이 자유로운 부위로, 오른잘록창자굽이에서 왼잘록창자굽이까지 가로로 뻗어 있으며, 이곳에서 아래쪽으로 꺾여 내림잘록창자로 이어진다(그림 2.28A). **Left colic flexure**[왼잘록창자굽이; splenic flexure(지라굽이)]는 오른잘록창자굽이보다 위에 있고 예각으로 꺾이며 유동성은 낮은 편이며, 왼콩팥 아래부분의 앞에 위치하며, **phrenicocolic ligament**(가로막잘록창자인대)에 의해 가로막에 부착되어 있다(그림 2.14). 가로잘록창자의 창자간막인 *transverse mesocolon*(가로잘록창자간막)은 아래로 쳐져, 가로잘록창자 중간 부분이 엉덩뼈가시 높이 아래에 위치하고 omental bursa(그물막주머니)의 뒤벽에 부착된다. **가로잘록창자간막뿌리**는 이자 아래모서리를 따라 뒤배벽의 벽쪽복막에 부착되어 있으며, 뒤쪽으로 벽쪽복막에 연결된다(그림 2.25).

가로잘록창자는 일반적으로 위창자간막동맥의 가지인 **middle colic artery**(중간잘록창자동맥)의 분포를 받지만(그림 2.30A; 표 2.7), *right colic artery*(오른잘록창자동맥)와 *left colic artery*(왼잘록창자동맥)도 중간잘록창자동맥과 서로 연결되면서 일부 영역에 분포한다. 가로잘록창자의 정맥은 **위창자간막정맥**으로 연결된다. 림프관은 **middle colic lymph nodes**(중간잘록창자림프절)를 지나 superior mesenteric lymph nodes(위창자간막림프절)로 이어진다(그림 2.31A). **가로잘록창자에 분포하는 신경**은 superior mesenteric plexus(위창자간막신경얼기)에서 나와 오른잘록창자동맥과 중간잘록창자동맥을 따라 주행하고(그림 2.31B), 이 신경들이 교감신경과 부교감신경을 전달한다. **Inferior mesenteric plexus**(아래창자간막신경얼기)에서 일어난 신경섬유는 왼잘록창자동맥을 따라 주행한다.

Descending colon(내림잘록창자)은 왼잘록창자굽이에서 왼엉덩뼈오목까지 복막 뒤를 지나며, 이곳에서 구불잘록창자로 이어진다. 복막이 내림잘록창자의 앞면과 옆면을 덮고 뒤배벽에 고정시킨다. 내림잘록창자는 복막뒤장기이지만, 약 33%에서는 엉덩뼈오목부위에 짧은 창자간막이 나타난다. 내림잘록창자는 아래로 주행할 때 왼콩팥 가쪽모서리 앞을 지난다(그림 2.25). 오름잘록창자와 마찬가지로 가쪽에는 **left paracolic gutter**(왼잘록창자옆고랑)가 형성되어 있다.

Sigmoid colon(구불잘록창자)은 S자 모양이고 사람에 따라 길이가 다양한 것이 특징이며, 내림잘록창자와 곧창자 사이를 연결한다(그림 2.30A). 구불잘록창자는 엉덩뼈오목에서 시작되어 셋째엉치분절 높이에서 끝나며 곧창자로 이어진다. 잘록창자띠는 *rectosigmoid junction*(곧창자구불창자이음부)에서 사라진다. 구불잘록창자의 창자간막인 *sigmoid mesocolon*(구불잘록창자간막)은 매우 길어 구불잘록창자의 중간부위는 자유로운 움직임이 가능하다. **구불잘록창자간막뿌리**의 부착부는 V자를 뒤집어 놓은 형태이며(그림 2.25), 먼저 바깥엉덩동맥을 따라 안쪽 위로 뻗다가 온엉덩동맥갈림에서 안쪽 아래로 꺾어져 엉치뼈 앞면에 이른다. 왼쪽요관과 온엉덩동맥갈림이 구불잘록창자간막뿌리 꼭대기 뒤쪽의 복막뒤공간에 위치한다.

소화관 동맥분포의 두 번째 분계점은 왼잘록창자굽이에서 일어난다. 샘창자 중간부위에서 왼잘록창자굽이까지의 소화관(배아의 중간창자)에는 superior mesenteric artery(위창자간막동맥)가 분포하고, 그 아래 부위(배아의 뒤창자)에는 **inferior mesenteric artery**(아래창자간막동맥)가 분포한다. 내림잘록창자와 구불잘록창자는 아래창자간막동맥의 가지인 **left colic artery**(왼잘록창자동맥)와 **sigmoid artery**(구불잘록창자동맥)에서 혈액공급을 받는다(그림 2.30A; 표 2.7). 왼잘록창자동맥과 구불잘록창자동맥은 왼쪽으로 뻗다가 ascending branch(오름가지)와 descending branch(내림가지)를 낸다. 잘록창자에 분포하는 돌잘록창자동맥, 오른잘록창자동맥, 중간잘록창자동맥, 왼잘록창자동맥 및 구불잘록창자동맥은 잘록창자 가까이에서 서로 연결되어 **marginal artery**(잘록창자모서리동맥)를 형성하며, 이를 통해 중요한 곁순환이 일어나게 된다(그림 2.30A).

Inferior mesenteric vein(아래창자간막정맥)은 내림잘록창자와 구불잘록창자의 혈액을 받아, 다시 splenic vein(지라정맥)으로 이어져 portal vein(간문맥)을 통해 간으로 흘려보낸다(그림 2.27). 내림잘록창자와 구불잘록창자의 림프는 **epicolic lymph nodes**(잘록창자벽림프절)와 **paracolic lymph nodes**(잘록창자옆림프절)를 지나 왼잘록창자동맥 주위의 left colic lymph nodes(왼잘록창자림프절)로 배출되며(그림 2.31A), 여기서 나온 림프관은 아래창자간막동맥 주위의 **inferior mesenteric lymph nodes**(아래창자간막림프절)로 연결된다. 그러나 왼잘록창자굽이의 림프는 *superior mesenteric lymph nodes*(위창자간막림프절)로도 배출된다.

내림잘록창자와 구불잘록창자에 분포하는 교감신경은 교감신경줄기 허리부분에서 일어난 교감신경섬유들이 **lumbar splanchnic nerves**(허리내장신경), superior mesenteric plexus(위창자간막신경얼기) 그리고 아래창자간막동맥과 그 가지의 **parietal plexus**(동맥주위신경얼기)를 거쳐 공급된다(그림 2.31B). 내림잘록창자와 구불잘록창자에 분포하는 부교감 신경은 **pelvic splanchnic nerve**(골반내장신경)에서 나와 동맥공급과는 독립적으로 복강뒤에서 위로 주행하는 inferior hypogastric (pelvic) plexus(아래아랫배신경얼기)와 신경을 경유하여 공급된다. 구불잘록창자 위부분에는 통각을 전달하는 내장들신경섬유가 분포한다. 이 신경섬유들은 교감신경섬유와 함께 복막뒤공간으로 뻗어 척수신경절 가슴 허리분절로 들어간다. 반면, 반사와 관련된 감각정보는 부교감신경섬유를 통해 미주신경의 감각신경섬유로 전달된다. 구불잘록창자 아래부분에 분포하는 내장들신경섬유는 부교감신경섬유를 따라 중추로 뻗어 둘째~넷째엉치분절(S2~S4)의 척수신경절로 들어간다.

RECTUM AND ANAL CANAL(곧창자와 항문관)

곧창자는 큰창자의 마지막 부위로 뒤배벽에 고정되어 있으며 셋째엉치척추뼈(S3) 높이에서 구불잘록창자에서 이어진다. 구불잘록창자와

임상해부학

Hiatal Hernia(틈새탈장)

Hiatal(hiatus) hernia(틈새탈장)는 위의 일부분이 가로막의 esophageal hiatus(식도구멍)를 통해 mediastinum(가슴세로칸)으로 밀려올라가는 것이다. 탈장은 대개 중년 이후에 많이 나타나는데, 아마도 가로막의 근육이 약해지면서 식도구멍이 넓어지기 때문인 것 같다. 틈새탈장의 종류는 여러 가지가 있지만, **para-esophageal hiatal hernia**(식도옆틈새탈장)과 **sliding hiatal hernia**(미끄럼틈새탈장)의 두 가지가 가장 대표적이다(Skandalakis 등, 1996).

덜 흔한 식도옆틈새탈장의 경우 cardia(들문)은 정상위치에 있다(그림 B2.8A). 하지만 peritoneum(복막)이 종종 fundus(위바닥)과 같이 식도 앞쪽에서 식도구멍을 통해 빠져나간다. 식도옆틈새탈장에서는 cardia orifice (들문구멍)이 정상위치에 있으므로 대개 위 내용물의 역류는 일어나지 않는다.

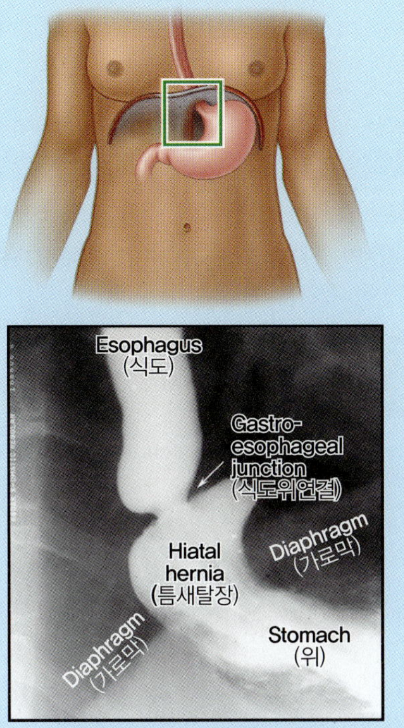

Barium swallow radiograph of sliding hiatal hernia
(방사선조영제를 삼킨 다음 촬영한 미끄럼 틈새탈장의 방사선사진)

그림 B2.8. 조영제를 이용한 sliding hiatal hernia(미끄럼틈새탈장)의 방사선 영상.

가장 흔한 미끄럼틈새탈장은 식도의 배부분, 들문, 위바닥의 일부가 식도구멍을 통해 위쪽으로 미끄러져 가슴으로 들어간 것이다. 특히 바로 눕거나 몸을 구부렸을 때 잘 일어난다(그림 B2.8B). 가로막오른다리가 식도의 아래부분을 조여주는 작용이 약해져 있기 때문에 위내용물의 역류하기도 한다.

Carcinoma of Stomach(위암)과 Gastrectomy(위절제술)

위몸통이나 날문부분에 악성종양이 생기면, 종양덩이가 만져질 수 있다. 위안에 공기를 주입하고 그 속면을 들여다보는 *gastroscopy*(위내시경)를 이용하여 병터를 관찰하거나 biopsy(생검)를 할 수 있다. 위암이 발견되었을 경우, **partial gastrectomy**(부분위절제술)로 암이 있는 부위만 잘라낸다. 위에 분포하는 동맥들은 서로 연결되어 있어서 곁순환을 이루므로 수술시 한두개의 동맥을 묶어도 남아있는 위 조직에 충분한 혈액이 공급이 가능하다.

종양덩이를 제거하기 위한 위부분절제술은 부근의 모든 림프절을 제거하는 시술을 같이하게 된다. 날문부에 암이 잘생기기 때문에, 이 지역으로부터 림프가 흐르는 *pyloric lymph node*(날문림프절)와 right *gastro omental lymph node*(오른위그물막림프절)를 제거하는 것은 특히 중요하다. 진행된 위암의 경우, 암세포의 림프를 통한 lymphogenous dissemination(씨뿌림; 암세포의 이동)이 모든 위림프절이 흘러드는 *celiac lymph node*(복강림프절)까지 일어난다.

Gastric Ulcers(위궤양), Peptic Ulcers(소화궤양), *Helicobacter pylori*(위염균) 및 Vagotomy(미주신경절단술)

Gastric ulcer(위궤양)는 위점막이 열려 생긴 병변이다. 반면 *peptic ulcers*(소화궤양)는 날문관이나 샘창자에 생기는 점막의병변이다. 위와 샘창자에 생기는 대부분의 궤양은 *helicopacter pylori*(위염균; *H. pylori*)라는 세균과 관련이 있다. 위와 샘창자의 high acid(강산)가 샘창자에서 정상적으로 분비된 bicarbonate(중탄산염)의 중화작용을 넘어서면서 점액층의 효력을 떨어뜨리고 결국 *H. pylori*에 취약하게 만든다. 세균은 위점막을 보호하는 점액층을 파고들어 점막에 염증을 일으키고, 위에서 분비된 위산과 소화효소가 점막을 손상시키게 한다.

궤양이 위동맥까지 파급되면 생명을 위협하는 출혈을 일으킬 수 있다. 위산을 분비하는 벽세포는 대부분 미주신경의 지배를 받으므로, 만성적이거나 재발하는 위궤양 환자에게 외과적으로 미주신경을 절단하는 *vagotomy*(미주신경전단술)를 시행하여 위산의 분비를 줄여준다.

뒤부분에 생기는 위궤양이 위벽을 뚫고 이자에 침범하면 등의 연관통증을 유발한다. 어떤 경우에는 지라동맥에 침범하여 복막안의 극심한 출혈을 일으키기도 한다(*erosion of splenic artery*, 지라동맥미란).

Duodenal(Peptic) Ulcers(샘창자궤양, 소화궤양)

대부분의 염증으로 인해 샘창자벽의 침식을 **샘창자궤양**이라고 한다. 샘창자궤양은 대개 샘창자 위부분의 뒤벽, 날문으로부터 3 cm 이내의 범위에 발생한다. 궤양에 의해 샘창자벽이 뚫리면, 내용물이 복막안으로 유출되어 *peritonitis*(복막염)를 유발한다. 샘창자 위부분은 간, 쓸개, 이자와 매우 가까이 붙어 있어, 염증부위에 이들 장기들이 유착되거나 함께 궤양이 유발될 수 있다. 궤양에 의해 샘창자 위부분의 뒤를 지나는 *gastroduodenal artery*(위샘창자동맥)이 **침식**되면, 복막안으로 심한 출혈이 일어난다.

Ileal Diverticulum(돌창자곁주머니)

Ileal diverticulum(of Meckel)(돌창자곁주머니)은 전체 인구의 1~2%에서 나타나는 선천기형이다. 돌창자곁주머니는 배아 난황줄기 뿌리부분의 잔유물로, 대개 약 3~6 cm 길이의 손가락 모양의 주머니 구조로 나타난다. 돌창자곁주머니는 항상 돌창자의 창자간막 antimesenteric border(부착부 반대편)에 위치한다. 돌창자곁주머니에 염증이 생길 수 있고, 그로 인해 addendicitis(막창자꼬리염)와 비슷한 통증이 유발될 수 있다.

(다음 쪽에 계속)

Diverticulosis(곁주머니증)

곁주머니증은 창자를 따라 여러 개의 false *diverticulum*(거짓곁주머니)이 생기는 병으로, 잘록창자의 점막이 바깥쪽으로 주머니처럼 빠져나간 것이다. 보통 중년이나 나이가 많은 사람에게서 발견된다. 곁주머니증은 구불잘록창자에서 보통 발견된다. 곁주머니는 감염에 취약하고 잘 터질 수 있어 diverticulitis(곁주머니염)를 일으킬 수 있다.

Appendicitis(막창자꼬리염)

막창자꼬리의 급성 염증은 *acute abdomen*(급성복증; 갑작스럽게 발생한 중증 복통)의 주요 원인이다. 환자의 spinoumbilical point(가시배꼽점; McBurney point)를 손가락으로 누르면 심한 tenderness(압통)가 나타난다. 막창자꼬리염 초기에는 배꼽 주위에 희미한 통증이 일어나는데, 이는 이 부위의 감각신경섬유가 척수 열째가슴분절(T10)로 들어가기 때문이다. 점차 염증이 진행되어 뒤배벽의 parietal peritoneum(벽쪽복막)이 자극을 받으면, 오른쪽아래복부에 심한 통증이 유발된다.

Appendectomy(막창자꼬리절제술)

laparoscopic appendectomy(배안보개막창자꼬리절제술)는 막창자꼬리를 작은 절개로 제거할 때 사용하는 표준술기가 되었다. 복막안에 이산화탄소가스를 넣어 배벽을 부풀려 시야와 함께 수술공간을 만든다. 앞가쪽배벽(예: 배곱 근처나 배꼽을 통해)에 작은 절개를 하고 laparoscope(배안보개)를 넣는다. 1~2개의 작은 절개(portal, 문)가 수술기구가 막창자꼬리와 관련 혈관을 조작하기 위해서 필요하다. 막차자꼬리절제술은 보통 오른아래사분역의 McBurney 점을 중심으로 가로로 절개하거나 근육결을 따라 gridiron(격자모양)으로 절개하여 들어간다.

Malrotation of intestine(창자회전이상)이나 failure of descent of cecum(막창자내림이상)과 같은 특이한 경우, 막창자꼬리가 오른아래사분역에 없을 수 있다. *Subhepatic cecum*(간밑막창자)과 같이 막창자가 높게 위치하는 경우에는 막창자꼬리가 오른갈비밑부위에 위치하고 막창자고리염이 생기면 오른아래사분역이 아닌 오른갈비밑부위에서 통증이 느껴진다(그림 B2.10).

Colitis(잘록창자염), Colectomy(잘록창자절제술) 및 Ileostomy(돌창자창냄술)

Ulcerative **colitis**(궤양잘록창자염)와 *Crohn's disease*(크론병)와 같은 잘록창자의 만성 염증질환은 잘록창자와 곧창자의 심한 만성염증과 궤양이 특징이다. 일부 환자에서 **colectomy**(잘록창자절제술)가 시술되는데, 돌창자끝부분, 잘록창자, 곧창자 및 항문관을 제거된다. 그리고 **ileostomy**(돌창자창냄술)로 돌창자와 앞가쪽 배벽의 피부 사이에 인공항문을 만든다. Partial colectomy(부분잘록창자절제술)를 했을 경우에는 **colostomy**(잘록창자창냄술)나 *sigmoidostomy*(구불잘록창자창냄술)를 시행하여 잘록창자의 끝부분과 연결되는 피부구멍을 만들어 준다.

Colonoscopy(잘록창자보개검사)

잘록창자의 속면은 길고 유연한 광섬유내시경을 항문과 곧창자를 통해 넣어 실시하는 **colonoscopy**(잘록창자보개검사; *coloscopy*)를 통해 관찰하고 사진 찍을 수 있다. 잘록창자보개를 통해 작은 기구를 집어넣어 생검이나 polyp(살버섯) 제거와 같은 간단한 수술적 조작도 할 수 있다. 큰창자에서 나타나는 대부분의 종양이 곧창자에서 발생하며, 그 중 약 12%가 곧창자구불창장연결에서 발견된다. 구불잘록창자의 속면은 *sigmoidoscope*(구불창자보개; sigmoidoscopy)라는 짧은 보개를 이용해 관찰한다.

곧창자의 연결부위는 구불잘록창자간막의 아래쪽 끝부분에 있다(그림 2.25). 곧창자의 아래부분은 항문관으로 이어진다. 항문관에 대한 내용은 3장에 자세히 설명되어 있다.

Spleen(지라)

지라는 위치가 유동적인 난원형의 림프기관으로, 왼위사분복부에 위치한 복막속장기에 속한다. 지라는 **hilum**(지라문)을 제외하고, 나머지 모든 표면은 복막으로 싸여 있고(그림 2.32), 지라문에서 지라동맥과 지라정맥의 가지가 출입한다. 지라의 위치는 뒤쪽으로 아홉째~열한째 갈비뼈 높이에 해당되며, 가로막이 사이에 놓인다. 가로막과 가슴우리 아래쪽 사이에는 pleural cavity(가슴막안)의 아래쪽 연장된 틈새인 **costodiaphragmatic recess**(갈비가로막오목)가 된다(그림 SA2.3B). 지라는 보통 갈비영역 아래로는 내려오지 않고, left colic flexure(왼잘록창자굽이) 위에 놓인다. 지라의 형태, 크기 및 무게는 매우 다양하지만 대개 길이 12 cm, 너비 7 cm 정도로 주먹과 비슷한 크기이다.

지라의 **diaphragmatic surface**(가로막면)는 볼록하며 가로막의 오목한 면과 맞닿아 있다(그림 SA2.3, 2.32). 지라의 앞 위모서리는 날카로운 편이며 뒤 아래모서리는 둥글다. 지라는 stomach(위)의 뒤면과 닿아 있고 gastrosplenic ligament(위지라인대)에 의해 위의 큰굽이와 **splenorenal ligament**(지라콩팥인대)에 의해 왼콩팥과 연결되어 있다(그림 2.13). 복막이 접히는 지라문 부위를 제외하고는, **지라는 복막**에 밀착되어 싸여 있다. 지라문은 종종 이자꼬리와 서로 닿기도하고, 그물막주머니의 왼쪽경계가 된다.

복강동맥의 가지 중 가장 큰 **splenic artery**(지라동맥)는 이자의 위모서리를 따라 구불구불하게 뻗으며 그물막주머니의 뒤왼콩팥의 앞을 지난다(그림 2.33A). Splenorenal ligament(지라콩팥인대) 층 사이에서, 지라동맥은 5개 이상의 지라가지를 내어 지라문으로 들어가고, 이들 동맥에 의해 2~3개의 구역으로 나뉜다. **Splenic vein**(지라정맥)은 지라문으로 나온 여러 정맥이 만나 이루어진다(그림 2.33B). 지라정맥은 inferior mesenteric vein(아래창자간막정맥)과 만나고 이자몸통 및 꼬

표면해부학

Spleen and Pancreas(지라와 이자)

지라는 왼위사분역, 아홉째~열한째갈비뼈 바로 안쪽에 위치한다 (그림 SA2.3). 지라의 볼록한 갈비면은 가로막 아래면과 갈비뼈 몸통의 굽은면 알맞은 형태를 하고 있다. 바로 누운 자세에서, 지라의 긴축은 대략 열째갈비뼈의 길이 방향과 나란하다. 지라는 비정상적으로 커진 경우를 제외하고는 겉에서 만져지지 않는다(임상해부학 박스 158쪽 "지라파열과 지라비대" 참조). **Neck of the pancreas**(이자목)는 첫째-둘째허리뼈(L1, L2) 앞의 transpyloric plane(날문가로면)에 놓여 있다. 이자머리는 날문가로면의 오른쪽 아래에 위치하고 몸통과 꼬리는 날문가로면의 왼쪽 위에 위치한다. 이자는 위와 그물막주머니 뒤쪽에 배안 깊숙한 곳에 위치하고 있어 겉에서 만져지지 않는다.

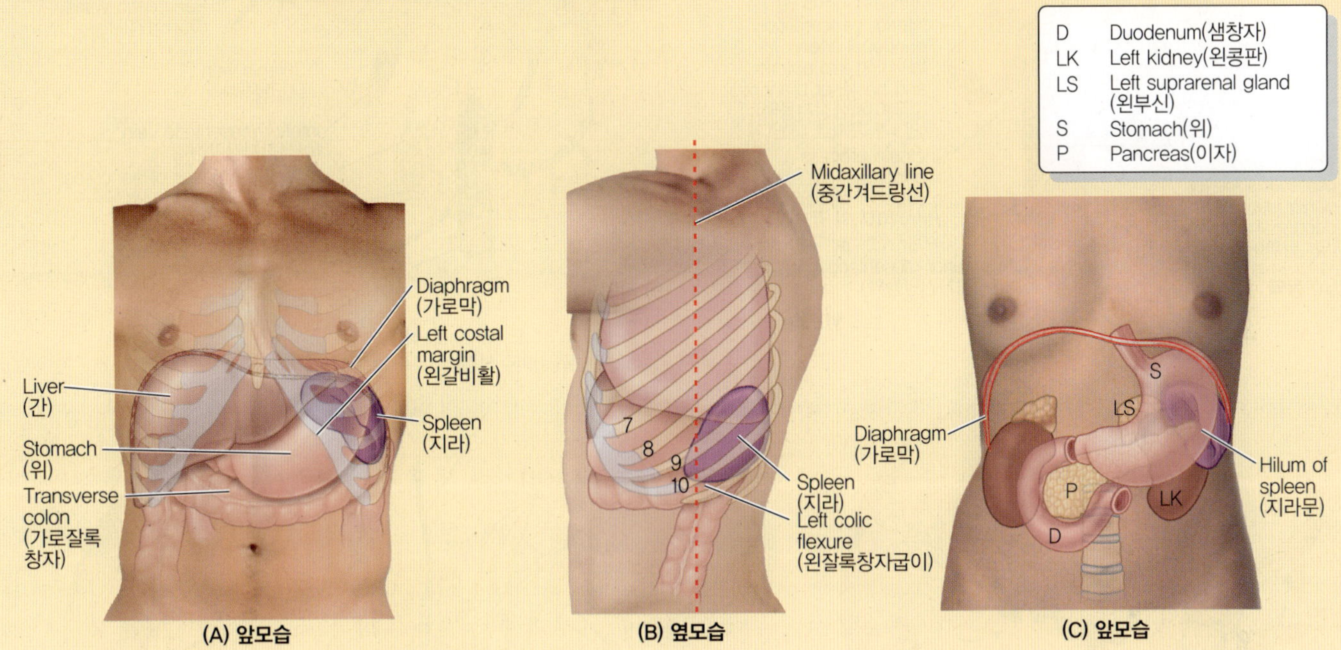

그림 SA2.3.

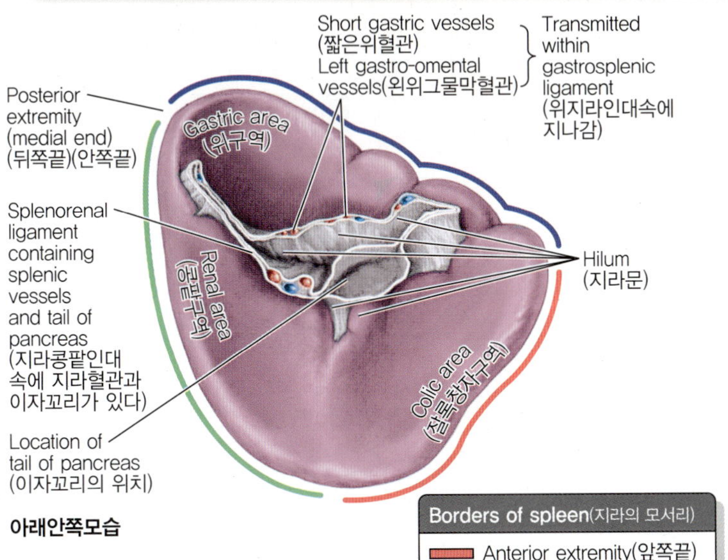

그림 2.32. **지라.** 내장면.

리의 뒤면을 따라 뻗는다. 지라정맥은 이자목 뒤에서 superior mesenteric vein(위창자간막정맥)과 만나 **hepatic portal vein**(간문맥)을 형성한다.

지라의 림프는 지라문에 위치한 림프절로 모인 뒤 지라동·정맥을 따라 주행하는 림프관을 통해 **pancreaticosplenic lymph nodes**(이자지라림프절)로 배출된다(그림 2.33C). 지라의 림프절은 이자의 뒤면과 위모서리에 분포한다. **Nerves of the spleen**(지라신경)은 celiac plexus(복강신경얼기)에서 일어나며(그림 2.33D), 지라동맥의 가지를 따라 분포하며, 주로 혈관운동신경이 작용을 한다.

Pancreas(이자)

이자는 길쭉하게 생긴 소화관의 부속샘으로 뒤배벽의 복막뒤공간에 가로로 놓여 있으며, 앞에는 위가 있고 오른쪽에는 샘창자, 왼쪽에는 지라가 위치한다(그림 2.24). 이자의 앞면에는 transverse mesocolon(가로잘록창자간막)이 부착되어 있다. 이자는 외분비부분과 내분비부분으로 구성되어 있다. 이자 외분비부분은 acinar cell(샘꽈리세포)로 이루

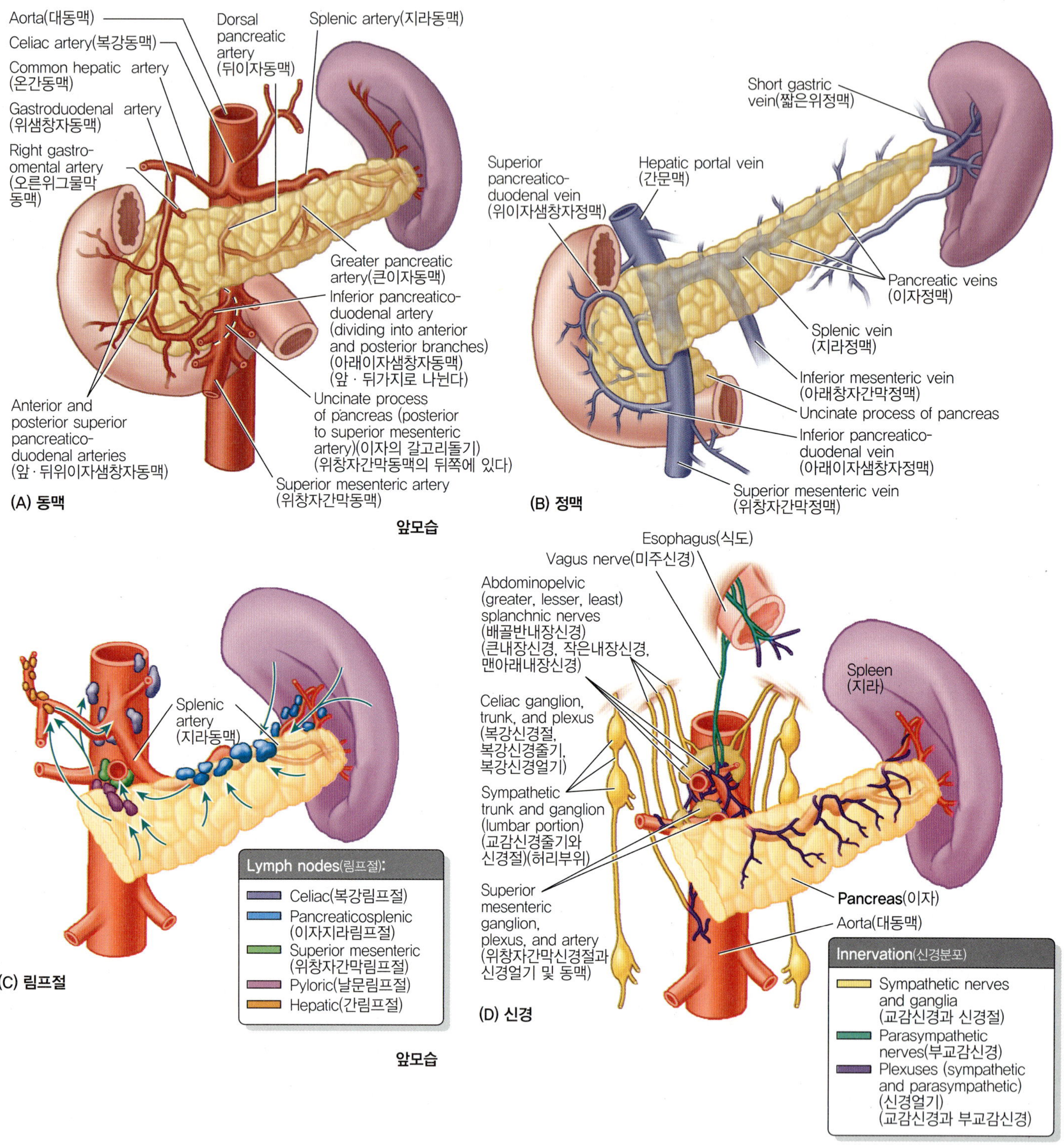

그림 2.33. 지라와 이자의 신경혈관분포. A. 동맥분포. B. 정맥분포. C. 림프배출. D. 신경분포.

어져 있으며, 샘창자로 *pancreatic juice*(이자액)를 분비한다. 내분비부분은 pancreatic islet of Langerhans(이자섬)라고 하며, *glucagon*(글루카곤)과 *insulin*(인슐린)을 혈액으로 분비한다.

설명의 편의상, 이자를 머리목 몸통 꼬리의 네 부분으로 나눈다(그림 2.24, 2.34).

- **Head of the pancreas**(이자머리)는 다른 부위에 비해 직경이 크며, C자 모양으로 굽어진 샘창자에 의해 둘러싸여 있다. 이자머리 아래쪽의 융기부분인 **uncinate process**(갈고리돌기)는 왼쪽으로 연장되어 위창자간막동맥 뒤로 뻗는다.
- 이자의 뒤쪽으로 위창자간막동 · 정맥과 hepatic portal vein(간문맥)의 시작부분을 지나는 고랑이 형성되어 있는 짧은 부위를 **neck**

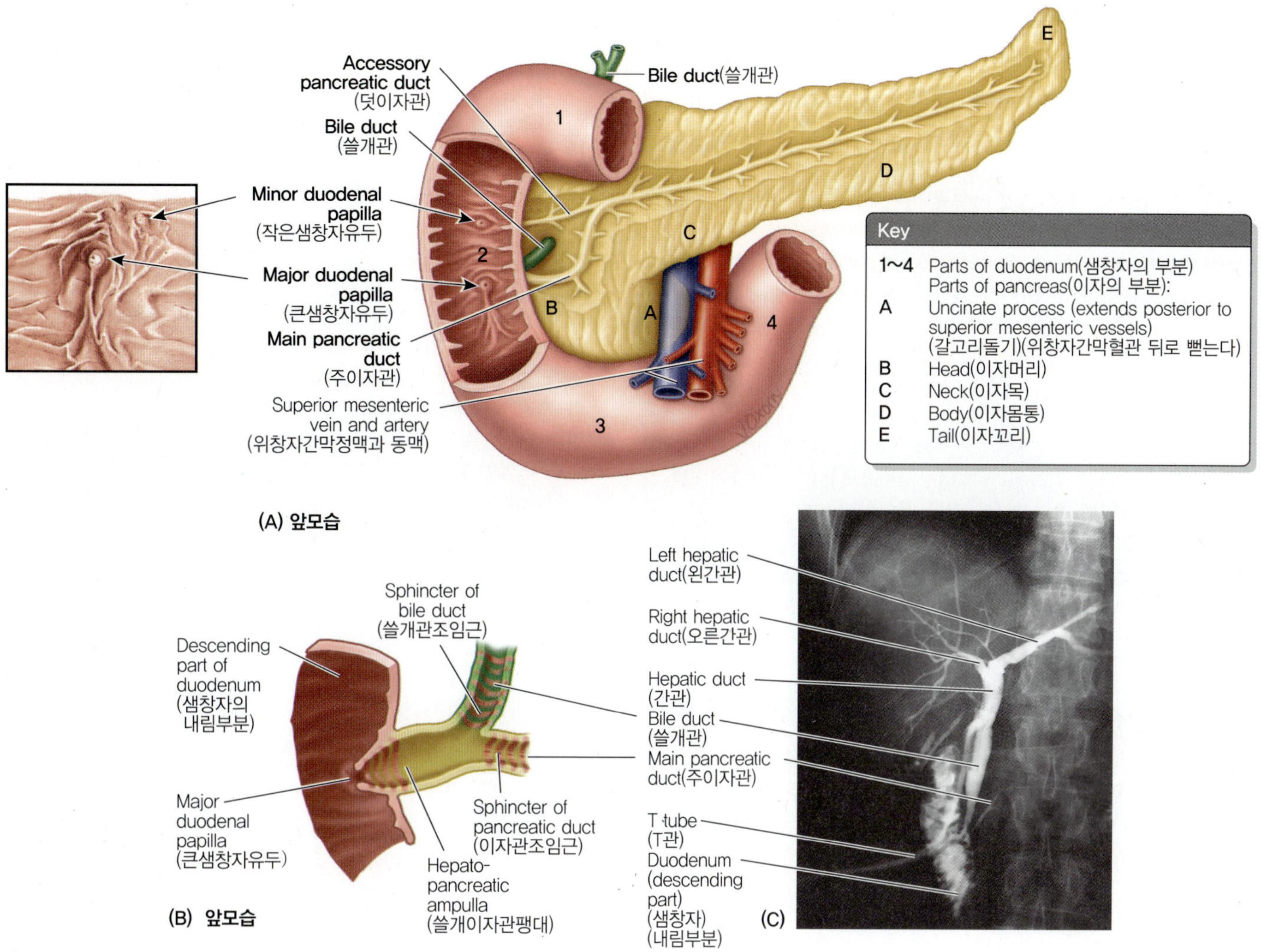

그림 2.34. 이자와 쓸개관계통. A. 간바깥의 쓸개관과 이자관. B. 조임근. C. Endoscopic retrograde cholangiography(내시경역행쓸개이자조영술)로 쓸개관과 이자관이 관찰된다. T관으로 조영제를 관으로 주입한다.

of the pancreas(이자목)라고 한다.

- **Body of the pancreas**(이자몸통)는 이자목에서 왼쪽으로 이어져, 위창자간막동 · 정맥보다 왼쪽, 지라정맥의 앞쪽에 놓인다.
- **Tail of the pancreas**(이자꼬리)는 지라문과 왼잘록창자굽에 가까이 위치한다. 이자꼬리는 어느 정도 움직임이 가능하며, 이자동 · 정맥과 함께 splenorenal ligament(지라콩팥인대) 사이를 지난다(그림 2.32).

Main pancreatic duct(이자관)는 이자꼬리에서 시작되어 이자실질을 따라 머리쪽으로 뻗으며, 이자머리 부위에서 아래쪽으로 꺾어져 쓸개관과 합쳐진다(그림 2.34).

Common **bile duct**(온쓸개관)은 이자머리 뒤위쪽 표면을 지나거나 이자를 관통한다. 이자관과 온쓸개관이 만나 짧고 굵은 **hepato-pancreatic ampulla**(쓸개이자관팽대)를 형성하고(그림 2.34B), 샘창자 내림부분의 **major duodenal papilla**(큰샘창자유두) 끝에서 열린다. 이부위에는 민무늬근으로 이루어진 조임근이 형성되어 있다. 온쓸개관의 끝부분에 위치한 **sphincter of common bile duct**(온쓸개관조임근; choledochal sphincter)는 쓸개즙의 흐름을 조절한다. 이자관의 끝부분에 위치한 **sphincter of pancreatic duct**(이자관조임관)는 관으로 쓸개즙이 역류하는 것을 막는다. 쓸개이자관팽대 끝부분에 위치한 **hepatopancreatic sphincter**(팽대조임근; sphincter of Oddi)는 샘창자의 내용물이 팽대로 들어오는 것을 막는다. **Accessory pancreatic duct**(덧이자관)는 갈고리돌기와 이자머리의 아래부분에서 분비된 이자액을 운반하며, **minor duodenal papilla**(작은샘창자유두)를 통해 샘창자로 열린다(그림 2.34A). 일반적으로 덧이자관과 이자관은 서로 연결되어 있지만, 간혹 두 관이 완전히 분리된 경우도 있다.

이자에 분포하는 동맥은 대부분 지라동맥에서 일어난다(그림 2.33A; 표 2.5). 이자머리에는 위샘창자동맥에서 일어난 anterior **superior pancreaticoduodenal artery**(앞위이자샘창자동맥)와 posterior superior pancreaticoduodenal artery(뒤위이자샘창자동맥) 그리고 위창자간막동맥에서 일어난 anterior **inferior pancreaticoduodenal artery**(앞아래이자샘창자동맥)와 posterior inferior pancreaticoduodenal artery(뒤아래이자샘창자동맥)가 분포한다. **이자의 정맥혈액**은 지라정맥과 위창자간막정맥을 통해 간문맥으로 유입되는데, 그 중 대부분은 splenic vein(지라정맥)을 통해 운반된다(그림 2.33B). 이자에 분포

임상해부학

Rupture of Spleen(지라파열)과 Splenomegaly(지라비대)

지라는 아홉째~열두째갈비뼈에 의해 보호받고 있지만, 배안의 장기 중 가장 손상되기 쉬운 장기이다. 왼쪽 옆구리 부위에 심한 충격 받았을 때 갈비뼈가 골절되면, 날카로운 뼈조각에 의해 지라가 찢길 수 있다. 또한 지라는 피막이 얇고 실질이 부드러운 장기이므로, 배의 다른 부위에 가해진 충격에 의해 intra-abdominal pressure(복압)가 크게 높아질 경우에도 지라파열이 일어날 수 있다. 파열 시 대량의 배안 출혈이 일어나 shock(쇼크)에 이르게 된다. **파열된 지라**는 복구하기 어렵기 때문에 과다출혈에 의한 쇼크사를 줄이기 위해, *splenectomy*(지라절제술) 또는 *partial splenectomy*(부분지라절제술; 지라의 한 두구역을 떼어냄)을 시행한다. 성인의 경우 간, 골수 등의 장기들이 지라의 기능을 어느 정도 대신할 수 있기 때문에 지라를 절제해도 큰 부작용은 나타나지 않는다. 그러나 세균감염에 대한 저항능력은 떨어지게 된다.

지라에 질병이 생기는 경우 예를 들면 백혈구가 비정상적으로 증가하는 granulocytic leukemia(과립백혈구성 백혈병)등에 의해 정상 크기와 무게가 10배 이상 커지기도 하는데 이를 **splenomegaly**(지라비대)라고 한다. 지라비대는 종종 고혈압을 동반한다. 성인의 지라는 정상적일 때는 만져지지 않는다.

Rupture of Pancreas(이자파열)

이자의 손상은 자동차 사고 시 핸들에 의한 복부압박과 같은 배부위에 순간적으로 강한 압력이 가해질 경우 발생한다. 이자는 가로방향으로 놓여 있기 때문에 배부위에 압력이 가해지면 척주가 모루 역할을 하여 **이자**가 **파열**될 수 있다. 이자가 파열되면 이자관이 찢어져, 이자액이 이자실질과 주위 조직으로 퍼지게 된다. 이자액에 의해 이들 조직이 파되는 심한 통증이 유발한다.

Pancreatic Cancer(이자암)

이자머리의 암이 간 바깥의 쓸개관 폐쇄를 일으키는 원인 중 가장 흔한 것이다. 이자머리와의 위치관계로 인하여 그 뒤를 지나는 쓸개관이나 쓸개이자관팽대가 눌려 폐쇄될 수 있다. 이로 인하여 체내에 bile pigment(쓸개즙색소)가 축적되고 쓸개가 커지며 황달이 발생하는데, 이를 obstructive jaundice(폐쇄황달)가라고 한다. **황달**은 몸안을 돌아다니는 쓸개즙색소가 피부, 점막, 결막을 포함한 몸 전체를 노랗게 만드는 것이다.

이자암 환자의 대부분이 *ductular adenocarcinoma*(관샘암종)이다. 극심한 등의 통증이 자주 동반된다. 이자가 문맥과 아래대정맥위를 덮고 있어 이자목이나 이자몸통의 종양은 이 혈관들을 눌러 막을 수도 있다. 이자는 광범위하게 림프절에 연결되고 접근이 어려운 림프절에 까지 연결되어 있으며, 초기에 문맥을 따라 간으로 전이되는 일이 흔하여, 이자암을 수술로 제거하는 것은 별 의미가 없다.

하는 **림프관**은 혈관을 따라 주행한다(그림 2.33C). 이자의 림프 대부분은 지라동맥 주위의 **pancreaticosplenic lymph nodes**(이자지라림프절)로 배출되고, 일부는 pyloric lymph nodes(날문림프절)로 배출된다. 이들 림프절에서 나온 림프관은 superior mesenteric lymph nodes(위창자간막림프절)로 연결되거나, **hepatic lymph nodes**(간림프절)를 거쳐 celiac lymph nodes(복강림프절)로 연결된다.

이자에 분포하는 신경은 가로막을 지나 내려온 **abdominopelvic splanchnic nerves**(배골반내장신경)와 **vagus nerve**(미주신경)의 가지이다(그림 2.33D). 이들 교감 · **부교감**신경섬유는 celiac plexus(복강신경얼기)와 superior mesenteric plexus(위창자간막신경얼기)를 지나 동맥을 따라 분포한다. 혈관에 분포하여 수축을 조절하는 교감신경과 함께, 교감 · 부교감신경섬유는 샘꽈리세포와 이자섬세포에 분포하여 분비기능을 조절하다. 부교감신경섬유가 분비운동을 촉진하지만, 이자의 분비는 주로 샘창자와 빈창자에서 분비되는 serotonin(세로토닌), cholecystokinin(콜레시스토키닌)과 같은 호르몬에 의해서도 조절된다. 내장들신경(통증)섬유는 교감신경섬유에 동반된다.

Liver(간)

간은 인체에서 가장 큰 장기이며 외분비샘이며, 그 무게는 1,500 g 정도이다. 가로막이 가슴막, 허파, 심장막, 심장과 같은 가슴안의 구조들과 간을 나누어 놓는다. 소화관에서 흡수된 지방 이외의 모든 물질은 간으로 우선 운반된다. 많은 대사기능과 더불어, 간은 glycogen(글리코겐)을 저장하고 쓸개즙을 분비하는 기능을 한다.

SURFACES OF LIVER(간의 표면)

간은 앞, 위 및 뒤쪽 일부에 볼록한 **diaphragmatic surface**(가로면)를 가지고 있으며, 뒤아래쪽에 평평하거나 오목한 **visceral surface**(내장면)를 가지고 있다. 가로막면 앞부분과 내장면의 경계는 날카로운 **inferior border**(아래모서리)를 이룬다(그림 2.35). 가로막면은 매끈하고 둥근 지붕모양으로 가로막의 오목한 아래면과 맞닿아 있다. 복막안의 위쪽 끝에 **subphrenic space**(가로막밑오목)이 간의 앞위면과 가로막사이에 위치한다(그림 2.35C). 가로막밑오목은 간과 앞배벽을 연결해 주는 **falciform ligament**(낫인대)에 의해 오른쪽과 왼쪽의 공간으로 나누어져 있다. Subhepatic space(간밑공간)인 **hepatorenal recess**(간콩팥오목; Morrison pouch)는 간의 아래쪽, 오른콩팥과 부신의 앞쪽에 위치한 복막안 좁은 공간이다. **간콩팥오목**은 바로 누운 자세에서 배안의 가장 낮은 부분이 되어 그물막주머니에 액체가 고인 경우 간콩팥오목으로 흘러 고이게 된다. 간콩팥오목은 앞쪽으로 오른가로막밑오목과 이어진다.

간의 가로막면은 대부분 복막으로 덮여 있지만, 가로막면 뒤부분

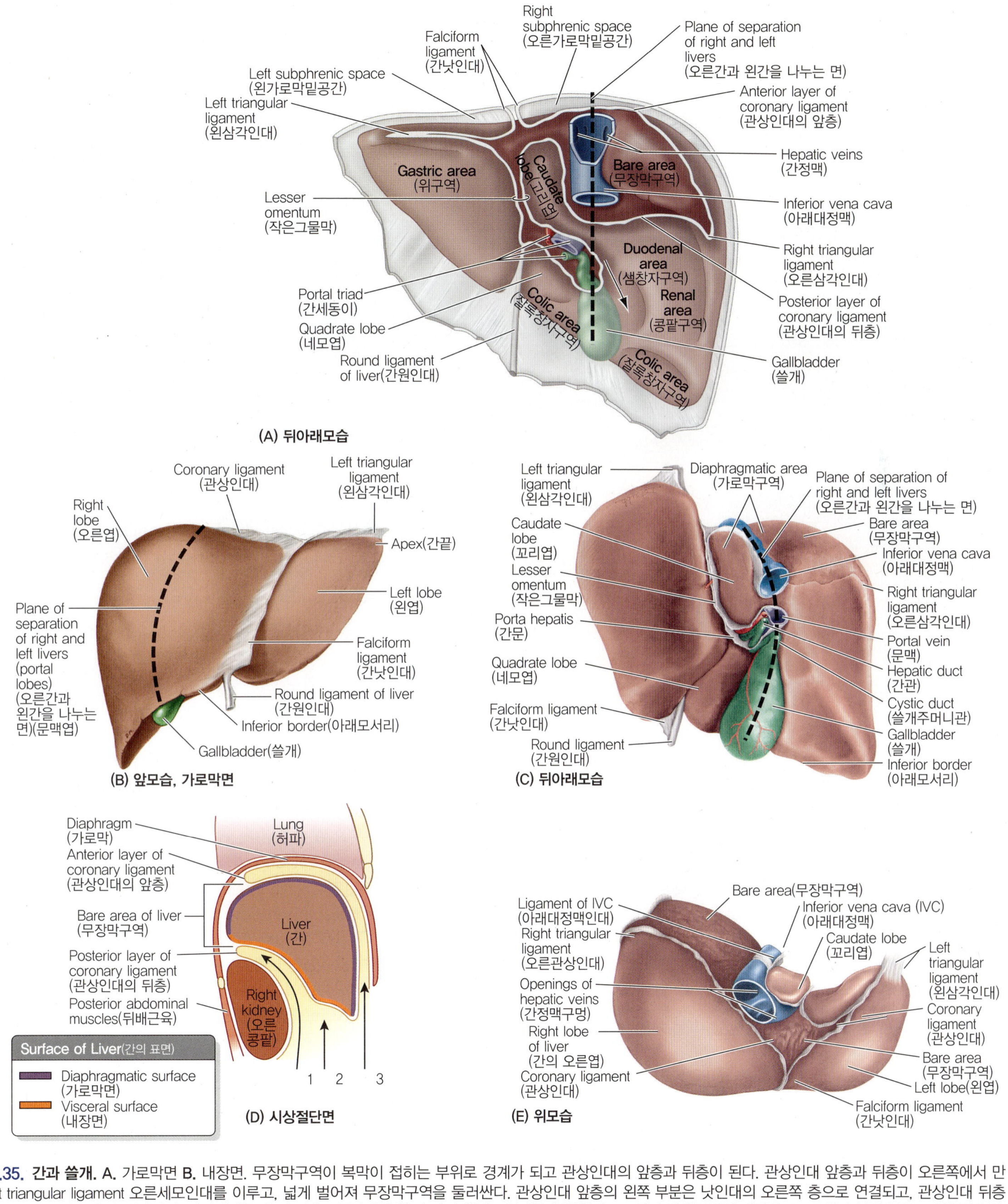

그림 2.35. 간과 쓸개. **A.** 가로막면 **B.** 내장면. 무장막구역이 복막이 접히는 부위로 경계가 되고 관상인대의 앞층과 뒤층이 된다. 관상인대 앞층과 뒤층이 오른쪽에서 만나 right triangular ligament 오른세모인대를 이루고, 넓게 벌어져 무장막구역을 둘러싼다. 관상인대 앞층의 왼쪽 부분은 낫인대의 오른쪽 층으로 연결되고, 관상인대 뒤층은 작은그물막 오른쪽층과 이어진다. 낫인대 왼쪽층과 작은그물막 왼쪽층이 만나 왼세모인대를 형성한다. **C.** 간과 간세동이의 내장면. **D.** 표면과 복막오목. 1, 간콩팥오목; 2, 간밑공간; 3,가로막밑오목. **E.** 간의 위면.

표면해부학

Liver(간)

간은 주로 오른위사분역에 위치하며, 가슴우리와 가로막으로 둘러싸여 보호된다(그림 SA2.4). 간은 보통 오른쪽 일곱째~열한째갈비뼈 안쪽에 놓여 있고, 정중면을 넘어 왼쪽젖꼭지 근처까지 뻗어 있다. 바로 선 자세에서는 중력에 의해 간의 위치가 약간 아래로 처지게 된다. 날카로운 아래모서리의 위치는 대략 오른쪽 갈비모서리와 일치한다. 숨을 깊이 들이쉬면, 가로막의 수축에 의해 간이 아래쪽으로 이동하므로 촉진이 가능해진다.

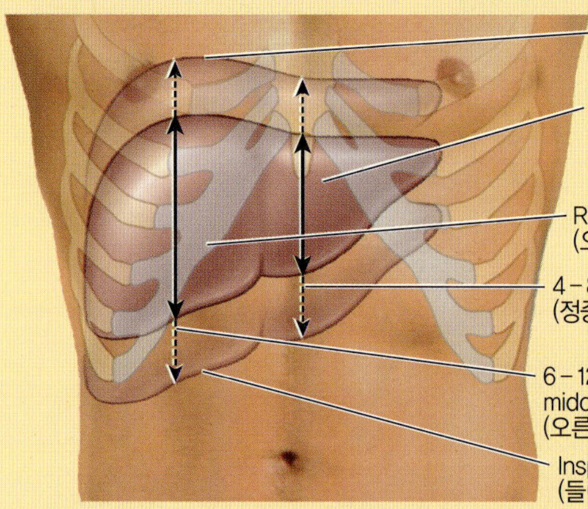

Vertical dimensions and range of movement of liver
(간의 수직위치와 움직임의 범위)

그림 SA2.4.

임상해부학

Subphrenic Abscess(가로막밑고름집)

Peritonitis(복막염)가 있을 경우 복막안 여러 곳에 abscess(고름집: 고름이 국지적으로 모여 있는 것)가 생길 수 있다. 가로막밑오목은 이와 같은 고름집이 잘 생기는 부위이다. 막창자꼬리염이 터지거나 샘창자궤양이 뚫려 복막염이 발생하는 경우가 많기 때문에, 가로막밑고름집은 오른쪽에 잘 생긴다. 양쪽 가로막밑오목은 간콩팥오목과 연결되어 있어서(그림 2.35D), 누워 있는 환자의 경우 가로막밑고름집의 고름이 간콩팥오목으로 퍼질 수 있다. 가로막밑고름집은 열두째갈비뼈 아래쪽을 절개하면 배출시킬 수 있다.

의 일부 구역은 복막이 없어 가로막에 직접 닿아 있다. 이 부위를 bare area(무장막구역)라고 한다(그림 2.35A,C,E). **내장면**도 복막으로 덮여 있으나, 쓸개가 부착되어 있는 곳과 간문에는 복막이 없다. **Porta hepatis**(간문)는 내장면 중앙에 위치한 가로 방향의 틈새이며, 이곳을 통해 portal vein(간문맥), hepatic artery(간동맥) hepatic duct(간관) 및 림프관이 출입한다(그림 2.36).

내장면에 닿아 있는 주위 구조들은 다음과 같다.

- 위 앞벽의 오른쪽 부분—*gastric area*(위자국), *pyloric area*(날문자국)
- 샘창자 위부분—*duodenal area*(샘창자자국)
- 작은그물막
- 쓸개—fossa for gallbladder(쓸개오목)
- 오른잘록창자굽이와 가로잘록창자 오른쪽 부분—*colic area*(잘록창자자국)
- 오른콩팥과 부신 – *renal area*(콩팥자국), *suprarenal area*(부신자국)

Lesser omentum(작은그물막)은 **portal triad**(간세동이)인 portal vein(간문맥), hepatic artery(간문맥), bile duct(쓸개관)를 싸고 있으며, 간에서부터 위의 작은굽이 및 샘창자 위부분의 첫 2 cm 부위에 부착되어 있다(그림 2.36). 간문과 샘창자 사이에 뻗어 있는 작은그물막의 두꺼운 자유모서리를 hepatoduodenal ligament(간샘창자인대)라고 하는데, 그 안에는 간문으로 드나드는 구조물이 들어 있다.

LOBES AND SEGMENTS OF LIVER(간엽과 구역)

해부학적으로, 즉 간의 외형을 기준으로 하였을 때 간은 오른간엽, 왼간엽, 꼬리엽 및 네모엽의 4 lobe(엽)으로 나뉜다. 그러나 기능적으로, 즉 혈관 분포와 분비기능에 따라 구분해 보면 간은 두 개의 portal lobe(문맥엽)인 right liver(오른간)과 left liver(왼간)으로 나뉜다(그림 2.37A). 커다란 **right lobe**(오른간엽)과 작은 **left lobe**(왼간엽)은 falciform ligament(낫인대)와 왼시상틈새로 나뉜다. 내장면에서는 간문과 오른·왼시상틈새에 의해 뒤위쪽의 **caudate lobe**(꼬리엽)와 앞아래쪽의 **quadrate lobe**(네모엽)로 구분된다. 꼬리엽과 네모엽은 오른간엽의 일부분으로 간주된다. **right sagittal fissure**(오른시상틈새)는 앞쪽의 fossa for gallbladder(쓸개오목)와 뒤쪽의 groove for inferior vena cava(대정맥고랑)에 의해 형성되는 연속된 고랑이다. **Left sagittal fissure**(왼시상틈새)는 앞쪽의 **fissure for round ligament**(간원인대틈새)와 뒤쪽의 **fissure for ligamentum venosum**(정맥관인대틈새)에 의해 형성된 연속된 고랑이다(그림 2.37B). **Round ligament**(간원인대)는 태반에서 태아쪽으로 산소가 풍부한 혈액을 운반하는 혈관인 umbilical vein(배꼽정맥)이 출생 이후 닫혀 형성된 구조이다. **Ligamentum venosum**(정맥관인대)은 태아의 배꼽정맥을 간을 통하지 않고 아래대정맥으로 바로 연결시켜 주는 ductus venosus(정맥관)의 잔유물이다(Moore 등, 2012).

오른간과 **왼간**의 경계는 the plane of the middle hepatic vein(중간간정맥면; main portal fissure)으로, 내장면의 gallbladder fossa(쓸개오목)와 fossa for IVC(대정맥고랑)를 지나는 시상면과 가로막면의 쓸개바닥과 아래대정맥을 연결하는 가상의 선과 대략 일치한다(그림 2.37). 왼간에는 해부학적 기준의 꼬리엽과 네모엽 대부분이 포함된다. 오른간과 왼간의 부피는 해부학적 lobe(엽)와 비슷하지만, 오른엽이 약

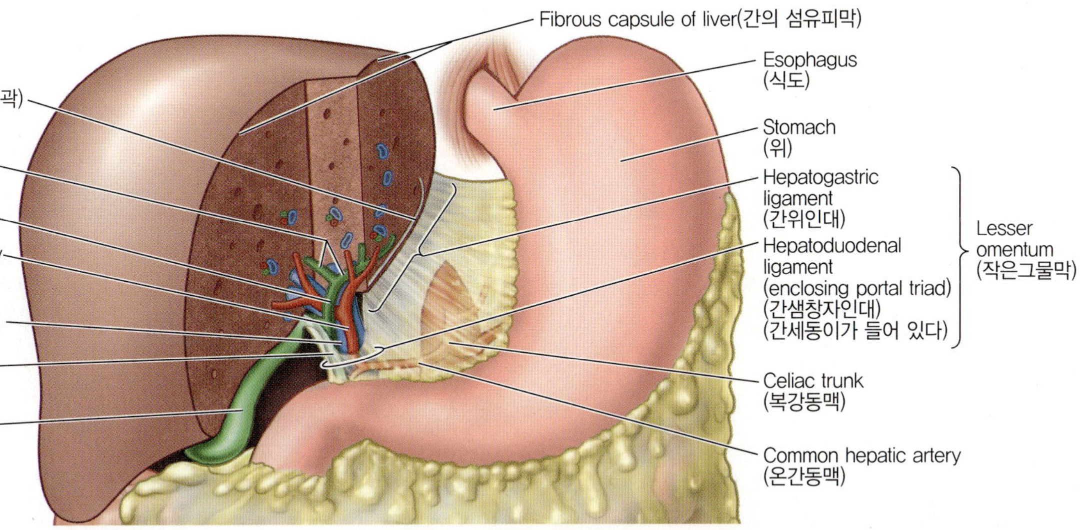

그림 2.36. 작은그물막. 간위인대와 간샘창자인대가 보인다. 앞쪽 시상단면은 쓸개오목부위에서 잘렸으며, 뒤쪽 시상단면은 ligamentum venosum의 고랑면에서 잘렸다. 이 단면은 간문 면에서 좁은 관상면으로 연결되어 있다.

간 더 크다. 각각의 poratal lobe(문맥엽; 오른간과 왼간)은 각각의 간동맥, 간문맥, 간정맥의 가지와 분비관이 분포한다. 오른간과 왼간은 다시 여덟 구역으로 나뉜다(그림 2.38). **간의 구역**은 오른 · 왼간동맥, 간문맥 및 간관의 3차가지의 분포를 기준으로 구분한다. 각 구역은 오른 혹은 왼간동맥과 간정맥의 3차가지에 의한 혈액공급을 받고, 오른 혹은 왼간관의 3차가지에 의해 배출된다. 간정맥은 구역 사이를 지나서 아래대정맥으로 연결되어 간저맥오른왼가지 및 오른왼간관의 가지가 분포한다. 간정맥은 인접한 구역 사이를 지나면서 아래대정맥에 연결되어 각 구역을 보다 더 잘 구분시켜 놓는다.

VASCULATURE AND NERVES OF LIVER(간의 혈관과 신경분포)

간은 간문맥(75%-80%)과 간동맥(20~25%)으로부터 이중으로 혈액공급을 받는다(그림 2.26, 2.27, 2.38A). portal vein(간문맥)은 배와 골반의 소화관으로부터 산소분압이 낮은 혈액을 간으로 운반한다. **Hepatic artery**(간동맥)은 복강동맥의 가지로 대동맥으로부터 산소가 풍부한 혈액을 공급한다. 간동맥과 문맥은 간문근처에서 오른가지와 왼가지로 나뉘어, 각각 오른간과 왼간에 분포한다. 간문맥과 간동맥은 간문 주변에서 오른 · 왼가지를 내 오른 · 왼간에 각각 혈액공급을 한다.

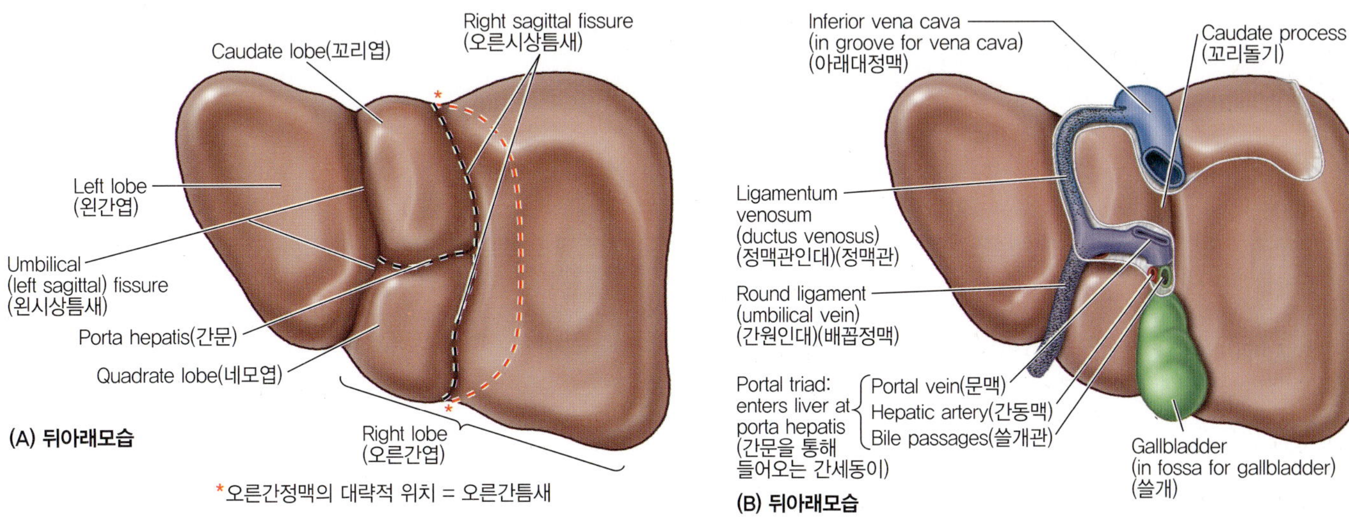

그림 2.37. 간의 해부학적 엽과 고랑, 내장면. A. 네 해부학적 엽. B. 틈새의 형서과 부위의 구조.

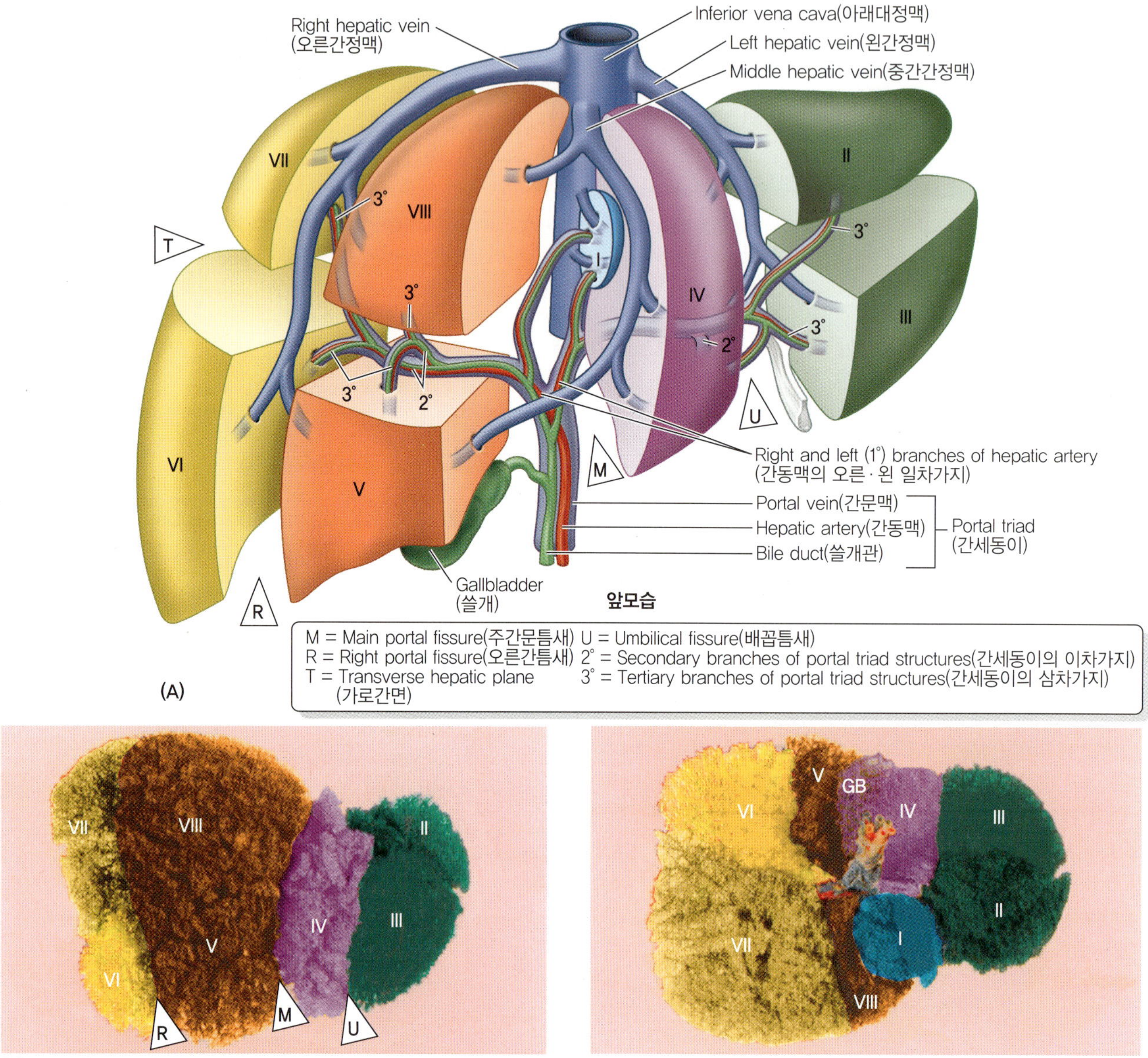

(B) 앞모습(가로막면)

(C) 아래모습(내장면)

그림 2.38. 간구역. **A.** 각 구역(I~VIII)은 자체의 구역내 혈관공급과 쓸개관이 분포되어 있다. **B와 C.** 다른 색의 latex(라텍스)를 간문맥에 의 가지에 주입하여 간 구역을 보여주었다.

각 엽 안에서 간동맥과 간문맥은 각 **hepatic segment**(간구역)의 형성과 일치되는 2차, 3차 가지를 낸다(그림 2.38). 간구역 사이로 주행하는 **right hepatic vein**(오른간정맥), **intermediate hepatic vein**(중간간정맥) 및 **left hepatic vein**(왼간정맥)은 인접한 구역의 혈액을 받는다. 이들 간정맥은 가로막 바로 밑에서 아래대정맥으로 연결된다(그림 2.38A). 간정맥은 간을 아래대정맥에서 부착시킴으로써 간의 위치를 고정시키는 역할도 한다.

간은 많은 양의 림프를 생성하는 장기이다. Thoracic duct(가슴림프관)으로 유입되는 림프의 1/4-1/2이 간에서 생성된 것이다. **간에 분포하는 lymphatic vessels**(림프관)은 간의 표면을 싸는 *fibrous capsule*(섬유피막; Glisson capsule) 밑에 분포하는 *superficial lymphatics*(얕은림프관)와 간세동이와 간정맥주위의 결합조직에 분포하는 *deep lymphatics*(깊은림프관)로 구분된다. 가로막면, 내장면 앞쪽에 분포하는 얕은림프관과 간세동이를 따라 분포하는 깊은림프관은 간문으로 모여, 작은 그물막 안의 간동 · 정맥과 간관 주위에 흩어져 있는 hepatic lymph nodes(간림프절)로 연결된다(그림 2.39A). 간림프절에서 나온 림프관은 celiac lymph nodes(복강림프절)을 거쳐 thoracic duct(가슴림프관) 아래쪽 끝의 chyle cistern(가슴림프관팽대; 라틴어로 **cisterna chyli**)으로 연결된다. 가로막면, 내장면의 뒤부분에 분포하는 얕은림프관은 간의 무장막구역으로 모여, 이곳에서 **phrenic lymph**

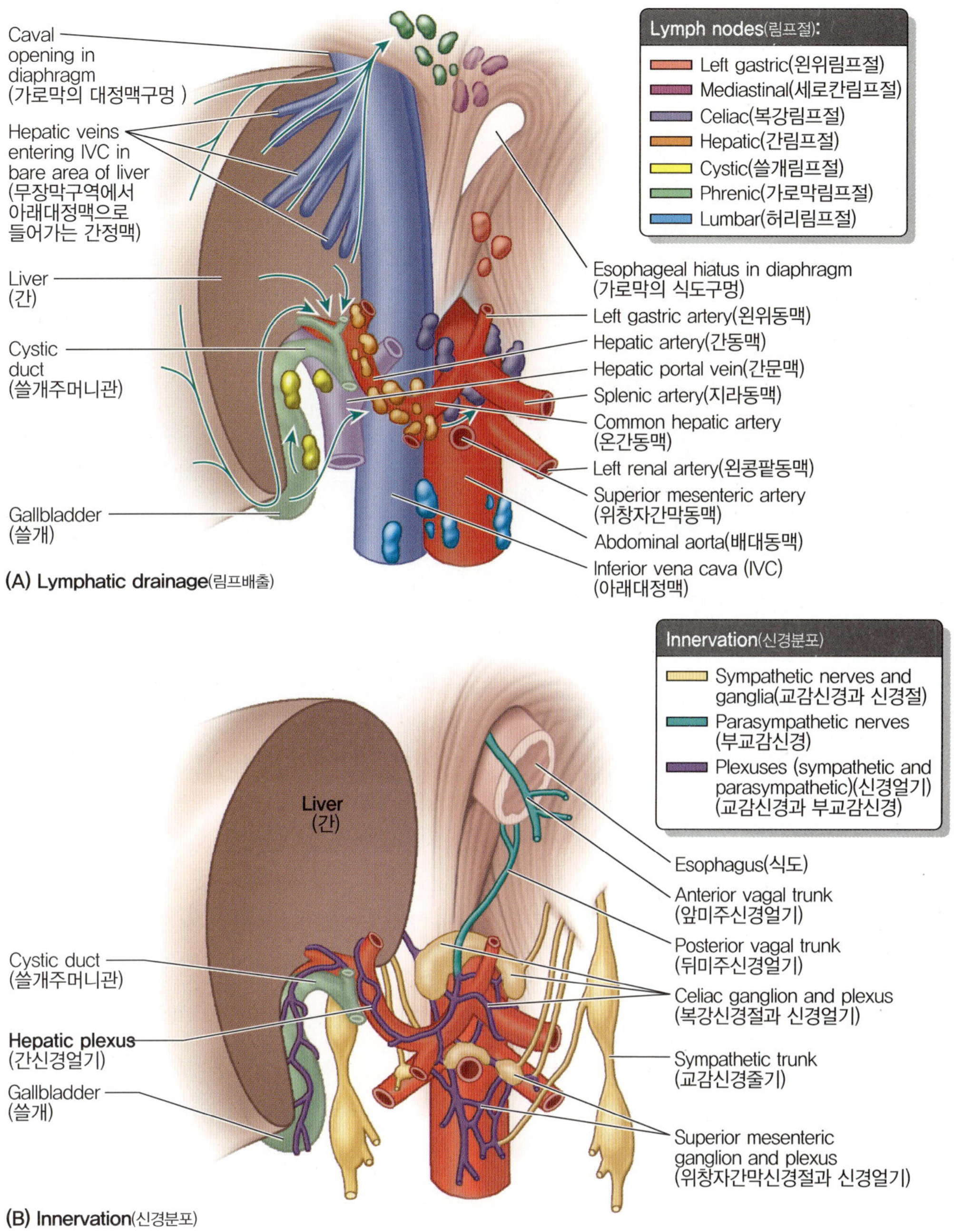

그림 2.39. 간의 림프배출과 신경분포. A. 림프배출. B. 신경분포.

nodes(가로막림프절)로 연결되거나, 간정맥을 따라 주행하는 깊은림프관과 만나 아래대정맥과 함께 가로막을 지난뒤 **posterior mediastinal lymph node**(뒤세로칸림프절)로 연결된다. 이들 림프절에서 나온 림프관은 right lymphatic duct(오른림프관) 또는 thoracic duct(가슴림프관)으로 연결된다. 일부 림프관은 left gastric lymph nodes(왼위림프절)로 들어가, 낫인대를 따라 parasternal lymph nodes(복장옆림프절)로 들어가고 간원인대를 따라 앞배벽의 림프절로 연결되기도 한다. **간에 분포하는 신경**은 celiac plexus(복강신경얼기)에서 나온 커다란 신경얼기인 **hepatic nerve plexus**(간신경얼기)에서 일어난다(그림 2.39B). 간신경얼기는 간동맥과 간문맥의 가지를 따라 주행하여 간에 분포한다. 간신경얼기의 **교감신경섬유는** 복강신경얼기에서 온 것이며, **부교감신경섬유는** 앞뒤미주신경줄기를 통해 내려온 것이다.

Biliary Ducts and Gallbladder(쓸개관과 쓸개)

Bile(쓸개즙)은 간에서 생성되어 쓸개에 저장된다(그림 2.40). 쓸개즙은 쓸개에 저장되어 있는 동안 수분과 전해질이 흡수되어 농축된다.

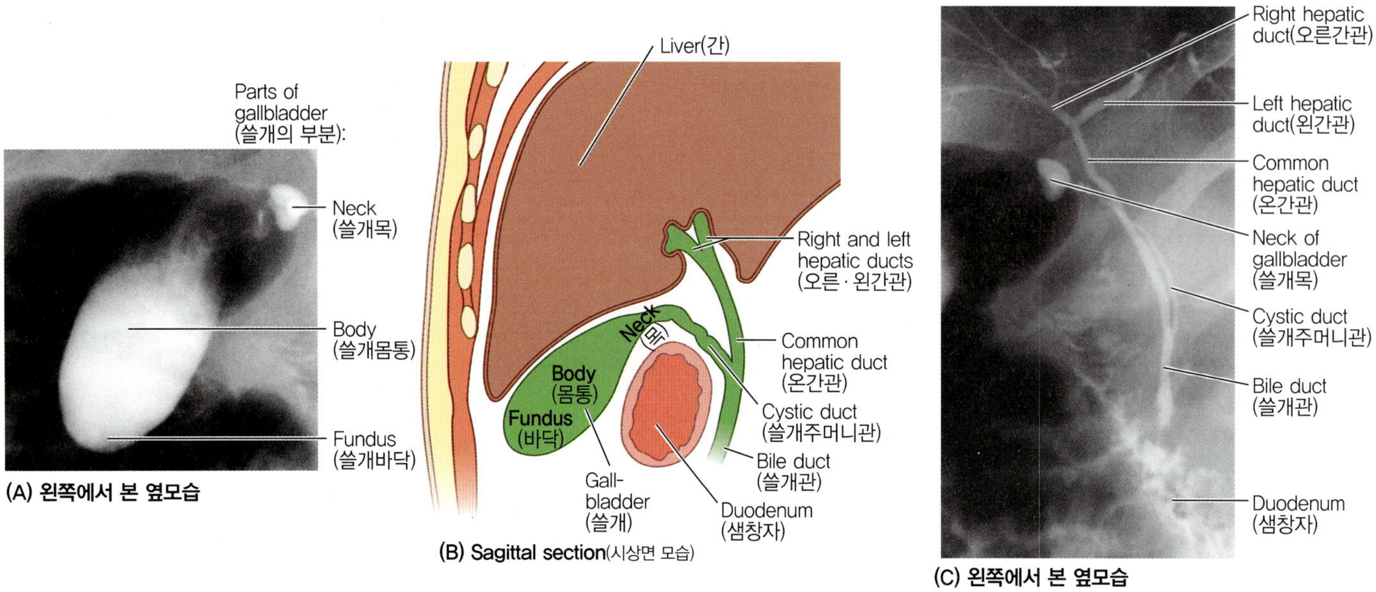

그림 2.40. 쓸개와 간 바깥 쓸개관. **A.** 내시경역행쓸개조영술을 이용한 쓸개. **B.** 샘창자의 위부분과의 관계를 보여주는 모식도. **C.** 내시경역행쓸개조영술에 의한 쓸개관의 모습. 매우 자주 cystic duct(쓸개주머니관)은 온간관의 앞에 있다.

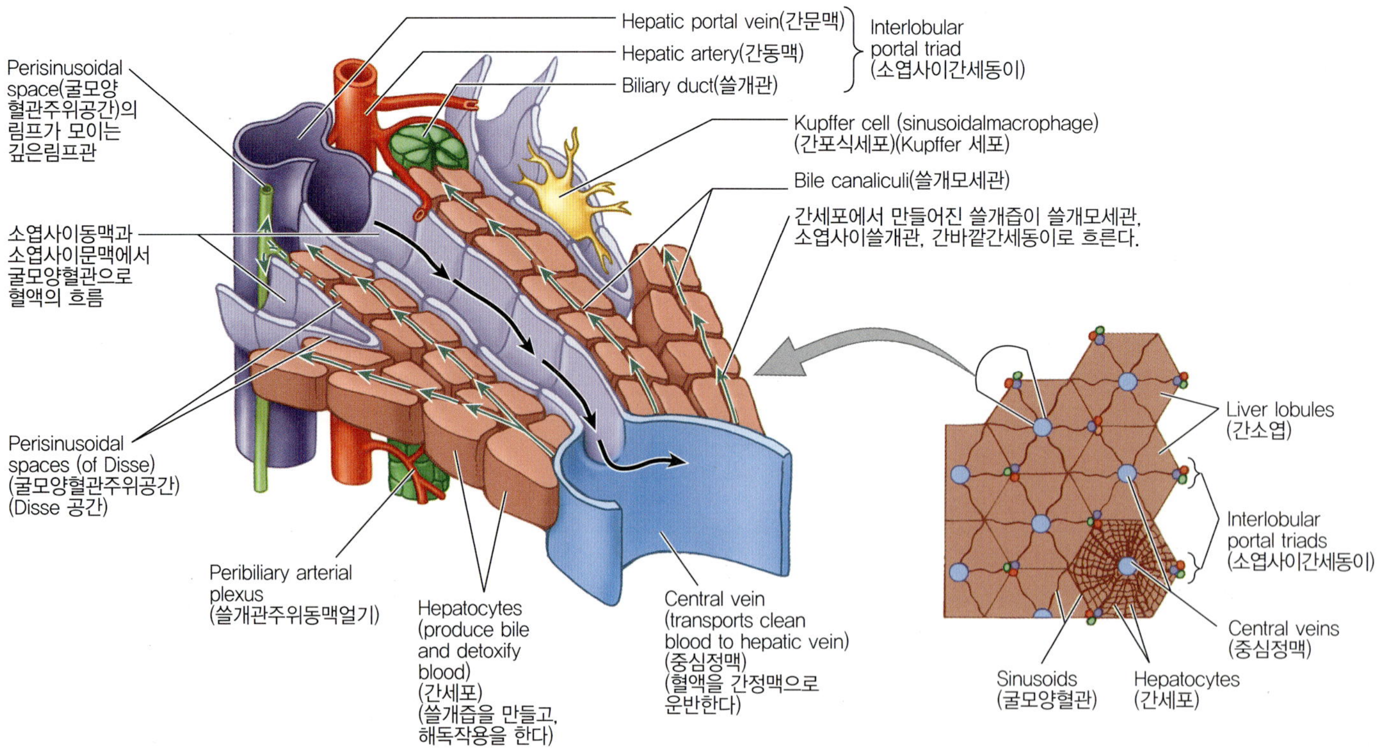

그림 2.41. 간에서 혈액과 쓸개즙의 흐름. 간소엽의 작은 부분이 굴맥관과 쓸개모세관의 모습과 간소엽 사이의 간세동이의 구성을 보여준다. 오른쪽에 간의 단면이 간소엽의 육각형 모습을 보여준다.

지방이 샘창자에 들어오면, 쓸개에 저장되어 있던 쓸개즙이 cystic duct(쓸개주머니관)와 쓸개관을 통해 샘창자로 배출된다. 쓸개즙은 지방을 emulsification(유화)시켜, 소화관에서 흡수되기 좋게 해준다. *Hepatocyte*(간세포)는 쓸개즙을 합성하여 간세포 사이를 지나는 **bile canaliculus**(쓸개모세관)로 분비한다(그림 2.41). 쓸개모세관은 *interlobular bile duct*(소엽사이쓸개관)를 거쳐 collecting bile duct(집합쓸개관)로 연결되며, 집합쓸개관은 간세동이를 따라 주행하면서 서로 합쳐져 **right hepatic duct**(오른간관)와 **left hepatic duct**(왼간관)를 형성한다. 오른 · 왼간관은 각각 오른간과 왼간에서 분비된 쓸개즙을 운반한다. 오른 · 왼간관은 porta hepatis(간문)로 나온 뒤 곧바로 합쳐져 **common hepatic duct**(온간관)를 형성하며, 온간관과 다시 **cystic duct**(쓸개주머니관)와 만나 common **bile duct**(온쓸개관)가 된다(그림 2.40).

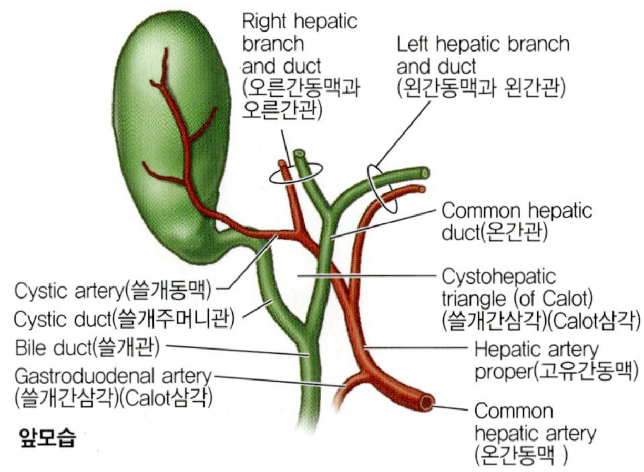

그림 2.43. 쓸개의 혈관분포.

BILE DUCT(온쓸개관)

온쓸개관은 작은그물막의 자유모서리 안에서 *cystic duct*(쓸개주머니관)와 *common hepatic duct*(온간관)가 만나 형성된다. 온쓸개관은 샘창자 위부분의 뒤를 지나, 이자머리 뒤면의 고랑을 따라 주행한다. 샘창자내림부분 왼쪽에서 온쓸개관은 main pancreatic duct(이자관)와 만난다(그림 2.34, 2.42). 온쓸개관과 이자관은 샘창자 내림부분의 벽을 비스듬히 관통하면서, 하나로 합쳐져 *hepatopancreatic ampulla*(쓸개이자관팽대; ampulla of Vater)를 형성한다. 쓸개이자관팽대의 끝부분은 *major duodenal papilla*(큰샘창자유두)를 통해 샘창자로 열린다. 온쓸개관 끝부분의 근육층은 두꺼워져 (choledochal) *sphincter of common bile duct*(온쓸개관조임근)를 형성한다. 온쓸개관조임근이 수축하면, 쓸개즙은 쓸개이자관팽대 및 샘창자로 배출되지 않고 쓸개주머니관으로 역류하여 쓸개에 농축 저장된다.

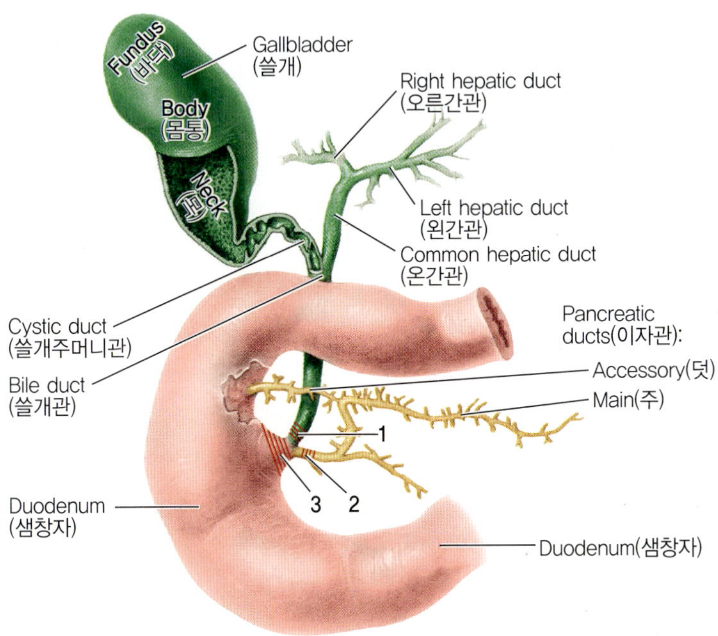

그림 2.42. 간 바깥쓸개관가 이사관. 1. 쓸개관조임근; 2. 이자관조임근; 3. 간이자관조임근.

온쓸개관의 동맥분포는 다음과 같다(그림 2.36, 2.43)

- 온쓸개관의 샘창자뒤부분에는 **posterior superior pancreaticoduodenal artery**(뒤위이자샘창자동맥)와 **gastroduodenal artery**(위샘창자동맥)가 분포한다.
- 온쓸개관 위부분에는 **cystic artery**(쓸개동맥)가 분포한다.
- 온쓸개관 중간부분에는 **right hepatic artery**(오른간동맥)가 분포한다.

온쓸개관 위부분과 간관에 분포하는 정맥은 대개 간으로 들어간다. 온쓸개관 아래부분의 정맥은 **posterior superior pancreaticoduodenal vein**(뒤위이자샘창자정맥)을 통해 portal vein(간문맥) 또는 그 가지로 연결된다(그림 2.27). (온)쓸개관의 림프는 쓸개목근처의 **cystic lymph node**(쓸개림프절), **node of omental foramen**(그물막구멍림프절) 및 hepatic lymph nodes(간림프절)을 지난다(그림 2.39A). 쓸개관에서 나온 림프관은 celiac lymph nodes(복강림프절)로 유입된다.

GALLBLADDER(쓸개)

서양배 모양의 **쓸개**는 길이는 7~10 cm 정도이며, 간 내장면의 **gallbladder fossa**(쓸개오목)에 놓여 있다(그림 2.37B, 2.40). 복막은 쓸개바닥을 덮고 몸통과 목부위를 간에 부착시킨다. 쓸개의 간쪽면은 간의 섬유피막 결합조직에 의해 단단히 결합되어 있다. 쓸개는 다음과 같이 세 부분으로 구분된다(그림 2.40. 2.42).

- **Fundus**(쓸개바닥)는 간의 아래모서리 밑으로 돌출되어 있는 쓸개의 끝부분으로 쓸개의 다른 부위에 비해 직경이 크다. 대개 midclavicular line(빗장중간선)과 오른쪽 아홉째갈비연골이 만나는 지점에 위치한다.
- **Body**(쓸개몸통)는 간의 내장면, 가로잘록창자 및 샘창자 위부분에 닿아 있다.

• **Neck**(쓸개목)은 직경이 점차 작아지며 간문을 향해 뻗어 있다.

쓸개목은 S자 모양으로 굽어 있으며, cystic duct(쓸개주머니관)로 연결된다. 쓸개목 내부의 점막에는 꼬여 **spiral fold**(나선형의 주름; spiral valve, 나선판막)를 형성되어 있는데, 이 점막주름은 쓸개주머니관이 항상 열려 있도록 해주어, 온쓸개관 끝이 온쓸개관조임근과 팽대조임근이 수축으로 막힐 때나, 쓸개가 수축할 때 쓸개즙이 샘창자로 들어갈 때 쓸개즙이 쉽게 이 드나들 수 있게 된다. 쓸개주머니관은 길이는 4 cm 정도이고 쓸개목과 common hepatic duct(온간관)를 연결해 준다. 쓸개주머니관과 온간관은 작은그물막 속에서 나란히 주행하다가, 두 관이 만나 온쓸개관이 된다.

쓸개와 쓸개 주머니관에 분포하는 cystic artery(쓸개동맥)는 대개 온간관과 쓸개주머니관 사이 각진 부분에서 right hepatic artery(오른간동맥)에서 일어난다(그림 2.43). 쓸개동맥의 이는곳과 경로는 많은 변이가 있다. 쓸개관과 쓸개목에 분포하는 **cystic vein**(쓸개정맥)은 직접 또는 간문맥을 통해 간으로 들어간다. 쓸개바닥과 몸통에 분포하는 정맥은 간의 내장면으로 들어가 간소엽 속의 hepatic sinusoid(간굴모세혈관)로 연결된다. 쓸개의 림프는 hepatic lymph nodes(간림프절)로 유입되며(그림 2.39A), 경우에 따라 쓸개목 주위의 cystic lymph node(쓸개림프절)를 경유하기도 한다. 간림프절에서 나온 림프관은 celiac lymph nodes(복강림프절)로 연결된다. **Celiac plexus**(복강신경얼기)에서 일어난 교감신경섬유와 내장들(통각)신경섬유, vagus nerve(미주신경)에서 일어난 부교감신경섬유, 그리고 **right phrenic nerve**(오른가로막신경)에서 일어난 몸들신경섬유가 쓸개동맥을 따라 주행하여 쓸개 및 쓸개주머니관에 분포한다(그림 2.39B). 쓸개의 수축은 호르몬에 의해서 자극된다.

임상해부학

Liver Biopsy(간생검)

진단을 위해 **간생검**을 통해 간조직을 채취한다. 일반적으로 중간겨드랑선의 열째갈비사이공간으로 바늘을 찌른다. 간생검시 환자는 숨을 내쉰 채 호흡을 정지해야 한다. 이렇게 하면 *costodiaphragmatic recess*(갈비가로막오목)이 작아져 허파의 손상과 가슴막안의 세균감염을 줄일 수 있다.

Rupture of Liver(간파열)

지라에 비해서는 빈도가 낮은 편이지만, 간도 크고 위치가 고정되어 있으며, 부드러운 조직으로 이루어져 있기 때문에 파열되기 쉽다. 갈비뼈 골절시 뼈조각이 가로막을 뚫고 간을 찢길 수 있다. 간은 부드럽고 혈관분포가 풍부한 장기이기 때문에, 대량의 출혈과 오른위사분역에 통증이 일어난다.

Cirrhosis of Liver(간경화)

간경화에 걸리며, hepatocyte(간세포)가 점차 파괴되고 섬유조직으로 대체된다. 섬유조직은 간 내부의 혈관과 쓸개관 주위를 둘러싸 간 조직이 딱딱해지고 혈액순환 장애가 초래된다. 간경화는 *portal hypertension*(문맥고혈압)의 가장 흔한 원인이며, 만성 알코올중독 환자에서 발생빈도가 높다.

Hepatic Lobectomy(간엽절제술)과 Segmentectomy(구역절제술)

좌우의 간동맥, 간관 및 간문맥의 가지가 거의 연결되어 있지 않다는 것이 알려짐에 따라 출혈을 최소화하면서 오른간엽 또는 왼간엽을 절제(*hepatic lobectomy*, 간엽절제술)하는 것이 가능해졌다. 또한 간의 손상이나 종양이 한두 구역에 국한되어 있을 경우 해당구역만 제거하는 **구역절제술**도 가능하다. 간정맥은 구역 사이를 지나므로, 간엽절제술 또는 구역절제술을 시행할 때 지표가 된다.

Gallstone(쓸개돌)

쓸개돌은 쓸개, 간관, 쓸개주머니관 또는 온쓸개관에 생긴 돌덩어리[라틴어로 *calculi*(자갈)]이다. 쓸개이자관팽대의 아래쪽 끝은 쓸개즙 배출경로 중 가장 좁아서 쓸개돌이 가장 잘 끼이는 부위이다. 쓸개돌은 epigastric region(명치부위)에 **biliary colic**(쓸개급통증)을 유발한다. 쓸개주머니관에 끼인 쓸개돌은 쓸개가 이완될 때 역류하여 쓸개 속으로 들어가기도 한다. 쓸개돌에 의해 쓸개주머니관이 폐쇄되면, 쓸개즙이 축적되어 쓸개가 팽창되고 *cholecystitis*(쓸개염)가 발생된다. 초기에는 명치부위 통증이 나타나지만, 점차 오른쪽 hypochondriac region(갈비밑부위) – 아홉째갈비연골과 rectus sheath(배곧은근집) 가쪽모서리가 만나는 지점-로 통증이 옮겨간다. 쓸개에 염증이 있으면, 가로막이 자극을 받아 뒤가슴벽이나 오른쪽 어깨의 통증이 유발될 수도 있다. 쓸개즙 배출에 장애가 생기면, 쓸개즙이 혈액으로 들어가 *obstructive jaundice*(폐쇄황달)가 초래된다(임상해부학 박스 158쪽 "이자암" 참조).

Cholecystectomy(쓸개절제술)

심한 *biliary colic*(쓸개급통증)가 있는 환자들의 쓸개는 보통 제거하게 된다. **배안보개쓸개절제술**은 개복수술을 대체해 가고 있다. 쓸개동맥은 **cystohepatic triangle**(쓸개간삼각; Calot triangle)에서 오른간동맥으로부터 나오는 것이 일반적이다. 최근 임상에서는 쓸개간삼각을 아래쪽에 쓸개주머니관, 안쪽에는 온간관, 위쪽으로는 간의 아래면으로 정의한다(그림 2.43). 쓸개절제술 초기에 쓸개간삼각을 조심스럽게 절개해두면 해부학적 변이가 있을 수 있는 중요한 장기를 보호할 수 있다.

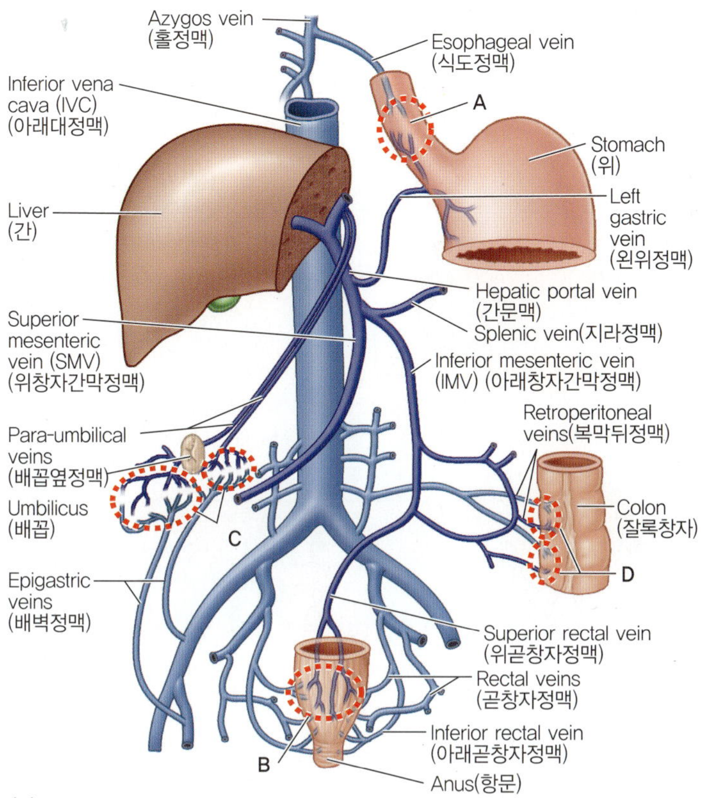

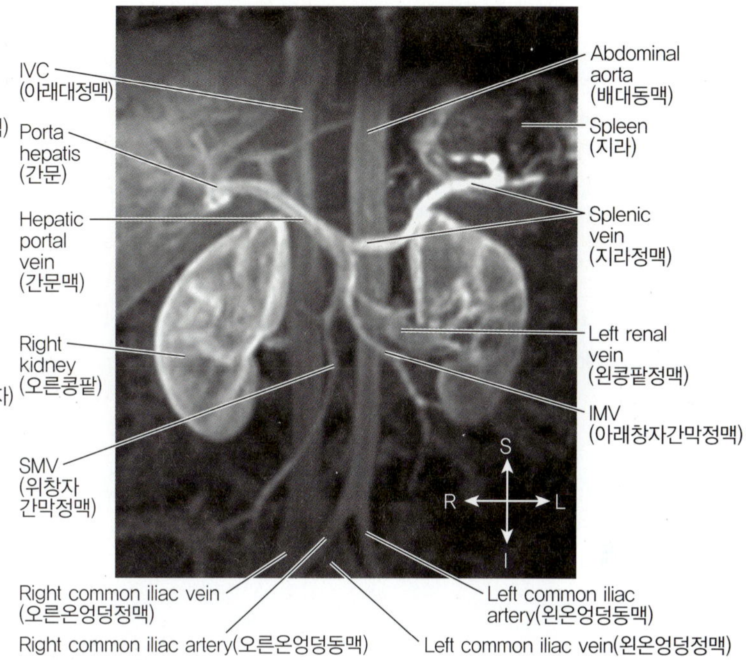

그림 2.44. 간문맥계통. A. 간문맥-온몸정맥연결. 간또는 간문맥이 막혔을 때 곁순환이 일어난다. 짙은 청색으로 표시한 것이 간문맥의 가지 옅은 청색으로 표시한 것이 온몸정맥의 가지이다. *A,* 식도정맥 사이의 연결; *B,* 곧은창자정맥사이의 연결; *C,* 배꼽옆정맥과 배벽정맥의 연결; *D,* 잘록창자정맥가지와 복막뒤정맥의 연결. B. 간문맥의 가지와 구조를 보여주는 자기공명영상.

Hepatic Portal Vein and Portosystemic Anastomoses(간문맥과 간문맥온몸정맥연결)

간문맥은 **간문맥계통**의 주 혈관이다(그림 2.44). 배안의 소화관, 쓸개, 이자 및 지라에서부터 산소분압은 낮지만 영양소가 풍부하게 포함된 혈액 모아 간으로 운반한다. 간 안에서 간문맥의 가지는 간구역의 위치에 맞게 분지되고 수축하지 않는 모세혈관인 **venous sinusoids of the liver**(간굴모세혈관)으로 끝난다(그림 2.41).

간문맥계통은 온몸정맥계통과 연결되는 것을 **portosystemic anastomosis**(간문맥온몸정맥연결)라 하고 다음과 같은 부위에서 형성된다(그림 2.44).

- Esophageal vein(식도정맥)들 사이에 형성되어 있어, 온몸정맥계통인 **azygos vein**(홀정맥)으로 배출 되거나, 간문맥계통인 left gastric vein(왼위정맥)으로 배출된다. 식도정맥이 확장된 것을 *esophageal varices*(식도정맥류)라고 한다.
- **Rectal vein**(곧창자정맥)들 사이에 형성되어 있어, inferior and middle rectal vein(아래 · 중간곧창자정맥)은 온몸정맥계통인아래대정맥으로 배출되고 superior rectal vein(위곧창자정맥)은 간문맥계통인 inferior mesenteric vein(아래창자간막정맥)으로 배출된다. 곧창자정맥이 비정상적으로 확장된 것을 *hemorrhoid*(치핵)라고 한다.
- 간문맥계통인 앞배벽의 **para-umbilical veins**(배꼽옆정맥)과 온몸정맥계통인 배꼽주변의 **superficial epigastric vein**(얕은 배벽정맥)이 연결되어 형성되어 있다. 배꼽옆정맥이 확장된 경우 배꼽에서 사방으로 뻗은 varicose vein(정맥류)가 나타난다. 이 정맥류는 그리스신화에 나오는 메두사 머리의 뱀과 비슷한 모양이라 하여 *caput medusa*(메두사머리)라고 부른다.
- 간문맥계통인 **colic vein**(잘록창자정맥)의 가지들와 온몸정맥계통인 retroperitoneal vein(복막뒤정맥)이 연결되어 형성된다.

Kidneys, Ureters, and Suprarenal Glands(콩팥, 요관, 부신)

콩팥은 뒤배벽의 복막뒤공간, 척주 좌우에 위치한다(그림 2.44, 2.46). 이 urinary organ(비뇨기관)은 혈액으로부터 여분의 물, 전해질 및 단백질 대사산물을 선택적으로 제거하고 우리 몸에 필요한 물질과 영양소는 혈액으로 돌려보내는 기능을 한다. 콩팥의 혈액 여과작용에 의해 생성된 배설물, 즉 urine(소변)은 요관을 통해 방광으로 운반된다. **요관**은 콩팥에서 시작하여 아래쪽으로 뻗으며, 온엉덩동맥갈림 높이에서 pelvic brim(골반테두리)을 지나 골반가쪽벽을 따라 주행하다가 **방광**으로 들어간다. 양쪽콩팥의 위안쪽면에는 부신이 위치한다. 콩팥과 부신

임상해부학

Portal Hypertension(문맥고혈압)

Liver cirrhosis(간경화)시 fibrosis(섬유화)로 인해 간문맥의 가지들이 좁아지면 간문맥의 혈압이 높아져, **문맥고혈압**이 유발된다. 이와 같은 경우 간문맥-온몸정맥연결 부위의 혈관이 확장되어 varicose vein(정맥류)을 형성되고, 간문맥의 혈액이 온몸정맥으로 흐르게 된다. 정맥이 확장이 심한 경우에는 파열되어 출혈이 일어나기도 한다. 식도 아래부분의 식도정맥이 확장된 *esophageal varices*(식도정맥류)가 파열되면 대량의 출혈이 일어나 사망에 이를 수도 있다. 문맥고혈압을 완화시키는 방법은 간문맥계통의 혈액을 온몸정맥계통으로 우회시키는 것으로, 간문맥과 아래대정맥을 연결하거나(**portocaval shunt**, 문맥대정맥지름술), 지라정맥과 왼콩팥정맥을 연결한다(**portosystemic shunt**, 문맥전신순환지름술)(그림 B2.9).

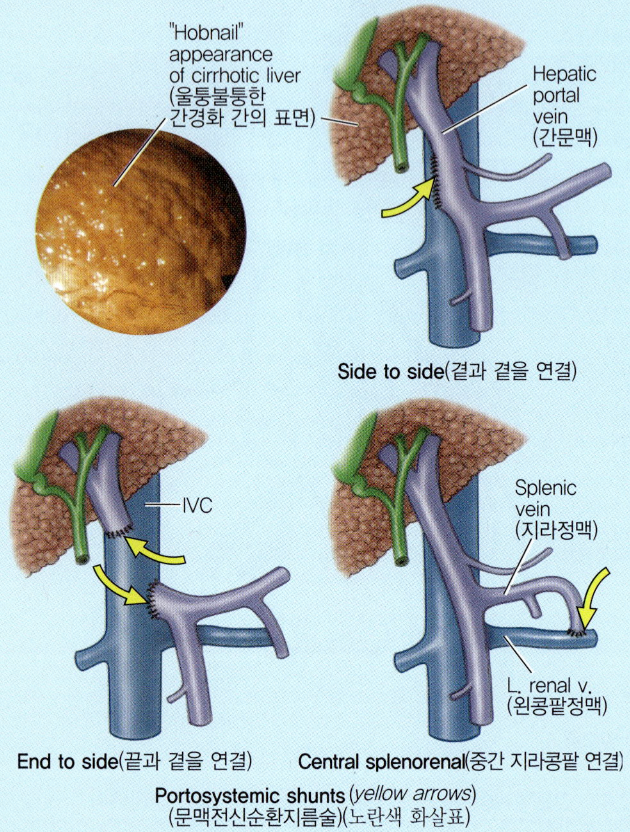

그림 B2.9. **문맥전신순환지름술**(노란색 화살표).

사이에는 근막으로 이루어진 얇은 septum(사이막)이 있다. 부신은 콩팥과는 별개로 endocrine system(내분비계통)에 속하여 서로 연결되어 있지 않다. 부신은 corticosteroid(겉질스테로이드), androgen(남성호르몬)을 분비하고 epinephrine(에피네프린), norepinephrine(노르에피네프린) 등의 hormone(호르몬)을 만든다.

RENAL FASCIA AND FAT(콩팥근막과 지방조직)

Perinephric fat(콩팥주위지방피막; **perirenal fat capsule**)은 콩팥과 부신을 둘러싸고 있으며, renal sinus(콩팥굴)의 지방조직과 이어져 있다(그림 2.45). 콩팥, 부신 및 이 둘을 싸고 있는 콩팥주위지방피막은 다시 **renal fascia**(콩팥근막)로 싸여 있다(아래쪽은 제외). 콩팥근막은 요관을 따라 아래안쪽으로 길게 연장되어 **peri-ureteric fascia**(요관주위근막)가 된다. 콩팥근막 바깥에는 허리부위의 복막바깥지방조직으로 둘러싸인 **paranephric fat**(콩팥주위지방체; **pararenal fat body**)가 있으며, 특히 콩팥의 뒤쪽에 잘 발달되어 있다. 콩팥근막에서 collagen bundle(아교섬유다발)이 콩팥주위지방체속으로 뻗어 있다. 콩팥은 숨쉬거나 누웠다 일어설 때 조금씩(약 3 cm) 움직인다. 콩팥근막의 위부분은 가로막 아래면을 덮는 diaphragmatic fascia(가로막근막)와 이어져 있다. 콩팥근막의 아래부분은 앞층과 뒤층이 붙어 있을 경우 느슨하게 결합되어 있다.

KIDNEY(콩팥)

콩팥은 열두째등뼈(T12)~셋째허리뼈(L3) 높이의 뒤배벽에 놓여 있다. **오른콩팥**은 간 때문에 **왼콩팥**보다 약간 밑으로 처져 있다(그림 2.46). 콩팥에는 앞 · 뒤면, 안쪽 · 가쪽모서리 그리고 위 · 아래끝이 있다(그림 2.47). Lateral margin(가쪽모서리)은 볼록하고 medial margin(안쪽모서리)은 오목하며 안쪽모서리 속에는 콩팥굴과 콩팥깔대기가 위치하여 전체적으로 강낭콩과 비슷한 형태를 띤다. 콩팥안쪽모서리에는 세포틈새의 **renal hilum**(콩팥문)이 있다. 콩팥문은 콩팥 속 공간으로 드나드는 출입구이며, 콩팥 속 공간을 **renal sinus**(콩팥굴)라고 한다. 콩팥굴은 지방조직으로 채워져 있고 그속에 renal pelvis(콩팥깔대기), renal calyx(콩팥잔), 혈관 및 신경이 들어 있다. 콩팥문으로 **renal vein**(콩팥정맥), **renal artery**(콩팥동맥) 및 **renal pelvis**(콩팥깔때기)가 출입하는데 콩팥정맥이 가장 앞, 콩팥깔때기가 가장 뒤쪽을 지난다.

콩팥의 위쪽에는 pleural cavity(가슴막안)과 경계짓는 가로막과 열두째갈비뼈가 있다. 보다 아래쪽으로 콩팥의 뒤에는 quadratus

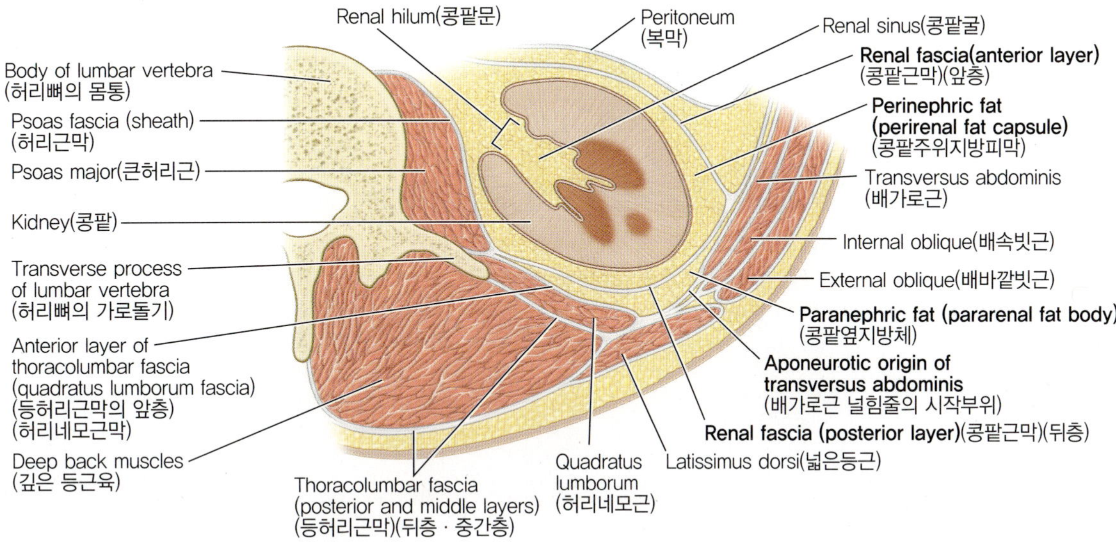

그림 2.45. 콩팥의 근육, 근막과의 관계.

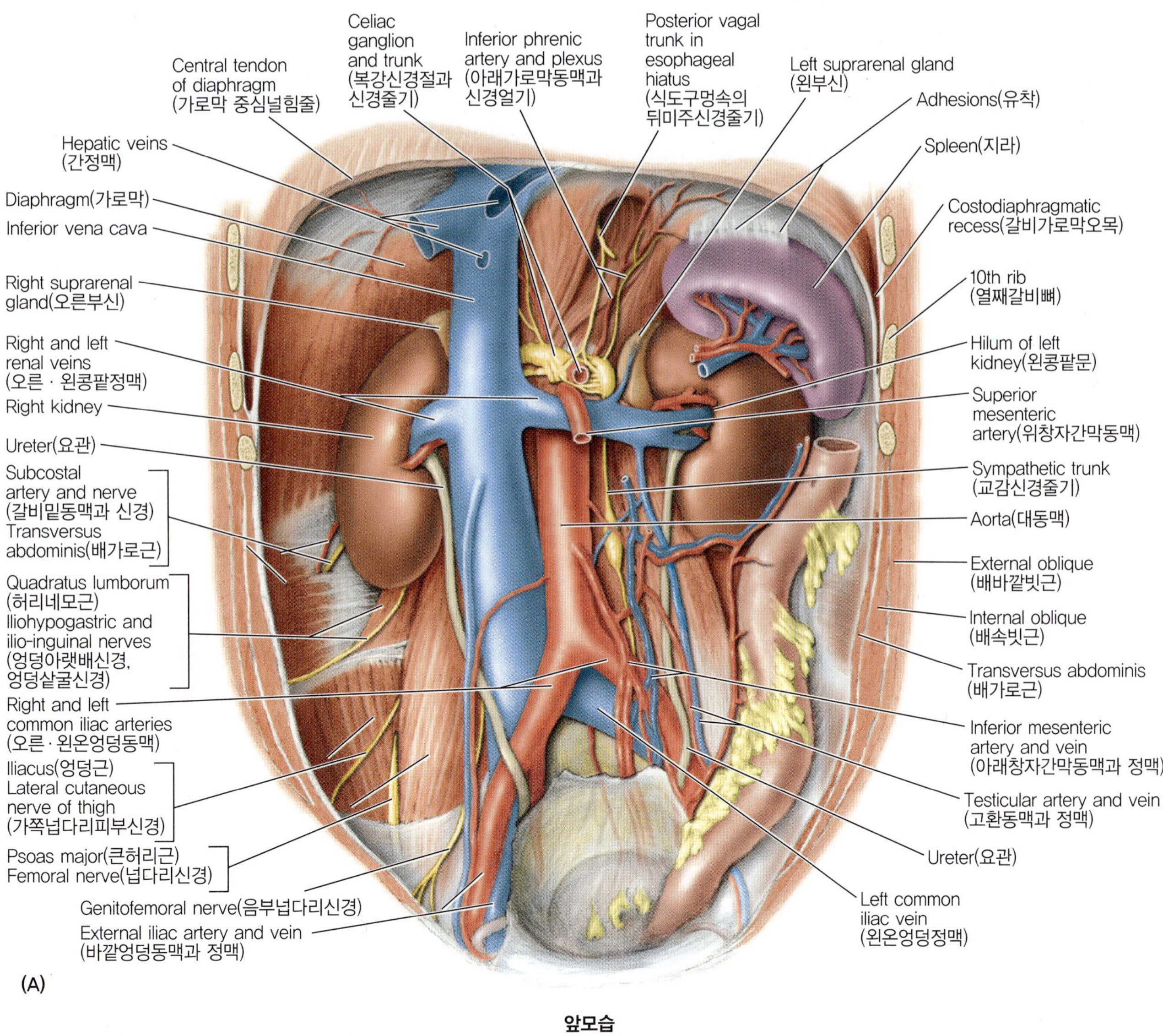

그림 2.46. 뒤배벽의 복막뒤장기와 혈관. A. 큰혈관, 콩팥, 부신이 보이는 뒤배벽. (계속)

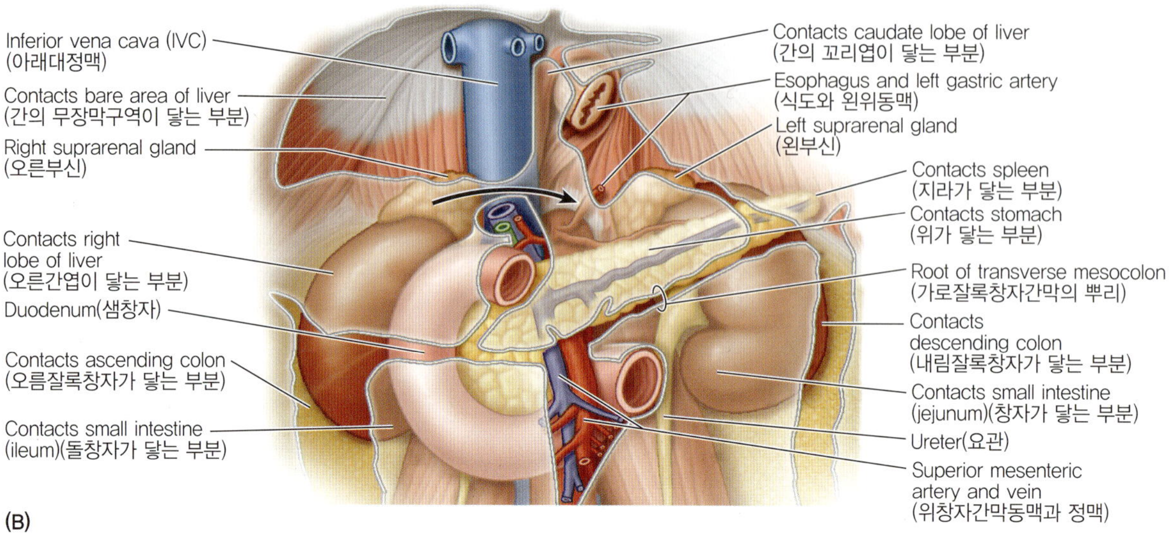

그림 2.46. 뒤배벽의 복막뒤장기와 혈관. (계속) B. 콩팥, 부신, 이자와 샘창자의 위치관계. 오른부신은 그물막구멍 높이에 있다(검은색 화살표).

lumborum muscle(허리네모근)이 있다(그림 2.46). Subcostal nerve(갈비밑신경), subcostal vessels(갈비밑동정맥), iliohypogastric nerve(엉덩아랫배신경) 및 ilio-inguinal nerve(엉덩고샅신경)가 콩팥의 뒤면을 따라 비스듬히 내려간다(그림 SA2.3B 참조). 오른콩팥의 앞에는 간, 샘창자 및 오름잘록창자가 위치한다. 왼콩팥 주위에는 위, 지라, 이자, 빈창자 및 내림잘록창자가 위치한다(그림 2.46B).

URETER(요관)

요관은 근육으로 이루어진 가느다란 관으로, 콩팥에서 생성된 소변을 방광으로 운반한다. 요관 위쪽 끝의 넓게 확장된 부분을 renal pelvis(콩팥깔때기)라고 하고, 콩팥깔때기는 2~3개의 **major calyx**(큰콩팥잔)가 모여 만들어지고, 각각의 큰콩팥잔은 다시 2~3개의 **minor calyx**(작은콩팥잔)가 모여 만들어진다(그림 2.48, 2.49). 작은 콩팥잔의

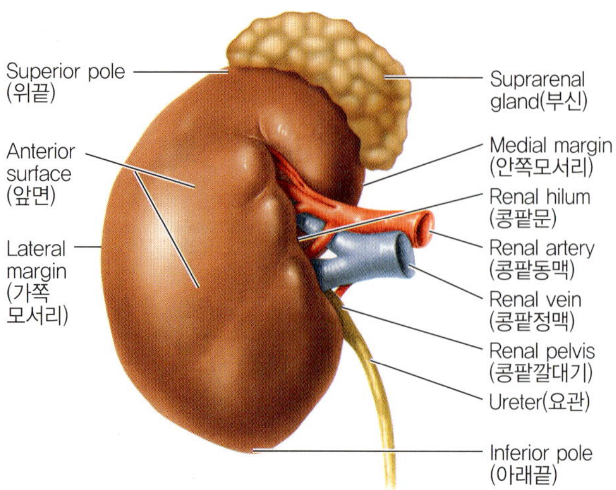

그림 2.47. 오른콩팥과 부신.

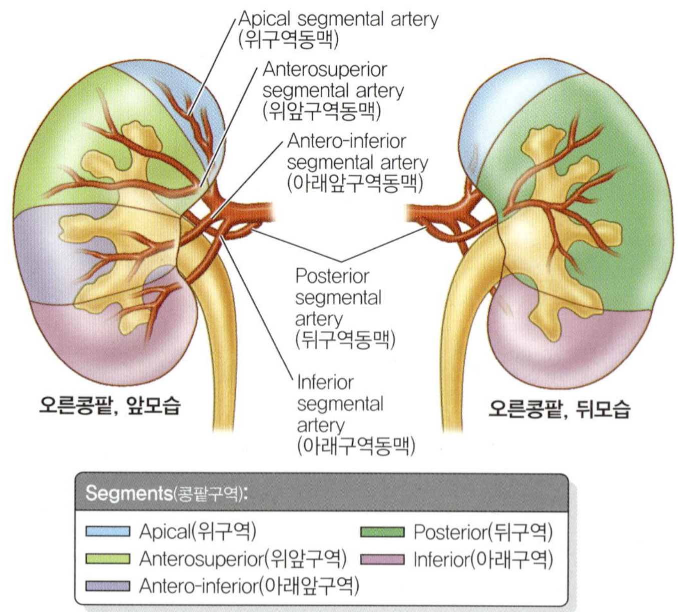

그림 2.48. 콩팥구역과 구역동맥. 오직 위아래동맥이 두꺼운 콩팥전체에 공급된다.

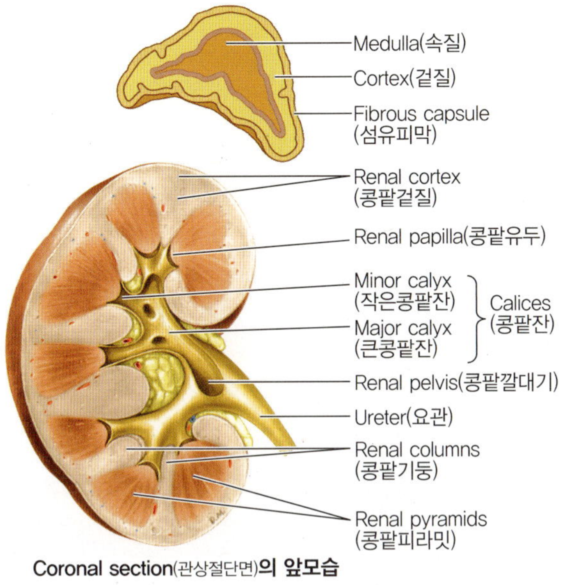

그림 2.49. **콩팥과 부신의 속구조.**

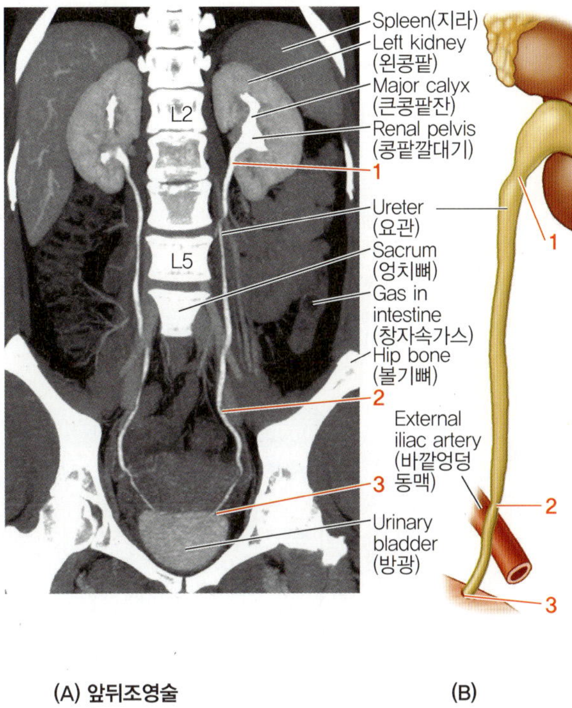

그림 2.50. **역행깔때기조영술로 본 요관의 정상조임.** **A.** 방사선조영제를 요도내시경을 통해 방광에서 요관으로 주입하였다. **B.** 요관의 정상조임은 (1) 요관골반연결부위, (2) 바깥엉덩동맥이나 골반테두리를 지날 때, (3) 유관이 방광벽을 가로지를 때 나타난다.

가쪽면은 **renal pyramid**(콩팥피라밋)의 꼭대기, 즉 **renal papilla**(콩팥유두)에 의해 오목하게 함입되어 있다. 요관 배부분은 벽쪽복막에 밀착되어 복막뒤공간에서 아래쪽으로 내려간다. 요관은 큰허리근과 허리뼈의 가로돌기 앞에서 아래안쪽으로 주행하여(그림 SA2.5A 참조), 온엉덩동맥갈림 바로 밑에서 바깥엉덩동맥을 가로지른다. 그 뒤 골반 가쪽벽을 따라 진행하여 방광으로 연결된다(그림 2.50). 요관은 보통 세 곳에서 다양한 정도로 좁아진다: (1) 요관과 콩팥깔때기의 경계, (2) 요관이 pelvic inlet(위골반문)을 지나는 곳, 그리고 (3) 요관이 방광벽을 관통하는 곳. 요관의 좁아진 부위에는 ureteric stone(요관돌)이 끼이기 쉽다.

SUPRARENAL GLAND(부신)

Suprarenal(adrenal) gland(부신)는 콩팥의 위안쪽면 diaphragmatic crura(가로막다리) 사이에 위치하며(그림 2.46), 콩팥주위지방피막과 주위의 결합조직으로 싸여 있다. 콩팥근막은 부신 주위를 둘러싸며, 부신을 **가로막다리**에 부착시켜 준다. 부신과 콩팥 사이는 섬유조직으로 분리되어 있다. 양쪽 부신의 형태와 위치관계는 서로 다르다.

- 오른부신은 피라미드모양이며 가로막의 앞에 위치하고, 앞안쪽으로 아래대정맥과, 앞가쪽으로 간과 닿아 있다.
- 왼부신은 초승달 모양이며, 그 주위에 지라, 위, 이자 및 가로막왼다리가 위치한다.

부신은 **suprarenal cortex**(부신겉질)와 **suprarenal medulla**(부신속질)로 구성되어 있다(그림 2.49). 부신겉질과 속질은 발생기원도 다르고, 그 기능도 전혀 다르다. 부신겉질에서는 corticosteroid(겉질스테로이드)와 androgen(남성호르몬)이 분비되고, 부신속질에서는 epinephrine(에피네프린; adrenalin)과 norepinephrine(노르에피네프린; noradrenalin)이 분비된다.

VASCULATURE OF KIDNEYS, URETERS, AND SUPRARENAL GLANDS(콩팥, 요관 및 부신의 혈관분포)

Renal artery(콩팥동맥)는 첫째허리뼈(L1)와 둘째허리뼈(L2) 사이의 intervertebral disc(척추사이원반) 높이의 배대동맥에서 일어난다. 보다 긴 **오른콩팥동맥**은 아래대정맥의 뒤를 지난다(그림 2.46A). 일반적으로 콩팥동맥은 콩팥문 근처에서 5개의 **segmental artery**(구역동맥)로 분지하는데, 이들은 서로 연결되지 않는 end artery(끝동맥)다(그림 2.48). 구역동맥은 각각의 **콩팥구역**에 분포한다. 콩팥에서 나온 여러 개의 정맥이 만나 이루어지는 renal vein(콩팥정맥)은 그 합류 형태가 사람에 따라 다양하다. 콩팥정맥은 콩팥동맥의 앞에 위치하고, 보다 긴 왼콩팥정맥은 대동맥의 앞을 가로질러 지나간다(그림 2.46A). 각 콩팥정맥은 아래대정맥으로 연결된다.

요관에 분포하는 동맥은 대개 *renal artery*(세동맥-콩팥동맥), *testicular artery*(고환동맥) 또는 *ovarian artery*(난소동맥), *abdominal aorta*(배대동맥)에서 일어난다. **요관의 정맥**은 콩팥정맥, testicular vein(고환정맥) 또는 ovarian vein(난소정맥)으로 연결된다(그림 2.46A).

부신은 내분비기능을 수행하기 위해 많은 혈액공급을 필요로 한다. **부신의 동맥분포**는 다음과 같다.

- **Superior suprarenal arteries**(위부신동맥), 6~8개: *inferior phrenic artery*(아래가로막동맥)에서 일어난다.
- **Middle suprarenal artery**(중간부신동맥), 하나 이상: *abdominal aorta*(배대동맥)의 위창자간막동맥 이는곳 근처에서 일어난다.

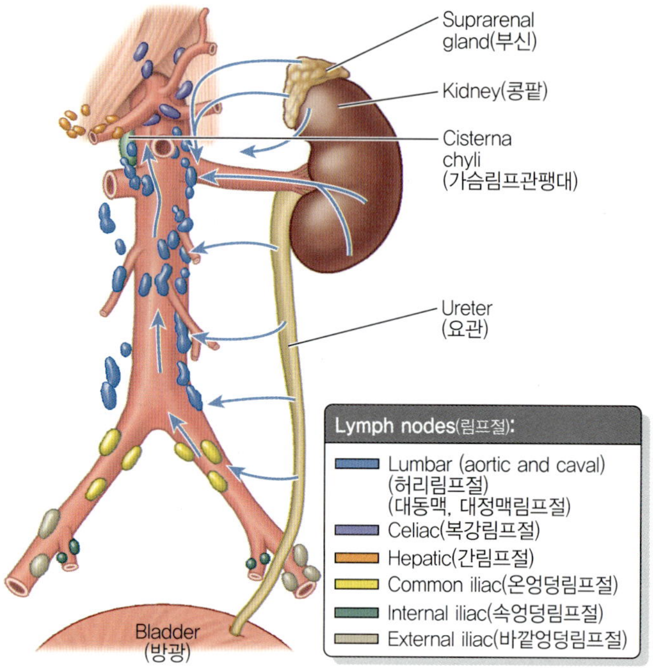

그림 2.51. 콩팥과 부신의 림프. 화살표는 림프의 림프절로의 흐름을 나타내었다.

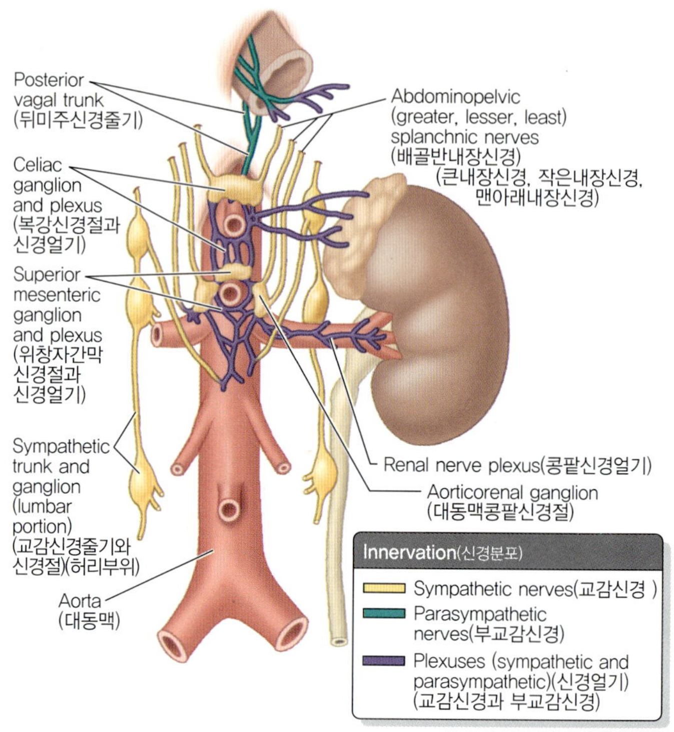

그림 2.52. 콩팥과 부신의 신경분포.

- **Inferior suprarenal artery**(아래부신동맥), 하나 이상: *renal artery*(콩팥동맥)에서 일어난다.

부신의 정맥은 커다란 **suprarenal vein**(부신정맥)으로 연결된다(그림 2.57 참조). **보다 짧은 오른부신정맥**은 아래대정맥으로 연결되고, 긴 **왼부신정맥**은 종종 inferior phrenic vein(아래가로막정맥)과 합쳐져, left renal vein(왼콩팥정맥)으로 연결된다.

콩팥에 분포하는 림프관은 콩팥정맥을 따라 주행하여 lumbar lymph nodes(허리림프절)로 연결된다(그림. 2.51). 요관위부분의 림프관은 콩팥의 림프관과 합쳐지거나 직접 허리림프절(대정맥림프절, 대동맥림프절)로 들어간다. 요관 중간부분의 림프는 대개 **common iliac lymph nodes**(온엉덩림프절)로 배출되고 요관 아래부분의 림프는 온엉덩림프절, external iliac lymph nodes(바깥엉덩림프절) 또는 internal **iliac lymph nodes**(속엉덩림프절)로 배출된다. **부신의 림프관**은 피막 바로 밑 그리고 부신속질의 모세림프얼기에 의해 형성되어 허리림프절로 연결된다.

NERVES OF KIDNEYS, URETERS, AND SUPRARENAL GLANDS(콩팥, 요관 및 부신의 신경분포)

콩팥과 요관의 신경은 **renal nerve plexus**(콩팥신경얼기)에서 일어나고, 교감신경섬유, 부교감신경섬유 및 내장들신경섬유로 구성된다(그림 2.52). 콩팥신경얼기는 배골반내장신경, 특히 least splanchnic nerve(맨아래내장신경)로부터 신경섬유를 받는다. 요관의 배부분에는 콩팥신경얼기, abdominal aortic plexus(배대동맥신경얼기) 및 superior hypogastric plexus(위아랫배신경얼기)에서 일어난 신경이 분포한다. 통각을 전달하는 내장들신경섬유는 교감신경섬유를 따라 T11~L2 분절의 척수신경절과 척수로 들어간다. **부신**에는 celiac plexus(복강신경얼기)와 **abdominopelvic splanchnic nerve**(배골반내장신경; 큰 · 작은 · 맨아래내장신경)에서 오는 신경섬유가 분포한다(그림 2.52). 부신에 분포하는 신경섬유는 대부분 lateral horn(척수의 가쪽뿔)에서 일어난 신경절이전교감신경섬유(말이집신경섬유)로, paravertebral ganglia(척주옆신경절)과 prevertebral ganglia(척주앞신경절)을 지나 부신속질의 chromaffin cell(크롬친화세포)에 연접한다.

Summary of Innervation of Abdominal Viscera (배안 내장기관의 신경분포 요약)

배안의 자율신경섬유는 몇몇 splanchnic nerve(내장신경)와 뇌신경의 하나인 vagus nerve(미주신경, CN X)를 통해 분포한다. 내장신경의 신경절이전교감신경섬유와 미주신경의 신경절이전부교감신경섬유는 abdominal aortic plexus(배대동맥신경얼기)와 그 근처의 교감신경절로 들어간다. 신경절이후교감신경섬유와 신경절이전부교감신경섬유는 동맥주위신경얼기를 따라 배안의 내장기관으로 뻗어 들어간다. 신경절이전부교감신경섬유는 내장벽 안에 있는 부교감신경절에 연접한다(그림 2.53, 2.54; 표 2.9).

배안에 분포하는 교감신경은 다음과 같이 구성되어 있다.

- *Abdominopelvic splanchnic* nerves(배골반내장신경): sympathetic trunk(교감신경줄기) 가슴부분에서 일어난 *lower thoracic splanchnic nerves*(아래가슴내장신경)[greater splanchnic nerve(큰내장신경), lesser splanchnic nerve(작은내장신경)]과 교감신경줄기

표면해부학

Kidneys(콩팥)와 Ureters(요관)

왼콩팥의 renal hilum(콩팥문)은 정중면으로부터 5 cm 정도 떨어져 있으며 transpyloric plane(날문가로면) 가까이에 위치한다(그림 SA2.3). 날문가로면은 오른콩팥의 superior pole(위끝)을 지나는데, 그것은 오른콩팥이 왼콩팥보다 약 2.5 cm 아래쪽에 놓여 있기 때문이다. 콩팥의 위부분의 뒤쪽에 열한째, 열두째갈비뼈가 있다(그림 SA2.5A). 콩팥은 호흡이나 자세변화에 따라 위아래로 2~3 cm 정도 움직인다. 콩팥은 일반적으로 만져지지 않는다. 그러나 마른 성인에서는 숨을 들이마셔 콩팥을 밀어내리고 두손으로 촉진해 보면 오른콩팥의 아래끝이 단단하고 둥그스름한 덩어리로 만져진다. 왼콩팥은 비정상적으로 커지거나 위치가 변한 경우 이외에는 대개 만져지지 않는다. 요관은 허리뼈의 가로돌기 끝을 잇는 시상면상에 위치한다.

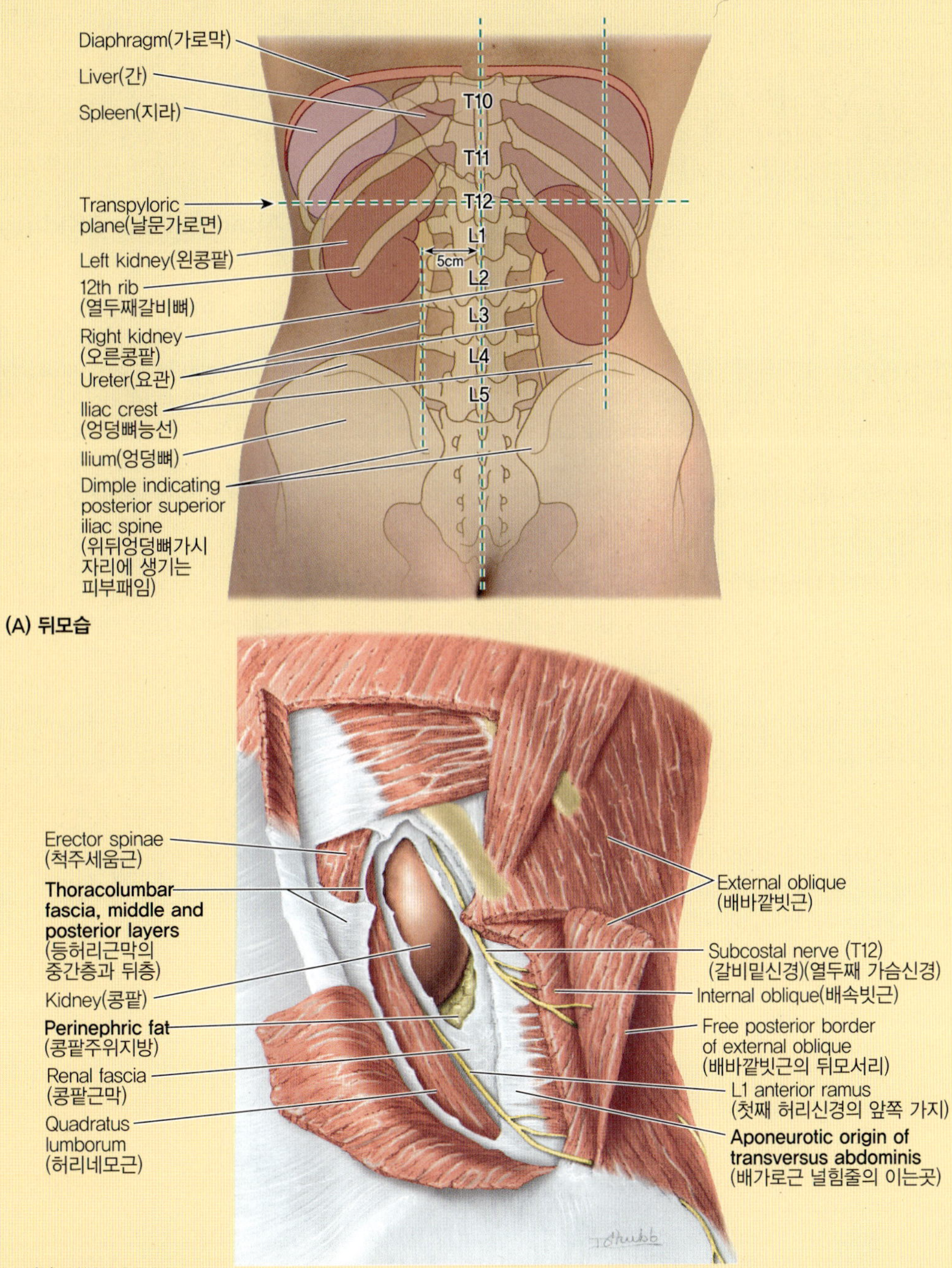

그림 SA2.5.

임상해부학

Perinephric Abscess(콩팥주위고름집)

콩팥근막의 부착 상태가 **콩팥주위고름집**의 고름의 확산 경로를 결정한다. 예를 들어, 콩팥근막은 콩팥문 부위에서 콩팥동맥, 콩팥정맥 및 요관에 단단히 부착되어 있어, 대개 반대편으로 고름이 퍼지지 않는다. 그러나 고름집에서 흘러나온 고름이나 콩팥손상 시 흘러나온 혈액은 느슨하게 결합된 골반근막의 앞뒤층 사이를 통해 골반으로 확산될 수 있다.

Renal Transplantation(콩팥이식)

콩팥이식은 chronic renal failure(만성콩팥기능상실)의 치료 방법 중 하나이다. Greater pelvis(큰골반)의 iliac fossa(엉덩뼈 오목)(3장 참조)에 콩팥을 이식하는데, 이는 고정시키기 좋고, 이식에 필요한 콩팥동 · 정맥과 요관의 길이가 짧기 때문이다. 콩팥동맥과 정맥은 인접한 바깥엉덩동맥과 바깥엉덩정맥에 각각 연결하고 요관은 방광에 연결해준다.

Accessory Renal Vessels(덧콩팥동 · 정맥)

아래쪽에서 형성된 배아의 콩팥이 성인콩팥의 위치인 "위쪽"으로 이동하면서, 콩팥에 분포하는 혈관도보다 위쪽의 혈관과 연결된다. 즉, 아래쪽에서 콩팥에 분포하던 혈관은 퇴화하고 위쪽에 새로운 혈관이 생성되어 혈액순환을 담당하게 된다. 이 과정에서 일부 혈관이 퇴화하지 않고 남아 있을 때, 이를 *accessory*(또는 *polar*) *renal artery*(덧콩팥동맥) 또는 *accessory*(또는 *polar*) *renal vein*(덧콩팥정맥)이라고 한다. 약 25%의 사람에서 덧콩팥동맥 또는 덧콩팥정맥이 나타나며, 그 수와 위치는 다양하다.

Renal Calculus(콩팥돌)와 Ureteric Calculus(요관돌)

콩팥돌에 의해 요관이 크게 확장된 경우, 요관의 꿈틀운동에 따라 요관돌이 점차 아래로 이동하면서 간헐적으로 극심한 통증이 유발되는데 이를 *ureteric colic*(요관급통증)이라고 한다. 요관돌은 오줌의 흐름을 완전 또는 간헐적으로 막는다. 요관돌이 끼인 위치에 다라 허리부위, 고샅부위, 넓적다리 앞부위의 몸쪽부분, 바깥생식기관과 고환등의 부위에 연관통증이 나타난다. 요관에 분포하는 신경의 척수분절 및 척수신경절, 즉 열한째가슴분절(T11)~둘째허리분절(L2)의 피부영역에 통증이 느껴진다. *Nephroscope*(콩팥보개)를 이용하여 요관돌을 관찰하거나 제거할 수 있다. *Lithotripsy*(돌깸술)로 체외에서 충격파를 가하여 돌을 부수고 소변을 통해 배출시킬 수도 있다.

Intraperitoneal Injection(복막안주사)과 Peritoneal Dialysis(복막투석)

복막은 넓은 표면을 가진 반투과막이고, 대부분에, 특히 가로막 아래부분에 많은 혈관과 림프관 층을 가지고 있다. 따라서, 복막안으로 주사된 액체는 빠르게 흡수된다. 이런 이유로, barbiturate compound 용액과 같은 마취약은 **복막안주사**로 복막안에 주입된다.

콩팥손상 시, 요소와 같은 배설물이 혈관과 조직에 싸여 생명을 위협하게 된다. 이 경우 복막투석이 시행될 수 있다. 이 방법은 복막안으로 희석한 멸균수를 주입하고 배출시키는 장치를 이용하여 용해성 물질이나 과다한 수분이 복막을 통하여 체내에서 제거하는 것이다. 확산되는 용질과 수분이 혈액과 복막안 사이에서 두 액체의 농도차로 인하여 이동한다. 복막투석은 일반적으로 단지 한시적으로만 사용된다. 장기적인 투석은 콩팥투석장치를 이용하는 것이 좋다.

Congenital Abnomalies of Kidneys and Ureters (콩팥과 요관의 선천이상)

Bifid renal pelvis(두갈래콩팥깔때기)나 *bifid ureter*(두갈래요관)는 비교적 흔하다. 이 선천이상은 콩팥깔때기와 요관의 원기인 *metanephric diverticulum*(뒤콩팥결주머니; ureteric bud, 요관싹)이 나누어짐에 의해 생긴다. 요관이 나누어지는 범위는 발생학적인 뒤콩팥결주머니의 나뉨 정도에 따라 결정된다. 두갈래콩팥깔때기나 두갈래요관은 양쪽 또는 한쪽으로도 생길 수 있다. 그러나 방광까지 두갈래로 나뉘어 들어가는 경우는 드물다. 요관싹이 불완전하게 나우어지면 두갈래요관이 만들어지지만, 완전히 나누어지면 *supernumerary kidney*(과잉콩팥)가 된다.

양쪽 콩팥은 발생 중에는 골반안에 함께 있게 된다. 태아 600명 중 1명 정도는 콩팥의 아래끝(드물게는 위끝이)이 서로 융합되어 *horseshoes kidney*(말굽콩팥)이 생기기도 한다. U자 모양의 콩팥은 아래창자간막동맥의 뿌리가 콩팥의 정상적인 자리이동을 가로막아 L3~L5 높이에 위치한다. 말굽콩팥은 보통 증상이 없다. 하지만 콩팥과 콩팥깔때기의 이상을 동반해 요관을 막을 수 있다.

가끔 한쪽이나 양쪽의 발생 중인 콩팥이 배로 들어가지 못하고 엉치뼈 앞에 놓이는 경우도 있다. 드물긴 하나, 이런 *ectopic pelvic kidney*(딴곳골반콩팥)의 가능성을 염두에 두어 골반의 종양으로 오해하여 제거하는 일이 없도록 주의해야 한다.

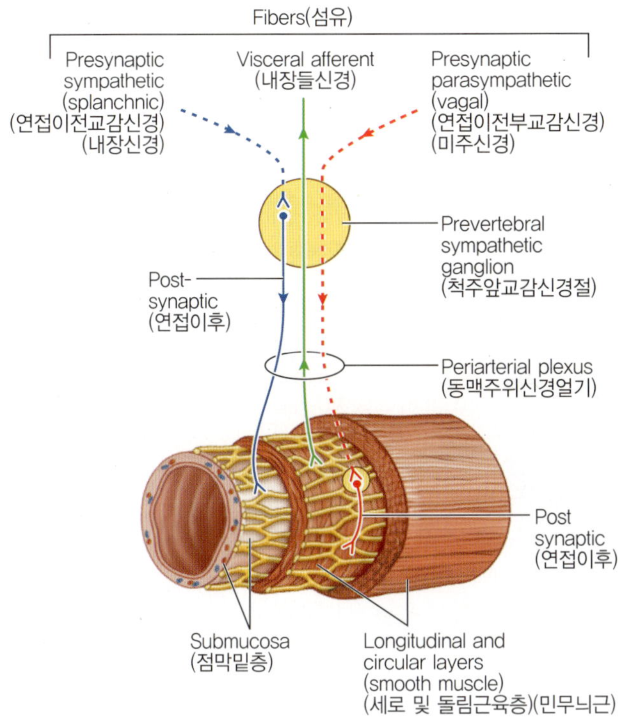

그림 2.53. 배안 내장의 자체신경얼기에 분포하는 자율신경.

허리부분에서 일어난 *lumbar splanchnic nerves*(허리내장신경)로 구성된다.

- Prevertebral sympathetic ganlia(척주앞교감신경절)
- *Abdominal aortic plexus*(배대동맥신경얼기)와 이로부터 연장된 periarterial plexus(동맥주위신경얼기): 이 신경얼기에는 부교감신경섬유와 내장들신경섬유도 섞여 있다.

Abdominopelvic splanchnic nerves(배골반내장신경)는 abdominopelvic cavity(배골반안)로 가는 신경절이전교감신경섬유를 포함하고 있다(그림 2.55). 이 신경절이전신경섬유들은 척수 일곱째가슴분절(T7)~둘째 또는 셋째허리분절(L2 또는 L3)의 intermediolateral cell column(중간가쪽핵; lateral horn, 가쪽뿔)에 위치한 신경세포에서 기원한다. 이 신경섬유들은 anterior root(앞뿌리), anterior ramus(앞가지), white ramus communicans(백색교통가지)를 거쳐 교감신경줄기에 도달한다. 그 뒤, 교감신경줄기의 paravertebral ganglia(척주옆신경절)에서 연접하지 않고 바로 배골반내장신경을 통해 배안의 척주앞신경절까지 뻗는다. 배골반내장신경은 아래가슴내장신경과 허리내장신경으로 구분된다.

Lower thoracic splanchnic nerves(아래가슴내장신경)가 배안의 내장기관으로 가는 신경절이전교감신경섬유의 대부분을 차지한다(그림 2.54, 2.55; 표 2.9). **Greater splanchnic nerve**(큰내장신경; 교감신경줄기의 T5~T9(T10) 분절에서 기원), lesser splanchnic nerve(작은내장신경; T10-T11분절에서 기원) 및 **least splanchnic nerve**(맨아래내장신경; T12분절에서 기원)는 가슴내장신경으로 교감신경줄기의 가슴부분에서 일어나며, 해당되는 가로막의 다리를 뚫고 지나, 신경절이전교감신경섬유를 celiac ganglion(복강신경절), aorticrenal ganglion(대동맥콩팥신경절), superior mesenteric(prevertebral) sympathetic ganglion(위창자간막신경절)과 신경얼기로 보낸다.

Lumbar splanchnic nerves(허리내장신경)는 교감신경줄기의 허리부분에서 일어난다. 이곳에서 안쪽 방향으로 3~4개의 허리내장신경이 일어나 **intermesenteric plexus**(창자간막사이신경얼기), **inferior mesenteric plexus**(아래창자간막신경얼기) 및 **superior hypogastric plexus**(위아랫배신경얼기)로 뻗어 신경절이전교감신경섬유들은 이들 신경얼기를 거쳐 각 신경얼기의 척주앞신경절에 연접한다.

신경절이후교감신경섬유의 신경세포체는 prevertebral gangia(척추앞신경절)를 이루는 주요부분으로, 배대동맥 주요 가지 이는곳 근처의 척주앞신경절(복강신경절, 대동맥콩팥신경절, 위창자간막신경절, 아래창자간막신경절)과 창자간막사이신경얼기, 위아랫배신경얼기 안의 이름없는 작은 척주앞신경절에 위치한다. 척주앞신경절에서 신경절이전교감신경섬유와 신경절이후교감신경세포의 연접이 일어난다. 척주앞신경절에서 일어난 신경절이후교감신경섬유들은 배대동맥 가지주위의 periarterial plexus(동맥주위신경얼기)를 통해 배안의 내장기관에 분포한다. 다른 부위와 마찬가지로, 배안에 분포하는 교감신경은 주로 혈관을 수축시키는 작용을 한다. 또한 소화관에 분포하는 교감신경은 peristalsis(꿈틀운동)를 억제(느리게 하거나 멎게 함)한다. 부신의 교감신경 분포는 특이한 경우이다. Suprarenal medulla(부신속질)의 분비세포들은 축삭과 가지돌기가 없는 신경절이후교감신경세포이다. 따라서 부신속질에는 신경절이전교감신경섬유가 직접 분포한다(그림 2.55).

통각을 전달하는 *visceral afferent fiber*(내장들신경섬유)들은 교감신경섬유(내장날신경섬유)와 함께 주행한다. 통각은 교감신경섬유를 거슬러 내장신경을 따라 주행하여 교감신경줄기에 전달된다. 신경섬유는 white ramus communicans(백색교통가지)를 거쳐 척수신경의 anterior ramus(앞가지)에 연결되고, posterior root(뒤뿌리)를 차례로 거쳐 척수 감각신경절로 들어간다. 위(foregut 앞창자)의 내장들신경섬유는 T6~T9 분절, 작은창자에서 가로잘록창자까지(midgut, 중간창자)의 내장들신경섬유는 T8~T12 분절, 내림잘록창자(hindgut, 뒤창자)의 내장들신경섬유는 T12~L2 분절로 들어간다. 소화관 각 부위에 분포하는 교감신경섬유도 같은 척수분절에서 일어난다. 구불잘록창자 중간지점 이하의 내장들신경섬유(통각)는 부교감신경을 따라 주행하여, S2~S4 감각신경절과 척수로 들어간다.

배안에 분포하는 부교감신경은 다음과 같이 구성되어 있다(그림 2.54, 2.55; 표 2.9).

- *Anterior vagal trunk*(앞미주신경얼기)와 *posterior vagal trunk*(뒤미주신경얼기)
- *Pelvic splanchnic nerves*(골반내장신경)
- *Abdominal*(*para-aortic*) *autonomic nerve plexus*(배대동맥옆신경얼기)와 그연장인 periarterial plexus(동맥주위신경얼기): 이 신경얼기에는 교감신경섬유와 내장들신경섬유도 섞여 있다.
- *Intrinsic*(enteric) *parasympathetic ganglia*(벽속부교감신경절)

Anterior vagal trunk(앞미주신경줄기)와 **posterior vagal trunk**(뒤미주신경줄기)는 vagus nerve(왼오른미주신경)가 연장된 것으로, esophageal plexus(식도신경얼기)에서 일어난 esophageal hiatus(식도구멍)을 통과하여 식도와 위의 앞 · 뒤면을 따라 내려간다.

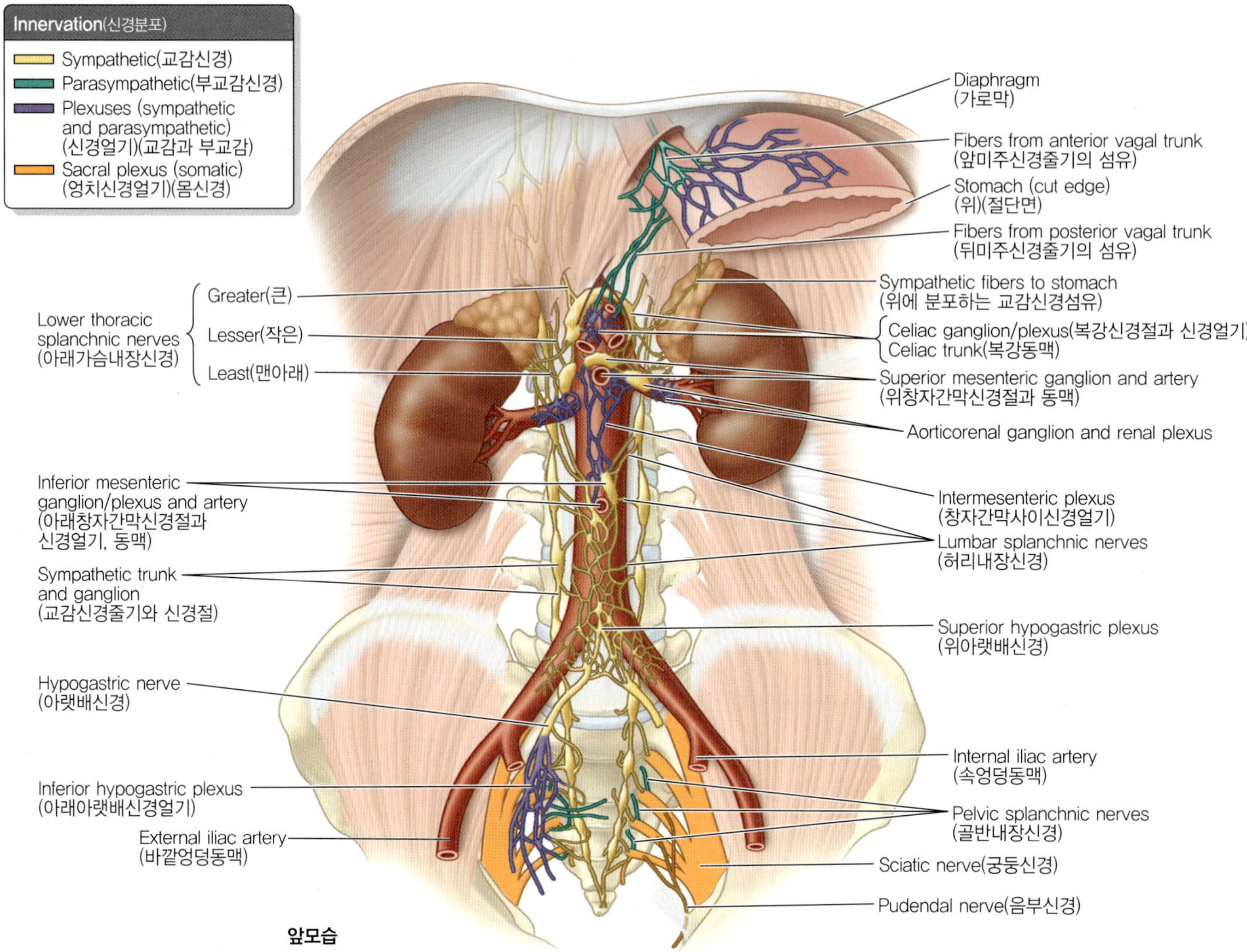

그림 2.54. **배의 내장신경, 신경얼기, 교감신경절.**

표 2.9 SPLANCHNIC NERVE(내장신경)

Splanchnic Nerves(내장신경)	**신경섬유**[a]	**신경계통**	**이는곳**	**분포**
A. Cardiopulmonary (cervical and upper thoracic) **심장허파내장신경**(목과 위가슴)	Postsynaptic		Cervical and superior thoracic의 sympathetic trunk	Thoracic cavity(diaphragm 위쪽의 내장)
B. Abdominopelvic (배골반내장신경)			Lower thoracic 과 abdominopelvic sympathetic trunk	Abdominopelvic cavity (prevertebral ganglia 을 거쳐 diaphragm 밑의 내장에 분포)
1. Lower thoracic (아래가슴내장신경) a. Greater(큰내장신경) b. Lesser(작은내장신경) c. Least(맨아래내장신경)	Presynaptic	Sympathetic	Thoracic sympathetic trunk T5~T9(T10) level T10~T11 level T12 level	Abdominal prevertebral ganglia Celiac ganglia Aorticorenal 그 밖의 abdominal prevertebral ganglia
2. Lumbar(허리내장신경)			Abdominal sympathetic trunk	Superior and inferior mesenteric ganglia와 intermesenteric hypogastric plexuses
3. Sacral(엉치내장신경)			Pelvic (sacral) sympathetic trunk	Pelvic prevertebral ganglia
C. Pelvic (골반내장신경)	Presynaptic	Parasympathetic	S2~S4 spinal nerves 의 앞가지	Descending and sigmoid colon, rectum, and pelvic viscera 벽의 신경절

[a]내장신경에는 visceral afferent fiber(내장들신경섬유)도 포함되어 있다.

미주신경은 신경절이전부교감신경섬유와 내장들신경섬유(대개 반사와 관련된 무의식적 감각)를 abdominal aortic plexus(배대동맥신경얼기)와 동맥주위신경얼기로 전달한다.

Pelvic splanchnic nerves(골반내장신경)는 다른 내장신경들과는 다음과 같은 차이점이 있다.

- 교감신경줄기와 아무관련이 없다.
- 둘째~넷째엉치신경(S2~S4) anterior ramus(앞가지)에서 직접 뻗어 나온다.
- 신경절이전부교감신경섬유를 inferior hypogastric(pelvic) plexus(아래아랫배신경얼기)로 운반한다.

이 신경절이전부교감신경섬유들은 배안의 내장벽 속 혹은 표면에 흩어져 있는 신경절이후신경세포, 즉 intrinsic ganglia(벽속신경절)에 연접한다. 미주신경의 신경절이전부교감신경섬유와 내장들신경섬유는 식도 아래부분, 위, 작은창자(샘창자 포함), 오름잘록창자, 및 가로잘록창자의 대부분에 분포한다. 반면 내림잘록창자, 구불잘록창자, 곧창자 및 골반장기에 분포하는 신경섬유는 골반내장신경을 통해 뻗어 들어간다. 창자의 부교감신경 분포는, 미주신경이 left colic flexure(왼잘록창자굽이)까지의 소화관의 민무늬근과 샘에 전달하고, 그 이하의 창자부위에는 골반내장신경이 전달한다.

Abdominal autonomic plexus(배안의 자율신경얼기)는 배대동맥과 그 주요 가지를 망 구조로 둘러싸는 교감신경섬유와 부교감신경섬유로 되어 있다. 복강신경얼기, 위창자간막신경얼기 및 아래창자간막신경얼기는 서로 연결되어 있다. **Prevertebral sympathetic ganglia**(척주앞교감신경절)는 복강 · 위창자간막얼기 사이에 흩어져 있다. 위와 창자의 근육층 사이에 있는 *myenteric plexus*(근육층신경얼기; Auerbach's plexus)와 같은 **intrinsic parasympathetic ganglia**(벽속신경절)가 내장기관의 벽안에 위치한다(그림 2.53).

Celiac plexus(복강신경얼기)는 celiac trunk(복강동맥)의 이는 곳 주위를 둘러싸고 있으며, 그 안에는 길이 2 cm 정도의 좌우 *celiac ganglia*(복강신경절)가 들어 있다. 좌우 복강신경절은 celiac (artery) trunk(복강동맥) 위 혹은 아래에서 서로 이어져 있다(그림 2.54). 복강신경얼기로 들어오는 부교감신경섬유는 *posterior vagal trunk*(뒤미주신경줄기)의 가지로, 좌 · 우미주신경의 신경섬유를 통해 내려온다. 또한 복강신경얼기의 교감신경섬유는 greater splanchnic nerve(큰내장신경)와 lesser splanchnic nerve(작은 내장신경)를 통해 들어온다.

Superior mesenteric plexus(위창자간막신경얼기)와 superior mesenteric ganglion(위창자간막신경절)은 SMA(위창자간막동맥)의 이는 곳 주위를 둘러싸고 있다(그림 2.54). 위창자간막신경얼기로 들어오는 가지는 복강얼기와 작은내장신경과 least splanchnic nerve(맨아래내장신경)에서 일어난 것이고, 가끔 교감신경줄기의 lumbar ganglion(첫째 허리신경절)에서 일어난 신경섬유도 들어온다. 아래창자간막신경얼기와 아래창자간막신경절은 아래창자간막동맥을 둘러싸고 있으며, 아래창자간막신경얼기는 아래창자간막동맥 가지에 뻗는다. 아래창자간막신경얼기는 intermesenteric plexus(창자간막사이신경얼기)와 교감신경줄기의 허리신경에서 신경섬유를 받는다.

임상해부학

내장의 Referred Pain(연관통증)

Stomach(위)과 같은 내장 에서 일어난 통증은 둔한 통증부터 매우 심한 통증까지 다양하다. 통증의 위치가 불분명한 것이 특징으로, 통증이 일어난 장기의 내장감각섬유가 들어가는 척수분절과 일치하는 피부분절에 통증이 나타난다(그림 B2.10; 표 B2.2)

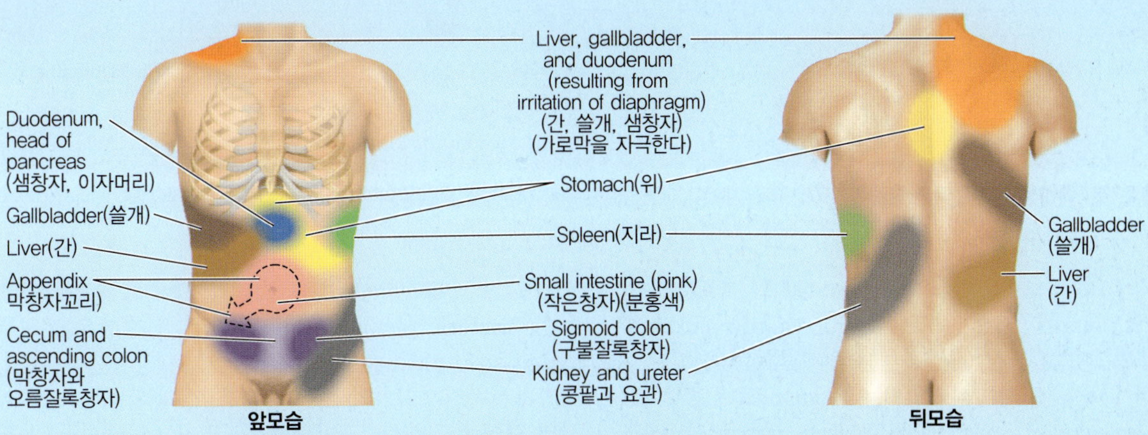

그림 B2.10. 연관통 부위.

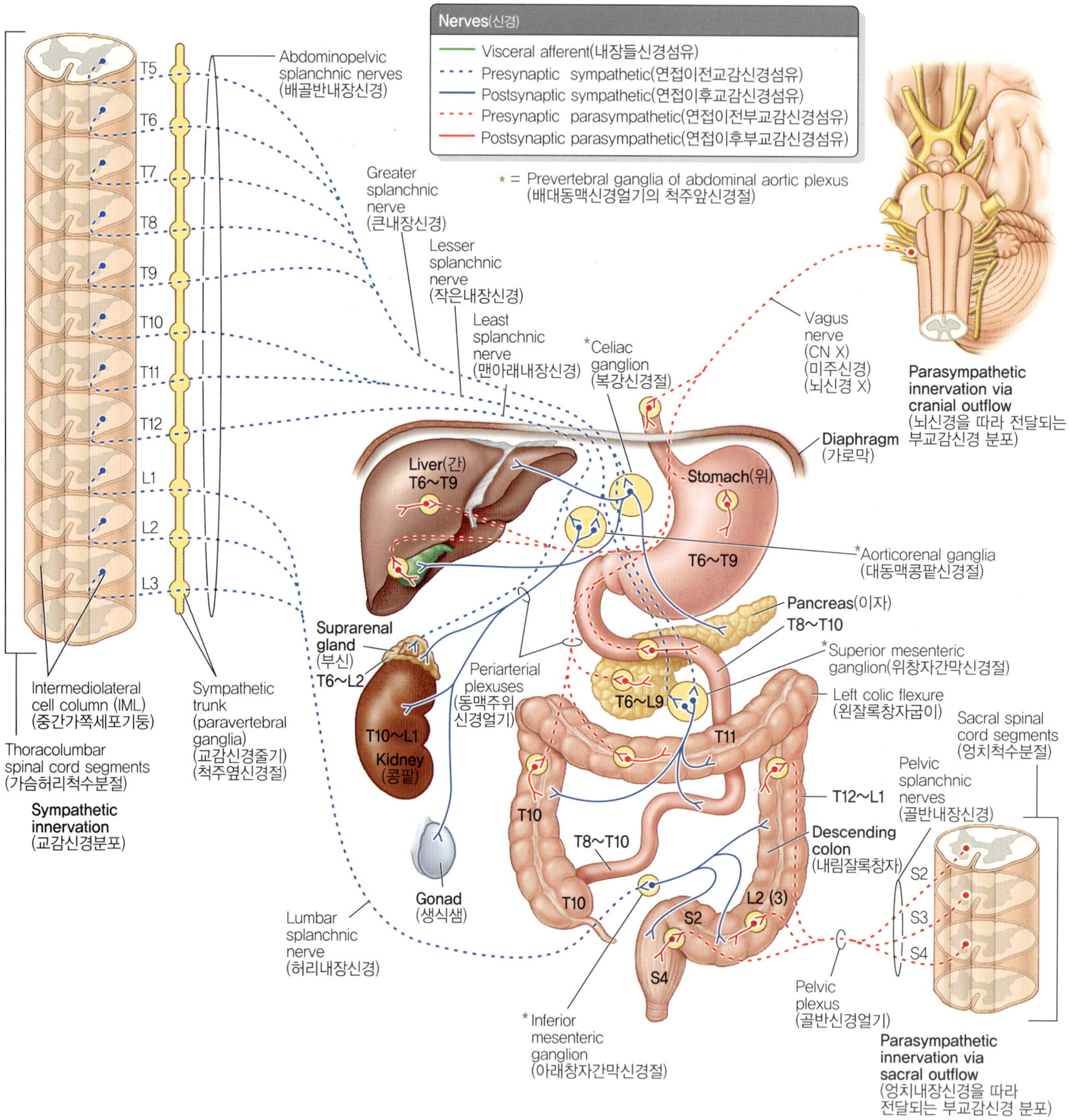

그림 2.55. 배안 내장기관의 자율신경 분포. 각 장기마다 교감신경섬유와 내장들신경섬유의 척수분절 또한 척수신경절을 표시하였다.

Intermesenteric plexus(창자간막사이신경얼기)는 aortic plexus(대동맥신경얼기)의 일부분이며, 위창자간막동맥과 아래창자간막동맥의 사이에 위치한다. 창자간막사이신경얼기는 renal plexus(콩팥신경얼기), testicular plexus(고환신경얼기) 또는 ovarian plexus(난소신경얼기), ureteric plexus(요관신경얼기)로 신경섬유를 보낸다. Superior hypogastric plexus(위아랫배신경얼기)는 창자간막사이신경얼기 및 아래창자간막신경얼기와 이어져 있으며, 배대동맥 아래부분과 대동맥갈림의 앞에 위치한다. 위아랫배신경얼기는 right and left **hypogastric**

nerve(왼 · 오른아랫배신경)와 만나 **아래아랫배신경얼기**와 연결된다(그림 2.54). 위아랫배신경얼기는 요관신경얼기, 고환신경얼기 및 온엉덩동맥 주위의 신경얼기로 신경섬유를 보낸다. 좌우 inferior hypogastric plexus(아래아랫배신경얼기)는 위아랫배신경얼기에서 일어난 아랫배신경에 의해 형성되며, 곧창자, 자궁목 및 방광의 좌우에 위치한다. 아래아랫배신경얼기는 superior sacral sympathetic ganglia(위엉치교감신경절)과 척수신경 S2~S4 분절에서 나온 엉치부교감신경섬유(**pelvic parasympathetic splanchnic nerve**; 골반부교감내장신경)를 받는다. 아래아랫배신경얼기에서 뻗어 나온 자율신경섬유는 혈관을 따라 주행하여 골반내장 주위의 visceral plexus(내장신경얼기) — *rectal plexus*(곧창자신경얼기), *vesical plexus*(방광신경얼기)등 — 를 형성한다.

DIAPHRAGM(가로막)

가로막은 근육과 힘줄로 이루어진 둥근 지붕 모양의 구조로 가슴안과 배안을 나누어 준다. 가로막은 들숨을 일으키는 주 작용근이며, 가슴안으로 볼록하게 솟아올라 있고 배안의 오목한 지붕을 형성한다(그림 2.56, 2.57). 가로막의 주변부분은 thoracic cage(가슴우리)의 아래모서리와 위쪽 허리뼈에 부착되어 위치가 고정되어 있기 때문에, 숨을 들이쉴 때 가로막의 중심부분만이 아래쪽으로 내려간다. 가로막은 **right dome**(오른지붕)과 **left dome**(왼지붕)을 형성하고 있는데, 간이 오른쪽에 있기 때문에 보통은 오른지붕이 왼지붕보다 높이 올라가 있다(그림 2.57). 숨을 내쉴 때 오른지붕은 다섯째갈비뼈 높이, 왼지붕은 다섯째 갈비사이공간 높이에 이른다. 가로막지붕의 높이는 호흡주기(들숨, 날숨), 자세(누운자세, 선자세) 및 배안장기의 크기와 팽창 정도에 따라 달라진다

가로막의 주변부분은 근육으로 이루어져 있는데, 이 근육섬유들은 중앙을 향해 부챗살 모양으로 뻗어 trifoliate(세 개 잎사귀) 모양의 **central tendon**(중심널힘줄)에서 끝난다(그림 2.56A,B). 중심널힘줄은 뼈에 붙는 부분이 없으며, 불완전하게 3부분으로 나뉘어 커다란 클로버 잎사귀와 비슷한 모양을 하고 있다. 중심널힘줄은 중앙보다 약간 앞쪽으로 치우쳐 있다. 중심널힘줄의 위면은 fibrous pericardium(섬유심장막)의 아래면에 붙어 있다(그림 2.56C). 가로막 주변부분의 근육은 연속적이긴 하나, 설명의 편의를 위해 다음과 같이 주변 부착부위에 따라 세 부분으로 구분한다(그림 2.56A).

- **Sternal part**(복장부분): 복장뼈 칼돌기의 뒤면에 붙는 두 근육조각으로 이루어져 있다. 이 부분이 없는 사람도 있다.
- **Costal part**(갈비부분): 아래 여섯 개의 갈비연골과 갈비뼈 속면에 붙는 넓은 근육이다. 갈비부분은 가로막의 지붕을 형성한다.
- **Lumbar part**(허리부분): *medial arcuate ligament*(안쪽활꼴인대)와 *lateral arcuate ligament*(가쪽활꼴인대), 그리고 위쪽 세 허리뼈에

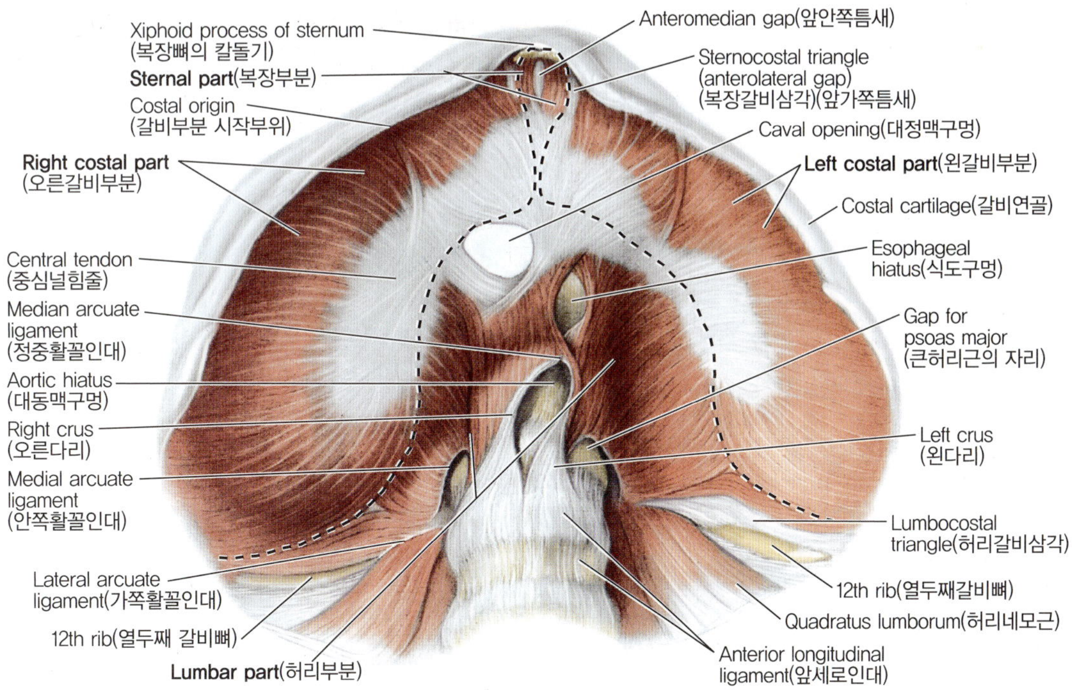

(A) 아래모습

그림 2.56. 가로막 배쪽면의 부착, 위치, 특징. A. 가로막의 구역. (계속)

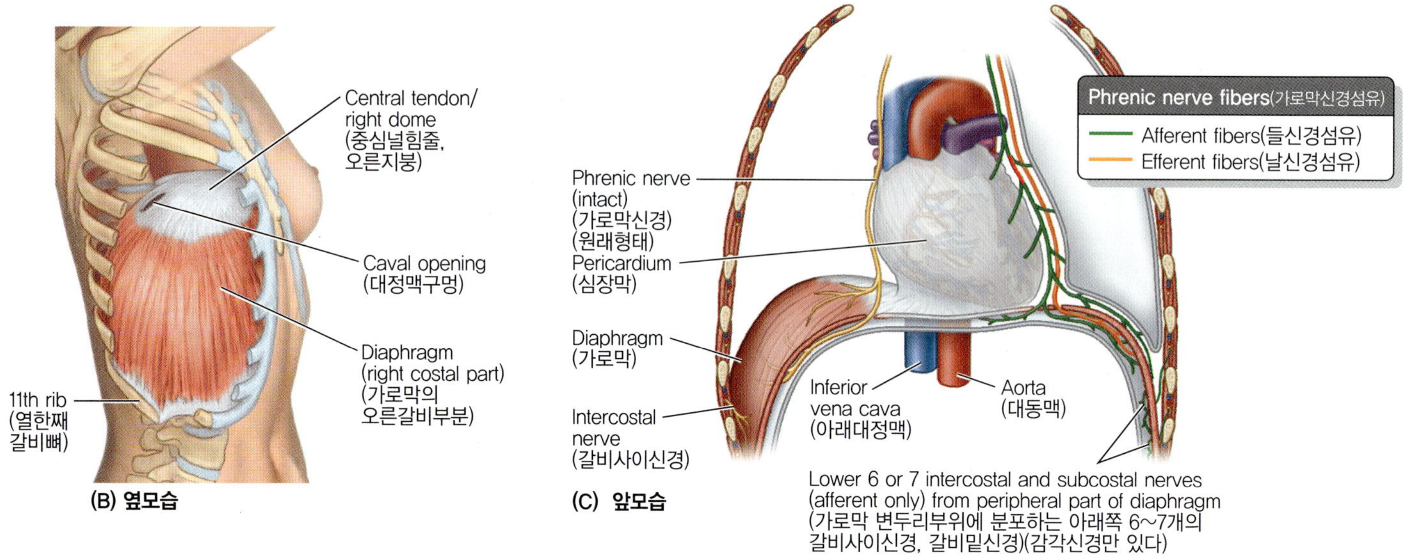

그림 2.56. 가로막 배쪽면의 부착, 위치, 특징.(계속) **B.** 가로막의 오른지붕의 부착. **C.** 가로막의 신경분포.

서 일어난다. 허리부분은 중심널힘줄로 올라가는 오른다리와 왼다리를 형성한다.

가로막 right crus(오른다리)와 left crus(왼다리)는 위쪽 세 허리뼈몸통의 앞면, 앞세로인대와 척추사이원반에서 일어나는 근육힘줄다발이다(그림 2.56A). **오른다리**는 왼다리에 비해 더 크고 길다. 오른다리는 위쪽 3~4개의 허리뼈에서 일어나고, **왼다리**는 위쪽 2~3개의 허리뼈에서 일어난다. 오른다리와 왼다리는 대동맥의 앞을 지나는 **median arcuate ligament**(정중활꼴인대)에 의해 서로 이어져 있다. 또한 가로막은 큰허리근막이 두꺼워진 **medial arcuate ligament**(안쪽활꼴인대)와 허리네모근막이 두꺼워진 **lateral arcuate ligament**(가쪽활꼴인대)에도 부착되어 있다.

Diaphragmatic Apertures(가로막의 구멍)

가로막에는 여러 개의 구멍이 있어서 이를 통해 식도, 혈관, 신경, 림프관 등의 구조가 가슴안과 배안을 지나간다(그림 2.56, 2.57, 2.58). 아래대정맥, 식도 및 대동맥이 지나는 커다란 구멍을 각각 대정맥구멍, 식도구멍 및 대동맥구멍이라고 한다.

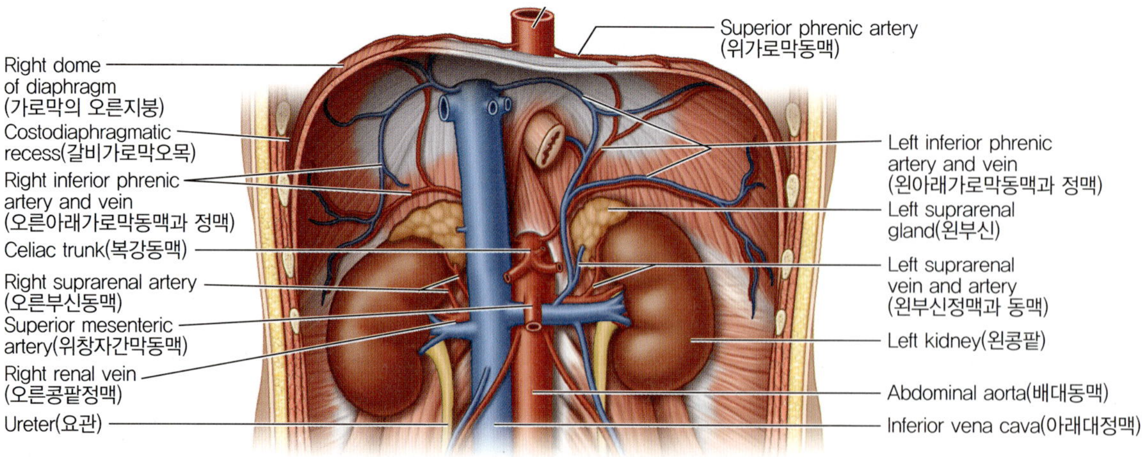

그림 2.57. 가로막의 혈관.

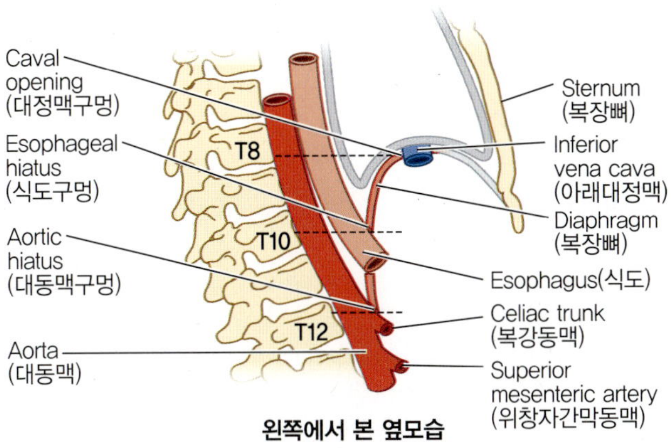

그림 2.58. 가로막의 구멍.

CAVAL OPENING(대정맥구멍)

대정맥구멍은 아래대정맥이 지나는 중심널힘줄의 구멍이다. 또한 right phrenic nerve(오른가로막신경)의 종말가지와 간에서 middle phrenic lymph nodes(중간가로막림프절)와 mediastinal lymph nodes(세로칸림프절)로 향하는 림프관도 대정맥구멍을 지나간다. 대정맥구멍은 정중면보다 약간 오른쪽에 있으며, 중심널힘줄의 오른잎사귀와 중간잎사귀가 만나는 부위에 위치한다. 대정맥구멍은 세 가로막 구멍중 가장 위쪽에 있으며, 여덟째등뼈(T8) 높이나 여덟째~아홉째등뼈(T8~T9) 사이의 척추사이원반 높이에 위치한다. 아래대정맥은 대정맥구멍의 가장자리에 붙어 있어서, 숨을 들이쉴 때 가로막 근육이 수축하면 대정맥구멍이 넓어져 아래대정맥이 확장되므로 심장으로 가는 혈액흐름이 촉진된다.

ESOPHAGEAL HIATUS(식도구멍)

식도구멍은 식도가 통과하는 타원형의 구멍으로 열째등뼈(T10) 높이의 가로막 오른다리근육 사이에 위치한다. 오른다리의 근육섬유는 식도구멍 아래에서 반대쪽으로 교차하여 식도에 대한 조임근 역할을 하여, 가로막이 수축할 때 식도를 조이는 작용을 한다. 30%의 사람에서는 왼다리의 근육섬유다발이 식도구멍의 오른쪽 모서리 일부분을 형성한다. 식도구멍으로 anterior vagal trunk(앞미주신경줄기), posterior vagal trunk(뒤미주신경줄기), left gastric vessels(왼위동정맥)의 식도가지 및 일부 림프관도 통과한다.

AORTIC HIATUS(대동맥구멍)

대동맥구멍은 가로막의 뒤쪽에 열린다. 대동맥구멍으로는 대동맥, azygos vein(홀정맥) 및 thoracic duct(가슴림프관)가 통과한다. 대동맥은 가로막을 관통하지 않기 때문에, 대동맥의 혈액순환은 가로막의 호흡운동에 의해 영향을 받지 않는다. 대동맥은 열두째등뼈(T12) 높이에서, 가로막의 오른다리와 왼다리 사이, 즉 median arcuate ligament(정중활꼴인대) 뒤쪽을 지나간다.

OTHER APERTURES IN DIAPHRAGM(그 밖의 가로막 구멍)

가로막의 복장부분과 갈비부분 사이에는 **sternocostal triangle**(복장갈비삼각; sternocostal foramen)이라는 작은 구멍이 있다. 복장갈비삼각으로는 간의 가로막면에서 나온 림프관과 superior epigastric vessels(위배벽동 · 정맥)이 통과한다. Sympathetic trunk(교감신경줄기)는 안쪽활꼴인대 깊은 곳에서 지나간다. Greater splanchnic nerve(큰내장신경)와 lesser splanchnic nerve(작은내장신경)는 가로막 오른다리와 왼다리의 구멍을 통해 지나간다.

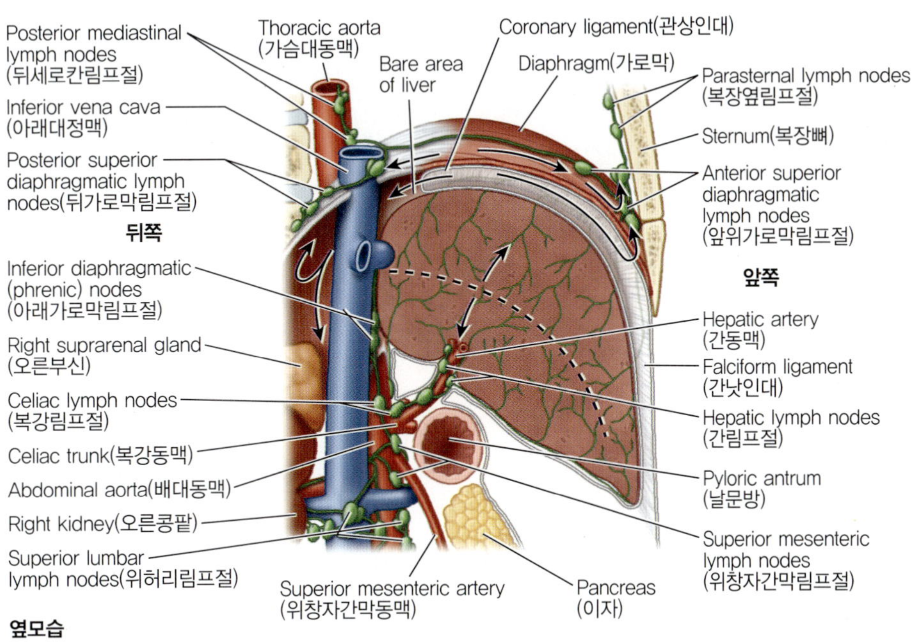

그림 2.59. 가로막의 림프.

Vasculature and Nerves of Diaphragm
(가로막의 혈관과 신경)

가로막에 혈액을 공급하는 동맥들은 가로막의 위면과 아래면에 나뭇가지 형태로 분포한다. 가로막 위면에는 internal thoracic artery(속가슴동맥)에서 일어난 **pericardiacophrenic artery**(심장가로막동맥)와 **musculophrenic artery**(근육가로막동맥) 그리고 가슴대동맥에서 일어난 **superior phrenic artery**(위가로막동맥)가 분포한다(그림 2.57). 가로막 아래면에는 배대동맥의 첫째가지인 **inferior phrenic artery**(아래가로막도맥)가 분포한다. 아래가로막동맥이 복강동맥에서 일어나는 경우도 있다.

가로막 위면에는 **pericardiacophrenic vein**(심장가로막정맥)과 **musculophrenic vein**(근육가로막정맥)이 *internal thoracic vein*(속가슴정맥)으로 연결되고, 오른쪽에는 *superior phrenic vein*(위가로막정맥)이 분포하여 아래대정맥으로 연결된다. 뒤쪽의 일부 정맥들은 *azygos vein*(홀정맥)이나 *hemi-azygos vein*(반홀정맥)으로 연결되기도 한다. 가로막 아래면의 혈액은 inferior phrenic vein(아래가로막정맥)으로 배출된다(그림 2.57). **Right inferior phrenic vein**(오른아래가로막정맥)은 대개 아래대정맥으로 연결되는 반면, **left inferior phrenic vein**(왼아래가로막정맥)은 보통 두 개인데, 하나는 식도구멍의 앞을 가로질러 아래대정맥으로 연결되고, 다른 하나는 더 뒤에 위치하여 left suprarenal vein(왼부신정맥)과 합쳐진다.

가로막 가슴쪽 면과 배쪽 면의 **lymphatic plexus**(림프관얼기)는 서로 자유로이 교통한다(그림 2.59). 가로막 가슴쪽 면에는 anterior **diaphragmatic lymph nodes**(앞가로막림프절)와 posterior diaphragmatic lymph nodes(뒤가로막림프절)가 있다. 이 림프절에서 나온 림프는 *parasternal lymph nodes*(복장옆림프절), *posterior mediastinal lymph nodes*(뒤세로칸림프절) 및 *phrenic lymph nodes*(가로막림프절)로 배출된다. 가로막 배쪽 면에서는 림프가 앞가로막림프절, 가로막림프절, *superior lumbar(caval/aortic) lymph nodes*(위허리림프절)로 배출된다. 가로막 아래면에는 림프관이 촘촘히 모여 있으며, 복막안으로 주사한 물질과 복막액이 주로 이곳을 통해 흡수된다.

가로막의 운동은 **좌우 phrenic nerve**(가로막신경)의 조절을 받는다. 오른가로막신경과 왼가로막신경은 셋째~다섯째목신경(C3~C5)의 앞가지에서 일어나며, 각각 가로막의 오른쪽 부분과 왼쪽 부분에 분포한다(그림 2.56C). 가로막신경에는 통각과 고유감각을 전달하는 감각신경섬유도 포함되어 있다. 가로막의 주변부분에는 아래쪽 6~7개의 **intercostal nerve**(갈비사이신경)와 **subcostal nerve**(갈비밑신경)의 감각신경섬유도 분포한다.

임상해부학

Section of a Phrenic Nerve(가로막신경의 절단)

목부위에서 **가로막신경이 절단**되면, accessory phrenic nerve(덧가로막신경)가 없는 한 가로막의 같은 쪽 절반이 마비되어 atrophy(근육위축)가 초래된다. *Paralysis of hemidiaphragm*(반가로막마비)은 방사선검사를 통해 진단할 수 있으며, 마비된 쪽의 permanent elevation(영구적 오름; 가로막이 위쪽으로 올라가 있고)이 생기고 paradoxical movement(역설적 움직임; 흡기 시 정상가로막은 아래쪽으로 움직이는데 마비된 가로막은 반대쪽 가로막의 수축으로 증가된 복압에 의해 위쪽으로 밀려 올라가게 됨)가 생긴다.

Referred Pain from Diaphragm(가로막의 연관통증)

가로막은 두 감각신경의 분포를 받기 때문에, 가로막에 통증이 있을 때 서로 다른 두 부위에 연관통증이 나타난다. 가로막에 접한 pleura(가슴막)이나 peritoneum(복막)의 자극에 의해 통증이 유발된 경우에는 척수 셋째~다섯째목분절(C3~C5)의 신경분포를 받는 어깨부위의 피부에서 연관통증이 느껴진다. 이 부위는 가로막신경을 이루는 척수신경 앞가지의 분절과 같다. 가로막 주변부분이 자극을 받으면, 이곳은 아래쪽 intercostal nerve(갈비사이신경)가 분포하므로 앞가쪽배벽의 갈비모서리부위 피부에서 연관통증이 느껴진다.

Rupture of Diaphragm(가로막파열)과 Herniation of Viscera(탈장)

가로막의 파열과 **탈장**은 가슴안압력이나 배안압력이 갑작스럽게 증가하면서 나타난다. 가장 흔한 원인은 오토바이 사고에서 가슴이나 배에 심한 외상이 생겼을 때이다. 오른쪽은 간에 의해 비교적 보호를 받고 있어서, 대부분(95%)의 가로막 파열은 왼쪽에서 나타난다.

Lumbocostal triangle(허리갈비삼각)은 가로막의 갈비부분과 허리부분 사이에 다양한 크기로 나타나는 비근육성 부위이다. 이 삼각은 정상적으로 가로막의 위쪽 근막과 아래쪽 근막이 합쳐져서 만들어진 것이다. 따라서 *traumatic diaphragmatic hernia*(외상가로막탈장)가 일어나면, 위, 작은창자, 창자간막, 가로잘록창자, 지라 등이 이 삼각을 통해 가슴우리쪽으로 밀려나간다.

앞에서 *hiatal* or *hiatus hernia*(가로막틈새탈장)는 식도구멍을 통해 위가 가슴우리 속으로 밀려 올라가는 것이라고 설명했다. 식도구멍 속을 통과하는 미주신경줄기, 왼아래가로막혈관, 왼위혈관의 식도가지 등이 가로막틈새탈장을 고치기 위해 수술 과정에서 손상될 수 있다.

Congenital Diaphragmatic Hernia(선천성 가로막탈장)

Congenital diaphragmatic hernia(CDH, 선천성가로막탈장)은 가로막의 허리갈비삼각에 생긴 커다란 posterolateral defect(뒤가쪽결손; foramen of Bochdalek)를 통해 위와 창자의 일부가 올라오는 것을 말한다. 간이 오른쪽에 있기 때문에 탈장은 대부분 왼쪽에서 일어난다. 이 탈장은 가로막의 복잡한 발생과정과 관련이 있다.

가로막의 뒤가쪽결손은 가로막의 비교적 흔한 선천이상으로 신생아 2,200명당 1명꼴로 발생한다(Moore 등, 2012). 가슴안에 탈장된 내장으로 한쪽 허파(특히 왼허파)가 발달된 공간이 부족하거나, 출생 후 부풀게 될 공간이 부족하게 된다. 이런 *pulmonary hypoplasia*(허파형성저하증; 외소한 허파)를 가진 신생아는 사망률이 높다(약 76%).

POSTERIOR ABDOMINAL WALL(뒤배벽)

뒤배벽은 다음과 같은 구조로 이루어져 있다(뒤-앞 순으로).

- 5개의 허리뼈와 그 사이의 척추사이원반
- 뒤배벽근육: psoas muscle(허리근), quadratus lumborum muscle(허리네모근), iliacus muscle(엉덩근), transversus abdominis muscle(배가로근), internal and external oblique muscles(배속 · 바깥빗근)
- Lumbar plexus(허리신경얼기): 허리신경 앞가지로 구성
- 근막: thoracolumbar fascia(등허리근막) 등
- 가로막: 뒤배벽의 위부분을 구성함
- 지방, 신경, 혈관, 림프절

Fascia of Posterior Abdominal Wall(뒤배벽의 근막)

뒤배벽의 벽쪽복막과 근육 사이에 있는 endo-abdominal fascia(벽쪽배근막)로 덮여 있다. 이 근막은 배가로근을 덮는 transversalis fascia(배가로근막)와 이어져 있다(그림 2.60). 근막의 명칭은 덮고 있는 구조의 이름을 따르는 것이 원칙이다. Psoas major muscle(큰허리근)을 덮고 있는 **psoas fascia**(큰허리근막)는 안쪽의 허리뼈와 pelvic brim(골반테두리)에 부착되어 있다. 큰허리근막의 위끝은 두꺼워져 **medial arcuate ligament**(안쪽활꼴인대)를 형성하고 있으며, 가쪽끝은 허리네모근과 등허리근막으로 이어진다(그림 2.60B) Iliac crest(엉덩뼈능선) 아래쪽에서, 큰허리근막은 iliacus muscle(엉덩근)을 덮는 iliac fascia(엉덩근막)로 이어진다.

Thoracolumbar fascia(등허리근막)는 앞 중간 뒤층으로 나뉘어 허리네모근과 깊은등근육을 싸는 넓은 근막이다. 깊은등근육의 가슴부분을 덮는 등허리근막은 얇고 투명하지만, 허리부분을 덮고 등허리근막은 두껍고 견고하다. **등허리근막의 posterior layer**(뒤층)와 **middle layer**(중간층)는 수직방향으로 배열된 깊은등근육(erector spinae muscle 척주세움근)을 둘러싸고 있다. 등허리근막 뒤층의 허리부분은 열두째갈비뼈에서 엉덩뼈능선까지 뻗어 있으며, 가쪽의 배속빗근, 배가로근에 붙어 있다. **등허리근막의 anterior layer**(앞층; quadratus lumborum fascia, 허리네모근막)는 허리네모근을 덮고, 허리뼈가로돌기의 앞면, 엉덩뼈능선 및 열두째갈비뼈에 붙어 있으며, 가쪽으로 배가로근 이는곳의 널힘줄과 이어져 있다. 등허리근막 앞층의 위끝은 두꺼워져 lateral arcuate ligament(가쪽활꼴인대)를 형성하며, 아래끝은 iliolumbar ligament(엉덩허리인대)에 부착되어 있다(그림 2.58, 2.61).

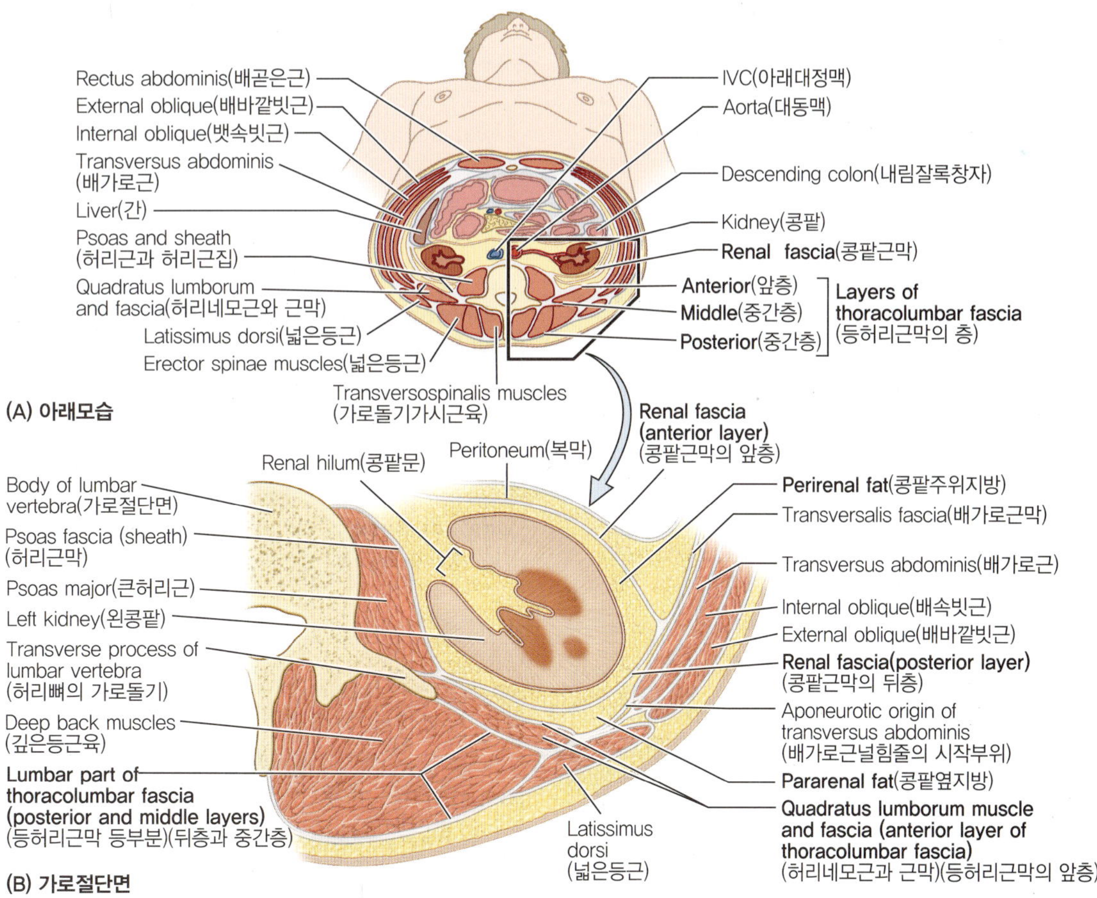

그림 2.60. 뒤배벽의 근막. A. 근막과 근육의 위치관계. B. 가슴허리근막의 층.

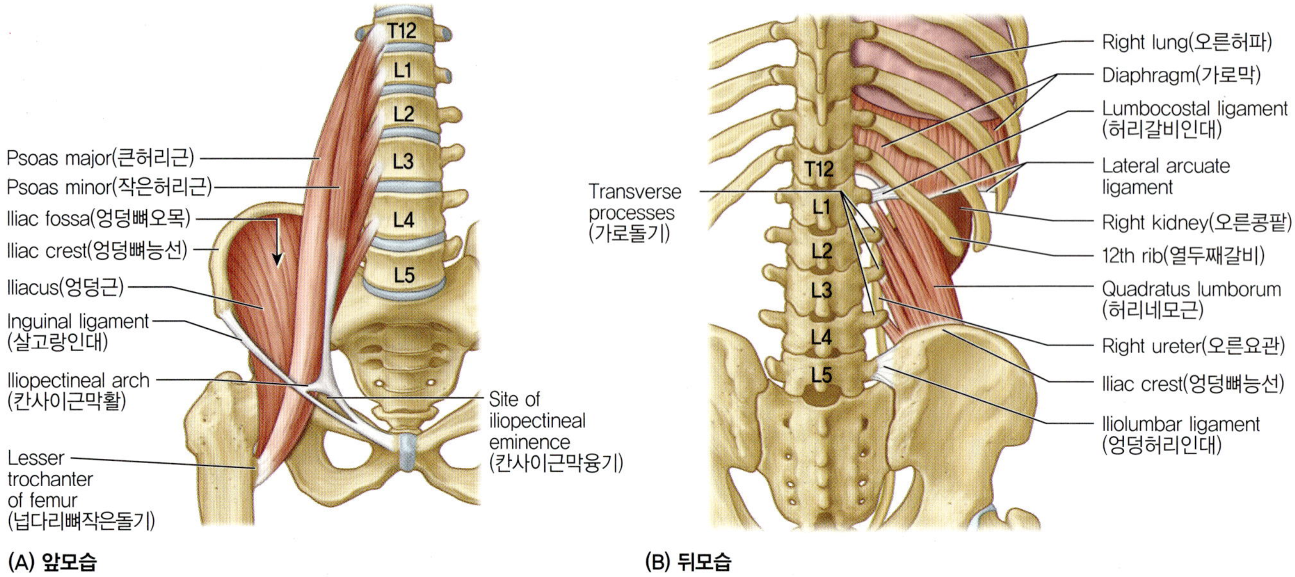

그림 2.61. 뒤배벽의 근육. A. 허리엉덩근. **B.** 허리네모근.

Muscles of Posterior Abdominal Wall(뒤배벽의 근육)

뒤배벽에 좌우 쌍을 이루는 주요 근육은 다음과 같다(그림 2.61).

- **Psoas major muscle**(큰허리근): 아래가쪽으로 내려간다.
- **Iliacus muscle**(엉덩근): 큰허리근 아래부분의 가쪽에 위치한다. 큰허리근과 엉덩근을 합쳐 **iliopsoas** muscle(엉덩허리근)이라고 한다.
- **Quadratus lumborum muscle**(허리네모근): 허리뼈의 가로돌기 가까이 그리고 큰허리근 위부분의 가쪽에 위치한다.

이들 근육의 부착, 신경분포 및 작용은 표 2.10에 정리되어 있다.

Nerves of Posterior Abdominal Wall(뒤배벽의 신경)

뒤배벽에는 somatic nerve(몸신경)와 autonomic nerve(자율신경)가 분포한다. 이곳에서는 몸신경에 대해서만 설명하기로 한다.

Subcostal nerve(갈비밑신경)는 열두째가슴신경(T12)의 앞가지이다. 갈비밑신경은 가슴부위에서 시작하여 가쪽활꼴인대 뒤를 지나 배로 내려온 뒤, 허리네모근의 앞면(그림 2.62)과 콩팥의 뒤면을 따라 아래가쪽으로 뻗는다(그림 SA2.5B). 이 신경은 배가로근과 배속빗근을 관통한 뒤, 배바깥빗근과 앞가쪽배벽의 피부에 분포한다.

Lumbar spinal nerves(허리척수신경)는 척수에서 일어나 해당 척추뼈 아래의 척수사이구멍 통과한 후, posterior ramus(뒤가지)와

표 2.10 POSTERIOR ABDOMINAL WALL(뒤배벽)의 주요 근육

근육	위쪽 부착부위	아래쪽 부착부위	신경분포	작용
Psoas major[a](큰허리근)	Lumbar vertebrae의 Transverse processes; T12~S1 vertebrae와 IV discs의 옆면	Femur의 lesser trochanter에 튼튼한 힘줄이 붙음	Lumbar plexus에서 나온 L2~L4의 앞가지	아래쪽으로는 iliacus와 같이 작용하여 thigh를 굽힘; 위쪽으로는 vertebral column을 가쪽으로 굽혀 trunk의 균형을 유지함; 앉을 때 아래쪽으로 iliacus와 함께 작용하여 trunk를 굽힘
Iliacus[a](엉덩근)	Iliac fossa의 위 2/3, ala of sacrum, 그리고 anterior sacro-iliac ligaments	Femur의 Lesser trochanter와 그 밑의 넙다리뼈몸통, psoas major의 힘줄	Femoral nerve(L2~L4)	Thigh를 굽히고 hip joint를 안정시킴; psoas major와 같이 작용함
Quadratus lumborum (허리네모근)	12th rib 아래모서리의 안쪽 절반, lumbar transverse processes의 끝	Iliolumbar ligament와 internal iliac crest의 속능선	T12와 L1~L4 nerves 앞가지	Vertebral column을 펴고 가쪽으로 굽힘; 들숨 때 12th rib를 고정시킴

[a]넓적다리의 굽힘에 대해 설명할 때(제5장), 큰허리근과 엉덩근을 합쳐 iliopsoas muscle(엉덩허리근)으로 표현하는 경우가 많다. 엉덩허리근의 넓적다리의 주굽힘근이며, 몸통의 굽힘근으로도 작용한다(예: 윗몸 일으키기).

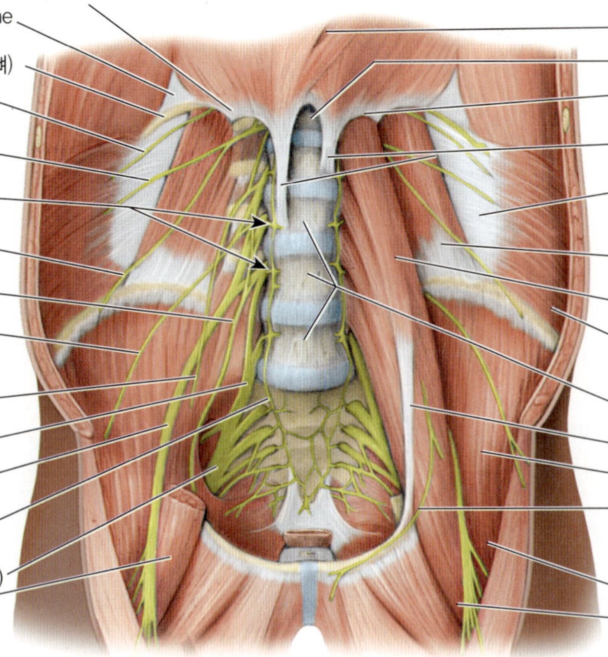

그림 2.62. 뒤배벽의 근육과 신경, 허리엉치신경얼기.

anterior ramus(앞가지)로 갈라진다. 허리신경의 뒤가지와 앞가지에는 감각신경섬유와 운동신경섬유가 섞여 있다. 뒤가지는 뒤쪽으로 뻗어, 깊은등근육과 등의 피부에 분포하는 반면, 앞가지는 큰허리근을 뚫고 아래가쪽으로 뻗어 몸통 아래부분과 다리의 피부와 근육에 분포한다. 첫째~둘째(또는 셋째) 허리신경(L1~L3 또는 L3)의 앞가지의 몸쪽부분에서는 *white ramus communicans*(백색교통가지)가 일어나는데, 이를 통해 신경절이전교감신경섬유가 lumbar sympathetic trunk(교감신경줄기 허리부분)로 들어간다. 교감신경줄기 허리부분은 허리뼈의 앞가쪽면, 즉 허리뼈와 큰허리근 사이의 고랑에 위치한다(그림 2.62).

배벽과 다리에 분포하는 신경절이전교감신경섬유는 ganglion of sympathetic trunk(교감신경줄기 신경절)에서 연접한다. 신경절이후 교감신경섬유는 *gray ramus commincans*(회색교통가지)를 통해 허리신경 앞가지로 되돌아온다. 허리신경 앞가지는 thoraco-abdominal nerves(가슴배신경), subcostal nerve(갈비밑신경) 및 lumbar plexus(허리신경얼기; somatic nerves, 몸신경)를 형성하고, 동반되어 온 신경절이후교감신경섬유는 혈관수축, 땀 분비, 털세움근 수축 등의 작용을 한다. 골반장기에 분포하는 *lumbar splanchnic nerves*(허리내장신경)에 대해서는 4장에 설명되어 있다.

Lumbar plexus(허리신경얼기)는 허리뼈의 가로돌기 앞, 큰허리근의 뒤부분에 위치한다(그림 2.62). 허리신경얼기는 첫째-넷째허리신경(L1~L4)의 앞가지로 구성된다. 네 허리신경 앞가지 모두 교감신경줄기에서 나오는 회색교통가지를 받는다. **허리신경얼기의 가지**는 다음과 같다(큰 세 신경을 앞에 나열하였다.).

- **Obturator nerve**(폐쇄신경; L2~L4): 큰허리근 안쪽모서리로 나와, 골반을 지나 넓적다리 안쪽으로 뻗어 모음근육에 분포한다.
- **Femoral nerve**(넙다리신경; L2~L4): 큰허리근 가쪽모서리로 나와 엉덩근에 분포하고, 고샅인대 뒤를 지나 넓적다리 앞쪽으로 가서 엉덩관절을 굽히고 무릎관절을 펴는 근육에 분포한다.
- **Lumbosacral trunk**(허리엉치신경줄기; L4, L5): 엉치뼈날개를 지나 골반으로 내려가, 첫째~넷째엉치신경(S1~S4)앞가지와 함께 sacral plexus(엉치신경얼기)를 형성한다.
- **Ilio-inguinal nerve**(엉덩고샅신경)와 **iliohypogastric nerve**(엉덩아랫배신경; L1): 첫째허리신경 앞가지에서 일어나 medial arcuate ligament(안쪽활꼴인대) 뒤를 지나 배안으로 들어간 뒤, 허리네모근의 앞면을 따라 아래가쪽으로 뻗는다. 위앞엉덩뼈가시 근처에서 배가로근을 뚫고 배속빗근과 배바깥빗근을 관통하여 pubic region(두덩부위)과 inguinal region(고샅부위)의 배근육과 피부에 분포한다.
- **Genitofemoral nerve**(음부넙다리신경; L1~L2): 큰허리근의 앞면을 뚫고 나와, 큰허리근막 속에서 아래쪽으로 뻗는다(그림 2.62). 온엉덩동맥과 바깥엉덩동맥의 가쪽에서 femoral branch(넙다리가지)와 genital branch(음부가지)로 갈라진다.
- **Lateral cutaneous nerve of thigh**(가쪽넙다리피부신경; L2, L3): 엉덩근의 앞면을 따라 아래가쪽으로 뻗으며, 위앞엉덩뼈가시 바로 안쪽에서 고샅인대 뒤를 지나 넓적다리로 들어간다. 넓적다리 앞가쪽 피부에 분포한다.

Vasculature of Posterior Abdominal Wall(뒤배벽의 혈관)

뒤배벽에 분포하는 동맥은 대부분 **abdominal aorta**(배대동맥)에서 일어난다(그림 2.63). 그러나 **subcostal artery**(갈비밑동맥)는 가슴대동맥에서 일어나, 열두째갈비뼈보다 아래쪽부위에 분포한다. 약 13 cm 길이의 배대동맥은 열두째등뼈(T12) 높이에 위치한 가로막의 aortic hiatus(대동맥구멍)에서 시작되어 common iliac artery(좌우 온엉덩동맥)로 나뉘는 넷째허리뼈(L4) 높이에서 끝난다. **Aortic bifurcation**(대동맥갈림)**의 높이**는 엉덩뼈능선 높이의 2~3 cm 아래, 배꼽보다 약간 왼쪽에 위치한다. 4~5쌍의 **lumbar arteries**(허리동맥)가 배대동맥에서 일어나 허리뼈, 등근육 및 뒤배벽에 분포한다.

배대동맥에서 갈라진 **common iliac artery**(온엉덩동맥)는 큰허리근의 안쪽모서리를 따라 아래가쪽으로 뻗어 골반테두리 부위에 이른다. 이곳에서 각 온엉덩동맥은 **internal iliac artery**(속엉덩동맥)와 **external iliac artery**(바깥엉덩동맥)로 나뉜다. 속엉덩동맥은 골반으로 들어간다(경로와 가지에 대해서는 4장 참조). 바깥엉덩동맥은 iliopsoas muscle(엉덩허리근)을 따라 주행한다. 바깥엉덩동맥은 배를 벗어나 고샅인대부위에서 femoral artery(넙다리동맥)가 되기 직전, **inferior epigastric artery**(아래배벽동맥)와 **deep iliac circumflex artery**(깊은엉덩휘돌이동맥)를 내어 앞가쪽배벽에 분포한다.

배대동맥의 가지는 내장가지와 벽쪽가지, 또는 쌍으로 존재하는 가지와 홀로 존재하는 가지로 구분된다(그림 2.63, 2.64A).

가쪽에 있는 **paired visceral branch**(쌍으로 된 내장가지)는 다음과 같다.

- Suprarenal artery(부신동맥; L1)
- Renal artery(콩팥동맥; L1)
- Gonadal artery(생식샘동맥; L2): ovarian arery(난소동맥) 또는 testicular artery(고환동맥)

앞쪽에 있는 **unpaired visceral branch**(홀로 존재하는 내장가지)는 다음과 같다.

- Celiac trunk(복강동맥; T12)
- Superior mesenteric artery(위창자간막동맥; L1)
- Inferior mesenteric artery(아래창자간막동맥; L3)

뒤가쪽에 있는 **paired parietal branch**(쌍으로 된 벽쪽가지)는 다음과 같다.

- Inferior phrenic artery(아래가로막동맥): 대동맥구멍의 바로 아래에서 나와, 가로막 아래면과 부신에 분포한다.
- Lumbar arteries(허리동맥): 위쪽 4개의 허리뼈 옆을 지나 뒤배벽 분포한다.

Unpaired parietal branch(홀로 존재하는 벽쪽가지)는 **median sacral artery**(정중엉치동맥)로 대동맥 뒤쪽 대동맥갈림이 있는 부위에서 일어나 정중선을 따라 내려가 lesser pelvis(작은 골반)으로 들어간다.

뒤배벽에 분포하는 정맥은 아래대정맥의 지류이다. 그러나 **left testicular vein**(왼고환정맥) 또는 **left ovarian vein**(왼난소정맥)은 **renal vein**(콩팥정맥)으로 연결된다(그림 2.64B). 우리 몸에서 가장 큰정맥인 아래대정맥에는 판막이 없다. 심장의 오른심방 아래대정맥구멍

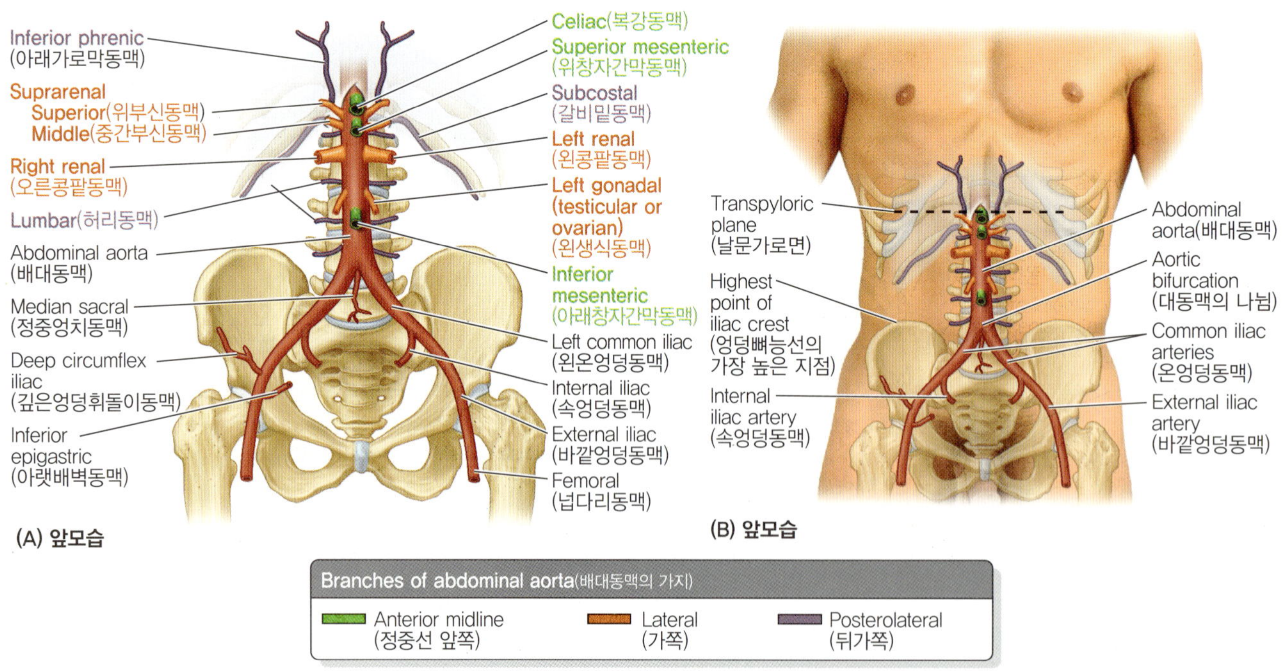

그림 2.63. 배대동맥의 가지. A. 전체모습. B. 표면해부학.

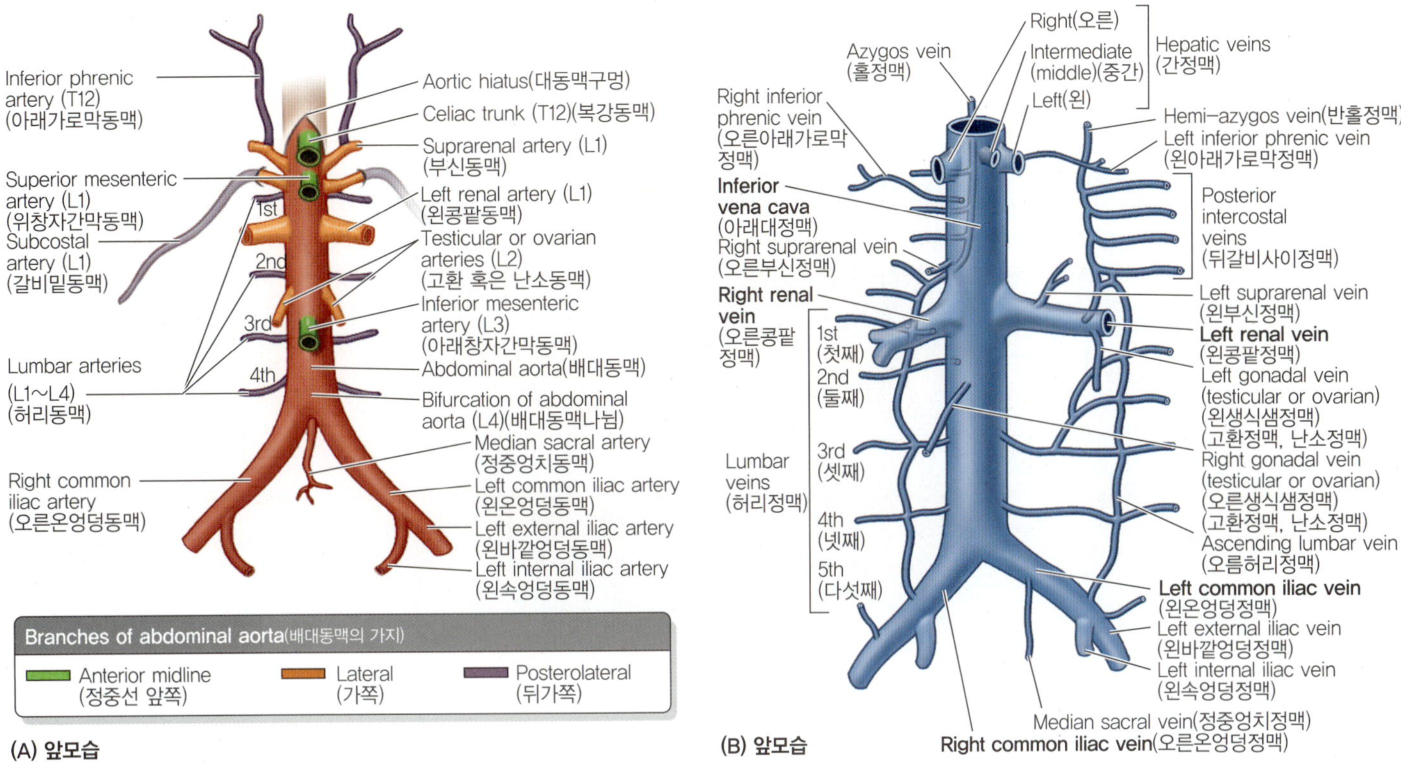

그림 2.64. 대동맥과 아래대정맥. A.대동맥가지. B. 아래대정맥의 가지.

에 기능하지 않는 판막이 있을 뿐이다. 아래대정맥은 다리 등, 배벽, 배골반내장 등을 순환한 산소가 희박한 혈액을 심장으로 운반한다. 내장을 순환한 혈액은 *portal venous system*(간문맥계통)을 통해 간으로 들어가고 hepatic vein(간정맥)을 통해 아래대정맥으로 유입된다. 아래대정맥은 다섯째허리뼈(L5) 앞에서 좌우 common iliac vein(온엉덩정맥)이 합쳐져 형성된다. 이러한 합체는 정중면에서 2.5 cm 오른쪽, 대동맥갈림 아래, 오른 온엉덩동맥 몸쪽부분의 뒤에 위치한다. 아래대정맥은 셋째~다섯째허리뼈몸통과 대동맥의 오른쪽으로 psoas major muscle(큰허리근) 앞에서 가슴을 향해 올라간다. 아래대정맥은 가로막의 caval opening(대정맥구멍)을 지나 가슴으로 들어간다. 아래대정맥 지류의 이름은 동반하는 배대동맥가지의 이름을 따른다.

- Common iliac vein(온엉덩정맥): 바깥엉덩정맥과 속엉덩정맥이 만나 형성된다.
- Third(L3) and fourth(L4) lumbar veins(셋째 · 넷째허리정맥)
- Right testicular vein(오른고환정맥) 또는 right ovarian vein(오른난소정맥): 왼고환 난소정맥은 왼콩팥정맥으로 연결된다.
- Right and left renal vein(오른 · 왼콩팥정맥)
- Ascending lumbar vein(오름허리정맥): azygos vein(홀정맥) 또는 hemi-azygos vein(반홀정맥)을 형성한다(1장 참조). 오름허리정맥과 홀정맥은 아래대정맥과 위대정맥을 직접 또는 간접적으로 연결해 준다.
- Right suprarenal vein(오른부신정맥): 왼부신정맥은 대개 왼콩팥정맥으로 연결된다.
- Inferior phrenic vein(아래가로막정맥)
- Hepatic vein(간정맥)

Lymphatics of Posterior Abdominal Wall(뒤배벽의 림프관)

림프관과 **림프절**은 대동맥, 아래대정맥 및 엉덩동 · 정맥을 따라 분포한다. Common iliac lymph nodes(온엉덩림프절)는 바깥엉덩림프절과 속엉덩림프절에서 림프를 받는다. 온엉덩림프절에서 나온 림프관은 lumbar lymph nodes(허리림프절)로 연결된다(그림 2.65). 허리림프절은 뒤배벽, 콩팥, 요관, 고환(난소), 자궁 및 자궁관으로부터 직접 림프를 받는다. 또한 내림잘록창자, 골반, 다리의 림프도 **inferior mesenteric** lymph nodes(아래창자간막림프절)와 온엉덩림프절을 통해 허리림프절로 들어간다. 허리림프절에서 나온 림프관은 좌·우 **lumbar lymph trunk**(허리림프줄기)를 형성한다. 창자, 간, 지라, 이자에서 나온 림프관은 복강동맥과 위 · 아래창자간막동맥을 따라 주행하다 해당 동맥의 이는곳 주위에 흩어져 있는 pre-aortic lymph node[대동맥

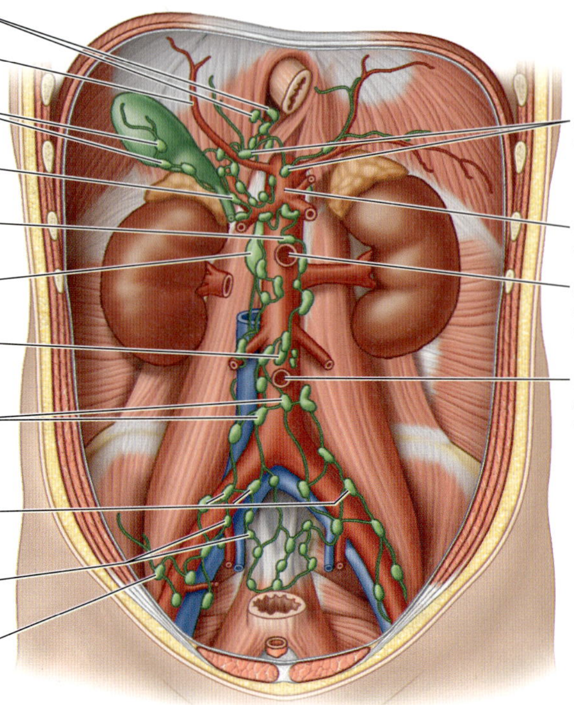

그림 2.65. 배의 림프배출.

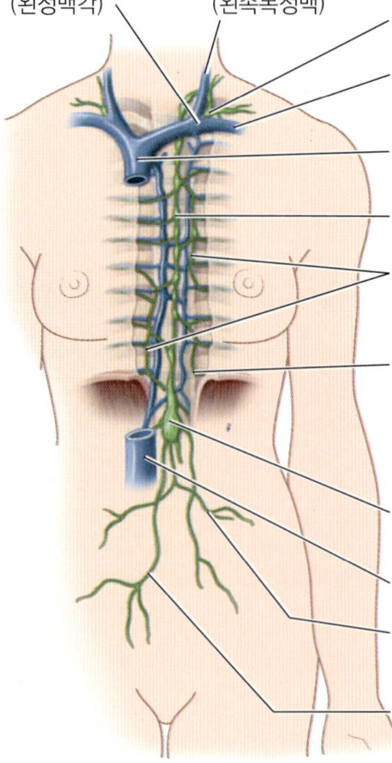

그림 2.66. 배의 림프줄기.

앞림프절; celiac nodes(복강림프절), superior mesenteric nodes(위창자간막림프절) 및 inferior mesenteric nodes(아래창자간막림프절)]로 들어간다. 대동맥앞림프절에서 나온 림프관은 하나 또는 여러 개의 **intestinal lymphatic trunk**(창자림프줄기)를 형성하며, 결국 하나로 합쳐져 가슴림프관으로 이어진다.

Cisterna chyli(가슴림프관팽대)는 **thoracic duct**(가슴림프관) 아래끝의 벽이 얇은 주머니로 사람마다 크기와 모양이 다양하고, 첫째 둘째허리뼈몸통(L1, L2) 앞, 가로막 오른다리와 대동맥사이에 위치한다(그림 2.66). **Descending thoracic lymphatic trunk**(내림가슴림프줄기) 좌 · 우쌍은 아래 6개의 갈비사이공간에서 오는 림프를 가슴림프관으로 운반한다. 대개의 경우 좌우 허리림프줄기, 창자림프줄기 및 내림가슴림프줄기가 단순한 모양 혹은 그물 모양으로 연결되어 가슴림프관을 형성한다. 결국, 하반신에서 오는 모든 림프(가로막 아래의 깊은림프관, 배꼽 아래의 얕은 림프관)는 배로 모여 가슴림프관의 시작부위로 들어간다. 가슴림프관은 가로막의 aortic hiatus(대동맥구멍)를 통해 뒤세로칸으로 들어가, 특히 왼쪽상반신의 가슴벽과 가슴속장기에서 오는 림프를 받는다. 가슴림프관은 **left subclavian vein**(왼빗장밑정맥)과 **left internal jugular vein**(왼속목정맥)이 만나는 부위(*left venous angle*, 왼정맥각)로 연결되면서 끝난다.

임상해부학

Psoas Abscess(허리근고름집)

허리뼈에 결핵이 있을 경우 척추뼈에서 흘러나온 고름이 큰허리근막 안으로 들어가 허리근고름집이 생기기 쉽다. 그 결과 psoas sheath(큰허리근막)가 두꺼워져서 스타킹 같은 관 구조가 형성된다. 허리고름집에서 흘러나온 고름은 이 근막관 안에서 허리근을 따라 아래로 퍼져 pelvic brim(골반테두리)과 고샅인대의 깊은 곳을 지나 보통 넓적다리 위부분에 다다른다. 등뼈에 결핵이 있을 경우에는 고름이 posterior mediastinum(뒤세로칸)으로부터 흘러나와 큰허리근막까지 퍼질 수 있다.

Posterior Abdominal Pain(뒤배벽의 통증)

Iliopsoas muscle(엉덩허리근)은 콩팥, 요관, 막창자, 막창자꼬리, 구불잘록창자, 이자, 허리림프절 및 뒤배벽의 신경들과 임상적으로 중요한 관계에 있다. 이들 구조 중 어느 부위에 질환이 생기면, 엉덩허리근을 움직일 때 통증이 유발된다. 따라서 배안 염증이 의심될 때 **iliopsoas test**(엉덩허리근검사)를 시행한다. 질환이 없는 쪽이 아래를 향하도록 환자를 옆으로 눕히고, 질환이 있는 쪽 넓적다리를 펴서 검사자의 손을 밀어내게 한다. 이때 통증이 유발되면 양성으로 판정한다. 예를 들어, acute appendicitis(급성막창자꼬리염)일 경우 양성반응이 나타난다.

Collateral Routes for Abdominopelvic Venous Blood(배와 골반 정맥혈액의 결순환경로)

아래대정맥이 막혔을 때, 판막이 없는 정맥으로 이루어진 three collateral routes(세결순환경로)를 통해 정맥혈액이 심장으로 돌아올 수 있다.

- *Inferior epigastric* vein(아래배벽정맥): 아래대정맥의 지류인 external iliac vein(바깥엉덩정맥)의 가지로, rectuc sheath(배곧은근집) 안에서 superior epigastric vein(위배벽정맥)과 연결되며, 이는 다시 internal thoracic vein(속가슴정맥)을 통해 위대정맥으로 연결된다.
- *Superficial epigastric* vein(얕은배벽정맥) 혹은 superficial circumflex iliac vein(얕은엉덩휘돌이정맥): 아래대정맥의 지류인 great saphenous vein(큰두렁정맥)의 가지로, 몸통의 앞가쪽벽 피부밑지방조직 내에서 axillary vein(겨드랑정맥)의 가지 중 하나인 lateral thoracic vein(가쪽가슴정맥)과 연결된다. 아래대정맥이 막히면, 피부밑결순환경로인 *thoraco-epigastric vein*(가슴배벽정맥)이 도드라져 보인다(그림 2.8 참조).
- *Epidural venous plexus*(경질막바깥정맥얼기): 척주안에 위치한다(4장 참조). 아래대정맥으로 배출되는 lumbar veins(허리정맥)과, 위대정맥으로 배출되는 azygos system(홀정맥계통)과 연결되어 있다.

Abdominal Aortic Aneurysm(배대동맥류)

배대동맥류(국지적 확장)가 파열되면 배 또는 등에 심한 통증이 유발된다(그림 B2.11). 인지되지 못하면, 출혈과다로 인해 사망할 확률이 매우 높다(사망률 90%). 외과의사는 대동맥류를 치료하기 위해 동맥류를 열고 Dacron(인공혈관)을 삽입하고 인공혈관 위로 대동맥의 벽을 봉합하여 파열을 방지할 수 있다. 혈관 안으로 도관을 삽입하여 치료하는 방법(endvascular catheterization procedure, 혈관속도관삽입술)도 있다.

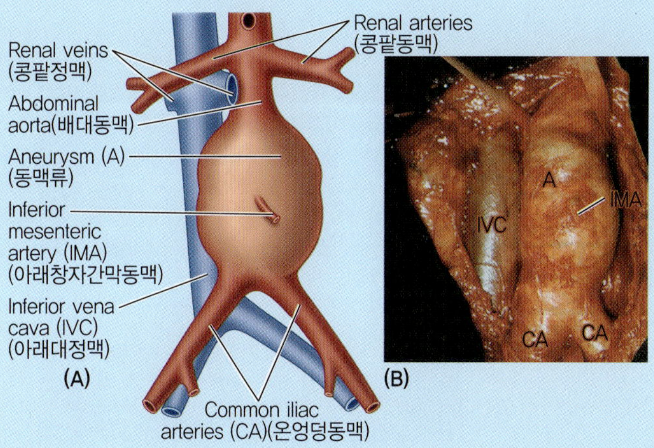

그림 B2.11. 배대동맥류(*A*).

의학영상

Abdomen(배)

여러 가지 방법으로 촬영한 배의 의학영상이다. 배의 방사선사진에서, 여러 구조들의 정상 또는 비정상 위치관계를 관찰할 수 있다. 배안 장기의 검사를 위해 computed tomography scan(CT, 전산화단층촬영술)(그림 2.67), ultrasound(초음파)촬영(그림 2.68), magnetic resonance imaging(자기공명영상; MRI)(그림 2.69), 등이 사용된다. 자기공명영상은 전산화단층촬영술에 비해 연한조직을 더 잘 구분할 수 있다.

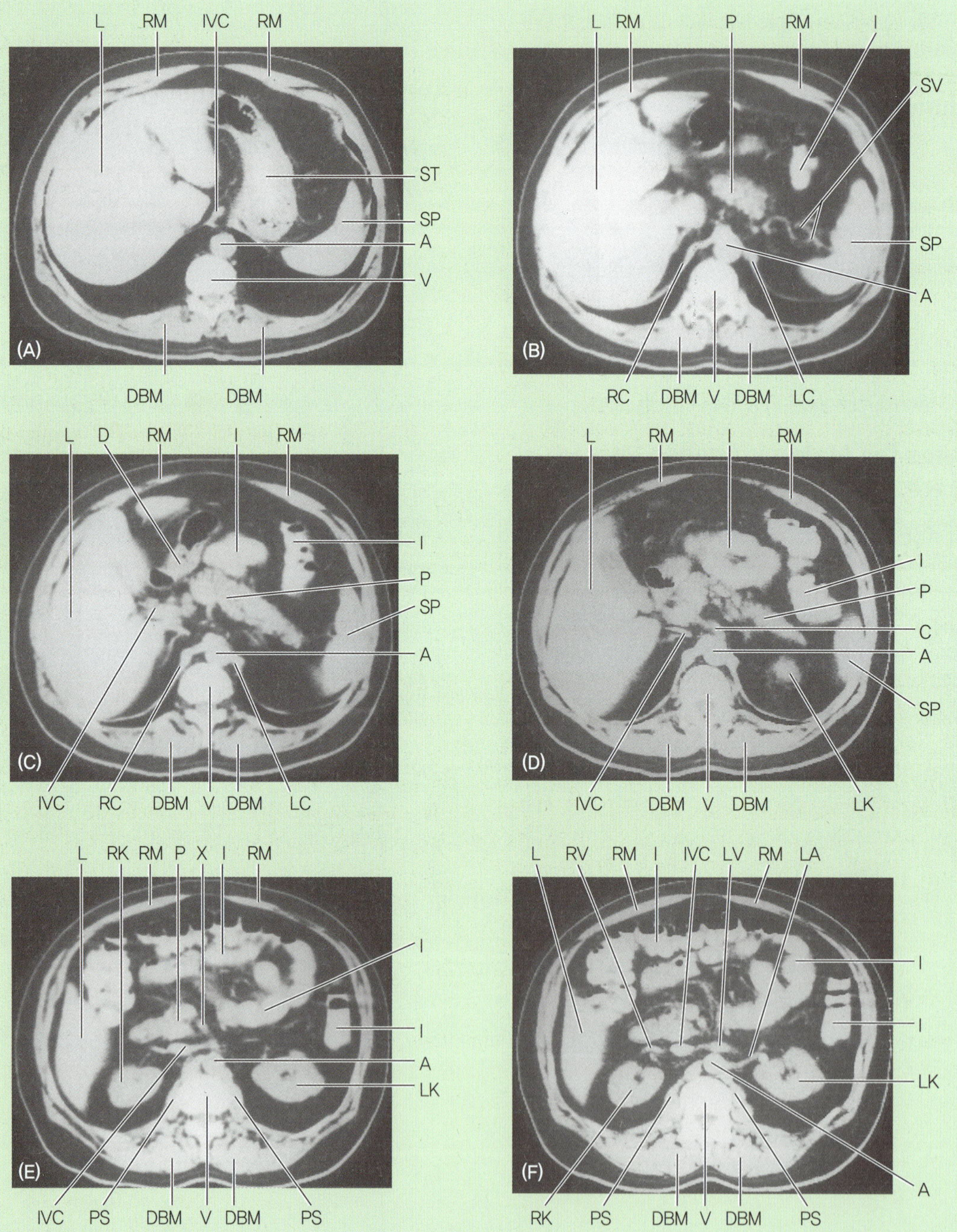

그림 2.67. 배위를 아래쪽으로 내려가면서 찍은 전산화단층촬영사진으로 내장과 혈관이 관찰된다. *A,* 대동맥; *C,* 복강동맥; *D,* 샘창자; *DBM,* 깊은등근육; *I,* 창자; *IVC,* 아래대정맥; *L,* 간; *PS,* 큰허리근; *RC,* 가로막오른다리; *RK,* 오른콩팥; *RM,* 배곧은근; *RV,* 오른콩팥정맥; *SP,* 지라; *ST,* 위; *SV,* 지라동정맥; *V,* 척추뼈; *X,* 위창자간막동맥.

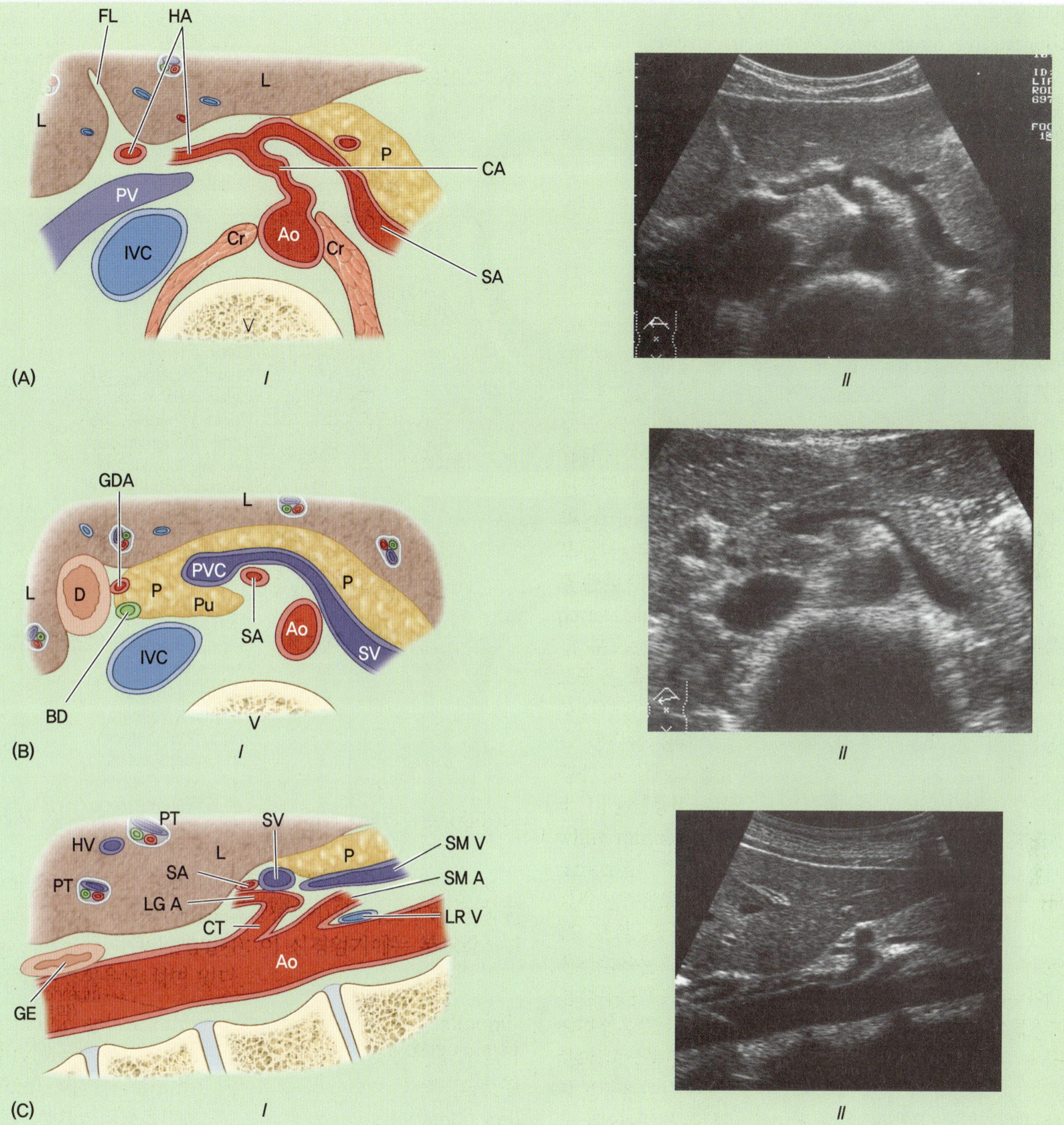

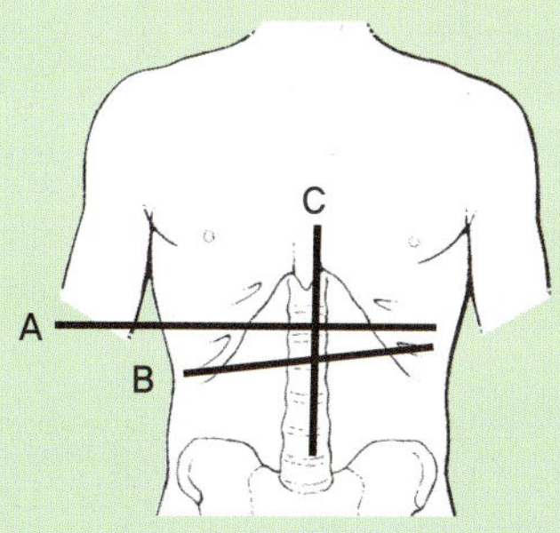

Ao	Aorta	LGA	Left gastric artery
BD	Bile duct	LRV	Left renal vein
CA	Celiac artery	P	Pancreas
Cr	Crus of diaphragm	PT	Portal triad
CT	Celiac trunk	Pu	Uncinate process of pancreas
D	Duodenum		
FL	Falciform ligament	PV	Hepatic portal vein
GDA	Gastroduodenal artery	PVC	Portal venous confluence
GE	Gastro-esophageal junction	SA	Splenic artery
HA	Hepatic artery	SM A	Superior mesenteric artery
HV	Hepatic vei n	SM V	Superior mesenteric vein
IVC	Inferior vena cava	SV	Splenic vein
L	Liver	V	Vertebra

그림 2.68. 배의 초음파영상. A. 복강동맥을 지나는 가로단면 영상. B. 이자를 지나는 가로단면 영상. C. 대동맥을 지나는 시상단면 영상.

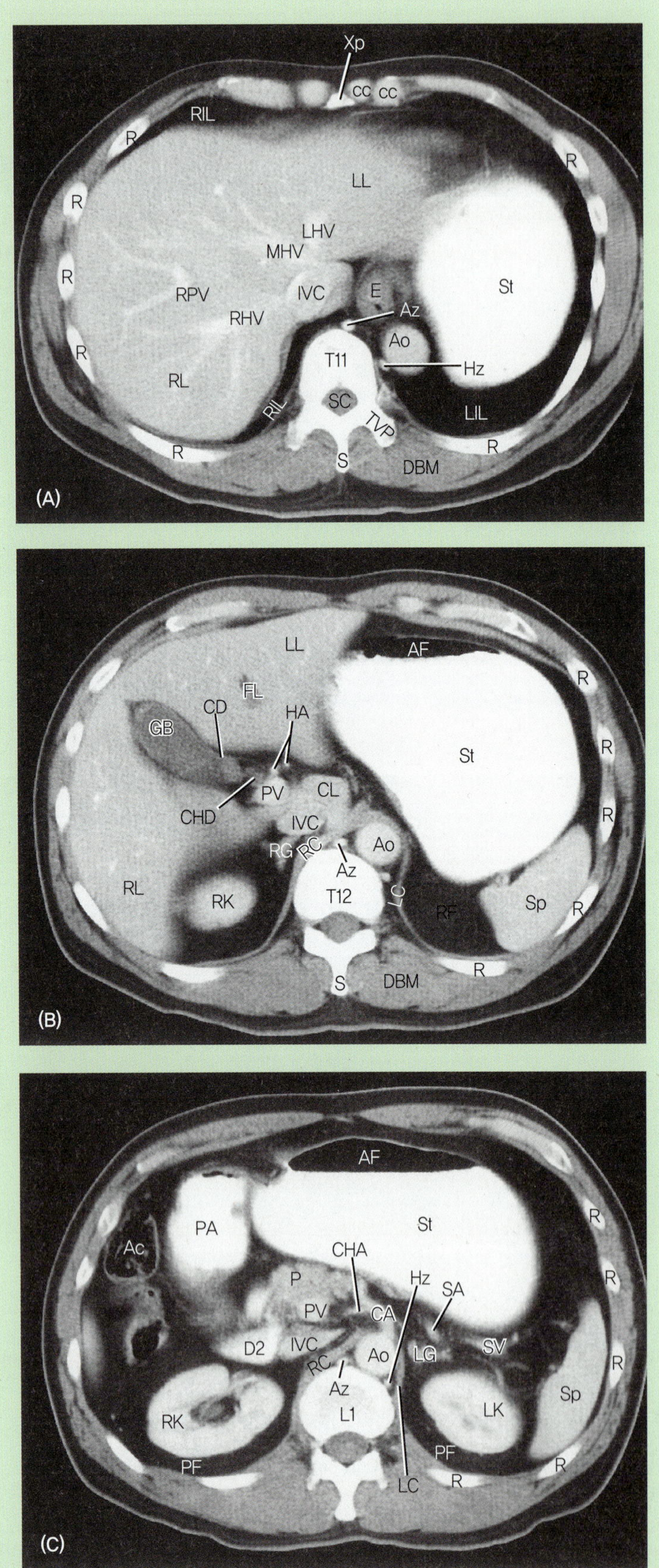

Key	
Ac	Ascending colon
AF	Air-fluid level of stomach
Ao	Aorta
Az	Azygos vein
CA	Celiac artery
cc	Costal cartilage
CD	Cystic duct
CHA	Common hepatic artery
CHD	Common hepatic duct
CL	Caudate lobe of liver
DBM	Deep back muscles
Dc	Descending colon
D2	2nd part of duodenum
D3	3rd part of duodenum
E	Esophagus
FL	Falciform ligament
GB	Gallbladder
HA	Hepatic artery
Hz	Hemi-azygos vein
IVC	Inferior vena cava
L1	1st lumbar vertebra
L2	2nd lumbar vertebra
L3	3rd lumbar vertebra
LC	Left crus of diaphragm
LG	Left suprarenal gland
LHV	Left hepatic vein
LIL	Left inferior lobe of lung
LK	Left kidney
LL	Left lobe of liver
LRV	Left renal vein
MHV	Middle hepatic vein

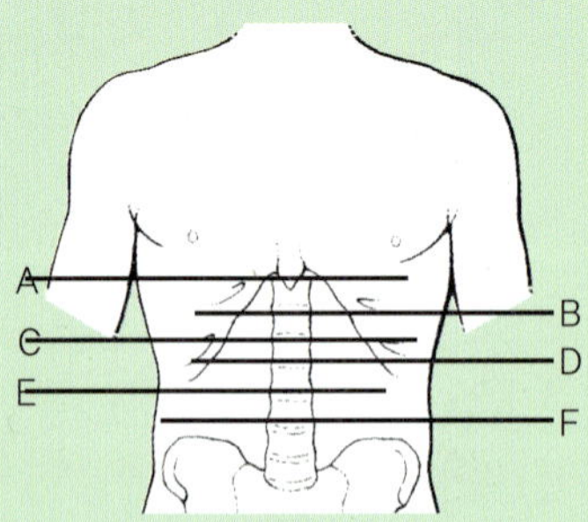

그림 2.69. 배의 가로 자기공명영상. (계속)

Key (계속)

P	Pancreas
PA	Pyloric antrum of stomach
PB	Body of pancreas
PC	Portal confluence
PF	Perirenal fat
PH	Head of pancreas
PS	Psoas
PT	Tail of pancreas
PU	Uncinate process of pancreas
PV	Hepatic portal vein
QL	Quadratus lumborum
R	Rib
RA	Rectus abdominis
RC	Right crus of diaphragm
RF	Retroperitoneal fat
RG	Right suprarenal gland
RHV	Right hepatic vein
RIL	Right inferior lobe of lung
RK	Right kidney
RL	Right lobe of liver
RP	Renal pelvis
RPV	Right branch of hepatic portal vein
RRA	Right renal artery
RRV	Right renal vein
RU	Right ureter
S	Spinous process
SA	Splenic artery
SC	Spinal cord
SF	Splenic flexure
SI	Small intestine
SMA	Superior mesenteric artery
SMV	Superior mesenteric vein
Sp	Spleen
St	Stomach
SV	Splenic vein
T11	11th thoracic vertebra
T12	12th thoracic vertebra
Tc	Transverse colon
TVP	Transverse process
Xp	Xiphoid process

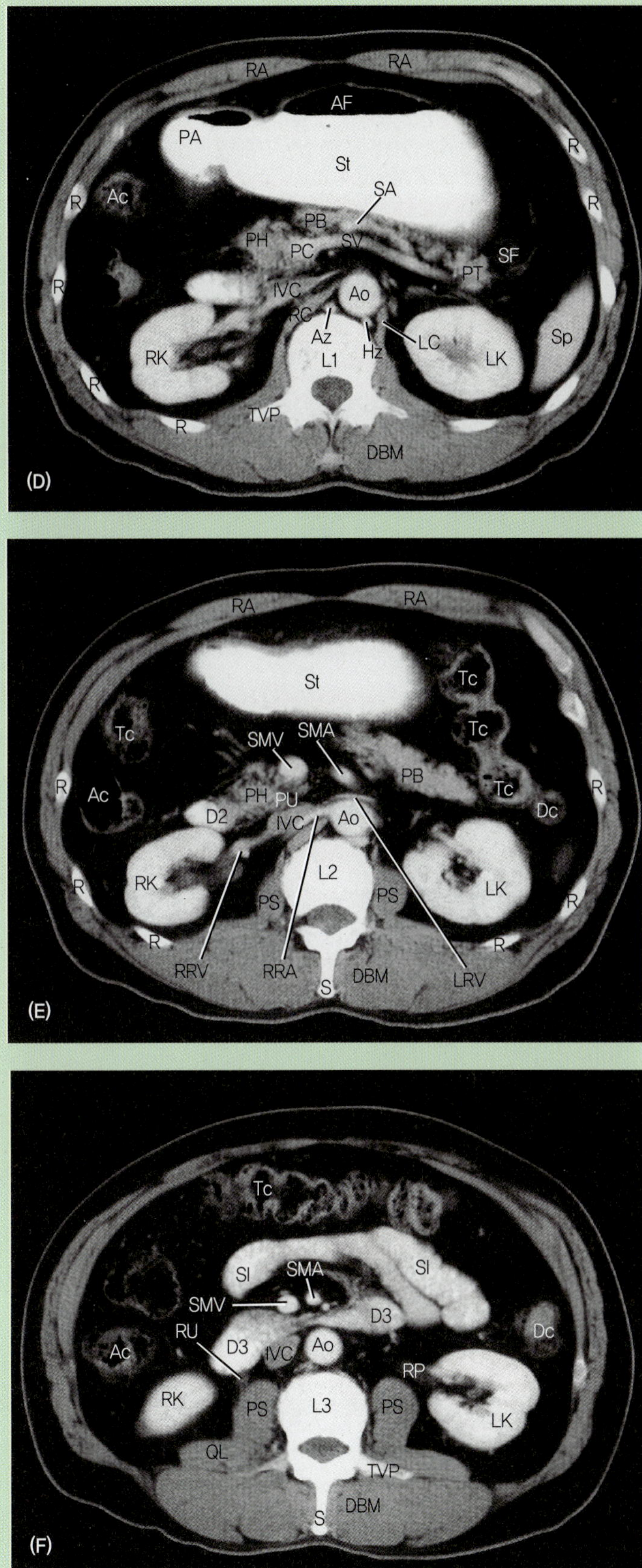

그림 2.69. 배의 가로 자기공명영상. (계속)

혈관 안에 방사선투과성이 낮은 물질(조영제)을 주입한 뒤 촬영하는 arteriography(동맥조영술)를 이용하면, 동맥의 이상을 찾아낼 수 있다(그림 2.70B). 또한 정맥관찰은 자기공명영상을 이용할 수 있다(그림 2.70A). 잘록창자를 검사하기 위해 대변을 제거하는 관장제를 이용하여 큰창자를 비운 후 조영제를 이용한다(그림 2.70C,D).

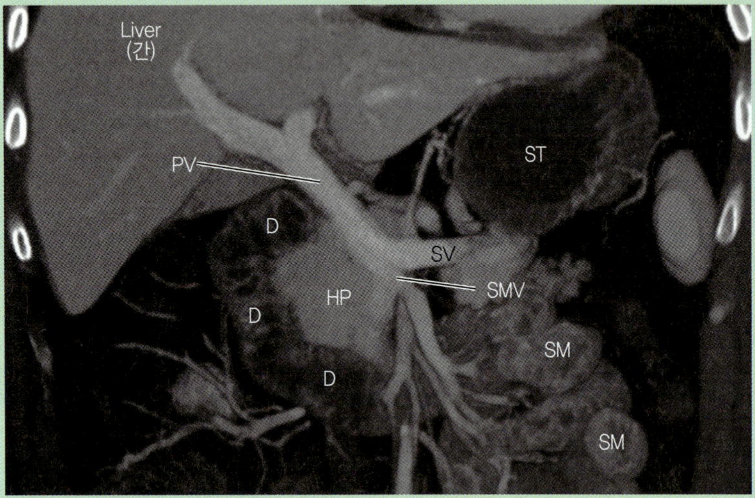

(A) 앞모습

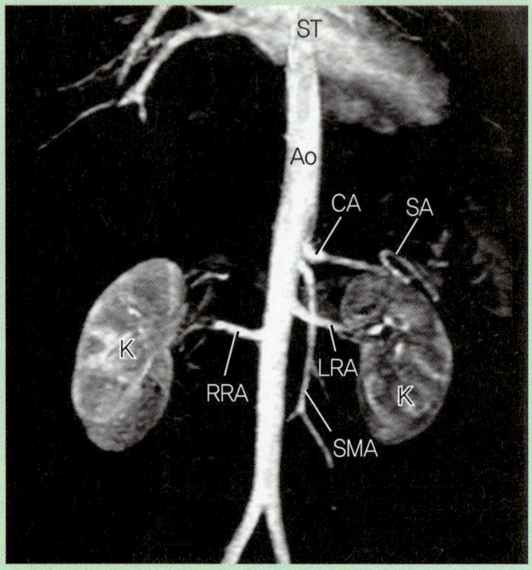

(B) 앞모습

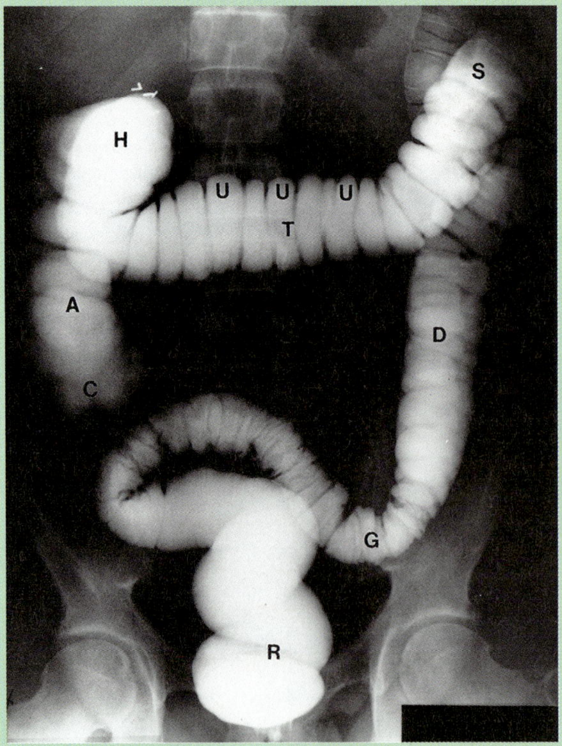

(C) 앞뒤 촬영

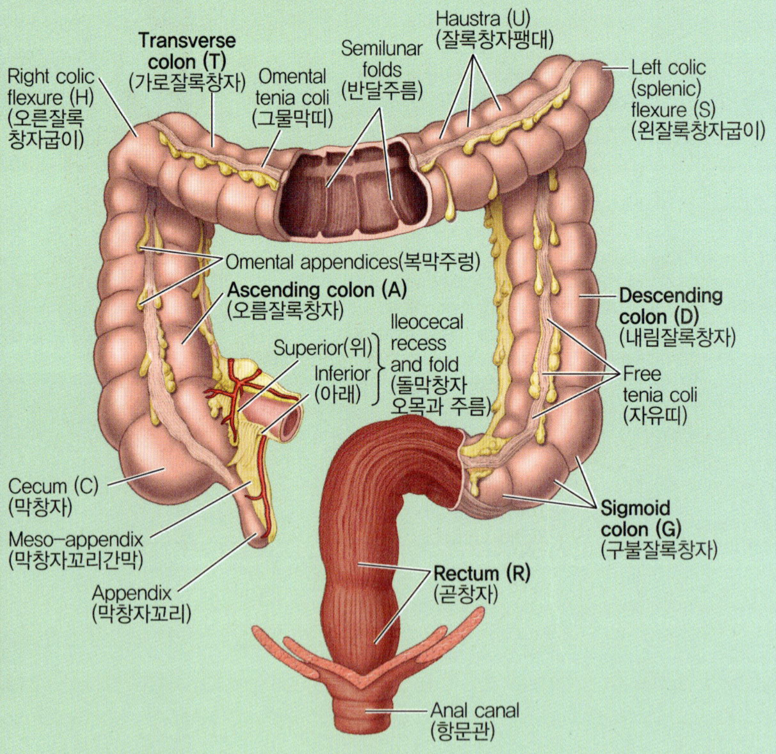

(D) 앞모습

그림 2.70. 그 외 배부위 영상. A. CT 영상의 3차원 재구성. *D,* 샘창자; *HP,* 이자머리; *PV,* 문맥; *SM,* 작은창자; *SMV,* 위창자간막정맥; *ST,* 위; *SV,* 지라정맥. **B.** 자기공명혈관조영상. *Ao,* 대동맥 *CA,* 복강동맥; *K,* 콩팥; *LRA,* 왼콩팥동맥; *RRA,* 오른콩팥동맥; *SA,* 지라동맥; *SMA,* 위창자간막동맥; *ST,* 위. **C.** 바륨관장 후 촬영한 잘록창자영상 *A,* 오름잘록창자; *C,* 막창자; *D,* 내림잘록창자; *G,* 구불잘록창자; *H,* 간굽이; *R,* 곧창자; *S,* 지라굽이; *T,* 가로잘록창자; *U,* 잘록창자팽대. **D.** 큰창자의 특성.

CHAPTER

3 골반과 샅(PELVIS AND PERINEUM)

김호정, 박정현 번역

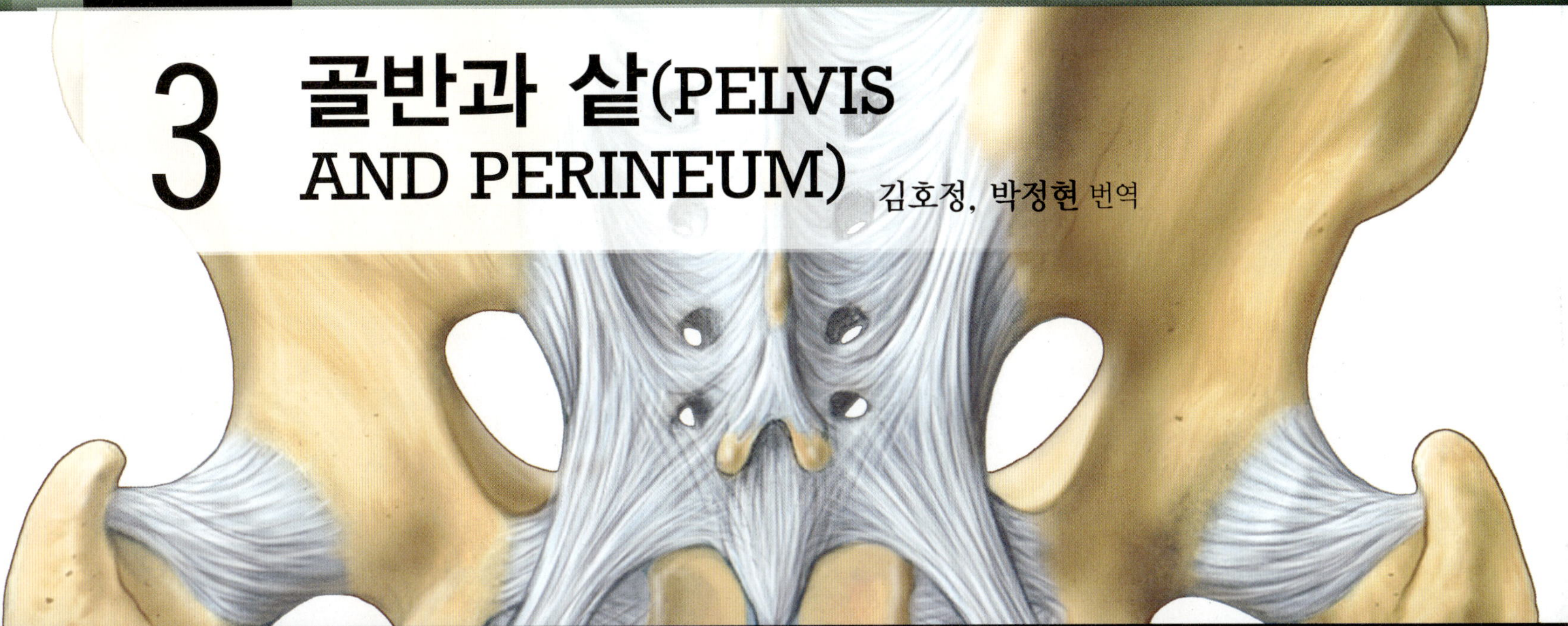

임상해부학 아이콘

구조 변이 | 생애 단계별 변화 | 외상

진단 | 수술 | 병리

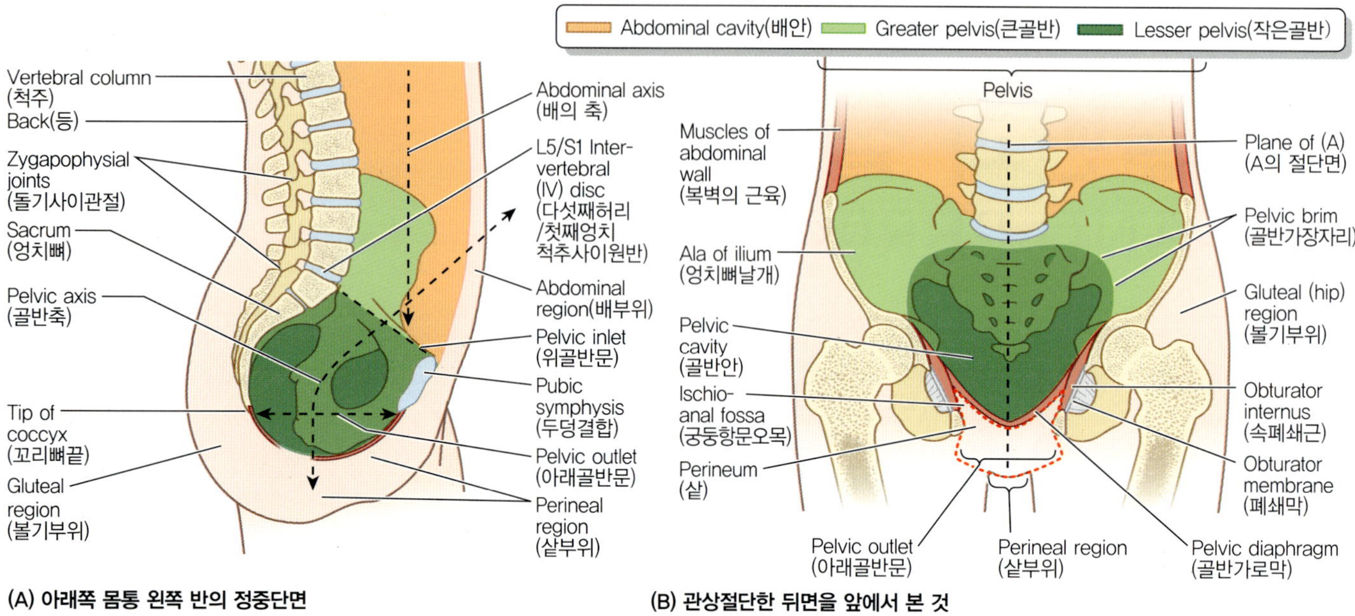

그림 3.1. **Thoracic cavity**(가슴안)**와 abdominopelvic cavity**(배골반안). A 및 B: Pelvis(골반)는 pelvic girdle(다리이음뼈) 내부의 공간으로서 바깥쪽으로는 abdominal region(배부위), gluteal region(볼기부위), perineum(샅)과 겹쳐진다. 따라서 pelvis에는 표면영역이 없다.

Pelvis(골반; 라틴어 의미는 '대야')는 몸통 중에서 abdomen(배)의 아래 뒤쪽 부분, 즉 몸통에서 다리로 바뀌어 가는 부위를 가리킨다(그림 3.1). **Pelvic cavity**(골반안)는 abdominal cavity(배안)가 *pelvic inlet*(위골반문)을 통해 pelvis로 연속된 공간이다. **Perineal region**(샅부위)은 넓적다리와 볼기 사이에 있는 몸통의 일부분으로서 pubis(두덩뼈)와 coccyx(꼬리뼈)까지 연장되어 있다. **Perineum**(샅)은 위에서 설명한 부분 중에서 pelvic diaphragm(골반가로막)보다 아래에 있는 얕은 부위를 가리킨다.

PELVIS(골반)

Pelvic cavity(골반안)의 위쪽 경계는 *pelvic inlet*이다(그림 3.1, 3.2). Pelvis는 아래쪽으로 *pelvic outlet*까지를 가리킨다. Pelvic outlet의 앞쪽 경계는 *pubic symphysis*(두덩결합; *symphysis pubis*)이며, 뒤쪽은 coccyx(꼬리뼈)이다.

Pelvic inlet(위골반문; *superior pelvic aperture*)의 경계가 되는 뼈로 이루어진 가장자리를 pelvis의 **linea terminalis**(분계선)라 하는데, 이를 이루는 것은 다음과 같다.

- 앞경계로서 pubic symphysis(두덩결합)의 위모서리
- Pubic crest(두덩뼈능선)의 뒤모서리
- Pecten pubis(두덩뼈빗)는 pubis의 superior ramus(위가지)의 연속으로서 날카로운 능선을 이룬다.
- Ilium(엉덩뼈)의 **arcuate line**(활꼴선)
- Ala(라틴어 의미는 '날개') of sacrum(엉치뼈날개)의 앞모서리
- **Sacral promontory**(엉치뼈곶)

Pelvic outlet(아래골반문; *inferior pelvic aperture*)의 경계는 아래와 같다.

- 앞경계로서 pubic symphysis의 아래모서리
- 앞가쪽경계로서 pubis의 inferior ramus(아래가지)와 ischial tuberosity(궁둥뼈결절)
- 뒤가쪽경계로서 sacrotuberous ligament(엉치결절인대)(그림 3.3B)
- 뒤경계로서 tip of coccyx(꼬리뼈끝)

Pelvic Girdle(다리이음뼈)

Pelvic girdle은 몇 개의 뼈가 둥글게 이어져 대야 모양을 한 것으로서 vertebral column(척주)을 두 femur(넙다리뼈)에 이어준다. 강인한 pelvic girdle의 주요 기능으로는 서 있거나 걸을 때 몸 윗부분의 체중을 axial skeleton(몸통뼈대)으로부터 다리의 appendicular skeleton(팔다리뼈대)으로 전달하고, 체중을 버티는 과정에서 발생한 압력이나 다른 물리적 힘을 견디는 일을 한다. Bony pelvis(골반뼈)를 이루는 뼈는 세 개이다(그림 3.2; 표 3.1).

- 오른쪽과 왼쪽 **hip bone**(볼기뼈): 두 개의 커다란 불규칙뼈로서 양쪽이 각각 *ilium*(엉덩뼈), *ischium*(궁둥뼈), *pubis*(두덩뼈)의 세 뼈가 사춘기에 결합하여 형성된다.
- **Sacrum**(엉치뼈): 원래 낱개였던 5개의 sacral vertebra(엉치척추뼈)가 합쳐져서 생긴다.

양쪽 hip bone의 앞부분은 서로 만나서 *pubic symphysis*를 이루고, 뒤에서는 각각 sacrum(엉치뼈)과 만나서 **sacro-iliac joint**(엉치엉덩관절)를 이루며 둥글게 연결된 *pelvic girdle*(다리이음뼈)을 형성한다.

Ilium(엉덩뼈)은 hip bone의 위쪽 부분으로서 모양이 납작한 부채와 비슷하다(그림 3.2). Ilium의 **ala**(날개)는 부채처럼 펼쳐진 부분에 해당하며, **body**(몸통)는 부채의 손잡이에 해당한다 Body of ilium(엉덩뼈몸통)은 **acetabulum**(볼기뼈절구)의 윗부분을 형성하는데, acetabulum은 hip bone의 바깥면에 있는 컵모양의 함몰부위로서, head of femur(넙다리뼈머리)와 관절을 이룬다. Ilium의 테두리에 해당하는 **iliac crest**(엉덩뼈능선)는 **anterior superior iliac spine**(위앞엉덩

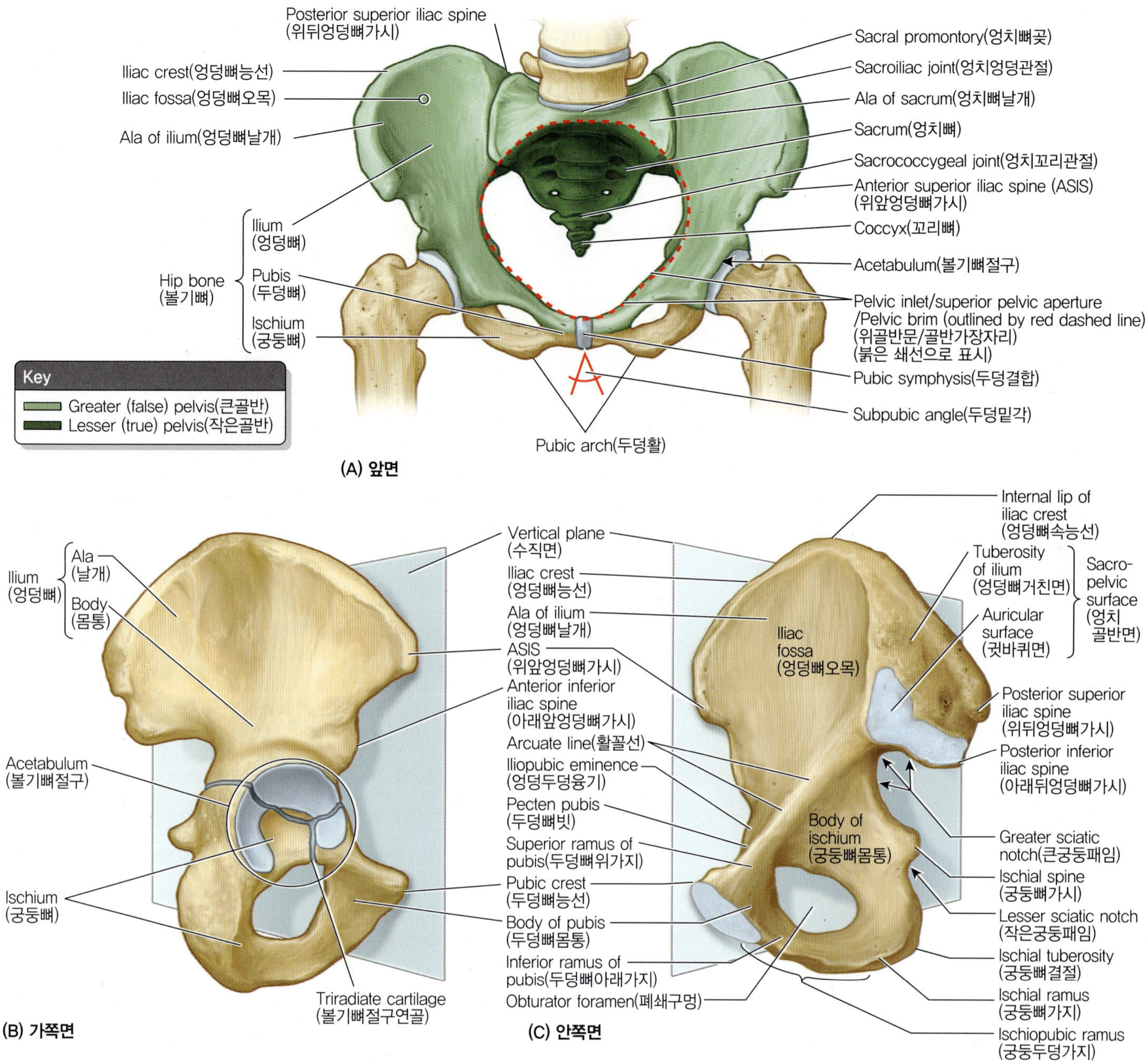

그림 3.2. Bony pelvis(골반뼈) **A.** 관절을 이루고 있는 상태의 pelvis. **B.** 소아의 오른쪽 hip bone(볼기뼈) **C.** 성인의 오른쪽 hip bone. 해부학자세에 있는 hip bone은 anterior superior iliac spine(위앞엉덩뼈가시)과 pubis(두덩뼈)의 앞면이 같은 수직면에 놓인다.

뼈가시)과 **posterior superior iliac spine**(위뒤엉덩뼈가시) 사이를 이으면서 ala(엉덩뼈날개)의 윤곽을 형성한다. Ala of ilium의 앞쪽에 있는 오목한 부분이 **iliac fossa**(엉덩뼈오목)이다.

Ischium(궁둥뼈)은 body(궁둥뼈몸통)와 ramus(궁둥뼈가지; 라틴어 의미는 '가지')로 이루어진다. **Body** of ischium은 acetabulum(볼기뼈절구)의 뒷부분을 형성하고, **ramus** of ischium(궁둥뼈가지)은 **obturator foramen**(폐쇄구멍)의 아래모서리 뒷부분이 된다. 아래뒤쪽으로 큰 융기가 하나 있는데 이것이 **ischial tuberosity**(궁둥뼈결절)이다(그림 3.2). Ramus(궁둥뼈가지)와 body의 연결부에서부터 뒤안쪽으로 튀어나온 작고 뾰족한 돌기가 **ischial spine**(궁둥뼈가시)이다.

Pubis(두덩뼈)는 각이 진 뼈로서, acetabulum의 앞부분을 형성하는 **superior pubic ramus**(두덩뼈위가지)와 *obturator foramen*(폐쇄구멍) 아래모서리의 앞부분을 형성하는 **inferior pubic ramus**(두덩뼈아래가지)가 있다. Superior pubic ramus의 위쪽에는 비스듬한 능선인 **pecten pubis**(두덩뼈빗; pectineal line of pubis)가 있다. **Body of pubis**(두덩뼈몸통) 앞쪽의 두꺼운 부분은 **pubic crest**(두덩뼈능선)인데, 그 가쪽 끝에는 **pubic tubercle**(두덩뼈결절)이라는 뚜렷한 융기부가 있다(그림 3.3A).

Pubic arch(두덩활)는 양쪽 **ischiopubic rami**(궁둥두덩가지)가 만나서 생기게 되는데, 이것은 inferior ramus of pubis(두덩뼈아래가지)와 ischial ramus(궁둥뼈가지)가 결합한 것이다. 이들 양쪽 ischiopubic rami는 *pubic symphysis*(두덩결합)에서 만나고 서로 만난 이들의 아래

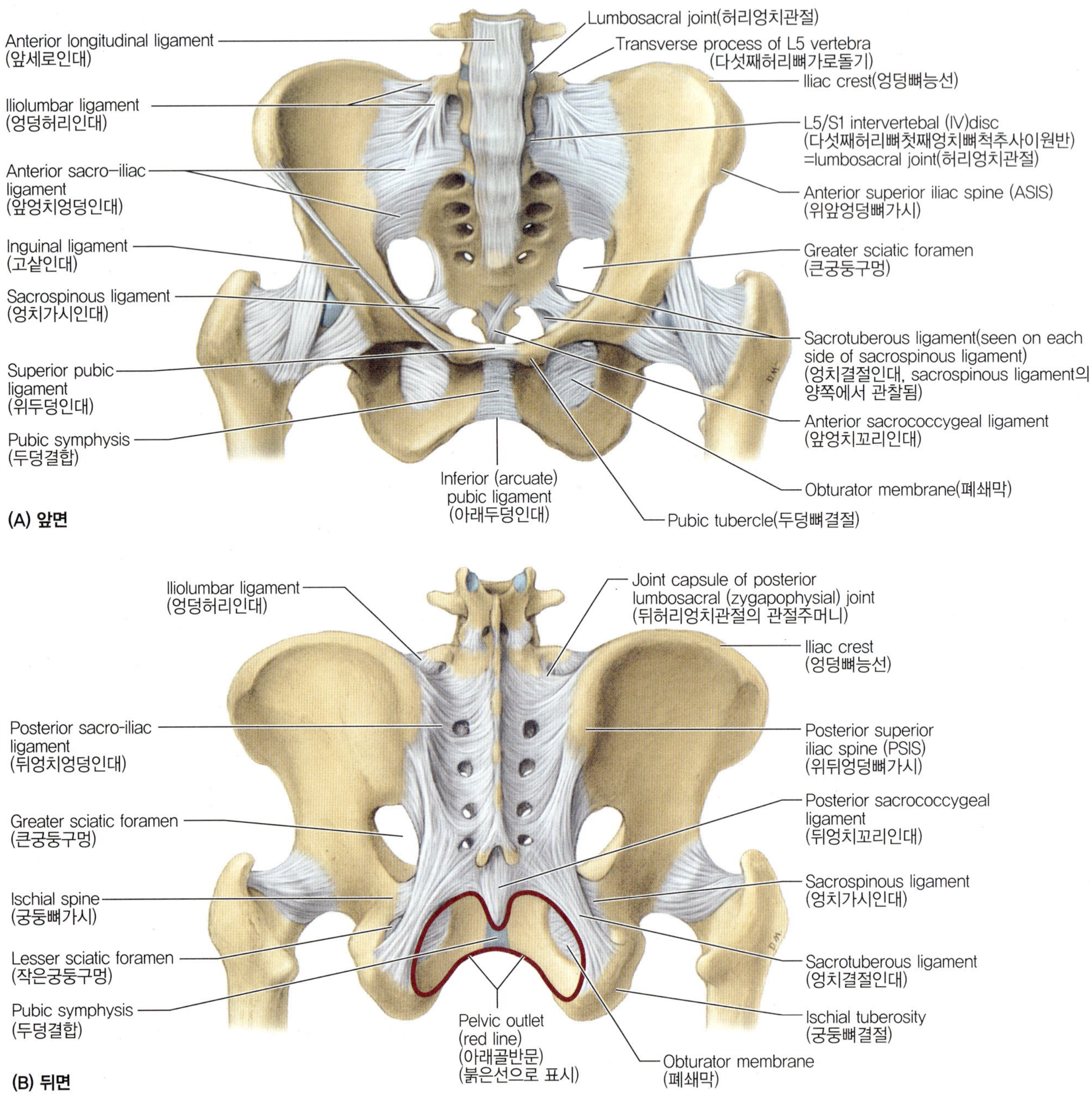

그림 3.3. Pelvic girdle(다리이음뼈)의 ligament(인대).

모서리 사이의 각도가 **subpubic angle**(두덩밑각)이 되는데, 이것은 오른쪽과 왼쪽 ischial tuberosity 사이의 거리를 반영한다. 이 각도는, 남성에서는 가운데손가락과 집게손가락을 벌린 각도 정도이며, 여성에서는 집게손가락과 편 엄지손가락 사이의 각도에 가깝다(그림 3.4).

Bony pelvis는 **pelvic inlet**이 지나는 비스듬한 면을 경계로 하여 *greater pelvis*(큰골반; *false pelvis*)와 *lesser pelvis*(작은골반; true pelvis)로 다시 나눈다(그림 3.1, 3.2).

Greater pelvis(큰골반; *pelvis major*)의 특징은 다음과 같다.

- Pelvic inlet(위골반문) 위쪽에 있다.
- Abdominal wall이 앞경계를, ala of ilium이 가쪽 경계를, L5(다섯째허리뼈) 및 S1 vertebra(첫째엉치뼈)가 뒤경계를 이룬다.
- Ileum(돌창자), sigmoid colon(구불창자)과 같은 abdominal viscera가 들어 있다.

Lesser pelvis(작은골반; *pelvis minor*)의 특징은 다음과 같다.

- *Pelvic inlet*(위골반문)과 *pelvic outlet*(아래골반문) 사이에 있다(그림 3.3B).
- Urinary bladder(방광) 같은 urinary organ, 그리고 uterus(자궁), ovary(난소)와 같은 reproductive organ이 속하는 pelvic viscera가 위치하는 곳이다. Hip bone, sacrum, coccyx의 pelvic surface가 경계를 이룬다. 근육과 근막으로 이루어진 pelvic diaphragm(골반가로막, levator ani)이 아래쪽 경계가 된다(표 3.2; 그림 3.1B).

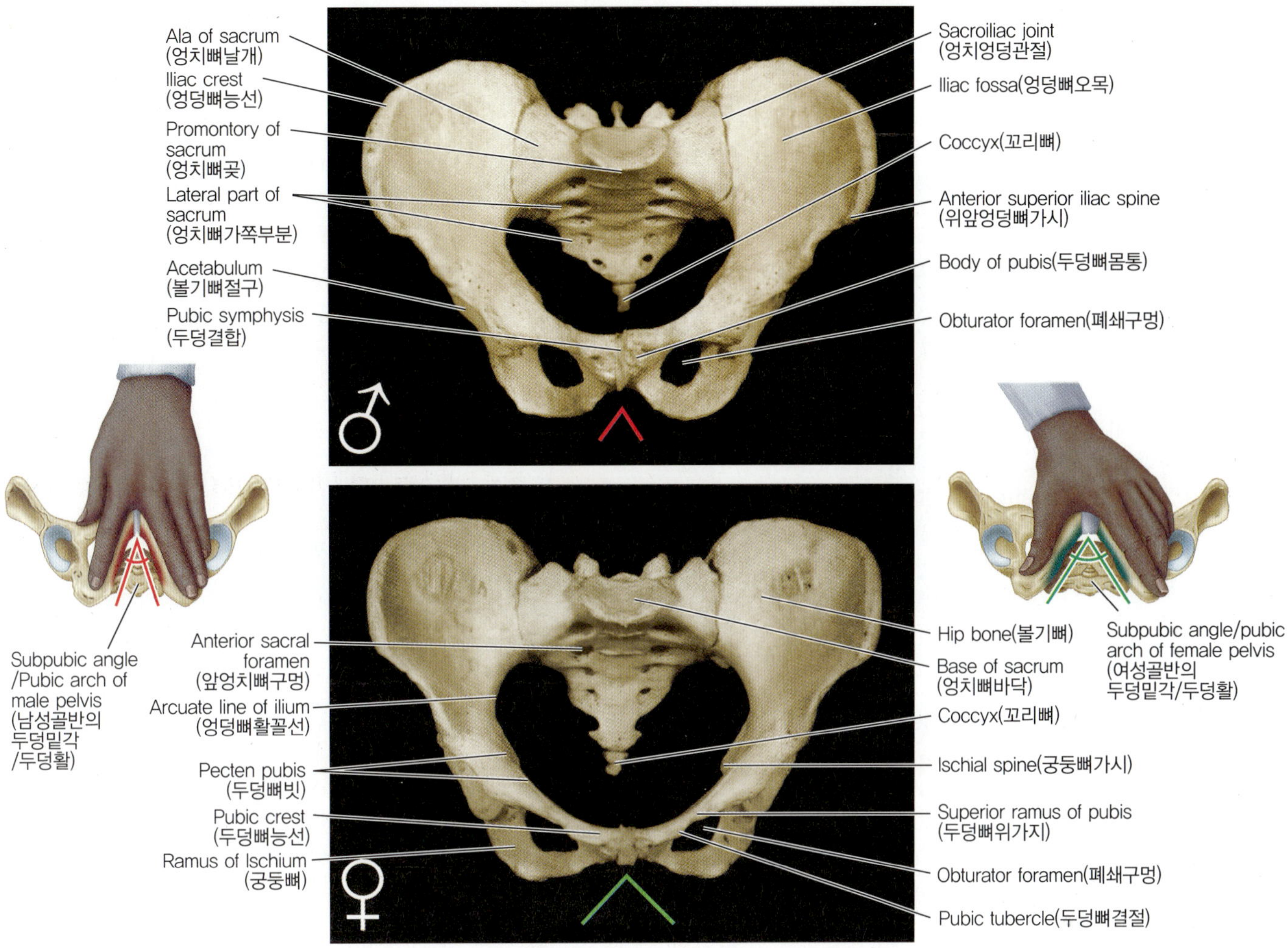

그림 3.4. **남성과 여성의 pelvic girdle**(다리이음뼈) **비교.**

표 3.1 남성과 여성의 BONY PELVIS(골반뼈) **비교**

Bony Pelvis(골반뼈)	**남성**(♂)	**여성**(♀)
일반적인 특징	두껍고 무겁다	얇고 가볍다
Greater pelvis(큰골반, pelvis major)	깊다	얕다
Lesser pelvis(작은골반, pelvis minor)	좁고 깊다	넓고 얕다
Pelvic inlet(위골반문, superior pelvic aperture)	하트 모양	둥글거나 타원형
Pelvic outlet(아래골반문, inferior pelvic aperture)	작은 편이다	큰 편이다
Pubic arch(두덩활)**와 subpubic angle**(두덩밑각)	좁다(<70°)	넓다(>80°)
Obturator foramen(폐쇄구멍)	둥글다	타원형
Acetabulum(절구)	크다	작다

임상해부학

성별에 따른 Bony Pelvis의 차이점

남성과 여성의 pelvis는 여러 면에서 차이점을 보인다(그림 3.4; 표 3.1). 성별에 따른 차이점은 주로 남성의 특징인 무거운 체격과 큰 근육, 그리고 여성에서는 출산에 알맞은 골반, 특히 lesser pelvis(작은골반)의 형태와 관련이 있다. 따라서 **male pelvis**(남성골반)는 여성보다 더 무겁고, 두꺼우며, 뼈에 생긴 자국들이 더 뚜렷한 편이다.이와 달리 **female pelvis**(여성골반)는 더 넓고 얕으며, pelvic inlet과 pelvic outlet이 더 크다. Pelvic inlet의 크기와 모양이 중요한 것은 labor(분만) 과정 중에 태아의 머리가 여기를 통해서 lesser pelvis에 들어가기 때문이다. Pelvis가 출산을 감당할 수 있을 정도로 큰지 판단하려면, 우선 pelvic examination(골반검사)이나 영상 기법을 사용해서 lesser pelvis의 직경을 알아야 한다. Lesser pelvis의 가장 좁은 AP diameter(앞뒤지름)에 해당되는, **true conjugate**(참앞뒤지름; obstetrical conjugate, 출산앞뒤지름)는 sacral promontory(엉치뼈곶)의 중심에서부터 pubic symphysis의 뒤위쪽모서리까지의 거리를 가리키며, vaginal delivery(질분만) 시에 아기의 머리가 반드시 통과하여야 하는 가장 좁은 고정된 거리가 된다. 그러나 pelvic exam(골반검사)으로는 이 거리를 직접 측정할 수 없다. 그렇기 때문에 대신 **diagonal conjugate**(빗앞뒤지름)를 측정하는데, 이 방법은 가운데손가락 끝으로 sacral promontory를 만져서 확인하는 동시에, 이 상태에서 pelvic exam을 하고 있는 손에 pubic symphysis의 아래모서리가 닿는 부위를 다른 손으로 짚어 놓는다. 검사하던 손을 빼서 가운데손가락보다 1.5 cm 더 짧은 둘째손가락 끝에서부터 pubic symphysis가 손에 닿았던 부위까지를 true conjugate로 계산하며, 이 거리가 최소한 11 cm는 넘어야 한다.

Pelvic Fracture(골반골절)

Pelvic fracture의 원인으로는 교통사고처럼 pelvic bone이 직접적인 trauma를 받는 경우도 있고, 발부터 추락했을 때와 같이 다리에서 pelvic bone으로 전달된 힘에 의한 경우도 있다. Pelvic fracture가 생기면 pelvis의 연조직, 혈관, 신경, 기관의 손상이 동반되기도 한다.

Pelvic Girdle의 Joint(관절)와 Ligament(인대)

Pelvis에서 가장 중요한 관절은 몸통의 뼈대를 다리의 뼈대와 이어주는 *sacro-iliac joint*(엉치엉덩관절)와 *pubic symphysis*(두덩결합)이다(그림 3.2A). *Lumbosacral joint*(허리엉치관절)와 *sacrococcygeal* joint(엉치꼬리관절)는 pelvic girdle과 직접 연결되어 있다. 튼튼한 ligament(인대)가 이들 관절을 지탱하고 보강한다(그림 3.3).

SACRO-ILIAC JOINT(엉치엉덩관절)

Sacro-iliac joint는 체중을 지탱하는 튼튼한 관절인 동시에, 앞쪽으로는 articular cartilage(관절연골)로 덮인 synovial joint(윤활관절)가, 뒤쪽으로는 syndesmosis(인대결합)가 함께 존재하는 compound joint(복합관절)이다. Synovial joint는 귓바퀴처럼 생긴 sacrum의 *auricular surface*(귓바퀴면)와 ilium에 있는 *auricular surface* 사이에 형성되어 있으며, syndesmosis는 이 두 동일한 뼈에 있는 동일한 이름의 tuberosity(거친면) 사이에 형성되어 있다(그림 3.2C, 3.5). Synovial joint를 이루는 articular surface(관절면), 즉 auricular surface에는 울퉁불퉁하면서도 잘 맞물리게 되어 있는 거친 융기부분과 함몰부분이 있다. Sacro-iliac joint(엉치엉덩관절)는 움직임이 제한되어 있다는 점에서 대부분의 다른 synovial joint와는 차이가 있는데, 이는 몸무게의 대부분을 hip bone으로 전달하는 역할을 하기 위해서다.

Sacrum은 사실상 좌우 iliac bone 사이에 끼어서 떠 있는 상태지만, posterior sacro-iliac ligament와 interosseous sacro-iliac ligament에 의해 단단히 부착되어 있다. 얇은 **anterior sacro-iliac ligament**(앞엉치엉덩인대)는 synovial joint의 fibrous capsule(섬유피막) 앞부분을 형성한다. **Interosseous sacro-iliac ligament**(뼈사이엉치엉덩인대)는 각각 그 넓이가 10 cm^2 정도이며, 몸 윗부분의 무게를 axial skeleton에서 처음에는 좌우 ilium으로, 그리고 그 다음에는, 서 있는 경우 좌우 femur로, 앉아 있는 경우 좌우 ischial tuberosity로 전달하는 역할을 하는 주요 구조이다. **Posterior sacro-iliac ligament**(뒤엉치엉덩인대)는 interosseous sacro-iliac ligament가 뒤쪽 바깥으로 연장된 구조이다.

높이 뛰었다가 착지할 때나, 임신 말기처럼 상당한 힘을 받는 경우를 제외한다면, 관절의 운동은 약간의 gliding movement(미끄럼운동) 및 rotary movement(회전운동)만 일어나도록 제한되어 있는 것이 보통이다. 체중은 sacrum을 통해 관절 회전축의 앞으로 전달되어서, sacrum 윗부분은 아래로 밀리고, sacrum 아랫부분은 위쪽으로 회전하려는 힘이 발생한다. 여기에 저항하는 것이 바로 강인한 **sacrotuberous ligament**(엉치결절인대)와 **sacrospinous ligament**(엉치가시인대)이다(그림 3.3). 이들 ligament는 sacrum의 아랫부분이 위쪽으로 회전하려는 운동을 크게 제한함으로써, vertebral column에 하중이 갑자기 가해질 때 이 부위에서 복원력이 상승하도록 도와준다(그림 3.5C).

PUBIC SYMPHYSIS(두덩결합)

Pubic symphysis는 secondary cartilaginous joint(이차연골결합)이며, 두 pubic bone의 body(두덩뼈몸통)가 정중선에서 만나서 형성된다(그림 3.3, 3.5D). Fibrocartilage(섬유연골)로 이루어진 **interpubic disc**(두덩사이원반)는 대개 여성에서 더 폭이 넓다. Pubic bone을 연결하는 ligament는 위와 아래쪽 모서리에서 더 두꺼운데, 각각 **superior pubic ligament**(위두덩인대)와 **inferior pubic ligament**(아래두덩인대; arcuate pubic ligament, 두덩활꼴인대)라고 한다. Rectus abdominis(배곧은근)와 external oblique muscle(배바깥빗근)의 교차하는 힘줄 섬유도 pubic symphysis에 부착하면서 앞쪽에서 관절을 보강해준다.

LUMBOSACRAL JOINT(허리엉치관절)

L5 vertebra(다섯째허리뼈)와 S1 vertebra(첫째엉치뼈)는 앞쪽에서 **intervertebral joint**(척추사이결합)로 서로 연결되며, 그 body(몸통) 사이에는 L5/S1 intervertebral(IV) disc(척추사이원반)가 있다(그림 3.3A). 뒤쪽에서는 이들 vertebra의 articular process(관절돌기) 사이에 두 개의 **zygapophysial joint**(돌기사이관절; facet joint)가 있다(그림 3.3B). 뒤안쪽을 향하고 있는 S1 vertebra의 facet(관절면)은 앞가쪽을

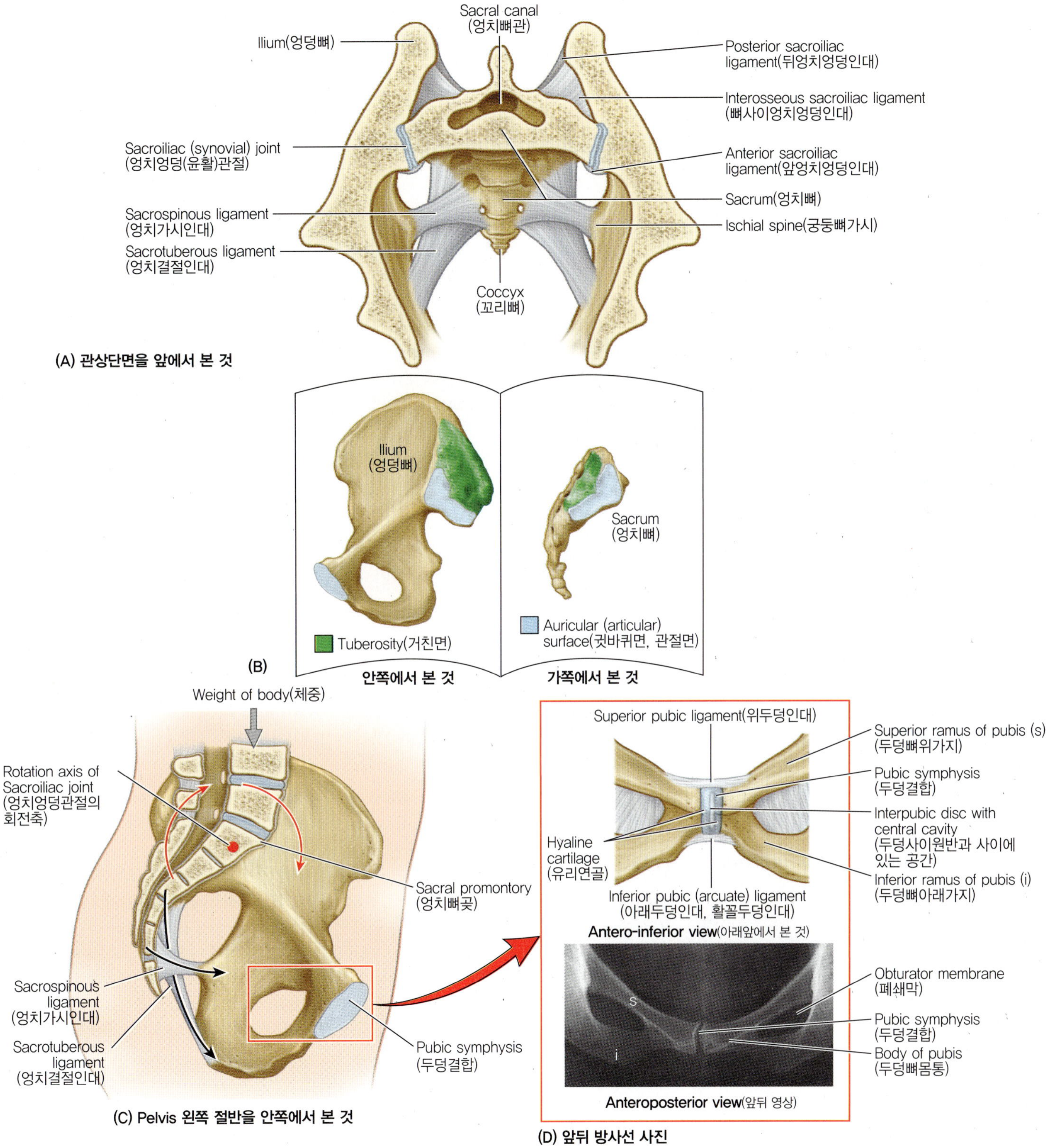

그림 3.5. **Sacro-iliac joint**(엉치엉덩관절)**와 ligament**(인대). **A.** Pelvis 관상 절단면의 뒤쪽 절반. **B.** Sacro-iliac joint(엉치엉덩관절)의 articular surface(관절면). **C.** Pelvis의 앞쪽 회전에 저항하는 sacrotuberous ligament(엉치결절인대)와 sacrospinous ligament(엉치가시인대)의 역할. **D.** Pubic symphysis(두덩결합).

향하고 있는 L5 vertebra의 inferior articular facet(아래관절면)과 맞물려서, L5 vertebra가 S1 vertebra의 경사면을 따라 앞으로 미끄러지는 것을 막아준다. **Iliolumbar ligament**(엉덩허리인대)는 L5의 transverse process(가로돌기)와 ilium(엉덩뼈)을 이어준다.

SACROCOCCYGEAL JOINT(엉치꼬리관절)

Sacrococcygeal joint는 사이에 IV disc(척추사이원반)가 있는 secondary cartilaginous joint(이차연골관절, symphysis)이다. Fibrocartilage(섬유연골)와 ligament가 apex of sacrum(엉치뼈끝)과 base of coccyx(꼬리뼈바닥)를 연결해 준다(그림 3.3A).

긴 끈처럼 생긴 **anterior sacrococcygeal ligament**(앞엉치꼬리인대)와 **posterior sacrococcygeal ligament**(뒤엉치꼬리인대)가 관절을 보강한다. 이것은 anterior longitudinal ligament와 posterior longitudinal ligament의 역할과 비슷하다.

임상해부학

Pregnancy(임신)에서 Pelvic Ligament의 이완과 Joint Mobility(관절 운동성)의 증가

임신 기간에는, pelvis의 관절과 ligament(인대)가 이완되고, pelvis의 움직임이 증가한다. Pregnancy 후반부에 이런 관절과 인대가 이완되는 이유는 sex hormone이 증가하고 relaxin(릴랙신)이라는 hormone이 분비되기 때문이다. Sacro-iliac joint(엉치엉덩관절)에서 뼈의 맞물림에 의한 안정성은 그리 효과적이지 않는데 그 이유는 이완으로 인해 pelvis의 회전이 증가하고 lordotic posture(척주앞굽음자세)가 잘 생기게 하는 데 기여하기 때문이다. Pregnancy에서 나타나는 이런 자세는 무게중심의 축에 변화가 생겨서 그런 것으로 추측된다. Sacro-iliac joint와 pubic symphysis의 이완으로 인하여, 주로 pelvis의 가로 지름이 10~15%까지 증가하며, 따라서 태아가 pelvic canal을 통과하기가 용이해진다. Coccyx도 더 뒤쪽으로 움직일 수 있게 된다.

Pelvis의 Peritoneum(복막)과 Peritoneal Cavity(복막안)

Abdominal cavity를 덮는 **peritoneum**(복막)은 pelvic cavity까지 이어지며, 대부분의 pelvic viscera의 윗면에서 접혀 올라간다(그림 3.6, 표 3.2). Uterine tube(자궁관) 중에서도 peritoneal cavity(복막안)로 열려 있는 ostia(자궁관구멍)를 제외한 부분만이 mesentery(창자간막)에 붙어 있고, intraperitoneal organ(복막안기관)이라 할 수 있다. Ovary(난소)도 mesentery에 의해 peritoneal cavity에 붙어 있긴 하지만 peritoneum으로 덮여 있는 것은 아니다. Peritoneum이 대부분의 pelvic viscera 위로 접히게 되면서 많은 fossa와 fold가 형성된다.

Suprapubic crest(두덩위능선)에는 peritoneum이 단단히 부착하지 않으므로 bladder(방광)에 소변이 차게 되면 peritoneum과 anterior abdominal wall(앞배벽) 사이에서 팽창하게 된다.

Pelvic Cavity(골반안)의 벽과 바닥

Pelvic cavity에는 하나의 *antero-inferior wall*(앞아래벽), 두 개의 *lateral wall*(가쪽벽), 하나의 *posterior wall*(뒤벽)이 있다. Pelvic wall의 근육은 그림 3.7A~E과 표 3.3에 요약되어 있다. 그 외의 특징은 다음과 같다.

Anteroinferior pelvic wall(앞아래벽):

- 주로 pubic bone의 body(두덩뼈몸통)와 ramus(두덩뼈가지), pubic symphysis로 이루어진다.
- Urinary bladder(방광)의 무게를 지탱하는 일을 한다.

Lateral pelvic wall(가쪽벽):

- Hip bone으로 이루어진 뼈대가 있고 obturator foramen이 관찰된다(그림 3.2C). **Obturator foramen**(폐쇄구멍)은 **obturator membrane**(폐쇄막)으로 막혀 있다(그림 3.3).
- **Obturator internus muscle**(속폐쇄근)에 의해 덮여 있다(그림 3.7A~D). Obturator internus는 기원한 후에 lesser pelvis 안에서 뒤쪽으로 가서 lesser sciatic foramen(작은궁둥구멍)을 통해 나가서, 날카롭게 가쪽으로 꺾인 다음 femur(넙다리뼈)에 부착한다(그림 3.7E). 이 근육의 안쪽면은 obturator fascia(속폐쇄근막)가 덮고 있는데, 그 중심은 두꺼워져 tendinous arch(힘줄활)를 형성하고 pelvic diaphragm(골반가로막)을 이루는 levator ani(항문올림근)의 부착부위가 된다(그림 3.7A,C).
- Obturator nerve(폐쇄신경), obturator vessel(폐쇄혈관)과 internal iliac vessel(속엉덩혈관)의 다른 가지들이 이 근육의 안쪽면에 위치한다.

Posterior pelvic wall(뒤벽):

- 벽의 정중면은 sacrum과 coccyx 두 뼈가 이루며, 뒤가쪽벽은 sacro-iliac joint, 주위의 ligament, piriformis muscle이 만드는 근육인대성 벽으로 이루어진다. **Piriformis muscle**(궁둥구멍근)은 *greater sciatic foramen*(작은궁둥구멍)을 통해 lesser pelvis를 빠져나가서 femur에 부착한다(그림 3.7D,E).
- 신경들이 연결된 **sacral plexus**(엉치신경얼기)가 만들어진 부위이다. 이 plexus는 "muscular bed(근육성침대)"를 이루는 piriformis muscle이 떠받치고 있다(그림 3.7A,C,D).

Pelvic floor(골반바닥)는 그릇 또는 깔때기 모양을 하고 있는 **pelvic diaphragm**(골반가로막)에 의해 이루어진다. Pelvic diaphragm은 *levator ani* muscle(항문올림근)과 *coccygeus* muscle(꼬리근), 그리고 이들 근육을 위와 아래에서 덮고 있는 fascia(근막; 라틴어 복수형은 *fasciae*)로 구성된다(그림 3.7B). **Coccygeus muscle**(꼬리근)은 ischial spine(궁둥뼈가시)에서 sacrum의 아랫부분과 coccyx로 이어지는 근육이다. **Levator ani**(항문올림근)는 앞쪽에서는 pubic bone에, 뒤쪽에서는 ischial spine에, 양쪽에서는 obturator fascia(속폐쇄근막)가 두꺼워진 구조인 **tendinous arch of levator ani**(항문올림근힘줄활)에 부착한다(그림 3.7A,C). Levator ani는 세 부분으로 나뉘는데, 각 부분의 이름은 근육섬유가 부착하는 부위에 따라 이름이 붙여졌다(그림 3.7A,C; 표 3.3). Levator ani의 세 부분은 아래와 같다.

- **Puborectalis**(두덩곧창자근)는 다른 부분보다 더 두껍고, 좁은 안쪽 부분이다. 오른쪽과 왼쪽 pubic bone의 뒤면 사이를 이어준다. 이 근육은 U자 모양의 muscular sling(근육성걸이), 즉 puborectal sling(두덩곧창자근걸이)을 형성하여, anorectal junction(항문곧창자연결부)의 뒤쪽을 지나간다. 이 부분은 fecal continence(배변자제)를 유지하는데 주된 역할을 한다.
- **Pubococcygeus**(두덩꼬리근)는 더 넓고 얇은 levator ani의 중간부분이다. 이 근육은 body of pubis의 뒤면과 tendinous arch에서

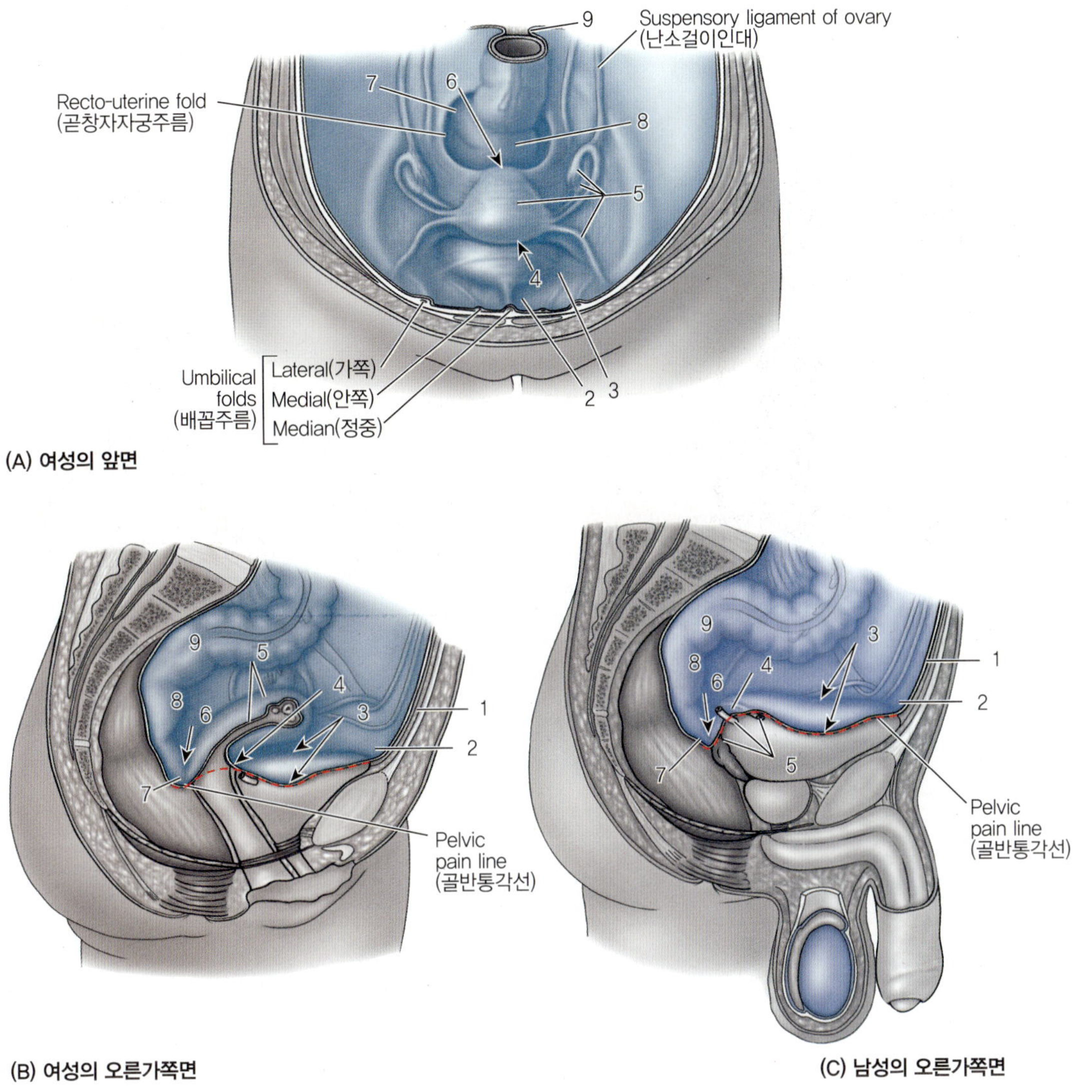

그림 3.6. Pelvic peritoneum.

표 3.2 PELVIS에서 PERITONEAL REFLECTION(복막의 반전)

여성(Parts A & B)[a]	남성(Part C)[a]
1 Anterior abdominal wall을 따라 내려온다(느슨하게 붙어 있어 bladder가 차면 끼어 들어온다)	1 Anterior abdominal wall을 따라 내려온다(느슨하게 붙어 있어 bladder가 차면 끼어 들어온다)
2 Bladder의 위면에서 반전되어, **supravesical fossa**를 형성한다	2 Bladder의 위면에서 반전되어, **supravesical fossa**를 형성한다
3 Bladder의 볼록한 위면을 덮고, 그 옆면을 따라 내려와 pelvis의 가쪽벽을 따라 올라가서, 양쪽에 **paravesical fossa**를 형성한다	3 Bladder의 볼록한 위면(천장)을 덮고, 그 옆면을 따라 내려와 pelvis의 가쪽벽을 따라 올라가서, 양쪽에 **paravesical fossa**를 형성한다
4 Bladder에서 body of uterus로 접혀서 **vesico-uterine pouch**를 형성한다	4 Bladder의 뒤면을 따라 2 cm 정도 내려온다
5 Uterus의 body 및 fundus, posterior fornix of vagina를 덮는다. Uterus에서부터 가쪽으로 mesentery의 두 층의 주름, 즉 **broad ligament**를 형성하여 그 안에 uterine tube, round ligaments of uterus를 감싸고, ovary가 이것에 의해 매달린다	5 가쪽으로, ureter를 덮는 주름, 즉 **ureteric fold**를 형성하고 ductus deferens, seminal gland의 위끝에도 주름을 형성한다
6 Vagina에서 rectum으로 접혀 **recto-uterine pouch**[b], 즉, pouch of Douglas를 형성한다	6 Bladder 및 seminal gland에 rectum으로 접혀, **rectovesical pouch**[b]를 형성한다
7 Recto-uterine pouch가 뒤가쪽으로 연장되어 rectum의 양쪽 옆에 **pararectal fossa**를 형성한다	7 Rectovesical pouch가 뒤가쪽으로 연장되어 rectum의 양쪽 옆에 **pararectal fossa**를 형성한다
8 아래에서 rectum을 따라 위로 올라간다, rectum은 subperitoneal 이었다가 retroperitoneal 위치에 있게 된다	8 아래에서 rectum을 따라 위로 올라간다, rectum은 subperitoneal 이었다가 retroperitoneal 위치에 있게 된다
9 Rectosigmoid junction에서 sigmoid colon을 감싼다	9 Rectosigmoid junction에서 sigmoid colon을 감싼다

[a]숫자는 그림 3.6을 참고한다.
[b]직립한 상태에서 peritoneal cavity의 가장 낮은 지점이다.

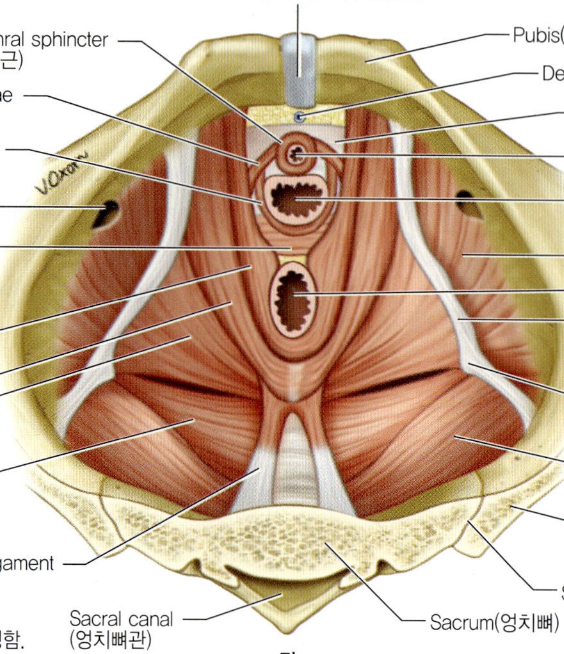

(A) 여성의 pelvis를 위에서 본 것

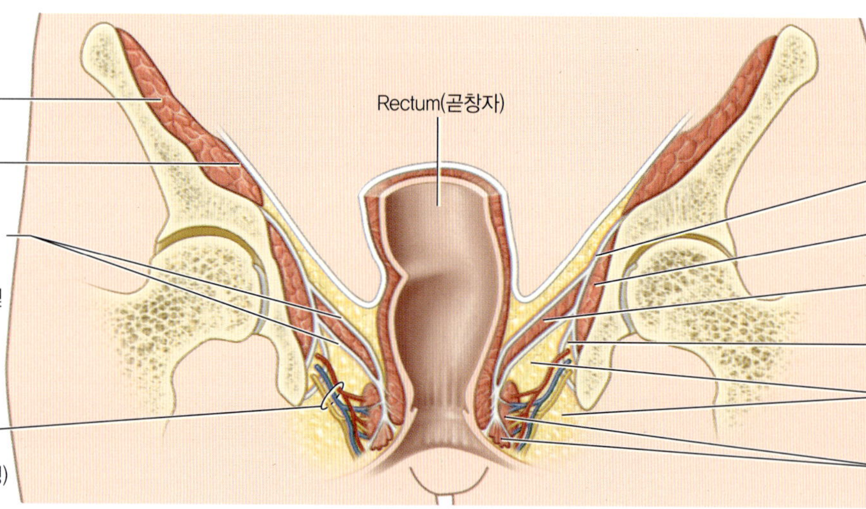

(B) Pelvis의 관상 단면을 앞에서 본 것

그림 3.7. Pelvic wall(골반벽)**과 pelvic floor**(골반바닥)**의 근육.** (계속)

표 3.3. PELVIS의 벽과 PELVIC FLOOR(골반바닥)**의 근육**

근육	몸쪽 부착부위	먼쪽 부착부위	신경지배	주요 작용
Levator ani(항문올림근) (pubococcygeus, 두덩꼬리근 및 iliococcygeus, 엉덩꼬리근)	Body of pubis, tendinous arch of levator ani, ischial spine	Perineal body, coccyx, anococcygeal ligament, prostate 또는 vagina의 벽, rectum, anal canal	Nerve to levator ani (S4 가지), inferior rectal nerve, coccygeal plexus	Pelvic viscera를 지탱하는데 기여, intra-abdominal pressure의 상승에 저항
Coccygeus(꼬리근) (ischiococcygeus, 궁둥꼬리근)	Ischial spine	Sacrum 및 coccyx의 아래끝	S4 및 S5 nerve의 가지들	Pelvic viscera를 지탱하는 pelvic diaphragm의 작은 부분 형성, coccyx를 굽힘

(계속)

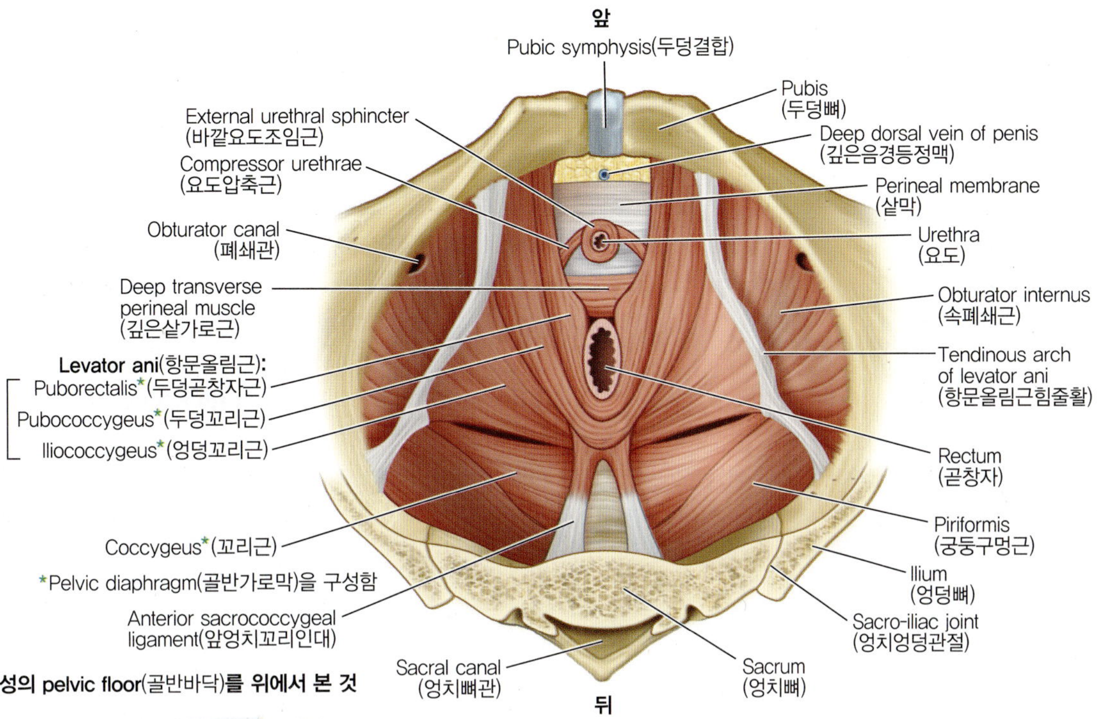

(C) 남성의 pelvic floor(골반바닥)를 위에서 본 것

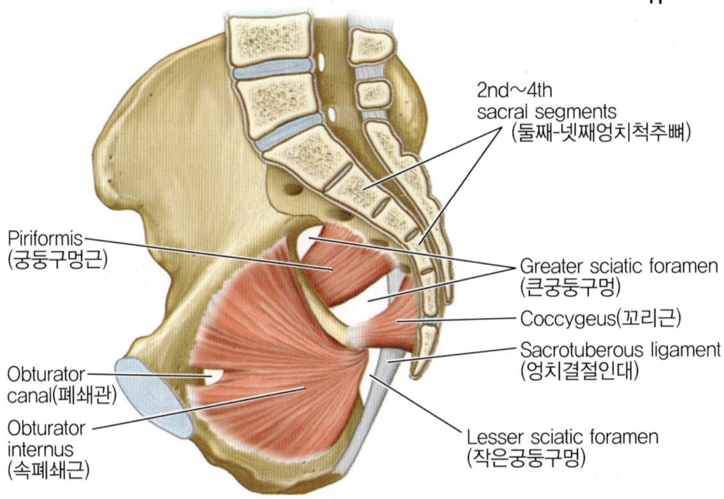

(D) 안쪽에서 본 것

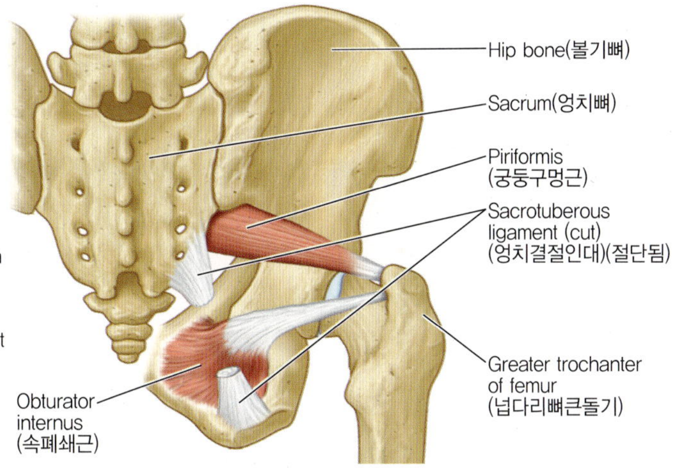

(E) 뒤에서 본 것

그림 3.7. **Pelvic wall(골반벽)과 pelvic floor(골반바닥)의 근육.** (계속)

표 3.3. **PELVIS의 벽과 PELVIC FLOOR(골반바닥)의 근육** (계속)

근육	몸쪽 부착부위	먼쪽 부착부위	신경지배	주요 작용
Obturator internus(속폐쇄근)	Ilium 및 ischium의 pelvic surface, obturator membrane	Femur의 greater trochanter	Nerve to obturator internus (L5, S1, S2)	Hip joint의 가쪽돌림, head of femur를 acetabulum에 밀착하는데 기여
Piriformis(궁둥구멍근)	2nd~4th sacral segment의 pelvic surface, greater sciatic notch 및 sacrotuberous ligament의 위모서리		S1, S2의 anterior rami	Hip joint의 가쪽돌림 및 모음, head of femur를 acetabulum에 밀착하는데 기여

기원하여, 거의 수평면상에서 뒤로 이어진다. 이 근육의 가쪽 섬유는 뒤쪽으로 coccyx에 부착하고, 안쪽 섬유는 반대쪽 것과 합쳐져서 **anococcygeal body**(항문꼬리인대; **anococcygeal ligament**)의 일부가 된다.

- **Iliococcygeus**(엉덩꼬리근)는 levator ani의 뒤가쪽 부분으로서, tendinous arch의 뒤부분과 ischial spine에서 기원한다. 이 근육은 얇고 잘 형성되어 있지 않는 경우도 있으며, 뒤쪽으로 anococcygeal body와 혼합된다.

Levator ani는 배와 골반의 내장을 지지해주는 역동적인 바닥구조를 형성한다. Defecation(배변)과 urination(배뇨)을 하는 동안에는 levator ani가 이완되어 pelvic floor(골반바닥)가 하강하였다가, 원래의 위치로 돌아올 때는 이 근육의 세 부분이 함께 작용하여 pelvic floor를 올려준다. Thoracic diaphragm(가로막)과 앞가쪽 abdominal wall 근육이 수축하여 배와 골반의 내용물을 압박하면 수축이 더욱 증가한다. 그러므로 이들 근육은 intra-abdominal pressure(배안압력)가 상승하여 pelvic outlet을 통하여, 기체, 액체, 고체 상태의 배설물 및 내장과 같은 배와 골반의 내용물이 방출되려 하는 것에 저항할 수 있다. Forced expiration(강제날숨), 기침, 재채기, 구토를 할 때, 그리고 무거운 물건을 들 때처럼 팔을 강한 힘으로 움직이는 동안 몸통을 고정할 때에도 이런 작용이 일어난다. Levator ani에는 그 외에도 중요한 기능이 더 있는데, urination의 수의적 조절, puborectalis를 통한 fecal continence(배변자제), uterus(자궁)의 지지 등이다.

Pelvic Fascia(골반근막)

Pelvic fascia란, 막으로 이루어진 peritoneum과 근육으로 이루어진 pelvic wall(골반벽) 및 pelvic floor(골반바닥) 사이의 공간에서 기관이 없는 부분을 채우고 있는 connective tissue(결합조직)를 가리킨다(그림 3.8). 이 "layer(층)"는 비교적 얇은 근육성 abdominal wall과 peritoneum 사이에 있는 endoabdominal fascia(벽배근막)가 연속된 것이다.

MEMBRANOUS PELVIC FASCIA: PARIETAL FASCIA 및 VISCERAL FASCIA

Parietal pelvic fascia(벽쪽골반근막)는 두께가 일정하지 않은 membranous layer로서 골반벽과 pelvic floor를 이루는 근육의 속면, 즉 pelvic surface(골반면)를 덮고 있다. Parietal pelvic fascia는 obturator internus(속폐쇄근), piriformis(궁둥구멍근), coccygeus(꼬리근), levator ani(항문올림근), urethral sphincter muscle(요도조임근) 일부의 pelvic surface를 덮는다(그림 3.8A~D). 이 근막에는 obturator fascia(속폐쇄근막)처럼 덮고 있는 근육의 이름을 따라 이름이 붙여진다. 이 층은 위쪽으로 transversalis fascia(배가로근막)와 iliopsoas fascia(엉덩허리근막)와도 연속된다.

Visceral pelvic fascia(내장쪽골반근막)에는 adventitial layer(바깥막층)를 이루면서 pelvic organ을 둘러싸는 membranous fascia(막성근막)가 포함된다. 기관이 pelvic floor를 관통하는 곳에서는 막을 이루는 parietal layer와 visceral layer가 이어져 있다(그림 3.8A,C,E). 이런 부위에서는 parietal fascia(벽쪽근막)가 두꺼워져서 **tendinous arch of pelvic fascia**(골반근막힘줄활)를 형성하는데, 근막띠가 양쪽으로 골반가로막을 따라 pubis에서 sacrum까지 이어져 골반내장 가까이에 붙어 있다.

이 tendinous arch의 앞쪽 끝은 남성에서는 **puboprostatic ligament**(두덩전립샘인대)가 되어 prostate(전립샘)를 pubis와 연결시켜주고, 여성에서는 **pubovesical ligament**(두덩방광인대)가 되어서 fundus of bladder(방광바닥)를 pubis와 이어준다. Tendinous arch의 뒤쪽 끝은 sacrogenital ligament(엉치생식기인대)로서, sacrum에서부터 rectum(곧창자)의 옆면을 돌아 남성에서는 prostate에, 여성에서는 vagina(질)에 부착한다.

ENDOPELVIC FASCIA(벽골반근막): LOOSE FASCIA 및 CONDENSED FASCIA

Parietal fascia(벽쪽근막)와 visceral fascia(내장쪽근막) 사이에 존재하면서 이 두 fascia를 연결하는 풍부한 connective tissue는 extraperitoneal fascia(복막바깥근막)이며, **subperitoneal endopelvic fascia**(복막아래벽골반근막)이다(그림 3.8A~D).

이런 fascia 중 일부는 극도로 *loose areolar fatty tissue*(성긴 지방성 조직)로 이루어져 작은 림프관이나 영양혈관을 제외하면 남아 있는 게 없다. **Retropubic space**(두덩뒤공간; *prevesical* space, 방광앞공간)와 **retrorectal space**(곧창자뒤공간; *presacral space*, 엉치앞공간)는 모두 성긴결합조직으로 이루어진 *potential space*(잠재적공간)로서 urinary bladder와 rectal ampulla(곧창자팽대)가 가득 차도 이들을 수용할 수 있다(그림 3.8B,D). Prevesical space는 뒤가쪽으로 계속되어 *paravesical space*(방광옆공간)로 이어진다. Endopelvic fascia의 다른 부분은 섬유처럼 질기므로 *ligamentous fascia*(인대근막)라고 하기도 한다. 이런 부위는 종종 "fascial condensation(밀집근막)" 또는 pelvic "ligament"(골반"인대")라고 기술된다.

Hypogastric sheath(아랫배근막집)는 밀집된 pelvic fascia가 띠처럼 두꺼워진 것으로서, pelvis의 가쪽벽에서 혈관과 신경이 pelvic viscera에 분포하는, 그리고 ureter(요관) 및 남성에서는 ductus deferens(정관)가 지나는 통로가 된다. Hypogastric sheath는 가쪽벽에서 안쪽으로 이어지면서, 세 개의 lamina로 나뉘어 pelvic organ들 사이를 지나가며 혈관과 신경을 운반하기도 하고 기계적으로 지지해주는 역할도 한다. Hypogastric sheath의 세 개의 lamina는 앞에서부터 뒤의 순서대로 아래와 같다.

- **Lateral ligament of bladder**(가쪽방광인대)는 bladder(방광)로 연결되면서, superior vesical artery(위방광동맥) 및 vein을 운반한다.
- 남성에서 중간층은 앞으로는 bladder의 뒤면과 prostate, 뒤로는 rectum(곧창자) 사이에서 **rectovesical septum**(곧창자전립샘사이막)을 형성한다(그림 3.8D). 여성에서는 중간층이 발달해 있으며, 안쪽으로 uterine cervix(자궁목)와 vagina로 이어져 **cardinal ligament**(기본인대; transverse cervical ligament, 가로자궁목인대)를 형성한다. 이 인대는 임상적으로 *lateral cervical ligament*(가쪽자궁목인대) 또는 *Mackenrodt ligament*(매켄로트인대)라고 부르기도 한다(그림 3.8B,E). Uterine artery(자궁동맥)의 가장 윗부분은 broad ligament(자궁넓은인대)의 바닥에 있는데, cervix를 향하여 가로로 지나가며, ureter는 이들의 바로 아래쪽과 cervix의 양쪽을 지나 bladder에 들어간다.
- 가장 뒤층은 rectum으로 이어지며, middle rectal artery(중간곧창자동맥)와 vein을 운반한다(그림 3.8B,D).

Uterus를 수동적으로 지지해 주는 주된 것은 transverse cervical ligament(가로자궁목인대)와 uterus가 정상적으로 bladder의 위에 놓여 있는 방식이다. Bladder는 다시 앞으로는 pubic bone과

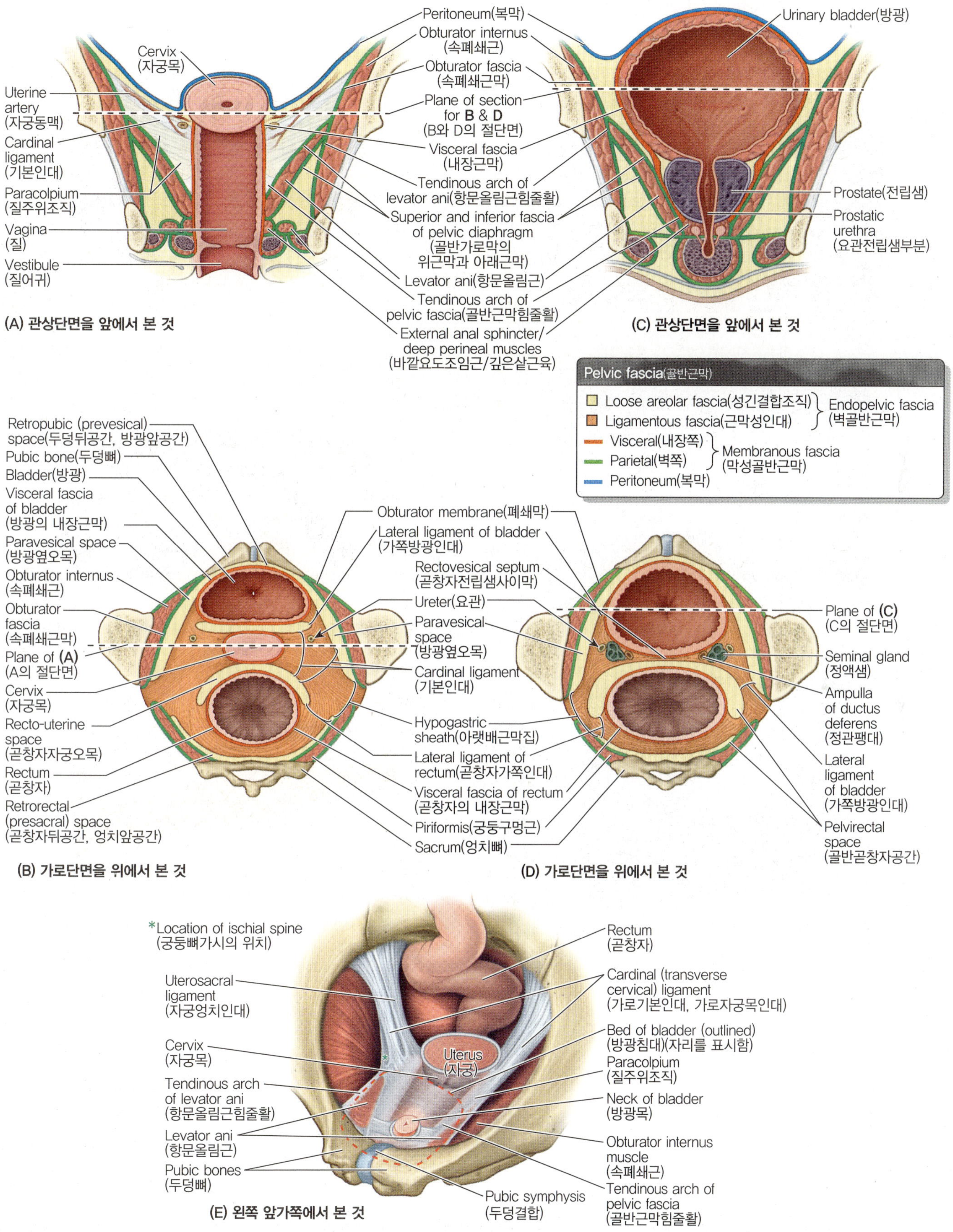

그림 3.8. Pelvic fascia(골반근막): endopelvic fascia(벽골반근막)와 fascial ligament(근막인대).

symphysis pubis위에, 뒤로는 vagina(질)의 앞벽에 놓여져 있다(그림 3.8E). Vagina는 다시 **paracolpium**(질주위조직)에 의해 tendinous arch of pelvic fascia 사이에 떠 있게 된다(그림 3.8A,E). 이와 같은 *passive support*(수동적지지) 외에도 perineal muscle(샅근육)은 intra-abdominal pressure가 증가할 때 수축함으로써 uterus, bladder, rectum에 대한 *dynamic support*(능동적지지)를 제공한다.

Pelvic diaphragm 위쪽의 loose connective tissue에는 외과적으로 중요한 잠재적 공간인 **pelvirectal space**(골반곧창자공간)가 있다. 이 공간은 hypogastric sheath(아랫배근막집)의 posterior lamina에 해당하는 **lateral rectal ligament**(가쪽곧창자인대; rectal stalk)에 의해 앞부위와 뒤부위로 나뉜다. 이들 ligament는 rectum과 parietal pelvic fascia를 S2~S4 vertebra 높이에서 이어준다(그림 3.8B,D).

Pelvis의 Nerve(신경)

Pelvis의 여러 구조에 분포하는 신경이 주로 기원하는 곳은 **sacral spinal nerve**(엉치신경; S1~S4), **coccygeal spinal nerve**(꼬리신경), *pelvic part of autonomic nervous system*(자율신경계통의 골반부분)이다.

임상해부학

Pelvic Floor의 손상

분만시에는 아기가 나오기 위해 cervix of uterus가 확장하는 동안 pelvic floor(골반바닥)가 태아의 머리를 지지한다. 이 과정에서 perineum, levator ani, pelvic fascia가 손상될 수 있다. Levator ani의 주요 부분인 중간에 있는 pubococcygeus(두덩꼬리근)의 파열이 가장 흔하다(그림 B3.1). 이 부분은 urethra(요도), vagina(질), anal canal(항문)을 둘러싸고 지지하기 때문에 중요하다. Levator ani와 pelvic fascia가 분만과정에서 늘어나거나 파열되어 약해지면, neck of bladder(방광목)와 urethra의 위치가 바뀔 수 있다. 이런 변화가 생기면, 기침을 하거나 무거운 물건을 들 때처럼 intra-abdominal pressure가 증가할 때 소변이 조금씩 새는 *urinary stress incontinence*(복압요실금)가 생길 수 있다.

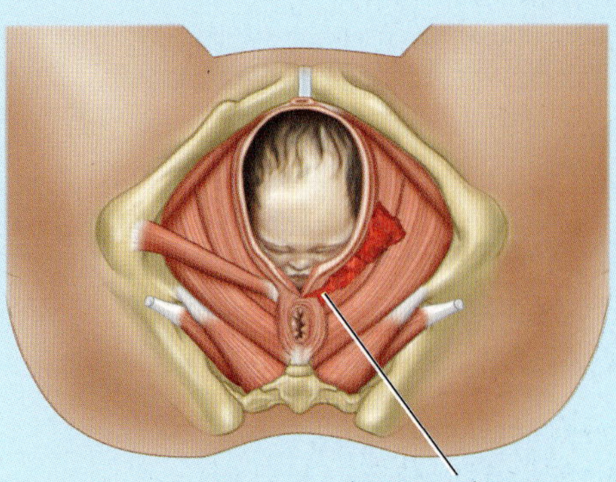

그림 B3.1. Obstetrical injury(산과학적 손상).

Piriformis(궁둥구멍근)와 coccygeus muscle(꼬리근)은 sacral nerve plexus와 coccygeal nerve plexus가 놓이는 받침대가 되어준다(그림 3.9C,D). S2 및 S3 nerve의 anterior rami는 이들 근육의 깍지낀 부분 사이를 뚫고 나온다. L4 nerve의 anterior ramus의 descending part는 L5 nerve의 anterior ramus와 만나서 두꺼운 끈 모양의 **lumbosacral trunk**(허리엉치신경줄기)를 형성한다. 이 신경은 아래로 내려가서 ala of sacrum(엉치뼈날개)의 앞에서 sacral plexus에 연결된다.

SACRAL PLEXUS(엉치신경얼기)

Sacral plexus는 lesser pelvis의 뒤가쪽 벽에 위치하는데, 여기에서 piriformis의 앞면과 가깝게 닿아 있다. Sacral plexus에서 나오는 주된 두 개의 가지는 *sciatic nerve*(궁둥신경)와 *pudendal nerve*(음부신경)이다. Sacral plexus에서 나오는 가지 대부분은 *greater sciatic foramen*(큰궁둥구멍)을 통해 pelvis에서 나간다(그림 3.9A).

Sciatic nerve(궁둥신경)는 몸에서 가장 큰 신경으로, L4~S3 spinal nerve의 anterior rami로 이루어진다(그림 3.9; 표 3.4). 이들 anterior rami는 piriformis의 앞면에서 모이게 된다. Sciatic nerve는 gluteal region(볼기부위)으로 들어갈 때, piriformis 아래에서 *greater sciatic foramen*(큰궁둥구멍)을 통과하는 경우가 가장 흔하다.

Pudendal nerve(음부신경)는 perineum(샅)의 주된 신경이며, external genitalia(바깥생식기관)의 주요 감각 신경이다. 이 신경은 S2~S4 spinal nerve의 anterior rami로 이루어진다. 이 신경은 internal pudendal artery(속음부동맥)와 함께 가며 마찬가지로 piriformis와 coccygeus muscle 사이에서 greater sciatic foramen을 통해 pelvis 밖으로 나간다. Pudendal nerve는 ischial spine(궁둥뼈가시)과 sacrospinous ligament(엉치가시인대)를 감고 돌아서 lesser sciatic foramen(작은궁둥구멍)을 통해 perineum으로 들어간다. 이 신경은 생식계통, 비뇨계통, 소화계통의 종말 부분을 포함하여, perineum의 피부와 근육에 분포한다.

Superior gluteal nerve(위볼기신경)는 L4~S1 spinal nerve의 anterior rami에서 기원하여, superior gluteal vessel(위볼기혈관)과 함께 greater sciatic foramen을 통해 piriformis의 위쪽을 지나 pelvis를 나간다. 이 신경은 gluteal region의 세 근육, 즉 gluteus medius(중간볼기근), gluteus minimus(작은볼기근), tensor fasciae latae(넙다리근막긴장근)에 분포한다(5장 참조).

Inferior gluteal nerve(아래볼기신경)는 L5~S2 spinal nerve의 anterior rami에서 기원하여, inferior gluteal vessel(아래볼기혈관)과 함께 greater sciatic foramen을 통해 piriformis의 아래쪽과 sciatic nerve보다 표면쪽에서 pelvis를 빠져나간다. 이 신경은 여러개의 가지로 갈라져서 이 신경을 덮는 gluteus maximus muscle(큰볼기근)에 분포한다(5장 참조).

COCCYGEAL PLEXUS(꼬리신경얼기)

Coccygeal plexus는 작은 신경얼기로서, S4 및 S5 spinal nerve의 anterior rami와 **coccygeal nerve**(꼬리신경)로 이루어진다(그림 3.9B). Coccygeus(꼬리근)의 pelvic surface 위에 놓여서 이 근육에 분포하며, levator ani의 일부분과 sacrococcygeal joint에도 분포한다. 여기서 기원하는 **anococcygeal nerve**(항문꼬리신경)는 sacrotuberous ligament를 뚫고 tip of coccyx(꼬리뼈끝)와 anus(항문) 사이에 있는 피부의 작은 부위에 분포한다(그림 3.9D).

OBTURATOR NERVE(폐쇄신경)

Obturator nerve는 비록 pelvis를 통과하긴 하지만, "pelvis의 신경"이 아니라 주로 넓적다리 안쪽의 신경이다. 이 신경은 배 또는 greater pelvis에 있는 lumbar plexus(허리신경얼기), 즉 L2~L4 spinal nerve의 anterior rami에서 기원하며 lesser pelvis 안으로 들어간다(그림 3.9C,D). Pelvis의 가쪽벽을 따라 여기에 있는 extraperitoneal fat(복막바깥지방조직) 안을 지나서 obturator membrane(폐쇄막)에 뚫린 구멍인 obturator canal(폐쇄관)까지 간 다음 여기에서 pelvis를 나가 넓적다리 안쪽으로 들어간다.

임상해부학

Pelvis의 신경 손상

출산하는 동안에 아기의 머리가 엄마의 sacral plexus를 누르게 되어 다리에 통각이 느껴질 수 있다. Obturator nerve는, pelvis의 가쪽벽에서 악성 lymph node(림프절)를 제거할 때와 같은 수술 중에 손상받기가 쉽다. *Injury to obturator nerve*(폐쇄신경손상)는 넓적다리의 adductor muscle(모음근)에 통증이 심한 spasm(연축)을 유발할 수 있으며, 넓적다리 안쪽의 감각이 소실되기도 한다(5장 참조).

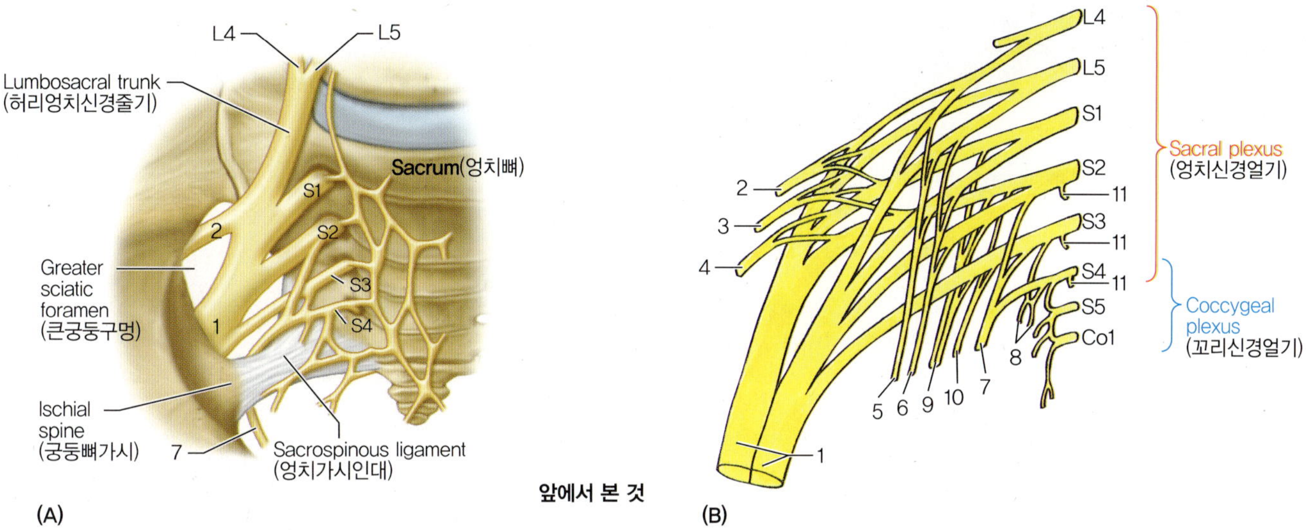

그림 3.9. **Sacral plexus**(엉치신경얼기)**와 coccygeal plexus**(꼬리신경얼기)**의 신경.** **A 와 B.** 신경을 알기 쉽게 나타낸 것. (계속)

표 3.4 SACRAL PLEXUS와 COCCYGEAL PLEXU의 신경

신경[a]	기원 척수 분절(Anterior Rami)	분포
1 Sciatic(궁둥신경)	L4, L5, S1, S2, S3	Articular branch는 hip joint에 분포, muscular branch는 knee의 flexor(hamstring muscle), 종아리와 발의 모든 근육에 분포
2 Superior gluteal(위볼기신경)	L4, L5, S1	Gluteus medius, gluteus minimus, tensor fasciae latae muscle
3 Inferior gluteal(아래볼기신경)	L5, S1, S2	Gluteus maximus muscle
4 Nerve to piriformis(궁둥구멍근신경)	S1, S2	Piriformis muscle
5 Nerve to quadratus femoris and inferior gemellus(넙다리네모근신경)	L4, L5, S1	Quadratus femoris, inferior gemellus muscle
6 Nerve to obturator internus and superior gemellus(속폐쇄근신경)	L5, S1, S2	Obturator internus, superior gemellus muscle
7 Pudendal(음부신경)	S2, S3, S4	Perineum의 구조: genitalia의 감각, perineal muscle에 muscular branch 분포, sphincter urethrae, external anal sphincter
8 Nerves to levator ani and coccygeus(항문올림근신경)	S3, S4	Levator ani, coccygeus muscle
9 Posterior femoral cutaneous(뒤넙다리피부신경)	S2, S3	볼기의 피부신경, 넓적다리 안쪽면과 뒤면의 위쪽 끝
10 Perforating cutaneous(관통피부신경)	S2, S3	볼기 안쪽 부분의 피부신경
11 Pelvic splanchnic(골반내장신경)	S2, S3, S4	Inferior hypogastric plexus 및 pelvic plexus를 경유하여 pelvic viscera에 분포

[a]숫자는 그림 3.9.를 참고한다.

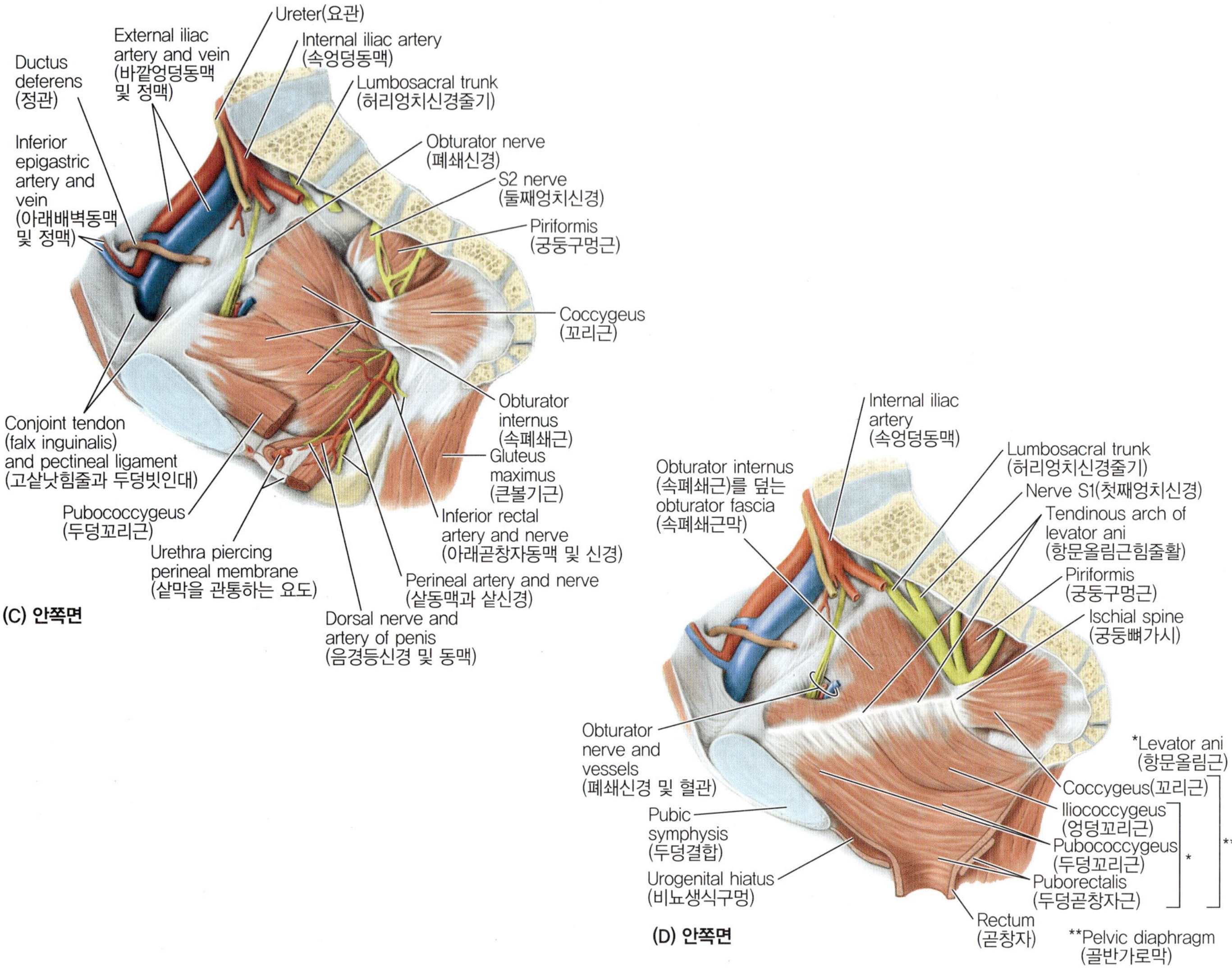

그림 3.9. Sacral plexus(엉치신경얼기)와 coccygeal plexus(꼬리신경얼기)의 신경. A와 B. 신경을 알기 쉽게 나타낸 것. (계속)

PELVIS의 AUTONOMIC NERVE(자율신경)

Pelvic cavity의 autonomic nerve는 네 개의 경로를 가지는데, 이들은 *sacral sympathetic trunk*(엉치교감신경줄기), *periarterial plexus*(동맥주위신경얼기), *hypogastric plexus*(위 및 아래아랫배신경얼기), *pelvic splanchnic nerve*(골반내장신경)이다.

Sacral sympathetic trunk는 lumbar sympathetic trunk(허리교감신경줄기)가 아래로 연속된 것이다(그림 3.10). Sacral trunk에는 보통 sympathetic ganglia(교감신경절)가 네 개 있다. Sacral trunk는 sacrum의 pelvic surface에 얹혀서 pelvic sacral foramina(앞엉치뼈구멍) 바로 안쪽을 따라 내려오다가 모여서 작은 **ganglion impar**(홀신경절)를 coccyx 앞 정중선에 형성하는 것이 보통이다(그림 3.10). 이 sympathetic trunk는 rectum 뒤에 있는 extraperitoneal connective tissue(복막바깥결합조직) 안에서 내려오면서 sacral nerve와 coccygeal nerve의 anterior rami에 gray rami communicantes(회색교통가지)를 보낸다. 여기에서는 median sacral artery(정중엉치동맥)와 inferior hypogastric plexus(아래아랫배신경얼기)로 가는 가지도 나온다. Sacral sympathetic trunk의 주요 기능은 다리의 sympathetic nerve를 담당하는 sacral plexus에 postsynaptic fiber(연접이후섬유)를 보내는 것이다.

Hypogastric plexus(위 및 아래아랫배신경얼기)는 sympathetic nerve fiber와 visceral afferent nerve fiber(내장들신경섬유)로 이루어진 nerve plexus이다. **Superior hypogastric plexus**(위아랫배신경얼기)의 주요 부분은 bifurcation of aorta(대동맥갈림)의 아래쪽에 있다가 pelvis로 내려온다. 이 plexus는 **intermesenteric plexus**(창자간막사이신경얼기, 2장 참조)가 아래로 연장된 것으로서 L3 및 L4 splanchnic nerve도 이리로 들어온다. Superior hypogastric plexus는 **left hypogastric nerve**(왼아랫배신경)와 **right hypogastric nerve**(오른아랫배신경)로 나누어져 pelvis로 들어오는데, 이 두 신경은 sacrum의 앞쪽으로 내려온다. 이들 신경은 rectum의 가쪽에 있는 *hypogastric sheath*(아랫배근막집) 안을 지나다가 나누어진 다음 parasympathetic fiber(부교감신경섬유)인 pelvic splanchnic nerve(골반내장신경)와 합쳐져서 **right inferior hypogastric plexus**(오른아래아랫배신경얼기)와 **left inferior hypogastric plexus**(왼아래아랫배신경얼기)를 각각 형성한다. Inferior hypogastric plexus의 subplexus(하부신경얼기)에 해당하는 **pelvic plexus**(골반신경얼기)들이 남성과 여성 모두에서 rectum(곧창자)의 가쪽면과 urinary bladder(방광)의 inferolateral surface, 그리고 남성에서는 prostate(전립샘)와 seminal gland(정액샘), 또 여성에서는 cervix of uterus(자궁목)와 fornix of vagina(질천장)의 가쪽부분에

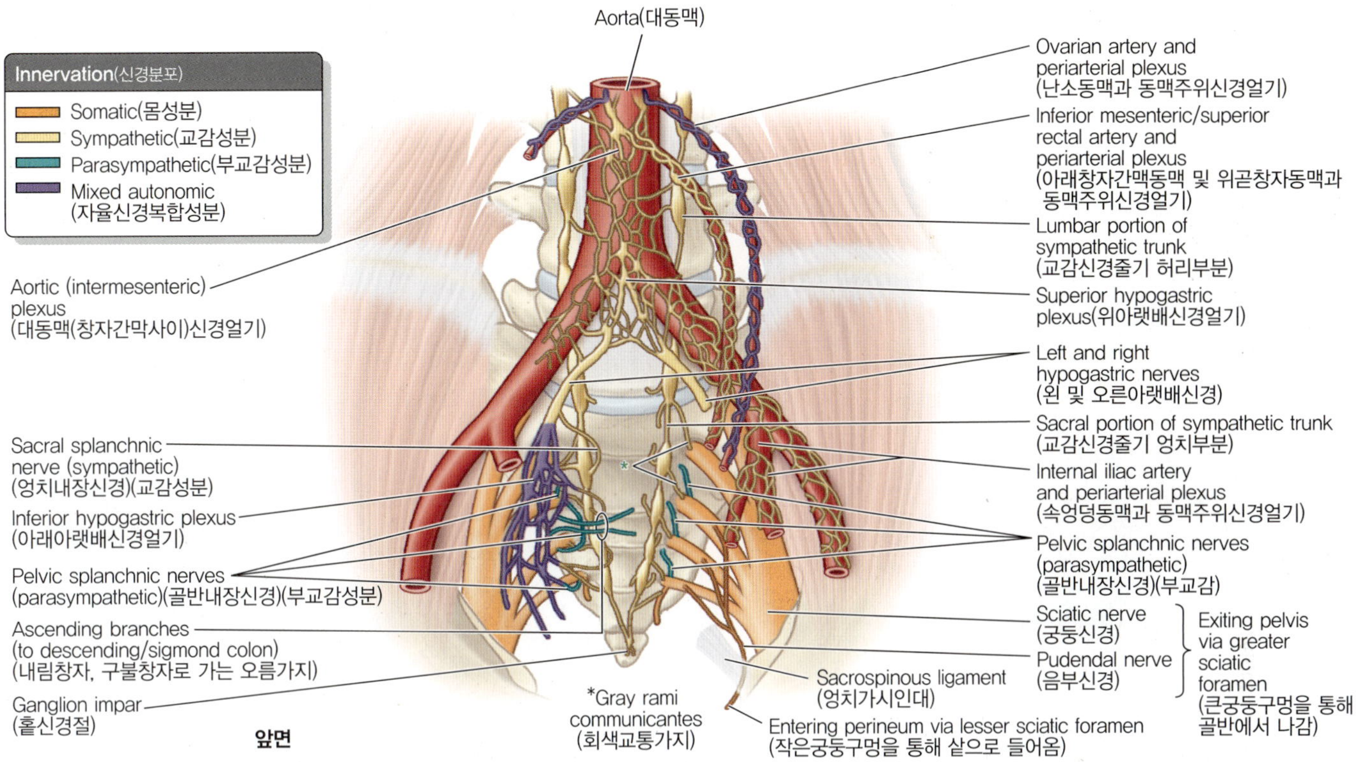

그림 3.10. Pelvis의 autonomic nerve(자율신경).

형성되어 있다.

Pelvic splanchnic nerve(골반내장신경)에는 presynaptic parasympathetic fiber(연접이전부교감섬유)와 visceral afferent fiber가 포함되어 있는데, 이들은 S2~S4 spinal segment와 이 segment의 spinal ganglia에 있는 visceral afferent fiber의 cell body에서 기원한다(그림 3.9B, 3.10; 표 3.4). Pelvic splanchnic nerve는 hypogastric nerve와 합쳐져서 inferior hypogastric plexus와 pelvic plexus를 형성한다.

Hypogastric plexus(아랫배신경얼기)와 이것의 일부라고 할 수 있는 **pelvic plexus**(골반신경얼기)는 lumbar splanchnic nerve를 통해 sympathetic fiber를 받으며, pelvic splanchnic nerve를 통해 parasympathetic fiber를 받아 pelvic viscera에 분포한다. **Sympathetic component**(교감신경성분)가 활성화되면 vasomotion(혈관운동)이 일어나며, rectum의 peristaltic contraction(연동수축)은 억제되고, orgasm(극치감) 시에 genital organ(생식기관)의 수축이 항진되어, 남성에서는 ejaculation(사정)이 일어난다. **Parasympathetic fiber**(부교감신경섬유)가 활성화되면, rectum과 bladder의 수축이 항진되어, defecation(배변)과 urination(배뇨)이 일어난다. 또한, prostatic plexus(전립샘신경얼기)에 있는 parasympathetic fiber는 pelvic floor를 뚫고 external genitalia의 erectile body(발기조직)에 분포하여, erection을 유발한다.

Periarterial plexus(동맥주위신경얼기)에서는 superior rectal artery, ovarian artery, internal iliac artery와 그 가지들로 vasomotor(혈관운동)를 담당하는 postsynaptic sympathetic fiber(연접이후교감신경섬유)가 나온다.

PELVIS의 VISCERAL AFFERENT INNERVATION(내장들신경분포)

Visceral afferent fiber(내장들신경, 내장구심신경)는 autonomic nerve fiber(자율신경섬유)를 빌려서 타고 간다. 단, sensory impulse(감각자극)는 efferent impulse와는 반대 방향으로 중추를 향해서 전달된다. Pelvis에서부터 *reflexive sensation*(반사성감각; 의식적으로 감지되지 않은 정보)을 전달하는 visceral afferent fiber는 parasympathetic fiber를 타고서 S2~S4 spinal ganglia에 도달한다. *Pain sensation*(통각)을 담당하는 visceral afferent fiber가 취하는 경로는, peritoneum의 아래쪽 경계에 해당하는 가상의 선인 **pelvic pain line**(골반통각선)을 기준으로 하여 달라진다(그림 3.6B,C). 이것도 한 가지 예외가 있는데, large intestine(큰창자)에서는 pelvic pain line이 sigmoid colon(구불창자) 전체 길이의 중간 정도에 있다. *Pelvic pain line*(골반통각선)의 아래쪽에 있는 내장, 즉 peritoneum에 닿지 않는 기관과 distal sigmoid colon 및 rectum의 경우, 이들의 통각을 전달하는 visceral afferent fiber는 parasympathetic fiber를 타고 S2~S4 spinal ganglia로 간다. 하지만 *pelvic pain line*(골반통각선)의 **위쪽**에 있는 내장, 즉 peritoneum에 닿아 있는 기관 중에서 distal sigmoid colon 및 rectum을 제외한 기관들의 통각을 전달하는 visceral afferent fiber는 sympathetic fiber를 타고 거꾸로 아래쪽 thoracic ganglia와 위쪽 lumbar spinal ganglia로 간다.

Pelvis의 Artery(동맥)와 Vein(정맥)

여성에서는 4개의 주요 동맥이, 남성에서는 3개가 lesser pelvis로 들어온다(그림 3.11A,D).

- **Internal iliac artery**(속엉덩동맥)는 한 쌍으로서, lesser pelvis에 공급되는 혈액 대부분을 운반한다. 이 동맥은 anterior division(앞분지) 및 posterior division(뒤분지)으로 나뉘는데, 각각 visceral branch(내장가지)와 parietal branch(마루가지)를 보낸다.

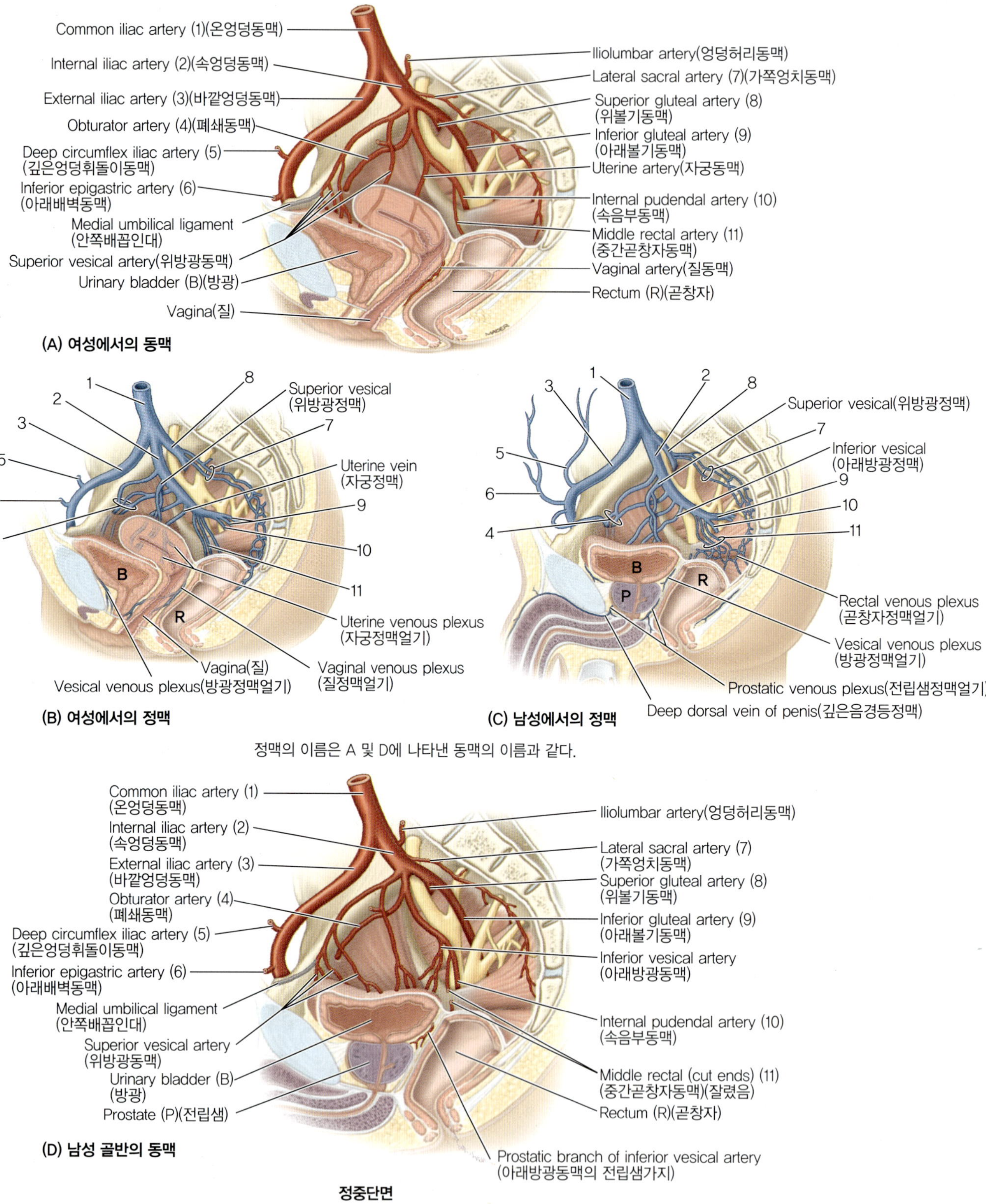

그림 3.11. Pelvis의 동맥과 정맥.

표 3.5 PELVIS의 동맥

Artery(동맥)	기원	경로	분포
Internal iliac(속엉덩동맥)	Common iliac artery	Pelvic brim을 건너서 pelvic cavity에 들어옴	Pelvic organ, gluteal muscle, perineum의 주요 혈관
Anterior division of internal iliac artery(속엉덩동맥앞분지)	Internal iliac artery	앞으로 와서 visceral branch와 obturator artery로 나뉨	Pelvic viscera와 넓적다리 medial compartment의 근육
Umbilical(배꼽동맥)	Anterior division of internal iliac artery	Pelvis 안에서 경로 짧음, superior vesical artery를 분지한 이후 부분은 폐쇄	Superior vesical artery를 통해서 분포
Obturator(폐쇄동맥)		Pelvis 가쪽벽을 따라 앞아래로 감	Pelvic muscle, ilium 및 head of femur에 nutrient artery
Superior vesical artery(위방광동맥)	Umbilical artery의 열린 부분	Urinary bladder의 위면을 지나감	Urinary bladder의 위면, 남성의 ductus deferens에 자주 분포
Artery to ductus deferens(정관동맥)	Superior vesical artery 또는 inferior vesical artery	Peritoneum 아래로 지나 ductus deferens에 분포	Ductus deferens
Inferior vesical(아래방광동맥)[a]	Anterior division of internal iliac artery	Peritoneum 아래로 지나 남성 urinary bladder의 아래면에 분포	남성에서 urinary bladder, ureter의 pelvic part, seminal gland, prostate
Middle rectal(중간곧창자동맥)		Pelvis에서 rectum으로 내려감	Seminal gland, prostate, rectum
Internal pudendal(속음부동맥)		Greater sciatic foramen을 통해 pelvis를 나가서 lesser sciatic foramen을 통해 perineum(ischio-anal fossa)으로 들어감	Anal canal 및 perineum의 근육, 피부, urogenital triangle, erectile body 등을 포함하는 perineum의 주요 동맥
Inferior gluteal(아래볼기동맥)[b]		Piriformis 아래에서 greater sciatic foramen을 통해 pelvis를 나감	Piriformis, coccygeus, levator ani, 볼기근육
Uterine(자궁동맥)		Levator ani 위에서 안쪽으로 감, ureter를 가로질러 broad ligament의 base에 도달	Ureter의 pelvic part, uterus, ligament of uterus, uterine tube, vagina
Vaginal(질동맥)	Uterine artery	Uterus의 body와 cervix 연결부에서, vagina로 하강	Vagina, urinary bladder의 아래부분에 가지 분포
Gonadal(생식샘동맥) **즉, testicular**(고환동맥) **및 ovarian**(난소동맥)	Abdominal aorta	Peritoneum 뒤로 내려감, testicular artery는 deep inguinal ring 통과, ovarian artery는 pelvic brim을 건너서 suspensory ligament of ovary 안에서 안쪽에 위치	Testis, ovary에 각각 분포
Posterior division of internal iliac artery(속엉덩동맥뒤분지)	Internal iliac artery	뒤로 가서 parietal branch를 분지	Pelvis의 벽 및 gluteal region
Iliolumbar(엉덩허리동맥)	Posterior division of internal iliac artery	Sacro-iliac joint 앞에서 및 common iliac vessel과 psoas major 뒤에서 위로 올라감	Iliacus, psoas major, quadratus lumborum muscle과 vertebral canal 안의 cauda equina
Superior and inferior lateral sacral(위 및 아래가쪽엉치동맥)		Piriformis의 앞면으로 지나감	Piriformis, vertebral canal
Superior gluteal(위볼기동맥)		Piriformis 위쪽에서 greater sciatic foramen을 통해 pelvis를 나감	Gluteal muscle, tensor fasciae latae

[a]여성에서 uterine artery에서 기원하는 경우가 자주 있다.
[b]종종 posterior division of internal iliac artery에서 기원.

- **Ovarian artery**(난소동맥) 한 쌍이 분포한다.
- **Median sacral artery**(정중엉치동맥).
- **Superior rectal artery**(위곧창자동맥).

동맥의 기원, 경로, 분포, 가지에 대해서는 표 3.5에 요약되어 있다. Pelvis의 혈액이 흘러나가는 정맥은 아래와 같다.

- **Internal iliac vein**(속엉덩정맥)과 이들의 가지를 타고 주로 흘러간다.
- Superior rectal vein(위곧창자정맥, 2장의 portal venous system 참조)
- Median sacral vein(정중엉치정맥)
- 여성의 경우 ovarian vein(난소정맥)
- Internal vertebral venous plexus(속척주정맥얼기, 4장 참조)

Pelvic venous plexus(골반정맥얼기)는 pelvis의 정맥이 서로 합쳐져 형성된다(그림 3.11B,C). 여러 가지 venous plexus는 합쳐져서 주로 **internal iliac vein**(속엉덩정맥)으로 들어가지만, 일부는 superior rectal vein을 거쳐 inferior mesenteric vein(아래창자간막정맥)으로 가거나, lateral sacral vein(가쪽엉치정맥)을 통해 internal vertebral venous plexus로 가기도 한다. Rectal venous plexus, vesical venous plexus, prostatic venous plexus, uterine venous plexus, vaginal venous plexus와 같은 정맥얼기가 있다.

Pelvis의 Lymph Node(림프절)

Pelvic organ의 lymph가 들어가는 lymph node는 개수, 크기, 위치가 제각각이다. 이들 lymph node의 분류 기준은 다소 임의적이지만, 대체로 이들이 가까이 위치한 혈관의 이름에 따라 주로 4개의 그룹으로 나눈다(그림 3.12).

- **External iliac lymph node**(바깥엉덩림프절)에는 주로 inguinal lymph node(고샅림프절)의 lymph가 흘러들어간다. 하지만 골반 내장, 특히 앞에 있는 pelvic organ의 윗부분에서 나온 lymph도 들어간다. Pelvis에서 나오는 대부분의 lymph는 정맥의 흐름과 평행한 경로를 취하는 반면, external iliac node로 들어가는 lymph는 그렇지 않다. 이 lymph node는 common iliac node로 이어진다.
- **Internal iliac lymph node**(속엉덩림프절)는 pelvis 아래쪽 내장, perineum 깊은 부위, gluteal region(볼기부위)의 lymph를 받아서 common iliac node로 보낸다.
- **Sacral lymph node**(엉치림프절)는 sacrum의 오목한 부분에 있으며, pelvis 뒤아래쪽 내장의 lymph를 받아서 internal iliac node나 common iliac node로 보낸다.
- **Common iliac lymph node**(온엉덩림프절)에는 앞에 열거한 세 그룹 모두에서 lymph를 받는다.이 node는 pelvis에서 유입되는 lymph를, 공통된 하나의 경로를 통해서 caval node(대정맥림프절), aortic node(대동맥림프절)와 같은 lumbar node(허리림프절)로 보낸다.

개수가 적은 **pararectal node**(곧창자옆림프절)는 주로 inferior mesenteric node(아래창자간막림프절)로 연결된다.

Pelvis의 모든 lymph node는 주요 그룹이건 소수의 그룹이건 간에 서로 많이 연결되어 있기 때문에 많은 node를 제거해도 lymph 흐름에는 영향을 주지 못한다. 이것은 반대로 말하면, 수많은 연결로 인해 cancer 또한 거의 모든 방향으로 전이되어 pelvis와 abdomen의 내장으로 퍼질 수 있다는 뜻이다. 하지만 lymph 흐름의 유형을 예측하는 것은 불확실하기 때문에 breast cancer(유방암)의 경우처럼 pelvis의 기관에서 전이하는 경로에 근거하여 cancer의 진행 단계를 결정하는 것은 잘 되지 않는다.

PELVIC VISCERA(골반내장)

Pelvic viscera에는 intestine의 종말부분인 rectum(곧창자), urinary tract(비뇨관), reproductive system(생식계통)이 포함된다(그림 3.13~3.15). Sigmoid colon(구불창자)과 작은창자의 일부가 pelvic cavity 안에 들어와 있지만, 이들은 복벽에 부착되어 있고 그 유동성으로 인해 일시적으로 골반에 위치하는 것이다. 따라서 이들은 pelvic viscera라기보다는 배의 내장이라고 해야 할 것이다.

Urinary Organ(비뇨기관)

Pelvis에 있는 urinary organ에는 다음과 같은 기관이 있다(그림 3.13).

- Ureter(요관)는 kidney(콩팥)에서 소변을 운반한다.
- Urinary bladder(방광)는 urine을 일시적으로 저장한다.
- Urethra(요도)는 소변을 urinary bladder에서 몸 바깥으로 운반한다.

URETER(요관)

Ureter는 근육으로 이루어진 튜브로서, retroperitoneal organ(복막뒤기관)이며, kidney(콩팥)와 urinary bladder(방광)를 연결한다. 소변은 ureter의 peristaltic contraction(연동수축)에 의해 운반된다. Ureter는 kidney에서 아래로 내려오는데, common iliac artery(온엉덩동맥)의 bifurcation(분기부)에서 pelvic brim(골반테두리)을 건너간다(그림 3.14, 3.15). Ureter는 pelvis의 가쪽벽을 따라 뒤아래쪽으로 지나가면서 internal iliac artery(속엉덩동맥)의 앞쪽에 평행하게 위치한다. Ischial spine(엉덩뼈가시)의 맞은편에서, 이들은 앞안쪽으로 휘어져 levator ani(항문올림근)의 위에서 urinary bladder로 들어간다.

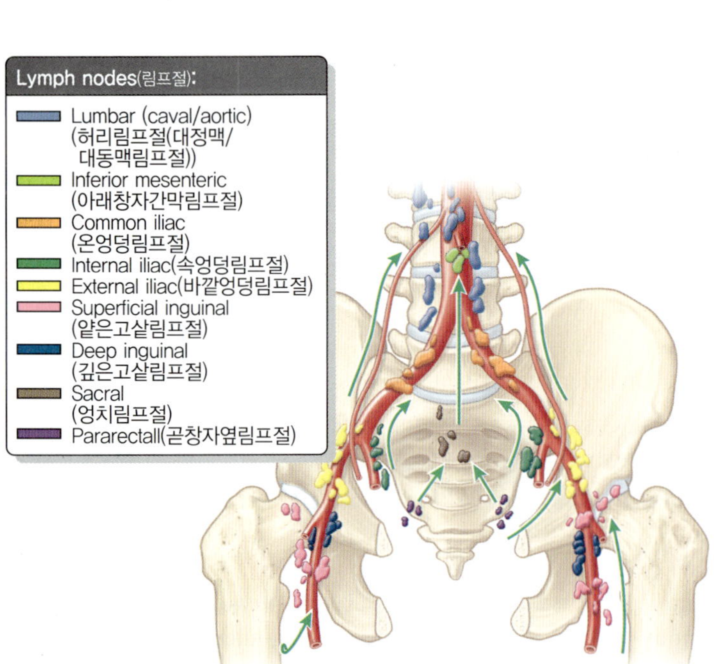

그림 3.12. Pelvis의 lymph node(림프절).

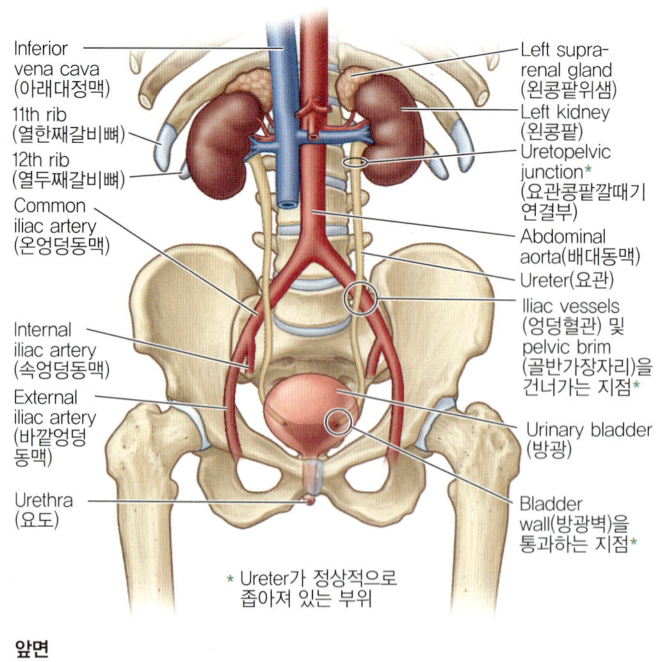

그림 3.13. Urinary organ(비뇨기관).

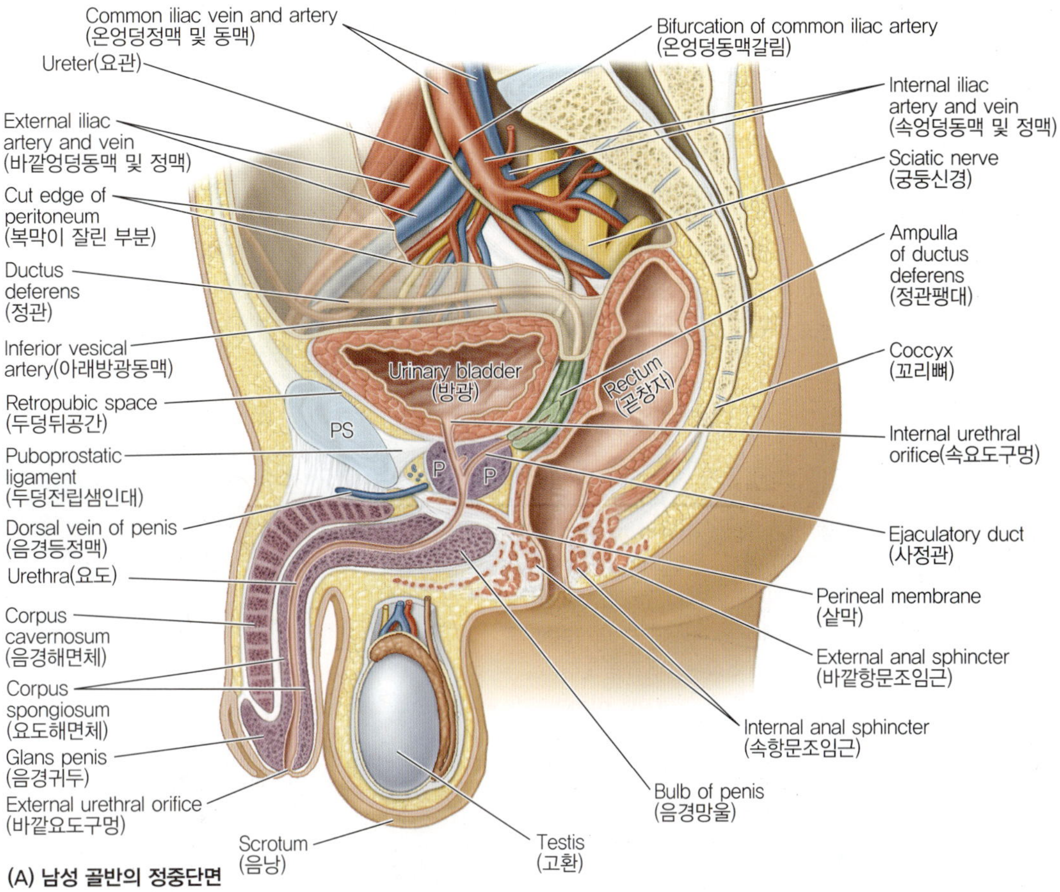

그림 3.14. 정중 절단한 남성 pelvis의 viscera(내장). Urinary bladder(방광)가 가득 찬 상태. *P*, prostate(전립샘); *PS*, Pubic symphysis(두덩결합).

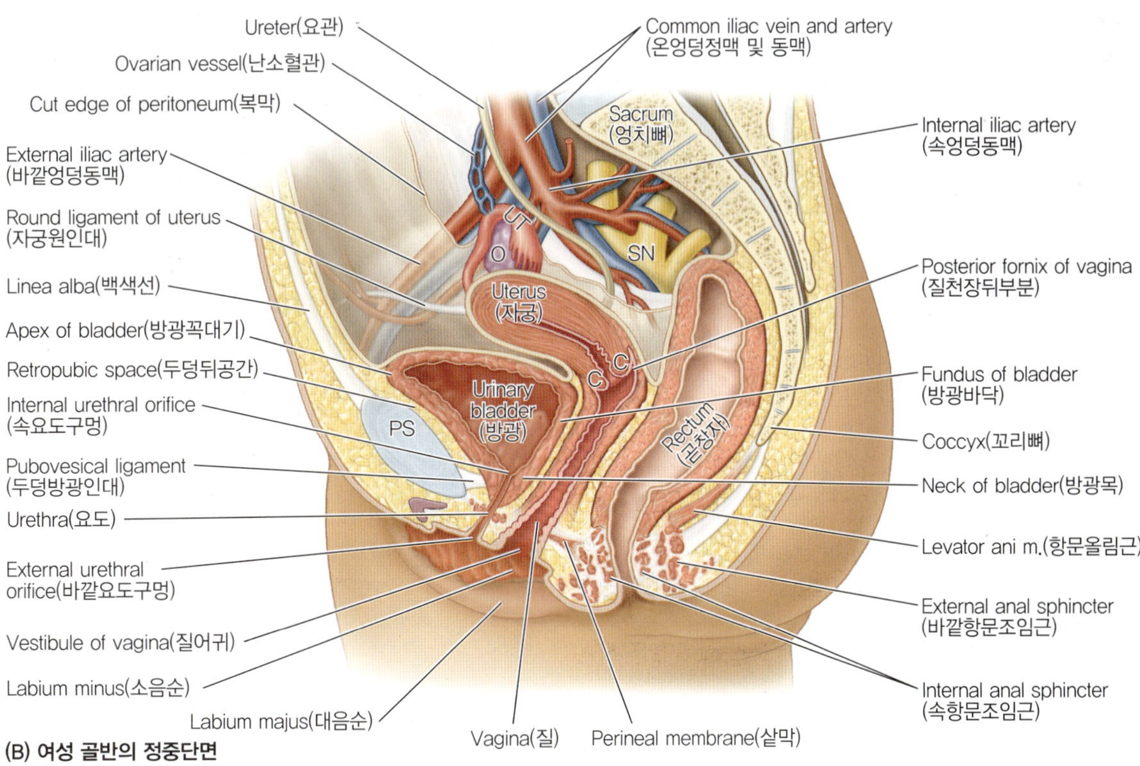

그림 3.15. 정중 절단한 여성 pelvis의 viscera(내장). *C*, cervix(자궁목); *O*, ovary(난소); *PS*, Pubic symphysis(두덩결합); *SN*, sciatic nerve(궁둥신경); *UT*, uterine tube(자궁관).

Ureter는 urinary bladder의 근육층을 뚫고 아래안쪽으로 들어간다. 이와 같이 ureter가 bladder 벽을 비스듬하게 통과하여 들어가는 것은 bladder가 점점 가득 차면서 bladder 안의 압력이 벽을 누르게 되어 벽을 통과하는 ureter가 닫히게 되는 one-way “flap valve” (일방향성 “판막”)의 역할을 한다. 남성에서는, ureter와 peritoneum 사이에 놓인 유일한 구조가 *ductus deferens*(정관)이다.

Ureter는 ductus deferens의 뒤가쪽에 놓이며 bladder의 뒤위쪽각으로 들어간다(그림 3.14, 3.18). 여성에서는, ureter가 uterine artery(자궁동맥)의 기원하는 곳 안쪽을 지나서 ischial spine 높이까지 이어져 여기에서 uterine artery가 그 위를 가로지르게 된다(그림 3.15). 이후에 ureter는 lateral fornix of vagina(질천장가쪽부분) 가까이를 지나서 bladder의 posterosuperior angle로 들어간다.

Ureter의 혈관분포. Common iliac artery와 internal iliac artery의 가지가 ureter의 pelvic part에 분포한다(그림 3.16). 여성에서 가장 꾸준히 ureter의 이 부분에 혈액을 공급하는 동맥은 **uterine artery**(자궁동맥)의 가지이다. 남성에서 이에 해당하는 것은 **inferior vesical artery**(아래방광동맥)의 가지이다. Ureter의 정맥은 동맥과 함께 가며 이름도 같다. Ureter가 아래로 내려감에 따라 caval node 및 aortic node와 같은 lumbar node, common iliac node, external iliac node, internal iliac lymph node의 순서대로 lymph가 유입된다(그림 3.12).

Ureter의 신경지배. Ureter에는 renal plexus, aortic plexus, superior hypogastric plexus, inferior hypogastric plexus 등 근처에 있는 autonomic plexus에서 나온 가지가 분포한다. Ureter는 pelvic pain line보다 위에 있다(그림 3.6, 3.24). 따라서 ureter의 통각섬유는 sympathetic fiber를 타고 거꾸로 T11~L1 또는 L2의 spinal ganglia와 spinal cord segment로 들어간다(그림 3.17).

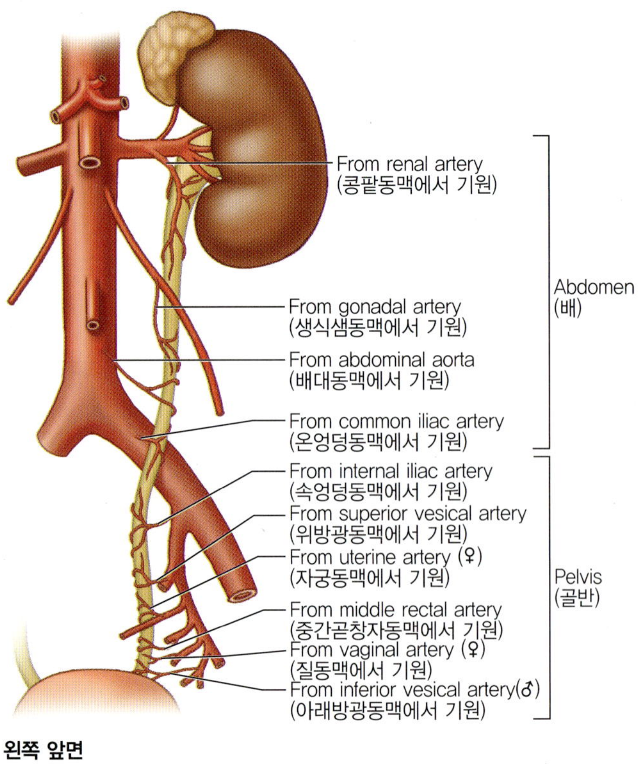

그림 3.16. Ureter(요관)의 혈액공급.

임상해부학

Ureteric Calculi(요관결석)

Ureteric calculi(요관결석증)가 생기면 완전한 또는 간헐적인 *obstruction of urinary flow*(요로폐쇄)가 생길 수 있다. 원인이 되는 결석은 ureter의 어디에도 걸릴 수 있지만, 가장 자주 걸리는 곳은 아래와 같이 비교적 좁아져 있는 부분이다. (1) Ureter와 renal pelvis(콩팥깔때기)의 연결부, (2) Ureter가 external iliac artery와 pelvic brim을 건너가는 지점, (3) Ureter가 bladder의 벽을 통과하는 곳.

결석이 있을 때는 통증이 아주 극심한데, 결석의 위치, 종류, 크기, 질감에 따라 다르다. Ureteric calculi를 제거하려면 open surgery(개방성수술), endoscopy(내시경), **lithotripsy**(쇄석술)를 이용한다. Lithotripsy란 충격파를 사용하여 결석을 작은 조각으로 부수는 것인데, 이렇게 하면 소변을 통해 빠져나가게 된다.

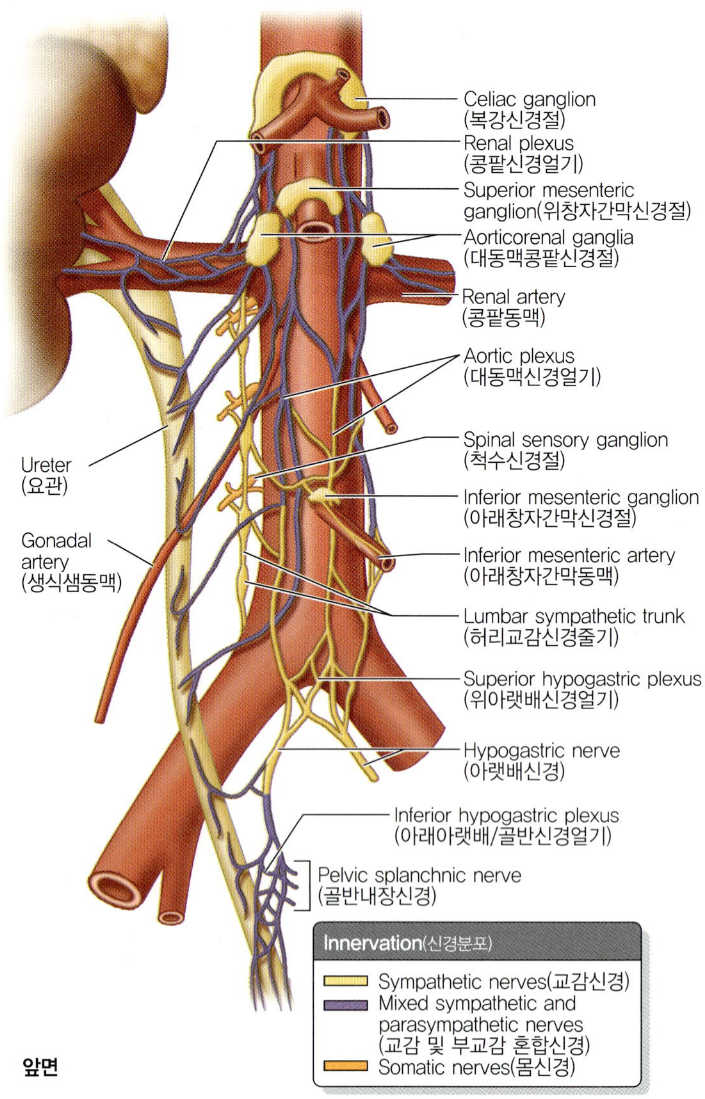

그림 3.17. Ureter(요관)의 Innervation(신경분포).

URINARY BLADDER(방광)

Urinary bladder는 강한 근육벽이 빈 공간을 둘러싸는 기관이다. 아무것도 차 있지 않을 때는 lesser pelvis에 있으며, 앞부분은 pubic bone 바로 위에 위치한다. Bladder와 이들 뼈 사이에는 잠재적인 *retropubic space*(두덩뒤공간)가 있으며, pelvic floor 위에 놓여 있는 부분에서는 peritoneum의 아래쪽에 있다(그림 3.18~3.20). Bladder는 extraperitoneal subcutaneous fatty tissue(복막바깥지방조직) 안에 있어 비교적 움직임이 자유롭다. 다만, neck(방광목)은 그렇지 않은데, 이는 lateral ligament of bladder, tendinous arch of pelvic fascia, 특히, 남성에서는 *puboprostatic ligament*(두덩전립샘인대), 여성에서는 *pubovesical ligament*(두덩방광인대)에 의해 단단히 고정되어 있기 때문이다. 소변이 차게 되면서 bladder는 anterior abdominal wall의 extraperitoneal fatty tissue(복막바깥지방조직)로 점점 상승하여 greater pelvis까지 들어가게 된다. 완전히 가득 찬 bladder는 umbilicus(배꼽) 높이까지 올라가기도 한다.

비어 있을 때 bladder는 4면체에 가깝고, 바깥에서 구분할 수 있는 apex, body, fundus, neck이 관찰된다. 네 개의 면은 superior surface가 하나, inferolateral surface가 둘, posterior surface가 하나이다(그림 3.19). **Apex of bladder**(방광꼭대기; anterior end)는 pubic symphysis의 위모서리를 향하고 있다. **Fundus of bladder**(방광바닥; **base**)는 apex의 반대쪽이며, 조금 볼록한 posterior wall로 이루어진다. **Body of bladder**(방광몸통)는 apex와 fundus 사이의 부분이다. 여성에서는, fundus가 vagina의 앞벽과 아주 가깝다. 남성에서는, rectum과 가깝다. **Neck of bladder**(방광목)는 fundus와 inferolateral surface가 아래쪽에서 만나는 부위이다.

Bladder bed(방광침대)는 양쪽으로 pubic bone과 obturator internus와 levator ani muscle을 덮는 fascia, 뒤쪽으로는 rectum 혹은 vagina로 구성된다(그림 3.19, 3.20). Bladder는 loose connective tissue인 vesical fascia(방광근막)로 덮여 있다. Peritoneum에 덮여 있는 부분은 superior surface 뿐이다.

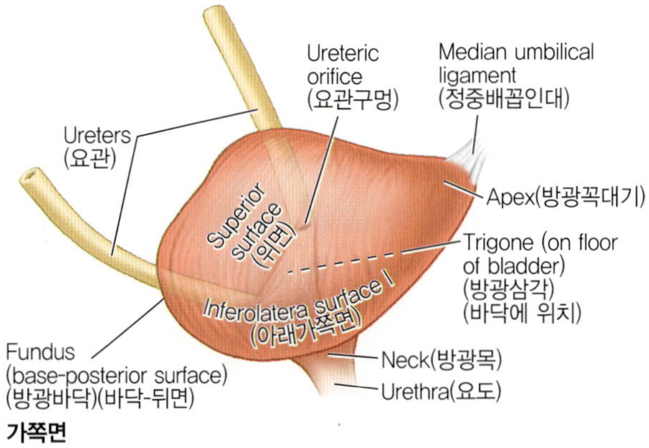

그림 3.19. Urinary bladder(방광)의 표면.

Bladder의 벽 대부분을 이루고 있는 것은 **detrusor muscle**(방광배뇨근)이다(그림 3.20A). 이 근육섬유가 남성의 neck of bladder에서는, 불수의근육인 **internal urethral sphincter**(속요도조임근)가 된다(그림 3.18). 이 sphincter는 ejaculation이 일어나는 동안 bladder로 semen이 들어가는 retrograde ejaculation(역방향사정)이 일어나지 않게 한다. 섬유 중 일부는 방사상으로 퍼져 **internal urethral orifice**(속요도구멍)를 여는데 기여하기도 한다. 남성에서, neck of bladder의 근육섬유는 prostate(전립샘)의 섬유근육조직과 이어지지만, 여성에서는 urethra(요도) 벽의 근육섬유와 이어진다.

Ureteric orifice(요관구멍)와 internal urethral orifice는 **trigone of bladder**(방광삼각)의 꼭지점에 위치한다(그림 3.20). Ureteric orifice는 detrusor muscle의 고리로 둘러싸이며, 이들은 bladder가 수축할 때, 소변이 ureter로 역류하는 것을 막는다. **Uvula of bladder**(방광목젖)는 trigone에서 internal urethral orifice로 조금 융기한 부분을 가리킨다.

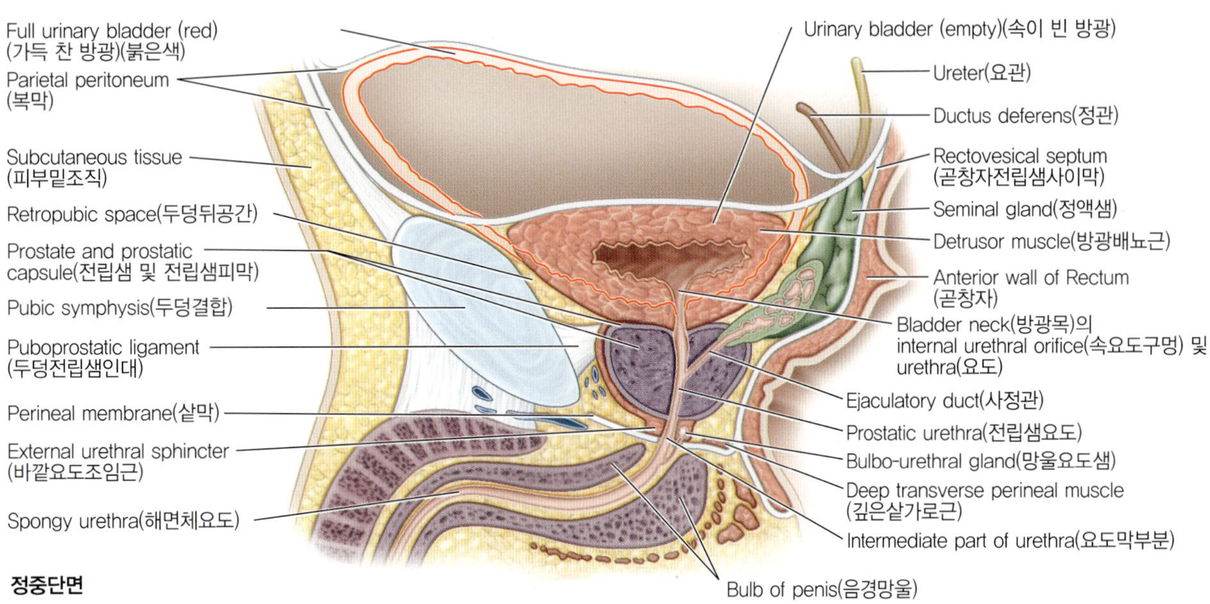

그림 3.18. Bed of bladder(방광침대)와 속이 빈 및 가득 찬 bladder(방광)를 보여주는 남성의 pelvis.

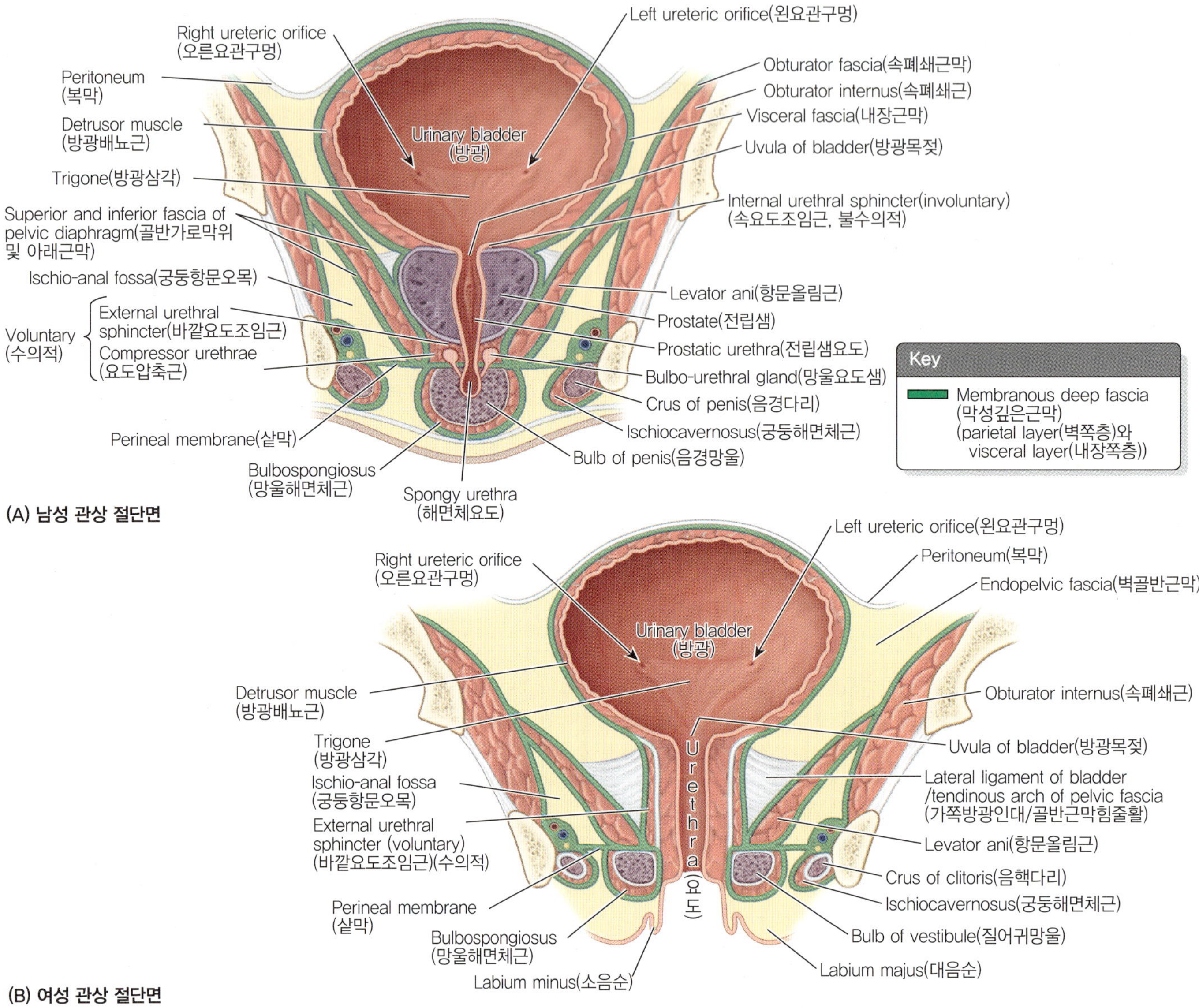

그림 3.20. 골반에 위치하는 urethra가 지나가는 평면으로 절단한 남성(A) 및 여성(B)의 pelvis.

Bladder의 혈액분포. Bladder에 혈액을 공급하는 주요 동맥은 **internal iliac artery**(속엉덩동맥)의 가지들이다(그림 3.11A,D; 표 3.5). Superior vesical artery(위방광동맥)는 bladder의 앞위쪽 부분에 분포한다. 남성에서 fundus와 neck에는 *inferior vesical artery*(아래방광동맥)가 분포한다(그림 3.21). 하지만 여성에서는 이 혈관이 없는 대신 *vaginal artery*(질동맥)가 있어, 여기에서 bladder의 뒤아래쪽에 작은 가지들을 보낸다. 이외에도 obturator artery와 inferior gluteal artery에서 나온 작은 동맥가지가 bladder에 분포하기도 한다.

Bladder(방광)**의 정맥**은 동맥과 이름이 같으며 internal iliac vein으로 들어가는 가지들이다. 남성에서는 *vesical venous plexus*(방광정맥얼기)가 *prostatic venous plexus*(전립샘정맥얼기)와 이어져 있으며(그림 3.21), 이 둘이 합쳐진 plexus가 fundus of bladder, prostate, seminal gland, ductus deferentes, ureter의 아래쪽끝을 모두 둘러싼다. *Prostatic venous plexus*는 *deep dorsal vein of penis*(깊은음경등정맥)에서 혈액을 받기도 한다. *Vesical venous plexus*(방광정맥얼기)로 모인 혈액은 inferior vesical vein을 통해서 internal iliac vein으로 들어간다(그림 3.11B,C). 하지만 일부는 sacral vein을 경유해서 internal *vertebral venous plexus*(속척주정맥얼기)로 들어가기도 한다(4장 참조).

여성에서는, vesical venous plexus가 urethra의 골반부분과 neck of bladder를 둘러싸고 있으며, *dorsal vein of clitoris*(음핵등정맥)에서 혈액을 받아들이고, *vaginal venous plexus*(질정맥얼기) 또는 *utero-vaginal venous plexus*(자궁질정맥얼기)와도 교통한다(그림 3.11B).

남녀 모두에서, bladder의 위면에서 나오는 **lymphatic vessel**(림프관)은 *external iliac lymph node*(바깥엉덩림프절)로 가며(그림 3.22, 3.23; 표 3.6, 3.7), fundus에서 나오는 것은 *internal iliac lymph node*(속엉덩림프절)로 간다. Neck of bladder에서 오는 일부 lymphatic vessel은 sacral lymph node 또는 common iliac lymph node로 가기도 한다.

Bladder의 신경지배. Bladder에 분포하는 *sympathetic fiber*(교감신경섬유)는 T11~L2 또는 L3 spinal cord에서 vesical plexus(방광신경얼기; pelvic plexus의 하나)로 가게 되는데, 주로 hypogastric/pelvic

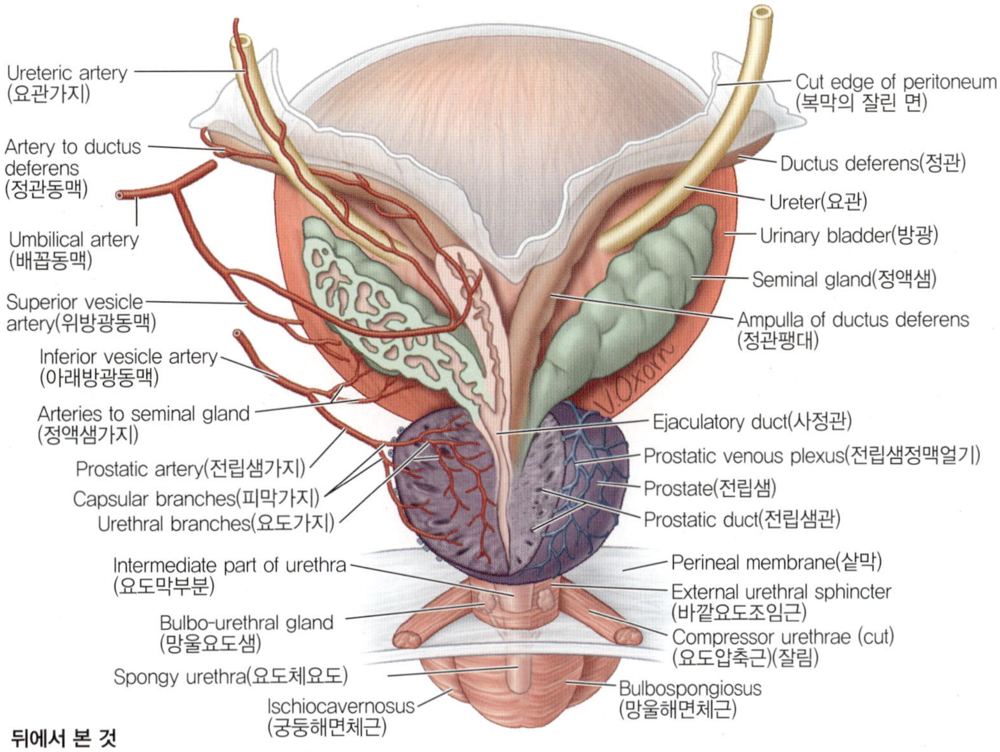

그림 3.21. **남성 pelvis의 genitourinary organ**(비뇨생식기관). 왼쪽에서는, ampulla of ductus deferens(정관팽대), seminal gland(정액샘), prostate(전립샘)를 관상면에서 정중 절단하여, 이들 구조와 bladder(방광)에 분포하는 동맥을 나타내었음.

임상해부학

Suprapubic Cystotomy(두덩위방광창냄술)

Bladder에 소변이 차게 되면서, anterior abdominal wall의 extraperitoneal fatty tissue 안으로 상승한다(그림 3.18). 이때는 bladder가 peritoneum을 사이에 두지 않고 이 벽과 직접 닿는다. 결과적으로, 팽창된 bladder는 peritoneum을 자르거나 peritoneal cavity 안에 들어가지 않고서도 천자가 가능하거나(*suprapubic cystostomy*, 두덩위방광창냄술), 외과적으로 접근하여 indwelling catheter(내재성도관)나 다른 기구를 삽입하는 것이 가능하다.

Rupture of Bladder(방광파열)

가득 찬 bladder는 그 위치가 높아서, anterior abdominal wall 아랫부분의 손상이나 pelvis의 fracture(골절)에 의해서도 파열될 수 있다. Bladder의 윗부분이 파열되면, 빈번히 peritoneum의 파열이 동반되어 소변이 peritoneal cavity 안으로 들어간다. Bladder의 뒤쪽이 파열되면 소변이 peritoneum 아래쪽 경로를 통해 perineum(샅)으로 모이는 것이 일반적이다.

Cystoscopy(방광경검사)

Bladder의 내부와 세 개의 orifice(구멍)는 광원이 갖춰진 튜브형 endoscope(내시경)인 *cystoscope*(방광경)으로 관찰할 수 있다. 이는 urethra(요도)를 통해 bladder로 삽입된다. Cystoscope에는 광원 및 관찰 렌즈, 그리고 집거나, 제거, 절개, cautery(소작, 지짐) 등을 할 수 있는 기구가 부착된다(그림 B3.2).

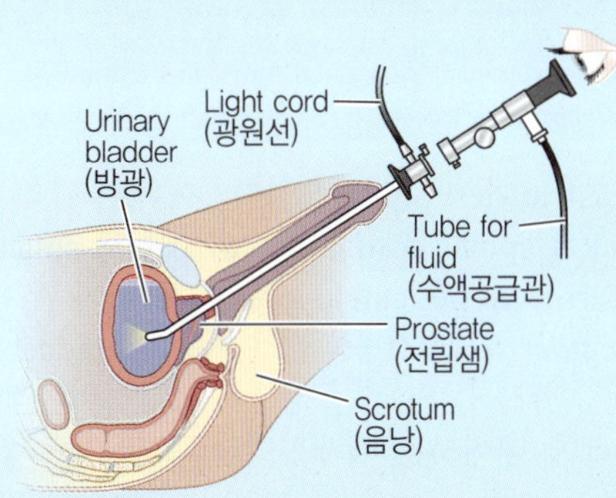

그림 B3.2. Cytoscopy(방광경검사).

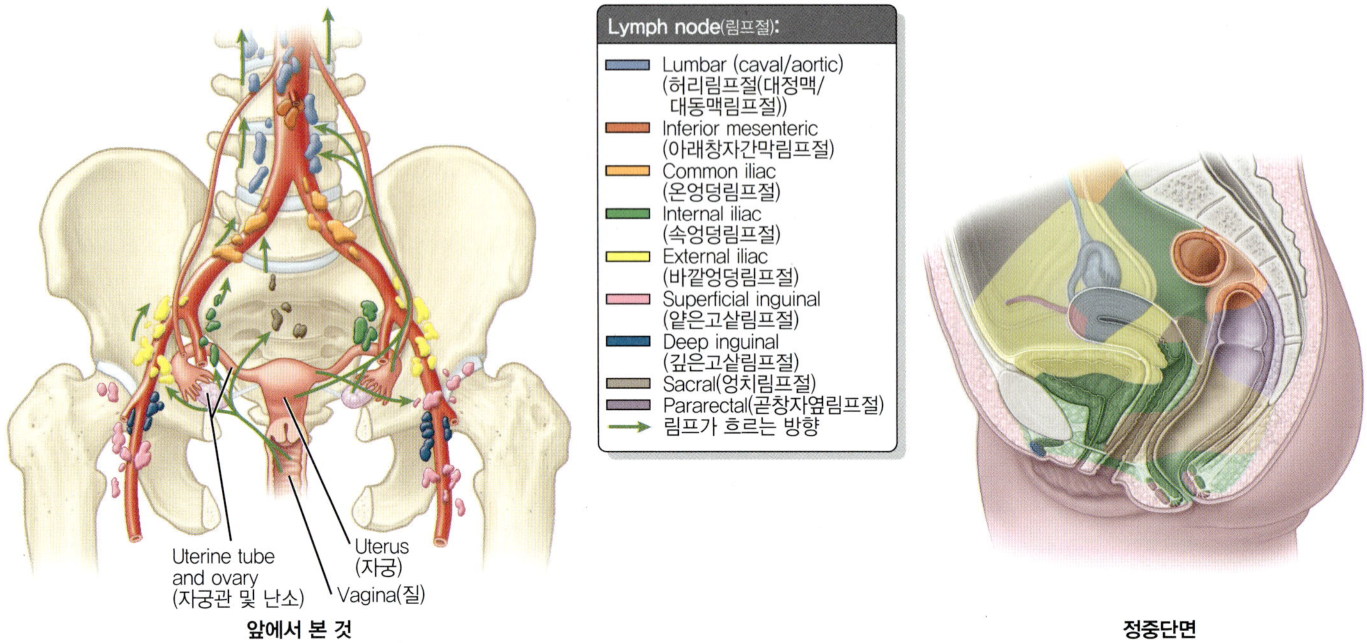

그림 3.22. **여성 pelvis(골반) 및 perineum(샅)의 림프 흐름.**

표 3.6 여성 PELVIS와 PERINEUM의 LYMPHATIC DRAINAGE(림프 흐름)

Lymph Node 그룹	전형적인 유입 부위
Lumbar(허리림프절; ovarian vessel을 따라 위치)	Gonad 및 관련 구조, common iliac node(ovary, isthmus와 intrauterine part를 제외한 uterine tube, fundus of uterus)
Inferior mesenteric (아래창자간막림프절)	Rectum 위쪽끝, sigmoid colon, descending colon, pararectal node
Internal iliac(속엉덩림프절)	Pelvis 아래쪽 구조, deep perineal pouch의 구조, sacral node(base of bladder, pelvis의 ureter 아랫부분, pectinate line 위쪽의 anal canal, rectum, vagina의 중간과 위부분, cervix, body of uterus)
External iliac(바깥엉덩림프절)	Pelvis의 앞위쪽 구조, deep inguinal node(bladder의 윗부분, pelvis의 ureter 윗부분, vagina 윗부분, cervix, body of uterus 아랫부분)
Superficial inguinal(얕은고샅림프절)	Lower limb, 몸통 inferolateral quadrant의 표면, umbilicus 아래쪽의 anterior abdominal wall, gluteal region, superficial perineal pouch의 구조(round ligament가 부착하는 uterus 위가쪽부분, vulva를 포함하는 perineum의 피부, hymen 아래쪽의 ostium of vagina, prepuce of clitoris, peri-anal skin, pectinate line 아래쪽의 anal canal)
Deep inguinal(깊은고샅림프절)	Glans clitoris, superficial inguinal node
Sacral(엉치림프절)	Postero-inferior pelvis의 뒤아래쪽 구조, rectum 아래부분, vagina 아랫부분
Pararectal(곧창자옆림프절)	Rectum 윗부분

plexus와 hypogastric nerve를 경유한다. 이와는 달리 parasympathetic fiber는 sacral spinal cord에서 나와 pelvic splanchnic nerve를 경유하여 inferior hypogastric plexus로 가게 된다(그림 3.24). *Parasympathetic fiber*(부교감신경섬유)의 기능은 bladder wall에 있는 detrusor muscle(방광배뇨근)의 운동 성분을 담당하며, 남성의 internal urethral sphincter에 대해서는 억제성이다. 그러므로 팽창으로 인해 visceral afferent fiber가 자극을 받으면, 남성에서는 detrusor가 수축하고, internal sphincter가 이완하여 소변이 urethra로 흐르게 된다. Toilet training(배변훈련)은 배뇨를 해도 좋을 상황까지 이 reflex를 억제하는 것이다. Sympathetic nerve는 ejaculation(사정)을 유발하는 동시에 internal urethral sphincter의 수축을 일으켜서, semen이 bladder로 역류하지 않게 한다.

*Bladder*의 *sensory fiber*는 내장성이다. 지나친 팽창 등으로 인한 bladder 아래쪽의 reflex afferent(반사들섬분)와 pain afferent(통각들섬분)는 parasympathetic fiber를 타고 간다. Bladder의 윗면은 peritoneum에 덮여 있기 때문에 pelvic pain line의 위쪽에 있어서, bladder 위면의 통각섬유는 sympathetic fiber를 따라 거꾸로 올라간다.

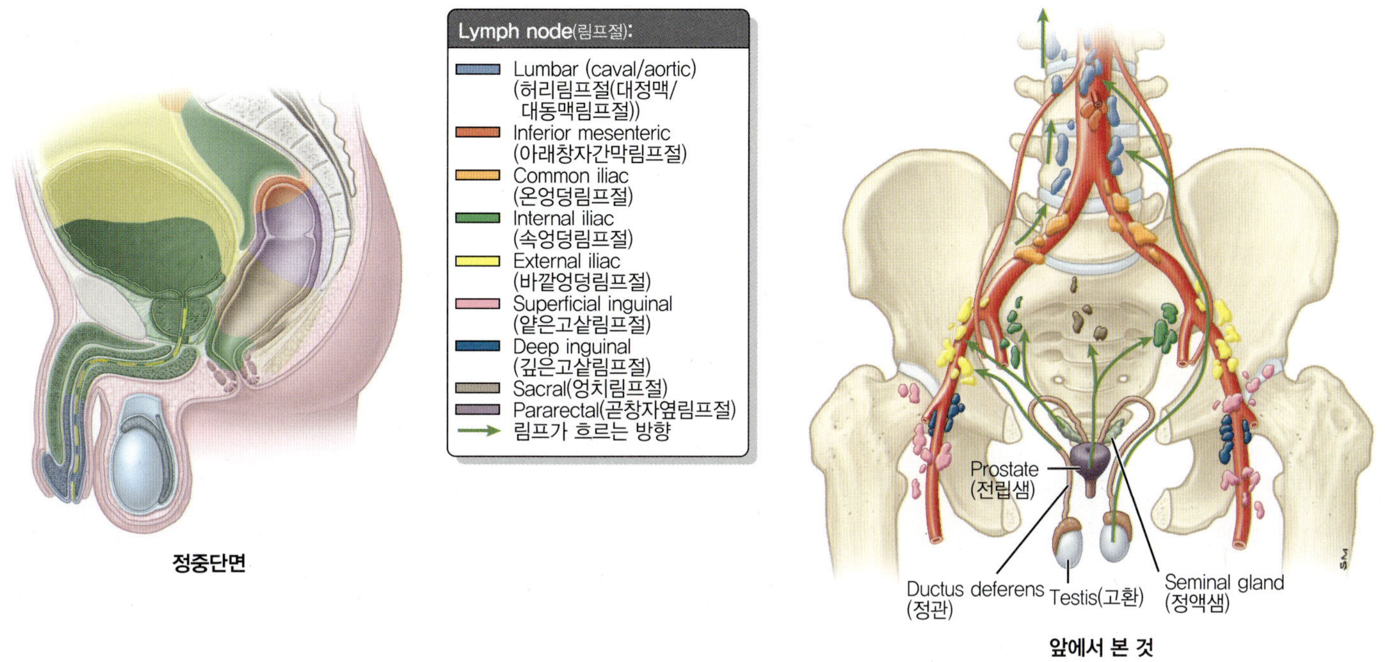

그림 3.23. 남성 pelvis(골반) 및 perineum(샅)의 림프 흐름.

표 3.7 남성 PELVIS와 PERINEUM의 LYMPHATIC DRAINAGE(림프 흐름)

Lymph Node 그룹	전형적인 유입 부위
Lumbar (허리림프절; testicular vessel 근처에 위치)	Urethra, testis, epididymis
Inferior mesenteric(아래창자간막림프절)	Rectum의 위쪽끝, sigmoid colon, descending colon, pararectal node
Internal iliac(속엉덩림프절)	External iliac lymph node, internal iliac lymph node
External iliac(바깥엉덩림프절)	Pelvis 아래쪽 구조, deep perineal pouch의 구조, sacral node(prostatic urethra, prostate, base of bladder, pelvis의 ureter 아랫부분, seminal gland 아랫부분, cavernous body, pectinate line 위쪽의 anal canal, rectum 아랫부분)
Superficial inguinal(얕은고샅림프절)	Lower limb, 몸통 inferolateral quadrant의 표면, umbilicus 아래쪽의 abdominal wall, gluteal region, superficial perineal pouch의 구조(perineum의 피부, penis의 피부와 prepuce, scrotum, peri-anal skin, pectinate line 아래쪽의 anal canal)
Deep inguinal(깊은고샅림프절)	Glans penis, superficial inguinal node, distal spongy urethra
Sacral(엉치림프절)	Pelvis 뒤아래쪽 구조, rectum 아랫부분
Pararectal(곧창자옆림프절)	Rectum 윗부분

FEMALE URETHRA(여성요도)

Female urethra는 짧고 urinary bladder의 *internal urethral orifice*(속요도구멍)에서 앞아래쪽으로 내려와, pubic symphysis의 뒤쪽과 아래쪽을 지나 vestibule of vagina(질어귀)에 있는 *external urethral orifice*(바깥요도구멍)로 열린다(그림 3.20B). Urethra는 vagina의 앞에 위치하며, 축은 서로 평행하다. Urethra는 vagina와 함께 pelvic diaphragm(골반가로막), external urethral sphincter(바깥요도조임근), perineal membrane(샅막)을 통과한다. Urethral gland(요도샘)는 특히 그 위쪽 부분에 존재한다. **Paraurethral gland**(요도곁샘)는 prostate와 상동기관이다. 이들 gland는 para-urethral duct(요도곁관)를 공유하며 이것은 external urethral orifice 가까이에 양쪽 것이 각각 열린다. Urethra의 아래쪽 절반은 perineum에 있으며 이를 기술할 때 함께 설명하기로 한다.

Female Urethra의 혈관분포. 혈액 공급은 *internal pudendal artery*(속음부동맥)와 *vaginal artery*(질동맥)에 의해 이루어진다(그림 3.11A; 표 3.5). 정맥은 동맥과 함께 지나가며 이름이 동일하다. Urethra에서 나가는 lymphatic vessel은 대부분 *sacral node*(엉치림프절)와 *internal iliac lymph node*(속엉덩림프절)로 들어간다(그림 3.22; 표 3.6). *Inguinal lymph node*(고샅림프절)로 들어가는 것도 조금 있다.

Female Urethra의 신경지배. Urethra에 분포하는 신경은 *vesical nerve plexus*(방광신경얼기)와 *pudendal nerve*(음부신경)에서 기원한다(그림 3.24). 남성과 여성은 유사하지만, 여성에서는 prostatic plexus

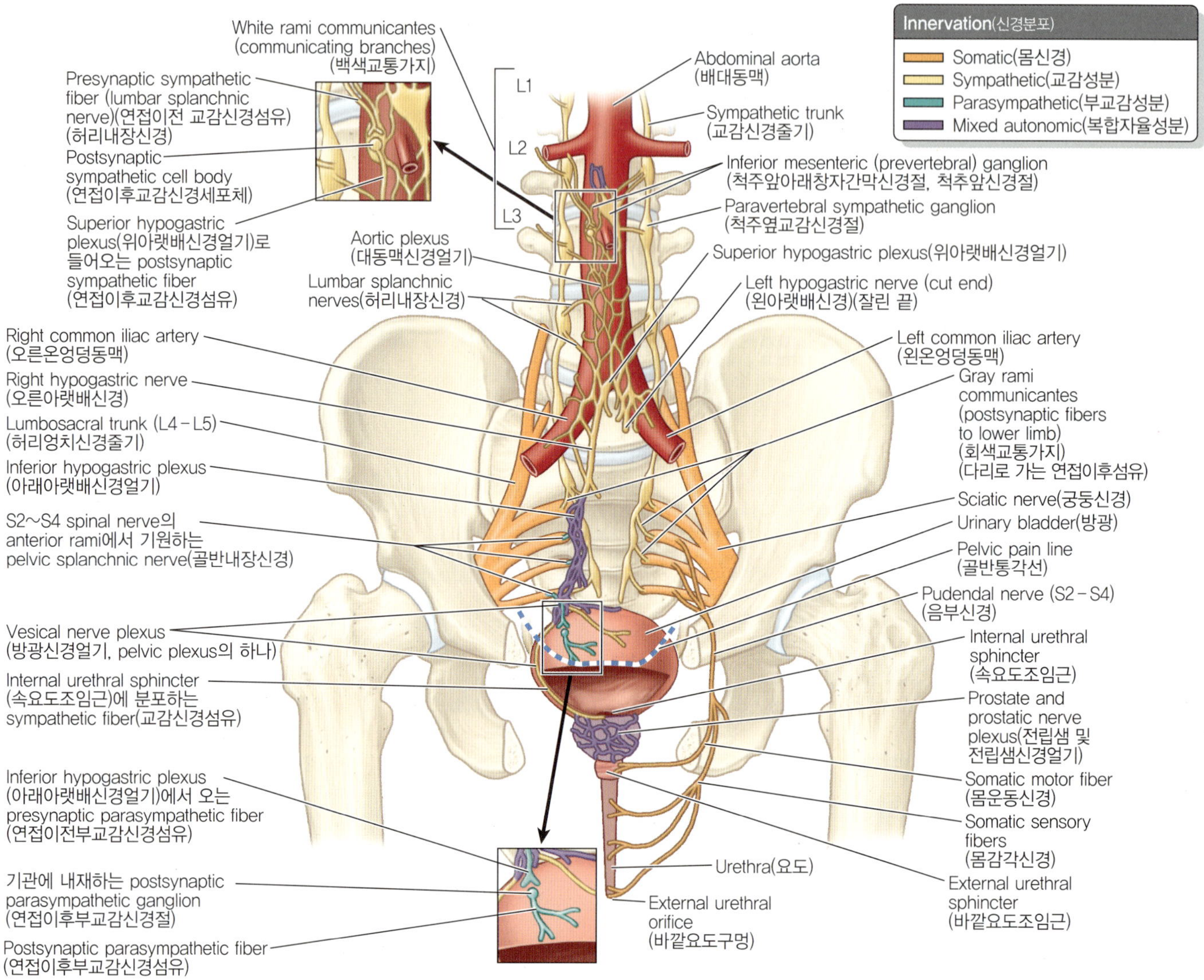

그림 3.24. Urinary bladder(방광) 및 urethra(요도)의 innervation(신경분포).

(전립샘신경얼기)와 internal urethral sphincter(속요도조임근)가 없다. Urethra 대부분에서 기원한 visceral afferent는 *pelvic splanchnic nerve*(골반내장신경)를 경유하지만 pudendal nerve를 통해서 somatic afferent가 분포하기도 한다.

MALE URETHRA(남성요도)

Male urethra는 근육으로 이루어진 관으로서, 소변을 urinary bladder의 *internal urethral orifice*(속요도구멍)에서 glans penis(음경귀두)의 끝에 있는 *external urethral orifice*(바깥요도구멍)까지 운반하여 바깥으로 배출한다(그림 3.24). Urethra는 또한 sperm(정자)과 생식샘의 분비물로 이루어진 semen(정액)의 배출구가 되기도 한다. 설명의 편의를 위해, urethra는 네 개의 부분으로 나누는데, intramural part of urethra(방광벽부분; preprostatic urethra, 전립샘앞부분), prostatic urethra(전립샘부분), intermediate part of urethra(중간부분; membranous urethra), 막부분, spongy part of urethra(해면체부분; penile urethra)이다(그림 3.20A, 3.25; 표 3.8).

Intramural part of male urethra(방광벽부분)는 sympathetic nerve의 지배를 받는 smooth muscle로 이루어진 internal urethral sphincter에 둘러싸인다(그림 3.26). 이 sphincter는 semen이 bladder로 역류하는 retrograde ejaculation이 일어나지 않게 한다. Prostatic urethra는 prostate에 둘러싸인다. *Intermediate part of male urethra*(중간부분)는 somatic nere의 지배를 받는 voluntary muscle로 이루어진 external urethral sphincter가 감싸고 있다. 이 근육의 tonic contraction(긴장수축)과 phasic contraction(위상성수축)으로 말미암아 urinary continence(배뇨자제)가 주로 조절된다. 하지만 urethra를 압박하는 데에는 다른 근육도 기여한다(그림 3.26). 두 sphincter의 작용을 모두 억제해야만 urination(배뇨)이 가능하다.

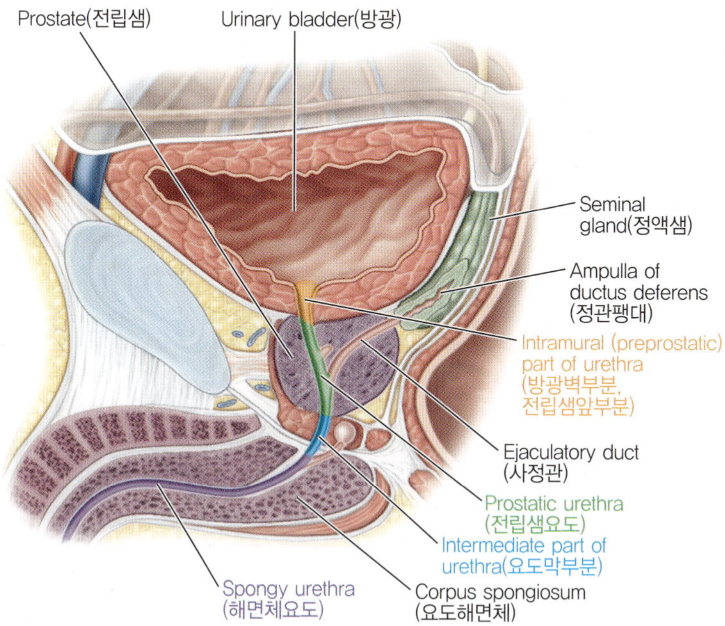

그림 3.25. 남성 urethra(요도)의 부분.

Male Urethra의 혈관분포. Intramural part of urethra와 prostatic urethra에는 *inferior vesical artery*(아래방광동맥)의 *prostatic branch*(전립샘가지)와 *middle rectal artery*(중간곧창자동맥)가 분포한다(그림 3.11D; 표 3.5). Intermediate part와 spongy part에는 *internal pudendal artery*(속음부동맥)가 분포한다. **Vein**(정맥)은 동맥과 함께 지나가며 이름이 비슷하다. **Lymphatic vessel**(림프관)은 주로 *internal iliac lymph node*(속엉덩림프절)로 이어지지만(그림 3.23; 표 3.7), 일부는 *external iliac lymph node*(바깥엉덩림프절)로 들어가기도 한다. Spongy urethra의 lymphatic vessel는 *deep inguinal lymph node*(깊은고샅림프절)로 들어간다.

Male Urethra의 신경지배. 남성의 urethra에는 sympathetic fiber, parasympathetic fiber, visceral afferent fiber가 혼합된 **prostatic nerve plexus**(전립샘신경얼기)의 가지들이 분포한다(그림 3.24). Vesical plexus(방광신경얼기)가 아래로 연장된 구조인 이 prostatic plexus는 pelvic plexus(골반신경얼기) 중 하나로서, inferior hypogastric plexus(아래아랫배신경얼기)가 특정한 기관에 연장되어 분포하는 것이다.

표 3.8 MALE URETHRA의 부분

부분	길이(cm)	위치	특징
Intramural part(방광벽부분; preprostatic part)	0.5~1.5	거의 수직으로 neck of bladder를 지나감	nternal urethral sphincter에 둘러싸임, bladder가 차 있는 정도에 따라 지름과 길이에 있어 변화가 큼
Prostatic urethra(전립샘요도)	3.0~4.0	Prostate 앞부분을 관통, 앞으로 오목한 유연한 곡선을 이루며, external urethral sphincte의 수직 부분인 홈통 같은 rhabdosphincter가 앞벽을 구성	가장 넓고 잘 늘어나는 부분, urethral crest, seminal colliculus가 관찰되고, prostatic duct가 열리는 prostatic sinus가 양쪽에 위치, ejaculatory duct가 seminal colliculus로 열리므로, 이 부분에서 urinary tract와 reproductive tract가 연결
Intermediate part(중간부분; membranous urethra, 막요도)	1.0~1.5	Deep perineal pouch를 통과, external urethral sphincter의 circular fiber가 둘러쌈, perineal membrane을 관통	가장 좁고, external urethral orifice를 제외하고 가장 안 늘어나는 부분
Spongy urethra(해면체요도)	~15	Corpus spongiosum을 뚫고 지나감, bulb of penis의 시작 부위에서 넓어졌다가 glans penis 안의 navicular fossa에서 다시 한번 넓어짐	가장 길고 유연한 부분, bulbo-urethral gland가 bulbous part로 열림, 먼쪽에서는 urethral gland가 작은 urethral lacuna를 통해 urethra로 열림

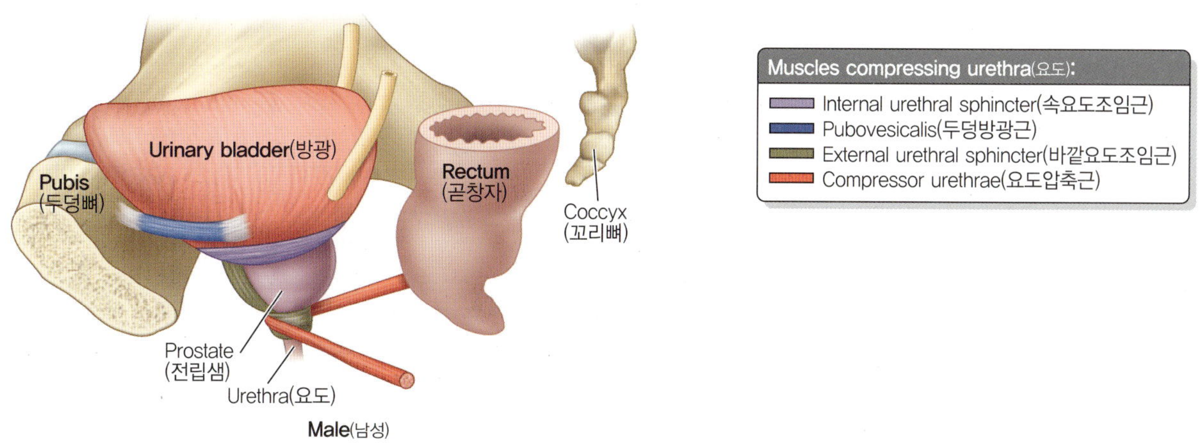

그림 3.26. 남성 urethra(요도)를 압박하는 근육.

Male Internal Genital Organ(남성속생식기관)

남성의 internal genital organ에는 testis(고환), epididymis(부고환), ductus deferens(정관), seminal gland(정액샘), ejaculatory duct(사정관), prostate(전립샘), bulbourethral gland(망울요도샘)가 포함된다(그림 3.14). Testis와 epididymis는 2장에 기술되어 있다.

DUCTUS DEFERENS(정관)

Ductus deferens(정관; vas deferens)는 duct of epididymis(부고환관)가 연장된 것이다(2장 참조). Ductus deferens의 특징은 다음과 같다(그림 3.14, 3.21):

- Testis(고환)의 inferior pole(아래끝)에 있는 tail of epididymis(부고환꼬리)에서 시작한다.
- Spermatic cord(정삭) 안에서 상승한다.
- Inguinal canal(고샅굴)을 통과한다.
- External iliac vessel을 건너서 pelvis로 들어온다.
- Pelvis의 가쪽벽을 통과하여 parietal peritoneum의 바깥에 위치한다.
- Duct of seminal gland(정액샘관)와 합쳐져서 *ejaculatory duct*(사정관)가 되며 끝난다

Ductus deferens의 전체 길이를 따라 peritoneum과의 사이에는 어떠한 구조도 끼어 있지 않다. Ductus는 bladder의 posterolateral angle 가까이에서 ureter의 위를 가로지르며, ureter와 peritoneum 사이를 지나 fundus of urinary bladder(방광바닥)에 도달한다. Ductus deferens는 bladder 뒤를 지나면서 처음에는 seminal gland(정액샘)의 위에 있다가, ureter와 seminal gland의 안쪽을 내려온다. 여기에서, ductus deferens는 **ampulla of ductus deferens**(정관팽대)라는 팽대부를 형성하면서 끝나게 된다. Ductus는 이후에 다시 작아져서 duct of seminal gland와 만나 **ejaculatory duct**(사정관)를 형성한다.

Ductus Deferens의 혈관분포. 작은 혈관인 *artery to ductus deferens*(정관동맥)는 대개 superior vesical artery나 때로는 inferior vesical artery에서 기원하며 testis까지 ductus deferens를 따라간다(표 3.5). 이 동맥은 testis의 뒤쪽에서 testicular artery(고환동맥)와 연결되면서 끝난다. 정맥도 동맥과 함께 가며 이름이 비슷하다. Ductus deferens에서 나온 lymphatic vessel은 *external iliac lymph node*(바깥엉덩림프절)로 들어간다(그림 3.23; 표 3.7).

SEMINAL GLAND(정액샘)

Seminal gland(seminal vesicle, 정낭)는 길쭉하고 fundus of bladder와 rectum 사이에 위치한다(그림 3.25). Seminal gland는 prostate 위쪽에 비스듬히 놓여 있다. 이 gland는 sperm을 저장하고 있는 것이 아니라, sperm이 ejaculatory duct와 urethra를 통과할 때 sperm과 혼합될 끈끈한 alkaline fluid를 생산한다. 이 분비물은 semen의 주된 성분이다(65~70%). Seminal gland의 위쪽 끝은 peritoneum에 덮여 있고, ureter의 뒤쪽에 있다. 여기에서는 *rectovesical pouch*(곧창자방광오목)의 peritoneum이 rectum과의 사이를 분리한다(그림 3.6; 표 3.2). Seminal gland의 아래쪽 끝은 rectum과 아주 가깝게 위치하며, 그 사이에 놓여 있는 것은 rectovesical septum(곧창자전립샘사이막)뿐이다.

Seminal Gland의 혈관분포. Seminal gland에 분포하는 동맥은 *inferior vesical artery*(아래방광동맥)와 *middle rectal artery*(중간곧창자동맥)에서 기원한 가지이다(표 3.5). 정맥은 동맥과 함께 가며 이름이 비슷하다. Iliac lymph node는 seminal gland에서 나온 lymph를 받는다. *External iliac node*(바깥엉덩림프절)는 윗부분에서 받고 *internal iliac lymph node*(속엉덩림프절)는 아랫부분에서 받는다(표 3.7).

임상해부학

Sterilization of Male(남성피임)

남성 피임의 일반적 방법은 *vasectomy*(정관수술)로 많이 알려져 있는 **deferentectomy**(정관절제술)이다. 이 수술을 할 때는, scrotum의 윗부분에 절개선을 만들고 이를 통하여 ductus deferens의 일부를 ligation(결찰)하거나 잘라서 제거한다. 그러므로 수술 후에 seminal gland, prostate, bulbourethral gland(망울요도샘)에서 분비된 ejaculated fluid(사정액)에는 sperm(정자)이 존재하지 않는다. 배출되지 않은 sperm은 epididymis와 ductus deferens의 몸쪽 부분에서 퇴화되어 사라진다.

EJACULATORY DUCT(사정관)

Ejaculatory duct는 가느다란 관으로서 duct of seminal gland와 ductus deferens가 만나서 형성된다(그림 3.21, 3.25). Ejaculatory duct는 neck of bladder에서 기원하여 prostate의 뒷부분에서 앞아래쪽으로 통과하는 부위에서 서로 가깝게 지나간다. 두 관은 서로 모여서 prostatic utricle(전립샘소실) 출구의 위나 안에 있는 틈새같은 구멍으로 열린다(그림 3.28). Ejaculatory duct가 끝난 후에는 prostatic urethra에서 prostatic secretion이 seminal fluid와 혼합된다.

Ejaculatory Duct의 혈관분포. 대개 superior vesical artery의 가지이거나, 흔히 inferior vesical artery에서 분지하는 *artery to ductus deferens*(정관동맥)가 ejaculatory duct에도 분포한다(표 3.5). 정맥은 *prostatic venous plexus*(전립샘정맥얼기)와 *vesical venous plexus*(방광정맥얼기)로 들어간다. Lymphatic vessel은 *external iliac lymph node*(바깥엉덩림프절)로 들어간다(표 3.7).

PROSTATE(전립샘)

호두만한 크기의 **prostate**는 *prostatic urethra*(전립샘요도)를 둘러싸고 있다(그림 3.25, 3.27). Glandular part는 prostate의 2/3 정도를 차지하고, 나머지 1/3은 섬유 및 근육으로 이루어진다. 질긴 **fibrous capsule of prostate**(전립샘피막) 안에는 prostatic nerve plexus와 prostatic venous plexus로 연결되는 신경과 정맥이 지나간다. 이 capsule은 pelvic fascia의 visceral layer에 둘러싸여서, 섬유성의 *prostatic sheath*(전립샘집)가 되는데, 얇은 앞부분은 앞가쪽으로 *puboprostatic ligament*(두덩전립샘인대)와 이어지며, 뒷부분은 밀집되어 *rectovesical septum*(곧창자전립샘사이막)과 이어진다.

Prostate의 특징은 다음과 같다(그림 3.27B).

- **Base**(전립샘바닥; superior aspect)는 neck of bladder와 아주 가깝게 위치한다.

- **Apex**(전립샘꼭대기; inferior aspect)는 urethral sphincter와 deep perineal muscle의 위를 덮는 근막과 닿아 있다.
- 근육성의 **anterior surface**(앞면)는 대부분 가로로 배열된 근육섬유가 세로로 홈이 파진 hemisphincter(횡문조임근; rhabdosphincter)를 형성하고 있는데, 이것은 urethral sphincter의 일부로서, pubic symphysis와는 retropubic space(두덩뒤공간)에 있는 retroperitoneal fat(복막뒤지방조직)에 의해 분리되어 있다(그림 3.18).
- **Posterior surface**(뒤면)는 ampulla of rectum(곧창자팽대)과 근접하다.
- **Inferolateral surface**(아래가쪽면)는 levator ani와 가까이 위치한다.

해부학적으로 명확히 구분이 가지는 않지만, **prostate**의 **lobe**(엽)과 **lobule**(소엽)을 아래에 설명하였다(그림 3.27A).

- **Isthmus of prostate**(전립샘잘록; anterior muscular zone, 과거의 anterior lobe)는 urethra의 앞에 놓여 있다. 이는 주로 근육으로 이루어지며, urethral sphincter muscle이 위로 연장된 것이다.
- **Right lobe**(오른엽)과 **left lobe**(왼엽)은 peripheral zone(가장자리지역)이라고도 하는데, 각각은 다시 urethra 및 ejaculatory duct와의 위치에 따라 동심원의 두 개의 띠를 이루는 4개의 뚜렷하지 않은 *lobule*(소엽)로 나뉜다.

1. 표면쪽에 위치하는 **inferoposterior lobule**(아래뒤소엽)은 urethra의 뒤쪽과 ejaculatory duct의 아래쪽에 있으며, digital rectal examination을 통해 쉽게 만질 수 있다.
2. 역시 표면에 가까운 **inferolateral lobule**(아래가쪽소엽)은 urethra의 가쪽에 위치하며, prostate의 대부분을 이룬다.
3. **Superomedial lobule**(위안쪽소엽)은 ejaculatory duct 주위를 둘러싸며, inferoposterior lobule에 덮여 있다.
4. Anteromedial lobule(앞안쪽소엽)은 inferolateral lobule에 덮여 있으며, prostatic urethra의 몸쪽부분의 바로 가쪽에 있다.

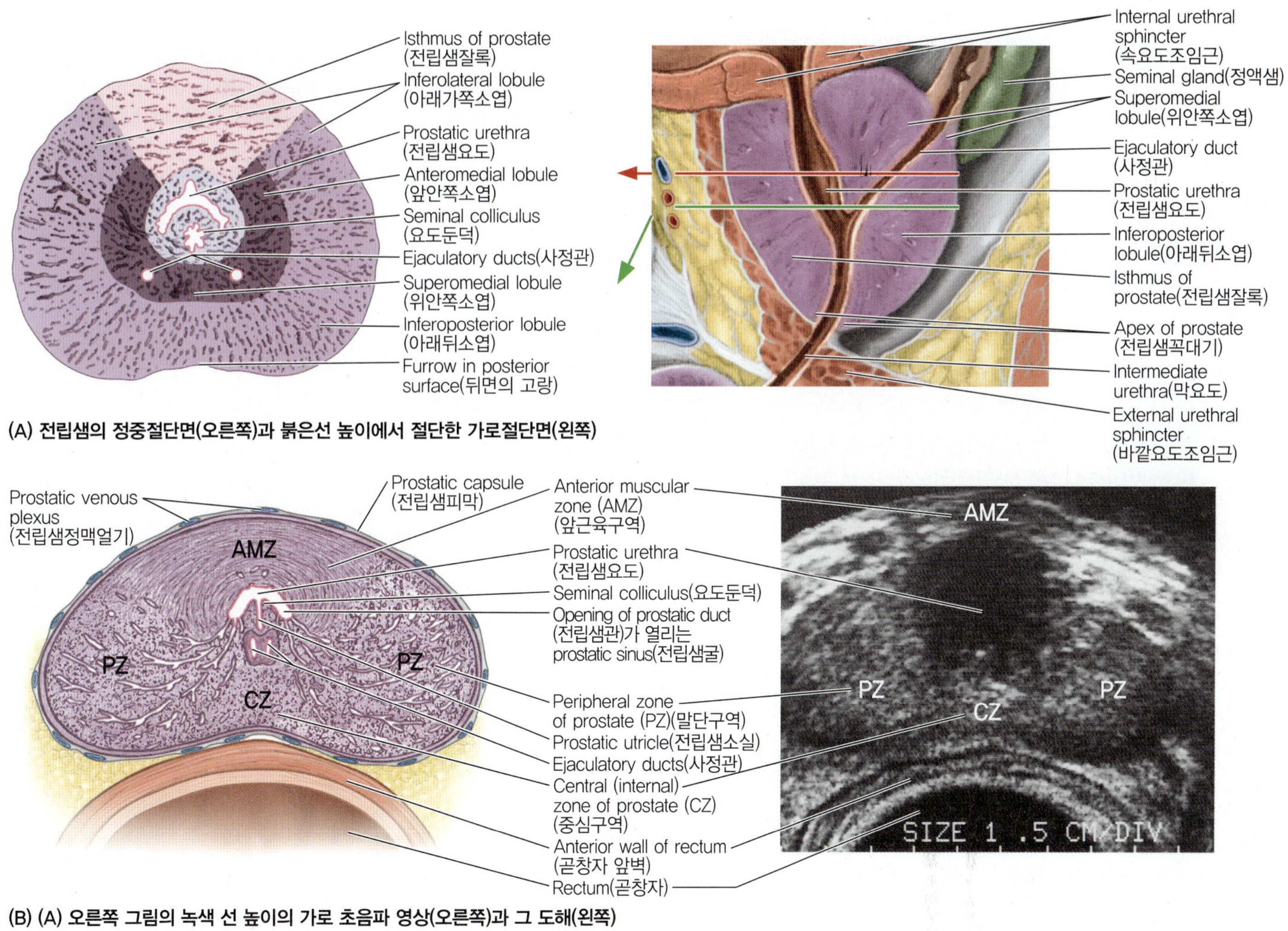

(A) 전립샘의 정중절단면(오른쪽)과 붉은선 높이에서 절단한 가로절단면(왼쪽)

(B) (A) 오른쪽 그림의 녹색 선 높이의 가로 초음파 영상(오른쪽)과 그 도해(왼쪽)

그림 3.27. 단면과 ultrasonographic imaging(초음파영상)**을 통해 나타낸 prostate**(전립샘)**의 lobule**(소엽) **및 zone**(구역)**.**

발생하는 동안 나타나는 middle lobe(중간엽; median lobe)에서 superomedial lobule과 anteromedial lobule이 발생한다. 이 부위는 나이가 듦에 따라 hormone의 자극을 받아 hypertrophy(비대)가 일어나서 **middle lobule**(중간소엽; central zone)을 형성하는 경향이 있다. 이 middle lobule은 internal urethral orifice로 돌출된 *uvula*(방광목젖)의 형성에 어느 정도 관여할 것으로 생각된다(그림 3.28).

Urologist(비뇨기과의사)와 sonographer(초음파검사자)는 prostate를 peripheral zone(가장자리지역)과 central zone(중심지역; internal zone)으로 나눈다(그림 3.27C,D).

Prostatic duct(전립샘관)는 20~30개가 있으며 prostatic urethra 뒤벽의 **seminal colliculus**(요도둔덕) 양쪽에 있는 **prostatic sinus**(전립샘굴)로 주로 열린다(그림 3.28). Prostatic fluid(전립샘액)는 **semen**(정액)의 부피 중 15~30% 정도를 차지한다.

Prostate의 혈관분포. Prostate에 분포하는 **동맥**은 대부분 *internal iliac artery*(속엉덩동맥)의 가지, 특히 *inferior vesical artery*(아래방광동맥)는 물론 *internal pudendal artery*(속음부동맥)와 *middle rectal artery*(중간곧창자동맥)가 분포한다(표 3.5). Prostate의 **정맥**은 모여서 prostate의 옆면과 base에 **prostatic venous plexus**(전립샘정맥얼기)를 형성한다(그림 3.21, 3.27B). 이 plexus는 fibrous capsule of prostate와 prostatic sheath 사이에서 *internal iliac vein*(속엉덩정맥)으로 들어간다. 이 plexus는 위쪽으로 *vesical venous plexus*(방광정맥얼기)와 이어지며, 뒤쪽으로는 *internal vertebral venous plexus*(속척주정맥얼기)와도 이어진다(4장 참조). Prostate의 lymphatic vessel은 주로 *internal iliac node*(속엉덩림프절)로 들어가지만, 일부는 *sacral lymph node*(엉치림프절)로 들어가기도 한다(표 3.7).

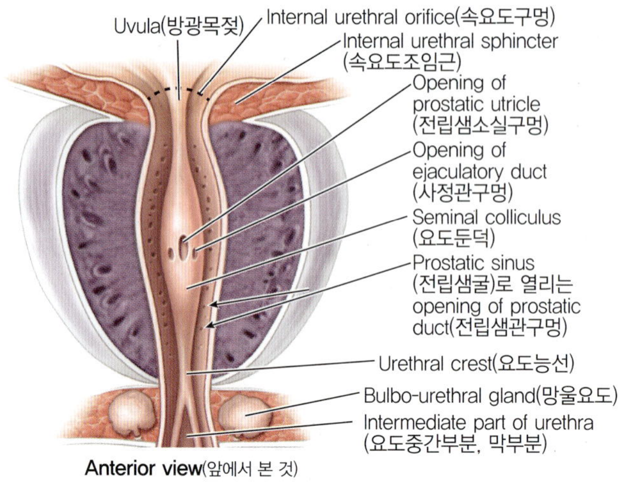

그림 3.28. Prostatic urethra(전립샘요도)의 뒤벽.

BULBO-URETHRAL GLAND(망울요도샘)

완두콩 정도의 크기인 **bulbo-urethral gland**(망울요도샘, Cowper gland)는 두 개가 intermediate part of urethra(중간부분)의 뒤가쪽에 놓여 있는데, 대부분 external urethral sphincter 안에 묻혀 있다(그림 3.20A, 3.21, 3.28). **Duct of bulbo-urethral gland**(망울요도샘관)는 perineal membrane(샅막)을 뚫고 intermediate urethra 근처에서 bulb of penis(음경망울)에 있는 spongy urethra 몸쪽부분에 미세한 구멍을 통해 열린다. 이 gland의 mucus(점액) 비슷한 분비물은 성적으로 흥분하는 동안 urethra로 분비되며, semen의 1% 미만을 차지한다.

임상해부학

Prostatic Enlargement(전립샘비대) , Prostatic Cancer(전립샘암), Prostatectomy(전립샘절제술)

Prostate는 의학적으로 많은 관심을 받는 기관인데, 그 이유는 prostate가 비대해지는 **benign hypertrophy of prostate**(BHP, 양성전립샘비대증)가 중년 남성에 아주 흔하기 때문이다. 비대해진 prostate는 urinary bladder로 돌출하고 prostatic urethra를 일그러뜨려 배뇨가 잘 되지 않게 한다. 가장 커지는 것은 대부분 middle lobule(중간소엽)로서, internal urethral orifice를 막게 된다.

Prostatic cancer(전립샘암)는 55세 이상의 남성에서 흔하다. Cancer는 뒤가쪽부위에서 발생하는 경우가 대부분이다. 이런 경우에는 digital rectal examination(직장손가락검사)을 통해 촉진이 가능하다(그림 B3.3). 악성종양이 발생한 prostate는 단단하고 표면이 울퉁불퉁한 경우가 흔하다. 단계가 진행되면, cancer cell은 iliac lymph node와 sacral lymph node로 전이하고 더 멀리 있는 lymph node나 뼈까지도 가게 된다. Prostatic sheath에 있는 prostatic plexus에는 parasympathetic fiber 섬유가 포함되어 있는데 여기서 penis의 erection을 일으키는 섬유를 운반하는 cavernous nerve(음경해면체신경)가 기원한다. **Prostatectomy**(전립샘절제술)를 시행하려 할 때 가장 관심거리는 수술 후에 impotency(발기부전)가 나타나는가 하는 것이다. Prostate 전체 또는 일부, 또는 비대해진 부분만을 제거하는 경우도 있는데, 이를 *transurethral resection of prostate*(TURP, 요도경유전립샘절제술)라고 한다.

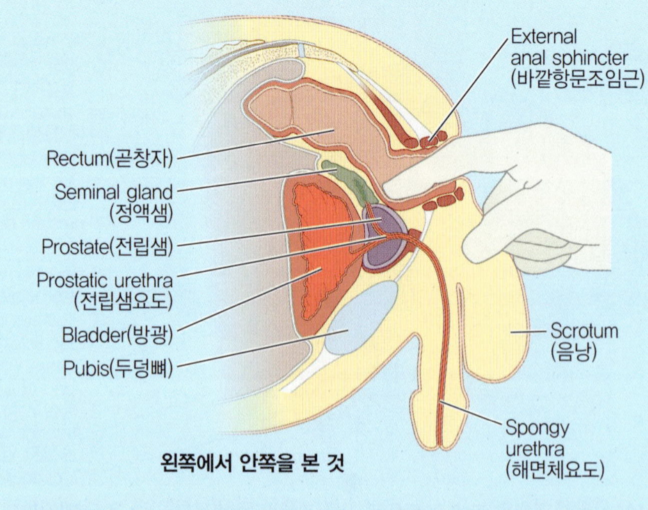

그림 B3.3. Rectum(곧창자)을 통한 prostate(전립샘)의 palpation(촉진).

MALE INTERNAL GENITAL ORGAN(남성속생식기관)의 신경지배

Ductus deferens, seminal gland, ejaculatory duct, prostate에는 척수의 intermediolateral cell column의 cell body에서 기원한 *sympathetic nerve fiber*(교감신경섬유)가 풍부하게 분포한다. 이 신경섬유는 sympathetic trunk에 있는 paravertebral ganglia(척주옆신경절)를 건너서 lumbar splanchnic nerve(허리내장신경; abdominopelvic splanchnic nerve)와 hypogastric plexus, pelvic plexus의 성분이 된다.(그림 3.29). S2-S4 spinal cord에서 오는 *presynaptic parasympathetic fiber*(부교감신경절이전신경섬유)는 pelvic splanchnic nerve를 경유하여 마찬가지로 inferior hypogastric plexus, pelvic plexus에 합류한다. Postsynaptic sympathetic neuron 및 parasympathetic neuron과의 synapse가 이루어지는 곳은 pelvic viscera에 오는 길이나 근처에 있는 plexus에서다. Orgasm(극치감)의 한 요소로서, sympathetic system은 ductus deferens의 수축을 자극하고, 이 수축과 동시에 seminal gland와 prostate gland로부터 나온 분비물은, ejaculation이 일어나는 동안에 sperm을 배출하기 위한 운반체, 즉 semen과 분출력 두 가지를 모두 제공한다. 이에 비해 parasympathetic nerve의 기능은 확실하지 않다. 다만 prostatic nerve plexus의 parasympathetic fiber는 cavernous nerve(음경해면체신경)를 형성하여, penis의 발기조직에 분포하여, erection을 일으킨다.

Female Internal Genital Organ(여성속생식기관)

여성의 internal genital organ에는 vagina(질), uterus(자궁), uterine tube(자궁관), ovary(난소)로 이루어진다.

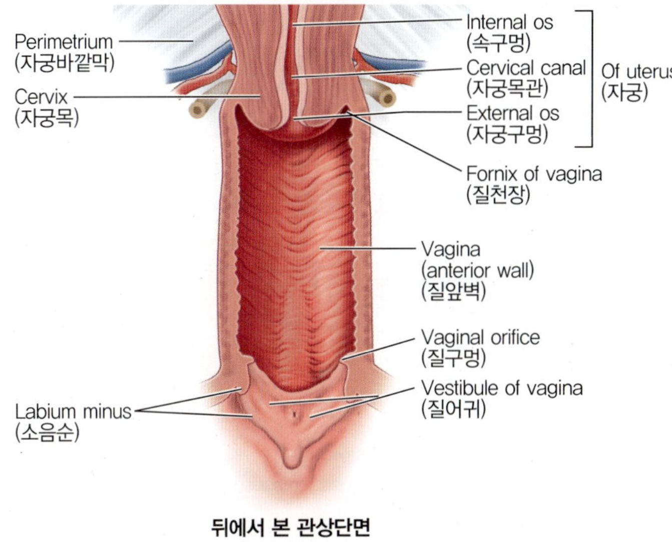

그림 3.30. Vagina(질).

VAGINA(질)

Vagina는 대부분 근육과 막으로 이루어진 관으로서 peritoneum에 덮여 있지 않다. Vagina의 범위는 fornix(질천장)부터 vagina 및 urethra가 열리는 labia minora(소음순) 사이의 틈새인 **vestibule of vagina**(질어귀)까지이다(그림 3.30). Vestibule에는 vaginal orifice(질구멍), external urethral orifice(바깥요도구멍)와 두 개의 greater vestibular gland(큰질어귀샘)의 배출구가 열린다. Vagina의 위쪽 끝은 uterus의 *cervix*(자궁목)를 둘러싼다.

Vagina의 특징은 아래와 같다.

- Menstrual fluid(월경액)가 흐르는 관의 기능을 한다.
- 분만 시에 birth canal(산도)의 아랫부분을 형성한다.
- 성교할 때 penis(음경)와 ejaculate(사정액)를 받아들인다.
- 앞쪽과 위쪽으로 **cervical canal**(자궁목관)과, 아래쪽으로 vestibule과 서로 교통한다. Cervical canal은 isthmus of uterus(자궁잘록)에서 external os of uterus(자궁구멍)까지의 관을 가리킨다.

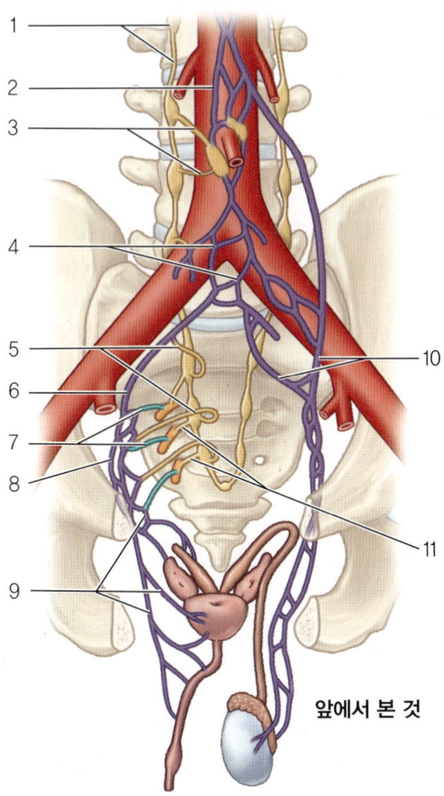

Key

1 Sympathetic ganglion (교감신경절, paravertebral ganglion) 및 sympathetic trunk(교감신경줄기)
2 Aortic plexus(대동맥신경얼기, intermesenteric plexus, 창자간막사이신경얼기)
3 Lumbar splanchnic nerve(허리내장신경, abdominopelvic splanchnic nerve)
4 Superior hypogastric plexus(위아랫배신경얼기)
5 Sacral splanchnic nerve(엉치내장신경)
6 Left hypogastric nerve(왼아랫배신경)
7 Pelvic splanchnic nerve(골반내장신경)
8 Inferior hypogastric plexus(아래아랫배신경얼기)
9 Prostatic plexus(전립샘신경얼기)
10 Testicular plexus(고환신경얼기)
11 Gray rami communicantes(회색교통가지)

Somatic(몸성분)
Parasympathetic(부교감성분)
Sympathetic(교감성분)
Mixed sympathetic and parasympathetic(교감 및 부교감 복합성분)

그림 3.29. Testis(고환), ductus deferens(정관), prostate(전립샘), seminal gland(정액샘)의 autonomic innervation(자율신경분포).

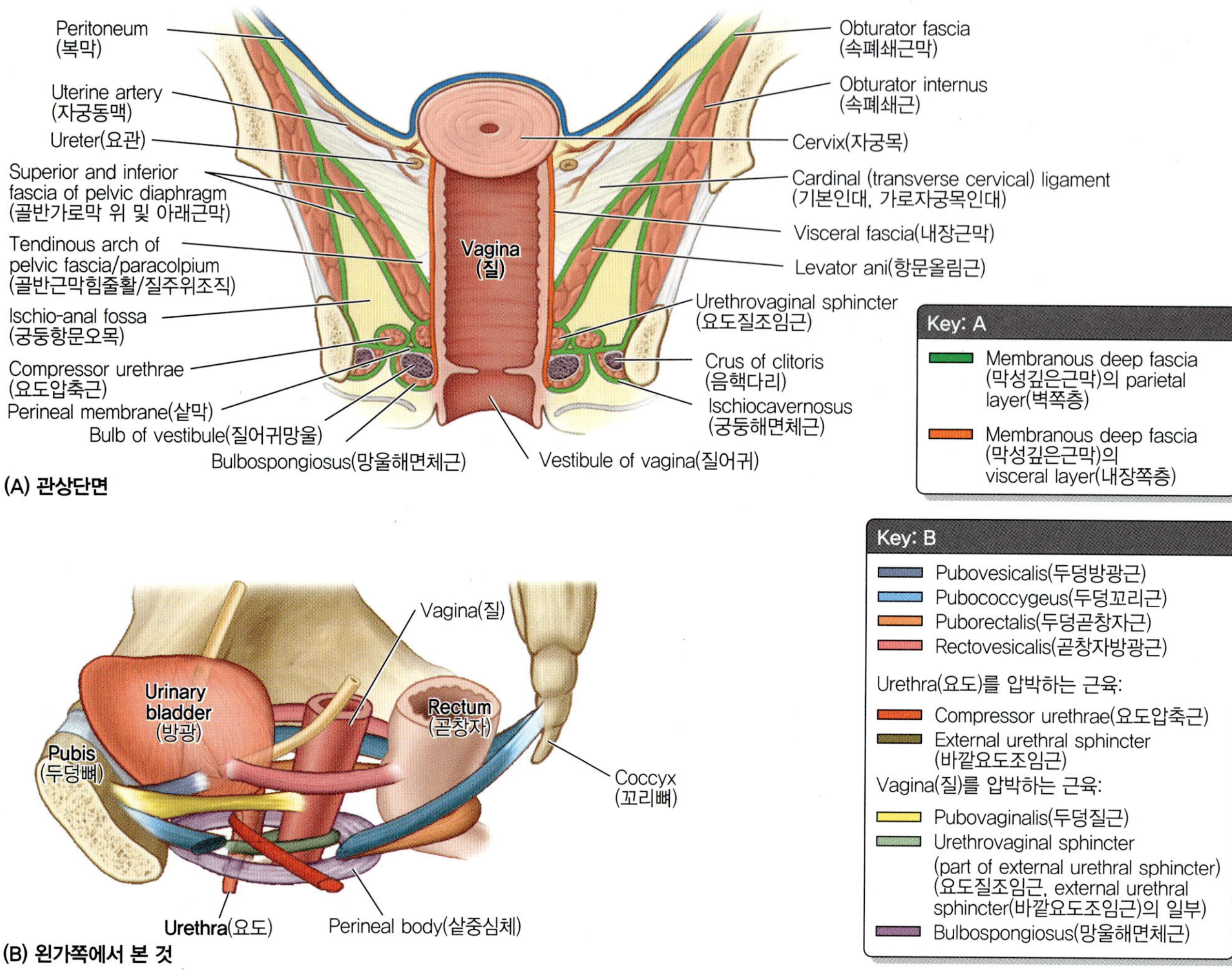

그림 3.31. 여성 pelvis의 지지근육 및 압박근육.

Vagina는 대개 눌려 있어서, 앞벽과 뒤벽이 맞닿아 있다. **Vaginal fornix**(질천장)는 cervix가 돌출된 주위에 있는 함몰 부위로서, *anterior part*(앞부분), *posterior part*(뒷부분), *lateral part*(가쪽부분)로 이루어진다. **Posterior vaginal fornix**(질천장뒤부분)가 가장 깊고, 가까운 곳에 rectouterine pouch가 있다(그림 3.32B).

Vagina를 압박하는 sphincter(조임근)의 역할을 하는 근육은 4개인데, **pubovaginalis**(두덩질근), **external urethral sphincter**(바깥요도조임근), **urethrovaginal sphincter**(요도질조임근), **bulbospongiosus**(망울해면체근)이다(그림 3.31). Vagina의 공간적인 관계는 아래와 같다.

- 앞에는 fundus of urinary bladder와 urethra가 있다.
- 가쪽에는 levator ani, visceral pelvic fascia, ureter가 있다.
- 뒤에는, 아래에서 위로, anal canal, rectum, recto-uterine pouch가 있다(그림 3.4A).

Vagina의 혈관분포. Vagina의 **동맥**은, 윗부분에는 *uterine artery*(자궁동맥)의 가지가, 중간 및 아랫부분에는 *vaginal artery*(질동맥)와 *internal pudendal artery*(속음부동맥)의 가지가 분포한다(그림 3.32A; 표 3.5). Vagina의 **정맥**은 vagina의 옆면을 따라서 vaginal mucosa(질점막)안에 **vaginal venous plexus**(질정맥얼기)를 형성한다(그림 3.32B). 이 정맥은 **uterovaginal plexus**(자궁질정맥얼기)를 이루면서 *uterine venous plexus*(자궁정맥얼기)와 교통하고 uterine vein을 통해서 internal iliac vein으로 들어간다.

Vagina의 lymph 흐름은 다음과 같다(그림 3.22; 표 3.6).

- 윗부분은 internal iliac lymph node 및 external iliac lymph node에 유입된다.
- 중간부분은 internal iliac lymph node에 유입된다.
- 아랫부분은 sacral node와 common iliac node에 유입된다.
- External orifice(바깥구멍)는 superficial inguinal lymph node로 유입된다.

UTERUS(자궁)

Uterus는 벽이 두껍고 속에 빈 공간이 있는 근육성 기관으로서 서양배처럼 생겼다. Nongravid uterus(미임신자궁)는 대개 lesser pelvis 안에 있으며, body는 urinary bladder 위에 있고, cervix는 urinary

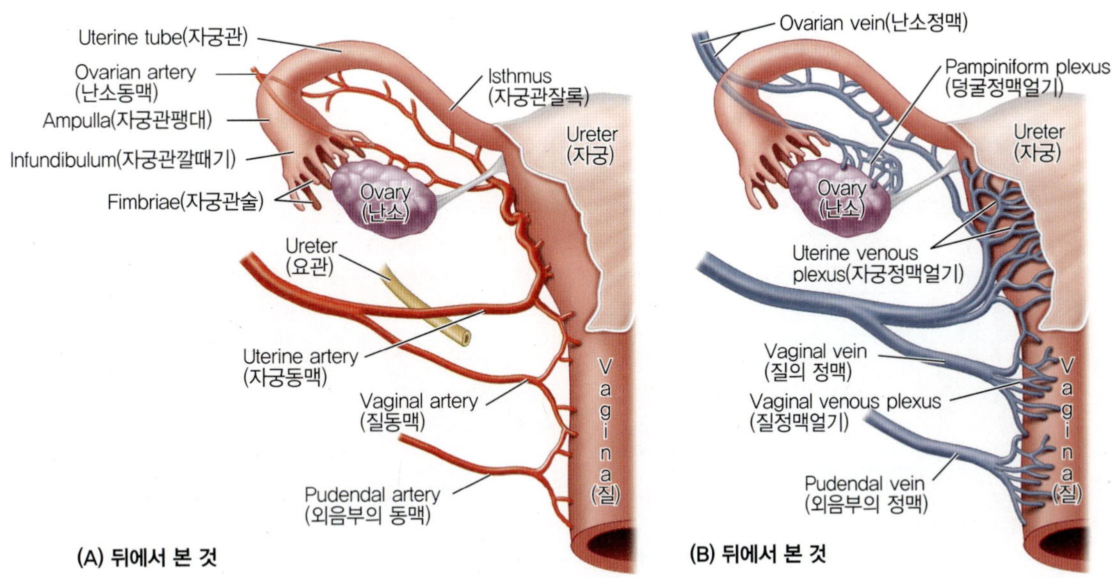

그림 3.32. Vagina(질), uterus(자궁), uterine tube(자궁관), ovary(난소)**의 혈관 분포.** A. 동맥. B. 정맥.

임상해부학

Vagina의 확장과 검사

Vagina는 출산시에 태아에 의해, 특히 앞뒤 방향으로 아주 많이 확장될 수 있다. 반대로 vagina의 lateral distention에는 제약이 많은데, 뒤안쪽으로 돌출한 양쪽의 ischial spine, 또 이들과 sacrum 및 coccyx의 가쪽 모서리를 이어주는 sacrospinous ligament(엉치가시인대) 때문이다. Vagina의 내부를 검사할 때 *vaginal speculum*(질경)을 사용하여 확장할 수 있다(그림 B3.4). 손에 글러브를 끼고서 rectum을 함께 이용하든 하지 않든 간에, vagina에 손가락을 넣어 검사하는 것을 *manual pelvic examination*(골반내진)이라 하는데, 이를 통하여, uterine cervix, ischial spine, sacral promontory를 촉진하는 것이 가능하다.

Culdocentesis(곧창자자궁오목천자)

Posterior part of vaginal fornix(질천장뒤부분)를 절개한 후에 이곳을 통해 일종의 내시경인 *culdoscope*(골반강경)을 peritoneal cavity에 삽입하여 recto-uterine pouch에 생긴 pelvic abscess(골반농양)를 배농할 수 있다. 이런 시술법을 *culdocentesis*(곧창자자궁오목천자)라고 한다. 마찬가지로, 이 부위의 peritoneal cavity에 고인 혈액 등의 액체도 뽑아낼 수 있다.

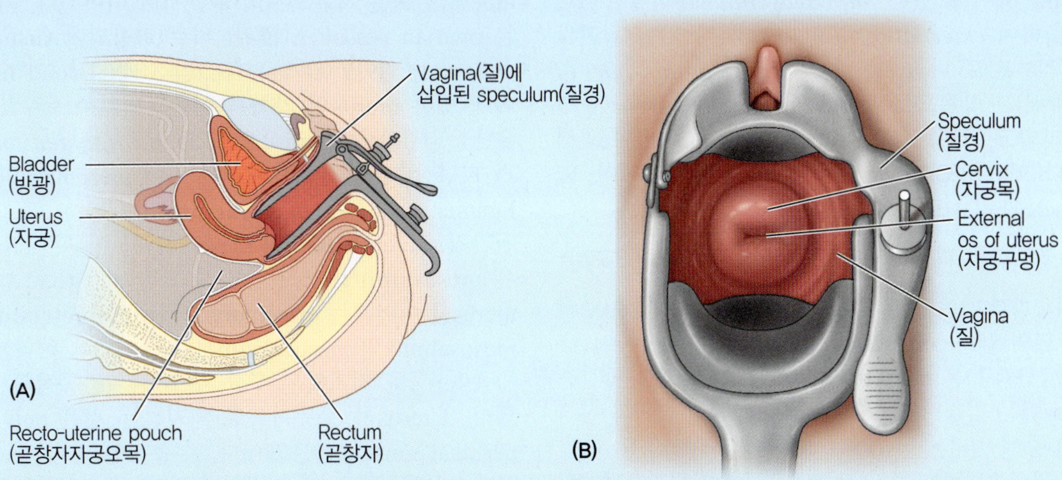

그림 B3.4. Pelvic examination(골반검사).

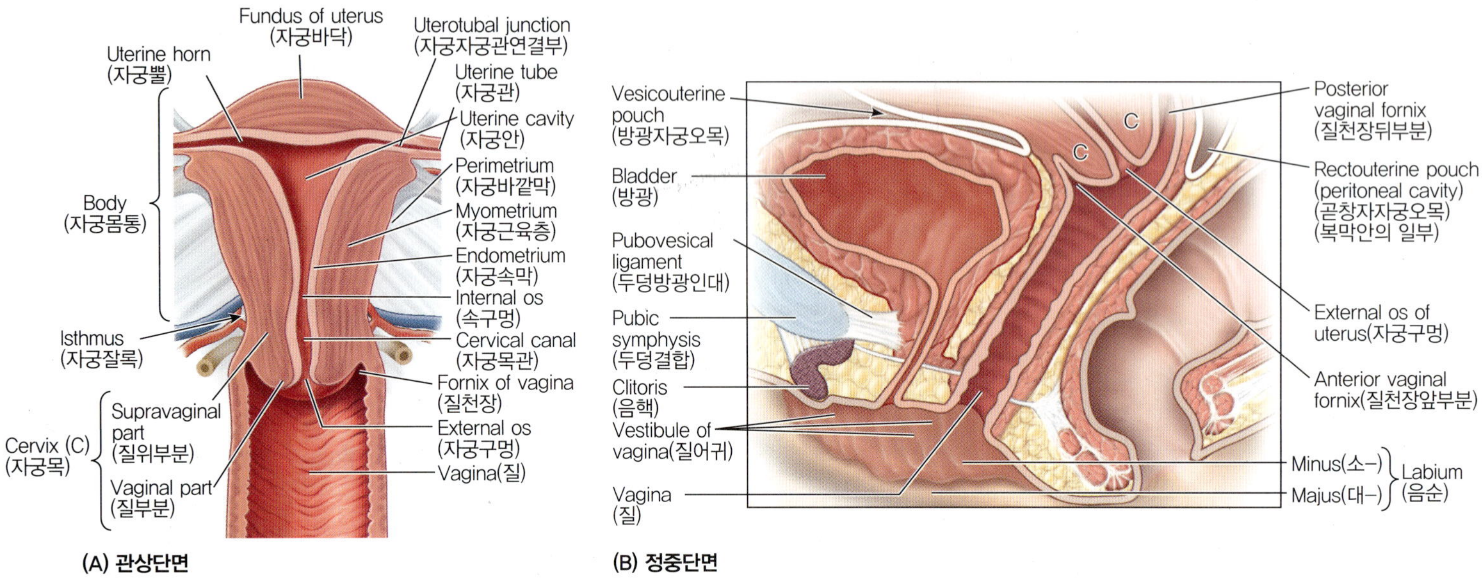

그림 3.33. Uterus(자궁)의 부분과 vagina(질) 및 uterus(자궁)의 위치관계.

bladder와 rectum 사이에 놓인다(그림 3.33B). 성인 여성의 uterus는 일반적으로 *anteverted*(전경; 그 끝이 vagina의 축보다 앞위쪽에 위치) 및 *anteflexed*(전굴; uterine body가 cervix보다 앞으로 굽은 상태)된 형태를 하고 있어 bladder 위에 놓이게 된다. Uterus의 위치는 bladder와 rectum이 차 있는 정도에 따라 변하기도 한다. Uterus는 크게 두 부분으로 나눌 수 있다(그림 3.33A).

- **Body of uterus**(자궁몸통)는 위쪽 2/3를 차지하는데, 이것의 일부로서 orifice of uterine tube보다 위에 있는 둥근 부분을 **fundus of uterus**(자궁바닥)라고 하며, cervix 바로 위에 비교적 좁고 길이가 1 cm 정도 되는 부분을 **isthmus of uterus**(자궁잘록)라고 한다. **Uterine horn**(자궁뿔; 라틴어 *cornua*)은 uterine tube가 들어가는 위가쪽 부분을 가리킨다. Body of uterus는 broad ligament의 두 층 사이에 있으며 움직임이 자유롭다(그림 3.34A).
- **Cervix of uterus**(자궁목)는 좁은 원기둥 모양의 부분으로서, isthmus와 vagina 사이에 있는 *supravaginal part*(질위부분)와, vagina로 돌출하여 *external os of uterus*(자궁구멍)를 둘러싸는 *vaginal part*(질부분)로 나눌 수 있다. *Supravaginal part of cervix*(자궁목질위부분)는 앞쪽으로는 loose connective tissue에 의해 bladder와 분리되고, 뒤쪽으로는 rectouterine pouch에 의해 rectum과 분리된다(그림 3.33B). Cervix는 대부분 섬유조직이며, 약간의 smooth muscle과 elastin을 함유한다.

Body of uterus(자궁몸통)의 벽은 세 층으로 이루어진다(그림 3.33A).

- **Perimetrium**(자궁바깥막)은 바깥쪽의 serous coat(장막층)로서 peritoneum과 그 밑의 얇은 connective tissue로 이루어진다.
- **Myometrium**(자궁근육층)은 smooth muscle로 이루어진 중간층으로서, pregnancy에는 엄청나게 확장된다. Uterus의 혈관과 신경의 주요 가지는 이 층에 있다.
- **Endometrium**(자궁속막)은 속의 mucous coat(점막층)로서, myometrium에 단단히 부착되며 menstrual cycle(월경주기)로 인한 변화에 활발히 반응하여, 주기의 각 stage(단계)마다 형태가 달라진다. 임신이 되면, blastocyst(주머니배)가 이 층에 착상하며, 임신이 일어나지 않으면, menstruation(월경)을 통해서 이 층의 속면이 떨어져 나간다.

Uterus의 Ligament(인대). 바깥쪽으로 **ligament of ovary**(고유난소인대)가 utero-tubal junction(자궁자궁관연결부위)의 뒤아래쪽에서 uterus에 부착한다(그림 3.34A). **Round ligament of uterus**(자궁원인대)는 이 연결부위의 앞아래쪽에 부착한다. 이들 두 ligament는 *ovarian gubernaculum*(난소길잡이)의 흔적기관인데, ovary가 원래 발생하던 posterior abdominal wall에서 내려가는 과정에 관여한다(2장 참조).

Broad ligament of uterus(자궁넓은인대)는 peritoneum의 두 층으로 이루어지며, uterus의 옆에서 pelvis의 가쪽벽과 바닥으로 이어진다. 이 ligament는 uterus가 비교적 pelvis의 중심에 위치하도록 도와주며, 대부분의 경우 ovary, uterine tube 및 이들의 관련 구조와 여기에 분포하는 혈관이 들어가 있다. 이 ligament의 두 층은 uterine tube를 감싸는 자유모서리에서 서로 이어진다. 가쪽에서 이 ligament는 ovarian vessel(난소혈관) 위로 연장되어 **suspensory ligament of ovary**(난소걸이인대)가 된다(그림 3.34). Broad ligament의 두 층 사이에 있는 uterus의 양쪽 옆에는, 뒤위쪽으로 *ligament of ovary*(고유난소인대)가, 앞아래쪽으로 *round ligament of uterus*(자궁원인대)가 지나간다. Ovary를 매달아 주어 mesentery의 역할을 하는 broad ligament의 부분을 **mesovarium**(난소간막)이라고 한다(그림 3.34B). 마찬가지로 uterine tube의 mesentery를 이루는 broad ligament의 부분은 **mesosalpinx**(자궁관간막)라고 한다. Broad ligament의 대부분은 uterus를 이어주는 mesentery로서 **mesometrium**(자궁간막)이라 하고, mesosalpinx와 mesovarium보다는 아래에 위치한다.

Uterus를 지지하는 주요 구조에는 능동적인 것과 수동적인 것이 있다. Uterus를 능동적으로 지지하는 것은 pelvic floor의 근육, 즉 perineal muscle(샅근육)이다. 수동적인 지지는 endopelvic fascia(벽골반근막)와 uterus가 정상적으로 bladder 위에 놓여 있는 방식에 의해 이루어진다. Cervix는 uterus에서 가장 움직임이 적은 부분인데, 그 이유는 endopelvic fascia(벽골반근막)의 밀집구조에 부착함으로

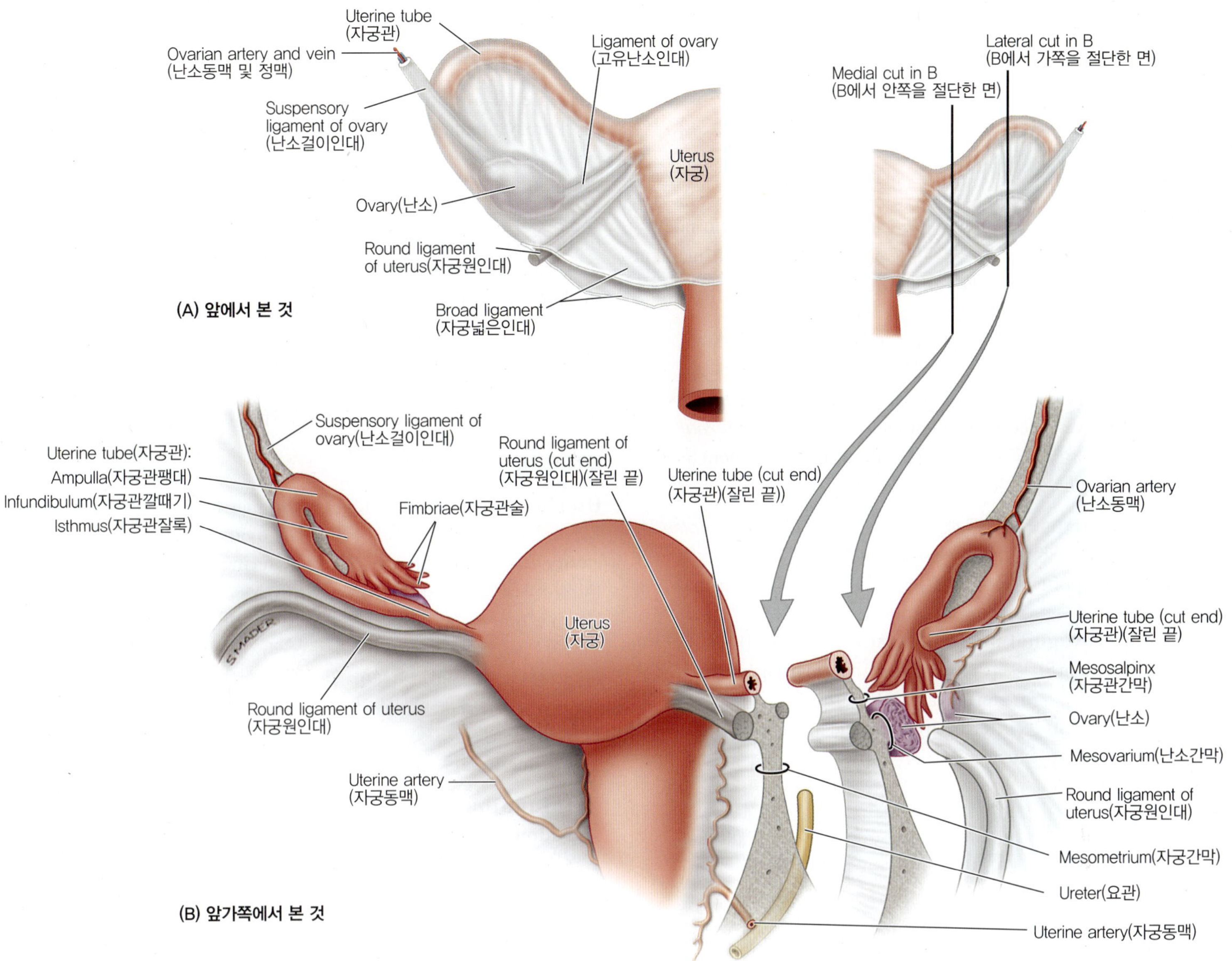

그림 3.34. Uterus(자궁), **uterine tube**(자궁관), **broad ligament**(자궁넓은인대). **A.** Broad ligament(자궁넓은인대)가 ovary(난소) 및 그 ligament와 가지는 관계를 나타내었다. **B.** Uterus(자궁), ovary(난소), uterine tube(자궁관) 각각의 mesentery(창자간막)에 해당하는 mesometrium(자궁간막), mesovarium(난소간막), mesosalpinx(자궁관간막)을 보여주는 sagittal section(시상단면).

써 수동적으로 지지되기 때문이다. Endopelvic fascia에서는 smooth muscle이 관찰되기도 한다(그림 3.8A,B,E와 3.31A).

- *Transverse cervical ligament*(가로자궁목인대; cardinal ligament, 기본인대)는 cervix와 fornix of vagina 가쪽부분에서부터 pelvis의 가쪽벽까지 이어져 있다.
- *Uterosacral ligament*(자궁엉치인대)는 cervix 옆면에서 위쪽과 조금 뒤쪽으로 sacrum 가운데까지 이어진다(그림 3.8E). 이것은 rectal examination 시에 촉진된다.

Uterus의 관계. Peritoneum은 uterus의 body와 fundus의 앞쪽과 위쪽을 덮고 있다. 그러나 cervix는 덮여 있지 않다(그림 3.6A,C와 3.34; 표 3.3). Peritoneum은 앞쪽에서 uterus에서 bladder 위로 접히며, 뒤쪽에서는 fornix of vagina의 뒷부분에서 rectum 위로 접힌다. Uterine body(자궁몸통)는 앞쪽으로 **vesico-uterine pouch**(방광자궁오목)에 의해 urinary bladder와 분리되어 있으므로, 여기에서 peritoneum은 uterus에서 bladder 위면의 뒤모서리 위로 접혀 올라간다(그림 3.33B). Uterine body의 아래쪽 부분인 isthmus와 uterine cervix(자궁목)는 peritoneum을 사이에 두지 않고 bladder와 직접 닿아 있다. 이로 인해 uterus의 악성 종양이나 cervical cancer는 urinary bladder에 침범할 수 있다. 뒤쪽에서는, uterine body 및 supravaginal part of cervix가, sigmoid colon과는 peritoneum 및 peritoneal cavity에 의해, rectum과는 *recto-uterine pouch*(곧창자자궁오목)에 의해 분리되어 있다. 가쪽에서는, uterine artery가 ureter의 위쪽을 건너가서, cervix 근처에서는 root of broad ligament 안에 위치한다(그림 3.34B).

Uterus의 혈관분포. Uterus의 동맥은 uterine artery에서 기원하며, ovarian artery와 연결되어 있어 collateral circulation(곁순환)이

잠재적으로 나타날 수 있다(그림 3.11A, 3.32A; 표 3.5). Uterus의 정맥은 broad ligament 속을 지나가며, uterus와 vagina의 옆면에 형성된 uterine venous plexus(자궁정맥얼기)로 혈액이 들어간다(그림 3.32B). 이 plexus에서 나온 정맥은 internal iliac vein으로 들어간다.

Uterus의 *lymphatic vessel*(림프관)이 취하는 경로는 주로 세 가지이다(그림 3.22; 표 3.6).

- Uterine fundus와 uterine body 위쪽의 lymphatic vessel은 대부분 ovarian vessel(난소혈관)을 따라 caval node 및 aortic node와 같은 lumbar lymph node로 간다. 그러나 일부는 round ligament of uterus를 따라서 *superficial inguinal lymph node*(얕은고샅림프절)로 들어가기도 한다.
- Uterine body 대부분의 lymphatic vessel은 broad ligament 안을 지나 *external iliac lymph node*(바깥엉덩림프절)로 간다.
- Uterine cervix의 lymphatic vessel은 uterine vessel(자궁혈관)을 따라 transverse cervical ligament 안을 지나서 *internal iliac lymph node*(속엉덩림프절)로 가거나 uterosacral ligament를 따라서 *sacral lymph node*(엉치림프절)로 간다.

Vagina 및 Uterus의 신경지배. Vagina의 아랫부분에는 *pudendal nerve*(음부신경)의 가지인 *deep perineal nerve*(깊은샅신경)가 분포하며 somatic component(몸신경성분)를 가진다. 하지만 vagina의 대부분과 uterus 전체는 visceral component(내장성분)가 분포한다. 이 신경은 **uterovaginal nerve plexus**(자궁질신경얼기)에서 기원하며, broad ligament의 바닥과 transverse cervical ligament의 윗부분이 만나는 연결부에서 uterine artery와 함께 지나간다(그림 3.35). Uterovaginal plexus는 inferior hypogastric plexus에서 골반내장으로 연장된 pelvic plexus에 속한다. 이 plexus를 경유해서 sympathetic fiber, parasympathetic fiber, visceral afferent fiber가 지나간다. Sympathetic fiber는 아래쪽 thoracic spinal segment에서 기원하여 *lumbar splanchnic nerve*(허리내장신경)와 intermesenteric plexus, hypogastric plexus, pelvic plexus를 차례로 경유한다. Parasympathetic fiber는 S2~S4 spinal segment에서 기원하여, *pelvic splanchnic nerve*(골반내장신경)와 inferior hypogastric plexus, uterovaginal plexus를 경유한다. Peritoneum에 덮인 uterine fundus와 uterine body의 통각을 전달하는 visceral afferent fiber는 sympathetic fiber를 거꾸로 타고 가서 아래쪽 thoracic spinal ganglia와 위쪽 lumbar spinal ganglia로 간다. 한편, peritoneum에 닿아 있지 않아서 pelvic pain line보다 아래에 위치한 uterine cervix 및 vagina의 통각섬유는 parasympathetic fiber를 타고 올라가서 S2~S4 spinal sensory ganglia에 도달한다. Uterus와 vagina에서 기원하여, 통각 이외의 감각, 예를 들어 무의식적 감각 등을 전달하는 visceral afferent fiber도 후자와 동일한 경로로 전달된다.

UTERINE TUBE(자궁관)

Uterine tube(자궁관; oviduct, fallopian tube라고도 함)는 *uterine horn*(자궁뿔)에서 가쪽으로 뻗어나가 ovary 가까이 있는 peritoneal cavity로 열린다(그림 3.33, 3.34B). Uterine tube는 broad ligament의 자유모서리를 이루는 *mesosalpinx*(자궁관간막) 안에 위치한다. Uterine tube의 "이상적"인 위치라고 한다면, lateral pelvic wall에서 뒤가쪽으로 연장되어, ovary 위로 올라가 구부러져 있는 상태일 것이다. 그러나 초음파를 이용한 연구에 의하면 uterine tube와 ovary의 위치는 일생동안 변화무쌍하며, 오른쪽과 왼쪽 것이 비대칭인 경우도 많다.

Uterine tube는 네 부분으로 나뉜다(그림 3.34B).

- **Infundibulum**(자궁관깔때기)은 깔때기 모양의 먼쪽끝으로서 **abdominal ostium**(자궁관배안구멍)을 통해 peritoneal cavity로 열린다. Infundibulum에서 손가락처럼 나온 돌기인 **fimbria**(자궁관술)는 ovary의 안쪽면 위로 펼쳐진다. 그 중에서 ovary의 superior pole에 부착하는 하나의 커다란 fimbria를 **ovarian fimbria**(난소술)라고 한다.
- **Ampulla**(자궁관팽대)는 가장 길고 넓은 부분으로서 infundibulum

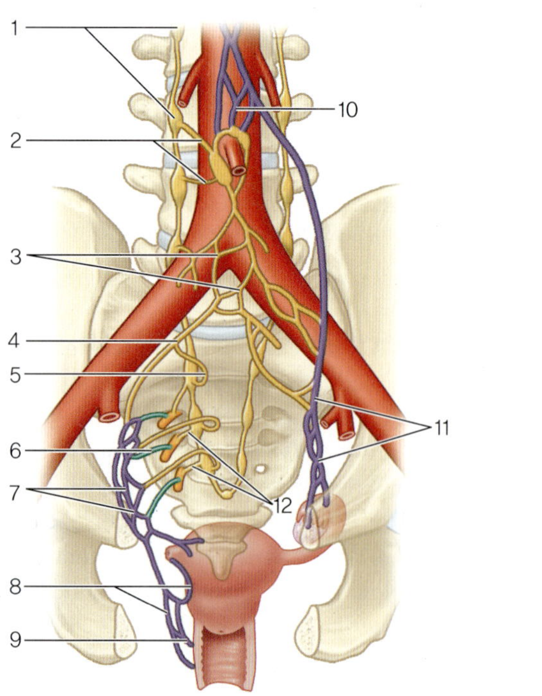

(A) 앞에서 본 것

그림 3.35. Uterus(자궁), vagina(질), and ovary(난소)의 autonomic innervation(자율신경분포). (계속)

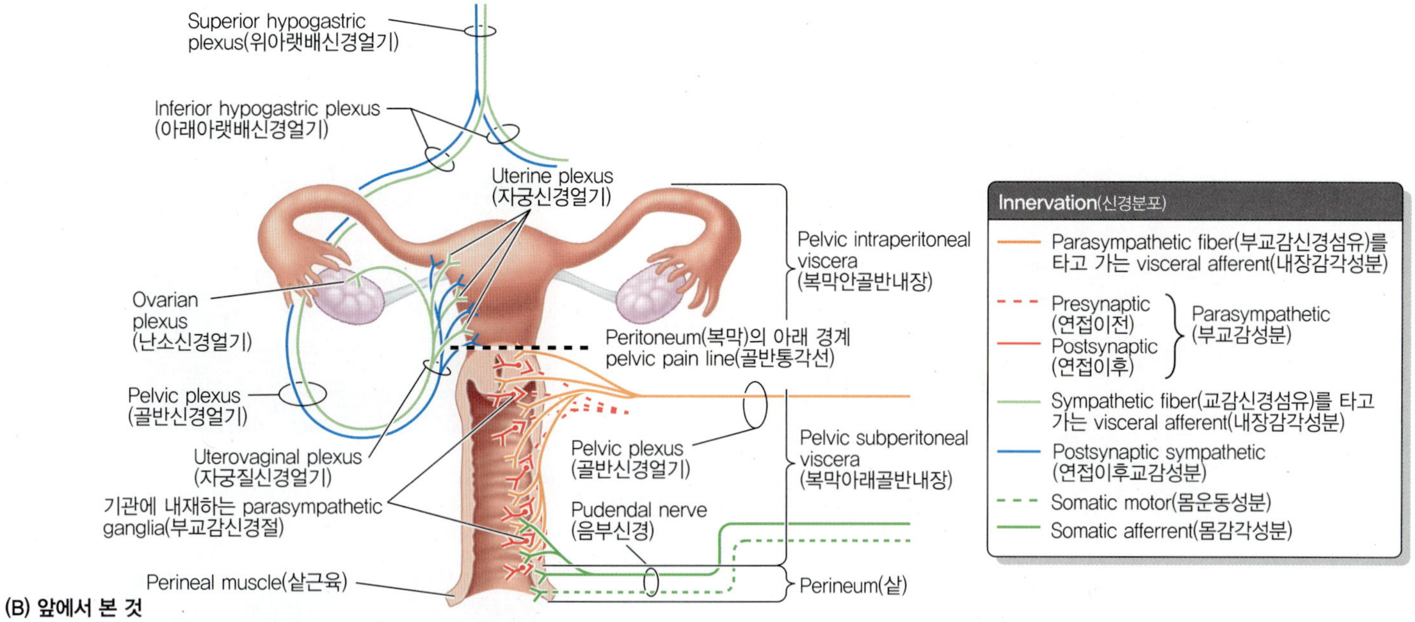

그림 3.35. Uterus(자궁), vagina(질), ovary(난소)의 autonomic innervation(자율신경분포). (계속)

의 안쪽끝에서 시작한다.

- **Isthmus**(자궁관잘록)는 벽이 두꺼운 부분으로서 uterine horn으로 들어간다.
- **Uterine part**(자궁부분)는 짧은 intramural segment로서 uterus의 벽을 지나 **uterine ostium**(자궁관자궁구멍)을 통해 uterine horn에서 uterine cavity 안으로 열린다(그림 3.33A).

OVARY(난소)

아몬드 모양인 **ovary**가 전형적으로 위치하는 곳은 broad ligament가 pelvis의 가쪽벽에 부착하는 곳 가까이에 있는데, ovary는 peritoneum의 주름에 의해서 이 두 구조에 붙어 있다. 즉, broad ligament의 뒤위쪽에서부터는 *mesovarium*(난소간막)에 의해서, 골반벽으로부터는 *suspensory ligament of ovary*(난소걸이인대)에 의해서 매달려 있다(그림 3.34A와 3.36A,B). Suspensory ligament는 그 안에 ovary를 드나드는 ovarian vessel(난소혈관), 림프관, 신경이 지나가며, mesovarium의 가쪽 부분이 되기도 한다. Ovary는 또한 mesovarium 안을 지나가는 *ligament of ovary*(고유난소인대)에 의해서, uterus와도 연결되어 있다. 이 ligament는 발생기의 구조인 ovarian gubernaculum(난소길잡이) 윗부분의 잔유물이다. 태아에서 이 구조는 ovary의 몸쪽 끝과 uterine tube가 uterus로 들어가는 곳 바로 아래에 있는 uterus의 가쪽각을 연결한다. Ovary는 peritoneal cavity 안에 매달려 있으면서도 표면이 peritoneum에 덮여 있지 않기 때문에, ovulation(배란) 시에 방출된 oocyte(난자)는 peritoneal cavity로 나왔다가 대개는 uterine tube의 fimbria(자궁관술)에 걸려서 ampulla(자궁관팽대)로 운반된다.

Ovary 및 Uterine Tube의 혈관분포. **Ovarian artery**(난소동맥)는 abdominal aorta(배대동맥)에서 기원하여 posterior abdominal wall을 따라 내려간다. Pelvic brim에서 이들은, external iliac vessel(바깥엉덩혈관)을 가로질러 suspensory ligament 안으로 들어간다(그림 3.32A, 3.34B). Ovarian artery에서 나온 가지는 mesovarium을 통해 ovary로 가고 mesosalpinx를 통해서 uterine tube로 간다. Internal iliac artery의 가지인 uterine artery의 ascending branch는 uterus의 가쪽면을 따라 ovary 및 uterine tube의 안쪽면에 도달한다. Ovarian artery와 uterine artery의 ascending branch는 ovarian branch(난소가지)와 tubal branch(자궁관가지)로 나뉜 후에 서로 연결을 이루면서 끝난다. 따라서 이 연결은 배의 혈관인 abdominal aorta와 골반의 혈관인 internal iliac artery 사이에서 collateral circulation(곁순환)을 형성하게 된다.

Ovarian vein은 ovary에서 나온 정맥혈액을 모아 broad ligament에 싸여 ovary와 uterine tube 가까이에서 **pampiniform plexus of vein**(덩굴정맥얼기)을 형성한다(그림 3.32B). 이 venous plexus는 모여서 하나의 **ovarian vein**(난소정맥)을 이루고, 이 정맥은 ovarian artery의 경로대로 lesser pelvis를 나간다. *Right ovarian vein*(오른난소정맥)은 올라가서 *inferior vena cava*(아래대정맥)로 들어가며, *left ovarian vein*(왼난소정맥)은 올라가서 *left renal vein*(왼콩팥정맥)으로 들어간다. Uterine tube의 정맥은 *ovarian vein*(난소정맥)과 *uterine venous plexus*(자궁정맥얼기; *uterovaginal venous plexus*, 자궁질정맥얼기)로 들어간다. Ovary에서 나온 lymphatic vessel은 caval node(대정맥림프절) 및 aortic node(대동맥림프절) 같은 오른쪽 및 왼쪽 *lumbar lymph node*(허리림프절)로 올라가면서 uterine tube와 fundus of uterus에서 나온 림프관들과 합쳐진다(그림 3.22; 표 3.6).

Ovary와 Uterine Tube의 신경지배. 여기에 분포하는 신경은 *ovarian plexus*(난소신경얼기)와 *uterine plexus*(자궁신경얼기; *pelvic plexus*의 하나)에서 기원하여 ovarian vessel을 따라 내려온다(그림 3.35). Ovary와 uterine tube는 둘 다 *pelvic pain line*(골반통각선) 위에 있으므로 visceral afferent pain fiber(내장들통각섬유)는 ovarian plexus 및 lumbar splanchnic nerve의 sympathetic fiber를 거꾸로 따라 올라가서 T11-L1 spinal ganglia의 cell body에 도달한

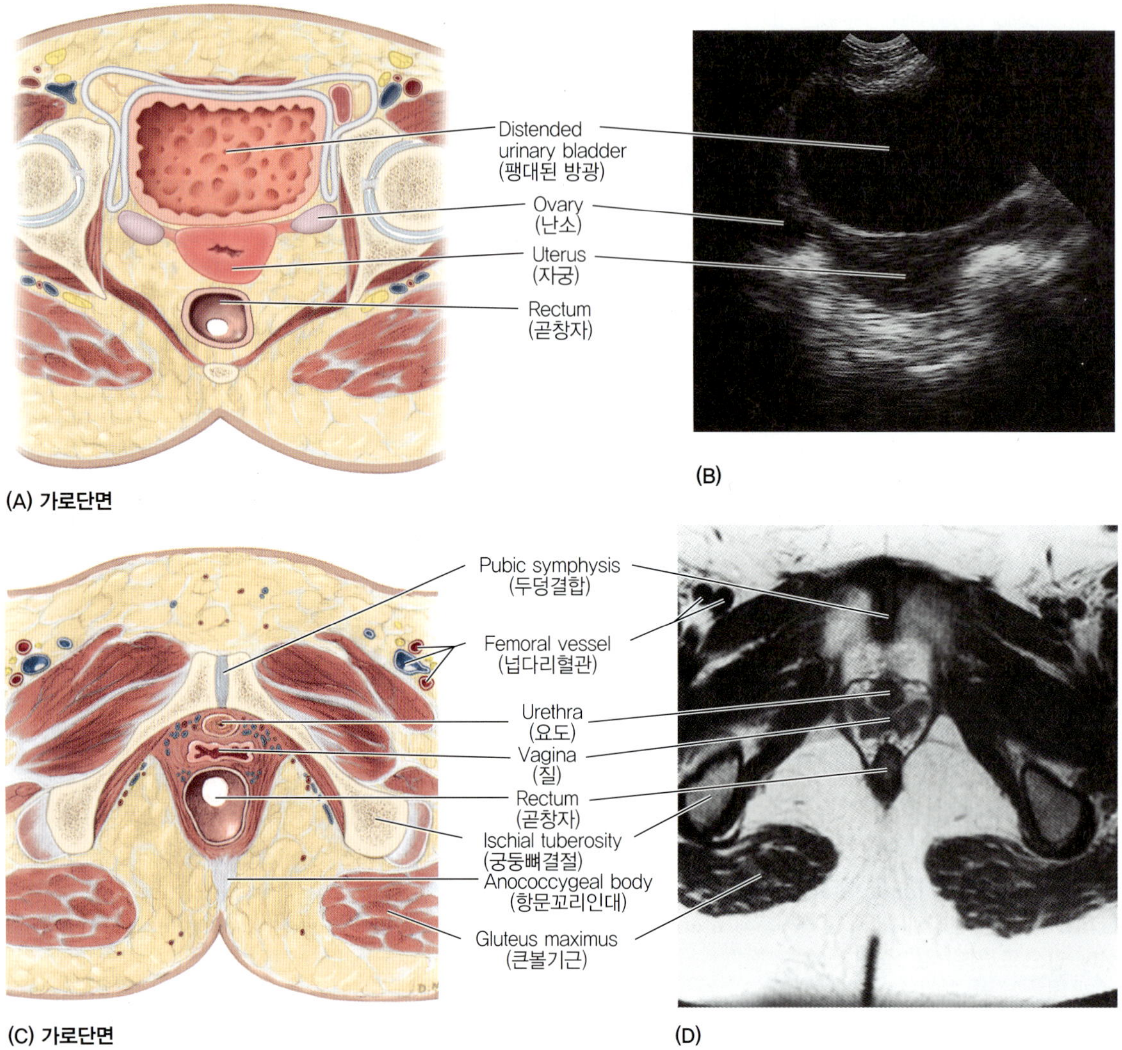

그림 3.36. 여성 pelvis의 영상 의학. A 및 B. Ultrasound scan(초음파영상)에서 관찰되는 구조. **C 및 D.** MRI(핵자기공명영상)에서 관찰되는 구조.

다. Visceral afferent reflex fiber(내장들반사섬유)는 uterine plexus, inferior hypogastric plexus 및 pelvic splanchnic nerve를 통해 parasympathetic fiber를 거꾸로 따라 올라가서 S2~S4 spinal ganglia의 cell body에 도달한다.

임상해부학

Hysterectomy(자궁절제술)

Hysterectomy는 anterior abdominal wall 아래쪽이나 vagina를 통해서 시행한다(그림 B3.5). Uterine artery(자궁동맥)는 lateral fornix of vagina(질천장가쪽부분) 가까이에서 ureter(요관)의 앞을 가로지르기 때문에 hysterectomy하는 동안 uterine artery를 결찰하면서 실수로 ureter를 함께 집어 조인다거나 절단할 위험이 있다. 동맥이 ureter을 건너가는 위치는 ischial spine(궁둥뼈가시)에서 2 cm 정도 위쪽임을 염두에 두어야 한다.

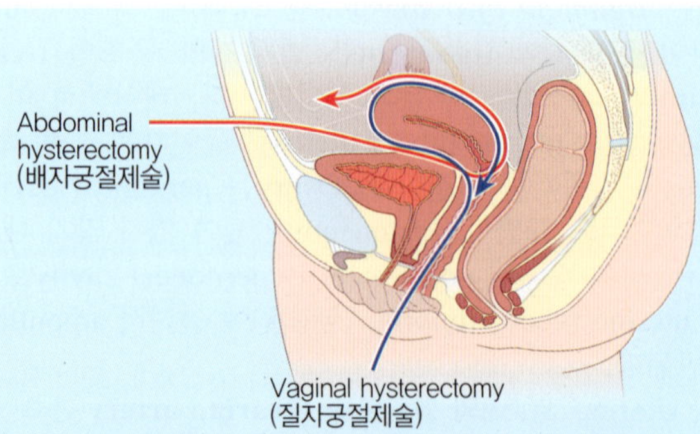

그림 B3.5. Hysterectomy(자궁절제술) **시술 경로.**

Cervical Examination(자궁목검사)과 Pap Smear(파파니콜로바른표본)

Cervix(자궁목)를 진찰하고 Pap smear를 얻기 위해서 vaginal speculum(질경)으로 vagina를 넓히는 것이 가능하다. Spatula(주걱)를 external os of uterus(자궁구멍)에 놓은 다음(그림 B3.6), 돌려서 cervix의 vaginal surface에서 세포 성분을 채취한다. 그 다음에는 cytobrush(사이토브러쉬채취기)를 cervical canal(자궁목관)에 삽입하여 supravaginal cervix(자궁목질위부분)의 mucosa(점막)에서 세포를 채취한다. 채취한 세포 성분을 유리 슬라이드에 바르고 현미경으로 관찰한다.

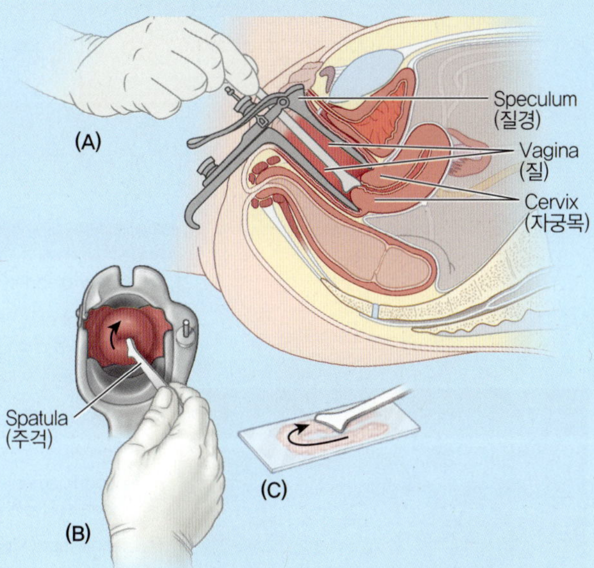

그림 B3.6. Pap smear(파파니콜로바른표본) **채취.**

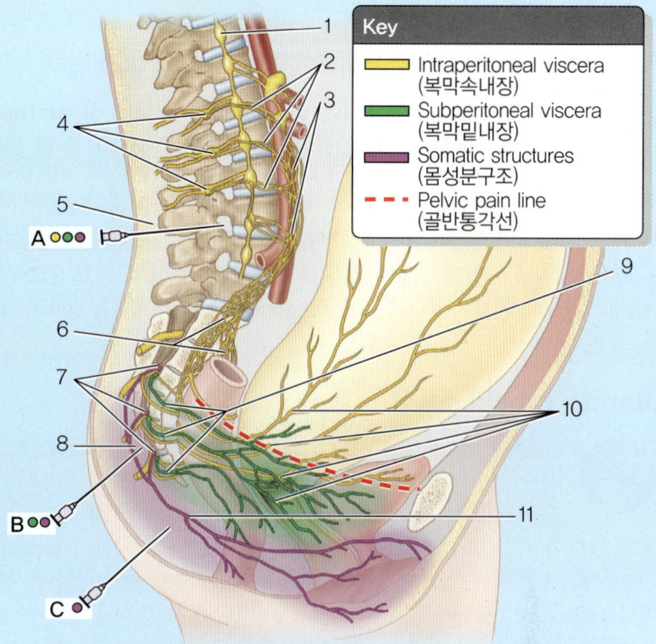

Childbirth(출산)을 위한 regional anesthesia(국소마취): Injection(주입) 부위; (A) spinal block via lumbar puncture[lumbar puncture(허리천자)를 통한 spinal block(척수마취)], (B) caudal epidural block(꼬리경질막마취), (C) pudendal nerve block(음부신경마취), (1) sympathetic trunk(교감신경줄기), (2) lumbar splanchnic nerve(허리내장신경), (3) abdominal aortic plexus (대동맥신경얼기), (4) T12~L2 spinal ganglia(척수신경절, 3), (5) L3/4 level, (6) superior and inferior hypogastric plexus(위 및 아래아랫배신경얼기), (7) S2-S4 spinal ganglia(척수신경절), (8) needle tip entering sacral canal (엉치뼈관)〈sacral canal(엉치뼈관)에 삽입된 바늘, (9) pelvic splanchnic nerve(골반내장신경), (10) uterovaginal plexus(자궁질신경얼기), (11) pudendal nerve(음부신경)

그림 B3.7. Childbirth(출산)**를 위한 regional anesthesia**(국소마취).

출산을 위한 Regional Anesthesia(국소마취)

출산 중에 통증을 줄이기 위해 사용하는 regional anesthesia(국소마취)에는 여러 종류가 있다. Lumbar epidural block(허리경막마취) 및 low spinal block(척수마취)을 시행하면, 허리 이하에서 오는 somatic afferent fiber 및 visceral afferent fiber가 모두 마취되므로, uterus, birth canal 전체, perineum은 물론 다리까지 마취된다(그림 B3.7A). Caudal epidural block(꼬리경질막마취)은 산모의 참여가 독려되는 분만에서 가장 자주 채택되는 방법이다(B). 이때는 마취제를 분만보다 앞당겨서 투여하여야 하므로, 신속한 분만에서는 사용할 수 없다. 마취제는 sacral canal(엉치관)에 삽입한 indwelling catheter(내재성도관)를 사용하여 주입하며(4장 참조), 마취를 더 깊게 하고 연장하기 위해서 필요하다면 마취제를 더 투여할 수 있다. Sacral canal에서, 마취제는 uterine cervix와 vagina의 위쪽에서 오는 visceral pain fiber(내장통각섬유)와 pudendal nerve를 타고 오는 somatic pain fiber(몸통각섬유)를 포함하여 S2~S4 spinal nerve를 모두 차단하게 된다. 그러므로 birth canal(산도)은 마취되지만 다리는 대개 영향을 받지 않는다. Uterine fundus를 담당하는 visceral pain fiber는 아래쪽 thoracic spinal level 및 위쪽 lumbar spinal level로 올라오기 때문에, 이것도 영향을 받지 않아 산모는 uterine contraction(자궁수축)을 느낄 수 있다. Pudendal nerve block(음부신경마취, C)과 perineum의 국소마취를 하게 되면, perineum의 somatic pain만이 마취된다.

손을 사용한 Uterus의 검사

Uterus의 크기와 위치를 알기 위해서는 *bimanual palpation*(양손촉진법)을 시행한다(그림 B3.8). 검사자는 글러브를 끼고 잘 사용하는 손가락을 vagina의 위쪽 벽에 위치시킨 다음, 다른 손을 anterior abdominal wall의 pubic region에 대고 아래뒤쪽으로 누른다. Uterus의 크기와 다른 특징, 예를 들어 uterus가 정상적인 anteverted position에 있는지 등을 이 방법으로 알 수 있다.

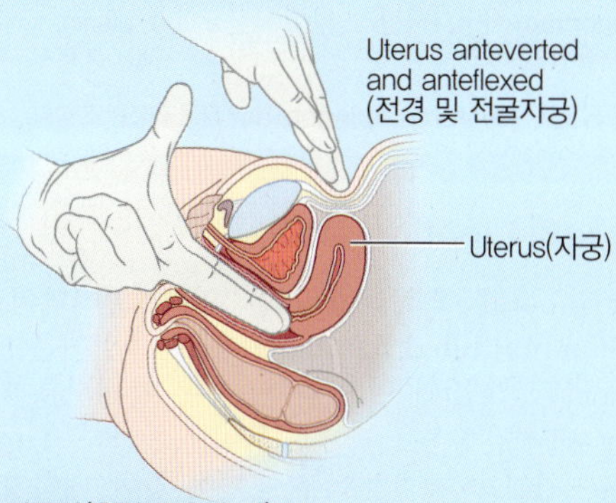

안쪽면(왼쪽에서 본 것)

그림 B3.8. Uterus(자궁)**의 bimanual palpation**(양손촉진법).

임상해부학

Female Genital Tract(여성생식기관)의 Infection(감염)

Female genital tract는 abdominal ostium of uterine tube(자궁관배안구멍)를 통해서 peritoneal cavity(복막안)와 연결되어 있으므로 vagina, uterus, uterine tube의 infection은 *peritonitis*(복막염)로 발전할 수 있다. 반대로, peritoneal cavity에서 파급된 infection으로 인해서 uterine tube의 inflammation인 *salpingitis*(자궁관염)가 발생하기도 한다. 여성 불임의 주요 원인은 uterine tube의 폐쇄이며, 이는 종종 salpingitis를 일으키는 infection이 그 원인이다.

Uterine Tube의 소통성

Uterine tube의 소통성은, 수용성 radiopaque material(조영제)이나 이산화탄소 기체를 uterus에 주입하고 방사선 사진을 촬영하는, **hysterosalpingography**(자궁자궁관조영술)를 통해 판단할 수 있다. 조영제는 uterine tube에 들어가는데, uterine tube가 잘 소통되어 있으면, abdominal ostium(자궁관배안구멍)을 통해서 peritoneal cavity까지 가게 된다(그림 B3.9). 소통성을 검사하는 또 다른 방법은 **hysteroscopy**(자궁경검사)로서, *hysteroscope*(자궁경)라는 내시경 기구를 vagina와 uterus에 삽입하여 uterine tube의 내부를 관찰하는 것이다.

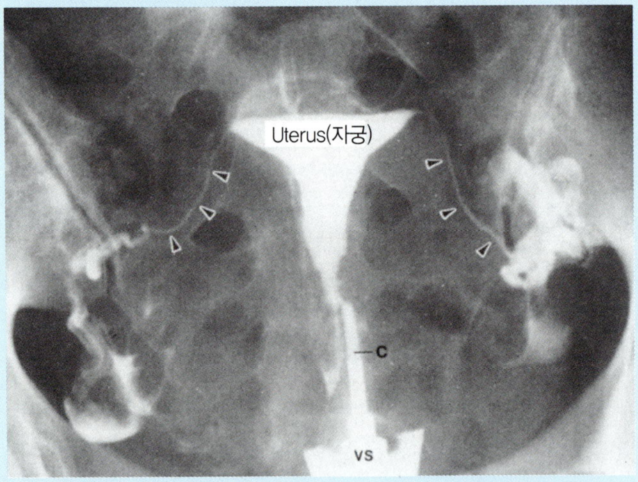

Hysterosalpingogram(자궁자궁관조영술). 화살표머리, uterine tube(자궁관); *c*, cervical canal(자궁목관) 안의 catheter(도관); *vs*, vaginal speculum(질경)

그림 B3.9. Hysterosalpingogram(자궁자궁관조영술).

Uterine Tube의 Ligation(결찰)

Uterine tube의 ligation은 외과적인 피임방법이다. **Abdominal tubal ligation**(배자궁관결찰술)은 대개 pubic region(두덩부위)의 털이 나 있는 곳 경계선을 따라 suprapubic incision(치골위절개선)을 작게 만들어 시행한다. **Laparoscopic tubal ligation**(복강경자궁관결찰술)은 조명이 강한 내시경과 유사한 laparoscope(복강경)를 사용해서 시행한다. 이 경우에는 보통 umbilicus 옆에 작은 절개선을 만들어 삽입한다.

Laparoscope(복강경)를 이용한 Pelvic Viscera의 관찰

Laparoscopy(복강경검사)를 시행할 때는 umbilicus 아래쪽에 만든 작은 절개선을 통해 peritoneal cavity 안에 *laparoscope*(복강경)를 삽입하여 관찰한다(그림 B3.10). 공간을 확장하여 pelvic organ을 더 잘 관찰하려면 불활성 기체를 주입하여 인위적으로 pneumoperitoneum(기복증)을 만든다. Uterine tube의 ligation(결찰)과 같은 처치를 하기 위해서나, 다른 시술을 위한 기구를 삽입하기 위해서 추가적인 입구를 더 만들 수도 있다.

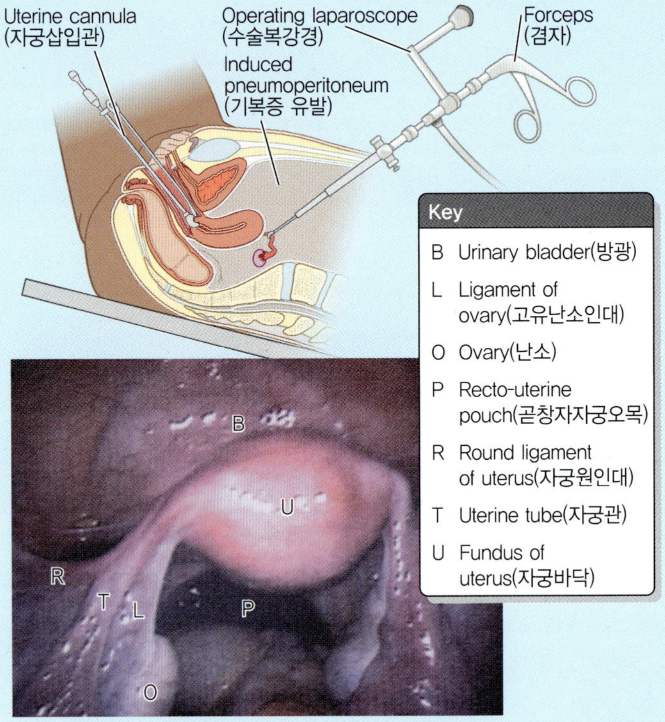

정상 pelvis의 laparoscopic examination 소견

그림 B3.10. Pelvic laparoscopy(골반 복강경검사).

Ectopic Tubal Pregnancy(자궁외자궁관임신)

간혹 blastocyst(주머니배)가 uterus에 도달하지 못하고, uterine tube, 그 중에서도 가장 흔하게는 ampulla(자궁관팽대)의 mucosa에 착상하여, **ectopic tubal pregnancy**가 되는 경우가 있다. 오른쪽에서는 appendix(막창자꼬리)가 종종 ovary 및 uterine tube와 가깝게 위치한다. 이런 밀접한 관련성 때문에 *ruptured tubal pregnancy*(자궁관임신파열)와 동반되는 peritonitis(복막염)는 acute appendicitis(급성충수염)로 misdiagnosis(오진)되기가 쉽다. 두 경우 모두, parietal peritoneum(벽쪽복막)의 같은 부위에 염증이 생기고, 연관통은 배의 right lower quadrant(오른아래사분역)에서 느껴진다. Tubal rupture와 동반되는 심한 hemorrhage는 산모의 생명을 위협하고 배자의 사망을 초래한다.

Rectum(곧창자)

Rectum은 alimentary tract(소화관) 중에서 pelvis에 있는 부분으로, 몸쪽으로는 sigmoid colon(구불창자)과, 먼쪽으로는 anal canal(항문관)과 이어진다(그림 3.37A). **Rectosigmoid junction**(곧창자구불창자연결부)은 S3 vertebra 높이에 위치한다. Rectum은 sacrum 및 coccyx의 곡선을 따라가며, **sacral flexure of rectum**(엉치굽이)을 형성한다. Rectum의 끝부분은 tip of coccyx의 앞아래쪽에 있는데, 여기에서 rectum은 뒤아래쪽으로 방향을 바꾸고 **anal canal**(항문관)이 된다. 확장된 종말 부분을 **ampulla of rectum**(곧창자팽대)이라고 하며 defecation(배변)으로 방출하기 전까지 분변을 저장하고 있다. Rectum은 옆에서 보면 S자 모양으로, sacrum과 coccyx가 이루는 곡선과 모양이 비슷한 3개의 flexure가 있다(그림 3.37B). 그 끝부분은 뒤쪽 방향으로 날카롭게 꺾여서 **anorectal flexure**(항문곧창자굽이)를 형성한 후 pelvic diaphragm을 관통하고 anal canal이 된다(그림 3.37A).

대략 80도 정도인 anorectal flexure는 fecal continence가 유지되는 중요한 기전이며, 보통 때에는 puborectalis muscle(두덩곧창자근)의 tonus(긴장도)에 의해 유지되며, defecation이 일어나지 않아야 할 조건에서 peristaltic contraction이 있는 동안에는 함께 능동적으로 수축함으로써 이 굴곡이 유지된다(그림 3.37B). Puborectalis sling이 이완되면 defecation이 일어나는 동안 anorectal junction이 곧게 된다. Rectum을 앞에서 보면 날카롭게 꺾이는 세 부분이 있는데, 각각 **superior**(위), **intermediate**(중간), **inferior**(아래) **lateral flexure of rectum**(가쪽굽이)이라고 한다(그림 3.38). 이 flexure는 안으로 접혀 들

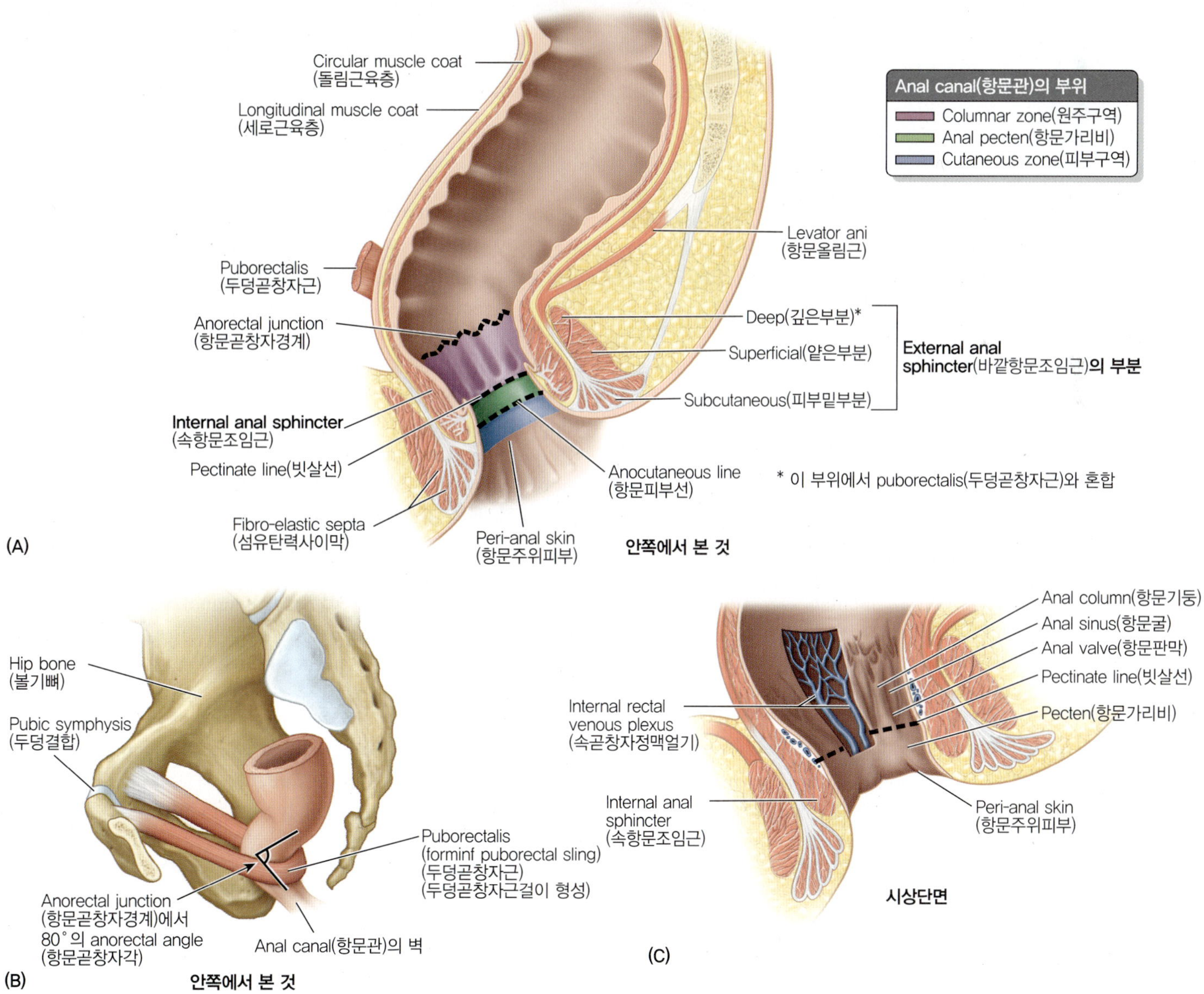

그림 3.37. **Rectum**(곧창자)**과 anal canal**(항문관). **A.** Anal canal(항문관) 및 rectum(곧창자)의 부위와 근육. **B.** Puborectalis(두덩곧창자근). **C.** Anal canal(항문관).

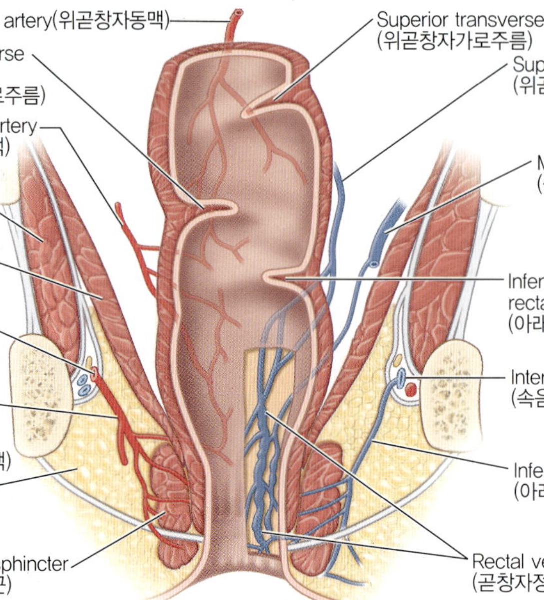

그림 3.38. Rectum(곧창자)**의 혈관분포.** Rectum(곧창자)의 artery(동맥, 오른쪽) 및 vein(정맥, 왼쪽).

어간 3개의 **transverse rectal fold**(곧창자가로주름)에 의해 생긴 것이며, 왼쪽에 둘, 오른쪽에 하나가 있다. Rectum 벽을 이루는 circular muscle layer가 두꺼워진 부분 위에 이 fold가 형성되어 있다.

Peritoneum은 rectum의 위쪽 1/3에서는 위면과 가쪽면을 덮고 있으며(그림 3.6; 표 3.2), 중간 1/3에서는 앞면만 덮고 있고, 아래쪽 1/3은 전혀 덮고 있지 않다. 남성에서는, peritoneum이 rectum에서 bladder의 뒤벽으로 접혀, *rectovesical pouch*(곧창자방광오목)의 바닥을 이룬다. 여성에서는 peritoneum이 rectum에서 posterior fornix of vagina로 반전되어, *recto-uterine pouch*(곧창자자궁오목)의 바닥을 이루고 있다. 남성, 여성 모두에서 peritoneum이 rectum의 위쪽 1/3에서 가쪽으로 접혀 *pararectal fossa*(곧창자옆오목)를 형성하며, 이곳은 분변이 차면서 확장되는 rectum이 수용되는 공간을 제공한다.

Rectum의 뒤쪽에는 셋째~다섯째 sacral vertebra와 coccyx, anococcygeal ligament(항문꼬리인대), median sacral vessel(정중엉치혈관), sympathetic trunk의 아래쪽 끝, sacral plexus(엉치신경얼기) 등이 놓여 있다. 남성에서 rectum의 앞쪽에는 fundus of urinary bladder(방광바닥), ureter(요관)의 종말부분, ductus deferens(정관), seminal gland(정액샘), prostate(전립샘)가 위치한다(그림 3.14, 3.18). *Rectovesical septum*(곧창자전립샘사이막)은 fundus of bladder와 ampulla of rectum 사이에 있으며 seminal gland 및 prostate와 아주 가깝게 있다. 여성에서는 rectum의 앞쪽에 vagina(질)가 있으며, *recto-uterine pouch*(곧창자자궁오목)를 사이에 두고 fornix(질천장)의 뒤부분 및 cervix(자궁목)와 떨어져 있다(그림 3.15, 3.33B). 이 pouch의 아래에는, 빈약한 rectovaginal septum(곧창자질사이막)이 vagina 뒤벽의 위쪽 절반과 rectum 사이를 분리하고 있다(그림 3.36C,D).

RECTUM의 혈관분포

Superior rectal artery(위곧창자동맥)는 배의 inferior mesenteric artery(아래창자간막동맥)가 계속된 것으로서 rectum의 몸쪽 부분에 분포한다. 오른쪽과 왼쪽의 *middle rectal artery*(중간곧창자동맥)는 대개 남성에서는 inferior vesical artery, 여성에서는 uterine artery에서 기원하는데, rectum의 중간과 아래부분에 분포한다. Internal pudendal artery(속음부동맥)에서 기원하는 *inferior rectal artery*(아래곧창자동맥)는, anorectal junction과 anal canal에 분포한다(그림 3.38). Rectum에서 나오는 혈액이 흘러가는 정맥은 superior rectal vein(위곧창자정맥), middle rectal vein(중간곧창자정맥), inferior rectal vein(아래곧창자정맥)이다. Superior rectal vein은 portal venous system(문맥계통)으로, middle rectal vein 및 inferior rectal vein은 systemic vein으로 혈액을 보내기 때문에, 이 연결부위는 중요한 *portacaval anastomosis*(문맥대정맥연결)에 속한다(2장 참조). Rectum의 submucosal venous plexus(점막밑정맥얼기)는 rectum을 둘러싸며 남성에서는 vesical venous plexus와, 여성에서는 uterovaginal venous plexus와 연결된다. **Rectal venous plexus**(곧창자정맥얼기)는 두 부분으로 되어 있는데, **internal rectal venous plexus**(속곧창자정맥얼기)는 rectum의 epithelium(상피) 바로 밑에 존재하며, **external rectal venous plexus**(바깥곧창자정맥얼기)는 rectum의 근육벽 바깥에 존재한다.

Rectum 위쪽 절반의 lymphatic vessel은 rectum의 근육층 바로 위에 있는 **pararectal lymph node**(곧창자옆림프절)로 들어갔다가(그림 3.39), 위로 올라가서 sacral lymph node(엉치림프절)을 경유하거나, superior rectal vessel을 따라 놓여 있는 lymph node를 경유하여 *inferior mesenteric lymph node*(아래창자간막림프절)로 들어간다. Rectum 아래쪽 절반의 lymph는 *sacral lymph node*(엉치림프절)로 들어가며, 특히 ampulla(곧창자팽대) 먼쪽 부위에서 온 lymph는 middle rectal vessel(중간곧창자혈관) 주위의 node를 따라 *internal iliac lymph node*(속엉덩림프절)로 들어간다.

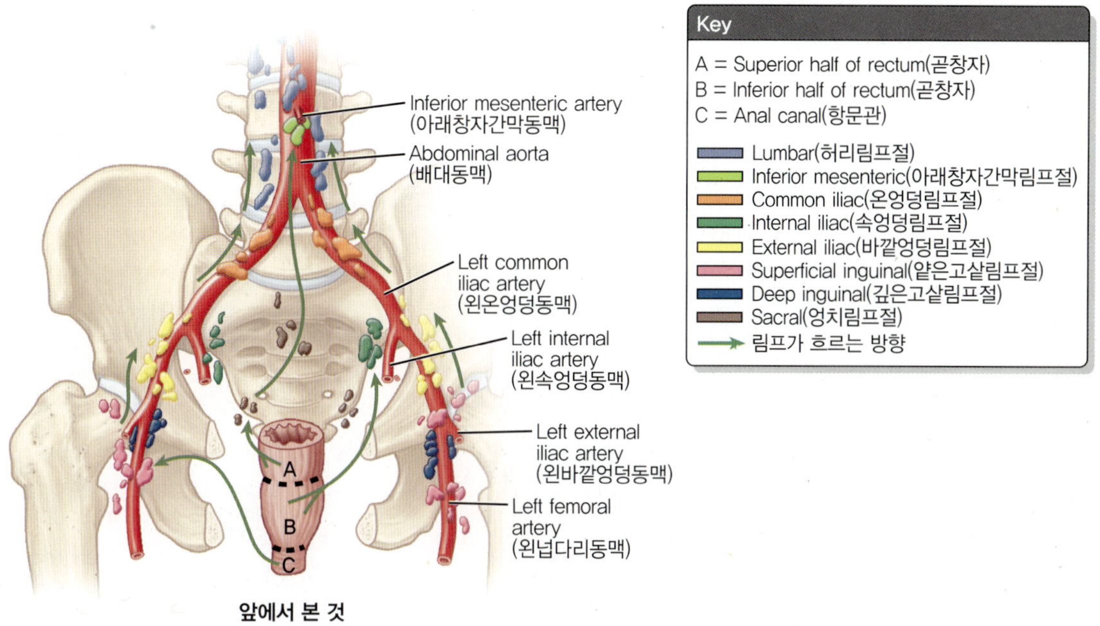

그림 3.39. Rectum(곧창자) 및 anal canal(항문관)의 림프 흐름.

RECTUM의 신경지배

Rectum에는 sympathetic nerve(교감신경)와 parasympathetic nerve(부교감신경)가 분포한다(그림 3.40). *Sympathetic nerve fiber*(교감신경섬유)의 기원은 lumbar spinal cord이며, lumbar splanchnic nerve(허리내장신경), hypogastric plexus(아랫배신경얼기) 및 pelvic plexus(골반신경얼기), inferior mesenteric artery(아래창자간막동맥)와 superior rectal artery(위곧창자동맥)의 가지를 타고 오는 periarterial plexus(동맥주위신경얼기)를 경유해서 분포한다. *Parasympathetic nerve fiber*(부교감신경섬유)의 기원은 S2~S4 spinal cord이며, S2~S4의 pelvic splanchnic nerve(골반내장신경), inferior hypogastric plexus(아래아랫배신경얼기), pelvic plexus에 속하는 rectal plexus(곧창자신경얼기)를 경유해서 분포한다. Rectum은 pelvic pain line 아래쪽에 있기 때문에, 모든 visceral afferent fiber(내장들섬유)는 parasympathetic fiber를 거슬러 올라가서 S2~S4 spinal ganglia에 도달한다.

임상해부학

Rectal Examination(곧창자검사)

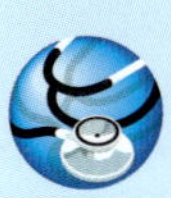

Rectum의 앞아래쪽에 있는 많은 구조들은 rectum의 벽을 통해서 촉진이 가능하다. 예를 들어, 남성에서는 prostate(전립샘), seminal gland(정액샘)(그림 B3.4)와 여성에서 cervix of uterus(자궁목)가 이에 해당된다. 남성, 여성 모두에서 sacrum과 coccyx의 pelvic surface(골반면)가 촉진된다. 또한 ischial spine(궁둥뼈가시)과 ischial tuberosity(궁둥뼈결절)도 만질 수 있다. 비대한 internal iliac lymph node(속엉덩림프절), ureter(요관)의 병적인 비후, ischio-anal fossa(궁둥항문오목)의 swelling(종창)도 촉진이 가능하다. Ischio-anal fossa의 abscess(농양), 남성의 rectovesical pouch(곧창자방광오목)와 여성의 recto-uterine pouch(곧창자자궁오목)에 미심쩍은 병변이 있을 경우에 ischio-anal fossa의 swelling으로 나타날 수 있다. 염증이 생긴 appendix(막창자꼬리)가 lesser pelvis, 특히 pararectal fossa(곧창자옆오목)로 내려오게 되면, 이 검사를 할 때 tenderness(압통)가 느껴질 수 있다.

Rectum의 Resection(절제술)

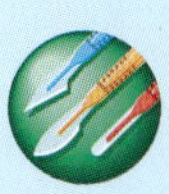

악성종양 등으로 인하여 남성에서 rectum을 제거할 때는 prostate와 urethra를 rectum과 분리할 수 있도록 rectovesical septum(곧창자전립샘사이막)이 위치하는 면을 잘 구별해야 한다. Rectovesical septum은 perineal body(샅중심체)에서 위로 연장된 근막성 막이다. 이렇게 함으로써 수술하는 동안 이들의 손상을 피할 수 있다.

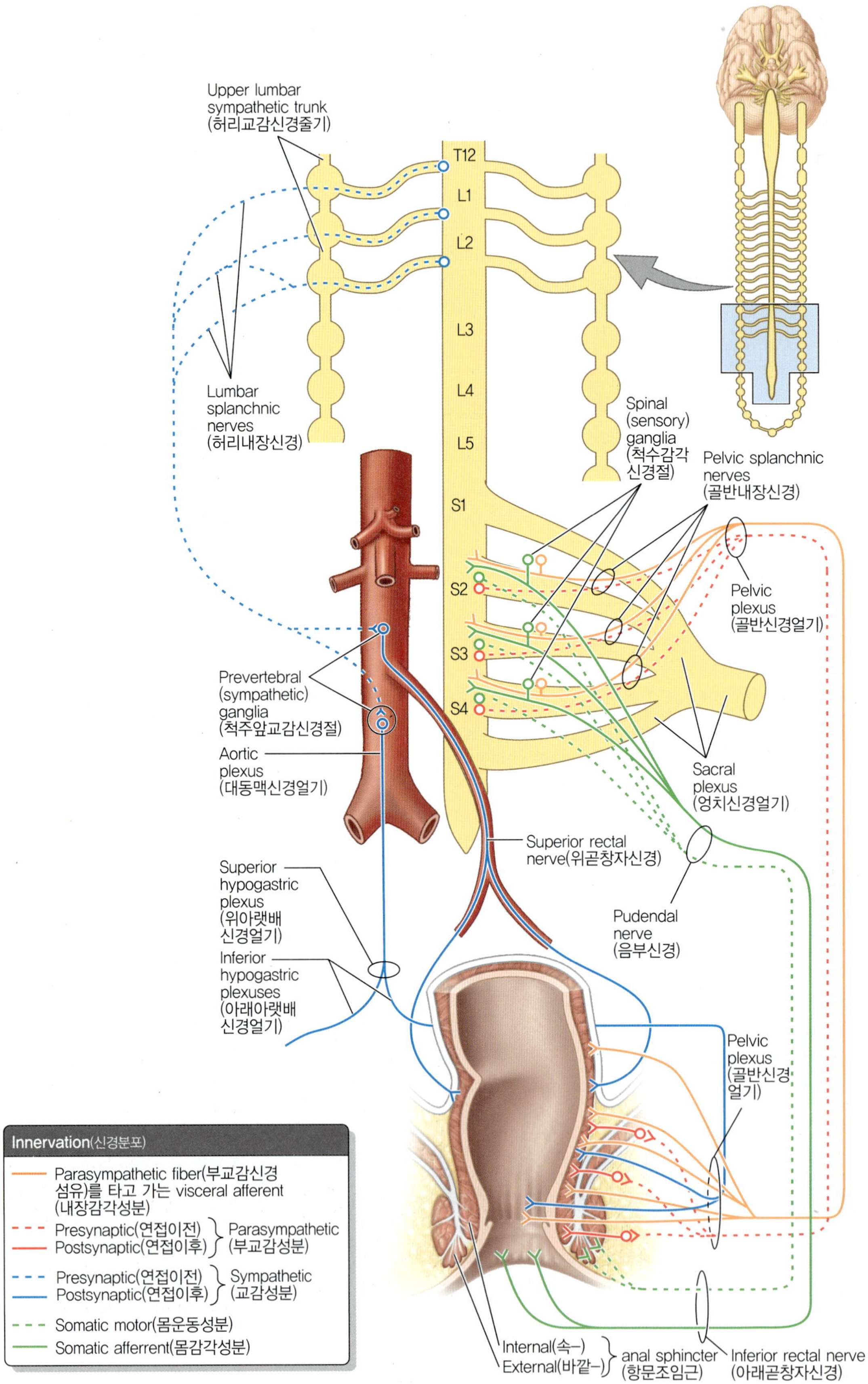

그림 3.40. Rectum(곧창자) **및 anal canal**(항문관)**의 신경분포.** 정확한 설명을 위해 lumbar spinal nerve(허리신경), sacral spinal nerve(엉치신경), hypogastric plexus(아랫배신경얼기)를 옆으로 젖혔다.

PERINEUM(샅)

"Perineum"이란 용어가 perineal region처럼 체표면의 영역을 의미하는 동시에 몸의 얕은 "compartment(구획)"를 함께 의미하는 경우가 흔하다(그림 3.41). **Perineum**(샅; 회음, perineal compartment)은 inferior pelvic aperture(아래골반문) 아래에 위치하며, pelvic cavity와는 pelvic diaphragm(골반가로막)으로 분리되어 있다. Anatomical position(해부학자세)에서는 perineum의 표면, 즉 **perineal region**(샅부위)은 넓적다리 몸쪽 부분 사이에 있는 좁은 부분이다. 그러나 다리를 벌리게 되면, perineal region은 마름모 모양의 영역으로서, 앞에서는 mons pubis(불두덩)가, 가쪽에서는 넓적다리 안쪽면이, 뒤쪽에서는 gluteal fold(볼기고랑)와 intergluteal cleft(볼기사이틈새; natal cleft)의 위쪽 끝이 그 경계를 이루게 된다(그림 3.43A).

Perineum의 가장자리를 나타내는 뼈와 섬유로 이루어진 구조에는 다음과 같은 것들이 있다(그림 3.42).

- 앞쪽에는 *pubic symphysis*(두덩결합)
- 앞가쪽에는 *inferior pubic rami*(아래두덩가지)와 *ischial rami*(궁둥뼈가지)가 합쳐진 *ischiopubic rami*(궁둥두덩가지)
- 가쪽에는 *ischial tuberosity*(궁둥뼈결절)
- 뒤가쪽에는 *sacrotuberous ligament*(엉치결절인대)
- 뒤쪽에는 *sacrum*(엉치뼈)의 아래끝부분과 *coccyx*(꼬리뼈)

양쪽 ischial tuberosity(궁둥뼈결절) 앞쪽 끝을 잇는 가로 선을 그으면, perineum은 두 개의 삼각형 부위로 나뉜다(그림 3.42A).

- **Anal triangle**(항문부위, 항문삼각)은 이 가로선 뒤에 있으며, anal canal(항문관)과 그 배출구인 anus(항문)가 있다.
- **Urogenital(UG) triangle**(비뇨생식부위, 비뇨생식삼각)은 이 가로선의 앞에 있으며 남성에서는 root of scrotum(음경뿌리), penis(음경), 여성에서는 vulva(외음부)가 있다.

UG triangle은 **perineal membrane**(샅막)에 의해 '막혀' 있는데, (그림 3.43C), 이 membrane은 얇으면서도 질긴 deep fascia로서, 좌우 pubic arch(두덩활)의 옆면 사이를 연결한다. Perineal membrane은 pelvic outlet의 앞부분을 덮고 있으나, 남녀 모두 urethra(요도)가 이를 뚫으며, 여성에서는 vagina(질)도 이를 뚫고 지나간다. **Perineal body**(샅중심체)는 불규칙한 섬유와 근육조직 덩어리로서, anal canal과 perineal membrane 사이의 정중면 상에 위치한다(그림 3.43B). 피부만으로 덮여 있기 때문에, subcutaneous tissue가 비교적 적으며, 그 위치는 vestibule of vagina(질어귀) 또는 bulb of penis(음경망울)의 뒤쪽, anus(항문)와 anal canal(항문관)의 앞쪽에 위치한다. Perineal body는 앞쪽으로는 perineal membrane의 뒤모서리와, 위쪽으로는 rectovesical septum(곧창자전립샘사이막) 또는 rectovaginal septum(곧창자질사이막)과도 혼합된다. 여기에는 collagenous fiber(아교섬유) 및 elastic fiber(탄력섬유)가 있으며 skeletal muscle과 smooth muscle도 모두 존재한다.

Perineal body는 여러 근육이 모여서 부착하는 곳인데, 여기에 부착하는 근육들은 아래와 같다(그림 3.43B; 표 3.9).

- Bulbospongiosus(망울해면체근)
- External anal sphincter(바깥항문조임근)
- Superficial transverse perineal muscle(얕은샅가로근)과 deep transverse perineal muscle(깊은샅가로근)
- External urethral sphincter(바깥요도조임근), levator ani(항문조임근), rectum(곧창자)의 근육층을 이루는 smooth muscle과 여기에 포함된 일부 수의근 섬유

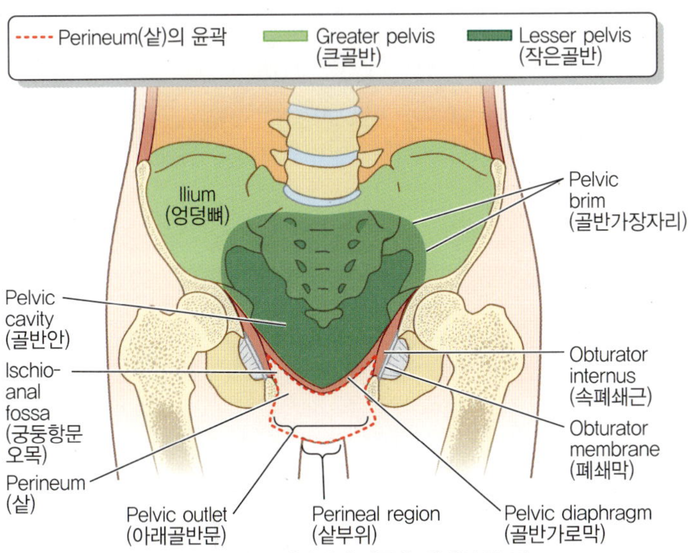

몸통 아래쪽 관상단면 뒤쪽을 앞에서 본 것

그림 3.41. Perineum(샅) 및 perineal region(샅부위).

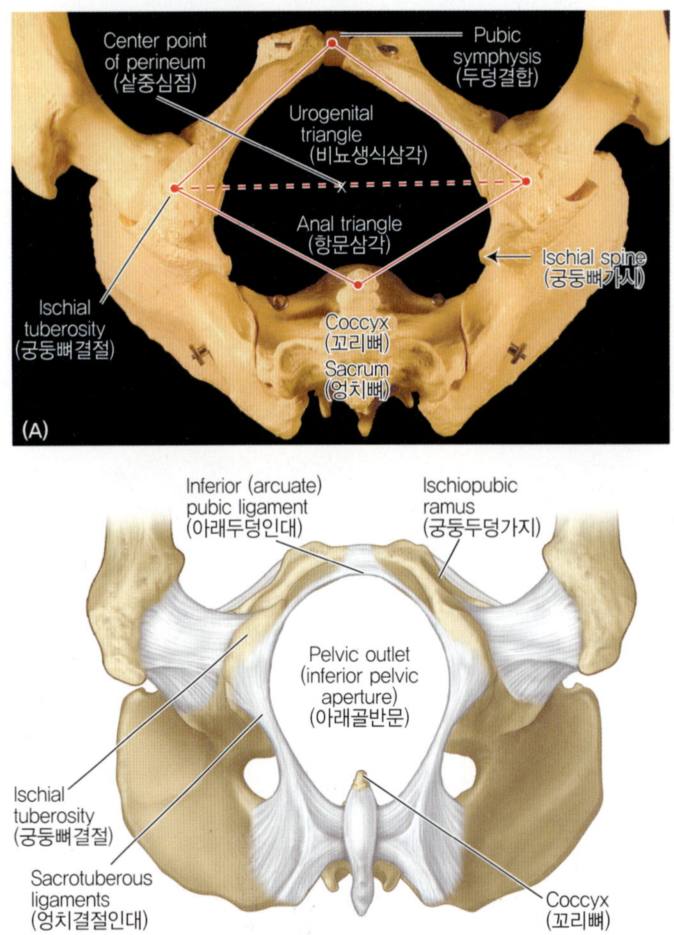

(B) 여성 골반을 아래에서 본 것(결석제거술)

그림 3.42. 뼈와 ligament(인대)로 이루어진 perineum(샅)의 경계.

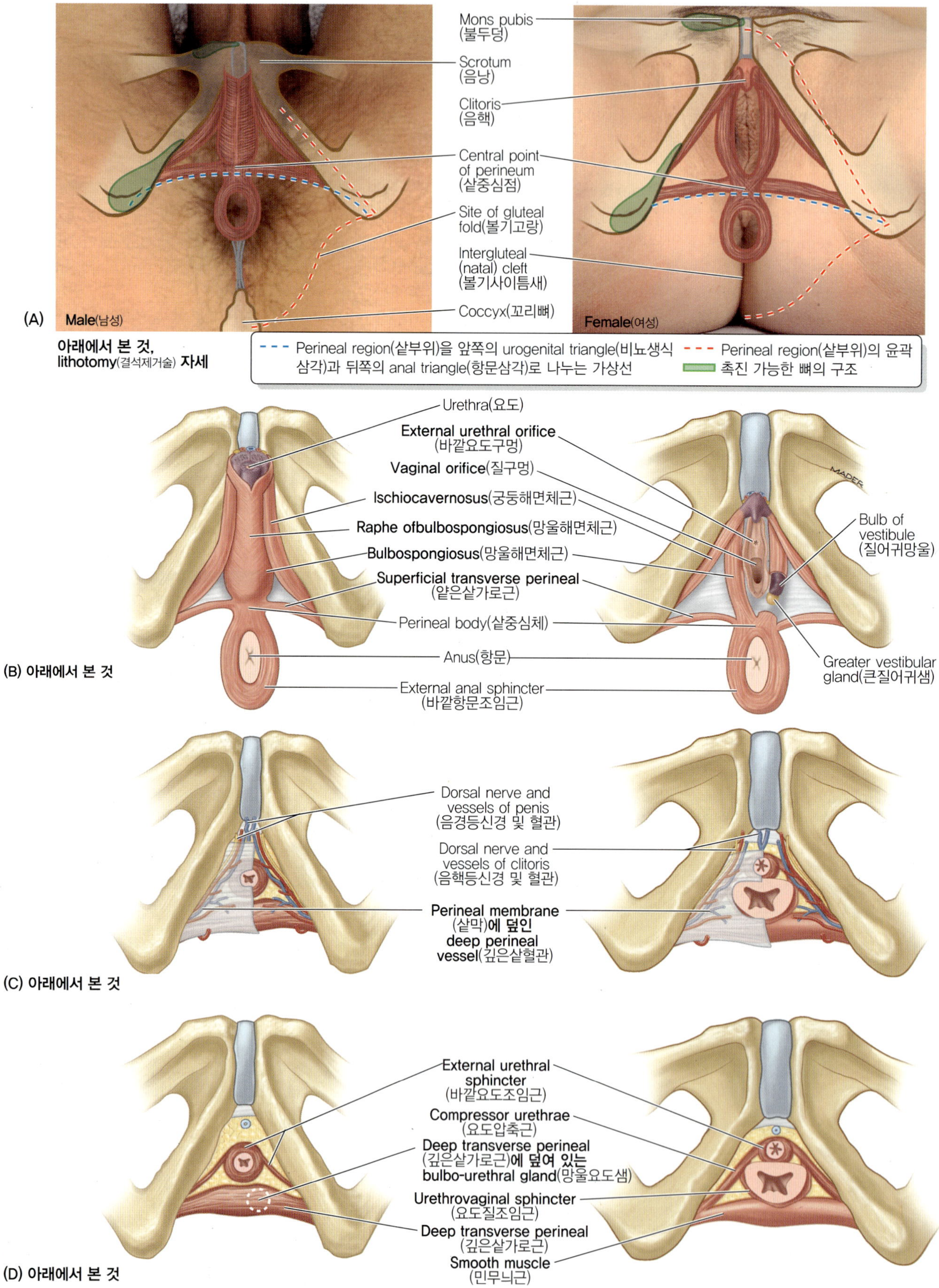

그림 3.43. A~D. **Perineum(샅)의 근육.** (계속)

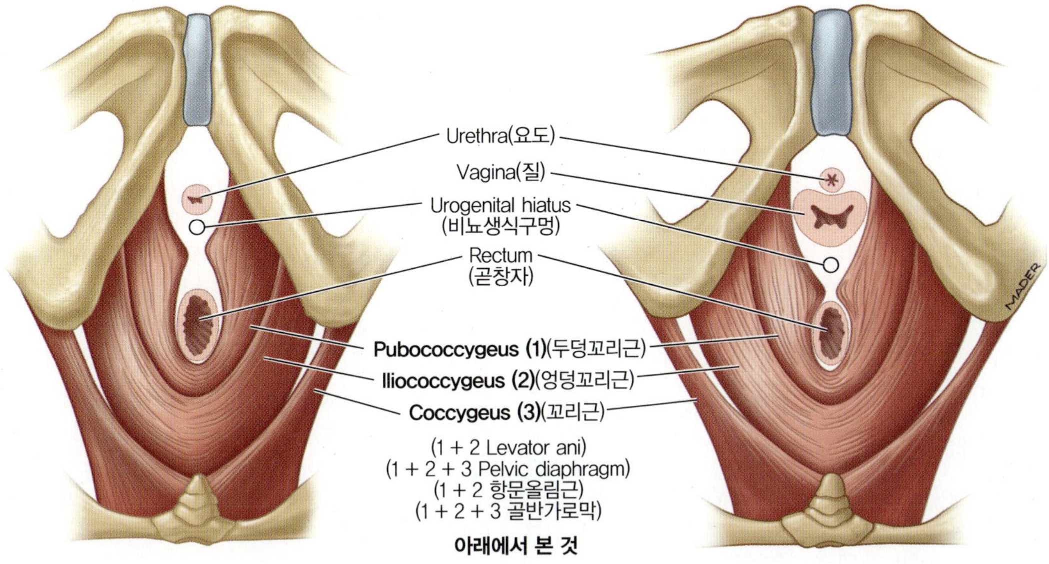

(E)

그림 3.43. (계속) **E. Perineum(샅)의 근육.**

표 3.9 PERINEUM의 근육

근육	이는곳	경로 및 닿는곳	신경분포	주요 작용
External anal sphincter(바깥항문조임근)	Anus를 둘러싸는 피부와 fascia, anococcygeal ligament를 경유하여 coccyx에서 기원	Anal canal의 가쪽면을 돌아 perineal body에 부착	Inferior rectal nerve, pudendal nerve의 가지(S2~S4)	Anal canal의 압축, peristalsis 시에 defecation에 저항, perineal body/pelvic floor를 지탱하고 고정
Bulbospongiosus(망울해면체근)	*Male*: bulb of penis 배쪽면의 median raphe, perineal body *Female*: perineal body	*Male*: bulb of penis 가쪽면과, body of penis의 가장 몸쪽 부분을 감싸고, perineal membrane, corpora spongiosum 및 cavernosa 등쪽면, bulb of penis의 fascia에 부착 *Female*: vagina 아래부분의 옆으로 가서, bulb of vestibule 및 greater vestibular gland를 둘러싸고, pubic arch와 fascia of corpora cavernosa of clitoris에 부착	Perineal nerve의 muscular, 즉 deep branch, pudendal nerve의 가지(S2~S4)	Perineal body/pelvic floor를 지탱하고 고정 *Male*: bulb of penis를 압박하여, 마지막 한 방울의 urine/semen을 배출, deep perineal vein을 압박함으로써 혈액이 나가는 것을 억제하고 bulb에서 body of penis로 혈액이 가도록 하여 erection에 기여 *Female*: vagina의 "sphincter"로서, clitoris 및 bulb of vestibule의 erection에 기여, greater vestibular gland를 압박
Ischiocavernosus(궁둥해면체근)	Ischiopubic ramus 및 ischial tuberosity의 속면	Penis 또는 clitoris의 crus를 둘러싸고, crus의 아래면 및 안쪽면과, crus 안쪽의 perineal membrane에 부착	Perineal nerve의 muscular, 즉 deep branch, pudendal nerve의 가지	Vein으로부터 혈액 유출을 억제하고 root of penis 또는 clitoris에서 body로 혈액을 밀어냄으로써 penis 또는 clitoris의 erection을 유지
Superficial transverse perineal(얕은샅가로근)		Perineal membrane 위뒤모서리를 따라가서 perineal body에 부착		Perineal body를 지지하고 고정함으로써, pelvic floor의 역할인 abdominopelvic viscera를 지탱하고 intra-abdominal pressure의 상승에 저항
Deep transverse perineal(깊은샅가로근)	Ischiopubic ramus 및 ischial tuberosity의 속면, compressor urethrae 부분만 해당	Perineal membrane의 위뒤모서리를 따라가서 perineal body, external anal sphincter에 부착	Perineal nerve의 muscular, 즉 deep branch, pudendal nerve의 가지(S2~S4), dorsal nerve of penis 또는 clitoris, pudendal nerve의 terminal branch(S2~S4)	
External urethral sphincter(바깥요도조임근)		Perineal membrane 위쪽의 urethra를 둘러쌈. *Male*: prostate 앞면으로 올라감 *Female*: 일부 섬유는 urethrovaginal sphincter를 이루며 vagina를 둘러쌈		Urethra를 압박하여 urinary continence를 유지 *Female*: urethrovaginal sphincter portion이 vagina를 압박

임상해부학

Perineal Body(샅중심체)의 파열

Perineal body(샅중심체)는 특히 여성에서 중요한데, 그 이유는 pelvic viscera를 궁극적으로 지탱하는 구조이기 때문이다. Perineal muscle이 perineal body에 부착하는 부분은 출산과정에서 늘어지거나 찢어질 수 있는데, 이렇게 되면 pelvic floor(골반바닥)를 더 이상 지지할 수 없게 된다. 그 결과, *prolapse of pelvic viscera*(골반내장탈출증)가 생겨서, bladder(방광)가 urethra(요도)를 통해 탈출하거나, uterus(자궁) 및 vagina(질)가 vaginal orifice(질구멍)를 통해 탈출할 수 있다.

Episiotomy(외음절개술)

Vagina의 수술이나 이를 통한 분만 시에는 vaginal orifice를 확장함과 동시에 perineum과 perineal muscle의 과도한 파열을 줄이려는 목적으로 *episiotomy*(외음절개술)를 시행한다. Episiotomy는 perineum과 아래뒤쪽 vaginal wall을 외과적으로 절개하는 것이다. 현재까지도 vaginal delivery(질분만) 시에 episiotomy를 시행하는 예가 많다. 분만 시에 fetus의 하강이 지체되거나 연장되는 경우, obstetrical forceps(산과적겸자)와 같은 기구를 사용해야 하는 경우, fetal distress(태아절박가사)의 징후가 있어 분만을 신속히 진행하여야 하는 경우는 episiotomy의 indication(적응증)이 된다. 그러나 일상적으로 prophylactic episiotomy(예방적외음절개술)를 시행하는 것에 대해서는 광범위하게 논란이 일고 있으며 점점 감소하는 추세이다.

Urogenital Triangle(비뇨생식삼각)의 Fascia(근막)과 Pouch(공간)

PERINEAL FASCIA(샅근막)

Perineal fascia는 superficial layer(얕은층) 및 deep layer(깊은층)의 두 층으로 되어 있다(그림 3.44). **샅 subcutaneous tissue**(피부밑조직), 즉 *superficial perineal fascia*(샅얕은근막)는 fatty superficial layer(지방층)와 deep membranous layer(막층; Colles fascia)로 이루어진다. 여성에서는, **샅 subcutaneous tissue**의 **fatty layer**(지방층)가 labia majora(대음순) 및 mons pubis(불두덩)의 본체를 이루며, 앞쪽과 위쪽으로 배 *subcutaneous tissue*의 *fatty layer*(지방층; *Camper fascia*)와도 이어진다(그림 3.44A,C). 남성의 urogenital triangle에는 fatty layer가 많이 줄어들어 있으며, penis(음경) 및 scrotum(음낭)에서는 smooth muscle인 dartos muscle(음낭근)이 대신 채우고 있다. 이 층은 penis 또는 scrotum과 넓적다리 사이에 있는 배 subcutaneous tissue의 fatty layer와는 서로 이어져 있다(그림 3.44B,F). 남녀 모두에서, 이 층은 뒤쪽 anal region(항문부위)으로 ischio-anal fat pad(궁둥항문오목지방체)와도 이어진다(그림 3.44E).

샅 subcutaneous tissue의 **membranous layer**(막층)는 뒤쪽으로 perineal membrane(샅막)의 뒤모서리와 perineal body(샅중심체)에 부착된다(그림 3.44A,B). 가쪽으로는 넓적다리 안쪽을 싸는 fascia lata(넙다리근막)의 위쪽 끝에 부착한다. 남성에서는 subcutaneous tissue의 membranous layer가 penis 및 scrotum의 dartos fascia(음낭근막)와 이어지지만, scrotum의 양쪽과 앞쪽에서는, 이 membranous layer가 배 *subcutaneous tissue*의 *membranous layer*(막층; *Scarpa fascia*)와 이어진다(그림 3.44B,F). 여성에서는 membranous layer가 fatty layer보다 위쪽으로 지나가서 labia majora를 형성하고 배 subcutaneous tissue의 membranous layer와 이어진다(그림 3.44A,C).

Perineal fascia(깊은샅근막; deep perineal fascia, investing fascia, Gallaudet fascia)는 ischiocavernosus(궁둥해면체근), bulbospongiosus(망울해면체근), superficial transverse perineal muscle(얕은샅가로근)에 아주 가깝게 붙어 있다(그림 3.44C,D). 이 층은 가쪽으로 ischiopubic rami(궁둥두덩가지)에도 부착한다. 앞쪽에서는 suspensory ligament of penis(음경걸이인대) 또는 suspensory ligament of clitoris(음핵걸이인대)에 합쳐지며, 배의 external oblique muscle(배바깥빗근)을 덮는 deep fascia와 rectus sheath(배곧은근집)에 이어진다.

SUPERFICIAL PERINEAL POUCH(얕은샅공간)

Superficial perineal pouch(얕은샅공간; superficial perineal compartment)는 ischiopubic rami가 가쪽 경계가 되는데, subcutaneous tissue의 membranous layer와 perineal membrane 사이의 잠재적 공간이다(그림 3.44A~D).

남성에서, superficial perineal pouch에 있는 구조는 다음과 같다(그림 3.44B,D).

- *Root of penis*(음경뿌리) 즉 bulb(음경망울) 및 crura(음경다리)와 여기에 부착된 근육, 즉 *ischiocavernosus*(궁둥해면체근), *bulbospongiosus*(망울해면체근)
- *Spongy urethra*(요도해면체부분)의 몸쪽 bulbous part(망울부분)
- *Superficial transverse perineal muscle*(얕은샅가로근)
- Internal pudendal vessel(속음부혈관) 및 pudendal nerve(음부신경)의 *deep perineal branch*(깊은샅가지)

여성에서, superficial perineal pouch에 있는 구조는 아래와 같다(그림 3.44A,C).

- *Clitoris*(음핵) 및 부착된 근육인 ischiocavernosus(궁둥해면체근)
- *Bulb of vestibule*(질어귀망울) 및 이를 둘러싸는 근육 즉 bulbospongiosus(망울해면체근)
- *Greater vestibular gland*(큰질어귀샘)
- Internal pudendal vessel(속음부혈관) 및 pudendal nerve(음부신경)의 *deep perineal branch*(깊은샅가지)
- *Superficial transverse perineal muscle*(얕은샅가로근)

DEEP PERINEAL POUCH(깊은샅공간)

Deep perineal pouch(깊은샅공간; deep perineal space)는 아래로는 perineal membrane이, 위로는 inferior fascia of pelvic diaphragm(골반가로막아래근막)이, 가쪽으로는 obturator internus를 싸고 있는 obturator fascia(속폐쇄근막)의 아래쪽 부분이 그 경계가 된다. 여기에는 지방으로 가득 찬 ischio-anal fossa(궁둥항문오목)의 anterior recess(앞오목)도 포함된다(그림 3.44C,D와 그림 3.46). 남녀 모두에서, deep perineal pouch에는 중앙에 urethra(요도)의 일부가 있고, external urethral sphincter muscle(바깥요도조임근)의 아래

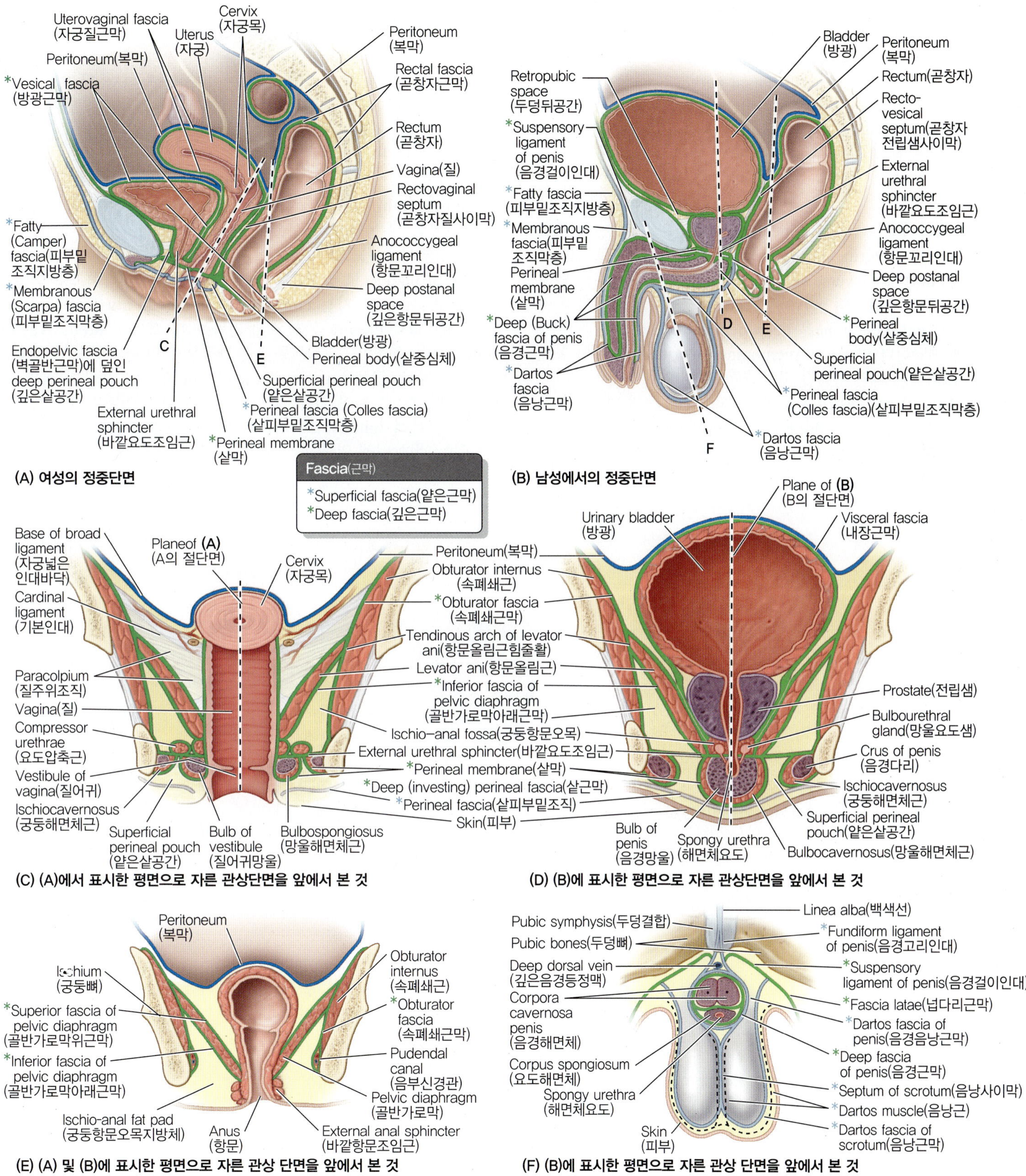

그림 3.44. Perineum(샅)의 fascia(근막).

부분, ischio-anal fat pad(궁둥항문오목지방체)가 앞으로 연장되어 있다. 남성에서 deep perineal pouch에는 *intermediate part of urethra*(요도막부분), *deep transverse perineal muscle*(깊은샅가로근), *bulbourethral gland*(망울요도샘), penis의 dorsal nerve(음경등신경), dorsal artery(음경등동맥) 및 vein(음경등정맥)이 있다(그림 3.44D). 여성에서는 *urethra*(요도)의 몸쪽부분, deep transverse perineal muscle(깊은샅가로근)의 자리에 있는 smooth muscle의 한 그룹, clitoris의 dorsal nerve(음핵등신경), dorsal artery(음핵등동맥) 및 vein(음핵등정맥)이 있다(그림 3.44C).

여성에서 deep transverse perineal muscle(깊은샅가로근)은 주로 smooth muscle이다. Perineal membrane의 뒤쪽 절반 바로 위에는 평평하고 얇은 deep transverse perineal muscle이 있다. 주로 남성에서는 주로 이것이 발달하여 pelvic viscera를 능동적으로 지지해 준다. 튼튼한 perineal membrane은 deep perineal pouch의 아래쪽 경계, 즉 바닥에 해당된다. Perineal membrane은 perineal body와 함께 pelvic viscera의 최종적인 수동적 지지구조이다.

External urethral sphincter(바깥요도조임근)는 원반이라기보다는 관이나 홈통과 같은 구조이다. 남성에서는 이 근육의 일부만이 prostate(전립샘) 아래쪽의 intermediate part of urethra(요도막부분)를 둥글게 둘러싸는 진정한 sphincter이다(그림 3.45A). 홈통 모양인 더 큰 부분은 수직으로 neck of bladder(방광목)까지 이어져, prostate를 밀어내고 prostatic urethra(요도전립샘부분)의 앞과 앞가쪽만을 덮는다. Urethral gland(요도샘)에서 prostate가 발생함에 따라 뒤쪽과 뒤가쪽의 근육에는 atrophy(위축)가 일어나고 prostate가 이를 대체한다. 이 부분의 근육이 prostatic urethra를 압박하거나 확장시킬 것인가에 대해서는 조금 논란이 있다.

Oelrich(1983)는 여성의 urethral sphincter(요도조임근)는 “urogenital sphincter(비뇨생식조임근)”라고 하는 것이 더 적당하다고 주장한다. 그는 또한 진정한 고리 모양의 sphincter가 urethra 주위에 형성되어 있음을 기술하였으며, 이것에서 연장되는 여러 부분, 즉 neck of bladder로 연장되는 superior part, 아래가쪽으로 뻗어 양쪽 ischial ramus로 가는 **compressor urethrae muscle**(요도조임근) 부분, vagina와 urethra를 함께 둘러싸는 띠 모양의 urethrovaginal sphincter(요도질조임근) 부분 등을 추가적으로 기술하였다(그림 3.45B). 남녀 모두에서, 근육은 perineal membrane에 대해 평행한 평면보다는 수직 방향으로 놓여 있는 것으로 보고되었다. 어떤 학자들은 여성에서 이 근육에 sphincter의 기능이 없음을 지적하면서 urethra를 감싸고 있는 것에 대해 의구심을 나타내었다.

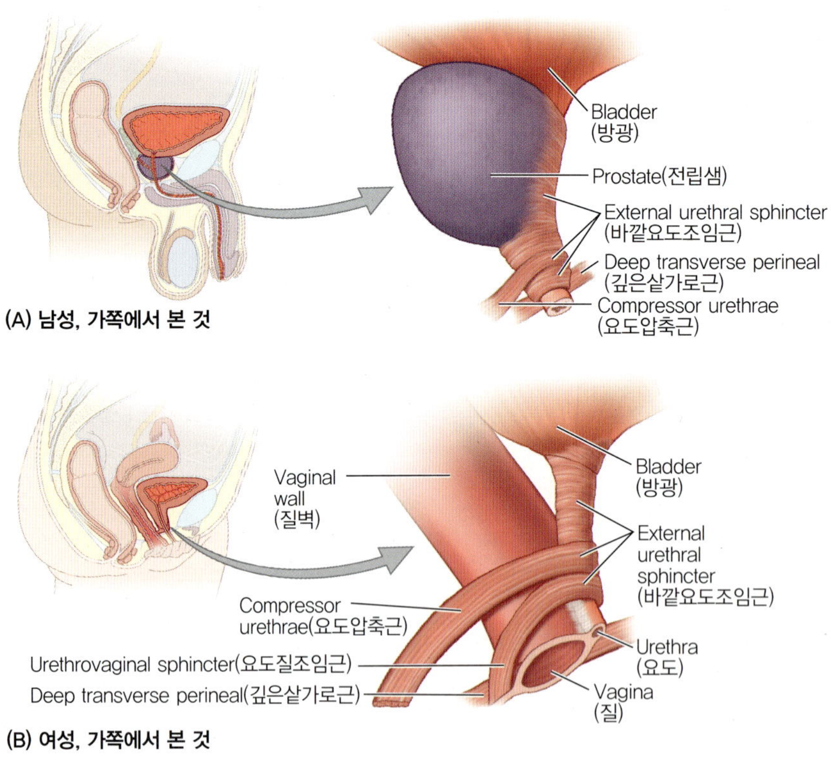

그림 3.45. 남성과 여성의 external urethral sphincter(바깥요도조임근).

임상해부학

Male Urethra(남성요도)의 Rupture(파열)와 소변의 유출

Pelvic girdle(다리이음뼈)의 fracture로 인하여 *rupture of intermediate part of urethra*(요도막부분파열)가 종종 발생한다. 이 손상으로 인해서 deep perineal pouch로 소변과 혈액이 유출된다(그림 B3.11A). 유출액은 urogenital hiatus(비뇨생식구멍)를 통해 위로 올라가서 peritoneum 바깥쪽으로 prostate(전립샘)와 bladder(방광) 주위로 퍼질 수 있다.

Bulb of penis(음경망울)에서 *rupture of spongy urethra*(요도해면체부분파열)가 생기면 소변이 superficial perineal space(얕은샅공간)로 퍼지게 된다(그림 B3.11B). 유출된 소변이 퍼지는 방향은 perineal fascia(샅근막)가 어느 구조에 부착하는가에 따라 다르다. 소변과 혈액은 penis 주위에 있는 scrotum(음낭)의 loose connective tissue(성긴결합조직)로 갈 수도 있고, 위로 올라가서 anterior abdominal wall 아래쪽의 subcutaneous connective tissue에 있는 membranous layer보다 더 깊이 갈 수도 있다. 그러나 소변은 넓적다리로는 갈 수 없는데, superficial perineal fascia(샅얕은근막)의 membranous layer가 inguinal ligament(고샅인대) 먼쪽으로는 넙다리근육을 감싸는 fascia lata(넙다리근막)와 혼합되기 때문이다. 게다가, 소변은 뒤쪽 anal triangle(항문부위)로 갈 수도 없다. 그 이유는 perineal fascia의 superficial layer 및 deep layer가 superficial perineal muscle 주위에서 서로 연속되어 있고, 또 이들 사이에 있는 perineal membrane의 뒤모서리와도 이어져 있기 때문이다.

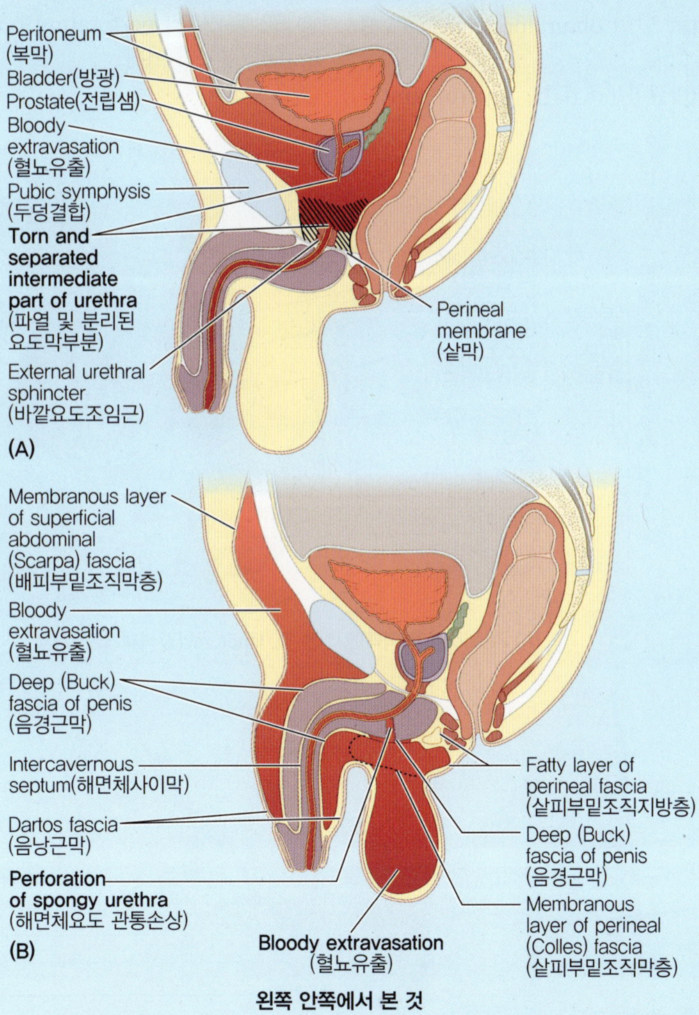

그림 B3.11. Urinary extravasation(소변유출).

Anal Triangle(항문삼각)의 구조

ISCHIO-ANAL FOSSA(궁둥항문오목)

Anal canal의 벽 주위에 형성된 **ischio-anal fossa**(궁둥항문오목; ischiorectal fossa, 궁둥곧창자오목)는 anal region의 피부와 pelvic diaphragm(골반가로막) 사이에 있으며 fascia로 덮인 쐐기 모양의 커다란 공간이다(그림 3.46). Ischioanal fossa의 꼭대기는 위쪽 levator ani muscle(항문올림근)이 obturator fascia(속폐쇄근막)에서 기원하는 곳에 있다. Ischio-anal fossa는 아래가 넓고 위는 좁으며, 지방조직과 loose connective tissue로 채워져 있다. 양쪽 ischio-anal fossa는 *anococcygeal ligament*(항문꼬리인대; anococcygeal body) 위에 있는 *deep postanal space*(깊은항문뒤공간)를 통해 서로 교통한다. Anococcygeal ligament는 anal canal과 tip of coccyx 사이에 있는 섬유조직 덩어리이다(그림 3.46A).

Ischio-anal fossa의 경계를 이루는 구조는 아래와 같다(그림 3.46A,B).

- 가쪽은 ischium, obturator fascia로 덮인 obturator internus(속폐쇄근)의 아랫부분
- 안쪽은 external anal sphincter(바깥항문조임근), levator ani(항문올림근)가 형성하는 비스듬한 위안쪽벽 또는 천장. Levator ani muscle은 내려오면서 sphincter와 혼합되고, 두 구조 모두 anal canal을 둘러싼다.
- 뒤쪽은 sacrotuberous ligament(엉치결절인대), gluteus maximus(큰볼기근)
- 앞쪽은 puborectalis(두덩곧창자근) origin(이는곳) 아래쪽의 body of pubic bone(두덩뼈몸통). Fossa의 이 부분은 perineal membrane 위쪽의 UG triangle로 연장되며, **ischio-anal fossa**(궁둥항문오목)의 **anterior recess**(앞오목)라고 부른다.

Ischio-anal fossa에는 지방으로 채워진 질긴 섬유띠가 가로질러 가는데, 이를 **fat body of ischio-anal fossa**(궁둥항문오목지방체)라고 한다. 이 fat body는 anal canal을 지지하면서도 분변이 통과하는 동안에는 anal canal이 확장함에 따라 쉽게 밀려나기도 한다. Fat body로는 또 여러 개의 신경과 혈관이 가로지르는데, inferior rectal vessel(아래곧창자혈관; inferior anal vessel) 및 inferior rectal nerve(아래곧창자신경; inferior anal nerve)와 두 개의 cutaneous nerve, 즉 S2 및 S3의 perforating branch(관통가지) 및 S4 nerve의 perineal branch(샅가지)이다.

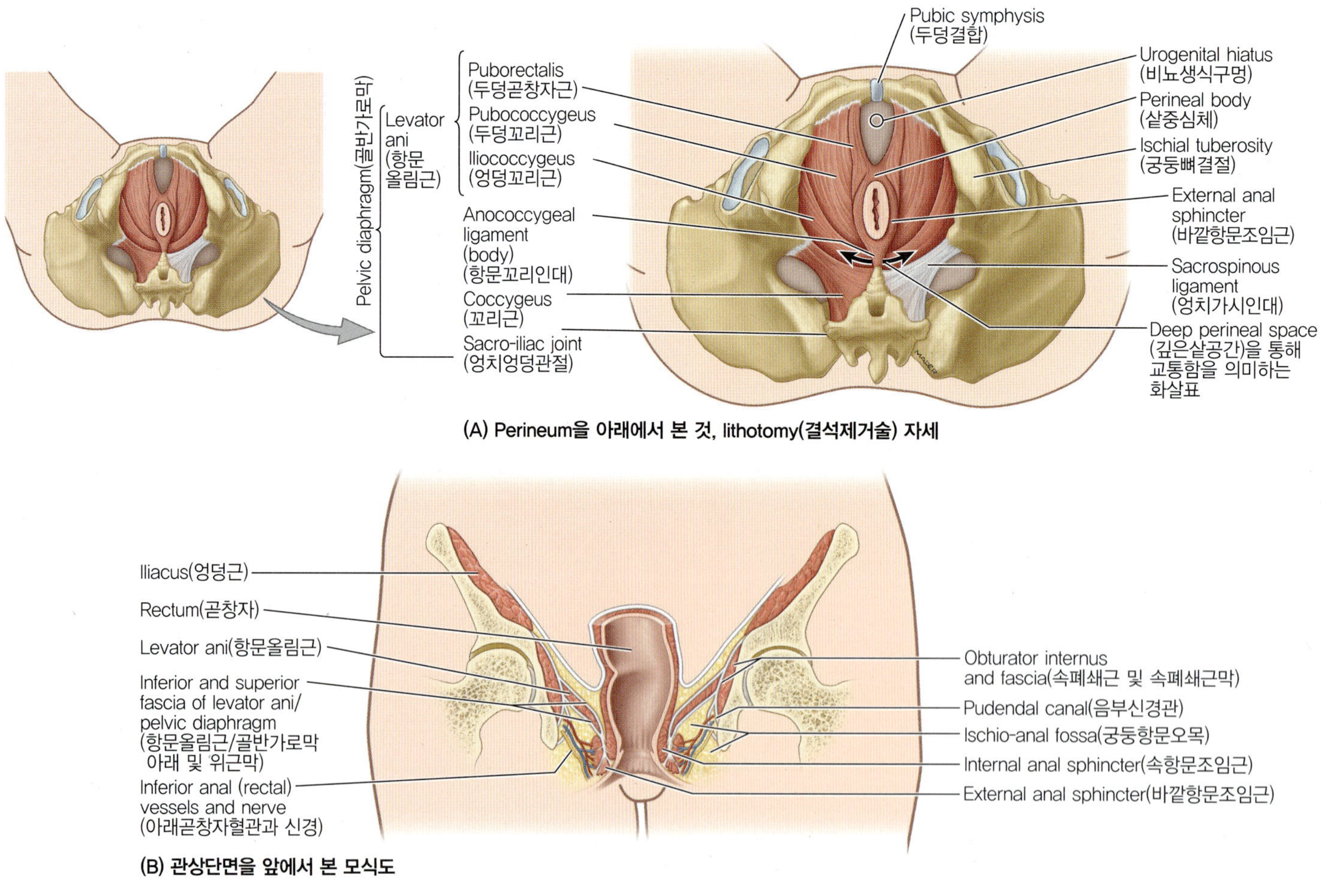

그림 3.46. Pelvic diaphragm(골반가로막)**과 ischio-anal fossa**(궁둥항문오목). **A.** Pelvic diaphragm(골반가로막). Deep postanal space(깊은항문뒤공간)를 화살표가 통과한다. **B.** Rectum(곧창자), anal canal(항문관), ischio-anal fossa(궁둥항문오목)를 지나는 pelvis의 관상단면.

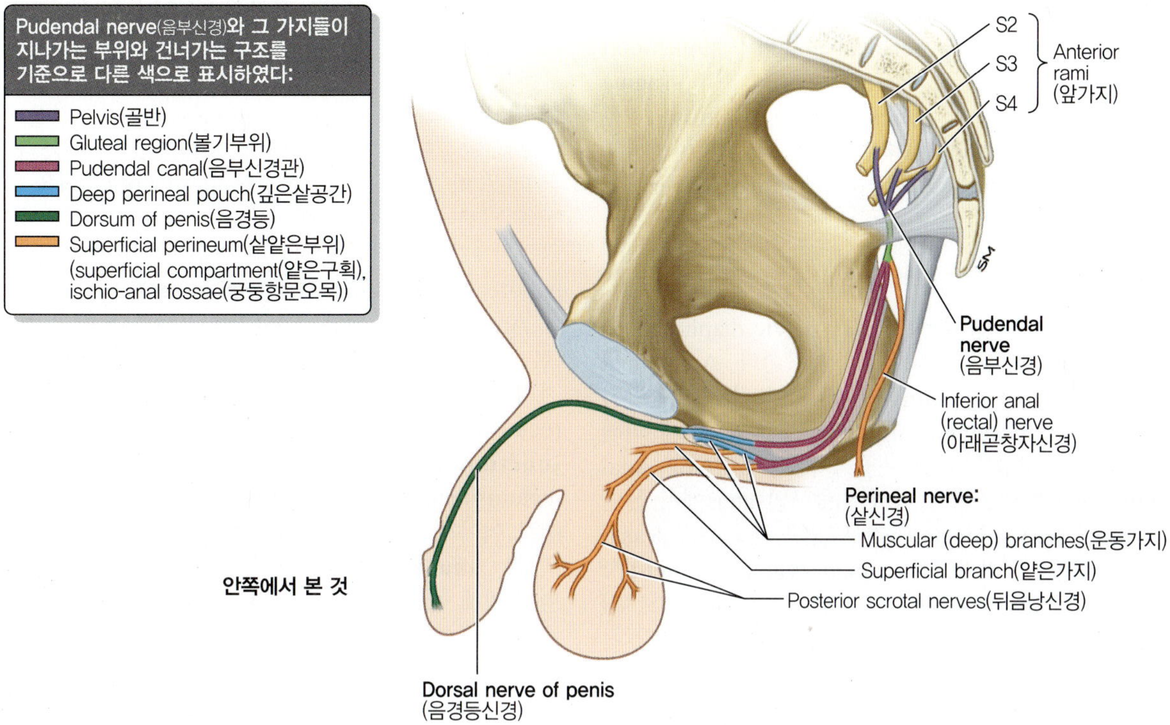

그림 3.47. Pudendal nerve(음부신경). Nerve가 지나가는 다섯 부위를 각각 다른 색으로 표시하였다. 여성의 경우 superficial perineal nerve(얕은샅신경)에서 posterior labial nerve(뒤음순신경)가 나오며, pudendal nerve(음부신경)의 terminal branch(종말가지)는 dorsal nerve of clitoris(음핵등신경)이다.

PUDENDAL CANAL(음부신경관)

Pudendal canal(음부신경관; Alcock canal)은 obturator fascia(속폐쇄근막)로 이루어진 벽 안을 수평하게 지나가는 통로라고 할 수 있다(그림 3.46B, 3.47). Obturator fascia는 obturator internus muscle(속폐쇄근)의 안쪽 부분과 ischio-anal fossa(궁둥항문오목)의 가쪽벽을 덮고 있다. Pudendal canal은 ischio-anal fossa의 뒤모서리에서 시작하여 ischial spine(궁둥뼈가시) 가까이에 있는 *lesser sciatic notch*(작은궁둥패임)에서 시작하여 perineal membrane(샅막)의 뒤가장자리까지 지나간다. Internal pudendal artery(속음부동맥) 및 vein(정맥), pudendal nerve(음부신경), nerve to obturator internus(속폐쇄근신경)가 ischial spine 아래의 lesser sciatic notch에서 이 canal로 들어간다. Internal pudendal artery는 perineum에 혈액을 공급하며, pudendal nerve가 분포하는 부위도 거의 동일하다.

동맥과 신경이 canal로 들어가면서, 여기에서 **inferior anal artery**(아래곧창자동맥; inferior rectal artery)와 **inferior anal nerve**(아래곧창자신경)가 갈라져 안쪽으로 나와 external anal sphincter(바깥항문조임근)와 peri-anal skin(항문주위피부)에 분포한다. 이 동맥과 신경은 pudendal canal의 먼쪽, 즉 앞쪽끝에 이르러 모두 둘로 나뉘는데, 그 중 하나인 **perineal nerve**(샅신경) 및 **perineal artery**(샅동맥)는 perineal membrane의 아래쪽인 superficial perineal pouch에 주로 분포하며, **dorsal artery of penis**(음경등동맥) 및 **dorsal nerve of penis**(음경등신경) 또는 **dorsal artery of clitoris**(음핵등동맥) 및 **dorsal nerve of clitoris**(음경핵신경)가 되어 perineal membrane 위쪽의 deep perineal pouch에 분포한다.

Perineal nerve(샅신경)에서는 두 개의 가지가 나오는데, **superficial perineal nerve**(얕은샅신경)에서는 *posterior scrotal branch*(뒤

임상해부학

Ischio-anal Abscess(궁둥항문오목고름집)

때로 ischio-anal fossa가 감염되어 *ischio-anal abscess*(궁둥항문오목고름집)가 생길 수 있다(그림 B3.12). 이런 경우에 pus(고름)가 축적되면 통증이 상당히 심하다. Ischio-anal abscess의 진단적 징후는 anus와 ischial tuberosity(궁둥뼈결절) 사이가 붓고 tenderness(압통)가 있는 것이다. Perianal abscess(항문주위고름집)는 저절로 터져서 anal canal, rectum, perianal skin에 출구가 생길 수도 있다.

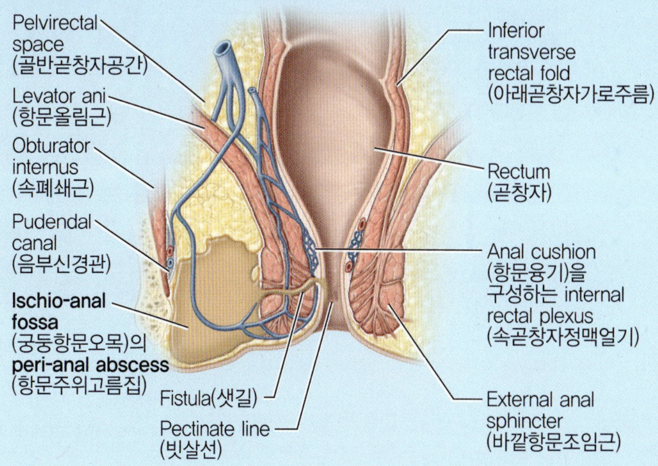

그림 B3.12. Ischio-anal abscess(궁둥항문오목고름집).

음낭가지) 또는 *posterior labial branch*(뒤음순가지)가 나오고, **deep perineal nerve**(깊은샅신경)는 deep perineal pouch와 superficial perineal pouch의 근육, vestibule of vagina(질어귀)의 피부, vagina 아래 끝부분의 mucosa에 분포한다. **Dorsal nerve of penis**(음경등신경) 또는 **dorsal nerve of clitoris**(음핵등신경)는 남성과 여성에서 genital organ, 특히 glans(귀두)에 분포하는 primary sensory nerve이다.

ANAL CANAL(항문관)

Anal canal은 large intestine의 종말부분으로서 pelvic diaphragm(골반가로막)의 위면에서 **anus**(항문)까지의 부분에 해당한다. Anal canal이 시작되는 곳은 ampulla of rectum(곧창자팽대)이 갑자기 좁아지는 곳이며, 여기는 또한 puborectalis muscle(두덩곧창자근)에 의해 U자 모양의 sling(걸이)이 형성되어 있는 곳이다(그림 3.37A,B). Anal canal은 alimentary tract의 바깥으로 나가는 출구인 anus에서 끝난다. 이 canal은 internal anal sphincter(속항문조임근)와 external anal sphincter(바깥항문조임근)로 둘러싸이며, **anococcygeal ligament**(항문꼬리인대)와 perineal body(샅중심체) 사이에서 뒤아래쪽으로 내려간다. Anal canal은 분변이 지나갈 때를 제외하고는 눌려 있다. Defecation(배변)이 일어나려면 두 sphincter가 모두 이완되어야 한다.

External anal sphincter(바깥항문조임근)는 큼직한 voluntary sphincter로서 anal canal 아래쪽 2/3의 양쪽에서 넓은 띠를 이루고 있다(그림 3.37A). 이 sphincter는 위쪽으로 puborectalis muscle(두덩곧창자근)과 혼합되며, subcutaneous part(피부밑부분), superficial part(얕은부분), deep part(깊은부분)가 있다고 알려져 있다. External anal sphincter에 분포하는 신경은 주로 S4 성분을 지닌 inferior rectal nerve(아래곧창자신경)이다(그림 3.40).

Internal anal sphincter(속항문조임근)는 anal canal 위쪽 2/3를 둘러싸는 involuntary sphincter이다(그림 3.37A). 이것은 circular muscle layer(돌림근육층)가 두꺼워진 것이다. 이 근육의 contraction, 즉 tonus(근육긴장도)를 자극하고 유지하는 것은 superior rectal plexus(위곧창자신경얼기)와 hypogastric plexus(아랫배신경얼기)를 경유하는 sympathetic fiber이다. 이와 반대로 parasympathetic fiber는 이 작용을 억제하여, tonic contraction(긴장수축)을 떨어뜨리고, 수동적으로 확장할 수 있게 한다. 이 sphincter는 액체나 가스가 새어나가는 것을 막기 위해 거의 항상 tonic contraction을 하고 있다. 하지만 장내 기체나 분변에 의해 rectal ampulla가 팽창하면 일시적으로 이완하기 때문에, 배변을 하거나 방귀를 배출하지 않으려면 수의적으로 puborectalis와 external anal sphincter를 수축시켜야 한다.

Anal Canal의 내부. Anal canal 위쪽 절반의 mucous membrane(점막)에는 세로방향으로 **anal column**(항문기둥)이라는 능선이 줄지어 있다(그림 3.37A,C). 이들 anal column의 속에는 superior rectal artery(위곧창자동맥) 및 vein의 종말가지가 있다. **Anorectal junction**(항문곧창자경계)은 anal column의 위쪽끝에 해당하는데, rectum이 anal canal로 바뀌는 지점이다. 이들 column의 아래쪽 끝은 서로 이어져 있는데 이를 **anal valve**(항문판막)라고 한다. Anal valve 위로는 **anal sinus**(항문굴)라는 작은 함몰부위가 있다(그림 3.37C). 분변에 의해 눌리면 anal sinus에서는 mucus(점액)가 나와 anal canal에서 분변의 배출을 쉽게 해 준다. Anal valve의 아래 끝은 빗처럼 생겨 **pectinate line**(빗살선)이라는 불규칙한 선을 이루는데(그림 3.37A,C, 3.48), 이는 anal canal의 윗부분과 아랫부분의 경계를 의미한다. Anal canal의 위부분은 visceral(내장성)이고, 배아의 hindgut(뒤창자)에서 기원하며, 아랫부분은 somatic(몸성분)이며, 배아의 proctodeum(항문오목)에서 기원한다. Anal canal의 pectinate line(빗살선) 위와 아래는 동맥분포, 신경지배, 정맥과 림프 배출이 서로 다르다. 이런 차이점은 anal canal 윗부분과 아랫부분의 태생학적 기원이 다르기 때문이다(Moore 등, 2012).

Anal Canal의 혈관 및 림프관. *Superior rectal artery*(위곧창자동맥)가 pectinate line 위쪽의 anal canal에 분포한다(그림 3.38, 3.48). 두 개의 *inferior rectal artery*(아래곧창자동맥)는 anal canal의 아랫부분

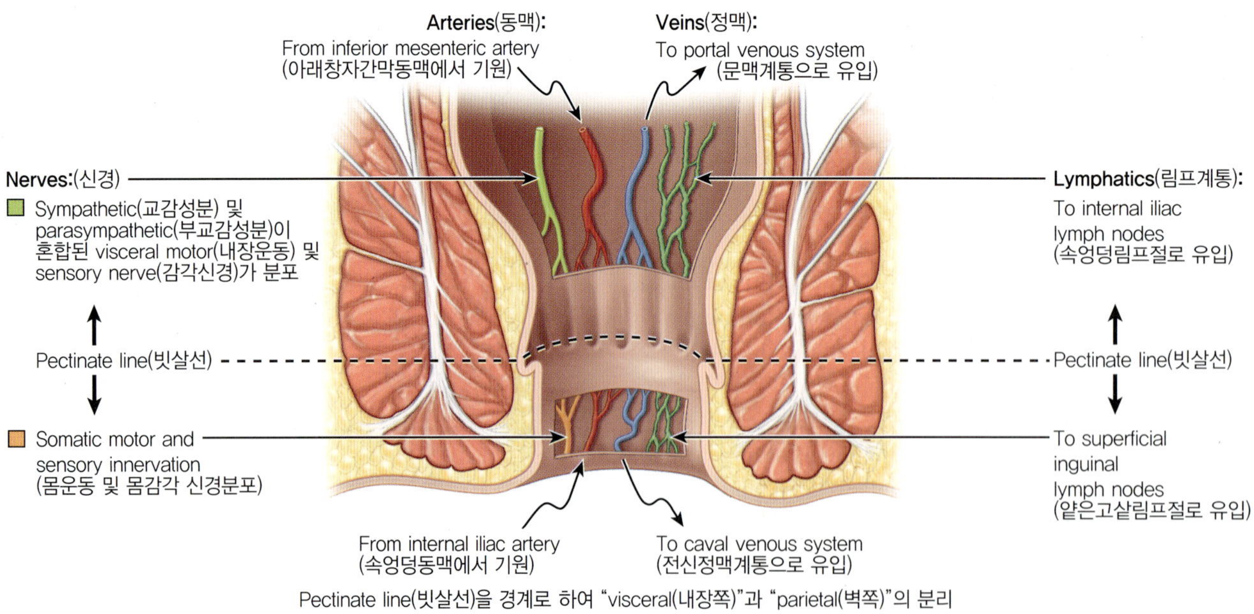

그림 3.48. Anal canal(항문관)에서 pectinate line(빗살선) 위쪽 및 아래쪽의 신경분포와 혈액 공급. Pectinate line 위쪽의 혈관과 신경은 visceral(내장성)인 반면, pectinate line 아래쪽은 somatic(몸성)이다.

을 포함하여, 주위의 근육과 perianal skin에 분포한다. *Middle rectal artery*(중간곧창자동맥)는 superior rectal artery 및 inferior rectal artery와 모두 연결됨으로써 anal canal의 혈액공급에 기여한다.

Internal rectal venous plexus(속곧창자정맥얼기)는 pectinate line의 높이에서부터 위쪽과 아래쪽 양쪽 방향 모두 혈액을 보낸다. Pectinate line 위쪽에서는, 이 정맥얼기를 통해 inferior mesenteric vein(아래창자간막정맥)의 가지인 *superior rectal vein*(위곧창자정맥)을 거쳐 portal system(문맥계통)으로 들어간다. Pectinate line 아래쪽에서는, 이 정맥얼기가 external anal sphincter의 가장자리를 돌아가며 형성된 *inferior rectal vein*(아래곧창자정맥)을 통해 마침내 vena cava(대정맥)로 들어간다. *Middle rectal vein*(중간곧창자정맥)은 internal iliac vein의 가지로서 주로 rectal ampulla의 muscularis externa(바깥근육층)의 혈액을 받을 뿐 아니라 superior rectal vein 및 inferior rectal vein과도 연결을 형성한다. Rectal venous plexus는 정맥연결 외에도 superior rectal artery 및 middle rectal artery와 많은 arteriovenous anastomosis(동정맥연결)를 이룬다.

Pectinate line 위쪽의 lymphatic vessel은 *internal iliac lymph node*(속엉덩림프절)을 지나서 common iliac node와 lumbar lymph node로 이어진다(그림 3.39). Pectinate line 아래쪽의 lymphatic vessel은 *superficial inguinal lymph node*(얕은고샅림프절)로 가게 된다.

Anal Canal의 신경지배. Pectinate line 위쪽의 anal canal은 *inferior hypogastric plexus*(아래아랫배신경얼기)로부터 sympathetic, parasympathetic, visceral afferent fiber가 포함된 visceral innervation(내장성신경지배)을 받는다(그림 3.40, 3.48). Anal canal의 위부분은 pelvic pain line의 아래에 있으므로, visceral afferent는 모두 parasympathetic fiber를 거슬러 올라가서 S2-S4 spinal ganglia에 도달한다. Pectinate line 위쪽의 anal canal은 확장시키는 자극에 대해서만 민감하다. Anal canal의 pectinate line 아래쪽은 pudendal nerve의 가지인 *inferior rectal nerve*(아래곧창자신경)에서 기원한 somatic innervation(몸신경지배)을 받는다. 따라서, anal canal의 이 부분은 통각, 촉각, 온도감각에 민감하다. Somatic efferent fiber(몸날신경섬유)는 external anal sphincter가 수의적으로 수축하도록 자극한다.

임상해부학

Hemorrhoid(치질)

Internal hemorrhoid(내치핵; "piles")란 정상적으로 팽창한 *internal rectal venous plexus*(속곧창자정맥얼기)를 함유한 rectal mucosa(곧창자점막)의 prolapse(탈출)가 일어나는 것이다(그림 B3.13). 이것의 발생 원인은 mucosa가 덮고 있는 smooth muscle layer인 muscularis mucosae(점막근육층)의 붕괴인 것으로 알려져 있다. Internal hemorrhoid가 anal canal을 통해 탈출하며, 때로 sphincter가 수축할 때 압박을 받아 blood flow에 장애가 생긴다. 그 결과로서, 혈관이 조여지고 ulcer(궤양)가 발생하게 된다. 이 부위의 혈관에는 arteriovenous anastomosis(동정맥연결)가 풍부하기 때문에, internal hemorrhoid로 인한 출혈에서는 대개 피의 색깔이 선홍색이다.

피부에 덮인 **external hemorrhoid**(외치핵)는 *external rectal venous plexus*(바깥곧창자정맥얼기)를 이루는 정맥에 thrombosis(혈전)가 생긴 것이다. Hemorrhoid의 predisposing factor(선행요인)로는 pregnancy, chronic constipation(만성변비), intra-abdominal pressure가 상승한 상태를 포함하여 venous return(정맥혈귀환)을 막는 어떤 종류의 질환도 포함된다.

Superior rectal vein(위곧창자정맥), middle rectal vein(중간곧창자정맥), inferior rectal vein(아래곧창자정맥) 사이의 anastomosis는 portal system(문맥계통)과 systemic venous system(전신정맥계통) 사이에 형성된 임상적으로 중요한 혈류의 교통이다(그림 3.48). Superior rectal vein은 inferior mesenteric vein(아래창자간막정맥)으로 들어가는 반면, middle rectal vein 및 inferior rectal vein은 systemic venous system(전신정맥계통)으로 들어가 inferior vena cava(아래대정맥)에 도달한다. Valve(판막)가 없는 portal system(문맥계통)이나 몸통의 정맥에서 압력이 비정상적으로 증가하면, superior rectal vein은 언제라도 확장될 수 있고, internal rectal venous plexus(속곧창자정맥얼기)에 blood flow(혈류)의 증가나 stasis(정체)가 생길 수 있다. Hepatic cirrhosis(간경변)가 원인이 되어 *portal hypertension*(문맥고혈압)이 생기면, superior rectal vein, middle rectal vein, inferior rectal vein 사이에 형성된 portocaval anastomosis(문맥대정맥연결)가 다른 어느 부위의 portocaval anastomosis와 마찬가지로 varicosity(정맥류)를 유발할 수 있다. 다만, rectal plexus는 정상적으로도 확장되고 꼬불꼬불하여 varicosity(정맥류)처럼 보일 수 있고, internal hemorrhoid는 portal hypertension이 없는 경우에도 아주 흔하게 생길 수 있음을 염두에 두는 것이 중요하다.

Pectinate line(빗살선) 위쪽의 anal canal에는 visceral afferent fiber(내장들섬유)가 분포하기 때문에, 이 부위를 칼로 절개하거나 바늘로 찌르는 것으로는 통증을 느끼지 않는다. 그러나 pectinate line 아래쪽 anal canal은 피하주사와 같은 통각적 자극에 아주 민감한데, 이는 somatic sensory fiber(몸감각섬유)를 함유한 *inferior rectal nerve*(아래곧창자신경)가 이 부위에 분포하기 때문이다.

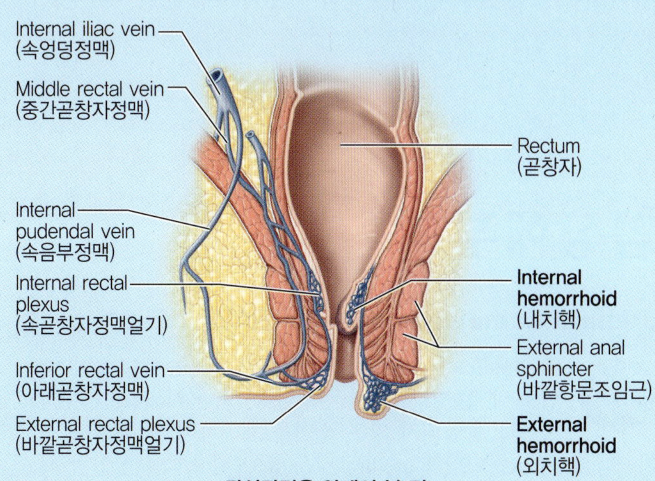

그림 B3.13. Hemorrhoid(치질).

Male Perineum(남성샅)

Male perineum에 위치하는 구조로는 external genitalia(남성바깥생식기관; urethra, scrotum, penis), perineal muscle(샅근육), anal canal(항문관) 등이 있다.

DISTAL MALE URETHRA(먼쪽남성요도)

Male urethra의 처음 두 부분인 bladder neck에 있는 urethra(방광벽부분; intramural part)와 prostatic urethra(요도전립샘부분)는, pelvis를 기술할 때 설명하였다(그림 3.25; 표 3.8). **Intermediate part of urethra**(요도중간부분; **membranous part of urethra**, 막부분)는 apex of prostate(전립샘꼭대기)에서 시작하여 external urethral sphincter에 둘러싸여 deep perineal pouch를 가로지른다. 그 다음 perineal membrane(샅막)을 관통하여, bulb of penis(음경망울)에 들어가면서 끝난다(그림 3.18). 이 부분의 urethra 뒤가쪽에는 작은 *bulbo-urethral gland*(망울요도샘)와 가느다란 관이 있는데(그림 3.18, 3.20A) 이 관은 spongy urethra의 몸쪽부분으로 열린다.

Spongy urethra(요도해면체부분, 해면체요도)는 intermediate part of urethra의 먼쪽 끝에서 시작해서 **external urethral orifice**(바깥요도구멍)에서 끝난다(그림 3.18과 3.49B,D). Spongy urethra의 lumen은 bulb of penis에서 확장되어 **intrabulbar fossa**(요도망울속오목)를 형성하며 glans of penis에서도 확장되어 **navicular fossa**(요도배오목)라는 공간을 형성한다. 양쪽 duct of bulbourethral gland(망울요도샘관)가 spongy urethra의 몸쪽 부분으로 열린다. Spongy urethra에는 또한 mucus를 분비하는 urethral gland(요도샘; glands of Littré)의 관이 열리는 작은 구멍이 많이 있다.

Urethra의 intermediate part 및 spongy part에 분포하는 동맥은 *dorsal artery of penis*(음경등동맥)의 가지이다(그림 3.50B). 정맥도 동맥과 함께 가며 비슷한 이름을 갖는다. Intermediate part of urethra의 lymphatic vessel은 주로 *internal iliac lymph node*(속엉덩림프절)로 들어가는 반면(그림 3.51), spongy urethra는 대부분 deep inguinal lymph node로 가고, 일부는 external iliac lymph node로 간다. Intermediate part of urethra의 신경분포는 prostatic part와 같다(그림 3.52). Spongy part of urethra에는 *pudendal nerve*(음부신경)의 가지인 dorsal nerve of penis(음경등신경)가 somatic innervation을 담당한다.

임상해부학

Urethral Catheterization(요도도관삽입)

Urethral catheterization은 배뇨가 불가능한 경우에 소변을 배출하기 위해서 시행한다. 또한 bladder를 세척하거나 오염되지 않은 소변을 채취하려 할 때에도 시행한다. Catheter(도관)와 urethral sound(요도확장기)를 삽입할 때는 male urethra의 굴곡을 염두에 두어야 한다. Urethral sound는 좁은 urethra를 검사하거나 확장하는 원뿔 모양 기구이다.

SCROTUM(음낭)

Scrotum은 testis(고환)와 그 부속기관을 감싸는 피부, 섬유와 근육으로 이루어진 주머니이다. Scrotum은 penis의 뒤아래쪽에, pubic symphysis(두덩결합)의 아래쪽에 위치한다(그림 3.49). 배아기에 양쪽에서 발생한 흔적이 정중선 위에 있는 **scrotal raphe**(음낭솔기)라는 구조로 남아 있다(그림 3.49C). Scrotal raphe는 앞쪽으로 penis의 배쪽면에 있는 **penile raphe**(음경솔기)로 이어지며, 뒤쪽으로 perineum의 정중선을 따라 **perineal raphe**(샅솔기)로도 이어진다. Scrotal raphe 속에서 scrotum은 두 칸으로 나뉘어, 칸마다 testis(고환)가 하나씩 들어 있으며, 그 사이를 dartos fascia(음낭근막)의 연속인 **septum of scrotum**(음낭사이막)이 나누고 있다. Testis 및 epididymis 등 scrotum 안의 구조에 대해서는 abdomen(배)을 설명하면서 같이 기술하였다(2장 참조).

Scrotum의 혈관분포. Scrotum의 앞면에는, **external pudendal artery**(바깥음부동맥)의 terminal branch인 **anterior scrotal artery**(앞음낭동맥)(그림 3.50B; 표 3.10), 뒤면에는 *internal pudendal artery*(속음부동맥)의 terminal branch인 **posterior scrotal artery**(뒤음낭동맥)가 분포한다. Scrotum에는 inferior epigastric artery(아래배벽동맥)의 가지인 cremasteric artery(고환올림근동맥)에서도 가지가 나와 분포한다. *Scrotum*의 정맥은 동맥과 함께 지나가며 주로 *external pudendal vein*(속바깥음부정맥)으로 유입된다. Scrotum에서 나온 lymphatic vessel은 *superficial inguinal lymph node*(속얕은고샅림프절)로 들어간다(그림 3.51).

Scrotum의 신경지배. Scrotum의 앞면은 *ilio-inguinal nerve*(엉덩고샅신경)의 가지인 **anterior scrotal nerve**(앞음낭신경)와 *genital branch of genitofemoral nerve*(음부넙다리신경음부가지)가 분포한다. Scrotum의 뒤면에는 pudendal nerve(음부신경)의 superficial perineal branch의 가지인 **posterior scrotal nerve**(뒤음낭신경)(그림 3.52)와 *perineal branch of posterior femoral cutaneous nerve*(뒤넙다리피부신경샅가지)가 분포한다.

PENIS(음경)

Penis는 남성의 성교기관으로서 소변과 semen(정액)의 배출구이기도 하다. Semen은 ejaculate(사정액), sperm, 생식샘의 분비물로 이루어진다. Penis는 *root*(음경뿌리), *body*(음경몸통), *glans penis*(음경귀두)로 이루어진다(그림 3.49D). Penis는 원기둥 모양인 3개의 발기성 cavernous tissue(해면조직)로 이루어지며, **corpora cavernosa**(음경해면체)는 한 쌍이고, 하나인 **corpus spongiosum**(요도해면체)이 배쪽에 위치한다. (해부학자세에서는 penis가 발기한 상태임을 주목한다. Penis의 발기가 풀리면 dorsum은 앞을 향하게 된다.) *Cavernous body*(해면체)는 각각 바깥에 섬유로 이루어진 **tunica albuginea**(백색막)라는 capsule(피막)에 싸여 있다(그림 3.49B). 이보다 더 표면에는 **deep fascia of penis**(음경근막; Buck fascia)가 있는데 이것은 deep perineal fascia의 연장으로서 해면체를 하나로 모아 모두 감싸는 튼튼한 피막을 형성한다. Corpus spongiosum 안에는 spongy urethra가 있다. Corpora cavernosa는 정중면에서 서로 융합되어 있으나, 뒤부분은 나뉘어 *crura of penis*(음경다리)를 형성한다(그림 3.49A, 3.53).

Root of penis(음경뿌리)는 crura(음경다리), bulb(음경망울), **ischiocavernosus**(궁둥해면체근), **bulbospongiosus muscle**(망울해면체근)로 구성된다(그림 3.53; 표 3.9). Root of penis는 superficial perineal pouch에 위치한다(그림 3.44B,D). **Crura**(음경다리; 단수형은

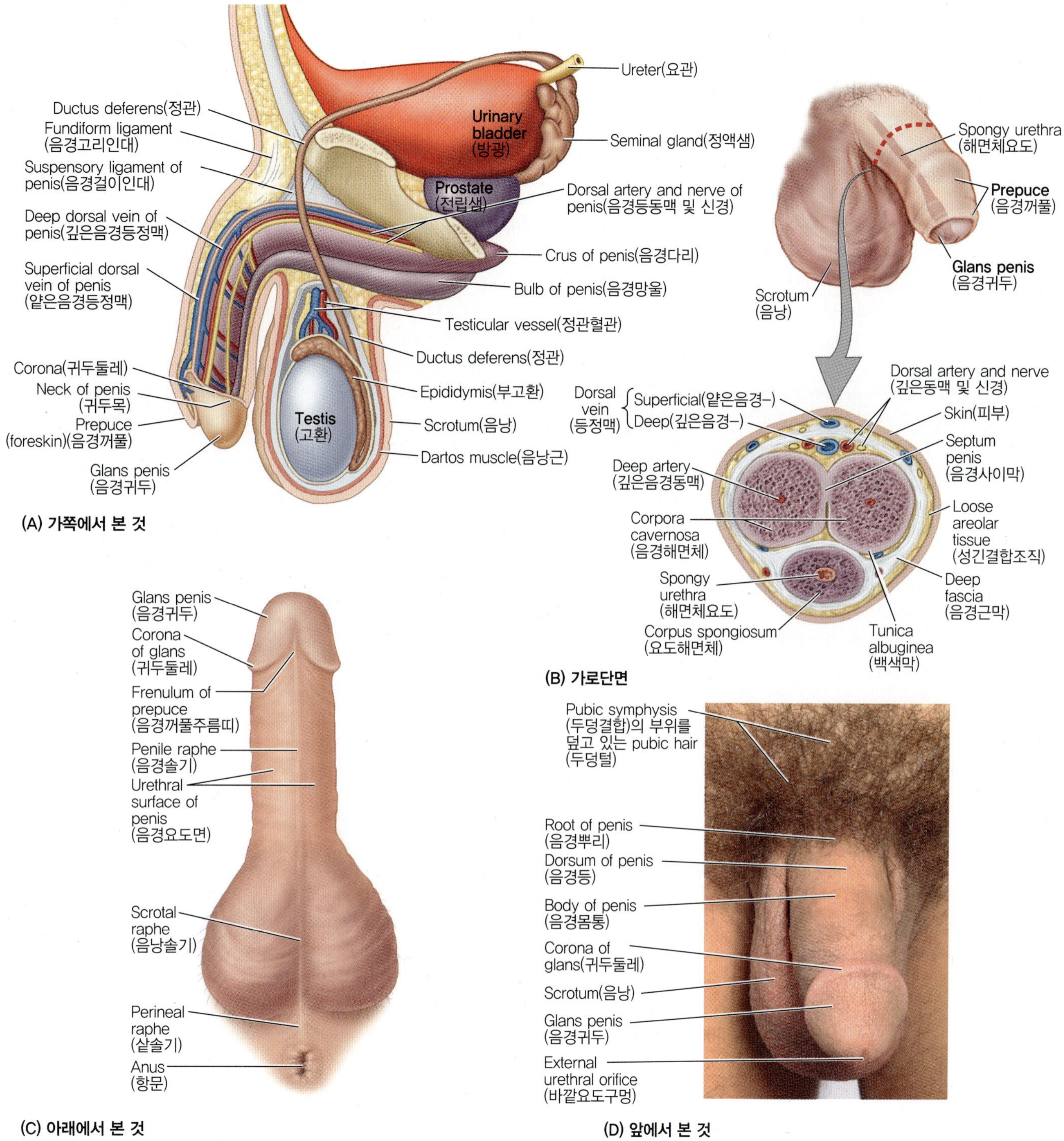

그림 3.49. **남성의 urogenital organ**(비뇨기관). **A.** Internal structures(내부 구조). **B.** 남성 external genitalia(바깥생식기관): circumcision(포경수술)을 시행하지 않은 penis(음경) 및 scrotum(음낭)과 body of penis(음경몸통)를 지나는 가로 단면. **C 및 D.** 남성 external genitalia의 surface anatomy(표면해부학). Penis는 circumcision(포경수술)이 시행된 상태이다.

crus)와 **bulb of penis**(음경망울)는 erectile body, 즉 corpora(해면체)의 몸쪽 부분에 해당된다. 양쪽 crus는 각각 같은쪽 ischial ramus(궁둥뼈가지)의 속면 아래쪽, ischial tuberosity(궁둥뼈결절)의 앞쪽에 부착한다. Bulb of penis를 intermediate part of urethra(요도중간부분) 이후 부분이 관통한다.

Body of penis(음경몸통)는 pubic symphysis(두덩결합)에 붙어 자유롭게 매달린 부분으로 보통은 제멋대로 흔들린다. Root of penis 가까이 있는 bulbospongiosus(망울해면체근)의 근육섬유 조금과 crura를 둘러싸는 ischiocavernosus(궁둥해면체근)를 제외한다면, penis에는 근육이 없다. 먼쪽에서는 corpus spongiosum(요도해면체)이 확장되어 **glans penis**(음경귀두)를 형성한다(그림 3.49). Glans의 테두리는 corpora cavernosa의 끝보다 더 튀어나와 **corona of glans**(귀두둘레)를 형성한다. Corona는 neck of glans보다 더 도드라진다. **Neck of glans**(귀두목)는 glans와 body of penis 사이의 경계가 된다. Spongy urethra가 열리는 *external urethral orifice*(바깥요도구멍)는 틈새 모양으로서 glans의 끝과 가깝게 있다(그림 3.49D). Penis의 얇은 피부와 fascia는 두 겹의 피부에 싸인 층으로 연장되는데, 이를 **prepuce**(음경꺼풀; foreskin)라 하며, 포경인 penis의 경우, 이것이 glans를 덮는 정도는 다양하다(그림 3.49A,B). **Frenulum of prepuce**(음경꺼풀주름띠)는 prepuce에서 glans의 urethral surface(요도면)로 이어지는 정중선의 주름이다(그림 3.49C).

Suspensory ligament of penis(음경걸이인대)는 deep fascia가 밀집된 것으로, pubic symphysis의 앞면에서 기원하여, penis의 root와 body의 연결부에서 deep fascia of penis(음경깊은근막)에 부착하는 sling(걸이)으로 갈라진다(그림 3.49A). Suspensory ligament의 섬유는 짧고 튼튼하다. **Fundiform ligament of penis**(음경고리인대)는 subcutaneous tissue가 이루는 띠로서 pubic symphysis 위에 있는 linea alba(백색선)에서 정중선을 따라 아래로 내려온다(그림 3.15A). 아래로 내려온 ligament는 갈라져서 penis를 둘러싼 다음, 다시 하나로 합쳐져 dartos fascia(음낭근막)와 섞여서 scrotal septum(음낭사이막)을 형성한다.

Superficial perineal muscle(얕은샅근육)로는 superficial transverse perineal muscle(얕은가로샅근), bulbospongiosus(망울해면체근), ischiocavernosus(궁둥해면체근)가 있다(그림 3.43B; 표 3.9). 이들 근육은 superficial perineal pouch에 있으며, perineal nerve가 분포한다. 이들 근육은 그 기능에 있어 erection과 관련되어 있고 bulbospongiosus의 경우 배뇨와 사정시에 소변과 semen을 마지막 한 방울까지 방출하는 역할을 하기 때문에, 보통 남성에서 더 발달되어 있다.

Penis의 혈관분포. penis에 분포하는 동맥은 *internal pudendal artery*(속엉덩림프절)의 가지들이다(그림 3.50B; 표 3.10).

Corpora cavernosa(음경해면체)의 cavernous space(해면체굴)에서 나온 혈액은 venous plexus를 지나서 deep fascia 안에 있는 **deep dorsal vein of penis**(깊은음경등정맥)에 모이게 된다(그림 3.49A,B). 이 정맥은 깊숙히 perineal membrane의 앞쪽으로 suspensory ligament of penis의 층 사이를 지나서, prostatic venous plexus(전립샘정맥얼기)로 들어간다. Penis의 얕은 부위에서 온 혈액은 **superficial dorsal vein**(얕은등정맥)을 지나 *superficial external pudendal vein*(얕은바깥음부정맥)으로 들어간다. 일부 혈액은 internal pudendal vein(속음부정맥)으로 들어간다.

표 3.10 PERINEUM의 동맥분포

동맥	기원	경로	분포
Internal pudendal(속음부동맥)	Internal iliac artery	Greater sciatic foramen을 통해 pelvis를 나감, ischial spine을 감아 돌아 lesser sciatic foramen을 통해 perineum으로 들어감, pudendal canal을 통과	Perineum 및 external genital organ의 주요 동맥
Inferior rectal(아래곧창자동맥)	Internal pudendal artery	Pudendal canal 입구에서 분지, ischio-anal fossa를 건너 anal canal에 분포	Pectinate line 아래쪽의 anal canal, anal sphincters, peri-anal skin
Perineal(샅동맥)		Pudendal canal 안에서 분지, superficial perineal pouch로 나옴	남성에서는 superficial perineal muscle, scrotum, 여성에서는 vestibule
Posterior scrotal/posterior labial(뒤음낭동맥/뒤음순동맥)	Perineal artery의 terminal branch	Scrotum 또는 labia majora 뒤쪽 subcutaneous tissue를 통과	Scrotum 또는 labia majora 및 minora의 피부
Artery of bulb of penis/artery of bulb of vestibule(음경망울동맥/질어귀망울동맥)		Perineal membrane을 뚫고 bulb of penis 또는 vestibule of vagina에 도달	남성에서는 bulb of penis, bulbo-urethral gland, 여성에서는 bulb of vestibule, greater vestibular gland
Deep artery of penis/deep artery of clitoris(깊은음경동맥/깊은음순동맥)	Internal pudendal artery의 terminal branch	남성의 bulb of penis, bulbo-urethral gland에 분포, 여성의 bulb of vestibule, greater vestibular gland에 분포	Helicine artery를 통해서 대부분의 erectile tissue of penis 또는 clitoris에 분포
Dorsal artery of penis/dorsal artery of clitoris(음경등동맥/음핵등동맥)		Perineal membrane을 뚫고 suspensory ligament of penis 또는 clitoris를 통해서 dorsum of penis 또는 clitoris를 지나감, 양쪽에 deep dorsal vein이 함께 지나감	Deep perineal pouch, penis의 피부, erectile tissue of penis 또는 clitoris의 connective tissue, spongy urethra를 포함하여 distal corpus spongiosum of penis
External pudendal, superficial branch, deep branch(바깥음부동맥, 얕은가지 및 깊은가지)	Femoral artery	넓적다리를 안쪽으로 가로질러 scrotum 또는 labia majora, urogenital triangle의 앞면에 도달	남성에서는 scrotum의 앞면, root of penis의 피부, 여성에서는 mons pubis, labia의 앞면

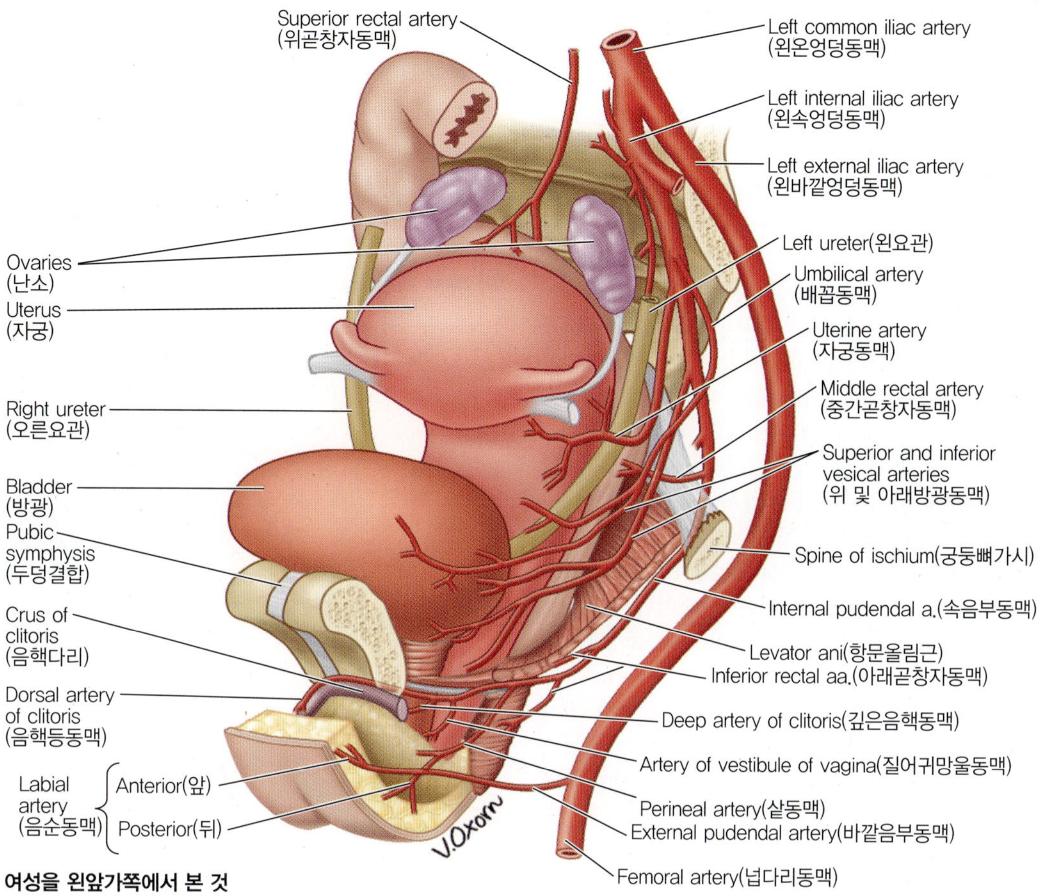

(A) 여성을 왼앞가쪽에서 본 것

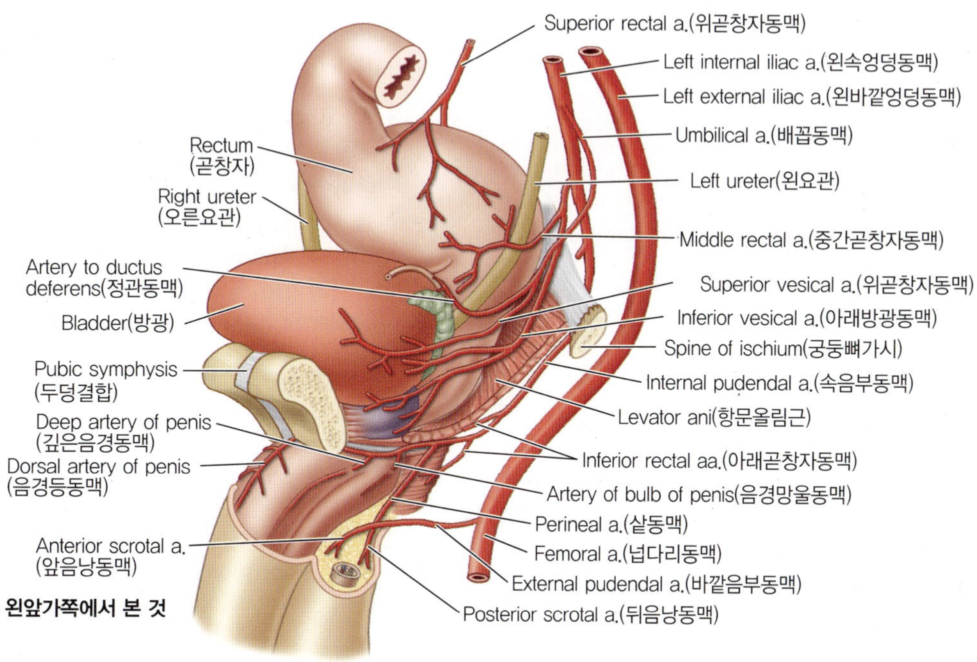

(B) 남성을 왼앞가쪽에서 본 것

그림 3.50. **Perineum(샅)의 동맥공급. Pelvis(골반)와 perineum(샅)의 얕은 부위와 깊은 부위의 해부.** A. 여성. B. 남성.

Penis 피부의 lymph는 우선 *superficial inguinal lymph node*(얕은고샅림프절)로 들어가며, glans와 spongy urethra 먼쪽 부분에서 온 lymph는 *deep inguinal node*(깊은고샅림프절)와 *external iliac node*(바깥엉덩림프절)로 간다. Cavernous body 및 spongy urethra 몸쪽 부분의 lymph는 *internal iliac node*(속엉덩림프절)로 들어간다(그림 3.51).

Penis의 신경지배. Penis에 분포하는 신경은 S2~S4 spinal segment에서 기원한다. Sensory 및 sympathetic innervation은 주로 pudendal nerve(음부신경)의 종말가지인 *dorsal nerve of penis*(음경등신경)가 담당하는데(그림 3.52), 이 신경은 pudendal canal 안에서 기원하며 앞으로 가서 deep perineal pouch로 들어간다. Dorsum of penis(음경등)를 따라 dorsal artery(음경등동맥) 가쪽을 지나다가 피부와 glans에 분포한다. Penis, 특히 glans penis에는 여러 가지 sensory nerve ending이 많이 분포한다. Root of penis의 피부에는 *ilio-inguinal nerve*(엉덩고샅신경)의 가지가 분포한다. Cavernous nerve(음경해면체신경)는, prostatic nerve plexus에서 나와서 parasympathetic fiber를 운반하는데, helicine artery(음경나선동맥)에 분포한다.

Erection(발기), Emission(방출), Ejaculation(사정), Remission(완화). 대부분의 경우에 penis는 발기되어 있지 않은 상태이다. 이 상태에서, arterial blood 대부분은 arteriovenous anastomosis(동정맥연결)를 통해서 "비어 있는" 잠재성 공간인 *sinus of corpora cavernosa*(음경해면체굴)를 통과하지 않고 지나친다. 조직에 산소와 영양소 제공을 위해 충분할 정도의 혈액만이 sinus 안을 순환할 뿐이다. 남성이 성적으로 흥분하면, S2~S4 spinal level에서 기원하여 prostatic nerve plexus를 지나서 *cavernous nerve*(음경해면체신경)를 경유하는 parasympathetic stimulation에 의해 arteriovenous anastomosis(동정맥연결)가 막히게 된다.

이와 동시에 fibrous trabecula(섬유성잔기둥) 및 꼬여 있는 *helicine artery*(음경나선동맥)에 있는 smooth muscle의 tonic contraction이 억제된다. Helicine artery는 erectile tissue에 분포하는 종말가지이다. 그 결과로 동맥이 곧게 펴지고, 동맥의 lumen이 확장된다. 혈류는 더 이상 cavernous space를 지나치지 않고, 양이 증가하여 corpora of penis의 sinus를 채우게 된다. Bulbospongiosus(망울해면체근) 및 ischiocavernosus muscle(궁둥해면체근)은 반사적으로 수축하여 corpora cavernosa의 정맥을 압박하여, 정맥혈이 귀환하는 것을 막는다. Corpora cavernosa 및 corpus spongiosum에 동맥압에 가까워질 정도로 혈액이 충만해짐에 따라 erectile body가 팽대되고 단단해 짐으로써 **erection**(발기)이 일어나고 따라서 penis는 상승한다.

Emission(방출) 과정에서, semen은 ductus deferens(정관)와 seminal gland(정액샘)의 peristalsis(연동운동)를 힘입어 ejaculatory duct(사정관)를 통해 prostatic urethra(전립샘요도)까지 운반된다. Prostatic fluid가 prostate의 smooth muscle의 수축을 통해서 seminal fluid에 첨가된다. Emission은 L1~L2 spinal nerve에서 기원하는 sympathetic system에 의한 반응이다.

Ejaculation(사정)이 일어나는 동안, semen이 urethra에서 external urethral orifice(바깥요도구멍)를 통해 배출된다. Ejaculation은 다음과 같은 과정의 결과이다.

- Sympathetic response(L1~L2)로서, neck of urinary bladder(방광목)에 있는 internal urethral sphincter(속요도조임근)가 폐쇄됨으로써 bladder로 retrograde ejaculation(역방향사정)이 일어나는 것을 막는다.

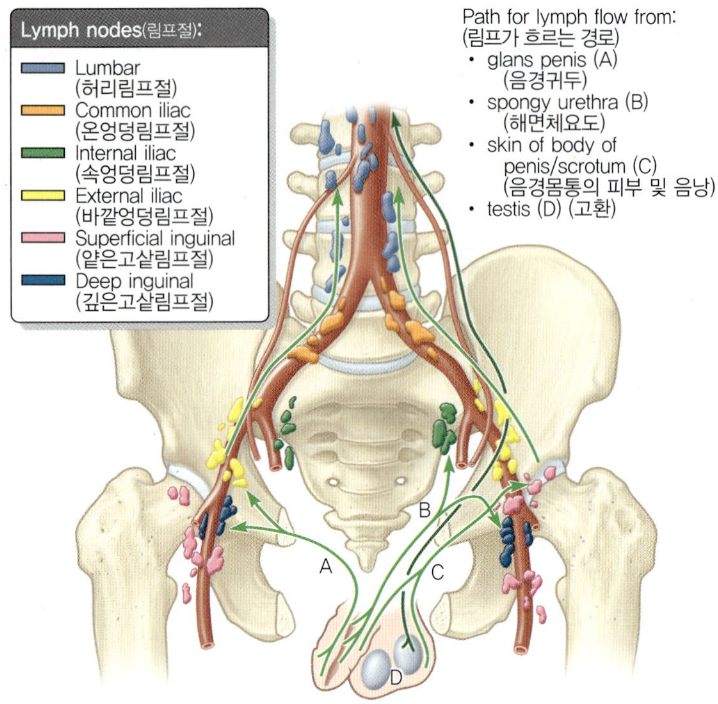

그림 3.51. 남성 perineum의 림프 흐름.

- Parasympathetic response(S2~S4)로서, urethral muscle(요도근)이 수축한다.
- Pudendal nerve(음부신경, S2~S4)의 작용으로 bulbospongiosus muscle(망울해면체근)이 수축한다.

Sympathetic stimulation으로 인해 arteriovenous anastomosis(동정맥연결)가 재가동되고 helicine artery(나선동맥)의 smooth muscle이 수축하여 다시 꼬인 상태로 되돌림으로써, ejaculation 후에 penis는 점점 발기가 풀린 상태로 되돌아 가는데, 이것을 **remission**(완화)이라고 한다. Bulbospongiosus와 ischiocavernosus muscle(궁둥해면체근)도 이완하여 혈액의 유입이 감소하고, 더 많은 혈액이 cavernous space에서부터 deep dorsal vein으로 유입된다.

남성의 PERINEAL MUSCLE(샅근육)

Superficial perineal muscle(얕은샅근육)에는 *superficial transverse perineal muscle*(얕은샅가로근), *ischiocavernosus*(궁둥해면체근), *bulbospongiosus*(망울해면체근)가 있다(그림 3.53). 이들 근육의 부착 부위, innervation(신경지배), 작용은 표 3.9에 요약되어 있다. Ischiocavernosus와 bulbospongiosus muscle은 둘 다 erectile body에서 나가는 정맥의 흐름을 조여서 erection에 관여함과 동시에, penis의 root에서 body로 혈액을 밀어낸다. Bulbospongiosus는 bulb of penis 주위를 압박하여 소변 또는 semen 마지막 한 방울까지 방출시킨다.

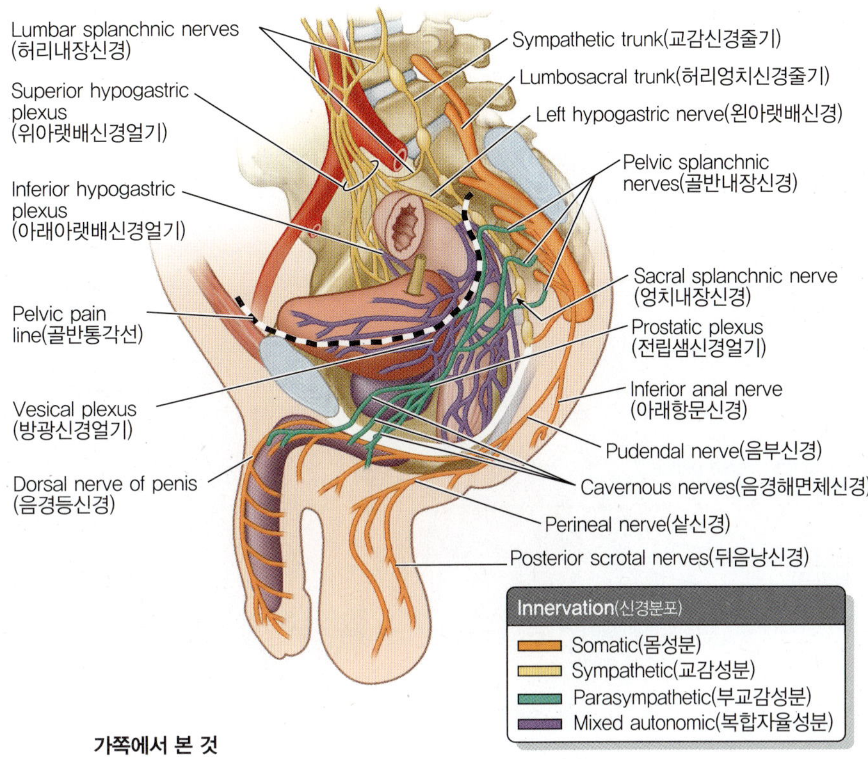

그림 3.52. 남성 perineum의 신경분포.

임상해부학

Impotence(발기부전)와 Erectile Dysfunction(발기장애)

Erection이 되지 않는 **impotence**(발기부전)의 원인은 여러 가지이다. Prostatic plexus(전립샘신경얼기)나 cavernous nerve(음경해면체신경)가 손상되어 erection이 일어나지 않을 때는, erectile body의 역할을 하는 semirigid(반강체)의, 또는 팽창시킬 수 있는 penile prosthesis(음경보형물)를 외과적으로 이식하는데, 이것은 성교하는 동안 vagina에 삽입하여 움직일 수 있을 정도의 경직성을 가져다준다.

Erectile dysfunction(ED, 발기장애)은 신경 손상이 없다 하더라도 생길 수 있다. Hypothalamus(시상하부)가 원인인 central nervous system disorder(중추신경계통질환)와 pituitary gland(뇌하수체)나 testis(고환)가 원인인 endocrine disorder(내분비질환)로 인해서 남성 hormone인 testosterone의 분비가 감소하기도 한다. Autonomic nerve fiber가 erectile tissue(발기조직)를 자극할 수 없거나, 혈관이 자극에 충분히 반응하지 못할 수도 있다. 그런 많은 경우에는 smooth muscle을 이완시켜 cavernous sinusoid(해면정맥굴)로 가는 혈류가 증가하도록 하는 약물을 복용하거나, 직접 주입함으로써 erection을 유도할 수도 있다.

Phimosis(포경), Paraphimosis(감돈포경), Circumcision(포경수술)

포경수술을 받지 않으면, glans penis(음경귀두) 전체나 대부분이 prepuce(음경꺼풀)에 의해 덮이게 된다(그림 3.49B). Prepuce는 대개 glans 위에서 밀려날 정도로 충분히 탄력이 있다. 그러나 어떤 남성에서는 prepuce가 단단히 밀착되어 있어 뒤로 젖혀진다 해도 쉽게 젖혀지지 않는데, 이를 *phimosis*(포경)라고 한다. Glans penis와 prepuce 사이의 공간인 preputial sac(음경꺼풀낭)에 *smegma*(귀두지)라는 분비물이 축적되어 자극을 줄 수도 있다.

Prepuce를 젖히면 neck of glans(귀두목)가 너무 조여서 혈액과 조직액이 지나가지 못하는 경우도 있는데 이를 *paraphimosis*(감돈포경)라 한다. Glans가 지나치게 팽창하여 prepuce가 젖혀지지 않을 수도 있다. 이런 경우에는 prepuce를 외과적으로 제거하는 **circumcision**(포피절제술, 포경수술)을 시행하여야 한다. Circumcision을 하고 나면 glans 전체는 아니더라도 대부분이 노출되며(그림 3.49C,D), 이는 남자아이에게 시행하는 가벼운 외과수술 중 가장 흔하다. 이슬람교와 유대교에서는 종교적인 이유로 시행되기도 하지만, 종교적인 이유가 아니더라도 일상적으로 시행하는 시술이다.

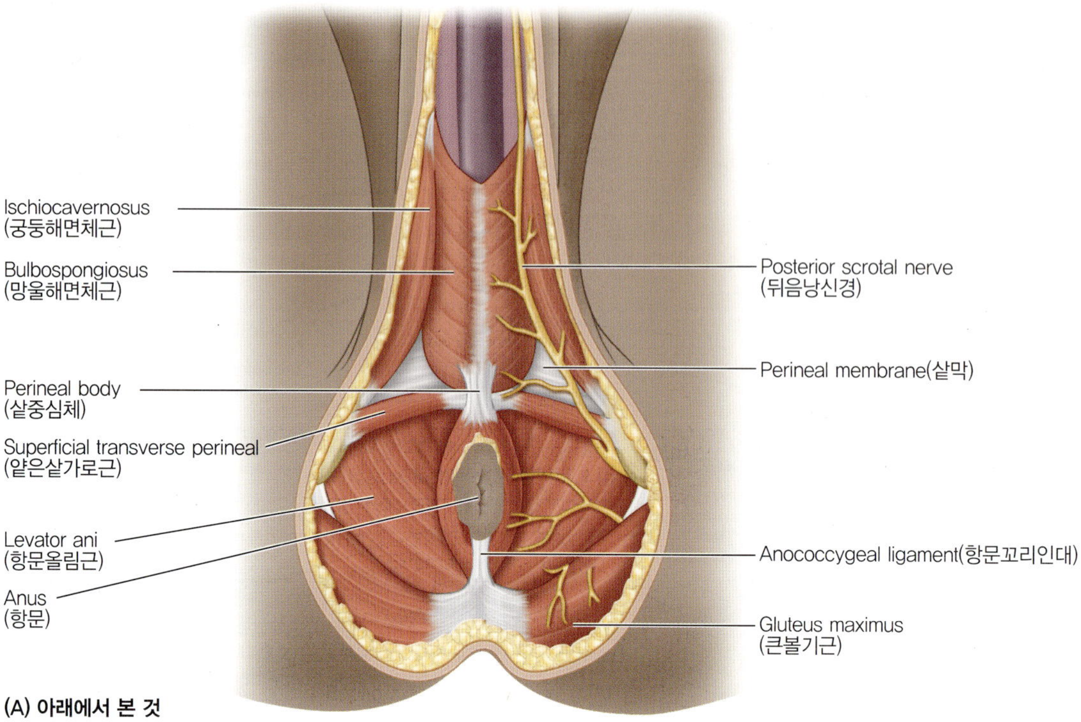

(A) 아래에서 본 것

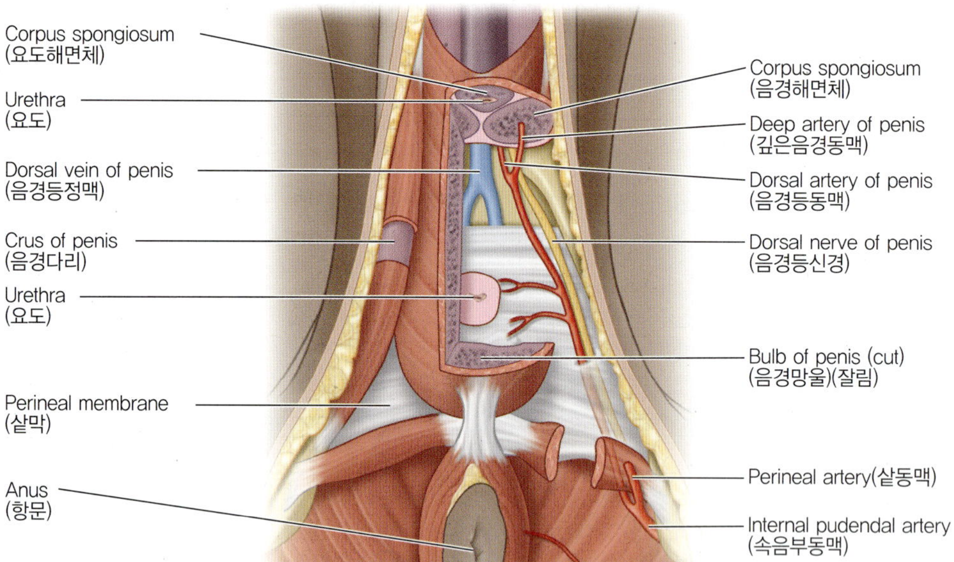

(B) 아래에서 본 것

그림 3.53. 남성 perineum의 얕은 부위와 깊은 부위의 해부.

Female Perineum(여성샅)

Female perineum에는 female external genitalia(여성바깥생식기관), perineal muscle(샅근육), anal canal(항문관)이 위치한다.

FEMALE EXTERNAL GENITALIA(여성바깥생식기관)

Female external genitalia에는 mons pubis(불두덩), pudendal cleft(대음순틈새)를 둘러싸는 labia majora(대음순), vestibule(질어귀)을 둘러싸는 labia minora(소음순), clitoris(음핵), bulb of vestibule(질어귀망울), greater vestibular gland(큰질어귀샘), lesser vestibular gland(작은질어귀샘)가 포함된다. **Pudendum**(여성음부)과 **vulva**(외음부)라는 용어도 동의어로서 위의 모든 구조를 포함한다. 임상적으로 많이 사용되는 용어는 *pudendum*(여성음부)이다(그림 3.54). Pudendum, 즉 vulva는 성적 흥분과 성교 때 감각 자극을 통해 작용하는 erectile tissue의 역할을 하며, 소변의 흐름을 유도하고, urogenital tract로 이물질이 들어오는 것을 막는다.

Mons Pubis(불두덩). **Mons pubis**는 지방조직으로 이루어진 융기인데, pubic symphysis(두덩결합), pubic tubercle(두덩결절), superior pubic rami(두덩뼈위가지) 앞쪽에 위치한다. 여기에 있는 지방 조직의 양은 사춘기에 증가하고, menopause(폐경기) 후에 감소한다. Puberty 이후에 mons pubis에는 거친 pubic hair(두덩털)로 덮이게 된다(그림 3.54A).

Labia Majora(대음순). **Labia majora**는 피부로 덮여 돌출한 주름으로서 labia majora 사이에 있는 틈새인 **pudendal cleft**(대음순틈새)를 둘러싸고 있고, 간접적으로 urethral orifice(요도구멍)와 vaginal orifice(질구멍)를 보호한다. 양쪽 labium majus(labia majora의 단수형)는 각각 대부분 지방 조직과 smooth muscle(민무늬근)이 포함된 subcutaneous tissue로 이루어지며, round ligament of uterus(자궁원인대)가 끝나는 부위이기도 한다. Labia majora는 mons pubis에서 아래뒤쪽으로 anus를 향해 이어진다. 성인 여성에서 labia majora의 바깥면은 sebaceous gland(기름샘)가 많고 색소를 가진 피부로 덮여 있으며, 거친 pubic hair(두덩털)가 나 있다. 이에 비해, labia의 속면은 매끈하고, 분홍색을 띠며, 털은 나 있지 않다. Labia majora는 앞쪽으로 가면서 두꺼워지고 양쪽 것이 만나 **anterior commissure**(앞음순연결)를 이룬다. 그 뒤쪽은 양쪽 것이 만나서 **posterior commissure**(뒤음순연결)를 이루는데, vaginal birth(질분만)를 하게 되면 그 이후에는 사라진다.

Labia Minora(소음순). **Labia minora**는 지방이 없고 털이 나지 않은 피부의 주름이다. 그 내부에는 erectile tissue와 혈관이 많이 있는 spongy connective tissue로 이루어진다. Labium minus(labia minora의 단수형)의 속면은 얇고 물기가 있는 피부로 이루어지지만, mucous membrane(점막) 특유의 분홍빛을 띠고 sensory nerve ending이 많이 존재한다. Labia minora는 labia majora 안에서 pudendal cleft로 둘러싸이며, external urethral orifice와 vaginal orifice가 열리는 vestibule을 둘러싼다. Labia minora는 앞쪽으로 두 개의 lamina로 이루어지는데, medial lamina는 좌우가 합쳐져 **frenulum of clitoris**(음핵주름띠)를 형성하고, lateral lamina는 합쳐져서 **prepuce of clitoris**(음핵꺼풀)를 형성한다(그림 3.54). 젊은 여성, 특히 처녀의 경우, labia minora는 뒤쪽에서 **frenulum of labia minora**(음순주름띠; fourchette)라는 작은 가로주름으로 서로 연결된다.

Clitoris(음핵). Labia minora가 앞에서 만나는 곳에 있는 **clitoris**는 erectile organ(발기기관)이다. Clitoris는 **root**(음핵뿌리), **body**(음핵몸통), **glans of clitoris**(음핵귀두)로 이루어지는데, root와 body는 각각 2개의 crura(음핵다리)와 2개의 corpora cavernosa(음핵해면체)로 구성된다. Glans는 prepuce of clitoris(음핵꺼풀)가 덮고 있다(그림 3.54A, 3.55A). Clitoris는 매우 민감하고, 촉각 자극을 받으면 팽창한다. Glans는 clitoris 중에서 신경분포가 가장 많은 부분이다.

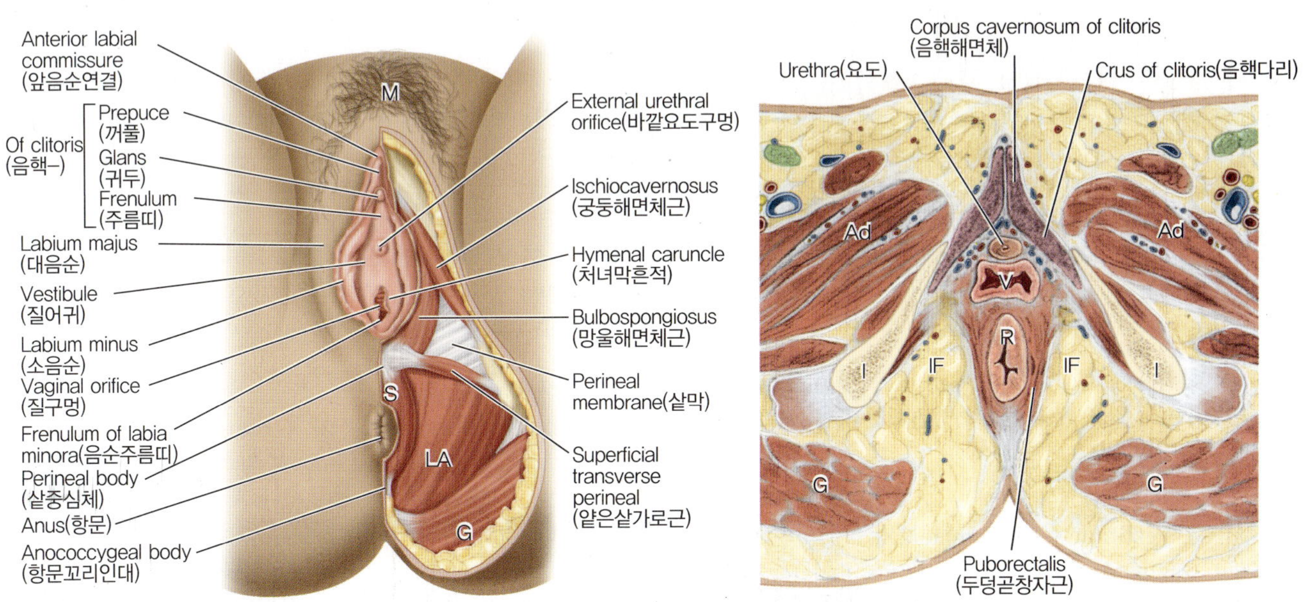

(A) 아래에서 본 것, lithotomy(결석제거술) 자세 (B) 가로단면

그림 3.54. 여성의 perineum(샅). **A.** Perineal muscle(샅근육)의 표면 해부학. **B.** 단면의 구조. *Ad*, 넙다리의 adductor muscle(모음근); *G*, gluteus maximus(큰볼기근); *I*, Ischium(궁둥뼈); *IF*, ischio–anal fossa(궁둥항문오목); *LA*, Levator ani(항문올림근); *M*, mons pubis(불두덩); *R*, Rectum(곧창자); *S*, external anal sphincter(바깥항문조임근); *V*, vagina(질).

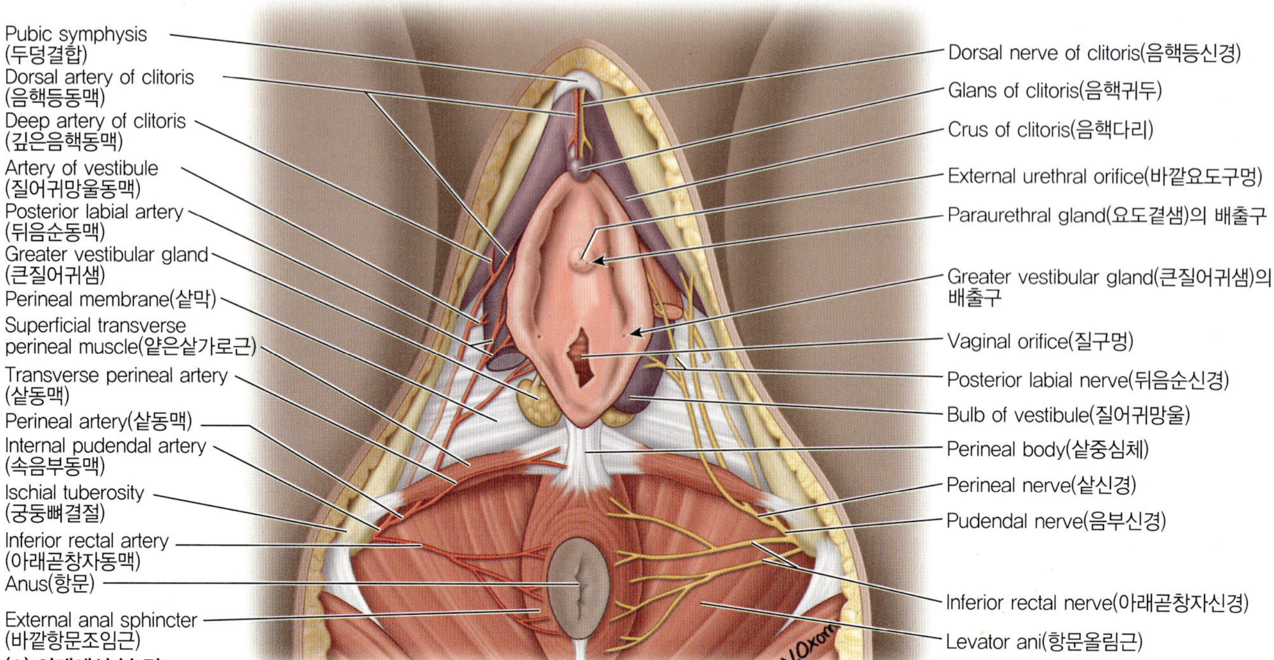

(A) 아래에서 본 것

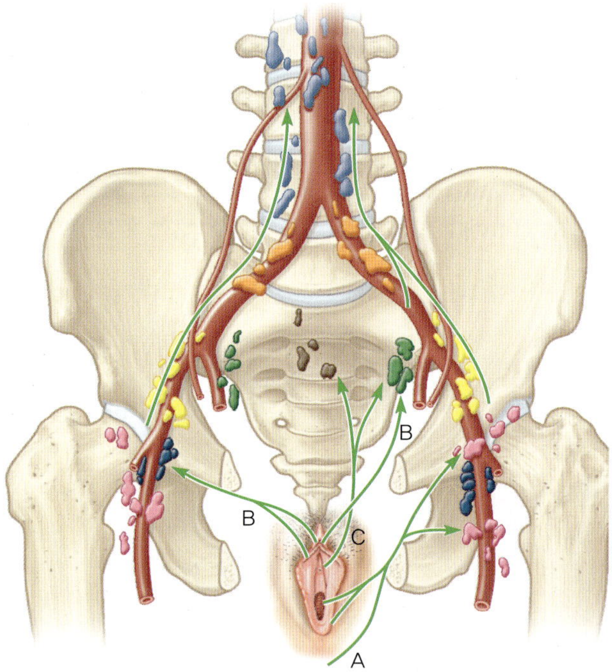

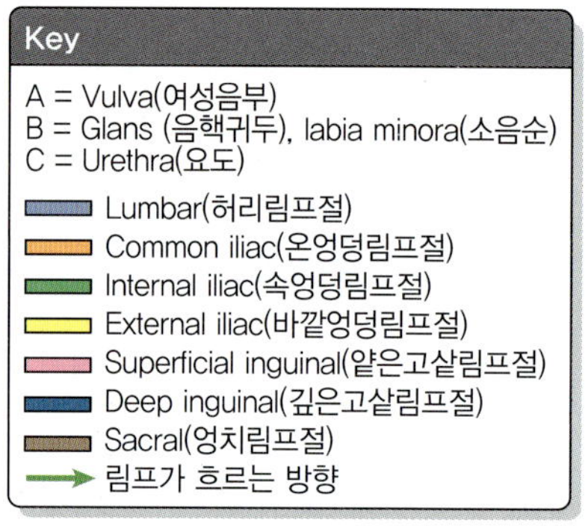

(B) 앞에서 본 것

그림 3.55. Vulva/pudendum(여성음부/외음부)의 혈액공급, 신경분포, 림프 흐름.

Vestibule(질어귀). **Vestibule**은 labia minora에 둘러싸인 공간으로서, urethra(요도), vagina(질), duct of greater vestibular gland(큰질어귀샘관), duct of lesser vestibular gland(작은질어귀샘관)가 열리는 곳이다. *External urethral orifice*(바깥요도구멍)는 glans clitoris(음핵귀두)의 뒤아래쪽, vaginal orifice(질구멍)의 앞쪽에 놓여 있다. External urethral orifice의 양쪽에는 duct of para-urethral gland(요도곁샘관)의 출구가 위치한다. **Vaginal orifice**(질구멍)의 크기와 모양은 **hymen**(처녀막)의 상태에 따라 달라진다. Hymen은 vaginal orifice 안에서 lumen을 둘러싸는 mucous membrane의 얇은 주름이다. Hymen이 파열된 후에는 그 잔유물인 **hymenal caruncle**(처녀막흔적) 만을 볼 수 있다(그림 3.54A).

Bulbs of Vestibule(질어귀망울). **Bulb of vestibule**은 한 쌍의 길쭉한 erectile tissue로서, vaginal orifice의 각각 옆면을 따라 위치하며 bulbospongiosus muscle(망울해면체근)에 덮여 있다(그림 3.55A). 이것은 bulb of penis(음경망울) 및 corpus spongiosum(음경해면체)과 상동기관이다.

Vestibular Gland(질어귀샘). **Greater vestibular gland**(큰질어귀샘; Bartholin gland)는 vestibule의 양쪽, vaginal orifice의 뒤가쪽에 위치한다. 이들 gland는 둥글거나 계란형으로서, 그 뒤쪽을 bulb of vestibule(질어귀망울)이 일부 덮고 있으며, 이들 둘 다 bulbospongiosus muscle(망울해면체근)이 부분적으로 덮고 있다. 가느다란 관은 bulb의 깊이까지 지나가며 vaginal orifice의 양쪽 vestibule로 열린다. 이들 gland는 성적으로 흥분하면 mucus(점액)를 vestibule(질어귀)로 분비한다. **Lesser vestibular gland**(작은질어귀샘)는 vestibule의 양쪽에 있는 작은 gland로서 관은 urethral orifice(요도구멍)와 vaginal orifice(질구멍) 사이로 열린다. 이 gland도 vestibule로 mucus를 분비하며, labia와 vestibule을 적셔준다(그림 3.54A).

Vulva(외음부)의 혈관분포. Vulva에 분포하는 동맥은 *external pudendal artery*(바깥음부동맥)와 *internal pudendal artery*(속음부동맥)의 가지들이다(그림 3.50A; 표 3.10). *Internal pudendal artery*(속음부동맥)는 피부 대부분과 external genitalia, perineal muscle에 분포한다. Labia에 분포하는 동맥은 clitoris와 마찬가지로 internal pudendal artery의 가지이다(그림 3.55A). *Labia majora* 및 *labia minora*의 정맥은 *internal pudendal vein*(속음부정맥)의 가지들과 accompanying vein[라틴어 venae comitantes(동반정맥)]이다. 성적 흥분기에 정맥이 충혈되면, clitoris와 bulb of vestibule의 크기가 커지고 단단해진다. 따라서, clitoris도 발기하게 된다.

Vulva에는 *lymphatic vessel*(림프관) 그물이 아주 풍부하며, 가쪽으로 이어져서 *superficial inguinal lymph node*(얕은고샅림프절)에 모인다(그림 3.55B). Glans of clitoris(음핵귀두)와 labia minora(소음순) 앞부분의 lymph는 또한 deep inguinal node(깊은고샅림프절)나 internal iliac node(속엉덩림프절)로 들어가기도 한다.

Vulva(외음부)의 신경지배. Vulva의 앞면에 분포하는 신경은 **anterior labial nerve**(앞음순신경)로서, *ilio-inguinal nerve*(엉덩고샅신경)와 *genital branch of genitofemoral nerve*(음부넙다리신경음부가지)에서 기원한다. 뒤면에는 *perineal branch of posterior cutaneous nerve of thigh*(뒤넙다리피부신경샅가지)가 가쪽에, *pudendal nerve*(음부신경)가 중간에 분포한다. Perineum의 주요 신경은 pudendal nerve이다. 그 가지인 **posterior labial nerve**(뒤음순신경)는 labia majora(대음순) 및 labia minora(소음순)에 분포한다. *Deep branch*(깊은가지)와 *muscular branch*(근육가지)는 orifice of vagina(질구멍)와 superficial perineal muscle(얕은샅가로근)에 분포하며, *dorsal nerve of clitoris*(음핵등신경)는 deep perineal muscle(깊은샅근육)과 clitoris(음핵)의 감각에 관여한다(그림 3.55A). Bulb of vestibule(질어귀망울)과 clitoris의 erectile body는 uterovaginal plexus(자궁질신경얼기)로부터 cavernous nerve(음핵해면체신경)를 통해서 parasympathetic fiber를 받아들인다. Parasympathetic system(부교감신경계통)이 활성화되면, vaginal secretion의 증가, erection of clitoris, bulb of vestibule에 있는 erectile tissue의 충혈 등이 일어난다.

여성의 PERINEAL MUSCLE(샅근육)

Superficial perineal muscle(얕은샅근육)에는 *superficial transverse perineal muscle*(얕은샅가로근), *ischiocavernosus*(궁둥해면체근), *bulbospongiosus*(망울해면체근)가 있다(그림 3.54A). 이들 근육의 부착부위, innervation(신경지배), 작용은 표 3.9에 요약되어 있다.

임상해부학

Female Urethra(여성요도)의 Dilation(확장)

Female urethra에는 smooth muscle은 물론 elastic tissue(탄력조직)가 상당히 많기 때문에 확장이 가능하다. 또 상처없이 쉽게 확장할 수 있다. 따라서 catheter(도관)나 cystoscope(방광경)를 삽입하는 것은 남성보다 여성에서 훨씬 더 쉽다.

Greater Vestibular Gland(큰질어귀샘)의 Inflammation(염증)

Greater vestibular gland(큰질어귀샘; Bartholin gland)는 대개 촉진할 수 없지만, 감염되면 그렇지 않다. Greater vestibular gland의 inflammation(염증)인 *Bartholinitis*(큰질어귀샘염)는 여러 pathogenic organism(병원성미생물)에 의해 발병할 수 있다. 감염된 gland는 직경이 4~5 cm까지 커질 수 있으며, rectum의 벽에 닿게 된다.

Pudendal Nerve Block(음부신경마취)과 Ilio-inguinal Nerve Block(엉덩고샅신경마취)

출산 시에 통증을 완화하기 위하여, pudendal nerve 주위 조직에 마취제를 주입하는 *pudendal nerve block anesthesia*(음부신경마취)를 시행할 수 있다. 주입하는 위치는 sacrospinous ligament(엉치가시인대)가 ischial spine(궁둥뼈가시)에 부착하는 부위 가까이의 가쪽면을 pudendal nerve가 가로지르는 부위이다. Perineum 대부분은 pudendal nerve block을 통해서 마취가 되지만, perineum의 앞부분은 ilio-inguinal nerve(엉덩고샅신경)가 분포하므로 감각이 사라지지 않는다. Perineum의 앞부분까지 마취시키기 위해서는, *ilio-inguinal nerve block*(엉덩고샅신경마취)을 시행하여야 한다(그림 B3.14).

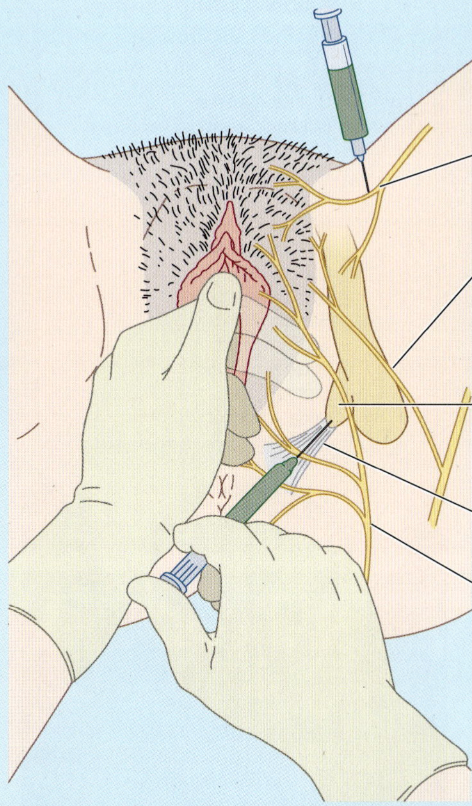

그림 B3.14. Pudendal/ilio-inguinal nerve block(음부신경/엉덩고샅신경마취).

의학영상

Pelvis(골반) 및 Perineum(샅)

MRI에 의해서 남성과 여성 pelvis의 구조를 명확히 판별할 수 있다(그림 3.56, 3.57). 또한 tumor(종양)나 congenital anomaly(선천성 기형)도 확인이 가능하다.

여성의 pelvis를 검사하는데 흔히 사용되는 것은 ultrasonography

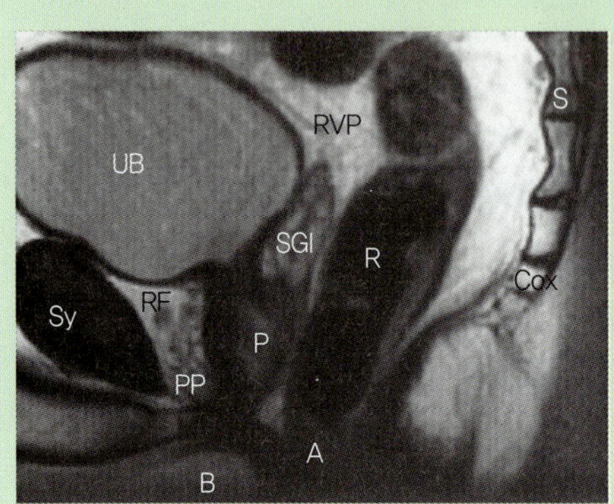

(A) Median section(정중단면)

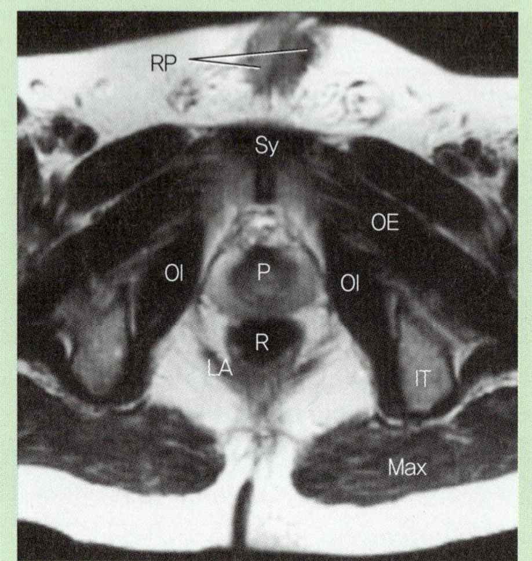

(B) Transverse section(가로단면)

Key

A	Anus
Ad	Adductor muscles
B	Bulb of penis
C	Ischiopubic ramus
Cav	Corpus cavernosum of penis
Cox	Coccyx
Cr	Crus of penis
IAF	Ischio-anal fossa
IL	Iliacus
IT	Ischial tuberosity
LA	Levator ani
Max	Gluteus maximus
OE	Obturator externus
OI	Obturator internus
P	Prostate
PP	Prostatic venous plexus
R	Rectum
RF	Retropubic space
RP	Root of penis
RVP	Rectovesical pouch
S	Sacrum
SGl	Seminal gland
Sy	Pubic symphysis
U	Urethra
UB	Urinary bladder

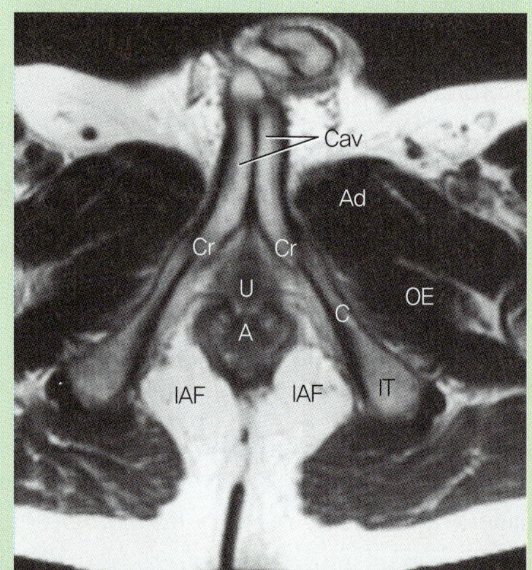

(C) Transverse section(가로단면)

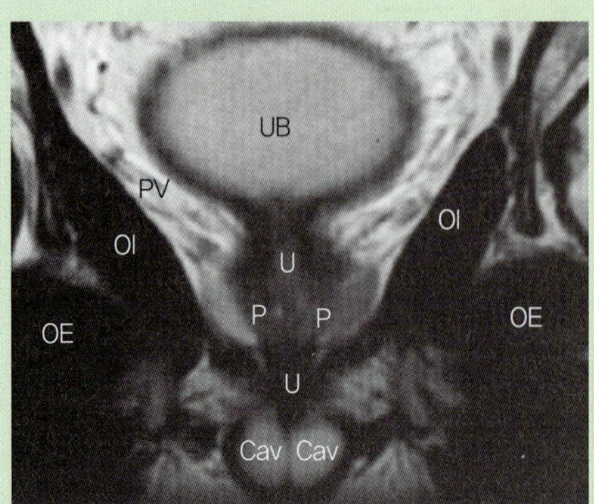

(D) Coronal section(관상단면)

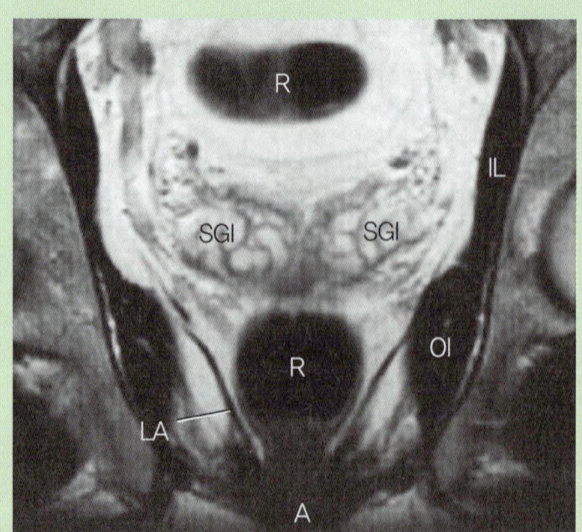

(E) Coronal section(관상단면)

그림 3.56. 남성 pelvis(골반) 및 perineum(샅)의 MRI 검사.

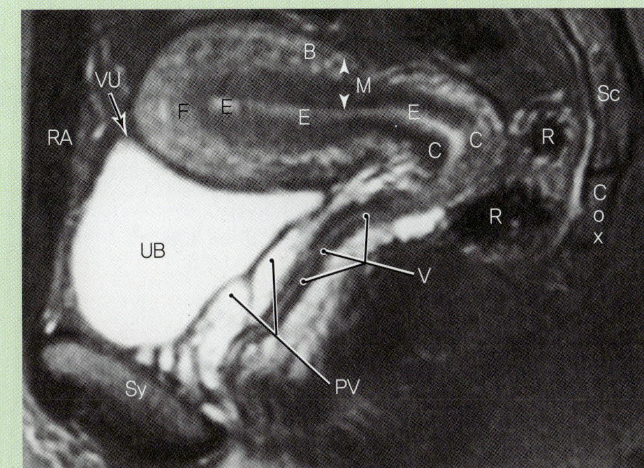

(A) 정중단면

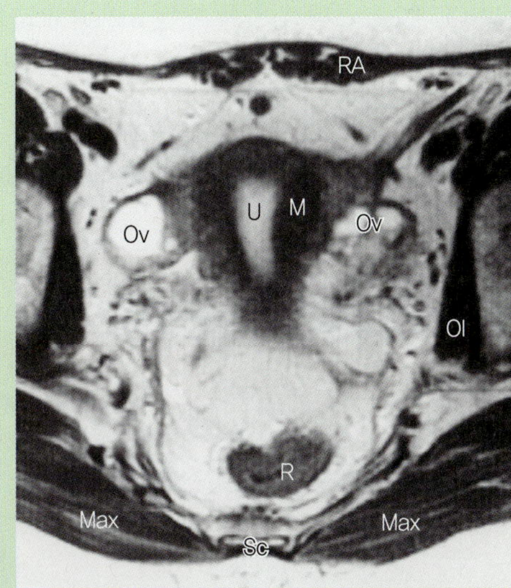

(B) 가로단면

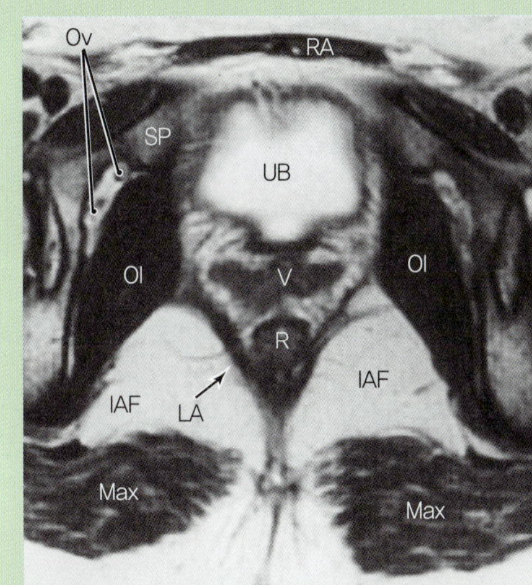

(C) 가로단면

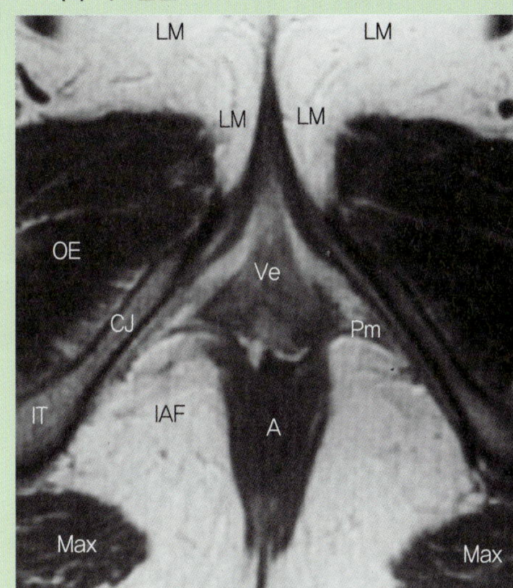

(D) 가로단면

Key

A	Anus	LM	Labium majus	RA	Rectus abdominis
B	Body of uterus	M	Myometrium	Sc	Sacrum
C	Cervix of uterus	Max	Gluteus maximus	SP	Superior ramus of pubis
CJ	Ischiopubic ramus	OE	Obturator externus	Sy	Pubic symphysis
Cox	Coccyx	OI	Obturator internus	U	Uterus
E	Endometrium	Ov	Ovary	UB	Urinary bladder
F	Fundus of uterus	Pm	Perineal membrane	V	Vagina
IAF	Ischio–anal fossa	PV	Perivaginal veins	Ve	Vestibule of vagina
IT	Ischial tuberosity	R	Rectum	VU	Vesico-uterine pouch
LA	Levator ani				

그림 3.57. **여성 pelvis(골반) 및 perineum(샅)의 MRI(핵자기공명영상) 검사.**

(초음파촬영술)이다. Viscera를 검사할 때는 transd ucer를 아랫배, pubic symphysis(두덩결합)의 바로 위에 놓으면 된다(그림 3.58A의 A). Nongravid uterus(미임신자궁)를 초음파로 검사할 때, 가득 차 있는 urinary bladder 위에 자궁이 retroversion(뒤굽음, 후굴) 상태로 놓이면, 자궁으로 방출되고 거기에서 반사되는 음파를 전달하는 acoustical "window"(음향학적 '창구')의 역할을 bladder가 담당한다(그림 3.58B,E). 현재는 가느다란 transducer를 vagina(질)에 삽입하여 viscera를 검사하는 방법이 더 많이 사용된다(그림 3.58A의 B, 그림 3.58D). Ultrasonography는 발생 중인 embryo(배아) 및 fetus(태아)를 검사할 때 가장 알맞은 방법이다(그림 3.58E,F).

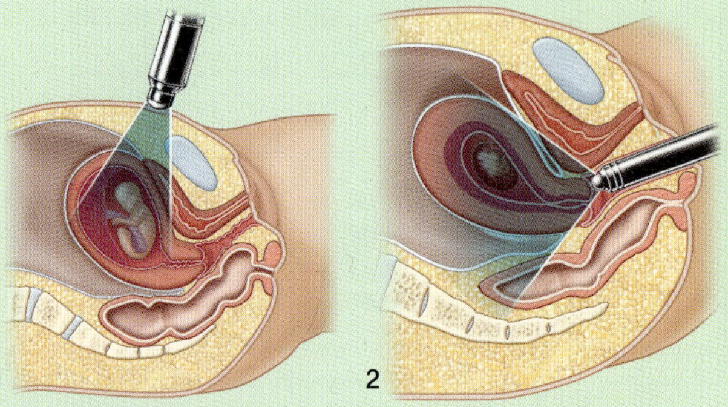

(A) Ultrasound scanning(초음파촬영): (1) transabdominal(복벽경유); (2) transvaginal(질경유)

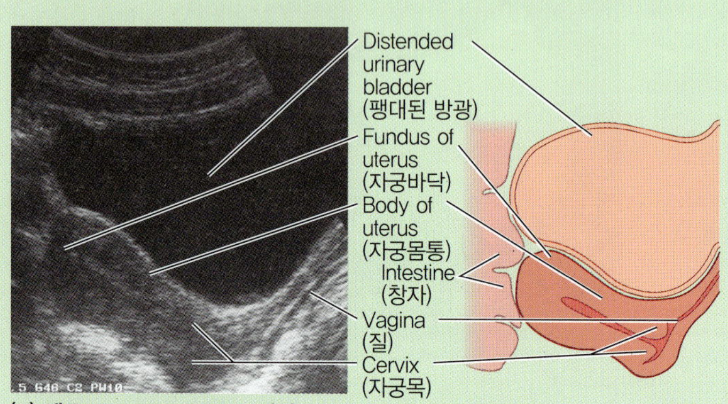

(B) 세로 ultrasound(초음파) 영상

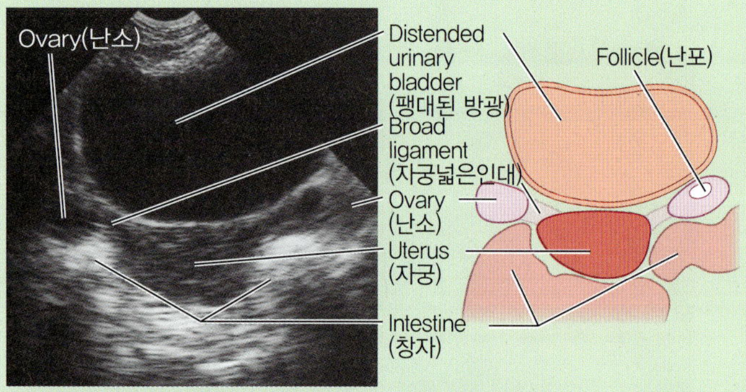

(C) 가로 transabdominal ultrasound(복벽경유초음파) 영상

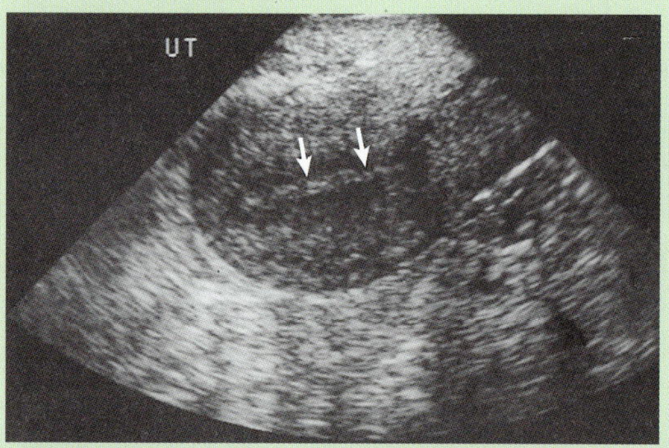

(D) Nongravid uterus(미임신자궁)의 세로 transvaginal ultrasound(질경유초음파) 영상

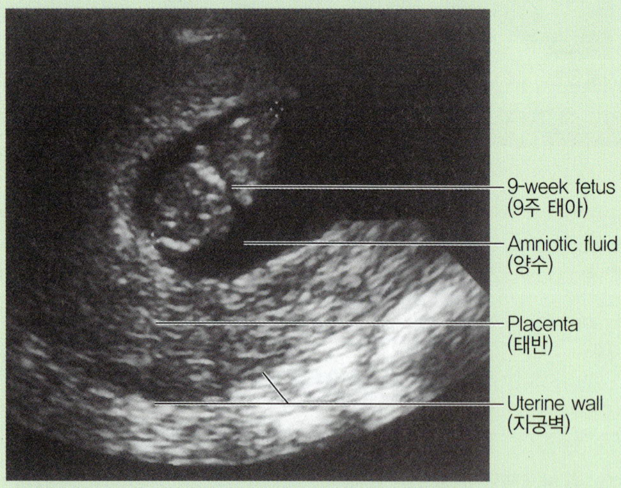

(E) 초기 gravid uterus(임신자궁)의 세로 transvaginal ultrasound(질경유초음파) 영상

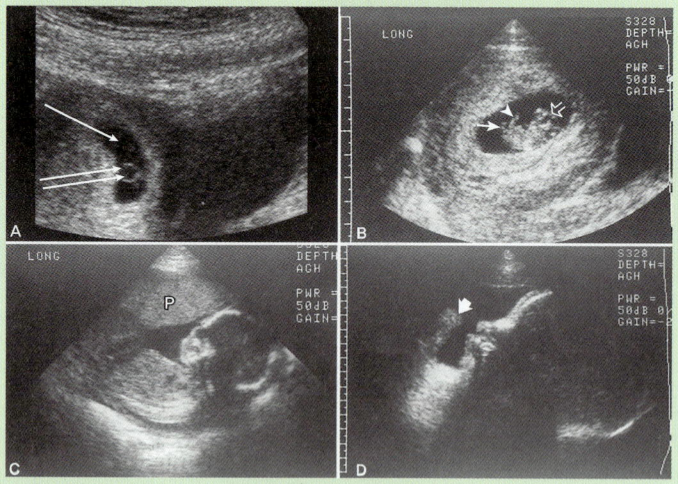

(F) Embryo/fetus(배아/태아)의 점진적인 성장과 발달

그림 3.58. Pelvis(골반) ultrasonographic study(US, 초음파검사). **A.** Pelvis의 초음파 검사에서 transducer의 위치. **B 및 C.** Transabdominal scan(복벽경유촬영)에서 관찰되는 정상적인 pelvic viscera(골반내장)의 모습. **D.** Nongravid uterus(미임신자궁)의 transvaginal scan(질경유촬영)으로 화살표는 endometrium(자궁속막) 및 uterine canal(자궁안)을 가리킨다. **E.** Gravid uterus(임신자궁)에서 gestational sac(태아주머니). **F.** Embryo/fetus(배아/태아)의 성장과 발달에 대한 초음파 검사 *A*, 단일화살표: gestational sac(태아주머니), 이중화살표: embryo(배아); *B*, 차 있는 화살표: 팔다리, 속이 빈 화살표: 머리; *C*, 태아 머리, 목, 가슴의 sagittal section(시상단면), *P*, *placenta*(태반); *D*, 화살표: 얼굴과 upper limb의 윤곽.

CHAPTER

4 등(BACK)

노구섭 번역

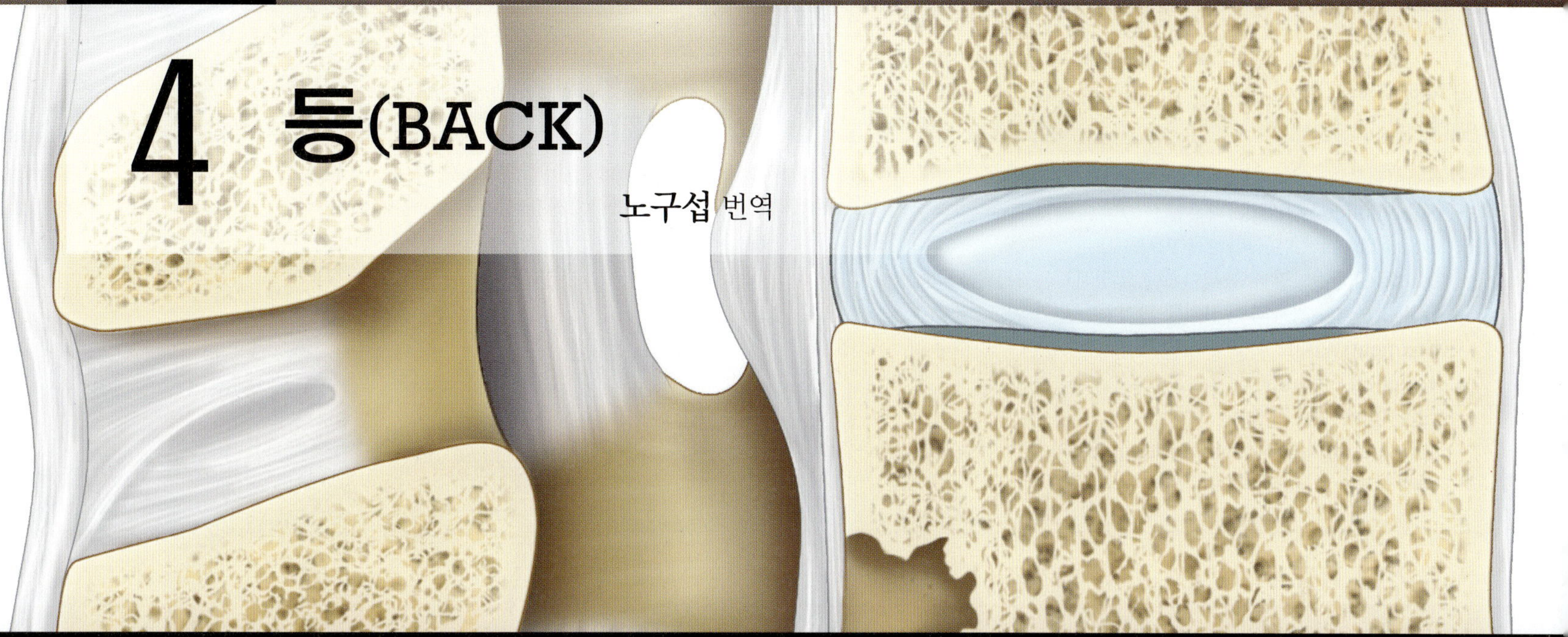

임상해부학 아이콘

구조 변이 | 생애 단계별 변화 | 외상
진단 | 수술 | 병리

Back(등)은 머리와 목, 그리고 팔다리가 부착되는 몸의 부위로서 목의 아래에서부터 gluteal region(볼기부위) 또는 buttocks(볼기)의 위에 이르는 trunk(몸통)의 뒤쪽면에 해당된다. 목의 뒤부위와 목의 깊은층 근육들, 그리고 vertebra(척추뼈)는 trunk와 밀접하게 연관되어 있으므로 이 장에서 다루게 될 것이다. Back은 다음과 같은 구조물로 구성되어 있다.

- Skin(피부)
- Subcutaneous tissue(피부밑조직)
- Deep fascia(깊은근막)
- Muscles(근육, 팔을 움직이거나 고정시키는 얕은층과 몸통뼈대의 위치를 유지하거나 자세와 움직임에 관여하는 깊은층)
- ligaments(인대)
- vertebral column(척주)
- ribs(가슴부위의 갈비뼈)
- spinal cord(척수)와 spinal meninges(척수막, 척수를 둘러싸는 막)
- 다양한 segmental(척수분절) 신경과 혈관

VERTEBRAL COLUMN(척주)

Vertebral column(spine, 척주)은 cranium(skull, 머리뼈)으로부터 apex of coccyx(꼬리뼈끝)까지 뻗어 있으며 목과 등의 뼈대를 형성하고 cranium, vertebral column, ribs, sternum(복장뼈)이 연결된 axial skeleton(몸통뼈대)의 주요 부분이다. Vertebral column은 spinal cord와 spinal nerve(척수신경)를 보호하고, 골반보다 위쪽의 몸무게를 지탱해 주며, 단단하면서도 유연한 몸통의 축과 머리의 돌림축을 제공해 주고, 자세유지와 이동에 있어서도 중요한 역할을 한다.

전형적인 어른의 vertebral column은 33개의 vertebrae(척추뼈)로 되어 있으며, 7개의 cervical vertebrae(목뼈), 12개의 thoracic vertebrae(등뼈), 5개의 lumbar vertebrae(허리뼈), 5개의 sacral vertebrae(엉치척추뼈), 그리고 4개의 coccygeal vertebrae(꼬리척추뼈)로 구성된 다섯 부위로 나뉜다(그림 4.1A~D). **Lumbosacral angle**(허리엉치각)은 vertebral column의 허리부위와 sacrum이 연결되는 부위에서 형성된다. Vertebral column의 움직임은 위쪽 25개의 척추뼈 사이에서만 눈에 띄게 나타난다. 어른의 엉치부위에 있는 5개의 척추뼈는 융합하여 **sacrum**을 형성하고, 꼬리부위에 있는 4개의 척추뼈는 융합하여 **coccyx**(꼬리뼈)를 형성한다. 척추뼈는 vertebral column의 아래쪽인 sacrum으로 내려올수록 점점 커진 다음, coccyx의 끝을 향해 점차 작아진다. 이와 같은 척추뼈의 구조적 차이는 vertebral column이 아래쪽으로 내려올수록 척추뼈가 지탱해야 하는 몸무게가 증가한다는 사실과 관련이 있다. 척추뼈는 sacro-iliac joint(엉치엉덩관절)에서 pelvic girdle(다리이음뼈)에 무게를 전달하는 엉치뼈 바로 위에서 최대 크기에 도달한다. Presacral vertebral column(엉치앞척주)까지는 단단하지 않은 **intervertebral disc**(**IV disc**, 척추사이원반)에 의해 척추뼈들이 서로 관절되어 있기 때문에 유연하다. 25개의 목뼈, 등뼈, 허리뼈, 그리고 첫째 엉치척추뼈 사이에는 synovial joint(윤활관절)인 *zygapophysial joints*(돌기사이관절)가 형성되어 vertebral column의 유연성을 증가시키고 조정해준다. Vertebral bodies(척추뼈몸통)는 presacral vertebral column의 약 3/4을 차지하며 fibrocartilage(섬유

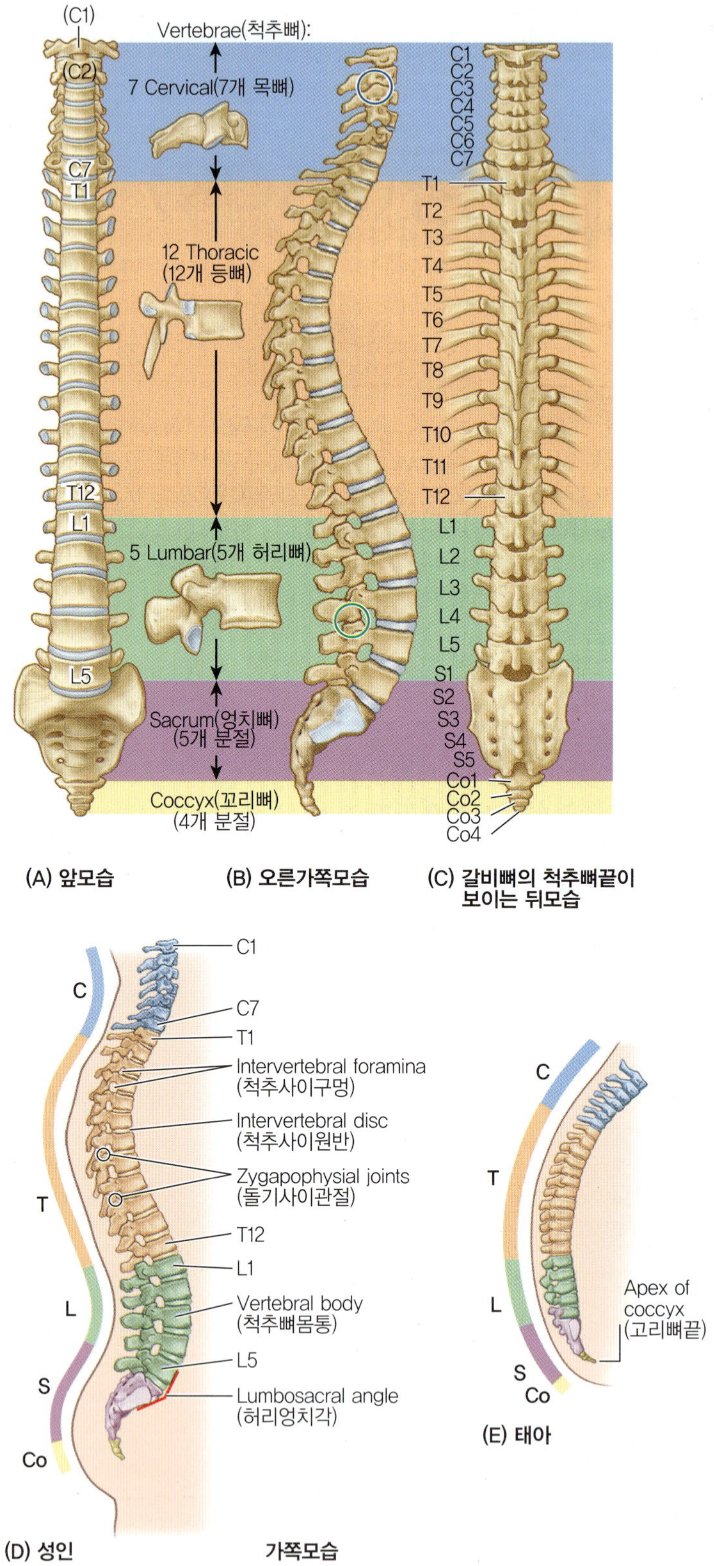

그림 4.1. Vertebral column(척주)**과 curvatures**(굽이)**. A~C.** Adult vertebral column(성인척주)의 부위. 동심원은 zygapophysial joint(돌기사이관절)를 보여준다. **D.** Adult vertebral column의 curvature(성인척주굽이). **E.** Feta vertebral column의 curvature(태아척주굽이). C + T + L = presacral vertebral column(엉치앞척주).

연골)로 이루어진 IV disc가 1/4을 차지한다. 척추뼈의 모양과 강도, IV disc, 인대, 그리고 근육은 vertebral column을 안정시켜 주는 요소들이다.

Curvatures of Vertebral Column(척주굽이)

어른의 vertebral column에는 목, 가슴, 허리, 그리고 엉치부위에 4개의 curvature(굽이)가 있다(그림 4.1D). 이러한 vertebral column의 curvature는 몸의 유연성과 충격흡수에 도움을 준다. Thoracic curvature(등굽이)와 sacral curvature(엉치굽이)는 앞쪽으로 오목하여 kyphosis(뒤굽이)를 형성하고, cervical curvature(목굽이)와 lumbar curvature(허리굽이)는 뒤쪽으로 오목한 lordosis(앞굽이)를 형성한다. Thoracic과 sacral curvature는 fetal period(태아기)때 발달하는 primary curvature(일차굽이)에 해당된다. Primary curvature는 척추뼈의 앞쪽 부위와 뒤쪽 부위의 높이 차이로 인해 생기며, 일생 동안 유지된다. Cervical과 lumbar curvature는 Secondary curvature(이차굽이)로서, cervical curvature는 태아기 때부터 나타나기 시작하지만 infancy(영아기)때까지는 뚜렷하지 않다. Secondary curvature는 일차적으로 IV disc의 앞쪽과 뒤쪽부위의 두께 차이에 의해 생긴다(그림 4.1E). **Cervical curvature**는 infant(영아)가 목을 바로 세우기 시작하면서 뚜렷해진다. Lumbar curvature는 똑바로 서고 걷기 시작하면서

표면해부학

Curvatures of Vertebral Column(척주의 굽이)

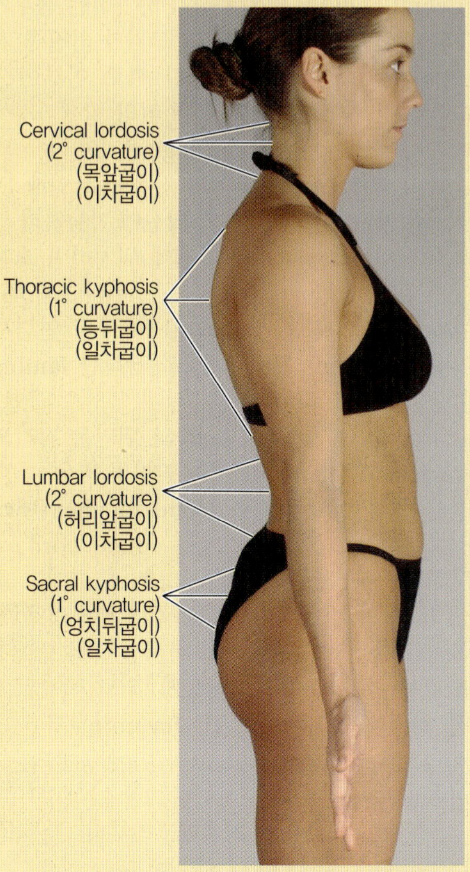

Back(등)의 정상 curvature(굽이)를 가쪽에서 본 모습

그림 SA4.1.

Trunk(몸통)의 뒤면을 관찰할 때, 특히 가쪽에서 보면 vertebral column의 정상 curvature가 뚜렷하다.

임상해부학

Abnormal Curvatures of Vertebral Column(척주의 비정상굽이)

몇몇의 사람에서 vertebral column(척주)의 비정상굽이는 발생이상 때문이기도 하지만 osteoporosis(뼈엉성증)와 같은 병적인 과정이 원인이기도 하다. *Osteoporosis*는 칼슘의 deposition(침착)과 resorption(흡수)의 불균형으로 초래되는 뼈의 net demineralization(순탈회)을 특징으로 한다. 뼈는 점차 약해지고 부서지기 쉬운 상태가 되어 결국은 fracture(골절)가 된다. Vertebral body의 osteoporosis는 모든 척추부위에서 발생하지만 등뼈에서 가장 흔하다. 특히 postmenopausal(폐경후) 여자들에서 흔히 발견된다.

Excessive thoracic kyphosis(과다등척추뒤굽음증, 임상적으로는 **kyphosis**로 줄여서 표기함; 보통은"humpback"으로 불림)는 비정상적으로 큰 thoracic curvature(등굽이)를 특징으로 하며, vertebral column은 뒤쪽으로 굽어 있다(그림 B4.1A,B). 이러한 현상은 한 개 또는 그 이상의 vertebral body 앞부분의 erosion(까짐)에 의해 발생할 수도 있으며, erosion이 점차 진행되면서 vertebral body가 내려앉으면 키가 점점 작아진다. *Dowager's hump*(꼬부랑할머니, 과부의 혹)는 나이든 여성에서 나타나는 과도한 등뼈의 thoracic kyphosis에 대한 구어적(colloquial)인 표현이지만 원래 thoracic kyphosis는 나이든 남녀 모두에서 나타날 수 있는 현상이다.

Excessive lumbar lordosis(과다허리척추앞굽음증, 임상적으로는 **lordosis**로 줄여서 표기함; 보통은"hollow back"으로 불림)는 lumbar curvature(허리굽이)가 비정상적으로 커지게 되는 peivis(골반)의 앞쪽 rotation(돌림)을 특징으로 한다. Vertebral column은 점차 앞쪽으로 볼록해진다(그림 B4.1A,C). 이러한 비정상적인 *extension deformity*(폄변형)는 몸통의 근육, 특히 abdominal wall(배벽)의 anterolateral(앞가쪽)에 있는 근육의 약해짐과 관련이 있다. Pregnancy(임신) 말기의 여성에서는 변화된 무게중심을 보상하기 위해 일시적으로 lumbar lordosis이 나타난다.

Scoliosis(척주옆굽음증, curved back)는 척추뼈의 돌림을 동반하는 vertebral column의 비정상적인 lateral curvature(옆굽이)를 특징으로 한다(그림 4.1D,E). 척추뼈의 spinous process(가시돌기)는

(다음 쪽에 계속)

비정상적인 굽이에 의해 생겨난 공간 쪽으로 돌게 된다. Scoliosis는 사춘기 여성(12~15세)의 vertebral column에 생기는 가장 흔한 변형이다. Intrinsic back muscle(자체기원등근육)이 비대칭적으로 약해지는 *myopathic scoliosis*(근육병척주옆굽음증), 척추뼈의 반쪽이 발달하지 않는 *hemivertebra*(반척추뼈증), 그리고 양쪽 다리의 길이에 차이가 있는 경우 등이 scoliosis의 원인이다.

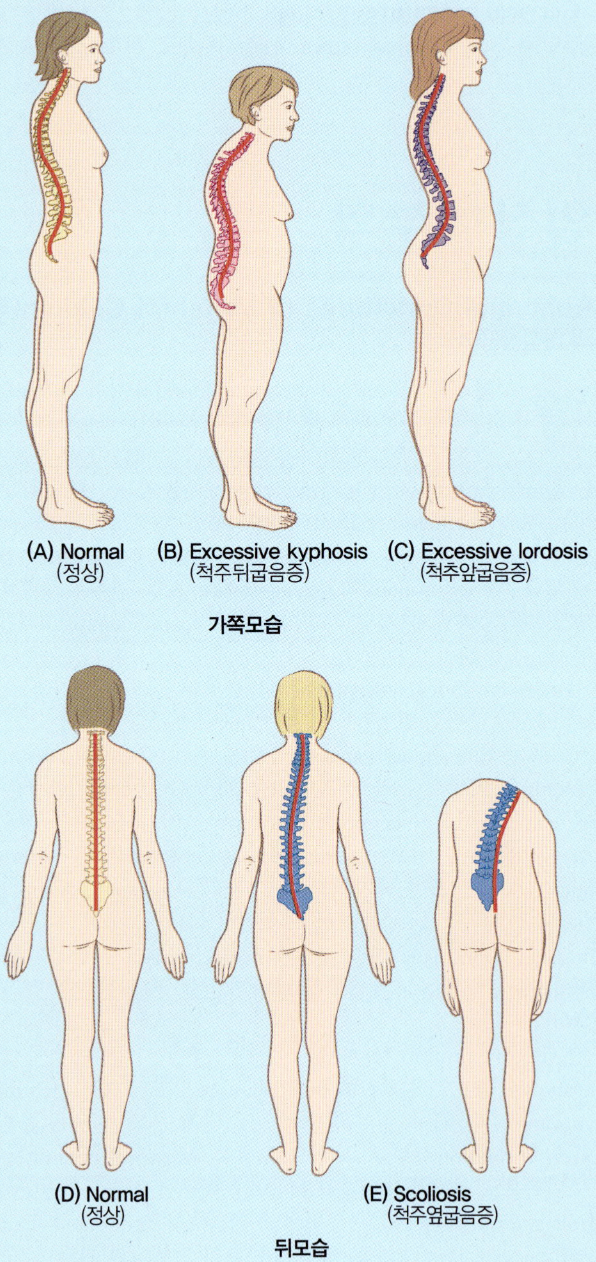

그림 B4.1.

부터 분명해진다. 이러한 lumbar curvature는 일반적으로 여자에서 더 뚜렷하며, L5 척추뼈와 엉치뼈의 경계인 lumbosacral angle(허리엉치각)에서 끝난다. 여자에서는 sacral curvature(엉치굽이)가 남자보다 덜 현저하므로 꼬리뼈가 pelvic outlet(아래골반문)인 birth canal(산도) 쪽으로 돌출되는 정도도 덜하다.

IV disc의 충격흡수탄력을 vertebral column의 curvature가 보강함으로써 몸은 더 유연해진다. 게다가 IV disc에 의한 유연성이 수동적이고 zygapophysial joints와 longitudinal ligament(세로인대)에 의해 제한을 받는 반면, vertebral column의 굽이에 의한 유연성은 vertebral column의 움직임에 대항하는 antagonistic muscle(대항근, 길항근)의 수축을 통한 능동적 조절이 가능하다.

Structure and Function of Vertebrae(척추뼈의 구조와 기능)

Vertebrae(척추뼈)는 크기별로 다양하고 척주의 부위별로 서로 다른 특징이 있으며, 각 부위에서도 약간씩 차이가 난다. ***Typical vertebra***는 vertebral body(척추뼈몸통), vertebral arch(척추뼈고리), 그리고 7개의 *process*(돌기)로 구성된다(그림 4.2A~C). 앞쪽의 부피가 큰 부위의 **vertebral body**는 vertebral column의 강도를 높여주고 몸무게를 지탱한다. Vertebral body의 크기는 점차 증가하는 몸무게를 지탱하기 위해 특히 T4 이하의 높이에서부터 그 크기가 커진다. Vertebral body의 위면과 아래면의 대부분은 매끈한 뼈로 이루어진 부위인 **epiphysial rim**(뼈끝가장자리)을 제외하고는 뼈의 발생과정에서 생성되는 연골모형의 잔유물인 hyaline cartilage(유리연골)에 의해 일생동안 덮인다(그림 4.2A). 이러한 연골모형의 잔유물로 인해 IV disc와 vertebral body의 모세혈관 사이에 액체의 확산이 가능하다.

Vertebral arch는 vertebral body의 뒤에 위치하며 오른쪽과 왼쪽의 pedicle(고리뿌리)과 lamina(고리판)로 구성된다(그림 4.2C). 척추뼈의 **pedicle**은 vertebral arch를 vertebral body와 연결시키는 짧고 단단한 돌기이다. Pedicle은 두 개의 넓고 납작한 **lamina**와 만나기 위해 뒤로 뻗어 있으며 lamina는 정중선에서 서로 융합된다(그림 4.2A~C). Vertebral arch와 vertebral body의 뒤면은 각각의 척추뼈에 있는 구멍인 **vertebral foramen**(척추뼈구멍)의 벽을 형성한다. 척추뼈 사이의 관절을 통해 이어지는 vertebral foramen은 **vertebral canal**(척주관)을 형성하게 되며, 여기에는 spinal cord, 보호막인 meninges, 지방, spinal nerve roots(척수신경뿌리), 그리고 혈관이 포함된다. Vertebral body의 튀어나온 부분과 고리뿌리의 위아래로 뻗은 articular processes(관절돌기) 사이에서 형성된 움푹 들어간 부위가 **vertebral notches**(척추뼈패임)이다(그림 4.2B). 위와 아래의 vertebral notches는 인접한 척추뼈들 사이에서 **IV foramina**(척추사이구멍)를 형성하게 되며, 이리로 spinal nerve roots와 이에 동반되는 혈관, 그리고 spinal ganglion(척수신경절)을 포함한다(그림 4.2D).

7개의 돌기는 전형적인 척추뼈의 척추뼈고리부터 나온다(그림 4.2A~C).

- 가운데 위치하는 하나의 **spinous process**(가시돌기)가 vertebral arch의 양쪽 lamina가 만나는 부위에서 뒤로(그리고 보통은 아래로) 돌출된다.

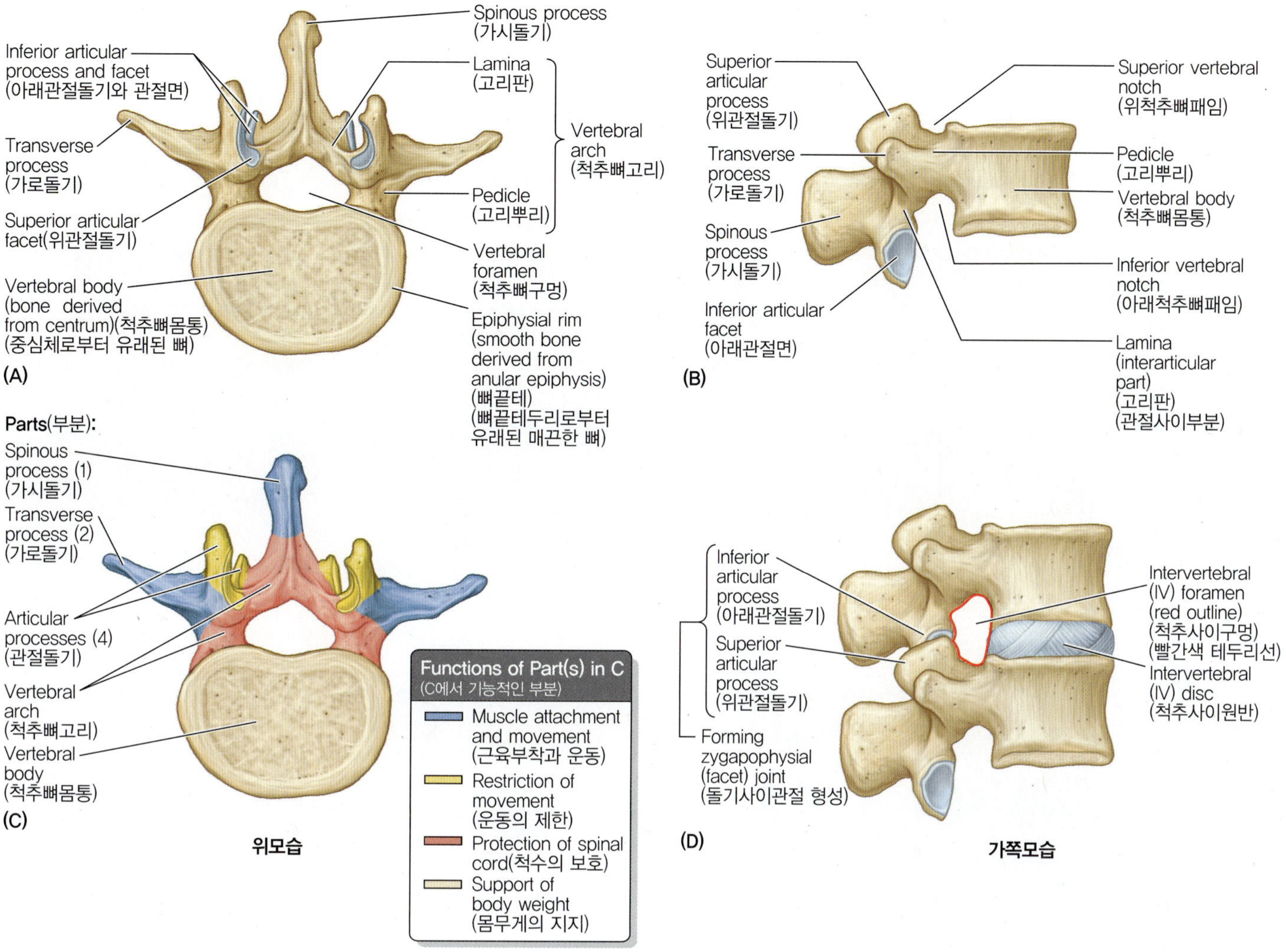

그림 4.2. Typical vertebra(전형적인 척추뼈)**인 두 번째 lumbar vertebra**(허리척추뼈). **A**와 **B.** 뼈의 특징. **C.** 기능적 구성요소. **D.** IV foramen(척추사이구멍)의 형성.

- 2개의 **transverse processes**(가로돌기)는 pedicle과 lamina의 경계부위에서 뒤가쪽(posterolateral)으로 돌출되어 있다.
- 4개의 **articular process**는 **superior**와 **inferior**에 각각 두 개씩 있으며, transverse process와 마찬가지로 pedicle과 lamina의 경계부위에서 생겨나고, 각각의 관절돌기는 **articular surface**(**facet**, 관절면)를 갖는다.

Spinous process와 2개의 transverse process는 vertebral arch로부터 돌출되어 깊은등근육의 부착점을 제공하고, 근육이 척추뼈를 움직일 수 있도록 지렛대 역할을 한다(그림 4.2C). 네 개의 관절돌기는 위아래의 상응되는 척추뼈 돌기들과 마주 놓여, *zygapophysial joint*를 이룬다(그림 4.2D). 각 부위의 관절돌기에 있는 관절면의 방향은 인접한 척추뼈들 사이에서 허용되거나 제한되는 움직임의 방향을 결정한다. 맞물린 관절돌기는 인접한 척추뼈들을 똑바로 정렬시키고, 특히 척추뼈가 앞쪽으로 미끄러지는 것을 방지하는 역할도 한다.

Regional Characteristics of Vertebrae(척추뼈의 부위별 특징)

33개의 척추뼈는 그 형태가 각각 다르다. 하지만 대부분의 척추뼈는 vertebral column의 다섯 부위 중 어느 부위에 속하는가에 따라 부위별로 특징이 있다. 예를 들어 목척추뼈에서는 특징적으로 transverse process에 foramina가 관찰된다. 관절돌기에 놓인 관절면의 방향은 인접한 척추뼈들 사이에서 허용되는 움직임에 따라 결정된다. Vertebral canal의 크기와 모양은 부위별로 차이가 나는 척수의 두께에 따라 다양하게 변한다. 척추뼈의 부위별 주요 특징은 표 4.1~4.4와 그림 4.3~4.7에 걸쳐 요약되어 있다.

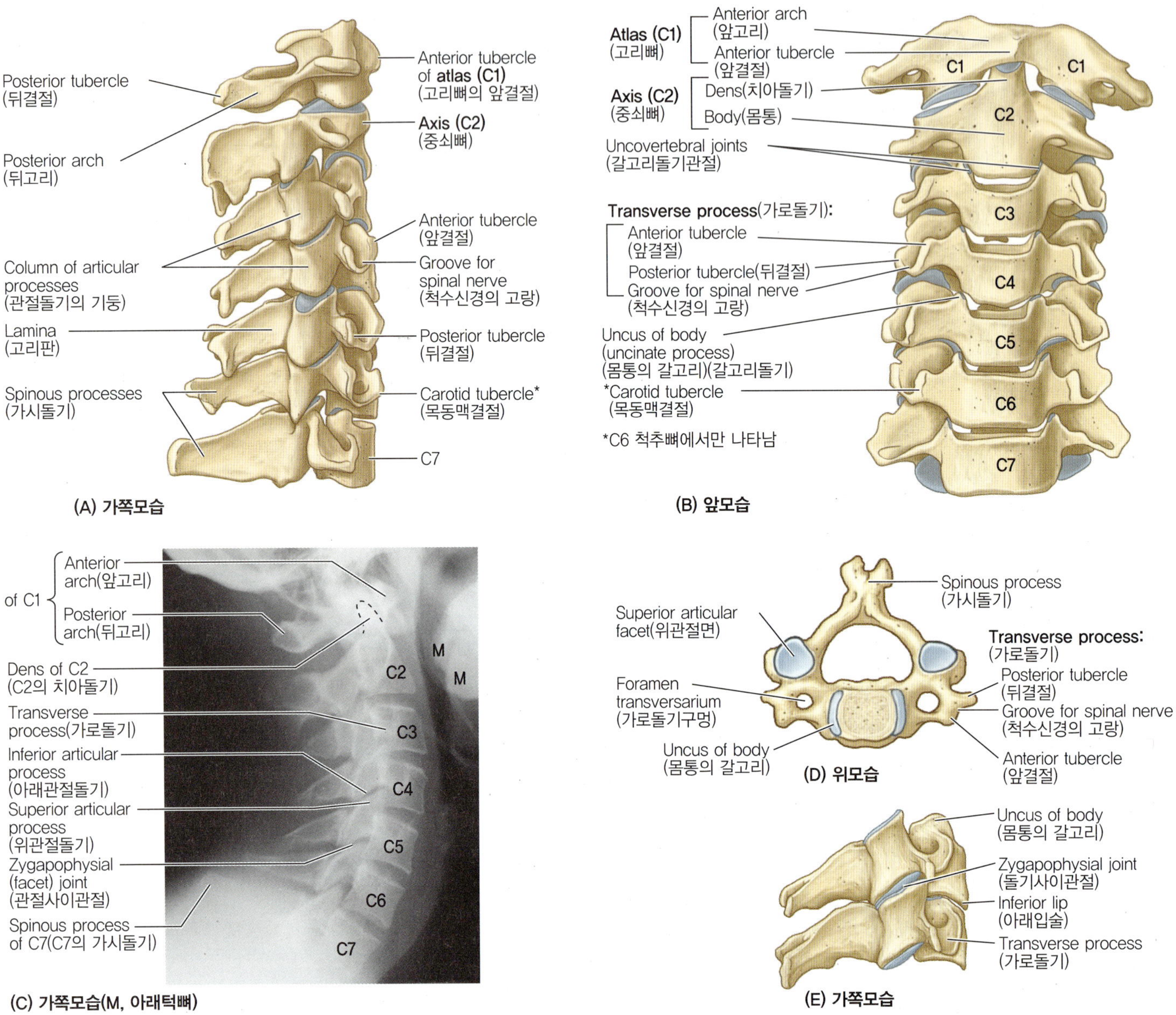

그림 4.3. Cervical vertebrae(목척추뼈). **A**와 **B.** 목척추뼈의 관절. **C.** 가쪽영상사진. **D**와 **E.** 전형적인 목척추뼈의 특징.

표 4.1 CERVICAL VERTEBRAE(목뼈)

부위(전형적인 척추뼈)	**특징**
Body(몸통)	작고 앞뒤보다 양 옆으로 더 넓음. 위면은 uncinate(갈고리돌기)사이로 오목하고 아래면은 볼록함
Vertebral foramen(척추뼈구멍)	크고 삼각형임
Transverse processes(가로돌기)	C7에서는 foramina transversaria(가로구멍)가 작거나 없음. 척추동맥과 동반하는 정맥 그리고 sympathetic plexus(교감신경얼기)가 구멍을 통과함. C7은 예외로 단지 작은 덧척추정맥만 통과시킴. 앞 · 뒤 tubercle(결절)이 존재함
Articular processes(관절돌기)	위관절면은 위뒤를 향하고, 아래관절면은 아래앞을 향함
Spinous processes(가시돌기)	C3~C5는 짧고 갈림[a] (두 부위로 나누어짐). C6의 돌기는 길지만, C7 돌기가 더 길어서 'vertebra prominens(솟을뼈)'라고 부름

[a]흑인에서는 드물다.

(계속)

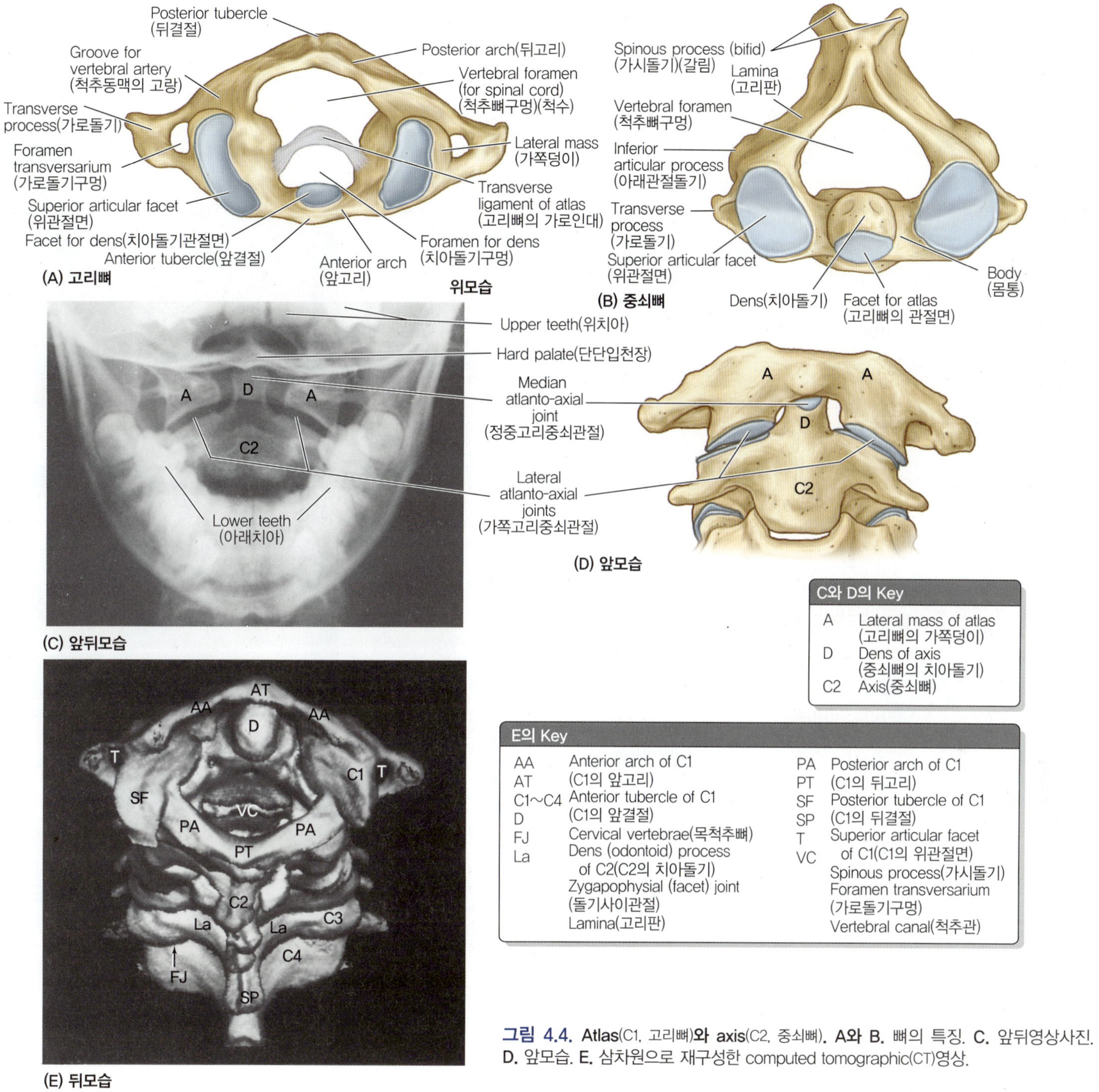

그림 4.4. Atlas(C1, 고리뼈)와 axis(C2, 중쇠뼈). **A**와 **B.** 뼈의 특징. **C.** 앞뒤영상사진. **D.** 앞모습. **E.** 삼차원으로 재구성한 computed tomographic(CT)영상.

표 4.1 CERVICAL VERTEBRAE(목뼈) (계속)

부위(비전형적인 척추뼈)	특징
Atlas(C1, 고리뼈)	• Ring 모양; 위 또는 아래에서 보면 콩팥모양으로 보임 • 가시돌기 또는 몸통이 없음; 앞과 뒤고리와 연결된 두 개의 가쪽덩이로 구성됨 • 오목한 위관절면은 뒤머리뼈 condyle과 atlanto-occipital관절을 형성함; 편평한 아래관절면은 C2와 만나서 lateral atlanto-axial관절을 이룸
Axis(C2, 중쇠뼈)	• 가장 강한 목척추뼈 • 구별되는 특징은 몸통에서 위로 돌기처럼 나온 dens로 atlas와 관절하여 pivot 운동을 제공하고 머리뼈를 지탱함 • 앞에서는 atlas의 앞고리와 관절하고 뒤에서는 atlas의 가로인대와 관절함

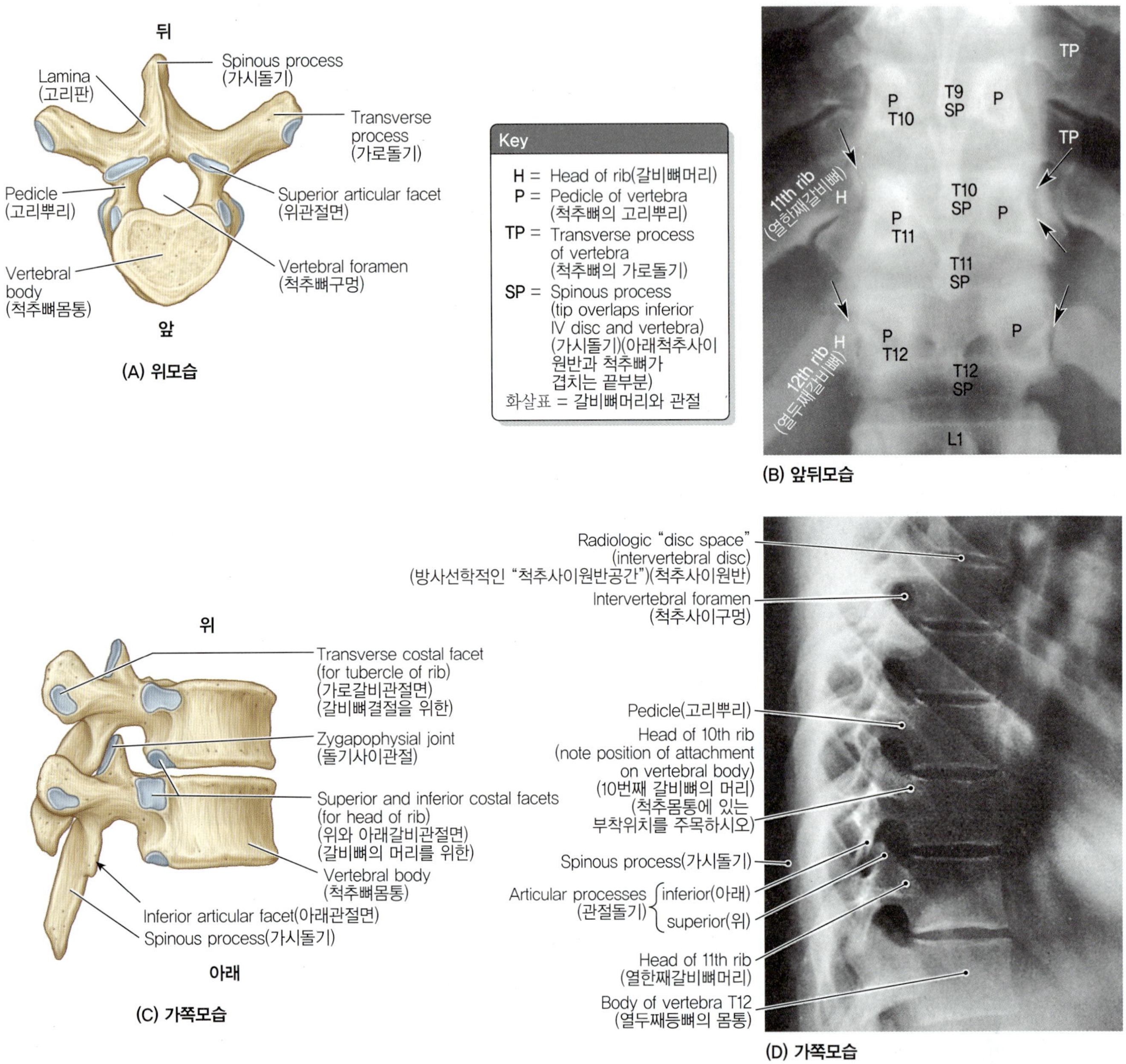

그림 4.5. Thoracic vertebrae(등척추뼈). 등척추뼈는 등뼈의 뒤부분을 형성하고 ribs(갈비뼈)와 관절함. A. 전형적인 등척추뼈의 특징. B. 앞뒤영상사진. C. 등척추뼈의 관절. D. 가쪽영상사진. Vertebral body 사이에 보이는 공간은 방사선투과 IV disc의 자리임.

표 4.2 THORACIC VERTEBRAE(등뼈)

부위	특징
Body(몸통)	심장 모양, rib(갈비뼈)머리와 관절을 위한 하나 또는 2개의 costal facet(갈비오목)이 존재
Vertebral foramen(척추뼈구멍)	원형이고 목뼈와 허리뼈의 구멍보다 작음
Transverse processes(*TP*) (가로돌기)	길고 강하며 뒤가쪽으로 뻗음. 길이는 T1에서 T12로 가면서 줄어듦. T1~T10은 갈비결절과 관절을 형성하기 위한 가로갈비뼈오목이 존재
Articular processes(관절돌기)	위오목은 뒤 그리고 약간 가쪽으로 향함. 아래 오목은 앞쪽 그리고 약간 안쪽을 향함.
Spinous processes(*SP*) (가로돌기)	길며 뒤아래로 기울어짐. 아래 척추뼈몸통과 때때로 겹침

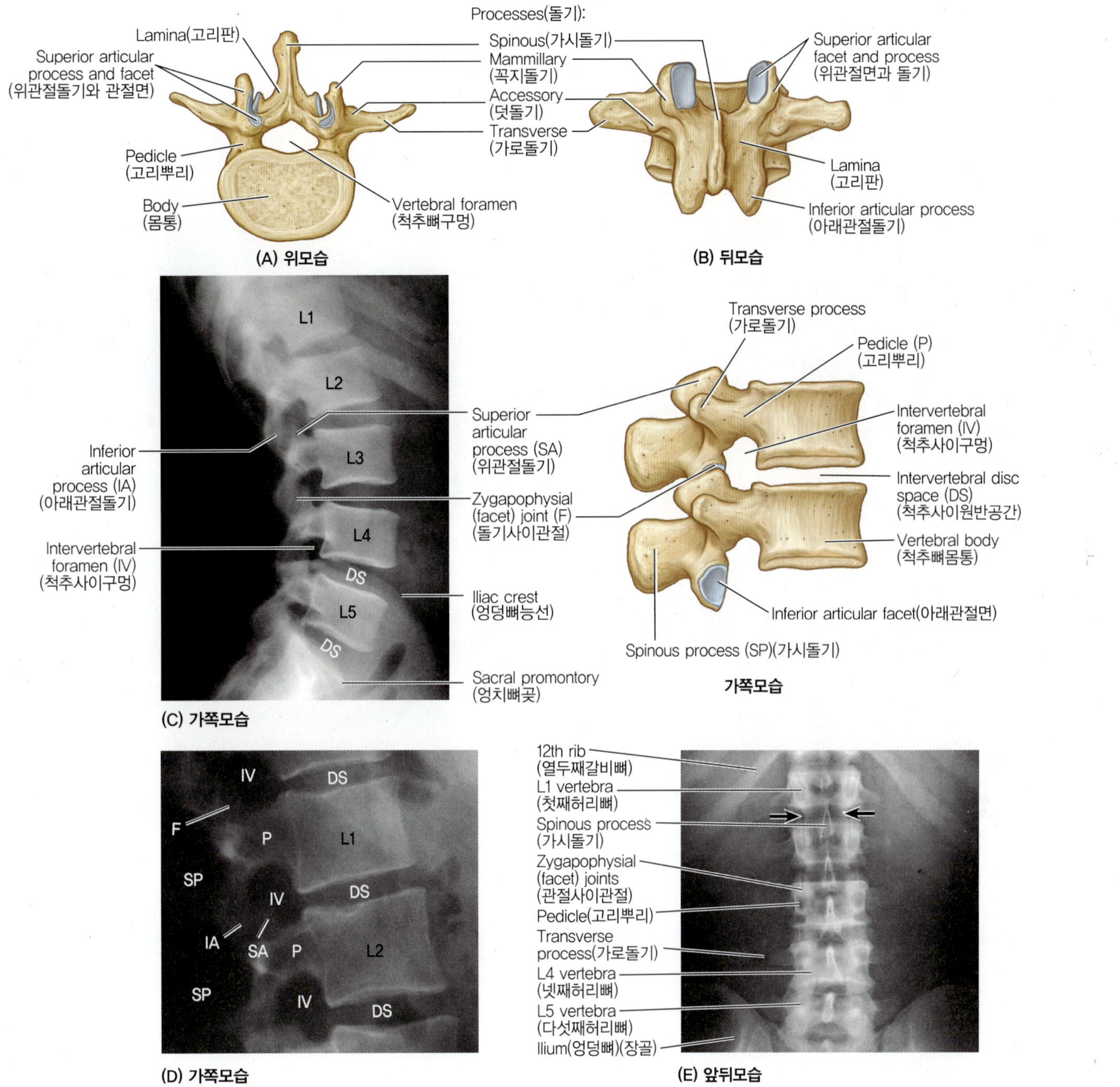

그림 4.6. **Lumbar vertebrae**(허리척추뼈). **A와 B.** 뼈의 특징. **C.** lumbar spine(허리척추)의 가쪽영상사진. **D.** L1~L2 부위의 가쪽영상사진. 약자는 C에 표시한 구조를 언급함. **E.** 앞뒤영상사진.

표 4.3 LUMBAR VERTEBRA(허리뼈)

부위	특징
Body(몸통)	크고 위에서 보면 콩팥 모양, 다른 부위보다 크고 무거움
Vertebral foramen(척추뼈구멍)	삼각형, 등뼈의 척추뼈구멍보다 크고, 목뼈보다는 작음
Transverse processes (가로돌기)	길고 가늘며 각 process base의 뒤면에 accessory process(덧돌기)가 존재
Articular processes(관절돌기)	위관절오목은 뒤안쪽 또는 안쪽을 향하고, 아래관절오목은 앞가쪽(또는 가쪽)을 향함. 각 위관절돌기의 뒤면에 mammillary process(꼭지돌기)가 존재
Spinous processes(가시돌기)	짧고 튼튼함; hatchet(자귀) 모양

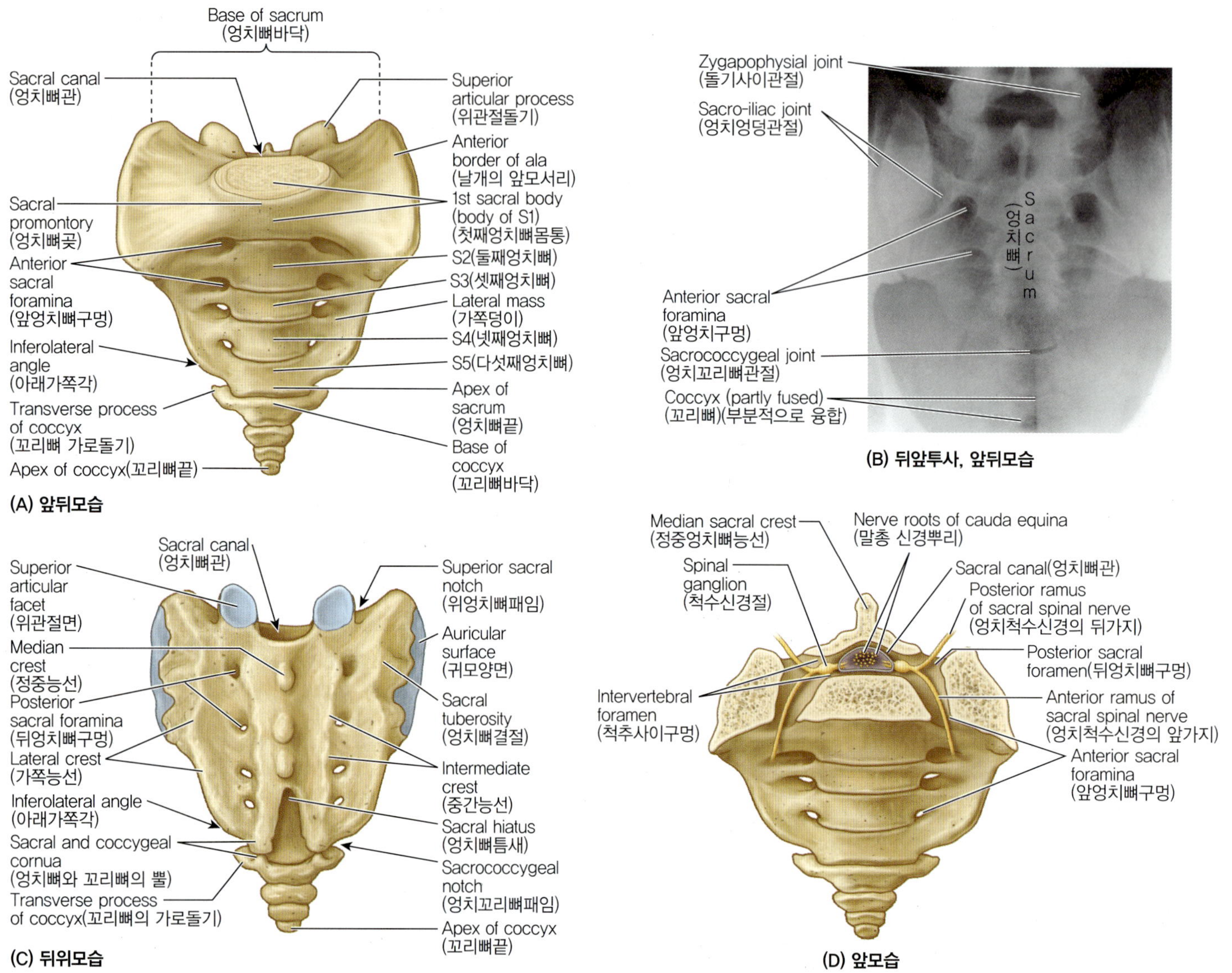

그림 4.7. Sacrum(엉치뼈)과 coccyx(꼬리뼈). A. Base(엉치뼈바닥)과 pelvic surface(골반면). B. 뒤앞방향영상사진. C. 뒤모습. D. 첫번째엉치구멍을 통한 관상잘단면.

표 4.4 SACRUM(엉치뼈)과 COCCYX(꼬리뼈)

어른의 **sacrum**은 크고 날개모양으로 5개가 붙은 엉치척추뼈이다. Sacrum은 골반을 강하게 안정적으로 지지하고 체중을 **sacro-iliac joint**를 통해 girdle(골반)로 전달한다. **Sacrum의 base**(바닥)는 S1 척추뼈의 위면으로 형성되고 위관절돌기는 L5 척추뼈의 아래관절돌기와 관절한다. 첫 번째 sacrum의 몸통 앞모서리가 돌출된 것을 **sacral promontory**이다. 골반뼈와 등쪽에는 1~4 엉치신경가지와 관련 혈관들이 나오는 출구인 4쌍의 엉치뼈구멍이 있다. Sacrum의 골반면은 평탄하고 오목하다. 4개의 가로줄무늬는 sacrum이 융합된 부위를 표시한다. Sacrum의 뒷면은 거칠고 볼록하다. 융합된 가시돌기는 **median sacral crest**를 형성한다. 융합된 관절돌기들은 **intermediate sacral crest**를 형성하고 융합된 가로돌기의 끝은 **lateral sacral crest**를 형성한다. 뒤집힌 U자 모양의 sacral hiatus는 S4와 S5 척추뼈의 아래쪽 고리판과 가시돌기가 형성되지 않아 만들어진다. Hiatus는 척추관의 아래끝인 sacral canal로 이어진다. 각 한쪽의 **sacral hiatus** 아래로 뻗은 S5의 아래관절돌기인 **sacral cornua** (라틴어, *horns*)는 위치를 안내하는 데 도움을 준다. Sacrum의 가쪽면은 귀모양의 관절면이고 sacro-iliac 관절을 이룬다. 4개의 가늘어지는 척추뼈인 **coccyx**는 caudal eminence(꼬리융기)와 같은 발생학적으로 꼬리뼈의 흔적이다. 꼬리쪽 3개의 척추뼈는 중년 동안 융합되어 coccyx를 형성하여 sacrum과 관절되는 beak(부리)모양의 뼈가 된다.

임상해부학

Laminectomy(고리판절제술, 척추후궁절제술)

Laminectomy(고리판절제술)는 vertebral column(척주)의 특정 부위에서 한 개 또는 그 이상의 spinous process(가시돌기)와 lamina(고리판)를 절제하는 surgical(외과적)시술로서(그림 B4.2의 1), 보통은 pedicle(고리뿌리)을 절단하여 vertebral arch(척추뼈고리)의 대부분을 제거한다는 의미로도 쓰인다(그림 B4.2의 2). Laminectomy는 tumors(종양), herniated IV disc(척추사이원반탈출), 또는 뼈의 hypertrophy(비대)로 인한 spinal cord(척수) 또는 척수신경뿌리의 압박을 풀어주기 위한 시술로서, vertebral canal(척주관)로의 접근을 가능하게 해준다.

Fractures of Vertebrae(척추뼈의 골절)

일반적으로 vertebral column의 fracture와 fracture-dislocations(골절탈구)는 자동차사고처럼 갑작스럽고 심한 flexion(굽힘)이 생기는 경우에 나타난다. 전형적인 손상은 한 개 또는 그 이상의 vertebral body에서 나타나는 crush fracture(분쇄골절) 또는 compression fracture(압박골절)이다. 만약 척추뼈에 대한 압박과 더불어 척추뼈가 격렬하게 앞쪽으로 움직이게 되면, C6 또는 C7 척추뼈의 탈구에서처럼 바로 아래의 척추뼈로부터 앞쪽으로 탈구된다. 이럴 경우 보통은 두 척추뼈 사이에 있는 articular facet(관절면)의 탈구와 골절, 그리고 interspinous ligament(가시사이인대)의 파열을 동반한다. Spinal cord의 회복할 수 없는 손상은 vertebral column의 매우 심한 flexion injury(굽힘손상)이 있을 경우에 나타난다.

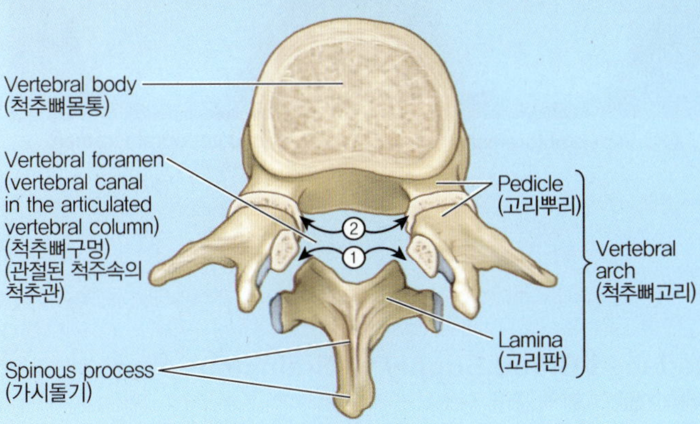

그림 B4.2.

Spina Bifida(척추갈림증)

Vertebral column의 가장 흔한 congenital anomaly(선천성기형)인 spina bifida occulta(숨은척추갈림증)는 L5 그리고/또는 S1 척추뼈에서 embryonic neural arches(배아신경고리)의 lamina가 발생과정에서 정상적으로 융합하지 못할 경우에 나타난다. 이러한 뼈의 결함은 24% 정도의 사람에서 나타나고 피부에 의해 가려져 있지만, 보통은 그 부위에 hair가 덤불을 이루고 있어서 확인이 가능하다. Spina bifida occulta는 대부분의 사람들의 등에 문제가 없다(그림 B4.3). 하지만 Spina bifida cystica(낭성척추갈림증)와 같은 심한 기형일 경우에는 한 개 또는 그 이상의 vertebral arches(척추뼈고리)가 거의 발달되지 않는다(Moore 등, 2012). Spina bifida cystica는 meninges(척수막)의 herniation(탈출)현상인 meningocele(수막탈출증)이 같이 동반되거나 단독으로 나타난다. spinal cord의 이탈 현상인 meningomyelocele(수막척수탈출증)을 동반한다. 일반적으로 심한 meningomyelocele의 경우에는 neurological symptoms(신경계증상)이 나타난다(예를 들어 팔다리의 마비와 배변장애 또는 배뇨장애).

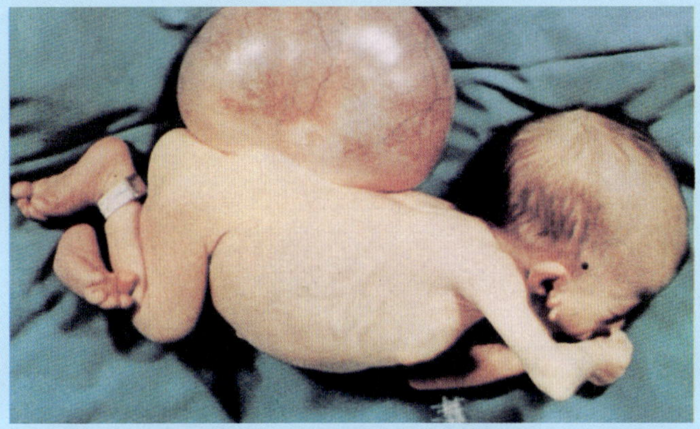

Spina bifida cystica(낭성척추갈림증)의 태아

그림 B4.3.

Dislocation of Cervical Vertebrae(목척추뼈의 탈구)

Cervical vertebrae(목척추뼈)의 몸통에 생기는 탈구는 fracture를 유발시키는 데 필요한 힘보다 작은 힘으로도 가능하다. 목부위의 vertebral canal(척주관)은 다른 부위보다 넓기 때문에 척수손상이 없는 가벼운 탈구도 일어난다. 하지만 목뼈가 심하게 탈구되었을 경우에는 spinal cord(척수)가 손상된다. 탈구된 관절돌기가 움직일 수 없게 되는 소위 "facet jumping"과 같은 상황이 아니라면 척추뼈는 스스로 제자리에 환원("slip back into place")될 수 있으므로 방사선 영상에서 spinal cord가 손상되었다는 사실을 발견 못할 수도 있다. Magnetic resonance image(MRI, 자기공명영상)는 연조직손상 여부를 확인하는 데 도움을 준다.

목의 심한 hyperextension(whiplash injury, 과다젖힘)은 자동차의 rear-end collision(후면충돌)시 머리보호대가 너무 아래이거나 뒤로 위치해 있을 때 발생된다. 이러한 hyperextension 손상인 경우에는 anterior longitudinal ligament(앞세로인대)가 심하게 늘어나게 되어 파열될 수도 있다.

등과 허리부위의 척추뼈에서는 관절돌기들 사이가 잘 맞물려 있으므로 이 부위에서의 탈구는 잘 일어나지 않는다. 하지만 상대적으로 강직한 등뼈부위로부터 움직임이 훨씬 자유로운 허리뼈부위로의 이행이 급격히 나타나므로, T11과 T12 척추뼈의 골절은 목뼈를 제외한

(다음 쪽에 계속)

부위에서 가장 흔하다.

L5 척추뼈 lamina(고리판)의 interarticular part(관절사이부분)에서의 골절인 *L5*의 *spondylolysis*(척추분리증)는 L5 vertebral body를 sacrum(엉치뼈)의 앞쪽으로 이동시키는 *spondylolisthesis*(척추전방전위증)를 초래할 수 있다(그림 B4.4). L5 척추뼈의 spondylolysis는 발생과정에서 L5 척추뼈의 centrum(중심체)이 neural arch(신경고리)와 결합하는데 실패해서 유발된다. L5~S1 관절에서의 spondylolisthesis는 cauda equina(말총)로부터 나오는 spinal nerve가 sacrum의 위부분을 통과하는 도중에 압박을 가하여 다리와 등의 통증을 유발시킨다. L5 척추뼈몸통이 pelvic inlet(위골반문)쪽으로 밀려나오면 pelvic inlet의 앞뒤직경이 감소된다.

심한 hyperextension은 vertebral arches(척추뼈고리)와 process와 같은 척추뼈의 뒤부분을 손상시킬 가능성이 매우 높다. 예를 들어 다이빙 손상시 목이 심하게 hyperextension이 되면 C1 척추뼈의 posterior arch(뒤고리)가 occipital bone(뒤통수뼈)과 C2 척추뼈 사이에서 눌리게 된다. 이러한 경우에는 C1 척추뼈의 한쪽 또는 양쪽 groove for vertebral arteries(척추동맥고랑)가 부서진다(그림 B4.5의 흰색 화살표). 또한 anterior longitudinal ligament(앞세로인대)와 인접한 C2/C3 IV disc의 anulus fibrosus(섬유테)가 파열될 수 있다. 만일 이러한 상황이 발생할 경우에는 cranium(머리뼈), 그리고 C1과 C2 척추뼈가 나머지 axial skeletons(몸통뼈대)로부터 분리되어 척수가 심하게 손상된다. 이러한 손상을 입은 사람은 생존할 가능성이 매우 적다.

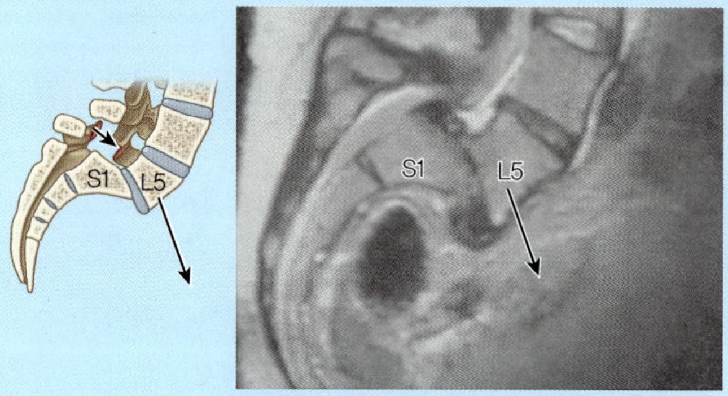

정중 MRI, L5의 spondylolysis(척추분리증)에 의한 2차 spondylolisthesis(척추전방전위증)

그림 B4.4.

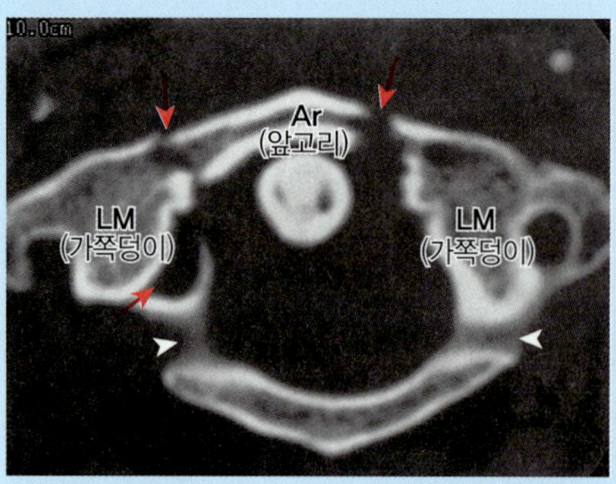

Jefferson fracture의 CT scan을 아래에서 본 모습

그림 B4.5 **빨간화살표는 골절을 가리킴.**

Lumbar Spinal Stenosis(허리척추관협착증)

Lumbar spinal stenosis(허리척추관협착증)는 하나 또는 그 이상의 허리척추뼈에서 좁은 vertebral foramen(척추뼈구멍)의 stenosis(협착)를 말한다(그림 B4.6). 허리척추뼈구멍의 협착은 vertebral canal(척추관)속의 하나 또는 그 이상의 척수신경뿌리의 압박만을 유발하기도 한다. 수술적치료는 압박을 풀어주는 laminectomy이다. Lumbar spinal stenosis는 IV disc의 돌출과 같은 나이관련 퇴행성 변화에 훨씬 더 약한 선천성기형이다. IV disc의 돌출이 spinal stenosis환자에서 발생되면 관절염증식과 인대의 퇴행이 동반되어 vertebral canal의 크기를 더 좁게 만든다. 허리척수신경의 크기는 vertebral column을 따라 내려오면서 더욱더 증가하지만 IV foramina의 크기는 감소한다.

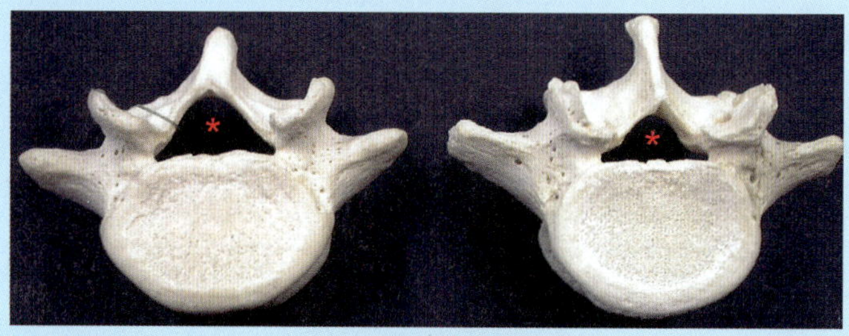

(A) 정상 vertebral foramen(척추뼈구멍) **(B) Stenotic vertebral foramen (협착척추뼈구멍)**

위모습

그림 B4.6.

Reduced Blood Supply to Brainstem (뇌줄기로의 혈액공급 감소)

목척추뼈의 transverse foramen(가로돌기구멍)을 따라 올라가는 vertebral arteries(척추동맥)는 suboccipital triangle(뒤통수밑삼각)을 통과할 때 구불구불한 경로를 거치므로 *arteriosclerosis*(동맥경화증)에 의해 혈류속도가 감소할 경우에는 임상적인 문제가 생긴다. 이와 같은 상태에서 오랫동안 머리를 돌리는 상황이 발생하면 brainstem(뇌줄기)으로의 혈액공급이 원활하지 않아 가벼운 두통이나 dizziness(어지럼증)를 비롯한 여러 증상들이 생긴다.

표면해부학

Vertebral Column(척주)

Back을 굽혔을 때 spinous process(가시돌기)는 back의 위쪽에서 확인할 수 있으나(그림 SA4.2A,B), 대부분의 spinous process는 비만한 사람에서도 만져질 수 있는데, 이는 몸의 정중선부위에는 지방이 쌓이지 않기 때문이다. C7 척추뼈의 spinous process는 눈으로 관찰 가능한 가장 위쪽의 spinous process로서, *vertebra prominens*(솟을뼈)로도 불리지만 T1의 spinous process가 제일 두드러지는 경우도 있다. C2~C6 척추뼈의 spinous process는 목의 근육들 사이에 위치하는 nuchal groove(목덜미고랑)에서 만져진다(그림 SA4.2A). C3~C5 척추뼈의 spinous process는 nuchal ligament(목덜미인대)에 의해 표면으로부터 분리되어 깊숙이 위치하므로 쉽게 만져지지 않는다. C1 척추뼈에는 spinous process가 없다. C1, C6 그리고 C7 척추뼈의 transverse processes(가로돌기) 역시 만져진다. C1 척추뼈의 spinous process는 temporal bone(관자뼈)의 mastoid process(꼭지돌기) 끝부분의 뒤아래쪽으로 깊이 눌러서 만져볼 수 있다.

목과 등을 굽혔을 때, 위쪽 등뼈의 spinous process를 볼 수 있으며, C7 척추뼈의 spinous process로부터 시작하여 위에서부터 아래 방향으로 만져진다. 등뼈의 spinous process는 그 높이가 각각의 spinous process가 뻗어 나오는 vertebral body의 높이와 다른데, 그 이유는 가시돌기가 아래로 향하여 spinous process 끝의 높이가 아래쪽에 위치한 vertebral body의 높이와 중복되기 때문이다. 등뼈의 spinous process는 등부위의 가시돌기 양쪽에서 쉽게 만져진다. 마른 사람에서는 tubercle(결절)에서 rib angle(갈비뼈각)에 이르는 갈비뼈 부위가 등의 아래부위(scapula(어깨뼈)의 아래쪽)에서 만져질 수도 있다.

허리뼈의 spinous process는 크기가 크므로 몸통을 굽히면 쉽게 관찰되고(그림 SA4.2B), 섰을 때 **posterior median furrow**(뒤정중함몰)에서 만져진다(그림 SA4.2C). iliac crest(엉덩뼈능선)의 가장 높은 위치를 가로지르는 선은 일반적으로 L4 척추뼈의 가시돌기와 L4~L5 사이의 IV disc(척추사이원반)을 통과한다. 이 선은 cerebrospinal fluid(뇌척수액)를 얻기 위한 lumbar puncture(허리천자)를 하는 데 있어서 중요한 표지가 된다(이 장의 294쪽의 임상해부학 중에서 "허리척수천자" 부분 참조). 허리뼈의 transverse process(가로돌기)는 두꺼운 근육들로 덮여있으므로 만져지기 어렵다.

S2 척추뼈의 spinous process는 양쪽의 posterior superior iliac spines(PSIS, 위뒤엉덩뼈가시)을 잇는 선의 중간에 위치하

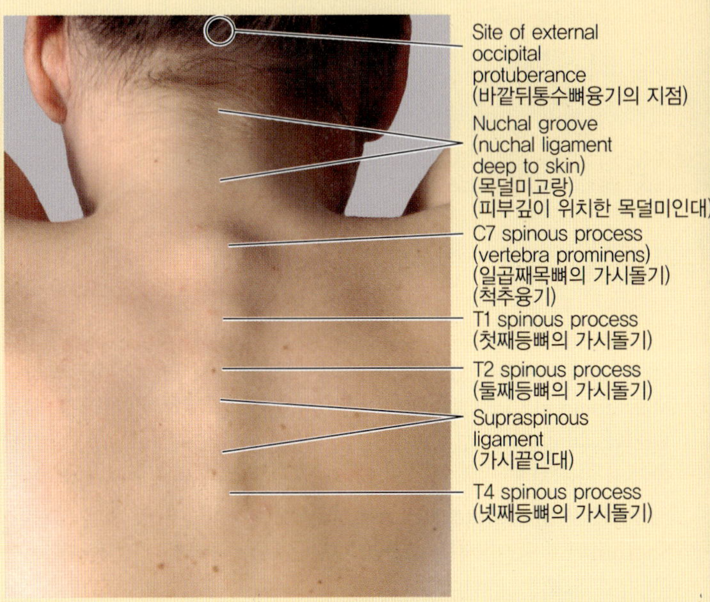

(A) 뒤모습

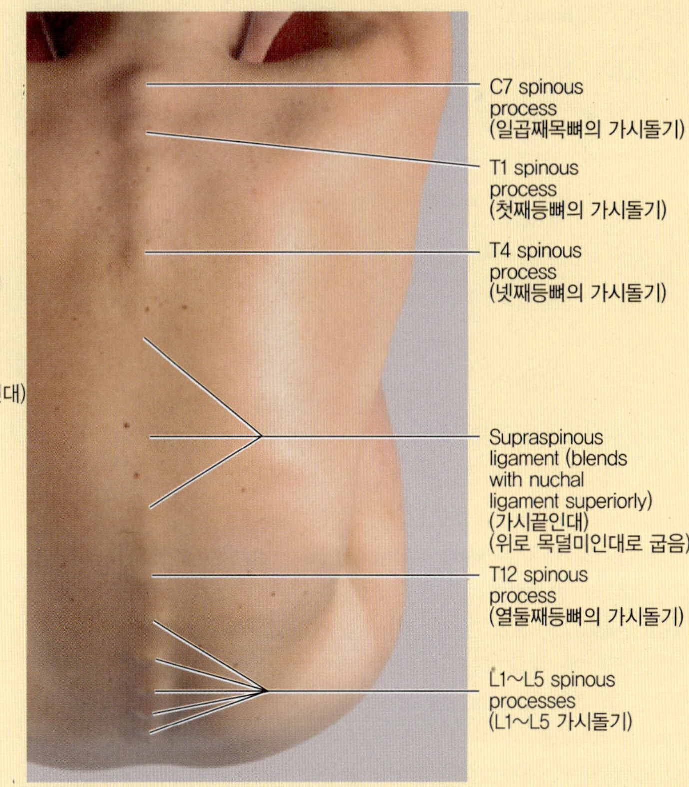

(B) 뒤모습

그림 SA4.2. A와 B. 어깨뼈 내밈과 굽힌 목과 등. (계속)

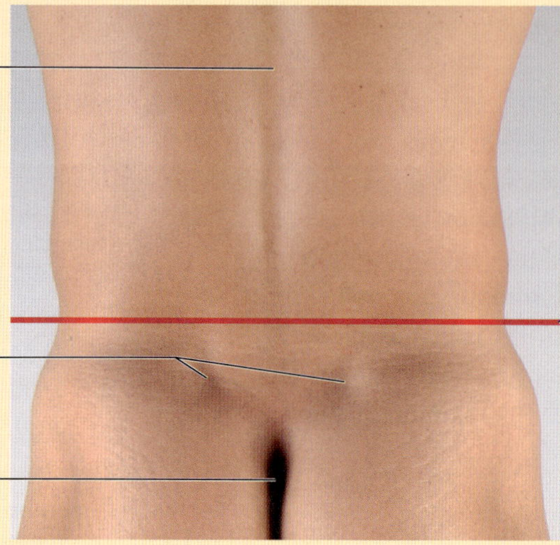

(C) 뒤모습

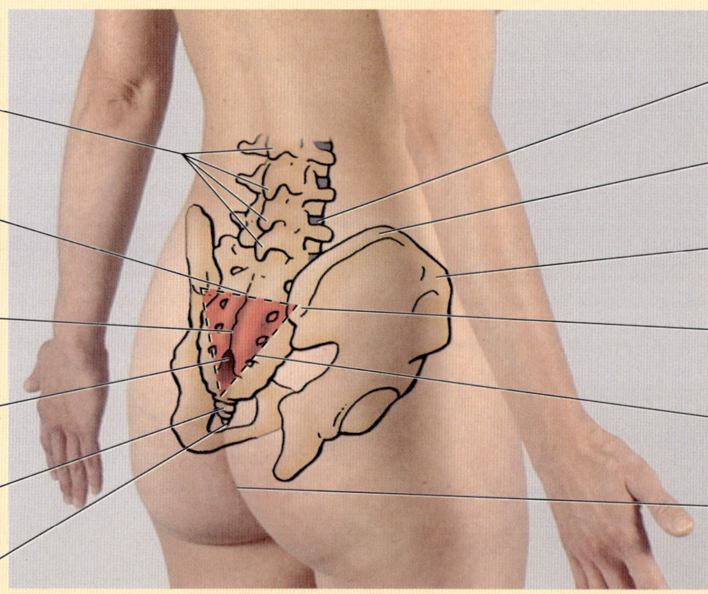

(D) 오른 뒤가쪽모습, 해부학적자세

그림 SA4.2. (계속) C와 D.

며, PSIS의 위치는 피부와 deep fascia(깊은근막)가 PSIS에 부착함으로써 만들어지는 피부의 함몰된 부위로 짐작할 수 있다(그림 SA4.2C,D). S2 가시돌기의 높이는 subarachnoid space(거미막밑공간)에 해당하는 lumbar cistern(허리수조)의 아래경계에 해당된다. Median sacral crest(정중엉치뼈능선)는 L5 척추뼈의 spinous process의 아래쪽으로 정중선을 따라 만져진다. *Sacral hiatus*(엉치뼈틈새)는 양쪽 buttocks(볼기)의 *intergluteal cleft*(볼기사이틈새) 위쪽에 있는 엉치뼈의 아래끝에서 만져진다. 임상적으로 coccyx(꼬리뼈)는 anal canal(항문관)을 통해 손가락을 넣어 확인할 수 있으며, 꼬리뼈의 끝은 anus(항문)에서부터 뒤위쪽으로 약 2.5 cm 지점에서 만져진다. *Sacral triangle*(엉치삼각)은 양쪽의 PSIS와 intergluteal cleft의 위를 잇는 선들에 의해 형성된다. Sacrum의 윤곽이 되는 *sacral triangle*은 허리를 삐었을 때 통증을 자주 느끼는 부위이다.

Joints of Vertebral Column(척주의 관절)

Vertebral column의 관절에는 vertebral body의 관절, vertebral arch의 관절, craniovertebral joint(머리척추관절), costovertebral joint(갈비척추관절)(1장 참조), 그리고 sacro-iliac joint(엉치엉덩관절)(3장 참조) 등이 포함된다.

JOINTS OF THE VERTEBRAL BODIES(척추뼈몸통의 관절)

Vertebral body의 관절은 무게를 지탱하고 내구성을 가질 수 있도록 고안된 *symphysis*(섬유연골결합)이다. 인접한 척추뼈 사이의 관절면은 ***IV disc***와 인대로 연결된다(그림 4.8). IV disc는 인접한 척추뼈들의 몸통 사이에 위치하며, 양쪽 척추뼈몸통에 강력하게 부착된다. IV disc는 인접한 척추뼈 사이에서의 움직임을 허용해 줄 뿐만 아니라 변형 가능한 탄력성으로 인해 충격흡수체로 역할을 한다. 각각의 IV disc는 바깥의 섬유부분인 *annulus fibrosus*(섬유테)와 중심의 젤라틴 같은 덩어리인 *nucleus pulposus*(속질핵)로 구성된다.

annulus fibrosus는 섬유연골로 구성된 동심원층판으로서 IV disc의 주변경계를 형성한다. Annulus fibrosus는 척추뼈몸통 관절면의 매끄러운 원형의 *epiphysial rim*에 삽입되어 있다(그림 4.8C). 각 층판을 형성하는 섬유들은 인접한 위 아래의 척추뼈 사이를 비스듬하게 주행한다. 또한 인접한 각 층판의 섬유들은 서로 직각을 이룬다.

Nucleus pulposus는 IV disc의 중심핵이다(그림 4.8). 태어날 때 nucleus pulposus의 약 85%는 물이다. Nucleus pulposus는 압력에

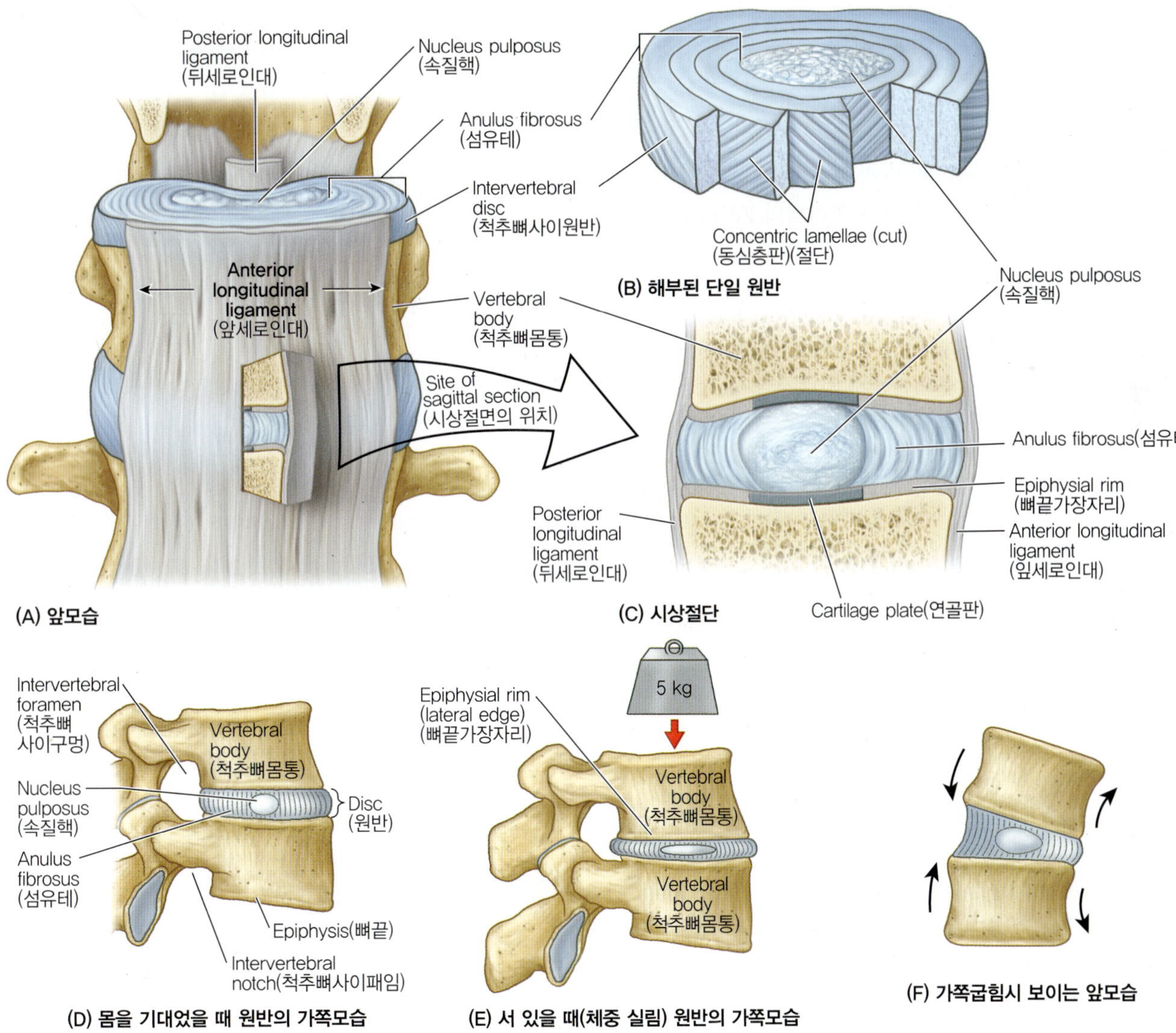

그림 4.8. Intervertebral discs(척추사이원반)의 구조와 기능.

의해 넓게 퍼지고 장력에 의해 두께가 얇아진다. Nucleus pulposus는 척주의 앞쪽과 flexion(가쪽굽힘), extension(폄), rotation(돌림) 등의 운동을 통해 압력과 장력을 동시에 받게 되며, 부어 오른 nucleus pulposus는 반유동체의 지렛대 역할을 한다(그림 4.8D~F). 나이가 들어감에 따라 nucleus pulposus는 수분과 proteoglycan(프로테오글리칸), 그리고 elastin(탄력소)이 감소하는 반면, collagen(아교질)이 증가하여 점차 마르고 굳어진다. 그 결과 IV disc는 팽창력을 잃어 점점 얇아지고 딱딱하게 변하여 모양이 변하기 힘들어진다. 이렇게 되면 수직으로 걸리는 부하는 물론, 이와 관련된 뒤틀림의 많은 부분을 annulus fibrosus가 떠맡게 된다.

Annulus fibrosus의 층판은 나이가 들어감에 따라 두꺼워지고 (fissure, 틈새) 또는 cavity(공간)가 생겨나기도 한다. Annulus fibrosus의 층판은 뒤쪽이 얇고 그 수도 적기 때문에 nucleus pulposus는 IV disc의 가운데에 위치하지 않고 보다 뒤쪽으로 위치한다(그림 4.8C). Nucleus pulposus에는 혈관이 없고, annulus fibrosus와 척추뼈몸통을 공급하는 혈관들로부터의 diffusion(확산)에 의해 영양공급을 받는다.

C1(고리뼈)과 C2(중쇠뼈) 척추뼈 사이에는 IV disc가 없다. 가장 아래쪽의 기능성 IV disc는 L5와 S1 척추뼈 사이에 있다. IV disc는 부위별로 두께가 다양하다. 목부위와 허리부위가 상대적으로 두껍고, 위가슴부위에서 가장 얇다. IV disc의 상대적인 두께는 운동의 범위에 따라 달라지게 되며, 이들의 모양이 변화함으로써 vertebral column의 secondary curvature가 형성된다. 목뼈와 허리뼈의 IV disc는 앞쪽이 뒤쪽보다 더 두껍지만 등뼈에서는 IV disc의 두께가 대부분 일정하다.

Uncovertebral "joints"[갈고리척추뼈몸통관절"(of Luschka)]는 C3로부터 C6의 척추뼈에 있는 몸통uncinate processes(갈고리)와 각각의 몸통갈고리 위쪽에 위치한 척추뼈몸통의 아래가쪽 경사면 사이에 존재한다(그림 4.9). 이 관절은 IV disc의 가쪽과 뒤가쪽 모서리에 위치한다. 관절과 유사한 이 구조물의 관절면은 연골로 덮여 있으며 액체로 차 있는 관절주머니가 존재한다. 이 구조물은 일부 학자들에 의해서는 synovial joint인 것으로 간주되나, 다른 학자들은 extracellular fluid(세포외액)로 차 있는 IV disc가 퇴행성 변화를 거치면서 생겨난 공간(틈새)으로 여긴다. Uncovertebral joints는 뼈가 튀어나와 생기는 bony spur(뼈돌기)가 자주 생기는 장소로, 이러한 bony spur는 목의 통증을 야기시킬 수 있다.

Anterior longitudinal ligament(앞세로인대)는 질기고 넓은 섬유성 band(띠)로 척추뼈몸통과 IV disc의 앞가쪽에서 이들을 덮고 연결해 준다(그림 4.8A, 4.10A). anterior longitudinal ligament는 엉치뼈의 pelvic surface로부터 C1, 그리고 foramen magnum(큰구멍) 앞쪽의 occipital bone(뒤통수뼈)에 이르고, 척추뼈들 사이의 관절을 안정시켜 vertebral column의 extension을 방지하는 역할을 한다.

Posterior longitudinal ligament(뒤세로인대)는 anterior longitudinal ligament에 비해 훨씬 얇고 약한 띠 형태의 인대다. Posterior longitudinal ligament는 vertebral canal 속에서 vertebral body의 뒤면을 따라 주행한다(그림 4.8A,C). Posterior longitudinal ligament는 주로 IV disc에 부착되며, C2(중쇠뼈)로부터 엉치뼈에 걸쳐 vertebral body의 뒤모서리에도 일부 부착된다. Posterior longitudinal ligament는 척주의 hyperflexion(과다굽힘)과 IV disc가 뒤로 herniation(탈출)되는 것을 방지하는 역할을 하며, nociceptive nerve endings(통각신경종말)이 많이 존재한다.

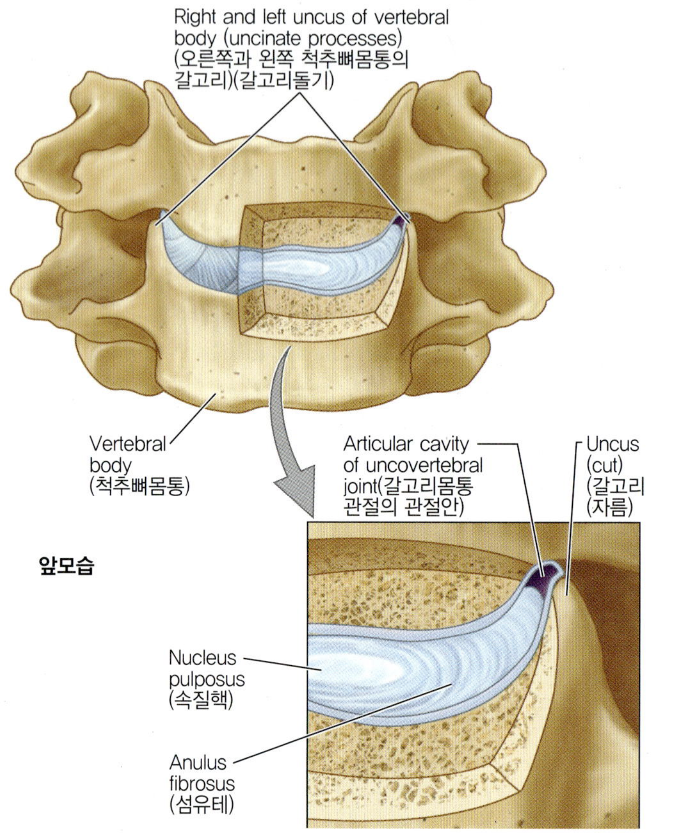

그림 4.9. Uncovertebral joints(갈고리척추뼈몸통관절). 이 관절은 cervical IV disc(목척추사이원반)의 뒤가쪽모서리임.

JOINTS OF VERTEBRAL ARCHES(척추뼈고리의 관절)

Vertebral arch의 관절은 **zygapophysial joints**(facet joints)이다. 이들 관절은 위아래의 인접한 척추뼈들의 관절돌기(그리스어로 *zygapophyses*) 사이에 존재하며, plane joint(평면관절)이면서 synovial joint이다. 각각의 관절은 얇고 성긴 **joint** or **articular capsule**(관절주머니)로 덮여 있는데, 이들 관절주머니는 인접한 척추뼈들의 관절돌기에 있는 관절면의 모서리에 부착된다(그림 4.10B,C). Accessory ligaments(덧인대)는 laminae, transverse processes, 그리고 spinous processes와 융합하여 관절을 보강하는 역할을 한다. Zygapophysial joint는 관절돌기들 사이에서 미끄럼운동을 가능하게 해준다. 관절면의 모양과 배열상태가 가능한 운동형태를 결정한다. Zygapophysial joint는 spinal nerves(척수신경)의 posterior rami(뒤가지)에서 나오는 meningeal branches(뇌막가지)로부터 유래된 articular branch에 의해 신경지배를 받는다(그림 4.11). 각각의 뒤관절가지는 인접한 두 개의 관절을 지배한다. 따라서 각각의 관절은 두 개의 인접한 척수신경에 의해 지배를 받는 것이다.

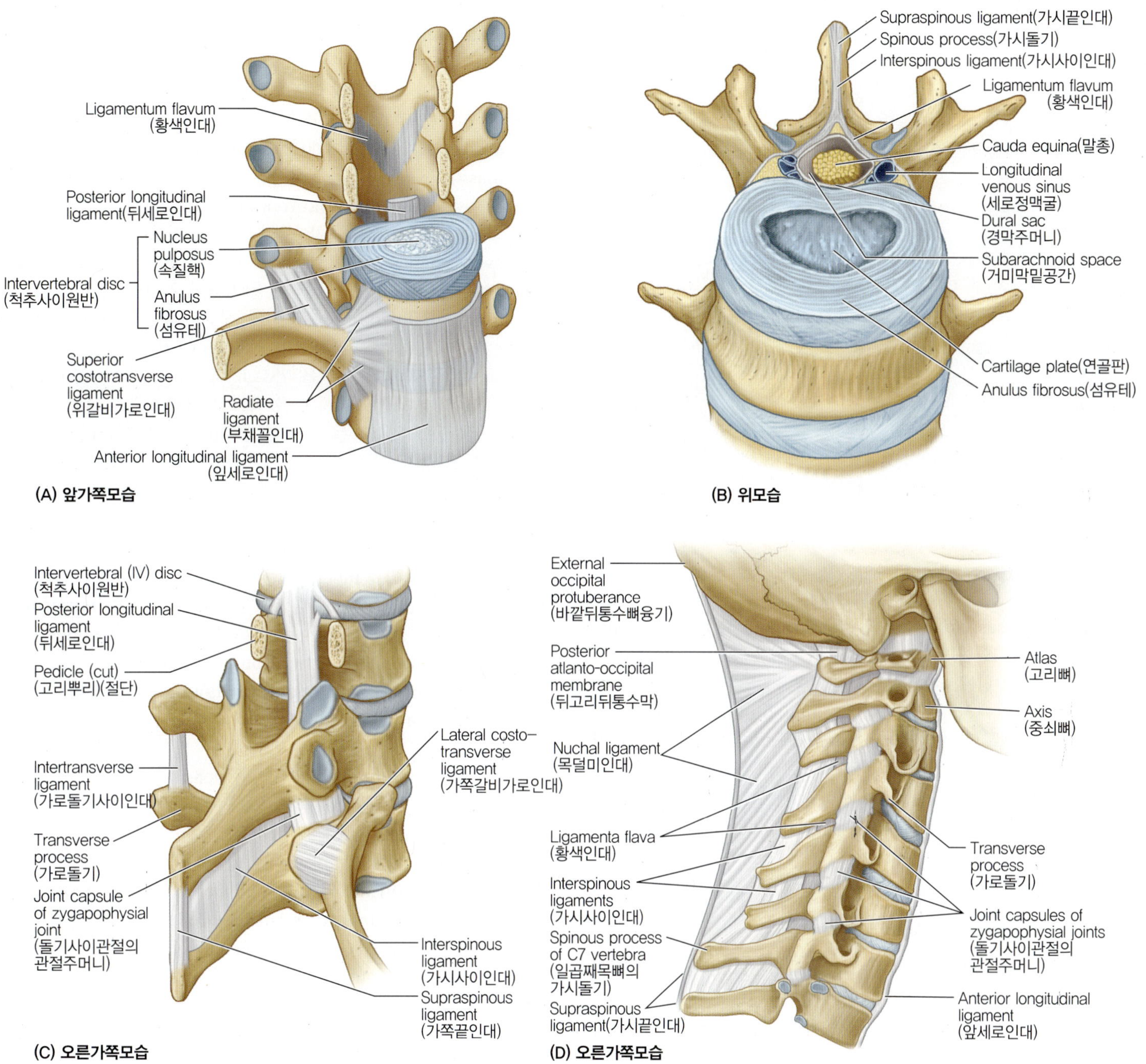

그림 4.10. Vertebral column(척주)의 관절과 인대. **A.** 위쪽 척추뼈들의 pedicle(고리뿌리)이 절단되고 몸통이 제거된 모습. 갈비뼈와 costovertebral joint(갈비척추관절), 그리고 이와 관련된 인대들도 보임. **B.** IV disc의 가로절단면에서 vertebral body(척추뼈몸통)의 위면을 덮는 hyaline cartilage plate(유리연골판)를 보여주기 위해 nucleus pulosus(속질핵)를 제거한 상태. **C.** Posterior longitudinal ligament(뒤세로인대)를 보여주기 위해 위쪽 척추뼈의 vertebral arch(척추뼈고리)가 제거된 상태. **D.** 목부위의 인대.

ACCESSORY LIGAMENTS OF INTERVERTEBRAL JOINTS (척추사이관절의 덧인대)

인접한 vertebral arch들의 lamina는 **ligament flava**(황색인대, 라틴어로 *flavus*는 노란색)라 불리는 위쪽의 lamina에서 아래쪽의 lamina까지 거의 수직으로 뻗어 있는 넓고 엷은 노란색의 탄력섬유조직에 의해 연결된다(그림 4.10A). Ligament flava는 인접한 척추뼈들의 lamina를 서로 묶어주면서 vertebral canal의 뒤벽인 보안면을 형성한다. Ligament flava는 척추뼈의 lamina가 분리되는 것을 막아, vertebral column의 갑작스런 flexion을 저지하고 IV disc가 손상 되는 것을 방어한다.

강한 탄력 ligament flava는 정상적인 vertebral column의 curvature를 유지해주고 굽힘 후 똑바로 펼 수 있도록 도와준다. 인

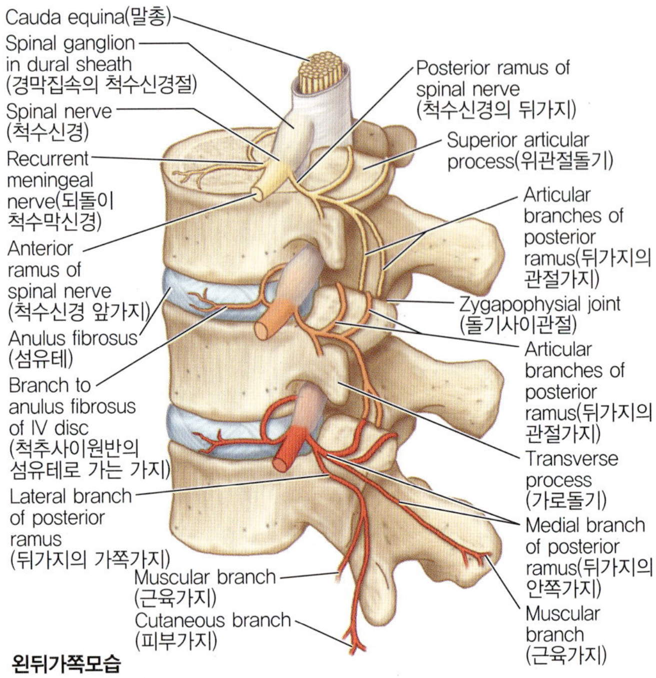

그림 4.11. Zygapophysial joint(돌기사이관절)에서의 신경분포.

접한 spinous processes들은 약한 membranous의 **interspinous ligaments**(가시사이인대)와 섬유성의 강한 섬유성 **supraspinous ligaments**(가시끝인대)에 의해 연결된다(그림 4.10B,C). Supraspinous ligaments는 맨 위에서 목의 강한 median ligament(정중인대)인 **nuchal ligament**(목덜미인대)(라틴어로 *ligamentum nuchae*)로 합쳐진다(그림 4.10D). 두꺼운 탄력섬유조직으로 이루어진 목덜미인대는 external occipital protuberance(바깥뒤통수뼈융기)와 foramen magnum의 뒤모서리에서 시작하여 목척추뼈의 가시돌기에 부착한다. C3~C5 가시돌기는 짧기 때문에, 이 부위에서는 뼈가 아닌 nuchal ligament에 근육이 닿는다.

CRANIOVERTEBRAL JOINTS(머리척추관절)

Craniovertebral joints는 atlas(C1, 고리뼈)와 occipital bone 사이의 관절인 atlanto-occipital joint(고리뒤통수관절)와 C1~C2 척추뼈 사이의 관절인 atlanto-axial joints(고리중쇠관절)를 포함한다. 그리스어 접두사인 *atlanto*는 Atlas와 관련되고, 이것은 C1 척추뼈가 cranium(머리뼈)을 지지하는 것처럼 어깨위에 아주 큰 celestial sphere(지구)를 떠받치는 Titan인 Atlas에서 유래한다. Craniovertebral joints는 IV disc가 없는 윤활관절이다. 이러한 관절의 형태는 vertebral column의 다른 관절들보다 움직임의 범위를 넓게 허용해 준다.

Atlanto-occipital joints. Atlas의 lateral mass(가쪽덩이)와 occipital bone의 condyles(관절융기) 사이의 관절인 atlanto-occipital joints는 "네(yes)"라는 긍정의 동작을 취할 때 생기는 목의 flexion이나 extension 작용처럼 머리를 끄덕일 수 있게 해준다(그림 4.12C). atlanto-occipital joints의 주된 움직임은 굽힘이며 약간의 lateral flexion(옆굽힘)과 rotation에도 동반된다. 이 관절은 또한 머리를 비스듬하게 기울일 수 있도록 허용해 준다. Atlanto-occipital joints는 condyloid(융기관절) 형태의 윤활관절로서, 얇고 성긴 관절주머니를 지니고 있다. 또한 cranium과 atlas는 **anterior** and **posterior atlantooccipital membranes**(앞과 뒤고리뒤통수막)로 연결되는데, 이들은 atlas의 앞고리와 뒤고리로부터 foramen magnum의 앞모서리와 뒤모서리를 따라 뻗어 있다(그림 4.12B). 고리뒤통수막은 이들 관절의 과도한 움직임을 막는 데 도움을 준다.

Atlanto-axial joints. 3개의 atlanto-axial joints(고리중쇠관절)가 있다: atlas의 가쪽덩이들과 axis의 위관절면 사이에 형성되는 두 개(오른쪽과 왼쪽)의 **lateral atlanto-axial joints**(가쪽고리중쇠관절)(그림 4.12C), 그리고 axis의 dens(치아돌기)와 atlas의 anterior arch(앞고리) 및 transverse ligament(가로인대)와 사이에 형성되는 한 개의 **median atlanto-axial joint**(정중고리중쇠관절)(그림 4.12A,B). Median atlanto-axial joint는 pivot joint(중쇠관절)에 해당되며 lateral atlanto-axial joints는 평면 형태의 윤활관절에 해당된다. 세 가지 모든 atlanto-axial joints의 움직임은 머리를 가로로 저어서 "no" Movement의 의미를 나타낼 때처럼 한쪽에서 다른 쪽으로 머리를 돌릴 수 있게 해 준다. 이러한 운동이 일어나는 동안 하나의 unit(단위)로 cranium과 atlas는 axis위에서 돌게 된다. 머리가 도는 동안 axis의 dens는 앞쪽으로 atlas의 앞고리와 뒤쪽으로 가로인대에 의해 형성된 socket(소켓) 안에 놓인 pivot가 된다(표 4.11의 그림 참조).

Transverse ligament of atlas(고리가로인대)는 atlas 가쪽덩이의 안쪽면에 있는 좌우 tubercles(결절) 사이에 뻗어 있는 강한 띠 형태의 인대이다(그림 4.12A). 수직으로 배열된 위아래의 **longitudinal bands**(세로띠)는 가로인대에서부터 위로는 occipital bone에, 아래로는 axis의 body에 닿아 있다. Longitudinal bands는 transverse ligament of atlas와 함께 **cruciate ligament**(십자인대, 이전에는 **cruciform ligament**)를 이루는데, 십자가형태를 취하기 때문에 붙여진 이름이다(그림 4.12C).

튼튼한 **alar ligaments**(날개인대)는 dens의 옆에서부터 foramen magnum의 가쪽 모서리로 뻗어 있다. 짧고 둥근 끈 형태의 alar ligaments는 cranium을 axis에 부착시키고 관절에서의 과도한 돌림을 막는 check ligament(제어인대)로 역할을 한다.

Tectorial membrane(덮개막)은 atlanto-axial joints의 중심을 지난 posterior longitudinal ligament가 위쪽으로 강하게 연속된 것으로, foramen magnum을 통과하여 cranial cavity(머리뼈안)의 바닥 중심부위까지 이른다. tectorial membrane은 axis의 몸통에서 시작하여 occipital bone의 속면까지 주행하면서 alar ligaments와 transverse ligament of atlas를 덮는다(그림 4.12B,C).

Movements of Vertebral Column(척주의 움직임)

Vertebral column의 움직임은 flexion, extension, lateral flexion, 그리고 rotation(torsion)이 가능하다(그림 4.13). Vertebral column의 운동범위는 부위별로, 그리고 개인별로 다양하다. 젊고 건강한 성인의 정상 운동범위는 나이가 들어감에 따라 50%까지 감소한다. Vertebral column의 움직임은 일차적으로 IV disc의 compressibility(압축가능성)와 elasticity(탄성)에 의해 가능하다.

Vertebral column(척주)의 운동범위는 다음과 같은 요소들에 의해 제한 받는다.

- IV disc의 두께, 탄성, 그리고 압축가능성
- 관절면의 모양과 방향

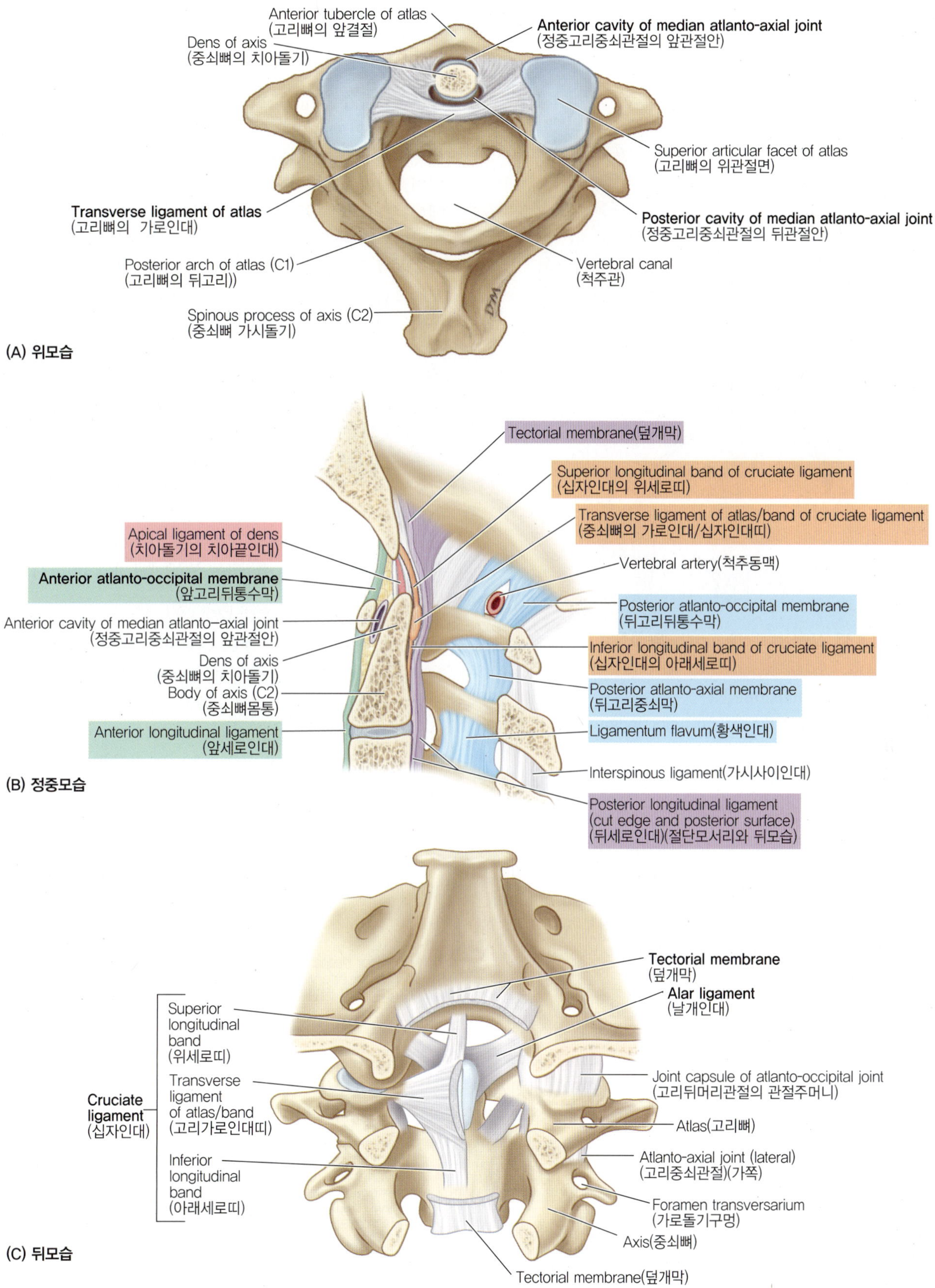

그림 4.12. Craniovertebral joints(머리척추관절). **A.** atlanto-occipital(고리뼈-뒤머리뼈)과 atlanto-axial joint(고리뼈-중쇠뼈관절)의 인대. Atlas(C1 척추뼈, 고리뼈)의 커다란 vertebral foramen(척추뼈구멍)은 atlas의 transverse ligament에 의해 두 개의 구멍으로 나누어짐. 뒤쪽의 큰 구멍은 spinal cord가 지나는 구멍이며 크기가 작은 앞쪽의 구멍은 axis(C2 척추뼈, 중쇠뼈)의 dens가 위치함. **B.** 반으로 절단된 머리척추부위에서는 median joint(정중관절), ligamenta flava(황색인대), longitudinal ligament(세로인대)를 보여줌. **C.** Cruciate ligament(십자인대)의 bands(띠).

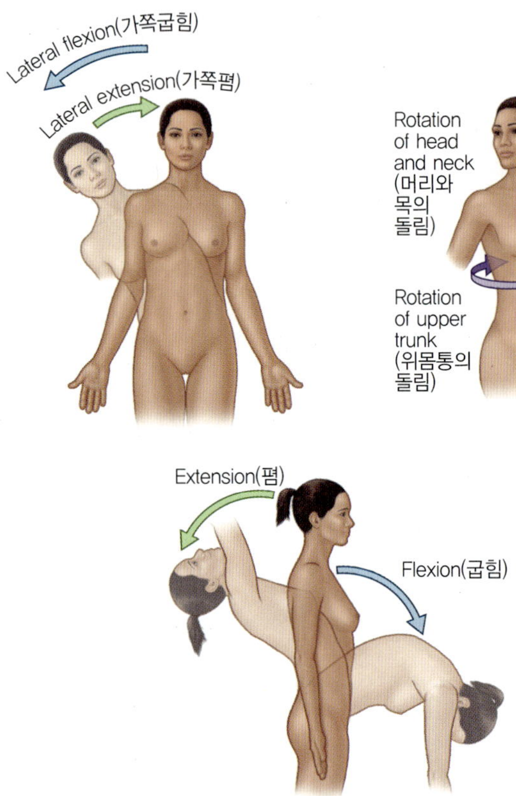

그림 4.13. Vertebral column(척주)의 움직임.

- 위쪽 관절 관절주머니의 tension(긴장)
- 등근육과 인대(예: ligament flava와 posterior longitudinal ligament)에 의한 저항
- Rib과의 관절에 의한 thoracic cage(가슴우리)로의 부착
- Vertebral column주변을 감싸는 조직의 양

Vertebral column의 움직임을 야기시키는 등근육들에 대해서는 다음에 설명될 것이다. 하지만 vertebral column의 움직임이 전적으로 등근육에 의해서만 이루어지는 것은 아니다. Vertebral column은 gravity(중력)와 앞가쪽의 abdominal muscles로부터도 움직임의 도움을 받는다(표 4.9). 인접한 척추뼈 사이의 움직임은 탄성이 있는 IV disc와 zygapophysial joints에서 일어난다.

Zygapophysial joints의 방향에 의해 일부의 움직임은 허용되거나 억제된다. 비록 인접한 척추뼈들 사이의 움직임은 특히 가슴부위에서 상대적으로 작지만, 이러한 작은 움직임들을 모두 더하게 되면 vertebral column 전체로 보아 상당한 범위의 움직임을 야기시킬 수 있다(예: 몸을 굽혀 손으로 발가락을 짚을 경우). 목과 허리부위에서의 vertebral column의 움직임은 가슴부위보다 비교적 자유롭다. 목의 flexion, extension, lateral flexion, rotation은 특히 더 자유로운데 그 이유는 다음과 같다.

- 대부분의 다른 IV disc가 상대적으로 얇다 하더라도 목 높이에서의 IV disc는 작은 크기의 vertebral body에 비해 상대적으로 두껍다.
- Zygapophysial joints의 표면이 상대적으로 크고 관절면이 거의 수평이다.
- Zygapophysial joints의 관절주머니가 느슨하다.
- 목은 주변의 soft tissue(물렁조직) 부피가 작기 때문에 다른 부위에 비해 비교적 가늘다.

Vertebral column의 굽힘은 목부위에서 가장 크다. Sagittal(시상)으로 배열된 허리부위의 관절면들은 flexion과 extension작용을 전달해 준다. Vertebral column의 extension은 허리부위에서 가장 두드러지며, 일반적으로 flexion작용보다 더 광범위하다. 하지만 허리부위에서는 맞물려 있는 관절돌기들이 vertebral column의 rotation을 방지한다. 목부위에서와 마찬가지로 허리부위에서의 IV disc의 크기(IV disc의 절대적인 크기는 허리부위가 가장 크다)는 vertebral body보다 상대적으로 크다. Vertebral column의 lateral flexion은 목부위와 허리부위에서 가장 크게 나타난다.

반면에 가슴부위의 IV disc는 vertebral body에 비해 상대적으로 얇다. 가슴부위에서의 vertebral column의 상대적인 안정성은 ribs와 costal cartilages(갈비연골)를 통한 sternum으로의 연결에 의해 더해진다. 이곳의 관절면은 vertebral body를 중심으로 arc(고리)형태로 놓이므로 가슴부위에서는 rotation이 가능하다(그림 4.5A). upper trunk(위몸통)에서의 이러한 rotation은 목부위에서 허용된 rotation 및 atlanto-axial joint에서의 rotation과 더불어 어깨 너머 등 뒤를 바라볼 때처럼 axial skeleton의 torsion(비틀림)을 가능하게 해준다(표 4.9의 E참조). 하지만 가슴부위에서의 flexion은 lateral flexion에서와 같은 제한적인 범위에서만 가능하다.

Vasculature of Vertebral Column(척주의 혈액공급)

척추뼈는 목의 주요 동맥들과 몸통의 segmental arteries(분절동맥), 그리고 그들의 spinal branches로부터 갈라지는 periosteal branches(뼈막가지)와 equatorial branches(적도가지)로부터 혈액공급을 받는다. 척추뼈를 공급하는 spinal branches는 다음과 같은 혈관으로부터 유래한다(그림 4.14).

- 목에서의 vertebral arteries(척추동맥)와 ascending cervical arteries(오름목동맥)

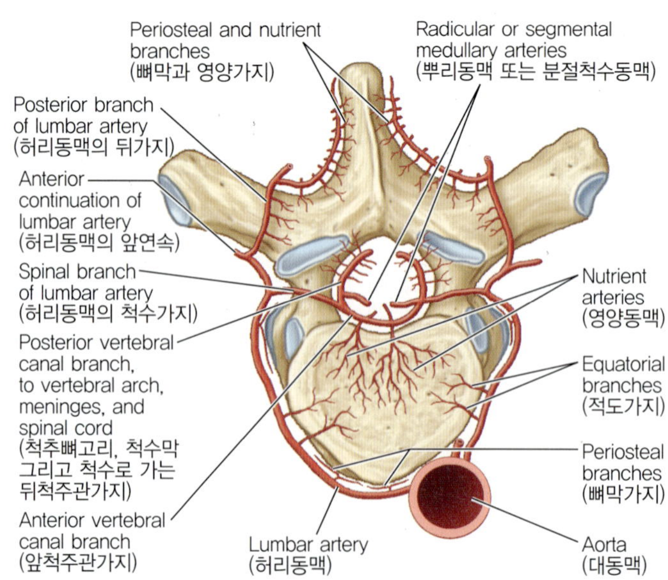

그림 4.14. Vertebrae의 혈액공급.

- 가슴부위에서의 posterior intercostal arteries(뒤갈비사이동맥)
- Abdomen에서의 subcostal artery(갈비밑동맥)와 lumbar artery(허리동맥)
- Pelvis에서의 iliolumbar artery(엉덩허리동맥), lateral sacral artery(가쪽엉치동맥), 그리고 median sacral artery(정중엉치동맥)

위와 같은 동맥에서 기원하는 **periosteal branches**와 **equatorial branches**는 척추뼈의 바깥면 즉 앞가쪽면을 가로지른다. **Spinal branch**는 IV foramina로 들어가 **anterior and posterior vertebral canal branches**(앞과 뒤척주관가지)는 각각 vertebral body와 arch로 들어간다. 그리고 인접한 척추뼈 높이의 척수관가지들과 연결되는 오름과 내림가지를 낸다. 앞척주관가지는 척추뼈몸통으로 영양동맥을 낸다. Spinal branch는 spinal nerves의 anterior와 posterior root, 이를 덮는 막을 따라 분포하는 terminal *radicular arteries*(종말뿌리가지)로 연속된다. 또한 척수로 연결되는 *segmental medullary arteries*(분절척수동맥)로 연속된다.

spinal veins(척수정맥)는 vertebral canal의 속(속척주정맥얼기)과 바깥(바깥척주정맥얼기) 모두에서 척주를 따라 **venous plexus**(정맥얼기)를 형성한다(그림 4.15). 크기가 크고 넓으며 구불구불한 **basivertebral veins**(척추뼈몸통정맥)는 vertebral body 속에서 형성되며, 이들은 대부분 vertebral body의 뒤쪽 표면에 있는 foramina로부터 나와 external vertebral venous plexus(바깥척주정맥얼기)로 배출되나 특히 internal vertebral venous plexus(속척주정맥얼기)로 배출된다. **Intervertebral veins**(척추사이정맥)는 spinal nerve와 함께 IV foramina를 통과하는 동안에 척수와 vertebral venous plexus로부터 정맥혈을 받아 목의 *vertebral veins*와 몸통의 *segmental veins*로 배출된다.

Innervation of Vertebral Column(척주의 신경지배)

Vertebral column에서 척수신경 뒤가지의 안쪽가지인 관절가지에 의해 지배되는 zygapophysial joints를 제외한 모든 부위는 **spinal nerves의 meningeal branches**에 의해 지배된다(그림 4.16). 뇌막가지의 되돌이가지는 IV foramina를 통해 vertebral canal로 들어가지만 일부는 vertebral cana l 바깥에 위치한다. 바깥에 위치한 가지들은 섬유테와 앞세로인대를 신경지배한다. Recurrent branches(되돌이가지)는 vertebral canal 속에서 periosteum(뼈막), ligamenta flava, annuli fibrosi의 뒤쪽, posterior longitudinal ligament, spinal dura mater(척수경막), 그리고 혈관들에 분포한다.

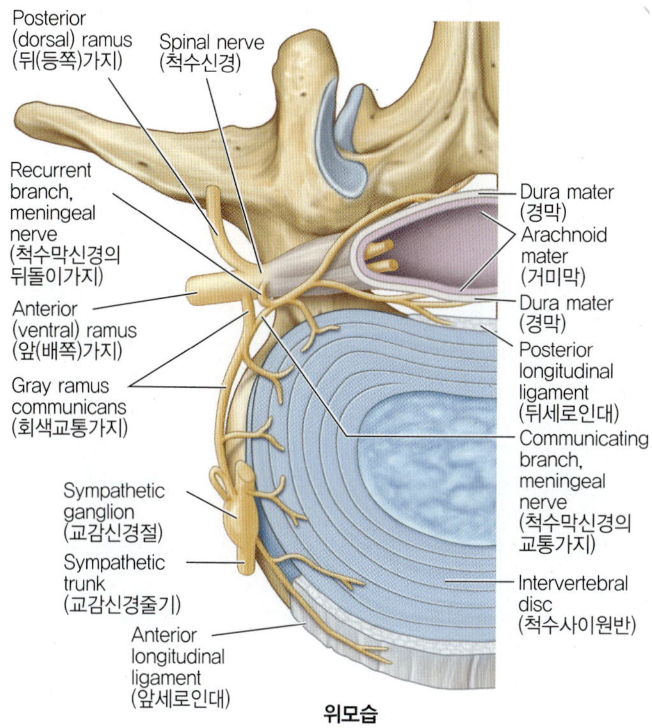

그림 4.16. Periosteum(뼈막)의 신경지배, 척주인대와 meninges(척수막).

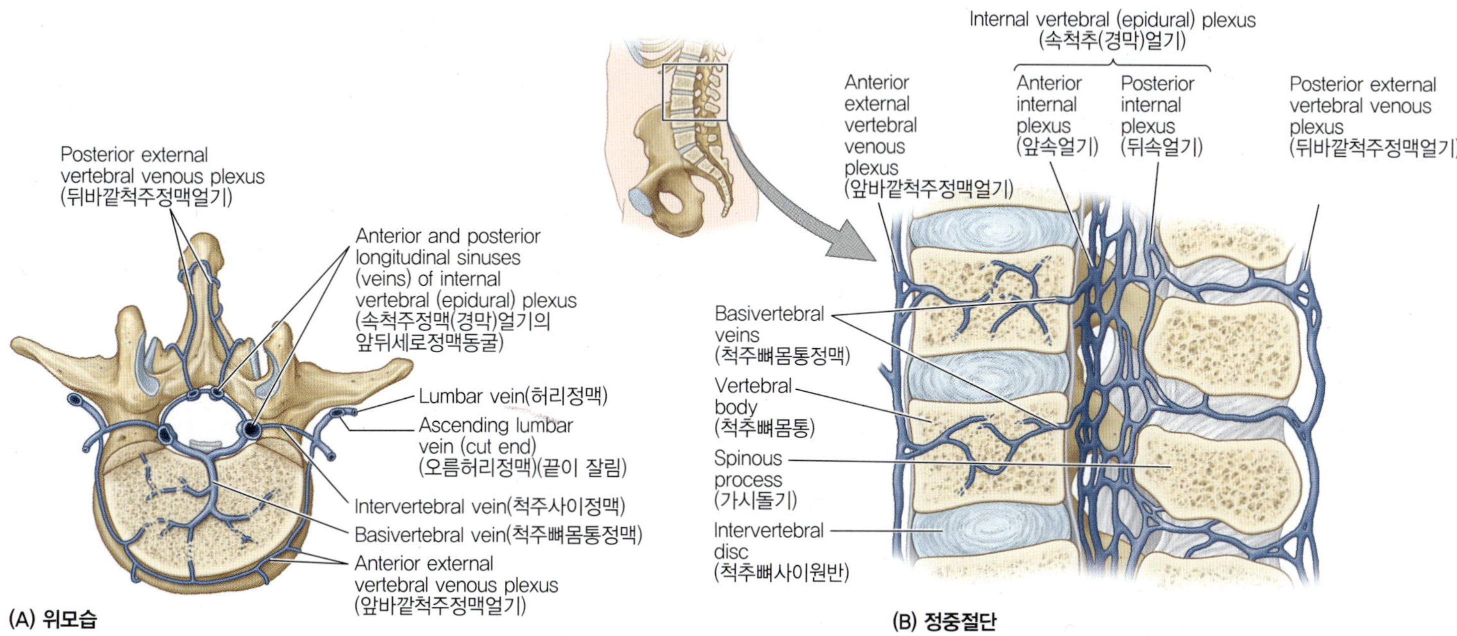

그림 4.15. Vertebral column(척주)의 venous drainage(정맥배출).

임상해부학

Herniation of Nucleus Pulposus(속질핵의 탈출)

젤라틴 같은 nucleus pulposus(속질핵)가 annulus fibrosus(섬유테) 속으로, 또는 annulus fibrosus를 관통하여 빠져나오는 탈출은 허리 또는 다리의 통증의 잘 알려진 원인이다. Posterior longitudinal ligament(뒤세로인대)의 퇴행성 변화와 annulus fibrosus의 약해지는 경우에는 nucleus pulposus가 vertebral canal(척주관) 속으로 탈출하여 spinal cord와 척수신경뿌리로 이루어진 cauda equine(말총)를 압박한다(그림 B4.7). 이러한 IV disc(척추사이원반)의 탈출은 주로 섬유테가 상대적으로 얇고 anterior 또는 posterior longitudinal ligament로부터의 지지를 충분히 받지 못하는 posterolateral(뒤가쪽) 방향으로 생긴다. IV disc가 뒤가쪽으로 탈출되면 증상이 나타나기 쉬운데, 그 이유는 척수신경뿌리와 가깝게 위치하기 때문이다.

IV disc의 탈출에 의한 *localized back pain*(국소적 허리통증)은 longitudinal ligament와 annulus fibrosus의 말단부위에 대한 압박, 그리고 파열된 nucleus pulposus로부터 분비되는 물질의 화학적 자극에 의한 국소적 염증에 의한다. 척수신경뿌리가 탈출된 IV disc에 의해 눌려 생기는 **만성통증**은 그 척수신경이 지배하는 부위인 dermatome(피부분절)을 따라 나타난다. 뒤가쪽으로 생기는 IV disc의 탈출이 허리부위에서 가장 흔한 유형이며, 약 95%가 L4~L5 또는 L5~S1 높이에서 발생한다. 증상이 오래된 환자에서는 척수신경뿌리가 IV foramen(척추사이구멍)을 통과하는 동안에 osteophytes(뼈곁돌기)에 의해 눌리기 쉽다. 허리와 hip(엉덩이), 그리고 thigh(넓적다리)와 leg(종아리)의 뒤쪽을 따라 뻗어나가는 통증인 *sciatica*(궁둥신경통)는 주로 탈출된 IV disc나 osteophytes가 sciatic nerve(궁둥신경)의 L5, 또는 S1 뿌리를 압박하여 생긴다. 척수신경뿌리가 IV foramen을 향해 아래쪽으로 주행하여 IV foramen을 빠져나오면 척수신경이 된다. IV disc가 탈출된 높이와 동일한 IV foramen으로 빠져나오는 척수신경뿌리는 탈출된 IV disc의 위에서 주행하므로 영향을 받지 않는다. 그러나 이보다 바로 아래, 또는 더 아래 높이의 IV foramen으로 빠져 나오는 척수신경뿌리의 경로는 탈출된 IV disc 부위를 가로질러야 하므로 영향을 받는다(예: L4~L5 IV disc가 탈출되었을 때에는 L5 척수신경뿌리가 영향을 받는다) (그림 B4.7B).

목부위에서 증상이 동반되는 IV disc의 탈출 역시 허리부위에서만큼 자주 발생한다. 목부위에서 IV disc는 IV foramen의 앞모서리에 닿아 있으며, IV disc가 탈출되면 탈출된 높이와 동일한 높이의 IV foramen으로 나오는 척수신경이 눌린다. 하지만 cervical spinal nerves(목신경)는 같은 번호의 척추뼈 위로 나온다는 사실을 상기하라. 목부위에서의 IV disc의 탈출은 목, 어깨, 팔, 그리고 손에서의 통증을 유발한다

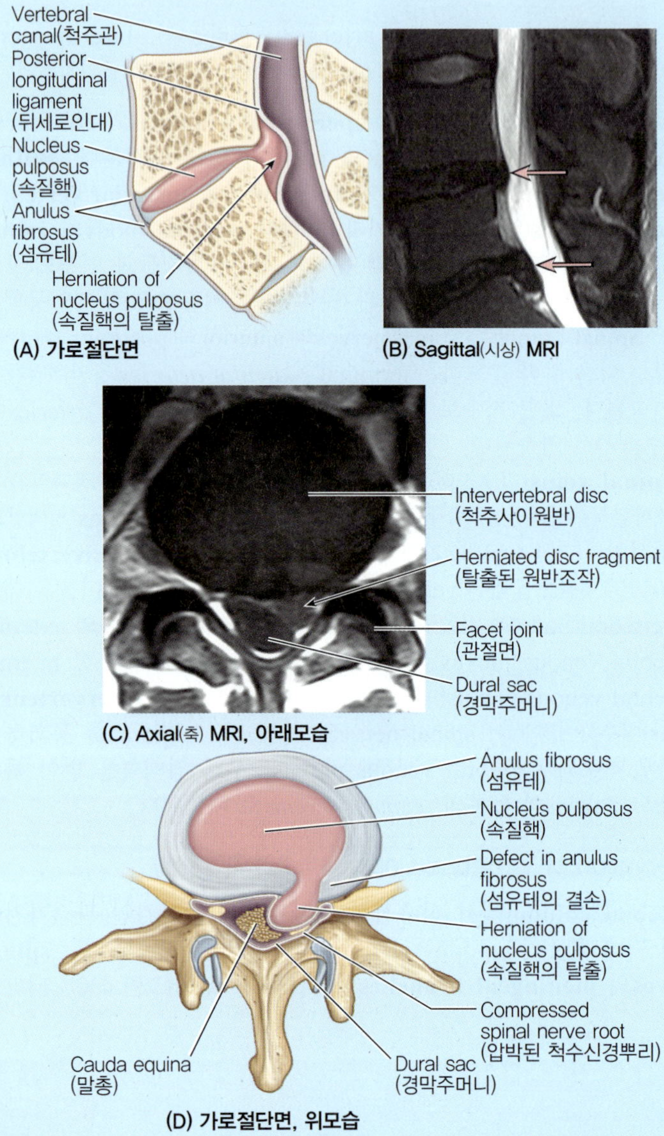

그림 B4.7.

Rupture of Transverse Ligament of Atlas (고리가로인대의 파열)

Atlas(고리뼈)의 transverse ligament(가로인대)가 파열되는 경우에는 dens(치아돌기)가 atlas로부터 자유롭게 되면서 *atlanto-axial joint*(고리중쇠관절)의 *subluxation*(부분탈구) 또는 median atlanto-axial joint(정중고리중쇠관절)의 불완전한 탈구현상이 생긴다. Complete dislocation(완전탈구)이 되면 axis(중쇠뼈)가 spinal cord(척수)의 목부위 위로 파고들어 *quadriplegia*(팔다리마비)가 생기거나 brainstem(뇌줄기)의 medulla(숨뇌)로 파고들어 사망하게 된다.

Rupture of Alar Ligaments(날개인대의 파열)

Alar ligament(날개인대)는 atlas의 transverse ligament보다 약해서 머리를 굽히면서 동시에 돌릴 경우에는 한쪽 또는 양쪽의 alar ligament가 파열될 수 있다. Alar ligament가 파열될 경우에는 반대쪽 방향으로의 운동범위가 대략 30% 증가한다.

임상해부학

Aging of Vertebral and Intervertebral Discs
(척추뼈와 척추사이원반의 노화)

중년 이후로 나이가 들면 뼈밀도와 강도가 전체적으로 감소하는데 특히 척추뼈몸통 내의 중심이 감소하여 척추뼈의 위면과 아래면이 점차적으로 오목하게 된다. Nucleus pulposus(속질핵)는 탈수되고 아교성분이 되는 elastin(탄력소)과 proteoglycan이 소실된다. 따라서 IV disc는 팽창이 없어져 점차적으로 굳어져 변형에 대한 저항이 커진다. Anulus fibrosus는 두꺼워져 종종 틈새와 공간이 생긴다. 인접한 vertebral body의 가장자리가 더 가까워져 몸통의 위와 아래면이 더 오목하게 되더라도 IV disc의 크기는 나이에 따라 증가한다. IV disc는 점차적으로 볼록해질 뿐만 아니라 20~70세 사이에서는 직경이 증가한다(Bogduk, 1997). 나이가 들면서 척추뼈의 크기변화와 더불어 IV disc의 노화도 동반되어 원반이 맞닿아 있는 vertebral body의 가장자리에 압박이 증가된다. 이러한 반응에 osteophyte(bony spur, 뼈곁돌기)들이 vertebral body의 가장자리주위로 발달하게 된다.

Injury and Disease of Zygapophysial Joints
(돌기사이관절의 손상과 질병)

Zygapophysial joints(돌기사이관절)가 손상되거나 나이가 들면서 osteoarthritis(뼈관절염)로 인한 osteophytes가 생기면 spinal nerve와 관련된 것이 종종 영향을 받는다. 이에 따르는 장애는 dermatomes(피부분절)의 분포양상을 따라 나타나는 통증으로 나타나며, 피부분절과 연관된 myotomes(근육분절)로부터 유래되는 근육의 spasm(연축)으로 나타나기도 한다(하나의 myotome은 하나의 spinal nerve에 의해 지배를 받게 되는 모든 근육 또는 근육의 일부분으로 구성된다). *Lumbar zygapophysial joints*(허리돌기사이관절)에 대한 *denervation*(탈신경)은 이 관절의 이상으로 인해 생기는 허리통증을 치료하기 위한 수단으로 쓰인다. 이를 위해 관절 근처에서 신경을 절단하거나 radiofrequency(고주파)를 이용한 *percutaneous rhizolysis*(root dissolution, 경피적신경뿌리용해)를 시행하기도 한다. Denervation 과정은 일반적으로 두 개의 인접한 spinal nerve 뒤뿌리의 articular branches(관절가지)에 대해 시행하는데, 이는 각각의 관절이 그 관절이 위치하는 높이에서 오는 신경뿐만 아니라 바로 위의 높이에서 오는 신경으로부터도 지배를 받기 때문이다.

Vertebral Body Osteoporosis
(척추뼈몸통 엉성증, 골다공증)

Osteoporosis(골다공증)는 흔한 대사성 뼈질환으로 정기 방사선 검진에서 종종 발견된다. Osteoporosis는 정상적인 칼슘의 침착과 재흡수의 불균형으로 인한 뼈의 demineralization(탈미네랄화)이 원인이다. 결과적으로 뼈의 질은 감소되고 근육의 위축이 동반된다. Osteoporosis가 모든 뼈에 영향을 미치지 않는다 하더라도 가장 영향을 받는 부위는 femur(넙다리뼈)의 목, vertebral body, metacarpals(손가락뼈), 그리고 radius(노뼈)이다. 이 뼈들은 약하고 깨지기 쉬워 골절이 쉽게 일어난다.

Back Pains(등통증)

일반적으로 *back pain*(등통증), 특히 등의 아래부위통증은 많은 건강문제로 common cold(감기) 다음으로 의사를 찾는 이유이다. 일을 할 수 없는 건강인자 중에서 headache(두통) 다음이 backache이다. 일차적으로 신경은 vertebral column, 자체의 통증을 인지하고 전달하는데 관여하지만 통증의 해부학적 관점에서는 거의 설명되어 있지 않다.

등에서 신경지배를 하는 5개의 구조로 나눌 수 있으며 이것은 통증의 원인이 되기도 한다.

- 섬유골격구조: 뼈바깥막, 인대, 그리고 척추사이원반의 섬유테
- Meninges(척수막): spinal cord를 덮음
- Synivial joint(윤활관절): zygapophysial joint(돌기사이관절)의 주머니
- 근육: 등의 intrinsic muscle(내인성근육)
- 신경조직: IV foramina(척추사이구멍)에서 나오는 spinal nerve 또는 nerve roots(신경뿌리)

섬유골격구조와 뇌막은 척수신경의 뇌막가지(되돌이)에 의해, 윤환관절과 근육은 척수신경의 뒤가지(관절과 근육가지)에 의해 신경지배를 받는다. 척수신경이나 신경뿌리의 압박이나 자극에 의한 신경조직의 통증은 전형적으로 *referred pain*(연관통증)이라고 하며 그 신경에 의해 지배를 받는 피부 또는 dermatome으로부터 기시한다. 하지만 국소적인 통증을 동반하기도 한다.

등에서 시작하는 통증인 극소적 *lower back pain*(*LBP*, 아래등통증)은 일반적으로 근육, 관절, 또는 섬유골격통증이다. *muscular pain*(근육통증)은 대체로 허혈을 야기하는 reflexive cramping, spasm(반사성 경련)과 관련이 있고, 이차적으로 통증의 기대로 유발된 근육수축과 같은 *guarding*(방위)으로 유발된다. *Zygapophysial joint pain*(돌기사이관절통증)은 관절의 osteoarthritis(뼈관절염)와 rheumatoid arthritis(류마티스관절염)와 관련이 있다. 척추뼈골절과 탈구에 의한 통증은 다른 뼈와 관절의 통증과 차이가 없다. 골절 후 예리한 통증의 기원은 대개 periosteum이지만 탈구에 의한 통증은 인대로부터 유래한다. IV disc 탈출에 의한 급성 국소적 통증은 찢어진 annulus fibrosus와 posterior longitudinal ligament의 충돌로부터 나오는 것은 의심할 바가 없다. 이 모든 후자들에서 나타나는 통증은 초기에 척수신경의 meningeal branches를 따라 전달된다.

SPINAL CORD AND MENINGES (척수와 척수막)

Spinal cord, spinal meninges, spinal nerve root, 그리고 이것을 공급하는 혈관신경구조물은 vertebral canal 안에 위치한다(그림4.17). **Spinal cord**는 중요한 reflex center(반사중추)이자 trunk와 brain 사이의 신경전도를 위한 경로로서, 앞뒤가 약간씩 납작한 원통형 모양이다. Spinal cord는 척추뼈와 여기에 붙는 인대와 근육, 척수막, 그리고 cerebrospinal fluid(CSF, 뇌척수액)에 의해 보호받는다. Spinal cord는 brainstem(뇌줄기)의 caudal(꼬리쪽) 부위인 **medulla oblongata**(숨뇌, medulla라고 부름)와 연결되어 있다. 신생아에서는 spinal cord의 아래쪽 끝이 보통 L2와 L3 척추뼈의 IV disc 맞은편에 위치한다. 어른에서는 spinal cord의 아래쪽 끝이 가늘어져 형성되는 **conus medullaris**(척수원뿔)가 보통 L1과 L2 척추뼈의 IV disc 맞은편에 위치하나, 경우에 따라 T12 또는 L3 높이에 위치할 수도 있다. 그러므로 spinal cord는 vertebral canal의 위쪽 2/3만을 차지하는 꼴이다. Spinal cord에는 팔다리의 신경지배를 위해 두 군데의 팽대부위가 있다.

- **Cervical enlargement**(목팽대)는 spinal cord의 C4에서 T1 분절에 이르는 부위로서, 여기서 나가는 spinal nerve의 앞가지는 대부분 *brachial plexus of nerves*(팔신경얼기)를 형성하여 팔을 지배한다(6장 참조).
- **Lumbosacral or lumbar enlargement**(허리엉치팽대)는 척수의 L1에서 S3 분절에 이르는 부위로서, 여기서 나가는 spinal nerve의 앞가지는 대부분 *lumbar and sacral plexus of nerves* (허리엉치신경얼기)를 형성하여 다리를 지배한다(5장 참조). Lumbosacral enlargement로부터 나오는 척수신경 뿌리들과 medullary cone(척수원뿔)은 subarachnoid space(거미막밑공간)인 *lumbar cistern*(허리수조)을 따라 주행하는 spinal nerve roots의 다발인 **cauda equine**(말총)를 형성한다.

Structure of Spinal Nerves(척수신경의 구조)

Spinal cord로부터는 총 31쌍의 spinal nerve들이 나오게 되는데 이들은 각각 8쌍의 cervical, 12쌍의 thoracic, 5쌍의 lumbar, 5쌍의 sacral, 1쌍의 coccygeal nerve이다(그림 4.17A). 척수의 앞뒤면으로부터는 많은 수의 rootlets(잔뿌리)가 나오는데, 이들이 서로 융합하여 **anterior**와 **posterior roots of the spinal nerves**(앞과 뒤척수신경뿌리)를 형성한다(그림 4.18A,B). 한 쌍의 척수신경뿌리의 잔뿌리들이 나오는 spinal cord의 구획을 **segment of the spinal cord**(척수분절)이라 한다. Spinal nerve의 뒤뿌리는 skin, subcutaneous tissue와 깊은 조직, 그리고 종종 viscera(내장기관)로부터 오는 afferent fibers(들신경섬유) 또는 sensory fibers(감각신경섬유)를 포함한다. **Spinal nerve**의 앞뿌리는 skeletal muscle을 지배하는 efferent fibers(날신경섬유) 또는 motor fibers(운동신경섬유)이며 여기에는 자율신경의 preganglionic autonomic fibers(신경절이전자율신경섬유)가 포함되는 경우도 자주 있다. Spinal nerve의 앞뿌리를 형성하는 somatic axon(몸신경축삭)의 cell body(세포체)는 **gray matter**(척수회색질)**의 anterior horns**(앞뿔)에 놓인다(그림 4.18C). 그러나 Spinal nerve 뒤뿌리를 형성하는 axons(축삭)의 cell body는 Spinal nerve 뒤뿌리의 먼쪽끝에 있는 **spinal ganglia**(척수신경절) 또는 posterior root ganglia(뒤뿌리신경절)에 놓인다. Spinal nerve의 앞뿌리와 뒤뿌리는 vertebral canal의 출구에서 하나로 융합해 **spinal nerve**를 형성한다. 첫째목신경(C1)의 뒤뿌리는 약 50% 정도의 사람에서는 존재하지 않으며, coccygeal nerve(Co1)가 없는 경우도 있다. 각각의 Spinal nerve는 즉시 등쪽인 **posterior ramus**와 배쪽인 **anterior ramus**로 나뉜다(그림 4.18A). Spinal nerve의 posterior ramus는 zygapophysial joint, 등의 피부와 깊은층 근육들을 지배하고 anterior ramus는 팔다리와 등을 제외한 몸통의 나머지 부위를 지배한다.

어른에서는 spinal cord의 길이가 vertebral column의 길이보다 짧으므로 spinal cord의 아래쪽에서는 spinal nerve 뿌리가 점차 비스듬하게 아래로 주행한다(그림 4.17). Spinal cord 각각의 분절과 이에 상응하는 척추뼈 사이의 거리가 점차 증가하므로 vertebral column의 아래끝부분에 도달할수록 척수신경뿌리의 길이도 점차 길어진다. Spinal nerve의 rootlets 길이는 허리분절과 엉치분절에서 가장 길며, 이들은 vertebral column의 허리와 엉치부위에 있는 IV foramina의 출구에 이를 때까지 각각 아래쪽으로 주행한다. Spinal cord가 끝나는 부위의 caudal(꼬리쪽)에 있는 subarachnoid space(거미막밑공간)인 **lumbar cistern**(허리수조)을 지나는 척수신경뿌리의 bundle(다발)이 말의 꼬리 모양과 비슷하여 *cauda equina*(말총(, L. horse tail)란 이름이 붙었다(그림 4.17B, 4.18C).

Spinal cord의 아래쪽 끝은 원뿔 모양을 하고 있으며 점차 가늘어져 *conus medullaris*(척수원뿔)를 형성한다. Conus medullaris의 아래쪽으로 **filum terminale internum**(속종말끈)이 *cauda equina*를 이루는 척수신경뿌리를 따라 아래로 주행한다. Filum terminale는 주로 Pia mater(연막)로 구성되지만 proximal end(몸쪽끝)에서는 신경조직흔적, 결합조직, 그리고 neuroglial tissue(신경아교조직, 신경계에서의 비신경세포)를 포함한다. Filum terminale는 아래쪽에서 arachnoid mater(거미막)와 dura mater(경막)를 대신하는 dural sac(경막주머니)을 뚫고 나가, 마지막에 **sacral hiatus**(엉치뼈틈새)를 뚫고 뒤쪽으로 coccyx에 부착하는 **filum terminale externum**(바깥종말끈)이 된다. Filum terminale는 spinal cord의 아래끝부위와 **dural sac**을 고정시키는 역할을 한다.

Spinal Meninges and Cerebrospinal Fluid(CSF) (척수막과 뇌척수액)

Spinal meninges(척수막)는 spinal cord를 둘러싸는 dura mater, arachnoid mater, 그리고 pia mater를 모두 합친 것을 뜻한다. Spinal meninges와 CSF는 spinal cord, 척수신경뿌리, 그리고 cauda equina에 있는 척수신경뿌리를 감싸고, 지지하며, 보호한다.

질긴 섬유조직과 탄력조직으로 이루어진 **spinal dura mater**(척수경막)는 척수를 가장 바깥에서 감싸는 막이다(그림 4.18). Spinal dura mater는 **epidural or extradural space**(경막바깥공간)에 의해 척추뼈와 분리된다(그림 4.19; 표 4.5). Spinal dura mater는 vertebral canal 안에서 긴 튜브 형태의 sheath(집)인 **spinal dural sac**(척수경막주머니)을 형성한다(그림 4.17). Spinal dural sac은 cranium의 foramen magnum 모서리에 부착되며, 그곳에서 cranial dura mater(뇌경막)로 연속된다. Spinal dural sac은 spinal nerve에 의해 관통되며, 아래쪽으로는 *filum terminale externum*을 통해 coccyx에 부착된다. Spinal dura mater는 IV foramina를 통해 spinal nerve의 앞뿌리와 뒤뿌리를 따라 spinal ganglion보다 distal까지 뻗어 있으며, 이를 **dural**

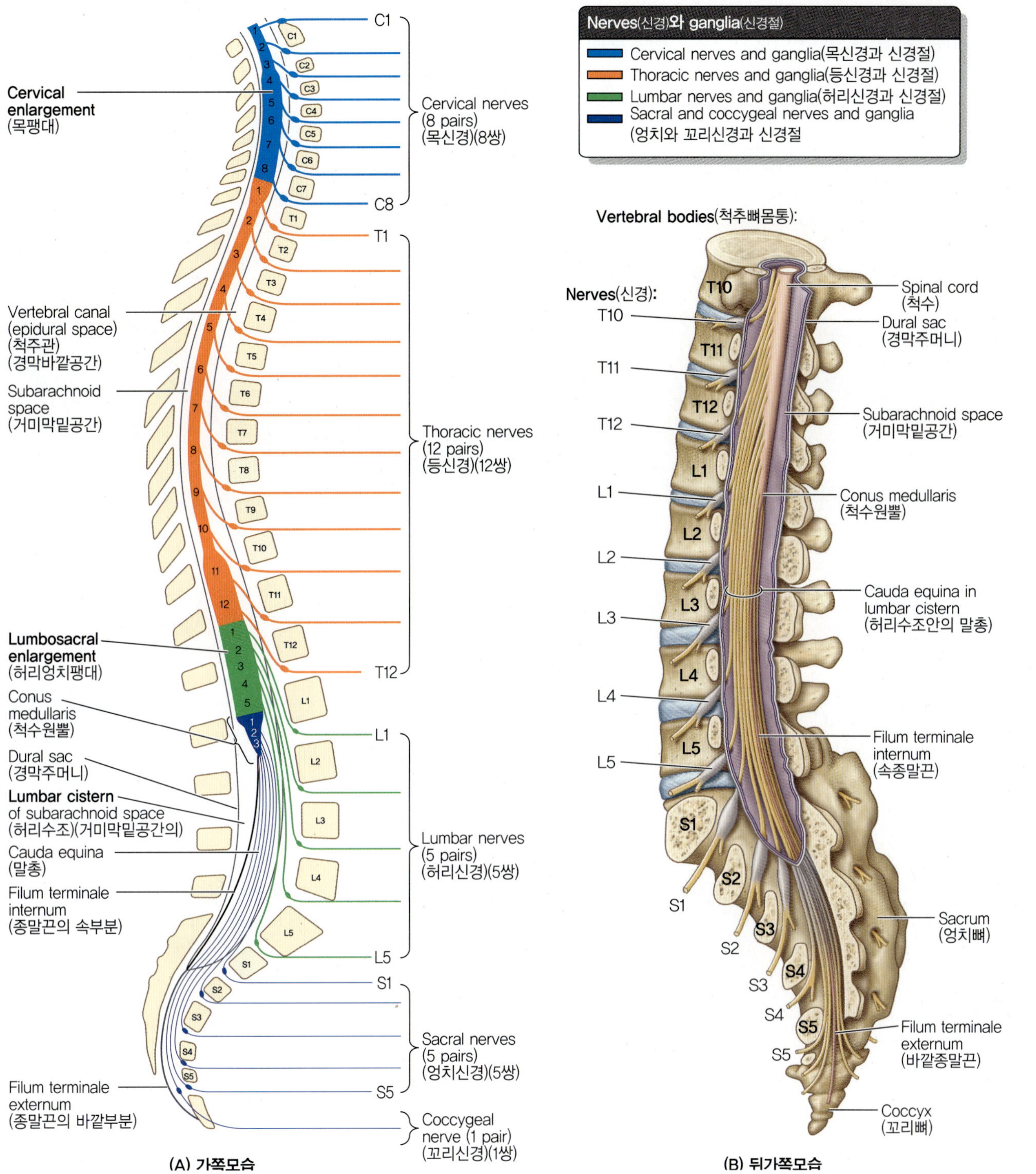

그림 4.17. Vertebral column(척주)**, spinal cord**(척수)**, 그리고 spinal nerve**(척수신경)**와의 관계.** Vertebral column에서 척수분절과 척수신경의 관계를 알기.

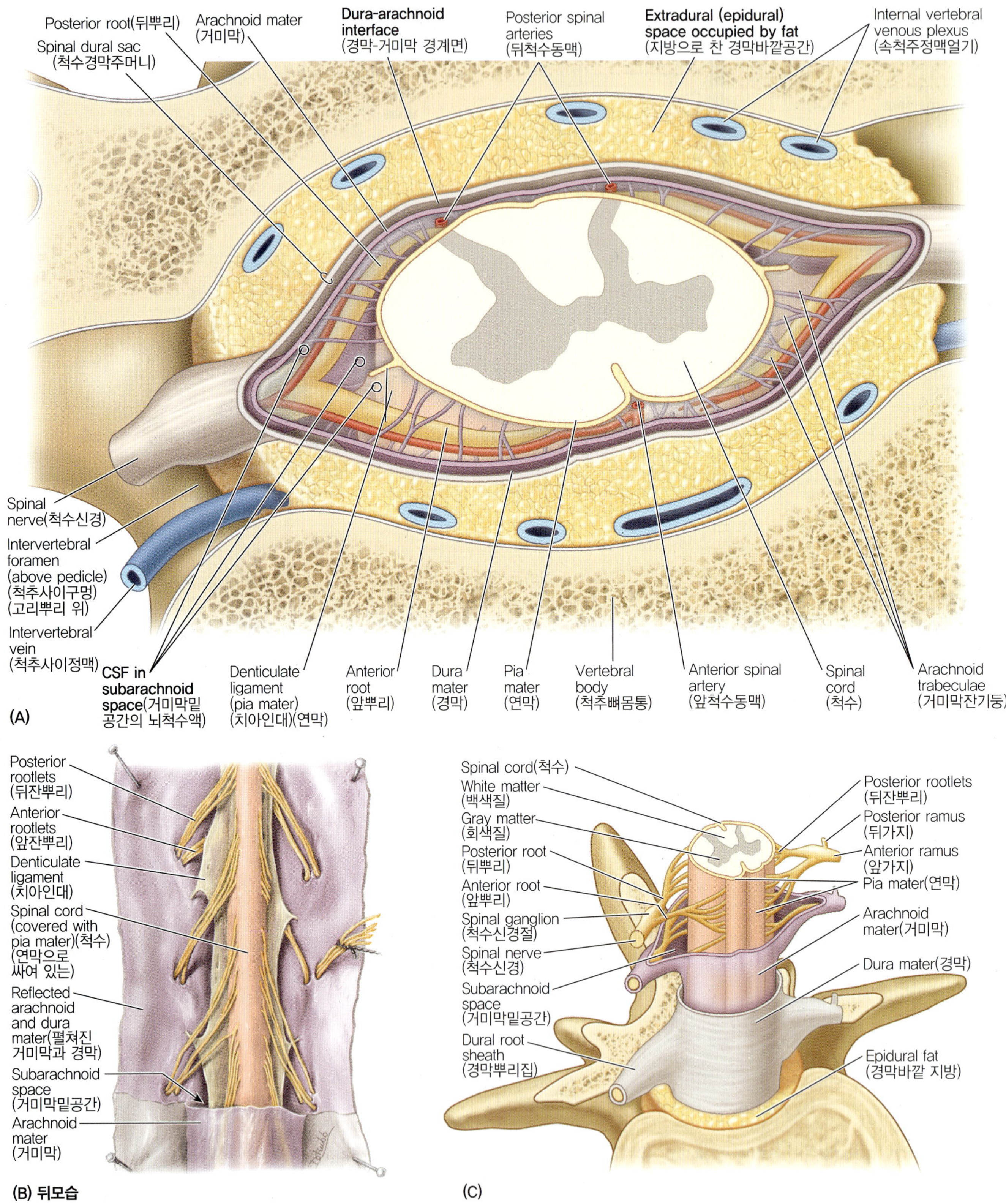

그림 4.18. **Spinal cord**(척수)**와 spinal meninges**(척수막). **A.** 척수막 내에의 spinal cord의 가로절단면. **B.** 척수막은 절단되어 펼쳐짐. Pia mater(연막)는 spinal cord를 둘러싸고 가쪽으로 denticulate ligament(치아인대)로 뻗음. **C.** 척수, 척수신경, 그리고 척수막. Mater라는 용어는 보통 생략하고 간단히 "dura(경막)", "arachnoid(거미막)", 그리고 "pia(연막)"라고 말함.

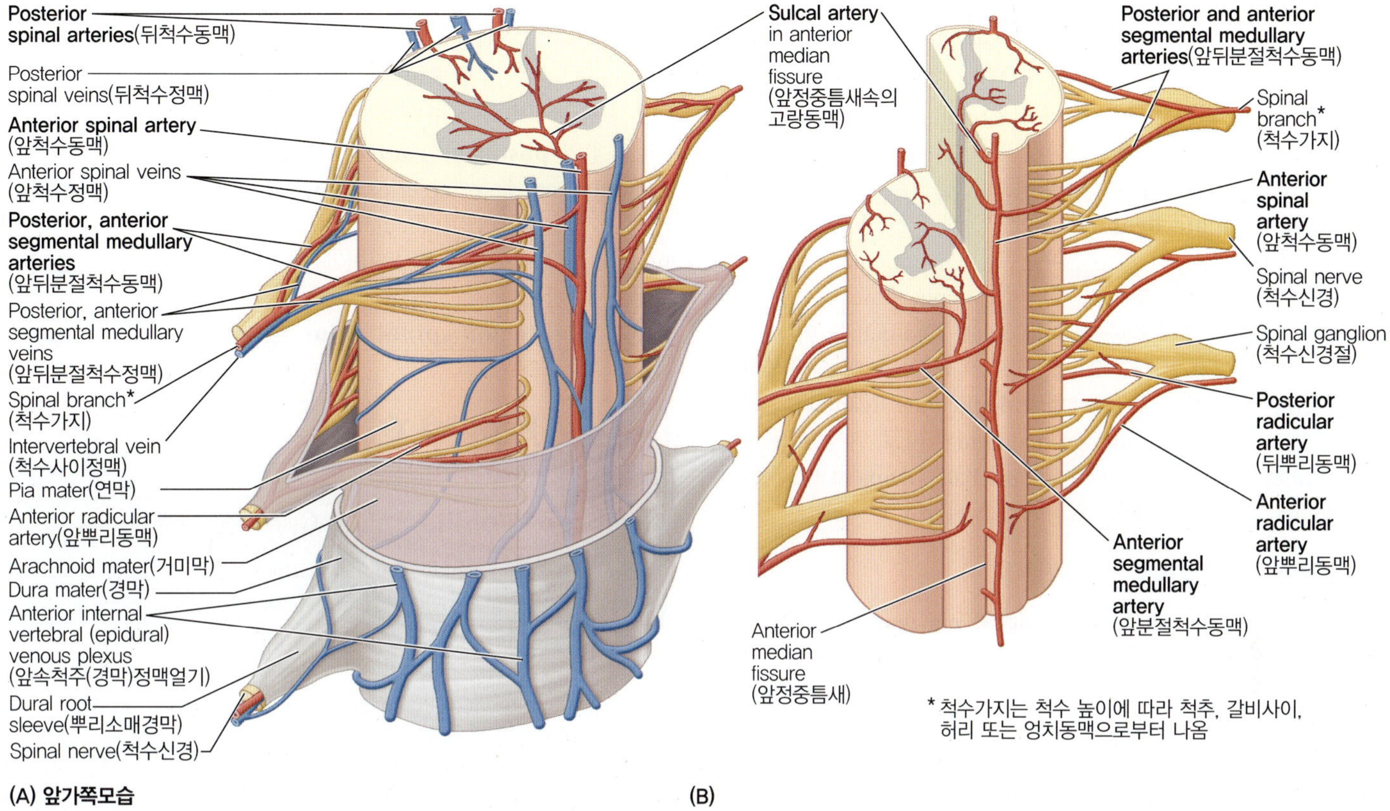

대부분의 몸쪽척수신경과 뿌리는 뒤·앞 또는 척수동맥까지 이르지 않는 뿌리동맥을 동반한다. Segmental medullary arteries(분절척수동맥)는 뿌리동맥에서 비규칙적으로 일어난다. 이들은 척수동맥까지 깊숙이 들어가는 조금 더 큰 혈관이다.

그림 4.19. Spinal cord in situ(척수 제자리). **혈관과 척수막 관련공간.**

root sheaths(경막뿌리집) 또는 thecal sleeves(힘줄끈소매)라 부른다(그림 4.18A). Dural root sheaths는 IV foramina 표면의 periosteum에 부착하는 epineurium(신경바깥막)과 섞이게 된다. Epineurium은 spinal nerve를 둘러싸는 결합조직이다.

Spinal arachnoid mater(척수거미막)은 경막주머니와 경막뿌리집의 속을 받치고 있는 섬유조직과 탄력조직으로 구성된 섬세하고 혈관이 없는 막이다. Arachnoid mater는 spinal cord, 척수신경뿌리, 그리고 spinal ganglion을 포함하면서 CSF로 차 있는 subarachnoid space를 감싸고 있다(그림 4.18B,C). Arachnoid mater는 dura mater에 부착되어 있지 않지만, CSF의 압력에 의해 dura mater의 속면에 닿아 있다. *Lumbar spinal puncture*(허리천자)를 시행할 경우, 바늘은 dura mater와 arachnoid mater를 동시에 통과한다. Arachnoid mater와 dura mater가 맞닿아 있는 dura-arachnoid interface(경막-거미막접촉면)는 subdural space(경막밑공간)로도 불리는데, 이는 잘못된 표현이다(그림 4.19). 이 공간은 자연적으로 생겨나는 것은 아니라 세포층이 빈약하게 자리잡고 있는 것이다(Haines, 2006). 이곳에 출혈이 생기면 dura-arachnoid interface에서 subdural hematoma(경막밑혈종)이 만들어지는 병적인 공간이 형성된다. Cadaver(시체)에는 CSF가 없으므로 arachnoid mater는 dura mater의 속면으로부터 떨어져 spinal cord에 느슨하게 놓인다. arachnoid mater는 CSF로 차 있는 *subarachnoid space*에 의해 pia mater와 분리된다(그림 4.18, 4.19; 표 4.5). arachnoid trabeculae(거미막잔기둥)는 결합조직으로 이루어진 섬세한 strands(끈) 같은 구조물로서 pia mater와 arachnoid mater를 연결시킨다(그림 4.18C).

표 4.5 SPACES ASSOCIATED WITH SPINAL MENINGES(척수막과 연관된 공간들)

Space(공간)	Location(위치)	Contents(내용물)
Epidural(경막)	Vertebral canal의 벽과 dura mater 사이	지방(fatty matrix), 속척주정맥얼기, 척추관에서 각 앞뒤척수신경뿌리가 한 쌍을 이루어 척수사이구멍에서 밖으로 뻗어 나옴
Subarachnoid(거미막밑)	Arachnoid와 pia mater 사이	CSF, arachnoid trabeculae, radicular(뿌리동맥), segmental medullary(분절척수동맥), 척수동맥과 정맥

Spinal pia mater(척수연막)는 가장 안쪽을 둘러싸는 척수막으로서 납작한 세포들과 이 세포들로부터 나오는 역시 납작한 processes들이 spinal cord의 모든 표면을 감싸고 있다(그림 4.18B,C). Pia mater 역시 척수신경뿌리와 척수혈관을 직접 둘러싸고, conus medullaris의 아래쪽으로 filum terminale로 이어진다.

Spinal cord는 양옆을 따라 길이방향으로 달리는 톱니 모양의 오른쪽과 왼쪽 **denticulate ligament**(치아인대)에 의해 dural sac에 고정된다(라틴어로 *denticulus*는 작은 치아를 뜻함). Denticulate ligament는 척수신경의 앞뿌리와 뒤뿌리의 중간쯤에서 pia mater의 섬유층이 뻗어 나와 생긴 구조물로서 척수의 denticulate ligament를 이루는 돌기들 중 20개에서 22개 정도는 shark(상어)의 치아와 매우 유사하고 dural sac의 속면에 부착되어 있다. 양쪽 denticulate ligament의 가장 위쪽에서 뻗어 나온 돌기는 foramen magnum의 바로 위에 고정된다. Conus medullaris로부터 뻗어 나온 denticulate ligament의 가장 아래쪽 돌기는 T12와 L1 척수신경뿌리 사이를 지난다.

SUBARACHNOID SPACE(거미막밑공간)

Subarachnoid space는 **arachnoid mater**와 **pia mater** 사이의 공간이며 CSF로 차 있다(그림 4.17B, 4.18C, 4.19; 표 4.5). Dural sac 속에서 conus medullaris의 아래로 CSF와 cauda equina를 포함하는 subarachnoid space가 늘어난 부위가 **lumbar cistern**(허리수조)이다(그림 4.17B).

Vasculature of Spinal Cord and Spinal Nerve Roots (척수와 척수신경뿌리의 혈액공급)

Spinal cord를 공급하는 동맥은 vertebral arteries(척추동맥), ascending cervical arteries(오름목동맥), deep cervical arteries(깊은목동맥), intercostal arteries(갈비사이동맥), lumbar arteries(허리동맥), 그리고 lateral sacral arteries(가쪽엉치동맥)의 가지로부터 나온다(그림 4.19, 4.20). Spinal cord를 공급하는 3개의 세로방향의 동맥은 좌우 vertebral arteries의 가지가 합쳐져 형성된 한 개의 **anterior spinal artery**(앞척수동맥)와 vertebral arteries 또는 posterior inferior cerebellar artery(뒤아래소뇌동맥)의 가지인 한 쌍의 **posterior spinal arteries**(뒤척수동맥)이다.

Vertebral arteries는 brainstem의 medulla oblongata에서 시작하여 conus medullaris까지 세로로 주행한다. Anterior spinal artery와 posterior spinal artery 그 자체로는 spinal cord 위쪽의 짧은 부위만을 공급할 수 있다. Spinal cord의 혈액공급 중 많은 부분은 IV foramina를 통해 vertebral canal로 들어가는 ascending cervical arteries, deep cervical arteries, vertebral arteries, posterior intercostal arteries), 그리고 lumbar arteries의 척수가지에 의존한다. 척수가지에서 유래되는 **anterior segmental medullary arteries**(앞분절척수동맥)와 **posterior segmental medullary arteries**(뒤분절척수동맥)는 앞과 뒤척수동맥과 만나서 spinal cord에 혈액공급을 한다. Segmental medullary arteries는 주로 cervical enlargement나 lumbosacral enlargement와 같이 혈류공급을 많이 필요로 하는 부위에 위치한다. **Great anterior segmental medullary artery**(of Adamkiewicz, 큰분절척수동맥)는 lumbosacral enlargement를 포함한 spinal cord의 약 2/3에 해당하는 부위의 혈류공급을 보강해 주며 다른 segmental medullary arteries보다 크기도 훨씬 크다. 이 동맥은 주로 가슴분절의 아래쪽이나 허리분절의 위쪽에서 나오고, 일반적으로 왼쪽에서 나온다.

Spinal nerve의 앞뿌리와 뒤뿌리, 그리고 이들을 덮는 막의 혈액공급은 척수신경뿌리를 따라 주행하는 **anterior radicular arteries**(앞뿌리동맥)와 **posterior radicular arteries**(뒤뿌리동맥)가 담당한다. Radicular arteries는 anterior spinal artery나 posterior spinal artery까지 미치지 못한다. Radicular arteries가 있는 부위에서는 segmental medullary arteries는 불규칙하게 나타나고 spinal cord를 공급하는 가장 큰 혈관이다.

3개의 **anterior spinal veins**(앞척수정맥)와 3개의 **posterior**

임상해부학

Ischemia of the Spinal Cord(척수의 허혈)

Segmental medullary arteries(분절척수동맥)에 의한 척수분절로의 혈액공급 강화는 anterior spinal artery(앞척수동맥)와 posterior spinal artery(뒤척수동맥)로의 혈액공급에 있어서 중요하다. Fracture(골절), dislocation(탈구), 그리고 fracture-dislocation(골절탈구)이 생길 경우에는 척수동맥과 분절척수동맥에 의한 척수로의 혈액공급에 차질이 야기된다. 척수에 대한 혈류공급의 부족, 즉 ischemia(허혈)는 척수의 기능장애를 초래하여 근력을 약화시키고 paralysis(마비)를 일으킨다.

만일 segmental medullary arteries나 특히 great anterior segmental medullary artery of Adamkiewicz(큰앞분절척수동맥)가 *obstructive arterial disease*(폐쇄성동맥질환)에 의해 좁아질 경우에도 척수는 순환장애를 겪을 수 있다. 때로는 수술 도중에 aorta(대동맥)를 의도적으로 "cross-clamped"(폐쇄)해야 하는 경우도 있다. 이와 같은 수술을 받게 되는 경우, 그리고 aortic aneurysm(대동맥류)이 파열되거나 great anterior segmental medullary artery가 막히는 경우에는 모든 감각과 voluntary movement(수의운동)가 혈액공급이 차단된 척수아래부위에 *paraplegia*(하반신마비)가 생긴다. 이는 anterior spinal artery에 의해 혈액공급을 받는 spinal cord의 신경세포사멸이 이차적으로 발생하기 때문이다.

만일 systemic blood pressure(온몸혈압)가 3분에서 6분 정도 심하게 떨어질 경우에는 segmental medullary arteries로부터 척수가슴분절의 중간부위를 공급하는 anterior spinal artery로의 혈류량이 감소하거나 멈추게 된다. 이러한 환자들은 손상을 받은 척수부위의 지배를 받는 영역의 감각이나 voluntary movement(수의운동)의 소실이 초래될 수 있다.

Alternative Circulation Pathways(우회순환경로)

Inferior vena cava(아래대정맥)가 막힐 경우에는 pelvis와 abdomen으로부터 오는 혈액이 vertebral venous plexus(척추정맥얼기)와 superior vena cava(위대정맥)를 거쳐 심장으로 우회하므로 vertebral venous plexus는 임상적으로 중요하다. Vertebral venous plexus는 또한 abdomen이나 pelvis에 있던 암[예: prostate cancer(전립샘암)]이 척추뼈나 brain으로 metastasis(전이)되는 경로가 된다.

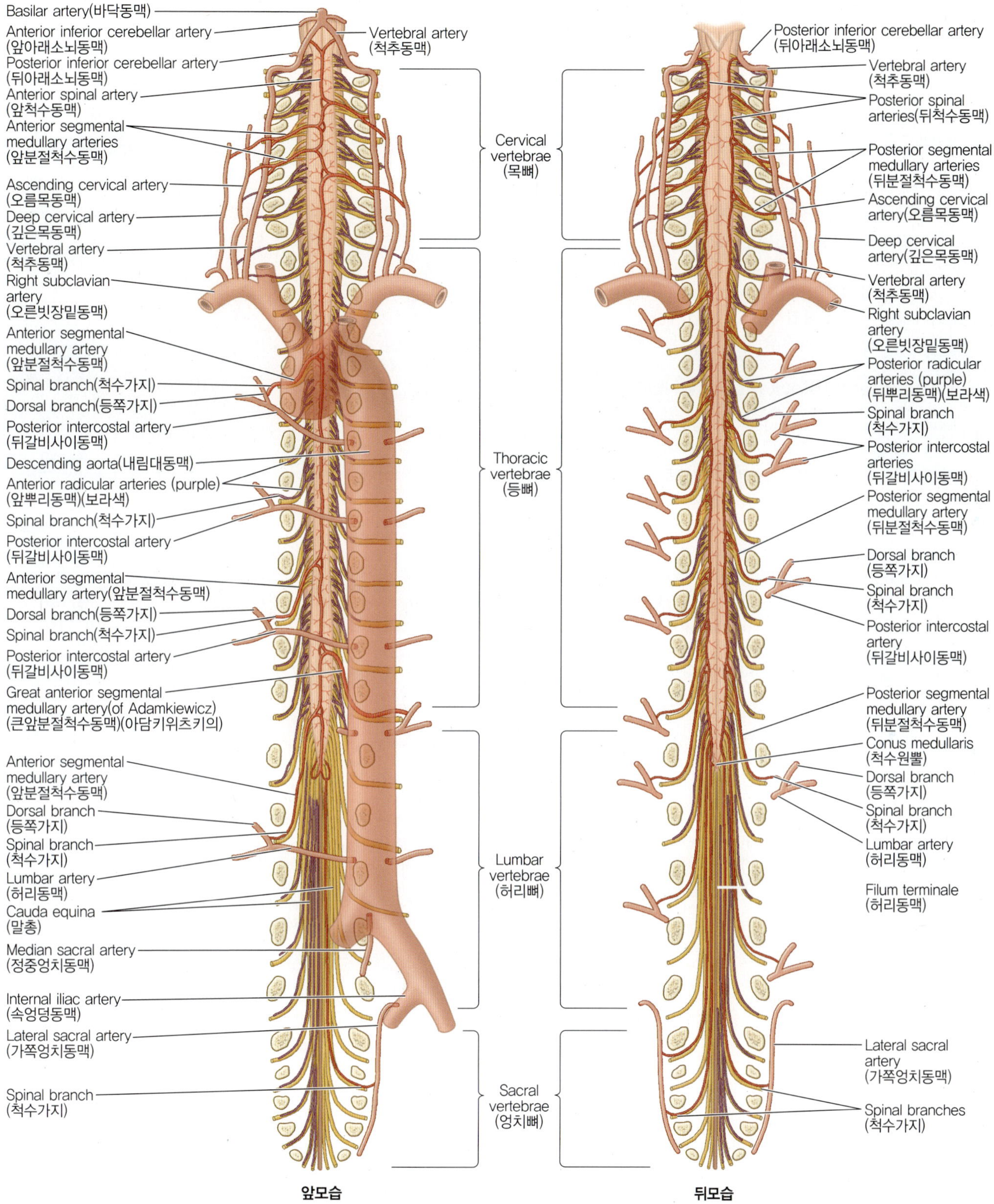

그림 4.20. Spinal cord(척수)의 동맥공급.

spinal veins(뒤척수정맥)는 세로방향으로 배열된다. 이들은 서로간에 자유롭게 연결되며 12개 이상의 **anterior medullary veins**(앞분절척수정맥)와 **posterior medullary veins**(뒤분절척수정맥), 그리고 **radicular veins**(뿌리정맥)로 배출된다. Spinal cord로부터 나오는 정맥은 epidural space에서 **internal vertebral venous plexus**를 형성한다(그림 4.15). Internal vertebral venous plexus는 위쪽으로

임상해부학

Lumbar Spinal Puncture(허리척수천자)

Lumbar cistern(허리수조)으로부터 CSF를 얻기 위하여 stylet(속심)과 함께 *lumbar puncture needle*(허리천자바늘)이 subarachnoid space(거미막밑공간)로 삽입된다. Spinal tap(허리천자)은 환자가 몸을 앞으로 기대거나 옆으로 누워 등을 굽힌 상태에서 시행된다. Vertebral column이 굽혀지면 ligament flava(황색인대)가 늘어나고 lamina와 spinous process가 서로 멀어지게 되므로 바늘을 삽입하기 좋은 상태가 된다(그림 B4.8). Aseptic condition(무균상태)을 유지하면서 바늘을 L3와 L4(또는 L4와 L5) 척추뼈의 spinous process 사이로 삽입하게 되는데, 어른에서는 이 높이에서 시술해야 spinal cord에 대한 손상 위험성을 감소시켜 줄 수 있다.

Epidural Anesthesia(Blocks)(경막바깥차단마취)

Extradural(epidural) space(경막바깥공간)로 마취제를 주사하려면 "허리척수천자"를 위한 자세를 취해야 한다. 주사된 마취제는 dural sac(경막주머니)으로부터 나오는 cauda equina(말총)의 척수신경뿌리에 직접 작용한다(그림 B4.8). 일단 마취제가 주사되면 환자는 마취제에 의해 차단된 높이 이하의 감각을 잃게 된다.

마취제는 sacral hiatus(엉치뼈틈새)를 통한 *caudal epidural anesthesia*(꼬리경막바깥마취) 또는 posterior sacral foramina(뒤엉치뼈구멍)를 통한 trans-sacral epidural anesthesia(엉치경유경막바깥마취)를 sacral canal(엉치뼈관)의 extradural space로도 주사될 수 있다(그림 B4.9). 주사된 마취제가 위쪽으로 퍼져나가는 거리와 그로 인해 차단되는 spinal nerve의 수는 주사제의 양과 환자가 취하는 자세에 따라 달라진다.

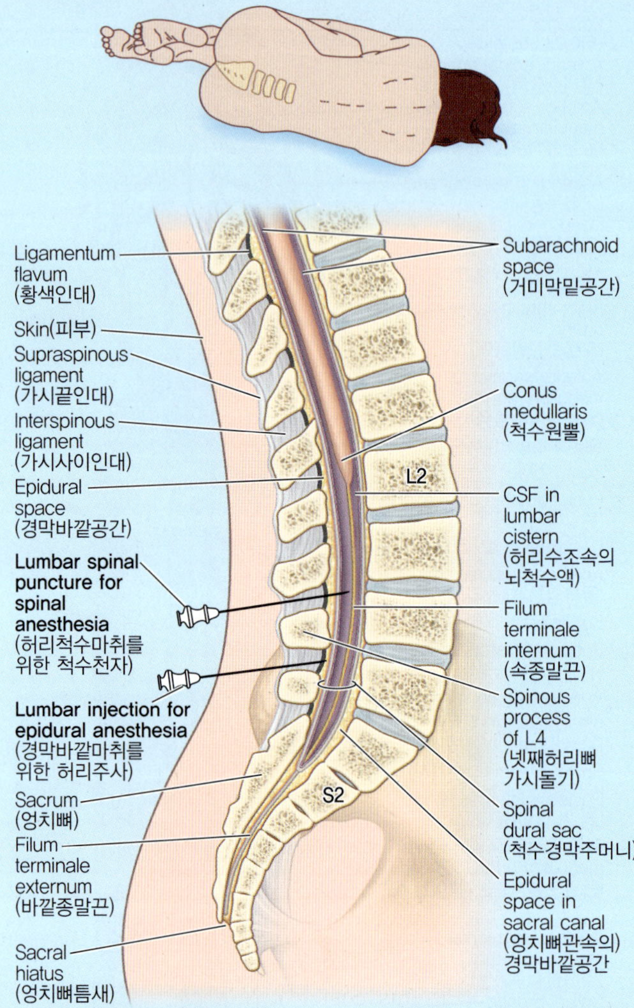

그림 B4.8. Lumbar spinal puncture(허리척수천자)와 epidural anesthesia(경막바깥마취).

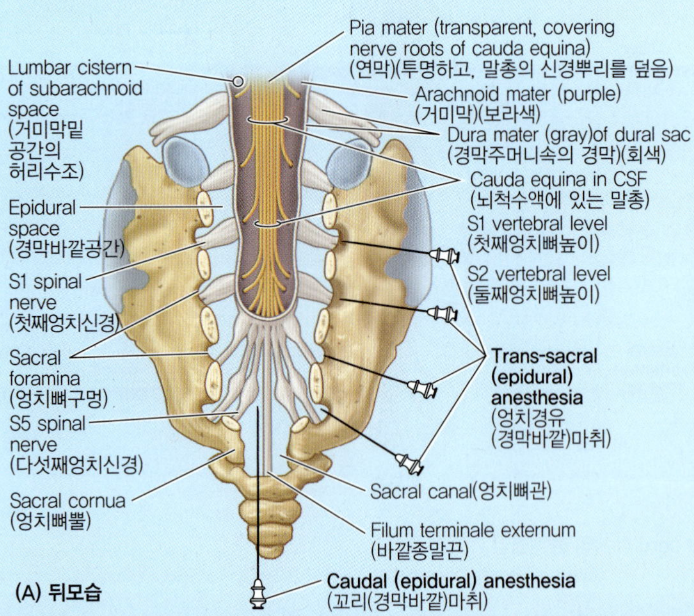

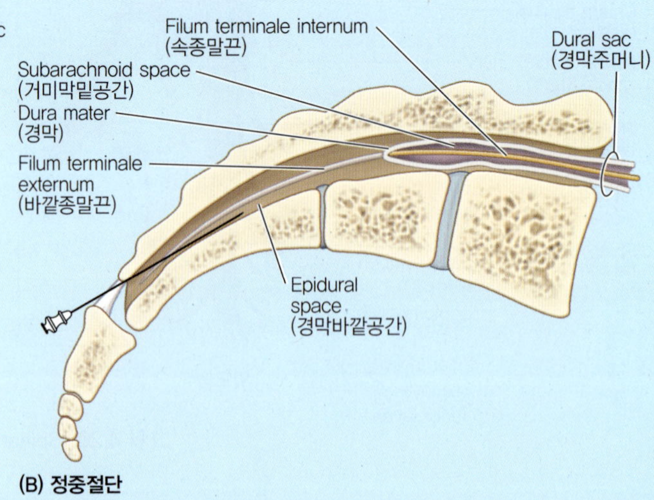

그림 B4.9. 엉치경유와 꼬리마취.

foramen magnum을 통과하여 머리뼈 속의 dural venous sinuses(경막정맥굴)와 정맥으로 이어진다(7장 참조). 또한 internal vertebral venous plexus는 척추뼈의 바깥면에서 **external vertebral venous plexus**(바깥척주정맥얼기)와도 교통한다.

MUSCLES OF BACK(등의 근육)

몸무게의 대부분은 vertebral column의 앞부분이 차지하는데, 특히 비만한 사람에서는 더 두드러진다. 이러한 이유로 vertebral column을 지지하고 움직이기 위해서는 척추뼈의 spinous processes와 transverse processes에 부착되는 많은 수의 강력한 근육들을 필요로 한다. 등근육은 일반적으로 두 개의 군으로 나뉜다. **extrinsic back muscles**(바깥기원등근육 또는 외인등근육)에는 팔다리를 움직이는 *superficial muscles*(얕은근육)과 호흡운동을 조절하는 *intermediate muscles*(중간근육)이 포함된다. **intrinsic back muscles**(자체기원등근육 또는 내인등근육)은 vertebral column에 특이적으로 작용하여 vertebral column의 움직임을 유발하고 자세를 유지시키는 근육들을 포함한다.

Extrinsic Back Muscles(바깥기원등근육, 외인등근육)

superficial extrinsic back muscles(얕은바깥기원등근육)인 trapezius muscle(등세모근), latissimus dorsi muscle(넓은등근), levator scapulae muscle(어깨올림근), rhomboids muscle(마름근)은 upper limb(팔)을 trunk에 연결해 준다(6장 참조). 이 근육들은 비록 등 부위에 위치하지만, 대부분의 신경지배는 cervical nerves의 anterior rami로부터 받고 팔을 움직이는 작용을 한다. Trapezius muscle을 지배하는 운동신경은 cranial nerve(뇌신경)의 하나인 accessory nerve(CN XI, 더부신경)이다. 얇은 근육인 **intermediate extrinsic back muscles**(중간바깥기원등근육)에 속하는 serratus posterior superior muscle(위뒤톱니근)과 serratus posterior inferior muscle(아래뒤톱니근)은 얕은층의 호흡근육인 것으로 표기되지만 기능적으로 운동보다 proprioception(고유감각)에 더 가깝다. Extrinsic back muscles은 thoracic wall(가슴벽)을 이루는 근육에 기술된다(1장 참조).

Intrinsic Back Muscles(자체기원등근육, 내인등근육)

Intrinsic back muscles[*muscles of back proper*(고유등근육), deep back muscles]은 spinal nerve의 뒤가지에 의해 신경지배를 받으며 자세를 유지하고 vertebral column의 운동을 조절한다. Pelvis에서 cranium까지 뻗어 있는 근육들은 안쪽으로 nuchal ligament, tip of spinous process, supraspinous ligament, 그리고 sacrum의 median crest(정중능선)에 부착하는 deep fascia에 쌓여 있다. 이 근막은 가쪽으로 목뼈와 허리뼈의 transverse process, 그리고 angle of rib(갈비뼈각)에 부착한다. 가슴과 허리부위의 deep fascia는 **thoracolumbar fascia**(등허리근막)를 이룬다(그림 4.21). 깊은등근육은 등의 표면과의 관련성에 따라 얕은층, 중간층, 그리고 깊은층으로 나뉜다(표 4.6).

SUPERFICIAL LAYER OF INTRINSIC BACK MUSCLES (자체기원등근육의 얕은층)

두껍고 편평한 **splenius muscles**(널판근, 라틴어로 *musculi splenii*)은 목의 가쪽과 뒤쪽에 위치하는데, vertical muscles(수직근육)를 마치 띠처럼 덮고 있어서 이러한 이름이 붙었다(라틴어로 *splenion*은 띠를 뜻함). Splenius muscles는 정중선에서 일어나 위가쪽으로 목뼈**(splenius cervicis)**와 머리뼈**(splenius capitis)**에 닿는다. 이 근육들은 목의 깊은층 근육을 덮는다(그림 4.22B; 표 4.6).

INTERMEDIATE LAYER OF INTRINSIC BACK MUSCLES (자체기원등근육의 중간층)

Erector spinae muscles(sacrospinalis, 척주세움근)는 척추뼈의 가시돌기와 갈비뼈각 사이에 위치한 vertebral column 양옆의 "groove(고랑)"에 놓인다(그림 4.22). Vertebral column의 주된 extensor muscle(폄근육)인 대량의 **erector spinae**는 다음과 같이 세 개의 기둥으로 나뉜다.

- Iliocostalis(엉덩갈비근): lateral column(가쪽기둥)
- Longissimus(가장긴근): intermediate column(중간기둥)
- Spinalis(가시근): medial column(안쪽기둥)

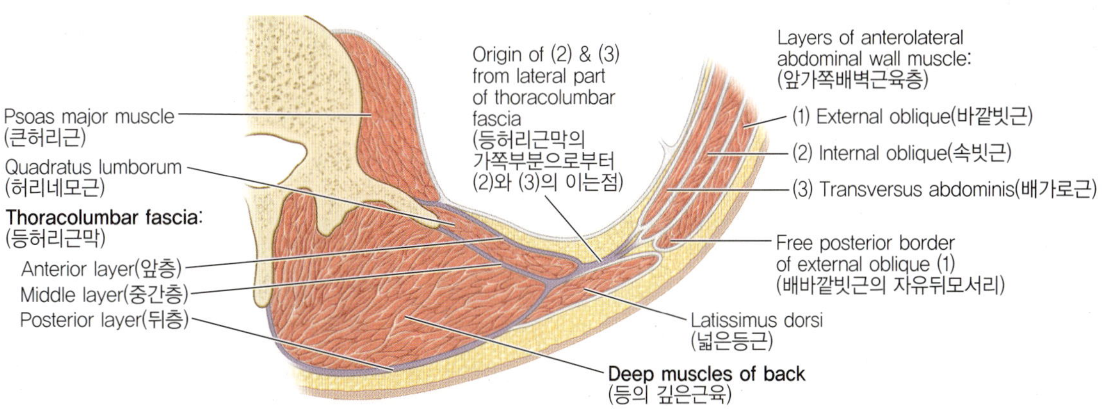

그림 4.21. Intrinsic back muscle(자체기원등근육)과 thoracolumbar fascia(등허리근막)의 가로절단면.

표 4.6 Superficial layer of intrinsic back muscles[(자체기원(내인)등근육의 얕은층]

Muscle(근육)	Origin(이는곳)	Insertion(닿는곳)	Nerve Supply (신경지배)	Main Action(주요 작용)
Superficial layer of intrinsic back muscles(자체기원등근육의 얕은층)				
Splenius(널판근)	목덜미인대와 C7~T6의 가시돌기에서 기원	머리널판근: 섬유는 위가쪽으로 관자뼈의 꼭지돌기와 뒤통수뼈의 위목덜미선의 가쪽 1/3로 달림 목널판근: C1~C3 또는 C4 척추뼈 가로돌기의 결절	척수신경뒤가지	단독작용: 목을 가쪽으로 굽히고 머리를 활동근육쪽으로 돌림 공동작용: 머리와 목을폄
Intermediate layer of intrinsic back muscles (erector spine)[자체기원등근육의 중간층(척주세움근)]				
Iliocostalis(엉덩갈비근) Longissimus(가장긴근) Spinalis(가시근)	Iliac crest(엉덩뼈능선)의 뒤부분, 엉치뼈의 뒤표면, 엉치엉덩인대, 엉치 및 아래허리 가시돌기, 그리고 가시위인대로부터의 넓은 힘줄 옆에서 기원	엉덩갈비근(허리, 등, 목): 섬유는 위로 달려 아래갈비뼈각과 목가로돌기에 닿음 가장긴근(등, 목, 머리): 섬유는 위로 달려 결절과 각 사이의 갈비뼈로, 등 및 목부위에서 가로돌기로, 그리고 관자뼈의 꼭지돌기로 닿음 가시근(등, 목, 머리): 섬유는 위로 달려 위등부위에서 가시돌기로, 그리고 머리뼈으로 달림	척수신경뒤가지	양측으로 작용할 때: 척주와 머리를 폄. 등이 굽어지면서 섬유를 점차 늘려 움직임을 조절함 한쪽으로 작용할 때: 척주를 가쪽으로 굽힘

각각의 column은 위쪽의 부착부위에 따라 다시 세 부위로 나뉜다(예: lumbar, thoracic, cervical iliocostalis). 세 개의 erector spinae는 공통된 넓은 힘줄을 통해 아래쪽의 iliac crest(엉덩뼈능선)의 뒤부위, sacrum의 뒤부위, sacro-iliac ligament(엉치엉덩인대), 그리고 아래쪽 lumbar와 sacrum의 spinous process에 부착한다(그림 4.22). 비록 근육기둥들은 일반적으로 서로 분리되어 있는 것으로 인식되나, 각각의 근육 column에는 실제로 많은 수의 짧은 근육섬유들이 서로 겹쳐 있다. 이러한 구성상의 특징은 안정성을 높이고, 근육의 국소적인 작용을 가능하게 해주며, 혈액공급과 신경지배를 각각의 부위로 나눠서 할 수 있게 해준다. Erector spinae muscle의 부착점, 신경지배, 그리고 작용이 표 4.6에 기술된다.

표면해부학

Back Muscles(등근육)

등을 세운 정중선에는 척추뼈의 가시돌기 끝을 덮는 posterior median furrow(뒤정중함몰)가 위치한다(그림 SA4.3). Posterior median furrow는 위쪽으로는 목의 nuchal groove(목덜미고랑)에 이어지고 intergluteal cleft 위의 sacrum을 덮고 있는 평평한 삼각부위에서 끝난다. Erector spinae muscle(척주세움근)로 인해 posterior median furrow의 양쪽 모서리는 몸의 길이방향으로 현저하게 부풀게 된다. 팔을 올리면 scapula가 가슴벽의 가쪽으로 움직여서 rhomboid muscle(마름근)과 teres major muscle(큰원근)이 관찰된다. 등의 표면으로부터 얕은층에 위치하면서 팔과 척주를 연결해주는 trapezius muscle[등세모근, *D*, 내림(위); *T*, 가로(중간); *A*, 오름(아래)부위]과 latissimus dorsi muscle(넓은등근)이 마른 사람에서 뚜렷이 관찰되거나 근육이 잘 발달된 사람에서도 보인다. Dimple(함몰)은 PSIS의 위치를 표시한다.

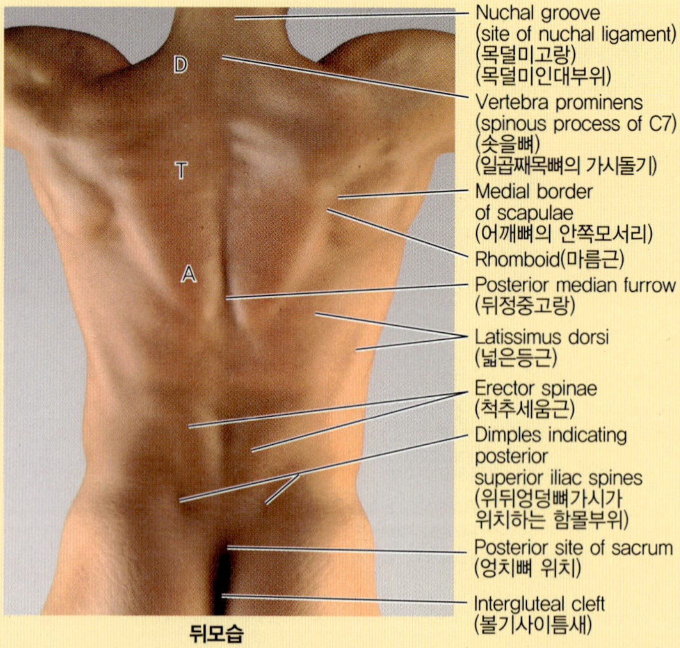

그림 SA4.3.

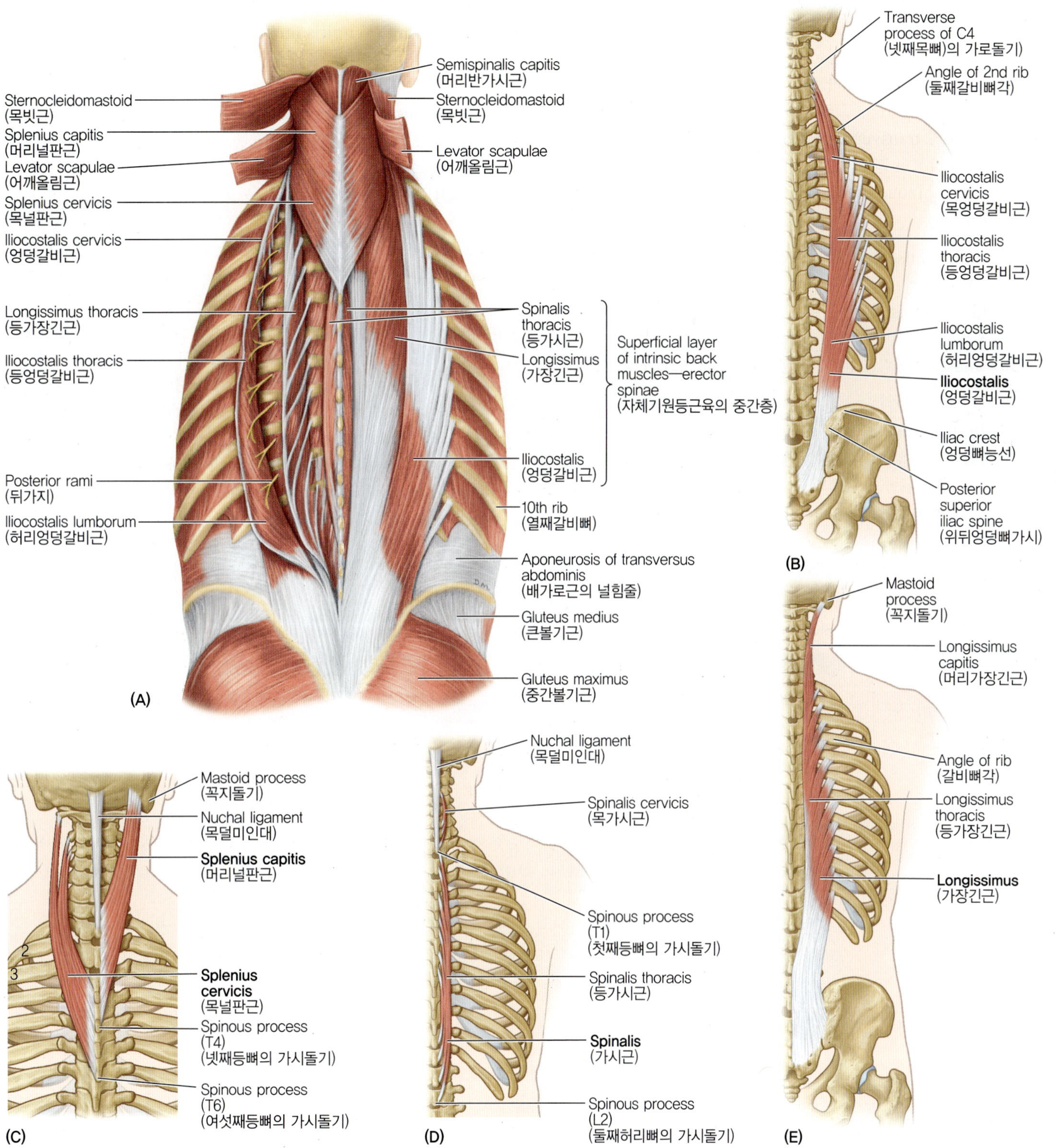

그림 4.22. **Intrinsic back muscle**(자체기원등근육)**의 얕은층과 중간층.** **A.** 전체를 보여줌. **B.** Iliocostalis(엉덩갈비근). **C.** Splenius capitis(머리널판근)와 splenius cervicis (목널판근).

DEEP LAYER OF INTRINSIC BACK MUSCLES (자체기원등근육의 깊은층)

Erector spinae muscle보다 깊은 층으로 비스듬하게 배열된 **transversospinal muscle group**(가로돌기가시근육군)은 semispinalis(반가시근), multifidus(뭇갈래근), 그리고 rotatores(돌림근)로 구성된다. 이 근육들은 척추뼈의 transverse process로부터 시작되어 보다 위쪽 척추뼈의 spinous process까지 이어진다. 이 근육들은 척추뼈의 transverse process와 spinous process 사이의 gutter(고랑)부분을 차지한다(그림 4.23; 표 4.7).

- Semispinalis muscles(반가시근)은 가장 얕게 위치하며 4개에서 6개 척추뼈 정도의 길이이다.
- Multifidus muscles(뭇갈래근)은 보다 깊이 위치하며 2개에서 4개 척추뼈 정도의 길이이다.
- Rotator muscles(돌림근)은 가장 깊게 위치하며 1개에서 2개 척추뼈 정도의 길이이다.

Semispinalis muscle은 그 이름에서도 알 수 있듯이 척추뼈 가시돌기의 대략 한쪽 절반에서 일어난다. Semispinalis muscles은 위쪽 닿는 곳에 해당되는 척추뼈의 높이에 따라 semispinalis capitis muscle(머리반가시근), semispinalis cervicis muscle(목반가시근), 그리고 semispinalis thoracis muscle(등반가시근)로 나뉜다.

Semispinalis capitis muscle은 목 뒤의 정중면 근처 부위가 세로방향으로 불룩 튀어나온다. 이 근육은 목뼈와 등뼈의 가로돌기에서 일어나 occipital bone에 닿는다.

Semispinalis thoracis muscle과 **semispinalis cervicis muscle**은 가로돌기로부터 일어나 위안쪽으로 주행하여 보다 위쪽의 등뼈와 목뼈의 spinous process에 닿는다.

Multifidus muscles은 짧은 삼각형의 muscular bundles(근육다발)로 구성되며 허리부위에서 가장 두껍다. 각각의 근육다발은 위쪽 그리고 안쪽으로 비스듬히 주행하다가 이웃한 위쪽 척추뼈의 spinous process 전체에 닿는다.

Rotator muscles은 가슴부위에 가장 잘 발달되어 있으며 세 층의 transversospinal muscles(가로돌기가시근육) 중 가장 깊게 위치한다. 이들은 척추뼈의 transverse process에서 일어나 바로 위쪽, 또는 두 개 위쪽 척추뼈의 spinous process의 뿌리에 닿는다.

Interspinales(가시사이근육), **intertransversarii**(가로돌기사이근육), 그리고 **levator costarum**(갈비올림근)은 깊은등근육에서 가장 작은 근육들이다. Interspinales와 intertransversarii 근육은 각각 spinous process와 transverse process에 연결된다.

표 4.7 DEEP LAYERS OF INTRINSIC BACK MUSCLES(자체기원등근육의 깊은층)

Muscle(근육)	Origin(이는곳)	Insertion(닿는곳)	Nerve Supply(신경지배)	Main Action(주요 작용)
Deep layers of intrinsic back muscles (transversospinales) [자체기원등근육의 깊은층(가로돌기가시근)]				
Semispinalis (등, 목, 머리반가시근)	가로돌기 반가시근: C4~T10 가로돌기에서 기원	보다 위 척추뼈의 가시돌기 반가시근: 등, 목, 머리 섬유는 등 및 목부위에서 위안쪽으로 달려 뒤통수뼈와 가시돌기에 닿음	척수신경뒤가지	폄 반가시근: 머리와 척주의 등 및 목부위를 펴고 이들을 반대측으로 회전함
Multifidus(뭇갈래근)	뭇갈래근: 엉치뼈 뒤, 뒤위엉덩뼈가시, 척주세움근의 널힘줄, 엉치엉덩인대, 허리뼈 꼭지돌기, T1~T3의 가로돌기, C4~C7의 관절돌기	뭇갈래근: 허리부위에서 가장 두꺼움. 섬유는 비스듬하게 위안쪽으로 달려 이는곳보다 2~4분절위에 위치한 척추뼈가시돌기의 전체 길이에 닿음		뭇갈래근: 척주가 국소적으로 움직일 동안 척추뼈를 안정시킴
Rotatores(돌림근)	돌림근: 척추뼈의 가로돌기에서 기원. 등부위에서 가장 잘 발달되었음	돌림근: 섬유는 위안쪽으로 지나가 바로 그 위치(짧은돌림근) 또는 이는곳보다 2분절 위(긴돌림근)에 위치한 척추뼈고리판의 연결부와 가로돌기 또는 가시돌기로 닿음		돌림근: 척추뼈를 안정시키고, 척주의 국소적 폄과 회전운동을 도움. 고유감각 기관으로 작용할 것으로 보임
Minor deep layer of intrinsic back muscles(깊은층의 자체기원 작은등근육)				
Interspinales(가시사이근)	목 및 허리뼈 가시돌기의 위면	이는곳의 척추뼈보다 위에 있는 척추뼈가시돌기의 아래면	척수신경뒤가지	척주의 폄과 회전을 도움
Intertransversarii(가로돌기사이근)	목 및 허리뼈 가로돌기	인접 척추뼈가로돌기	척수신경의 뒤 · 앞가지	척주의 가쪽굽힘을 도움. 양측으로 작용하여 척주를 안정시킴
Levatores costarum(갈비올림근)	C7와 T1~T11 척추뼈가로돌기 끝	아래가쪽으로 지나가 결절과 각 사이의 갈비뼈에 닿음	C8~T11 척수 신경 뒤가지	갈비뼈를 올려 호흡을 도움. 척주의 가쪽폄을 도움

[a]대부분의 등근육은 척수신경뒤가지에 의해 신경공급을 받는다. 그러나 한두 개는 앞가지에 의해 신경공급이 된다. 목부위의 가로사이근육은 앞가지에 의해 공급된다.

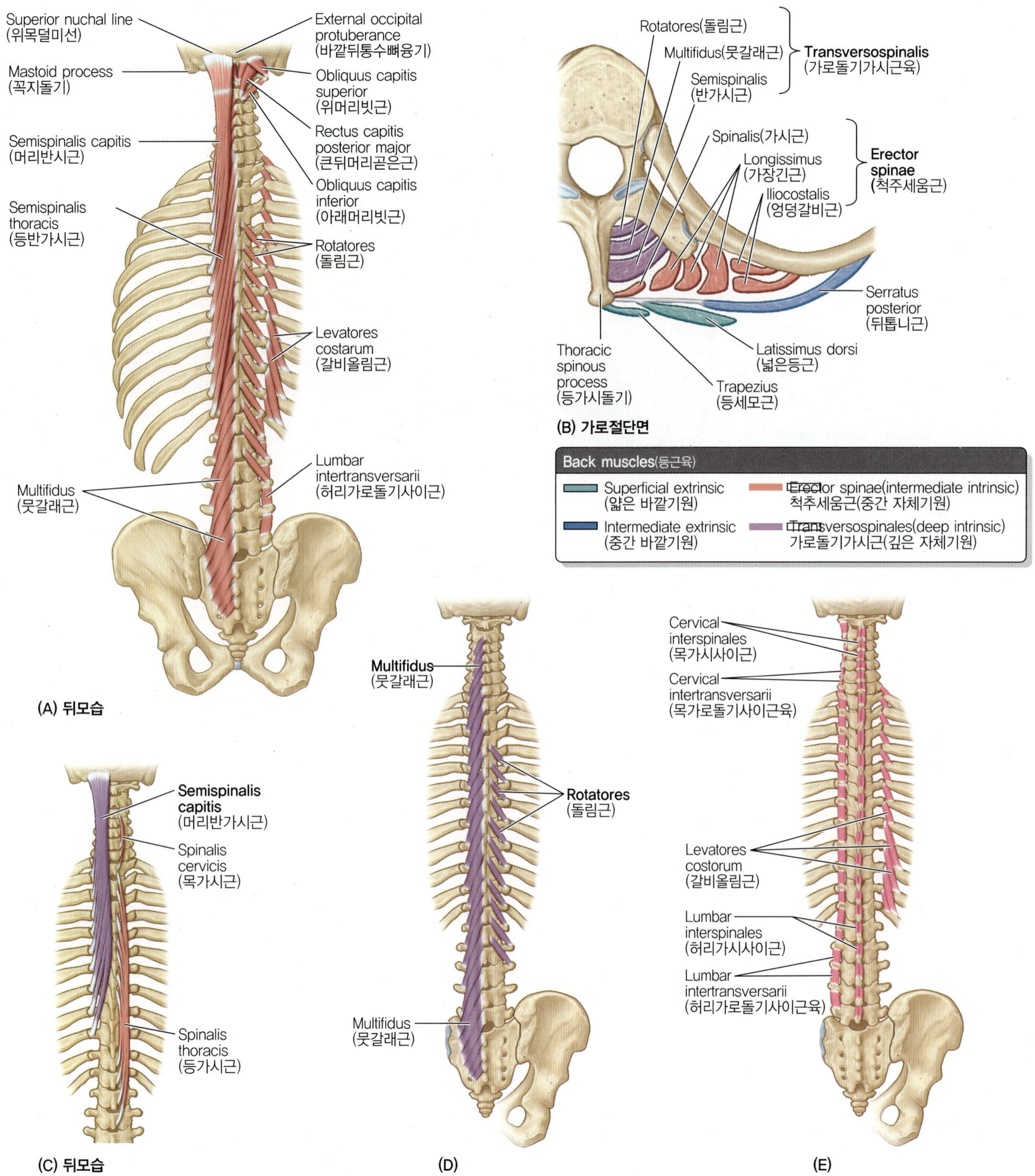

그림 4.23. Intrinsic back muscle(자체기원등근육)의 깊은층. A. 전체를 보여줌. **B.** 가로절단면. Erector spinae muscle(척주세움근)은 3개의 column(기둥)으로 구성되고 transversospinales(가로돌기가시근육)는 3개의 층으로 구성됨: semispinalis(반가시근)(**C**), multifidus(뭇갈래근)(**D**), rotatores(돌림근)(**A**). **E.** interspinales(가시사이근육), intertransversarii(가로돌기사이근육), levatores costarum(갈비올림근).

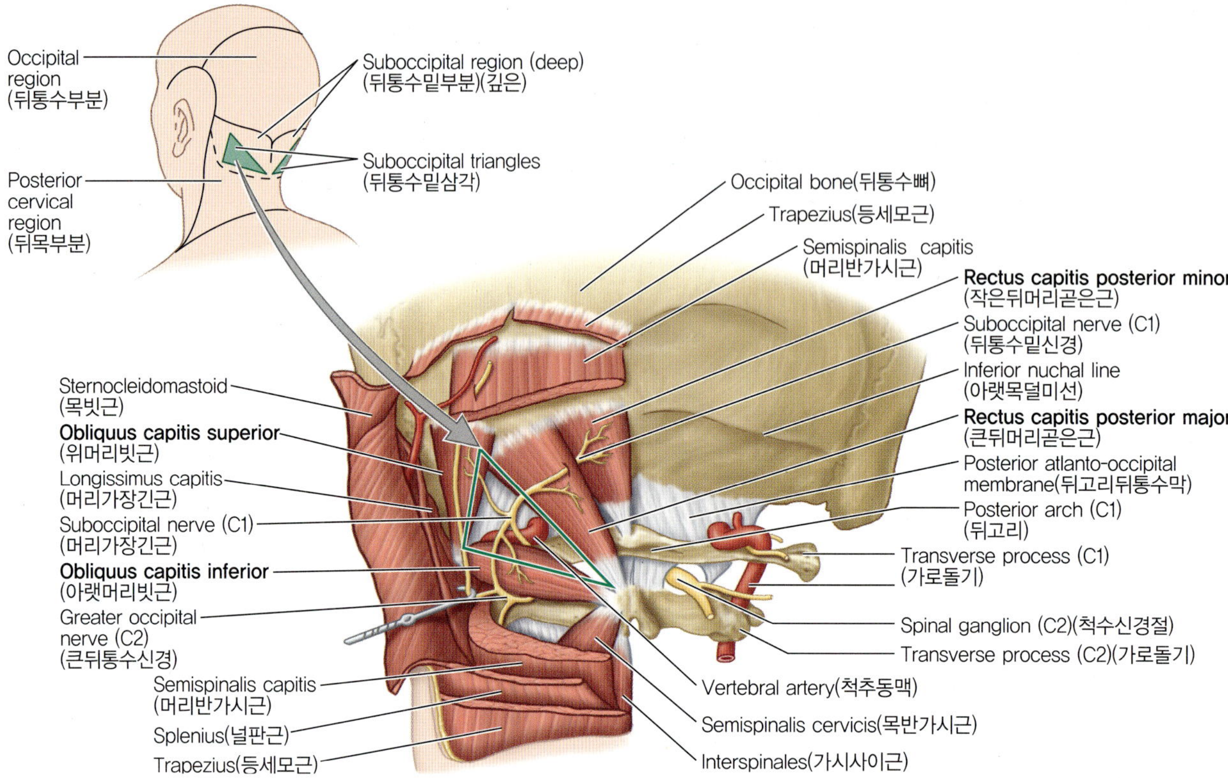

그림 4.24. Suboccipital muscle(뒤통수밑근육)과 suboccipital triangle(뒤통수밑삼각).

Suboccipital and Deep Neck Muscles (뒤통수밑근육과 목의 깊은층 근육)

목 뒤의 위쪽부위에 위치한 **suboccipital region**(뒤통수밑부위)은 atlas와 axis의 뒤쪽 부위도 포함한 뒤통수의 아래쪽에 위치한 삼각형영역(*suboccipital triangle*)이다.

Suboccipital triangle(뒤통수밑삼각)은 trapezius muscle과 semispinalis capitis muscle보다 깊게 위치한다(그림 4.24). Suboccipital region에 있는 네 개의 작은 근육인 rectus capitis posterior major muscle(큰뒤머리곧은근)과 rectus capitis posterior minor muscle(작은뒤머리곧은근), 그리고 obliquus capitis superior muscle(위머리빗근)과 obliquus capitis inferior muscle(아래머리빗근)은 C1 spinal nerve의 posterior ramus에 속하는 **suboccipital nerve**(뒤통수밑신경)의 지배를 받는다. 이 근육들은 대부분 자세를 유지하는 근육들이지만 근육의 이름에 "capitis"가 포함되어 있듯이 직접 또는 간접으로 머리에 작용한다.

- **Rectus capitis posterior major**(큰뒤머리곧은근)는 axis의 spinous process에서 일어나 occipital bone의 inferior nuchal line(아래목덜미선)의 가쪽부위에 닿는다.
- **Rectus capitis posterior minor**(작은뒤머리곧은근)는 atlas의 뒤고리에 있는 tubercle(뒤결절)에서 일어나 inferior nuchal line의 안쪽 1/3에 닿는다.
- **Oblique capitis inferior**(아래머리빗근)는 axis의 spinous process에서 일어나 atlas의 spinous process에 닿는다. Oblique capitis inferior muscle은 "capitis"란 이름이 들어간 근육들 중 유일하게 머리뼈에 부착되지 않는 근육이기에 근육의 이름으로 인한 오해의 가능성이 있다.
- **Oblique capitis superior**(위머리빗근)는 atlas의 transverse process에서 일어나 superior nuchal line과 inferior nuchal line 사이의 occipital bone에 닿는다.

Suboccipital triangle의 경계와 내용물은 다음과 같다.

- Superomedial(위안쪽), rectus capitis posterior major muscle
- Superolateral(위가쪽), oblique capitis superior muscle
- Inferolateral(아래가쪽), oblique capitis inferior muscle
- Floor(바닥), posterior atlanto-occipital membrane(뒤고리뒤통수막)과 atlas의 뒤고리
- Roof(천정), semispinalis capitis muscle(머리반가시근)
- 내용물, *vertebral artery*와 *suboccipital nerve*(C1)

MUSCLES PRODUCING MOVEMENTS OF INTERVERTEBRAL JOINTS(척추사이결합의 운동에 관여하는 근육)

목뼈, 등뼈, 그리고 허리뼈의 척추사이결합을 움직이는 주요 근육들과 척추사이결합의 움직임을 제한하는 구조물들에 대해서는 표 4.8과 4.9에 요약되어 있다. 등근육들은 상대적으로 단순히 서 있는 자세에서는 비활성이다. 실제로 몸통뼈대의 안정성과 운동을 제공하는 앞의 배근육과 뒤의 등근육의 상호작용으로 이루어진다.

표 4.8 PRINCIPAL MESCLES PRODUCING MOVEMENT OF CERVICAL INTERVERTEBRAL JOINTS(목척추사이관절을 움직이는 주요 근육들)

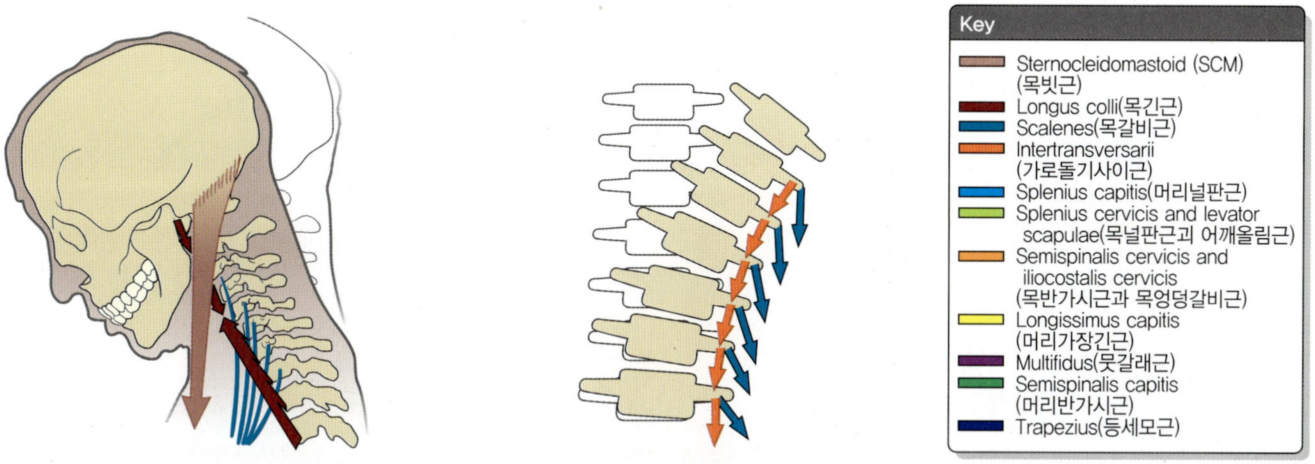

(A) Muscles producing flexion (굽히는 근육)

(B) Muscles producing lateral flexion (가쪽 굽힘을 하는 근육)

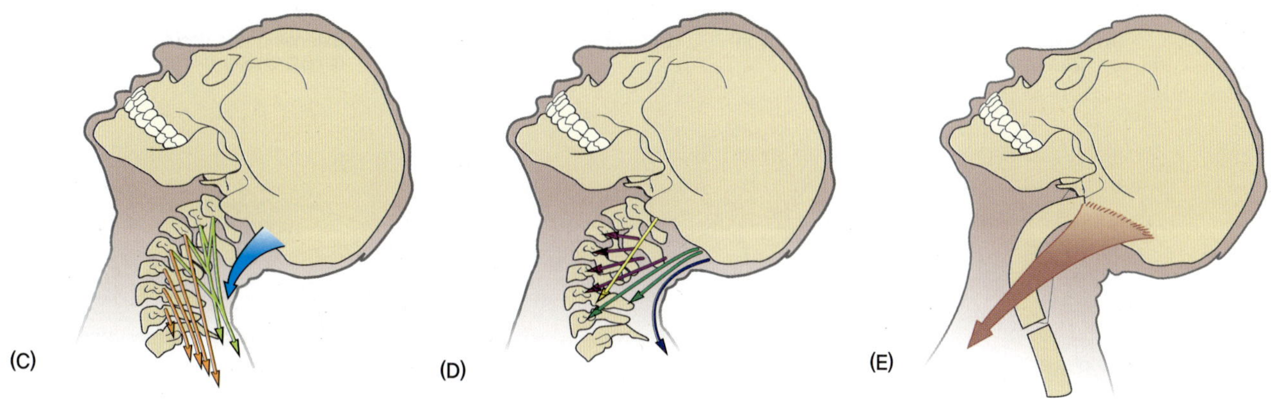

C~E, Muscles producing extension (펴는 근육)

Flexion(굽힘)	Extension(폄)	Lateral Bending(가쪽굽힘)	Rotation(돌림)
양쪽 작용 • Longus coli(목긴근) • Scalene(목갈비근) • Sternocleidomastoid(목빗근)	Deep neck muscles의 양쪽작용 • Semispinalis cervicis and iliocostalis cervicis(목반가시근 및 목엉덩갈비근) • Splenius cervicis and levator scapulae(목널판근 및 어깨올림근) • Splenius capitis(머리널판근) • Multifidus(뭇갈래근) • Longissimus capitis(목가장긴근) • Semispinalis capitis(머리반가시근) • Trapezius(등세모근)	한쪽 작용 • Lliocostalis cervicis(목엉덩갈비근) • Longissimus capitis and cervics(머리와 목가장긴근) • Splenius capitis(머리널판근) • Splenius cervicis(목널판근) • Intertransverse and scalenes (가로돌기사이근육과 목갈비근)	같은쪽 작용 • Rotatores(돌림근) • Semispinalis capitis(머리반가시근)와 semispinalis cervicis(목반가시근) • Multifidus(뭇갈래근) • Splenius cervicis(널판근) 반대쪽 작용 • Sternocleidomastoid(목빗근)
제한구조 • 인대: 뒤atlanto-axial, 뒤세로, flavum, 덮개막 • 뒤목근육 • Anulus fibrosus(뒤로 장력)	• 인대: 앞세로, 앞 atlanto-axial • 앞목근육 • Anulus fibrosus(앞으로 장력) • Spinous processs(주위 돌기사이에서 접촉)	• 인대: 날개인대장력은 반대쪽으로의 운동을 • Anulus fibrosus(앞으로 장력) • Zygapophysial joints	• 인대: 날개인대장력은 같은쪽으로의 운동을 • Anulus fibrosus

표 4.9 PRINCIPAL MESCLES PRODUCING MOVEMENT OF THORACIC AND LUMBAR INTERVERTEBRAL JOINTS(등과 허리척추사이관절을 움직이는 주요 근육들)

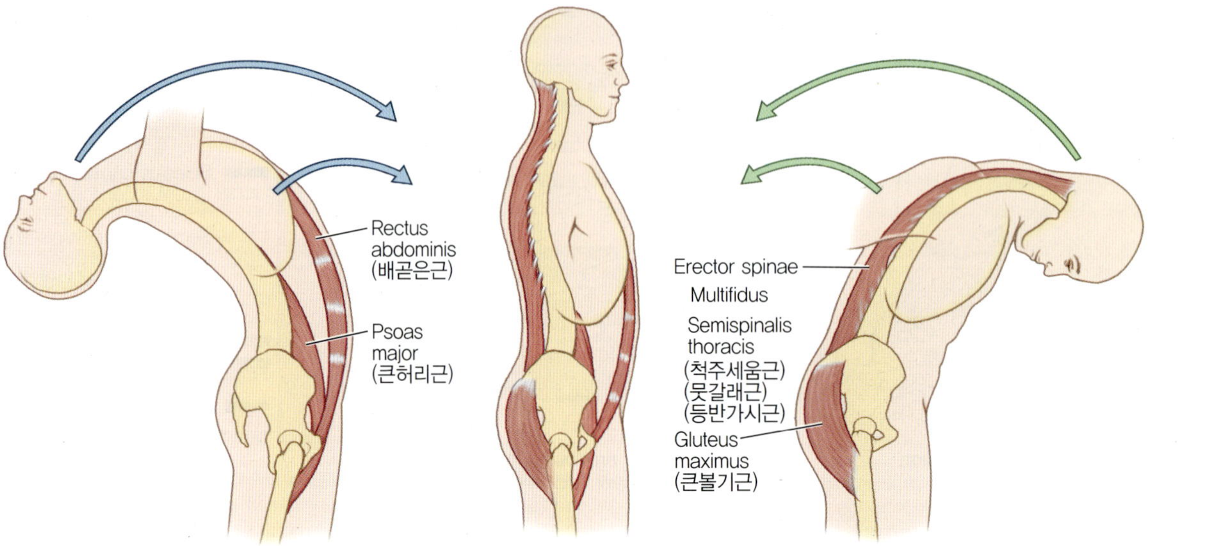

(A) Flexion (starting from extended position) (굽힘)(폄자세에서 시작)

(B) Neutral(중립)

(C) Extension (starting from flexed position) (폄)(굽힘자세에서 시작)

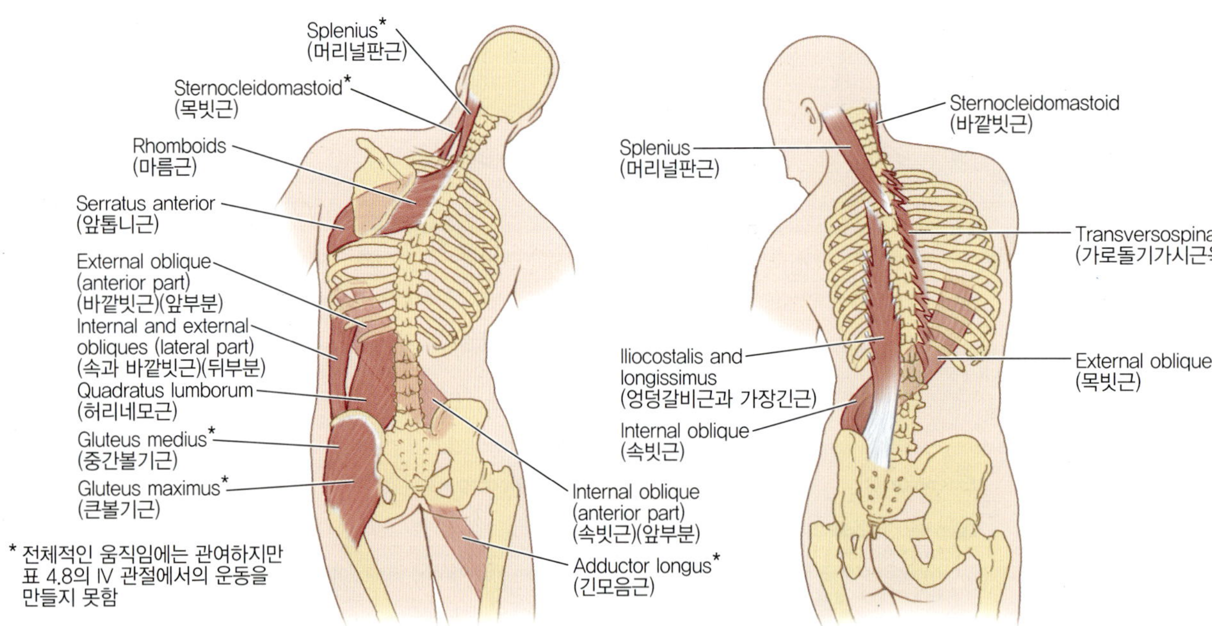

(D) Lateral flexion(가쪽굽힘)
(반대편인 왼쪽으로 굽히기 위해 수축하는 근육들)

(E) Rotation(돌림)
(오른쪽 돌리기 위해 수축하는 근육들)

(계속)

큰 근육보다는 근육의 크기가 작아질수록 일반적으로 몸의 위치에 대한 감각인 proprioception(고유감각)에 대한 감지기로서 근육섬유 사이사이에 맞물려 위치한 *muscle spindle*(근육방추)의 밀도는 높아진다. 이러한 현상은 자세교정이나 정교한 움직임에 사용되는 크기가 작은 근육일수록 고유감각에 대한 feedback(되먹임)을 더 많이 필요로 하기 때문인 것으로 여겨진다. 크기가 작은 근육에 의한 움직임은 근육의 부착장소, 근육섬유의 방향, 그리고 근육이 작용할 때 측정한 *electromyography*(근전도)에 의한 추측으로 설명된다. 하지만 돌림근과 같이 크기가 너무 작고 상대적으로 움직이기 불편한 위치에 놓인 근육의 경우에는 실제로 움직임을 유발할 수 있는가에 대한 의심의 여지가 있다. 게다가 이러한 작은 근육들은 크기가 크고 움직이기 편리한 다른 근육들과 기능적으로 중복되거나 잉여산물이 되는 경우가 종

표 4.9 Principal mescles producing movement of thoracic and lumbar intervertebral joints
(등과 허리척추사이관절을 움직이는 주요 근육들) (계속)

Flextion(굽힘)	Extension(폄)	Lateral Bending(가쪽굽힘)	Rotation(돌림)
양쪽 작용 • Rectus abdominis(배곧은근) • Psoas major(큰허리근) • Gravity(중력)	양쪽 작용 • Erector spinae(척주세움근) • Multifidus(뭇갈래근) • Semispinalis thoracis(등반가시근)	한쪽 작용 • Iliocostalis thoracis and lumborum등과 허리 엉덩갈비근) • Longissimus thoracis(등가장긴근) • Multifidus(뭇갈래근) • External and internal oblique(바깥과 속 빗근) • Quadratus lumborum(허리네모근) • Rhomboids(마름근) • Serratus anterior(앞톱니근)	한쪽 작용 • Rotatores(돌림근) • Multifidus(뭇갈래근) • Iliocostalis(엉덩갈비근) • Longissimus(가장긴근) • 반대쪽 속빗근육과 공조하여 작용하는 바깥빗근 • Splenius thoracis(등널판근)
• 인대: supraspinatus, infraspinatus, flavum • Capsules of zygapophysial joint • 폄근 • 척추뼈몸통(앞으로 apposition) • IV disc (앞으로 compression) • Anulus fibrosus(뒤로 tension)	• 인대: 앞세로 • Capsules of zygapophysial joint • 배근 • Spinous process(주위 돌기와 접촉) • Anulus fibrosus(앞으로 tension) • IV disc (뒤로 compression)	• 인대: 반대쪽 • 가쪽으로 몸통으로 굽히는 반대쪽 근육 • Iliac crest와 thorax 사이의 접촉 • Anulus fibrosus(반대쪽 섬유의 tension) • IV disc(같은쪽 compression)	• 인대: costovertebral • 같은쪽 바깥빗근, 반대쪽 속빗근 • 관절면(apposition) • Anulus fibrosus

표 4.10 PRINCIPAL MESCLES PRODUCING MOVEMENT OF ATLANO-OCCIPITAL JOINTS(고리뒤통수관절을 움직이는 주요 근육들)

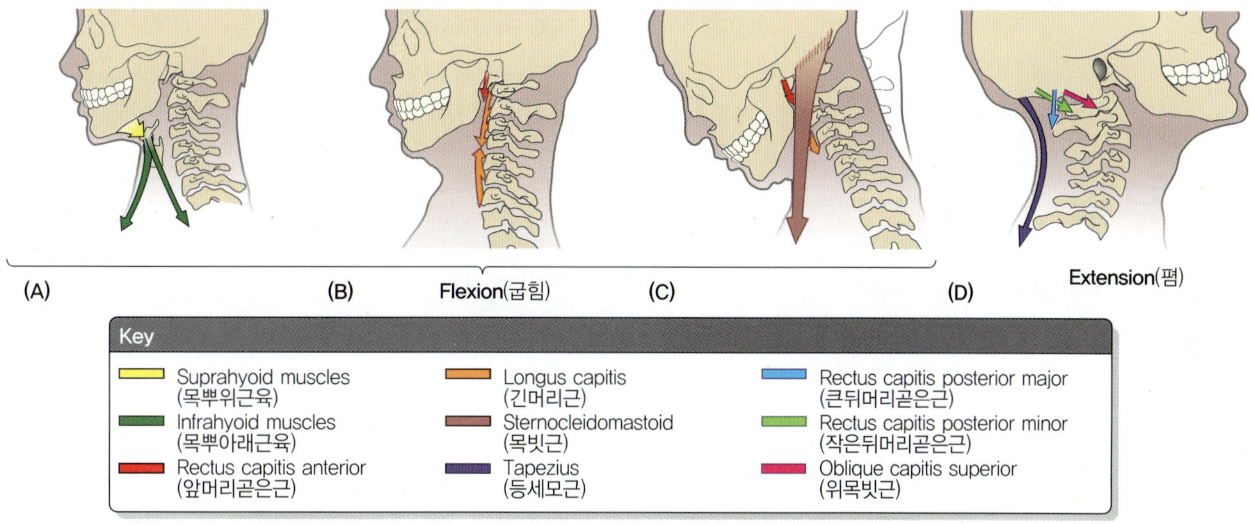

Flextion(굽힘)	Extension(폄)	Lateral Bending(가쪽굽힘) (보여주지 않음)
Longus capitis(긴머리근)	Rectus capitis posterior major(큰뒤머리곧은근)와 rectus capitis posterior minor(작은뒤머리곧은근)	Sternocleidomastoid(목빗근)
Rectus capitis anterior(앞머리곧은근)	Obliquus capitis superior(위머리빗근)	
Sternocleidomastoid(목빗근)의 anterior fibers	Splen capitis(머리널판근)	Rectus capitis lateralis(가쪽머리곧은근)
Suprahyoid(목뿔위근)과 infrahyoid(목뿔아래근)	Longissimus capitis(머리가장긴근)	Longissimus capitis(머리가장긴근)
	Trapezius(등세모근)	Splenius capitis(머리널판근)

종 있다. 그러므로 크고 작은 근육들이 쌍을 이루어 작용하는 경우에는 크기가 작은 근육은 고유감각을 위한 "kinesiological monitors(운동감시자)"로서의 역할을 수행하고 크기가 큰 근육은 직접 움직임을 수행하는 것으로 여겨진다.

Suboccipital muscle들은 C1 척추뼈 위에서 머리를 펴고 C2 척추뼈 위에서 머리와 C1 척추뼈를 돌리는 작용을 한다. Craniovertebral joints(머리척추관절)를 움직이는 주요 근육들은 표 4.10과 4.11에 요약되어 있다. Suboccipital muscle, 머리 뒤부위와 목의 피부에 대한 운동신경지배는 그림 4.25와 표 4.12에 요약되어 있다.

표 4.11 PRINCIPAL MUSCLES PRODUCING MOVEMENT OF ATLANTO-AXIAL JOINTS(고리중쇠관절을 움직이는 주요 근육들)[a]

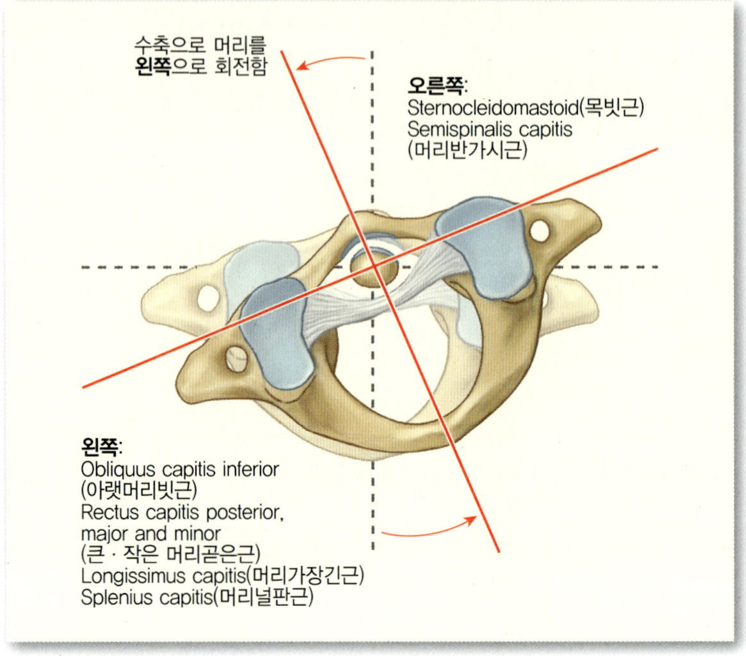

[a]Rotation(돌림)은 이 관절들에서 일어나는 특수한 운동이다. 하나의 관절운동은 다른 관절운동에 관여한다.

임상해부학

Back Sprains and Strains(등삠과 긴장)

Back sprain(등삠)은 탈구와 골절 없이 단지 인대조직 또는 뼈에 부착되는 인대의 손상이다. 과도한 extension(폄) 또는 rotation(돌림)과 같은 척주운동과 관련되는 과도하게 강한 수축이 원인이다.

Back strain(등긴장)은 근육섬유의 긴장 정도 또는 미세파열과 관련이 있다. 특히 lumbar IV joint(허리척추사이관절)의 운동에 관여하는 erector spinae muscle(허리세움근)이 영향을 많이 받는다. 만약 vertebral column(척주)에 가해지는 체중이 적절하지 못하면 등긴장은 근육에 영향을 미친다. 이것이 가장 흔한 아래등통증의 원인이다.

보호기전으로써 등근육이 손상되거나 인대와 같은 구조물에 염증이 생긴 후에는 spasm(연축)이 발생한다. 갑작스런 하나 또는 그 이상의 불수의적 등근육의 수축이 spasm이다. Spasm은 경련, 통증, 기능장애를 수반하여 불수의적인 vertebral column의 움직임과 distortion(비틀림)을 야기한다.

물건을 들어 올릴 때 등을 지레장치로 이용하면 vertebral column, 인대, 근육에 무거운 긴장을 준다. 이러한 긴장은 등을 구부리거나 가능한 한 곧게 유지하고, 들어 올릴 때 도움을 주는 볼기근육과 다리근육을 사용한다면 긴장들이 최소화된다.

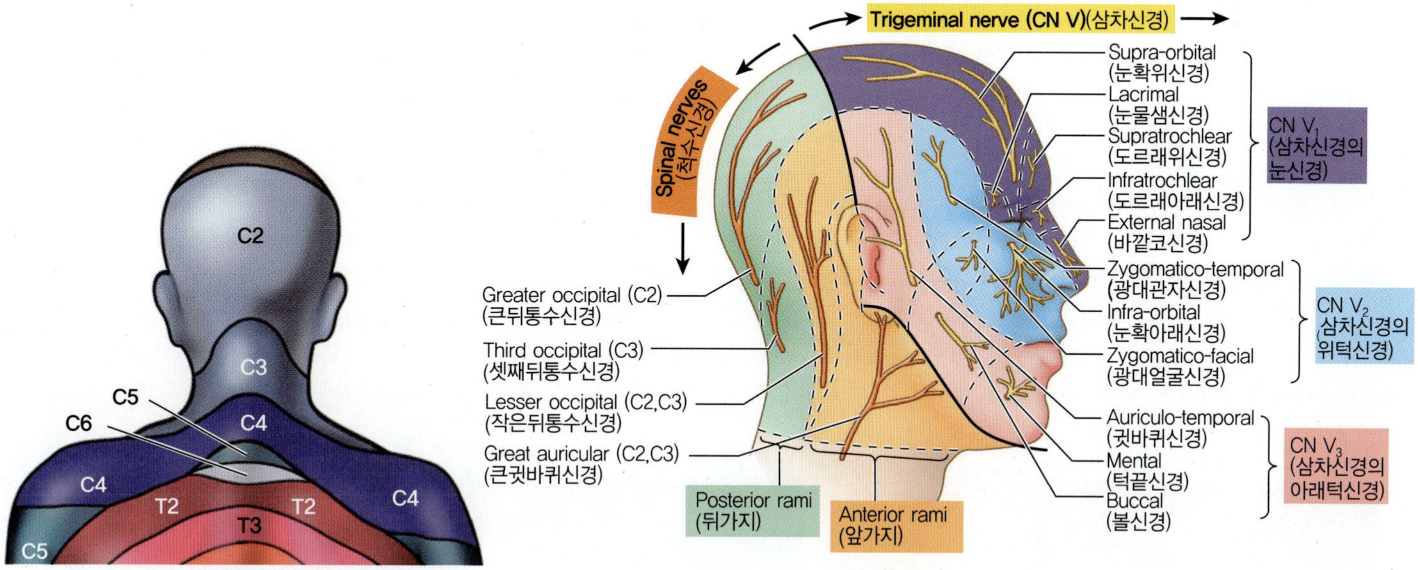

(A) 뒤모습 (B) 가쪽모습

그림 4.25. **Suboccitipal region**(뒤통수밑부위)**와 머리의 감각신경지배. A.** Dermatome(피부분절). **B.** Cutaneous innervation(피부신경지배).

표 4.12 NERVE SUPPLY OF POSTERIOR ASPECT OF HEAD AND NECK(머리와 목 뒷면의 신경지배)

Nerve(신경)	**Origin**(이는곳)	**Course**(경로)	**Distribution**(분포)
Suboccipital(뒤통수밑신경)	척수신경 C1의 뒤가지	Craium과 atlas 사이로 주행하여 suboccipital triangle(뒤통수밑삼각)에 닿음	Suboccipital triangle의 근육
Greater occipital(큰뒤통수신경)	척수신경 C2의 뒤가지	Oblique capitis inferior(아래머리빗근)의 아래에서 나와 뒤머리덮개로 올라감	목과 occipital bone을 덮는 피부
Lesser occipital(작은뒤통수신경)	척수신경 C2~C3의 앞가지	직접 피부로 지나감	위뒤가쪽 목의 피부와 귀 뒤부위의 scalp(머리덮개)
Posterior rami(C3~C7신경)	척수신경 C3~C7의 뒤가지	근육과 피부로 분절형태로 지나감	등의 자체기원근육과 척주에 인접한 피부를 덮음

의학영상

Back(등)

Conventional radiography(단순방사선촬영술)는 뼈와 같이 high-contrast(고대비)의 구조물에 적합하다(그림 4.26A). Digital radiography(디지털방사선영상기법)의 등장으로 resolution(해상도)이 향상되었다.

방사선 비투과성 물질을 이용한 **myelography**(척수조영술)는 spinal cord(척수)와 spinal nerve roots(척수신경뿌리)의 관찰이 가능한 촬영술이다(그림 4.26B). 대부분 MRI로 대체된 myelography는 spinal cord의 subarachnoid space(거미막밑공간)로 contrast material(조영제)를 주사하는 과정이 필요하다. Myelography는 dura mater(경막) 속에서의 subarachnoid space(거미막밑공간)의 범위를 보여준다. 그리고 척수신경뿌리 주변에서는 dural sheaths(경막집) 속에서의 subarachnoid space의 확장된 정도를 보여준다.

Computerized tomography(CT, 컴퓨터단층촬영술)는 뇌와 척수의 gray matter(회색질)와 white matter(백색질)를 구별해준다. 또한 CT는 척주의 골절 여부를 판단하기 위한 방사선검

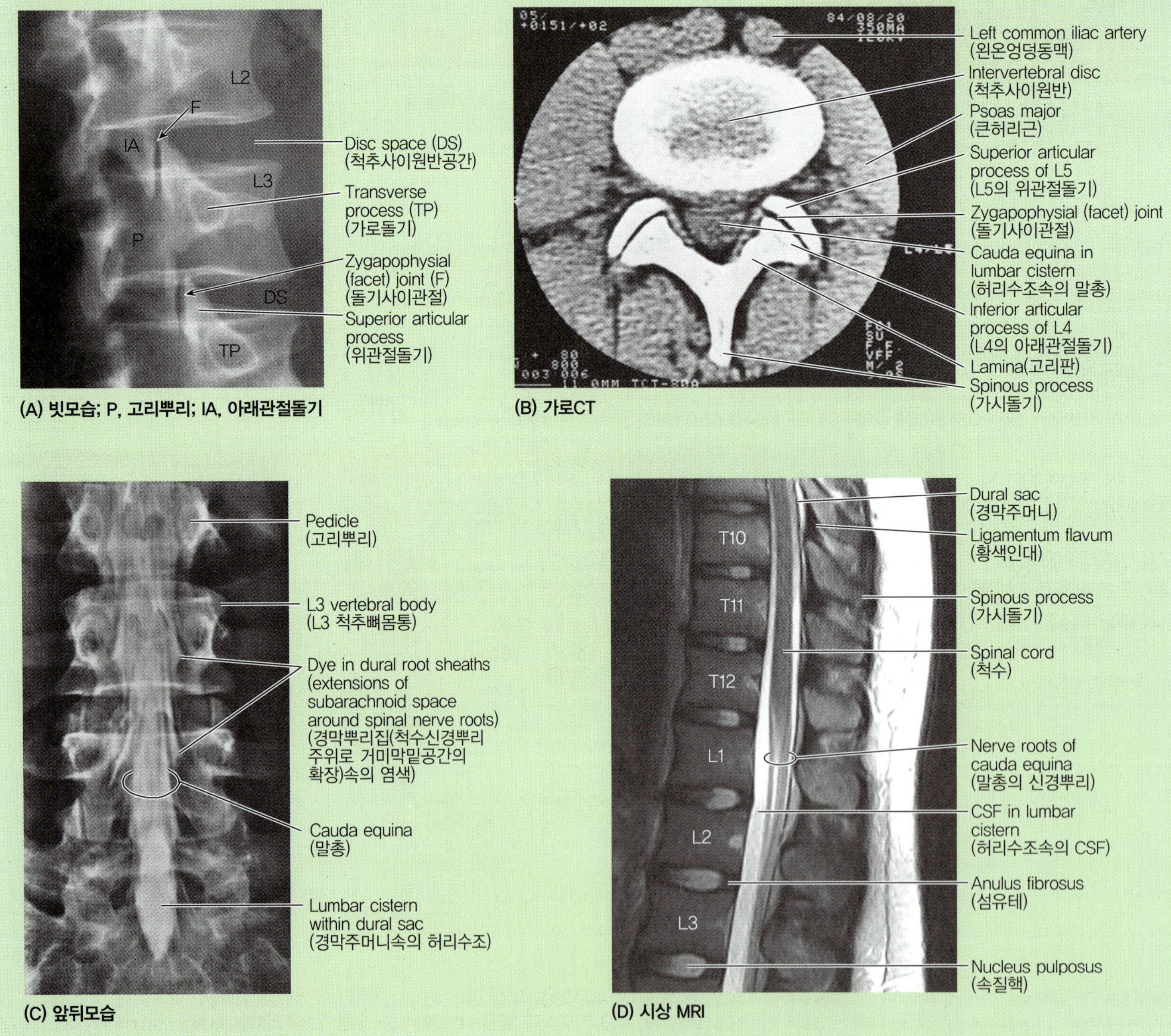

그림 4.26. Vertebral column(척주)**의 영상사진. A.** Lumbar spine(허리척주)의 oblique radiograph(빗방사선촬영). **B.** L4~L5 척추사이원반의 가로절단CT단면. **C.** 허리부의 myelogram(척수조영상). **D.** Vertebral column의 시상MRI 단면.

사에 유용하며, 특히 spinal cord가 어느 정도 눌려 있는지를 판단하는 데 많은 도움을 준다. 밀도가 높은 척추뼈는 X-ray(X선)을 대부분 감쇄시키므로 사진상에서 흰색으로 보인다(그림 4.26B, 4.27). IV disc는 extradural space(경막바깥공간)의 지방조직과 subarachnoid space의 CSF보다 밀도가 높으므로 IV disc의 herniation(탈출)은 CT로 구별이 가능하다. 그림 27C은 3차원으로 재구성된 목부위 CT 이미지이다.

Magnetic resonance Imaging(MRI, 자기공명영상)은 CT와 마찬가지로 컴퓨터를 이용한 영상기법이지만 CT처럼 X선을 사용하지 않는다. MRI는 vertebral column과 spinal cord, 그리고 CSF에 대한 매우 좋은 영상을 제공한다(그림 4.26C). MRI는 IV disc를 이루는 성분은 물론, vertebral body 및 longitudinal ligaments(세로인대)와의 관계도 명확히 보여준다. 탈출된 IV disc의 nucleus pulposus(속질핵)와 척수신경뿌리 사이의 관계 또한 MRI를 통해 잘 알 수 있다. MRI는 IV disc와 관련된 장애를 진단하는 중요한 영상수단이다.

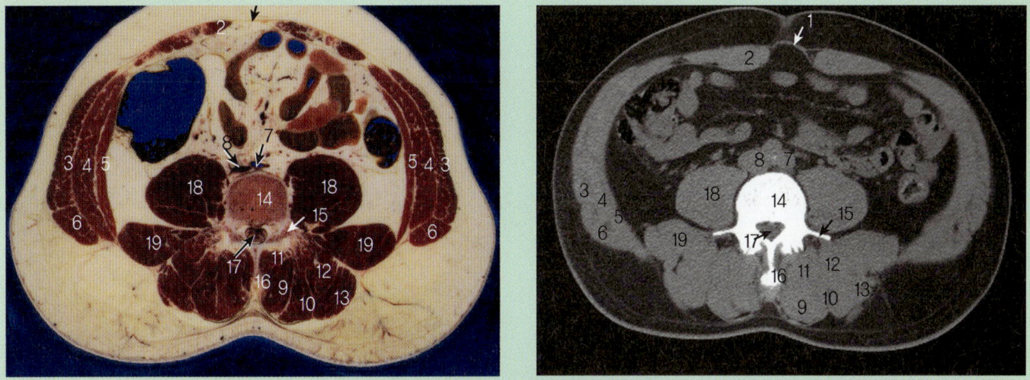

(A) 아래모습 (B) 아래모습

Key for A and B

1	Linea alba	6	Latissimus dorsi	11	Multifidus	16	Spinous process
2	Rectus abdominis	7	Descending aorta	12	Rotatores	17	Cauda equina
3	External oblique	8	Inferior vena cava	13	Iliocostalis	18	Psoas major
4	Internal oblique	9	Spinalis	14	4th lumbar vertebra	19	Quadratus lumborum
5	Transversus abdominis	10	Longissimus	15	Transverse process		

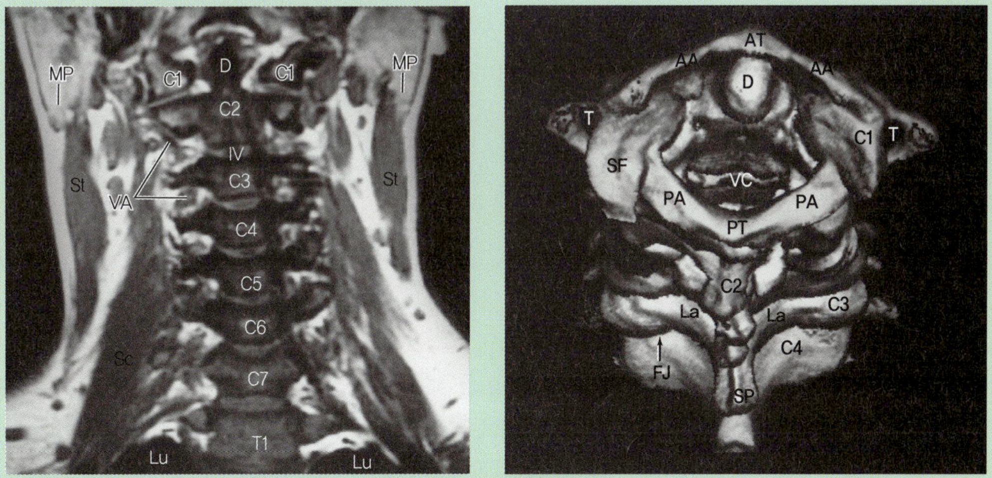

(C) 관상 MRI (D) 뒤모습

Key for C and D

AA	Anterior arch of C1	Lu	Lungs	SP	Spinous process
AT	Anterior tubercle of C1	MP	Mastoid process	St	Sternocleidomastoid
C1 – T1	Vertebrae	PA	Posterior arch of C1	T	Foramen transversarium
D	Dens (odontoid process) of C2	PT	Posterior tubercle of C1	VA	Vertebral artery
FJ	Zygapophysial (facet) joint	Sc	Scalenes	VC	Vertebral canal
La	Lamina	SF	Superior articular facet of C1		

그림 4.27. CT(컴퓨터단층촬영)**영상. A.** Cadaveric specimen(시체)의 L4 척추뼈의 가로절단면. **B.** L4 척추뼈에서의 CT 가로절단면. **C.** 목부위의 관상 MRI 단면. **D.** Cervical spine(목척추)을 3차원으로 재구성한 CT영상.

CHAPTER

5 다리(LOWER LIMB)

이화영 번역

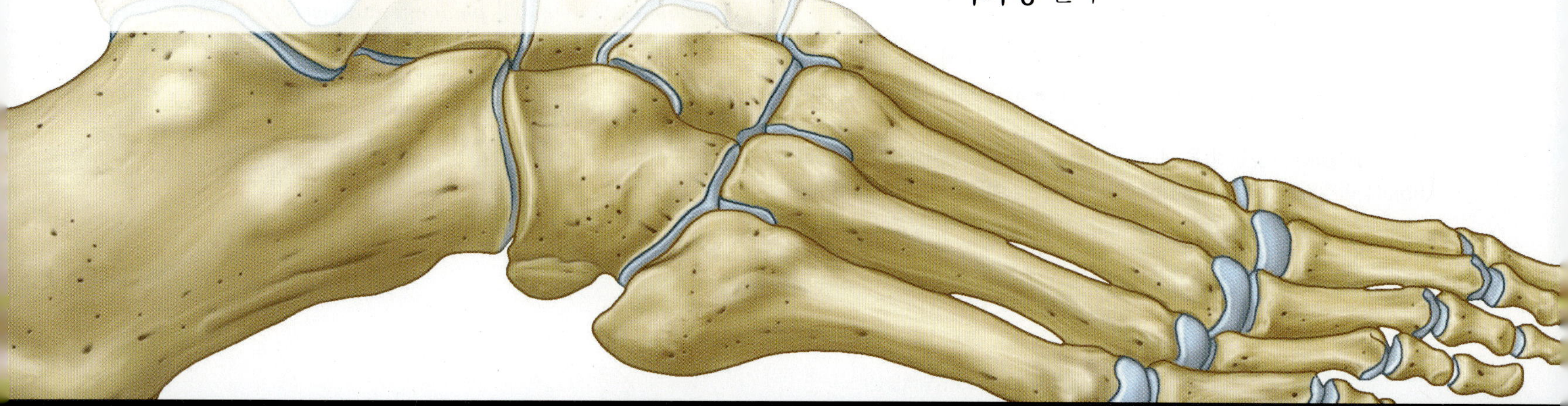

임상해부학 아이콘

구조 변이
생애 단계별 변화
외상
진단
수술
병리

다리는 몸을 이동하고 체중을 지탱하며 평형을 유지하는 기능을 수행한다. 좌우 두 개의 hip bone(볼기뼈)과 sacrum(엉치뼈)이 앞쪽의 **pubic symphysis**(두덩결합)에서 융합하여 고리 모양의 **pelvic girdle**(다리이음뼈)을 만드는데, 이를 통하여 다리가 trunk(몸통)와 연결된다. 다리는 다음 6개의 부위로 구분한다(그림 5.1).

1. **Gluteal region**(볼기부위)은 trunk와 free limb(자유다리)사이의 이행부위로서, **buttock**(볼기)과, hip joint(엉덩관절) 및 femur(넙다리뼈)의 greater trochanter(큰돌기)를 덮고 있는 **hip region**(엉덩부위)으로 이루어진다.
2. **Femoral region**(넓적다리부위)은 thigh(넓적다리)라고도 불리우며, hip(엉덩이)과 knee(무릎)를 연결하는 **femur**(넙다리뼈)로 이루어져 있다.
3. **Knee region**(무릎부위)은 distal femur(먼쪽넙다리뼈)와 proximal tibia(몸쪽정강뼈), proximal fibula(몸쪽종아리뼈) 및 *patella*(무릎뼈), 그리고 이들 사이의 관절로 구성된다. 무릎뒤쪽의 지방으로 채워져 있는 오목한 부분을 *popliteal fossa*(다리오금)라고 한다.
4. **Leg region**(종아리부위)은 knee와 ankle을 연결하는 부위이며, **tibia**(정강뼈)와 **fibula**(종아리뼈)로 구성된다. 종아리의 뒤쪽 융기부분은 **calf**(장딴지)이다. 일반인들은 다리 전체를 “the leg”로 잘못 부르는 경우가 흔히 있다.
5. **Ankle**(발목) 또는 **talocrural region**(발목부위)은 leg의 좁아지는 먼쪽부분과 ankle(talocrural) joint(발목관절)로 구성된다.
6. **Foot region**(발부위)은 다리의 먼쪽부분으로, *tarsus*(발목뼈), *metatarsus*(발허리뼈) 및 *phalanges*(toe bones, 발가락뼈)로 이루어져 있다. 위쪽면이 **dorsum of foot**(발등)이며, 바닥과 닿는 아래면은 **sole**(발바닥) 또는 **plantar region**(발바닥부위)이라고 한다. **Toes**(발가락)는 **digits of the foot**과 같은 의미이다. 손에서와 같이, 첫 번째 발가락인 **great toe**(hallux, 엄지발가락)만이 두 개의 phalanges(발가락뼈)로 이루어져 있고, 나머지 발가락은 각각 세 개의 phalanges로 구성되어 있다.

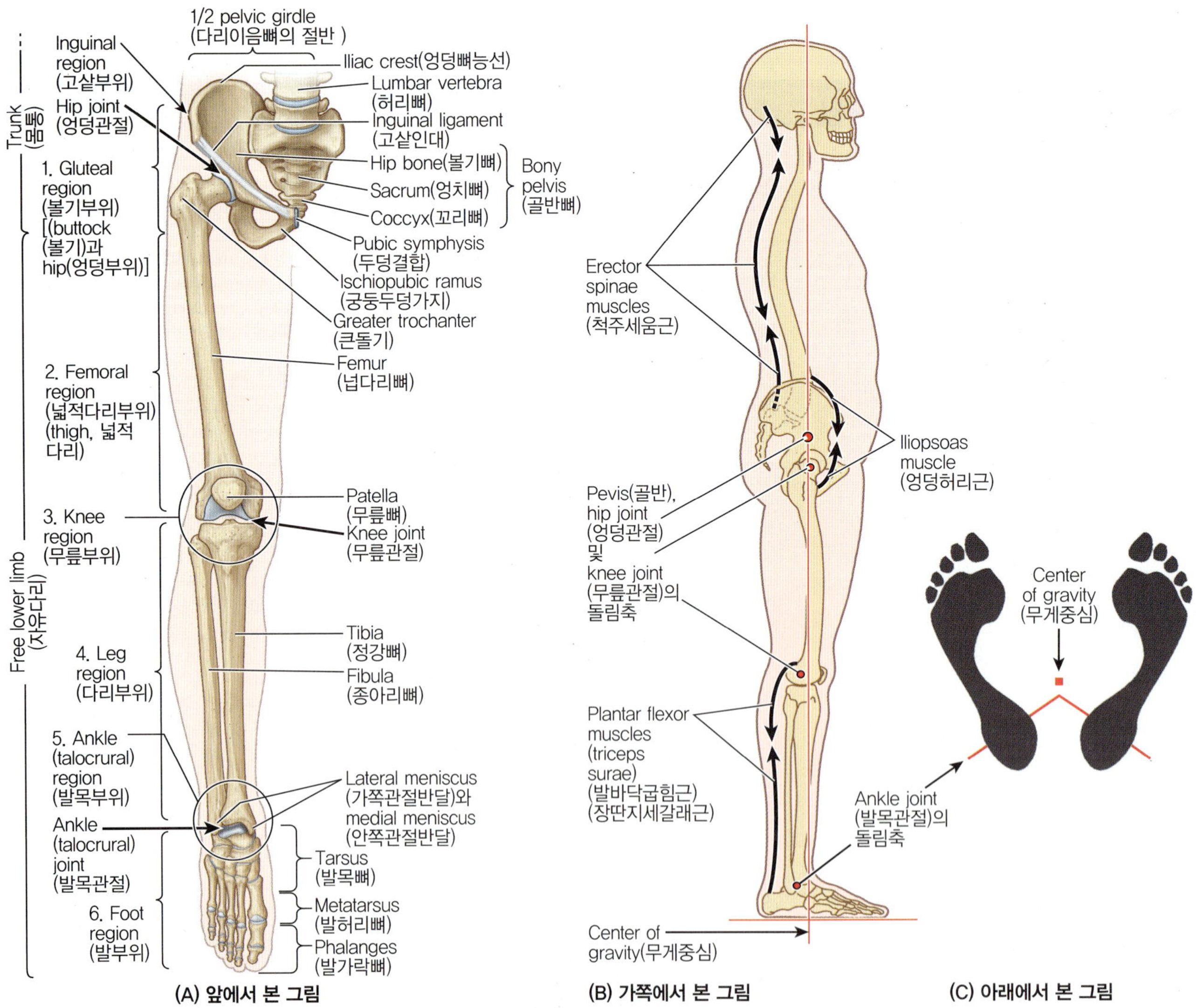

그림 5.1. Lower limb(다리). **A.** 다리의 부위와 다리뼈. **B와 C.** 편하게 서 있는 자세에서 center of gravity(중력의 중심)를 나타내는 그림.

BONES OF LOWER LIMB(다리뼈)

체중은 vertebral column(척주)에서 *sacro-iliac joints*(엉치엉덩관절)를 거쳐 pelvic girdle(다리이음뼈)로 전달되며, 이후 hip joint(엉덩관절)를 통하여 femur(넙다리뼈)로, 다시 femur에서 knee joint(무릎관절)로 전달된다. Knee joint의 체중은 tibia를 통하여 ankle joint로 전달된다. Fibula는 femur와 관절을 이루고 있지 않으므로 체중부하를 받지 않는다. Ankle joint의 체중은 talus(목말뼈)로 이어진다. Talus는 양쪽 발에서 tarsal bone(발목뼈)과 metatarsal bone(발허리뼈)에 의해 형성되는 longitudinal arch of foot(세로발바닥활)의 중심구조이며, 서 있는 자세에서 체중부하가 발꿈치와 발끝 사이에 걸쳐 균등하게 가해지도록 한다. 넓적다리에서 femur의 위치는, 두 발로 서는 직립자세를 효율적으로 보조하기 위하여 비스듬하게 아래안쪽 방향으로 놓여 있다. 따라서 서 있는 자세일 때 무릎이 서로 근접하여 몸통의 바로 아래에 위치하게 되므로, 중력의 중심은 종아리와 발을 지탱하는 수직선상에 놓이게 된다(그림 5.1과 5.2A, E). 여성에서의 femur 기울기가 남성에 비하여 좀 더 큰 각도로 기울어져 있는데 이는 여성의 골반뼈 너비가 더 넓기 때문이다.

Hip Bone(볼기뼈)

각각의 **hip bone**은 세 개의 뼈, 즉 ilium(엉덩뼈), ischium(궁둥뼈) 및 *pubis*(두덩뼈)가 융합되어 완성된다(그림 5.3A). 이 뼈들은 사춘기까지는 **triradiate cartilage**(작은골반연골)에 의해 분리되어 있다. 이후 15~17세가 되면 이 연골이 사라지며 세 뼈가 융합하기 시작하고, 20~25세 사이에 완전한 융합이 일어난다.

Ilium(엉덩뼈)은 hip bone 중 가장 위쪽에 위치하며 가장 큰 부분으로, hip bone의 가쪽에서 head of the femur(넙다리뼈머리)와 관절을 이루고 있는 acetabulum(절구)이라는 컵 모양 공간의 윗부분을 형성한다(그림 5.3). Ilium은 body(몸통)와 ala(날개)로 구성되며, **body**는 pubis 및 ischium과 결합하여 acetabulum을 형성하고, **ala**는 위쪽에서 **iliac crest**(엉덩뼈능선)를 이룬다.

Ischium(궁둥뼈)은 acetabulum과 hip bone의 뒤아래부분을 이루고 있다. Body of ischium(궁둥뼈몸통)은 ilium 및 superior ramus of the pubis(두덩뼈위가지)와 만나서 acetabulum을 형성한다. **Ramus of ischium**(궁둥뼈가지)은 pubis의 inferior ramus(두덩뼈아래가지)와 만나서 **ischiopubic ramus**(궁둥두덩가지)를 형성한다(그림 5.3C).

Pubis(두덩뼈)는 acetabulum의 앞부분과 hip bone의 앞안쪽부분을 이룬다. 오른쪽 body of pubis(두덩뼈몸통)는 pubic symphysis(두덩결합)에서 왼쪽 pubis와 융합하며, 위와 아래 방향으로 두 개의 **rami**(가지)를 내고 있다.

해부학적 자세에서, hip bone 혹은 pelvis의 위치(그림 5.3B,C)는 다음과 같이 놓이게 된다.

- Anterior superior iliac spine(위앞엉덩뼈가시)과 pubis의 앞위면이 동일한 관상면에 놓인다.
- Pubis의 symphysial surface(두덩결합면)는 수직 방향으로, 정중면에 평행하게 위치한다.
- Body of the pubis의 속면은 대부분 위쪽을 향한다.
- Acetabulum은 아래가쪽을 향하며, acetabular notch(절구패임)는 아래쪽을 향한다.
- Obturator foramen(폐쇄구멍)은 acetabulum보다 아래안쪽에 놓인다.

임상해부학

Fractures of Hip Bone(볼기뼈 골절)

Hip bone의 fracture는 "pelvic fracture(골반골절)"이다. *Hip fracture*(볼기골절)라는 용어는, femoral head와 femoral neck 및 trochanter에 일어나는 골절에 가장 흔히 사용된다.

Hip bone의 avulsion fracture(찢김골절)는 급격하게 힘이 가해지거나 또는 힘이 감해지는 운동을 하는 도중에 발생할 수 있다. 이 경우 anterior superior iliac spine과 같은, 뼈의 작은 일부분이 힘줄이나 인대조각이 부착된 채로 떨어져나간다. 나이가 많은 환자의 pelvic fracture는 흔히, pubis와 pubic rami, 그리고 acetabulum으로 형성되는 뼈고리에 적어도 두 군데 이상의 골절이 발생하게 된다. 단단한 구조를 이루는 고리에서 한쪽 면만 부러지는 경우는 없기 때문이다.

Femur(넙다리뼈, 대퇴골)

Fenur(넙다리뼈)는 몸에서 가장 길고 무거운 뼈이다. Femur는 **shaft**(**body,** 몸통)와 위쪽(또는 몸쪽)끝 그리고 아래쪽(또는 먼쪽)끝으로 이루어져 있다(그림 5.2). 몸통은, 뒤면에 튀어나온 아래쪽으로 가면서 서로 멀어지는 형태의 이중 능선인 **linea aspera**(거친선) 부분을 제외하고는 대부분의 표면이 매끈하고 둥글다. 넙다리뼈의 몸쪽끝은 head와 neck, 그리고 두 개의 돌기[greater trochanter(큰돌기) 및 lesser trochanter(작은돌기)]로 이루어진다. **Head of the femur**(넙다리뼈머리)는 안쪽에 있는 오목하게 패인 **fovea for the ligament of the head**(넙다리뼈머리오목)를 제외하고는 관절연골로 덮여 있다. **Neck of the femur**(넙다리뼈목)는 사다리꼴의 형태를 하는데, 좁아지는 쪽끝은 head를 지지하고 있고, 넓은 바닥은 shaft로 연속된다.

Neck of the femur가 shaft와 연결되는 곳에는 크고 뭉툭한 융기인 두 개의 돌기가 있다. 원뿔 모양의 **lesser trochanter**는 끝이 둥글며 목과 몸통 연결부의 뒤안쪽부분에서부터 안쪽을 향하여 뻗어 있다(그림 5.2A). **Greater trochanter**는 가쪽에 위치한 큰 돌기로, 목이 몸통과 연결되는 부분에서부터 위안쪽을 향하여 뻗어 있다. **Intertrochanteric line**(돌기사이선)은 greater trochanter에서 lesser trochanter로 이어지는 거친 능선이다. 이와 모양은 비슷하나 좀 더 부드러운 능선인 **intertrochanteric crest**(돌기사이능선)는 두 개의 돌기 사이를 뒤면에서 서로 연결한다(그림 5.2B).

Femur의 먼쪽끝은 나선형으로 휘어진 두 개의 **femoral condyle** (**medial**과 **lateral,** 안쪽관절융기 및 가쪽관절융기)을 만든다. Femoral condyle은 tibial condyles(정강뼈관절융기)과 관절을 이루면서 무릎관절을 형성한다.

Femur의 몸쪽끝은 L자 모양을 만들며 구부러져 있으므로, 머리

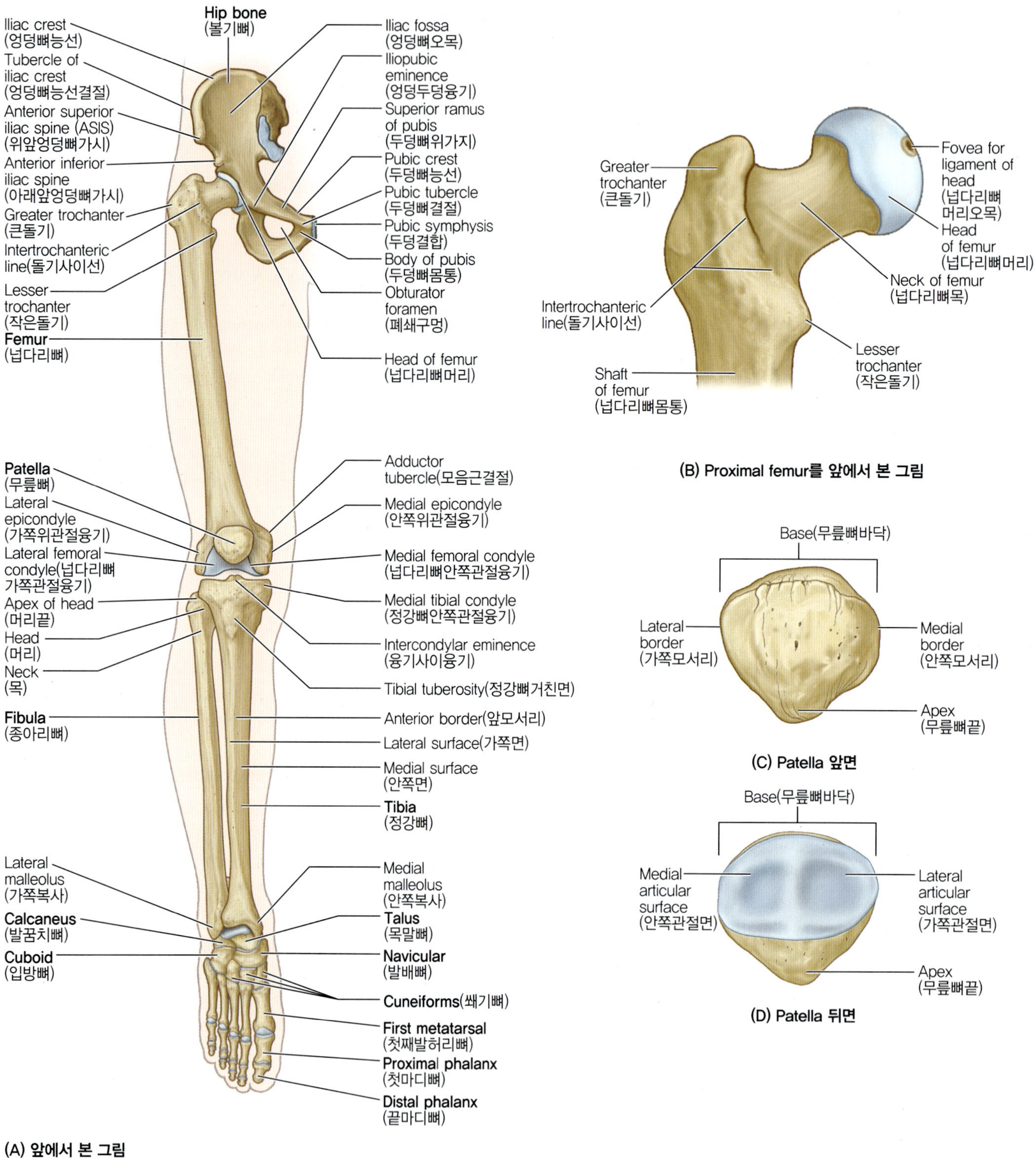

그림 5.2. Bones of lower limb(다리뼈). (계속)

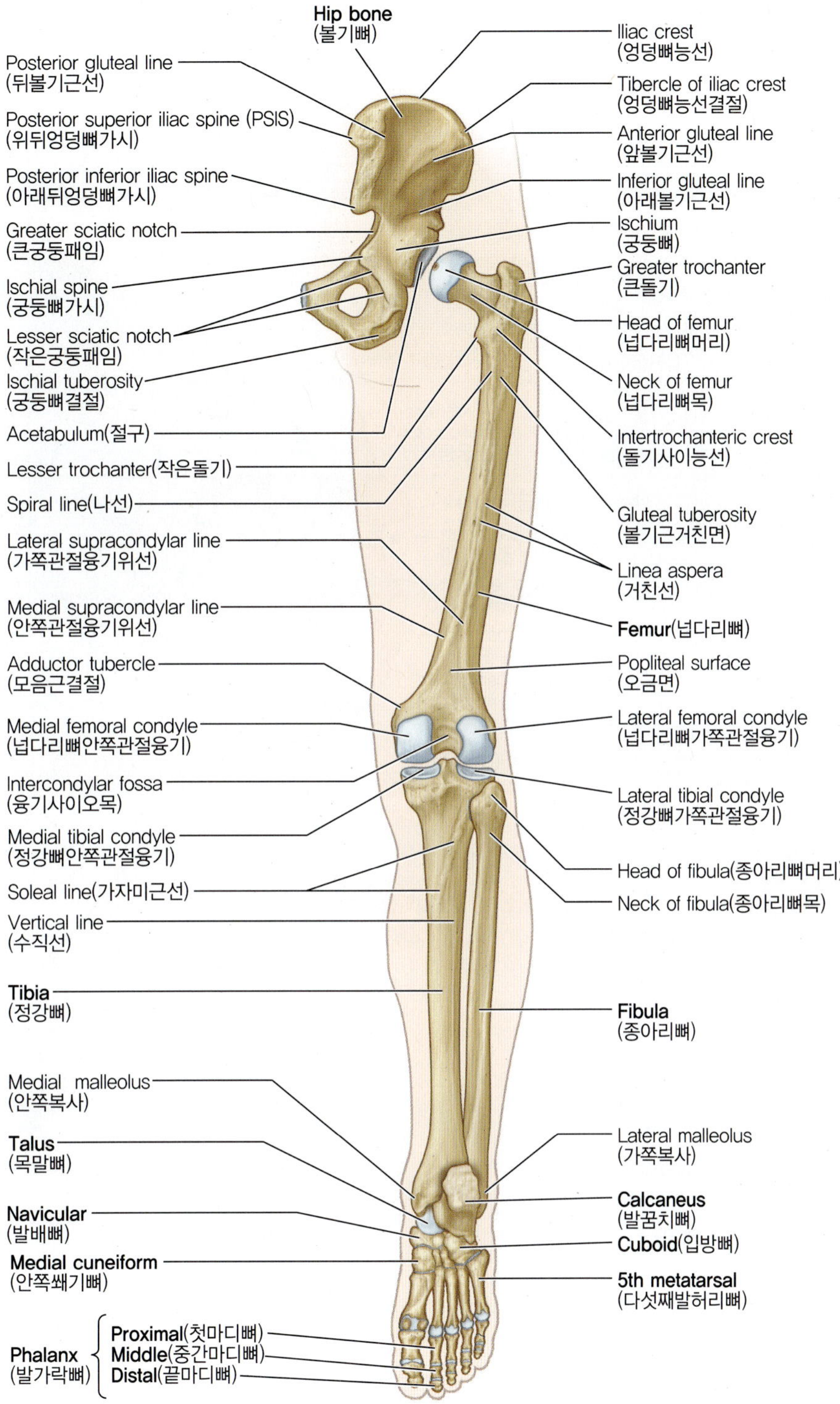

(E) 뒤에서 본 그림

그림 5.2. Bones of lower limb(다리뼈). (계속)

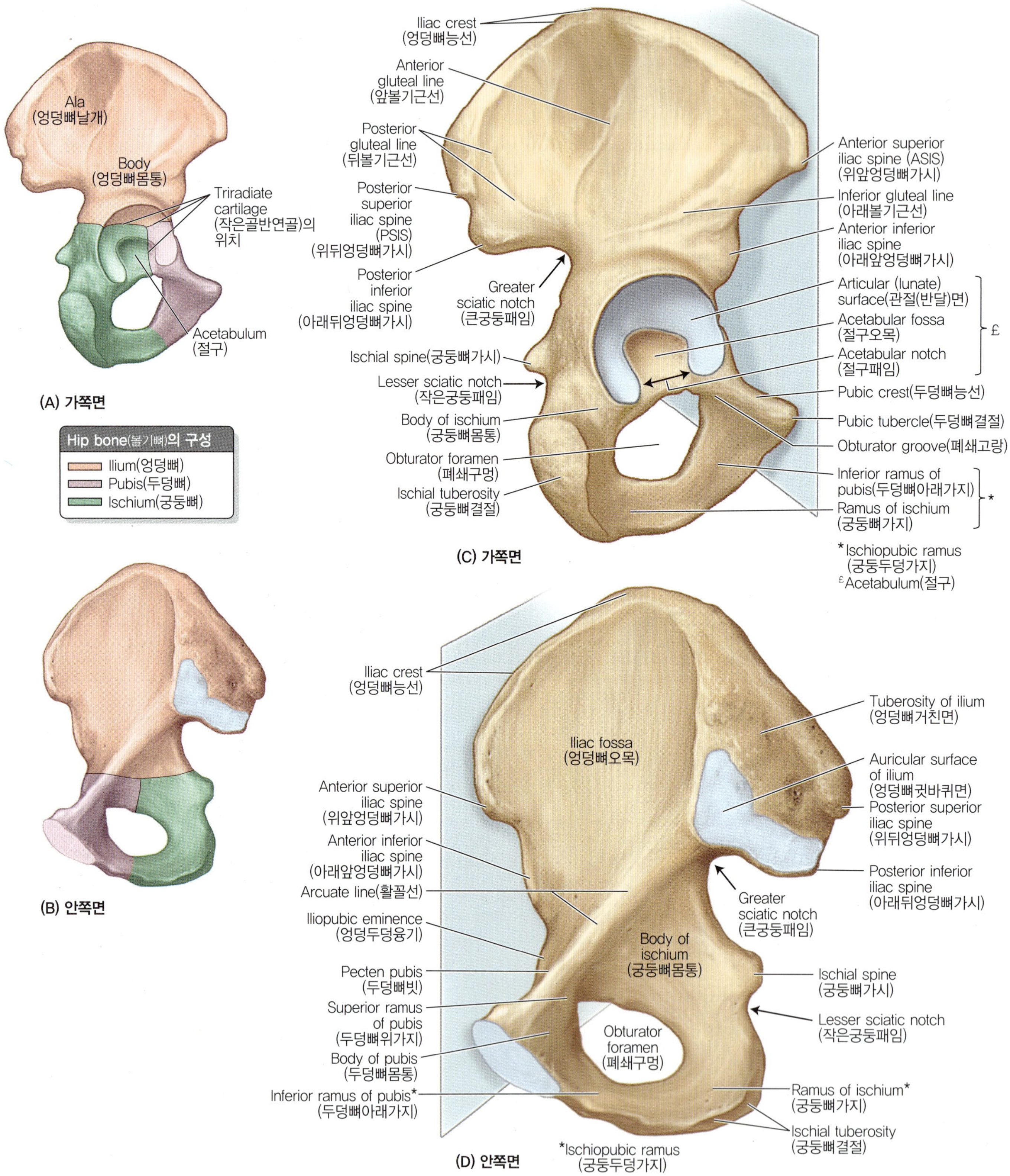

그림 5.3. Hip bone(볼기뼈)**. A와 B.** 생후 13세경 hip bone의 각 부분. **C와 D.** 해부학자세에서 본 성인의 오른쪽 hip bone. 이 자세에서 anterior superior iliac spine(ASIS)과 pubis(두덩뼈)의 앞면은 동일한 수직면에 놓인다(파란색으로 표시).

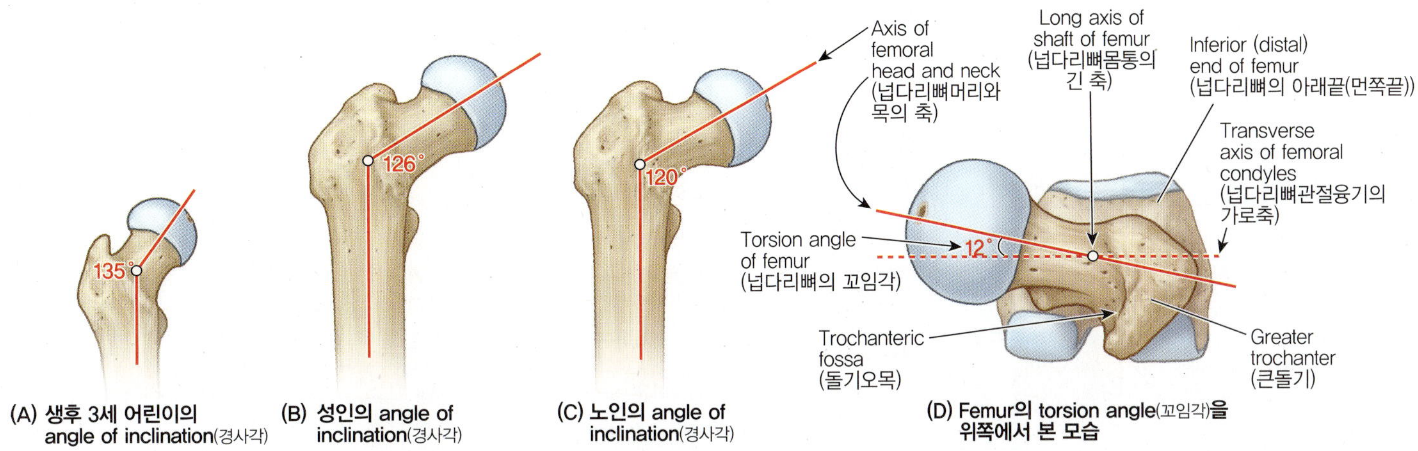

그림 5.4. Femur의 angle of inclination(경사각)과 torsion angle(꼬임각).

와 목의 긴축은, 비스듬히 기울어진 몸통축과 이루는 각을 중심으로, 위안쪽방향을 향하게 된다(그림 5.4). 이 **angle of inclination**(경사각)은 둔각으로, 성인에서 115~140도이며 평균 126도이다. 여성의 경우에는 acetabulum 사이의 간격이 더 넓고 femoral shaft의 경사도가 더 심하므로 이 경사각의 각도는 더 작다. 이 경사각은 head와 neck이 acetabulum에 대하여 더욱 심한 수직방향으로 놓이게 함으로써 hip joint에서 femur의 운동성을 증가시킨다. 이는 두발보행에는 도움이 되나 femoral neck에는 상당한 부담을 주게 된다. Osteoporosis(뼈엉성증)로 인하여 뼈가 약해져 있는 노인의 경우에는 약간의 비틀거림으로도 neck의 fracture가 발생할 수 있다.

Femur를 위쪽에서 관찰하여 몸쪽끝이 먼쪽끝의 위로 겹쳐지도록 하여 보면(그림 5.4D), femur에서 head와 neck을 지나는 축과 femoral condyle 사이의 가로축이 shaft의 긴축을 교차하면서 **torsion angle**(꼬임각) 또는 **angle of declination**(회선각)을 이루고 있음을 알 수 있다. 이 꼬임각은 남성에서 평균 7도, 여성에서 평균 12도이다. 이러한 꼬임각과 경사각으로 인하여, 비스듬히 놓인 acetabulun 안에서 일어나는 femoral head의 돌림 운동이 thigh(넓적다리, 넙다리)의 굽힘과 폄, 벌림과 모음 및 돌림 운동으로 전환될 수 있다.

Patella(무릎뼈)

Patella(knee cap)는 출생 후 인대 속에서 형성되는 sesamoid bone(큰종자뼈)이다. 이 삼각형의 뼈는 femur(넙다리뼈)의 patellar surface(무릎면)와 관절을 이룬다(그림 5.2A,C). 피부 밑에 위치한 patella의 **앞면**은 볼록하며, 두꺼운 **바닥**(위모서리)은 아래앞쪽으로 기울어져 있고, 두 개의 lateral & medial **border**(가쪽모서리 및 안쪽모서리)는 아래쪽으로 가면서 모여 뾰족한 **apex**(무릎뼈끝)를 이룬다. 또한 **관절면**(뒤면)은 매끄러우며 두꺼운 관절연골층으로 덮여 있고 vertical ridge(세로능선)에 의해 medial and lateral articular surfaces(안쪽관절면과 가쪽관절면)로 구분된다(그림 5.2C,D).

Tibia(정강뼈)

체중을 지탱하는 큰 뼈인 tibia(shin bone)는 위쪽에서 femoral condyle(넙다리뼈관절돌기)과, 아래쪽에서 talus(목말뼈)와, 그리고 가쪽에서는 fibula와 몸쪽끝 및 먼쪽끝에서 관절을 형성한다(그림 5.2). Tibia의 먼쪽끝은 몸쪽끝보다 작으며 관절면이 있어 fibula 및 talus와 관절을 형성한다. **Medial malleolus**(안쪽복사)는 distal end of tibia의 안쪽에서 아래로 향하여 돌출된 돌기이다(그림 5.5A). Tibia의 커다란 **nutrient foramen**(영양구멍)은 뼈 뒤면의 몸쪽 1/3 부분에 위치한다(그림 5.5B). Nutrient foramen에서 시작되는 긴 **nutrient canal**(영양관)은 tibia에서 아래쪽으로 진행하여 marrow cavity로 들어간다. 그 외의 특징은 그림 5.5에 설명되어 있다.

Fibula(종아리뼈)

가느다란 fibula는 tibia의 뒤가쪽에 위치하며 주로 근육의 부착부위로 이용된다(그림 5.2, 5.5). Fibula의 몸쪽끝에는 좁은 neck과 그보다 위쪽에 큰 **head**가 있다. Fibula는 먼쪽끝에서 굵어져 **lateral malleolus**(가쪽복사)를 이루는데, lateral malleoulus는 medial malleolus보다 튀어나왔으며 더 뒤쪽에 위치하고 1 cm 정도 더 멀리까지 뻗어 있다. Fibula는 체중을 지탱하는 데 직접 관여하지는 않으나, lateral malleolus는 talus의 trochlea가 놓이는 socket(절구오목)의 가쪽부분을 구성하고 있다. Tibial shaft와 fibular shaft는 이들의 전체 길이에 걸쳐 **interosseous membrane**(뼈사이막)에 의해 연결되어 있다.

Tarsus, Metatarsus and Phalanges (발목뼈, 발허리뼈 및 발가락뼈)

Bones of foot(발의 뼈)은 tarsus(발목뼈), metatarsus(발허리뼈) 및 phalanges(발가락뼈)로 구성된다(그림 5.2, 5.6).

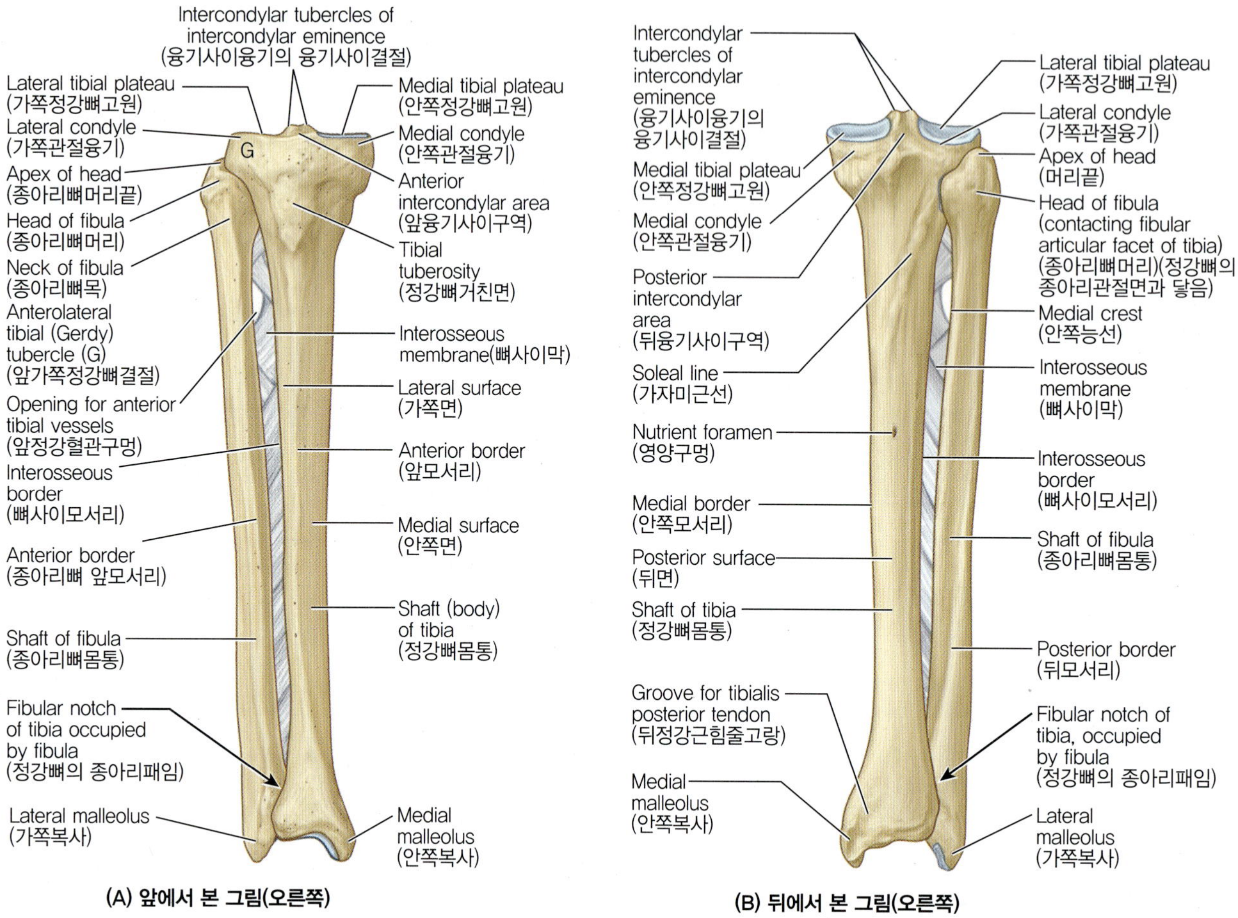

그림 5.5. Right tibia(오른쪽 정강뼈)와 right fibula(오른쪽 종아리뼈). 두 뼈의 몸통은 비스듬한 섬유로 이루어진 강력한 interosseous membrane(뼈사이막)에 의하여 서로 연결되어 있다.

TARSUS(발목뼈)

Tarsus는 calcaneus(발꿈치뼈), talus(목말뼈), cuboid(입방뼈), navicular(발배뼈) 및 세 개의 cuneiforms(쐐기뼈) 등 일곱 개의 뼈로 이루어진다. 이 중 talus만이 종아리의 뼈와 관절을 이루고 있다. **Calcaneus**(발꿈치뼈)는 발에서 가장 크고 강한 뼈이다. 이 뼈는 위쪽으로는 talus와, 앞쪽으로는 cuboid와 관절을 이룬다(그림 5.6A). Calcaneus는 talus로부터 대부분의 체중을 받아 바닥으로 전달한다. Calcaneus 안쪽표면의 위모서리로부터 뻗어 있는 **sustentaculum tali**(talar shelf, 목말받침돌기)는 head of talus(목말뼈머리)를 지탱한다(그림 5.6B). Calcaneus의 뒤부분에는 **calcaneal tuberosity**(발꿈치뼈융기)라는 커다란 돌기가 있으며, 이 돌기의 plantar aspect(발바닥쪽면)에 *medial process*(안쪽결절)와 *lateral process*(가쪽결절)가 있다. 이보다 더 앞쪽으로 *calcaneal tubercle*(발꿈치뼈결절)이라는 좀 더 작은 돌기가 있다(그림 5.6B).

Talus(목말뼈, 발목의 뼈)는 머리, **목** 그리고 몸통으로 이루어져 있다(그림 5.6C). 위면인 **trochlea of talus**(목말뼈도르래)는 정강뼈로부터 전달되는 체중을 지탱하며 양쪽 두 개의 복사와 관절을 형성한다. Talus는 calcaneus의 앞쪽 2/3부분에 놓여 있다. Talus는 표면 대부분이 관절연골로 덮여 있어서 근육이나 인대가 부착하지 않는다. 둥근 **head of talus**(목말뼈머리)는 부분적으로 calcaneus의 sustencular tali에 놓여 있으며, 앞쪽에서 navicular(발배뼈)와 관절을 이룬다(그림 5.6B,E).

납작한 배(boat) 모양의 **navicular**(발배뼈)는 talar head와 cuneiform(쐐기뼈) 사이에 위치한다. Navicular의 안쪽 면은 아래쪽으로 튀어나와 **tuberosity of navicular**(발배뼈거치면)를 만든다. 이 tuberosity가 너무 튀어나와 있으면 신발의 안쪽부분을 압박하여 발의 통증을 일으키기도 한다.

Cuboid(입방뼈)는 tarsus의 먼쪽 열에 위치한 뼈 중에서 가장 가쪽에 위치한다. Cuboid의 가쪽 및 바닥 쪽에서, **tuberosity of cuboid**(입방뼈거친면)(그림 5.6B)의 앞에 fibularis longus muscle(긴종아리근)의 힘줄이 지나가는 고랑이 있다(그림 5.6B,C).

Cuneiform(쐐기뼈)은 **안쪽**(첫째), **중간**(둘째) 및 **가쪽**(셋째) 세 개의 뼈로 구성된다. 각각의 cuneiform은 뒤로는 navicular와 관절을 이루며, 앞으로는 마주 닿는 metatarsal의 바닥과 관절을 이루고 있다. 이 외에도 lateral cuneiform은 cuboid와 관절을 형성한다.

METATARSUS(발허리뼈)

Metatarsus는 다섯 개의 긴 뼈로 이루어지며, 이들은 tarsus와 phalanges 사이를 연결한다. 발의 안쪽에서부터 순서에 따라 번호

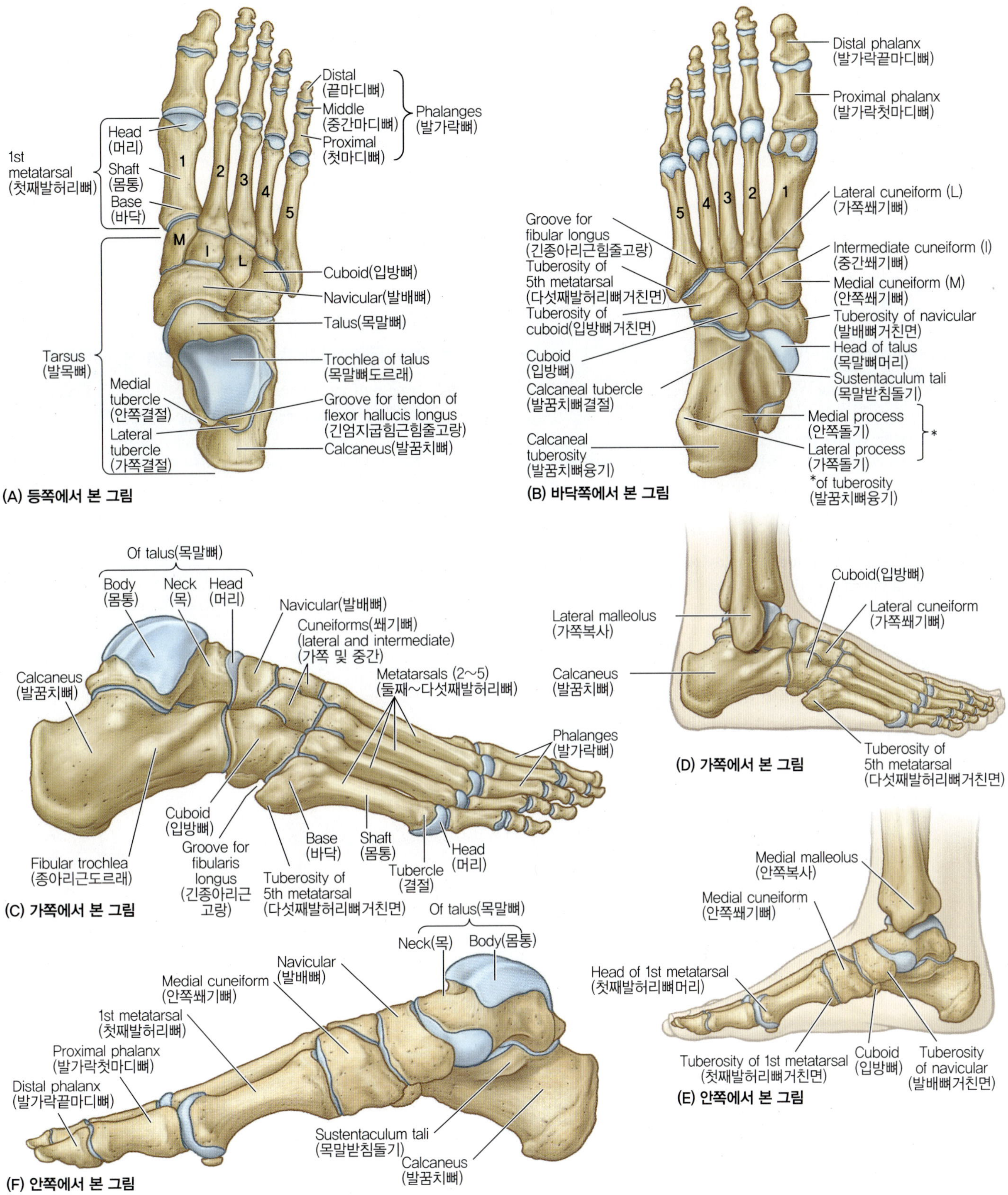

그림 5.6. **Bones of foot**(발뼈). 파란색, articular cartilage(관절연골)

를 매긴다(그림 5.6B,C). **1st metatarsal**(첫째발허리뼈)은 다른 것들보다 짧고 굵다. **2nd metatarsal**(둘째발허리뼈)은 가장 길다. 각각의 metatarsus는 가까운쪽부터 base(바닥), shaft(몸통) 및 head(머리)로 구성된다. 각 base of the metatarsal(발허리뼈바닥)은 cuneiform 및 cuboid와 관절을 형성한다. 1st metatarsal과 5th metatarsal의 바닥에는 커다란 거친면이 있으며, **tuberosity of the 5th metatarsal**(다섯째발허리뼈거친면)이 cuboid의 가쪽모서리 위로 돌출되어 있다(그림 5.6C). Head of the metatarsal(발허리뼈머리)은 proximal phalange(발가락첫마디뼈)와 관절을 이룬다.

PHALANGES(발가락뼈)

Phalanges(발가락뼈)는 14 개가 있다. 1st digit(첫째발가락, 엄지발가락)는 두 개의 발가락뼈로 되어 있다(proximal and distal); 이에 비해 나머지 네 개의 발가락은 각각 세 개씩의 발가락뼈로 구성된다(proximal, middle and distal)(그림 5.6A 및 B). 각각의 **phalanx**는 base(바닥, 몸쪽), **shaft**(몸통) 및 head(머리, 먼쪽)로 이루어져 있다.

임상해부학

Femoral Fractures(넙다리뼈골절)

Neck of the femur는 특히 여성에서 osteoporosis(뼈엉성증)로 인해 이차적인 골절이 일어나는 가장 흔한 부위이다. **Proximal femur의 골절**은 *transcervical*(목을 가로지르거나) 또는 *intertrochanteric*(큰돌기와 작은돌기 사이) 등 여러 부위에서 발생할 수 있다(그림 B5.1A, B). Femoral shaft(넙다리뼈몸통)는 크고 튼튼하지만, 교통사고에서와 같이 직접적으로 심한 손상을 받게 되면 *spiral fracture*(나선형골절)와 같은 골절이 일어날 수 있다(그림 B5.1C). Distal femur(넙다리뼈먼쪽부분)의 fracture는 condyles(관절융기)이 분리되어 knee joint의 misalignment(오정렬)를 유발할 수 있다.

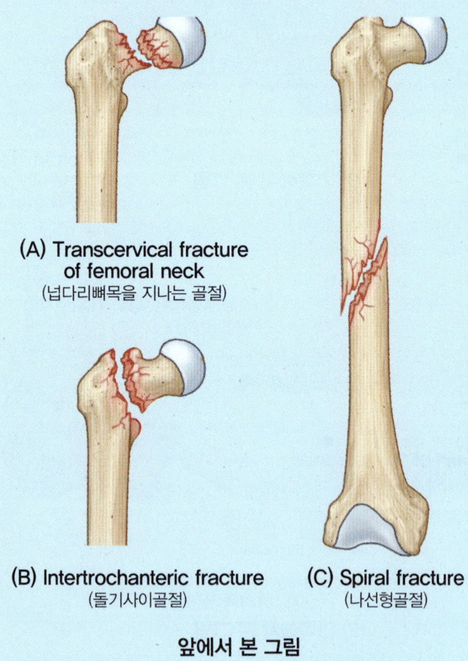

그림 B5.1. Femoral fractures(넙다리뼈골절).

Coxa Vara(굽은넙다리뼈)와 Coxa Valga(펴진넙다리뼈)

Angle of inclination(경사각)은 나이, 성별 및 femur의 발달 상태(예: femoral neck의 ossification에 선천결함이 있는 경우)에 따라 차이를 보인다. 또한 femoral neck을 약화시키는 병적인 변화(예: rickets, 구루병)에 의해서도 달라질 수 있다. 경사각이 감소된 상태가 coxa vara(굽은넙다리뼈)이며(그림 B5.2A); 경사각이 증가된 경우는 **coxa valga**(펴진넙다리뼈)이다(그림 B5.2B). Coxa vara인 경우 hip joint에서 수동적인 abduction이 제한된다.

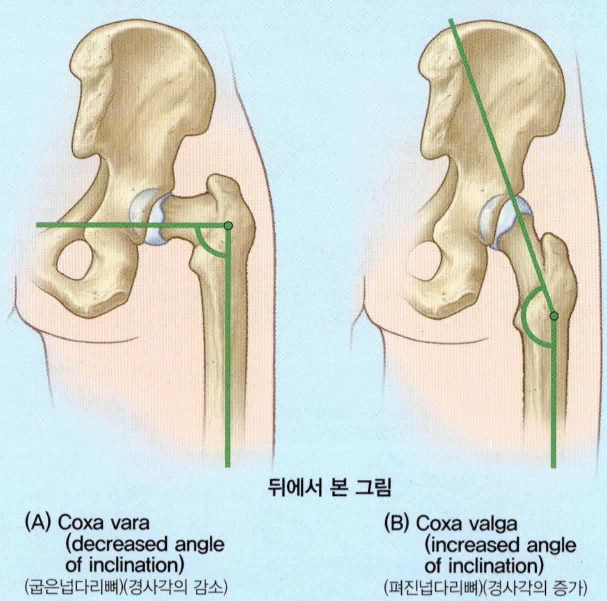

그림 B5.2. Coxa vara(굽은넙다리뼈)와 coxa valga(펴진넙다리뼈).

Tibial Fracture(정강뼈골절)와 Fibular Fracture(종아리뼈 골절)

Tibial shaft는 아래와 중간 1/3의 경계부분에서 가장 좁아지는데, 이 부위에서 골절이 가장 흔히 발생한다. Tibial shaft는 그 앞면이 바로 피부 밑에 위치하므로, 이 부위는 피부가 관통되고 혈관 손상이 동반되는 *open fracture*(개방골절, compound fracture(복잡골절)(그림 B5.3A) 또는 diagonal fracture(대각골절)(그림 B5.3C)가 가장 흔히 발생하는 곳이다. Nutrient canal(영양구멍)을 지나는 tibial fracture는 nutrient artery의 손상으로 인하여 뼈조각의 nonunion(불유합)이 일어나는 경우가 흔하다. *Fibular fracture*는 lateral malleolus의 바로 몸쪽부분에서 흔하며 종종 ankle joint의 fracture-dislocation을 동반한다(그림 B5.3D). 미끄러지면서 발목이 과도하게 inversion된 상태에서 발에 힘이 가해지게 되면, ankle ligament가 찢어지면서 talus가 lateral malleolus를 향하여 기울어지고 비틀어지게 되면서 골절이 일어난다.

Bone Grafts(뼈이식)

Bone graft를 위한 재료로 흔히 fibula가 사용된다. Fibular shaft는 그 일부 조각이 제거되어도 정상적으로 걷고 달리고 높이 뛰는 데 지장이 없다. 선천적인 뼈결함이 있는 다리뼈대의 통합성을 복원하거나, 외상이나 혹은 악성종양 절제 후에 뼈조각을 대치하기 위하여, fibula를 혈관과 함께 분리하여 사용한다. 일반적으로 이식된 뼈가 다른 부위로 옮겨졌을 때 살아남아 성장할 수 있도록 periosteum과 nutrient artery도 뼈조각과 함께 분리한다. 이식된 fibula 조각이 새로운 부위에 자리 잡게 되면, 궁극적으로는 새로 부착된 뼈의 혈액공급을 받게 된다.

Fracture Involving Epiphyseal Plates (뼈끝판을 침범하는 골절)

Tibia의 위쪽 끝에 일차골화중심이 출생 직후에 나타나며, 청소년기(대개 16~18세)에 이르러 shaft와 융합이 일어난다. 특히 소아에서 epiphyseal plate를 침범하는 tibial fracture는 정상적으로 일어나야 할 지속적인 뼈성장을 저해할 수 있으므로 더욱 심각하다. 통상적으로, 이와 같은 미성숙한 뼈의 골절은 침범된 양상에 따라 Salter-Harris 분류법에 따라 분류한다. 일반적으로 tibial tuberosity의 형성은 10세경에 superior epiphyseal center(위뼈끝중심)에서 아래쪽을 향한 뼈성장에 의하여 일어나나, tibial tuberosity의 단독적인 epiphyseal center는 대략 12세가 되어야 나타난다. 청소년기에 tibial tuberosity의 epiphyseal plate 손상은, 특히 운동선수인 경우에, tuberosity의 염증과 함께 만성적인 통증을 지속적으로 유발하기도 한다(*Osgood-Schlatter disease*)(그림 B5.4).

(다음 쪽에 계속)

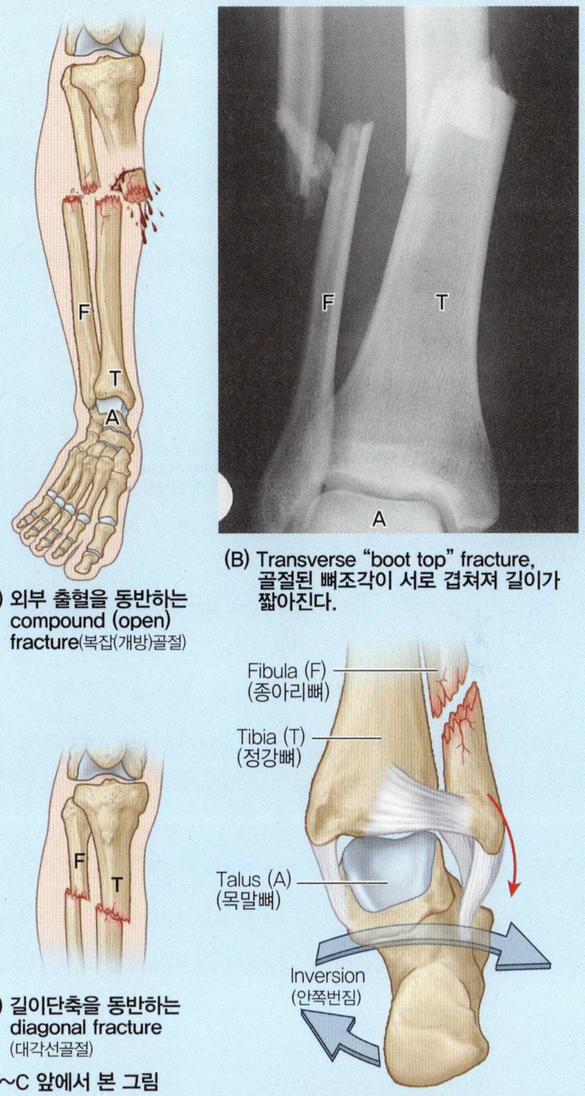

(A) 외부 출혈을 동반하는 compound (open) fracture(복잡(개방)골절)

(B) Transverse "boot top" fracture, 골절된 뼈조각이 서로 겹쳐져 길이가 짧아진다.

(C) 길이단축을 동반하는 diagonal fracture (대각선골절)

A~C 앞에서 본 그림

(D) 발의 과도한 inversion(안쪽번짐)이 있는 fibular fracture

뒤에서 본 그림

그림 B5.3. Tibia(정강뼈)와 fibula(종아리뼈)의 골절.

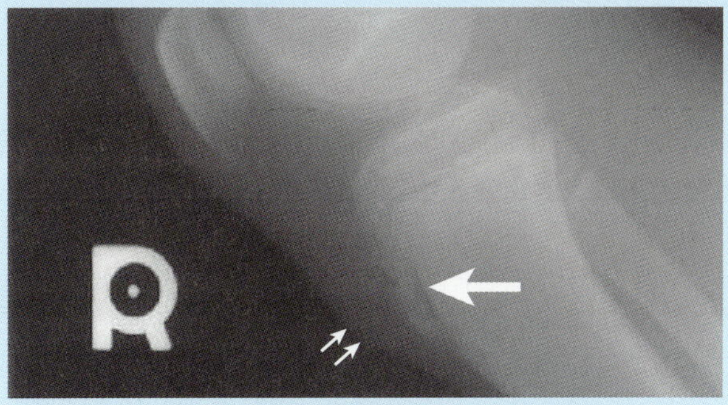

Lateral radiograph(가쪽 방사선영상)

Tibial tuberosity(정강뼈거친면, ossification center, 큰화살표)가 길어지며 조각 나 있고, 그 위를 덮는 soft tissue의 swelling(작은화살표)이 관찰된다.

그림 B5.4. Osgood-Schlatter disease(오스굿-슐라터병).

Fractures of Foot Bones(발의 골절)

Calcaneal fractures(발꿈치뼈골절)는 발꿈치로 땅을 딛으면서 떨어질 때 발생한다(예를 들어 사다리 같은 곳에서 떨어질 때). 대개의 경우 talus가 calcaneus와 관절을 형성하는 subtalar joint(목말밑관절)가 파열되면서 뼈가 여러 조각으로 나누어지는 골절(*comminuted fracture*, 분쇄골절)이 일어난다(그림 B5.5A). 발목이 심하게 dorsiflexion되는 경우에는 (예: 자동차가 정면충돌할 때 브레이크 페달을 아주 강하게 밟는 경우) *talar neck*의 *fracture*가 발생할 수 있다(그림 B5.5B). Metatarsal bone과 phalanges의 골절은 마라톤 선수에서 흔한 손상이며, 대개 무거운 물체가 발 위에 떨어질 때 발생한다. Metatarsal fracture는 무용수, 특히 *demipointe* technique(발끝으로 서는 기술)을 사용하는 발레리나에서 흔하다. Dancer's fracture(무용수골절)는 무용수가 균형을 잃었을 때, 전체 체중이 metatarsus에 실리면서 골절이 일어난다(그림 B5.3C).

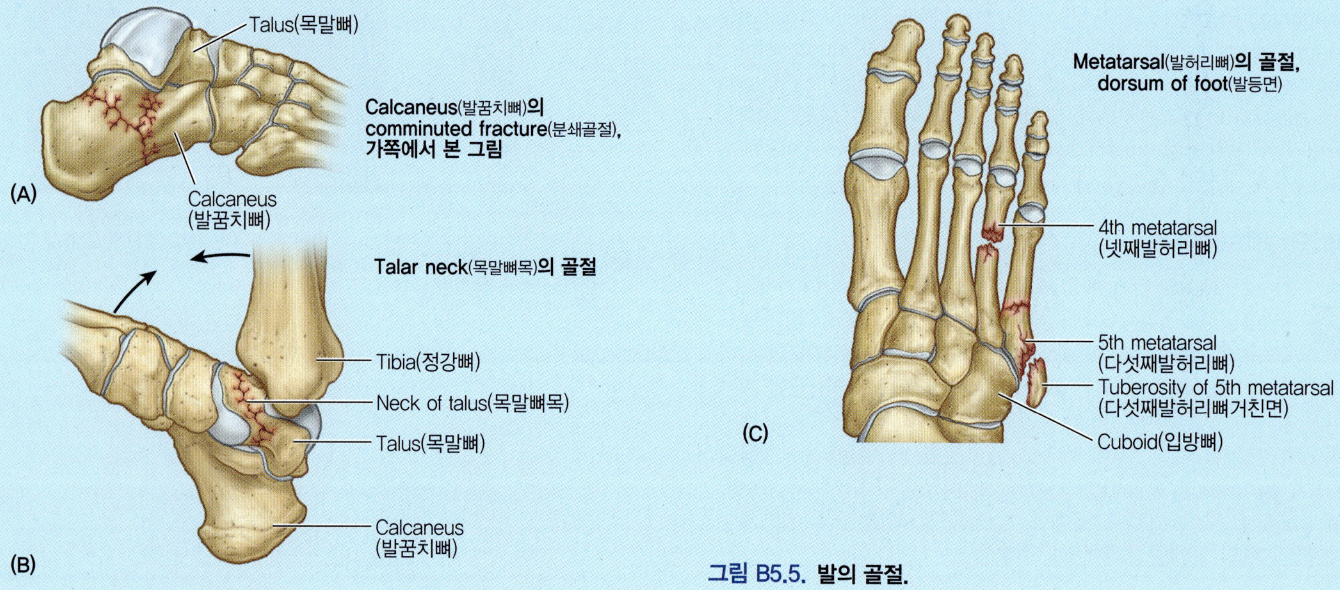

그림 B5.5. **발의 골절.**

표면해부학

Lower Limb Bones(다리뼈)

Pelvic Girdle and Femur(다리이음뼈와 넙다리뼈)

두 손을 엉덩이에 놓으면, 곡선을 이루는 alae(wing) of the ilium의 위모서리인 iliac crest(엉덩뼈능선)에 손이 놓이게 된다(그림 SA5.1). 이 능선의 앞 1/3은 피부 밑에 위치하므로 쉽게 만져진다. Iliac crest의 가장 높은 부분은 L4와 L5 vertebrae 사이의 intervertenral disc 높이에 위치한다. Iliac crest는 앞쪽에서 **anterior superior iliac spine**(ASIS, 위앞엉덩뼈가시)이 되어 끝나며, 이 부위는 피부 밑에 위치하므로 마른 사람에서 특히 쉽게 만져볼 수 있고 종종 맨눈으로도 확인할 수 있다(그림 SA5.1A,B). ASIS는, tibia의 medial malloeolus까지의 다리 길이를 측정하기 위한 몸쪽 시작점으로 사용된다. Iliac crest는 뒤쪽에서 posterior **superior iliac spine**(PSIS, 위뒤엉덩뼈가시)으로 끝나는데, 이 부분은 잘 만져지지 않는다(그림 SA5.1C). 이 부위는 뒤쪽의 sacro-iliac joint로 구별되는 중심선으로부터 대략 4 cm 가쪽에

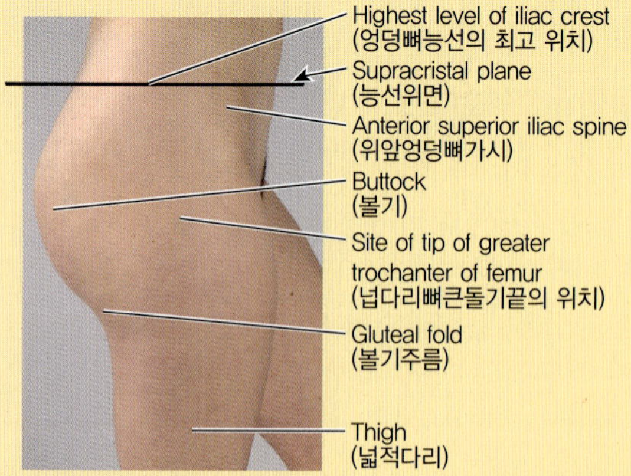

(A) 가쪽에서 본 그림

그림 SA5.1.

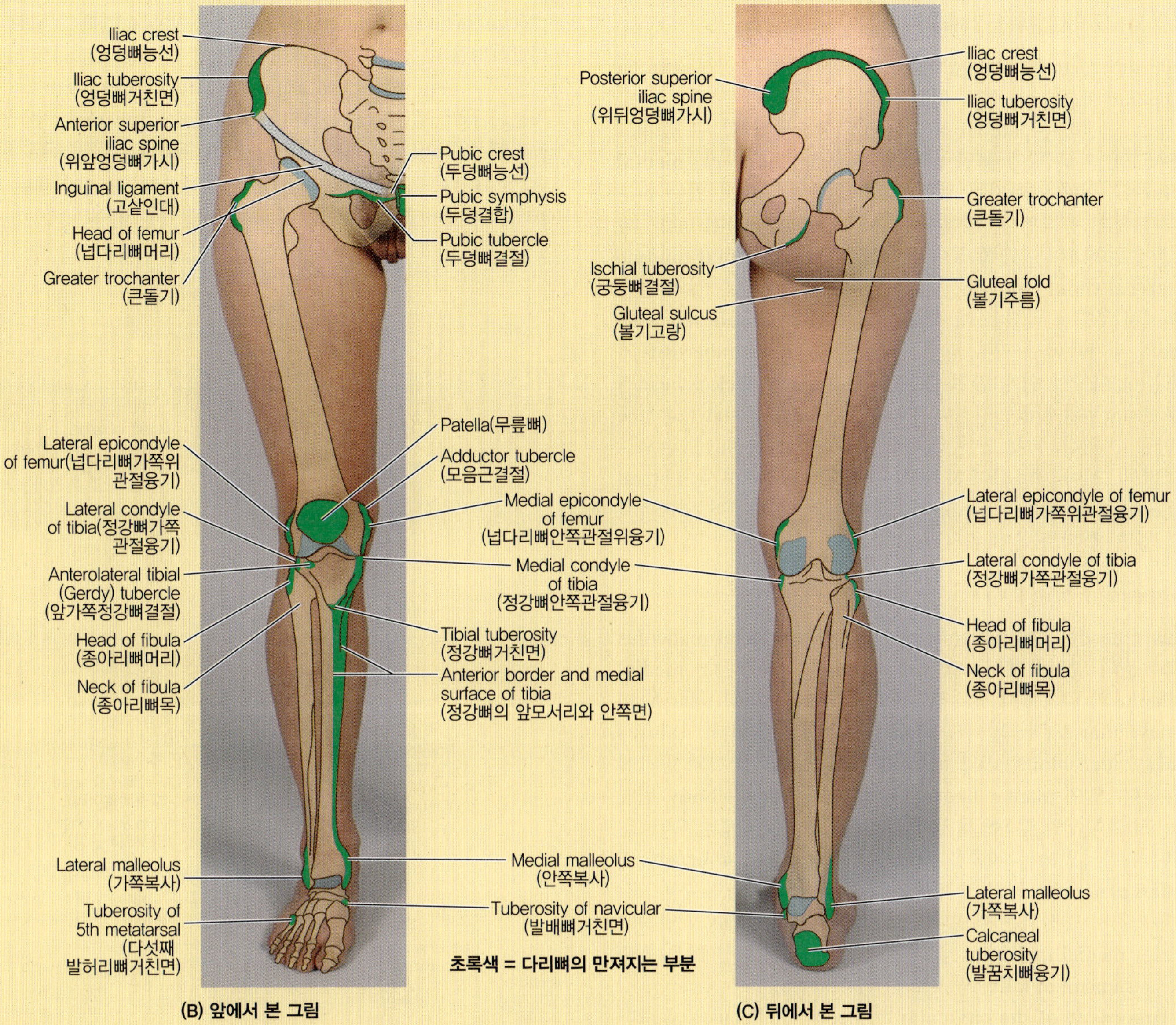

그림 SA5.1. (계속)

위치한 dimple(피부오목)의 바닥에 놓여 있으므로 그 위치를 쉽게 찾을 수 있다. 이 피부오목은 PSIS에 피부와 근막이 부착되어 만들어진다.

Ischial tuberosity(궁둥뼈결절)는 hip joint를 굽힌 상태에서 볼기의 아래부분에서 쉽게 만져진다. 이 부분은 앉아 있을 때 체중을 지탱한다. Hip joint를 편 상태에서는 두꺼운 gluteus maximus(큰볼기근)와 지방층 때문에 이 부위가 잘 확인되지 않는다. **Gluteal fold**(볼기주름)는 지방을 함유하는 뚜렷한 피부주름으로, gluteus maximus muscle의 아래모서리에 해당된다.

Femur의 **greater trochanter**는 iliac crest보다 10 cm 정도 아래위치에서 hip의 가쪽에서 쉽게 만져진다(그림 SA5.1B, C). Greater trochanter는 피부 가까이 위치하므로 딱딱한 곳에 옆으로 누우면 불편함을 느끼게 된다. Anatomical position에서 양쪽 greater trochanter의 끝을 연결하는 선은 femoral head의 중심과 pubic tubercle을 지나게 된다. **Femur**의 **shaft**는 큰 근육들로 둘러싸여 있으므로 대부분의 경우에 만져지지 않는다. Femur의 **medial condyle**과 **lateral condyle**은 피부 밑에 위치하며 무릎을 굽히거나 펼 때 쉽게 만져진다. Femur의 무릎면은 무릎을 굽히고 펼 때 **patella**가 미끄러지는 부분이다. Patella의 가쪽 및 안쪽모서리는 무릎을 굽혔을 때 만져진다. **Adductor tubercle**(모음근결절)은 작은 뼈돌기로서 medial femoral condyle의 위부분에서 만질 수 있다.

Tibia and Fibula(정강뼈와 종아리뼈)

Tibial tuberosity는 tibia 앞면에 있는 타원형의 융기로, patella의 apex에서 5 cm 정도 떨어진 먼쪽(아래쪽)에서 만져지며, 이 둘을 연결하는 patellar ligament도 손으로 느낄 수 있다(그림 SA5.1B). 피부 밑에 놓인 **tibia**의 **anterior border**와 **medial surface**도 쉽게 만져지는 부위이다. 이 부위를 덮고 있는 피부는 자유롭게 움직인다. 발목의 융기인 medial malleolus도 피부 밑에 위치하며 아래쪽 끝이 뭉툭하다. **Medial tibial condyle**과 **lateral tibial condyle**은 patellar ligament 양쪽 옆의 앞쪽 부분에서 무릎을 굽혔을 때 특히 잘 만져진다. **Fibula**의 head는 knee의 뒤가쪽에서 피부 밑에 위치하므로, tibial tuberosity의 위부분 높이에서 쉽게 만질 수 있다. **Fibula**의 **neck**은 head의 바로 distal부위에서 만져진다. Fibula의 shaft는 distal 1/4 정도만 만질 수 있다. 피부 밑에 위치하는 lateral malleolus를 손으로 느끼면서 그 아래쪽 끝이 뾰족하다는 것을 확인해보자. Lateral malleolus의 끝부분은 medial malleolus의 끝보다 더 멀리까지 뻗어 있고 좀 더 뒤쪽에 위치한다.

Bones of Foot(발뼈)

Talus의 head는 발이 inversion된 상태에서는 lateral malleolus 몸쪽부분의 앞안쪽에서, 발이 eversion된 상태에서는 medial malleolus의 앞쪽에서 만져진다. 발이 eversion되면 talar head가 navicular로부터 멀어지게 되므로 더욱 돌출된다. Talus의 head는 sutensulum tali와 navicular tuberosity 사이의 공간에 위치한다. 발이 plantar flecxion되었을 때, **talus**의 **body** 위면은 tibia 아래끝의 앞쪽으로 발목의 앞에서 만져진다(그림 SA5.1D).

발의 바닥면에서 체중을 지탱하는 **calcaneal tuberosity**의 **medial process**는 넓고 크지만 그 위를 덮는 피부와 피부밑조직이 두꺼워서 만지기는 어렵다(그림 SA5.1E). Calcaneus의 안쪽면에서는, medial malleolus 끝보다 바로 distal에 놓인 작은 돌출부인 sustenculum tali만 만져볼 수 있다.

Tuberosity of the navicular는 medial malleous의 끝보다 아래앞쪽에 위치한 발의 안쪽면에서 쉽게 찾아서 만질 수 있다. 일반적으로 발의 바닥쪽에서는 두꺼운 피부와 근막, 지방덩어리 등으로 인하여 뼈돌기를 만지기 어렵다. Cuboid와 cuneiform은 만져보는 것만으로 이들을 구분해내기 힘들다. Cuboid는 5th metatarsal의 바닥 뒤쪽으로 발의 가쪽면에서 만져진다. **Medial cuneiform**은 navicular tuberosity와 1st metatarsal bone의 바닥 사이에서 불분명하게 구분해 볼 수 있다.

1st metatarsal의 **head**는 발의 안쪽면에 융기를 형성한다. 첫째발가락을 수동적으로 움직여 보면 이 1st metatarsal의 head 아래에 위치하는 **medial sesamoid**와 **lateral sesamoid**가 미끄러지는 것을 느낄 수 있다. 5th metatarsal의 tuberosity는 발의 가쪽면에서 튀어나온 표지구조로, 발의 가쪽모서리 중간지점에서 쉽게 만져진다. **Metatarsal**(발허리뼈)의 shaft와 phalanges의 shaft는 extensor tendon 사이의 발등에서 만질 수 있다.

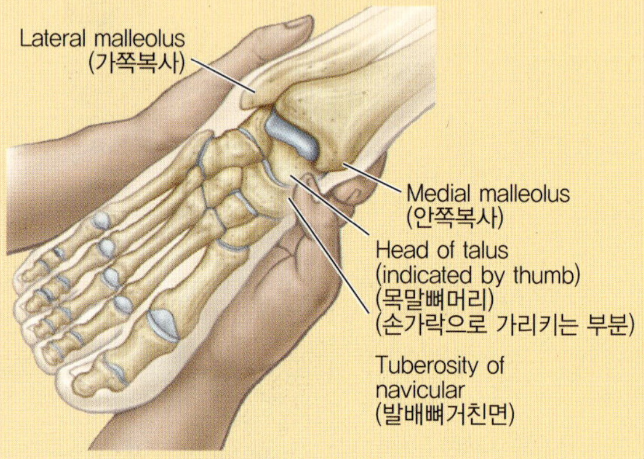

(D) Dorsum of foot(발등면)

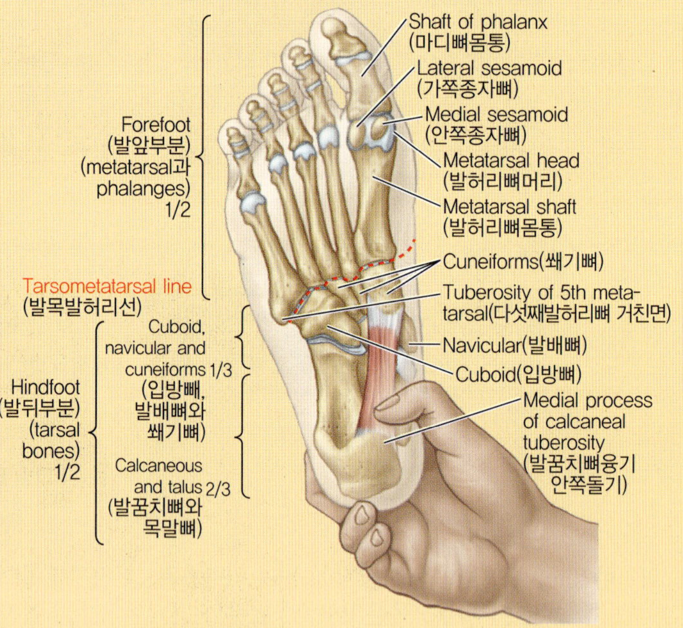

(E) Plantar aspect of foot(발바닥면)

그림 SA5.1. (계속)

FASCIA, VESSELS, AND CUTANEOUS NERVES OF LOWER LIMB(다리의 근막, 혈관 및 피부신경)

Subcutaneous Tissue and Fascia(피부밑조직과 근막)

Subcutaneous tissue(superficial fascia, 피부밑조직, 얕은근막)는 피부 밑에 위치하며 다양한 양의 fat, cutaneous nerves, superficial veins, lymphatic vessels 및 lymph nodes를 포함하는 성긴결합조직으로 이루어진다(그림 5.7). Hip과 thigh의 subcutaneous tissue는 antero-lateral abdominal wall의 아래부분 및 buttock의 subcutaneous tissue와 연속된다. 무릎에서 앞쪽과 가쪽으로는 피부밑조직의 지방성분이 소실되면서 deep fascia와 섞이지만, 뒤쪽으로 popliteal fossa에는 지방이 남아 있으며, 무릎에서 멀어지면서 종아리의 피부밑조직에

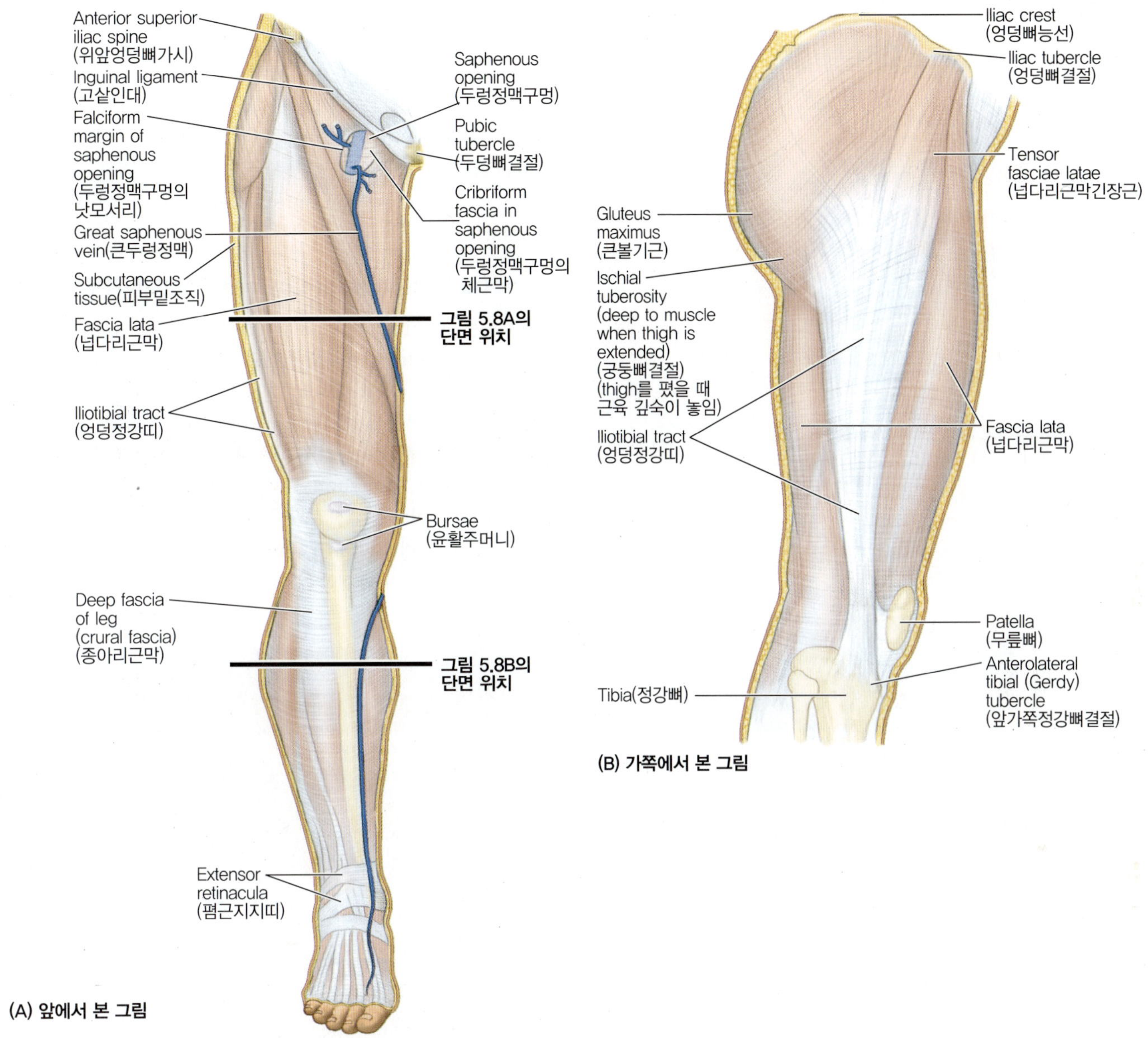

그림 5.7. 다리의 근막. A. Deep fascia(깊은근막). **B.** Iliotibial tract(엉덩정강띠).

는 다시 지방조직이 존재한다.

Deep fascia(깊은근막)는 마치 고탄력스타킹처럼 다리를 감싸고 있다(그림 5.7A). 이 fascia는 근육이 수축할 때 바깥쪽으로의 팽창을 제한함으로써 정맥을 압박하여 심장으로의 혈액흐름이 좀 더 효율적으로 이루어지도록 한다. *Deep fascia of the thigh*(넓적다리의 깊은근막)는 **fascia lata**(넙다리근막)라고 한다. **Fascia lata**는 다음 부위에 부착되며 이들과 연속되는 구조를 이룬다.

- 위쪽으로 inguinal ligament(고샅인대), pubic arch(두덩활), pubis의 body 및 pubic tubercle. Inferior abdominal wall의 subcutaneous tissue에서 membranous layer(Scarpa fascia)도 inguinal ligament의 바로 아래에서 fascia late에 부착한다.
- 뒤가쪽으로 iliac crest
- 뒤쪽으로 sacrum, coccyx, sacrotubeorus ligament(엉치결절인대) 및 ischial tuberosity
- 먼쪽으로는 knee주위의 뼈표면과 deep fascia of the leg(종아리깊은근막)

Fascia lata는 커다란 thigh muscle들을 감싸고 있으므로 매우 견고하며, 특히 가쪽에서는 이 근막이 두꺼워져 **iliotibial tract**(엉덩정강띠)을 형성한다(그림 5.7B). 이 넓은 섬유띠는 동시에 *tensor fasciae lata*(넙다리근막긴장근)와 *gluteus maximus muscle*(큰볼기근)의 aponeurosis이기도 하다. Iliotibil tract은 iliac tubercle(엉덩뼈결절)에서부터 tibia의 lateral condyle에 있는 anterolateral tibial tubercle(Gerdy tubercle, 앞가쪽정강뼈결절)까지 뻗어 있다(그림 SA5.1).

넓적다리의 근육은 anterior, medial 및 posterior이라는 세 개의 **facial compartments**(근막칸)로 구분해 볼 수 있다. 이 세 칸을 구분하는 벽은 fascia lata와, fascia lata의 깊은 층에서 시작되어 femur 뒤면의 거친선에 부착되는 세 개의 근육사이막에 의하여 만들어진다(그림 5.2A,E와 5.8A). **Lateral intermuscular septum**(가쪽근육사이막)

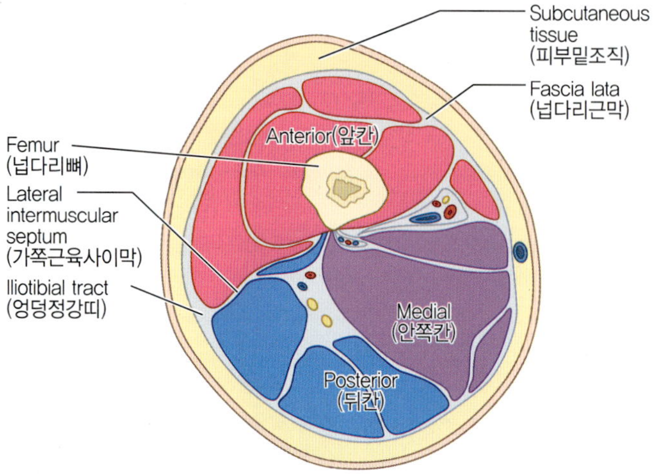

(A) 넓적다리의 가로단면을 아래에서 본 그림

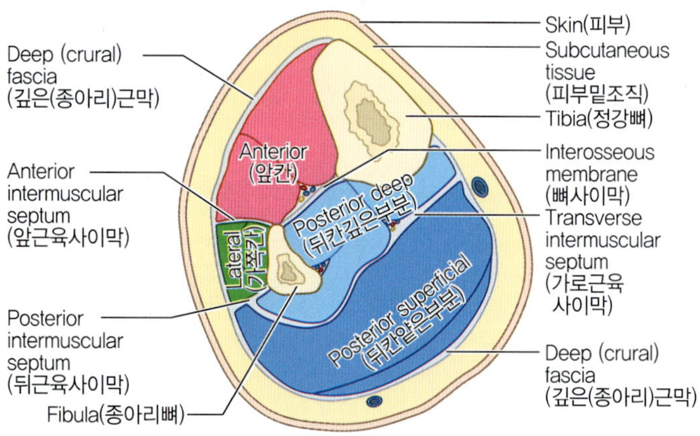

(B) 종아리의 가로단면을 아래에서 본 그림

그림 5.8. Fascial compartment(근막칸). A. Thigh(넓적다리). B. Leg(종아리). 각 단면의 위치는 그림 5.7을 참고하시오.

은 견고하며, 이에 비하여 다른 두 개의 사이막은 상대적으로 약하다. Iliotibial tract은 lateral intermuscular septum에서 연속된 구조이다.

Saphenous opening(두렁정맥구멍)은 inguinal ligament(고샅인대) 안쪽부분의 아래쪽에서 fascia lata가 결손되어 있는 부분이다(그림 5.7A). 이 구멍의 안쪽가장자리는 매끄러우나, 위쪽, 가쪽 및 아래가쪽 가장자리는 날카로운 테두리를 가지고 있어 **falciform margin**(낫모서리)을 이루고 있다. 이 부위에서 피부밑결합조직의 membranous layer가 체 모양의 **cribriform fascia**(체근막)를 이루며 saphenous opening의 위를 덮고 있다. Great saphenous vein(큰두렁정맥)과 일부 림프관이 saphenous opening과 cribiform fascia를 통과하며, 각각 femoral vein(넙다리정맥)과 deep inguinal lymph node(깊은고샅림프절)로 유입된다.

종아리의 깊은 근막인 **deep fascia of the leg** 또는 **crural fascia**(종아리근막)는 넙다리근막에서 연속되어 tibia의 앞모서리와 안쪽모서리에 부착되며, 이곳에서 tibia의 뼈바깥막으로 이어진다(그림 5.7A). Crural fascia는 다리 앞면의 몸쪽부분에서 두꺼워져, 이 부위에서 근막 밑에 위치하는 근육들의 몸쪽부착점의 일부를 이룬다. Crural fascia는 다리의 먼쪽에서 얇아지나, **extensor retinaculum**(폄근지지띠)을 형성하는 곳에서는 두꺼워진다. **Anterior intermuscular septum**(앞근육사이막) 및 **posterior intermuscular septum**(뒤근육사이막)은 crural fascia의 속면에서 시작되어 fibula의 해당되는 모서리에 각각 부착한다. Interosseous membrane(뼈사이막)과 intermuscular septum은 종아리를 세 개의 칸으로 나눈다(그림 5.8B): 앞칸(dorsiflexor, 발등굽힘근) 가쪽칸(fibular) 및 뒤칸(plantarflexor, 발바닥굽힘근). Transverse intermuscular septum(가로근육사이막)은 뒤칸의 plantarflexor 근육들을 얕은무리와 깊은무리로 나누고 있다.

Venous Drainage of Lower Limb(다리의 정맥 흐름)

다리에는 superficial vein(얕은정맥)과 deep vein(깊은정맥)이 있다; superficial vein은 피부밑조직에 위치하며, deep vein은 큰 동맥과 함께 동행하며 deep fascia 밑에 위치한다. Superficial vein과 deep vein에 모두 판막이 있으나, deep vein에 더 많다.

두 개의 주요 **superficial vein**은 great saphenous vein(큰두렁정맥)과 small saphenous vein(작은두렁정맥)이다(그림 5.9). **Great saphenous vein**은 엄지발가락의 **dorsal vein** of great toe(등쪽엄지발가락정맥)와 발의 **dorsal venous arch**(발등정맥활)가 합쳐져서 형성된다. Great saphenous vein은 다음과 같은 경로를 지난다(그림 5.9A,B)

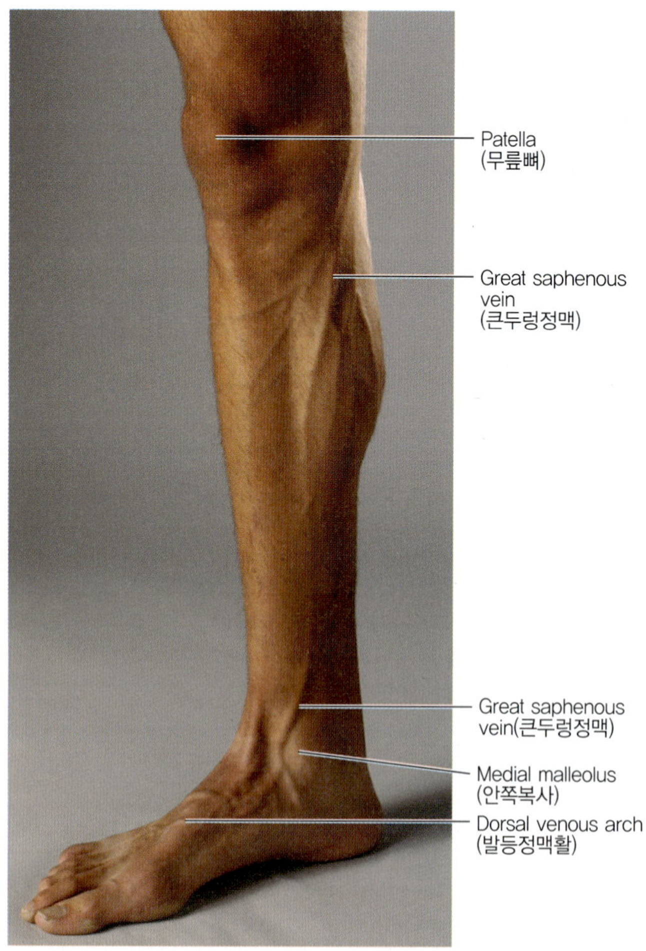

(A) 앞안쪽에서 본 그림

그림 5.9. 다리의 superficial vein(얕은정맥)과 lymphatic drainage(림프흐름). A. 운동 후에 확장된 superficial vein의 모습. (계속)

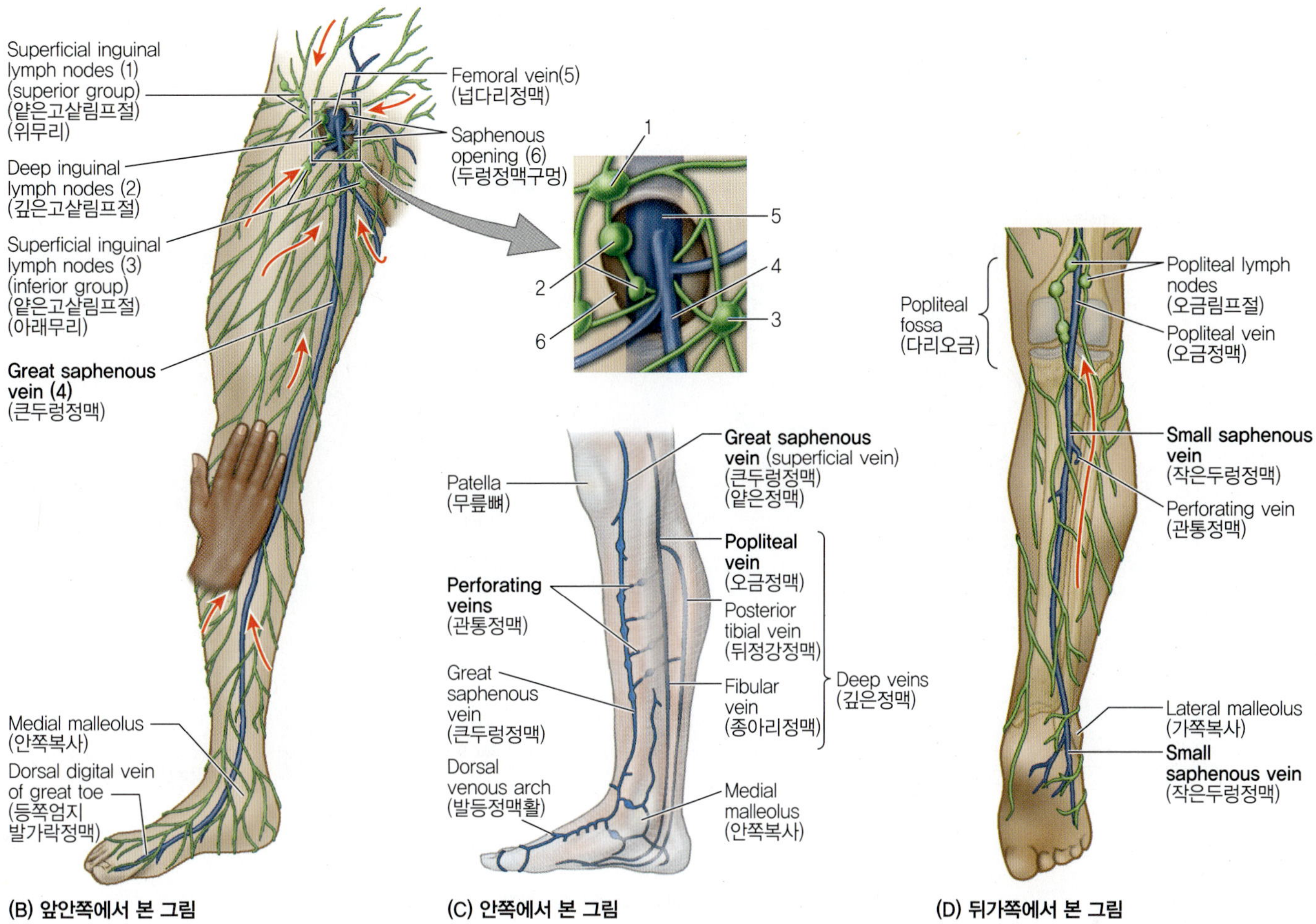

그림 5.9. 다리의 superficial vein(얕은정맥)**과 lymphatic drainage**(림프흐름). (계속) **B.** Great saphenous vein (큰두렁정맥)과 얕은림프흐름을 나타내는 그림. 삽입그림은 saphenous opening(두렁정맥구멍)을 확대하여 그린 그림. 화살표, inguinal lymph node(고샅림프절)로 가는 얕은림프흐름. **C.** Perforating veins(관통정맥). **D.** Small saphenous vein(작은두렁정맥)과 popliteal lymph node(오금림프절)로 가는 얕은림프흐름(화살표).

- Medial malleolus의 앞쪽으로 올라간다.
- Femur의 medial condyle 뒤를 지난다(patella의 안쪽모서리에서 대략 손의 넓이만큼 뒤쪽).
- Small saphenous vein과 자유롭게 anastomosis를 이룬다.
- Fascia lata의 saphenous opening을 통과한다(그림 5.7A).
- **Femoral vein**(넙다리정맥)으로 유입된다.

Small saphenous vein은 발의 가쪽에서 새끼발가락의 dorsal digital vein(등쪽새끼발가락정맥)과 dorsal venous arch(발등정맥활)가 합쳐지면서 시작된다(그림 5.9A,B). Small saphenous vein이 지나가는 경로는 다음과 같다(그림 5.9D)

- Laeral marginal vein(가쪽모서리정맥)에서 연속되어 lateral malleolus의 뒤로 올라간다.
- Calcaneal tendon의 lateral border를 따라 지난다.
- Fibula의 중심선을 향하여 기울어지며 deep fascia를 뚫고 들어간다.
- Gastrocnemius muscle(장딴지근)의 두 갈래 사이로 올라간다.
- Popliteal fossa에서 popliteal vein(오금정맥)으로 합류한다.

수많은 **perforating vein**(관통정맥)이 깊은정맥과 얕은정맥 사이를 지나며 deep fascia를 뚫고 들어간다(그림 5.9C, 5.10A). 이들은 혈액이 얕은정맥에서 깊은정맥 쪽을 향하여 흐르도록 *valves*(판막)를 지니고 있다. Perforating vein은 deep fascia를 비스듬하게 뚫고 지나가므로 근육이 수축하여 깊은근막 속의 압력이 증가되면 perforating vein이 압박을 받게 되고, 이는 혈액이 깊은정맥으로부터 얕은정맥 쪽을 향하여 흐르는 것을 방지한다. 이와 같은 얕은정맥에서 깊은정맥 방향으로의 정맥흐름의 방식은, 근육 수축을 통해 중력의 방향에 대항하여 심장쪽으로의 혈액흐름을 유도하게 되므로 다리의 고유한 정맥순환에서 매우 중요하다(*musculovenous pump*, 근육정맥펌프; 총론의 그림 1.16A 참조).

다리의 **깊은정맥**은 큰 동맥 및 그 가지와 함께 주행한다. 다리에서 깊은정맥은 홑정맥으로 존재하기보다는 대개 쌍으로 있으며, 이들은 흔히, 동반하는 동맥 옆에서 서로 연결된 acompanying vein(동반정맥)의 형태로 존재한다. 정맥은 동맥과 함께 혈관집 속에 싸여 있으므로, 동맥의 박동은 정맥을 압박하여 혈액의 흐름을 돕는다(그림 5.10). 종아리의 깊은정맥은 무릎뒤쪽에서 popliteal vein으로 유입되며 이는 넓적다리의 femoral vein으로 이어진다. 넓적다리의 깊은정

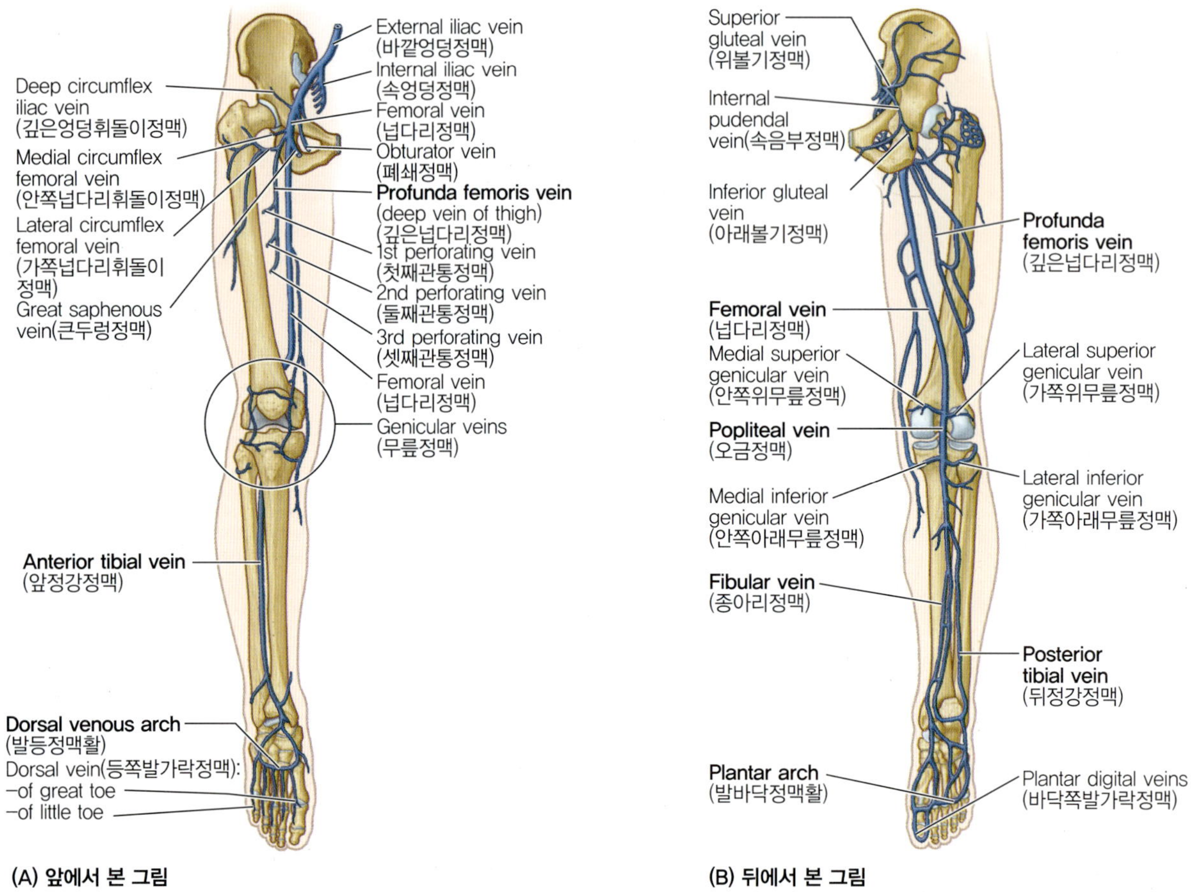

그림 5.10. 다리의 deep venous drainage(깊은정맥흐름).

맥은 femoral vein의 끝부분으로 합류한다. Femoral vein은 inguinal ligament의 밑을 통과하며 골반에서 external iliac vein(바깥엉덩정맥)이 된다.

Lymphatic Drainage of Lower Limb(다리의 림프 흐름)

다리에는 superficial lymphatic vessel(얕은림프관)과 deep lymphatic vessel(깊은림프관)이 있다. **Superficial lymphatic vessel**은 대부분 saphenous vein 및 그 지류들과 함께 주행한다. Great saphenous vein과 동반하는 림프관은 **superficial inguinal lymph nodes**(얕은고샅림프절)로 유입된다(그림 5.9B). 이 림프절로부터 나온 림프의 대부분은 external iliac vein을 따라 위치하는 **external iliac lymph nodes**(바깥엉덩림프절)로 들어간다; 그러나 일부 림프는 femoral vein의 안쪽에 위치하는 **deep inguinal lymph nodes**(깊은고샅림프절)를 통해서 흐른다. Small saphenous vein과 동반하는 림프관은 popliteal fossa 지방조직 속의 popliteal vein을 둘러싸고 있는 **popliteal lymph nodes**(오금림프절)로 유입된다(그림 5.9D). 종아리의 **deep lymphatic vessel**은 deep vein과 함께 주행하면서 popliteal lymph node로 들어간다. 이 림프절로부터 나오는 림프의 대부분은 deep lymphatic vessel을 통해 deep inguinal lymph node까지 위쪽으로 올라간다. 깊은림프절로부터 나오는 림프는 external iliac lymph node로 흐른다.

Cutaneous Innervation of Lower Limb(다리의 피부신경분포)

피부밑조직의 피부신경이 다리의 피부에 분포한다(그림 5.11A,B). 이 신경은 다리의 몸쪽부분에 분포하는 일부를 제외하고는 lumbar plexus와 sacral plexus에서 나온 신경가지이다(3장 및 4장 참조). 하나의 척수신경에서 시작된 피부신경 가지들이 분포하는 피부구역을 **dermatome**(피부분절)이라고 한다(그림 5.11C~F). L1부터 L5까지의 dermatome은 몸통의 뒤정중선으로부터 다리 쪽으로 연속된 띠 모양으로 배열되며, 다리의 앞면과 안쪽 면을 향하여 가쪽, 아래쪽으로 다리를 감싸면서 내려가며 이는 발생과정 중의 medial rotation으로 인한다. S1 및 S2 dermatome은 다리의 뒤면을 따라 아래를 향하여 내려간 다음 발목 근처에서 나누어져 발의 가쪽 및 안쪽모서리로 향한다(그림 5.11F).

Dermatome map을 통해 인접한 level의 dermatome을 구역으로 구별하여 간소화하였으나, 인접하지 않은 spinal level의 dermatome을 구분하는 **axial line**(축선)을 제외하고는, 인접하는 dermatome은 그 경계부분에서 어느 정도 서로 중복된다.

흔히 사용되는 dermatome map에는 두 가지 종류가 있다. 이 중 Foerster(1933)가 제시한 양식이 임상양상과 일치하는 경우가 많아 더 선호되는 편이며(그림 5.11C,D), Keegan 과 Garrett(1945)의 양식은 다리의 발생과정과 일치하므로 이를 사용하는 경우도 있다(그림 5.11E,F).

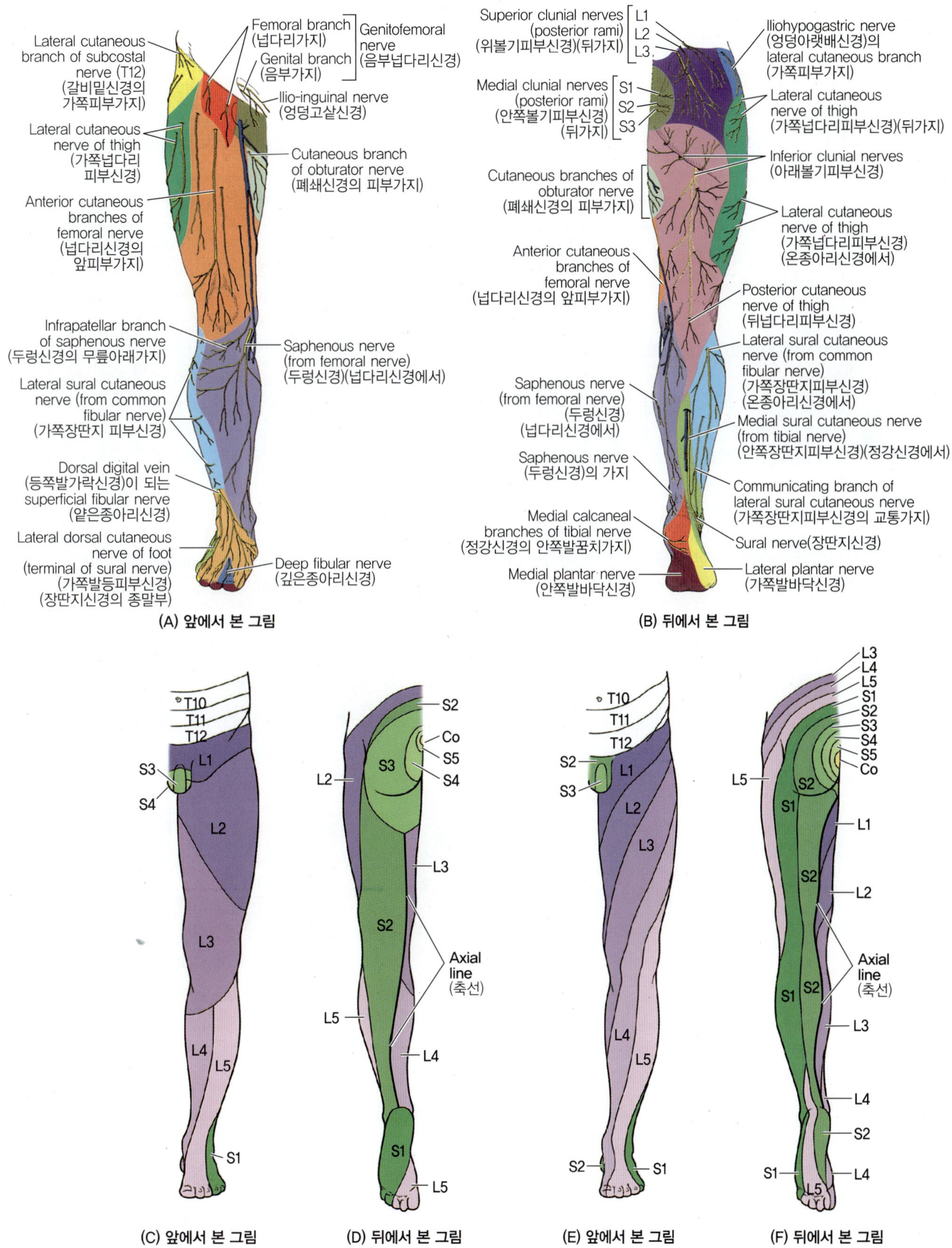

그림 5.11. 다리의 cutaneous innervation(피부신경분포). **A와 B.** 말초피부신경의 분포를 나타내는 그림. **C~F.** Dermatomes(피부분절). 일반적으로 두 가지의 dermatome map이 사용된다(**C와 D.** Foerster, 1993; **E와 F.** Keegan and Garrett, 1948).

임상해부학

Sensory Function(감각기능)의 이상

다리에서, 대부분의 cutaneous nerve는 한 분절 이상의 spinal cord로부터 다분절성 신경지배를 받고 있다. 마비된 영역이 dermatome 양상과 일치하는지 확인하기 위하여 뾰족한 물체(핀이나 핀휠)를 사용하여 감각이 없는 부위의 영역을 그려봄으로써(그림 5.11C~F), 하나의 분절(spinal nerve) 손상인지 혹은 말초 피부신경 분포를 보이는 다분절성 양상인지 알 수 있다(그림 5.11A,B). 이웃하는 피부분절은 서로 일부가 겹쳐지므로, 하나의 spinal nerve 손상으로 인해 유발되는 numbness(무감각, 저림)는 dermatome map에 표시된 영역보다 훨씬 작다.

종아리의 Compartment Syndrome(구획증후군)과 Fasciotomy(근막절개술)

제한된 해부학적 공간 속의 압력이 증가하면, circulation에 영향을 주어 공간 속의 구조와 이보다 distal에 위치한 조직의 생존과 기능이 위협을 받게 된다**(compartment syndrome)**. 종아리의 fascial compatment는 일반적으로 몸쪽과 먼쪽에서 양쪽 종말부가 관절과 이어지는 닫힌 공간이다. 화상을 입거나 혹은 근육을 지속적으로 강하게 사용하거나 둔탁한 외상 등으로 인하여 compartment 안의 근육과(또는) 혈관에 손상이 가해지면 hemorrhage, edema 및 근육의 inflammation이 생길 수 있다. Compartment의 경계를 이루는 종아리의 septum과 deep fascia는 질기므로, 이러한 일련의 과정으로 인하여 부피가 증가하면 compartment 속의 압력이 높아진다.

제한된 공간 속의 압력 증가는 순환 장애를 유발하여 공간이나 이보다 먼쪽에 위치한 조직의 기능이 떨어지고 생존이 위협해진다(compartment syndrome). 이는 compartment 속의 구조를 압박할 정도의 높은 수준의 압력에 의해 발생한다. 특히 근육과 신경에 분포하는 작은 혈관(vasa nervorum)은 압박에 취약하다. 압박받은 부위에서 먼쪽에 위치한 구조들은 허혈로 인하여 영구적인 손상을 받을 수 있다(예: 손상받은 혈관이나 신경이 분포하는 근육의 기능 소실).

동맥이 압박을 받게 되면 그 징후로 종아리먼쪽의 pulse가 소실되고, 압박받은 부위보다 먼쪽에 위치한 조직의 온도가 낮아진다. Compartment 안의 압력을 낮추기 위하여 **fasciotomy**(덮고 있는 fascia 혹은 septum에 절개선을 넣음)를 시행할 수 있다.

Saphenous Nerve Injury(두렁신경손상)

Saphenous nerve는 종아리에서 great saphenous vein과 함께 주행한다. 외과적 상처를 봉합할 때 묶는 실에 이 신경이 함께 잡히거나 손상을 받게 되면 발의 안쪽모서리를 따라 pain이나 tingling, numbness(parest hesia) 등을 호소할 수 있다.

Varicose Veins(정맥류), Thrombosis(혈전증) 및 Throm bophlebitis(혈전정맥염)

Great saphenous vein과 그 지류는 varicose(정맥류; valve의 cusp이 닫히지 않아 정맥이 팽창하고 구불구불해지는 상태)가 흔히 발생한다. Varicose vein은 다리의 뒤안쪽부분에 발생하는 경우가 흔하며 불편을 느낄 수 있다(그림 B5.6A). 정상적으로 건강한 정맥은 valve의 작동에 의하여 혈액이 심장을 향하여 흐르도록 함으로써 혈액의 역흐름을 방지한다(그림 B5.6B,C). 정맥의 valve는 두 valve 사이의 짧은 혈관마디를 흐르는 혈액의 무게도 지탱할 수 있다. Varicose vein에서 valve는 이완되고 휘어져 있어서 기능을 적절히 수행하지 못한다. 그 결과 혈액의 역방향으로의 흐름과 지속적인 혈액의 무게로 인하여 varicose vein이 생긴다(그림 B5.6D).

다리에 있는 한 개 이상의 깊은 정맥에 **deep vein thrombosis**(DVT, 깊은정맥혈전증)가 발생하면 swelling(부기)과 warmth(온열감), *erythema* 그리고 infection(감염)이 나타난다. Thrombus(혈전증)의 가장 중요한 원인은 venous stasis(정맥울혈)이다. Venous stasis는 다음과 같은 경우에 일어날 수 있다.

- Fascia의 기능부전으로 견고하지 못하여 근육의 팽창을 제어하지 못하므로 musculovenous pump의 효율성이 떨어짐
- 장기간의 입원으로 오랜기간 누워 있거나 혹은 꼭 끼는 캐스트, 붕대, 스타킹의 밴드 등 외부로부터 받는 정맥 압박
- 근육의 비활동(예: 장시간 비행할 때)

Deep vein thrombosis로 인해 정맥 주위에 염증이 생길 수 있다 **(thrombophlebitis)**. 다리의 정맥에서 떨어져 나온 큰 혈전이 허파로 이동하여 **pulomonary thromboembolism**(허파혈전색전증, pulmonary artery의 obstructuion)을 유발할 수 있다. 커다란 embolus(색전)가 main pulmonary artery를 막으면 사망할 수 있다.

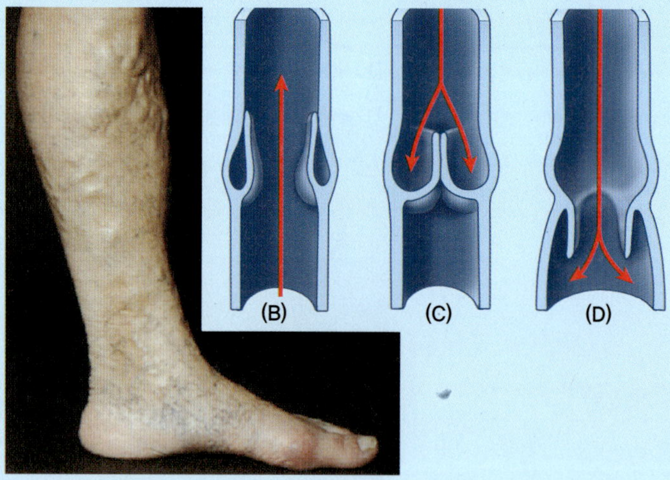

그림 B5.6. Varicose vein(정맥류).

Inguinal Lymph Nodes(고샅림프절)의 비대

질병이 있을 때 lymph node는 커진다. 건강한 사람이 아니라면, 가벼운 sepsis를 동반하는 **abrasion**이 있을 때, 혈액이나 조직에 있는 병적인 미생물이나 이들의 독소로 인하여, superficial inguinal lymph node가 어느 정도 비대해질 수 있다. 이 림프절은 피부밑에 위치하므로 커지면 대부분 쉽게 만져진다.

Inguinal lymph node가 비대하게 되면 그 원인을 찾기 위하여 이곳으로 림프가 유입되는 전 영역—다리전체를 포함하여 perineum과 배꼽아래 몸통부분—을 관찰하여야 한다. 환자가 여성이라면 자궁으로부터 cancer의 metastasis 가능성도 고려하여야 하는데, 그 이유는 unterine fundus로부터의 림프가 round ligament의 림프를 따라 흘러 inguinal canal을 지나 superficial inguinal lymph node에 도달할 수 있기 때문이다.

다리의 Regional Nerve Blocks(국소신경차단)

마취제를 차단하고자 하는 신경 근접한 위치에 perneural injection하게 되면 peripheral nerve에서 impulse의 전도를 차단(nerve block)할 수 있다.

Femoral nerve(L2~L4)는 inguinal ligament에서 2 cm 아래부위, 즉 femoral artery에서 가쪽으로 대략 손가락 넓이만큼 지난 위치에서 신경차단을 할 수 있다. 이때 femoral nerve의 terminal branch인 saphenous nerev가 영향을 받게 되면 무릎과 종아리의 안쪽으로 전달되는 **paresthesia**(tingling, burning, numbness)가 나타날 수 있다.

THIGH AND GLUTEAL REGIONS (넓적다리와 볼기부위)

진화과정에 있어서 볼기부위가 돌출되는 것은 두발보행 및 직립자세와 밀접하게 관련되어 있다. 두발보행에 적절하도록 femur가 변형되면서 thigh의 abductor는 gluteal region을 향하여 위쪽으로 이동한다. 남은 thigh muscle은 intermuscular septum에 의하여—*anterior*(넓다리앞칸) 또는 *extensor*, *medial*(넙다리안쪽칸) 또는 *adductor* 및 *posterior*(넙다리뒤칸) 또는 *flexor*—라는 세 개의 칸(무리)으로 나뉜다(그림 5.8A). 일반적으로 앞쪽 무리는 femoral nerve, 안쪽 무리는 obturator nerve(폐쇄신경), 그리고 뒤쪽 무리는 sciatic nerve(궁둥신경)의 tibial portion의 지배를 받는다.

Anterior Thigh Muscles(넓적다리앞근육)

넓적다리의 커다란 **anterior compartment**에는 **anterior thigh muscles**, 즉 *flexors of the hip*(엉덩관절굽힘근)과 *extensors of the knee*(무릎폄근)이 위치한다. 이 근육들의 부착부위, 신경지배 및 주요 작용에 대해서는 그림 5.12와 표 5.1에 요약되어 있다. Anterior thigh muscles은 다음과 같은 근육들로 구성된다.

- **Pectineus**(두덩근): 납작한 사각형의 근육으로 넓적다리 위안쪽부분의 앞에 놓여 있다.
- **Iliopsoas**(엉덩허리근; hip joint의 주요 flexor): psoas major(큰허리근)와 iliacus(엉덩근)라는 두 개의 근육이 합쳐져 형성된다. 두 근육의 힘살부분은 posterior abdominal wall과 greater pelvis에 위치하며, 이들은 하나로 합쳐지면서 inguinal ligmanet 깊은 곳을 통과하여 넓적다리로 들어가, femur의 lesser trochanter에 부착한다. 이 근육은 독특한 위치로 인하여 운동을 유발할 뿐만 아니라 안정(고정)시킬 수 있다. 자세유지에도 작용하여, 서 있는 자세에서 정상적인 lumbar lordosis(허리앞굽음증)를 유지하는 데 작용하며, 간접적으로 thoracic kyphosis(척주뒤굽음증, 척주후만증)에도 관여한다.
- **Sartorius**(넙다리빗근), **tailor's muscle**(재봉사의 근육): 넓적다리 앞부분에서 가장 얕게 위치하는 긴 리본-모양의 근육으로 넓적다리의 위앞쪽부분을 비스듬히(가쪽에서 안쪽으로) 가로질러 내려간다. Hip과 kee joint 모두에 작용을 하며, 양측에서 작용하면 다리를 crossed-leg(책상다리)로 하여 앉는 자세를 할 수 있다. 강력한 주작용은 없으므로, 이러한 움직임에 관여하는 넓적다리의 다른 근육들과 함께 작용하는 synergist이다.
- **Quadriceps femoris**(넙다리네갈래근)**:** Knee joint의 extensor로 작용하는 거대한 근육으로, 넓적다리앞근육의 대부분을 차지하고 있다. Femur의 앞면과 양쪽 옆면의 대부분을 덮고 있다. 다음과 같은 네 부분으로 구성된다.
  - **Rectus femoris**(넙다리곧은근), "kicking muscle(발로 차는 근육)": 넓적다리 앞쪽에 위치하는 곧은 근육이다. Hip joint를 가로질러 지나며, iliopsoas를 도와 hip joint를 굽히는 작용을 한다. Hip이 flexion된 상태에서는 무릎을 펴는 작용에 제한을 받는다.
  - **Vastus lateralis**(가쪽넓은근)**:** Quadriceps 중 가장 거대한 근육으로서, 넓적다리 전체에 걸쳐 가쪽에 위치한다.
  - **Vastus intermedius**(중간넓은근)**:** Vastus medialis와 vastus lateralis 사이에서 rectus femoris의 밑에 깊이 위치한다.
  - **Vastus medialis**(안쪽넓은근): 넓적다리의 먼쪽 2/3에 걸쳐 안쪽면을 덮고 있다.

Articularis genu(articular muscle of knee, 무릎관절근)는 vastus intermedius에서 유래하는 작고 납작한 근육으로(그림 5.12D), 위쪽에서는 femur 앞면의 아래부분에 부착하고 아래쪽에서는 무릎관절의 synovial membrane과 suprapatellar bursa(무릎위주머니)의 벽에 부착한다. 이 근육은 종아리가 펴질 때 synovial membrane을 위로 끌어당겨서 무릎관절 속의 membrane이 patella와 femur 사이에서 접혀 눌리지 않도록 해준다.

Quadriceps를 이루는 네 부분의 힘줄은 넓적다리의 먼쪽 부위에서 하나로 합쳐져 **quadriceps tendon**(넙다리네갈래근힘줄)을 만든다(그림 5.12B). Tibial tuberosity에 부착된 **patellar ligament**(무릎인대)는 patella를 둘러싸는 quadriceps tendon에서 연속된 부분이다. Vastus medialis와 vastus lateralis는 독립적으로 patella에 부착하며, 각각 medial patellar retinaculum(안쪽무릎지지띠) 및 **lateral patellar**

retinaculum(가쪽무릎지지띠)이라는 aponeurosis를 형성하여 *tibial plateau*(정강뼈고원)의 앞모서리에 부착하는 과정 중 patella 양쪽에서 무릎관절의 joint capsule을 보강해 주는 역할을 한다. Patella는 quadriceps tendon을 관절축에서 더 멀리 앞쪽에 위치하게 하는 지렛대 역할을 하므로, quadriceps가 tibia에 접근하는 데 있어 기계적으로 유리한 위치를 갖게한다. .

Medial Thigh Muscles(넓적다리안쪽근육)

넓적다리안쪽근육, 즉 **adductor group**은 넓적다리의 medial compartment(넙다리안쪽칸)에 위치하며 주로 obturator nerve의 지배를 받는다(그림 5.12, 5.13; 표 5.2). Adductor group은 다음 근육들로 이루어진다.

- **Adductor longus**(긴모음근): adductor group 중 가장 앞쪽에 위치한다.
- **Adductor brevis**(짧은모음근): pectineus(두덩근)와 adductor longus muscle(긴모음근)보다 깊은 곳(뒤)에 위치한다.
- **Adductor magnus**(큰모음근): 가장 큰 adductor muscle로, adductor부분과 hamstring muscle(넓적다리뒤근육)부분으로 이루어져 있다; 각 부분은 부착부위, 신경분포 및 주요 작용이 서로 다르다.
- **Gracilis**(두덩정강근): 넓적다리와 무릎의 안쪽을 따라 위치하는 긴 띠 모양의 근육이다; Hip joint뿐만 아니라 knee joint도 가로지르며 이에 작용을 미치는 유일한 adductor muscle이다.
- **Obturator externus**(바깥폐쇄근): 넓적다리의 위안쪽부분에 깊이 위치한 부채 모양의 근육이다.

Adductor hiatus(모음근구멍)는 adductor magnus에서 adductor 부분의 먼쪽 apponeurosis 부착부위와 hamstring 힘줄 사이에 있는 구멍이다(그림 5.13E). 넓적다리의 anterior compartment에 있는 femoral artery와 femoral vein이 adductor hiatus를 통해 무릎 뒤의 popliteal fossa로 들어간다. Adductor group의 주작용은 hip joint의 adduction이다. 두 발로 서 있을 때, 그리고 양옆으로의 치우침이 있을 때 몸통이 가쪽으로 흔들리게 되는 것을 바로잡아 자세를 안정시킨다. Adductor는 뛰거나 혹은 반대방향의 힘에 대항하여, 펴진 넓적다리를 굽히고 굽혀진 넓적다리를 펴는 작용에도 관여한다.

NEUROVASCULAR STRUCTURES AND RELATIONSHIPS IN ANTEROMEDIAL THIGH(넓적다리앞안쪽부위의 신경혈관과 위치관계)

Femoral Triangle(넙다리삼각)과 Adductor Canal(모음근굴)

Femoral triangle은 넓적다리앞위쪽 1/3에 위치하는 근막밑공간이다(그림 5.14). 이는 넓적다리를 굽힌 상태로 벌리고 가쪽으로 돌렸을 때 inguinal ligament의 아래쪽에서 오목한 삼각형의 부위로 관찰된다.

표 5.1 ANTERIOR THIGH MUSCLES(넓적다리앞근육)

근육	몸쪽부착점	먼쪽부착점	신경분포[a]	주요 작용
Pectineus(두덩근)	Pubis의 superior ramus	Lesser trochanter 바로 아래, femur의 pectineal line	Femoral nerve(**L2**, L3); may receive branch from obturator nerve	Hip joint의 adduction 및 flexion; hip joint의 medial rotation을 보조
Sartorius(넙다리빗근)	Anterior superior iliac spine과 그 아래 notch의 윗부분	Tibia 안쪽면의 윗부분	Femoral nerve(L2, L3)	Hip joint를 flex, abduct 및 lateral rotate; knee joint를 flex
Iliopsoas(엉덩허리근)				
Psoas major[b] (큰허리근)	T12~L5 vertebra의 옆과 이들 사이의 disc; 모든 lumbar vertebra의 transverse process		Anterior rami of lumbar nerves (**L1**, **L2**, L3)	함께 작용하여 hip joint를 flex하고 이 관절을 안정시킴; psoas major는 trunk의 deviation(치우침)을 조절하는 자세근으로, 서 있을 때 작용
Iliacus(엉덩근)	Iliac crest; iliac fossa, alar of sacrum 및 anterior sacroiliac ligament	Psoas major tendon, lesser trochanter, 그리고 이보다 distal쪽 femur	Femoral nerve(**L2**, L3)	
Quadriceps femoris(넙다리네갈래근)				
Rectus femoris (넙다리곧은근)	Anterior inferior iliac spine과 acetabulum 위쪽의 ilium	Base of patella에 공통의 힘줄(quadriceps tendon) 및 독립적으로 부착함; patellar ligament를 통하여 tibial tuberosity에 간접적으로 부착함; vastus medialis와 lateralis는 aponeurosis를 통하여 tibia와 patella에도 부착함(medial 및 lateral patellar retinacula)	Femoral nerve(L2, **L3**, **L4**)	Knee joint를 extend; rectus femoris는 hip joint을 안정시키며 psoas major의 hip joint flexion 작용을 보조
Vastus lateralis (가쪽넓은근)	Greater trochanter와 lateral lip of linea aspera			
Vastus medialis (안쪽넓은근)	Intertrochanteric line과 medial lip of linea aspera			
Vastus intermedius (중간넓은근)	Femoral shaft의 앞면과 가쪽면			

[a]Spinal cord segment의 신경지배를 의미함(예를 들어 "L1, L2, L3"는 psoas major의 신경지배가 처음 세 개의 lumbar segmant에서 유래하는 것을 나타냄). 굵은 숫자(**L1**, **L2**)는 주된 신경지배분절을 나타냄. 하나 또는 그 이상의 척수신경분절이 손상되거나 그곳에서 유래하는 운동신경뿌리가 손상되면 관련된 근육이 마비됨.

[b]Psoas minor는 몸쪽에서는 T12~L1 vertebra와 IV disc(척추사이원반)에 부착하고, 먼쪽으로는 pecdtineal line과 iliopectineal eminence에 부착하는 작은 근육임.

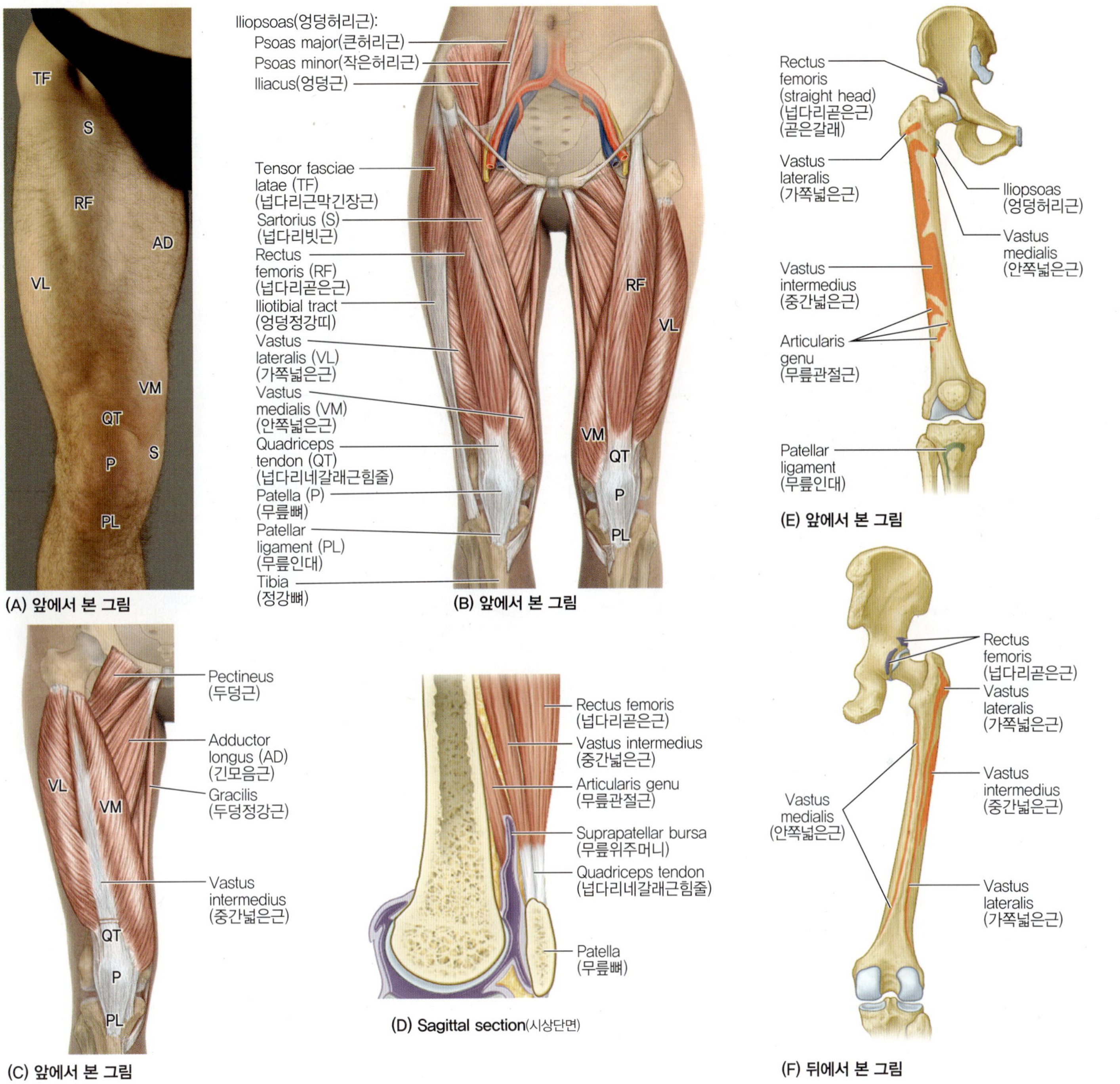

그림 5.12. **Anterior and medial thigh muscles**(넓적다리앞근육과 넓적다리안쪽근육). **A.** 넓적다리의 surface anatomy(표면해부). **B.** Muscles. **C.** Quadriceps femoris(넙다리네갈래근). **D.** Articularis genu(articular muscle of knee)(무릎관절근). **E와 F.** 근육의 부착점.

Femoral triangle은 다음 구조물들로 둘러싸여 있다.

- 위쪽으로는 inguinal ligament가 *base of the femoral triangle*(넙다리삼각의 밑변)을 형성한다.
- 안쪽으로는 adductor longus가 놓여 있다.
- 가쪽으로 sartorius가 위치한다; sartorius의 가쪽 모서리와 adductor longus의 안쪽모서리가 교차하면서 femoral triangle의 꼭지점을 만든다.

Floor of the femoral triangle(넙다리삼각바닥)은 근육성으로, 가쪽으로는 iliopsoas, 안쪽으로는 pectineus에 의하여 형성된다(그림 5.14C). *Roof of the femoral triangle*(넙다리삼각의 지붕)은 fascia

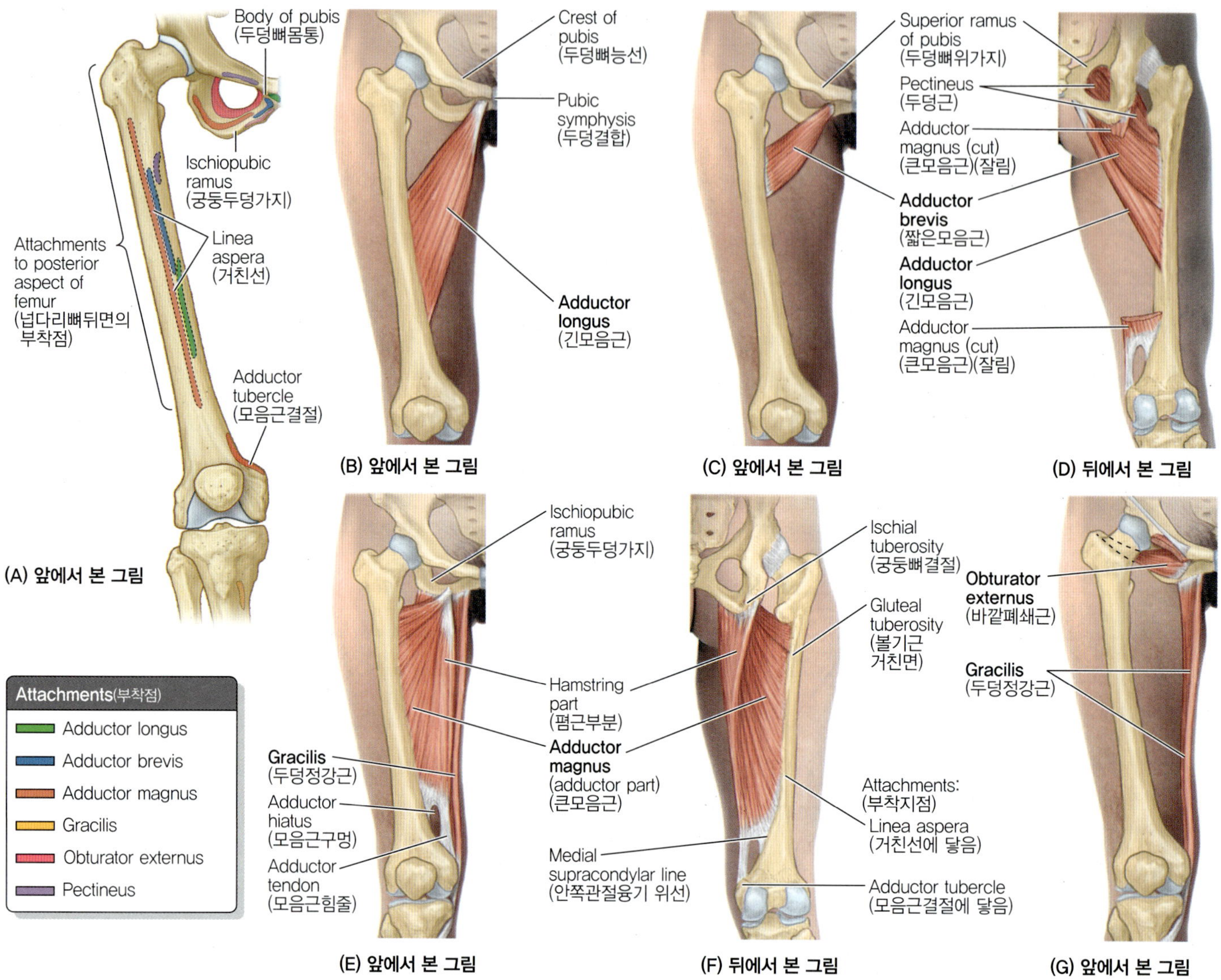

그림 5.13. **Medial thigh muscles**(넓적다리안쪽근육). **A.** 근육의 부착점. **B.** Adductor longus(긴모음근). **C.** Adductor brevis(짧은모음근). **D.** Adductor longus와Adductor brevis. **E와 F.** Adductor magnus(큰모음근). **G.** Gracilis(두덩정강근).

표 5.2 MEDIAL THIGH MUSCLES(넓적다리 안쪽근육)

근육[a]	몸쪽부착점[b]	먼쪽부착점[b]	신경분포[c]	주요 작용
Adductor longus (긴모음근)	Pubic crest 아래쪽 body of pubis	Linea aspera of femur의 중간 1/3	Obturator nerve(L2, **L3**, L4)	Hip joint의 adduction
Adductor brevis (짧은모음근)	Pubis의 body와 inferior ramus	Pectinep line과 linea aspera of femur의 proximal part		Hip joint의 adduction과 약간의 flexion
Adductor magnus (큰모음근)	*Adductor part*: inferior ramus of pubis, ramus of ischium *Hamstring part*: ischial tuberosity	*Adductor part*: gluteal tuberosity, linea aspera, medial supracondylar line *Hamstring part*: adductor tubercle of femur	*Adductor part*: obturator nerve(L2, **L3**, **L4**) *Hamstring part*: tibial part of sciatic nerve(**L4**)	Hip joint의 adduction; aadductor part는 hip joint를 flex, hamstring part는 hip joint를 extend
Gracilis (두덩정강근)	Body와 inferior ramus of pubis	Tibia medial surface의 윗부분	Obturator nerve(**L2**, L3)	Hip joint를 adduct; knee joint를 flex, 그리고 medial rotaion을 보조
Obturator externus (바깥폐쇄근)	Obturator foramen의 모서리와 obturator membrane	Trochanteric fossa of femur	Obturator nerve(L3, **L4**)	Hip joint의 lateral rotaion; femoral head를 acetabulum 속으로 당겨 pelvis를 안정되게 유지

[a]종합적으로, 처음 네 개의 근육은 넓적다리의 adductor지만, 그 기능은 좀 더 복잡하다(예를 들어, 무릎관절을 굽힌 상태에서는 엉덩관절의 굽힘근으로 작용하며 걷는 과정에도 작용한다).
[b]근육의 부착지점에 대해서는 그림 5.13A를 보시오.
[c]Spinal cord segment의 신경지배를 의미함(예를 들어, "L2, **L3**, **L4**"는 adductor magnus의 신경지배가 둘째에서 넷째 lumbar segment에서 유래함을 의미함). 굵은 숫자(**L3**, **L4**)는 주된 신경지배분절을 나타냄. 하나 또는 그 이상의 척수신경분절이 손상되거나 그곳에서 유래하는 운동신경뿌리가 손상되면 관련된 근육이 마비됨.

임상해부학

Hip and Thigh Contusions(엉덩이와 넓적다리의 타박상)

운동시합을 중계방송하는 캐스터나 트레이너는 주로 앞쪽에서 발생하는 *contusion of the iliac crest*(엉덩뼈능선의 타박상)를 "hip pointer injury(엉덩이포인터손상)"라고 부른다. 이는 hip region에서 가장 흔하게 일어나는 손상으로, 대개 축구나 아이스하키, 배구와 같은 스포츠와 관련되어 발생한다.

Contusions(타박상)은 모세혈관 파열로 인한 출혈을 유발하며 혈액이 근육, 인대 및 soft tissue(물렁조직)로 침투한다. *Hip pointer injury*라는 용어는, sartorius나 rectus femoris가 각각 부착하는 anterior superior iliac spine 혹은 anterior inferior iliac spine과 같이, 근육이 부착되는 뼈부위의 avulsion(박리)이 있는 경우에도 사용될 수 있다. 그러나 이러한 손상은 *avulsion fracture*(찢김골절)로 지칭하여야 한다.

흔히 사용되는 또 다른 용어로 "charley horse"라는 것이 있으며, 이는 허혈로 인해 넓적다리근육에 일어나는 갑작스러운 cramping(경련)이나 야간에 일어나는 종아리 경련, 혹은 *hematoma*(혈종, blood clot)를 형성할 정도의 contusion과 혈관파열이 있는 경우를 지칭하여 사용된다. 후자는, 특히 rectus femoris의 섬유가 찢어지는 경우가 흔하며, 때로는 quadriceps 인대가 부분적으로 파열되는 경우도 있다. Charley horse는 국소적 통증과 함께 근육경직을 동반하거나 혹은 동반하지 않을 수도 있으며, 직접적인 외상을 받거나 근육피로 후에 흔히 발생한다.

Patellar Tendon Reflex(무릎반사)

반사망치로 patellar ligament를 두드리면 정상적으로 **patellar reflex**("knee jerk", 무릎반사)가 일어난다. 이 myotactic reflex(근고유감각반사, deep tendon reflex)는 검사받는 사람이 의자에 앉아 종아리를 자유롭게 늘어뜨린 상태에서 시행한다. 고무망치로 충분한 힘을 가하여 인대를 두드리면 대개 종아리가 펴진다. 반사가 정상이면, 손을 환자의 quadriceps 위에 두었을 때 근육이 수축하는 것을 느낄 수 있다. 이 반사를 이용하여 femoral nerve와 L2~L4 spinal cord segment의 기능을 검사할 수 있다. Quadriceps의 신경지배에 영향을 주는 lesion(예: 말초신경질환)이 있는 경우에, 약해지거나 소실될 수 있다.

Paralysis of Quadriceps(넙다리네갈래근의 마비)

Quadriceps muscle의 paralysis가 있는 사람은, 저항에 대항하여 무릎을 펼 수 없으며, knee joint가 굽혀지는 것을 방지하기 위하여 넓적다리의 먼쪽끝을 손으로 누르면서 걷는다. 무릎관절의 관절염이나 외상으로 인하여 vastus medialis나 vastus lateralis가 약해지면 patella의 움직임이 비정상적으로 일어나서 관절의 안정성이 소실된다.

Chondromalacia Patellae(무릎연골연화증)

Chondromalacia patellae(연골의 연화증, "달리기선수의 무릎")은 마라토너에게 흔히 발생하는 무릎질환이지만, 테니스나 농구와 같은 달리는 운동 중에도 일어날 수 있다. *quadriceps imbalance*(넙다리네갈래근의 불균형)에 의해 patella의 주변이나 깊은 부분에 통증이 있다. Chondromalacia patellae는 무릎뼈에 타격을 받거나 무릎관절의 과도한 굽힘에 의해서도 일어날 수 있다.

Transplantation of Gracilis(두덩정강근의 이식)

Gracilis는 adductor group 중 비교적 약한 근육이므로, 제거하여도 다리의 기능에 큰 영향을 미치지 않는다. 따라서 손상된 팔근육을 대체하거나, 혹은 external anal sphincter가 기능을 하지 않을 때와 같은 경우에, 이를 대체하기 위하여 gracilis나 그 일부를 신경 및 혈관들과 함께 이식할 수 있다.

Groin Pull(샅굴부위당김)

스포츠 방송캐스터는 "pulled groin(샅굴부위당김)" 혹은 "groin injury(샅굴부위손상)"라는 용어를 사용한다. 이 용어는 flexor와 adductor thigh muscle의 몸쪽부착점이 strain(과도긴장), stretching(신장) 및 부분적 파열이 있는 경우를 지칭한다. 이 근육들의 몸쪽부착부위는 inguinal region(groin)에 있다. Groin injury는 신속한 출발을 필요로 하는 운동(예: 단거리달리기나 축구 등)이나 과도한 stretching(예: 체조)을 할 때에 주로 발생한다.

lata, cribriform fascia(체근막), 피부밑조직 및 피부에 의해 만들어진다. Inguinal ligament의 깊이 놓인 **retro-inguinal space**(고샅뒤공간)는 trunk/abdominopelvic cavity와 다리를 연결하는 중요한 통로이다. 이 부분은 ASIS와 pubic tubercle 사이의 틈새를 inguinal ligament가 채우면서 형성된 공간이다(그림 5.15). Iliopsoas fascia에 의해 이 공간이 두 개의 칸 혹은 방으로 나뉜다. 가쪽칸은 muscular compartment(근육칸)로 iliopsoas muscle과 femoral nerve가 통과하며; 안쪽칸은 greater pelvis와 femoral triangle 사이를 정맥과 동맥, 및 림프관이 지난다.

Femoral triangle에는 가쪽부터 안쪽으로 다음과 같은 구조물이 위치한다(그림 5.14).

- Femoral nerve와 그 가지
- Femoral artery와 몇 개의 가지
- Femoral vein과 그 몸쪽 지류들(greate saphenous vein과 profunda femoris vein 등)
- Femoral canal(넙다리관)
- Deep inguinal lymph node와 이와 관련된 림프관

Femoral triangle의 꼭지점부분에서, femoral artery와 femoral vein이 adductor canal(모음근굴)로 출입하면서 femoral triangle을 이등분한다(그림 5.14B). Femoral triangle의 꼭지점에서

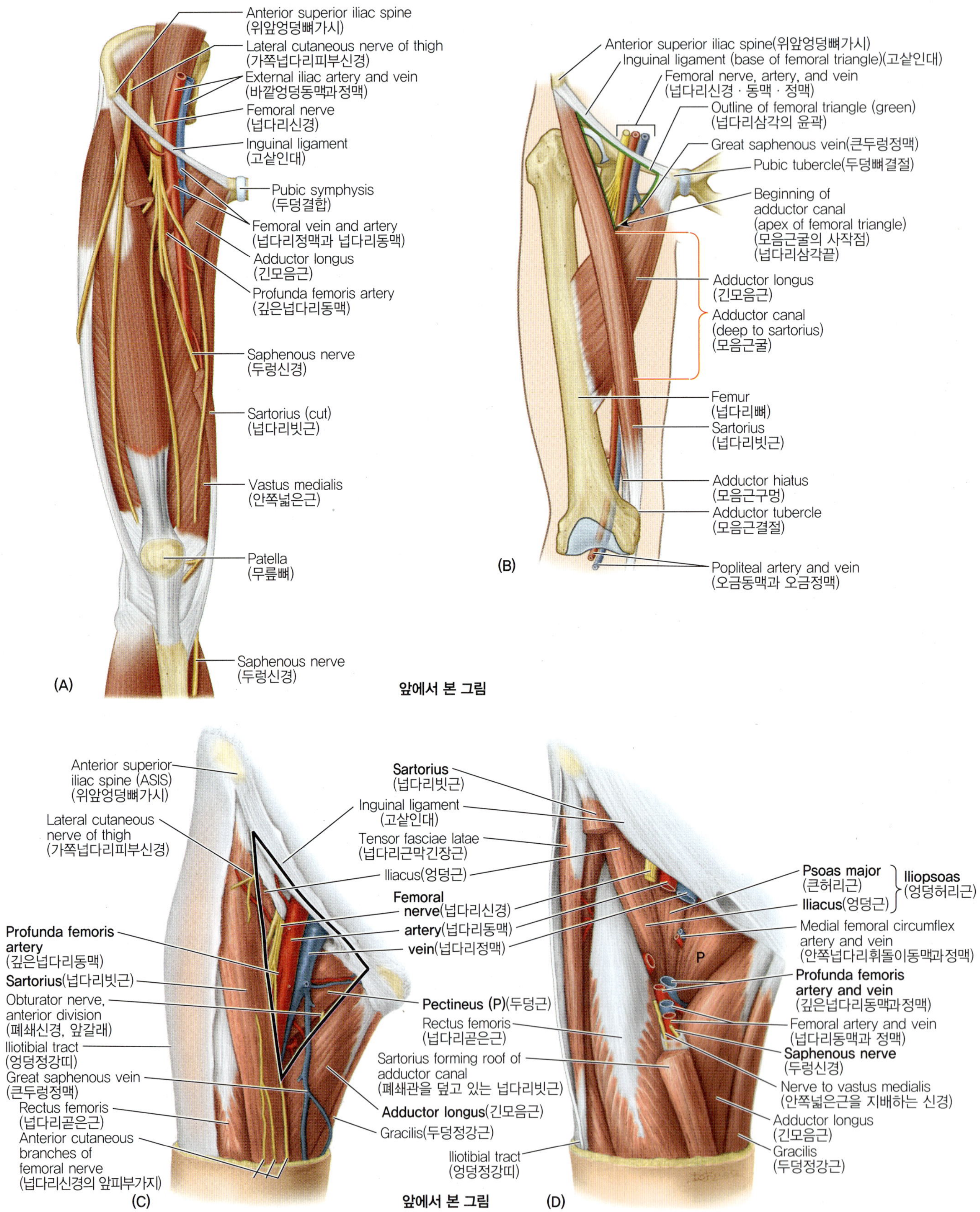

그림 5.14. **Anterior thigh**(넓적다리앞부위)**의 신경과 혈관.** A. 전반적인 그림. B. Femoral triangle(넙다리삼각)과 adductor canal(모음근굴). C. Femoral triangle의 경계와 구조물. D. Femoral triangle의 바닥.

sartorius가 adductor longus위를 교차하는데, 이곳에서 **adductor canal**(subsartorial canal, Hunter canal)이 시작되어 adductor magnus의 힘줄에 놓여 있는 adductor hiatus까지 뻗어 있다. 이 굴은 femoral artey와 vein, saphenous nerve 및 nerve to vastus medialis가 근육 사이를 지나는 통로가 되며, 이를 통해 femoral vessel은 popliteal fossa로 들어가 popliteal vessel이 된다. Adductor canal은 앞쪽과 가쪽으로는 vastus medialis, 뒤쪽으로는 adductor longus와 adductor magnus, 그리고 안쪽으로는 sartorius로 그 경계가 형성되며, sartorius는 위의 다른 근육들 사이의 고랑을 덮으며 굴의 천장을 이루고 있다.

Femoral Nerve(넙다리신경)

Femoral nerve(넙다리신경, L2~L4)는 lumbar plexus의 가장 큰 가지이다. 이 신경은 배속의 psoas major 속에서 형성되며 골반을 통하여 뒤가쪽으로 내려가 inguinal ligamnet의 중간점을 지난다. 이후 이 ligament의 밑을 깊이 통과하여(retro-inguinal space의 muscular compartment) femoral vessel의 가쪽에서 femoral triangle로 들어간다(그림 5.14, 5.15). Femoral triangle에 들어간 후 여러 개의 가지로 나뉘어져 anterior thigh muscles에 분포한다. 이 신경은 또한 엉덩관절과 무릎관절로도 관절가지를 보내며 넓적다리 앞안쪽부위에 피부신경가지도 낸다. Femoral nerve의 종말피부가지인 **saphenous nerve**(두렁신경)는 femoral vessel이 들어 있는 femoral sheath(넙다리혈관집)의 가쪽에서 femoral triangle을 통과하여 내려간다. Saphenous nerve는 femoral artery 및 femoral vein과 동반하여 함께 adductor canal을 지나며, femoral vessel이 adductor hiatus를 통과할 때, 이 신경은 sartorius와 gracilis 사이를 통해 얕은 층으로 나온다(그림 5.13A,B). Saphenous nerve는 앞아래쪽으로 주행하면서 무릎, 종아리 및 발의 앞안쪽피부와 근막에 분포한다.

Femoral Sheath(넙다리혈관집)

femoral sheath(넙다리혈관집)는 길이가 일정하지 않은(일반적으로 3~4 cm) 깔때기 모양을 한 근막 성 tube(관)로서, inguinal ligament를 깊이 통과하여 femoral vessel의 몸쪽부분을 둘러싸며 이들의 안쪽에서 femoral canal을 만든다(그림 5.15). 이 혈관집은 배/큰골반의 transverlais fascia와 iliopsoas fascia가 아래로 연장되어 형성된다. Femoral nerve는 femoral sheath에 둘러싸여 있지 않다. 이 femoral sheath는 아래쪽에서 femoral vessel을 둘러싸는 성긴결합조직인 tunica adventitia(혈관바깥막)로 연속된다. Femoral sheath가 긴 경우, 안쪽벽이 great saphenous vein과 림프관들에 의해 관통된다. 엉덩관절이 움직일 때, femoral sheath는 femoral artery와 vein이 inguinal ligament의 바닥 깊은 위치에서 미끄러질 수 있도록 한다. 복막바깥결합조직으로 이루어진 수직사이막이 배에서부터 femoral vessel을 따라 뻗어 있으며 이로 인하여 femoral sheath를 세 개의 공간으로 나눌 수 있다. Femoral sheath를 이루는 공간은, femoral artery가 있는 *lateral compartment*(가쪽칸), femoral vein이 위치하는 *intermediate compartment*(중간칸), 그리고 femoral canal을 이루는 *medial compartment*(안쪽칸)로 나누어진다.

Femoral canal(넙다리관)은 세 개의 공간 중 가장 작다. 이는 짧은 고깔 모양으로, femoral sheath의 안쪽모서리와 femoral vein 사이에 위치한다. Femoral canal은 아래와 같은 특징을 가진다.

- 먼쪽으로는 saphenous opening의 몸쪽모서리까지 뻗어 있다.

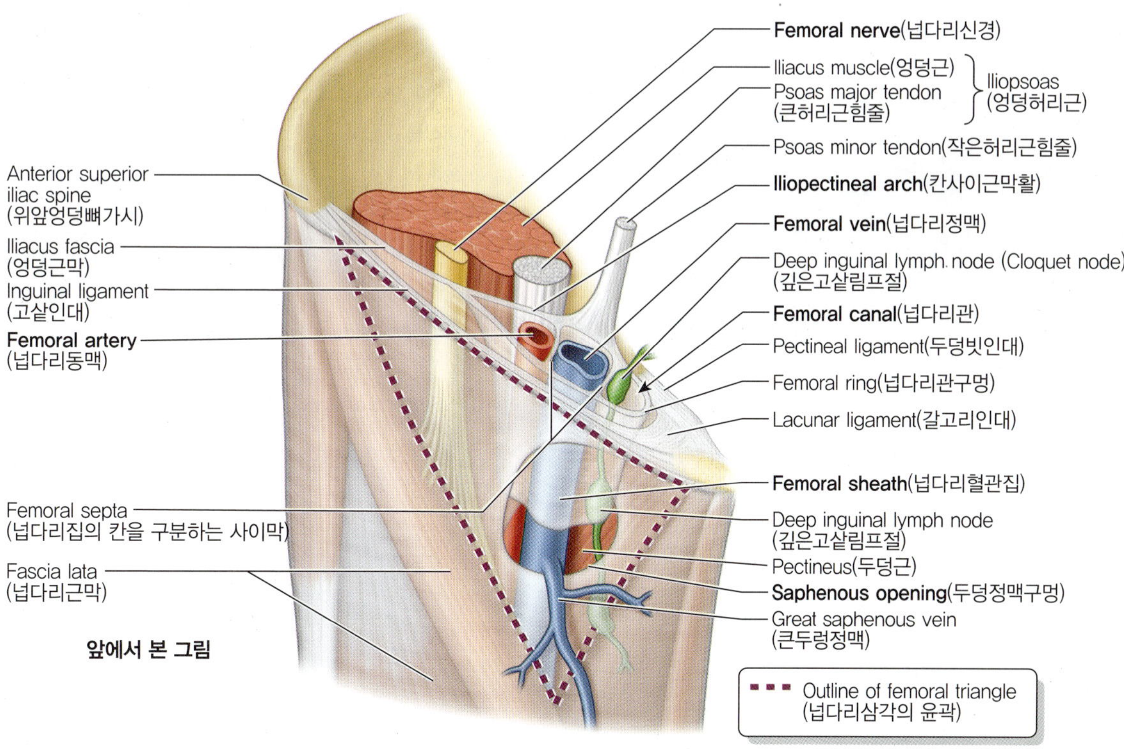

그림 5.15. Femoral sheath(넙다리혈관집).

- 다리로부터 돌아오는 정맥혈액이 증가할 때, 또는 복강내압증가로 정맥혈류가 일시적으로 정체될 때 femoral vein이 확장될 수 있게 한다.
- 성긴결합조직과 지방 및 약간의 림프관, 그리고 간혹 deep inguinal lymph node(Cloquet node) 등이 들어 있다.

Femoral canal의 바닥은 배쪽끝에 있는 작은(1 cm 정도의 넓이) 몸쪽 구멍으로, **femoral ring**(넙다리관구멍)이라고 한다(그림 5.15). Femoral canal과 femoral vein의 사이의 **femoral septum**이 femoral ring의 **가쪽**경계를 이루며, pectineal ligament로 덮인 superior ramus of the pubis가 femoral ring의 **뒤쪽**경계를, lacunar ligament가 그 안쪽경계를, 그리고 inguinal ligament의 안쪽부분이 구멍의 **앞쪽**경계를 이루고 있다.

Femoral Artery(넙다리동맥)

Femoral artery는 다리의 주된 동맥으로서, inguinal ligament의 먼쪽에서 external iliac artery(바깥엉덩동맥)로 연속된다(그림 5.14, 5.16). Femoral artery의 경로는 다음과 같다.

- Inguinal ligament의 중간부분(ASIS와 pubic tubercle 사이의 중간점)에서 ligament 깊이 지나며 femoral vein의 가쪽에서 femoral triangle로 들어간다.
- Fascia lata의 깊은 층에서 iliopsoas와 pectineus의 경계를 따라 내려간다.
- Femoral triangle을 이등분하며 apex에서 sartorius의 깊이 통과하여 adductor canal로 들어간다.
- Adductor hiatus를 통과하여 adductor canal을 빠져나가, *popliteal artery*(오금동맥)가 된다.

Profunda femoris artery(deep artery of thigh, 깊은넙다리동맥)는 femoral artery의 가장 큰 가지이며 넓적다리의 주된 동맥이다. Femoral triangle에서 femoral artery로부터 시작된다(그림 5.14C, 5.16). 넓적다리의 중간부분에서 adductor longus에 의하여 femoral artery와 vein으로부터 분리된다. Femur의 뒤면을 둘러싸며 3~4개의 perforating arteries를 내어, adductor magnus, hamstring 및 vastus lateralis muscle에 혈액을 공급한다.

Circumflex femoral arteries(넙다리휘돌이동맥)는 대개 profunda femoris artery의 가지이나, femoral artery로부터 직접 시작되기도 한다. 이는 넓적다리를 감고 돌면서 서로간에, 그리고 다른 동맥들과 anastomosis를 형성하며, 넓적다리의 근육들과 femur 몸쪽끝에 혈액을 공급한다. **Medial circumflex femoral artery**(안쪽넙다리휘돌이동맥)는 **posterior retinacular arteries**(뒤지지동맥)를 통하여 대부분의 혈액을 femoral head와 femoral neck에 공급한다. 이 동맥은 iliopsoas와 pectineus 사이로 깊이 통과하여 femoral neck의 뒤 부위에 도달하며, 이곳에서 quadriceps femoris의 깊은 곳(앞)을 지난다.

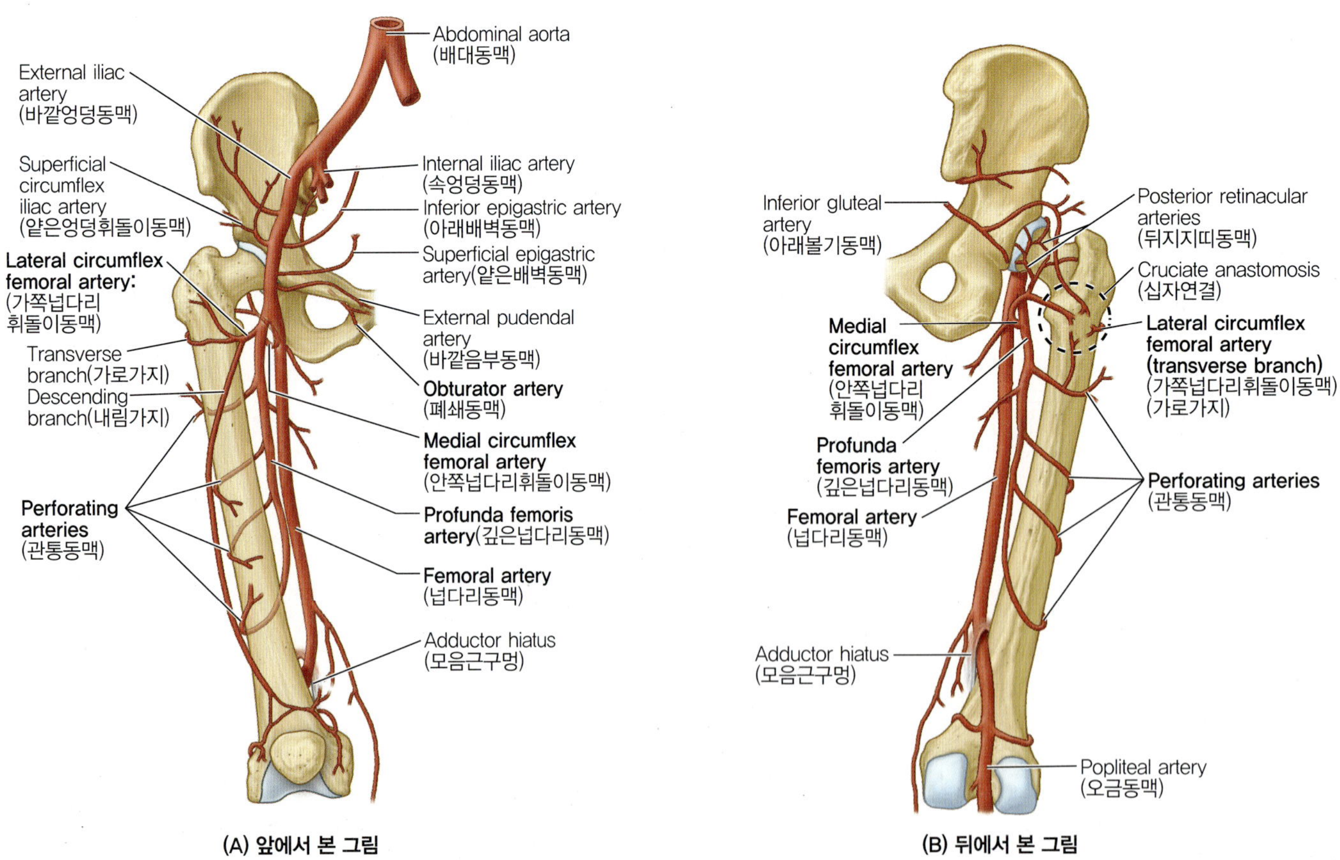

그림 5.16. Anterior thigh(넓적다리앞부위)와 medial thigh(넓적다리안쪽부위)의 동맥

Lateral circumflex femoral artery(가쪽넙다리휘돌이동맥)는 joint capsule을 교차하며 가쪽으로 진행하여 주로 넓적다리가쪽근육들에 혈액을 공급한다(그림 5.16; 표 5.3).

Femoral Vein(넙다리정맥)

Femoral vein(넙다리정맥)은 popliteal vein이 adductor hiatus를 지나면서 몸쪽으로 연속되는 부분이다(그림 5.14A). 이 정맥은 adductor canal 속을 통과하여 올라가면서 처음에는 femoral artery의 뒤가쪽에 위치하다가 나중에는 그 뒤에 놓인다(그림 5.14B). 이어서 femoral canal의 가쪽에서 femoral sheath로 들어가고 inguinal ligament의 뒤를 지나면서 external iliac vein(바깥엉덩정맥)이 된다. Femoral triangle의 아래부분에서 profunda femoris vein과 great saphenous vein 및 다른 지류들이 femoral vein으로 유입된다. 서너 개의 perforating vein들이 모여 만들어지는 *profunda femoris vein(deep vein of thigh)*은, great saphenous vein이 끝나는 지점 아래의 inguinal ligament 아래쪽에서 femoral vein으로 합쳐진다.

Obturator Artery and Nerve(폐쇄동맥과 폐쇄신경)

Obturator artery(폐쇄동맥)는 일반적으로 internal iliac artery(속엉덩동맥)에서 시작된다(그림 5.16). 대략 20%의 사람에서는 inferior epigastric artery(아래배벽동맥)에서 나온 pubic branch(두덩가지)가 obturator artery를 대신하거나(*replaced obturator artery*, 대체폐쇄동맥), *accessory obturator artery*(덧폐쇄동맥)로 나와 합류되기도 한다. Obturator artery는 obturator foramen을 통과하여 medial compartment of thigh로 들어가, adductor brevis 위를 양쪽으로 걸쳐서 앞가지와 뒤가지를 내며 나누어진다. Obturator artery는 obturator externus와 pectineus, adductors of thigh 및 gracilis에 혈액을 공급한다. 그리고 이의 posterior branch는 acetabular branch(절구가지)를 내어 head of the femur의 혈액을 공급한다.

Obturator nerve(폐쇄신경)(L2~L4)는 psoas muscle의 안쪽모서리를 따라 내려가 obturator artery 및 vein과 함께 obturator foramen을 통과하여 넓적다리로 들어간다. 앞가지와 뒤가지로 나누어지며 동맥에서처럼 adductor brevis 위에 양쪽으로 걸쳐져 있다. 앞가지는 adductor longus, adductor brevis, gracilis 및 pectineus에 분포하며; 뒤가지는 obturator externus와 adductor magnus에 분포한다.

GLUTEAL AND POSTERIOR THIGH REGIONS(볼기부위와 넓적다리뒤부위)

Gluteal region(hip and buttocks)은 골반 뒤쪽의 튀어나온 부분이다. 위쪽으로는 iliac crest, greater trochanter 및 ASIS가 그 경계가 되며, gluteal fold(볼기주름)가 아래쪽경계를 이룬다. Gluteal fold는 buttock의 아래모서리와 thigh의 위모서리를 구분하는 부분이다(그림 5.17). Buttock은 *intergluteal fold*(볼기사이틈새)에 의하여 양쪽 두 부분으로 나뉜다.

Bony pelvis(뼈골반)를 이루는 hip bone, sacrum 및 coccyx는 gluteal ligaments(볼기인대)에 의하여 서로 결합되어 있다. Hip bone의 sciatic notch(궁둥패임)는 **sacrotuberous ligament**(엉치결절인대)와 sacrospinous ligament(엉치가시인대)에 의하여 greater sciatic foramen(큰궁둥구멍) 및 lesser sciatic foramen(작은궁둥구멍)을 만든다(그림 5.18). Lesser sciatic foramen은 perineum으로 들어오고 나가는 구조물들의 통로가 되는 반면, greater sciatic foramne은 pelvis를 출입하는 구조물들의 통로가 된다. Greater sciatic foramen은, pelvis를 떠나 gluteal region으로 들어가는 동맥과 신경, 그리고 정맥의 경우 그 반대방향으로 향하는 "door(문)"으로 생각하면 이해하는 데 도움이 될 것이다.

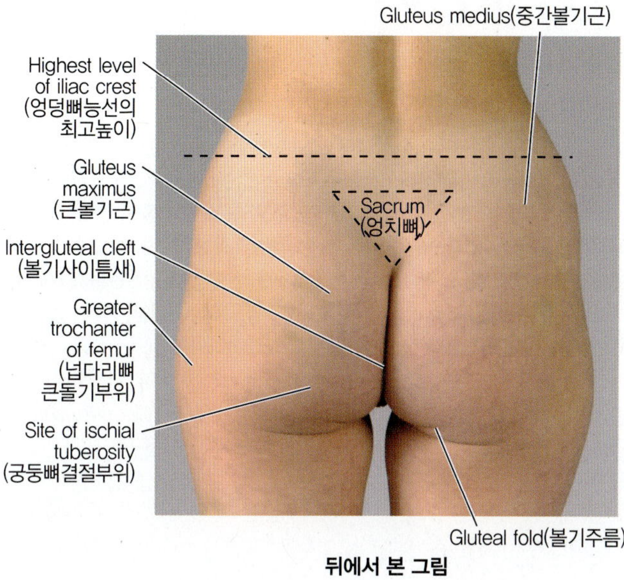

그림 5.17. Gluteal region(볼기부위)의 피부표면 지표.

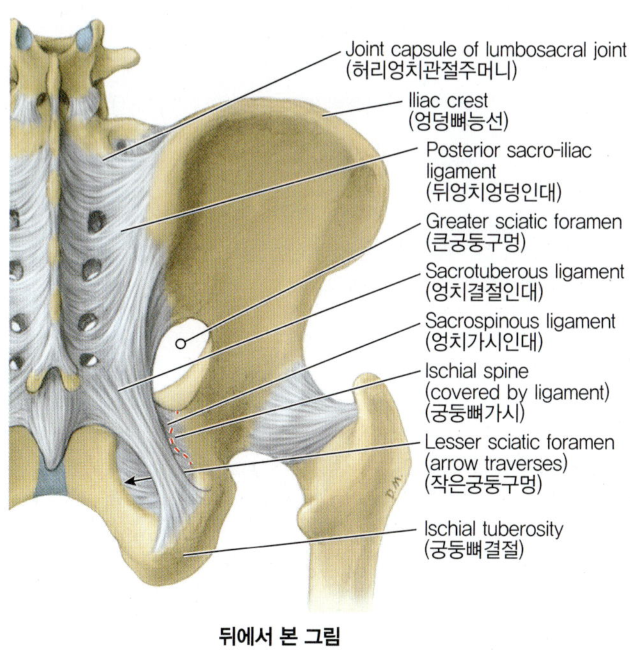

그림 5.18. Sacrotuberous ligament(엉치결절인대)와 sacrospinous ligament(엉치가시인대).

임상해부학

Femoral Hernia(넙다리탈장)

Femoral ring은 앞아래배벽에서 취약한 부위이므로 이곳을 통하여 abdominal viscera(흔히 작은창자고리)가 femoral canal로 돌출되는 *femoral hernia*(넙다리탈장)가 발생할 수 있다(그림 B5.7). Femoral hernia는 남자에서보다 여자에서 더 흔히 발생한다(남자의 경우에는 inguinal hernia가 더 흔하다). Hernial sac(탈장주머니)은 femoral canal안의 내용물을 압박하여 관의 벽이 늘어난다. 초기에는 탈장이 femoral canal 속에 국한되어 있으므로 hernia의 크기가 비교적 작지만, saphenous opening을 통하여 넓적다리의 피부밑조직으로 들어가면 그 크기가 커질 수 있다. *Strangulation of a femoral hernia*(넙다리탈장의 조임)가 발생하면 탈출된 창자의 혈액공급에 장애가 발생하고, 이로 인한 조직 괴사가 생길 수 있다.

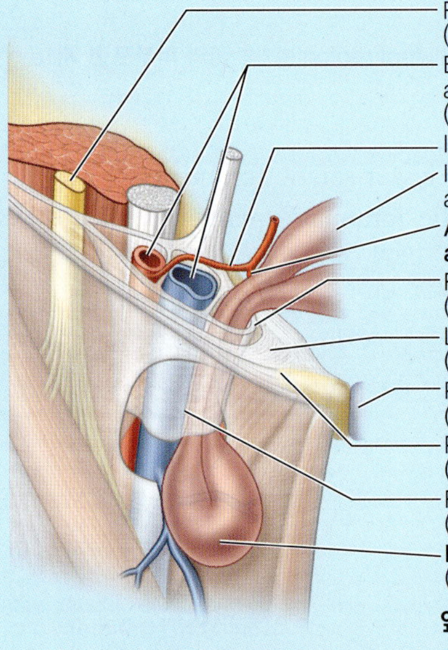

그림 B5.7. Femoral hernia(넙다리탈장).

Replaced or Accessory Obturator Artery (대체폐쇄동맥 혹은 덧폐쇄동맥)

20%의 사람에서는, inferior epigastric artery의 커다란 pubic branch가 obturator artery를 대치하거나(**replaced obturator artery**), 혹은 **accessory obturator artery**가 되어 obturator artery로 합쳐진다(그림 B5.7). 이 동맥은 femoral ring과 근접하거나 혹은 가로질러 가며 obturator foramen에 도달하므로 femoral hernia와 관련이 깊다. 따라서 *strangulation of femoral hernia*의 발생에 관여할 수 있다. 외과의는 inguinal hernia 및 femoral hernia를 내시경으로 복구하는 과정에서 staple을 사용할 때 이와 같은 흔한 동맥변이의 존재에 주의를 기울여야 한다.

Femoral Pulse and Cannulation of Femoral Artery (넙다리동맥맥박과 넙다리동맥관삽입술)

Femoral artery의 맥박은 대개 inguinal ligament의 중간지점 바로 아래에서 느낄 수 있다. 정상적으로 이 박동은 강하게 느껴진다; 그러나 common iliac artery이나 external iliac artery가 부분적으로 막히면 이 맥박이 약해질 수 있다. 다리외상에 의한 동맥출혈을 제어할 필요가 있을 때, inguinal ligament의 중간지점에서 femoral artery를 압박한다(그림 B5.8).

Femoral artery에 대한 cannulation(관삽입술)은 inguinal ligament의 중간지점의 바로 아래에서 시행한다(예: cardioangiography – 조영제를 주입하여 심장과 큰 혈관의 방사선사진을 찍는 것). *Left cardiac angiography*를 시행하기 위해서는 길고 가는 카테터를 피부를 통하여 femoral artery로 삽입한 다음, aorta의 위쪽을 지나 coronary artery의 입구까지 밀어 넣는다(1장 참조).

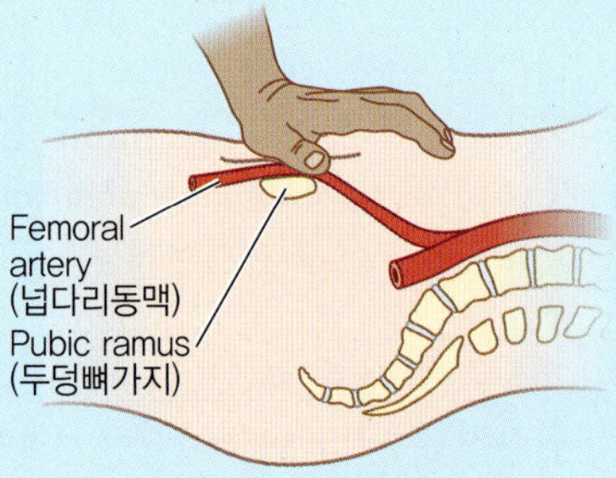

그림 B5.8. Compression of femoral artery(넙다리동맥압박).

Cannulation of Femoral Vein(넙다리정맥관삽입술)

Femoral vein은 대개 만져지지 않으나, 이 정맥의 바로 가쪽에 위치하는 femoral artery의 박동을 느낌으로써 정맥의 위치를 확인할 수 있다. 마른 사람에서는 femoral vein이 피부에 매우 가까이 위치하므로 great saphenous vein으로 오인될 수도 있다. 따라서 inguinal ligament 약 3 cm 아래에서 great saphenous vein이 합류하는 것 외에 femoral vein이 이 부위에서 다른 지류를 갖지 않는다는 점을 아는 것이 중요하다. 심장의 오른쪽부위 그리고/또는 허파동맥으로부터의 혈액 채취 및 압력을 측정하고, *right cardiac angiography*(오른심장혈관조영술)를 시행하기 위해서는 femoral triangle을 통하여 길고 가는 카테터를 femoral vein으로 삽입한다. 투시장치를 보면서 카테터를 externe iliac vein, common iliac vein을 거쳐 inferior vena cava와 오른심방을 향하여 위쪽으로 넣는다.

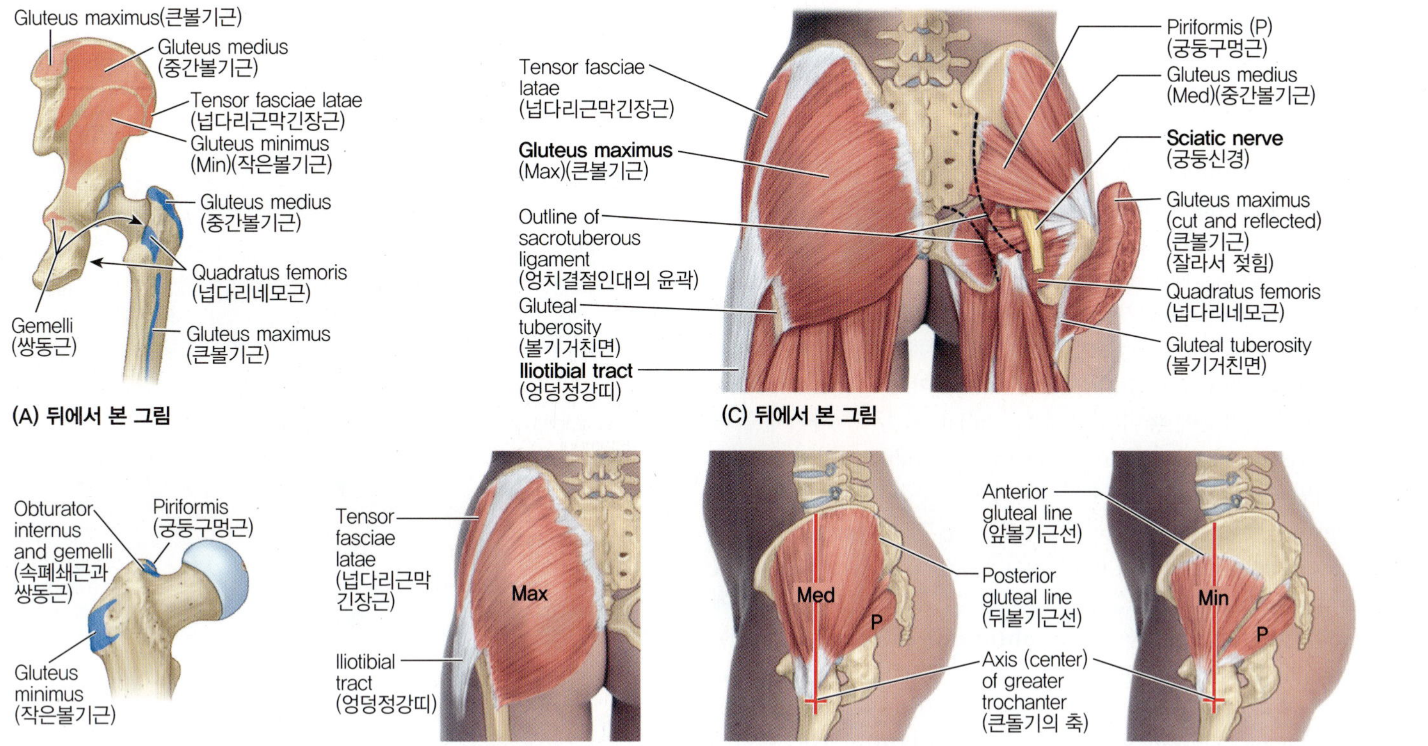

(A) 뒤에서 본 그림 (C) 뒤에서 본 그림 (B) 앞에서 본 그림 (D) 뒤에서 본 그림 (E) 가쪽에서 본 그림 (F)

그림 5.19. **볼기근육**(gluteal muscles). **A**와 **B**. 근육의 부착점. **C**. 전반적인 그림. **D**. Gluteus maximus(큰볼기근). **E**. Gluteus medius(중간볼기근). **F**. Gluteus minimus(작은볼기근).

표 5.3 MUSCLES OF GLUTEAL REGION(볼기부위의 근육)

근육	몸쪽부착점	먼쪽부착점	신경분포[a]	주요 작용
Gluteus maximus (큰볼기근)	Ilium posterior to posterior gluteal line; dorsal surface of sacrum and coccyx; and sacrotuberous ligament	대부분의 섬유는 lateral condyle of tibia에 닿는 iliotibii tract에서 끝남; 일부 섬유는 gluteal tuberosity of femur에 부착함	Inferior gluteal nerve (L5, **S1**, **S2**)	구부린 자세와 서 있는 자세 사이에서 hip joint를 펴고 lateral rotation을 보조함; 넓적다리를 안정되게 하고 앉아 있다가 일어나는 것을 도움
Gluteus medius (중간볼기근)	External surface of ilium between anterior and posterior gluteal lines	Greater trochanter of femur의 가쪽면	Superior gluteal nerve (L4, L5, S1)	Hip joint의 abduction, 앞부분은 medial rotaion[c]; 다른 쪽 다리를 들어올릴 때 pelvis의 높이를 유지
Gluteus minimus (작은볼기근)	External surface of ilium between anterior and inferior gluteal lines	Greater trochanter of femur의 앞면		
Tensor of fascia lata (넙다리근막긴장근)	Anterior superior iliac spine; anterior part of iliac crest	Lateral condyle of tibia에 부착하는 iliotibial tract		Hip joint를 flex; gluteus maximus와 함께 작용하여 extended knee joint를 안정시킴
Piriformis (궁둥구멍근)	Anterior surface of 2nd~4th sacral segments; superior margin of greater sciatic notch and sacrotuberous ligament	Greater trochanter of femur의 위모서리	Branches of anterior rami of **S1**, S2	Hip joint를 편상태에서 lateral rotation; 굽힌 상태의 hip joint를 abduction; femoral head를 acetabulum 속에 유지하여 hip joint를 안정시킴
Obturator internus (속폐쇄근)	Pelvic surface of ilium and ischium; obturator membrane	Greater trochanter (trochanteric fossa) of femur[b]의 안쪽면	Nerve to obturator internus (L5, **S1**)	
Gemelli, superior and inferior (위, 아래쌍동근)	*Superior*: ischial spine *Inferior*: ischial tuberosity		*Superior*: same as obturator internus *Inferior*: same as quadratus femoris	
Quadratus femoris (넙다리네모근)	Ischial tuberosity의 가쪽모서리	Intertrochantericcrest of femur에 위치한 quadratus tubercle과 그 아랫부분	Nerve to quadratus femoris (L5, S1)	Hip joint의 lateral rotation;femoral head를 acetabulum 속으로 당겨 hip joint/pelvis를 안정시킴

[a]척수분절의 신경지배를 의미함(예를 들어,"**S1**, S2"는 piriformis 신경지배가 척수신경의 처음 두 개의 엉치분절에서 유래함을 나타냄). 굵은 숫자(**S1**)는 주된 신경지배분절을 나타냄. 하나 또는 그 이상의 척수신경분절이 손상되거나 그곳에서 유래하는 운동신경뿌리가 손상되면 관련된 근육이 마비됨.

[b]Gemelli muscle은 greater trochanter of femur에 부착할 때 obturator internus tendon과 합쳐짐.

[c]뒷부분은 hip joint를 lateral rotation시킴.

Gluteal Muscles(볼기근육)

Gluteal muscle은 얕은층과 깊은층의 두 층으로 이루어져 있다(그림 5.19; 표 5.3). 얕은층은 세 개의 gluteal muscle(maximus, medius 그리고 minimus)과 tensor fasciae latae(넙다리근막긴장근)로 구성된다. **Gluteus maximus muscle**(큰볼기근)의 주작용은 hip joint에서의 extension과 lateral rotation이다. 이 근육은 굽힌 자세와 선 자세 사이의 중간자세, 즉 앉았다가 일어날 때나 구부린 자세를 펼 때, 언덕이나 층계를 올라갈 때, 혹은 뛸 때와 같은 동작에 주로 작용한다. **Gluteus medius muscle**(중간볼기근)과 **gluteus minimus muscle**(작은볼기근)은 gluteus maximus보다 깊이 놓인 부채 모양의 근육이다. 이는 넓적다리의 abductor이며 medial rotatator이다. **Tensor fasciae latae**는 엉덩이의 가쪽에 놓여 있으며 fascia lata의 두 층 사이에 둘러싸여 있다. Tensor fasciae latae는 hip joint의 abductor이며 medial rotator이지만 독립적으로 작용하지는 못한다. 넓적다리를 굽히기 위하여 iliopsoas 및 rectus femoris와 함께 작용한다. Tensor fasciae latae는 fascia lata와 iliotibial tract을 긴장시키며, 이를 통하여 서 있을 때 femur가 tibia 위에 안정적으로 놓일 수 있도록 한다. 깊은층에 있는 근육은 **piriformis**(궁둥구멍근), **obturator internus**(속폐쇄근), **superior & inferior gemelli**(위쌍둥근과 아래쌍둥근) 및 **quadratus femoris**(넙다리네모근) 등의 더 작은 근육무리로 이루어진다(그림 5.20). 이 근육은 gluteus maximus의 아래쪽 반에 의해 덮여 있으며, 넓적다리의 lateral rotator로 작용하나, hip joint의 강력한 인대와 함께 작용하여 acetabulum 속의 femoral head를 견고하게 유지시키므로 hip joint를 안정적으로 만든다.

Gluteal Bursae(볼기주머니)

Gluteal bursae(볼기주머니)는 gluteus maximus와 주위 구조물을 분리시키는, 윤활액층이 함유된 얇은 막성 주머니이다(그림 5.21). 근육과 뼈돌기 사이와 같은 마찰이 일어나는 부위에 위치하여 마찰을 감소시키고 자유로운 운동이 일어날 수 있도록 한다. Gluteus maximus를 중심으로 아래와 같은 bursa가 있다.

- **Trochanteric bursa**(큰돌기주머니)는 gluteus maximus의 깊은 면과 femur의 greater trochanter를 분리한다.
- **Ischial bursa**(궁둥주머니)는 gluteus maximus의 어래모서리와 ischial tuberosity를 분리한다.
- **Gluteofemoral bursa**(볼기넙다리주머니)는 vastus lateralis의 몸쪽 부착점 위부분과 iliotibial tract 사이를 분리한다.

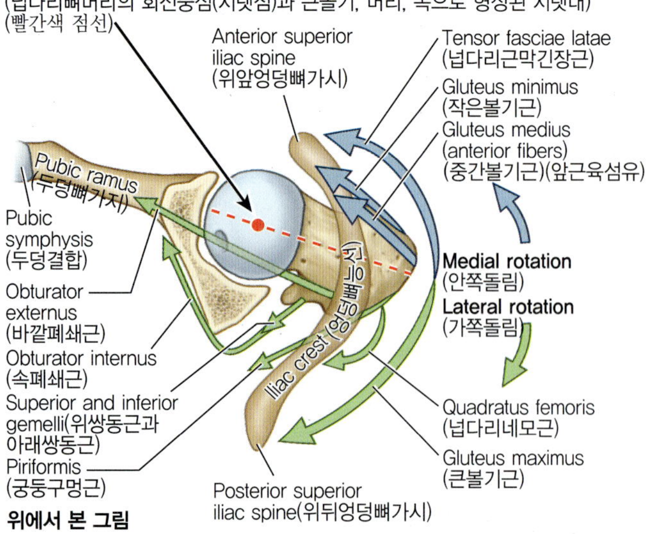

그림 5.20. Hip joint(엉덩관절)의 medial rotator(안쪽돌림근)와 lateral rotator(가쪽돌림근).

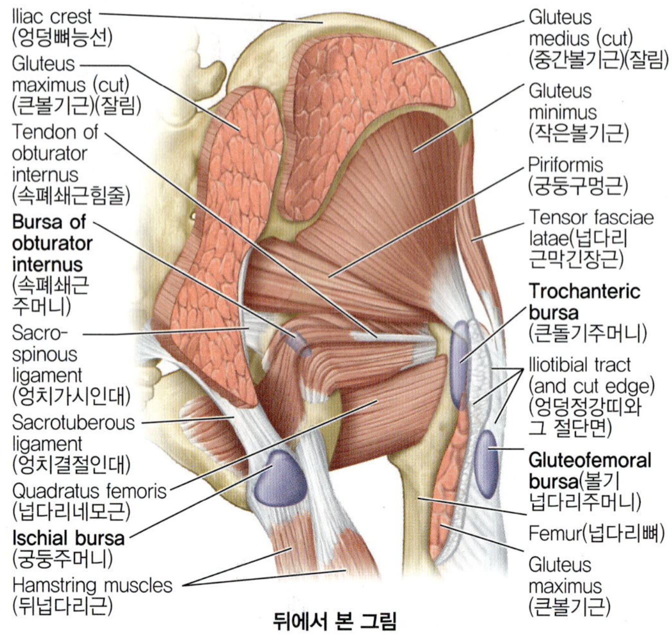

그림 5.21. Gluteal bursae(볼기주머니).

Poterior Thigh Muslces(넓적다리뒤근육)

넓적다리의 뒤면에는 네 개의 근육이 있으며 그 중 세 개에 해당되는 **semitendinosus**(반힘줄근), **semimembranosus**(반막근), 및 **biceps femoris**의 **long head**(넙다리두갈래근긴갈래)를 총칭하여 **hamstring**(넓적다리뒤근육)이라 한다(그림 5.22; 표 5.4). Hamstring muscle은 gluteus maximus보다 깊이 ischial tuberosity에서 시작되어 종아리를 이루는 두 개의 뼈에 부착하며, sciatic nerve의 tibial division에 의하여 신경지배를 받는다. 이들은 두 개의 관절에 걸쳐 있으므로, hip joint의 extension과 knee joint의 flexion이라는 두 가지의 관절 운동에 작용한다. 이 두 가지 운동이 동시에 최대로 일어날 수는 없다. 이는 무릎을 완전히 굽히면 hamstring이 짧아지므로 넓적다리를 펴기 위하여 더 이상 수축할 수 없기 때문이다. 또한 이와 유사하게, 엉덩관절을 완전히 펴면 hamstring이 짧아지므로 knee joint에 작용을 미칠 수 없게 된다. 넓적다리와 종아리가 고정된 상태일 때, hamstring은 hip joint에서 몸통을 펴는 작용을 돕는다. 이 근육은, 서 있는 자세를 유지할 때를 포함하여, 무릎을 완전히 굽힌 때를 제외한 모든 상황에서, hip joint의 extension에 작용한다.

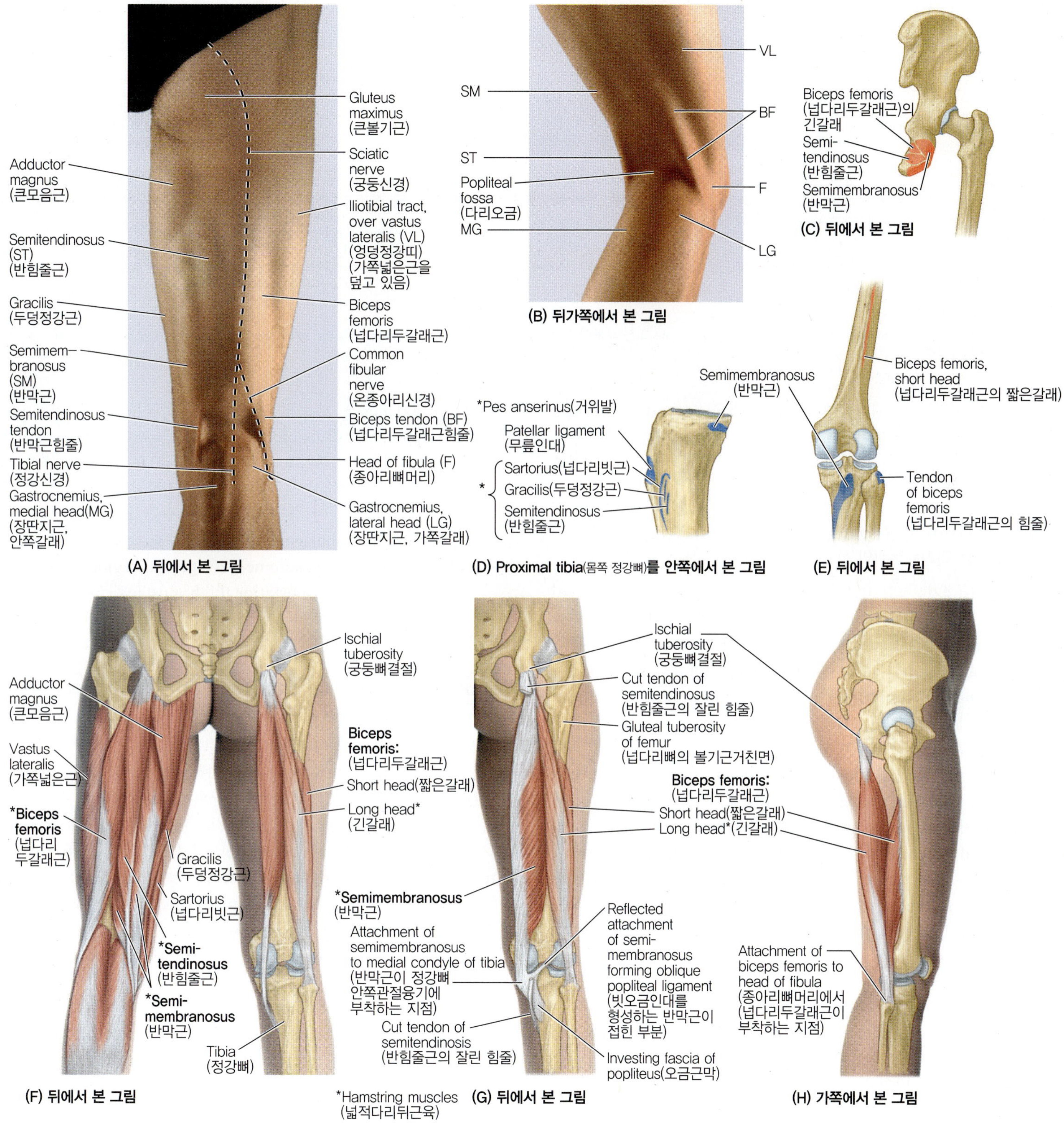

그림 5.22. Posterior thigh muscles(넓적다리뒤근육). **A**와 **B**. 표면해부. **C~E**. 근육의 부착지점. **F**. 전반적인 그림. **G**. Semimembranosus(반막근)와 biceps femoris(넙다리두갈래근). **H**. Biceps femoris(넙다리두갈래근).

표 5.4 POSTERIOR THIGM MUSCLES(넓적다리뒤근육)

근육[a]	몸쪽부착점[b]	먼쪽부착점[b]	신경분포[c]	주요 작용(s)
Semitendinosus (반힘줄근)	Ischial tuberosity	Tibia 윗부분의 안쪽면	Tibial division of sciatic nerve (L5, **S1**, S2)	Hip joint의 extension; knee joint의 flexion, 무릎을 굽힌 상태에서 종아리의 medial rotaion; hip joint와 knee joint를 굽힌 상태에서 trunk의 extension
Semimembranosus (반막근)		Medial condule of tibia의 뒷부분; 접힌 부착부위는 oblique popliteal iigament를 이룸(lateral femoral condyle로 향하는)		
Biceps femoris (넙다리두갈래근)	*Long head*: ischial tuberosity *Short head*: linea aspera and lateral supracondylar line of femur	Fibular head의 가쪽면; 이 부위에서 무릎의 fibular collateral ligament에 의해 tendon이 나누어짐	*Long head*: tibial division of sciatic nerve(L5, **S1**, S2) *Short head*: common fibular division of sciatic nerve (L5, **S1**, S2)	Knee joint의 flexion, 무릎을 굽힌 상태에서 종아리의 lateral rotaion; hip joint의 extension(예를 들어, 걷기 시작할 때)

[a]이 세 근육들을 함께 묶어 hamstrings이라고 함.
[b]근육의 부착지점에 대해서는 그림 5.22C~E를 참고하시오.
[c]척수분절에 의한 신경지배를 의미함(예를 들어,"L5, **S1**, S2"는 biceps femoris의 신경지배가 척수신경의 다섯째 lumbar segment와 처음 두 개의 sacral segment에서 유래함을 나타냄). 굵은 숫자(**S1**)는 주된 신경지배분절을 나타냄.

넓적다리뒤근육 중 네 번째 근육인 **short head of biceps femoris**(넙다리두갈래근짧은갈래)는 knee joint만을 걸쳐 지나며, sciatic nerve의 fibular division에 의하여 신경지배를 받으므로 hamstring에 포함되지 않는다.

Nerves of Gluteal Region and Posterior Thigh (볼기부위와 넓적다리뒤부위의 신경분포)

Sacral plexus(엉치신경얼기)로부터 시작된 여러 개의 신경이 gluteal region에 분포하거나(superior and inferior gluteal nerves), 이 부위를 지나 perineum(예: pudendal nerve)과 thigh(예: sicatic nerve)에 분포한다. Gluteal region의 피부에는 superficial gluteal nerve(얕은볼기신경)인 **superior clunial nerve**(위볼기피부신경), **middle clunial nerve**(중간볼기피부신경) 및 **inferior clunial nerve**(아래볼기피부신경)가 풍부하게 분포한다(그림 5.11B). Deep gluteal nerves(깊은볼기신경)는 **sciatic nerve**(궁둥신경), **posterior cutaneous nerve of thigh**(뒤넙다리피부신경), **superior gluteal nerve**(위볼기신경)와 **inferior gluteal nerve**(아래볼기신경), **nerve to the quadratus femoris**(넙다리네모근신경), **pudendal nerve**(음부신경) 및 **nerve to obturator internus**(속폐쇄근신경) 등이다(그림 5.23; 표 5.5). 이 신경은 모두 sacral plexus의 가지이며 greater sciatic foramen을 통하여 pelvis를 떠난다(그림 5.23C). Superior gluteal nerve를 제외하고 모두 piriformis muscle의 아래에서 나온다. Pudendal nerve는 gluteal region에서는 신경지배에 관여하지 않으며; 이 신경은 lesser sciatic foramne을 통과하여 perineum의 구조물에 분포한다(3장 참조).

Sciatic nerve(궁둥신경)는 우리 몸에서 가장 큰 신경으로, sacral plexus의 주요 부분이 연속되어 형성된다(그림 5.23D). Sciatic nerve는 gluteus maximus에 덮인 채, 주행 중간 부분에서 greater trochanter와 ischial tuberosity 사이를 지나 아래가쪽으로 진행한다(그림 5.21). 볼기부위로부터 넓적다리뒤부위로 내려가, adductor magnus의 뒤와 rectus femoris long head의 깊이(앞) 놓인다(그림 5.23D). Sciatic nerve는 매우 커서 inferior gluteal artery의 가지인 artery to sciatic **nerve**(궁둥신경동맥)의 혈액공급을 받는다. Sciatic nerve는 실제로는 두 개의 신경이 같은 결합조직집 속에 느슨하게 결합되어 있는 상태로, 하나는 anterior ramus의 anterior(preaxial) division에서 기원한 tibial nerve(정강신경)이며, 다른 하나는 anterior ramus의 posterior(postaxial) division에서 기원한 *common fibular nerve* (*peroneal*, 온종아리신경)이다(그림 5.23D). 일반적으로 이 두 신경은 넓적다리의 아래 1/3 부위에서 분리되나, 12%의 사람에서는 골반을 떠나면서 분리가 일어난다. 이 경우에 tibial nerve은 piriformis의 아래를 통과하며, common fibular nerve는 이 근육을 뚫고 지나가거나 그 위를 통과한다(그림 5.23E). Sciatic nerve는 gluteal region의 구조물에는 신경지배를 하지 않으며, posterior thigh muscle과 모든 종아리와 발의 근육, 종아리와 발의 피부에 분포한다. 또한 hip 아래의 다리관절에 관절가지를 낸다.

Vasculature of Gluteal and Posterior Thigh Regions (볼기부위와 넓적다리뒤부위의 혈관분포)

Arteries of gluteal region(볼기부위의 동맥)은 직접 혹은 간접적으로 *internal iliac arteries*(속엉덩동맥)에서 시작되나 그 시작되는 양상은 다양하다(그림 5.23A,D와 그림 5.24). Internal iliac artery의 주요 볼기가지는 superior gluteal artery(위볼기동맥), inferior gluteal artery(아래볼기동맥) 및 internal pudendal artery(속음부동맥)이다. **Superior gluteal artery**와 **inferior gluteal artery**는 greater sciatic foramen을 통하여 골반 밖으로 나가며 각각 piriformis의 위와 아래를 지난다(그림 5.23A,D). **Internal pudendal artery**는 piriformis의 아래에서 greater sciatic foramen을 통하여 gluteal region으로 들어가고, lesser sciatic foramen을 통하여 perineum으로 들어간다(그림 5.23A). 이 동맥은 볼기의 구조물에는 혈액을 공급하지 않는다. 출생 후, posterior compartment of thigh는 이 칸에만 국한되는 주된 동맥을 지니고 있지 않으며, inferior gluteal artery, medial circumflex femoral artery, perforating artery 및 popliteal artery로부터 혈액을 공급받는다. *Profunda femoris artery*(deep artery of thigh)는 넓적다리의 주된 동맥으로서, *perforating artery*를 내어(그림 5.24), adductir magnus를 뚫고 posterior compartment of thigh로 들어가 hamstring에 분포한다. 따라서 gluteal region에서 popliteal region에 이르기까지 연속적인 연결사슬을 이루며, 이로부터 근육과 sciatic nerve에 분포하는 동맥가지가 나온다.

Veins of gluteal region(볼기부위의 정맥)은 **internal iliac veins**

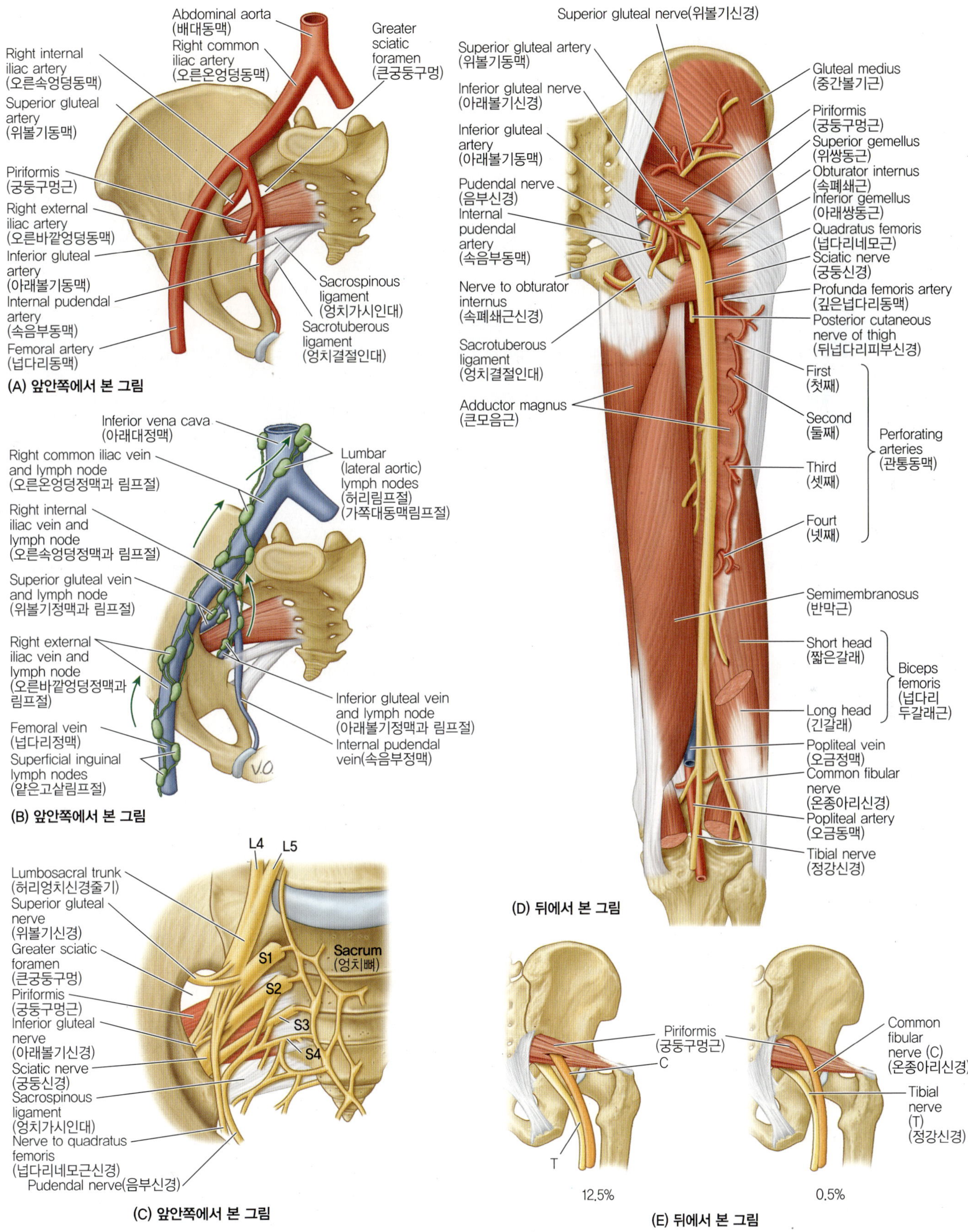

그림 5.23. **Gluteal region**(볼기부위)**과 posterior thigh**(넓적다리뒤부위)**의 신경과 혈관분포.** **A.** 동맥. **B.** 정맥과 림프흐름. **C.** 골반에서 sciatic nerve(궁둥신경)의 형성. **D.** Posterior thigh(넓적다리뒤부위)에서 동맥과 정맥의 주행. **E.** Piriformis(궁둥구멍근)에 대한 sciatic nerve(궁둥신경)의 비정상적인 경로.

표 5.5 NERVES OF THE GLUTEAL AND POSTERIOR THIGH REGIONS(볼기와 넓적다리뒤부위의 신경)

신경	이는곳	경로	분포[a]
Clunial (볼기피부신경)	*Superior*: posterior rami of L1~L3 nerves *Middle*: posterior rami of S1–S3 nerves *Inferior*: posterior cutaneous nerve of thigh	위: iliac crest를 교차함 중간:posterior sacral foramen을 통해 나가서 gluteal region으로 들어감 아래: gluteus maximus 아래모서리를 따라 휘어짐	Greater trochanter까지 포함하여 gluteal region의 피부
Sciatic (궁둥신경)	Sacral plexus(L4~S3)	Piriformis 아래에서 greater sciatic foramen을 통해 pelvis 밖으로 나감; gluteal region으로 들어감; biceps femoris 깊숙이 아래로 내려감; popliteal fossa의 꼭대기에서 tibial nerve와 common fibular nerve로 갈라짐	Gluteal region의 근육에는 분포하지 않음; posterior compartment of thigh의 모든 근육
Posterior cutaneous nerve of thigh (뒤넙다리피부신경)	Sacral plexus(S1~S3)	Piriformis 아래에서 greater sciatic foramen을 통해 pelvis 밖으로 나감; gluteus maximus 깊은 곳을 진행; 그 아래모서리에서 표면으로 나옴; 넓적다리의 뒤에서 cutaneous branch를 내며 fascia lata 깊이 아래로 지남	Inferior cluneal branch를 통하여 볼기피부, thigh와 calf 뒤면의 피부; perineal branch를 통하여 lateral perineum과 upper medial thigh
Superior gluteal (위볼기신경)	Sacral plexus(L4~S1)	Piriformis의 위쪽에서 greater sciatic foramen을 통해 pelvis 밖으로 나감; gluteus medius와 minimus 사이로 진행	Gluteus medius, gluteus minimus, tensor fascia lata
Inferior gluteal (아래볼기신경)	Sacral plexus(L5~S2)	Piriformis 아래에서 greater sciatic foramen을 통해 pelvis 밖으로 나감; 여러 개의 가지로 나누어짐	Gluteus maximus
Nerve to quadratus femoris (넙다리네모근신경)	Sacral plexus(L4, L5~S1)	Sciatic nerve 깊은 곳에서 greater sciatic foramen을 통해 pelvis 밖으로 나감	Hip joint, inferior gemelli 및 quadratus femoris
Pudendal (음부신경)	Sacral plexus(S2~S4)	Piriformis 아래에서 greater sciatic foramen을 통해 gluteal region으로 들어감; sacrospinous ligament 뒤로 내려감; lesser sciatic foramen을 통해 perineum으로 들어감	Perineum의 대부분; gluteal region의 구조물에는 분포하지 않음
Nerve to obturator internus (속폐쇄근신경)	Scaral plexus(L5~S2)	Piriformis 아래에서 greater sciatic foramen을 통해 gluteal region으로 들어감; ischial spine 뒤로 내려감; lesser sciatic foramen으로 들어감; obturator internus를 지남	Superior gemelli와 obturator internus

[a]다리의 피부신경분포는 그림 5.11을 참고하시오.

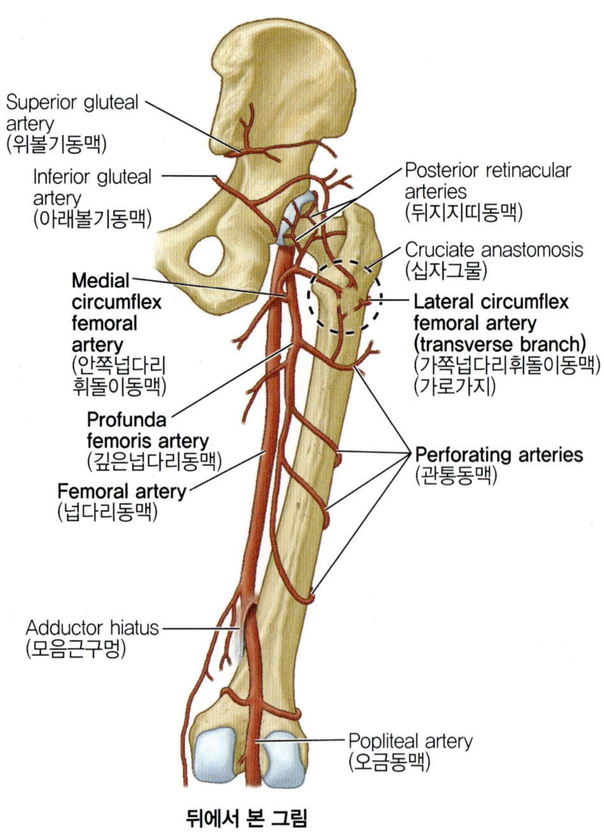

그림. 5.24. Gluteal region(볼기부위)과 posterior thigh(넓적다리뒤부위)의 동맥.

(속엉덩정맥)의 지류로, gluteal region으로부터의 혈액이 유입된다(그림 5.23B). **Superior gluteal vein**(위볼기정맥)과 **inferior gluteal vein**(아래볼기정맥)은 해당되는 동맥과 함께 주행하며, 각각 piriformis의 위와 아래로 greater sciatic foramen을 통과한다. 이들은 femoral vein의 지류와 교통하므로 femoral vein이 막히거나 결찰하여야 할 때 다리의 혈액이 돌아올 수 있는 우회로를 제공한다. **Internal pudendal veins**(속음부정맥)은 internal pudendal artery와 동행하며 internal iliac vein으로 모두 유입된다. Pudendal vein은 perineum으로부터의 혈액을 받는다(3장 참조). *Perforating veins*은 같은 이름의 동맥과 동행하며 넙다리뒤칸으로부터의 혈액을 받아 *profunda femoris vein*

임상해부학

Trochanteric and Ischial Bursitis
(큰돌기주머니염과 궁둥주머니염)

Trochanteric bursitis가 있으면 계단을 오르거나 앉아 있다가 일어날 때 넓적다리가쪽부위에 광범위하고 심한 통증이 유발된다. Greater trochanter 부위 표면의 국소적 압통(누름통증)이 특징적이나, 종종 iliotibial tract을 따라 퍼지는 radiating pain(방사통증)이 나타난다. Gluteus medius tendon의 trochanter 부착부위의 찢김이 있는 경우에는 trochanteric bursitis와 임상적으로 유사한 양상을 보이므로 이러한 경우 흔히 진단이 간과될 수 있다. **Ischial bursitis**는 ischial bursa와 ischial tuberosity 사이의 과도한 마찰에 의해 발생한다(예: 사이

클링과 같은 운동을 할 때). 이 결절은 앉아 있을 때 몸무게를 받는 지점이므로, paraplegic person과 같은 쇠약한 사람에서는 특히 이러한 압력지점에 pressure sore(압력궤양)가 생길 수 있다.

Injury to Superior Gluteal Nerve(위볼기신경손상)

Superior gluteal nerve의 손상은, 외과적 접근법에 따라 hip replacement surgery 과정 중에 일어날 수 있는데, gluteus medius와 gluteus minimus에 의한 넓적다리의 abudction이 미약해지므로 이를 보상하기 위하여 *gluteus medius limp*(중간볼기근절름발이)가 나타난다. 또한 약해진쪽으로 몸을 보상적으로 기울이게 되는 *gluteal gait*(볼기걸음)도 있을 수 있다. 넓적다리의 medial rotation에도 심한 장애가 나타난다.

정상적으로는 한쪽 다리로 설 때 반대 쪽 발을 바닥에서 떼자마자 gluteus medius와 gluteus minimus가 수축하여 골반이 발을 뗀 쪽으로 기울어지는 것을 막는다(그림 B5.9A). 그러나 superior gluteal nerve가 손상된 사람에게 한쪽 발로 서도록 시켜보면, 골반이 발을 뗀 쪽으로 기울어지는데(그림 B5.9B), 이는 발을 딛고 있는 쪽의 gluteus medius가 약하거나 기능을 상실한 것을 의미한다. 이러한 현상을 임상적으로 positive Trendelenburg test(양성트렌델렌부르크검사)라고 한다.

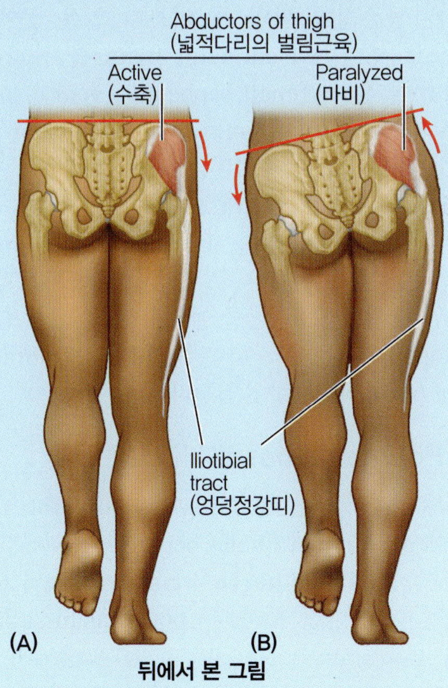

그림 B5.9. Trendelenburg test(트렌델렌부르크검사).

골반이 지탱하지 않은 쪽으로 처지면, 그 결과 다리는 너무 길어지게 되고 걸음을 걸으며 발을 앞쪽으로 내디디려 할 때 발을 땅으로부터 들어올리지 못하게 된다. 이것을 보상하기 위하여 환자는 발을 앞으로 옮기기에 충분한 지면으로부터의 공간을 확보하고자 지탱하는 쪽의 반대편으로 몸을 기울여 골반을 들어올리게 된다. 이는 특징적인 "waddling gait"(오리걸음, 뒤뚱걸음) 혹은 gluteal gait를 유발한다. 또 다른 보상법으로 발을 앞으로 옮길 때 더 높이 들어올리거나, 발을 바깥쪽(가쪽)으로 흔들기도 한다.

Hamstring Injuries(넙다리뒤근육손상)

Hamstring strain(넓적다리뒤근육긴장, 넙다리뒤근육긴장; hamstring의 당기거나 찢김)은 달리거나 발로 세게 차는 운동(예: 스프린팅이나 야구, 축구처럼 신속한 출발을 하는 운동)을 하는 사람에서 흔히 발생한다. 이러한 운동에서는 가속을 위해 필요한 격렬한 근육 작용으로 인하여 hamstring이 ischial tuberosity에 부착하는 몸쪽부착부위의 일부가 찢어질 수 있다.

Injury to Sciatic Nerve(궁둥신경손상)

Pitiformis muscle이 sciatic nerve를 압박하게 되면 엉덩이에 통증이 나타날 수 있다(**piriformis syndrome**, 궁둥구멍근증후군). *Sciatic nerve*가 **불완전하게 절단되면**(예: stab wound), inferior gluteal nerve와(혹은) posterior femoral cutaneous nerve의 손상이 동반될 수 있다. 손상된 sciatic nerve는 회복이 느리며 대개는 완전히 회복되지 않는다. Sciatic nerve의 위치를 고려할 때, 엉덩이는 안전한 쪽(lateral side)과 위험한 쪽(medial side)이 있다. 안쪽부위가 상처를 입거나, 수술받는 과정에서 hamstring으로 가는 sciatic nerve와 그 가지들이 손상을 받을 수 있다. 이 근육이 마비되면 넓적다리의 extension과 종아리의 flexion에 장애가 발생할 수 있다.

Intragluteal Injections(볼기근육속주사)

Gluteal muscle은 크고 두꺼워 약물의 정맥 흡수를 위한 넓은 부위를 제공하므로, 약물의 근육주사를 gluteal region에 시행하는 경우가 많다. Injection은 볼기의 위가쪽 1/4 부위에서 시행하는 것이 안전하다(그림 B5.10). 적절하지 못한 시술로 인하여 nerve injury, hematoma 및 abscess 형성 등의 합병증이 발생할 수 있다.

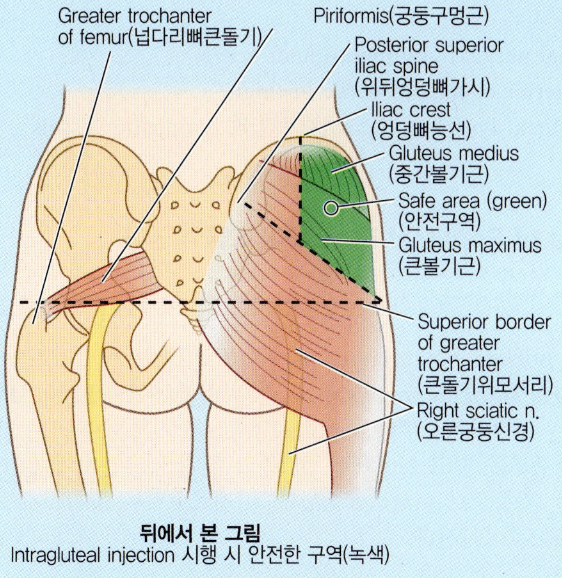

그림 B5.10. Intragluteal injection(볼기근육속주사).

으로 유입한다. 이 정맥들은 아래쪽으로 popliteal vein, 위쪽으로는 inferior gluteal vein과 연결되어 있다.

Gluteal region의 *lymph from the deep tissues*(깊은 조직으로부터 오는 림프)는 gluteal vessel을 따라 **gluteal lymph nodes**(볼기림프절)로 가며, 이어서 internal **iliac lymph node**(속엉덩림프절), external **iliac lymph node**(바깥엉덩림프절) 및 common **iliac lymph nodes**(온엉덩림프절)을 거쳐서 **lumbar lymph nodes**[허리림프절, caval lymph nodes(대정맥림프절)]로 유입된다(그림 5.23B). Gluteal region의 *lymph from superficial tissues*(얕은조직으로부터의 림프)는 *superficial inguinal lymph nodes*(얕은고샅림프절)로 간다. Superficial inguinal lymph node에서 나간 efferent lymphatic vessel은 **external iliac lymph nodes**(바깥엉덩림프절)로 유입된다.

POLPITEAL FOSSA(다리오금)

Popliteal fossa(다리오금)는 무릎 뒤에 있는 다이아몬드 모양의 부위로 대부분이 지방으로 채워져 있다(그림 5.25). 넓적다리에서 종아리로 가는 중요한 혈관과 신경이 모두 popliteal fossa를 통과한다.

Popliteal fossa 경계는 다음과 같다.

- 위가쪽으로 biceps femoris
- 위안쪽으로 semimembranosus, 그리고 그 안쪽에 semitendinosus tendon
- 아래가쪽 및 아래안쪽으로 각각 gastrocnemius의 lateral head와 medial head
- 뒤쪽으로 피부와 popliteal fascia(천정)
- Femur의 popliteal surface, knee joint의 posterior capsule 및 popliteus muscle(오금근) 위를 덮는 popliteal fascia(바닥)

Popliteal fossa 안의 구조물은 다음과 같다(그림 5.25B).

- Small saphenous vein의 말단
- Popliteal artery(오금동맥)와 popliteal vein(오금정맥) 및 이들의 가지와 지류
- Tibial nerve와 common fibular nerve
- Posterior cutaneous nerve of thigh
- Popliteal lymph node(오금림프절)과 lymphatic vessels
- Fat

Fascia of Popliteal Fossa(다리오금의 근막)

Fossa를 덮고 있는 **피부밑조직**에는 지방과 small saphenous vein(deep fascia를 뚫고 들어가는 더 아래부분을 제외하고), 그리고 세 개의 피부신경인 *posterior cutaneous nerve of thigh*의 종말가지와 *medial* 및 *lateral sural cutaneous nerve*가 위치한다(그림 5.25A). **Popliteal fascia**는 넓적다리로부터 popliteal fossa를 거쳐 종아리로 가는 신경과 혈관구조를 덮고 보호하는 한 층의 질긴 깊은근막이다. Popliteal fascia는 위쪽으로는 *fascia lata*와, 아래쪽으로는 *deep(crural) fascia of the leg*로 이어진다.

Vessels in Popliteal Fossa(다리오금의 혈관)

Popliteal artery(오금동맥)는 femoral artery가 adductor hiatus를 통과하면서 이에 연속되는 동맥으로 시작된다(그림 5.16B, 5.25B). Popliteal artery는 popliteal fossa를 지나 popliteus의 아래모서리에서 **anterior tibial artery**(앞정강동맥)과 **posterior tibial artery**(뒤정강동맥)로 나뉘면서 끝난다(그림 5.25D). Popliteal artery는 popliteal fossa의 가장 깊은 구조물로, knee joint의 관절주머니에 인접하여 주행한다. Popliteal artery에서 다섯 개의 gnicular branches(무릎가지)가 나와 knee joint의 관절주머니와 인대의 혈액을 공급하고 있다. Genicular artery(무릎동맥)는 **superior lateral genicular artery**(가쪽위무릎동맥), **superior medial genicular artery**(안쪽위무릎동맥), **middle genicular artery**(중간무릎동맥), **inferior lateral genicular artery**(가쪽아래무릎동맥) 및 **inferior medial genicular artery**(안쪽아래무릎동맥)으로 구성된다(그림 5.25D). 이 동맥은, 무릎주위에서 peri-articular arterial anastomosis(관절주위동맥그물)인 **genicular anastomosis**(무릎관절그물)의 형성에 참여하여, 무릎이 완전히 굽혀졌을 때에도 종아리로의 혈액공급이 유지되기 위한 collateral circulation을 제공한다. 이 anastomosis에 참여하는 또 다른 동맥가지는 그림 5.25D에 나와 있다. Popliteal artery의 근육가지는 hamstring, gastrocnemius, soleus 및 plantaris muscle에 혈액을 공급한다. Popliteal artery의 위근육가지는 profunda femoris의 종말부분 및 gluteal artery와 임상적으로 중요한 anastomoses를 이루고 있다.

Popliteal vein(오금정맥)은 popliteus의 아래모서리에서 *posterior tibial vein*으로부터 연속되어 형성된다. 전체 경로에 걸쳐서 popliteal artery와 같은 섬유집에 싸인 채 이보다 얕은 곳에 위치한다(그림 5.25B). 위쪽으로 주행하여 adductor hiatus를 통과하면서 femoral vein(넙다리정맥)이 된다. Small saphenous vein이 lateral malleolus의 뒤면으로부터 popliteal fossa를 향해 가며, deep popliteal fascia를 뚫고 popliteal vein으로 유입된다(그림 5.25A).

Superficial popliteal lymph nodes(얕은오금림프절)는 대개 크기가 작고 피부밑조직에 위치한다. **Deep popliteal lymph nodes**(깊은오금림프절)는 무릎의 관절주머니로부터 오는 림프관과 종아리의 깊은 정맥을 따라 위치하는 림프관들을 둘러싸며, 림프를 받는다(그림 5.9D). Popliteal lymph node로부터 나온 림프관은 femoral vessel을 따라 *deep inguinal lymph node*로 유입된다.

Nerves in Popliteal Fossa(다리오금의 신경)

*Sciatic nerve*는 대개 popliteal fossa의 superior angle에서 tibial nerve(정강신경)와 common fibular nerve(온종아리신경)로 나뉘면서 끝난다(그림 5.25A~C). **Tibial nerve**—**sciatic nerve**의 terminal branch 중 안쪽에 있는 더 커다란 가지—는 popliteal fossa의 중심부에 위치하는 세 가지 주요 구조물(신경, 정맥 및 동맥) 중에서 가장 얕게 위치한다. Tibial nerve는 popliteal fossa를 superior angle에서 inferior angle로 향해 지나면서 이를 두 부분으로 나눈다. Popliteal fossa 속을 지나는 동안 tibial nerve는 soleus, gastrocnemius, plantaris 및 popliteus muscle로 가는 가지를 낸다. **Medial sural cutaneous nerve**(안쪽장딴지피부신경)도 popliteal fossa의 tibial nerve에서 유래한다(그림 5.25A,C). 이 신경은 다양한 위치에서 **common fibular nerve**의 **sural communicating branch**(장딴지신경교통가지)와 만나 **sural nerve**(장딴지신경)를 이룬다. 이 신경은 종아리의 뒤가쪽면과 발의 가쪽의 피부에 분포한다.

Common fibular nerve(온종아리신경)(그림 5.25A~C)—sciatic

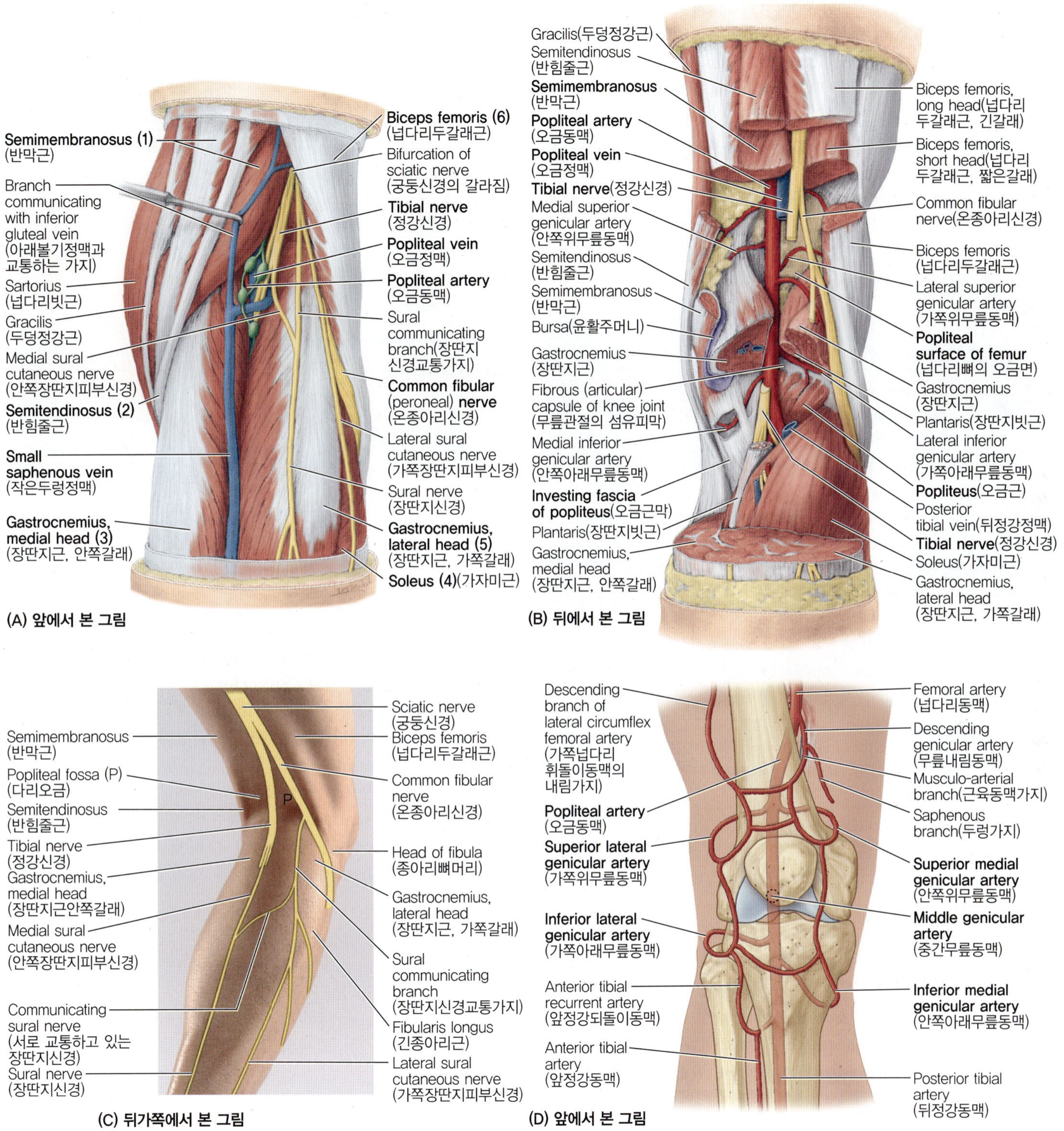

그림 5.25. Popliteal fossa(오금오목). A. 얕은해부그림. B. 깊은해부그림. C. 표면해부학. D. Genicular anastomosisA(무릎관절그물).

nerve의 가쪽의 작은 종말가지—는 popliteal fossa의 superior angle에서 시작되어 biceps femoris와 힘줄의 안쪽모서리에 인접하여 fossa의 위가쪽경계를 따라 주행한다. Common fibular nerve는 lateral head of gastrocnemius의 표면을 따라 fibular neck 주위를 감으면서 popliteal fossa를 떠나는데, 이 부위는 손상받기 쉬운 지점이다. 여기에서 종말가지인 superficial fibular nerve와 deep fibular nerve로 나뉜다. Popliteal fossa를 덮고 있는 피부에는 *posterior cutaneous nerve of thigh*의 맨아래가지가 분포한다.

임상해부학

Popliteal Pulse(오금맥박)

Popliteal artery는 popliteal fossa의 깊숙이 위치하므로 *popliteal pulse*(오금동맥 맥박)를 느끼기는 어려울 수 있다. 이 맥박을 촉진하려면 환자를 엎드린 상태에서 무릎을 굽혀 popliteal fascia와 hamstring이 이완되도록 한다. 맥박은 popliteal fossa의 아래부분에서 가장 잘 찾을 수 있다. Popliteal pulse가 약해지거나 소실되면 femoral artery의 obstruction을 의미하는 징후이다. Knee의 dislocation이 있는 경우 popliteal artery가 손상받기 쉽다; dislocation이 있다면 downstream pulse를 검사해 보아야 한다.

Popliteal Aneurysm(오금동맥자루)

Popliteal aneurysm(popliteal artery의 전체 혹은 부분적인 abnormal dilation)이 있으면 대개 popliteal fossa에 부종과 통증이 생긴다. Femoral artery의 ligation을 시행한 경우에, 혈액은 genicular anastomosis를 통하여 우회하여 흘러가 묶인 부위보다 먼쪽으로 popliteal artery에 유입된다.

LEG(종아리)

종아리는 무릎과 발목을 연결하는 *tibia*와 *fibula*로 이루어져 있다. 체중을 지탱하는 뼈인 tibia는 그렇지 않은 fibula에 비하여 더 크고 튼튼하다. 종아리의 뼈는 *interosseous membrane*에 의해 서로 연결되어 있다(그림 5.5). 종아리는 *anterior intermuscular septum*(앞종아리근육사이막)과 *posterior intermuscular septum*(뒤종아리근육사이막), *interosseous membrane*, 그리고 두 개의 종아리뼈에 의하여 세 개의 compartment – anterior, lateral 및 posterior – 로 나뉜다(그림 5.26).

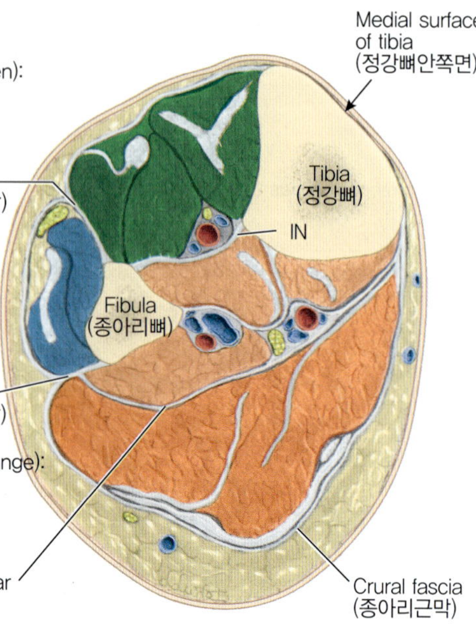

그림 5.26. 종아리의 compartment(칸). *IN. interosseous membrane*(뼈사이막).

Anterior Compartment of Leg(종아리앞칸)

Anterior compartment 또는 *dorsiflexor(extensor) compartment*는 tibial shaft의 가쪽면과 fibular shaft의 안쪽면사이에서 *interosseous membrane*의 앞쪽에 위치하는 공간이다(그림 5.27, 5.28; 표 5.6). Anterior compartment의 앞쪽은 종아리의 깊은근막과 피부로 덮여 있다. 아래쪽에서는 깊은근막이 band처럼 두꺼워지면서 두 개의 retinacula를 만들어 anterior compartment 근육의 힘줄에 부착하는데, 이는 ankle joint에서 dorsiflexion이 일어날 때 힘줄이 활처럼 앞쪽으로 휘는 것을 방지한다. **Superior extensor retinaculum**(위폄근지지띠)은 malleolus의 몸쪽에서, fibula로부터 tibia로 연결되는 강하고 넓은 깊은근막띠이다(그림 5.27B). Y자 형태의 깊은근막인 **inferior extensor retinaculum**(아래폄근지지띠)은 가쪽으로는 calcaneus의 앞위면에, 그리고 안쪽으로는 medial malleolus와 medial cuneiform에 부착한다. 이는 fibularis tertius(셋째종아리근)와 extensor digitorum longus muscle(긴엄지폄근)의 힘줄 주위에 튼튼한 고리를 만든다. Anterior compartment에 위치하는 네 개의 근육은 다음과 같다(그림 5.27).

- Tibialis anterior(앞정강근)
- Extensor digitorum longus(긴발가락폄근)
- Extensor hallucis longus(긴엄지폄근)
- Fibularis tertius(셋째종아리근)

이 근육들은 ankle joint에서의 주요 dorsiflexor이며, 발가락의 extensor이다(표 5.6).

Anterior compartment에 분포하는 신경은 common fibular nerve의 두 종말가지 중의 하나인 **deep fibular(peroneal) nerve**이다(그림 5.27C). Deep fibular nerve는 fibularis longus muscle과 fibular neck 사이에서 시작된다. Anterior compartment로 들어간 후 anterior tibila artey와 동행한다.

Anterior tibial artery는 anterior compartment속의 구조물에 혈액을 공급한다(그림 5.27C). Anterior tibial artery는 popliteal artery의 작은 종말가지로, popliteus muscle의 아래모서리에서 시작된다(그림 5.25D). Interosseous membrane의 위부분에 있는 틈새를 따라

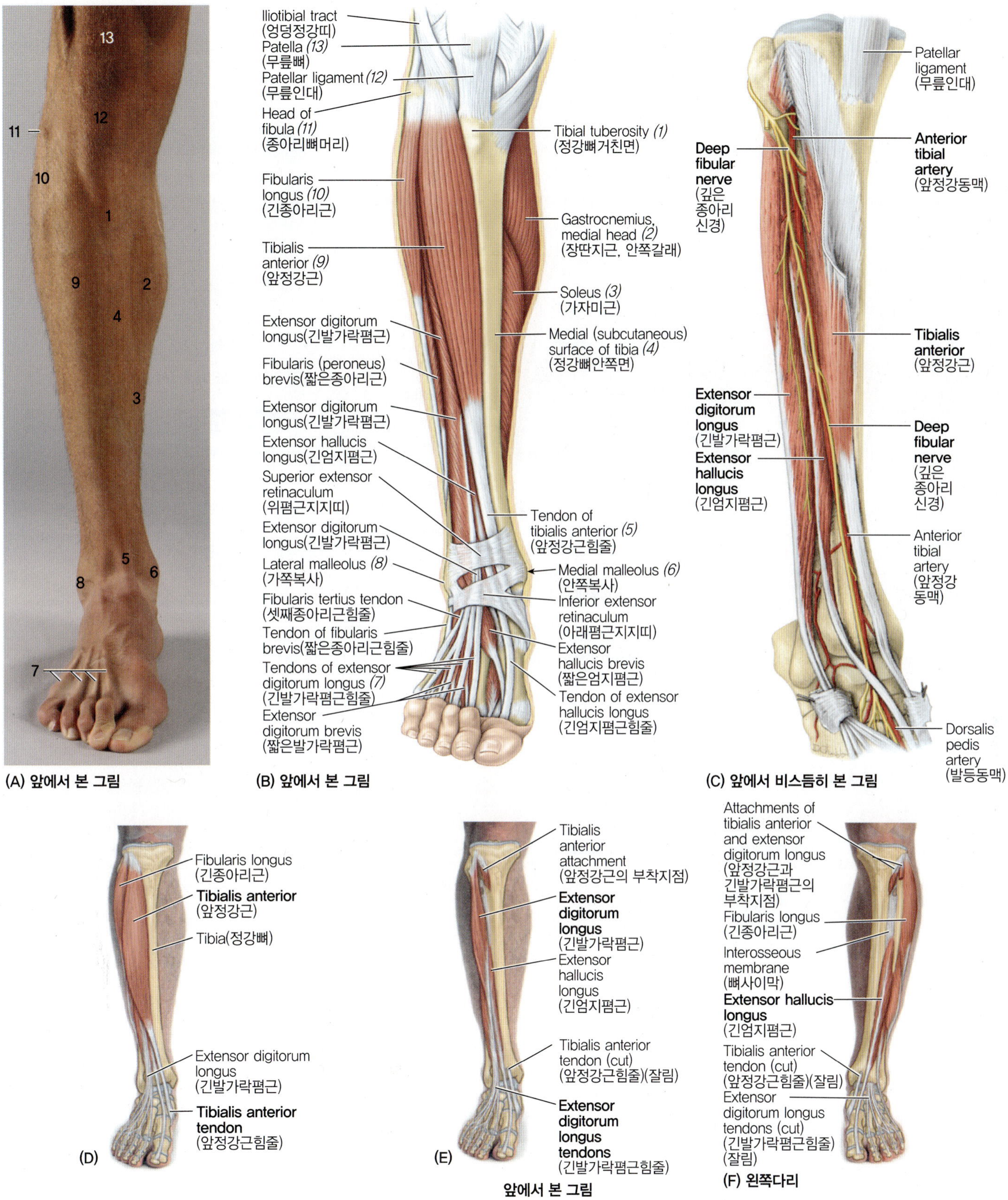

그림 5.27. **Anterior compartment of leg**(종아리앞칸)**와 dorsum of foot**(발등)**. A.** 표면해부. 표시된 숫자는 그림 B에 설명되어 있다. **B.** 전반적인 그림. **C.** 신경과 혈관. 구조를 보이기 위하여 근육은 분리되어 있다. **D.** Tibialis anterior(앞정강근). **E.** Extensor digitorum longus(긴발가락폄근). **F.** Extensor hallucis longus(긴엄지폄근)와 fibularis tertius(셋째종아리근).

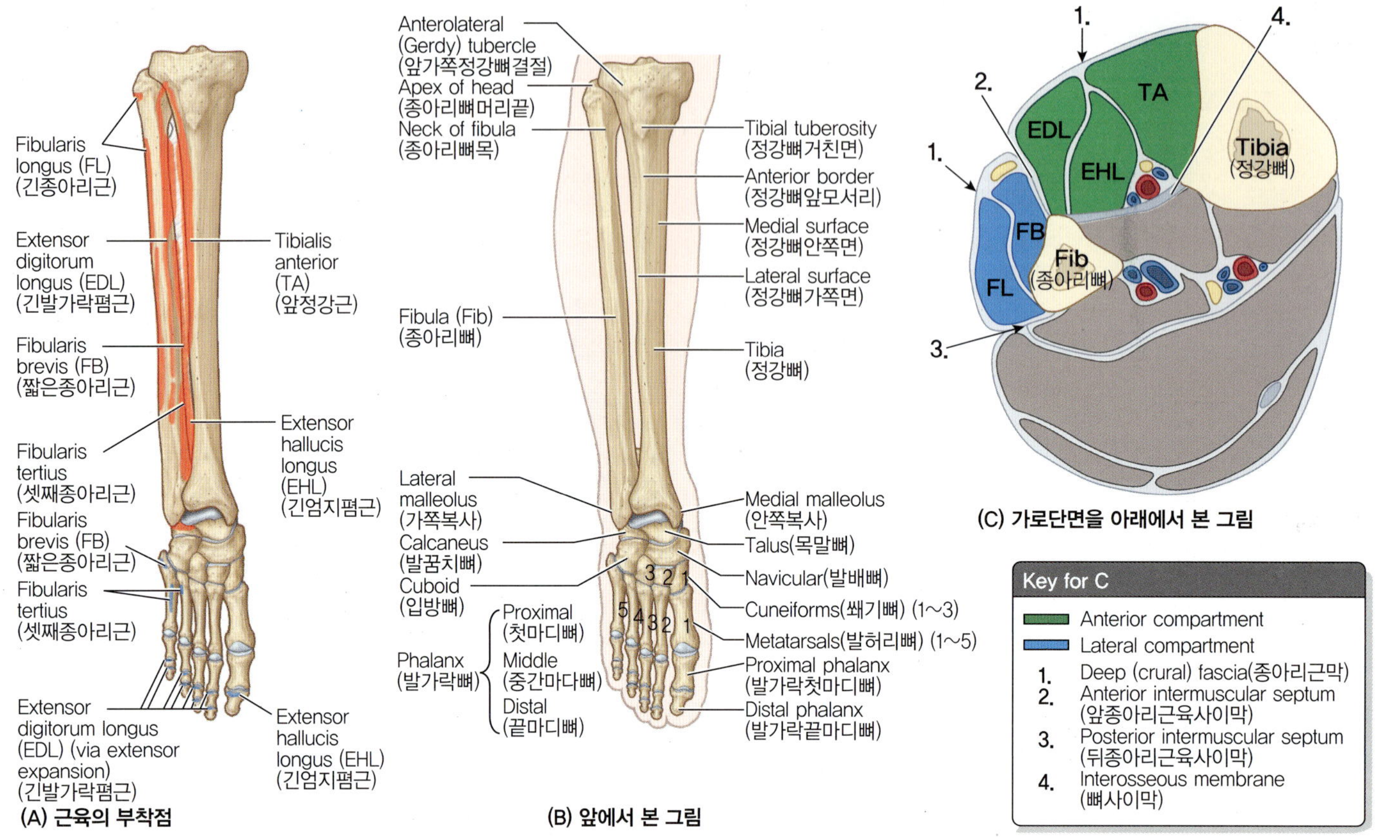

그림 5.28. Anterior compartment of leg(종아리앞칸)와 lateral compartment of leg(종아리가쪽칸). A. 근육의 부착지점. B. 뼈. C. 칸의 구조물, 가로단면.

표 5.6 MUSCLES OF THE ANTERIOR AND LATERAL COMPARTMENTS OF THE LEG(종아리앞칸 및 가쪽칸의 근육)

근육	몸쪽부착점	먼쪽부착점	신경분포[a]	주요 작용
Anterior compartment(종아리앞칸)				
Tibialis anterior(TA) (앞정강근)	Lateral condyle and superior 2/3 of lateral surface of tibia and interosseous membrane	Medial and inferior surfaces of medial cuneiform and base of 1st metatarsal	Deep fibular nerve (**L4**, L5)	Ankle의 dorsiflexion;inverts foot; medial longitudinal arch를 지탱
Extensor hallucis longus(EHL) (긴엄지폄근)	Middle part of anterior surface of fibula and interosseous membrane	Dorsal aspect of base of distal phalanx of great toe (hallux)	Deep fibular nerve (L5, S1)	Extends great toe; dorsiflexes ankle
Extensor digitorum longus(EDL) (긴발가락폄근)	Lateral condyle of tibia and superior 2/3 of anterior surface of fibula and interosseous membrane	Middle and distal phalanges of lateral four digits		Extends lateral four digits; dorsiflexes ankle
Fibularis tertius (셋째종아리근)	Inferior third of anterior surface of fibula and interosseous membrane	Dorsum of base of 5th metatarsal		Dorsiflexes ankle; aids in eversion of foot
Lateral compartment(종아리가쪽칸)				
Fibularis longus(FL) (긴종아리근)	Head and superior two thirds of lateral surface of fibula	Base of 1st metatarsal and medial cuneiform	Superficial fibular nerve (**L5**, **S1**, S2)	Evert foot; ankle에서 약한 plantarflexion, FL은 발의 transverse arch를 지탱
Fibularis brevis(FB) (짧은종아리근)	Middle part of lateral surface of fibula	Dorsal surface of tuberosity of base of 5th metatarsal		

[a]척수분절에 의한 신경지배를 의미함(예를 들어, "L4, L5"는 tibialis anterior의 신경지배가 척수신경의 넷째와 다섯째 lumar segment에서 유래함을 나타냄). 굵은 숫자(**L4**)는 주된 신경지배분절을 나타냄. 하나 또는 그 이상의 척수신경분절이 손상되거나 그곳에서 유래하는 운동신경뿌리가 손상되면 관련된 근육이 마비됨.

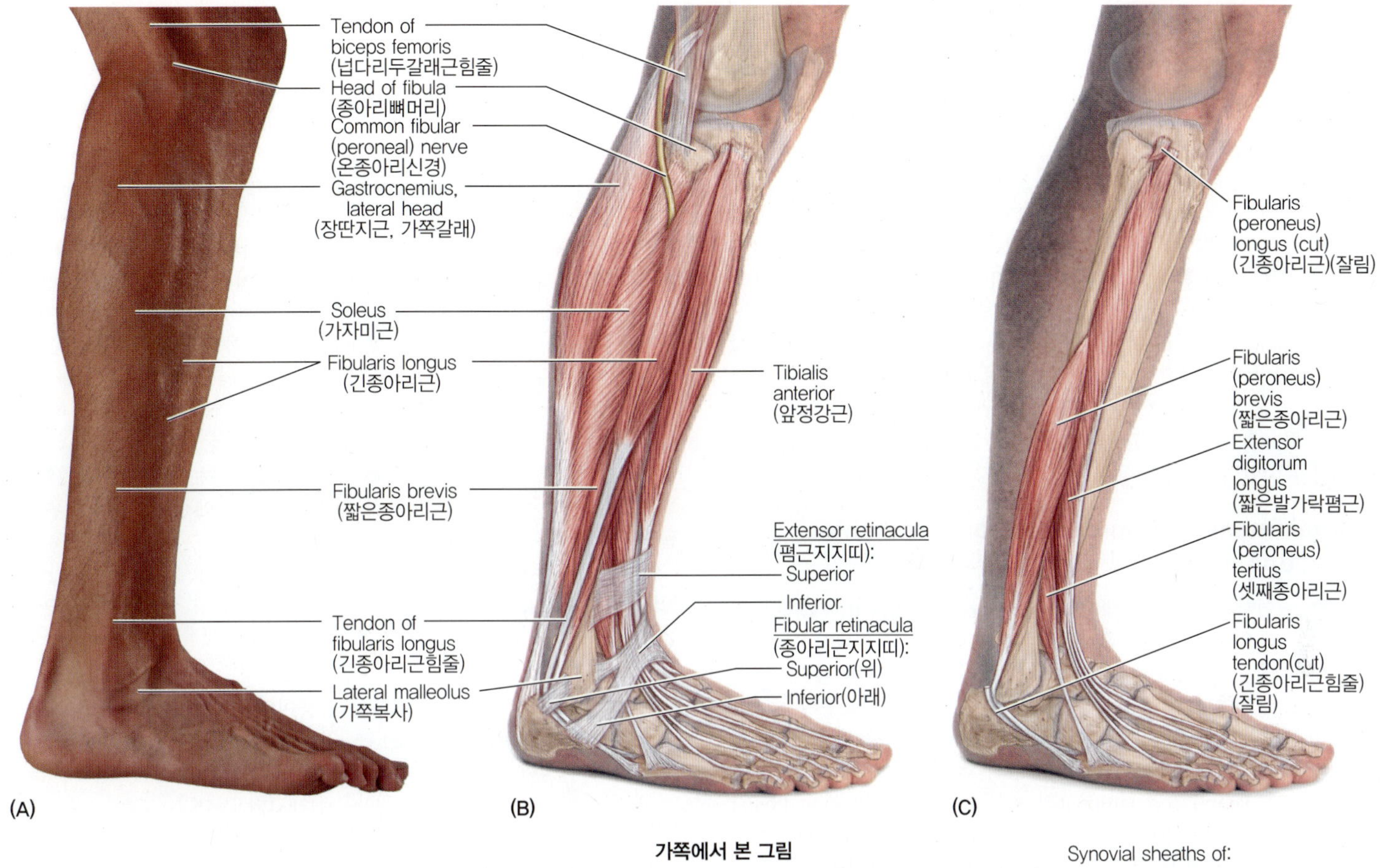

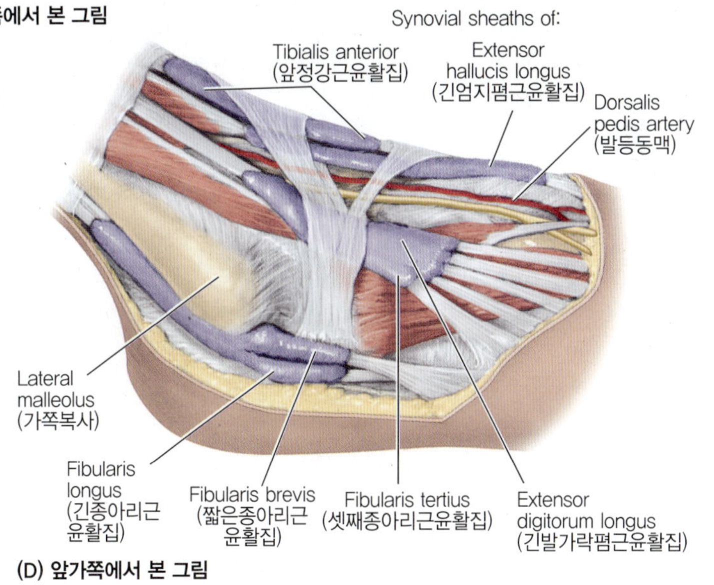

그림 5.29. Lateral compartment of leg(종아리가쪽칸)**와 발의 가쪽면.** A. 표면해부. B. 전반적인 그림. C. Fiblaris longus(긴종아리근)와 fibularis brevis(짧은종아리근). D. Retinacula(지지띠)와 힘줄의 윤활집(보라색).

앞으로 진행하여, tibialis anterior와 extensor digitorum longus 사이에서 뼈사이막의 앞면을 따라 내려간다. 이 동맥은 양쪽 malleolus 사이의 중간을 지나는 발목관절에서 끝나고(그림 5.27C), **dorsalis pedis artery**(dorsal artery of foot, 발등동맥)이 된다.

Lateral Compartment of Leg(종아리가쪽칸)

Lateral compartment 혹은 *everter compartment*의 경계는 fibula의 가쪽면, anterior intermuscular septum, posterior intermuscular septum 및 deep fascia of the leg에 의해 이루어진다(그림 5.28, 5.29; 표 5.6). Lateral compartment에는 lateral malleolus의 뒤를 지나는 두 개의 근육 — **fibularis longus**(긴종아리근)와 **fibularis brevis**(짧은종아리근) — 이 포함된다(그림 5.29).

Lateral compartment의 신경은 **superficial fibular nerve**로 common fibular nerve의 종말가지이다(그림 5.29C). 이 신경은 위의 두 개의 근육에 분포한 후, cutaneous nerve가 되어 종아리앞면의 먼쪽부분과 발등 대부분의 피부에 분포한다.

종아리의 lateral compartment를 통과하는 동맥은 없다. Lateral compartment의 근육은 몸쪽에서는 anterior tibial artery의 관통가지, 먼쪽에서는 **fibular artery**의 관통가지에 의하여 혈액공급을 받고 있다. 이 관통동맥들은 해당되는 정맥을 동반한다.

임상해부학

Tibialis Anterior Strain[앞정강근긴장(Shin Splints, 정강이 덧대)]

Tibialis anterior(TA)의 반복적인 미세외상은 tibia의 shaft를 싸는 periosteum이나 표면을 덮는 약한 deep fascia에 작은 째짐(열상)을 유발하여 **shin splint** – tibia 먼쪽 1/3 부위의 부종과 통증 – 가 발생한다. Shin splint는 경미한 형태의 anterior compartment syndrome(앞칸증후군)이다.

Shin splint는 흔히 anterior compartment의 근육, 특히 TA가 외상성 손상을 받거나 격렬한 운동으로 근육을 과도하게 사용한 경우 발생한다. 갑작스런 과도한 운동으로 anterior compartment의 근육이 붓게 되고, 부종과 근육-힘줄의 염증으로 인하여 근육으로 가는 혈액 공급이 감소한다. 근육이 부어 오르면 통증과 압통을 일으킨다.

Containment and Spread of Compartmental Infections in Leg(종아리칸감염의 관리와 확산)

일반적으로 다리에 있는 fascial compartrment는 몸쪽과 먼쪽의 끝이 모두 관절로 끝나는 닫힌 공간이다. 종아리에 있는 compartment의 경계를 이루는 사이막과 깊은근막은 견고하므로, **화농**(고름형성)을 동반하는 감염으로 인하여 부피가 증가하게 되면 compartment 속의 압력이 올라간다. 종아리의 anterior compartment와 posterior compartment의 염증은 주로 먼쪽방향으로 전파되지만, lateral compartment의 화농성 감염은 common fibular nerve의 경로를 따라 몸쪽으로 올라가 popliteal fossa로 확산될 수 있다. Compartment 속의 압력을 낮추고 감염된 주머니의 데브리망(죽은조직제거술)을 위하여 fasciotomy(근막절개)를 시행할 수 있다.

Injury to Common Fibular Nerve and Footdrop (온종아리신경손상과 발처짐)

*Common fibular nerve*는 가쪽 얕은 층에 위치하므로 **다리에서 가장 흔히 손상받는 구조이다.** 피부밑에서 fibular neck 주위를 얕게 감고 돌아 직접적인 외상에 취약한 위치에 놓여 있다. 이 신경은 fibular neck의 골절이 있을 때 절단될 수 있으며, knee joint의 손상 또는 탈구에 의해 심하게 당겨질 수 있다.

Severance of the common fibular nerve(온종아리신경절단)는 종아리의 앞칸과 가쪽칸에 위치한 모든 근육(발목의 dorsiflexor와 발의 everter)의 flaccid paralysis를 유발한다. 발목의 dorsiflexion 장애로 인하여 **foot-drop**(발처짐)이 유발되며, 이는 발을 단독적으로 inversion하면 더욱 악화된다. 이로 인하여 다리가 "너무 길어지는" 결과를 만든다: 보행 중 swing phase(흔들기)에서 발가락이 바닥에서 떨어지지 않게 된다(그림 B5.11A).

이외에도 다리를 "너무 길어지게" 만드는 몇 가지 기능적 요인이 있다. 예를 들어, 골반이 기울어지는 것과 soleus의 강직마비나 수축 등이다. 이러한 문제를 보상하기 위하여 적어도 다음과 같은 세 가지 방법을 사용한다.

1. 길어진 다리의 반대쪽으로 몸을 기울이며, 엉덩이를 치켜 들어올리는 *waddling gait*(오리걸음, 뒤뚱걸음)(그림 B5.11B)
2. 발가락이 땅에 떨어지도록 긴 다리를 가쪽으로 들어(abducted) 돌리며 걷는 *swing-out gait*(스윙아웃걸음)(그림 B5.11C)
3. 발가락이 땅을 치지 않도록 발을 높이 들어올리기 위하여 hip과 knee joint를 과도하게 굽히는 high-stepping *steppage gait*(발처짐걸음)(그림 B5.11D)

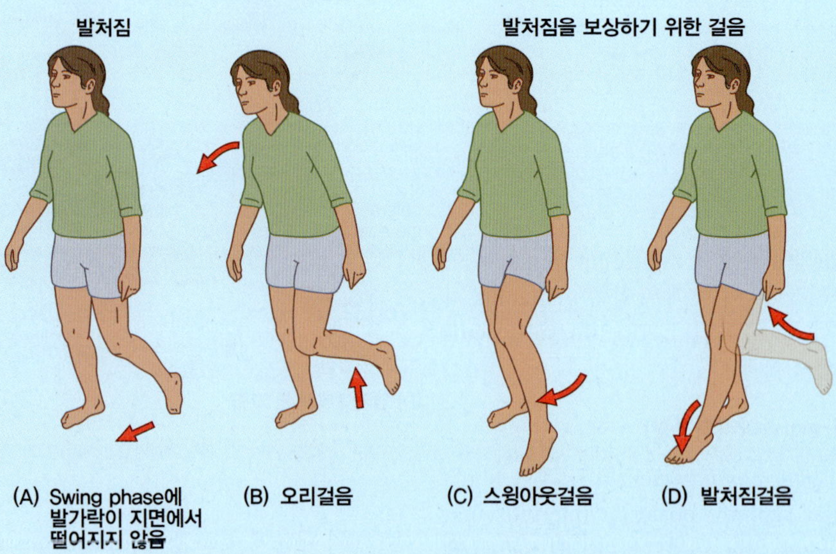

그림 B5.11. Footdrop(발처짐)과 이를 보상하기 위한 보행유형.

Flaccid paralysis(이완마비)가 있으면, dropped foot(처진 발)으로 인하여 정상적인 걸음에서와 같이 발꿈치가 바닥을 먼저 닿도록 하는 일이 어려우므로, steppage gait를 보이는 경우가 많다. 때로는 다리를 앞쪽으로 흔들 때, 발이 아래로 내려가기 바로 직전에 발의 앞면을 위로 획 젖히기 위한 과도한 "kick(차는)" 동작이 추가된다

또한 flaccid paralysis에서는, dorsiflexor의 eccentric contraction(신장성 수축)에 의한 정상적인 제동작용이 소실된다. 따라서 발꿈치가 땅에 닿은 후엔 조절된 방식에 따라 발은 바닥으로 내려가지 않아야 하나, 이 경우에는 독특한 *clop*(타가닥소리)을 내며 발이 갑자기 바닥을 철썩 때리게 되며 앞쪽 발의 충격이 tibia를 지나 무릎까지 전달된다. Common fibular nerve 손상이 있는 환자는 종아리의 앞가쪽과 발등에서 다양한 감각소실을 호소할 수 있다.

Deep Fibular Nerve Entrapment(깊은종아리신경포착)

Deep fibular nerve의 신경지배를 받는 근육이 과도하게 사용되면(예: 스키, 달리기, 또는 춤추기 등), 근육 손상과 함께 종아리의 anterior compartment에 부종이 생길 수 있다. 이로 인하여 deep fibular nerve와 그의 vasa nervorum의 entrapment가 유발되고, anterior compartment의 통증이 생긴다.

예를 들어 너무 꽉 조이는 스키부츠는 inferior extensor retinaculum과 extensor hallucis brevis 밑에 깊이 신경이 지나는 부위에서 이를 압박할 수 있다. 발등에 통증이 생기고, 이는 대개 엄지발가락과 두 번째 발가락 사이의 web space로 전파된다. 이러한 유형의 nerve entrapment는 스키부츠에 의해 매우 흔히 발생하므로, 이를 "ski boot syndrome"이라 부른다. 그러나 이러한 증상은 축구선수나 달리기선수에서도 발생하며, 꼭 끼는 신발로 인하여 나타날 수도 있다.

Superficial Fibular Nerve Entrapment (얕은종아리신경포착)

Chronic ankle sprains(만성발목염좌)로 인하여 superficial fibular nerve의 recurrent stretching(반복적 신장)이 유발되면 종아리가쪽면과 발목의 등쪽 및 발등을 따라 통증이 생길 수 있다. Numbness(무감각, 저림)와 *paresthesia*(pain, numbness, 또는 tingling)가 나타날 수 있으며, 움직이면 더 심해진다.

Palpation of Dorsalis Pedis Pulse(발등맥박)

*Dorsalis pedis pulse*는 말초혈관계통에 관한 검사를 시행할 때 평가한다. Dorsalis pedis pulse는 발을 약간 dorsiflexion한 상태에서 촉진한다. 발등동맥은 피부 밑에 위치하며, extensor retinaculum에서부터 extensor hallucis longus tendon의 바로 가쪽지점에 이르는 선을 따라 지나므로 쉽게 그 박동을 느낄 수 있다(그림 B5.12). Dorsalis pedis pulse가 감소하거나 소실되면 동맥질환으로 인한 혈관기능장애가 있음을 의미한다. Acute arterial occlusion(급성동맥막힘)을 나타내는 다섯 개의 P sign은 ***pain***(통증), ***pallor***(창백), ***paresthesia***[감각이상(저림)], ***paralysis***(마비) 및 ***pulselessness***(무맥박증)이다. 일부 건강한 성인(소아에서도)에서 *congenital nonpalpable dorsalis pedis pulse*(선천적으로 발등맥박이 만져지지 않는)를 갖는 경우가 있다. 이 경우에는 전형적인 dorsalis pedis artery보다 작은 직경을 가진 extended perforating fibular artery가 이를 대치하며, 동일한 위치에 놓인다.

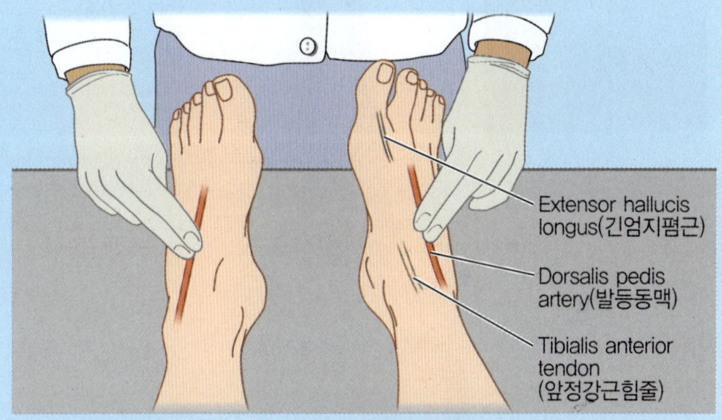

그림 B5.12. Dorsalis pedis pulse(발등맥박).

Posterior Compartment of Leg(종아리뒤칸)

Posterior compartment, 또는 plantarflexor compartment(발바닥굽힘근칸)는 종아리에 있는 세 개의 칸 중 가장 크다. Posterior compartment와 이곳에 위치하는 *calf muscles*(장딴지근육)은 **transverse intermuscular septum**(가로근육사이막)에 의하여 superficial subcompartments/muscle(얕은하부칸/근육무리)과 deep subcompartments/muscle(깊은하부칸/근육무리)로 나누어진다(그림 5.26). Tibial nerve와 posterior tibial vessel 및 fibular vessel은 transverse intermuscular septum의 바로 깊이(앞쪽)에서 깊은 구역(깊은하부칸)을 따라 주행하며, posterior compartment의 양쪽 근육무리에 모두 분포한다.

SUPERFICIAL MUSCLE GROUP(뒤칸의 얕은근육무리)

Plantarflexor에 해당되는 얕은근육무리는, *gastrocnemius*(장딴지근), *soleus*(가자미근) 및 *plantaris*(장딴지빗근)를 포함하며, 종아리의 강력한 근육 덩어리를 이루고 있다(그림 5.30, 5.31; 표5.7). 두 개의 갈래를 가진 gastrocnemius(장딴지근)와 soleus(가자미근)는 **calcaneal tendon**(Achilles tendon, 발꿈치힘줄)이라는 하나의 tendon을 공유하며, 이 tendon은 calcaneus에 부착한다. 두 근육은 모여서 세 개의 갈래를 갖는 **triceps surae muscle**(종아리세갈래근)을 이룬다. Triceps surae는 plantarflexion을 일으키는 힘의 93% 정도를 발휘하여, 뒤꿈치를 들어올림으로 발의 앞부분을 아래로 누른다.

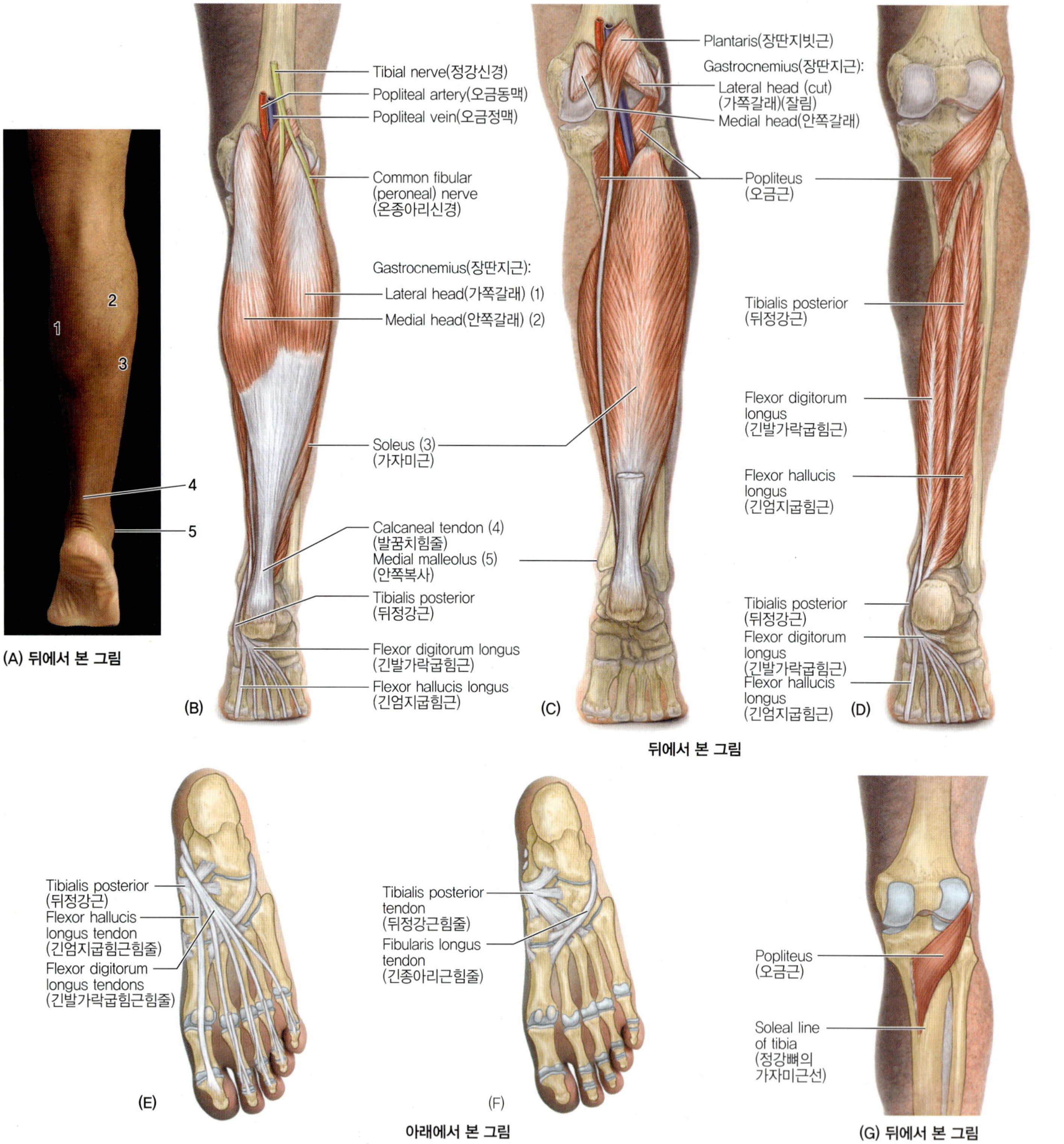

그림 5.30. Posterior compartment of the leg(종아리뒤칸)의 근육. A. 표면해부. 표시된 숫자는 그림B에 설명되어 있다. **B.** Gastrocnemius(장딴지근). **C.** Soleus(가자미근)와 plantaris(장딴지빗근) **D.** 깊은칸의 근육. **E와 F.** 발바닥의 근육부착지점. **G.** Popliteus(오금근).

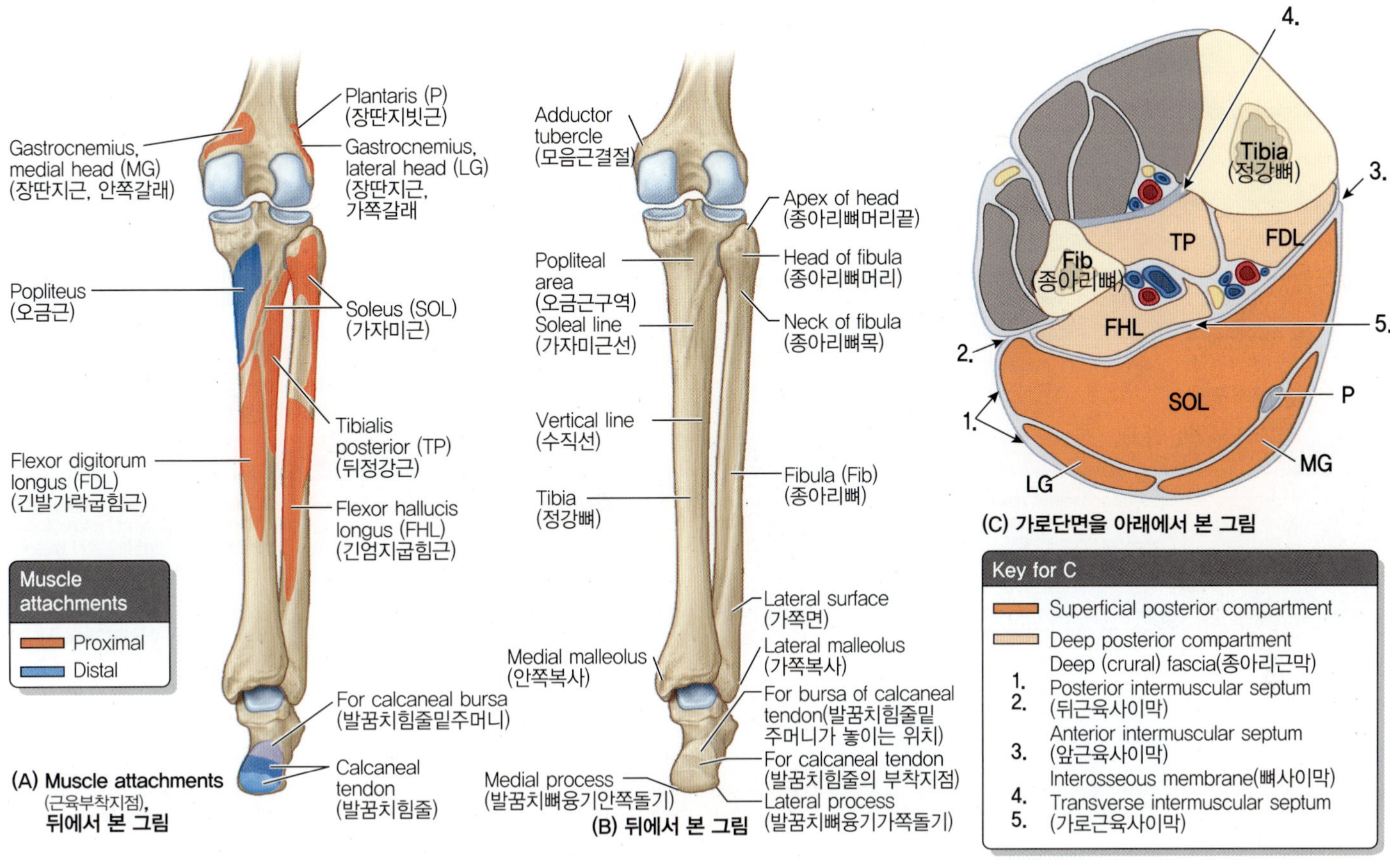

그림 5.31. Posterior compartment of the leg(종아리뒤칸). A. 근육의 부착지점. B. 뼈. C. 칸의 구조물. 가로단면.

Calcaneal tendon은 전형적으로 1/4(90도)을 나선형으로 돌면서 아래로 내려가므로, gastrocnemius 섬유가 가쪽으로, soleus 섬유가 안쪽으로 부착하게 된다. 이와 같은 배열은, 에너지의 일부를 추진력으로 발산하며, 충격에너지를 흡수하고 되감기 위한 tendon의 탄력성을 발휘하는 데 있어 중요한 의미를 갖는다. Triceps surae를 이루는 두 근육은 하나의 tendon을 공유하고 있으나, 그 작용은 상당히 독립적이므로, 흔히 "soleus로 산책을 하지만, gastrocnemius를 이용하여 높은 점프를 한다"라고 말하기도 한다.

*Triceps surae*를 검사하기 위해서는 저항에 대항하여 발을 plantarflex해본다[예: "발가락으로 서는 경우"에서는 체중(중력)이 저항에 해당된다]. 기능이 정상이라면 calcaneal tendon과 triceps surae를 눈으로 확인하고 만져볼 수 있다.

피부와 calcaneal tendon 사이에 있는 *subcutaneous calcaneal bursa*(발꿈치피부밑주머니)는 표면의 피부가 팽팽한 tendon 위를 움직일 수 있도록 한다. 더 깊이 위치한 *bursa of the calcaneal tendon*(retrocalcaneal bursa, 발꿈치힘줄밑주머니)은 tendon과 calcaneal tuberosity 사이에 있으며, 이 tendon이 뼈표면을 따라 미끄러질 수 있도록 한다.

Gastrocnemius(장딴지근)는 posterior compartment of leg에서 가장 얕게 위치하는 근육으로, *calf*의 몸쪽, 가장 두드러지는 부분을 만들고 있다(그림 5.30A,B; 표 5.7). 이 근육은 방추형으로 두 관절에 걸쳐 있는 근육으로, 두 개의 갈래를 가지며, medial head가 lateral head에 비하여 좀 더 크고 더 멀리 뻗어 있다. 두 개의 갈래는 popliteal fossa의 아래가쪽경계 및 아래안쪽경계를 각각 만들고 fossa의 inferior angle에서 서로 섞여 있다.

Gastrocnemius는 무릎관절과 발목관절에 걸쳐 있으며 두 관절에 모두 작용할 수 있다; 그러나 양 관절에 대한 힘을 동시에 최대로 발휘할 수는 없다. 이 근육은 무릎이 펴진 상태에서 가장 효율적으로 작동하며, dorsiflexion 상태로 무릎관절을 폈을 때가 최대로 활성화된 상태이다. 무릎관절을 완전히 굽힌 상태에서는 plantarflexion을 할 수 없다.

Soleus(가자미근)는 gastrocnemius보다 깊이 놓여 있는 근육으로, plantarflexion의 "workhorse(열심히 일하는 사람)"이다(그림 5.30A~C; 표 5.7). 이 근육은 크고, gastrocnemius에 비하여 넓으며, 그 형태가 바닥에 한쪽 면을 기대고 있는 납작한 물고기인 sole(가자미)과 유사한 데서 이름이 유래하였다. Soleus의 몸쪽부분은, tibia와 fibula의 뒤면과 그 사이의 **tendinous arch of soleus**(가자미근힘줄활)에 부착된, 거꾸로 된 U자 모양의 연속적인 부착부위를 만들고 있다. 이 arch는 popliteal fosaa에서 popliteal artery와 tibial nerve가 지나는 부위이며, 동시에 이 지점에서 popliteal artery는 anterior tibial artery와

표 5.7 MUSCLES OF POSTERIOR COMPARTMENT OF LEG(종아리 뒤칸의 근육)

근육	몸쪽부착점	먼쪽부착점	신경분포[a]	주요 작용
Superficial muscle group(얕은근육무리)				
Gastrocnemius (장딴지근)	*Lateral head*: lateral aspect of lateral condyle of femur *Medial head*: popliteal surface of femur, superior to medial condyle	Calcaneal tendon을 통하여 calcaneus의 뒤면	Tibial nerve(S1, S2)	무릎을 편 상태에서 ankle의 plantarflexion; 걸을 때 heel을 들어올림; knee joint의 flexion
Soleus (가자미근)	Posterior aspect of head of fibula, superior quarter of posterior surface of fibula, soleal line, and medial border of tibia			Ankle의 plantarflexion; 종아리를 발 위에 안정되게 유지
Plantaris (장딴지빗근)	Inferior end of lateral supracondylar line of femur and oblique popliteal ligament			Gastrocnemius의 ankle plantarflexion 작용을 약하게 보조함; 주로 proprioceptive 기능 추정
Deep muscle group(깊은근육무리)				
Popliteus (오금근)	Lateral surface of lateral condyle of femur and lateral meniscus (intra-articular; within cavity of knee joint)	Posterior surface of tibia, superior to soleal line	Tibial nerve(L4, L5, S1)	Knee를 약하게 굽히며 고정된 tibia에 대하여 femur를 lateral rotatio함으로 고정을 해제함, 바닥에 닿지 않은 쪽 다리의 tibia를 medial rotation할 수 있음
Flexor hallucis longus (긴엄지굽힘근)	Inferior two thirds of posterior surface of fibula and inferior part of interosseous membrane	Base of distal phalanx of great toe (hallux)	Tibial nerve(**S2**, S3)	Great toe를 모든 관절에서 flex; plantarflexes ankle; 발의 medial longitudinal arch를 지탱
Flexor digitorum longus (긴발가락굽힘근)	Medial part of posterior surface of tibia inferior to soleal line and by a broad tendon to fibula	Bases of distal phalanges of lateral four digits		가쪽 네 개 발가락의 flexion; plantarflexes ankle; 발의 longitudinal arch를 지탱
Tibialis posterior (뒤정강근)	Interosseous membrane, posterior surface of tibia inferior to soleal line, and posterior surface of fibula	주로 tuberotub of navicular; 그 외 cuneiform, cuboid와 2nd~4th metatarsals	Tibial nerve(L4, L5)	Plantarflexes ankle, inverts foot; 발의 longitudinal arch를 지탱

[a]척수분절에 의한 신경지배를 의미함(예를 들어,"**S2**, S3"는 flexor hallucis longus의 신경지배가 척수신경의 둘째와 셋째 sacral segmant에서 유래함을 나타냄). 굵은 숫자(**S2**)는 주된 신경지배분절을 나타냄.

posterior tibial artery라는 두 개의 terminal branch로 나뉜다.

발가락끝으로 바닥을 딛고 서게 되면 gastrocnemius의 양쪽에서 soleus를 만져볼 수 있다(그림 5.30A). Soleus는 gastrocnemius와 함께 발목관절의 plantarflexion에 작용한다; 이 근육은 무릎관절에는 작용하지 못하며, 무릎관절을 굽힌 상태에서는 단독으로 작용한다. Soleus는 서로 다른 다양한 방향의 fiber bundle을 가진 여러 개의 부분으로 구성되어 있다.

발을 땅에 딛게 되면 soleus는 뒤쪽에서 종아리의 뼈를 당기게 된다. 이는, 중력의 방향이 종아리의 뼈축을 향하여 앞쪽으로 전달되므로 서 있는 자세를 유지하는 데 있어 중요하다. 따라서 soleus는 중력에 대항하는 근육으로(직립자세와 순회할 때의 주된 plantarflexor), 몸의 균형을 우지하기 위하여 dorsiflexor와 antagonistically, 그러나 (교대로) 협동적인 수축작용을 하고 있다.

Plantaris(장딴지빗근)는 짧은 힘살과 긴 힘줄을 지닌 작은 근육(짧은 손가락크기)으로, muscle spindle이 밀집되어 있다(그림 5.30C; 표 5.7). 이 근육은 흔적기관으로 5~10%의 사람에서는 결손되어 있다. 또한 이 근육의 역할이 미미하므로 별다른 장애없이도 이식재료로 적출하여 사용할 수 있다(예를 들어 손의 힘줄 재건술 등).

DEEP MUSCLE GROUP(깊은근육무리)

다음과 같은 네 개의 근육이 posterior compartment의 깊은근육무리를 이루고 있다(그림 5.30D~G, 5.31; 표 5.7).

- Popliteus(오금근)
- Flexor digitorum longus(긴발가락굽힘근)
- Flexor hallucis longus(긴엄지굽힘근)
- Tibialis posterior(뒤정강근)

Popliteus는 popliteal fossa의 바닥에 위치한 얇은 삼각형의 근육이다(그림 5.30D,G). 이곳에 위치한 다른 근육들이 발목관절과 발의 관절에 작용을 미치는데 비하여, popliteus는 완전히 펴진 상태의 무릎관절을 unlock하는 작용을 한다. **Flexor hallucis longus**(긴엄지굽힘근)는 엄지발가락에 있는 모든 관절에서 강력한 굽힘근으로 작용한다. Triceps surae를 통하여 plantarflexion의 추진력이 발의 덩이(sesamoid bone과 첫째와 둘째 metatarsal head 아래에 있는 발바닥의 돌출부, 그림 5.60A)로 전달되는 즉시, flexor hallucis longus는 gait cycle에서 preswing(toe off)을 위해 엄지발기락의 flexion을 일으킴으로써 마지막 추진력을 전달한다. **Flexor digitorum longus**(긴발가락굽힘

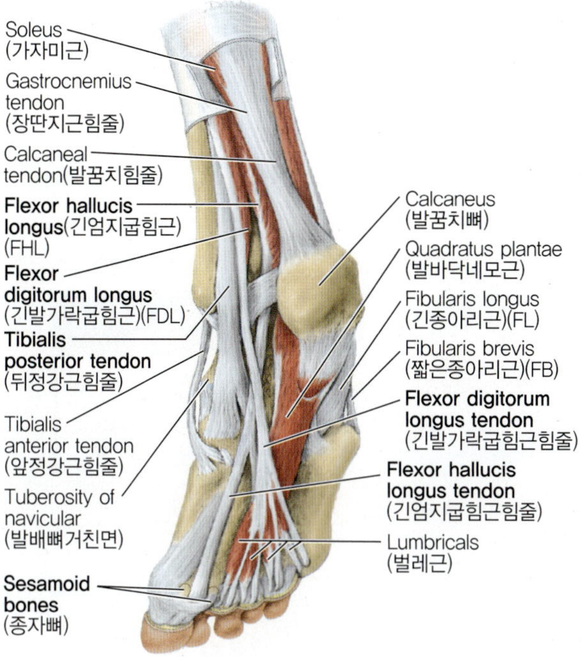

그림 5.32. **Medial malleolus(안쪽복사)의 뒤쪽과 sole of foot(발바닥)에서, 종아리 뒤칸의 깊은근육힘줄의 위치관계를 나타내는 그림.**

근)는 네 개의 발가락을 움직이는 작용에도 불구하고 flexor hallucis longus보다 작다. 이 근육은 flexor hallucis longus tendon보다 얕게, 사선방향에서 발바닥으로 들어가며, 네 개의 힘줄로 나누어져 가쪽에 있는 네 개의 distal phalanges로 간다(그림 5.30D,E와 5.32). 이 근육무리에서 가장 깊게 놓여 있는 **tibialis posterior**(뒤정강근)는, deep subcompartment 속의 tibia와 fibula와 같은 평면에 있으며 flexor digitorum longus와 flexor hallucis longus 사이에 위치한다(그림 5.30D,F). 이 근육은 발이 땅에서 떨어져 있을 때 발의 inversion을 위하여 tibialis anterior와 협동적으로 작용하며, 두 근육의 서로 다른 대항작용은 각각의 작용을 상쇄한다. 그러나 tibialis posterior의 가장 중요한 역할은 체중이 부하될 때 medial longitudinal arch를 보조하거나 유지하는 것이므로, 보행 중 발을 딛는 모든 단계에서 수축상태가 유지된다.

Tibial nerve(L4, L5, 그리고 S1~S3)는 sciatic nerve(궁둥신경)에서 만들어진 두 개의 종말가지 중 큰 가지이다(그림 5.33). 이는 popliteal artery 및 popliteal vein과 함께 gastrocnemius의 두 갈래 사이를 지나며 popliteal fossa를 통과한다. 이 구조는 soleus의 tendinous arch보다 깊이 주행한다. Tibial nerve는 종아리의 posterior compartment에 있는 모든 근육에 분포한다(표 5.7, 5.8). 이 신경은 발목에서 flexor hallucis longus와 flexor digitorum longus의 사이에 놓여 있다. Tibial nerve는 medial malleolus의 뒤아래쪽에서 medial plantar nerve(안쪽발바닥신경)와 lateral plantar nerve(가쪽발바닥신경)로 나누어진다. 일반적으로, tibial nerve의 가지인 *medial sural cutaneous nerve*는 *sural communicating branch of the common fibular nerver*와 합쳐져 **sural nerve**를 이룬다(그림 5.25A,C; 표 5.8). 이 신경은 종아리의 아래쪽 1/3의 가쪽과 뒤쪽, 그리고 발의 가쪽 피부에 분포한다. Tibial nerve의 articular branch는 무릎관절에 분포하며, medial calcaneal branch는 뒤꿈치의 피부에 분포한다(그림 5.34).

Popliteal artery의 큰 종말가지인 **posterior tibial artery**(뒤정강동맥) (그림 5.33A; 표 5.9)는 발과 posterior compartment of leg에 혈액을 공급한다. 이 동맥은 popliteus의 distal border에서 시작되며 soleus의 tendinous arch의 깊이 지난다. 가장 큰 가지인 fibular artery(종아리동맥)를 낸 뒤, tibialis posterior의 뒤면을 따라 아래안쪽으로 주행한다. 아래로 내려가는 동안 tibial nerve와 tibial vein이 동행한다. Posterior tibial artery는 medial malleolus의 뒤를 지난다(그림 5.33B). Flexor retinaculum과abductor hallucis 시작점의 깊은 부위에서, posterior tibial artery는 발바닥으로 가는 동맥인, *medial plantar artery*(안쪽발바닥동맥)와 *lateral plantar artery*(가쪽발바닥동맥)로 나뉜다.

Fibular artery(종아리동맥)는 popliteus의 distal border와 tendinous arch of soleus의 아래에서 시작된다(그림 5.33A). Fibula를 향하여 비스듬이 주행하다가, 대개 flexor hallucis longus 속에서 fibula의 안쪽면을 따라 내려간다. Fibular artery는 posterior compartment와 lateral compartment의 근육으로 근육가지를 낸다. 또한 *nutrient artery of fibula*(종아리뼈영양동맥)를 내기도 한다. *Perforating branch of the fibular artery*(종아리동맥의 관통가지)는 interosseous membrane을 뚫고 발등으로 들어간다. Anterior tibial artery와 posterior tibial artey가 시작되는 지점에서 커다란 **nutrient artery of tibia**(정강뼈영양동맥)가 시작되어 나온다. 이는 tibialis posterior를 관통하여 tibia 뒤면의 몸쪽 1/3에 위치하는 nutrient foramen으로 들어간다(그림 5.35A).

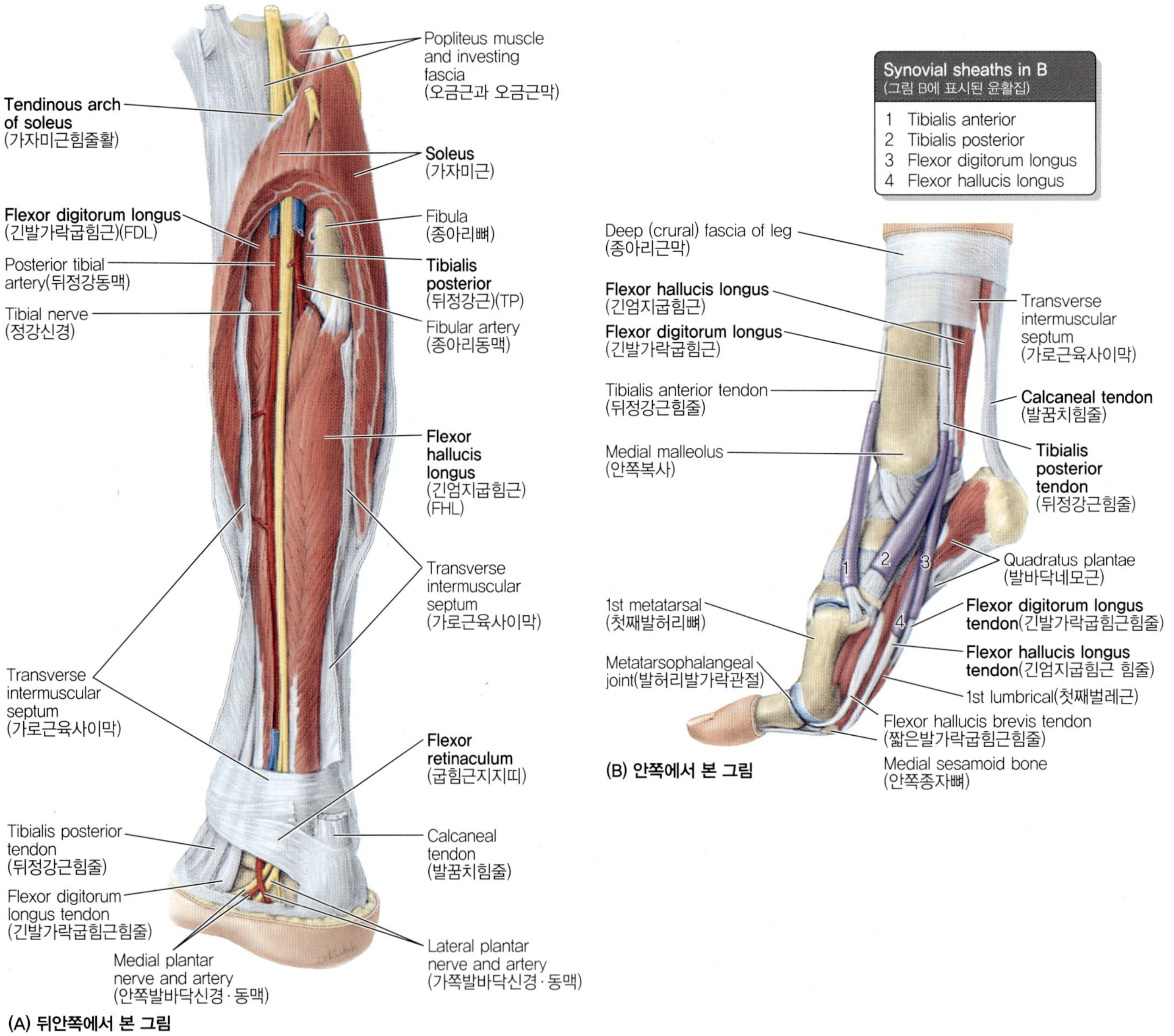

그림 5.33. Posterior leg(종아리뒤부위)의 신경, 혈관 및 tendon sheath(힘줄집). A. Soleus muscle(가자미근)의 대부분을 제거한 후 보이는 혈관과 신경. **B.** Medial malleolus(안쪽복사)의 뒤를 지나는 구조물. 힘줄의 윤활집이 보라색으로 표시되어 있다.; 각 구조물의 이름은 상자 안에 설명되어 있다.

표 5.8 NERVES OF LEG(종아리의 신경)

신경	이는곳	경로	분포
Saphenous (두렁신경)	Femoral nerve	Femoral triangle과 adductor canal을 통해 femoral vessel과 함께 내려감; 이후 great saphenous vein과 함께 내려감	종아리와 발의 medial side 피부
Sural (장딴지신경)	Tibial nerve와common fibular nerve의 cutaneous branch가 합쳐지면서 형성	Gastrocnemius의 두 갈래 사이로 내려감; 종아리의 중간부분에서 얕게 위치; small saphenous vein과 함께 내려감; lateral malleolus 아래를 지나 발의 가쪽으로 감	종아리의 posterior 및 lateral aspect의 피부, 그리고 발의 lateral side 피부
Tibial (정강신경)	Sciatic nerve	Popliteal fossa의 꼭대기에서 sciatic nerve가 둘로 나뉘며 형성; popliteal fossa를 따라 내려가며 popliteus 위면에 놓임; posterior tibial vessel과 함께 tibialis posterior 위면을 따라 아래방향으로 주행; flexor retinaculum 밑에서 medial 및 lateral plantar nerve로 나뉘면서 끝남	Posterior compartment of leg와 knee joint의 flexor muscles
Common fibular (온종아리신경)		Popliteal fossa의 꼭대기에서 sciatic nerve가 둘로 나뉘며 형성되어 biceps femoris와 그 힘줄의 안쪽모서리를 따라 진행; fibular head의 뒤면을 지남; fibularis longus 깊이 fibular neck을 감고 돌면서 deep & superficial fibular nerve로 나뉨	Lateral sural cutaneous nerve를 통해 종아리 뒤면의 가쪽피부; arrticular branch를 통해 knee joint에도 분포
Superficial fibular (얕은종아리신경)	Common fibular nerve	Fibularis longus와 fibular neck의 사이에서 시작; lateral compartment of leg에서 아래로 주행; 종아리의 먼쪽 1/3에서 deep fascia를 뚫고 피부신경이 됨	Lateral compartmentof leg의 fibular muscles, 그리고 종아리앞면의 distal 1/3의 피부, 1st interdigital cleft를 제외한 발등의 피부
Deep fibular (깊은종아리신경)		Fibularis longus와 fibular neck의 사이에서 시작; extensor digitorum longus를 지나 interosseous membrane에서 아래로 주행; tibia 먼쪽끝을 가로질러 발등으로 감	Anterior compartment of leg의 dorsiflexor muscles, 발등의 extensor muscles, 그리고 1st interdigital cleft의 피부; 관절을 지나면서 articular branch를 냄

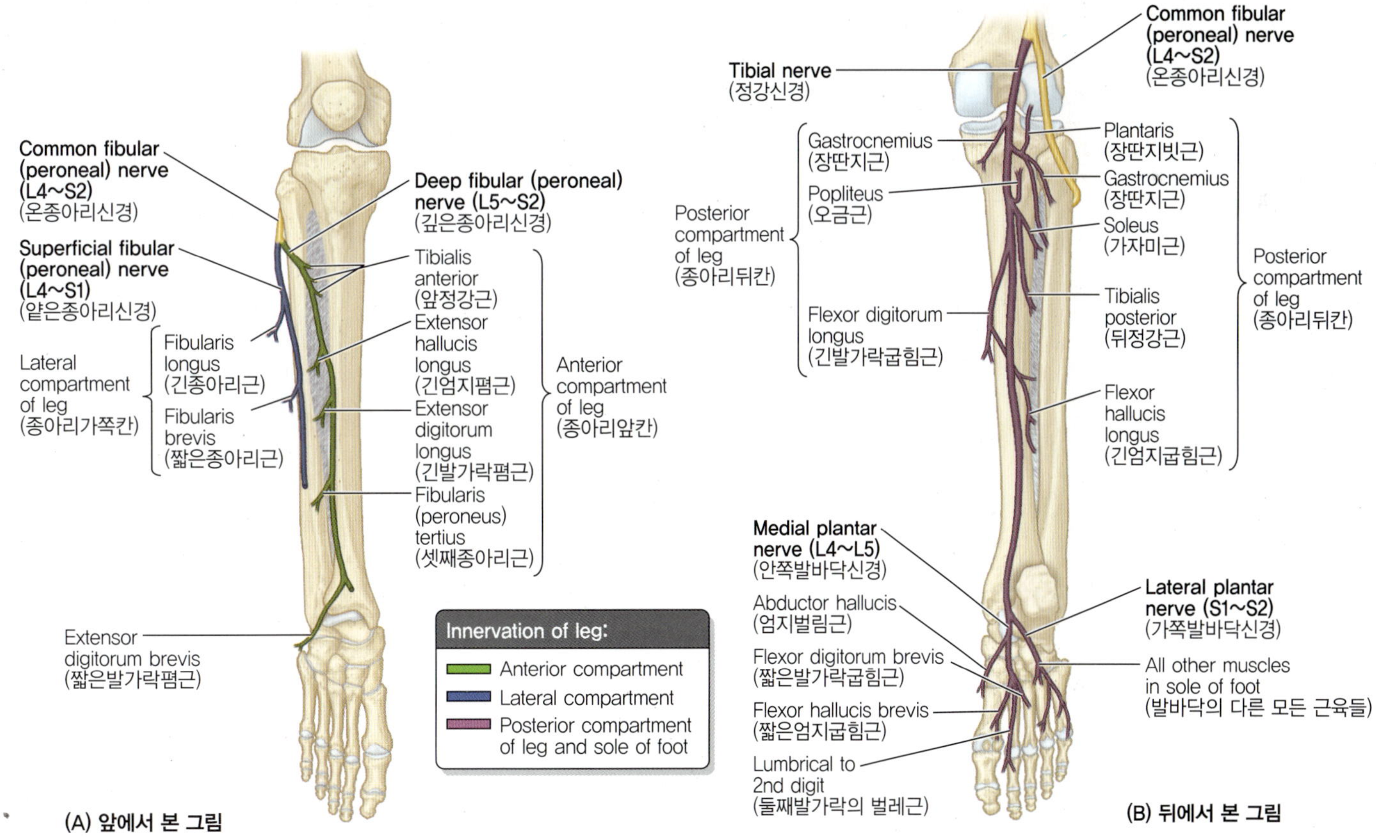

그림 5.34. 종아리의 신경.

표 5.9 ARTERIES OF LEG(종아리의 동맥)

동맥	이는곳	경로	분포
Popliteal (오금동맥)	Adductor magnus의 adductor hiatus에서 femoral artery로부터 연속되어 형성	Popliteal fosaa를 통하여 종아리로 들어감; popliteus muscle의 아래모서리에서 anterior와 posterior tibial artery로 나뉨	무릎으로 가는 superior, middle 및 inferior genicular artery; hamstring과 종아리의 posterior compartment muscle로 가는 muscular branch
Anterior tibial (앞정강동맥)	Popliteal artery	Interosseous membrane 윗부분의 틈새를 통하여 anterior compartment로 들어감; tibialis anterior와 extensor digitorum longus 사이에서 이 membrane을 따라 내려감	종아리의 anterior compartment
Dorsal artery of foot (발등동맥)	Inferior extensor retinaculum의 먼쪽에서 anterior tibial artery로부터 연속되어 형성	1st interosseous space를 향하여 아래안쪽방향으로 내려감; deep plantar artery와 1st dorsal metatarsal artery로 나뉨	발등의 muscles; deep plantar artery는 1st dorsal interosseous muscle을 뚫고 plantar arch 형성에 참여
Posterior tibial (뒤정강동맥)	Popliteal	종아리의 posterior compartment를 통하여 flexor retinaculum의 먼쪽에서 medial 및 lateral plantar artery로 나뉘면서 끝남	종아리의 posterior와 lateral compartment; circumflex fibular branch는 무릎주위의 anastomoses에 합류; nutrient artery는 tibia로 감
Fibular (종아리동맥)	Posterior tibial	종아리의 posterior compartment에서 posterior intermuscular septum에 인접하여 내려감	종아리의 posterior compartment: perforating branch는 종아리의 lateral compartment

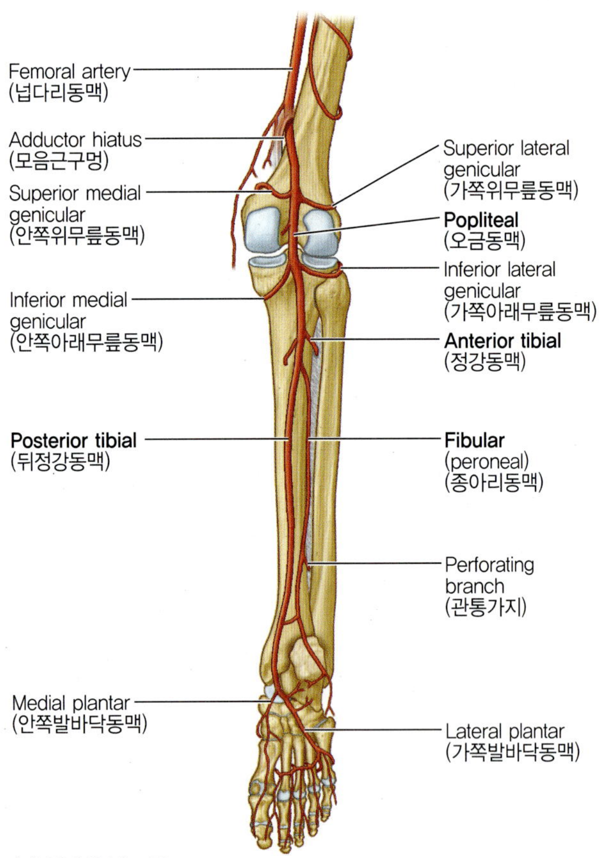

(A) 뒤에서 본 그림

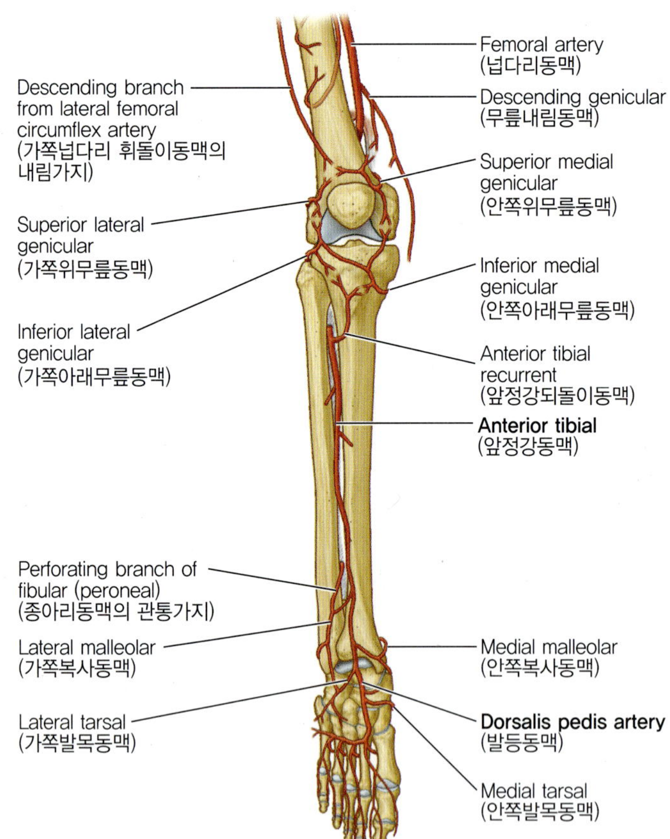

(B) 앞에서 본 그림

그림 5.35. 종아리의 동맥.

임상해부학

Gastrocnemius Strain(장딴지근긴장)

Gastrocnemius strain(tennis leg)은 gastrocnemius의 medial belly가 근육힘줄경계지점 혹은 그 근처에서 부분적으로 파열되어 통증이 발생하는 calf injury이다. 이 손상은 무릎을 완전히 펴고 발목관절을 dorsiflexion한 상태로 근육을 과도하게 신장시킬 때 발생한다.

Posterior Tibia Pulse(뒤정강동맥맥박)

Posterior tibial pulse는 대개 medial malleolus의 piosteior surface와 calcaneal tendon의 medial border 사이에서 촉진할 수 있다(그림 B5.13). Posterior tibial artery가 flexor retinaculum의 깊이 통과하기 때문에, 이 동맥의 맥박을 만지기 위해서는 환자의 발을 inversion하여 flexor retinaculum를 이완시키는 것이 중요하다. 이렇게 하지 않으면 동맥의 박동이 소실된 것으로 잘못된 결론을 내릴 수 있다.

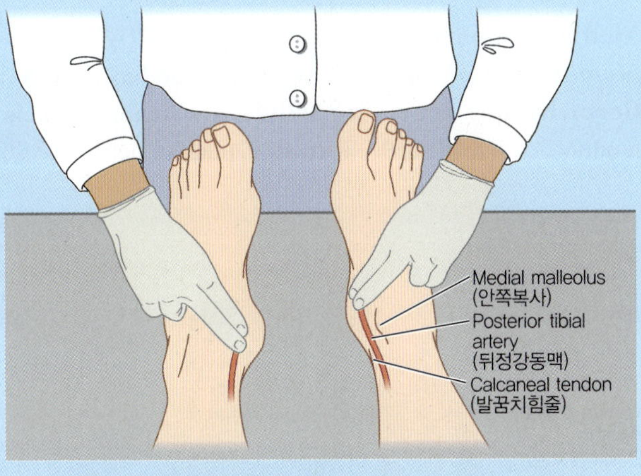

그림 B5.13. Posterior tibial artery pulse(뒤정강동맥맥박).

맥박의 힘이 동일한지 알기 위하여 양쪽의 posterior tibial artery를 동시에 검사한다. Occlusive peripheral arterial disease가 있는 환자에서는 posterior tibial pulse 검사를 꼭 시행해야 한다. 정상적으로 대략 15%의 젊은이에서 posterior tibial pulse가 소실되어 있으나, 60세 이상의 노인에서 posterior tibial pulse가 없다면 이는 occlusive arterial disease를 의심할 수 있는 중요한 징후이다. 예를 들어 특징적인 종아리의 통증 및 경련과 함께 간간이 나타나는 절뚝거림(파행)이 걸음을 걷는 동안에 발생하며, 쉬면 없어진다. 이 증상은 종아리의 동맥이 좁아지거나 막혀서 종아리 근육이 허혈성 손상을 받아 나타난다.

Injury to Tibial Nerve(정강신경 손상)

Tibial nerve는 popliteal fossa에 위치하므로 손상을 받는 경우는 흔하지 않으나, fossa에 깊은 laceration(찢김, 열상)이 있으면 이로 인해 이 신경이 손상받을 수 있다. *Posterior dislocation of the knee joint*(무릎관절의 후방탈구)에 의해서도 tibial nerve가 손상될 수 있다. *Severance of the tibial nerve*(정강신경절단)로 인해 종아리의 flexor muscle과 발바닥의 intrinsic muscle(자체기원근육, 내인근육)이 마비된다. Tibial nerve injury가 있는 환자는 발목의 plantarflexion이나 발가락의 flexion이 불가능하다. 발바닥의 감각도 소실된다.

Absence of Plantarflexion (발바닥굽힘없음, 발바닥굽힘결여)

장딴지의 근육이 마비되거나, calcaneal tendon의 파열이 있거나 혹은 정상적인 push-off 시기에 통증이 있으면, gluteus maximus와 hamstring에 의한 hip joint에서의 extension과, quadriceps에 의한 knee joint의 extension을 통한 훨씬 비효율적이며 비효과적인 push-off(from the midfoot)가 일어난다. 발 앞부분에서의 push-off가 불가능하므로(사실, 체중이 발의 앞쪽으로 전달됨에따라 발목은 저절로 dorsiflexion된다), plantarflexion이 소실된 상태에서 걸음을 걸으려고 하면, 수동적인 dorsiflexion을 막고, 발중간부분에서 일어나는 hip과 knee의 extension을 최대한 효과적으로 하기 위해, stance phase 동안 발을 가능한한 가쪽(바깥쪽)으로 돌리게 된다.

Calcaneal Tendon Reflex(발꿈치힘줄반사)

Aankle(jerk) reflex(발목반사)는 검사대의 옆으로 종아리를 늘어뜨린 상태에서 반사망치로 calcaneal tendon을 세게 두드리면 발생한다. 이 tendon reflex는 S1과 S2 신경뿌리를 검사한다. S1 신경뿌리가 잘리거나 압박을 받으면 ankle reflex는 거의 나타나지 않는다.

Inflammation and Rupture of Calcaneal Tendon (발꿈치힘줄의 염증과 파열)

Calcaneal tendon의 염증은 달리기로 인한 손상에서 9~18% 정도를 차지한다. 특히, tendon이 calcaneus에 부착하는 지점 바로 위에서 힘줄 아교섬유가 미세하게 찢어지면, *tendinitis*(힘줄염)가 발생하여 보행할 때 통증이 유발된다.

Calcalneal tendinitis의 병력이 있는 환자는 calcaneal tendon rupture를 흔히 경험하게 된다. 발꿈치힘줄의 파열은 다리근육에 발생하는 문제 중 가장 심각하다. 이 힘줄이 완전히 파열되면 가만히 있어도 dorsiflexion이 과도하게 일어나고, 저항에 대항한 plantarflexion이 불가능하다.

Calcaneal Bursitis(발꿈치힘줄밑주머니염)

Calcaneal bursitis(발꿈치힘줄밑주머니염, 발꿈치힘줄밑윤활낭염)은 calcaneal tendon과 calcaneal tuberosity 뒤면의 위부분 사이에 위치한 bursa of calcaneal tendon의 염증으로 인하여 발생한다. Calcaneal bursitis는 발꿈치 뒤쪽에 통증을 유발하며, 장거리달리기나 농구 및 테니스 등의 경기에서 흔히 일어난다. 이는 bursa를 가로지르는 calcaneal tendon이 bursa 표면을 지속적으로 미끄러져서 생기는 과도한 마찰로 인하여 발생한다.

FOOT(발)

발목의 먼쪽 부분에 놓인 **foor**(발)은 서 있을 때 체중을 지탱하는 기반이 되며, 움직임에 있어서 중요한 역할을 한다. 발의 뼈대는 7개의 tarsal과 5개의 metatarsal 및 14개의 phalanges로 이루어진다(그림 5.36). 발과 발뼈는 해부학적 및 기능적 측면에서 다음과 같은 세 부분으로 나눌 수 있다.

- **Hindfoot**(발뒤부분): talus(발목뼈)와 calcaneus(발꿈치뼈)
- **Midfoot**(발중간부분): navicular(발배뼈), cuboid(입방뼈) 및 cuneiform(쐐기뼈)
- **Forefoot**(발앞부분): metatarsals(발허리뼈)와 phalanges(발가락뼈)

발은 아래과 같은 region(부위)으로 구성된다.

- **Plantar region**(발바닥부위, sole 발바닥): 지면과 접촉하는 부분
- **Dorsal region of the foot**(발등부위, dorsum of the foot 발등): 위쪽을 향하는 부분
- **Heel region**(발꿈치부위, heel 발꿈치): calcaneus 아래의 발바닥
- **Ball of the foot**(발덩이): 안쪽 두개의 metatarsal head(발허리뼈머리)와 sesamoid bone 밑의 발바닥(그림 5.60A)

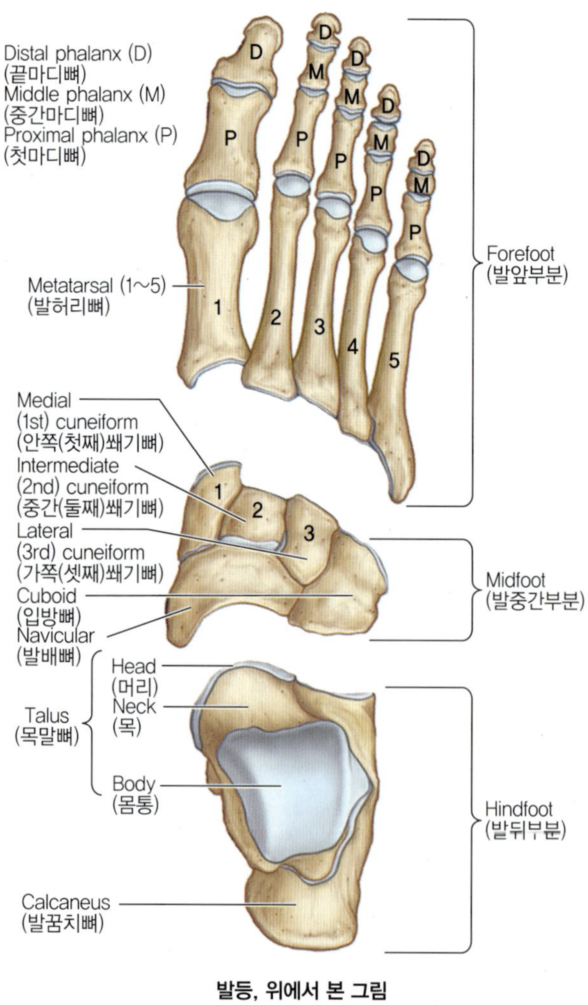

그림 5.36. 발의 각 부분.

Great toe(엄지발가락)은 **1st toe**(첫째발가락)이라고도 하며, **little toe**(새끼발가락)는 **5th toe**(다섯째발가락)으로 불리기도 한다.

Deep Fascia of Foot(발의 깊은근막)

깊은근막은 발등에서 얇아지며 *inferior extensor retinaculum*으로 연속된다(그림 5.38). 가쪽면과 뒤쪽면에서 발의 deep fascia는 발바닥의 deep fascia인 **plantar fascia**(발바닥근막)로 연속되며 중심 부분은 두꺼운 **plantar aponeurosis**(발바닥널힘줄)를 이루고, 안쪽과 가쪽부분은 약하다(그림 5.37, 5.38). Plantar fascia는 발의 각 부분을 서로 묶어주며, 손상으로부터 발바닥을 보호하고, longitudinal arches of foot이 지탱되도록 돕는다. Plantar aponeurosis는 뒤쪽에서 calcaneus에서 시작하여 다섯 개의 띠로 나누어지며, 발가락으로 가는 flexor tendon을 감싸고 있는 fibrous digital sheath(발가락섬유집)로 연속된다. 이 aponeurosis는 metatarsal의 head 아래에서 *superficial transverse metatarsal ligament*(얕은가로발허리인대)를 형성하는 transverse fiber에 의하여 강력한 힘을 받고 있다. Forefoot과 midfoot에서, plantar aponeurosis의 모서리로부터 1st와 5th metatarsal을 향하여 위쪽으로 뻗는 vertical intermuscular septa에 의해 발바닥이 다음 세 개의 칸으로 나뉜다(그림 5.38).

- **Medial compartment of sole**(발바닥안쪽칸)은 표면이 *medial plantar fascia*로 덮여 있으며, abductor hallucis(엄지벌림근), flexor hallucis brevis(짧은엄지굽힘근), flexor hallucis longus tendon(긴엄지굽힘근힘줄) 및 medial plantar nerve(안쪽발바닥신경)

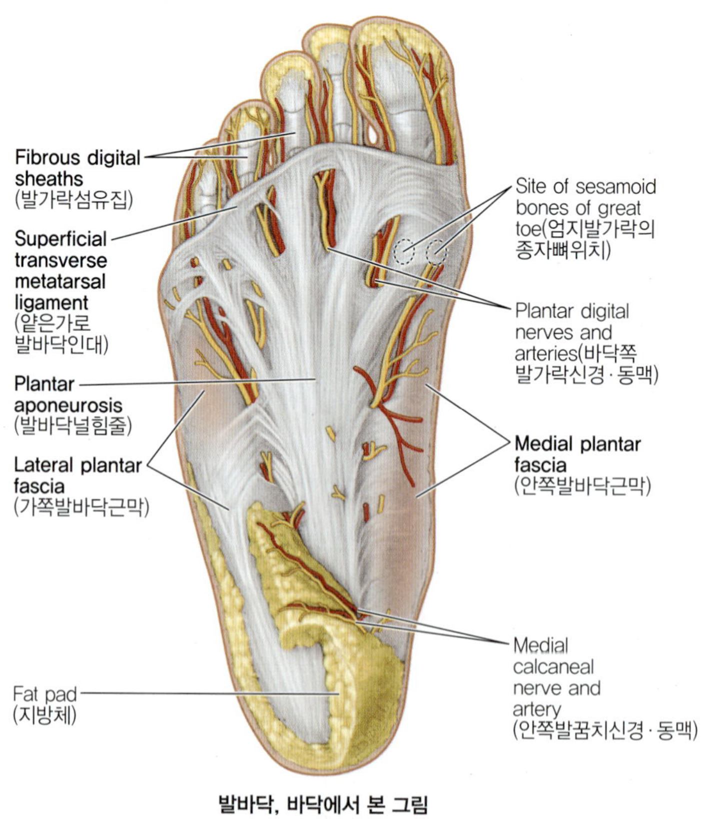

그림 5.37. Plantar aponeurosis(발바닥널힘줄).

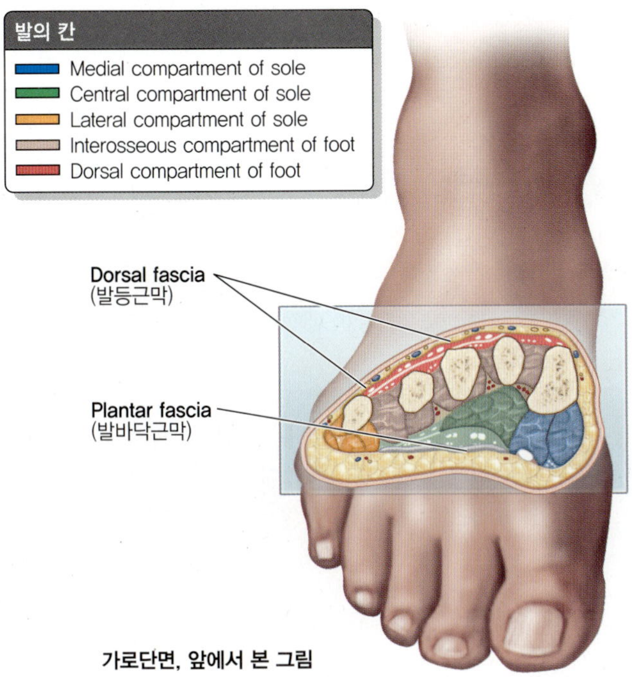

그림 5.38. Fascia and compartments of foot(발의 근막과 칸).

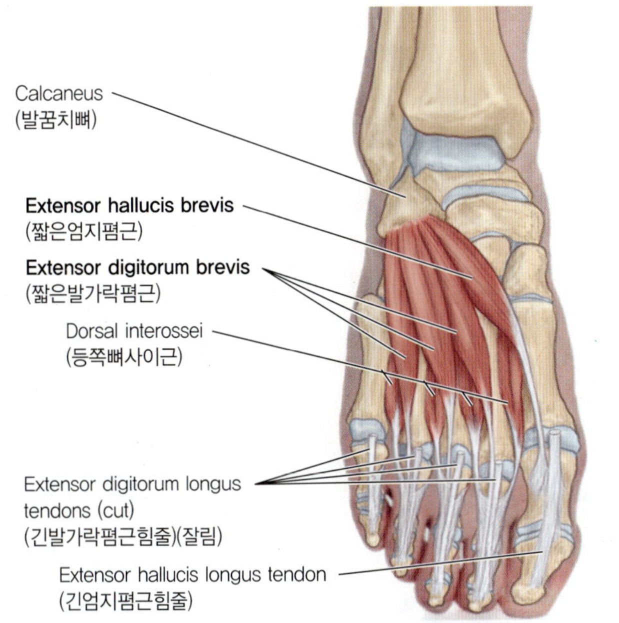

그림 5.39. Extensor digitorum brevis(짧은발가락폄근)와 extensor hallucis brevis(짧은엄지폄근).

과 medial plantar vessel(안쪽발바닥혈관)을 포함한다.

- **Central compartment of sole**(발바닥가운데칸)은 *plantar aponeurosis*로 덮이며, flexor digitorum brevis(짧은발가락굽힘근), flexor digitorum longus(긴발가락굽힘근), quadratus plantae(발바닥네모근), lumbricals(벌레근), adductor hallucis(엄지모음근), flexor hallucis longus tendon(긴엄지굽힘근힘줄)의 몸쪽부분 및 lateral plantar nerve(가쪽발바닥신경)과 lateral plantar vessel(가쪽발바닥혈관)을 포함한다.
- **Lateral compartment of sole**(발바닥가쪽칸)은 상대적으로 얇은 *lateral plantar fascia*(가쪽발바닥근막)이 덮고 있으며, abductor digiti minimi(새끼벌림근)와 flexor digiti minimi brevis(짧은새끼굽힘근)가 포함된다.

Forefoot(발앞부분)에만, 발의 넷째 칸에 해당하는 **interosseous compartment of the foot**(뼈사이칸)이 있으며 metatarsal, dorsal interosseous muscle(등쪽뼈사이근육)과 plantar interosseous muscle(바닥쪽뼈사이근육) 및 deep plantar vessel(깊은발바닥혈관)과 metatarsal vessel(발허리혈관)을 포함하고 있다.

Muscles of Foot(발의 근육)

발에 있는 20개의 근육 중 14개가 발바닥쪽에, 2개가 발등쪽에 있으며, 4개는 중간위치에 놓여 있다(그림 5.30, 5.39).

발바닥 쪽에서 보았을 때, 발바닥근육은 네 개의 compartment 안에서, 네 개의 층으로 배열되어 있다. 발에 있는 근육은 그림 5.40에 그림으로 표시되어 있으며, 이들의 부착점과 신경지배 및 작용에 관하여는 표 5.10에 정리되어 있다. **Plantar muscle**은 compartment 안에 층별로 배열되어 있음에도 불구하고 하나의 근육무리로 작용하여, 발을 딛고 있는 동안에 발의 arch(활)가 유지되도록 한다(그림 5.43; 표 5.13). 이들은 기본적으로, 발꿈치(arch의 posterior end)로 받은 체중이 longitudinal arch에 가하는 힘에 대항하여 체중이 발의 ball과 엄지발가락(arch의 anterior end)으로 전달되도록 하는 작용을 한다.

이 근육들은, transverse arch of foot(가로발바닥활)이 펴지도록 힘이 가해지는 propulsion(push-off; 전방돌진을 위한 앞쏠림) 시기에 가장 강력하게 작용하여 발을 안정화시키는 역할을 한다. 또한 긴 근육을 pronation과 supination을 통하여 세밀하게 조정함으로써 고르지 않은 바닥에 발이 닿을 때 이에 적응할 수 있도록 한다.

대부분의 사람에게 있어, 각 발가락 하나하나의 미세한 운동조절이 중요하지 않으므로, 개별적인 발의 근육 운동은 그리 중요하지 않다. 발의 근육은, 실제로 유발하는 움직임보다는 균형을 유지하기 위해 발바닥과 발가락의 여러 부위로 발을 고정하고, 지면에 대한 압력을 높이는 작용에서 가장 중요하게 작용한다.

Adductor hallucis는 그 이름과는 달리, stance의 push-off phase에 활성화되어, 가쪽 4개의 metatarsal을 엄지발가락쪽으로 당기고, transverse arch of foot을 지탱하며, 또한 forefoot(발앞부분)에 전달된 체중과 힘에 의해 벌어지는 metatarsal head의 위치를 제자리에 유지하는 작용을 한다(표 5.12).

표 5.10에서 다음의 내용에 주목한다.

- **P**lantar interossei(바닥쪽뼈사이근)는 **AD**ductot이며**(PAD)**, 하나의 metatarsal에서 시작되는 unipennate muscle(반깃근육)이다.
- **D**orsal interossei(등쪽뼈사이근)는 **AB**ductot이며**(DAB)**, 2개의 metatarsal에서 시작하는 bipennate muscle(깃근육)이다.

발등에는 **extensor digitorum brevis**(**EDB**, 짧은발가락폄근)과 **extensor hallucis brevis**(**EHB**, 짧은엄지폄근)라는 2개의 서로 연결

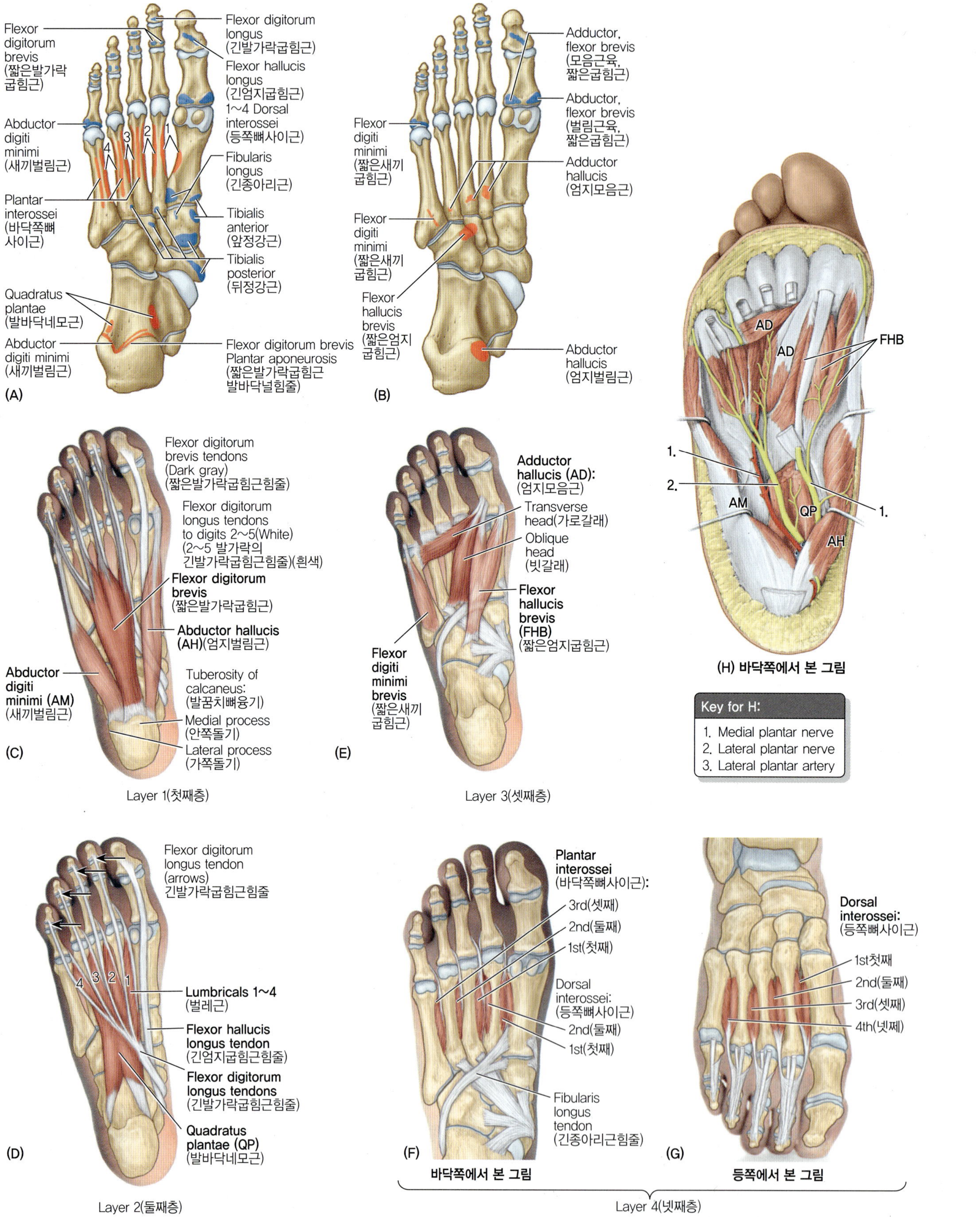

그림 5.40. Sole of foot(발바닥)**의 근육. A와 B.** 근육의 부착지점. **C.** 첫째층. **D.** 둘째층. **E.** 셋째층. **F와 G.** 넷째층. **H.** Medial plantar nerve(안쪽발바닥신경)와 lateral plantar nerve(가쪽발바닥신경).

표 5.10 MUSCLES OF SOLE OF FOOT(발바닥의 근육)

근육	몸쪽부착점	먼쪽부착점	신경분포[a]	주요 작용
First layer(첫째층)				
Abductor hallucis (엄지벌림근)	Calcaneal tuberosity의 medial tubercle, flexor retinaculum, plantar aponeurosis	1st digit의 proximal phalax 바닥의 안쪽면	Medial plantar nerve (S2, **S3**)	Abducts and flexes 1st digit (great toe, hallux)
Flexor digitorum brevis (짧은발가락굽힘근)	Calcaneal tuberosity의 medial 및 lateral tubercle, plantar aponeurosis, intermuscular septum	가쪽 네 개 digit의 middle phalax 양쪽 옆면		Flexes lateral four digits
Abductor digiti minimi (새끼벌림근)	Calcaneal tuberosity의 medial 및 lateral tubercle, plantar aponeurosis, intermuscular septum	5th digit의 proximal phalax 바닥의 가쪽면	Lateral plantar nerve (S2, **S3**)	Abducts and flexes 5th digit
Second layer(둘째층)				
Quadratus plantae (발바닥네모근)	Calcaneus의 medial surface와 plantar surface의 가쪽모서리	Flexor digitorumlongus tendon의 뒤가쪽모서리	Lateral plantar nerve (S2, **S3**)	Flexor digitorum longus muscle에 의한 가쪽 네 개 발가락의 flexion을 도움
Lumbricals (벌레근)	Tendons of flexor digitorum longus	가쪽 네 개의 digit 위를 덮는 expansion의 안쪽면	*Medial one*: medial plantar nerve (S2, **S3**) *Lateral three*: lateral plantar nerve (S2, **S3**)	Flex proximal phalanges; extend middle and distal phalanges of lateral four digits
Third layer(셋째층)				
Flexor hallucis brevis (짧은엄지굽힘근)	Cuboid와 lateral cuneiform의 plantar surface	1st digit의 proximal phalanx 바닥의 양쪽 옆면	Medial plantar nerve (S2, **S3**)	Flexes proximal phalanx of 1st digit
Adductor hallucis (엄지모음근)	*Oblique head*: bases of metatarsals 2~4 *Transverse head*: plantar ligaments of 3rd~5th metatarsophalangeal joints	1st digit proximal phalanx 바닥의 가쪽에 부착	Deep branch of lateral plantar nerve (S2, **S3**)	1st digit adduction; 발의 transverse arch가 유지되도록 보조
Flexor digiti minimi brevis (짧은새끼굽힘근)	Base of 5th metatarsal	5th digit의 proximal phalanx의 바닥	Superficial branch of lateral plantar nerve (S2, **S3**)	Proximal phalanx를 flexion하여 5th digit를 flex함
Fourth layer(넷째층)				
Plantar interossei (세 개의 근육) (바닥쪽뼈사이근)	Bases and medial sides of metatarsals 3~5	3rd~5th digit의 proximal phalanx 바닥의 안쪽면	Lateral plantar nerve (S2, **S3**)	Adduct digits(3~5) and flex metatarsophalangeal joints
Dorsal interossei (네 개의 근육) (등쪽뼈사이근)	Adjacent sides of metatarsals 1~5	*1st*: 2nd digit proximal phalanx의 안쪽면 *2nd~4th*: 2nd~4th digit의 가쪽면		Abduct digits(2~4) and flex metatarsophalangeal joints

[a]척수분절에 의한 신경지배를 의미함(예를 들어,"S2, **S3**"는 abductor hallucis의 신경지배가 척수신경의 둘째와 셋째 sacral segment에서 유래함을 나타냄). 굵은 숫자(**S3**)는 주된 신경지배분절을 나타냄.

된 근육이 있다(그림 5.39). EHB는 사실상 EDB의 한 부분이다. 이 근육들은 lateral malleolus 앞쪽에서 발등의 가쪽에 하나의 뚱뚱한 덩어리를 만들며, 1번부터 4번까지의 발가락에서 extensor digitorum longus와 extensor hallucis longus의 작용을 돕는다.

Nerves of Foot(발의 신경)

발의 신경은 그림 5.41에 그림으로 표시되어 있으며, 표 5.11에 정리되어 있다. *Tibial nerve*(정강신경)는 medial malleolus의 뒤쪽에서 **medial plantar nerve**(안쪽발바닥신경)와 **lateral plantar nerve**(가쪽발바닥신경)으로 나누어진다. 이 신경은, **deep fibular nerve**(깊은종아리신경)의 지배를 받는 EDB과 EDH를 제외한, 발의 intrinsic muscle(자체기원근육, 내인근육)에 분포한다. Medial plantar nerve는 medial compartment of sole(발바닥안쪽칸)에서 발바닥근육의 첫째층과 둘째층의 사이를 지난다. Lateral plantar nerve는 일시적으로 첫째와 둘째 발바닥근육층 사이를 따라 가쪽으로 주행한다. 이어서, 이들의 깊은 가지는 근육의 셋째층과 넷째층 사이에서 안쪽으로 지난다. Medial plantar nerve와 lateral plantar nerve는 각각 medial plantar artery와 vein 및 lateal plantar artery와 vein과 동행한다.

Arteries of Foot(발의 동맥)

발의 동맥은 dorsal artery(발등동맥)와 plantar artery(발바닥동맥)이 분포하며, 이는 각각 *anterior tibial artery*와 *posterior tibial artery*의 종말가지이다(그림 5.42A,B). 흔히 forefoot(발앞부분)의 주요 혈액을 공급하는 **dorsalis pedis artery**(dorsal artery of foot, 발등동맥)가 anterior tibial artery에서 직접 연속되는 부분이다. Dorsalis pedis artery는 양쪽 malleolus(발목관절에서)의 중간 지점에서 시작되며 발등의 extensor hallucis longus tendon과 extensor digitorum longus tendon 사이에서 inferior extensor retinaculum 깊이 통과하며 앞안쪽으로 진행한다. 이 동맥은 **lateral tarsal artery**(가쪽발목동맥)를 낸 다음 첫째뼈사이공간까지 먼쪽으로 진행하여 **arcuate artery**(활꼴동맥)를 만든 후, **1st dorsal metatarsal artery**(첫째등쪽발허리동맥)와 **deep plantar artery**(깊은발바닥동맥)로 나뉜다(그림 5.42A). Deep plantar artery(깊은발바닥동맥)는 heads of first dorsal interossei muscle(첫째등쪽뼈사이근갈래) 사이를 통과하여 발바닥으로 들어가 이곳에서 lateral plantar artery(가쪽발바닥동맥)와 합쳐지면서 **deep plantar arch**(깊은발바닥동맥활)를 만든다(그림 5.42B). Arcuate artery(활꼴동맥)는 **2nd, 3rd, and 4th dorsal metatarsal arteries**(둘

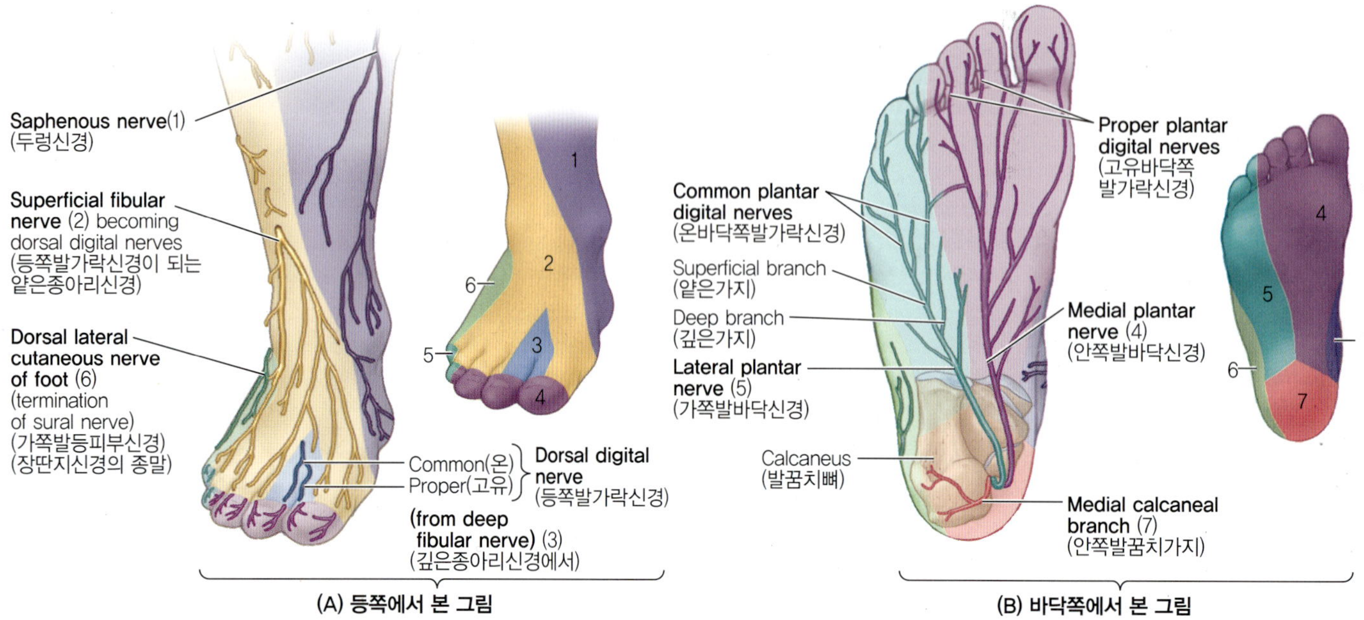

그림 5.41. 발의 피부신경분포.

째, 셋째 및 넷째 등쪽발허리동맥)를 내며, 이 동맥들은 발가락틈새로 계속 주행하여 각각 두 개씩의 **dorsal digital arteries**(등쪽발가락동맥)로 나뉜다(그림 5.42A).

Posterior tibial artery는 flexor retinaculum의 깊이 지나 여러 가지로 나뉘며 발바닥으로 풍부한 혈액을 공급한다. 종말가지는 *medial plantar artery*(안쪽발바닥동맥)와 lateral plantar artery(가쪽발바닥동맥)가 되어 abductor hallucis(엄지벌림근) 깊이 통과하는데, 이때 유사한 이름의 신경과 동행한다. **Medial plantar artery**(안쪽발바닥동맥)는 엄지발가락의 근육과 발바닥안쪽부분의 피부에 혈액을 공급하고, medial plantar nerve의 digital branches(발가락가지)와 동행하는 digiatal branch(발가락동맥가지)를 낸다.

Lateral plantar artery(가쪽발바닥동맥)와 lateral plantar nerve(가쪽발바닥신경)는 첫째발바닥근육층과 둘째발바닥근육층의 근육 사이에서 가쪽을 따라 진행한다. **Deep plantar arch**(깊은발바닥동맥활)는 *lateral plantar artery*가 발바닥의 셋째근육층과 넷째근육층 사이를 지나는 도중에 base of 5th metatarsal의 반대쪽 지점에서 이에 연속

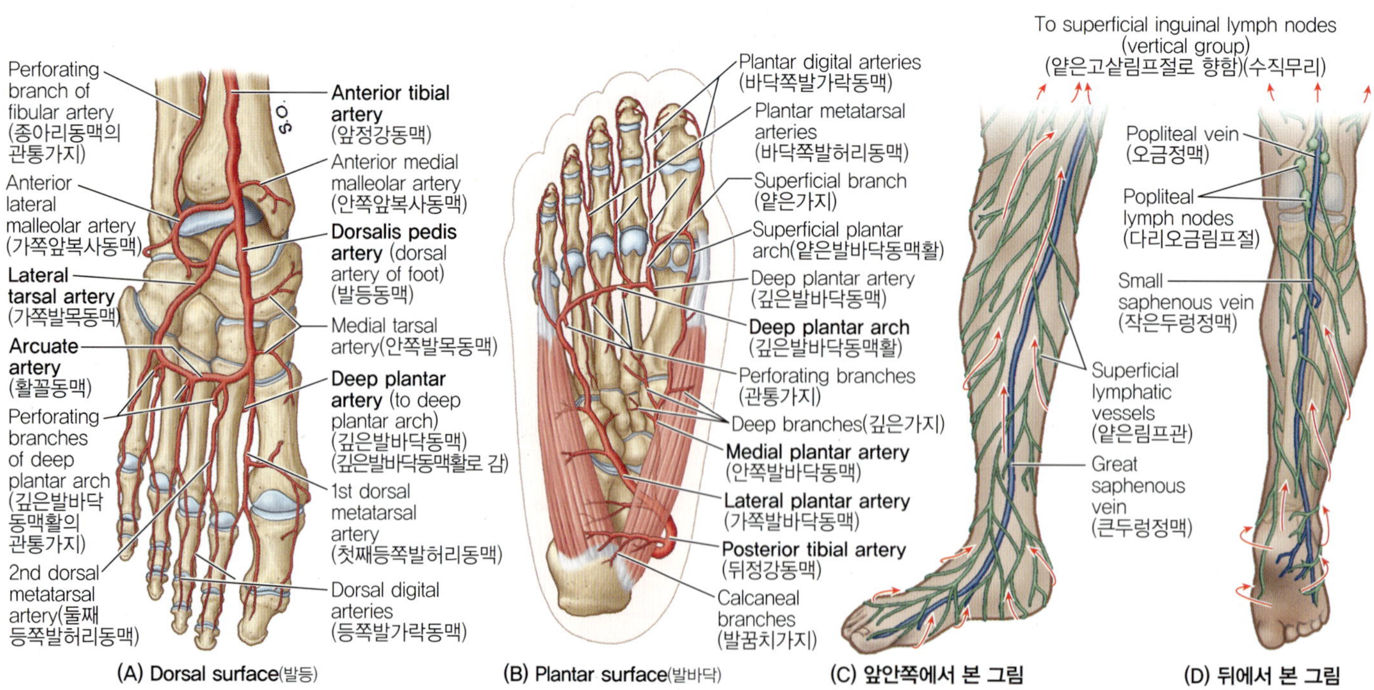

그림 5.42. 발의 동맥과 림프 흐름.

표 5.11 NERVES OF FOOT(발의 근육)

신경[a]	이는곳	경로	발에서의 분포[a]
Saphenous (1) (두렁신경)	Femoral nerve(femorall triangle 속)	Thigh와 leg를 따라 내려감; medial malleolus 앞에서 great saphenous vein과 동반; foot의 안쪽면에서 끝남	앞쪽으로 1st metatarsal head까지 이르는 발의 안쪽면 피부
Superficial fibular (2) (얕은종아리신경)	Common fibular nerve (fibular neck부위)	종아리의 먼쪽1/3에서 deep fascia를 뚫고 cutaneous에 위치; 발과 발가락으로 가지를 보냄	5th digit 가쪽면과 1st interdigital cleft를 제외한, 모든 digit의 proximal dorsal aspect와 발등 피부
Deep fibular (3) (깊은종아리신경)		Extensor retinaculum 깊이 지나 dorsum of foot으로 감	Extensor digitorum/extensor hallucis brevis와 1st interdigital cleft의 피부
Medial plantar (4) (안쪽발바닥신경)	Tibial nerve(큰 terminal branch로 medial malleolus의 뒤)	발에서 abductor hallucis와 flexor digitorum brevis 사이를 지나 distal로 향함; muscular 및 cutaneous branch로 나뉨	Medial foot과 medial $3^1/_2$ digits의 plantar aspect, 이 digits의 양옆과 distal dorsal aspect; abductor hallucis, flexor digitorum brevis, flexor hallucis brevis 및 1st lumbrical
Lateral plantar (5) (가쪽발바닥신경)	Tibial nerve(작은 terminal branch로 medial malleolus의 뒤)	발에서 quadratus planta와 flexor digitorum brevis muscle 사이를 지나 가쪽으로 진행; superficial 및 deep branch로 나뉨	Quadratus plantae, abductor digiti minimi 및 flexor digiti minimi brevis,; deep branch는 plantar 및 dorsal interossei, 가쪽 3개의 lumbricals, 그리고 adductor hallucis에 분포; 가쪽 $1^1/_2$ 발가락의 distal dorsal aspect와 4th digit를 지나는 선의 가쪽 plantar aspect의 피부
Sural (6) (장딴지신경)	Popliteal fossa 혹은 calf에서, tibial nerve와 common fibular nerve의 cutaneous branch가 합쳐져서 형성	Lateral malleolus의 뒤와 아래를 지나 발의 가쪽으로 향함	Hindfoot, middelfoot 및 5th digit의 가쪽면
Calcaneal branches (7) (발꿈치가지)	Tibial nerve와 sural nerve(malleoli의 뒤)	종아리뒤면의 먼쪽부분에서 skin on heel을 향하여 진행	발꿈치 피부

[a]숫자는 앞의 그림을 참조.

되어 시작된다(그림 5.42B). 이 arch는 dorsal artery of the foot의 가지인 deep plantar artery(깊은발바닥동맥)와 안쪽에서 합쳐지면서 완성된다. Deep plantar arch는 발을 가로지르면서 4개의 plantar metatarsal arteries(바닥쪽발허리동맥); 3개의 perforating arteries; 그리고 발바닥의 피부, 근막, 및 근육으로 가는 여러 개의 가지를 낸다. Plantar metatarsal artery는 base of the proximal phalanx(첫마디뼈바닥) 가까이에서 plantar digital arteries(바닥쪽발가락동맥)를 내어 인접한 발가락에 혈액을 공급한다.

Venous Drainage of Foot(발의 정맥 흐름)

발에는 superficial vein(얕은정맥)과 deep vein(깊은정맥)이 있다. Deep vein은 서로 연결된 paired vein으로 이루어져 있으며, deep fascia 속에서 동맥과 동행한다. **Superficial vein**(얕은정맥)은 피부 밑에 있으며 동맥을 동반하지 않고, 발에서 오는 혈액의 대부분이 이곳으로 유입된다. Dorsal digital vein(등쪽발가락정맥)은 몸쪽에서 **dorsal metatarsal veins**(등쪽발허리정맥)으로 연속되며, 이는 합쳐져 subcutaneous dorsal venous arch(피부밑발등정맥활)를 만들며, 이보다 몸쪽에서 발등의 나머지 부분은 **dorsal venous network**(발등정맥그물)로 덮여 있다(그림 5.9). 발의 안쪽 및 가쪽모서리 주위에서 유입하는 **plantar venous network**(발바닥정맥그물)으로부터 형성된 superficial vein은 dorsal venous arch(발등정맥활) 및 venous network(정맥그물)과 함께 모여 medial marginal vein(안쪽모서리정맥) 및 lateral marginal vein(가쪽모서리정맥)을 이루며, 이는 각각 *great saphenous vein*(큰두렁정맥)과 *small saphenous vein*(작은두렁정맥)이 된다(그림 5.42C,D).

Lymphatic Drainage of Foot(발의 림프 흐름)

발의 림프는 subcutaneous plexus(피부밑얼기)에서 시작된다. Superficial lymphatic vessel(얕은림프관)과 deep lymphatic vessel(깊은림프관)로 구성된 collecting vessel(집합림프관)은, 각각 superficial vein과 주요 vascular bundle을 따라 흐른다. Superficial lymphatic vessel은 발바닥에 가장 풍부하다. *Medial superficial lymphatic vessel*(안쪽얕은림프관)은 발의 안쪽에서 *great saphenous vein*을 따라 진행하며 이 정맥의 종말부위에서 *superficial inguinal lymph node*(얕은고샅림프절)에 이르고(그림 5.42C), 이후 *deep inguinal lymph node*(깊은고샅림프절)로 유입된다. *Lateral superficial lymphatic vessel*(가쪽얕은림프관)은 발의 가쪽에서 림프를 받아 popliteal fossa까지 *small saphenous vein*과 동행하고 *popliteal lymph node*(오금림프절)로 유입된다(그림 5.42D). 발의 *deep lymaphatic vessel*(깊은림프관)도 popliteal lymph node로 유입된다. 이곳에서 lymphatic vessel은 femoral vessel을 따라 deep inguinal lymph node(깊은고샅림프절)로 들어간다. 이후, 다리로부터 오는 모든 림프는 iliac lymph node(엉덩림프절)로 유입된다.

WALKING(걷기): THE GAIT CYCLE(보행주기)

Locomotion(이동)은 복잡한 기능이다. 수평면에서 걸을 때 다리의 움직임은 교대로 일어나는 swing phase(흔듦기, 유각기)와 stance phase(디딤기)로 나눌 수 있다. **Gait cycle**(보행주기)은 한쪽 다리에서 일어나는 swing과 stance라는 한 번의 주기를 말한다. **Stance phase**(디딤기)는 뒤꿈치가 지면에 닿으면서 모든 체중을 받는 **heel strike**(발꿈치딛기)에서부터 시작하여, 지면으로부터 forefoot(발앞부분)을 **push- off**(밀어 떼어냄)하는 시기까지이다. **Swing phase**(흔듦기, 유각기)는 발앞부분을 밀어 떼어낸 후, 발가락이 지면으로부터 떨어지면서부터 시작되어 뒤꿈치가 지면에 닿으면서 끝나게 된다. Gait cycle에서 swing phase와 stance phase는 각각 40%와 60%를 차지한다. 걸음(보행)은 중력과 탄성의 장점을 이용함으로써 물리적으로 필요한

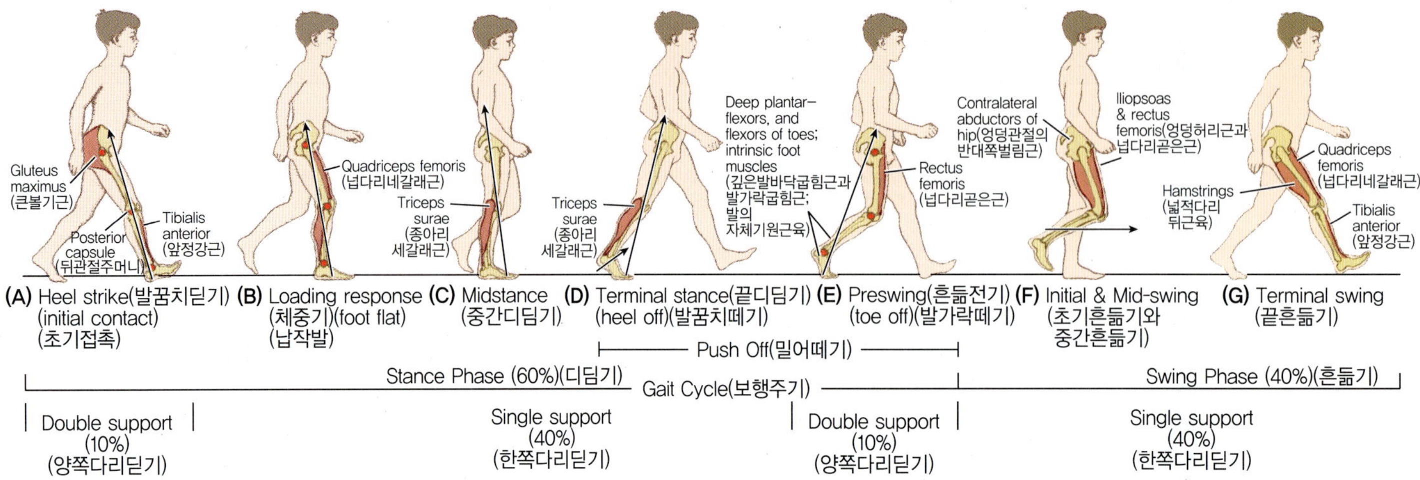

그림 5.43. **Gait cycle**(보행주기). 전형적인 8단계를 그림으로 표현하였다. 이 중 두 단계는 *F*에 함께 묶어서 표현되어 있다.

표 5.12 MUSCLE ACTION DURING GAIT CYCLE(보행주기에 일어나는 근육운동)

보행 단계		기계적 목표	활성 근육무리
STANCE PHASE (디딤기)	발꿈치딛기(초기접촉)	발앞부분을 지면을 향해 낮춤	Ankle dorsiflexors(eccentric contraction)
		감속을 지속(forward swing과 반대)	Hip extensors
		발의 longitudinal arch 유지	Intrinsic muscles of foot
			Long tendons of foot
	체중기(flat foot)	체중을 받음	Knee extensors
		질량을 감속	Ankle plantarflexors
		골반을 안정	Hip abductors
		발의 longitudinal arch 유지	Intrinsic muscles of foot
			Long tendons of foot
	중간디딤기	무릎을 안정	Knee extensors
		Dorsiflexion을 조절(운동량 보존)	Ankle plantarflexors(eccentric contraction)
		골반을 안정	Hip abductors
		발의 longitudinal arch 유지	Intrinsic muscles of foot
	끝디딤(발꿈치떼기)	질량 가속	Ankle plantarflexors(concentric contraction)
		골반을 안정	Hip abductors
		발의 arch 유지; forefoot 고정	Intrinsic muscles of foot
			Long tendons of foot
	흔듦전기(발가락떼기)	질량 가속	Long flexors of digits
		발의 arch 유지; forefoot 고정	Intrinsic muscles of foot
			Long tendons of foot
		넓적다리 감속; swing 준비	Flexor of hip(eccentric contraction)
SWING PHASE (흔듦기)	초기흔듦기	넓적다리 가속, 리듬을 바꿈	Flexor of hip(concentric contraction)
		발을 떼어냄	Ankle dorsiflexors
	중간흔듦기	발을 떼어냄	Ankle dorsiflexors
	끝흔듦기	넓적다리 감속	Hip extensors(eccentric contraction)
		종아리 감속	Knee flexors(eccentric contraction)
		발의 위치를 정함	Ankle dorsiflexors
		발을 놓기 위하여 무릎을 폄(걸음을 조절); 접촉 준비	Knee extensors

Rose J. Gamble JG. *Human Walking*, 2nd ed. Baltimore: Lippincott Williams & Wikins; 1994를 참고로 이를 변형함.

임상해부학

Plantar Fasciitis(발바닥근막염)

*Plantar fasciitis*는 plantar aponeurosis에 strain(긴장)과 염증이 있는 상태를 말하며, 특히, 잘 맞지 않는 신발을 신은 채, 달리거나 충격이 심한 에어로빅운동을 하면 발생할 수 있다. 이로 인하여 발꿈치의 바닥 면과 발의 안쪽 면에 통증이 생긴다. Plantar aponeurosis가 medial tubercle of calcaneus에 부착하는 proximal attachment지점과 calcaneus의 안쪽면에 국소적인 압통이 발생한다. 엄지발가락을 수동적으로 펼 때 통증이 심하며, 발목을 dorsiflexion하거나 체중부하가 있을 때 더욱 심해질 수 있다. Medial tubercle(안쪽발꿈치뼈융기)에서 calcaneal spur(발꿈치돌기)가 튀어나와 있는 경우 plantar fasciitis가 생기는 경우가 많으며, 걸음을 걸을 때 발의 안쪽 면에 통증을 일으킨다; 그러나 이러한 spur가 있으면서도 아무런 증상이 나타나지 않는 환자도 있다.

Hemorrhagic Wounds of Sole of Foot (발바닥의 출혈상처)

발바닥에 생긴 puncture wound(찔린상처, 자창)로 인해 deep plantar arch(깊은발바닥동맥활)와 그 가지가 손상을 받으면 일반적으로 심한 출혈을 일으킨다. 이 deep plantar arch는 그 위치가 깊으며 주위를 둘러싸는 구조물로 인해 혈관을 묶기가(결찰) 어렵다.

Sural Nerve Graft(장딴지신경이식)

Wound(상처)로 인해 손상된 신경을 재생시키는 것과 같은 시술과정에서 신경이식을 위한 재료로써 sural nerve 일부를 이용하는 경우가 많다. 대개, 외과의는 small saphenous vein과의 관계를 중심으로 이 신경의 위치를 찾을 수 있다.

Plantar Reflex(발바닥반사)

Plantar reflex(L4, L5, S1 및 S2 nerve roots)는 myotatic(deep tendon) reflex(근육반사)이다. 발바닥의 가쪽을 tongue depressor(설압자)와 같은 뭉툭한 물체로 뒤꿈치가 시작되는 부위에서 엄지발가락의 바닥쪽을 향하여 가로지르며 문지른다. 발가락의 flexion이 일어나는 것이 정상적인 반사이다. 가쪽 네 개의 발가락을 약간 넓게 벌리고 엄지발가락을 dorsiflexion하게 되면 비정상적 반사(*Babinski sign*, 바빈스키징후)로, 유아인 경우를 제외하고는 뇌손상이나 대뇌질환이 있음을 의미한다. 신생아에서는 corticospinal tract(겉질척수로)이 완전히 발달하지 않았으므로 바빈스키징후가 나타나며, 4세가 될 때까지 지속될 수 있다.

Contusion of Extensor Digitorum Brevis (짧은발가락폄근의 타박상)

Extensor digitorum brevis muscle(EDB)의 힘살이 놓인 위치를 아는 것은 임상적으로 이 근육과 비정상적 edema(부종)를 구별해 내는 데 있어 중요하다. 이 근육섬유와 주위 혈관에 타박상과 파열이 있으면 *hematoma*(혈종)를 유발하여 lateral malleolus의 앞안쪽에 부종이 생긴다. 이 근육에 염증이 생긴 것을 본 적이 없는 대부분의 사람들은 발목을 심하게 삔 것으로 판단할 수 있다.

Medial Plantar Nerve Entrapment(안쪽발바닥신경포착)

Medial plantar nerve가 flexor retinaculum의 깊이 지날 때나, 혹은 abductor halucis의 깊이 지나며 회전하는 과정에서 눌려서 자극을 받으면 발바닥의 안쪽과 navicular ruberosity 부위에 통증과 burning(화끈감, 작열감), numbness(무감각), tingling(저림) 등이 생길 수 있다. Medial plantar nerve compression(안쪽발바닥신경압박)은 반복적인 발의 eversion(예: 체조 혹은 달리기)에 의해 생길 수 있다. 달리기선수에게서 흔히 발생하므로, 이 증상을 "jogger's foot"이라고 불리기도 한다.

힘을 최소화시키는 매우 효율적인 움직임이다. Gait cycle에 일어나는 근육운동에 관하여 그림 5.43과 표 5.12에 정리되어 있다.

JOINTS OF LOWER LIMB(다리관절)

다리관절에는 3장에서 설명된 바 있는 articulation of pelvic girdle(다리이음관절)(lumbosacral joint, sacroiliac joint, pubic symphysis)도 포함된다. 나머지 다리관절은 hip joint, knee joint, tibiofibular joint, ankle joint 및 foot joint이다.

Hip Joint(엉덩관절, 고관절)

Hip joint는 다리와 pelvic girdle(다리이음뼈)을 연결한다. 이 관절은 강하고 안정된 multiaxial ball-and-socket(뭇축절구) 형태의 synovial joint(윤활관절)이다. Femoral head가 ball에, acetabulum(절구)이 socket에 해당된다(그림 5.44). 이 관절은 넓은 운동범위에서 안정성을 갖도록 고안되어 있다. 서 있는 동안, 위몸통의 모든 체중이 hip bone을 통하여 fenoral head로 전달된다.

ARTICULAR SURFACES(관절면)

둥근 femoral head는 컵모양의 acetabulum과 관절을 이룬다. Femoral head는 *fovea for ligament of femoral head*(넙다리뼈머리오목) 부분을 제외하고는 articular cartilage(관절연골)로 덮여 있다(그림 5.44D). Acetabulum의 가장자리는 관절연골로 덮인 반달모양의 관절부분인 **lunate surface of acetabulum**(절구의 반달면)으로 이루어져 있다. Acetabulum의 깊이는 섬유연골성인 **acetabular labrum**(절구테두리)과 transverse acetabular ligament(절구가로인대, *acetabular notch*를 연결하는)에 의해 깊어지기 때문에 femoral head의 절반 이상이 acetabulum 속에 묻힌다(그림 5.44A~C). 중심에는 깊은 비관절부분인 **acetabular fossa**(절구오목)가 있으며, 주로 ischium으로 이루어져 있다.

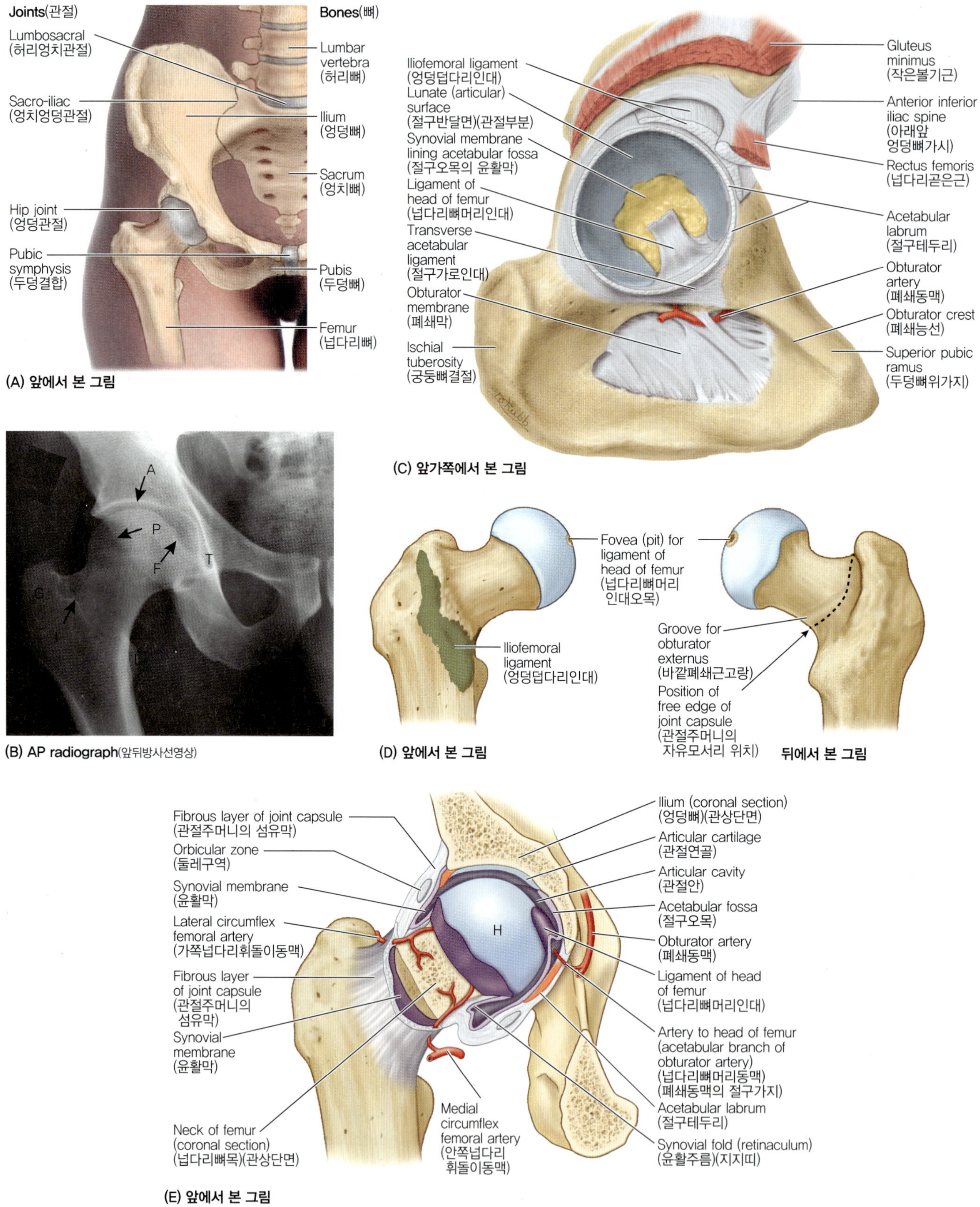

그림 5.44. Hip joint(엉덩관절)의 관절면과 혈액공급. **A.** Pelvic girdle(다리이음부위)과 hip(엉덩부위)을 이루는 관절과 뼈. **B.** Hip joint(엉덩관절)의 방사선촬영사진. *A*, acetabulum(절구)의 천장; *F*, fovea(pit) for the ligament of the head of femur(넙다리뼈머리인대오목); *G*, greater trochanter(큰돌기); *I*, intertrochanteric crest(돌기사이능선); *L*, lesser trochanter(작은돌기); *P*, posterior rim of acetabulum(절구의 뒤테두리); *T*, inferior margin of acetabulum(절구아래모서리)에서 구조물들이 겹쳐서 나타나는 "teardrop" 모양. **C.** Hip bone(볼기뼈)의 acetabular region(절구부위). **D.** Proximal femur(넙다리뼈몸쪽부분)의 구조. **E.** Femoral head(넙다리뼈머리)와 femoral neck(넙다리뼈목)의 혈액공급. femoral neck 일부는 제거된 상태이다.

JOINT CAPSULE(관절주머니)

바깥쪽의 **fibrous layer of joint capsule**(관절주머니의 섬유막)은 몸쪽으로, bony rim of acetabulum(절구테두리)과 transverse acetabular ligament를 통해 hip bone에 부착한다. 먼쪽으로는, intertrochanteric line(돌기사이선)과 root of greater trochanter를 통해 앞쪽에서만 femoral neck에 부착되어 있다(그림 5.44E). 뒤쪽에서 fibrous layer는 아치형의 모서리를 이루며 intertrochanteric crest의 몸쪽에서 femoral neck을 가로지르며 이곳에 부착되지는 않는다. Joint capsule은 뒤쪽에서 femoral neck의 proximal 2/3 가량을 덮고 있다. 뒤쪽에서 **synovial membrane**(윤활막)이 joint capsule의 free margin 아래를 지나 femoral neck쪽으로 돌출하여 obturator externus tendon의 bursa를 형성한다(그림 5.45B).

Joint capsule의 fibrous layer를 이루는 대부분의 섬유들은 hip bone에서 intertrochanteric line을 향하여 나선방향으로 진행하며, 일부 주머니의 뒤부분을 이루는 깊은 섬유는 femoral neck의 주위를 고리모양으로 감으면서 **orbicular zone**(둘레띠)을 만든다(그림 5.45.B). Fibrous layer의 두꺼운 부분은 pelvis에서 femur를 향해 나선형으로 진행하는 hip joint의 ligament를 형성한다. 연장된 부분은 관절주머니를 조이고 femoral head를 acetabulum 속으로 밀착되게 끌어당겨 관절의 안정성을 높이기 위해 나선형의 인대와 섬유들을 더욱 단단히 감고 있다.

Hip joint는 다음과 같은 구조에 의하여 보강되어 있다(그림 5.45).

- 앞쪽과 위쪽에서 Y자 형의 강한 **iliofemoral ligament**(Bigelow ligament, 엉덩넙다리인대), 이 인대는 몸쪽으로 anterior inferior iliac spine과 acetabular rim에, 먼쪽으로는 intertrochanteric line에 부착되어 있다. Iliofemoral ligament는 femoral head를 acetabulum 속에 고정시켜, 서 있는 동안 엉덩관절의 hyperextension(젖힘)을 방지한다.
- 아래 및 앞쪽에서 **pubofemoral ligament**(두덩넙다리인대), 이 인대는 pubic bone의 obturator crest(두덩뼈폐쇄능선)에서 시작되어 가쪽아래쪽으로 진행하여 joint capsule의 fibrous layer와 합쳐진다. 이 인대는 iliofemoral ligament의 안쪽부분과 섞이며, abduction과 extension을 할 때 엉덩관절을 조인다. Pubofemoral ligament는 엉덩관절의 과도한 abduction을 방지한다.
- 뒤쪽에서 약한 **ischiofemoral ligament**(궁둥넙다리인대), 이 인대는 acetabular rim의 ischial part에서 시작되어 위가쪽을 향해 나선형으로 진행하며 base of greater trochanter의 안쪽에서 femoral neck에 부착한다.

양쪽의 근육(medial rotator of thigh와 lateral rotator of thigh)과 각각의 인대는 femoral head를 acetabulum 속을 향하여 안쪽에서 당겨, 안정성을 높인다. 이 작용은 상호간에 균형을 이루고 있다(그림 5.45C).

Synovial membrane of hip joint(엉덩관절의 윤활막)는 fibrous layer(섬유막)뿐만 아니라 관절연골로 덮이지 않은 capsule 속의 모든 뼈 표면을 덮고 있다(그림 5.44E). 따라서 섬유막이 femur에 부착된 지점에서 윤활막이 몸쪽으로 femoral neck을 따라 femoral head의 가장자리에서 반전된다. 위쪽에서 femoral neck을 따라 세로띠로 반전되어 **synovial fold**(윤활주름, retinacula 지지띠)가 형성되는데, 이곳에는 femoral head와 femoral neck에 혈액을 공급하는 subsynovial **retinacular arteries**(윤활막밑지지띠동맥; 주로 medial circumflex

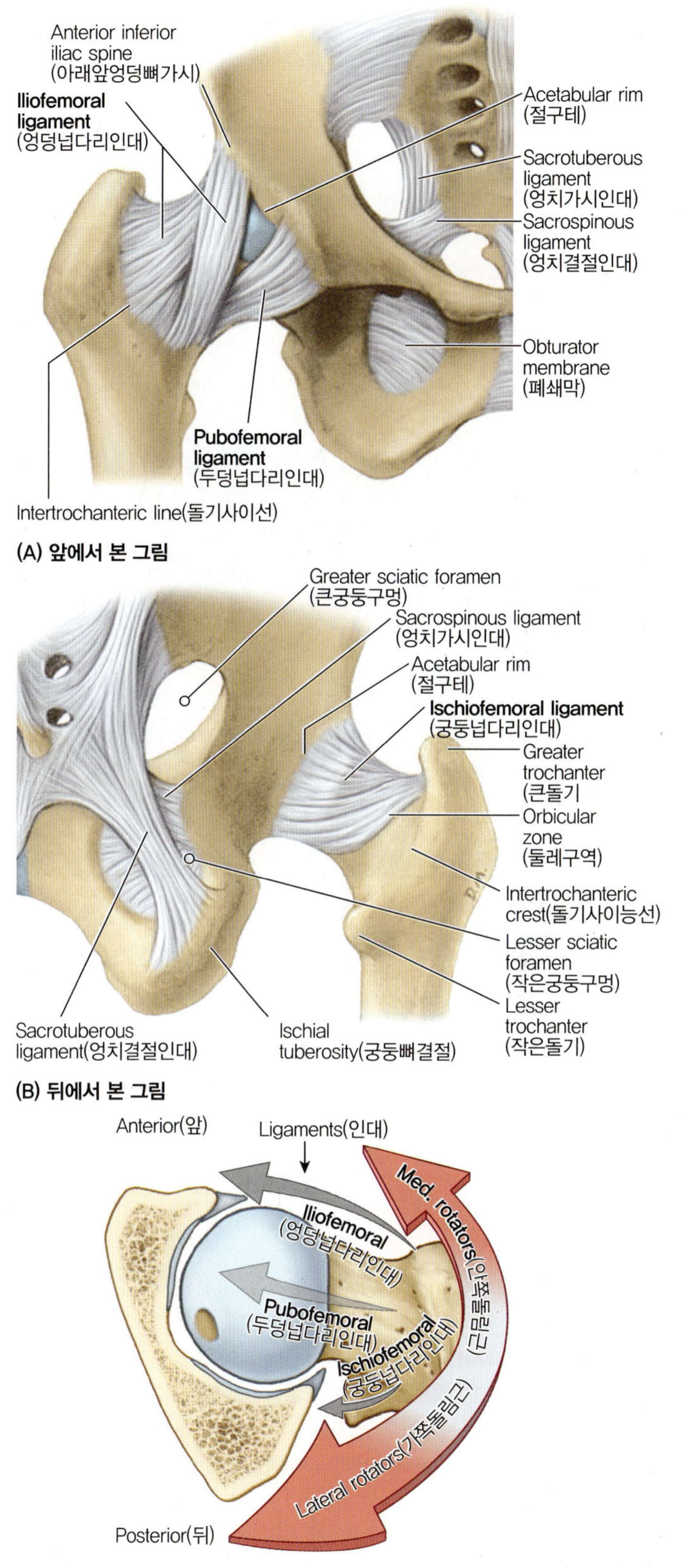

그림 5.45. Hip joint(엉덩관절)의 인대. A. Iliofemoral ligament(엉덩넙다리인대)와 pubofemoral ligament(두덩넙다리인대). **B.** Ischiofemoral ligament(궁둥넙다리인대). **C.** Right hip joint의 가로단면으로, medial rotator(안쪽돌림근) 및 lateral rotator(가쪽돌림근)의 상호당김작용(붉은 갈색 화살표)과 hip joint의 intrinsic ligament(자체기원인대)(색조를 참조)를 보여주는 그림. 상대적인 힘의 세기는 화살표의 두께로 나타내었다.

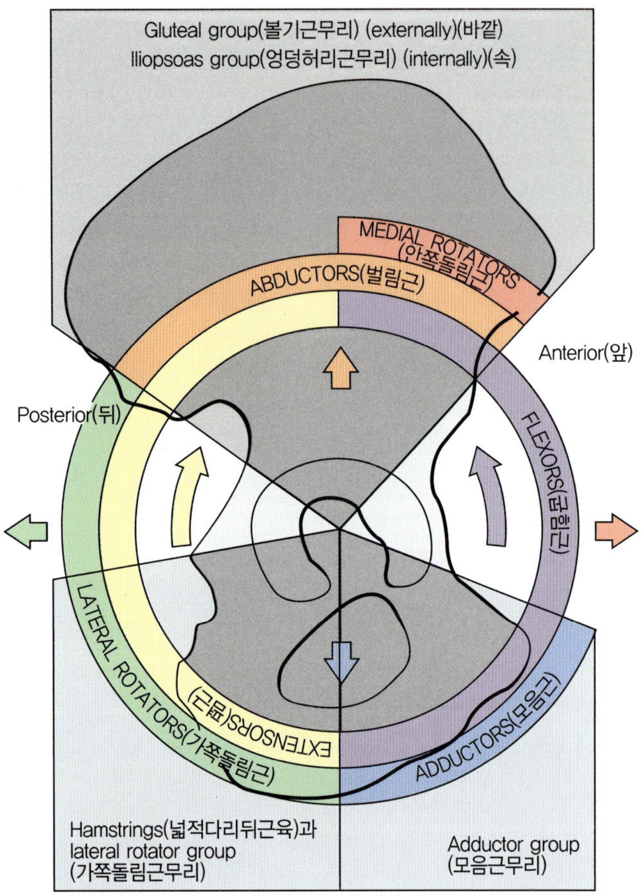

Diagram, 가쪽에서 본 그림

원형부분 =
원의 각 부분은 femoral head의 중심(회전점)을 기준으로 기능에 따라 근육무리들을 분류하고, acetabulum 속에 놓인 이 들의 origin의 위치를 나타낸다. 이 위치에서 부터 femur(trochanter 또는 shaft)에 대하여 당기는 힘이 가해진다.

여러 색깔의 화살표 =
굽은 화살표는 extensor와 flexor의 작용에 의해 일어나는 femoral head와 femoral neck의 회전방향을 나타낸다.
짧은 화살표들은 lateral/medial rotator 및 abductor/adductor가 작용했을 때 femoral neck과 trochanter가 움직이는 방향을 나타내고 있다.

Hip joint(엉덩관절)에 작용하는 기능에 따른 근육무리

Flexors(굽힘근)
- Iliopsoas(엉덩허리근)
- Sartorius(넙다리빗근)
- Tensor fasciae latae(넙다리근막긴장근)
- Rectus femoris tendon(넙다리곧은근힘줄)
- Pectineus(두덩근)
- Adductor longus(긴모음근)
- Adductor brevis(짧은모음근)
- Adductor magnus—anterior part(큰모음근/앞부분)
- Gracilis(두덩정강근)

Adductors(모음근)
- Pectineus(두덩근)
- Adductor longus(긴모음근)
- Adductor brevis(짧은모음근)
- Adductor magnus(큰모음근)
- Obturator externus(바깥폐쇄근)
- Gracilis(두덩정강근)

Lateral rotators(가쪽돌림근)
- Obturator externus and internus (바깥폐쇄근과 속폐쇄근)
- Piriformis(궁둥구멍근)
- Gemelli(쌍동근)
- Quadratus femoris(넙다리네모근)
- Gluteus maximus(큰볼기근)
- (Gluteus medius and minimus) (중간볼기근과 작은볼기근)

Extensors(폄근)
- Gluteus maximus(큰볼기근)
- Hamstrings(넓적다리뒤근육):
  - Semitendinosus(반힘줄근)
  - Semimembranosus(반막근)
  - Long head, biceps femoris(넙다리두갈래근 긴갈래)
- Adductor magnus—posterior part(큰모음근–뒤부분)

Abductors(벌림근)
- Gluteus medius(중간볼기근)
- Gluteus minimus(작은볼기근)
- Tensor fasciae latae(넙다리근막긴장근)

Medial rotators(안쪽돌림근)
- Gluteus medius(중간볼기근) } Anterior parts(앞부분)
- Gluteus minimus(작은볼기근) } Anterior parts(앞부분)
- Tensor fasciae latae(넙다리근막긴장근)

그림 5.46. Hip joint의 운동에서 관여하는 근육들의 상대적인 위치와 운동의 방향.

femoral artery의 가지이며 일부는 lateral circumflex femoral artery에서 나옴)가 들어 있다.

Ligament of head of femur(넙다리뼈머리인대)는 주로 혈관을 전달하는 윤활주름으로, 힘이 약하여 hip joint를 강화하는 역할은 거의 없다(그림 5.44C,E). 이 인대의 넓은 끝부분은 acetabular notch와 *transverse acetabular ligament*(절구가로인대)의 모서리에 부착한다; 좁은 끝부분은 *fovea for the ligament of the head of femur*(넙다리뼈머리오목)에 부착한다. 일반적으로 이 인대에는 작은 artery of head of femur(넙다리뼈머리동맥)이 들어 있다. Aacetabular fossa 부분 중 ligament of the head of femur가 부착되어 있지 않은 곳은 fat-pad(지방체)로 채워져 있다. 인대와 지방체 모두 윤활막으로 덮여 있다.

HIP MOVEMENTS(엉덩관절의 운동)

Hip joint(엉덩관절)에서 일어나는 운동은 flexion-extension, abduction-adduction, medial-lateral rotation, 그리고 circumduction이 있다(그림 5.46; 표 5.13). 누워 있다가 상체를 일으켜 앉거나, 혹은 한 쪽 발을 땅에서 뗀 채로 골반을 수평으로 유지할 때와 같이, hip joint에 대한 trunk의 움직임도 중요하다. Hip joint에서 일어날 수 있는 flexion과 extension의 정도는 무릎의 위치에 따라 결정된다. 무릎이 굽혀져 hamstring이 이완된 상태에서는 넓적다리를 앞배벽에 닿을 때까지 완전히 굽힐 수 있다. 이 움직임이 모두 hip joint에서만 일어나는 것은 아니다; 움직임의 일부는 척주가 굽혀짐으로써 이루어진다. Hip joint가 extension되는 동안 관절주머니의 섬유막, 특히 iliofemoral ligament가 팽팽해지므로, 골반뼈에서의 움직임(허리뼈의 굽힘) 없이는 hip joint를 수직면을 약간 넘어서는 정도까지만 펼 수 있다. 일반적으로 hip joint의 abduction이 adduction에 비하여 좀 더 자유롭다. 또한 Lateral rotaiton이 medial rotation보다 훨씬 더 강력하다.

표 5.13 STRUCTURES LIMITING MOVEMENTS OF HIP JOINT(엉덩관절의 운동을 제한하는 구조물)

운동	제한하는 구조물
Flexion(굽힘)	Soft tissue apposition 뒤쪽에서 joint capsule의 긴장(장력) Gluteus maximus의 긴장(장력)
Extension(폄)	*Ligaments*: iliofemoral,ischiofemoral 및 pubomeoral Iliopsoas의 긴장(장력)
Abduction(벌림)	*Ligaments*: pubofemoral, nischiofemoral 및 inferior band of iliofemoral Hip adductors의 긴장
Adduction(모음)	Soft tissue apposition(thigh) Lliotibial band, superior joint capsule, superior band of iliofemoral ligament 및 hip abductors의 긴장(장력)(특히, 반대쪽 hip joint가 abducted 혹은 flexed되었을 때)
Internal rotation (안쪽돌림)	*Ligaments*: ischiofemoral, posterior joint capsule Hip joint의 external rotator 긴장
External rotation(가쪽돌림)	*Ligaments*: iliofemoral, pubofemoral 및 anterior joint capsule

Clarkson HM: *Musculoskeletal Assessment, Joint Range of Motion and Manual of Muscle Strength*, 2nd ed. Baltimore, Lippincott Williams & Wilkins, 2000을 참고로 변형함.

BLOOD SUPPLY(혈액공급)

Hip joint에 혈액을 공급하는 동맥은 다음과 같다(그림 5.47).

- **Medial circumflex femoral artery**(안쪽넙다리휘돌이동맥) 및 **lateral circumflex femoral artery**(가쪽넙다리휘돌이동맥)로, 일반적으로 *profunda femoral artery*의 가지이나, 때로는 femoral artery에서 시작되기도 한다. 주된 혈액공급은 circumflex femoral artery(특히 *medial circuflex femoral artery*)의 가지에서 시작되는 retinacular artery(지지띠동맥)에서 받는다.
- **Artery to head of femur**(넙다리뼈머리동맥)는 obturator artery(폐쇄동맥)의 가지로, ligament to the head를 가로질러 들어간다.

NERVE SUPPLY(신경분포)

Hilton's law에 따르면, 한 관절을 직접 가로지르며, 그 관절에 작용하는 근육에 분포하는 신경은 그 관절에도 분포한다. 따라서 hip joint의 신경분포는 다음과 같다.

- 앞쪽은 *femoral nerve*(넙다리신경) 또는 그 muscular branches
- 아래쪽은 *obturator nerve*(폐쇄신경)
- 위쪽은 *superior gluteal nerve*(위볼기신경)
- 뒤쪽은 *nerve to quadratus femoris*(넙다리네모근신경)

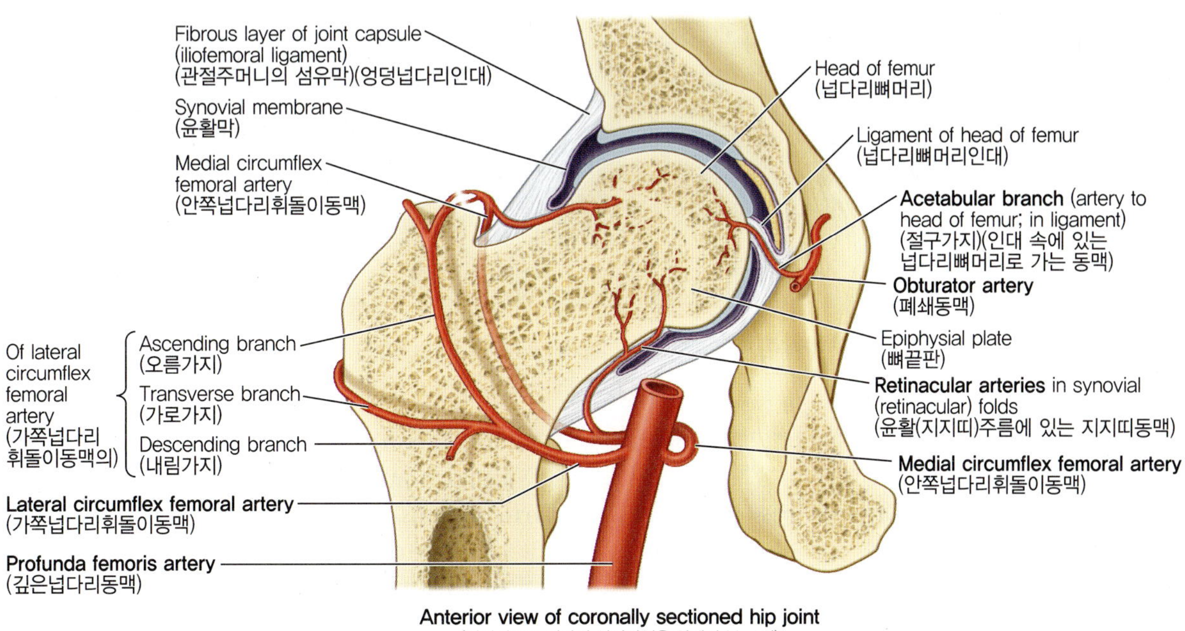

그림 5.47. Hip joint의 혈액공급.

임상해부학

Fractures of Femoral Neck(넙다리뼈목의 골절, Hip Fractures)

Femoral neck의 골절은 흔히 femoral head로 가는 혈액공급을 방해할 수 있다. Medial circumflex femoral artery는 femoral head와 femoral neck으로 가는 혈액의 대부분을 공급한다. Femoral neck의 골절이나 hip joint의 disloication이 있을 때 그 가지인 retinacular artery가 파열되는 경우가 많다. 때로는, artery to ligament of femoral head를 통해 이루어지는 femoral head로의 혈액공급이 proximal part of femur의 유일한 혈액공급원으로 남게 되는 경우도 있다. 이 동맥을 통해 femoral head를 보존하기에는 불충분하므로, 혈액공급의 결핍으로 인한 뼈조각의 *avascular necrosis*(AVN – osteonecrosis로 불리기도 함. 무혈관괴사)를 유발할 수 있다. 이러한 골절은 60세 이상의 노인에서 흔하며, 특히 *osteoporosis*(뼈엉성증, 골다공증)로 인하여 femoral neck이 약하고 부서지기 쉬운 여성에서 호발한다.

Surgical Hip Replacement(엉덩관절치환술)

Hip joint는 심각한 traumatic injury(외상손상)와 degenerative disease(퇴행병)가 쉽게 발생하는 부위이다. *Osteoarthritis of the hip joint*(엉덩관절의 뼈관절염, 골관절염)는 통증과 부종, limitation of motion(운동제한), erosion of articular artilage(과절연골의 미란) 등이 발생하며, disability(장애)를 유발하는 흔한 요인이 된다. Hip replacement(엉덩관절치환술)를 시행할 때는, 금속성 인공삽입물을 환자의 femur에 부착하여 femoral head와 femoral neck을 교환하고, 금속성/플라스틱 소켓으로 acetabulum을 덮는다(그림 B5.14).

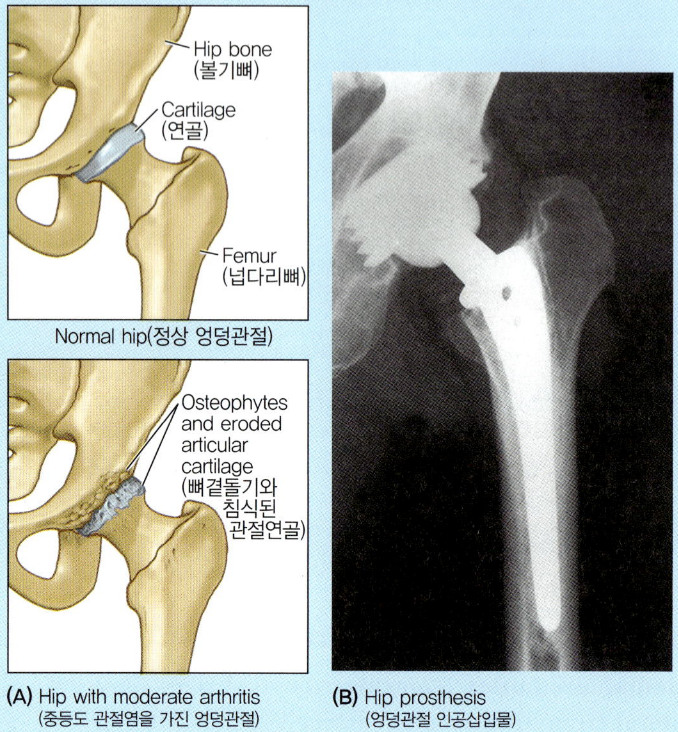

그림 B5.14. Surgical hip replacement(엉덩관절치환술).

Dislocation of Hip Joint(엉덩관절탈구)

Congenital dislocation of the hip joint(엉덩관절의 선천탈구)는 신생아 1,000명당 대략 1.5명에서 발생할 정도로 흔하며, 여아에서 더 호발하고 절반 정도에서는 양측성으로 발생한다. Dislocation(탈구)은 femoral head가 acetabulum안에 적절하게 위치하지 않음으로 인하여 발생한다. 탈구된 femoral head는 정상쪽에 비하여 보다 위쪽에 위치하게 되므로, 이환된 다리가 더 짧아 보이고(기능적으로도), 결과적으로 positive *Trendelenburg sign*(양성트렌델렌부르크징후)를 나타낸다(보행 시 엉덩이가 한쪽으로 처져 보임). 넓적다리의 abduction이 되지 않는 것이 congenital dislocation의 특징이다.

Hip joint는 튼튼하고 안정적이므로, *acquired dislocation of the hip joint*(엉덩관절의 후천탈구)는 흔하지 않다. 그러나 자동차를 타고 있을 때의 기본자세에 해당되는, hip joint가 flexion, adduction 및 medial rotation된 상태에서 자동차사고를 당하게 되면 탈구가 발생할 수 있다. 뒤쪽 방향으로의 탈구가 가장 흔하다. 관절주머니의 섬유막이 아래쪽과 뒤쪽에서 파열되어, femoral head가 주머니의 파열부위를 통과하며 acetabulum의 뒤모서리를 넘어 ilium의 가쪽면으로 나가므로, 탈구된 쪽 다리는 길이가 짧아지고 medial rotation된다. *Sciatic nerve*(궁둥신경)는 hip joint와 매우 가까이 위치하므로, hip joint의 posterior dislocation 또는 fracture-dislocation으로 인해 이 신경이 손상(stretched와/또는 compressed)될 수 있다.

Knee Joint(무릎관절, 슬관절)

무릎은 flexion과 extension이 주로 일어나는 hinge-type(경첩 형태)의 윤활관절이다; 그러나 hinge movement(경첩운동)는 미끄러짐과 굴림(로울링) 및 세로축을 중심으로 한 rotation(돌림)이 함께 일어난다. Knee joint는 견고하게 구성되어 있으나, hyperextension(예를 들어, 아이스하키와 같은 신체접촉이 많은 운동에서)으로 인해 기능적 장애가 생길 수 있다.

ARTICULAR SURFACES(관절면)

Articular surfaces of the knee joint(무릎관절의 관절면)는 크기가 크며, 형태가 서로 일치하지 않는 것이 특징적이다(그림 5.48). 무릎관절은 3개의 관절로 이루어져 있다.

- Lateral femoral condyle 및 medial femoral condyle과 양쪽 tibial condyle 사이에 각각 형성된 2개의 **femorotibial articulations**(넙다리정강관절, **lateral**과 **medial**)
- Patella와 femur 사이에 형성된 1개의 intermediate **femoropatellar articulation**(넙다리무릎관절)

Fibula는 knee joint에 참여하지 않는다. 아래의 구조물들이 knee joint의 안정성에 관여한다.

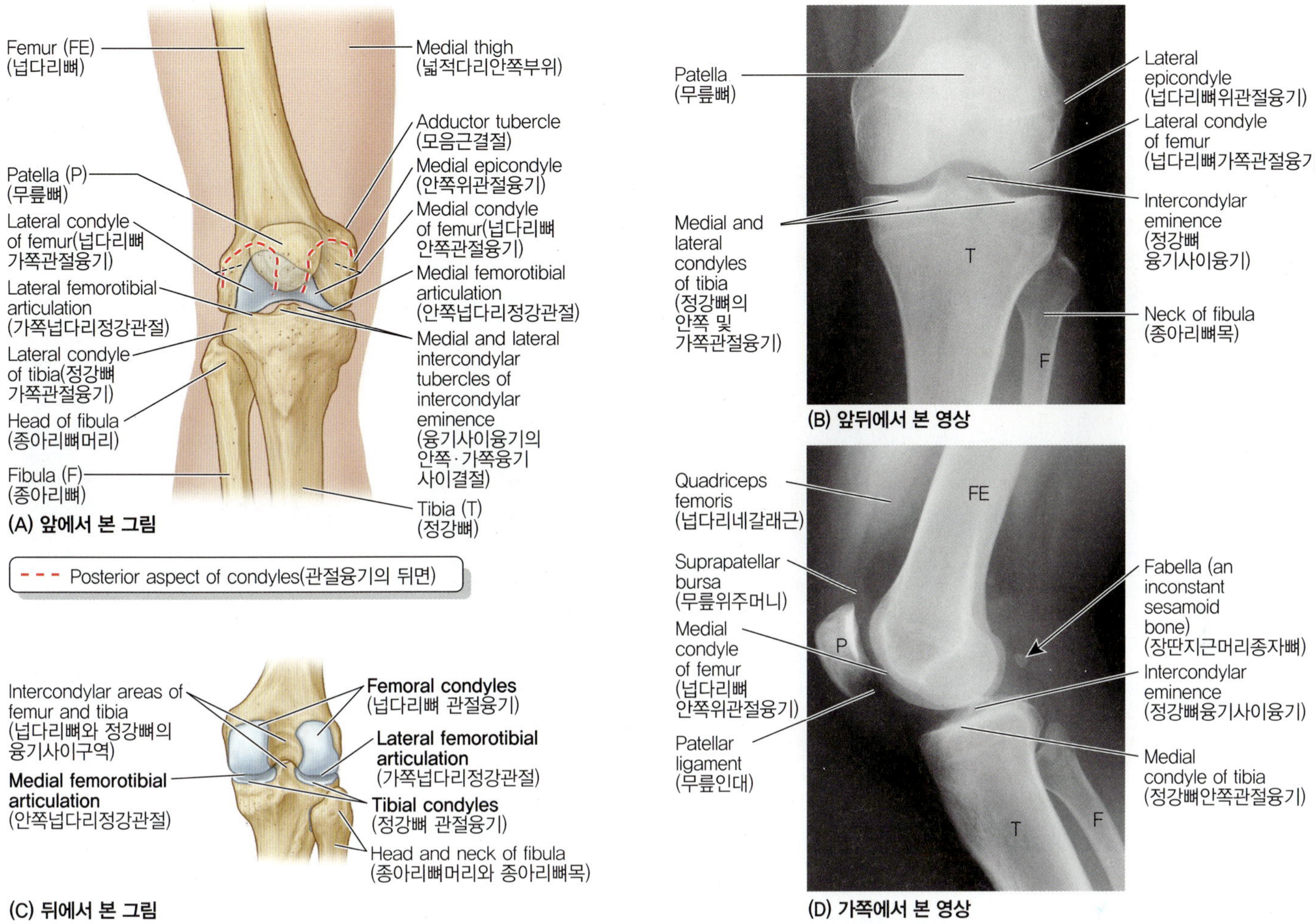

그림 5.48. 오른쪽 무릎관절을 구성하는 뼈. A와 C. 뼈의 모습. **B와 D.** 방사선촬영사진. 표시된 영문약자는 A에 설명되어 있다. *S*, sesamoid bone(종자뼈).

- Knee joint를 둘러싸는 주변 근육 및 힘줄의 강도와 작용
- Femur와 tibia를 연결하는 인대

위의 지지구조들 중에서 근육의 역할이 가장 중요하다; 따라서 대부분의 운동손상은 적절한 조절과 훈련을 통하여 예방할 수 있다. 무릎관절을 안정시키는 가장 중요한 근육은 커다란 *quadriceps femoris*(넙다리네갈래근)로, 특히 vastus medialis와 vastus lateralis의 아래쪽 근육섬유들의 역할이 중요하다.

JOINT CAPSULE(관절주머니)

Joint capsule(관절주머니)은 바깥의 *fibrous layer*(fibrous capsule, 섬유막), 그리고 articular cavity(관절안)의 articular cartilage로 싸여 있지 않은 속면 전체를 덮고 있는 *synovial membrane*(윤활막)으로 구성되는 전형적인 구조를 하고 있다.

Fibrous layer(섬유막)의 일부분은 두꺼워져 intrinsic ligament를 형성하나, 뒤쪽과 가쪽에 있는 대부분의 섬유막은 얇다. 섬유막은 위쪽에서 articular margin of femoral condyle의 바로 몸쪽부분에 부착한다(그림 5.48C). 뒤쪽에서는, condyle(관절융기)과 *intercondylar fossa*(융기사이오목)를 둘러싸고 있다(그림 5.49A). Lateral tibial condyle의 뒤쪽지점에서, 섬유막에 구멍이 있어 popliteus tendon이 이 곳을 통해 관절주머니 밖으로 나가 tibia에 부착할 수 있다(그림 5.50B). 아래쪽에서는, popliteus tendon이 뼈를 가로지르는 부위를 제외하고는, 섬유주머니가 tibia의 articular surface(tibial plateau)의 모서리에 부착되어 있다. Quadriceps tendon과 patella 및 patellar ligament는 앞쪽에서 capsule의 역할을 하는데, 즉 이 구조물의 가쪽 및 안쪽모서리는 섬유막과 연속되어 있다(그림 5.49).

광범위한 *synovial membrane*(윤활막)은 fibrous capsule(섬유주머니)의 속면을 덮고 있으며, patella 주변부와 *meniscus*(관절반달)의 모서리에 부착되어 있다. 이 막은 가쪽과 안쪽에서는 섬유막을 덮고 있으나, 중심부분에서는 섬유막과 서로 분리되어 있다. Cruciate ligament(위십자인대)와 **infrapatellar fat-pad**(무릎아래지방체)는, 이를 덮고 있는 윤활막이 관절의 뒤면에서 intercondylar region까지 앞쪽으로 반전되므로, joint cavity의 밖에 위치하게 된다(그림 5.49). 이로 인하여 patella 뒤면에 인접한, median infrapatellar synovial fold(정중무릎아래윤활주름)라는 vertical fold(세로주름)가 만들어진다. 따라서 joint cavity는 right femorotibial articular cavity(오른넙다리정강관절안)와 left femorotibial articular cavity(왼넙다리정강관절안)로 나누어질 수 있다. 지방으로 채워진 lateral alar fold(가쪽날개윤활주름)와 medial alar fold(안쪽날개윤활주름)는 infrapatellar synovial fold(무릎

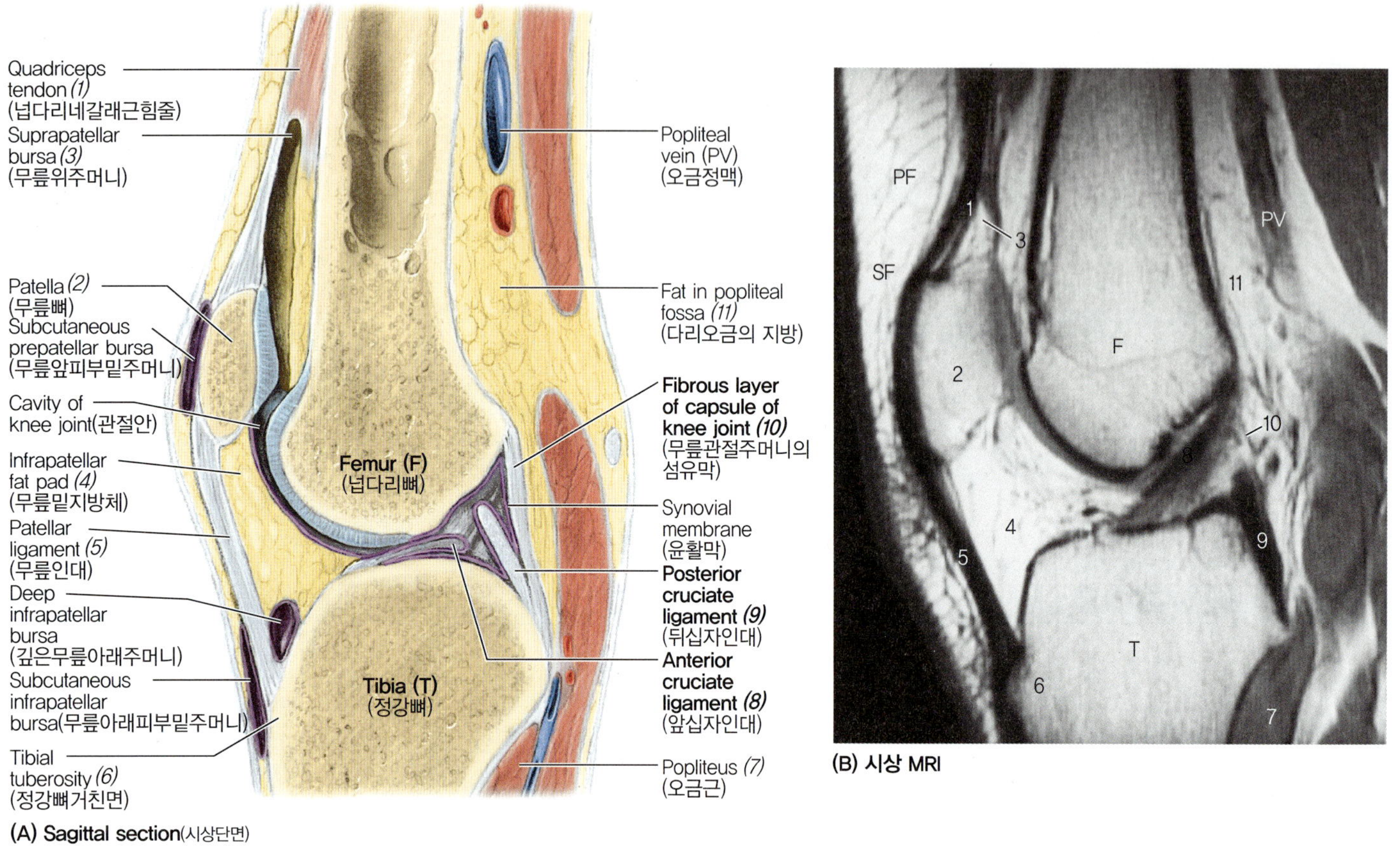

그림 5.49. **Knee joint의 joint capsule**(관절주머니)**과 주머니**(bursae). **A.** Sagittal section. **B.** Sagittal MRI. 사진에 표시된 숫자는 A에 설명되어 있다.

아래윤활주름)로부터 관절속을 향하여 뻗어 있다. Arthroscopy(관절경)를 통하여 더 많은 reflection(반전)과 plica(주름)들을 확인할 수 있다. 이러한 주름에 염증이 있으면 움직일 때마다 통증이 생길 수 있으며, 관절경을 이용하여 이를 제거할 수 있다.

Patella의 위쪽에서 joint cavity가 **suprapatellar bursa**(무릎위주머니)를 만들면서 vastus intermedius의 깊숙이 뻗어 있다. Joint capsule의 윤활막이 이 bursa의 윤활층으로 연속된다(그림 5.49). *Articularis genus muscle*(articular muscle of the knee, 무릎관절근)이 vastus intermedius 깊숙이 미끄러져 들어가 형성되어 있으며 윤활막에 부착되어 있어서 무릎을 펼 때 suprapatellar bursa를 끌어당긴다.

LIGAMENTS(인대)

Joint capsule(관절주머니)은 4개의 capsular(intrinsic) ligament인, patellar ligament(무릎인대), tibial collateral ligament(안쪽곁인대, 정강쪽곁인대), oblique popliteal ligament(빗오금인대), arcuate popliteal ligament(활꼴오금인대)와, 1개의 extracapsular ligament인 fibular collateral ligament(가쪽곁인대, 종아리쪽곁인대)에 의해 견고한 구조를 이루고 있다(그림 5.50).

Patellar ligament(무릎인대)는 quadriceps tendon의 먼쪽 부분이며, patella의 apex와 그 인접한 모서리에서 시작하여 tibial tuberosity까지 지나는 강하고 두꺼운 섬유띠이다. 이 인대는 가쪽에서, *medial patellar retinaculum*(안쪽무릎지지띠) 및 *lateral patellar retinaculum*(가쪽무릎지지띠)과 합쳐지는데, 이 retinaculum(지지띠)은 vastus medialis와 vastus lateralis 및 이를 덮는 깊은 근막에서 형성된 aponeurotic expansion이다. 이는 femur의 무릎관절면에 대한 patella의 정렬을 유지하는 데 중요한 역할을 한다..

Collateral ligament of the knee(무릎의 곁인대)는 무릎이 완전히 펴졌을 때는 긴장하여 팽팽해지나, 무릎을 접게 되면 느슨해지기 시작하여 무릎에서의 rotation(돌림)이 가능해진다.

Fibular or **lateral collateral ligament**(LCL, 종아리쪽 또는 가쪽곁인대)는 둥글고 끈 모양을 하며 튼튼하다. 이 인대는 lateral epicondyle of femur(넙다리뼈가쪽위관절융기)에서부터 아래쪽을 향하여 뻗어 fibular head의 가쪽면까지 닿아 있다(그림 5.50). Popliteus tendon(오금근힘줄)이 LCL 깊이 지나므로, 이로 인해 LCL은 lateral meniscus와 분리되어 있다. 이 인대에 의해 biceps femoris tendon이 두 부분으로 나뉜다.

Tibial or **medial collateral ligament**(MCL, 정강쪽 또는 안쪽곁인대)는 medial epicondyle of femur(넙다리뼈안쪽위관절융기)로부터 tibial medial condyle(정강뼈안쪽관절융기과 tibial medial surface(정강뼈안쪽면)의 위부분을 향하여 뻗는 강하고 납작한 띠이다. 중간부분에서 MCL의 깊은섬유가 medial meniscus(안쪽반달)에 단단하게 부착되어 있다(그림 5.50).

Oblique popliteal ligament(빗오금인대)는 joint caosule(관절주머니)의 뒤쪽을 지지하는 semimembranous tendon의 확장부위가 반전되면서 만들어진다. 이 인대는 medial tibial condyle의 뒤에서 시작하여 위가쪽으로 진행하며 섬유주머니 뒤면의 중심부분에 부착한다.

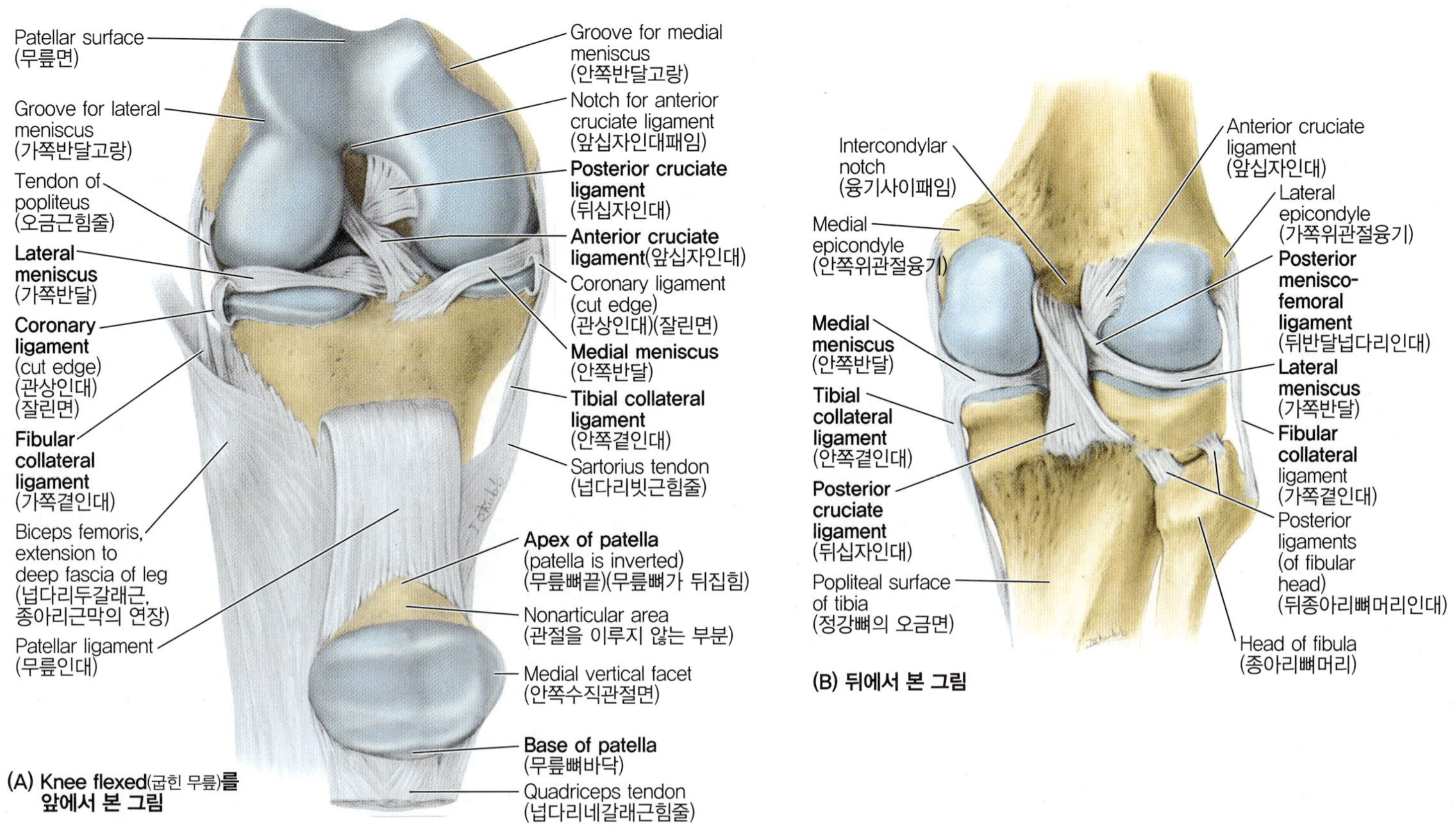

그림 5.50. Knee joint를 이루는 인대의 상호위치관계. A. Quadriceps tendon(넙다리네갈래근힘줄)을 절개하여 아래로 젖힌 후 무릎을 굽힌 상태에서 앞에서 본 그림. **B.** Posterior view(뒤모습).

Arcuate popliteal ligament(활꼴오금인대)는 fibular head의 뒤면에서 시작되어 popliteus tendon을 넘어 위안쪽으로 진행하여 무릎관절의 뒤면을 덮으며 넓게 퍼진다.

무릎관절의 *intra-articular structures*(관절속구조)는 cruciate ligament(십자인대)와 meniscus(관절반달)로 구성된다. Popliteus tendon도 그 경로 중 일부분이 관절 속에 위치한다.

Cruciate ligament(십자인대)는, joint capsule(관절주머니)의 속, 그러나 articular cavity의 밖에서 서로 교차하면서 femur와 tibia를 결합시킨다(그림 5.50, 5.51). Cruciate ligament는 X자 형태로 비스듬히 서로 교차한다. 따라서 femur에 대한 tibia의 medial rotation이 일어날 때, cruciate ligament가 서로를 감게 되므로 medial rotaiton은 10° 정도까지만 일어날 수 있도록 제한된다. Cruciate ligament는 lateral rotation이 일어나는 동안에 다시 풀리게 되므로, 무릎을 90° 이상으로 굽힌 상태에서는, 60° 정도까지의 lateral rotation이 가능하다. Cruciate ligament가 서로 교차하는 지점이 무릎에서 돌림운동을 위한 회전축의 중심점 역할을 한다. 인대의 교차가 oblique orientation(비스듬한 방향)으로 진행하므로, 어떤 자세에서든, 한쪽 혹은 양쪽 cruciate ligament의 전체 또는 일부분이 팽팽하게 당겨진다

Anterior cruciate ligament(ACL, 앞십자인대)는 두 개의 십자인대 중 약한 인대이며, medial meniscus가 tibia에 부착하는 지점의 바로 뒤인 anterior intercondylar area(앞융기사이구역)에서 시작된다(그림 5.51). 이는 위쪽, 뒤쪽 및 가쪽으로 뻗어 lateral condyle of femur 안쪽면의 뒤부분에 부착한다. ACL은 무릎을 굽힐 때 tibial plateu에서 일어나는 femoral condyle의 posterior rolling(뒤쪽굴림)을 제한하여 이를 spin(회전)으로 변환한다. 또한 tibia에 대한 femur의 posterior displacement(후방변위)와 무릎관절의 hyperextension(젖힘)을 방지한다. 무릎관절을 직각으로 굽힐 때, tibia는 ACL에 의해 고정되어 있으므로 앞쪽으로 당겨지지 않는다. ACL로의 혈액공급은 비교적 빈약한 편이다.

Posterior cruciate ligament(PCL, 뒤십자인대)는 두 개의 십자인대 중에서 강한 인대로, tibia의 posterior intercondylar area(뒤융기사이구역)에서 시작된다(그림 5.51). PCL은 ACL의 안쪽면에서, 위쪽 및 앞쪽으로 진행하여 medial condyle of femur(넙다리뼈안쪽관절융기) 가쪽면의 앞부분에 부착한다. PCL은 무릎을 펼 때 tibial plateu에서 일어나는 femur의 anterior rolling(앞쪽굴림)을 제한하고, 이를 spin으로 변환한다. 또한 femur의 tibia에 대한 anterior displacement(전방변위)나, femur에 대해서 tibia가 posterior displacement(후방변위)되는 것을 막고, 무릎관절의 hyperflexion(과다굽힘)을 방지하는 작용을 한다. PCL은 무릎을 굽히고 무게를 지탱할 때 femur를 안정시키는 주된 요소이다(예: 언덕을 내려갈 때).

Meniscus of knee joint(관절반달)는 tibia의 관절면에서 이를 깊게 만들어 주는 반달 모양의 섬유연골판이며, 충격을 흡수하는 역할을 한다(그림 5.51C,D). Meniscus는 바깥쪽모서리가 두껍고 관절 속에서는 점점 얇아지며 붙는 부위가 없다. 가로단면에서 쐐기 모양이며, 끝부분은 *intercondylar area of tibia*(정강뼈융기사이구역)에 단단하게 부착되어 있다. 바깥모서리는 knee joint capsule(무릎관절주머니)의

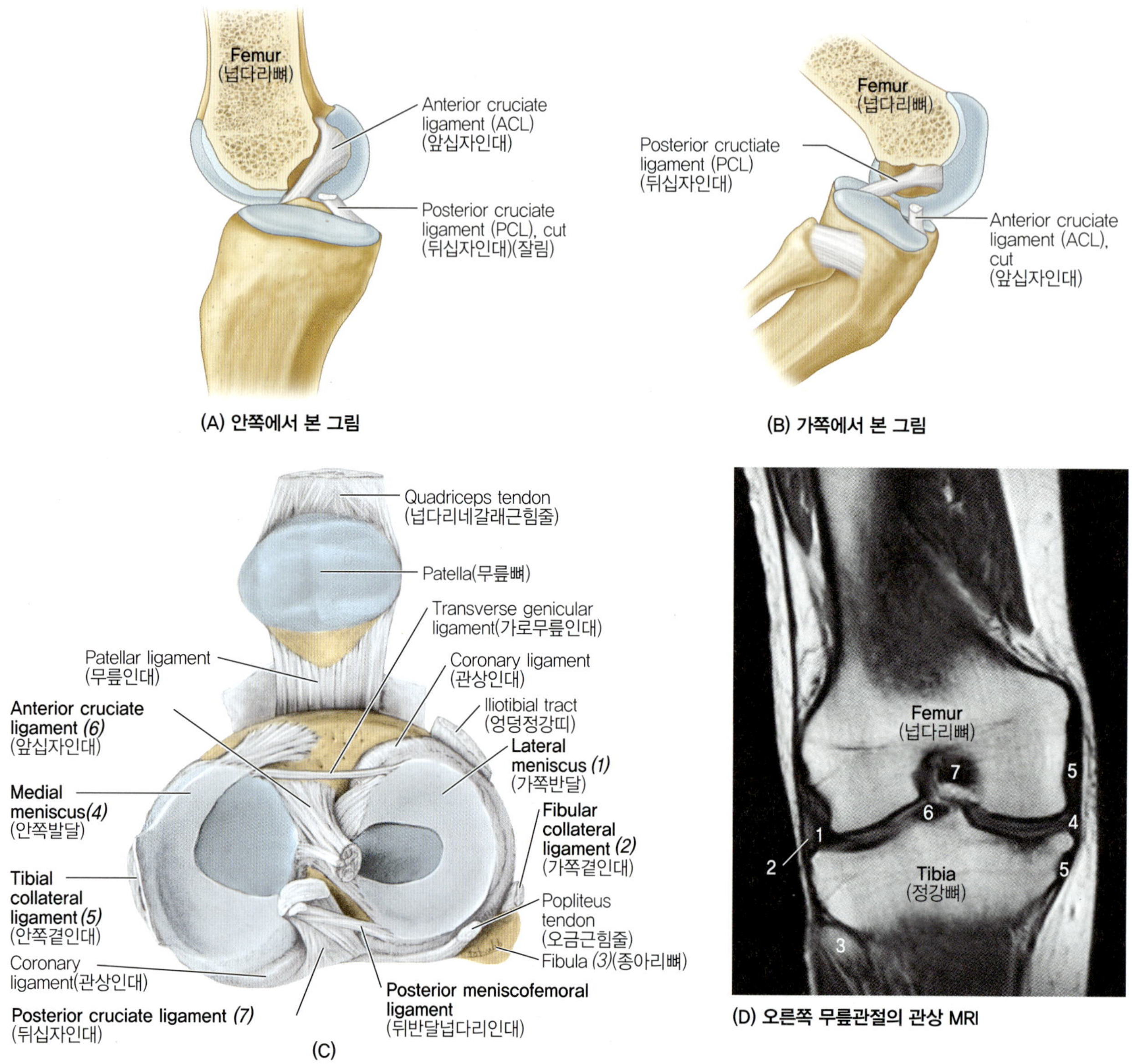

그림 5.51. **Knee joint의 cruciate ligament**(십자인대)**와 meniscus**(관절반달). **A.** Anterior cruciate ligament(앞십자인대). **B.** Posterior cruciate ligament(뒤십자인대). **A**와 **B**에서 femur는 세로방향으로 절단한 후, 절반 정도를 cruciate ligament의 몸쪽 부착부위와 함께 제거하였다. **C.** Tibial plateu(정강뼈고원)에 부착되는 구조와 부착지점. Quadriceps tendon을 절단하고, patella를 앞쪽으로 젖힌 상태이다. **D.** 오른쪽 무릎의 MRI 영상에서 표시된 번호의 구조물은 그림 C에 설명되어 있다.

fibrous layer(섬유막)에 부착된다.

Coronary ligament(관상인대)는 margin of meniscus(관절반달의 모서리)를 tibial condyle(정강뼈관절융기)에 부착하는 관절주머니섬유이다. **Transverse ligament of knee**(무릎가로인대)는 가느다란 섬유띠로, 양쪽 menisucus의 앞모서리를 서로 연결하여(그림 5.51C) 무릎이 움직일 때 이들이 함께 움직이도록 한다. **Medial meniscus**는 C자 형태이며, 앞쪽보다 뒤쪽이 더 넓다. 그 앞쪽 끝(horn, 뿔)은 ACL 부착부위의 앞쪽에서 tibia의 anterior intercondylar area(앞융기사이구역)에 부착한다. 뒤쪽 끝은 PCL이 부착되는 부위의 앞에서 posterior intercondylar area(뒤융기사이구역)에 붙는다. Medial meniscus는 tibial collateral ligament의 깊은 면에 단단히 부착되어 있다. **Lateral meniscus**는 거의 원형이며, medial meniscus에 비하여 더 작고 더 자유롭게 움직일 수 있다. Popliteus tendon이 지나면서 lateral meniscus를 fibular collateral ligament와 분리하고 있다. Lateral meniscus는 튼튼한 힘줄띠인 **posterior meniscofemoral ligament**(뒤반달넙다리인대)에 의하여 PCL 및 medial femoral condyle에 결합되어 있다(그림 5.50B).

MOVEMENTS OF KNEE JOINT(무릎관절의 운동)

Flexion(굽힘)과 extension(폄)이 무릎의 주된 운동이다. 무릎을 굽혔을 때 약간의 retation(돌림)이 일어난다(표 5.14). 발을 땅에 딛은 상태에서 무릎을 완전히 펴면, 고정된 tibia에 대해 femur가 medial rotation하므로 무릎이 수동적으로 "locks(단단히 고정된다)". 이 자세는 다리를 단단한 기둥처럼 만들어 체중을 지탱하기에 적합하도록 만든다. 무릎이 "locked" 상태에서, 넓적다리와 종아리의 근육은 무릎관절을 그다지 불안정하게 하지 않으면서도 잠시 이완할 수 있다. 고

표 5.14 STRUCTURES LIMITING MOVEMENTS OF KNEE JOINT(무릎관절의 운동을 제한하는 구조물)

운동	제한하는 구조물
Flexion(femoropatellar and femorotibial)	뒤쪽으로 soft tissue apposition Vastus lateralis, medialis 및 intemedius의 긴장 Rectur femoris의 긴장(특히 hip joint를 편 상태일 때)
Extension(femoropatellar and femorotibial)	*Ligaments*: anterior cruciate와 posterior cruciate, fibular와 tibial collateral,posterior joint capsule 및 oblique popliteal ligament
Internal rotation(무릎을 굽힌 상태에서 femorotibial)	*Ligaments*: anterior cruciate와 posterior cruciate
External rotation(무릎을 굽힌 상태로 femorotibial)	*Ligaments*: fibular와 tibial collateral

Clarkson HM: *Musculoskeletal Assessment, Joint Range of Motion and Manual of Muscle Strength*, 2nd ed. Baltimore, Lippincott Williams & Wilkins, 2000을 참고로 변형함.

정된 무릎을 "unlock"하려면, popliteus가 수축하여, femur를 tibial plateu에 대하여 가쪽으로 5°가량 회전시켜서 무릎을 굽힐 수 있도록 한다. Femur와 tibia 사이의 접촉부위가 변하면서 tibial plateu에 대해 meniscus가 움직일 수 있어야 한다.

무릎관절의 flexion과 extension이 일어나는 동안, patella 뒤면에 있는 세 쌍의 facet(superior, middle, 그리고 inferior)은 femur의 patellar surface와 연속적으로 관절을 형성한다(그림 5.52).

BURSAE AROUND KNEE(무릎주위의 윤활주머니)

무릎에는 대부분의 tendon이 뼈에 평행하게 지나며, 무릎이 움직일 때 관절을 가로질러 길이방향으로 잡아당겨지므로, 무릎 주위에는 최소 12개의 bursa(윤활주머니)가 존재한다(그림 5.53; 표 5.15). 관절의 볼록한 면에는 **subcutaneous prepatellar bursa**(무릎앞피부밑주머니) 및 **subcutaneous infrapatellar bursa**(무릎아래피부밑주머니)가 있어 무릎을 움직일 때 피부가 자유롭게 움직여지도록 한다. 다음 4개의 윤활주머니는 무릎관절의 articular cavity와 연결되어 있다: **suprapatellar bursa**(무릎위주머니, distal quadriceps의 깊은 곳에 놓인), *popliteus bursa*(오금주머니), *anserine bursa*(거위발주머니) 및 *gastrocnemius bursa*(장딴지근힘줄밑주머니).

ARTERIES AND NERVES OF KNEE JOINT(무릎관절의 동맥과 신경)

무릎관절 주위의 periarticular genicular anastomosis(관절주위무릎관절그물)를 이루는 genicular branch는 femoral artery, popliteal artery, anterior tibial artery의 anterior 및 posterior recurrent branch, 그리고 circumflex fibular artery로부터 나온다(그림 5.25D). Popliteal artery의 middle genicular branch(중간무릎가지)는 관절의 섬유막을 뚫고 들어가, cruciate ligament, synovial membrane 및 meniscus의 주변모서리에 혈액을 공급한다.

Nerve of knee joint(무릎관절에 분포하는 신경)는 femoral nerve, tibial nerve 및 common fibular nerve의 articular branch와 obturator nerve, 그리고 saphenous nerve 등이다.

Tibiofibular Joints(정강종아리관절)

Tibia와 fibula는 다음의 두 개의 관절에 의해 결합되어 있다: 즉, *superior tibiofibular joint*(위정강종아리관절), 그리고 *tibiofibular syndesmosis*[정강종아리인대결합, inferior tibiofibular joint(아래정강종아리관절)]이다. 이외에도 *interosseous membrane*(뼈사이막)이 두 뼈의 몸통을 서로 연결하고 있다(그림 5.54). Proximal joint(몸쪽관절)에서의 운동은, distal joint(먼쪽관절)에서의 움직임이 없이는 불가능하다. Interosseous membrane의 섬유와 tibiofibular joint의 모든 인대는 tibia에서 fibula를 향하여 아래쪽 방향으로 진행하여, fibula에 부착된 대부분의 근육들이 fibula를 아래방향으로 당는 힘에 저항하는 방향으로 작용한다. 그러나 이로 인하여 발목관절의 dorsiflexion이 일어날 때 fibula가 약간 위로 이동하게 된다.

Superior tibiofibular joint(위정강종아리관절)는 fibular head의 평평한 facet(관절면)과 lateral tibial condyle의 뒤가쪽에 위치한 비슷한 모양의 facet 사이에 형성된 평면형의 synovial joint(윤활관절)이다. 팽팽한 joint capsule(관절주머니)이 관절을 둘러싸면서 tibia와 fibula의 articular surface 모서리에 부착되어 있다. **Anterior ligament of head of fibula**(앞종아리뼈머리인대)와 **posterior ligament of head of fibula**(뒤종아리뼈머리인대)가 관절주머니를 강화하고 있다(그림 5.54B).

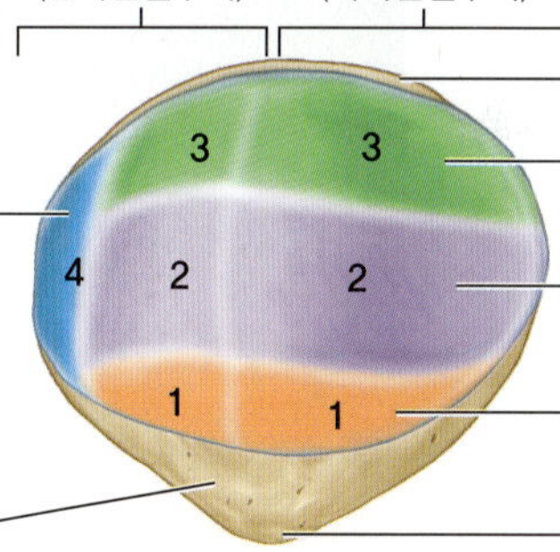

(A) 뒤에서 본 그림

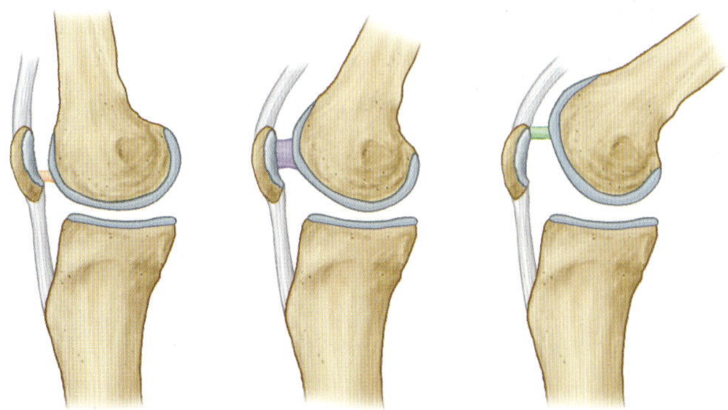

(B) 안쪽에서 본 그림

그림 5.52. Femoropatellar articulation(넙다리무릎관절). A. Patella의 관절면. B. 무릎을 굽히고 펼 때, patella와 femur 사이의 관절형성.

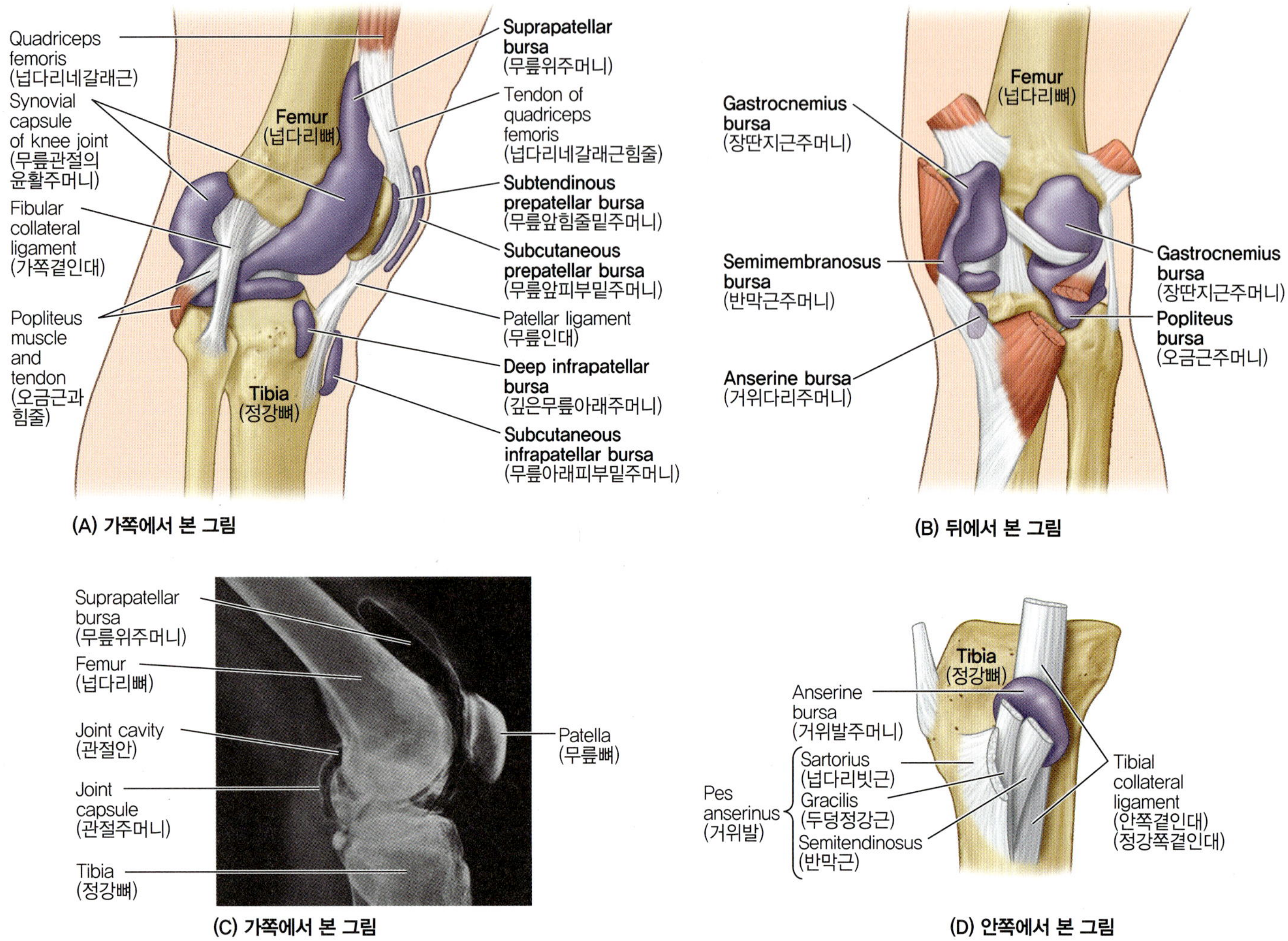

그림 5.53. Knee joint(무릎관절)와 proximal leg(종아리몸쪽) 주위에 있는 bursae(주머니).

표 5.15 BURSAE AROUND KNEE JOINT(무릎관절의 윤활주머니)

윤활주머니	위치	특이사항
Suprapatellar(무릎위)주머니	Femur와 quadriceps femoris tendon 사이	Articularis genu muscle에 의해 위치가 유지됨; knee joint의 synovial cavity와 자유롭게 교통함
Popliteus(오금근)주머니	Popliteus tendon과 tibial lateral condyle 사이	Lateral meniscus의 아래에서 knee joint의 synovial cavity로 열림
Anserine (거위다리)주머니	Sartorius, gracilis, semitendinosus tendon들을 tibia 및 tibial collateral ligament로부터 분리시킴	이 근육의 힘줄들이 tibia에 부착하는 부위; 거위의 발 을 닮은 모양
Gastrocnemius (장딴지근)주머니	Gastrocnemius medial head tendon의 proximal attachment 깊이 위치	Knee joint의 synovial cavity가 확장됨
Semimembranosus (반막근)주머니	Gastrocnemius medial head 와 semimembranosus tendon 사이에 위치	Semimembranosus의 dital attachment와 관련됨
Subcutaneous prepatellar (무릎앞피부밑주머니)	피부와 patella의 앞면 사이에 위치	종아리를 움직일 때 피부가 patella 표면에서 자유롭게 움직이도록 함
Subcutaneous infrapatellar (무릎아래피부밑주머니)	피부와 tibial tuberosity 사이에 위치	무릎을 꿇을 때 무릎이 압력을 견딜 수 있도록 도와줌
Deep infrapatellar (깊은무릎아래주머니)	Patellar ligament와 tibia 앞면 사이에 위치	Knee joint를 infreapaella fast pad로부터 분리

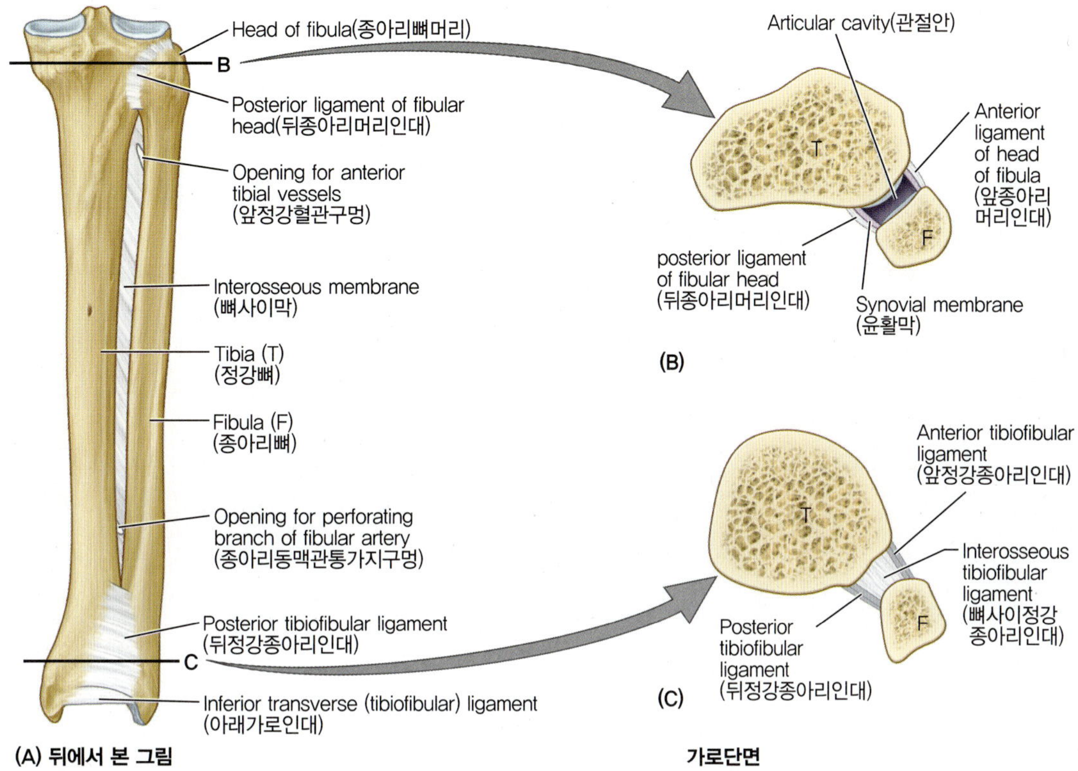

그림 5.54. **Tibiofibular joint**(정강종아리관절). **A.** Superior tibiofibular joint(위정강종아리관절)와 tibiofibular syndesmosis(정강종아리인대결합)., posterior view. **B.** Superior tibiofibular joint를 지나는 가로단면. **C.** Tibiofibular syndesmosis를 지나는 가로단면.

섬유주머니는 synovial membrane(윤활막)에 의해 덮여 있다. 발을 dorsiflexion하게 되면 약간의 미끄럼 운동이 일어난다.

Tibiofibular syndesmosis(정강종아리인대결합)는 compound fibrous joint(복합섬유관절)이다(그림 5.54C). 이 관절은 lateral malleolus를 talus의 가쪽면에 견고하게 고정시키므로, 이 관절의 짜임새는 발목관절의 안정성을 유지하는 데 필수적이다. **Interosseous tibiofibular ligament**(뼈사이정강종아리인대)는 위쪽에서 interosseous membrane(뼈사이막)으로 연속되는 튼튼한 인대로, tibia와 fibula 각각의 먼쪽끝 사이를 연결하는 주된 구조이다. 또한 이 관절은 앞쪽과 뒤쪽에서 강력한 **anterior tibiofibular ligament**(앞정강종아리인대) 및 **posterior tibiofibular ligament**(뒤정강종아리인대)에 의해 견고하게 유지되어 있다. Posterior inferior tibiofibular ligament(뒤아래정강종아리인대)는 깊숙이 먼쪽으로 연속되어 **inferior transverse(tibiofibular) ligament**[아래가로(정강종아리)인대]가 되어 medal malleoulus와 lateral malleolus, 그리고 trochlea(superior articular surface) of talus(목말뼈도르래)가 들어가는 malleolar mortise(복사 장붓구멍)의 뒤쪽 "벽" 사이를 강력하게 연결하고 있다(그림 5.55B). 발목의 dorsiflexion이 일어날 때, talus를 조정하기 위하여 이 관절에서 약간의 움직임이 있다.

임상해부학

Genu Varum(내반슬, 밖굽이무릎)과 Genu Valgum(외반슬, 안굽이무릎)

종아리에서 tibia는 거의 수직으로 위치한 반면, 넓적다리의 femur는 대각상으로 놓여 있음으로 인하여 무릎에서 두 뼈의 긴축 사이에 **Q-angle**이라는 각이 만들어진다. ASIS(위앞엉덩가시)에서 patella의 중심까지 선을 긋고, patella의 중간에서 tibial tuberosity를 지나는 가상의 두 번째 선(수직)을 그려보면 Q-angle을 측정할 수 있다(그림 B5.15A). 성인 여자에서는 넓은 골반으로 인하여 일반적으로 Q-angle이 더 크다. 넓적다리에 대한 종아리의 medial angulation(안쪽경사)으로, 이때 femur는 비정상적으로 수직으로 놓여 있으며, Q-각이 작아지게 되는 변형을 *genu varum* (bowleg, 내반슬, 밖굽이무릎)이라 부르며, 무릎의 체중 분배가 불균등하게 이루어진다(그림 B5.15B). 무릎관절의 안쪽부분에 과도한 압력이 가해져 *arthrosis*(관절증)를 유발한다(무릎연골의 파괴). 넓적다리에 대한 종아리의 lateral angulation(가쪽경사)(그림 B5.15C)은(무릎각이 과장됨) *genu valgum*(외반슬, 안굽이무릎)이라 한다(knock-knee). 이 경우는 무릎 가쪽의 구조에 과도한 체중부하가 가해진다. 정상적으로 patella는 vastus lateralus tendon에 의하여 가쪽으로 당겨지는데, genu valgum이 있는 경우 다리를 편 상태에서 patella가 더욱 가쪽으로 당겨지므로 femur와의 관절이 비정상적으로 형성된다.

(다음 쪽에 계속)

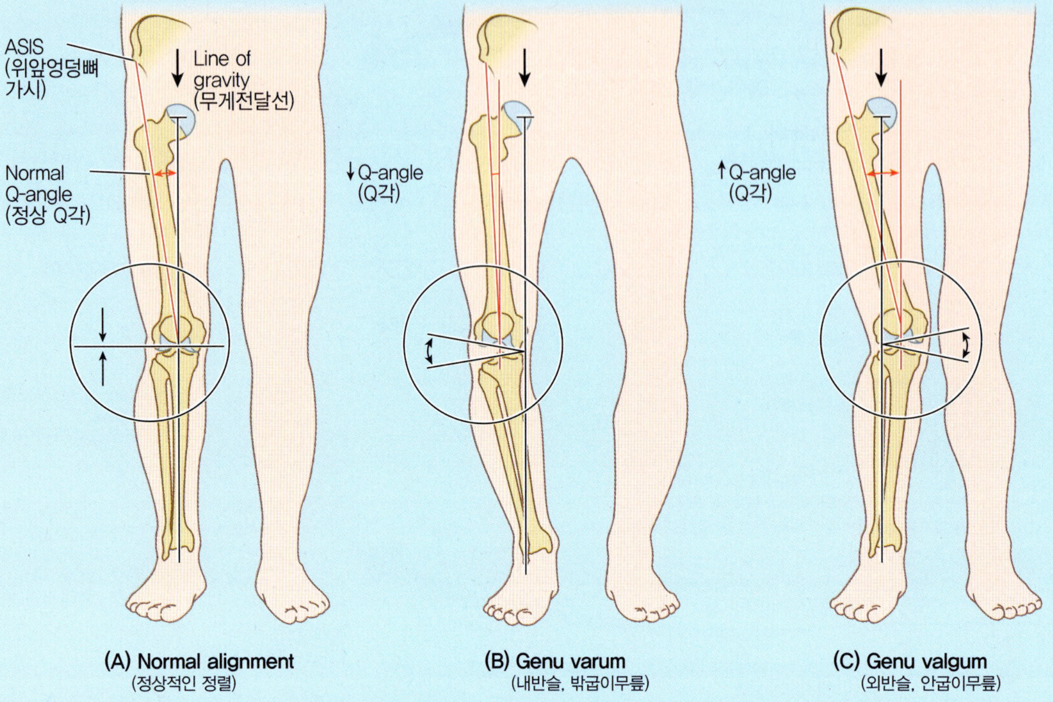

그림 B5.15. **다리뼈의 alignment**(정렬). 정상적인 alignment(A), genu varum(내반슬, 밖굽이무릎)(B), 그리고 genu valgum(외반슬, 안굽이무릎)(C)이 표시되어 있다. *ASIS*, anterior superior iliac spine.

Patellofemoral Syndrome(무릎넙다리증후근)

달리기를 심하게 할 때, 특히 비탈을 내려갈 때, patella의 깊은 곳에서 발생하는 통증을 흔히 "runner's knee"라 부른다. 이 통증은, femur의 patellar surface(무릎면)에 대해 patella가 비정상적으로 당겨져서 유발되는 반복적인 미세손상으로 인하여 생기며, 이러한 상태를 **patellofemoral syndrome**(무릎넙다리증후근)이라 한다. 이 증후군은 patella가 직접적인 외상을 받거나, **osteoarthritis of patellofemoral compartment**(관절연골의 퇴행성 손상)로 인해 유발된다. 때로는, vastus medialis를 강화시킴으로써 *patellofemoral dysfunction*(무릎넙다리기능이상)을 교정하기도 한다. 이 근육은 patella의 안쪽면에 부착하여 이를 당기므로, Q-angle로 인해 유발되는 patella의 lateral dislocation(가쪽탈구)을 방지하는 작용을 한다. 따라서 vastus medialis의 힘이 약한 사람에서 patellofemoral dysfunction과 patellar dislocation(무릎뼈탈구)이 발생하는 경우가 많다.

Patellar Dislocation (무릎뼈탈구)

Patella의 dislocation(탈구)은 거의 항상 가쪽방향으로의 탈구가 일어난다. Patellar dislocation은 여성에서 더 흔히 발생하며, 그 이유는 여성의 Q-angle이 더 크기 때문인 것으로 생각되는데, 이는 tibia에 대한 femur의 놓인 각도가 더 비스듬하다는 것과 또한 patella와 tibia가 만드는 축에 대한 angle of pull of quadriceps(quariceps를 당기는 각도)가 더 크다는 것을 의미한다 (*Q-angle*은 실제로 angle of pull of quadriceps와 관련되어 만들어진 용어이다). 정상적으로, 무릎뼈가 lateral dislocation(가쪽탈구)되려는 경향은, 안쪽 및 수평방향으로 당기는 vastus medialis의 강력한 힘에 의해 균형이 유지되고 있다. 이외에도, lateral femoral condyle이 더 앞으로 튀어나와 있으며, lateral patellar facet이 더 크고 깊은 경사를 가지고 있으므로, lateral dislocation(가쪽탈구)에 대한 기계적인 제지가 이루어지고 있다. 가쪽 방향으로의 당김과 이를 제어하는 기전 사이의 균형이 깨지게 되면, 실제로 탈구가 일어나지 않았어도, patellar groove(무릎뼈고랑)안에서 patella가 비정상적으로 당겨져, chronic patellar pain(만성무릎통증)이 발생할 수 있다.

Popliteal Cysts(오금낭)

Popliteal cyst(Baker cyst, 오금낭)는 popliteal fossa 부위에 형성된 synovial membrane(윤활막)으로 이루어진 비정상적인 액체주머니(fluid-filled sac)이다. 대부분의 popliteal cyst는 만성적인 knee joint effusion(삼출)으로 인해 발생된 합병증이다. 이 cyst는 gastrocnemius bursa 혹은 semimembranosus bursa가 joint capsule의 fibrous layter를 통해 popliteal fossa로 들어간 herniation(탈출증, 탈장증)이며, 무릎관절의 synovial cavity(윤활막안)와 좁은 자루를 통하여 연결되어 있다. Synovial fluid(윤활액)가 무릎관절로부터 흘러나오거나(*synovial effusion*), 무릎주위의 bursa에서 새어나와 popliteal fossa에 고일 수 있다. 이곳에서, 새로운 synovial-lined sac(윤활막낭), 혹은 popliteal cyst(오금낭)가 만들어진다. 성인에서 popliteal cyst가 midcalf(중간장딴지)까지 내려올 만큼 커질 수 있으며, 이로 인해 무릎의 움직임이 지장을 받을 수 있다.

Knee Joint Injuries(무릎관절손상)

무릎관절은, 아래쪽에 위치하며 움직임이 많고 체중을 지탱하는 관절로, 그 안정성을 주위에 있는 근육과 인대에 의존하고 있으므로, 손상을 받기 쉬운 관절이다. 신체접촉이 일어나는 운동에서 가장 흔히 발생하는 무릎관절손상은, 발이 지면에 고정되어 있는 상태에서 발생하는 ligament sprain(인대삠, 인대염좌)이다. 발이 움직일 수 없는 상태일 때 무릎에 힘이 가해지면 인대손상이 있을 수 있다. MCL(안쪽곁인대)과 LCL(가쪽곁인대)은 무릎이 펴질 때 팽팽하게 늘어나므로 무릎관절 양옆의 파열을 방지한다. MCL(안쪽곁인대)이 파열되면 흔히 medial meniscus(안쪽관절반달)의 파열이 동반되므로, MCL이 medial meniscus에 견고하게 부착되어 있는 것은 임상적으로 중요한 의미가 있다. 무릎관절의 손상은 무릎을 편 상태에서 가쪽에 타격을 받거나 무릎을 굽힌 상태에서 무릎에 가쪽방향으로 비틀림이 가해질 때 흔히 발생하며, MCL의 파열과 함께 medial meniscus도 파열되거나 관절주머니로부터 떨어져 나간다. 이 손상은 뛰어가면서 무릎을 굽힌 상태에서 비트는 동작(예: 미식축구와 축구에서)이 많은 운동선수에게서 흔히 발생한다. 무릎의 rotatory movement(돌림운동)에서 pivot(중쇠) 역할을 하는 ACL(앞십자인대)은 무릎을 굽힐 때 팽팽해지며, 이도 역시 MCL(안쪽곁인대)의 파열로 인해 찢어질 수 있다(그림 B5.16A). *ACL rupture*(앞십자인대파열)는, 예를 들어 스키사고에서 가장 흔한 무릎손상의 하나로, femur 아래에서 tibia가 자유롭게 앞쪽으로 미끄러지는 *anterior drawer sign*(앞전위징후)이라는 증상이 유발된다(그림 5.16B). PCL(뒤십자인대)은 튼튼하지만, 무릎을 굽힌 상태로 tibial tuberosity가 지면에 닿으면서 떨어지면(예: 농구 경기 중 바닥에 떨어질 경우) PCL rupture(뒤십자인대파열)가 생길 수 있다. PCL rupture는 대개 tibial ligament 혹은 fibular ligament의 파열과 함께 발생한다. PCL이 파열되면, 고정된 femur의 아래에서 tibia가 자유로이 뒤로 미끄러져나가는 *posterior drawer sign*(뒤전위징후)이 나타날 수 있다(그림 B5.16C).

Arthroscopy of Knee Joint(무릎관절의 관절경검사)

Arthroscopy(관절경검사법)는 조직의 손상을 최소화하면서 무릎관절의 속을 관찰하는 내시경적 검사법이다(그림 B5.16D). Arthroscope(관절경)과 함께 추가로 한 개(또는 그 이상)의 작은 cannula(삽입관)를 portal(문)이라는 작은 피부절개를 통하여 삽입한다. 이 두 번째의 cannulc는 특수한 기구(예: 조작을 위한 probe 또는 forcep), 또는 손상된 조직을 다듬거나 자르고, 제거하기 위한 도구를 넣기 위한 것이다. 이 기법으로, 찢어진 meniscus와 뼈조각 같은 관절 속의 떨어진 덩어리 및 debriment을 제거(진행된 arthritis가 있을 때는 괴사된 관절연골물질을 excision)할 수 있다. Arthroscopy를 사용하여 ligament를 복구하거나 치환술을 시행할 수도 있다.

Knee Replacement(무릎관절치환술)

무릎의 질병[예: osteoarthritis(뼈관절염)과 같은]이 있는 환자에서는, artificial knee joint(인공무릎관절)를 삽입할 수 있다(*total knee replacement arthroplasty*, 전체무릎관절치환성형술)(그림 B5.16E). 결함이 있는 부위를 제거한 후, 플라스틱과 금속성분으로 구성된 artificial knee joint를 femoral bone과 tibial bone의 끝에 접착시킨다.

Bursitis in Knee Joint(무릎 부위의 주머니염, 윤활낭염)

Prepatellar bursitis("housemaid's knee", 무릎앞피부밑주머니염, 무릎앞주머니염)는, 대개 피부와 patella 사이의 마찰에 의해 유발되는 friction bursitis(마찰윤활낭염, 마찰주머니염)

(다음 쪽에 계속)

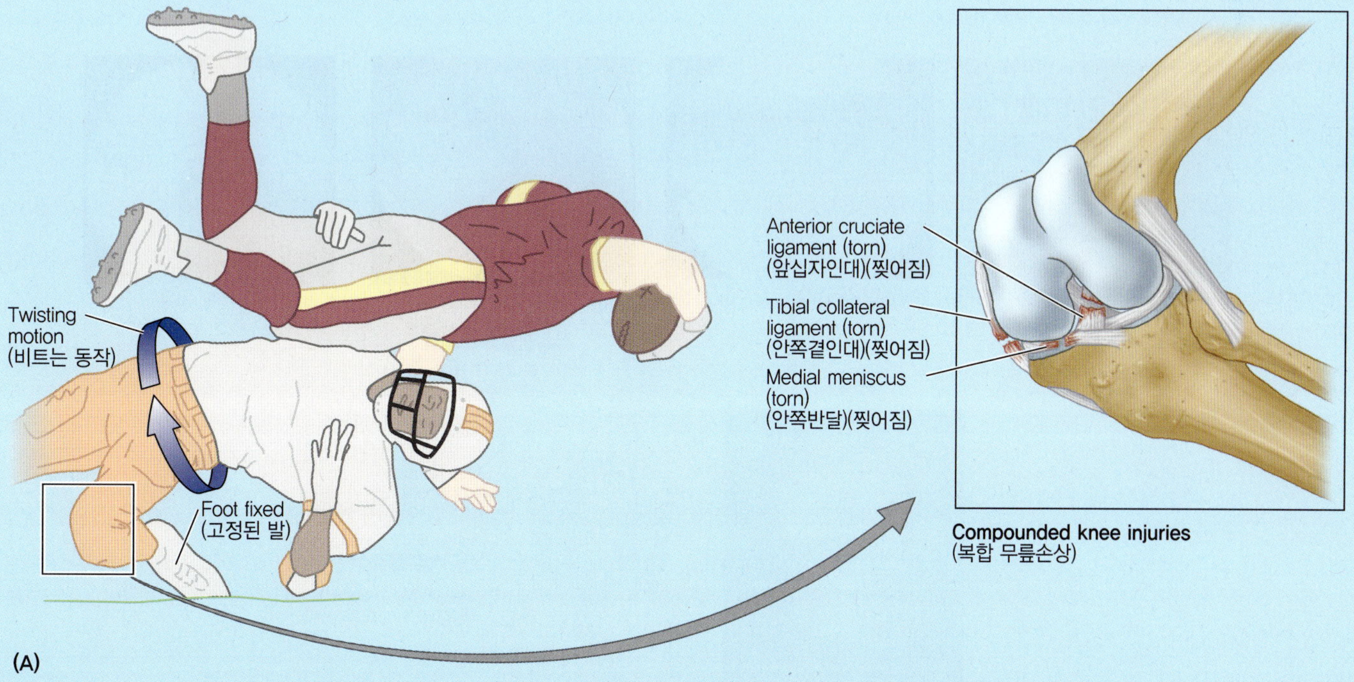

그림 B5.16. Knee joint injury(무릎손상), arthroscopy(관절경검사법) 및 knee replacement(무릎관절치환술).

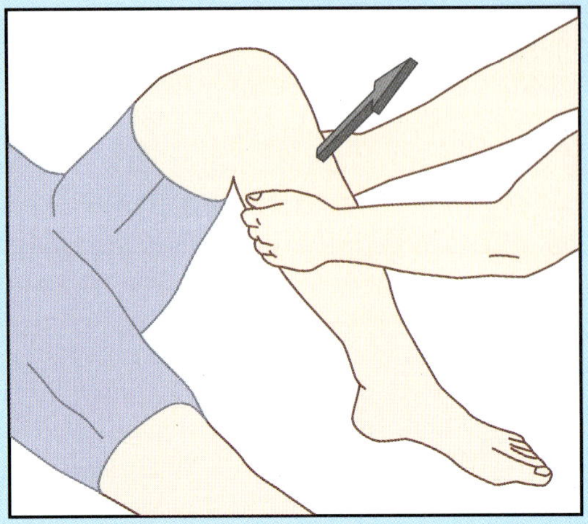

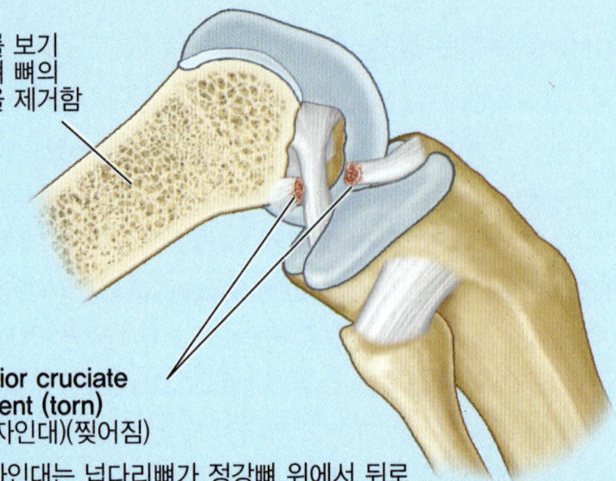

앞십자인대는 넙다리뼈가 정강뼈 위에서 뒤로 미끄러지는 것과 무릎의 젖힘(hyperextension)을 막아주며, 발이 땅에 닿은 상태에서 종아리를 굽힐 때 넙다리뼈의 안쪽돌림을 제한한다.

(B) Anterior drawer sign (ACL)(앞전위징후)

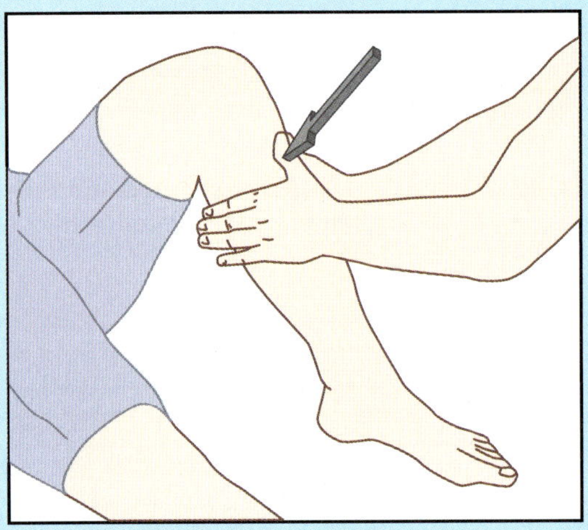

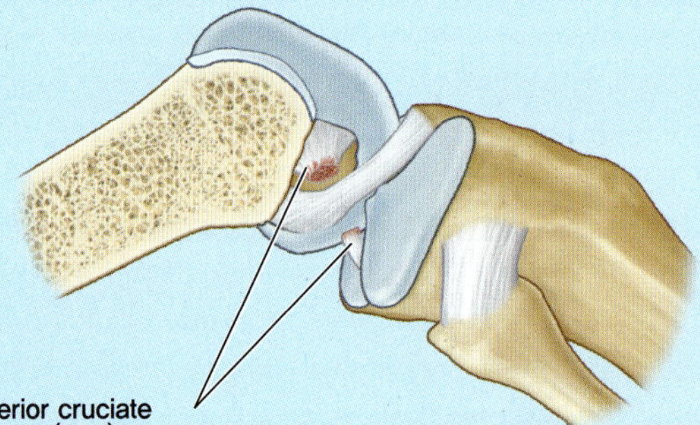

뒤십자인대는 특히 무릎을 굽힌 상태일 때 넙다리뼈가 정강뼈 위에서 앞으로 미끄러지는 것을 막아준다.

(C) Posterior drawer sign (PCL)(뒤전위징후)

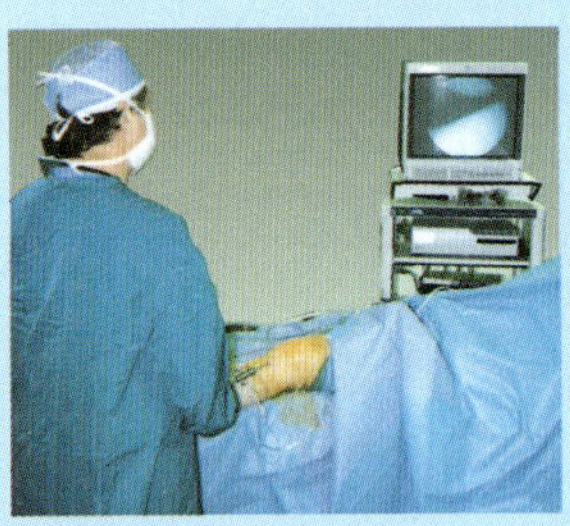

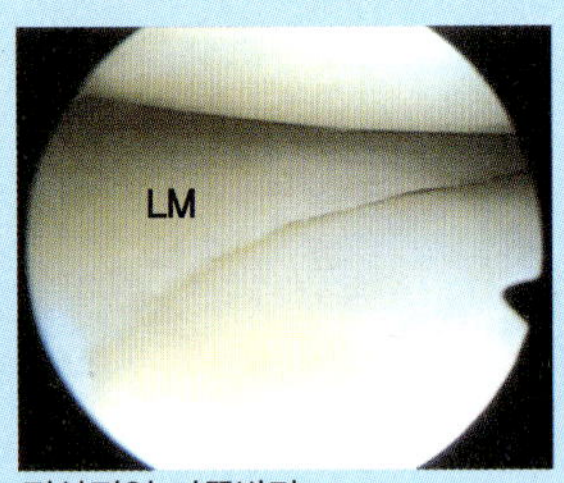

정상적인 가쪽반달

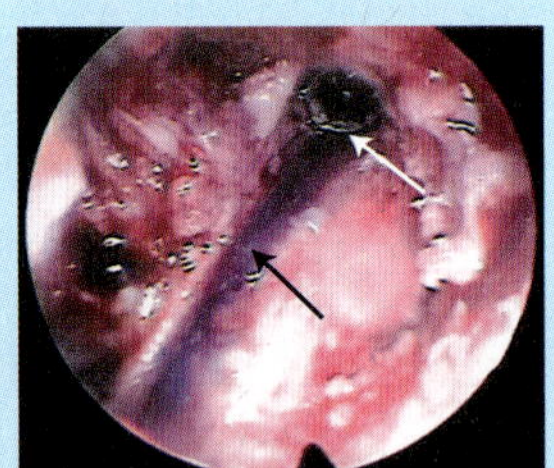

이식한 앞십자인대(ACL)(검은색 화살표)와 넙다리뼈에 결합된 나사(흰색 화살표)를 볼 수 있다.

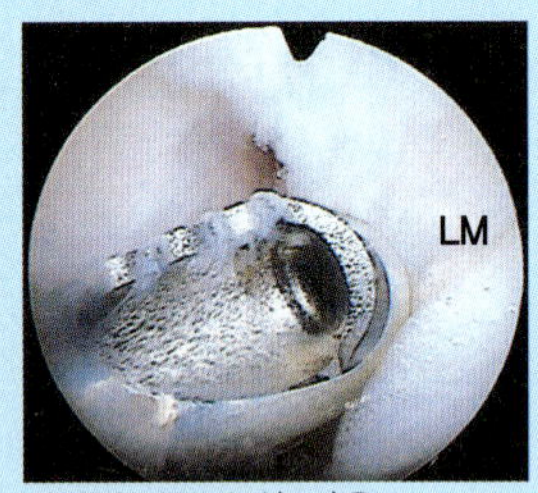

찢어진 가쪽반달(LM)을 마름질하는 모습

(D)

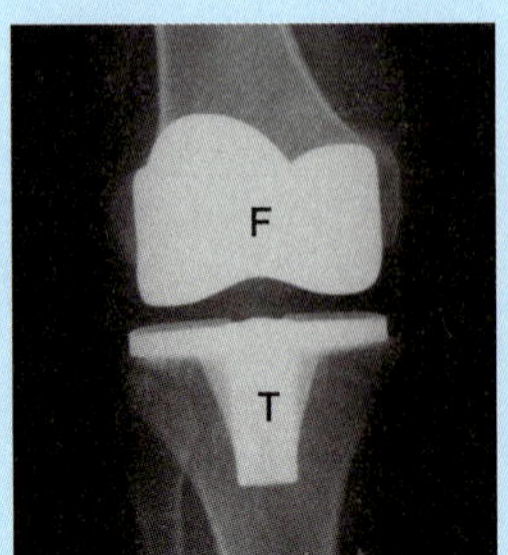

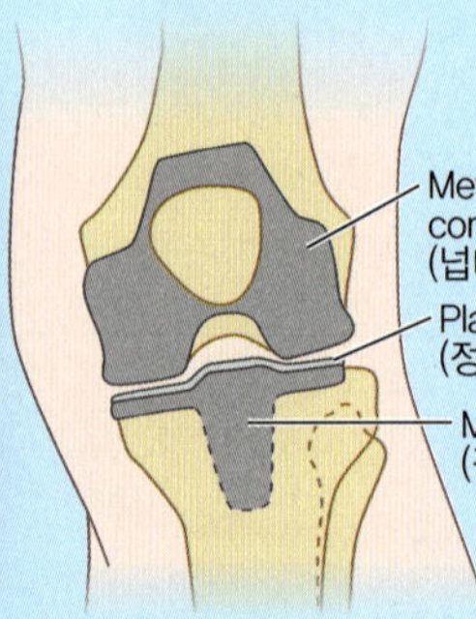

(E)

그림 B5.16. (계속)

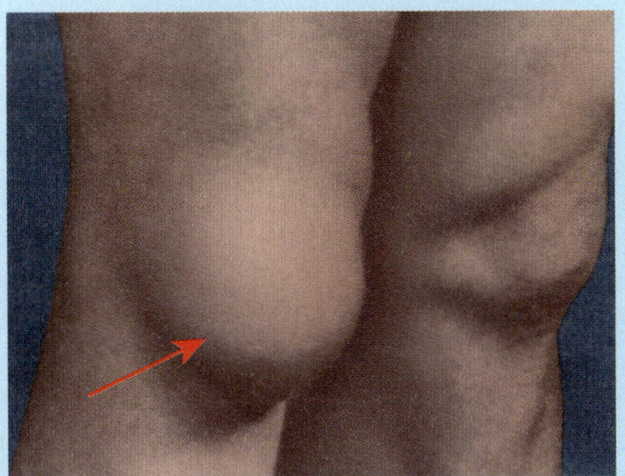

(F) Prepatellar bursitis (arrow)
(무릎앞주머니염)(화살표)

그림 B5.16. (계속)

이다. 만성적인 염증이 있으면, bursa가 액체로 인해 팽팽하게 부풀어오르고 무릎의 앞쪽에 swelling(부기, 종창)이 생긴다(그림 B5.16F). *Subcutaneous infrapatellar bursitis*(무릎아래피부밑주머니염, 무릎아래피부밑윤활낭염)는 피부와 tibial tuberosity(정강뼈거친면) 사이의 과도한 마찰에 의해 발생한다; proximal end of tibia(정강뼈몸쪽끝)에 edema(부종)가 생긴다. *Deep infrapatellar bursitis*(깊은무릎아래윤활낭염, 깊은무릎아래주머니염)는 tibial tuberosity 위쪽에서, patellar ligament와 tibia 사이에 부종이 발생한다.

Suprapatellar bursa(무릎위주머니)는 무릎의 articular cavity(관절안)와 연결되어 있다; 따라서, patella 위부위의 abrasion(찰과상)이나 관통된 상처(예: 찔린상처)가 있을 때, 찢어진 피부를 통해 세균이 bursa로 침투하여, *suprapatellar bursitis*(무릎위윤활낭염,무릎위주머니염)가 생길 수 있다. 이 감염은 무릎관절로 확산될 수 있다.

Ankle Joint(발목관절)

Ankle joint(발목관절, **talocrural articulation**)는 tibia 및 fibula의 먼쪽끝과 talus의 위부분 사이에 형성된 hinge type(경첩형태)의 윤활관절이다(그림 5.55).

ARTICULAR SURFACES(관절면)

Tibia와 fibula의 먼쪽끝은(proximal tibiofibular ligament의 inferior transverse part와 함께) *malleolar mortise*(deep socket, 복사장붓구멍)를 이루며, 이는 도르래 모양의 *trochlea of talus*(목말뼈도르래)에 꼭 들어맞는 모양을 하고 있다(그림 5.55B). **Trochlea**(L. Pulley, 도르래)는 talus(목말뼈) 위쪽의 둥근 관절면이다. Lateral malleolus(가쪽복사)의 안쪽면은 talus의 가쪽면과 관절을 형성한다. Tibia는 다음의 두 지점에서 talus와 관절을 이루고 있다.

- Tibia의 아래면은 malleolar mortise의 지붕을 이루며, talus로 체중을 전달한다.
- Tibia의 medial malleolus는 talus의 안쪽면과 관절을 이룬다.

Malleolus는 발목관절이 움직이는 동안 mortise(장붓구멍, 모티스) 속에서 흔들리는 talus를 견고하게 잡아준다. 특히 발목을 dorsiflexion하게 되면 도르래의 넓은 앞부분이 뒤쪽으로 밀리면서 tibia와 fibula 사이를 약간 벌어지게 하므로, malleolus가 trochlea를 잡는 힘이 가장 강해진다. 이때, tibia와 fibula를 결합시키는 강력한 interosseous tibiofibular ligament(뼈사이정강종아리인대)와 anterior tibiofibular ligament(앞정강종아리인대) 및 posterior tibiofibular ligament(뒤정강종아리인대)는 이러한 두 뼈 사이의 벌림을 제한한다. Trochlea는 앞쪽에 비하여 뒤쪽이 좁아 plantarflexion하는 동안에 malleolar mortise 속에 느슨하게 놓이게 된다. 따라서 plantarflexion이 될 때 발목관절은 상대적으로 불안정해진다.

JOINT CAPSULE(관절주머니)

관절주머니는 앞쪽과 뒤쪽부분은 얇으나, 양 옆은 튼튼한 collateral ligament가 지지하고 있다(그림 5.56). 관절주머니의 섬유막은 위쪽에서 tibia와 malleolus의 관절면 모서리에 부착되며, 아래쪽에서는 talus에 부착된다. 섬유주머니의 속면을 덮는 윤활막은 interosseous tibiofibular ligament에 이르기까지 tibia와 fibula 사이를 따라 위쪽으로 뻗어 있다.

LIGAMENTS(인대)

발목관절은 가쪽에서 **lateral ligament of the ankle**(발목관절의 가쪽인대)에 의해 강화되어 있으며, 이 인대는 다음 세 부분으로 이루어져 있다(그림 5.56A,C).

- **Anterior talofibular ligament**(앞목말종아리인대)는 lateral malleolus에서 neck of talus(목말뼈목)을 향하여 앞안쪽방향으로 뻗어 있는 납작하고 약한 띠이다.
- **Posterior talofibular ligament**(뒤목말종아리인대)는 두껍고 매우 강력하며, fibula의 malleolar fossa(종아리뼈복사오목)에서 talus의 lateral tubercle(목말뼈가쪽결절)을 향하여 안쪽 수평방향 그리고 약간 뒤쪽방향으로 지난다.
- **Calcaneofibular ligament**(발꿈치종아리인대)는 둥근 끈모양을 하며, tip of lateral malleolus(가쪽복사끝)에서 calcaneus(발꿈치뼈)의 가쪽면을 향하여 뒤아래쪽으로 지난다.

발목관절의 관절주머니는 안쪽에서 크고 강한 **medial ligament of the ankle**[발목관절의 안쪽인대, **deltoid ligament**(세모인대)]에 의해 강화되어 있는데, 이 인대의 몸쪽 부착부위는 medial malleolus이며, 이곳에서 넓게 퍼져 다음과 같은 4개의 인접한 연결지점을 경유하여, 먼쪽 부착지점인 talus(목말뼈), calcaneus(발꿈치뼈) 및 navicular(발배뼈)에 종지한다(그림 5.56B): **tibionavicular part**(정강발배부분)와

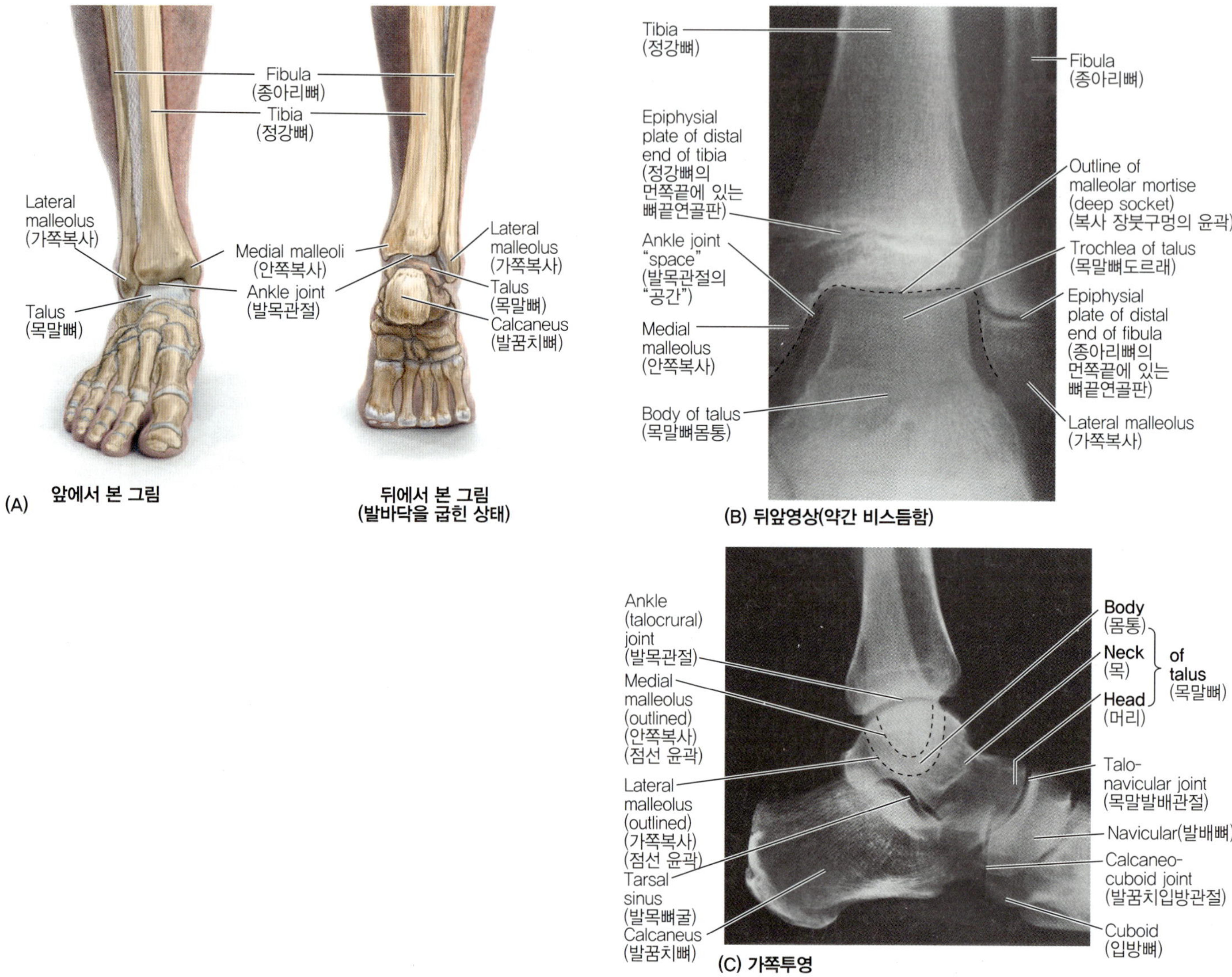

그림 5.55. 종아리와 발목관절을 이루는 뼈. A. Bone in situ. **B.** Postero-anterior radiograph. **C.** Lateral radiograph.

tibiocalcaneal part(정강발꿈치부분), **anterior tibiotalar part**(앞정강목말부분) 및 **posterior tibiotalar parts**(뒤정강목말부분)이다. 이 안쪽 인대는 발이 eversion(가쪽번짐)할 때 발목관절을 안정시키며, 발목관절의 subluxation(partial dislocation, 부분탈구)을 방지한다.

MOVEMENTS(운동)

발목관절의 주된 운동은 dorsiflexion(발등굽힘, 등쪽굽힘)과 plantarflexion(발바닥굽힘, 바닥쪽굽힘)이다. 발목이 plantarflexion이 되면, 이러한 불안정한 자세에서 어느 정도의 "wobble"(흔들거림, 약간의 abduction, adduction, inversion 및 eversion)이 가능하다. 발목관절의 움직임을 제한하는 구조물이 표 5.16에 정리되어 있다.

- 발목의 *dorsiflexion*은 종아리앞칸에 있는 근육들에 의해 이루어진다(표 5.6). 일반적으로 triceps surae muscle이 늘어나고, medial ligament와 lateral ligament가 팽팽해지면서 dorsiflexion이 제한된다.
- 발목의 *plantarflexion*은 종아리뒤칸과 종아리가쪽칸의 근육에 의해 일어난다(표 5.7).

ARTERIES AND NERVES(동맥과 신경)

동맥은 fibular artery와 anterior tibial artery 및 posterior tibial artery의 malleolar branch에서 시작된다. 신경은 tibial nerve와 deep fibular nerve에서 나온다.

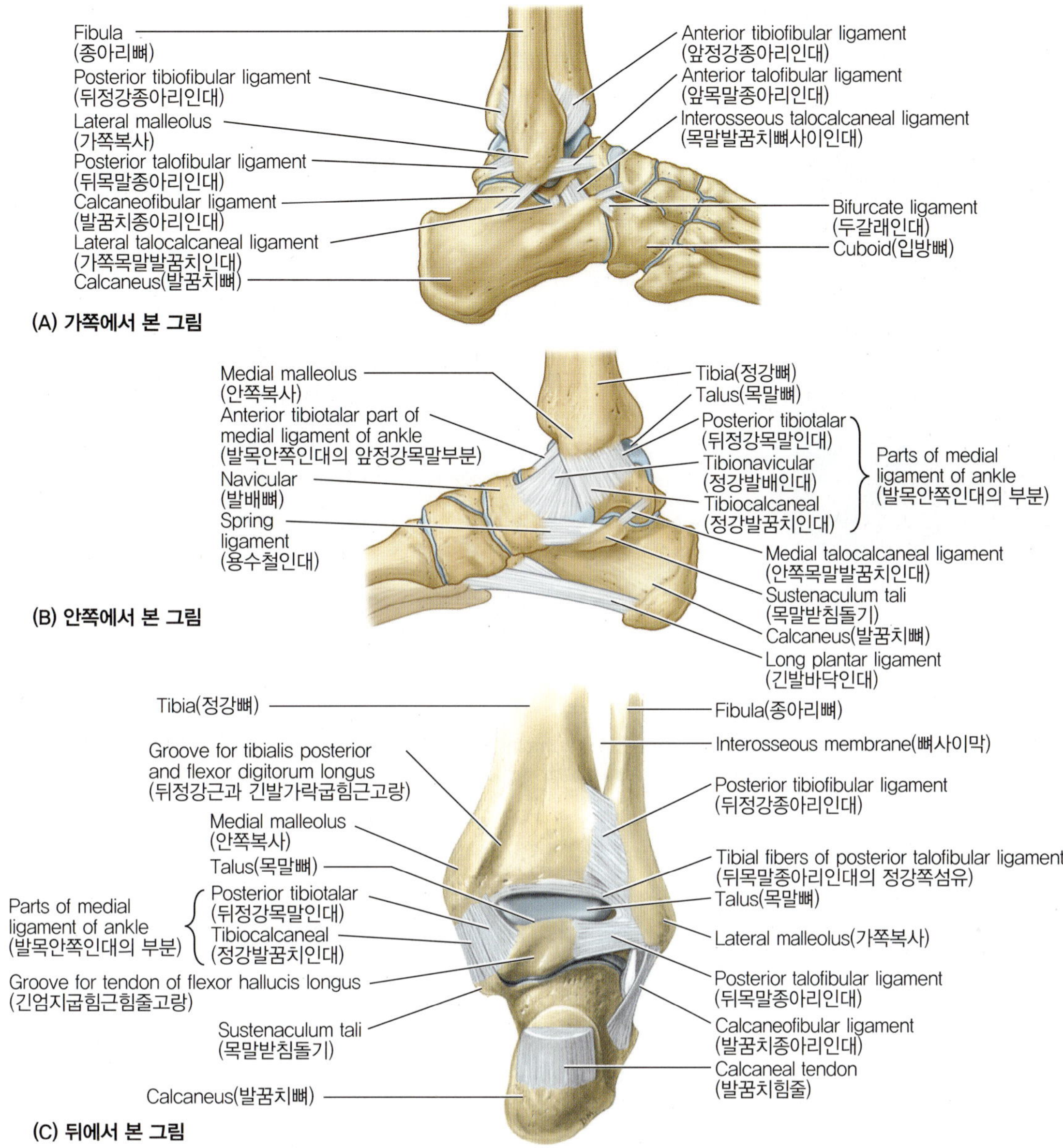

그림 5.56. Ligaments of ankle(발목관절)과 talocalcaneal joint(목말발꿈치관절)의 인대.

표 5.16 STRUCTURES LIMITING MOVEMENTS OF ANKLE JOINT(발목관절의 움직임을 제한하는 구조물)

운동	제한하는 구조물
Plantarflexion(발바닥굽힙)	*Ligaments*: anterior talofibular, anterior part of medial ligament of ankle, anterior joint capsule Talsu와 tibia의 접촉 Ankle dorsiflexor의 긴장(장력)
Dorsiflexion(발등굽힘)	*Ligaments*: medial ligament of ankle, calcaneofibular, posterior talofibular, posterior joint capsule Talsu와 tibia의 접촉 Ankle plantarflexor의 긴장(장력)

Clarkson HM: *Musculoskeletal Assessment, Joint Range of Motion and Manual of Muscle Strength*, 2nd ed. Baltimore, Lippincott Williams & Wilkins, 2000을 참고로 변형함.

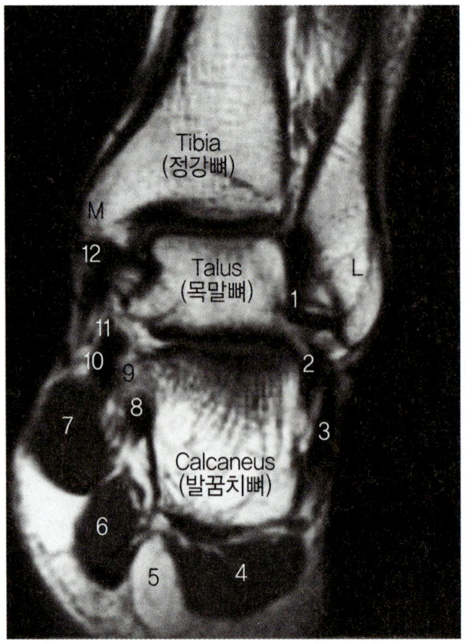

(A)

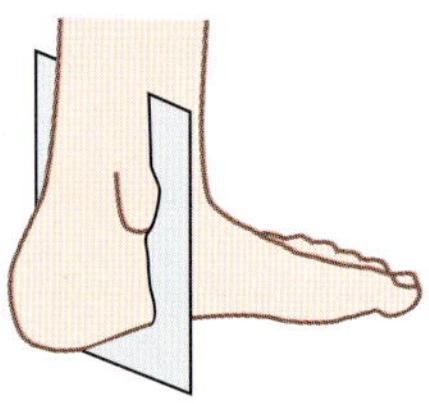

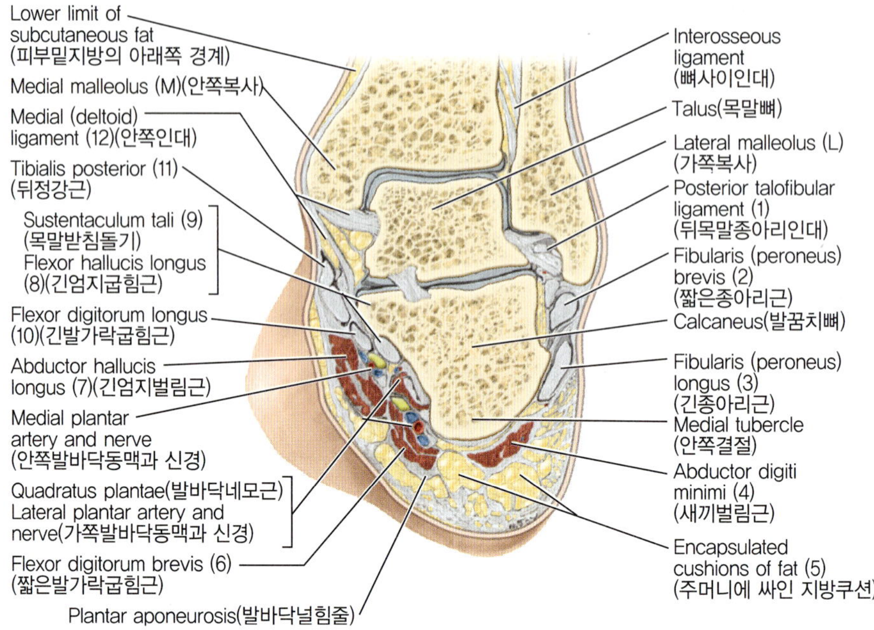

(B) 뒤에서 본 그림

그림 5.57. **발목관절과 subtalar joint**(목말밑관절). **A.** coronal(관상) MRI 영상. 표시된 번호의 구조물은 B에 설명되어 있다. **B.** Coronal section(관상단면).

임상해부학

Tibial Nerve Entrapment(정강신경포착)

Tibial nerve의 entrapment와 compression(*tarsal tunnel syndrome*, 발목굴증후근)은 종아리뒤칸근육힘줄의 윤활막과 연관되어 발목에 부종과 당김이 있을 때 발생한다. 침범되는 부위는 medial malleolus에서 calcaneus까지이다. Flexor retinaculum이 tibial neve를 압박하여 발꿈치에 통증이 생긴다.

Ankle Sprains(발목삠, 발목염좌)

발목은 신체에서 가장 흔히 손상 받는 관절이다. *Ankle sprains*(torn fibers of ligament, 발목염좌)이 발생되는 경우가 가장 흔하다. Ankle sprain은, 체중을 지탱하는 발이 plantarflexion된 상태에서 비틀어지는 상태를 포함하여, *inversion injury*(안쪽번짐손상)에 의해 유발되는 경우가 대부분이다. Ankle sprain이 생기면 *anterior talofibular ligament*(lateral ligament의 일부)의 부분적 혹은 완전한 파열이 가장 흔히 일어나며, 이로 인해 발목관절이 불안정해진다. *Calcaneofibular ligament*의 파열도 생길 수 있다.

Pott Fracture-Dislocation of Ankle(포트골절-발목탈구)

Pott fracture-dislocation of ankle은 발이 강제로 eversion되었을 때 발생한다. 이로 인해 매우 튼튼한 medial ligament가 당겨지면서, medial malleolus가 떨어져나가는 경우가 흔하다(그림 B5.17). 이어서 talus가 가쪽으로 움직이면서 lateral malleolus가 잘려나가거나, 더 흔하게는 tibiofibular syndesmosis의 위쪽에서 fibula가 부러진다. Tibia가 앞쪽으로 이동되면 tibia 면쪽끝의 뒤모서리도 talus에 의해 잘린다.

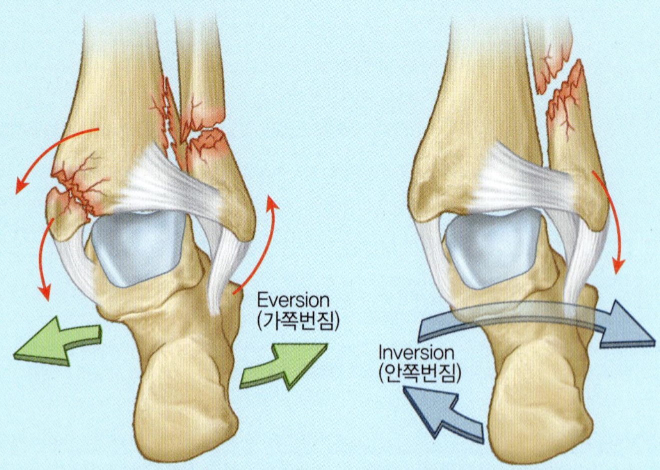

(A) Tibial and fibular fractures (정강뼈와 종아리뼈 골절)
(B) Fibular fracture with excessive inversion of foot (과도한 안쪽번짐에 의한 종아리뼈골절)

뒤에서 본 그림

그림 B5.17. **발목의 골절과 탈구.**

Joints of Foot(발관절)

발관절은 tarsal, metatarsal 및 phalanges로 이루어진다(그림 5.57~5.59; 표5.18). 중요한 intertarsal joint(발목뼈사이관절)은 *subtalar joint*[목말밑관절, *talocalcaneal joint*(목말발꿈치관절)]와 *transverse tarsal joint*[*calcaneocuboid joint*와 *talonavicular joint*(발꿈치입방관절 및 목말발배관절)]이다. 이 관절에서 일어나는 주요 운동은 발의 inversin과 eversion이다. 그 외 다른 intertarsal joint와 *tarsometatarsal joint*(발목발허리관절) 및 *intermetatarsal joint*(발허리뼈사이관절)는 상대적으로 작으며, 인대에 의하여 견고하게 결합되어 있어서 서로간에 약간의 움직임만이 가능하다. 발에서 flexion과 extension은, forefoot의 metatarsophalangeal jpint(발허리발가락관절) 및 interphalangeal joint(발가락뼈사이관절)에서 일어난다. Metatarsophalangeal joint의 몸쪽에 있는 모든 발뼈는 dorsal ligament와 plantar ligament에 의해 하나로 묶여 있다.

Subtalar joint(목말밑관절)는 talus가 calcaneus 위에 놓이며 이와 관절을 이루는 곳에 형성된다(그림 5.57). Subtalar joint는 약한 관절주머니로 둘러싸인 윤활관절로, *medial talocalcaneal ligament*(안쪽목말발꿈치인대), *lateral talocalcaneal ligament*(가쪽목말발꿈치인대), *posterior talocalcaneal ligament*(뒤목말발꿈치인대) 및 *interosseous talocalcaneal ligament*(뼈사이목말발꿈치인대)가 이를 지지하고 있다. *Tarsal sinus*(발목굴) 안에 놓인 **interosseous talocalcaneal ligament**(뼈사이목말발꿈치인대)는 특히 강력하며, 이에 의해 subtalar joint와 calcaneonavicular joint가 서로 분리된다.

Transverse tarsal joint(가로발목뼈관절)는 **talocalcaneonavicular joint**의 **talonavicular part**와 **calcaneocuboid joint**에 의하여 형성되는 복합관절이다 - 이 두 개의 독립된 관절은 각각 가로방향으로 배열되어 있다(그림 5.59). 발의 *surgical amputation*을 시행할 때, transverse tarsal joint를 지나는 transection을 표준기법으로 사용한다.

발의 발바닥면에 있는 주요 인대는 다음과 같다(그림 5.58).

- **Plantar calcaneonavicular(spring) ligament**(바닥쪽발꿈치발배인대, 용수철인대)는 sustencular tali와 posterior articular surface of navicular의 아래모서리와의 사이에 있는 삼각형 모양의 틈새를 가로질러 뻗으며 이 부분을 채우고 있다. 이 인대는 head of talus를 지지하며, talus로부터 오는 체중을 전달하고 발의 longitudinal arch를 유지하는 데 중요한 역할을 한다.
- **Long plantar ligament**(긴발바닥인대)는 calcaneus의 plantar surface로부터 cuboid에 있는 고랑을 향하여 뻗는다. 일부 섬유는 metatarsal의 base로 연장되어 fibularis longus tendon이 지나가는 굴을 만든다. Long plantar ligament는 발의 longitudinal arch를 유지하는 데 있어 중요하다.
- **Plantar calcaneocuboid(short plantar) ligament**(바닥쪽발꿈치입방인대, 짧은발바닥인대)는 long plantar ligament의 깊숙이 위치한다. 이 인대는 calcaneus 아래면의 앞부분에서 cuboid의 아래면을 향하여 뻗어 있다. 이 인대도 발의 longitudinal arch를 유지하는 작용에 참여한다.

발과 발가락의 움직임을 제한하는 구조들에 관하여는 표 5.17에 정리되어 있다.

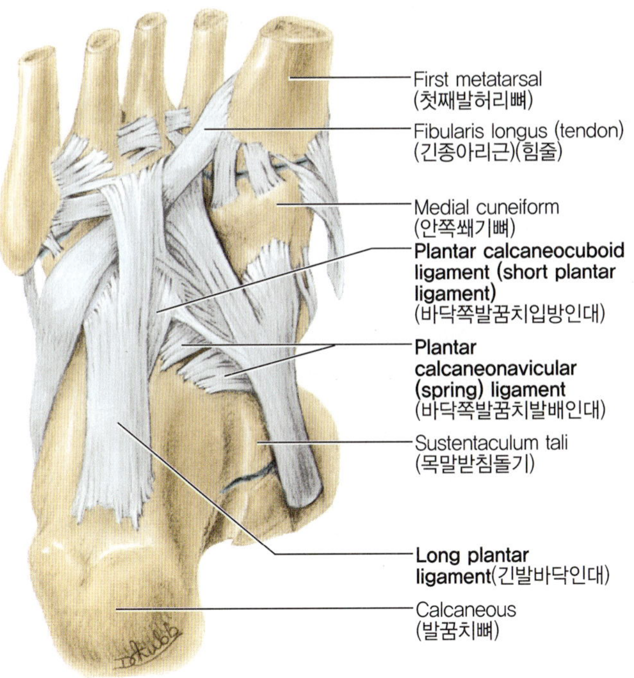

그림 5.58. Plantar ligament(발바닥인대). 오른쪽 발을 깊게 해부한 그림이다.

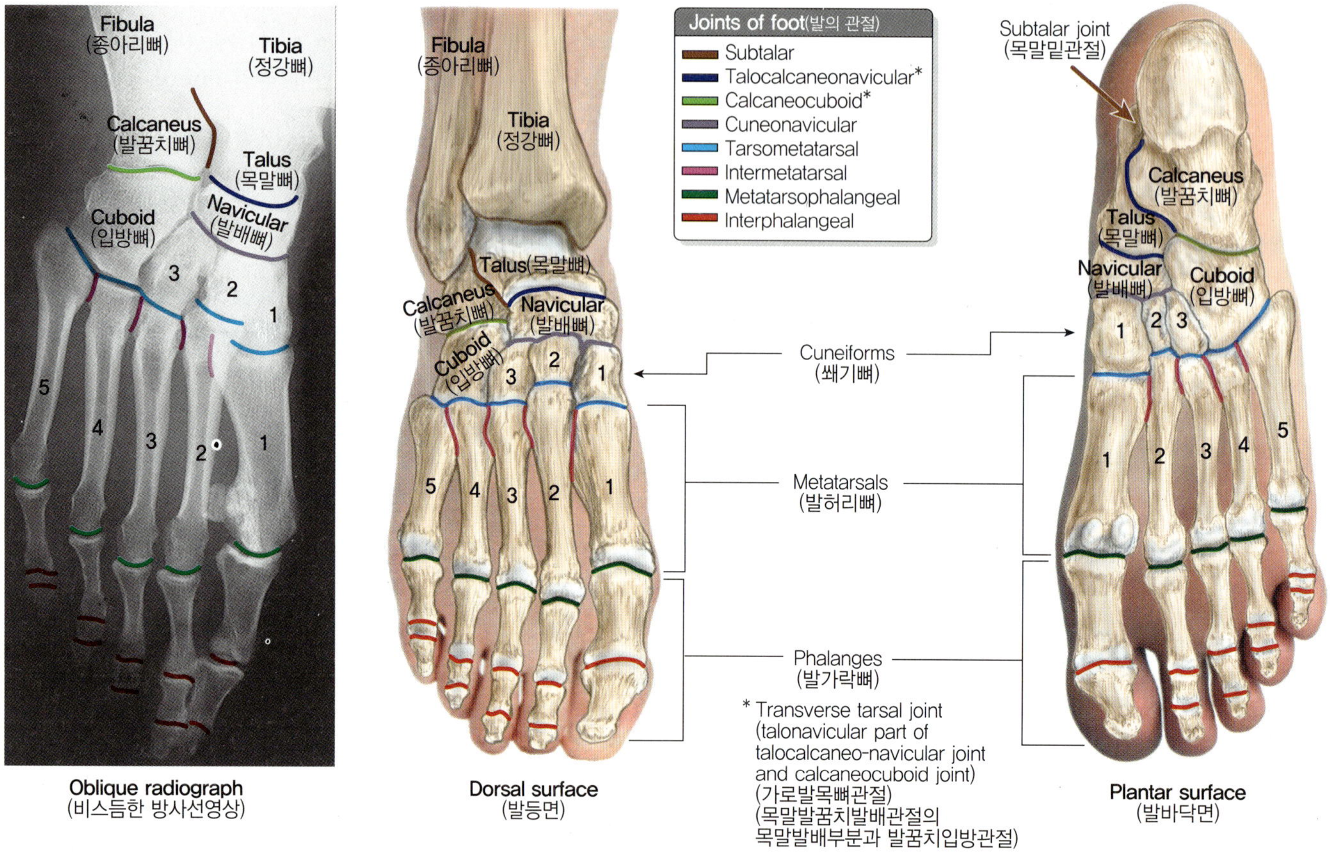

그림 5.59. 발의 관절.

표 5.17 STRUCTURES LIMITING MOVEMENTS OF FOOT AND TOES(발과 발가락의 움직임을 제한하는 구조물)

운동	관절	제한하는 구조물
Inversion(안쪽번짐)	Subtalar, transverse tarsal	*Ligaments*: lateral ligament of ankle, talocalcaneal ligament, lateral joint capsule Tension of evertor muscles of ankle
Eversion(가쪽번짐)	Subtalar, transverse tarsal	*Ligaments*: medial ligament of ankle, medial talocalcaneal ligament, medial joint capsule Tension of tibialis posterior, flexor hallucis longus, flexor digitorum longus Contact of talus with calcaneus
Flexion(굽힘)	MTP, PIP, DIP	*MTP*: tension of posterior joint capsule, extensor muscles, and collateral ligaments *PIP*: soft tissue apposition, tension of collateral ligaments and posterior joint capsule *DIP*: tension in collateral and oblique retinacular ligaments and posterior joint capsule
Extension(폄)	MTP, PIP, DIP	*MTP*: tension of plantar joint capsule, plantar ligaments, and flexor muscles *PIP*: tension in plantar joint capsule *DIP*: ligaments and plantar joint capsule
Abduction(벌림)	MTP	*Ligaments*: collateral ligaments, medial joint capsule Tension of adductor muscles Skin between web spaces
Adduction(모음)	MTP	Apposition of toes

DIP, 먼쪽발가락뼈사이관절(둘째부터 다섯째발가락); *MTP*, 발허리발가락관절; *PIP*, 몸쪽발가락뼈사이관절.
Clarkson HM: *Musculoskeletal Assessment, Joint Range of Motion and Manual of Muscle Strength*, 2nd ed. Baltimore, Lippincott Williams & Wilkins, 2000을 참고로 변형함.

표 5.18 JOINTS OF FOOT(발의 관절)

관절	관절면	관절주머니	인대	혈액공급	신경분포
Subtalar (talocalcaneal) *Type*: Plane synovial *Movements*: Inversion and eversion of foot	Inferior surface of body of talus articulates with superior surface of calcaneus	관절모서리에 부착	Medial, lateral, and posterior talocalcaneal ligaments and interosseous talocalcaneal ligament	Posterior tibial and fibular arteries	*Plantar aspect*: medial or lateral plantar nerve *Dorsal aspect*: deep fibular nerve
Talocalcaneonavicular *Type*: Synovial joint; talonavicular part is ball-and-socket type *Movements*: Gliding and rotatory	Head of talus articulates with calcaneus and navicular bones	불완전하게 관절을 둘러쌈	Plantar calcaneonavicular(spring) ligament가 talus의 head를 지지	Dorsalis pedis artery의 가지인 lateral tarsal artery를 통하여 tibial artery	
Calcaneocuboid *Type*: Plane synovial *Movements*: Inversion and eversion of foot; circumduction	Anterior end of calcaneus articulates with posterior surface of cuboid	관절을 둘러쌈	Dorsal and plantar calcaneocuboid and long plantar ligaments		
Cuneonavicular joint *Type*: Plane synovial *Movements*: Little	Anterior end of navicular articulates with bases of cuneiform bones	공통의 관절주머니가 관절을 둘러쌈	Dorsal and plantar cuneonavicular ligaments		
Tarsometatarsal *Type*: Plane synovial *Movements*: Gliding or sliding	Anterior ends of tarsal bones articulate with bases of metatarsal bones	독립적인 관절주머니가 각각의 관절을 둘러쌈	Dorsal, plantar, and interosseous tarsometatarsal ligaments		Deep fibular; medial and lateral plantar nerves; sural nerve
Intermetatarsal *Type*: Plane synovial *Movements*: Little	Bases of metatarsal bones articulate with each other	각각의 관절주머니가 관절을 둘러쌈	Dorsal, plantar, and interosseous tarsometatarsal ligaments	Lateral metatarsal artery, (a branch of dorsalis pedis artery of foot)	Digital nerves
Metatarsophalangeal *Type*: Condyloid synovial *Movements*: Flexion, extension, and some abduction, adduction, and circumduction	Heads of metatarsal bones articulate with bases of proximal phalanges		Collateral and plantar ligaments		
Interphalangeal *Type*: Hinge synovial *Movements*: Flexion and extension	Head of one phalanx articulates with base of one distal to it		Collateral and plantar ligaments	발바닥동맥활의 발가락가지	

Arches of Foot(발의 활)

발은, 접촉하는 각 지면에 부합하도록 형태를 변형할 수 있는 유연성을 갖고, 이로 인해 충격을 흡수할 수 있도록, 여러 개의 뼈가 인대에 의하여 서로 연결되어 있다. 게다가, tarsal bone과 metatarsal bone은, 유연한 인대를 통해 지탱되고 또한 통제되는 longitudinal arch와 transverse arch를 이루며 배열되어서, 발에 체중을 지탱하는 힘과 탄력성을 더해주고 있다(그림 5.60). 발의arch는 발에 가해지는 체중을 분산하여 충격흡수장치로 작용할 뿐만 아니라, 걷고, 뛰고, 점프할 때에 이를 추진하는 도약판의 역할도 한다. Arch의 탄력성으로 인하여 발은 표면 윤곽의 변화에 적응할 수 있다. 체중은 tibia를 거쳐 talus로 전달된다. 이어 뒤쪽으로는 calcaneus로, 그리고 앞쪽으로는 "ball of foot"(1st metatarsal의 sesamoid와 2nd metatarsal head)으로 전달되며, 균형유지와 안정성을 위하여 3rd metatarsal head에서 5th metatarsal head를 향하여 가쪽으로 체중/압력이 분산된다(그림 5.60A). 이러한 체중을 지탱하는 지점들 사이에 상대적으로 탄력성이 있는 발의 arch가 놓이게 되며, 이들은 서 있는 동안에는 체중에 의해 약간 편평해지지만 무게가 제거되면 curvature가 정상적으로 회복된다(recoil).

Longitudinal arch of foot(세로발바닥활)은 안쪽과 가쪽부분으로 이루어져 있다(그림 5.60B). 양쪽 부분은 기능적으로 하나의 단위로 작용하여, transverse arch와 함께 체중을 모든 방향으로 분산시킨다. **Medial longitudinal arch**(세로발바닥활안쪽부분)은 lateral longitudinal arch(세로발바닥활가쪽부분)에 비하여 높이가 더 높고, 더 중요하다. Medial longitudinal arch는 calcaneus, talus, navicular 및 3개의 cuneiform, 그리고 2개의 metatarsal로 구성된다. *Talar head*가 *medial longitudinal arch*의 핵심구조이다. Tibilais anterior와 tibialis posterior는 이 들의 인대부착지점을 통해 medial longitudimnal arch가 지탱되도록 보조하는 역할을 한다(그림 5.60C). 가쪽에서 안쪽을 향해 지나는 fibularis longus tendon도 medial longitudinal arch를 지지하는 작용을 돕는다. **Lateral longitudinal arch**는 medial longitudinal arch보다 훨씬 더 납작하여 서 있을 때 땅에 닿는다. Lateral longitudinal arch는 calcaneus, cuboid 및 가쪽에 있는 2개의 metatarsal로 구성된다.

Transverse arch of foot(가로발바닥활)은 옆방향으로 지난다. 이는 cuboid, cuneiform 및 metatarsal의 바닥으로 이루어진다. Longitudinal arch의 안쪽 및 가쪽부분은 transverse arch의 기둥역할을 한다. 발바닥을 비스듬하게 가로지르는 fibularis longus tendon과 tibialis posterior는 transverse arch의 curvature가 유지되도록 돕는다.

이와 같이 뼈로 이루어진 발의 arch가 완전한 형태를 유지하는 것은 수동적인 요소와 역동적인 지지구조에 의하여 가능하다(그림 5.60C). 수동적인 요소로는 결합된 뼈의 형태와 그 외 4층으로 구성된 섬유조직: 즉, plantar aponeurosis, long plantar ligament, plantar calcaneocuboid(short plantar) ligament 및 calcaneonavicular(spring) ligament 등이 해당된다. 역동적인 지지작용은 발의 intrinsic muscle에 의한 활발한(reflexive) bracing action(고정작용)과 발까지 뻗는 긴 인대와 근육(longitudinal arch에 작용하는 flexor hallucis longus와 flexor digitorum longus, 그리고 transverse arch에 작용하는 fibularis longus와 tibialis anterior)의 활동적인 긴장성 수축에 의해 이루어진다. 이 요소들 중 plantar ligament와 plantar aponeurosis가 가장 강한 압력을 받고 있으며, arch의 구조를 유지하는 데 있어 가장 중요하다.

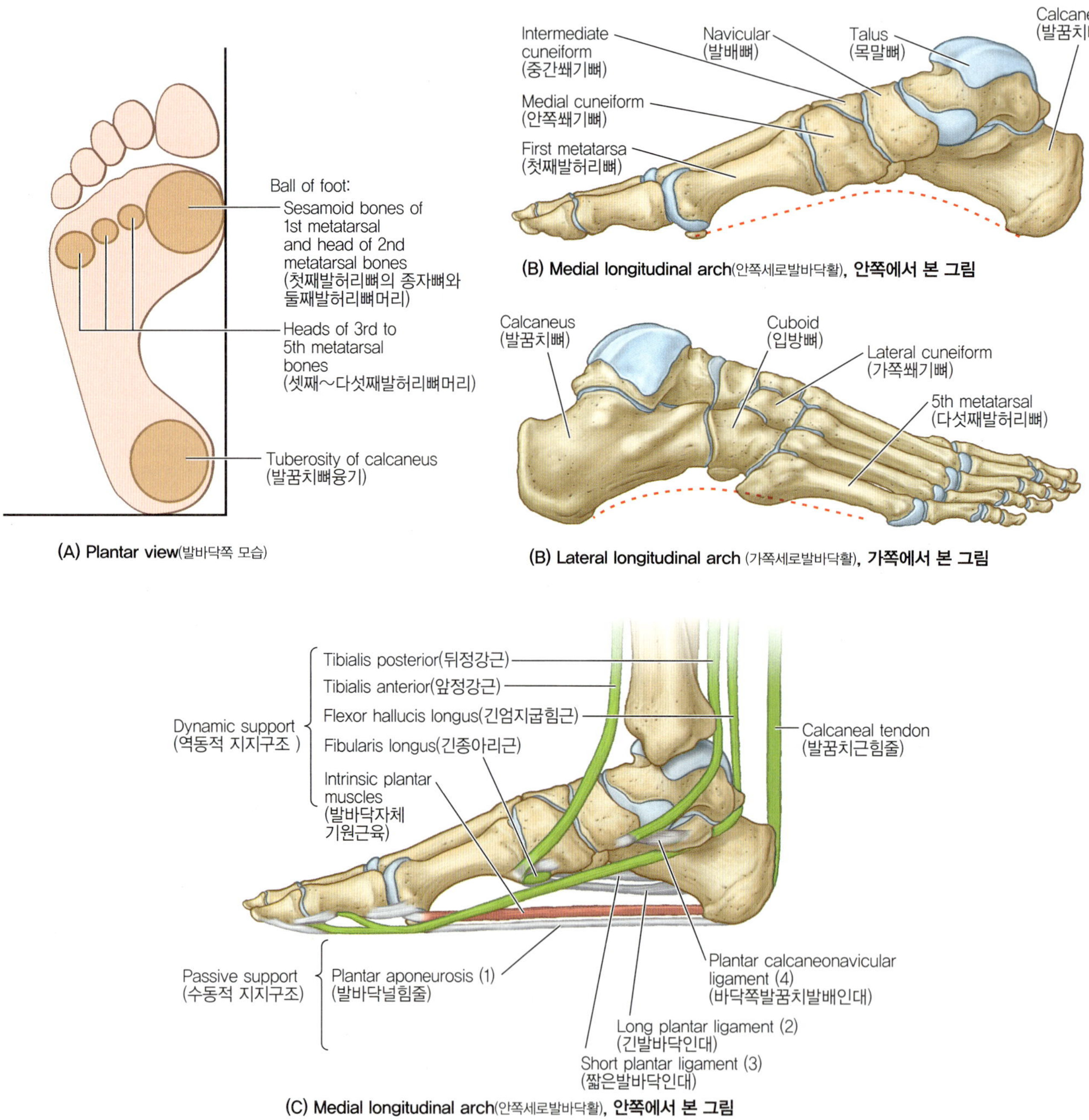

그림 5.60. 발의 arch(활). **A.** 발에서 체중이 가해지는 부위. **B.** Medial longitudinal arch(안쪽세로발바닥활)와 lateral longitudinal arch(가쪽세로발바닥활). **C.** 발에 작용하는 수동적 및 역동적인 지지구조. 수동적인 지지구조는 4층(1~4)으로 이루어져 있다.

임상해부학

Hallux Valgus(엄지발가락가쪽휨증)

Hallux valgus는 퇴행성관절질환으로 인하여 발생하는 발의 변형으로, 엄지발가락이 가쪽으로 치우치는 특징을 보인다. 일부 사람들에서는 이러한 치우침이 매우 심해서 엄지발가락이 둘째발가락과 겹쳐지기도 한다. 이런 사람들은 1st metatarsal head 밑의 sesamoid가 정상 위치로부터 이동하여 1st metatarsal head와 2nd metatarsal head 사이의 공간에 위치하기 때문에, 엄지발가락을 둘째발가락으로부터 멀어지도록 벌리는 움직임이 불가능하다. 게다가 신발에 대한 압력과 마찰로 인하여 subcutaneous bursa가 생길 수 있다. 이 bursa가 두꺼워지고(흔히 염증과 통증이 있음), 이와 함께/또는 1st metatarsal head의 reactive hyperostosis(반응성 뼈과다증)로 인하여, bunion(엄지건막류)이라고 불리는 융기가 생긴다(그림 B5.18).

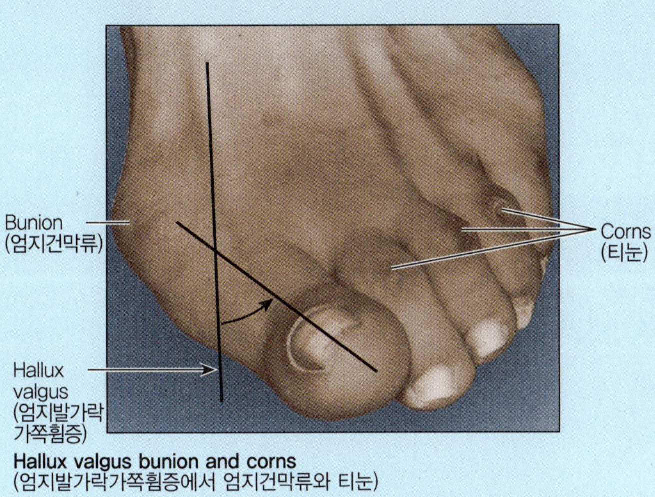

그림 B5.18. Hallux valgus(엄지발가락가쪽휨증), bunion(엄지건막류) 및 corn(티눈).

Pes Planus(편평발)

후천적으로 생기는 flatfeet("fallen arches", 편평발)은 trauma, 노화로 인한 degeneration, 또는 denervation으로 인한 tibialis posterior의 기능이상에 따라 이차적으로 발생하는 것으로 보인다. 정상적인 수동적 및 역동적 지지구조가 소실되면 plantar calcaneonavicular ligament는 talar head를 지지할 수 없게 된다. 이로 인하여 talar head가 아래안쪽으로 이동하며 튀어나오게 된다. 그 결과 발앞부분이 가쪽으로 치우쳐지면서 medial longitudinal arch가 조금 납작해진다(그림 B5.19). Flatfeet은 노인에서 흔히 발생하는데, 특히 오래 서 있는 일에 익숙지 않거나 급속히 체중이 늘어난 경우에 arch를 유지하는 근육에 대한 압력이 증가하고 인대가 과도하게 긴장하여 발생한다.

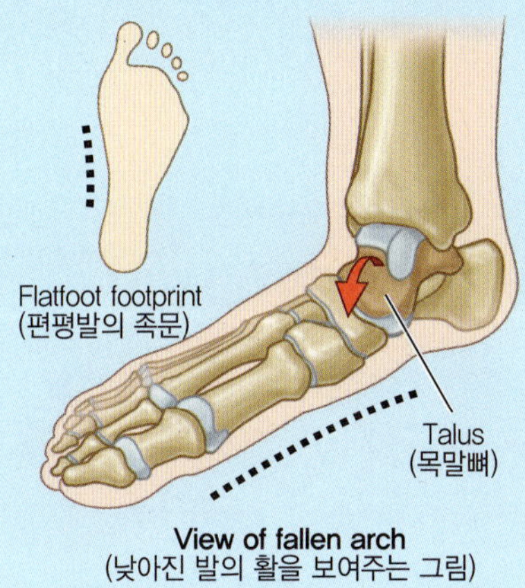

그림 B5.19. Pes planus (flatfeet)(편평발).

의학영상

Lower Limb(다리)

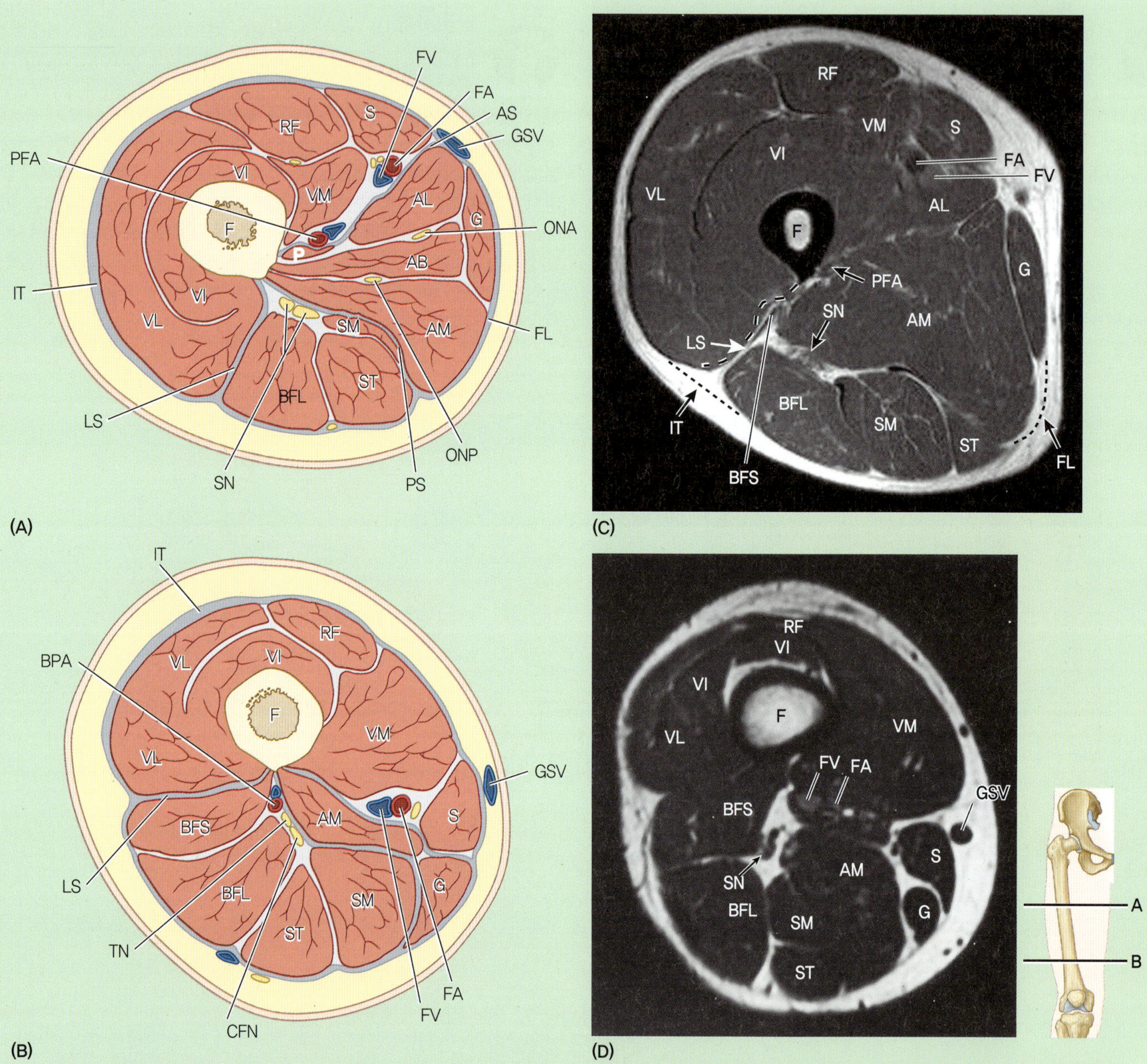

Key					
AB	Adductor brevis	FA	Femoral artery	PS	Posteromedial intermuscular septum
AL	Adductor longus	FL	Fascia lata	RF	Rectus femoris
AM	Adductor magnus	FV	Femoral vein	S	Sartorius
AS	Anteromedial intermuscular septum	G	Gracilis	SM	Semimembranosus
BFL	Long head of biceps femoris	GSV	Great saphenous vein	SN	Sciatic nerve
BFS	Short head of biceps femoris	IT	Iliotibial tract	ST	Semitendinosus
BPA	Branch of profunda femoris artery	LS	Lateral intermuscular septum	TN	Tibial nerve
CFN	Common fibular nerve	ONA	Anterior branch of obturator nerve	VI	Vastus intermedius
F	Femur	ONP	Posterior branch of obturator nerve	VL	Vastus lateralis
		PFA	Profunda femoris artery	VM	Vastus medialis

그림 5.61. 넓적다리의 가로단면과 MRI 스캔.

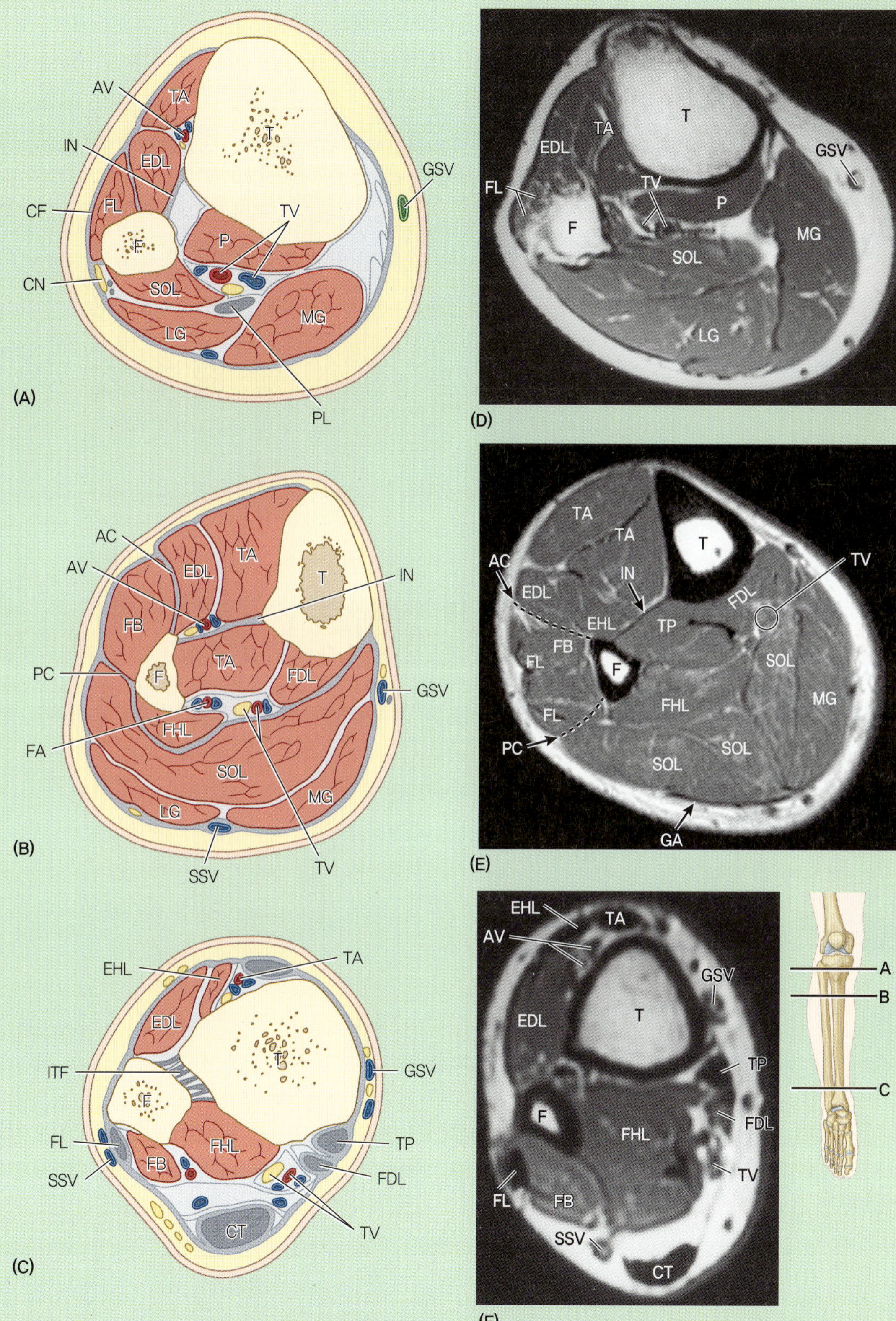

Key

AC	Anterior inter–muscular septum
AV	Anterior tibial vessels and deep fibular nerve
CF	Crural fascia
CN	Common fibular nerve
CT	Calcaneal tendon
EDL	Extensor digitorum longus
EHL	Extensor hallucis longus
F	Fibula
FA	Fibular artery
FB	Fibularis brevis
FDL	Flexor digitorum longus
FHL	Flexor hallucis longus
FL	Fibularis longus
GA	Gastrocnemius aponeurosis
GSV	Great saphenous vein
IN	Interosseous membrane
ITF	Inferior tibiofibular joint
LG	Lateral head of gastrocnemius
MG	Medial head of gastrocnemius
P	Popliteus
PC	Posterior inter-muscular septum
PL	Plantaris
SOL	Soleus
SSV	Small saphenous vein
T	Tibia
TA	Tibialis anterior
TP	Tibialis posterior
TV	Tibial nerve and posterior tibial vessels

그림 5.62. 종아리의 가로단면(A~C)과 MRI 스캔(자기공명영상, D~F).

CHAPTER

6 팔(UPPER LIMB)

김이석 번역

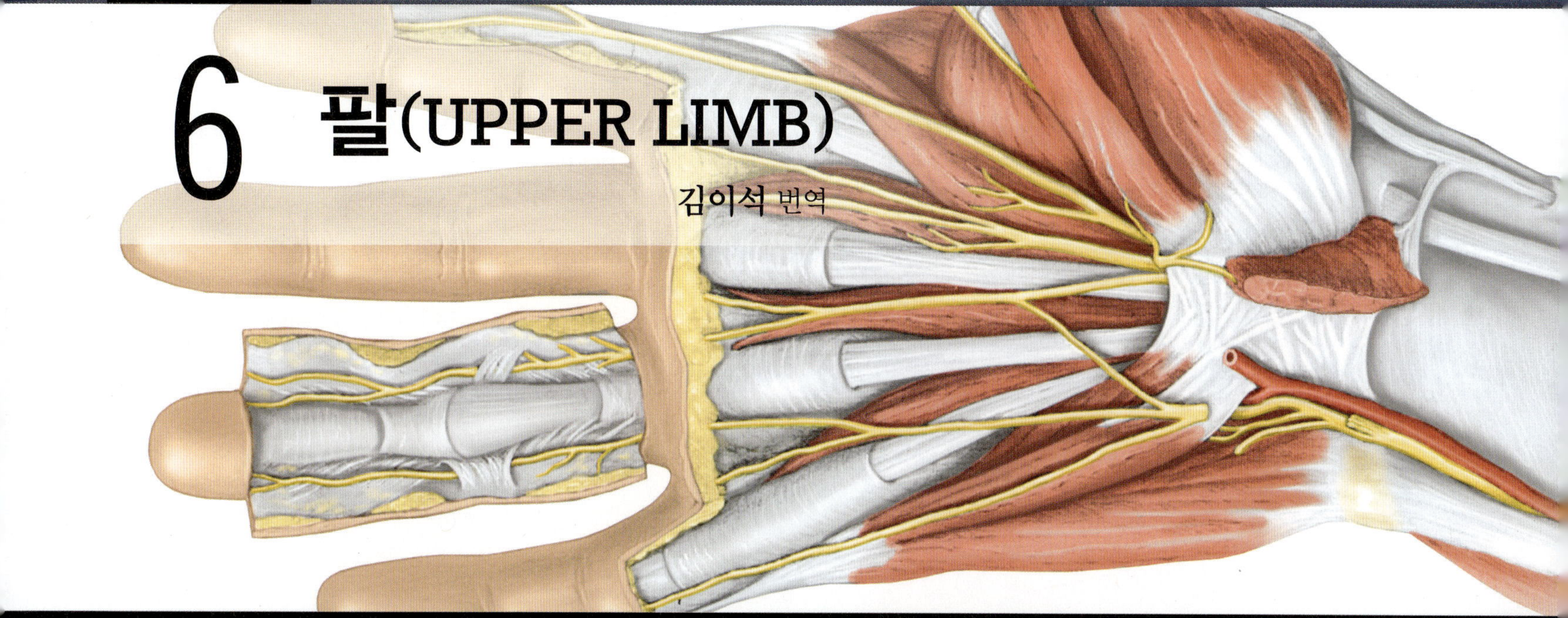

임상해부학 아이콘

구조 변이
생애 단계별 변화
외상
진단
수술
병리

팔은 다리와 달리 운동성이 뛰어나고, 뭔가를 움켜잡거나 타격할 수 있으며, 정밀한 동작을 수행할 수 있는 구조이다. 특히 손에서 그 능력이 뚜렷이 나타난다. 세밀한 손동작이 가능할 수 있는 것은 scapulothoracic joint(어깨가슴관절), glenohumeral joint(어깨관절), elbow joint(팔꿉관절), radio-ulnar joint(노자관절), wrist joint(손목관절) 등의 도움을 받아 손을 정밀하게 움직일 수 있기 때문이다. 팔은 아래와 같이 4개의 part(부분)로 나눌 수 있으며, 각 part는 더 작은 단위의 region(부위)으로 구분된다(그림 6.1, 6.2).

- **Shoulder**(어깨): 어깨는 deltoid region(어깨세모근부위), pectoral region(큰가슴근부위), scapular region(어깨뼈부위), lateral cervical region(가쪽목부위)의 가쪽부분을 포함한다. **Pectoral (shoulder) girdle**(팔이음뼈)은 scapula(어깨뼈)와 clavicle(빗장뼈)로 이루어진 고리 모양의 구조로서, pelvic girdle의 뒤는 그 어떤 뼈와도 관절을 이루지 않아 불완전한 고리의 모양이지만 앞은 manubrium of sternum(복장뼈자루)과 관절을 이루면서 완전한 고리의 형태를 나타낸다.
- **Arm**(위팔): Shoulder(어깨)와 elbow(팔꿉) 사이에 있으며, 그 속에 humerus(위팔뼈)가 들어 있다. 위팔은 anterior region of arm(위팔앞부위)과 posterior region(위팔뒤부위)으로 나누어진다.
- **Forearm**(아래팔): Elbow와 wrist(손목) 사이에 있으며, ulna(자뼈)와 radius(노뼈)가 들어 있다. 아래팔도 anterior region of forearm(아래팔앞부위)과 posterior region(아래팔뒤부위)로 나눌 수 있다.
- **Hand**(손): Forearm의 distal part(먼쪽부분)로서, 그 속에 carpus(손목뼈), metacarpus(손허리뼈), phalanges(손가락뼈)가 있다. 손은 wrist, palm(손바닥), dorsum of hand(손등), finger(손가락)로 이루어져 있으며, 촉각, 통증, 온도를 느낄 수 있는 감각신경종말이 분포해 있다.

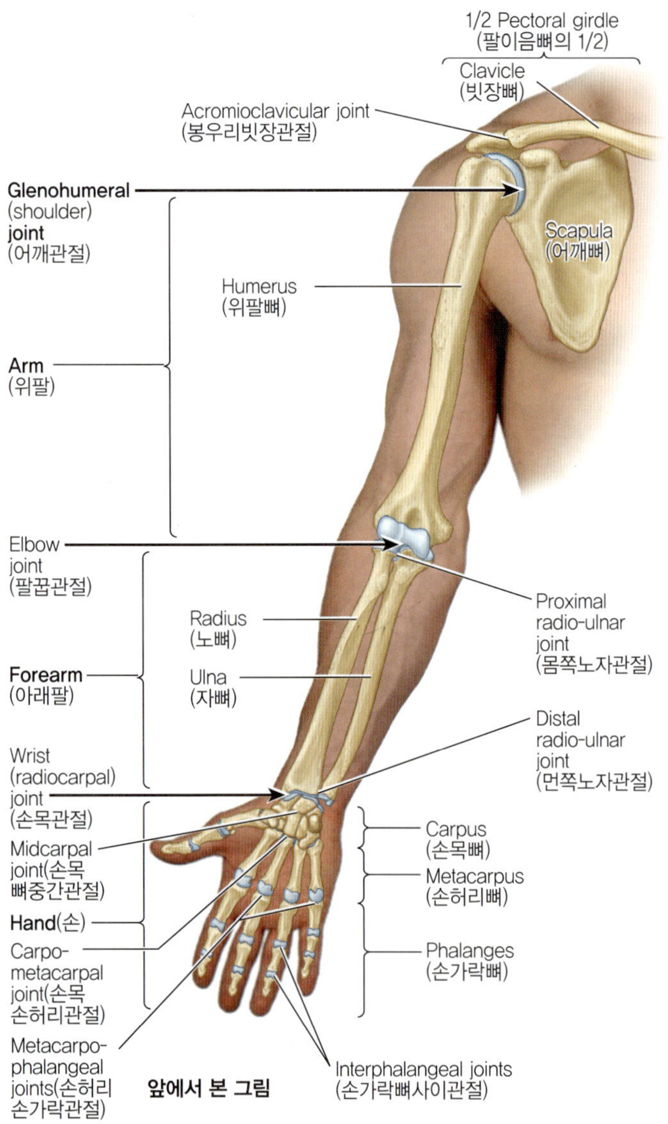

그림 6.1 Upper limb(팔)을 구성하는 part(부분)와 bone(뼈). 팔은 shoulder(어깨), arm(위팔), forearm(아래팔), hand(손)의 네 부분으로 나누어진다.

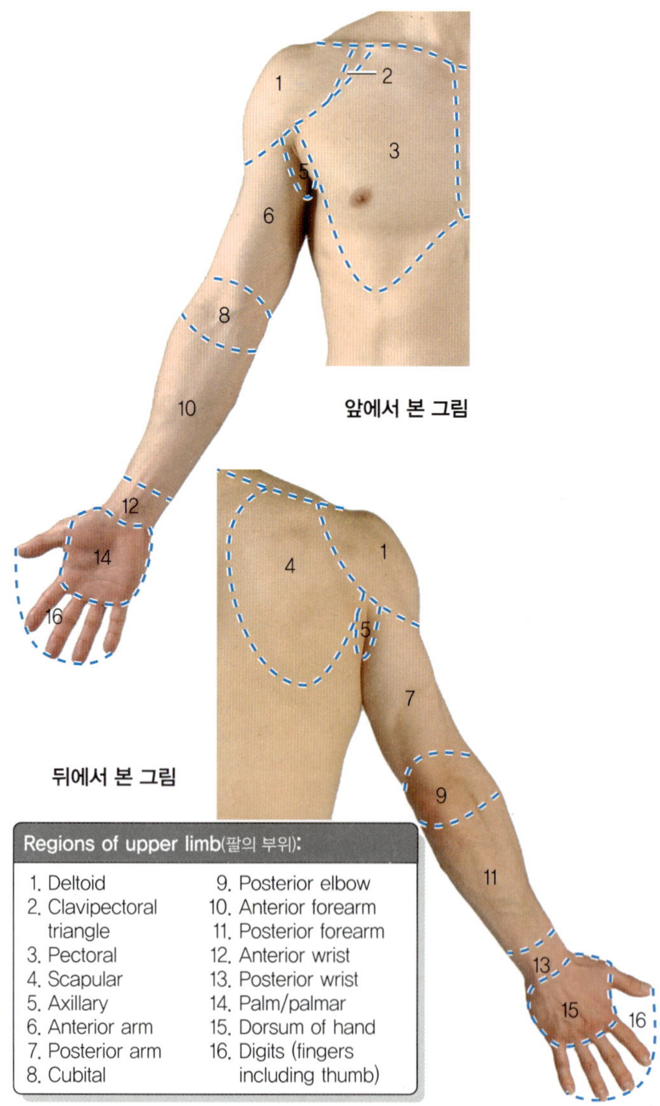

그림 6.2 Upper limb(팔)의 region(부위).

BONES OF UPPER LIMB(팔뼈)

Pectoral girdle(팔이음뼈)과 free limb bones(자유팔뼈)을 모두 합쳐 **superior appendicular skeleton**(팔뼈대)이라고 하며, 운동성이 큰 sternoclavicular joint(복장빗장관절)를 통해 axial skeleton(몸통뼈대)과 관절을 이룬다(그림 6.3). *Axial skeleton*의 rib(갈비뼈), sternum(복장뼈), vertebrae(척추뼈)에서 일어나는 **axio-appendicular muscles**(팔이음근육)이 pectoral girdle을 고정하고 붙잡아주며 움직일 수 있게 한다.

Clavicle(빗장뼈)

Clavicle은 팔을 몸통에 연결해주는 뼈이다. Clavicle의 **sternal end**(복장끝)는 **manubrium of sternum**(복장뼈자루)과 만나 *sterno-clavicular joint*(복장빗장관절)를 형성하고, **acromial end**(봉우리끝)는 *scapula*의 *acromion*(봉우리)과 만나 *acromioclavicular joint*(봉우리빗장관절)를 형성한다(그림 6.3, 6.4). Shaft of clavicle(빗장뼈몸통)의 안쪽 2/3는 앞쪽으로 볼록하고, 납작한 가쪽 1/3은 뒤로 볼록하다. 이러한 굴곡 덕분에 clavicle의 탄력성이 높아지며, 전체적으로 봤을 때 길게 늘인 S자 모양을 하게 된다. Clavicle의 기능은 다음과 같다.

- Scapula(어깨뼈)와 free limb(자유팔)이 매달릴 수 있도록 견고한 버팀목 역할을 하면서 동시에 free limb이 몸통에서 가쪽으로 떨어져 있게 만듦으로써 위팔의 운동범위를 극대화시킨다. Clavicle의 위치를 높게 고정시키면 rib을 들어올리기 수월해져 심호흡을 하는 데 도움을 준다.
- Neck과 arm 사이에 있는 통로인 *cervico-axillary canal*(목겨드랑굴)의 한쪽 경계를 담당하여 팔로 나가는 neurovascular bundle(신경혈관다발)을 보호한다.
- Upper limb으로부터 전달된 충격을 흡수한다.

Long bone(긴뼈)으로 분류되는 clavicle은 뼈 속에 medullary cavity(골수공간)가 존재하지 않는다. 얇은 compact bone(치밀뼈) 속에 spongy bone(해면뼈)만 채워져 있을 뿐이다.

Scapula(어깨뼈)

Scapula는 세모꼴의 flat bone(납작뼈)으로서, 가슴의 뒤가쪽면에 위치하며 둘째~일곱째 rib(갈비뼈)에 놓여 있다(그림 6.3, 6.4). Scapula의 볼록한 **posterior surface**(등면)은 **spine of scapula**(어깨뼈가시)를 기준으로 위쪽의 좁은 **supraspinous fossa**(가시위오목)와 아래쪽의 넓은 **infraspinous fossa**(가시아래오목)로 나뉜다. 오목한 **costal surface**(갈비면)는 넓은 **subscapular fossa**(어깨뼈밑오목)를 형성한다. 세모꼴의 **body of scapula**(어깨뼈몸통)는 spine of scapula가 있는 곳을 빼고는 대부분 투명할 정도로 얇다.

Scapula에는 **medial border**(안쪽모서리), **lateral border**(가쪽모서리), **superior border**(위모서리)가 있으며, **superior angle**(위각)과 **inferior angle**(아래각)이 있다. Lateral border 및 glenoid cavity(접시오목)가 있는 **head of scapula**(어깨뼈머리)가 가장 두꺼운 부분이다. **Neck of scapula**(어깨뼈목)는 head of scapula의 바로 안쪽에 위치한다(그림 6.4B). Superior border의 안쪽 2/3와 가쪽 1/3 사이에 **suprascapular notch**(어깨뼈패임)가 있다.

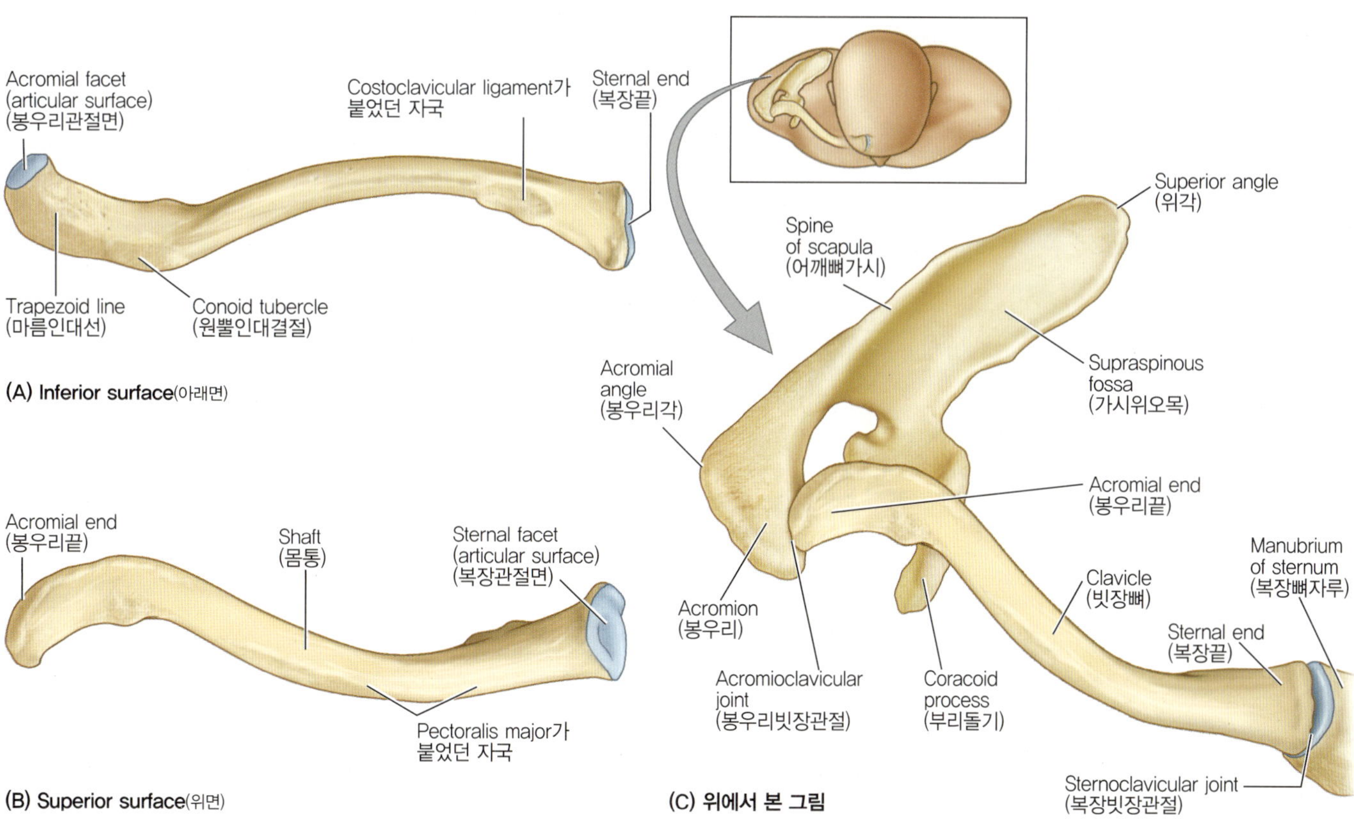

그림 6.3 Clavicle(빗장뼈). A. Inferior surface. B. Superior surface. C. Clavicle의 articulation(관절).

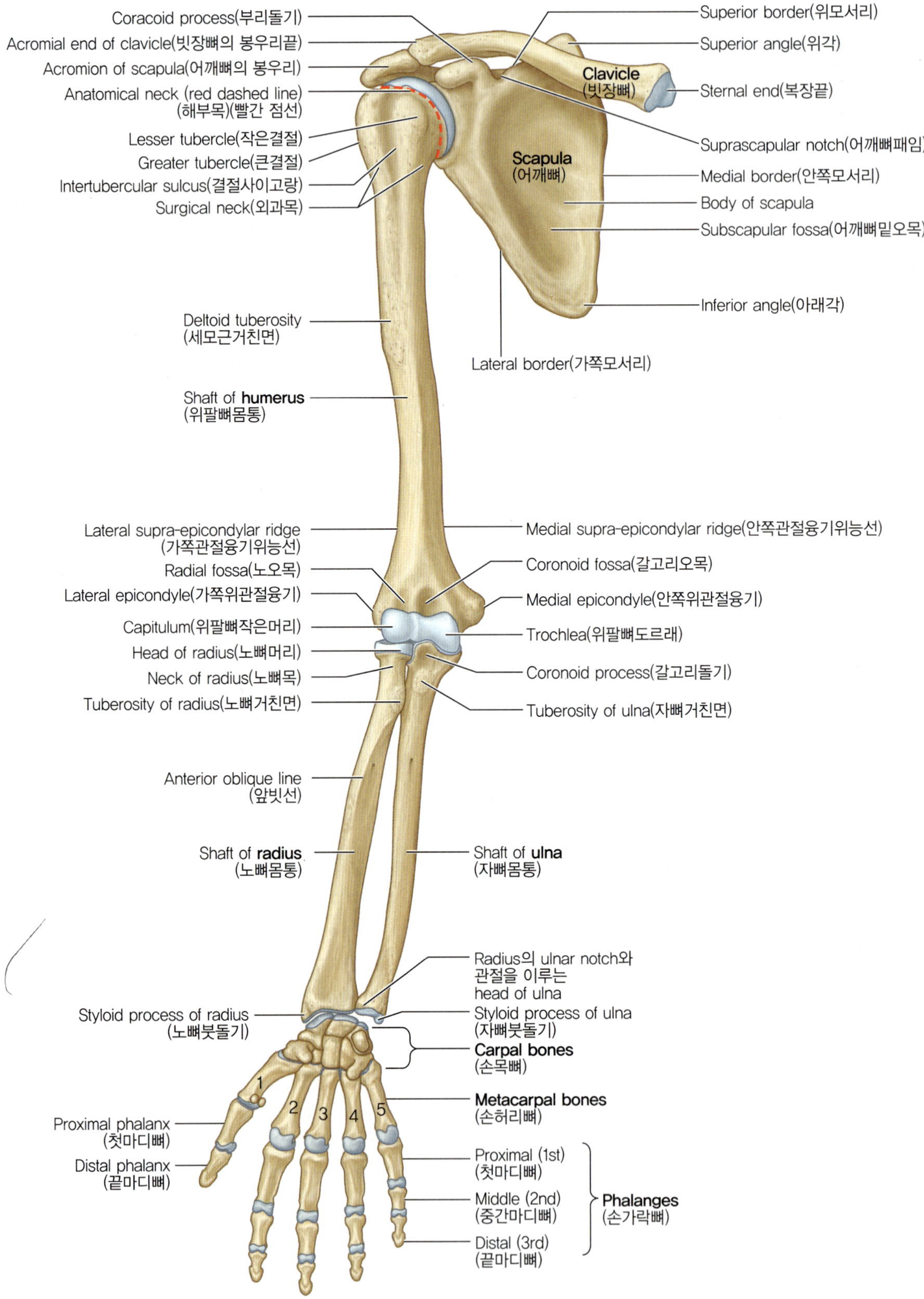

(A) 앞에서 본 그림

그림 6.4. A. Bones of upper limb(팔뼈). (계속)

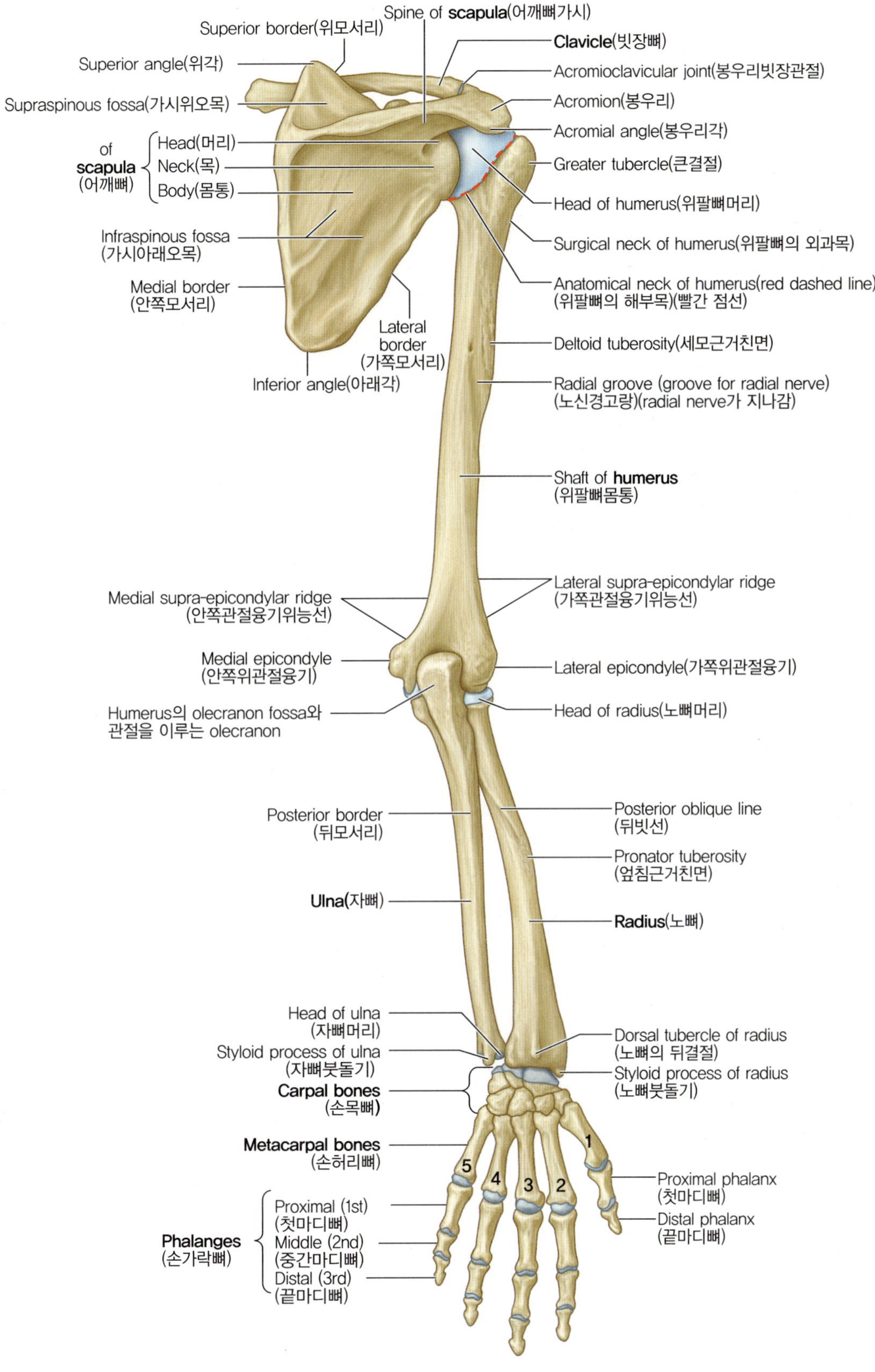

(B) 뒤에서 본 그림

그림 6.4. (계속) B. Bones of upper limb(팔뼈).

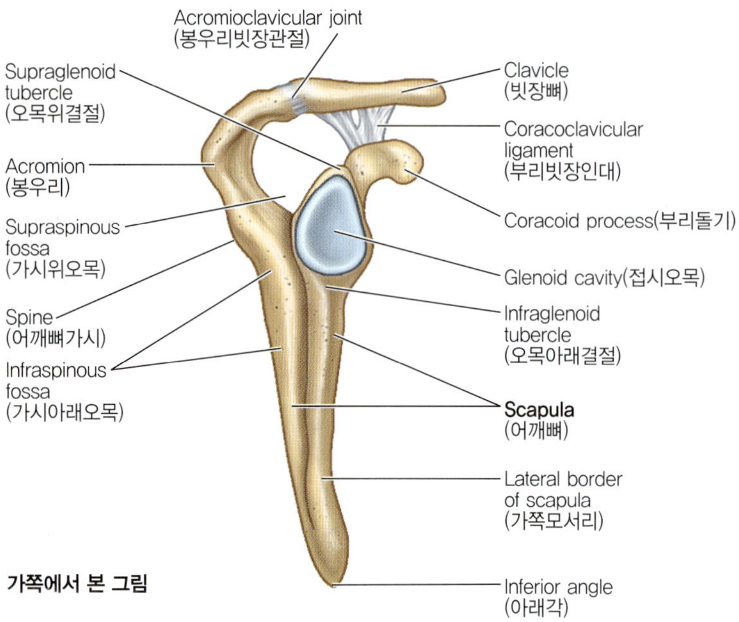

그림 6.5. 오른쪽 scapula(어깨뼈).

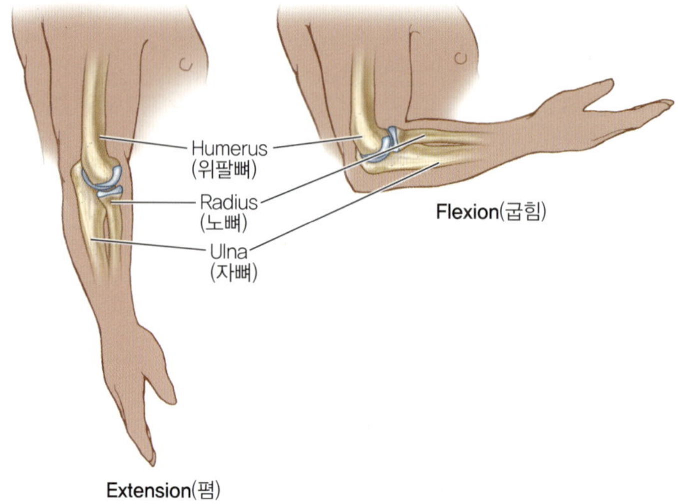

그림 6.6. 오른쪽 elbow joint(팔꿉관절)를 펴고 굽힐 때의 뼈 모습.

Spine of scapula는 가쪽으로 뻗으면서 확장된 형태의 **acromion**(봉우리)을 형성한다. Acromion과 clavicle이 만나 관절을 이루는 것을 피부 밑에서 만져볼 수 있다(그림 6.3C).

위가쪽에 있는 head of scapula의 가쪽면에 **glenoid cavity**가 있으며, head of humerus(위팔뼈머리)와 만나 glenohumeral joint(어깨관절)을 형성한다(그림 6.5). Glenoid cavity는 얕고 오목한 타원 모양으로 앞가쪽 및 약간 위를 향하고 있으며 절구공이에 해당되는 head of humerus보다 매우 작다. 새 부리 모양인 coracoid process(부리돌기)는 glenoid cavity의 위에서 앞가쪽으로 돌출되어 있다.

Humerus(위팔뼈)

가장 큰 팔뼈인 **humerus**는 scapula(어깨뼈)와 만나 glenohumeral joint(어깨관절)를 형성하고, radius(노뼈) 및 ulna(자뼈)와 만나 elbow joint(팔꿉관절)를 형성한다(그림 6.4). 몸쪽에 위치한 공 모양의 **head of humerus**(위팔뼈머리)는 scapula의 glenoid cavity와 관절을 이룬다. Humerus의 몸쪽끝에 있는 **intertubercular groove**(결절사이고랑)는 **greater tubercle**(큰결절)과 **lesser tubercle**(작은결절) 사이를 가로지른다. Humeral head의 바로 아래에는 **anatomical neck**(해부목)이 있어서 head와 tubercles 사이의 경계가 된다. Tubercles의 아래에 잘록한 **surgical neck**(외과목)이 있다.

Shaft of humerus(위팔뼈몸통)에는 두 개의 뚜렷한 표지점이 있는데, 가쪽에 있는 **deltoid tuberosity**(세모근거친면)와 뒤쪽에 있는 **radial groove**(노신경고랑)이다. Radial groove는 radial nerve(노신경)와 deep brachial artery(깊은위팔동맥)가 지나는 곳이다. Humeral shaft는 아래로 갈수록 넓어지면서 날카로운 medial **supra-epicondylar ridge**(안쪽관절융기위능선)와 lateral supra-epicondylar ridge(가쪽관절융기위능선)을 형성하며, 이 능선은 각각 **medial epicondyle**(안쪽위관절융기)과 **lateral epicondyle**(가쪽위관절융기)로 이어진다.

Humerus의 아래 끝부분은 trochlea(위팔뼈도르래), capitulum(위팔뼈작은머리), olecranon fossa(팔꿈치오목), coronoid fossa(갈고리오목), radial fossa(노오목)가 모여서 **condyle of humerus**(위팔뼈관절융기)를 형성한다. Condyle of humerus에는 두 개의 관절면이 있는데, 하나는 head of radius(노뼈머리)와 관절하는 가쪽의 **capitulum**이고, 다른 하나는 ulna의 trochlear notch(도르래패임)와 관절하는 안쪽의 **trochlea**이다. Trochlea의 위앞에는 팔꿉관절을 완전히 굽혔을 때 ulna의 coronoid process(갈고리돌기)가 자리하는 **coronoid fossa**가 있다(그림 6.4A, 6.6). 뒤에는 팔꿉관절을 폈을 때 olecranon(팔꿈치머리)과 맞닿는 **olecranon fossa**(팔꿈치오목)가 있다. Capitulum의 위앞에는 팔꿉관절을 완전히 굽혔을 때 head of ulna(노뼈머리)의 모서리가 자리하는 얕은 **radial fossa**가 있다.

Ulna and Radius(자뼈와 노뼈)

Ulna는 아래팔뼈 중에서 안쪽에 있고 길이가 더 긴 뼈이다(그림 6.4). Ulna의 몸쪽 끝에는 두 개의 돌기가 있는데, 하나는 뒤에 있는 **olecranon**(팔꿈치머리)이고 다른 하나는 앞에 있는 **coronoid process**(갈고리돌기)이며, 두 돌기가 만나 **trochlear notch**(도르래패임)의 벽을 형성한다. Trochlear notch는 trochlea(위팔뼈도르래)와 관절을 이룬다. Coronoid process의 아래에는 **tuberosity of ulna**(자뼈거친면)가 있고, 가쪽면에는 head of radius(노뼈머리)와 관절을 이루는 매끈하고 둥글게 패인 **radial notch**(노패임)가 있다(그림 6.7A). Radial notch의 먼쪽에는 **supinator crest**(뒤침근능선)가 있고, 이것과 coronoid process의 아래부분 사이에 **supinator fossa**(뒤침근오목)가 있다. **Shaft of ulna**(자뼈몸통)는 위부분이 굵지만 아래로 내려오면서 점차 가늘어진다. Ulna의 먼쪽 끝은 좁아져서 둥근 **head of ulna**(자뼈머리)를 형성하며, head of ulna에는 작은 원뿔 모양의 **ulnar styloid process**(붓돌기)가 붙어 있다(그림 6.4). Ulna는 carpal bones(손목뼈)과 관절을 이루지 않고 섬유연골인 articular disc(관절원반)에 의해서 carpal bones과 떨어져 있다.

Radius는 아래팔뼈 중에서 가쪽에 있고 길이가 더 짧은 뼈이

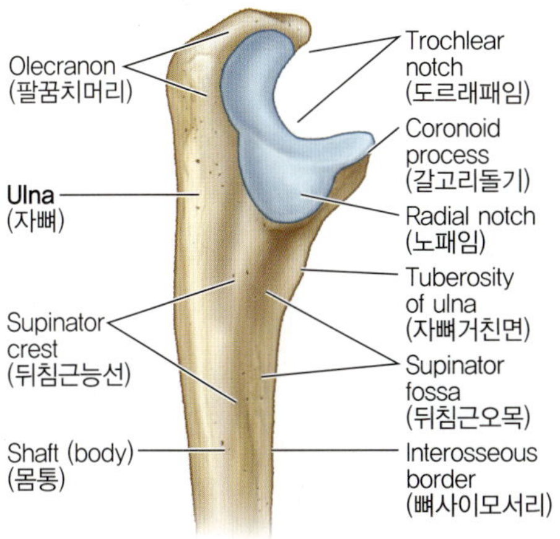

(A) 가쪽에서 본 그림, proximal end of ulna(자뼈의 몸쪽끝)

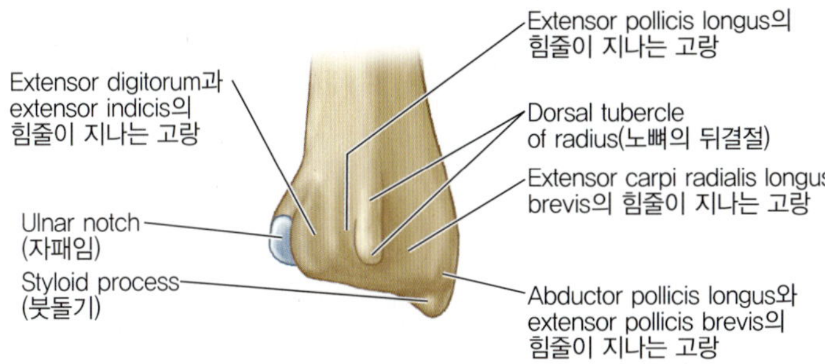

(B) 뒤에서 본 그림, distal end of radius(노뼈의 먼쪽끝)

그림 6.7. Ulna(자뼈)**와 radius**(노뼈). **A.** Ulna의 몸쪽부분. **B.** Radius의 먼쪽 끝부분.

다. Radius의 몸쪽 끝에는 원기둥 모양의 head of radius(노뼈머리)와 짧은 neck of radius(노뼈목), 그리고 안쪽면에서 돌출된 **radial tuberosity**(노뼈거친면)가 있다(그림 6.4A). **Head of radius**의 매끄러운 위면은 오목하게 패여서 humerus의 capitulum(위팔뼈작은머리)과 관절을 이룬다. Head of radius는 안쪽에서 ulna의 radial notch(노패임)와도 관절을 이룬다(그림 6.7A). **Neck of radius**(노뼈목)는 head와 radial tuberosity 사이의 좁은 부분이다. Radial tuberosity는 shaft of radius(노뼈몸통)와 몸쪽 끝부분 사이의 경계가 된다. **Shaft of radius**는 가쪽으로 볼록하게 휘어 있으며 아래로 갈수록 점차 굵어진다. 먼쪽 끝부분의 안쪽면에는 ulnar head(자뼈머리)와 관절을 이루는 오목한 **ulnar notch**(자패임)가 있다(그림 6.7B). 먼쪽 끝부분의 가쪽면은 **radial styloid process**(붓돌기)가 형성되어 있다. Radial styloid process는 자뼈의 ulnar styloid process(붓돌기)보다 크고 더 아래로 뻗어 있다. 이러한 구조 차이는 아래팔뼈가 골절되는 등의 임상 상황에서 매우 중요한 의미를 나타낸다(그림 B6.3). **Radius의 dorsal tubercle**(뒤결절)은 아래팔근육의 힘줄이 지나는 얕은 두 고랑 사이에 위치하며, 엄지손가락으로 가는 긴 extensor tendon(폄근힘줄)의 도르래 역할을 한다.

Bones of Hand(손뼈)

Wrist 또는 **carpus**(손목)는 네 개씩의 뼈가 proximal row(몸쪽줄)와 distal row(먼쪽줄)에 배열된 형태로서, 모두 8개의 **carpal bone**(손목뼈)으로 이루어져 있다(그림 6.8, 6.9). 이 작은 뼈들은 손목의 유연성 제공하는 역할을 한다. 배열된 손목뼈의 전체 모습을 보면 앞은 오목하고 뒤로는 볼록하다. Proximal row와 distal row 사이는 gliding movement(미끄럼운동)가 일어나기 때문에 손목의 운동성을 키울 수 있다. 이웃한 각각의 손목뼈 사이에도 미끄럼운동이 일어난다. Proximal row의 몸쪽면은 radius(노뼈)**의** 아래 끝부분 및 wrist join의 articular disc(관절원반)와 관절을 이룬다. Proximal row의 먼쪽면은 distal row와 관절을 이룬다.

가쪽에서 안쪽의 순서에 따라 proximal row에 배열된 carpal bone은 다음과 같다.

- **Scaphoid**(손배뼈): boat(배) 모양의 뼈로서 **scaphoid tubercle**(손배뼈결절)이 돌출되어 있다.
- **Lunate**(반달뼈): 반달 모양의 뼈로서 앞이 뒤보다 넓다.

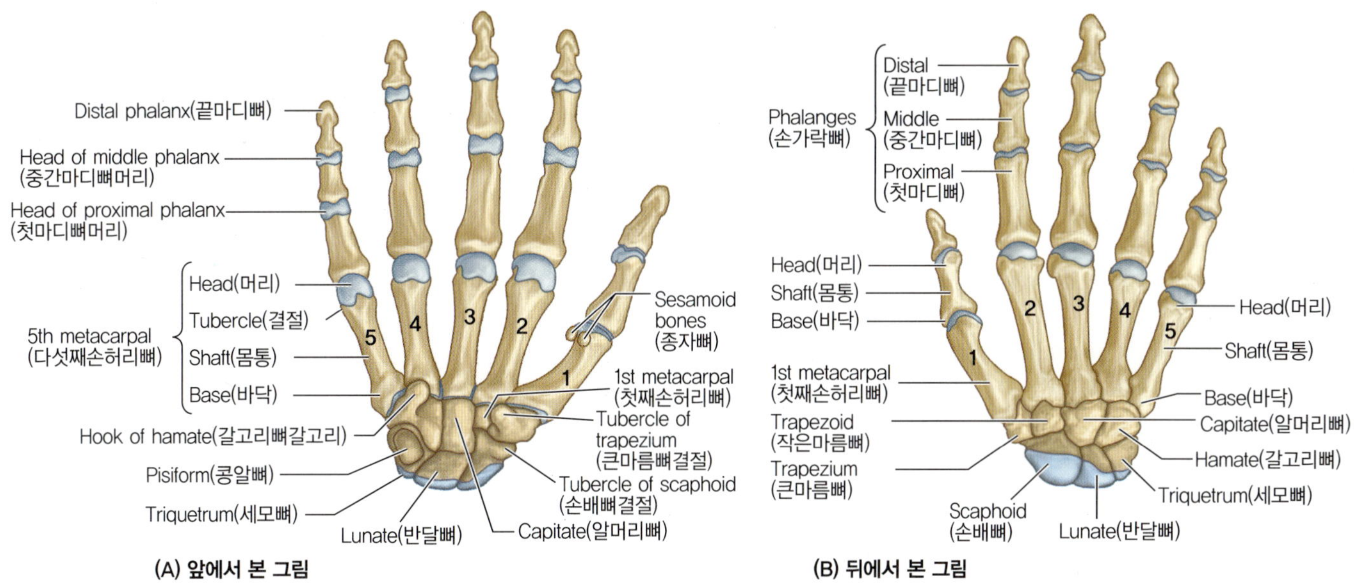

그림 6.8. Bones of hand(손뼈).

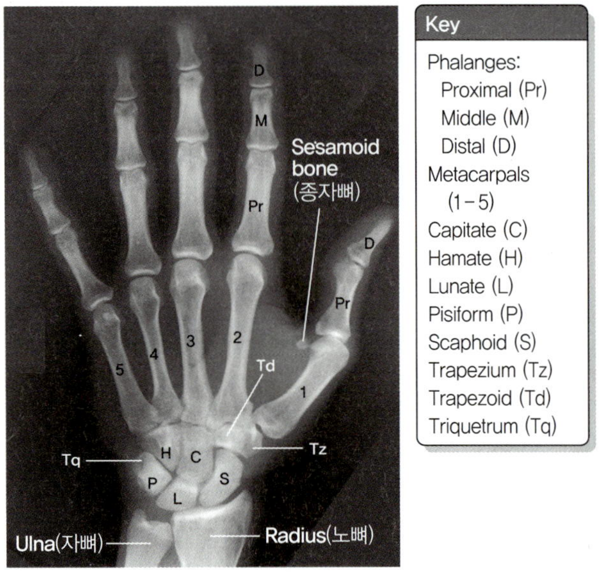

앞뒤영상

그림 6.9. 오른쪽 scapula(어깨뼈).

- **Triquetrum**(세모뼈): 손목의 안쪽에 있는 피라미드 모양의 뼈이다.
- **Pisiform**(콩알뼈): 콩알 모양의 작은 뼈로서 세모뼈의 손바닥면에 놓여 있다.

Distal row의 몸쪽면은 proximal row와 관절을 이루며, 그 먼쪽면은 metacarpals(손허리뼈)과 관절을 이룬다. Distal row를 구성하는 뼈는 가쪽에서 안쪽의 순서에 따라 다음과 같이 배열되어 있다.

- **Trapezium**(큰마름뼈): 손목의 가쪽에 있는 면이 네 개인 뼈이다.
- **Trapezoid**(작은마름뼈): 쐐기 모양의 뼈이다.
- **Capitate**(알머리뼈): 머리 모양의 뼈로서 손목뼈 중에서 가장 크다.
- **Hamate**(갈고리뼈): 쐐기 모양의 뼈로서 **hook of hamate**(갈고리뼈 갈고리)가 앞쪽으로 돌출되어 있다.

Metacarpus(손허리)는 손바닥을 형성하는 뼈대로 이루어져 있으며 손목과 손가락 사이에 위치한다(그림 6.9). 모두 다섯 개의 **metacarpal bone**(손허리뼈)으로 이루어져 있다. 각각의 손허리뼈는 base(바닥), shaft(몸통), head(머리)로 구성되어 있다. **Metacarpals의 몸쪽에 있는 base**는 carpal bones와 관절을 이루며, **먼쪽에 있는 head**는 손가락의 첫마디뼈와 관절을 이루어 knuckle(주먹결절)을 형성한다. Metacarpal bones 중에서 thumb(엄지손가락) 쪽에 있는 first metacarpal bone이 가장 굵고 짧다.

Thumb의 경우에만 두 개인 **proximal phalanx**(첫마디뼈)와 **distal phalanx**(끝마디뼈)로 이루어져 있고, 나머지 손가락은 모두 세 개의 **proximal phalanx**, **middle phalanx**(중간마디뼈), **distal phalanx**로 이루어져 있다. 각 phalanges마다 몸쪽의 **base**(마디뼈바닥), 중간의 **shaft**(마디뼈몸통), 먼쪽의 **head**(마디뼈머리)로 구성되어 있다. Distal phalanx는 납작하게 확장되면서 nail bed(손톱바닥) 밑에 위치하게 된다.

임상해부학

Fracture of Clavicle(빗장뼈골절)

Clavicle은 손을 짚고 넘어졌을 때 그 충격이 forearm과 arm을 지나 clavicle에까지 전달되는 경우 골절되기 쉽다. 그 밖에 넘어질 때 어깨에 직접 충격이 가해져서 골절이 일어나기도 한다. Clavicle 중에서 가장 약한 부분은 중간 1/3과 가쪽 1/3의 경계 부분이다. Clavicle이 골절된 뒤에는 그 안쪽 조각이 sternocleidomastoid muscle(목빗근)의 작용 때문에 위로 당겨져 올라간다(그림 B6.1).

팔의 무게 때문에 trapezius muscle(등세모근)이 부러진 빗장뼈의 가쪽 조각을 고정시키지 못하면서 어깨가 아래로 처지게 된다. Clavicle의 가쪽 조각이 아래로 처질 뿐만 아니라 pectoralis major muscle(큰가슴근)과 같은 위팔의 adductor muscle(모음근육)에 의해서 안쪽으로 잡아당겨지기도 한다. 부러진 clavicle의 두 조각이 서로 중첩되기 때문에 전체 clavicle의 길이는 짧아진다.

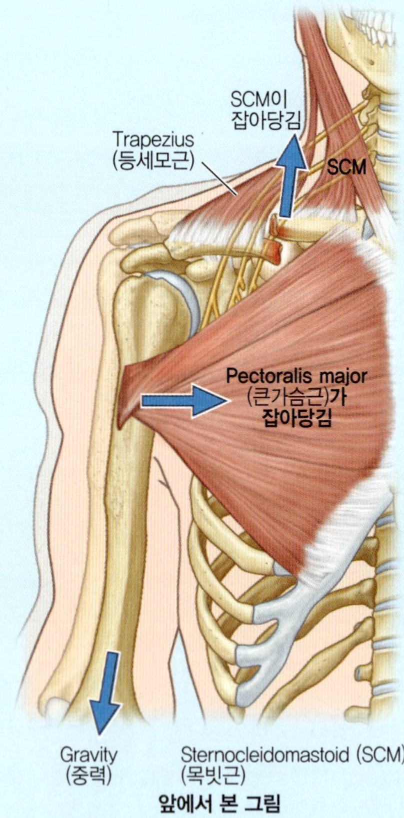

앞에서 본 그림

그림 B6.1. Clavicle(빗장뼈)의 fracture(골절).

Ossification of Clavicle(빗장뼈뼈되기)

Clavicle은 우리 몸에서 가장 먼저 형성되는 long bone(긴뼈)이며, *intramembranous ossification*(막뼈되기)을 통해 만들어진다. 발생 5~6주에 안쪽부분과 가쪽부분에 생긴 primary ocssification center(일차뼈되기중심)가 서로 만나면서 shaft of clavicle(빗장뼈몸통)을 형성한다. Clavicle의 양쪽 끝부분은 *endochondral ossification*(연골뼈되기)을 통해 만들어지며, 다른 long bone과 마찬가지로 growth plate(성장판)를 형성한다.

Secondary ocssification center(이차뼈되기중심)는 18~25세 사이에 sternal end(복장끝)에서 나타나 커다란 epiphysis(뼈끝)를 형성하는 데 기여하며, epiphysis가 완전히 닫히는 나이는 25~31세이다. Long bone 중에서 epiphysis가 가장 늦게 닫히는 곳이기도 하다. Acromial end(봉우리끝)에 작은 크기의 epiphysis가 있는 경우도 있으며 이러한 경우 골절에 의한 것으로 판단하기 쉽다.

한편, ossification center가 서로 융합되지 못해 clavicle의 가쪽 1/3과 안쪽 1/3 사이에 뼈가 없는 경우도 있다. 이러한 경우 출산 과정에서 생긴 골절로 오인하기 쉬우므로 진단에 유의해야 한다. 대개 좌우 clavicle에 모두 나타나므로 발생의 문제로 인한 bony defect가 의심된다면 방사선사진을 찍어서 확인해야 한다.

Fracture of Scapula(어깨뼈골절)

Scapula는 대개 교통사고와 같은 심한 외상이 있을 때 골절된다. Rib의 골절이 동반되는 경우가 많다. Scapula의 앞뒤로 근육이 덮여 있기 때문에 대부분의 경우 치료가 거의 필요 없다. 골절이 되면 피부밑으로 acromion(봉우리)이 튀어나오는 경우가 많다.

Fracture of Humerus(위팔뼈골절)

Osteoporosis(뼈엉성증)를 앓고 있는 노인에서 *humerus*의 *surgical neck*(외과목)이 골절되기 쉽다(그림 B6.2A). 가볍게 손을 짚는 행위를 통해서도 충격이 아래팔을 지나 위팔로 전달되어 골절이 일어날 수 있다. *Shaft of humerus*에 생긴 *transverse fracture*(가로골절)는 위팔에 직접 충격이 가해졌을 때 발생한다. Supra-epicondylar ridge(관절융기위능선) 근처에 발생한 골절을 *supra-epicondylar fracture*라고 한다. 몇몇 신경들이 위팔뼈에 가깝게 지나기 때문에 골절된 부위에 해당하는 신경이 손상을 입을 수도 있다. Surgical neck, radial groove(노신경고랑), distal humerus, medial epicondyle(안쪽위관절융기)은 각각 axillary nerve(겨드랑신경), radial nerve(노신경), median nerve(정중신경), ulnar nerve(자신경)의 손상을 일으킬 수 있다(그림 B6.2B).

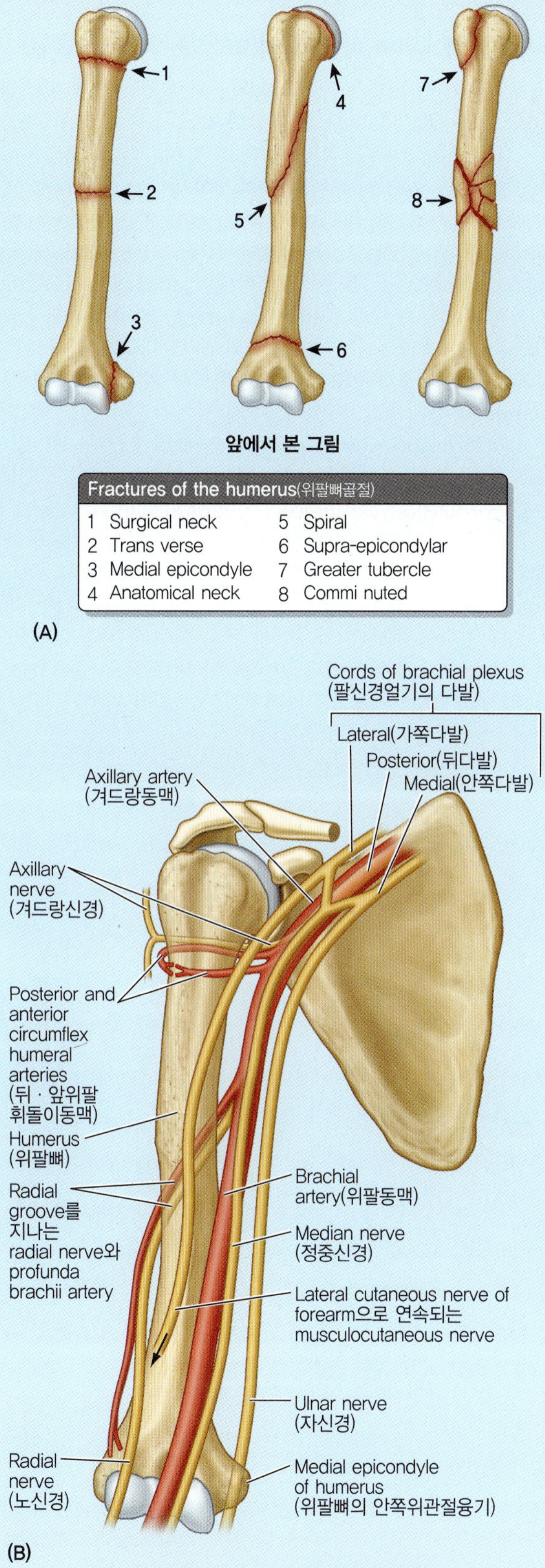

그림 B6.2. Humerus(위팔뼈)의 골절.

(다음 쪽에 계속)

Fracture of Ulna and Radius(자뼈와 노뼈의 골절)

심한 손상을 당하면 ulna와 radius가 동시에 골절될 수 있다. 대개 가운데 1/3 부분이 직접 충격에 의하여 transverse fracture(가로골절)의 형태로 일어난다. Ulna와 radius의 shaft는 interosseous membrane(아래팔뼈사이막)에 의해서 연결되어 있기 때문에 어느 한 쪽이 골절되면 가장 가까운 곳의 관절에서 dislocation(탈구)이 일어나는 경향이 있다. **50세 이상의 노인에서는 radius의 먼쪽 끝이 골절되는 경우가 많다.** Radius의 먼쪽 2 cm 부분이 완전히 골절되는 것을 **Colles fracture**(콜리스골절)라고 하며, 아래팔뼈의 골절 중에서 가장 흔한 경우에 해당한다(그림 B6.3). 이때 골절된 radius의 먼쪽 조각은 등쪽으로 전위되어 여러 조각으로 부서지는 **comminuted** 상태가 되기 쉽다. 대개 넘어지면서 손을 뻗는 경우에 손이 강제로 dorsiflexion(손등굽힘)되면서 발생한다. Ulnar styloid process(붓돌기)가 **avulsed** 되면서 떨어져 나가는 경우도 있다. 정상 상태에서는 radial styloid process가 ulnar styloid process보다 더 아래로 돌출되어 있지만 Colles fracture가 일어나면 radius가 짧아지기 때문에 두 styloid process의 위치가 역전된다. 이 상태를 *dinner fork deformity* 또는 *silver fork deformity*(삼지창변형)라고 부르는데, 그 이유는 손목의 바로 위에서 아래팔이 뒤로 꺾이고 손은 이완되면서 오목한 자세를 취하기 때문이다. 아래팔이 뒤로 꺾이는 이유는 골절된 radius의 먼쪽 조각이 뒤로 전위되면서 비스듬히 기울기 때문이다.

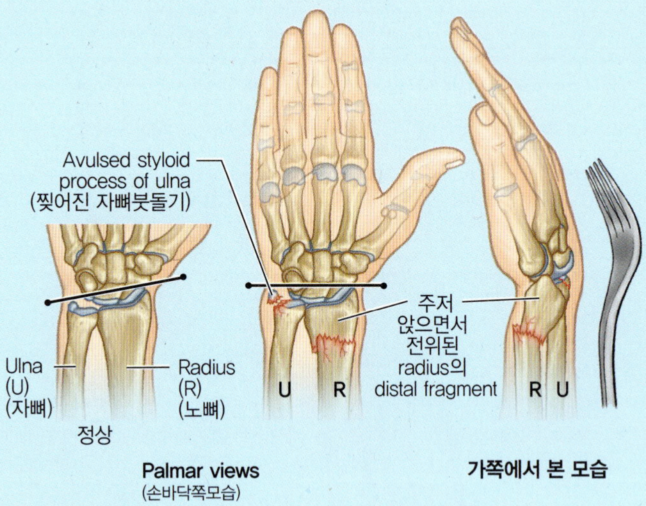

그림 B6.3. Colles fracture(콜리스골절).

Fracture of Hand(손뼈골절)

Scaphoid(손배뼈)의 골절은 손을 abduction(벌림)한 상태에서 손바닥을 짚고 넘어질 때 발생한다(그림 B6.4). 골절은 scaphoid 중에서 가장 좁은 부분에 일어난다. 통증은 특히 dorsiflexion(손등굽힘)하거나 손을 벌릴 때 손목의 가쪽에서 발생한다. 손상 직후에 방사선사진을 촬영하면 골절이 확인되지 않는 경우가 많다. 하지만 10~14일 뒤에 다시 촬영하면 골절이 확인되는데, 그 이유는 그 동안 뼈가 resorption(흡수)되었기 때문이다. Scaphoid 중에서 몸쪽부분은 혈액 공급이 적기 때문에 골절 부위의 뼈가 다시 붙으려면 몇 달이 걸릴 수도 있다. **골절된 *scaphoid*의 몸쪽 조각에 *avascular necrosis*(무혈관괴사)가 일어나면서 손목의 *degenerative joint disease*(퇴행관절질환)가 생길 수 있다.**

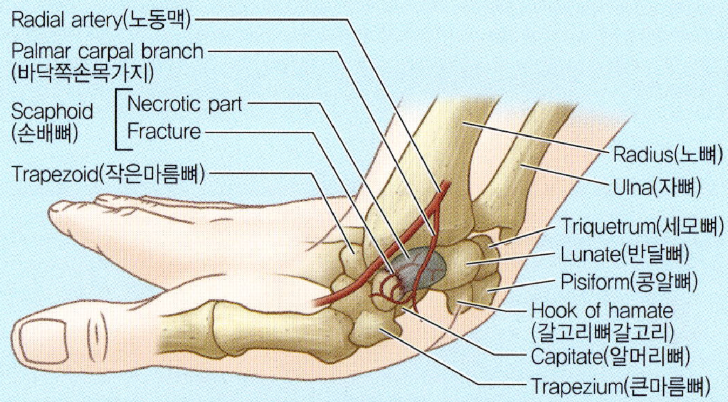

그림 B6.4. Scaphoid(손배뼈)의 골절.

Hamate(갈고리뼈)에 **골절**이 생기면 붙어 있던 근육들이 골절 조각들을 잡아당겨서 nonunion(불유합)이 발생할 수 있다. Ulnar nerve(자신경)가 hook of hamate(갈고리뼈갈고리)에 가깝게 지나가기 때문에 골절이 발생하면 이 신경이 함께 손상되며 그로 인해 손을 꽉 쥐는 힘이 떨어지게 된다. Ulnar artery(자동맥)도 hamate가 골절될 때 함께 손상될 수 있다.

손에 심한 *crushing injury*(짓이김손상)가 일어나면 multiple metacarpal fracture(다발손허리뼈골절)가 발생하여 손의 형태가 유지될 수 없게 된다. 자동차문에 손가락이 끼이는 등의 상황으로 인해 손가락의 *distal phalanges*가 손상되는 경우도 흔하다. *Distal phalanges*의 골절은 대개 comminuted fracture(분쇄골절)의 형태이며, 통증을 동반한 hematoma(혈종)이 발생한다. *Proximal*과 *middle phalanges*가 **골절되는 경우**는 대개 crushing injury 또는 hyperextension(젖힘) 때 발생한다.

표면해부학

Upper Limb Bones(팔뼈)

팔뼈는 대부분이 피부에서 쉽게 만져볼 수 있기 때문에 외상이나 기형으로 인한 이상 여부를 판별하기에 용이하다(그림 SA6.1A). Clavicle(빗장뼈)은 피부 바로 밑에 있어서 그 전체 길이를 만져볼 수 있다. Clavicle의 sternal end(복장끝)는 manubrium of sternum(복장뼈자루) 위에 튀어나와 있다. 양쪽 sternal end 사이를 **jugular notch**(목아래패임)라고 한다. Acromial end(봉우리끝)는 보통 scapula(어깨뼈)의 acromion(봉우리)보다 높이 솟아 있으며, 이 상태에서 형성된 **acromioclavicular joint**(봉우리빗장관절)를 만져볼 수 있다. 특히 위팔을 굽혔다 폈다를 반복하면 acromion 가쪽모서리의 약 2~3cm 안쪽에서 acromial end를 쉽게 만져볼 수 있다(그림 SA6.1A).

Scapula의 **coracoid process**(부리돌기)는 clavicle의 가쪽에 있는 deltopectoral triangle(세모가슴근삼각)의 깊은 곳에서 만져볼 수 있다(그림 SA6.1B). **Scapula**의 **acromion**은 쉽게 만져지

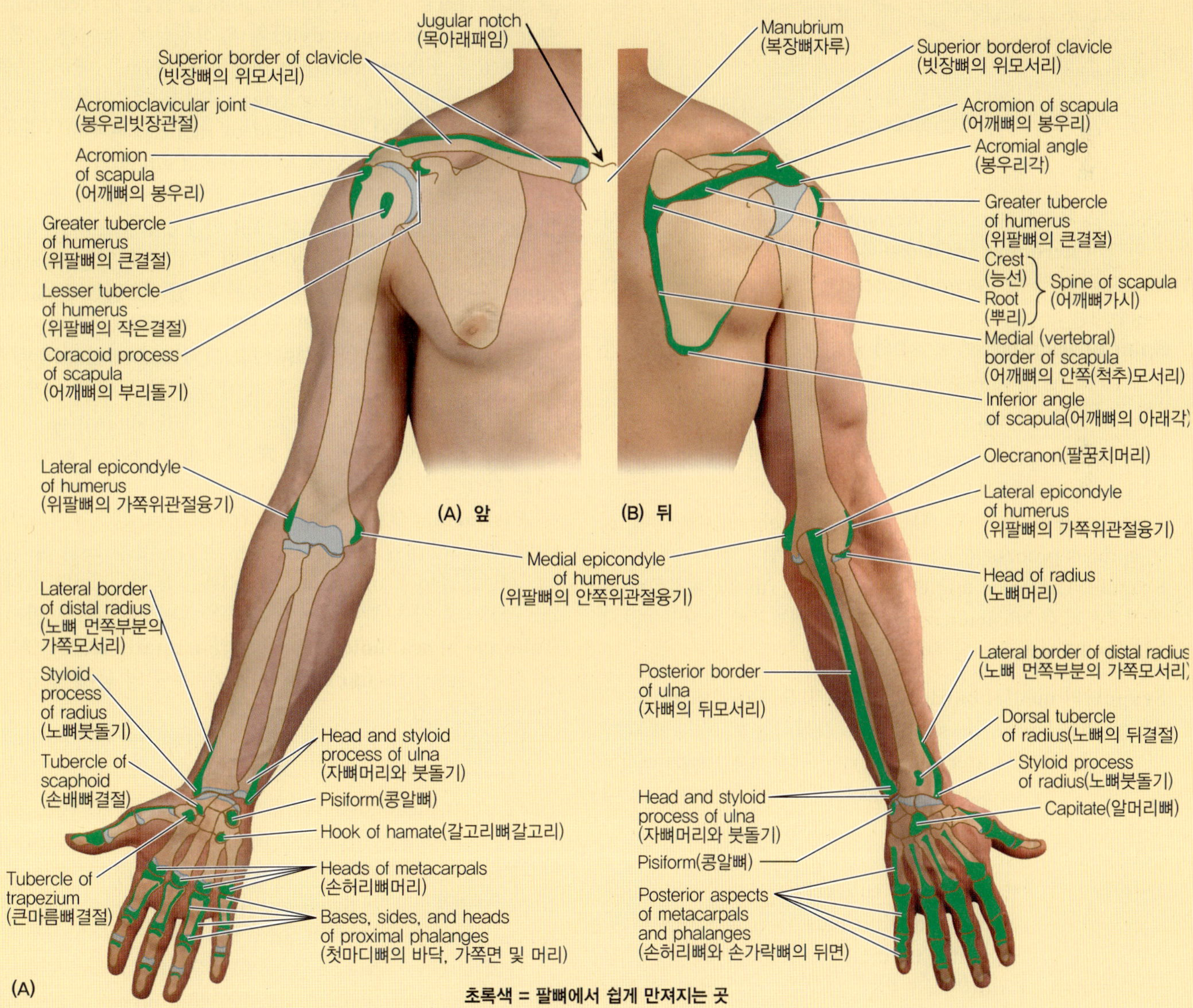

그림 SA6.1A.

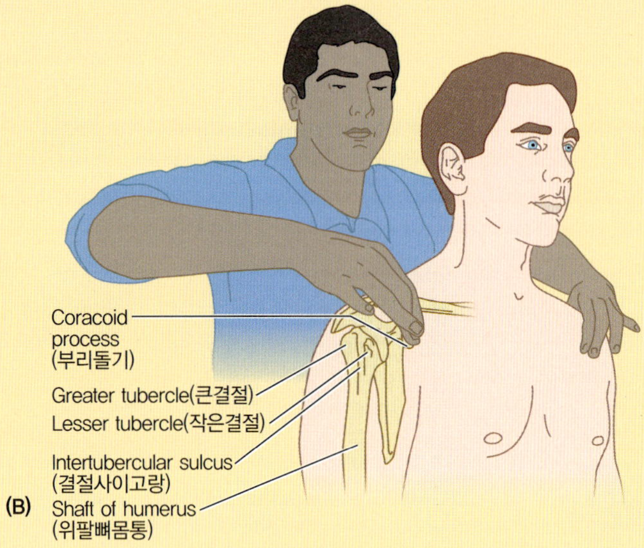

그림 SA6.1B.

며 눈으로도 확인할 수 있다. Acromion의 가쪽모서리와 뒤모서리가 만나서 **acromial angle**(봉우리각)을 형성한다(그림 SA6.1A). Acromion의 아래에서 *deltoid muscle*(어깨세모근)이 어깨의 곡선을 형성한다.

Spine of scapula(어깨뼈가시)**의 능선**을 피부 밑에서 쉽게 만져볼 수 있다. 팔을 해부학자세로 놓았을 때 다음과 같은 특징을 확인할 수 있다.

- Scapula의 superior angle(어깨뼈 위각)은 만져볼 수 없지만 T2 vertebra(둘째등뼈) 높이에 있다.
- Scapular spine의 안쪽 끝부분은 T3 vertebra(셋째등뼈)에 있는 spinous process(가시돌기)의 맞은편에 위치한다.
- Scapula의 inferior angle(아래각)은 7th rib(일곱째갈비뼈)의 아래모서리와 7th intercostal space(일곱째갈비사이공간) 근처에 있는 T7 vertebra(일곱째등뼈) 높이에 있다.

Scapula의 medial border(안쪽모서리)가 3rd~7th rib을 가로지르는 것을 spine of scapula가 시작하는 부분의 아래에서 만져볼 수 있다. **Lateral border**(가쪽모서리)는 teres major muscle(큰원근) 및 teres minor muscle(작은원근)에 덮여 있기 때문에 잘 만져지지 않는다. **Inferior angle of scapula**는 쉽게 만져지며 눈으로 확인할 수도 있다.

Humerus(위팔뼈)**의 greater tubercle**(큰결절)은 acromion의 가쪽모서리 아래에 있는 deltoid muscle의 깊은 곳에서 만져볼 수 있다. 이곳 greater tubercle이 shoulder에서 가장 가쪽에 있는 bony point(뼈표지점)에 해당한다. 위팔을 벌리면 greater tubercle이 acromion 밑으로 들어가기 때문에 더 이상 만질 수 없다. **Humerus의 lesser tubercle**(작은결절)은 coracoid process의 끝부분을 기준으로 약 1 cm 가쪽 아래 지점의 deltoid muscle 깊은 곳에서 어렵게 만져진다. 위팔을 회전하면 lesser tubercle을 좀 더 잘 만져볼 수 있다. Greater tubercle과 lesser tubercle 사이에 있는 **intertubercular groove**(결절사이고랑)는 elbow joint(팔꿉관절)를 굽히고 펴는 동작을 하면서 고랑에 위치한 biceps brachii muscle(위팔두갈래근)의 long head(긴갈래) 힘줄을 따라 위로 더듬어보면 확인 가능하다. Shaft of humerus(위팔뼈몸통)는 주위를 둘러싼 근육들 때문에 만지는 부위에 따라 다르게 느껴진다. Humerus의 **medial epicondyle**(안쪽위관절융기)과 **lateral epicondyle**(가쪽위관절융기)은 각각 elbow의 안쪽면과 가쪽면에서 만져볼 수 있다.

Ulna의 olecranon(팔꿈치머리)과 **posterior border**(뒤모서리)를 쉽게 만져볼 수 있다. Elbow joint를 폈을 때 olecranon의 끝부분이 humeral epicondyles와 일직선상에 놓이는 것을 확인할 수 있다. Elbow joint를 굽히면 olecranon은 대략 이등변 삼각형의 정점이 되고, epicondyles는 밑변의 두 각을 이루는 삼각형 모양을 형성하게 된다. Head of radius(노뼈머리)는 humerus의 lateral epicondyle 먼쪽 및 extended elbow의 뒤가쪽면에 있는 오목한 곳에서 만져볼 수 있고 회전하는 것도 느낄 수 있다. Ulnar styloid process보다 더 크고 약 1 cm 정도 더 먼쪽에 위치한 radial styloid process는 손목의 가쪽면에 있는 **anatomical snuff box**(해부코담배갑)에서 만져볼 수 있다(그림 SA6.4C). Dorsal tubercle(뒤결절)은 radius의 등쪽면 먼쪽 끝부분의 가운데 지점에서 쉽게 만져볼 수 있다(그림 SA6.1C). Head of ulna(자뼈머리)는 둥근 돌기의 형태로 등쪽 손목의 안쪽 피부 밑에서 쉽게 만져볼 수 있으며 눈으로 확인할 수도 있다. 손을 supination(뒤침)했을 때 ulnar head의 먼쪽에 달린 뾰족한 ulnar styloid process를 만져볼 수 있다.

Pisiform(콩알뼈)은 손목의 안쪽모서리 앞면에서 만져지며 손에 힘을 빼면 쉽게 양옆으로 움직이는 것을 느낄 수 있다(그림 SA6.1D). Hook of hamate(갈고리뼈갈고리)는 pisiform의 약 2 cm 먼쪽 및 가쪽에서 손바닥 안쪽을 깊숙이 누르면 만져진다. **Tubercle of scaphoid**(손배뼈결절)와 **trapezium**(큰마름뼈)은 손을 편 상태에서 **thenar eminence**(엄지두덩)의 몸쪽 및 안쪽면에서 만져볼 수 있다.

Extensor digitorum longus(긴손가락폄근)의 힘줄들 밑에 있는 **metacarpals**(손허리뼈)을 손등에서 만져볼 수 있다(그림 SA6.1C). Head of metacarpals(손허리뼈머리)은 knuckle(주먹결절)을 형성하는데, 이 중에서 3rd metacarpal head가 가장 많이 튀어나온다. Phalanges(손가락뼈)의 뒤면도 쉽게 만져진다. Knuckle of finger(손가락결절)는 **proximal phalanges**(첫마디뼈)**와 middle phalanges**(중간마디뼈)**의 head**에 의해 형성된 것이다.

팔의 길이를 재거나 그 중 일부의 길이를 잴 때 주로 acromial angle, lateral epicondyle, radial styloid process, 3rd finger의 끝 등을 계측점으로 사용하며, 팔의 힘을 빼고 손바닥이 앞을 향하게 한 자세에서 측정한다.

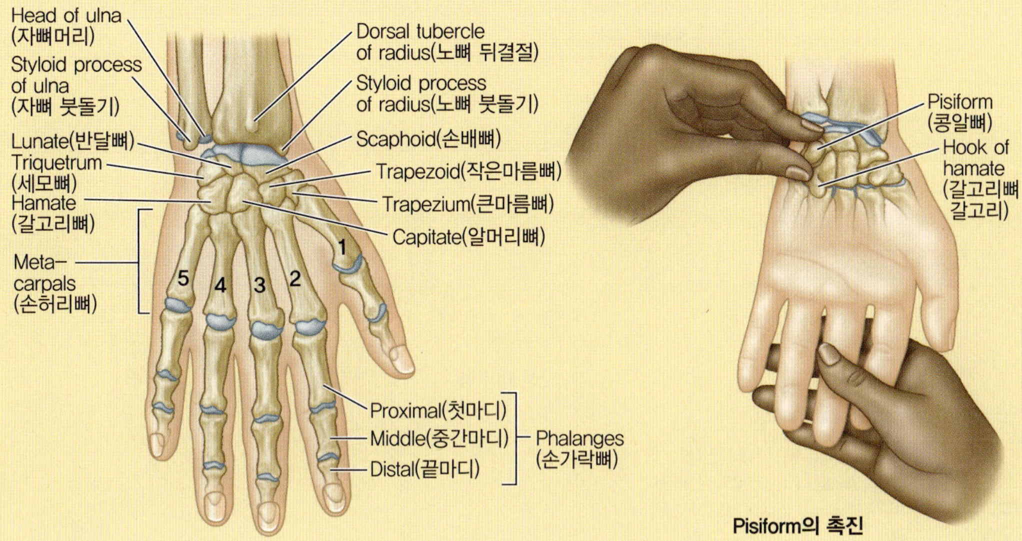

(C) 뒤에서 본 그림

(D) 앞에서 본 그림

그림 SA6.1C와 D.

SUPERFICIAL STRUCTURE OF UPPER LIMB(팔의 얕은구조)

피부 밑에는 지방으로 이루어진 subcutaneous tissue(피부밑조직) 또는 superficial fascia(얕은근막)와 근육을 둘러싸는 deep fascia(깊은근막)가 있다. 피부와 뼈 사이에 근육이나 힘줄 같은 구조가 없으면 deep fascia는 보통 뼈에 붙는다.

Fascia of Upper Limb(팔근막)

Pectoral fascia(큰가슴근막)는 pectoralis major(큰가슴근)를 둘러싸는 근막이며, 아래에 있는 anterior abdominal wall(앞배벽)의 근막으로 이어진다. Pectoralis major의 가쪽모서리를 지나면 pectoral fascia는 axilla(겨드랑)의 바닥을 형성하는 **axillary fascia**(겨드랑근막)로 연속된다(그림 6.10A,B). Pectoral fascia와 pectoralis major의 깊은 곳에는 또 다른 근막인 clavipectoral fascia(빗장가슴근막)가 있다. Clavipectoral fascia는 clavicle에서 내려와 subclavius(빗장밑근)를 둘러싼 다음 더 내려가 pectoralis minor(작은가슴근)를 둘러싸고 이어서 axillary fascia와 연결되는 근막이다. Clavipectoral fascia 중에서 subclavius와 pectoralis minor 사이의 근막을 **costocoracoid membrane**(갈비부리막)이라고 하며, pectoralis major를 지배하는 lateral pectoral nerve(가쪽가슴근신경)가 이 막을 뚫고 지나간다. Pectoralis minor 아래에 있는 근막을 **suspensory ligament of axilla**(겨드랑걸이인대)라고 한다(그림 6.10A). Suspensory ligament는 axillary fascia와 피부를 잡아당겨서 위팔을 벌릴 때 **axillary fossa**(겨드랑오목)가 형성될 수 있게 만든다.

Scapula를 덮고 shoulder에 부피감을 주는 scapulohumeral muscles(어깨위팔근육)도 deep fascia로 둘러싸여 있다. **Deltoid fascia**(어깨세모근막)는 deltoid muscle(어깨세모근)을 둘러싸며, 앞에서는 pectoral fascia와 연결되고 뒤에서는 infraspinous fascia(가시아래근막)과 연결된다(그림 6.10A,B). Scapula의 앞과 뒤면에 있는 근육들도 margin of scapula에서 시작된 질기고 투명한 deep fascia로 둘러싸여 있다. 그 결과 뼈와 섬유조직이 경계를 이루는 *subscapular compartment*(어깨뼈밑칸), *supraspinous compartment*(가시위칸), *infraspinous compartment*(가시아래칸)가 만들어진다

Brachial fascia(위팔근막)는 옷소매처럼 위팔을 둘러싸는 깊은근막이다(그림 6.10A,B). 위로는 deltoid, pectoral, axillary, infraspinous fascia와 연속되고, 아래로는 humerus의 epicondyles과 ulna의 olecranon에 붙은 다음 아래팔의 깊은근막인 antebrachial fascia(아래팔근막)로 연속된다. Brachial fascia의 속면에서 이어져 나와 humeral shaft와 medial과 lateral supra-epicondylar ridge에 붙는 **medial intermuscular septum**(안쪽위팔근육사이막)과 **lateral intermuscular septum**(가쪽위팔근육사이막)은 위팔을 **anterior compartment of arm**(위팔앞칸)과 **posterior compartment of arm**(위팔뒤칸)으로 나누는데, 각 칸에는 기능이 비슷하고 지배신경이 같은 근육들이 들어있다(그림 6.10B).

아래팔에도 위팔과 비슷한 근육칸이 있는데, 아래팔의 칸들은 **antebrachial fascia**에 둘러싸여 있으며 radius와 ulna를 잇는 *interosseous membrane*(아래팔뼈사이막)에 의해 나누어진다(그림 6.10C). Antebrachial fascia는 radius와 ulna의 먼쪽 뒤면에서 띠처럼 가로 방향으로 두꺼워져서 extensor tendons(폄근힘줄)을 제자리에 잡아

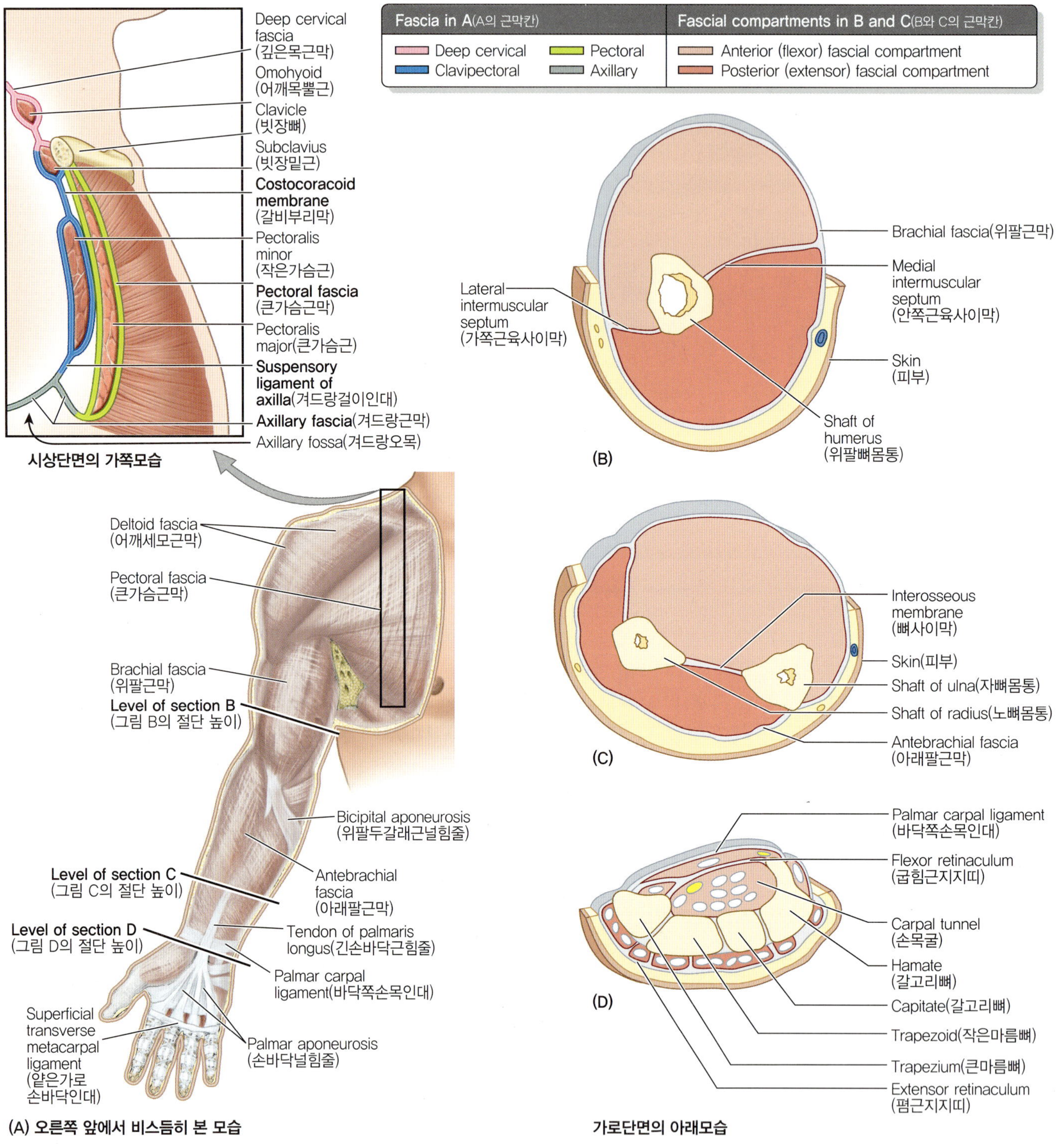

그림 6.10. **팔의 fascia**(근막)**와 compartment**(칸). **A.** Fascia. **B.** 위팔의 fascial compartments. **C.** 아래팔의 fascial compartments. **D.** Flexor retinaculum(굽힘근지지띠)과 carpal tunnel(손목굴).

주는 **extensor retinaculum**(폄근지지띠)을 형성한다(그림 6.10D). Antebrachial fascia는 앞쪽에서도 두꺼운 가로방향의 띠를 형성하는데, 이 띠는 extensor retinaculum과 연속되며 공식적인 명칭은 없지만 일부 저자들은 *palmar carpal ligament*(바닥쪽손목인대)라고 부르고 있다. Antebrachial fascia는 palmar carpal ligament의 먼쪽 깊은 곳에서 flexor retinaculum(굽힘근지지띠)과도 연속된다. 섬유띠 형태의 **flexor retinaculum**은 손목의 안쪽과 가쪽에 돌출된 carpal bones에 부착되기 때문에 뒤로 볼록하게 배열된 나머지 carpal bones와 함께 **carpal tunnel**(손목굴)을 형성하며, 이 곳으로 flexor tendons(굽힘근힘줄)과 median nerve(정중신경)가 지난다(그림 6.10D).

팔의 깊은근막은 extensor와 flexor retinacula를 지나 **palmar fascia**(손바닥근막)로 이어진다. Palmar fascia의 가운데에는 두껍고 힘줄과 비슷하며 세모꼴인 **palmar aponeurosis**(손바닥널힘줄)가 있다. Palmar aponeurosis에는 둘째-다섯째손가락을 향하는 네 개의 두꺼운 띠가 형성되어 있으며, 각 손가락의 fibrous sheath of digit(손가락섬유집)와 연속된다(그림 6.10A). Palmar aponeurosis의 바닥에서 네 개의 두꺼운 띠를 가로지르는 구조를 **superficial transverse metacarpal ligament**(얕은가로손허리인대)라고 한다. Palmar aponeurosis에서 나와 피부에 닿는 튼튼한 skin ligaments는 손바닥의 피부가 널힘줄에 밀착될 수 있게 만들어준다.

Cutaneous Nerve of Upper Limb(팔피부신경)

팔의 피부 밑에 분포하는 cutaneous nerve는 피부의 감각을 전달한다. 팔의 **dermatome**(피부분절)이 복잡한 것처럼 보이지만 발생 과정에서 엄지손가락이 머리쪽을 향한 채 몸통 가쪽에서 팔이 자라나온다는 것을 알면 그 전체적인 양상을 쉽게 이해할 수 있다. 따라서 팔의 가쪽면

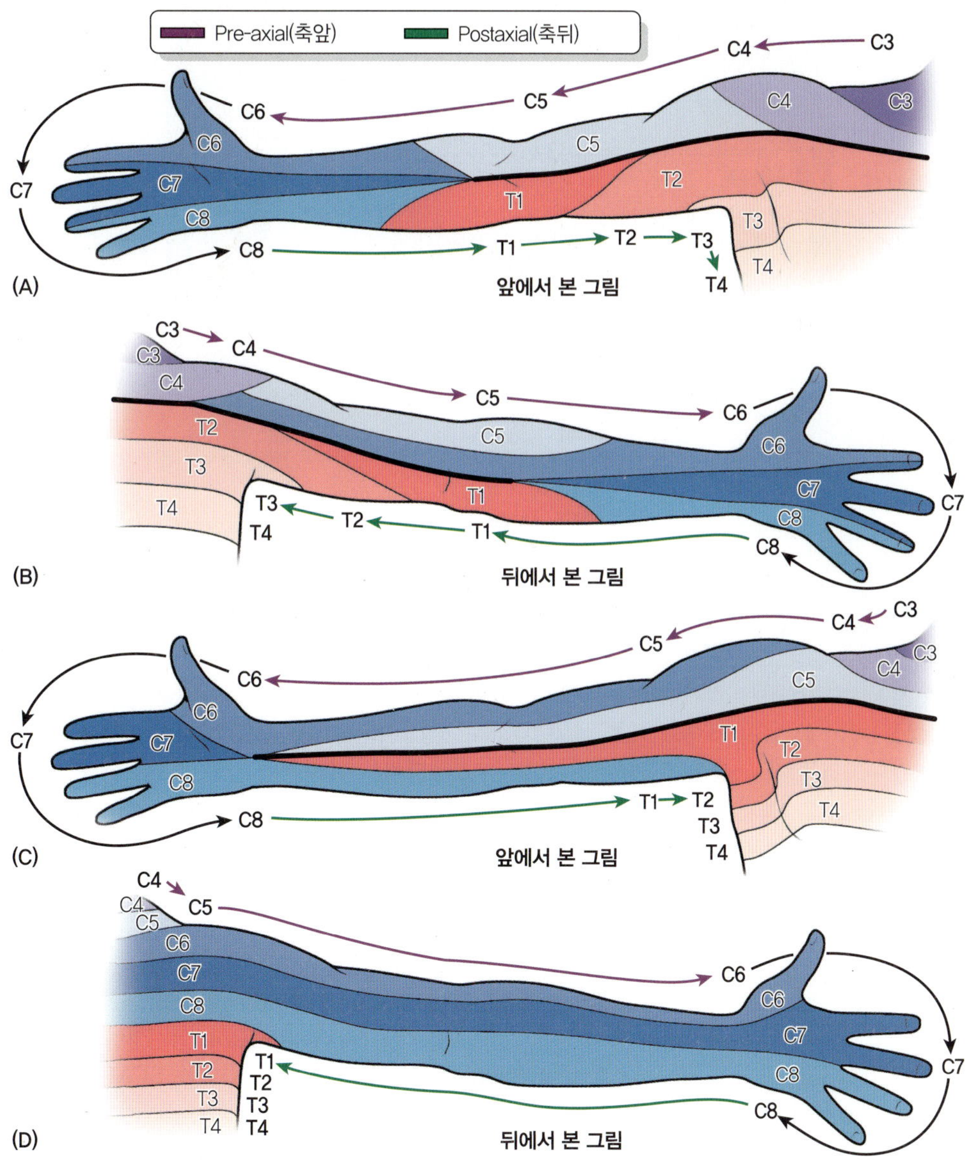

그림 6.11. Dermatome(피부분절)**의 신경지배. A와 B.** Foester(1933)가 제안한 dermatome. **C와 D.** Keegan과 Garrett(1948)이 제안한 dermatome.

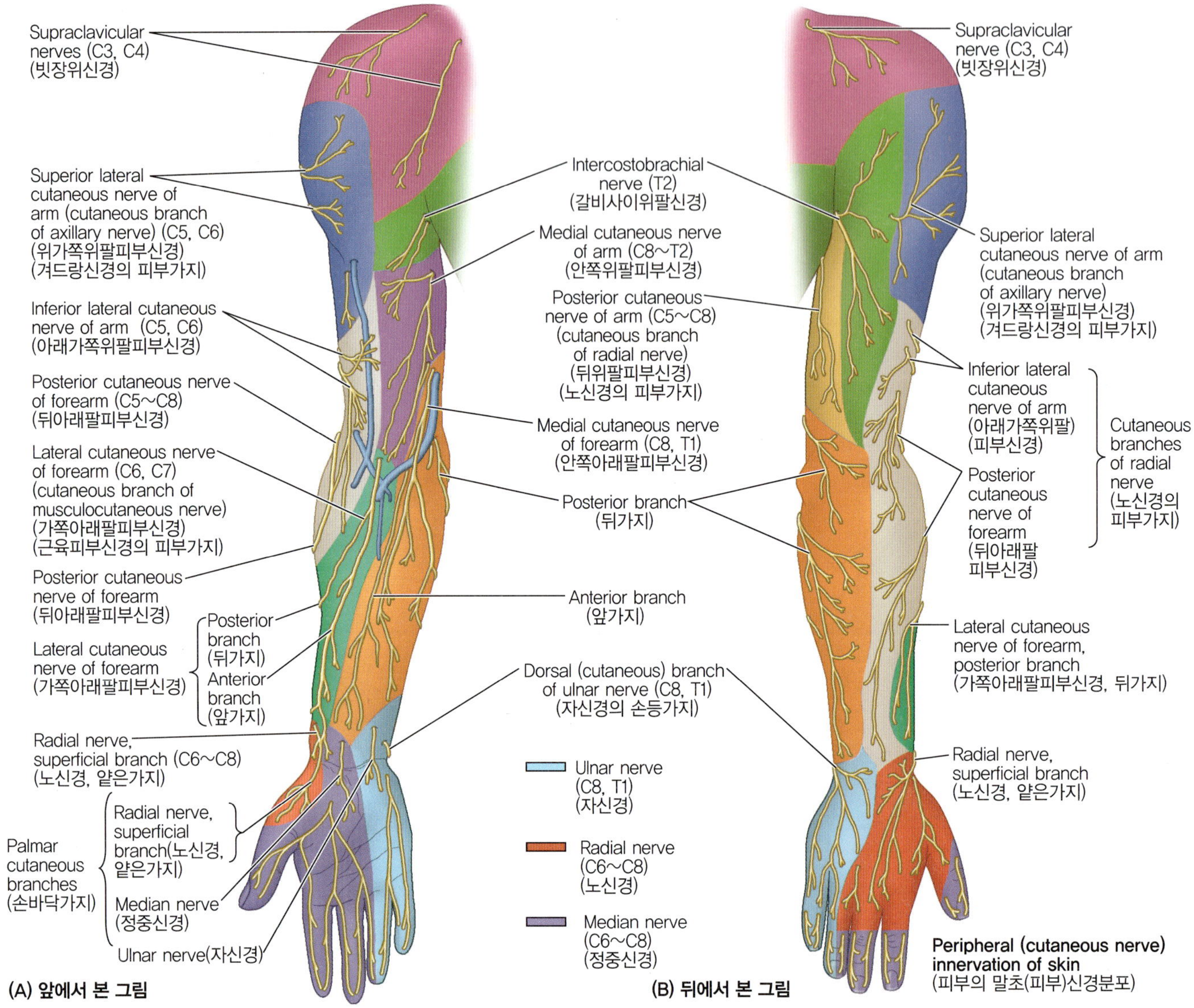

그림 6.12. 팔에 분포하는 cutaneous nerve(피부신경).

은 안쪽면보다 더 머리쪽에 가까운 것이다. 널리 사용되는 두 가지의 피부분절 지도가 있다. 하나는 팔다리의 발생 과정을 반영한 것이고(Keegan과 Garrett, 1948), 다른 하나는 임상경험을 바탕으로 만든 것으로 신경과 의사들이 선호하는 경향이 있다(Foester, 1933). 두 지도 모두 피부분절의 경계가 명확한 것처럼 표시하고 있지만 실제로는 이웃한 피부분절 사이에 중복된 영역이 있고 사람에 따라 차이도 많다. 두 지도 모두에서 팔의 각 피부영역에 분포하는 신경은 다음과 같다(그림 6.11).

- C3와 C4(셋째와 넷째목신경)는 목의 바닥에서 시작하여 가쪽에 있는 어깨까지 분포한다.
- C5는 벌린 팔의 위면에 해당하는 위팔의 가쪽에 분포한다.
- C6는 아래팔의 가쪽과 thumb(엄지손가락)에 분포한다.
- C7은 middle finger(가운데손가락)와 ring finger(반지손가락) 또는 가운데 세 손가락 및 팔 뒤면의 중심부분에 분포한다.
- C8는 little finger(새끼손가락), 손의 안쪽면, 벌린 팔의 아래면에 해당하는 아래팔의 안쪽에 분포한다.
- T1(첫째가슴신경)은 아래팔의 가운데에서 겨드랑까지 분포한다.
- T2는 위팔 일부와 겨드랑의 피부에 분포한다.

팔에 분포하는 대부분의 cutaneous nerve는 C5~T1 spinal nerve(척수신경)의 anterior ramus(앞가지)가 그물처럼 얽혀 있는 **brachial plexus**(팔신경얼기)에서 유래한 것이다. 어깨에 분포하는 cutaneous nerve는 C1~C4의 anterior ramus가 일련의 loop(고리)를 형성한 **cervical plexus**(목신경얼기)에서 유래한 것이다. Cervical plexus는 목의 가쪽면에 있는 SCM(목빗근)보다 깊은 곳에 위치한다. 위팔과 아래팔의 cutaneous nerve는 다음과 같다(그림 6.12).

- **Supraclavicular nerve**(C3, C4)(빗장위신경)는 platysma(넓은목근) 밑에 있는 clavicle(빗장뼈)의 앞을 지나 clavicle과 pectoralis major(큰가슴근)의 위가쪽면을 덮는 피부에 분포한다.

- **Posterior cutaneous nerve of arm**(C5~C8)(뒤위팔피부신경)은 *radial nerve*(노신경)의 가지로서 위팔 뒤면의 피부에 분포한다.
- **Posterior cutaneous nerve of forearm**(C5~C8)(뒤아래팔피부신경)도 *radial nerve*의 가지이며, 아래팔 뒤면의 피부에 분포한다.
- **Superior lateral cutaneous nerve of arm**(C5, C6)(위가쪽위팔피부신경)은 *axillary nerve*(겨드랑신경)의 종말가지이며, deltoid muscle(어깨세모근)의 뒤모서리 밑에서 나와 그 아래부분을 덮는 피부와 위팔 중간부분의 가쪽면 피부에 분포한다.
- **Inferior lateral cutaneous nerve of arm**(C5, C6)(아래가쪽위팔피부신경)은 *radial nerve*의 가지이며, 위팔의 아래가쪽면 피부에 분포한다. Posterior cutaneous nerve of forearm의 가지인 경우도 가끔 있다.
- **Lateral cutaneous nerve of forearm**(C6, C7)(가쪽아래팔피부신경)은 *musculocutaneous nerve*(근육피부신경)의 종말가지로서 아래팔의 가쪽면 피부에 분포한다.
- **Medial cutaneous nerve of arm**(C8~T2)(안쪽위팔피부신경)은 *brachial plexus*의 *medial cord*(안쪽다발)에서 나오며, 이따금 겨드랑에서 둘째 intercostal nerve(갈비사이신경)의 lateral cutaneous branch(가쪽피부가지)와 합쳐진다. 위팔 안쪽면의 피부에 분포한다.
- **Intercostobrachial nerve**(T2)(갈비사이위팔신경)는 둘째 *intercostal nerve*의 lateral cutaneous branch이며, 역시 위팔 안쪽면의 피부에 분포한다.
- **Medial cutaneous nerve of forearm**(C8, T1)(안쪽아래팔피부신경)은 *brachial plexus*의 *medial cord*에서 나오며, 아래팔의 앞면과 안쪽면 피부에 분포한다.

Venous Drainage of Upper Limb(팔정맥순환)

팔에 있는 중요한 superficial vein(얕은정맥)으로는 손등의 subcutaneous tissue(피부밑조직)에 형성된 **dorsal venous network**(손등정맥그물)에서 시작된 cephalic vein(노쪽피부정맥)과 basilic vein(자쪽피부정맥)이 있다(그림 6.13). Superficial vein과 deep veins(깊은정맥) 사이에는 샛길인 **perforating vein**(관통정맥)이 있다.

Cephalic vein은 dorsal venous network의 가쪽에서 시작하여 손목의 가쪽모서리 및 아래팔과 위팔의 앞가쪽면을 따라 위로 올라간다. Cephalic vein은 팔꿉 앞에서 **median cubital vein**(팔오금중간정맥)과 만나는데, 이 정맥은 팔꿉의 앞면을 비스듬히 지나 basilic vein과도 만나는 혈관이다. 위로 올라온 cephalic vein은 deltoid와 pectoralis major 사이에 있는 *deltopectoral triangle*(세모가슴근삼각)로 들어가며, 이곳에서 clavipectoral fascia(빗장가슴근막)의 일부분인 costocoracoid membrane(갈비부리막)을 뚫은 다음 axillary vein(겨드랑정맥)의 끝부분으로 합류한다.

Basilic vein은 dorsal venous network의 안쪽에서 시작하여 아래팔과 위팔 아래부분의 안쪽면을 따라 위로 올라간다. 위팔의 가운데 1/3과 아래 1/3의 경계에서 brachial fascia를 뚫고 들어가 brachial artery(위팔동맥)와 나란히 주행하며 위로 올라간다. 이곳에서부터 brachial artery의 accompanying vein(동반정맥; 라틴어로 venae comitantes)의 형태로서의 axillary vein이 된다(그림 6.13A). **Median antebrachial vein**(아래팔중간정맥)은 아래팔의 앞면에서 cephalic vein과 basilic vein의 사이로 올라간다.

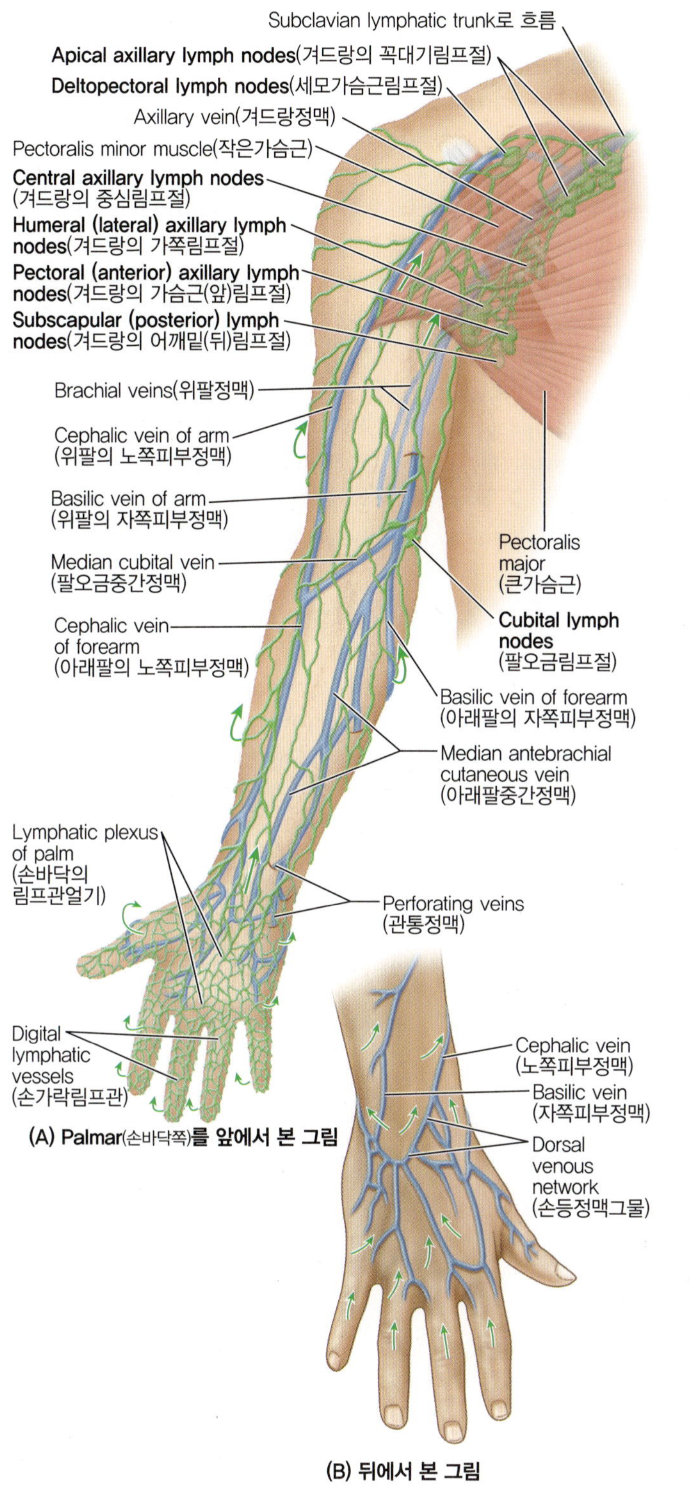

그림 6.13. A와 B. Superficial vein(얕은정맥)과 superficial lymphatic vessels(얕은림프관)의 순환. 초록색 화살표는 림프절로 모이는 superficial lymphatic drainage(얕은림프배출)를 나타낸다.

Deep vain은 팔의 주요 동맥과 같은 이름을 갖는데, 깊은근막의 속에 위치하고 대개 쌍으로 이루어져 있으며 서로 연결되어 있는 accompanying vein의 형태를 나타낸다.

Lymphatic Drainage of Upper Limb(팔림프배출)

Superficial lymphatic vessels(얕은림프관)은 손가락, 손바닥, 손등의 피부에 있는 **lymphatic plexus**(림프관얼기)에서 시작한 뒤 대부분 cephalic vein이나 basilic vein과 같은 얕은정맥을 따라 위로 올라간다(그림 6.13). Basilic vein을 따라가는 림프관 중 일부는 medial epicondyle(안쪽위관절융기)의 몸쪽에 위치한 **cubital lymph nodes**(팔오금림프절)로 들어간다. 이 림프절에서 나오는 날림프관은 위팔을 지나 **axillary lymph nodes**(겨드랑림프절)의 **humeral (lateral)** nodes(가쪽림프절)로 들어간다. Cephalic vein을 따라 주행하는 림프관의 대부분은 위팔의 위부분과 어깨의 앞면을 가로질러 **axillary lymph nodes**의 **apical nodes**(꼭대기림프절)로 들어간다. 일부 림프관은 좀 더 얕은 곳에 있는 deltopectoral nodes(세모가슴근림프절)로 들어간다.

Deep lymphatic vessel(깊은림프관)은 superficial lymphatic vessels에 비해 수가 적으며 주요 깊은정맥을 따라 주행하여 axillary lymph nodes의 humeral (lateral) nodes로 들어간다.

ANTERIOR AXIO-APPENDICULAR MUSCLES(앞팔이음근육)

네 개의 **anterior axio-appendicular muscles**인 pectoralis major(큰가슴근), pectoralis minor(작은가슴근), subclavius(빗장밑근), serratus anterior(앞톱니근)가 pectoral girdle(팔이음부위)를 움직인다(그림 6.14). 이 근육들의 이는곳과 닿는곳, 신경, 작용 등을 그림 6.15와 표 6.1에 나타냈다.

부채 모양의 **pectoralis major**는 가슴의 위부분을 덮고 있다. 이 근육은 **clavicular head**(빗장부분)와 **sternocostal head**(복장갈비부분)를 갖고 있다. Sternocostal head는 clavicular head보다 훨씬 크고, 그 가쪽모서리는 axilla의 앞벽 대부분을 형성하는 근육벽을 이루며, 아래모서리는 *anterior axillary fold*(앞겨드랑주름)를 형성하는 데 기여한다(이 단원의 'Axilla' 참조). Pectoralis major와 인접한 deltoid(어깨세모근) 사이에 **deltopectoral groove**(세모가슴근고랑)라는 좁은 고랑이 있는데 이곳으로 cephalic vein이 지난다. 하지만 이 두 근육은 위쪽에서 간격이 좀 더 벌어지면서 clavicle과 함께 **clavipectoral (deltopectoral) triangle**(세모가슴근삼각)을 형성한다(그림 6.14A).

세모꼴인 **pectoralis minor**(작은가슴근)는 axilla의 앞벽에 위치하는데(그림 6.14E), 이곳에서 pectoralis major에 거의 완전히 덮여 있다. Pectoralis minor는 팔을 뻗어 물건을 만지거나 잡으려고 할 때 scapula의 위치를 고정시키는 역할을 한다. 이 근육은 coracoid process(부리돌기)와 함께 위팔로 드나드는 혈관과 신경이 그 밑으로 지날 수 있도록 구름다리를 형성한다. 따라서 pectoralis minor는 axilla에서 구조물을 설명할 때 해부학적 표지점으로 이용된다.

Subclavius(빗장밑근)는 팔이 해부학자세에 있을 때 수평에 가깝

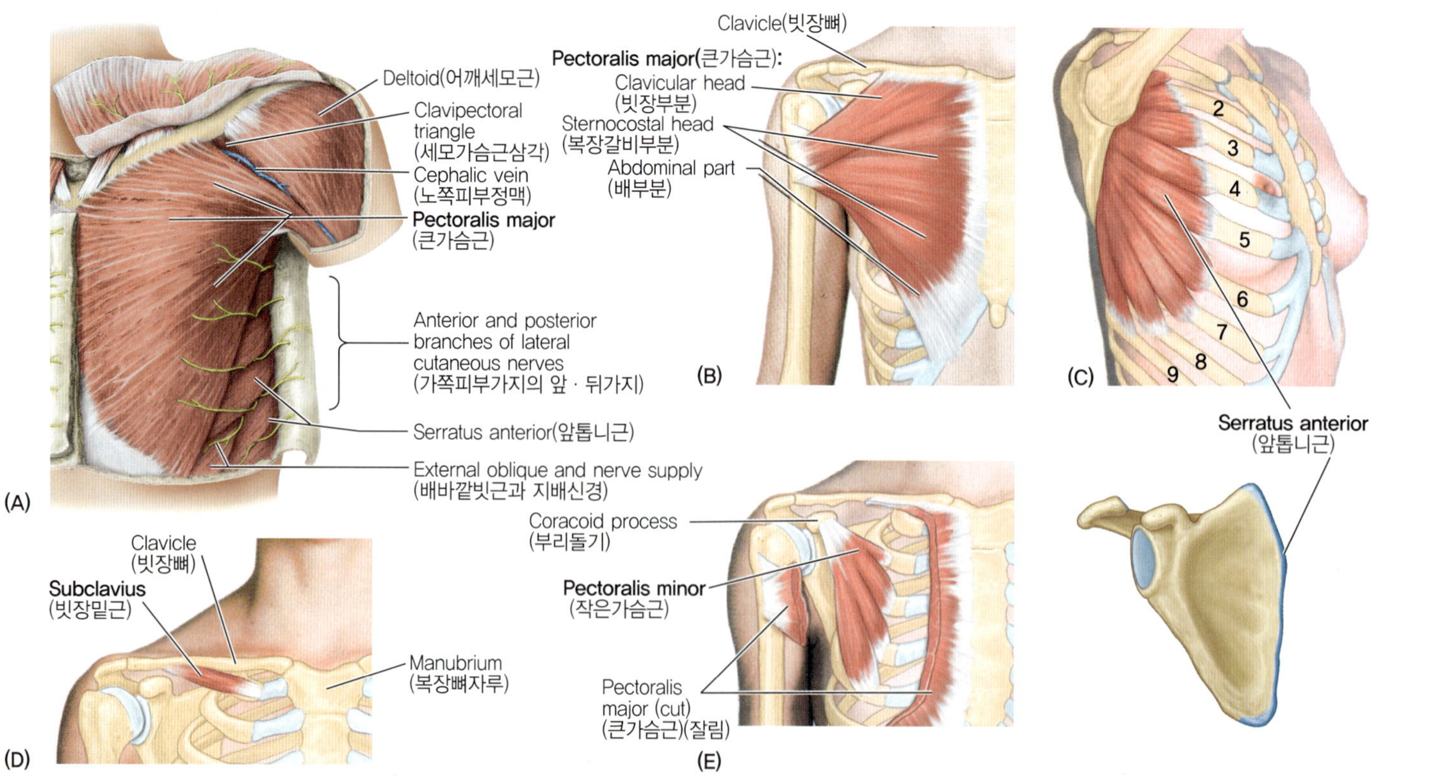

그림 6.14. **Anterior axio-appendicular muscles**(앞팔이음근육). **A.** Pectoral girdle(팔이음부위)의 얕은 해부. **B.** Pectpralis major(큰가슴근). **C.** Serratus anterior(앞톱니근). 삽입그림에서 serratus anterior의 닿는곳을 파랗게 표시하였다. **D.** Subclavius(빗장밑근). **E.** Pectoralis minor(작은가슴근).

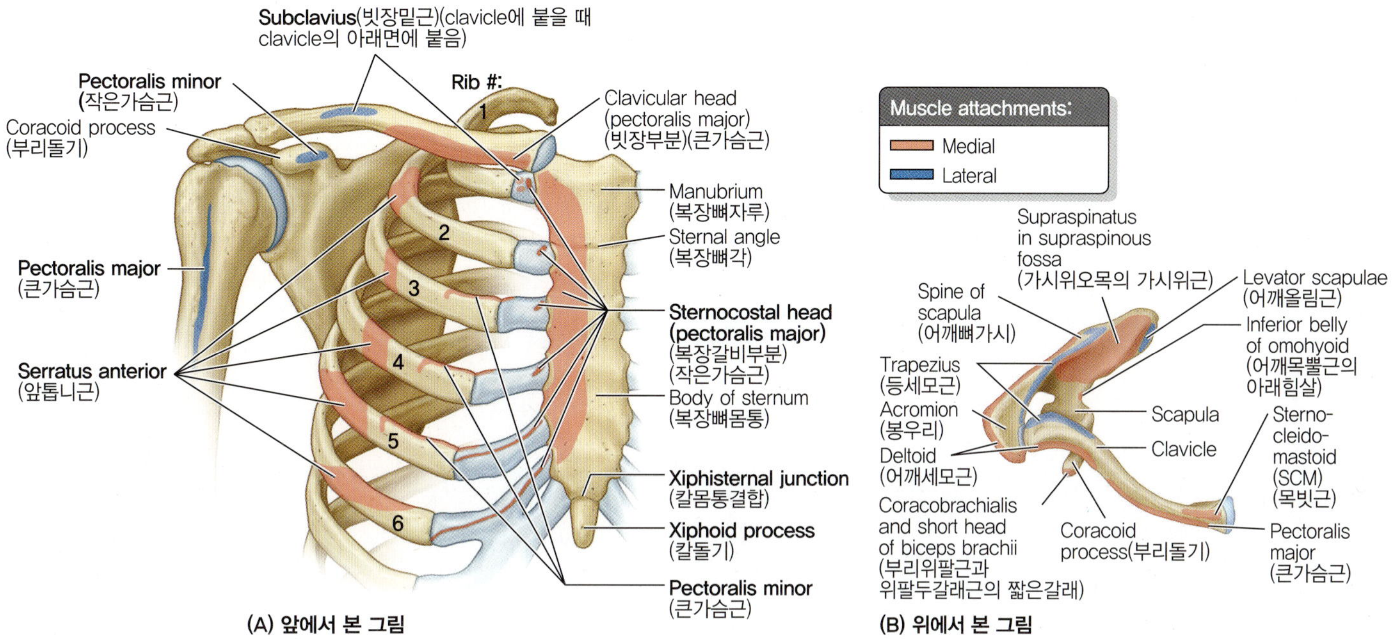

그림 6.15. Anterior axio-appendicular muscles(앞팔이음근육)의 attachment(붙는곳).

표 6.1 ANTERIOR AXIO-APPENDICULAR MUSCLES(앞팔이음근육)

근육 이름	이는곳	닿는곳	신경[a]	주요 작용
Pectoralis major (큰가슴근)	*Clavicular head* : Clavicle 안쪽 절반의 앞면 *Sternocostal head* : Sternum의 앞면, 1st-6th costal cartilage, external oblique muscle의 널힘줄	Humerus의 intertubercular groove의 lateral lip	lateral과 medial pectoral nerves, clavicular head(C5, **C6**), sternocostal head(**C7**, **C8**, T1)	Shoulder joint를 adduction시키고 medial rotation시키며 scapula를 앞쪽 아래로 내림 Clavicular head만 수축하면 shoulder joint를 flexion시키고, sternocostal head만 수축하면 flexion된 humerus를 extension시킴
Pectoralis minor (작은가슴근)	3rd~5th ribs과 근처의 costal cartilage	Coracoid process의 안쪽 모서리와 위면	Medial pectoral nerve(C8, T1)	Scapula를 앞쪽 아래로 당겨서 가슴벽에 고정시킴
Subclavius (빗장밑근)	1st rib과 costal cartilage가 만나는 곳	Clavicle의 중간 1/3의 아래면	Subclavian nerve(**C5**, C6)	Clavicle을 고정시키고 아래로 내림
Serratus anterior (앞톱니근)	1st~8th ribs의 바깥면	Scapula의 안쪽모서리의 앞면	long thoracic nerve(C5, **C6**, **C7**)	Scapula를 protraction시키고 가슴벽에 고정시킴; scapula를 rotation시킴

[a]근육을 지배하는 신경의 spinal segment(척수분절)를 표시하였다(예를 들어 deltoid를 지배하는 신경에서 "C5,C6"이 의미하는 것은 이 신경이 척수의 다섯째와 여섯째 cervical segment에서 유래하였다는 것임). 이 중에서 굵게 표시된 C5는 주된 척수분절을 뜻한다. 하나 이상의 척수분절 또는 그 척수분절에서 나오는 운동신경뿌리에 손상이 생기면 해당 근육에 마비가 일어날 수 있다.

게 위치한다(그림 6.14D). 이 작고 둥근 근육은 clavicle의 아래에 있기 때문에 골절이 일어났을 때 subclavian vessel(빗장밑혈관)과 brachial plexus(팔신경얼기)의 superior trunk(위줄기)를 어느 정도 보호한다.

Serratus anterior(앞톱니근)는 가슴의 가쪽부분을 덮고 있으며 axilla의 안쪽벽을 이룬다(그림 6.14C). 이 두껍고 넓은 판 모양의 근육은 이름에서 알 수 있듯이 힘살들이 톱니 또는 손가락 모양으로 배열되어 있다. Serratus anterior는 scapula를 thoracic wall에 밀착한 상태로 고정시키는 역할을 하는데, 다른 근육들이 고정된 scapula를 발판으로 삼아 humerus를 움직일 수 있게 한다.

POSTERIOR AXIO-APPENDICULAR MUSCLES AND SCAPULOHUMERAL MUSCLES(뒤팔이음근육과 어깨위팔근육)

Posterior axio-appendicular muscles은 팔에서 appendicular skeleton을 axial skeleton에 연결하는 역할을 하며, extrinsic back muscle 중에서 superficial group과 intermediate group이 여기에 해당한다. *Intrinsic back muscles*은 척주의 자세를 유지하고 움직임을 조절하는데, 자세한 내용은 4장에 기술되어 있다. Posterior shoulder

임상해부학

Paralysis of Serratus Anterior(앞톱니근의 마비)

Long thoracic nerve(긴가슴신경)가 손상되면 serratus anterior가 마비되어 scapula의 안쪽모서리가 thoracic wall에서 가쪽 및 뒤로 이동될 수 있다. 이러한 scapula의 모습이 마치 날개가 있는 것처럼 보이기도 한다. 팔을 들어 올리면 scapula의 안쪽모서리와 inferior angle이 뒤로 멀리 떨어지면서 *winged scapula*(날개어깨뼈)의 형태를 나타낸다(그림 B6.5). Serratus anterior가 glenoid cavity(접시오목)를 위쪽으로 회전시키지 못하기 때문에 위팔을 수평높이 이상으로 abduction시킬 수 없다.

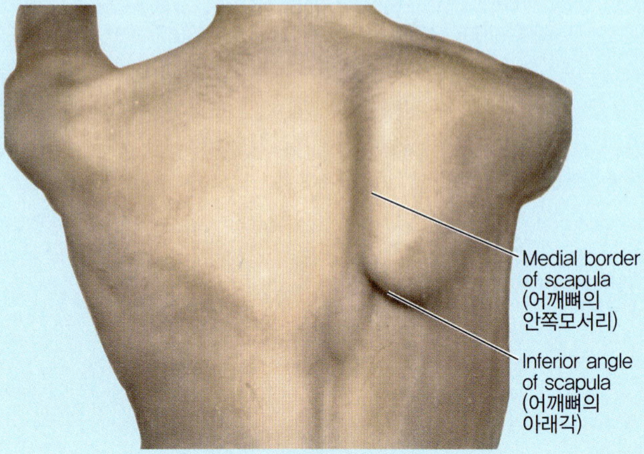

그림 B6.5. Winged scapula(날개어깨뼈).

Venipuncture(정맥천자)

Superficial vein(얕은정맥)은 눈에 잘 띄고 접근하기 쉽기 때문에 혈액을 채취하거나 수액을 주입하는 *venipuncture*를 많이 시행하는 곳이다. 위팔에 tourniquet(압박띠)를 감으면 정맥혈액이 심장으로 들어가지 못하여 superficial vein이 늘어나고 잘 보이게 된다. 정맥에 주사바늘을 찌른 뒤에는 압박띠를 풀어주어야 바늘을 뽑았을 때 심한 출혈이 생기지 않는다. Median cubital vein(팔오금중간정맥)이 venipuncture에 자주 이용된다. *Dorsal venous network*(손등정맥그물)을 형성하는 정맥들과 여기에서 비롯된 cephalic vein과 basilic vein은 수액을 오랫동안 주입하는 *intravenous feeding*(정맥영양공급)을 할 때 주로 이용된다. 또한 cubital vein(팔오금정맥)은 cardiac catheter(심장도관)를 삽입할 때에도 이용된다.

muscles(뒤어깨근육)은 다음의 세 모음으로 나눌 수 있다.

- *Superficial posterior axio-appendicular muscles*(얕은뒤팔이음근육): Extrinsic shoulder muscles에 해당하며, trapezius(등세모근)과 latissimus dorsi(넓은등근)로 이루어져 있다(그림 6.16; 표 6.2).
- *Deep posterior axio-appendicular muscles*(깊은뒤팔이음근육): *Extrinsic shoulder muscles*에 해당하며, levator scapulae(어깨올림근) 및 rhomboid major(큰마름근)와 rhomboid minor(작은마름근)로 이루어져 있다.
- *Scapulohumeral muscles*(어깨위팔근육): *Instrinsic shoulder muscles*에 해당하며, deltoid(어깨세모근)와 teres major(큰원근) 및 rotator cuff(돌림근띠)를 이루는 네 개의 근육인 supraspinatus(가시위근), infraspinatus(가시아래근), teres minor muscle(작은원근), subscapularis(어깨밑근)로 이루어져 있다(그림 6.17; 표6.3).

Superficial Posterior Axio-appendicular Muscles (얕은뒤팔이음근육)

Trapezius(등세모근)는 pectoral girdle(팔이음뼈)을 몸통에 직접 연결시킨다. 이 세모꼴의 큰 근육은 목의 뒤면과 등의 위 절반을 덮고 있다(그림 6.16A; 표 6.2). Trapezius는 pectoral girdle을 머리뼈와 척주에 연결시킴으로써 팔을 지지하는 데 도움을 준다. 이 근육을 구성하는 근육섬유들은 세 부분으로 나뉘는데, 각 근육섬유집단은 아래와 같이 scapula와 thoracic wall 사이에 형성된 scapulothoracic joint(어깨가슴관절)에서 서로 다른 작용을 일으킨다.

- **Descending (superior) part**(위부분)는 어깨뼈를 elevation시킨다.
- **Middle part**(중간부분)는 scapula를 retraction시킴.
- **Ascending(inferior) part**(아래부분)는 scapula를 depression시키고 shoulder를 아래로 내린다.

Trapezius의 위부분과 아래부분이 함께 작용하면 scapula를 가슴벽 위에서 회전시킨다. Trapezius는 또한 scapula를 뒤 및 위로 당긴 다음 tonic contraction(긴장수축)을 통해 scapula를 제자리에 고정시키는 역할을 하기 때문에 이 근육이 마비되면 shoulder가 아래로 축 쳐지게 된다.

Latissimus dorsi(넓은등근)는 큰 부채 모양의 근육으로 등의 넓은 면을 차지하고 있다(그림 6.16A; 표 6.2). 이 근육은 몸통에서 일어나 humerus에 닿기 때문에 직접적으로 glenohumeral(shoulder) joint를 움직이고 scapulothoracic joint는 간접적으로 움직인다. Latissimus dorsi는 pectoralis major와 함께 작용하여 팔을 고정시켜서 몸을 움직이는 운동(턱걸이나 나무 오르기)을 일으킬 수 있게 한다. 반대로 몸통이 고정되고 팔이 움직이는 운동(장작패기, 노 젓기, 수영)을 일으킬 수도 있다.

Deep Posterior Axio-appendicular Muscles (깊은뒤팔이음근육)

Levator scapulae(어깨올림근)의 위 1/3은 SCM(목빗근)보다 깊이 위치하고, 아래 1/3은 trapezius보다 깊이 위치한다(그림 6.16A,B; 표 6.2). Levator scapulae는 trapezius의 위부분과 함께 작용하여 근육의 이름처럼 scapula를 위로 올린다. 또 rhomboids 및 pectoralis minor와

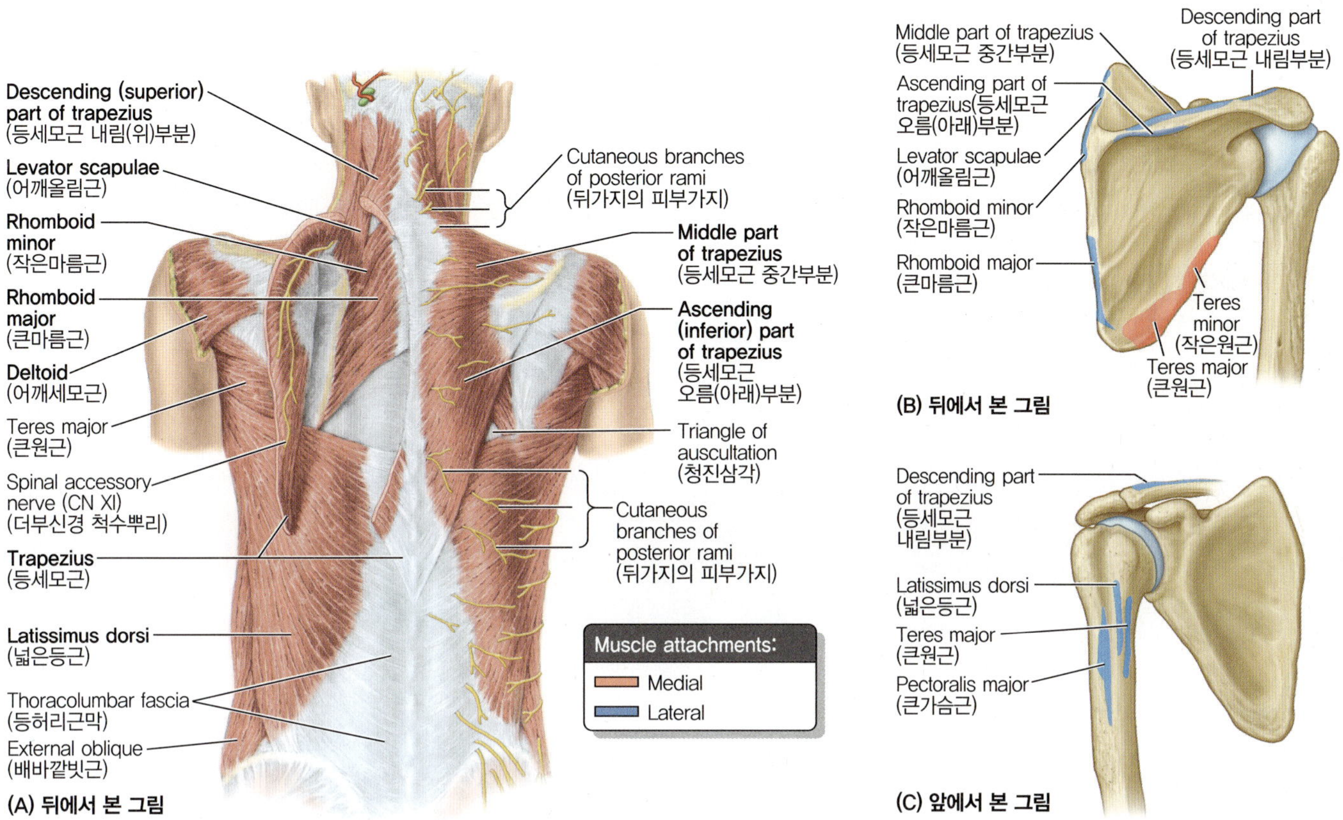

그림 6.16. **Posterior axio-appendicular muscles**(뒤팔이음근육). **A.** 개요. **B와 C.** 뼈에서 근육의 attachment(붙는곳).

표 6.2 POSTERIOR AXIO-APPENDICULAR MUSCLES(뒤팔이음근육)

근육 이름	이는곳	닿는곳	신경[a]	주요 작용
Superficial posterior thoraco-appendicular(extrinsic shoulder) **muscles**(얕은뒤팔이음근육)				
Trapezius (등세모근)	Superior nuchal line의 안쪽 1/3, external occipital protuberance, nuchal ligament, C7~T12 vertebrae의 spinous process	Clavicle의 가쪽 1/3, scapula의 acromion과 spine	Spinal accessory nerve(CN XI; motor fiber) 및 C3과 C4 spinal nerve(통증과 고유감각)	Scapula를 위부분은 올리고, 아래부분은 내리며, 중간부분은 당김; 위부분과 아래부분이 함께 작용하면 glenoid cavity를 위로 회전시킴
Latissimus dorsi (넓은등근)	T7~T12 vertebrae의 spinous process, thoracolumbar fascia, iliac crest, 아래쪽 셋 또는 네 개의 rib	Humerus의 intertubercular groove	Thoracodorsal nerve(**C6**, **C7**, C8)	Shoulder joint를 extension, adduction, medial rotation시킴; 등반할 때 몸통을 팔 쪽으로 들어올림
Deep posterior thoraco-appendicular(extrinsic shoulder) **muscles**(깊은뒤팔이음근육)				
Levator scapulae (어깨올림근)	C1~C4 vertebrae의 transverse process	Scapula의 안쪽모서리 중 spine보다 위부분	Dorsal scapular nerve(C5)와 cervical(C3, C4) spinal nerve	Scapula를 올리고 회전시켜 glenoid cavity가 아래로 기울어지게 함
Rhomboid minor and major (작은마름근과 큰마름근)	*Minor*: nuchal ligament,C7과 T1 vertebrae의 spinous process *Major*: T2~T5 vertebrae의 spinous process	*Minor* : Scapular spine의 안쪽끝에 있는 세모꼴 영역 *Major* : Scapula의 안쪽모서리 중 spine 높이에서 inferior angle까지	Dorsal scapular nerve(C4, **C5**)	Scapula를 당기고 회전시켜서 glenoid cavity을 내림; scapula를 thoracic wall에 고정시킴

[a]근육을 지배하는 신경의 spinal segment(척수분절)를 표시하였다(예를 들어 latissimus dorsi를 지배하는 신경에서 "**C6**, **C7**, C8"이 의미하는 것은 이 신경이 척수의 여섯째-여덟째 cervical segment에서 유래하였다는 것임). 이 중에서 굵게 표시된 **C6**과 **C7**은 주된 척수분절을 뜻한다. 하나 이상의 척수분절 또는 그 척수분절에서 나오는 운동신경뿌리에 손상이 생기면 해당 근육에 마비가 일어날 수 있다.

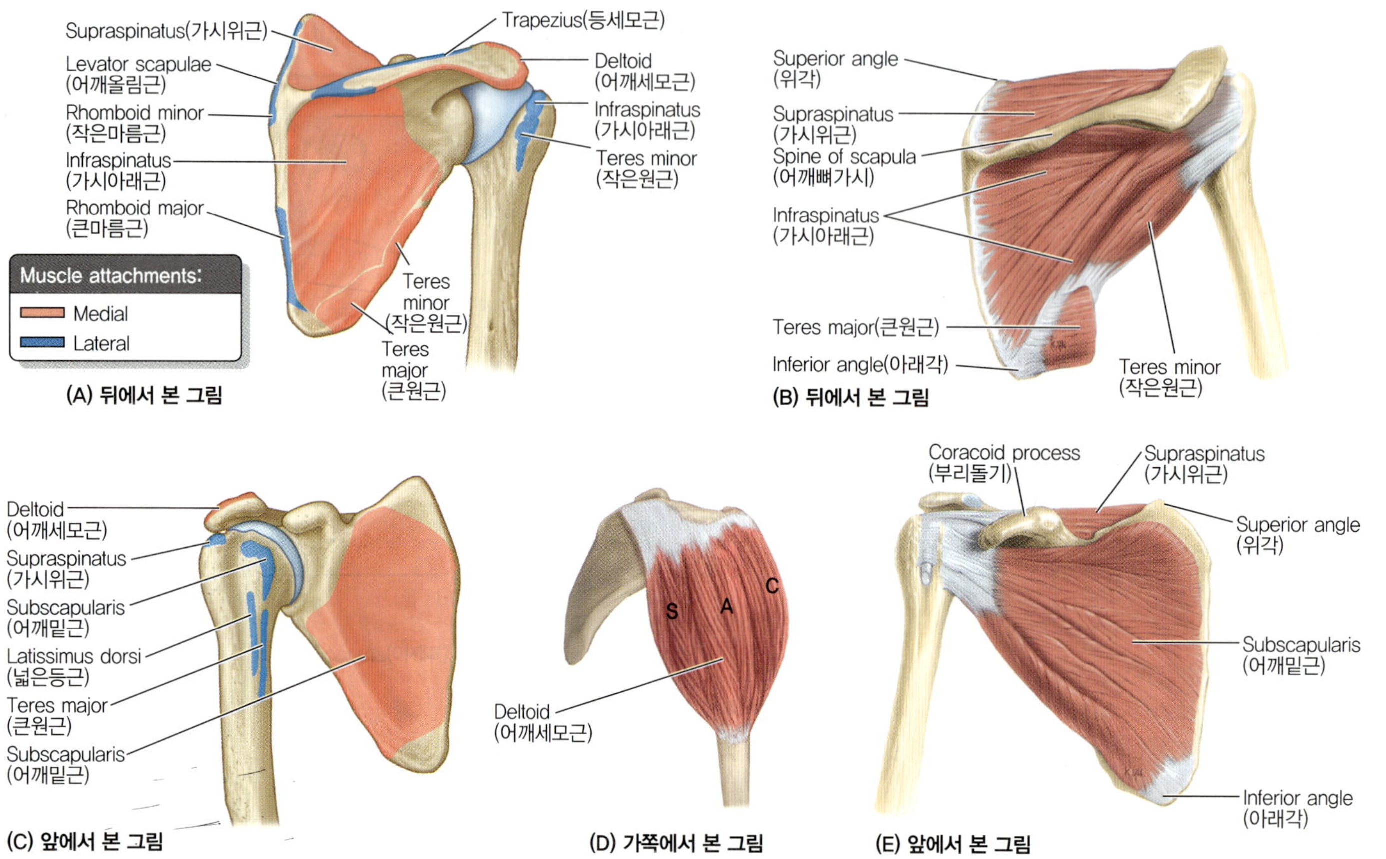

그림 6.17. Scapulohumeral muscles(어깨위팔근육). **A와 C.** 뼈에서 근육의 attachment(붙는곳). **B.** Supraspinatus(가시위근), infraspinatus(가시아래근), teres minor(작은원근). **D.** Deltoid muscle(어깨세모근). *C*, clavicular part(빗장부분); *A*, acromial part(봉우리부분); *S*, spinal part(가시부분). **E.** Subscapularis(어깨밑근).

표 6.3 SCAPULOHUMERAL (INTRINSIC SHOULDER) **MUSCLES**(어깨위팔근육)

근육 이름	이는곳	닿는곳	신경[a]	주요 작용
Deltoid (어깨세모근)	Clavicle의 가쪽 1/3; scapula의 acromion과 spine	Humerus의 deltoid tuberosity	Axillary nerve (**C5**, C6)	Clavicular part는 shoulder joint를 flexion시키고 medial rotation시킴; acromial part는 shoulder joint를 abduction시킴; spinal part는 shoulder joint를 extension시키고 lateral rotation시킴
Supraspinatus[b] (가시위근)	Scapula의 supraspinous fossa	위면 } Humerus의 greater tubercle	Suprascapular nerve (C4, **C5**, C6)	Shoulder joint를 벌릴 때 deltoid의 작용을 도우며, 다른 근육과 함께 rotator cuffb를 구성함
Infraspinatus[b] (가시아래근)	Scapula의 infraspinous fossa	중간면 } Humerus의 greater tubercle	Suprascapular nerve (**C5**, C6)	Shoulder joint를 lateral rotation시킴; humeral head를 scapula의 glenoid cavity에 고정시킴
Teres minor[b] (작은원근)	Scapula의 가쪽모서리 중간부분	아래면 } Humerus의 greater tubercle	Axillary nerve (**C5**, C6)	
Teres major (큰원근)	Scapula의 가쪽모서리 아래부분과 inferior angle의 뒤면	Humerus의 intertubercular groove의 medial lip	Lower subscapular nerve(C5, **C6**)	Shoulder joint를 adduction시키고 medial rotation시킴
Subscapularis[b] (어깨밑근)	Subscapular fossa (scapula의 앞면 대부분)	Humerus의 lesser tubercle	Upper와 lower subscapular nerve (C5, **C6**, C7)	Shoulder joint를 medial rotation시키고 adduction시킴; humeral head를 scapula의 glenoid cavity에 고정시킴

[a]근육을 지배하는 신경의 spinal segment(척수분절)를 표시하였다(예를 들어 deltoid를 지배하는 신경에서 "**C5**, C6"이 의미하는 것은 이 신경이 척수의 다섯째와 여섯째 cervical segment에서 유래하였다는 것임). 이 중에서 굵게 표시된 **C5**는 주된 척수분절을 뜻한다. 하나 이상의 척수분절 또는 그 척수분절에서 나오는 운동신경뿌리에 손상이 생기면 해당 근육에 마비가 일어날 수 있다.

[b]Supraspinatus(가시위근), infraspinatus(가시아래근), teres minor(작은원근), subscapularis(어깨밑근)를 합쳐서 rotator cuff(돌림근띠) 또는 SITS라 부른다. 이 근육들이 담당하는 주된 기능은 glenohumeral (shoulder) joint에서 운동이 일어나는 동안 humeral head(위팔뼈머리)가 scapula의 glenoid cavity(접시오목)를 벗어나지 않도록 붙잡아주는 것이다.

함께 작용하여 scapula를 회전시켜서 glenoid cavity(접시오목)를 아래로 내린다. 양쪽 levator scapulae가 동시에 수축하면 목을 펴고, 한쪽만 수축하면 목을 옆으로 굽히는 운동을 하는 데 도움을 준다.

Rhomboid major(큰마름근)와 **rhomboid minor**(작은마름근)는 trapezius보다 깊이 위치하며, vertebrae에서 scapula의 안쪽모서리까지 아래가쪽으로 나란히 진행하는 띠 모양의 근육이다(그림 6.16A,B; 표 6.2). Rhomboids는 scapula를 retraction 및 rotation시키고, glenoid cavity를 depression시킨다. 그 밖에 serratus anterior를 도와서 가슴벽으로부터 scapula가 떨어지지 않도록 붙잡아주고, 팔이 움직이는 동안 어깨뼈를 고정시키는 역할을 한다.

Scapulohumeral Muscles(어깨위팔근육)

여섯 개의 **scapulohumeral muscles**인 deltoid(어깨세모근), teres major(큰원근), supraspinatus(가시위근), infraspinatus(가시아래근), teres minor(작은원근), subscapularis(어깨밑근)는 scapula에서 humerus까지 이어지는 비교적 짧은 근육들이며 어깨관절에 움직인다(그림 6.17; 표 6.3).

Deltoid는 두껍고 강력한 근육으로 어깨의 둥근 곡선을 형성한다. 이 근육은 *clavicular part*(빗장부분), *acromial part*(봉우리부분), *spinal part*(가시부분)로 나뉘며 따로따로 작용하거나 함께 작용한다(그림 6.17A; 표 6.3). 세 부분이 동시에 수축하면 shoulder joint의 abduction이 일어난다. Clavicular part와 spinal part는 밧줄처럼 작용하여 벌려진 위팔을 안정되게 고정시킨다. Shoulder joint가 완전히 adduction되었을 때 deltoid가 당기는 방향은 humerus의 축과 일치한다. 따라서 이때의 deltoid는 humerus를 직접 위로 잡아당기기 때문에 팔을 벌리지 못하도록 만든다. 한편 deltoid는 humeral head가 glenoid cavity에서 아래로 벗어나지 않도록 잡아주는 shunt muscle(탈구방지근육)로도 작용한다. 팔을 완전히 모은 자세에서 벌림을 시작하려면 반드시 supraspinatus가 작용하거나 자세를 옆으로 기울임으로써 중력을 이용해야 한다. Deltoid는 15도 정도 벌려진 뒤에야 abductor으로서 최대한의 효율을 나타낸다.

Teres major는 scapula의 아래가쪽 1/3에 있는 두껍고 둥근 근육이다(그림 6.16; 표 6.3). 이 근육은 위팔의 adduction과 medial rotation을 일으키지만 어깨관절에서 운동이 일어날 때 deltoid 및 rotator cuff와 함께 작용하여 humeral head가 glenoid cavity를 벗어나지 않도록 안정시키는 중요한 근육이다.

네 개의 scapulohumeral muscles, 즉 ***S**upraspinatus*, ***I**nfraspinatus*, ***S**ubscapularis*, ***T**eres minor*로 이루어진 **SITS** muscles은 **rotator cuff muscle**이라고도 하는데, 그 이유는 이 근육들이 glenohumeral joint를 둥그렇게 에워싸는 musculotendinous rotator cuff를 형성하기 때문이다(그림 6.17; 표 6.3). 네 근육들 중에서 supraspinatus를 제외하고 모두 shoulder joint의 회전을 일으킨다. Supraspinatus는 rotator cuff로서의 작용 외에도 위팔을 벌릴 때 첫 15도 벌림을 시작하고 deltoid를 보조한다. Rotator cuff를 구성하는 근육의 힘줄들은 shoulder joint의 joint capsule(관절주머니)과 섞여서 관절을 보강한다. 이렇게 근육 및 힘줄로 이루어진 rotator cuff는 shoulder joint를 보호하고 안정성을 유지하는 역할을 한다. 위팔의 운동이 일어날 때 이 근육들의 tonic contraction(긴장수축)을 통해 상대적으로 큰 humeral head가 좁고 얕은 glenoid cavity에 맞닿아 있을 수 있도록 단단히 잡아준다. Glenohumeral joint 주변에 있는 bursa(윤활주머니)는 rotator cuff의 힘줄과 joint capsule의 섬유막 사이에 위치하면서 힘줄이 뼈나 기타 마찰이 심한 부위와 닿을 때 마찰을 줄여주는 역할을 한다.

임상해부학

Injury to Axillary Nerve(겨드랑신경의 손상)

Axillary nerve(C5, C6)가 심하게 손상되면 deltoid에 atrophy(위축)가 발생한다. Axillary nerve의 손상이 발생하는 상황의 예로는 humerus의 surgical neck(외과목)이 골절되었을 때를 들 수 있다. Deltoid가 위축되면 어깨의 둥근 곡선이 사라져서 양쪽 어깨의 모양이 비대칭이 된다. 그 결과 어깨가 평평하게 보이거나 어깨뼈 봉우리 아래가 약간 오목해진다. 위팔의 몸쪽부분 중에서 가쪽면 피부의 감각이 둔화되기도 하는데, 이 영역에 분포하는 superior lateral cutaneous nerve of arm(위가쪽위팔피부신경)이 영향을 받기 때문이다. Deltoid 또는 axillary nerve의 기능을 검사하려면 환자의 위팔을 약 15° 벌린 상태에서 검사자가 가하는 저항을 이겨내도록 팔을 벌리게 하면 된다.

Rotator Cuff Injuries and Supraspinatus (돌림근띠손상과 가시위근)

외상이나 질병으로 인해 rotator cuff가 손상되어 glenohumeral joint가 불안정해지는 경우가 있다. Rotator cuff injury 중에서 tendon of supraspinatus가 가장 많이 파열된다. 특히 노인에서 호발하는 *rotator cuff*의 *degenerative tendinitis*(퇴행힘줄염)가 가장 흔하다. 이 질환은 shoulder joint에서 더 자세히 설명될 것이다.

AXILLA(겨드랑)

Axilla는 glenohumeral joint의 아래에, 그리고 위팔과 가슴이 만나는 지점의 피부와 axillary fascia(겨드랑근막)의 위에 있는 피라미드 모양의 공간이다(그림 6.18).

Axilla는 모양과 크기는 팔의 자세에 따라 달라지는데, shoulder joint를 완전히 벌리면 공간이 거의 사라지기도 한다. Axilla는 팔로 드나드는 혈관과 신경의 통로이다. 피라미드 모양의 axilla는 다음과 같이 apex(꼭대기)와 base(바닥) 및 네 개의 벽으로 구성되어 있으며, 이중에서 세 개의 벽은 근육으로 이루어져 있다.

- *Apex*는 neck과 *axilla* 사이의 통로인 **cervico-axillary canal**(목겨드랑관)이며, 그 경계는 1st rib, clavicle, scapula의 위모서리이다. 동맥, 정맥, 림프관, 신경 등이 apex를 통해 위팔로 드나든다.

표면해부학

Pectoral and Scapular Region(Anterior and Posterior Axio-appendicular and Scapulohumeral Muscles) (큰가슴근부위와 어깨뼈부위, 앞뒤팔이음근육)

팔로 가는 큰 신경과 혈관들은 clavicle의 볼록한 부분의 뒤를 지난다. **Clavipectoral(deltopectoral) triangle**(세모가슴근삼각)은 clavicle의 가쪽부분 바로 아래에 있는 살짝 패인 부분이다(그림 SA6.2A). Clavipectoral triangle은 위쪽의 clavicle, 가쪽의 deltoid, 안쪽의 **clavicular head of pectoralis major**가 경계를 이룬다. 위팔을 벌린 후 외력에 저항하며 다시 모으려 할 때 pectoralis major(큰가슴근)의 두 갈래를 보거나 만질 수 있다. 이 근육은 가슴벽과 위팔을 이으며 anterior axillary fold(앞겨드랑주름)를 형성한다. Serratus anterior(앞톱니근)는 pectoralis major의 아래가쪽에서 손가락 모양으로 배열되어 있다. Scapula의 coracoid process는 **anterior part of deltoid**에 덮여 있다. 그러나 coracoid process의 끝부분을 clavipectoral triangle을 통해 깊이 눌러 만져볼 수 있다.

Deltoid(어깨세모근)는 어깨의 둥근 윤곽을 이루며(그림

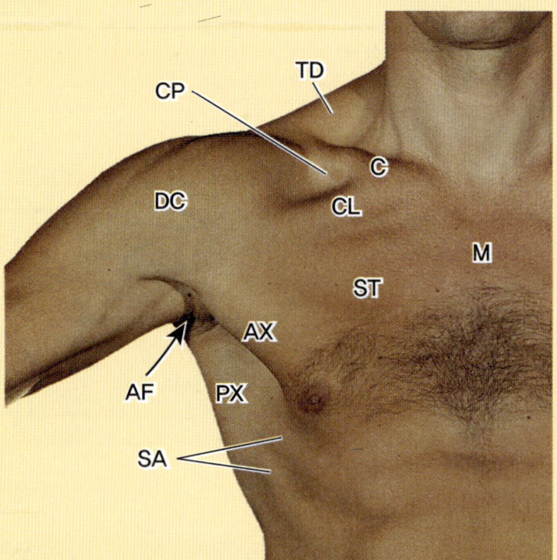

(A) 앞에서 본 그림

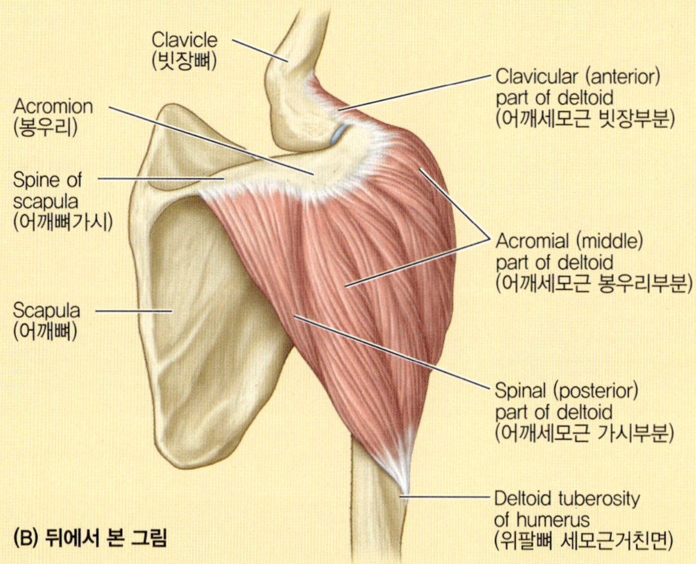

(B) 뒤에서 본 그림

Key

AF Axillary fossa(겨드랑)
AX Anterior axillary fold(앞겨드랑주름)
C Clavicle(빗장뼈)
CL Clavicular head of pectoralis major (큰가슴근 빗장부분)
CP Clavipectoral triangle(세모가슴근삼각)
DA Acromial (middle) part of deltoid (어깨세모근 봉우리부분)
DC Clavicular (anterior) part of deltoid (어깨세모근 빗장부분)
DS Spinal (posterior) part of deltoid (어깨세모근 가시부분)
LD Latissimus dorsi(넓은등근)
M Manubrium(복장뼈자루)
PX Posterior axillary fold(뒤겨드랑주름)
SA Serratus anterior(앞톱니근)
ST Sternocostal head of pectoralis major (큰가슴근 복장갈비부분)
T Triangle of auscultation(청진삼각)
TA Ascending part of trapezius(등세모근 오름부분)
TD Descending part of trapezius(등세모근 내림부분)
TJ Teres major(큰원근)
TM Middle (transverse) part of trapezius (등세모근 중간부분)

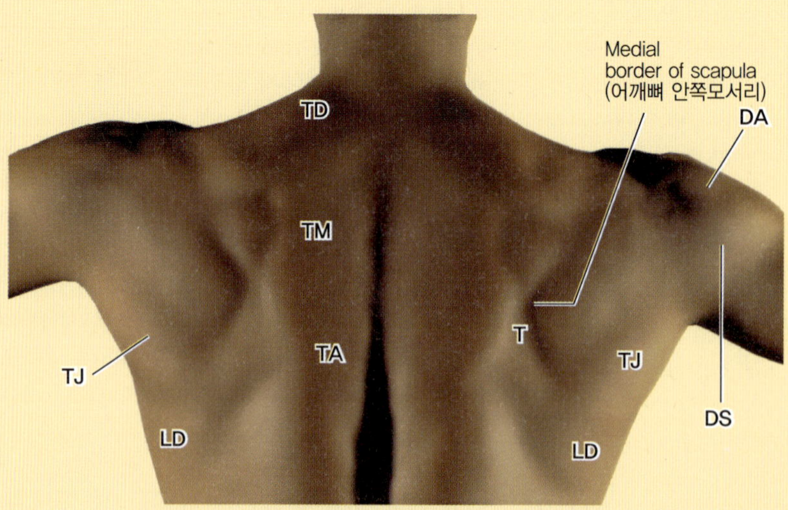

(C) 뒤에서 본 그림

그림 SA6.2.

SA6.2B), 그 이름에서 알 수 있듯이 그리스 문자 delta를 뒤집어 놓은 것처럼 생겼다.

Latissimus dorsi(넓은등근)의 위 모서리와 **rhomboid major**(큰마름근)의 일부가 trapezius(등세모근)에 덮여 있다(그림 SA6.2C). Latissimus dorsi의 위모서리와 scapula의 안쪽모서리 및 trapezius의 아래가쪽모서리로 이루어진 세모꼴 부위를 *triangle of auscultation*(청진삼각)이라고 한다. 청진삼각은 두꺼운 등근육들 사이에 있는 틈새로서 청진기로 허파의 posterior segment(뒤구역)를 검사하기에 적합하다. 두 팔을 가슴 앞으로 모으고 몸통을 굽히면 scapula가 앞으로 당겨져서 청진삼각이 커진다. 힘을 주며 위팔을 모으면 scapula의 뒤면 중 아래가쪽 1/3에서 teres major(큰원근)가 솟아오른 것을 볼 수 있다. Posterior axillary fold(뒤겨드랑주름)는 latissimus dorsi의 힘줄과 teres major에 의해서 형성된다(그림 SA6.2A).

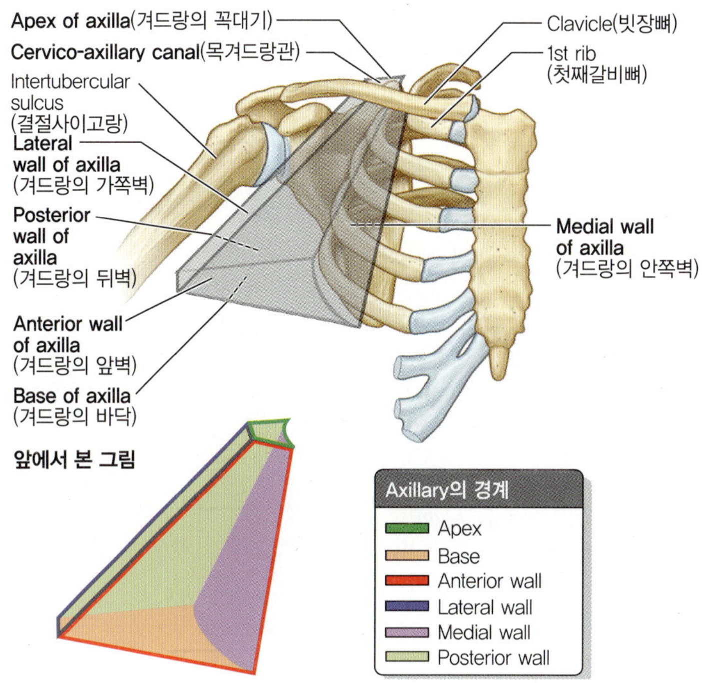

그림 6.18. Axilla(겨드랑)**의 위치와 벽.**

- *Base*는 오목하게 들어간 피부와 피부밑조직 및 위팔과 가슴벽을 잇는 axillary fascia로 이루어져 있으며 axillary fossa(겨드랑오목)를 형성한다.
- *Anterior wall*은 pectoralis major와 minor 및 이 근육들에 연결된 pectoral fascia(큰가슴근막)와 clavipectoral fascia(빗장가슴근막)에 의해서 형성된다. **Anterior axillary fold**(앞겨드랑주름)은 앞벽 중에서 가장 아래부분이다.
- *Posterior wall*은 주로 scapula와 그 앞면에 있는 subscapularis(어깨밑근)에 의해 형성되며, 아래부분에는 teres major와 latissimus dorsi가 있다. **Posterior axillary fold**(뒤겨드랑주름)는 뒤벽 중에서 가장 아래부분이며 손으로 움켜쥘 수 있다.
- *Medial wall*은 thoracic wall과 그 겉을 덮고 있는 serratus anterior에 의해서 형성된다.
- *Lateral wall*은 humerus의 *intertubercular* groove(결절사이고랑)에 의해 형성된 좁은 벽이다.

Axilla에는 axillary artery와 vein 및 그 가지들이 있고, brachial plexus의 다발과 가지, 림프관, *axillary lymph nodes*(겨드랑림프절) 등이 들어 있는데, 이들 모두 *axillary fat*(겨드랑지방) 속에 묻혀 있다. 이 신경과 맥관들은 cervical fascia(목근막)의 prevertebral layer가 소매 모양으로 연장된 axillary sheath(겨드랑집)에 둘러싸여 있다.

Axillary Artery and Vein(겨드랑동맥과 정맥)

Axillary artery는 subclavian artery(빗장밑동맥)의 연속으로서 1st rib의 가쪽모서리에서부터 teres major(큰원근)의 아래모서리까지이다(그림 6.19; 표 6.4). Pectoralis minor(큰가슴근)의 뒤를 지나 위팔로 들어가서 teres major의 아래모서리를 지나면 brachial artery(위팔동맥)가 된다. Pectoralis minor를 기준으로 다음과 같이 세 부분으로 나누어 설명한다(각 부분의 순서 번호는 그 부분에서 나오는 가지의 개수와 일치한다).

- **First part of axillary artery**는 1st rib의 가쪽모서리와 pectoralis minor의 안쪽모서리 사이이다. 이 부분은 *axillary sheath*(겨드랑집)에 싸여 있으며, 여기서 나오는 가지는 *superior thoracic artery*(위가슴동맥) 하나뿐이다.
- **Second part of axillary artery**는 pectoralis minor의 뒤면에 있는 부분이며, 두 개의 가지를 가지고 있다. *Thoraco-acromial artery*(가슴봉우리동맥)는 pectoralis minor의 안쪽으로 나오고 *lateral thoracic artery*(가쪽가슴동맥)는 pectoralis minor의 가쪽으로 나온다.
- **Third part of axillary artery**는 pectoralis minor의 가쪽모서리에서부터 teres major의 아래모서리까지이며, 세 개의 가지가 나온다. 그 중에서 *subscapular artery*(어깨밑동맥)는 axillary artery의 가지 중에서 가장 크다. Subscapular artery가 시작되는 곳의 반대쪽에서 *anterior circumflex humeral artery*(앞위팔휘돌이동맥)와 *posterior circumflex humeral artery*(뒤위팔휘돌이동맥)가 나온다.

Axillary vein은 처음에는 axillary artery의 앞안쪽을 지나면서 몸쪽으로 올라오다가 마지막 부분은 axillary artery의 앞아래에 위치하게 된다(그림 6.20과 6.24A). 이 굵은 정맥은 teres major의 아래모서리에서 *accompanying brachial vein*(위팔동반정맥) 및 basilic vein

(자쪽피부정맥)가 만나서 형성된다(그림 6.13A). Axillary vein은 1st rib의 가쪽모서리에서 **subclavian vein**(빗장밑정맥)으로 이어진다(그림 6.20). Axilla에는 동맥보다 정맥이 더 많으며, 변이가 많고 빈번하게 anastomosis(연결)를 이룬다.

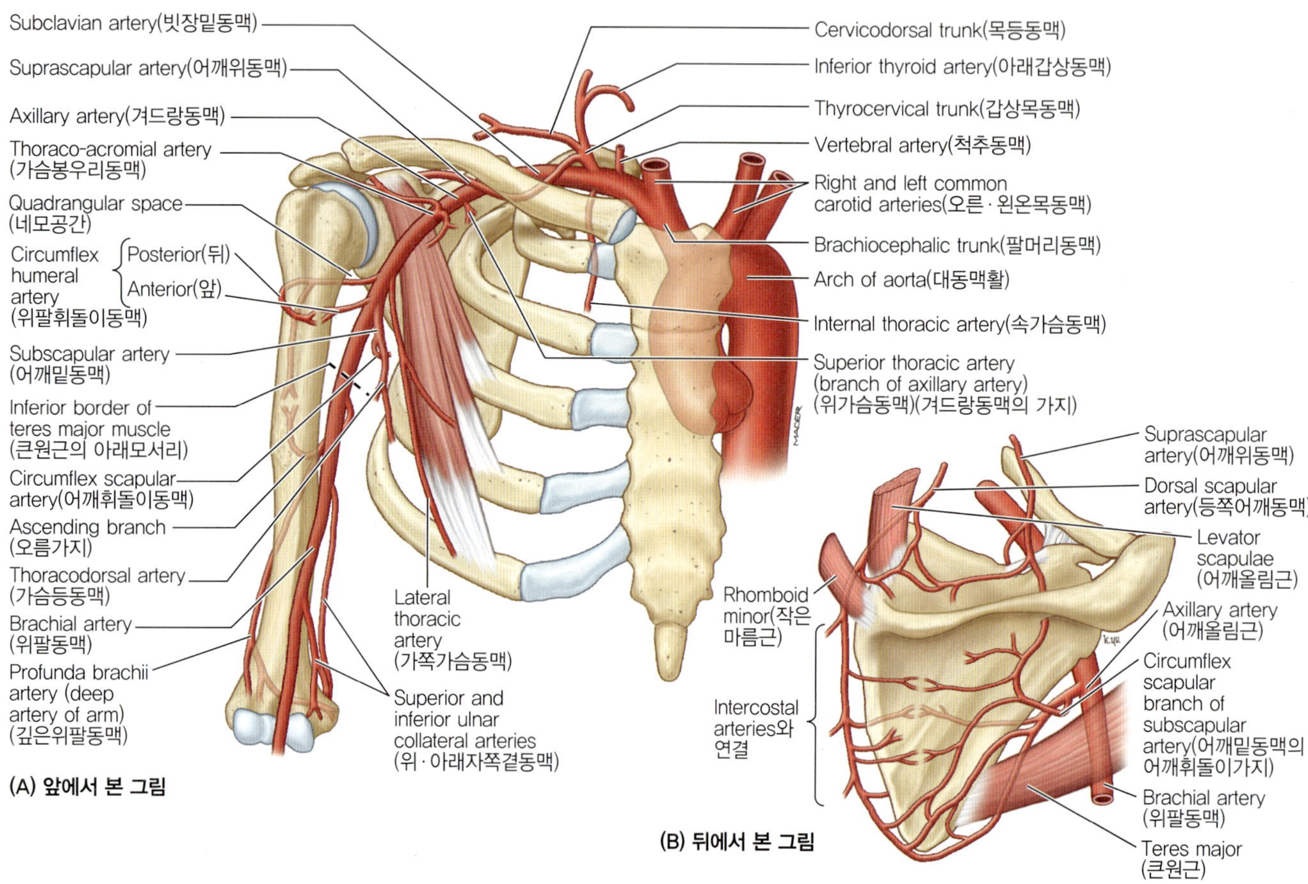

그림 6.19. Shoulder region(어깨부위)과 arm(위팔)의 동맥. A. 개요. B. Scapular anastomosis(어깨뼈연결).

표 6.4 ARTERIES OF PROXIMAL UPPER LIMB(SHOULDER REGION AND ARM)(어깨부위와 위팔의 동맥)

동맥	시작	경로
Internal thoracic (속가슴동맥)	First part의 아래면 } Subclavian artery	Clavicle의 sternal end와 1st costal cartilage의 뒤에서 앞안쪽으로 비스듬히 내려감; 가슴으로 들어가서 parasternal plane을 따라 아래로 내려감; perforating branch, anterior intercostal, musculophrenic, superior epigastric artery을 내보냄
Thyrocervical trunk (갑상목동맥)	First part의 앞면 } Subclavian artery	짧고 굵은 가지로 나와서 위로 올라가 두 개의 가지(inferior thyroid artery와 cervicodorsal trunk)를 내보냄; cervicodorsal trunk는 suprascapula artery와 dorsal scapular artery(thyrocervical trunk에서 직접 나오기도 함)를 내보냄
Suprascapular (어깨위동맥)	Thyrocervical 또는 subclavian artery에서 직접	아래가쪽으로 내려가면서 anterior scalene muscle, phrenic nerve, subclavian artery, brachial plexus를 가로지르고, clavicle 뒤에서 나란히 주행함; 이어서 transverse scapular ligament 위를 지나 supraspinous fossa에 진입함; 그 다음 scapular spine의 가쪽으로 acromion보다 깊은 곳을 통해 infraspinous fossa로 진입함

(계속)

표 6.4 ARTERIES OF PROXIMAL UPPER LIMB(SHOULDER REGION AND ARM)(어깨부위와 위팔의 동맥) (계속)

동맥	시작		경로
Superior thoracic (위가슴동맥)	First part	Axillary artery	Pectoralis minor의 위모서리를 따라 앞안쪽으로 주행하다 pectoralis minor와 major 사이를 지나 thoracic wall에 도달함; 1st와 2nd intercostal space 및 serratus anterior의 위부분에 혈액 공급
Thoraco-acromial (가슴봉우리동맥)	Second part	Axillary artery	Pectoralis minor의 위안쪽모서리 감싸며 휘어짐; costocoracoid membrane을 관통함; 네 개의 가지(pectoral, deltoid, acromial, clavicular)로 갈리짐
Lateral thoracic (가쪽가슴동맥)	Second part	Axillary artery	Pectoralis minor의 가쪽모서리를 따라 내려감; thoracic wall에 도달한 뒤 breast의 가쪽면에 혈액 공급
Circumflex humeral(anterior and posterior) (앞뒤위팔휘돌이동맥)	Third part	Axillary artery	Humerus의 surgical neck을 감싸고 가쪽에서 앞과 뒤가 서로 연결됨; 더 굵은 뒤위팔휘돌이동맥은 quadrangular space를 통과함
Subscapular (어깨밑동맥)	Third part	Axillary artery	Subscapularis의 아래모서리에서 scapula의 가쪽모서리를 따라 아래로 내려온 다음 끝나기 2–3 cm전에 circumflex scapular와 thoracodorsal artery로 갈라짐
Circumflex scapular (어깨휘돌이동맥)	Subscapular artery		Scapula의 가쪽모서리 감싸며 휘어진 뒤 infraspinous fossa로 들어가서 suprascapular artery와 연결됨
Thoracodorsal (가슴등동맥)	Subscapular artery		Subscapular artery의 연속으로서 thoracodorsal nerve와 함께 latissimus dorsi의 꼭대기로 들어감
Profunda brachii artery (깊은위팔동맥)	시작 지점 근처	Brachial artery	Humerus의 radial groove에서 radial nerve와 함께 주행하면서 posterior compartment of arm에 혈액을 공급하고 elbow joint 주변에서 peri–articular arterial anastomosis를 형성함
Superior ulnar collateral (위자쪽곁동맥)	위팔의 가운데	Brachial artery	Elbow의 뒤에서 ulnar nerve와 함께 주행함; posterior ulnar recurrent artery와 연결됨
Inferior ulnar collateral (아래자쪽곁동맥)	Humerus의 epicondyle의 위에서 안쪽	Brachial artery	Humerus의 medial epicondyle 앞을 지나 anterior ulnar recurrent artery와 연결됨

임상해부학

Compression of Axillary Artery(겨드랑동맥의 압박)

Axilla에 출혈이 심하게 일어났을 때 third part of axillary artery를 humerus에 대고 압박하여 출혈을 줄일 필요가 있다. 좀 더 몸쪽부분을 압박해야 할 경우에는 clavicle과 SCM 부착부위 사이를 누르면 axillary artery가 1st rib의 가쪽모서리에서 시작하는 곳을 압박할 수 있다.

Arterial Anastomosis Around Scapula (어깨뼈 주위의 동맥연결)

Scapula 주위에는 동맥들 사이에 교통이 일어나는 arterial anastomosis(동맥연결)가 많이 형성되어 있다(그림 6.19). Scapula의 앞면과 뒤면에 형성된 arterial anastomosis에 참여하는 동맥으로는 dorsal scapular artery(등쪽어깨동맥), suprascapular artery(어깨위동맥), subscapular artery(어깨밑동맥; 어깨휘돌이동맥을 거침)이 있다. 이러한 arterial anastomosis 덕분에 가능해진 *collateral circulation*(곁순환)이 얼마나 중요한지는 subclavian artery(빗장밑동맥)나 axillary artery가 찢어져서 이 동맥을 묶었을 때 실감할 수 있다. 예를 들어 1st rib과 subscapular artery 사이에서 axillary artery를 묶어야 하는 경우가 있다. 또는 atherosclerosis(죽경화증) 때문에 axillary artery가 좁아져서 혈류가 줄어드는 경우도 있다. 이러한 경우 모두 subscapular artery의 혈액이 역류하면서 third part of axillary artery로 혈액이 흐를 수 있게 된다. Subscapular artery가 anastomosis를 통해 suprascapular, transverse scapular, intercostal artery 등에서 혈액을 받기 때문이다. 질병으로 인해 동맥이 서서히 막히는 경우에는 collateral circulation이 형성될 충분한 시간이 있기 때문에 대개 ischemia(허혈; 혈액이 부족함)는 일어나지 않는다. 그러나 동맥이 갑자기 막히면 collateral circulation이 형성될 여유가 없어서 위팔에 ischemia가 일어난다. 수술 중에 subscapular artery와 deep brachial artery(깊은위팔동맥) 사이에 있는 axillary artery를 묶으면 collateral circulation이 불충분하기 때문에 위팔에 공급되는 혈액이 차단되게 된다.

(다음 쪽에 계속)

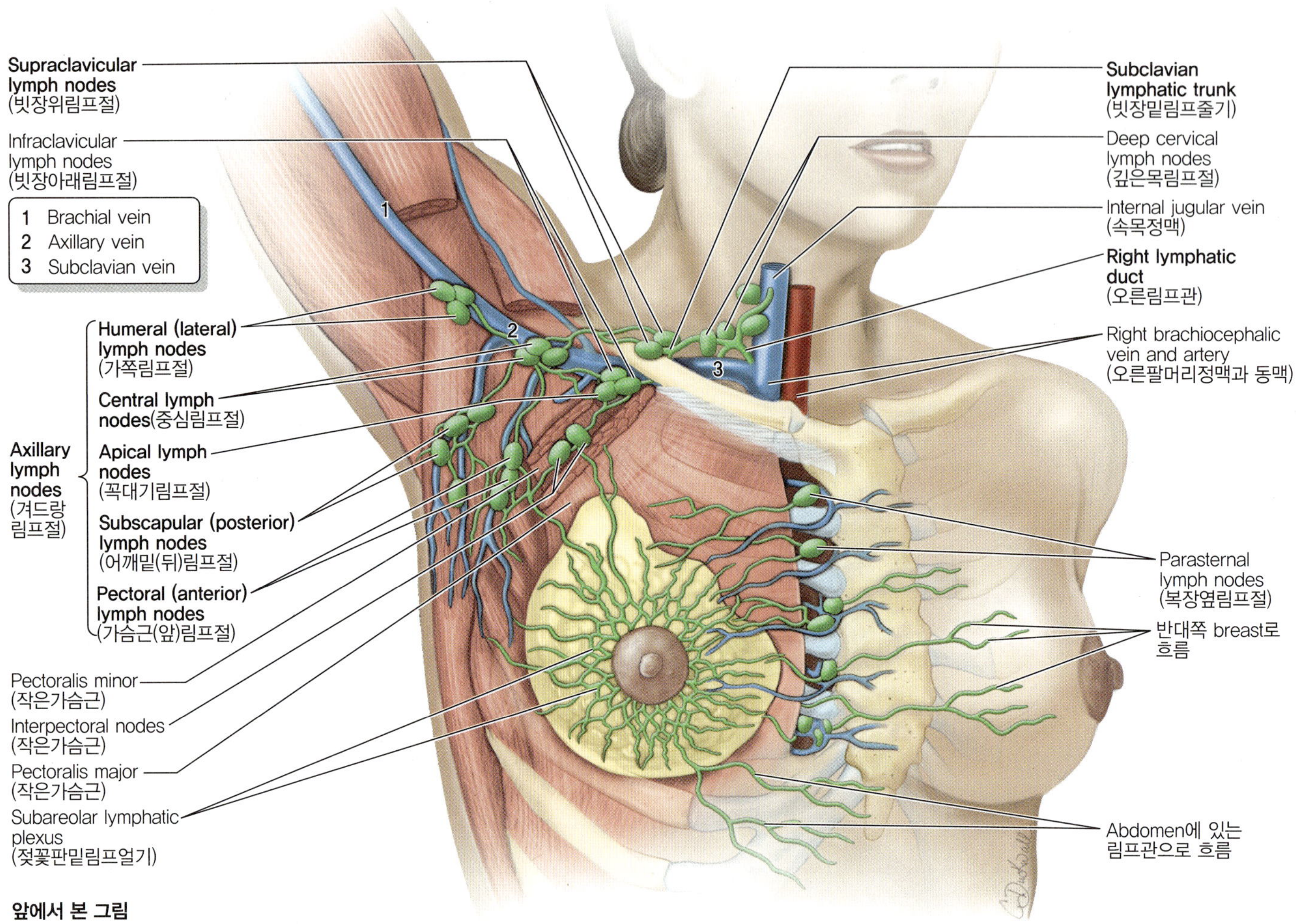

그림 6.20. Axillary lymph nodes(겨드랑림프절) 및 upper limb과 breast의 lymphatic drainage(림프배출).

임상해부학

Injury to Axillary Vein(겨드랑정맥의 손상)

Axilla에 상처를 입었을 때 axillary vein이 다치는 경우가 종종 있다. 그 이유는 이 정맥이 굵고 겉으로 노출되어 있기 때문이다. 위팔을 완전히 벌렸을 때 axillary vein은 axillary artery의 앞을 가리게 된다. 일반적으로 axillary vein 중에서 몸쪽부분이 손상되면 특히 위험한데, 그 이유는 출혈이 심하게 일어날 뿐 아니라 정맥으로 공기가 유입되어 *air embolism*(공기색전증)이 일어날 가능성이 높기 때문이다.

Axillary Lymph Nodes(겨드랑림프절)

Axillary fat에는 림프절이 많다. Axillary lymph nodes는 다섯 무리, 즉 pectoral, subscapular, humeral, central, apical로 나뉜다(그림 6.20, 6.21).

Pectoral(anterior) nodes(가슴근림프절)는 lateral thoracic vein(가쪽가슴정맥)과 pectoralis minor의 아래모서리 주위에 분포하는 3~5개

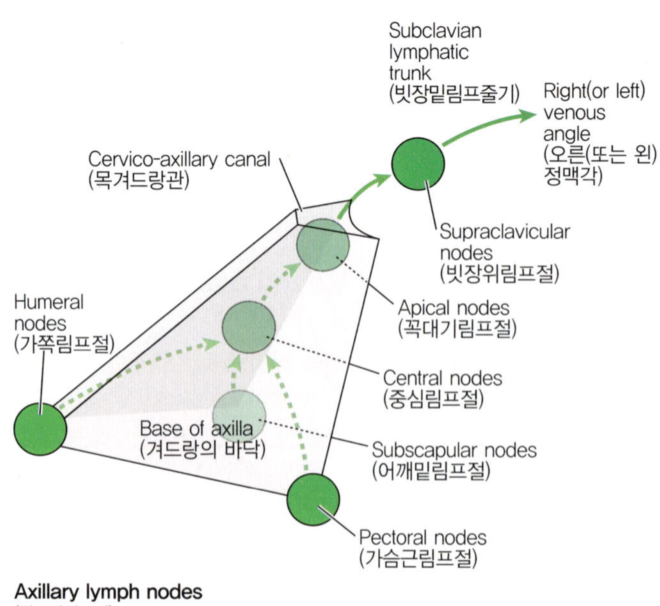

그림 6.21. Axillary lymph nodes(겨드랑림프절)의 위치와 배출 경로.

의 림프절로 이루어져 있다. 주로 anterior thoracic wall의 림프가 들어오는데, 여기에는 유방의 대부분이 포함된다(1장 참조).

Subscapular (posterior) nodes(어깨밑림프절)는 posterior axillary fold(뒤겨드랑주름)와 subscapular vessel(어깨밑혈관)을 따라 분포하는 6-7개의 림프절로 이루어져있다. 가슴벽의 뒤면과 scapular region(어깨뼈부위)의 림프가 들어온다.

Humeral(lateral) nodes(가쪽림프절)는 axillary vein의 안쪽과 뒤 및 axilla의 가쪽벽을 따라 분포하는 4~6개의 림프절로 이루어져 있다. 팔에서 오는 거의 모든 림프가 모이지만 cephalic vein(노쪽피부정맥)과 동반주행하는 림프관의 림프는 예외이다. 이 림프는 주로 apical nodes와 infraclavicular nodes(빗장아래림프절)로 들어간다(그림 6.20, 6.21).

임상해부학

Enlargement of Axillary Lymph Nodes (겨드랑림프절의 비대)

팔에 염증이 생기면 axillary nodes가 커지고 누르면 아픈 *lymphangitis*(림프관염)가 발생한다. 이때 humeral (lateral) nodes가 가장 먼저 침범된다. 이 림프관염의 특징은 팔의 피부에 열감이 있는 붉은 선이 나타나는 것이다. Pectoral region과 breast 및 abdomen의 위부분에 염증이 생겨도 axillary nodes가 커질 수 있다. Axillary lymph nodes는 유방암이 있을 때 가장 많이 metastasis(전이)되는 곳이다.

Pectoral, subscapular, humeral nodes에서 시작된 날림프관은 **central nodes**(중심림프절)로 배출된다. Central nodes는 base of axilla 근처에서 pectoralis minor보다 깊은 곳에 위치하는 3-4개의 큰 림프절로 이루어져 있으며, second part of axillary artery에 인접해 있다. Central nodes에서 시작된 날림프관은 apical nodes로 흐른다.

Apical nodes(꼭대기림프절)는 axilla의 apex에 위치하며, axillary vein의 안쪽과 first part of axillary artery를 따라 분포한다. Apical nodes는 다른 axillary lymph nodes에서 온 림프가 모일 뿐만 아니라 cephalic vein과 함께 주행하는 림프관의 림프도 들어온다. Apical nodes에서 시작된 날림프관들은 *cervico-axillary canal*(목겨드랑관)을 지난 뒤에 서로 합쳐지면서 **subclavian lymphatic trunk**(빗장밑림프줄기)를 형성하는데, 일부 림프관은 주행 도중에 **infraclavicular nodes**(빗장아래림프절)와 **supraclavicular nodes**(빗장위림프절)을 거치기도 한다. 오른쪽 subclavian lymphatic trunk는 jugular trunk(목림프줄기)와 bronchomediastinal trunk(기관지세로칸림프줄기)와 만나서 **right lymphatic duct**(오른림프관)을 형성한 다음 **right venous angle**(오른정맥각)로 유입된다(그림 6.20). 왼쪽 subclavian lymphatic trunk는 대부분 **thoracic duct**(가슴림프관)로 합류한다.

Brachial Plexus(팔신경얼기)

Brachial plexus는 팔에 분포하는 신경들이 그물처럼 얽혀 있는 신경망이다. 이 신경얼기는 lateral cervical region(뒤목삼각)에서 시작하여 axilla로 이어진다. Brachial plexus는 C5~T1 척수신경의 anterior rami(앞가지)들이 모여서 형성되는데, 이 앞가지들이 **brachial plexus**의 **root**(뿌리)에 해당한다(그림 6.22; 표 6.5). 이 roots는 subclavian

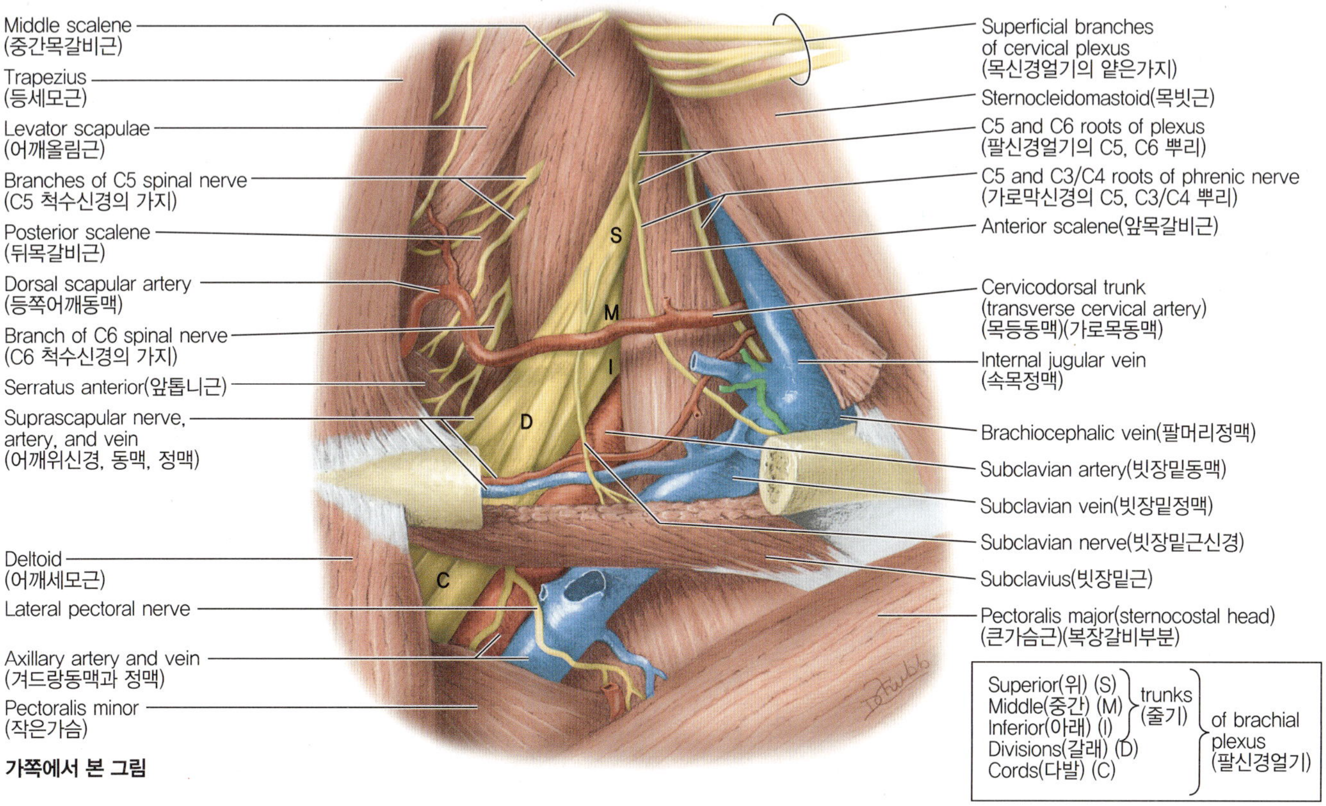

그림 6.22. Lateral cervical region(가쪽목부위)에 있는 brachial plexus(팔신경얼기)와 subclavian vessel(빗장밑혈관).

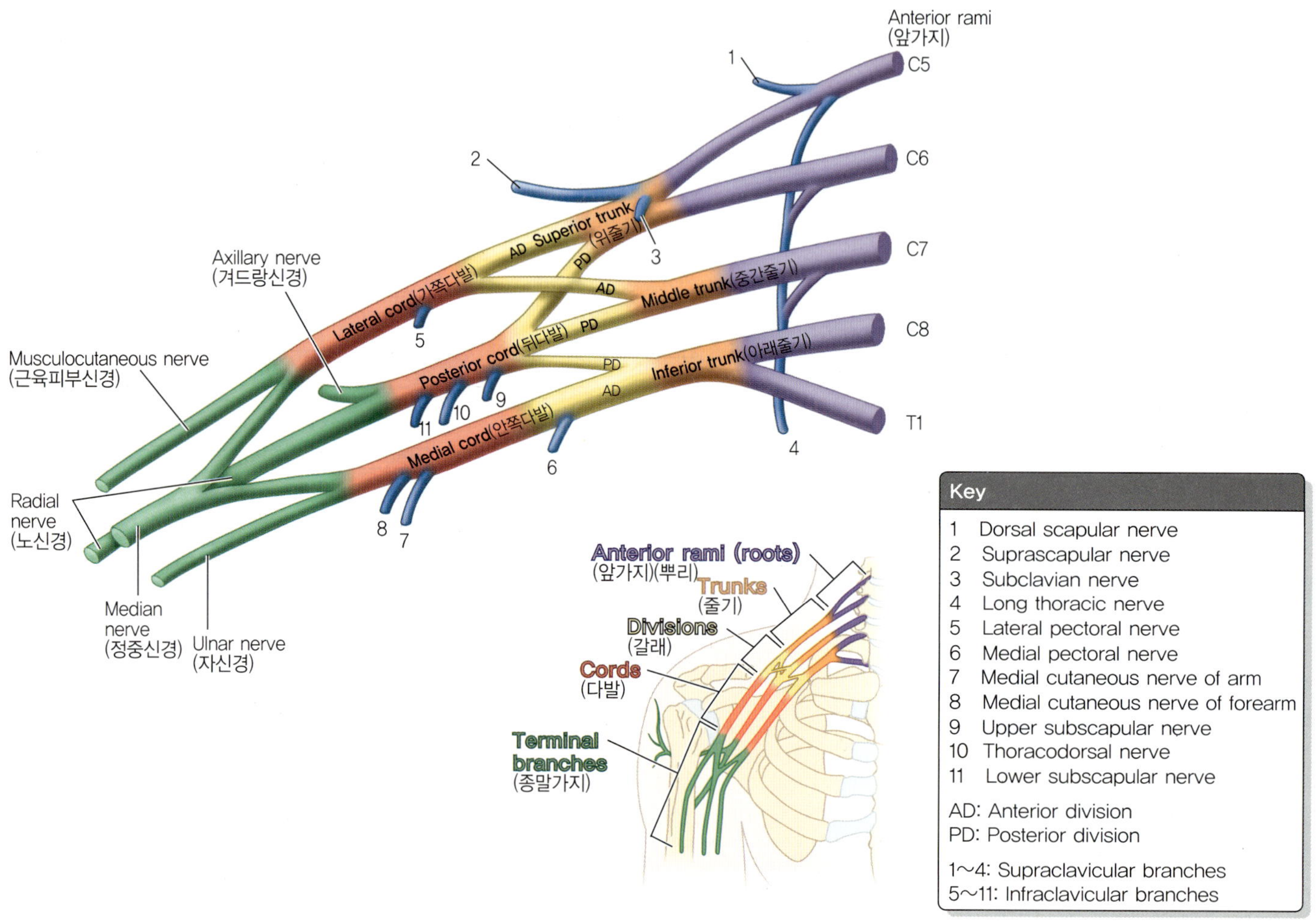

그림 6.23. Brachial plexus(팔신경얼기)의 모식도.

표 6.5 BRACHIAL PLEXUS AND NERVES OF UPPER LIMB(팔신경얼기와 팔의 신경)

신경	시작[a]	경로	분포
Supraclavicular branches(빗장위가지)			
Dorsal scapular (등쪽어깨신경)	Anterior ramus of **C5**의 뒤면(C4도 자주 관여함)	Middle scalene을 관통함; levator scapulae와 rhomboids보다 깊은 곳에서 내려감	Rhomboids; 가끔 levator scapulae도 지배함
Long thoracic (긴가슴신경)	Anterior rami of **C5**, **C6**, C7의 뒤면	Anterior rami of C5, T6은 Middle scalene을 관통함; anterior rami of C8, T1의 뒤에서 내려와 cervico-axillary canal을 통과함; serratus anterior의 겉을 따라 아래로 주행함	Serratus anterior
Suprascapular (어깨위신경)	Superior trunk(**C5**, C6, C4에서 옴)	Brachial plexus의 위에서 lateral cervical region의 가쪽으로 주행함; 이어서 transverse scapular ligament 밑으로 scapular notch를 통과함	Supraspinatus와 infraspinatus; glenohumeral (shoulder) joint
Subclavian nerve(nerve to subclavius) (빗장밑근신경)	Superior trunk(C5, **C6**, C4에서 옴)	Clavicle의 뒤 및 brachial plexus와 subclavian artery의 앞으로 내려감; *phrenic nerve*에 *accessory root*를 제공하기도 함	Subclavius와 sternoclavicular joint(accessory phrenic root는 diaphragm을 지배함)

(계속)

표 6.5 BRACHIAL PLEXUS AND NERVES OF UPPER LIMB(팔신경얼기와 팔의 신경) (계속)

신경	시작[a]	경로	분포
Infraclavicular branches(빗장아래가지)			
Lateral pectoral (가쪽가슴근신경)	Lateral cord의 곁가지(C5, **C6**, C7 에서 옴)	Costocoracoid membrane을 뚫고 pectoral muscles의 속면에 도달함; *medial pectoral nerve*와 만나는 교통가지는 axillary vessel의 앞으로 주행함	Pectoralis major를 주로 지배하지만 일부 신경섬유는 medial pectoral nerve의 가지를 통해 pectoralis minor를 지배함
Musculocutaneous (근육피부신경)	Lateral cord의 종말가지(C5-C7에서 옴)	Coracobrachialis를 뚫고 axilla를 빠져나옴; biceps brachii와 brachialis 사이로 내려가며 두 근육을 지배함; *lateral cutaneous nerve of forearm*으로 연속됨	위팔의 anterior compartment에 있는 coracobrachialis, biceps brachii, brachialis를 지배함; 아래팔 피부의 가쪽면을 지배함
Median (정중신경)	Median nerve의 lateral root는 lateral cord의 종말가지임(C6, C7); medial root는 medial cord의 종말가지임(C8, T1)	Axillary artery의 가쪽에서 lateral root와 medial root가 만나서 median nerve를 형성함; brachial artery 근처에서 위팔을 따라 내려가다가 점차 brachial artery의 앞을 가로질러 cubital fossa에 이르면 brachial artery의 안쪽에 위치함	아래팔의 anterior compartment에 있는 flexor carpi ulnaris, ulnar half of flexor digitorum profundus를 제외한 근육들과 손바닥의 엄지두덩에 있는 다섯 개의 고유손근육과 손바닥 피부를 지배함
Medial pectoral (안쪽가슴근신경)	Medial cord의 곁가지(C8, T1에서 옴)	Axillary artery와 vein 사이로 주행하다가 pectoralis minor를 뚫고 pectoralis major의 속면으로 들어감; medial cord에서 시작했기 때문에 이름에 *medial*을 붙였지만 실제로는 lateral pectoral nerve의 가쪽에 위치함	Pectoralis minor, pectoralis major의 sternocostal part
Medial cutaneous nerve of arm (안쪽위팔피부신경)		Plexus의 가장 작은 신경임; axillary vein과 brachial vein의 안쪽을 따라 주행함; *intercostobrachial nerve*와 만남	위팔의 안쪽면 피부(medial epicondyle 및 ulna의 olecranon까지)
Medial cutaneous nerve of forearm (안쪽아래팔피부신경)		처음에는 ulnar nerve와 동반주행하다가(두 신경이 혼동될 수 있음) basilic vein과 함께 deep fascia를 뚫으면서 앞가지와 뒤가지로 갈라져 피부밑조직으로 들어감	아래팔의 안쪽면 피부(wrist까지)
Ulnar (자신경)	Medial cord의 가장 큰 종말가지(**C8**, **T1**, C7에서 옴)	위팔의 안쪽으로 내려오다 medial epicondyle의 뒤를 지난 다음 아래팔의 자쪽면을 따라 손까지 내려감	Flexor carpi ulnaris와 ulnar half of flexor digitorum profundus; 손의 고유근육 대부분; 손의 안쪽면에서 digit 4의 정중선까지의 피부
Upper subscapular (위어깨밑신경)	Posterior cord의 곁가지(**C5**에서 옴)	뒤로 주행하여 subscapularis로 바로 들어감	Subscapularis의 위부분
Lower subscapular (아래어깨밑신경)	Posterior cord의 곁가지(**C6**에서 옴)	Subscapular vessel의 깊은 곳에서 아래가쪽으로 주행함	Subscapularis의 아래부분과 teres major
Thoracodorsal (가슴등신경)	Posterior cord의 곁가지(C6, **C7**, C8에서 옴)	Upper와 lower subscapular nerve 사이에서 일어나 posterior axillary wall을 따라 아래가쪽으로 주행하여 latissimus dorsi의 apical part에 도달함	Latissimus dorsi
Axillary (겨드랑신경)	Posterior cord의 종말가지(**C5**, C6에서 옴)	Axillary fossa의 뒤로 빠져나가 posterior circumflex humeral artery와 함께 quadrangular space[b]를 통과함; *superior lateral brachial cutaneous nerve*를 내보냄; 이어서 deltoid의 깊은 곳에서 humerus의 surgical neck을 둘러쌈	Glenohumeral (shoulder) joint, teres minor, deltoid, deltoid의 아래부분을 덮는 위팔의 위가쪽 피부
Radial (노신경)	Posterior cord의 큰 종말가지로 brachial plexus에서 가장 큼(C5~T1에서 옴)	Axillary artery의 뒤로 axilla를 빠져나옴; triceps brachii의 lateral head와 medial head 사이에서 profunda brachii artery와 함께 humerus 뒤에 있는 radial groove를 타고 내려감; lateral intermuscular septum을 관통함; cubital fossa에 진입한 다음 얕은가지(피부신경)와 깊은가지(운동신경)로 갈라짐	위팔과 아래팔의 posterior compartment에 있는 근육들; 위팔의 뒤 및 아래가쪽 피부, 아래팔의 뒤부분, 손의 가쪽에서 digit 4의 정중선까지의 손등 피부

[a]굵게 표시한 **C5**는 신경의 주요 성분을 나타냄.

[b]Quadrangular space(네모공간)의 위경계는 subscapularis(어깨밑근), head of humerus(위팔뼈머리), teres minor(작은원근)이고, 아래경계는 teres major(큰원근)이며, 안쪽경계는 triceps brachii(위팔세갈래근)의 long head(긴갈래)이고, 가쪽경계는 coracobrachialis(부리위팔근)과 humerus의 surgical neck(외과목)임.

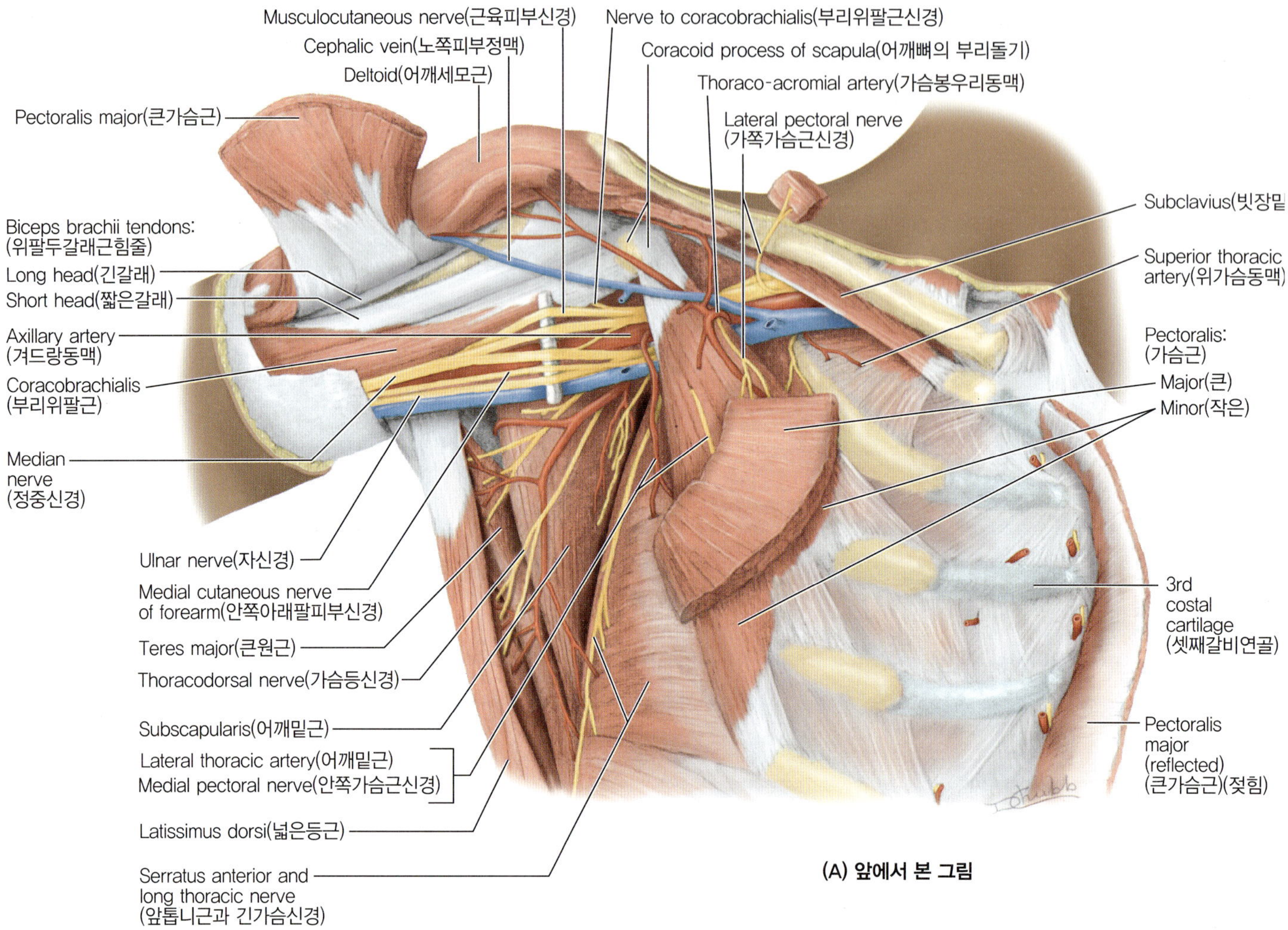

(A) 앞에서 본 그림

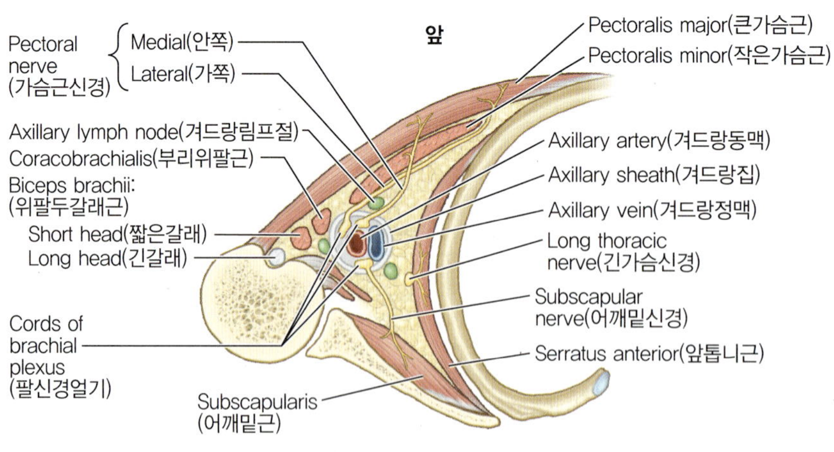

(B) 가로단면의 아래모습

그림 6.24. Axilla(겨드랑)**의 경계와 내용물. A.** Pectoralis minor(작은가슴근)에 대한 신경과 혈관의 위치 관계. **B.** Axilla의 내용물, transverse section(가로절단면). (계속)

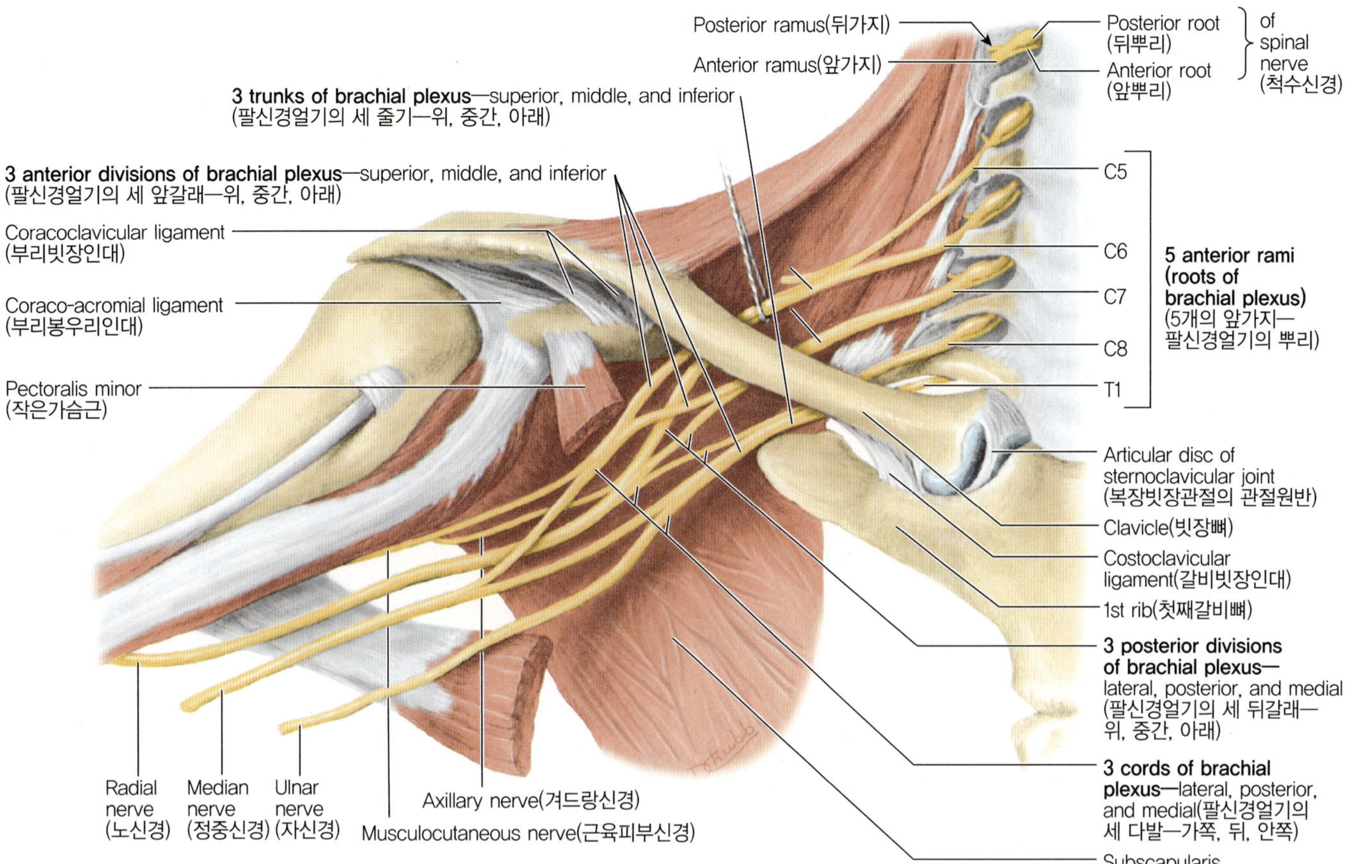

(C) 앞에서 본 그림

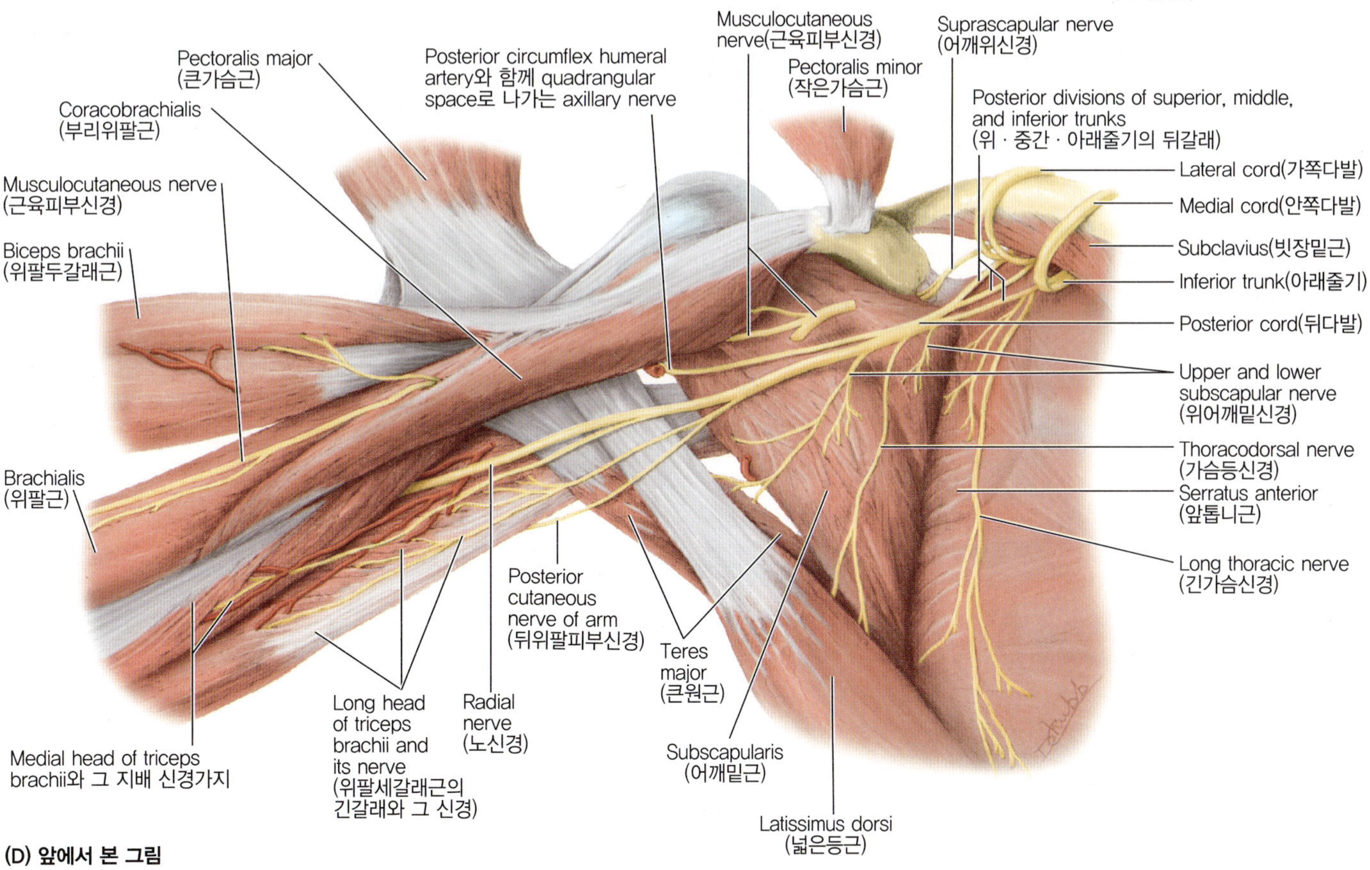

(D) 앞에서 본 그림

그림 6.24. **Axilla(겨드랑)의 경계와 내용물.** (계속) **C.** Brachial plexus(팔신경얼기)의 모습. **D.** Axilla의 posterior wall에서 보이는 brachial plexus(팔신경얼기)의 posterior cord(뒤다발)와 가지들.

aretry와 함께 anterior scalene muscle(앞목갈비근)과 middle scalene muscle(중간목갈비근) 사이의 틈새를 통과한다. 각 root에 들어 있는 sympathetic fiber(교감신경섬유)는 이 roots가 scalene muscles 사이를 지날 때 middle cervical ganglion(중간목신경절)과 inferior cervical ganglion(아래목신경절)의 gray ramus communicans(회색교통가지)에서 나온 것들이다(8장 참조).

Brachial plexus의 roots가 목의 아래부분에서 서로 만나면서 다음과 같이 세 개의 trunk(줄기)를 형성한다(그림 6.23, 6.24C).

- **Superior trunk**(위줄기): C5와 C6 root가 합쳐진 것이다.
- **Middle trunk**(중간줄기): C7 root가 연속된 것이다.
- **Inferior trunk**(아래줄기): C8과 T1 root가 합쳐진 것이다.

각 trunk는 brachial plexus가 clavicle의 뒤에서 *cervico-axillary canal*(목겨드랑관)을 통과할 때 anterior division(앞갈래)과 posterior division(뒤갈래)으로 나뉜다. **Anterior division**은 팔의 *anterior (flexor) compartment*(앞칸)에 분포하고, **posterior division**은 팔의 *posterior (extensor) compartment*(뒤칸)에 분포한다.

각 trunk의 division들은 다시 axilla 속에서 다음과 같이 세 개의 cord(다발)를 형성한다(그림 6.24C).

- **Lateral cord**(가쪽다발): superior trunk와 middle trunk의 anterior division이 합쳐진 것이다.
- **Medial cord**(안쪽다발): inferior trunk의 anterior division이 연속된 것이다.
- **Posterior cord**(뒤다발): superior, middle, inferior trunk의 posterior division이 합쳐진 것이다.

Brachial plexus의 각 cord는 axillary artery의 second part를 기준으로 그 위치에 따라 이름을 붙인 것이다. 예를 들어, 팔을 벌렸을 때 가장 쉽게 확인되는 lateral cord는 axillary artery의 가쪽에 위치한다.

Brachial plexus는 clavicle을 기준으로 **supraclavicular part**(빗장위부분)와 **infraclavicular part**(빗장아래부분)로 나누기도 한다(그림 6.23, 6.24; 표 6.5).

- *Supraclavicular part of plexus*에 있는 root(anterior rami)와 trunk에서 네 개의 신경가지가 나오는데, 각각 dorsal scapular nerve(등쪽어깨신경), long thoracic nerve(긴가슴신경), nerve to subclavius(빗장밑근신경), suprascapular nerve(어깨위신경)이다. 이 신경들은 목을 통해 접근할 수 있다. Anterior rami of C5~T1에서 *muscular branch*(근육가지)도 나오며, 이 가지들은 scalene muscles(목갈비근)과 longus colli muscle(목긴근)을 지배한다.
- *Infraclavicular part of plexus*에서 나오는 신경가지들은 brachial plexus의 cord에서 나오며 axilla를 통해 접근할 수 있다.

임상해부학

Variations of Brachial Plexus(팔신경얼기의 변이)

Brachial plexus는 변이가 많은 구조이다. Brachial plexus의 root를 형성하는 다섯 개(C5~T1)의 anterior ramus(앞가지) 외에 C4나 T2가 포함되기도 한다. Brachial plexus의 superiormost root가 C4이고 inferiormost root가 C8인 경우를 *prefixed brachial plexus*(위첨부형팔신경얼기)라고 한다. 반대로 superior root가 C6이고 inferior root가 T2인 경우는 *postfixed brachial plexus*(아래첨부형팔신경얼기)라고 한다. 후자인 경우는 brachial plexus의 inferior trunk가 1rib에 눌리기 때문에 팔에 neurovascular symptom이 나타날 수 있다. 그 밖에 brachial plexus의 trunk(줄기), division(갈래), cord(다발), branch(가지)가 형성되는 방식 또는 가지가 시작되는 곳과 합쳐지는 가지, axillary artery 및 scalene muscle과의 관계 등에서도 변이가 일어날 수 있다.

Brachial Plexus Injuries(팔신경얼기의 손상)

Brachial plexus가 손상되면 팔의 운동과 피부감각에 영향을 미친다. Lateral cervical region(뒤목삼각)이나 axilla에 질병이 생기거나 늘어나는 등의 외상을 입으면 brachial plexus가 손상될 가능성이 있다(8장 참조). 이때 나타나는 징후와 증상은 brachial plexus의 어느 부분이 손상되었는가에 따라 달라진다. Brachial plexus의 손상은 근육운동이 상실되는 *paralysis*(마비)와 피부감각이 사라지는 *anesthesia*(무감각)를 나타낸다. *Complete paralysis*가 되면 운동을 전혀 할 수 없다. *Incomplete paralysis*는 모든 근육이 다 마비되는 것은 아니기 때문에 운동을 할 수는 있지만 손상되지 않은 반대쪽과 비교하면 운동 능력이 떨어지게 된다.

*Brachial plexus*의 위부분(C5, C6)이 손상되는 원인은 대개 목과 어깨 사이의 각이 지나치게 벌어졌을 때 발생한다. 이러한 손상은 오토바이나 말을 타다가 튕겨나가 목과 어깨 사이가 넓게 벌어진 채 어깨로 땅에 떨어졌을 때 발생한다(그림 B6.6A). 이때 어깨는 땅이나 나무 등에 부딪혀 정지되지만 머리와 몸통은 계속해서 밀리게 되고, 그 결과 brachial plexus의 위부분이 늘어나거나 파열되며 또는 척수에서 시작하는 root of plexus가 avulsion(찢김)될 수도 있다. 이러한 손상이 있는 사람은 팔을 medial rotation(안쪽돌림)한 상태로 몸통 옆에 늘어뜨린 매우 특징적인 자세를 취하게 된다. 이 자세를 waiter's tip position라 한다(그림 B6.6B). *Brachial plexus*의 **위부분**이 손상되는 또 다른 예는 분만 중에 신생아의 목을 무리하게 잡아당길 때 발생할 수 있다(그림 B6.6C). 이렇게 *brachial plexus*의 **위부분**이 손상됨으로 인해 C5~C6 신경의 지배를 받는 어깨 및 위팔 근육들에 마비가 발생하는 것을 *Erb-Duchenne palsy*(에르브-뒤시엔느마비)라고 한다. 대부분 shoulder는 adduction, 위팔은 medial rotation, elbow는 extension된 자세를 나타낸다. 팔의 가쪽면에 감각소실도 나타난다. 무거운 배낭을 멜 때처럼 brachial plexus의 superior trunk(위줄기)에 *microtrauma*(미세외상)가 장기간 가해지면 musculocutaneous nerve(근육피부신경)와 radial nerve(노신경)의 분포 영역에 운동장애와 감각장애가 발생할 수도 있다.

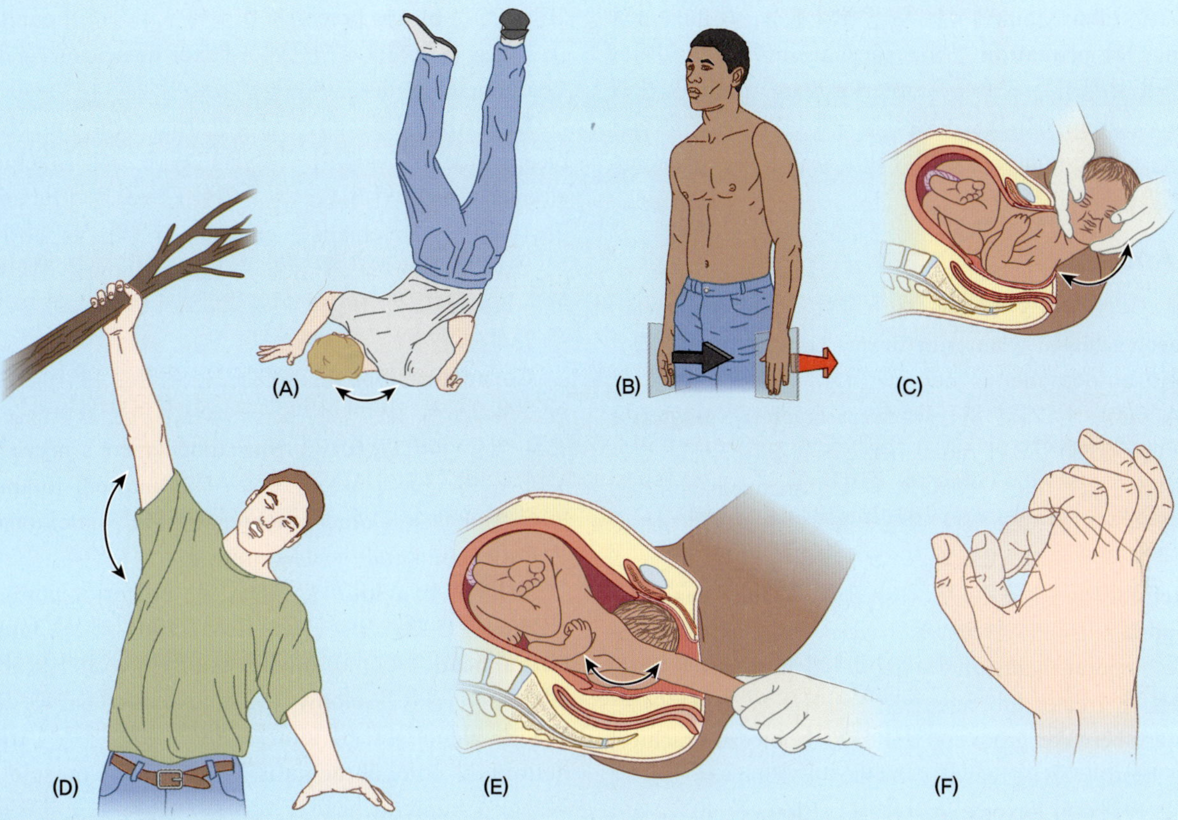

그림 B6.6. Brachial plexus(팔신경얼기)의 손상.

Klumpke paralysis(클룸프케마비)처럼 *brachial plexus*의 아래부분이 손상되는 경우는 훨씬 드물다. 이러한 손상은 팔이 갑자기 위로 당겨질 때 발생한다. 예를 들어 높은 곳에서 떨어지다가 무언가를 잡을 때 또는 출산 과정에서 아기의 팔을 지나치게 세게 당길 때 등이다(그림 B6.6D,E). 이때 brachial plexus의 inferior trunk(C8, T1)가 손상되거나 root of spinal nerve가 찢어져서 spinal cord로부터 분리될 수 있다. 그 결과 손에 있는 짧은 근육들이 마비되어 *claw hand*(갈퀴손)가 나타나게 된다(그림 B6.6F).

Brachial Plexus Block(팔신경얼기차단)

Axillary sheath(겨드랑집) 주위에 마취제를 주입하면 신경자극이 차단되고 brachial plexus의 cord(다발)가 지배하는 구조를 마취시킨다. 주입된 마취제를 계속 유지하기 위해서 tourniquet(압박띠)를 이용하면 전신마취를 하지 않고서도 팔을 수술할 수 있다. Brachial plexus를 마취하기 위하여 interscalene approach(목갈비근사이접근법), supraclavicular approach(빗장위접근법), axillary approach(겨드랑접근법) 등의 방법을 이용한다.

ARM(위팔)

Arm은 shoulder(어깨)와 elbow(팔꿉) 사이의 부위를 가리킨다. 위팔과 아래팔 사이에 있는 elbow joint에서는 두 종류의 운동, 즉 flexion(굽힘) - extension(폄)과 pronation(엎침) - supination(뒤침)이 일어난다. 이러한 운동을 수행하는 근육들은 anterior(*flexor*) group(앞칸)과 posterior(*extensor*) group(뒤칸)으로 명확하게 구분된다. 두 근육 집단 모두 주된 작용은 elbow joint에서 일어나지만 일부 근육은 glenohumeral joint(어깨관절)에도 작용한다.

Muscles of Arm(위팔근육)

위팔에 있는 네 개의 근육 중에서 세 개의 굽힘근육(biceps brachii, brachialis, coracobrachialis)은 anterior(flexor) compartment(위팔앞칸)에 있으며 musculocutaneous nerve(근육피부신경)의 지배를 받는다(그림 6.24A, 6.25). 한 개의 폄근육(triceps brachii)은 posterior compartment(위팔뒤칸)에 있으며 radial nerve(노신경)의 지배를 받는다. Elbow의 뒤면에 있는 작은 세모꼴의 근육인 anconeus(팔꿈치근)는 ulna 몸쪽부분의 뒤면을 덮고 있다. 위팔근육들의 이는곳과 닿는곳 및 신경분포와 주요 작용을 그림 6.26과 표 6.6에 정리하였다.

Biceps brachii(위팔두갈래근)는 두 개의 갈래, 즉 **long head**(긴갈래)와 **short head**(짧은갈래)가 있다(*bi*, 둘 + *caput*, 머리). 넓적한 띠 모양인 transverse humeral ligament(가로위팔인대)가 humerus의 lesser tubercle(작은결절)과 greater tubercle(큰결절) 사이를 잇기 때문에 두 결절 사이의 intertubercular groove(결절사이고랑)는 biceps brachii의 tendon of long head가 지나는 canal(관)로 바뀐다. Elbow를 폈을 때 biceps brachii는 아래팔의 flexor로만 작용한다. Elbow를 90° 가까이 굽혔을 때의 biceps brachii는 아래팔이 supination 상태이면 flexor로 작용하고 아래팔이 pronation 상태이면 강력한 supinator(뒤침근육)로 작용한다. 세모꼴의 막인 **bicipital aponeurosis**(위팔두갈래근널힘줄, 그림 6.25)는 biceps brachii의 힘줄에서 시작하여 cubital fossa(팔오금)를 가로질러 아래팔의 안쪽에서 flexor muscles을 덮고 있는 깊은근막인 antebrachial fascia(아래팔근막)로 합쳐진다.

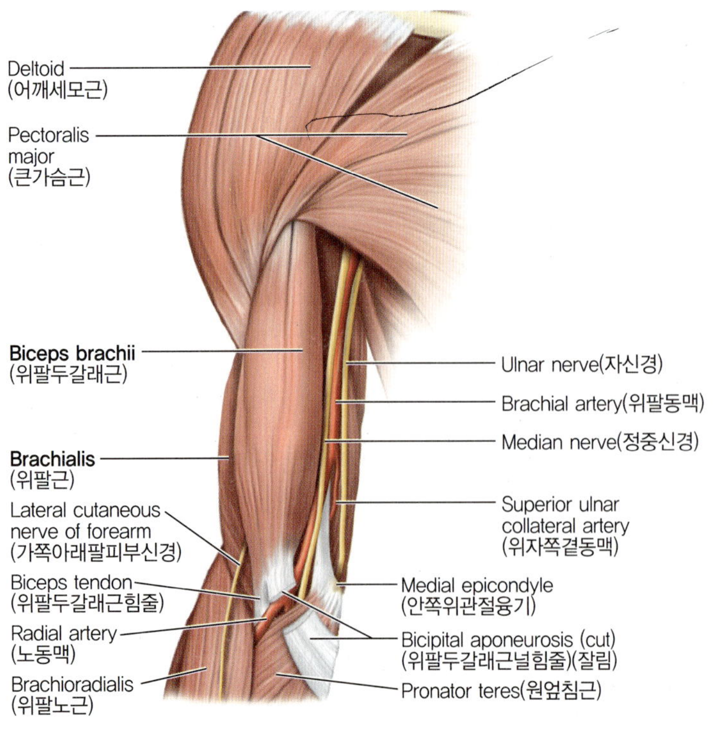

그림 6.25 Anterior arm(위팔앞면)의 근육, 동맥, 신경.

Brachialis(위팔근)는 납작한 fusiform muscle(방추근육)로서 biceps brachii보다 깊이 위치한다(그림 6.26A). Brachialis는 위팔에서 elbow의 flexion만 일으키는 유일한 근육으로서 flexor로서의 힘이 가장 강력하다. Brachialis는 elbow의 자세와 상관없이 아래팔을 굽히며, 느리게 또는 빠르게 굽힐 수 있다. Elbow를 천천히 펴고자 할 때에는 brachialis를 천천히 이완함으로써 이 운동이 안정적으로 일어날 수 있게 만든다.

Coracobrachialis(부리위팔근)는 위팔의 위안쪽 부분에 있는 길쭉한 근육으로서 위팔에서 다른 구조의 위치를 표현하는 데 유용한 기준으로 이용된다(그림 6.26A). Musculocutaneous nerve가 이 근육을 관통하며, 이 근육의 닿는곳 먼쪽부분에 nutrient foramen(위팔뼈영양구멍)이 존재한다. Coracobrachialis는 위팔의 flexion과 adduction을 돕고 glenohumeral(shoulder) joint를 안정시킨다.

Triceps brachii(위팔세갈래근)는 posterior compartment(위팔뒤칸)에 있는 커다란 방추근육으로 세 개의 갈래, 즉 **long head**(긴갈래), **lateral head**(가쪽갈래), **medial head**(안쪽갈래)가 있다(그림 6.26B, 6.27; 표 6.6). 이 근육은 elbow의 주된 extensor(폄근육)이다. 그 중 long head가 glenohumeral joint를 가로지르기 때문에 triceps brachii는 deltoid 및 coracobrachialis와 함께 shunt muscle(탈구방지근육)로 작용하여 humeral head가 아래로 이동되지 못하도록 억제함으로써 adducted shoulder joint를 안정시키는 데 기여한다. Triceps brachii가 닿는 곳의 바로 위에 *subtendinous olecranon bursa*(위팔세갈래근힘줄밑주머니)가 있다. 이 윤활주머니는 triceps brachii의 힘줄과 olecranon(팔꿈치머리) 사이에 위치하여 둘 사이의 마찰을 줄여준다. **Anconeus**(팔꿈치근)는 triceps brachii가 elbow joint를 펴는 운동을 돕고, 아래팔을 pronation(엎침)하는 동안 ulna를 abduction(벌림)시키는 것으로 알려져 있다.

Arteries and Veins of Arm(위팔동맥과 정맥)

Brachial artery는 위팔에 혈액을 공급하는 주된 동맥이며, axillary artery(겨드랑동맥)가 연속된 것이다(그림 6.24A, 6.28; 표 6.4). Brachial artery는 teres major의 아래모서리에서 시작하여 cubital fossa에 이르면 neck of radius 높이에서 bicipital aponeurosis(위팔두갈래근널힘줄)에 덮인 채 radial artery(노동맥)와 ulnar artery(자동맥)로 나뉜다. Brachial artery는 triceps brachii와 brachialis의 앞에 위치하면서 비교적 얕게 진행하기 때문에 쉽게 만져진다. 처음 시작할 때 humerus의 안쪽에 위치하는데, 이때 **medial bicipital groove**(안쪽두갈래근고랑)를 지나는 곳에서 박동하는 brachial artery을 만질 수 있다. 이어서 humerus의 medial supra-epicondylar ridge(안쪽관절위융기능선)와 trochlea(도르래)의 앞을 지난다. Brachial artery는 아래가쪽으로 주행하면서 median nerve(정중신경)와 동행하는데, 나중에 이 신경은 brachial artery의 앞으로 가로지르게 된다. Brachial artery는 위팔을 내려오는 동안 이름 없는 *muscular branch*(근육가지)들과 *humeral nutrient artery*(위팔뼈영양동맥)를 내며, 이 가지들은

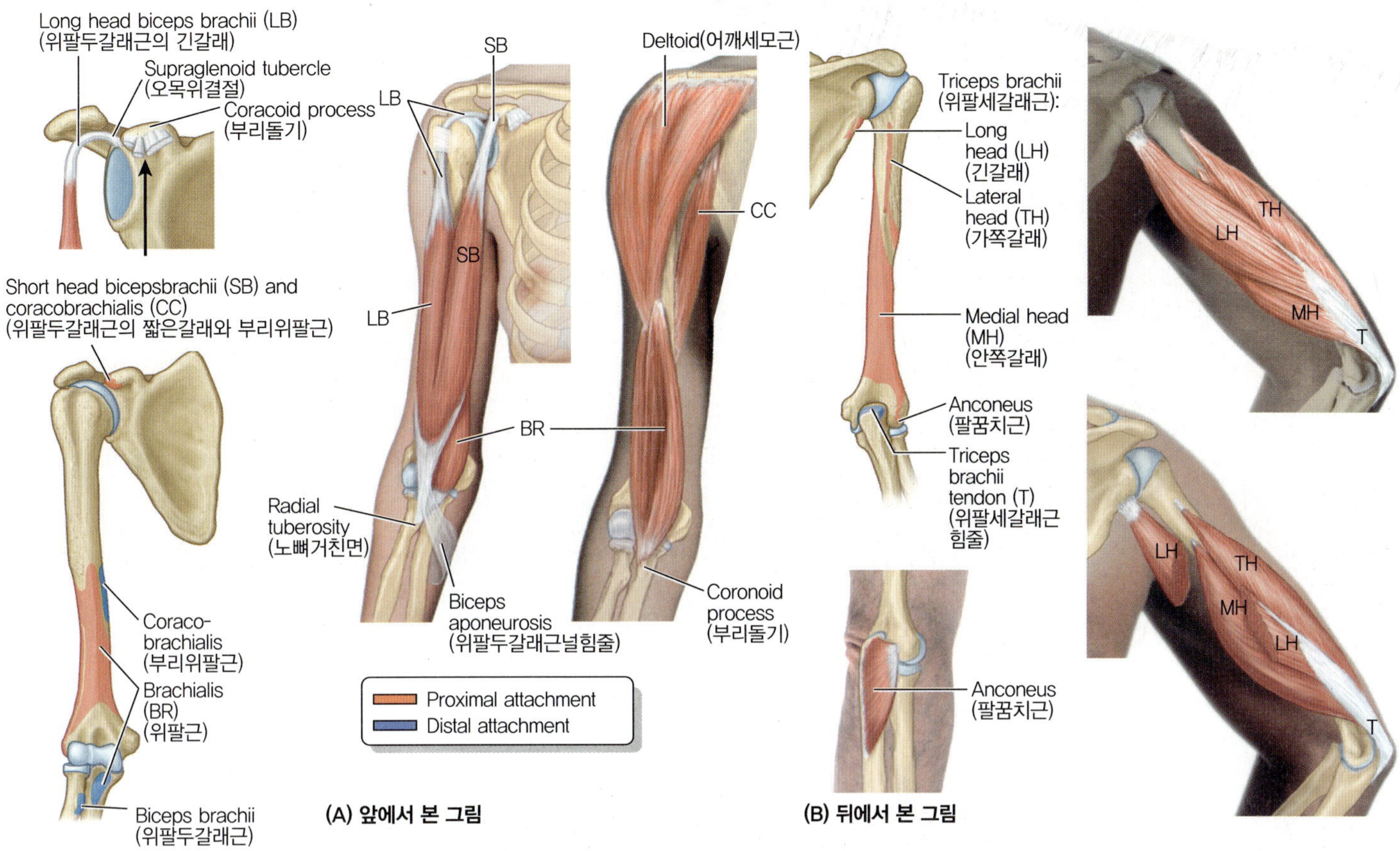

그림 6.26. 뼈에서 근육의 attachment(붙는곳). **A.** Anterior compartment(위팔앞칸)의 근육. **B.** Posterior compartment(위팔뒤칸)의 근육.

표 6.6 MUSCLES OF ARM(위팔근육)

근육 이름	이는곳	닿는곳	신경[a]	주요 작용
Biceps brachii (위팔두갈래근)	*Short head*: scapula의 coracoid process의 끝부분 *Long head*: scapula의 supraglenoid tubercle	Tuberosity of radius와 bicipital aponeurosis를 통해 antebrachial fascia	Musculocutaneous nerve[b] (C5, **C6**)	아래팔의 supination, supination된 elbow joint의 flexion; shoulder joint의 flexion, short head는 shoulder의 dislocation을 방지
Brachialis (위팔근)	Humerus의 앞면의 먼쪽 1/2	Coronoid process와 tuberosity of ulna		모든 자세에서 elbow joint의 flexion
Coracobrachialis (부리위팔근)	scapula의 coracoid process의 끝부분	Humerus의 안쪽면의 중간 1/3	Musculocutaneous nerve (C5, **C6**, C7)	Shoulder joint의 flexion과 adduction을 도움; shoulder의 dislocation을 방지
Triceps brachii (위팔세갈래근)	*Long head*: scapula의 infraglenoid tubercle *Lateral head*: humerus의 뒤면, radial groove의 위 *Medial head*: humerus의 뒤면, radial groove의 아래	자뼈 팔꿈치머리 중 몸쪽 끝부분, 아래팔근막	Radial nerve (C6, **C7**, **C8**)	Elbow joint의 주된 extensor; long head는 humerus의 dislocation 방지(특히 abduction이 일어나는 동안)
Anconeus (팔꿈치근)	Humerus의 lateral epicondyle	Olecranon의 몸쪽끝과 antebrachial fascia	Radial nerve (C7, C8, T1)	Elbow joint를 extension시키는 triceps를 도움; elbow joint를 안정시킴; pronation할 때 ulna를 abduction

[a]근육을 지배하는 신경의 spinal segment(척수분절)를 표시하였다(예를 들어 biceps brachii를 지배하는 신경에서 "C5, **C6**"이 의미하는 것은 이 신경이 척수의 다섯째와 여섯째 cervical segment에서 유래하였다는 것임). 이 중에서 굵게 표시된 **C6**은 주된 척수분절을 뜻한다. 하나 이상의 척수분절 또는 그 척수분절에서 나오는 운동신경뿌리에 손상이 생기면 해당 근육에 마비가 일어날 수 있다.

[b]Brachialis의 가쪽부분 일부는 radial nerve의 가지가 지배한다.

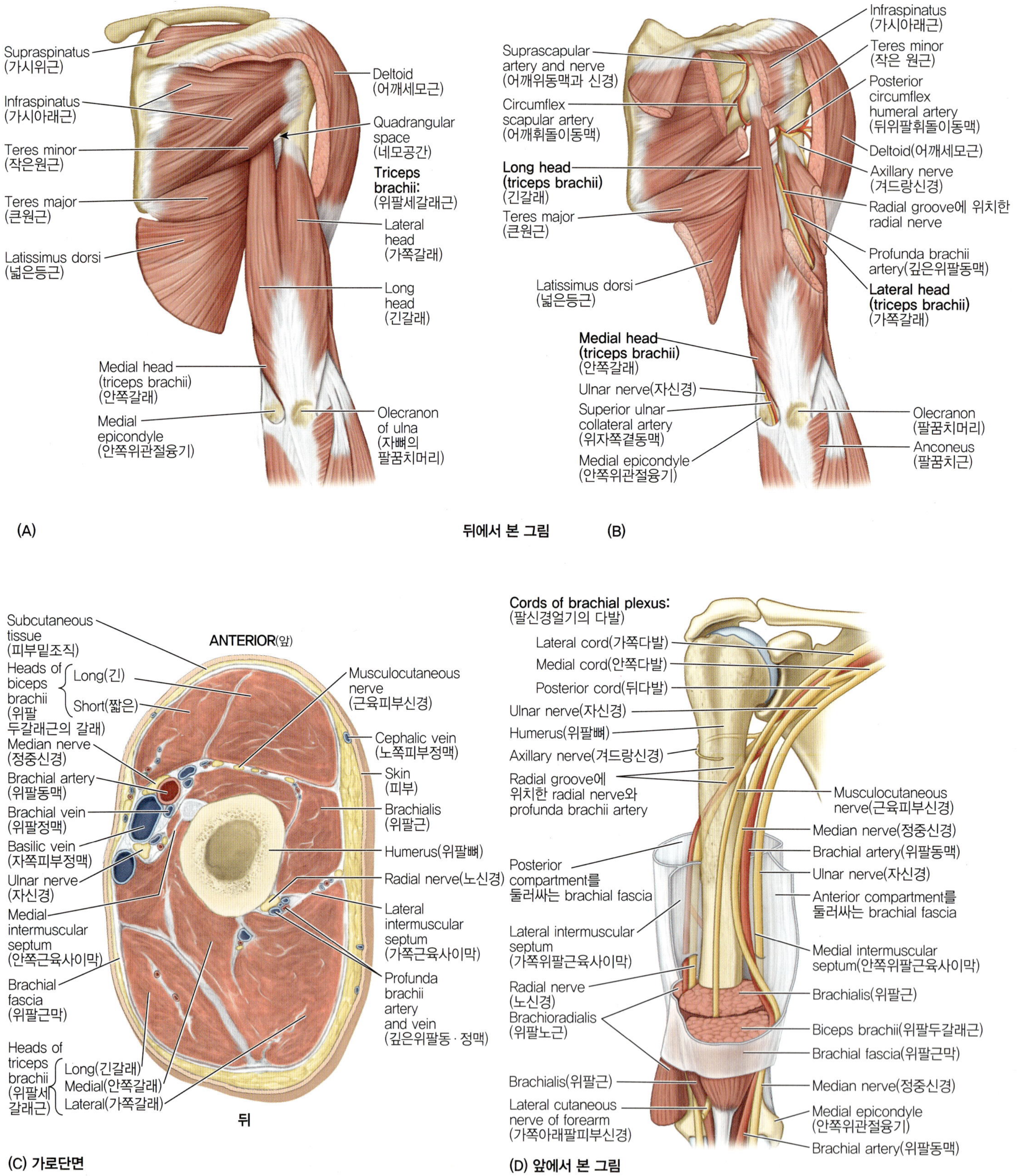

그림 6.27. **Posterior arm**(위팔뒤면)**의 근육, 동맥, 신경.** **A.** Superficial dissection(얕은 해부). **B.** Deep dissection(깊은 해부). **C.** Transverse section(가로절단면). **D.** Humerus(위팔뼈)에서 동맥과 신경의 위치관계.

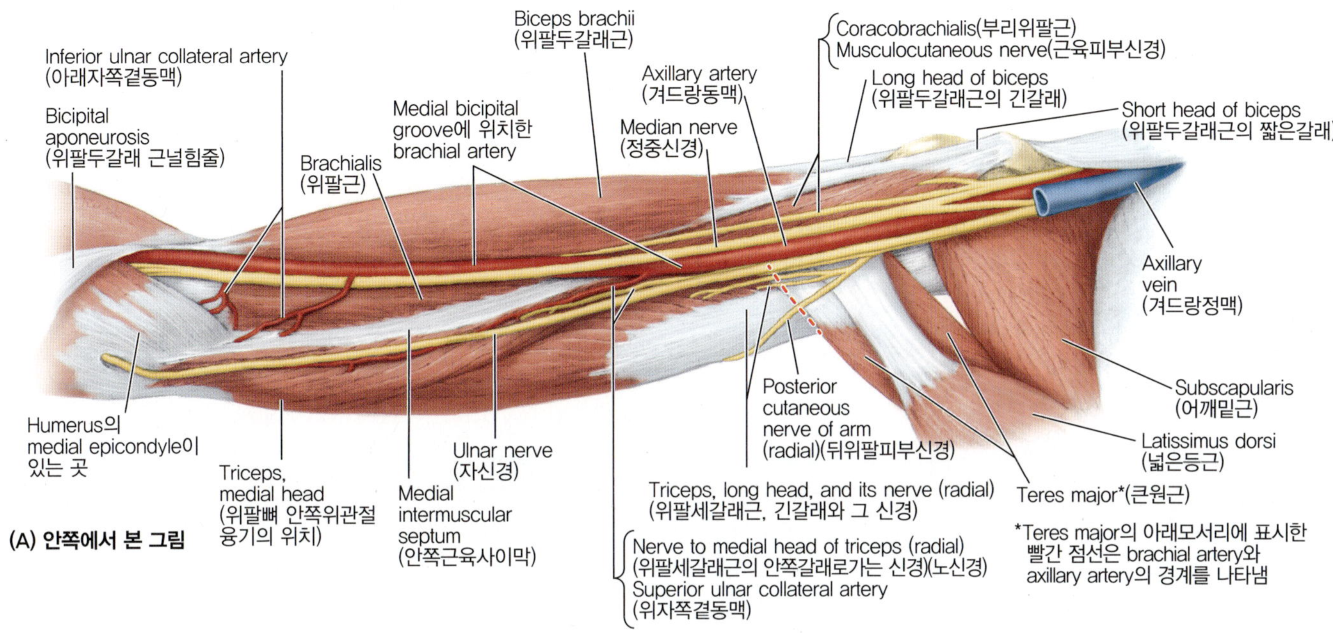

그림 6.28. Arm(위팔)의 근육과 neurovascular structure(신경혈관구조).

brachial artery의 가쪽면에서 시작된다. 이름이 있는 brachial artery의 주요 가지들은 안쪽면에서 시작하며, 각각 **profunda brachii(deep brachial) artery**(깊은위팔동맥; 그림 6.27D), **superior ulnar collateral artery**(위자쪽곁동맥)와 **inferior ulnar collateral artery**(아래자쪽곁동맥)이다. 이 중에서 superior와 inferior ulnar collateral artery는 **elbow region** 주위에서 cubital anastomosis(팔꿉관절그물)를 형성하는 데 기여한다(표 6.4).

위팔의 정맥에는 두 종류, 즉 superficial vein(얕은정맥)과 deep vein(깊은정맥)이 있는데, 이 둘은 서로 자유롭게 연결되어 있다. 위팔의 대표적인 두 **superficial vein**으로는 *cephalic vein*(노쪽피부정맥)과 *basilic vein*(자쪽피부정맥)이 있으며 이미 설명한 바 있다(그림 6.13, 6.24A). 짝을 이루어 주행하는 deep vein인 **brachial vein**(위팔정맥)은 brachial artery와 함께 동반주행한다. Brachial vein은 팔꿉에서 *accompanying veins of ulnar artery*(자동맥동반정맥)와 노동맥동반정맥(accompanying veins of radial artery)이 합쳐져서 시작되고, 이후 basilic vein과 만나서 axillary vein(겨드랑정맥)이 되며 끝난다. 얕은정맥과 깊은정맥 모두에 valve(판막)가 있지만 깊은정맥에 더 많다.

Nerves of Arm(위팔신경)

네 개의 중요한 신경인 median nerve(정중신경), ulnar nerve(자신경), musculocutaneous nerve(근육피부신경), radial nerve(노신경)가 위팔을 지난다(그림 6.24, 6.25, 6.27, 6.28; 표 6.5). 이 중에서 **median nerve**는 axilla의 brachial plexus에서 lateral cord의 medial root와 medial cord의 lateral root가 만나서 형성된 것이다(그림 6.24A,C). Median nerve는 위팔에서 아래로 내려가면서 처음에는 brachial artery의 가쪽에 위치하다가 위팔의 중간부분에 이르면 brachial artery의 안쪽으로 가로지른 다음에 brachialis(위팔근)와 만나게 된다(그림 6.28). 그 후 cubital fossa로 내려가서 bicipital aponeurosis와 median cubital vein(팔오금중간정맥)보다 깊은 곳으로 주행한다. Median nerve와 ulnar nerve는 위팔에서 가지를 내지 않지만 elbow joint에서 articular branch(관절가지)를 낸다.

Ulnar nerve는 brachial plexus의 medial cord에서 시작되며, 주로 C8과 T1 신경섬유로 구성되어 있다(그림 6.24C). 이 신경은 brachial artery의 안쪽을 따라 teres major(큰원근)의 닿는곳 및 long head of triceps의 앞을 지나 아래로 내려간다. Ulnar nerve는 위팔의 중간부분 근처에서 superior ulnar collateral artery(위자쪽곁동맥)와 함께 medial intermuscular septum(안쪽위팔근육사이막)을 관통한 다음 이 사이막과 medial head of triceps 사이로 내려간다. Ulnar nerve는 humerus의 medial epicondyle의 뒤를 지나 아래팔로 진입한다(그림 6.25, 6.29).

Musculocutaneous nerve는 pbrachioal plexus의 lateral cord에서 시작된 뒤 coracobrachialis(부리위팔근)를 뚫고 나와 brachialis와 biceps 사이로 내려간다(그림 6.24A,C). 이 신경은 anterior compartment(위팔앞칸)에 있는 세 근육에 가지를 낸 다음 biceps brachii의 가쪽에서 *lateral cutaneous nerve of forearm*(가쪽아래팔피부신경)이 된다(그림 6.25).

Radial nerve는 brachial artery의 뒤, humerus의 안쪽, long head of triceps의 앞으로 주행하여 위팔로 들어간다(그림 6.24C,D와 6.27D). Radial nerve는 deep brachial artery(깊은위팔동맥)와 함께 아래가쪽으로 내려가서 radial groove(노신경고랑)를 통해 humerus의

뒤면으로 돌아간다. Lateral intermuscular septum(가쪽위팔근육사이막)을 관통한 다음 anterior compartment(위팔앞칸)에서 brachialis와 brachioradialis 사이로 내려간다. Cubital fossa에 도달한 radial nerve는 *deep branch*(깊은가지)와 *superficial branch*(얕은가지)로 갈라진다(그림 6.29B). Radial nerve는 위팔과 아래팔의 posterior compartment(뒤칸)에 있는 근육들과 피부를 지배한다.

임상해부학

Biceps Tendinitis(위팔두갈래근힘줄염)

Long head of biceps의 힘줄은 윤활집(synovial sheath)에 싸여 있으며, intertubercular groove(결절사이고랑)에서 위아래로 움직일 수 있다. 이 부분이 마모되어 손상되면 shoulder pain(어깨통증)이 발생할 수 있다. 이 힘줄에 생긴 염증을 **biceps tendinitis**라 하는데, 대개 야구처럼 무언가를 던지는 운동을 반복할 때 생기는 microtrauma(미세손상) 때문에 발생한다.

Rupture of Tendon of Long Head of Biceps (위팔두갈래근 긴갈래힘줄의 파열)

Long head of biceps의 힘줄이 파열되는 원인은 대개 *biceps tendinitis*가 있는 상태에서 힘줄이 마모되어 손상되기 때문이다. 대부분 supraglenoid tubercle(접시위결절)에 붙는 부분의 힘줄이 파열된다. 이러한 손상은 갑자기 일어나며 파열음이 들린다. 떨어져나간 근육의 muscle belly(힘살)는 위팔 앞면의 먼쪽부분에서 공 모양으로 솟아나게 되는데 이를 Popeye deformity(포파이변형)이라 한다(그림 B6.7).

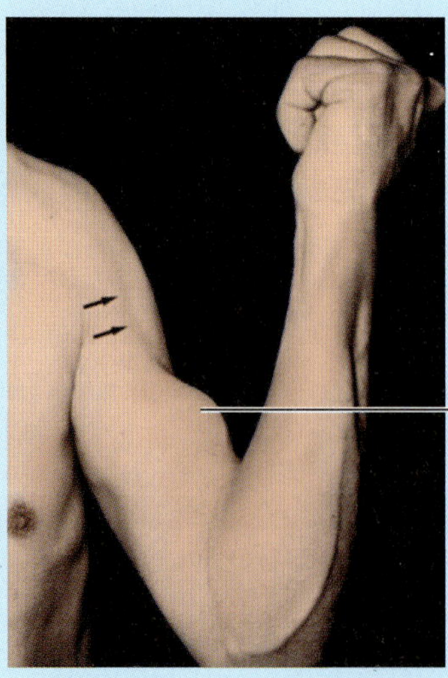

그림 B6.7. Biceps tendon(위팔두갈래근힘줄)의 파열.

Bicipital Myotactic Reflex(두갈래근반사)

Biceps reflex는 진찰할 때 검사하는 deep tendon reflex(깊은힘줄반사)의 하나이다. 아래팔을 supination과 extension 시킨 다음 힘을 빼게 한다. 검사자의 엄지손가락을 biceps tendon에 위치시킨 다음 reflex hammer(반사망치)로 검사자의 엄지손가락 nail bed(손톱바닥)를 힘차게 두들긴다(그림 B6.8). 정상적인 양성반응은 biceps가 불수의적으로 수축하면서 jerk-like flexion을 하고 더불어 힘줄에 긴장이 실리는 것을 느끼는 것이다. 양성반응이 나타나면 musculocutaneous nerve 및 C5와 C6 척수분절이 온전한 것을 알 수 있게 된다. 반응이 과하거나 또는 약하거나, 아니면 지연될 경우 신경계통의 문제를 생각해볼 수 있다.

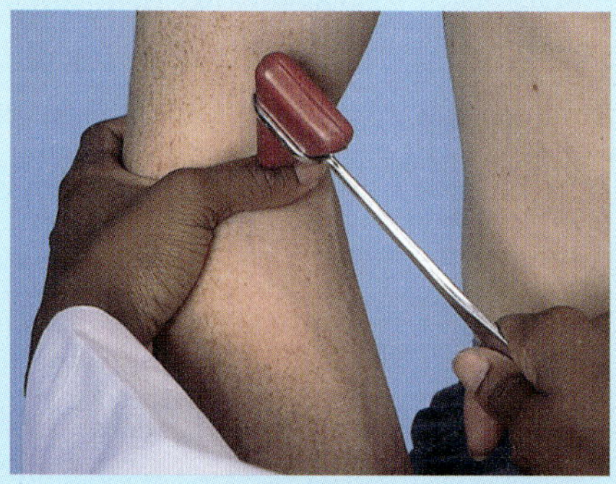

그림 B6.8. Biceps reflex(두갈래근반사)를 일으키는 방법.

Injury to Musculocutaneous Nerve (근육피부신경의 손상)

Axilla에 있는 musculocutaneous nerve가 손상되는 경우는 대개 칼 같은 무기에 의해 발생한다. Musculocutaneous nerve가 손상되면 *coracobrachialis, biceps, brachialis*가 마비되고, 이로 인해 elbow의 flexion과 아래팔의 supination(뒤침)이 약화된다. 그 밖에 lateral cutaneous nerve of forearm(가쪽아래팔피부신경)이 분포하는 아래팔의 가쪽부분에서 감각이 소실되기도 한다.

Injury to Radial nerve(노신경의 손상)

Triceps brachii로 내보내는 가지보다 더 위쪽에서 radial nerve가 손상되면 *triceps*, *brachioradialis*, *supinator*, 손목과 손가락의 *extensor*들이 마비된다. 그리고 radial nerve가 분포하는 피부영역에 감각이 소실된다. Radial groove에서 radial nerve가 손상되면 triceps의 medial head만 영향을 받기 때문에 triceps의 완전한 마비보다는 weakness(쇠약)가 일어나게 된다. 하지만 posterior compartment of forearm(아래팔뒤칸)에 있는 근육들은 먼 쪽에서 일어나는 radial nerve의 가지들이 지배하기 때문에 마비가 발생한다. Radila nerve가 손상된 특징적인 징후는 **wrist-drop**(손목처짐)이다. Wrist-drop은 손목과 metacarpophalangeal joint(손허리손가락관절)를 펼 수 없는 상태를 말한다(그림 B6.9). 대신 손목의 flexor들과 중력의 작용을 통해 손목을 굽힐 수는 있다.

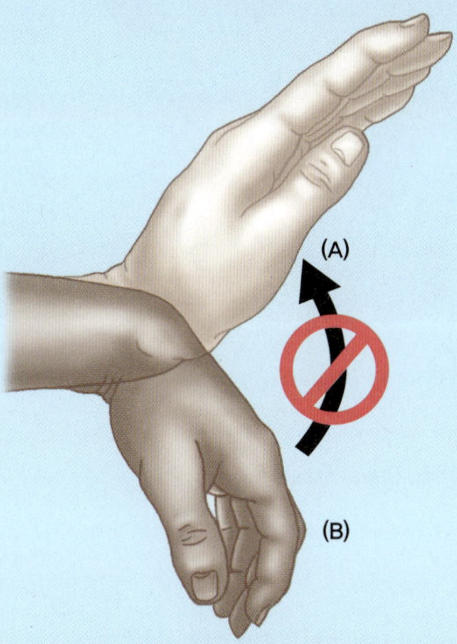

그림 B6.9. Wrist-drop(손목처짐).

Occlusion or Laceration of Brachial Artery (위팔동맥의 막힘이나 찢김)

Brachial artery의 일부가 서서히 일시적으로 막히면 곁순환 덕분에 큰 문제가 되지 않지만 갑자기 완전히 막히거나 찢어지면 응급 수술을 요하는 상태가 되는데, 그 이유는 몇 시간 내에 ischemia(허혈)로 인한 근육마비가 일어나기 때문이다. 이후 fibrous scar(섬유흉터조직)가 형성되면 마비된 근육이 영구적으로 짧아져서 flexion deformity(굴곡변형)가 초래되는데, 이를 *ischemic compartment syndrome*(허혈구획증후군) 또는 Volkmann ischemic contracture(볼크만허혈구축)이라고 한다. 손가락이나 손에 구축이 일어나면 손의 힘이 약해질 수 있다.

Measuring Blood pressure(혈압측정)

Sphygmomanometer(혈압계)는 동맥혈압을 재는 데 사용하는 기구이다. Cuff(띠)를 위팔에 두르고 *brachial artery*를 humerus에 눌러서 막힐 때까지 공기를 주입한다. 검사자는 stethoscope(청진기)를 *cubital fossa*(팔오금)에 있는 brachial artery 위에 올려놓고 띠의 압력을 서서히 낮추면서 막혔던 동맥혈액이 흐르기 시작하는 소리가 나기를 기다린다. 소리가 처음 들릴 때 압력이 *systolic blood pressure*(수축기압)가 된다. 압력이 서서히 낮아짐에 따라 소리가 더 이상 들리지 않을 때 압력이 *diastolic pressure*(확장기압)가 된다.

Compression of Brachial Artery(위팔동맥의 압박)

출혈을 막기 위하여 brachial artery를 압박할 때 가장 좋은 장소는 위팔의 중간부분 근처이다. Brachial artery의 박동을 감지하려면 biceps를 가쪽으로 밀어내야 한다(그림 B6.10). Inferior ulnar collateral artery(아래자쪽곁동맥)가 나오는 곳보다 아래에서 brachial artery를 묶어도 조직 손상이 일어나지 않는데, 그 이유는 elbow 주위에 발달된 arterial anastomosis(동맥연결)로 인해 기능적으로 중요한 곁순환이 이루어지기 때문에 ulnar artery와 radial artery로 충분한 혈액이 공급되기 때문이다. 그러나 deep brachial artery(깊은위팔동맥)가 시작되는 곳보다 몸쪽에서 brachial artery을 묶으면 elbow와 아래팔에 허혈(ischemia)이 초래된다.

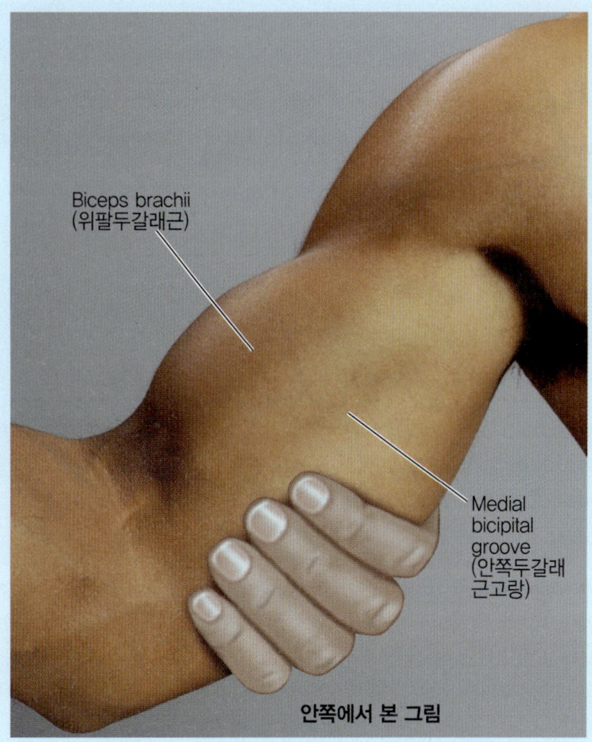

그림 B6.10. Brachial artery(위팔동맥)의 압박.

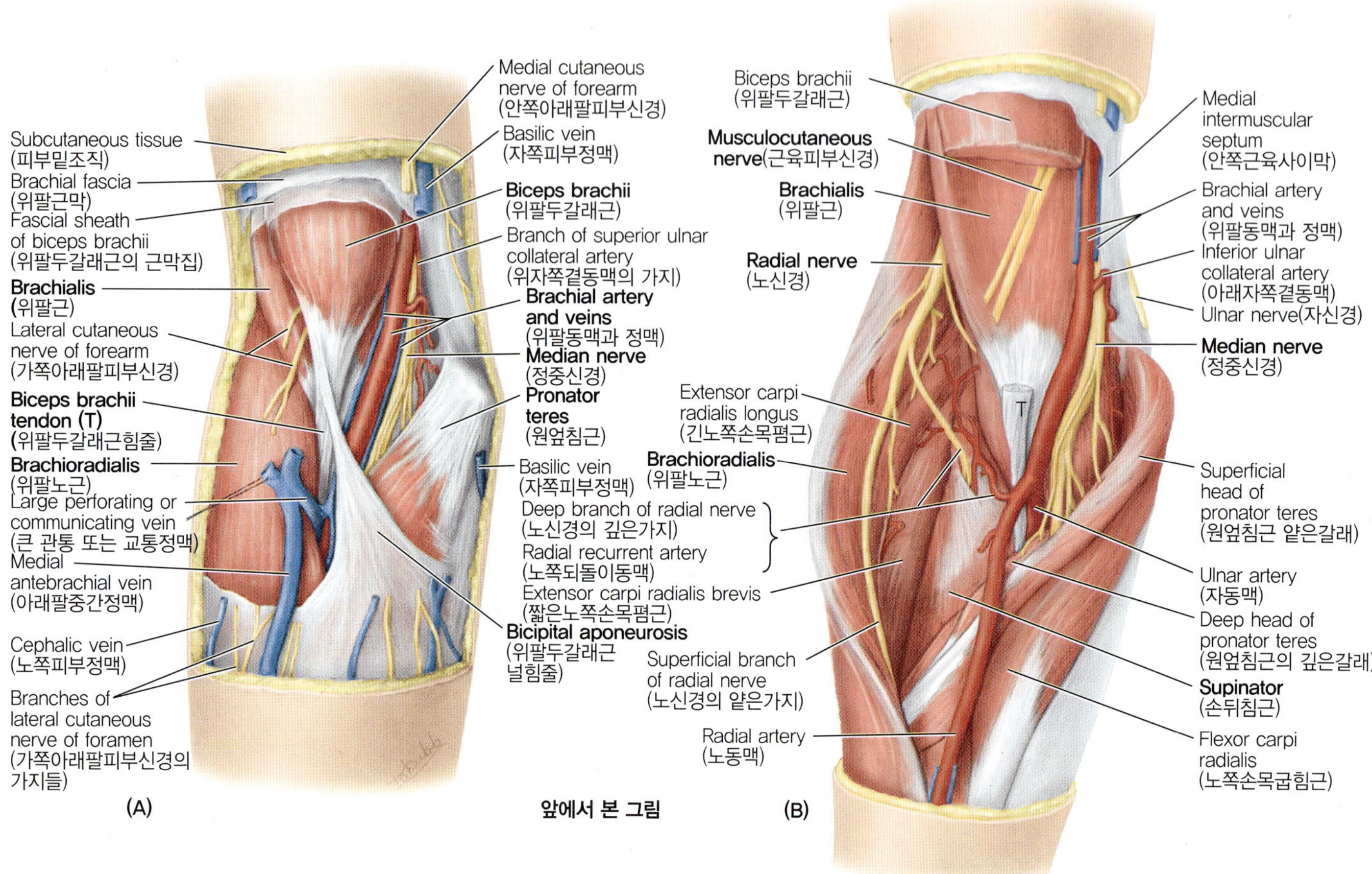

그림 6.29. Cubital fossa(팔오금). A. Superficial dissection(얕은 해부). B. Deep dissection(깊은 해부).

Cubital Fossa(팔오금)

Cubital fossa는 elbow의 앞면에 있는 세모꼴의 얕고 오목한 부위이다(그림 6.29A). Cubital fossa의 경계는 다음과 같다.

- Superior(위경계): humerus의 medial epicondyle과 lateral epicondyle을 잇는 가상의 선
- Medial(안쪽경계): pronator teres(원엎침근)
- Lateral(가쪽경계): brachioradialis(위팔노근)

*Cubital fossa*의 *floor*(바닥)은 brachialis(위팔근)와 supinator(손뒤침근)에 의해 형성된다. *Roof*(천장)는 brachial fascia(위팔근막)가 antebrachial fascia(아래팔근막)로 이행되는 부분이고, bicipital aponeurosis(위팔두갈래근널힘줄)와 피부밑조직 및 피부에 의하여 보강되어 있다.

Cubital fossa에 들어 있는 구조는 다음과 같다(그림 6.29B).

- Brachial artery(위팔동맥)의 끝부분 및 이곳에서 갈라진 radial artery(노동맥)와 ulnar artery(자동맥)의 시작 부분; brachial artery는 biceps tendon과 median nerve 사이에 위치한다.
- 이 동맥들의 accompanying(deep) vein(동반정맥)
- Biceps brachii tendon(위팔두갈래근힘줄)
- Median nerve(정중신경)
- Superficial branch(얕은가지)와 deep branch(깊은가지)로 갈라지는 radial nerve(노신경)

Cubital fossa를 덮는 피부밑조직에는 brachial artery의 앞에 위치한 *median cubital vein*(팔오금중간정맥; 그림 6.13A), basilic vein 및 cephalic vein과 나란히 주행하는 *medial cutaneous nerve of forearm*(안쪽아래팔피부신경)과 *lateral cutaneous nerve of forearm*(가쪽아래팔피부신경) 등이 포함되어 있다(그림 6.29A).

FOREARM(아래팔)

아래팔은 elbow(팔꿉)와 wrist(손목) 사이이며, 두 뼈, 즉 *radius*(노뼈)와 *ulna*(자뼈)를 포함하고 있는데, 두 뼈는 interosseous membrane(아래팔뼈사이막)에 의해 연결되어 있다(그림 6.30). 아래팔의 운동은 elbow joint(팔꿉관절)와 두 곳의 radio-ulnar joint(노자관절)에서 일어나며, 어깨를 도와 힘을 가하거나 손의 위치를 조정하는 역할을 맡고 있다.

표면해부학

Arm and Cubital Fossa(위팔과 팔오금)

힘을 주며 팔을 abduction하면 *deltoid*(어깨세모근)의 윤곽이 드러난다. **Deltoid**의 insertion(닿는곳)을 humerus의 가쪽면에서 만져볼 수 있다. 아래팔을 굽힌 상태에서 힘을 주며 아래팔을 펴면 **triceps brachii**(위팔세갈래근)**의 세 갈래**가 위팔의 뒤면에서 튀어나와 있는 것을 확인할 수 있다(그림 SA6.3A). **Triceps tendon**이 위팔의 뒤면을 따라 olecranon(팔꿈치머리)까지 내려가는 것을 확인할 수도 있다. Biceps brachii(위팔두갈래근)는 위팔의 앞면에 튀어나와 있는데, 팔꿉을 굽힌 채 힘을 주며 supination(뒤침)시키면 더욱 뚜렷해진다(그림 SA6.3B). Medial bicipital groove(안쪽두갈래근고랑)와 lateral **bicipital groove**(가쪽두갈래근고랑)는 biceps와 triceps에 의해 형성된 융기 사이에 있다. Cephalic vein(노쪽피부정맥)은 lateral bicipital groove를 따라 위로 올라가고, basilic vein(자쪽피부정맥)은 medial bicipital groove를 따라 올라간다. **Biceps tendon**은 cubital fossa의 가쪽에서 만져진다. Brachial artery와 median nerve를 비스듬히 덮고 있는 bicipital aponeurosis(위팔두갈래근널힘줄)의 몸쪽부분을 만져볼 수 있다. Biceps의 안쪽모서리 깊은 곳에서 brachial artery의 맥박을 느낄 수 있다.

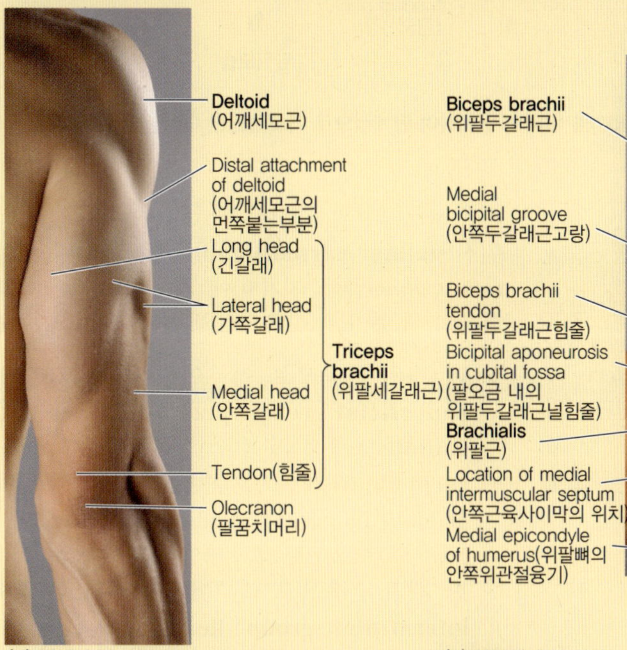

(A) 뒤에서 본 그림

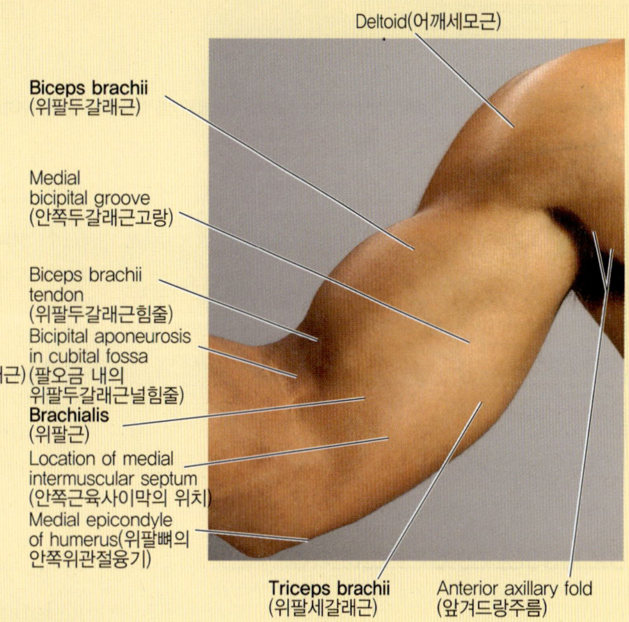

(B) 안쪽에서 본 그림

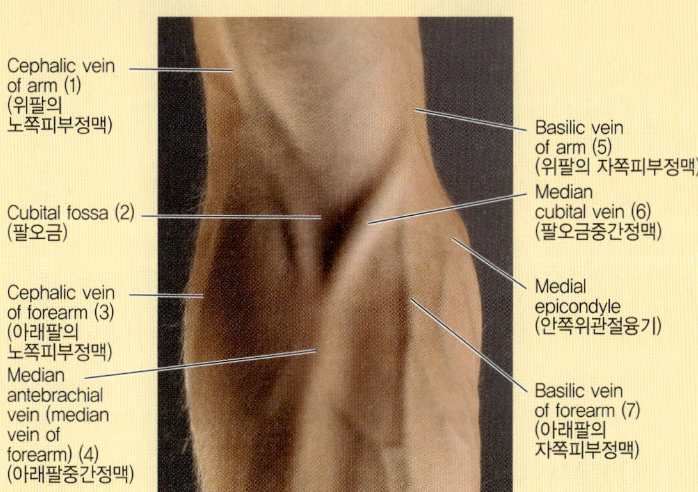

(C) 앞에서 본 그림

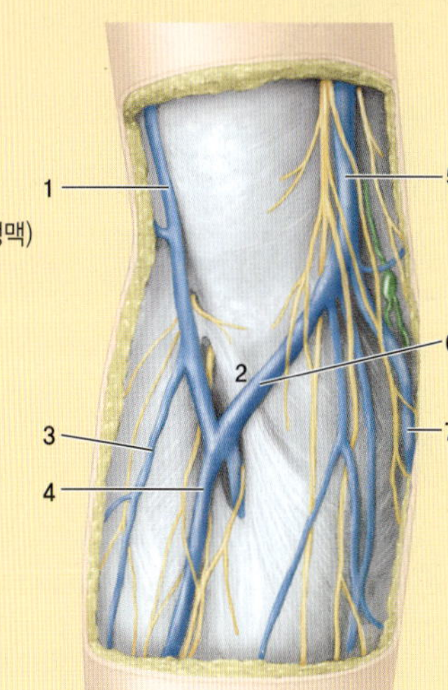

(D) 앞에서 본 그림

그림 SA6.3.

Muscles of forearm(아래팔근육)

Flexors		Extensors	
1	Pronator teres	8	Brachioradialis
2	Flexor carpi radialis	9	Extensor carpi radialis longus
3	Palmaris longus	10	Extensor carpi radialis brevis
4	Flexor carpi ulnaris	11	Extensor digitorum
5	Flexor digitorum superficialis	12	Extensor digiti minimi
6	Flexor digitorum profundus	13	Extensor carpi ulnaris
7	Flexor pollicis longus	14	Abductor pollicis longus
		15	Extensor pollicis brevis
		16	Extensor pollicis longus and extensor indicis

Muscle compartments of forearm (아래팔의 근육칸)

- Flexor–pronator
- Extensor–supinator

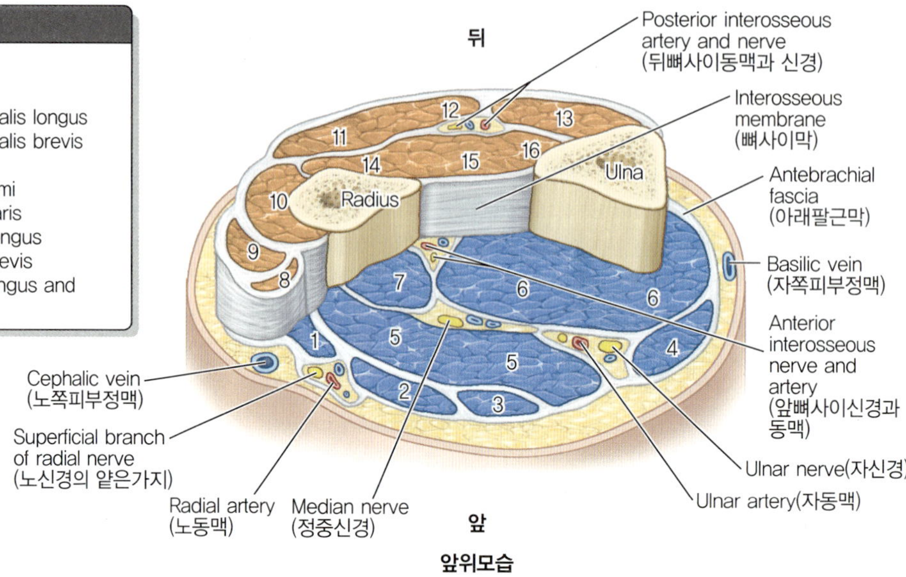

그림 6.30. Compartment of forearm(아래팔칸)을 살펴보기 위하여 단계적으로 가로절단한 아래팔의 중간부분.

Muscles of Forearm(아래팔근육)

아래팔근육의 힘줄들은 아래팔의 먼쪽부분을 지나 손목, 손, 손가락으로 계속된다. 아래팔의 flexor(굽힘근육)와 pronator(엎침근육)들은 anterior compartment of forearm(아래팔앞칸)에 들어 있으며 대부분 *median nerve*(정중신경)의 지배를 받는데, 예외적으로 *ulnar nerve*(자신경)의 지배를 받는 근육도 일부 있다. 아래팔의 extensor(폄근육)와 supinator(뒤침근육)들은 posterior compartment of forearm(아래팔뒤칸)에 들어 있으며, 모두 *radial nerve*(노신경)의 지배를 받는다(그림 6.30).

FLEXOR-PRONATOR MUSCLES OF FOREARM (아래팔의 굽힘-엎침근육)

아래팔의 **flexor-pronator muscles**은 anterior compartment(아래팔앞칸)에 들어 있다(그림 6.30, 6.31). Flexor muscles의 힘줄 대부분은 wrist의 앞을 지날 때 antebrachial fascia(아래팔근막)이 두꺼워진 **palmar carpal ligament**(바닥쪽손목인대; 그림 6.10)와 *flexor retinaculum*(굽힘근지지띠)에 의해 고정되어 있다. Flexor muscles은 다음의 세 층 또는 모음으로 배치되어 있다(그림 6.31, 6.32; 표 6.7).

- 네 개의 근육으로 이루어진 **superficial layer**(얕은층) 또는 **superficial group**: **pronator teres**(원엎침근), **flexor carpi radialis**(노쪽손목굽힘근), **palmaris longus**(긴손바닥근), **flexor carpi ulnaris**(**FCU**, 자쪽손목굽힘근). 이 근육들은 *common flexor origin*인 humerus의 medial epicondyle(안쪽위관절융기)에 부착된 *common flexor tendon*(굽힘근온힘줄)으로 시작된다.
- 한 개의 근육으로 이루어진 **intermediate layer**(중간층) 또는 **intermediate group**: **flexor digitorum superficialis**(**FDS**, 얕은손가락굽힘근).
- 세 개의 근육으로 이루어진 **deep layer**(깊은층) 또는 **deep group**:

표 6.7 MUSCLES OF ANTERIOR COMPARTMENT OF FOREARM(아래팔앞칸의 근육)

근육 이름	이는곳	닿는곳	신경[a]	주요 작용
Superficial (first) **layer**(얕은층)				
Pronator teres (원엎침근)	*Ulnar head*: coronoid process *Humeral head*: humerus의 medial epicondyle	Radius의 가쪽면 볼록한 곳의 중간부분	Median nerve(C6, **C7**)	아래팔의 pronation과 flexion
Flexor carpi radialis (FCR, 노쪽손목굽힘근)	Humerus의 medial epicondyle	2nd base of metacarpal		손목관절의 flexion과 abduction
Palmaris longus (긴손바닥근)		Flexor retinaculum의 먼쪽 절반, palmar aponeurosis	Median nerve(C7, C8)	손목관절의 flexion과 palmar aponeurosis의 긴장
Flexor carpi ulnaris (FCU, 자쪽손목굽힘근)	Ulnar head: olecranon과 ulna의 뒤모서리	Pisiform, hook of hamate, 5th metacarpal	Ulnar nerve(C7, **C8**)	손목관절의 flexion과 adduction

(계속)

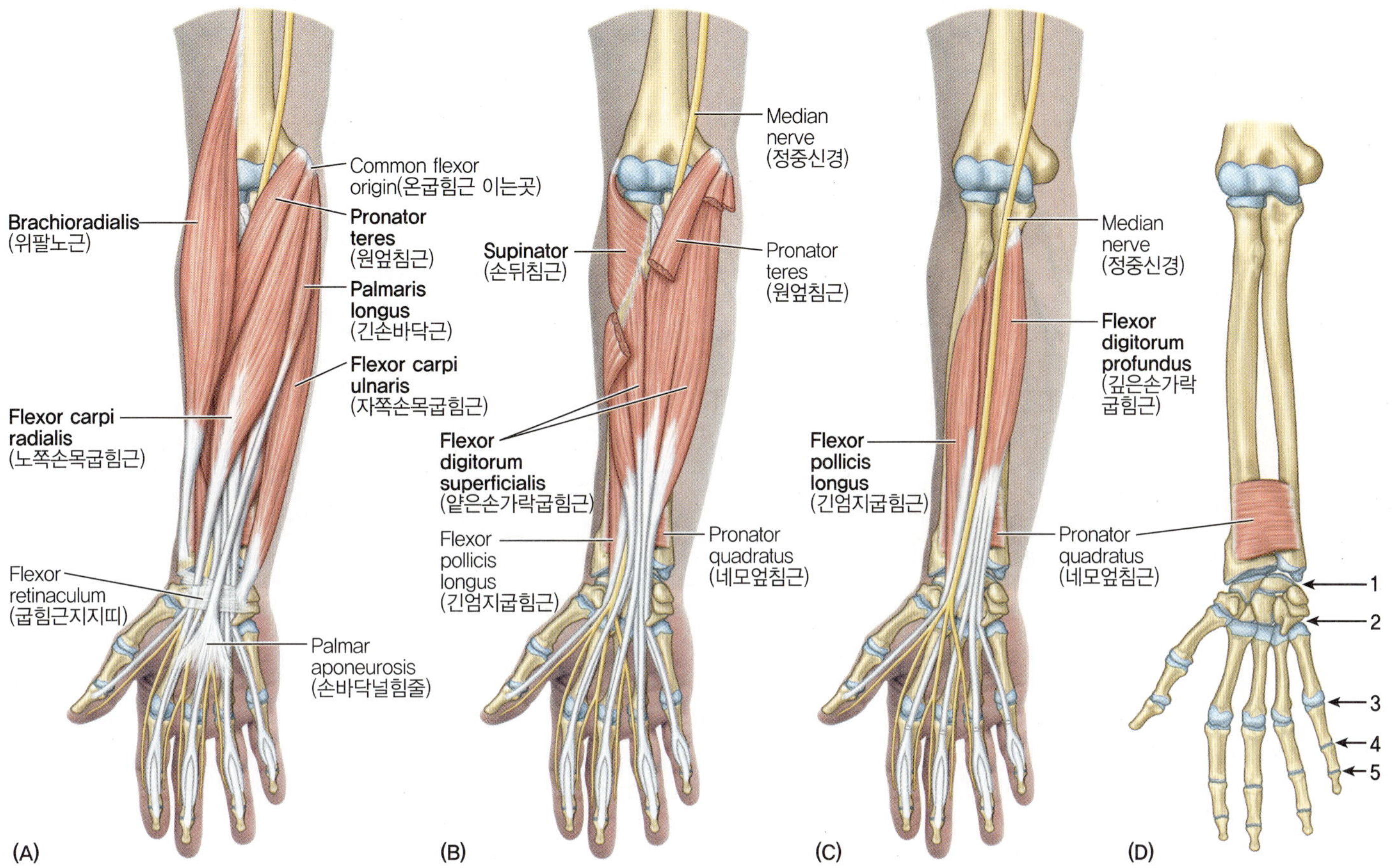

그림 6.31. Anterior compartment(아래팔앞칸)의 근육. A. 첫째층. B. 둘째층. C. 셋째층. D. 넷째층.

표 6.7 MUSCLES OF ANTERIOR COMPARTMENT OF FOREARM(아래팔앞칸의 근육) (계속)

근육 이름	이는곳	닿는곳	신경[a]	주요 작용
Intermediate (second) **layer**(중간층)				
Flexor digitorum superficialis (FDS, 얕은손가락굽힘근)	*Humero-ulnar head*: humerus의 medial epicondyle과 ulna의 coronoid process *Radial head*: radius의 oblique line	안쪽 네 손가락의 shaft of middle phalanges	Median nerve(C7, **C8**, **T1**)	손목관절의 flexion, 안쪽 네 손가락의 proximal interphalangeal joint의 flexion(더 강하게 힘을 주면 metacarpophalangeal joint에서 proximal phalanges의 flexion)
Deep (third) **layer**(깊은층)				
Flexor digitorum profundus (FDP, 깊은손가락굽힘근)	Ulna의 앞면과 안쪽면의 몸쪽 3/4 및 interosseous membrane	2nd~5th base of distal phalanges	*2nd~3rd digit*: Median nerve(**C8**, T1) (anterior interosseous branch) *4th~5th digit*: Ulnar nerve(C8, **T1**)	손목관절의 flexion, 2nd–5th digit의 distal interphalangeal joint의 flexion
Flexor pollicis longus (FPL, 긴엄지굽힘근)	Radius의 앞면과 근처의 interosseous membrane	Base of distal phalanx of thumb	Median nerve에서 나온 anterior interosseous nerve(**C8**, T1)	손목관절의 flexion, Thumb의 metacarpophalangeal joint와 interphalangeal joint의 flexion
pronator quadratus (네모엎침근)	Ulna의 앞면의 먼쪽 1/4	Radius의 앞면의 먼쪽 1/4		아래팔의 pronation; 깊은 근육섬유는 radius와 ulna를 함께 고정시킴

[a]근육을 지배하는 신경의 spinal segment(척수분절)를 표시하였다(예를 들어 pronator teres를 지배하는 신경에서 "C6, **C7**"이 의미하는 것은 이 신경이 척수의 여섯째와 일곱째 cervical segment에서 유래하였다는 것임). 이 중에서 굵게 표시된 **C7**은 주된 척수분절을 뜻한다. 하나 이상의 척수분절 또는 그 척수분절에서 나오는 운동신경뿌리에 손상이 생기면 해당 근육에 마비가 일어날 수 있다.

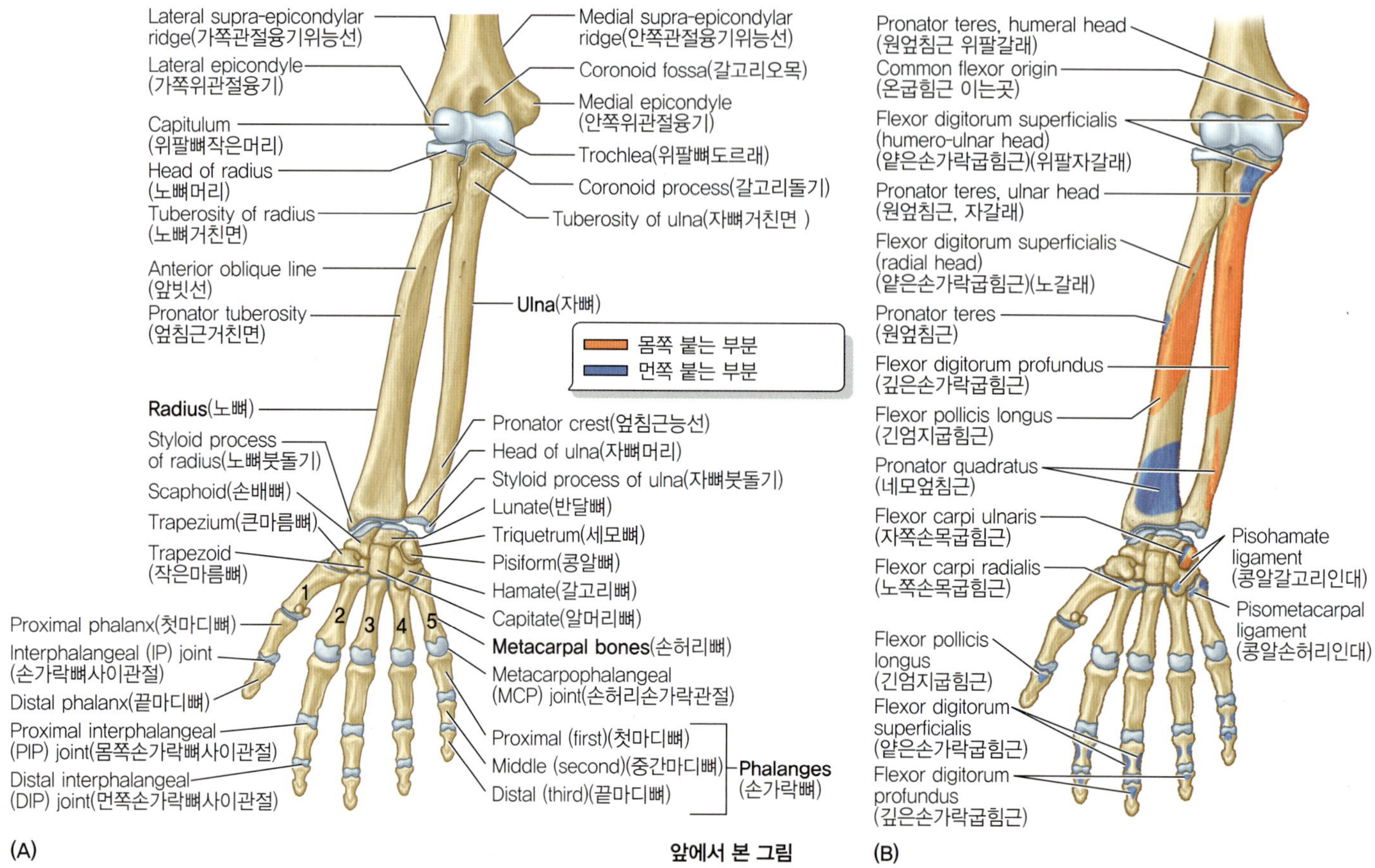

그림 6.32. 아래팔의 뼈 및 뼈에 붙는 anterior compartment(아래팔앞칸) 근육의 attachment(붙는곳).

flexor digitorum profundus(**FDP**, 깊은손가락굽힘근), **flexor pollicis longus**(**FPL**, 긴엄지굽힘근), **pronator quadratus**(네모엎침근).

얕은층과 중간층에 있는 다섯 근육은 elbow joint를 가로지르지만 깊은층에 있는 세 근육은 가로지르지 않는다.

Brachioradialis(위팔노근)는 기능을 기준으로는 아래팔의 flexor이지만 extensor가 주로 있는 posterior compartment(아래팔뒤칸)에 위치하기 때문에 radial nerve의 지배를 받는다(그림 6.31A; 표 6.7). 따라서 brachioradialis는 radial nerve가 extensor만 지배하고 flexor는 모두 anterior compartmnet(아래팔앞칸)에 있다는 일반원칙에 어긋나는 예외적 근육이라 할 수 있다.

두 개의 **손가락굽힘근**인 FDS와 FDP는 metacarpophalangeal joint(손허리손가락관절)와 wrist joint(손목관절)도 굽힌다.

FDP는 손가락을 천천히 굽히는데, 빠르게 굽혀야 하거나 저항에 대항하여 굽혀야 할 때는 FDS의 도움을 받는다. 손목을 굽힌 채 metacarpophalangeal joint(손허리손가락관절)와 interphalangeal joint(손가락뼈사이관절)를 굽히는 경우에는 이 long flexor들의 작용거리가 짧아지기 때문에 근육의 수축력이 약해진다. 손목을 펴면 근육의 작용거리가 길어져서 수축 효율이 높아지고, 따라서 주먹을 꽉 쥘 수 있게 된다. 손가락으로 가는 long flexor의 힘줄들은 아래팔의 먼쪽 부분, 손목, 손바닥을 지나 안쪽 네 개의 손가락에 도달한다. FDS는 middle phalanx(중간마디뼈)를 굽히고, FDP는 distal phalanx(끝마디뼈)를 굽힌다.

Pronator quadratus(네모엎침근)는 pronation(엎침)을 일으키는 prime mover(주작용근)이다. Pronator quadratus가 pronation을 일으킬 때 더 빠른 속도와 힘이 필요한 경우에는 *pronator teres*(원엎침근)의 도움을 받는다. Pronator quadratus는 interosseous membrane(아래팔뼈사이막)이 자뼈와 노뼈를 함께 붙잡는 것을 도와주는데, 특히 손을 짚고 넘어지는 경우에서와 같이 손목관절을 통해 힘이 위로 전달될 때 중요한 역할을 한다.

EXTENSOR MUSCLES OF FOREARM(아래팔의 폄근육)

아래팔의 extensor들은 posterior(extensor-supinator) compartment(아래팔뒤칸)에 들어 있으며, 이 근육들은 모두 radial nerve(노신경)의 지배를 받는다(그림 6.30, 6.33; 표 6.8). 이 근육들은 기능에 따라 다음 세 모음으로 구분한다.

- 손목관절에서 손의 extension 및 abduction이나 adduction을 일으키는 근육들: extensor carpi radialis longus(ECRL, 긴노쪽손목폄근), extensor carpi radialis brevis(ECRB, 짧은노쪽손목폄근), extensor carpi ulnaris(ECU, 자쪽손목폄근).
- 안쪽 네 손가락의 extension을 일으키는 근육들: extensor digitorum(손가락폄근), extensor indicis(집게폄근), extensor digiti

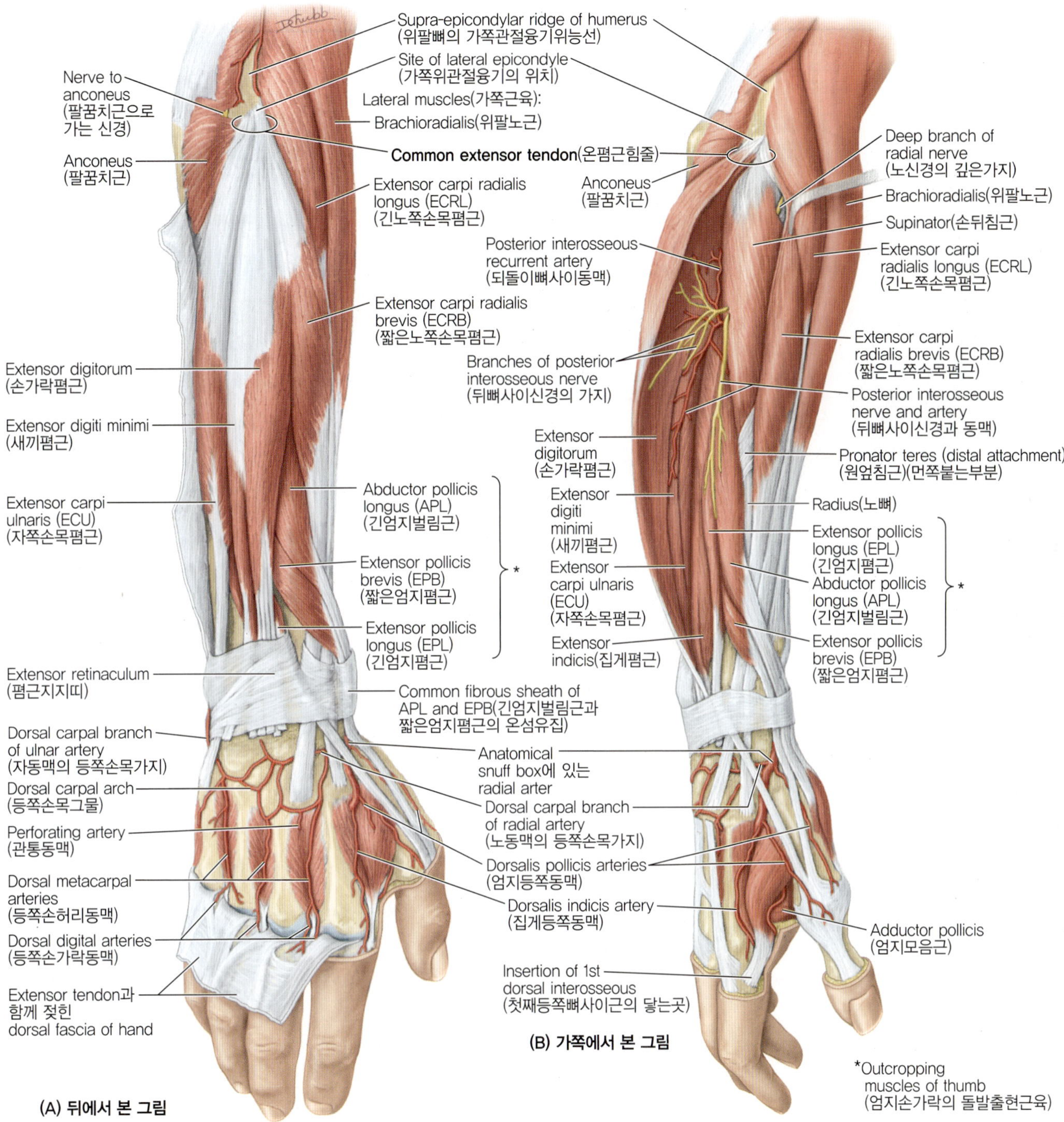

그림 6.33. **Posterior compartment**(아래팔뒤칸)**의 근육과 neurovascular structure**(신경혈관구조). **A.** Superficial dissection(얕은 해부). **B.** Deep dissection(깊은 해부).

minimi muscle(EDM, 새끼폄근).

- 엄지손가락의 extension이나 abduction을 일으키는 근육들: abductor pollicis longus(APL, 긴엄지벌림근), extensor pollicis brevis(EPB, 짧은엄지폄근), extensor pollicis longus(EPL, 긴엄지폄근).

Extensor retinaculum(폄근지지띠)이 손목에서 extensor tendon들은 붙잡아주고 있는데, 손목을 펼 때 extensor tendon들이 활시위처럼 튀어나오지 않도록 막아주는 것이다. Extensor tendon들은 손목의 등쪽면을 지날 때 **synovial tendon sheath**(힘줄윤활집)에 둘러싸여 있으며, 그 덕분에 힘줄들이 extensor retinaculum 및 radius와 ulna의 먼쪽부분으로 이루어진 osseofibrous tunnel을 통과할 때 가해지는 마찰이 줄어든다(그림 6.34).

아래팔의 extensor들은 superficial layer(얕은층)와 deep layer(깊은층)로 나뉜다. 네 개의 *superficial extensor*(ECRB, extensor digitorum, EDM, ECU)는 *common extensor tendon*(폄근온힘줄)을 통해 humerus

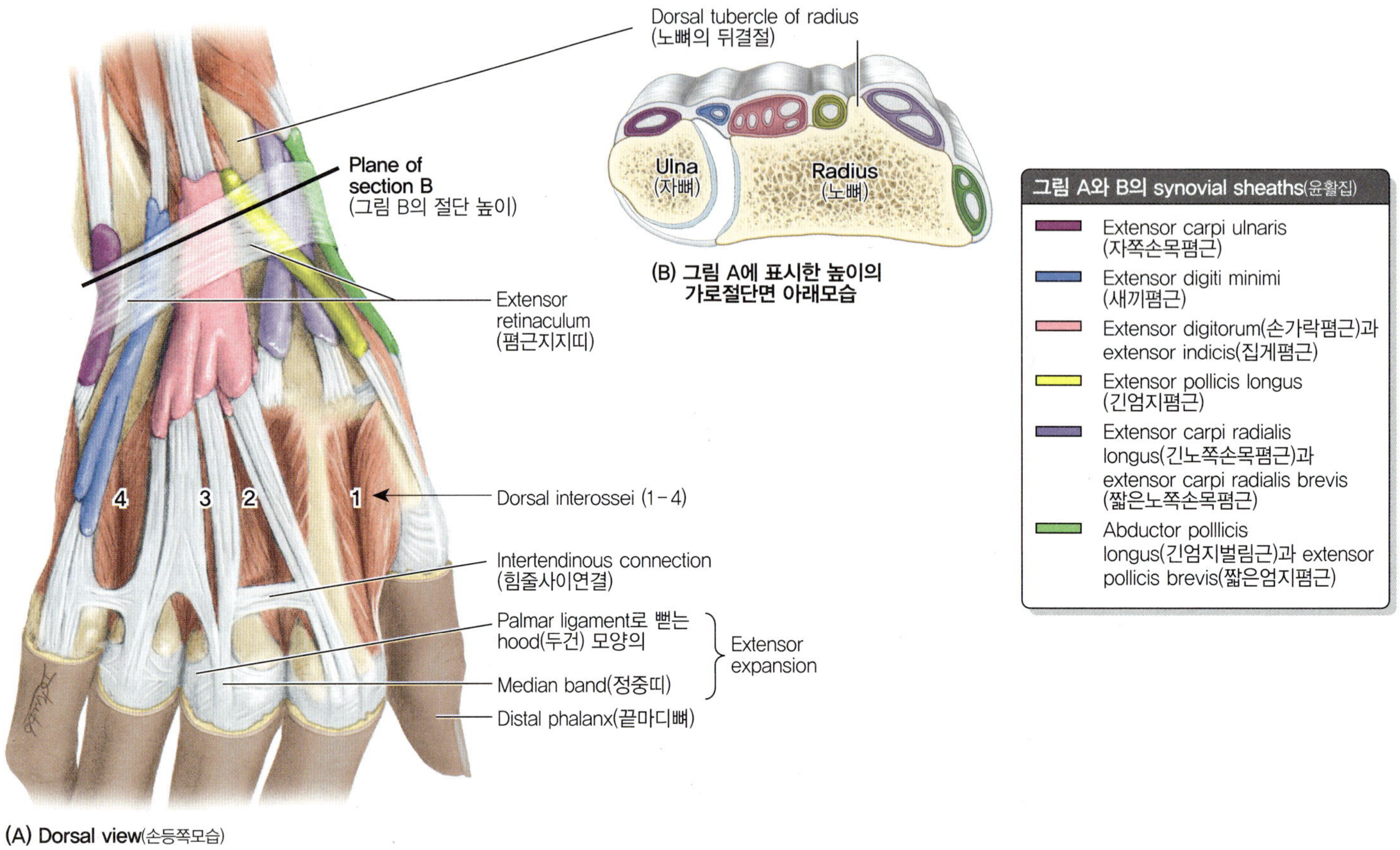

그림 6.34. 아래팔의 먼쪽과 손등에 있는 extensor tendon(폄근힘줄)**의 synovial sheath**(윤활집). **A.** 색깔로 구분한 synovial sheath. **B.** Extensor tendon의 synovial sheath를 살펴보기 위하여 radius와 ulna의 먼쪽끝을 지나도록 가로절단한 모습.

표 6.8 MUSCLES OF POSTERIOR COMPARTMENT OF FOREARM(아래팔뒤칸의 근육)

근육 이름	이는곳	닿는곳	신경[a]	주요 작용
Superficial layer(얕은층)				
Brachioradialis (위팔노근)	Humerus의 lateral supra-epicondylar ridge의 몸쪽 2/3	Radius의 먼쪽끝 중에서 styloid process보다 몸쪽에 있는 가쪽면	Radial nerve(C5, **C6**, C7)	Elbow joint의 상대적으로 약한 flexion, 아래팔이 반쯤 pronation된 상태에서 최대로 작용
Extensor carpiradialis longus (긴노쪽손목폄근)	Humerus의 lateral supra-epicondylar ridge	2nd base of metacarpal의 등쪽면	Radial nerve(C6, C7)	손목관절의 extension과 abduction; extensor carpi radialis brevis는 주먹을 꽉 쥘 때 작용함
Extensor carpiradialis brevis(짧은노쪽손목폄근)	Humerus의 lateral epicondyle(common extensor origin)	3rd base of metacarpal의 등쪽면	Radial nerve의 deep branch(**C7**, C8)	
Extensor digitorum(손가락폄근)		안쪽 네 손가락의 extensor expansion	Radial nerve의 deep branch의 연속인 posterior interosseous nerve(**C7**, C8)	손목관절의 extension, 주로 안쪽 네 손가락의metacarpophalangeal joint에서 extension, 부수적으로 interphalangeal joint에서 extension
Extensor digiti minimi(새끼폄근)		5th finger의 extensor expansion		손목관절의 extension, 주로 5th finger의 metacarpophalangeal joint에서 extension, 부수적으로 interphalangeal joint에서 extension
Extensor carpi ulnaris(자쪽손목폄근)	Humerus의 lateral epicondyle; 널힘줄을 통한 ulna의 뒤모서리	5th base of metacarpal의 등쪽면		손목관절의 extension과 adduction(주먹을 꽉 쥘 때도 작용함)
Deep layer(깊은층)				
Supinator(손뒤침근)	Humerus의 lateral epicondyle, radial collateral ligament와 anular ligament, supinator fossa, supinator crest	Radius의 몸쪽 1/3에 해당하는 곳의 가쪽면과 뒤면 및 앞면	Radial nerve의 deep branch(C7, **C8**)	아래팔의 supination; radius를 회전시켜 손바닥이 앞을 향하게 하거나 팔꿉이 굽혀진 경우 위를 향하게 함

(계속)

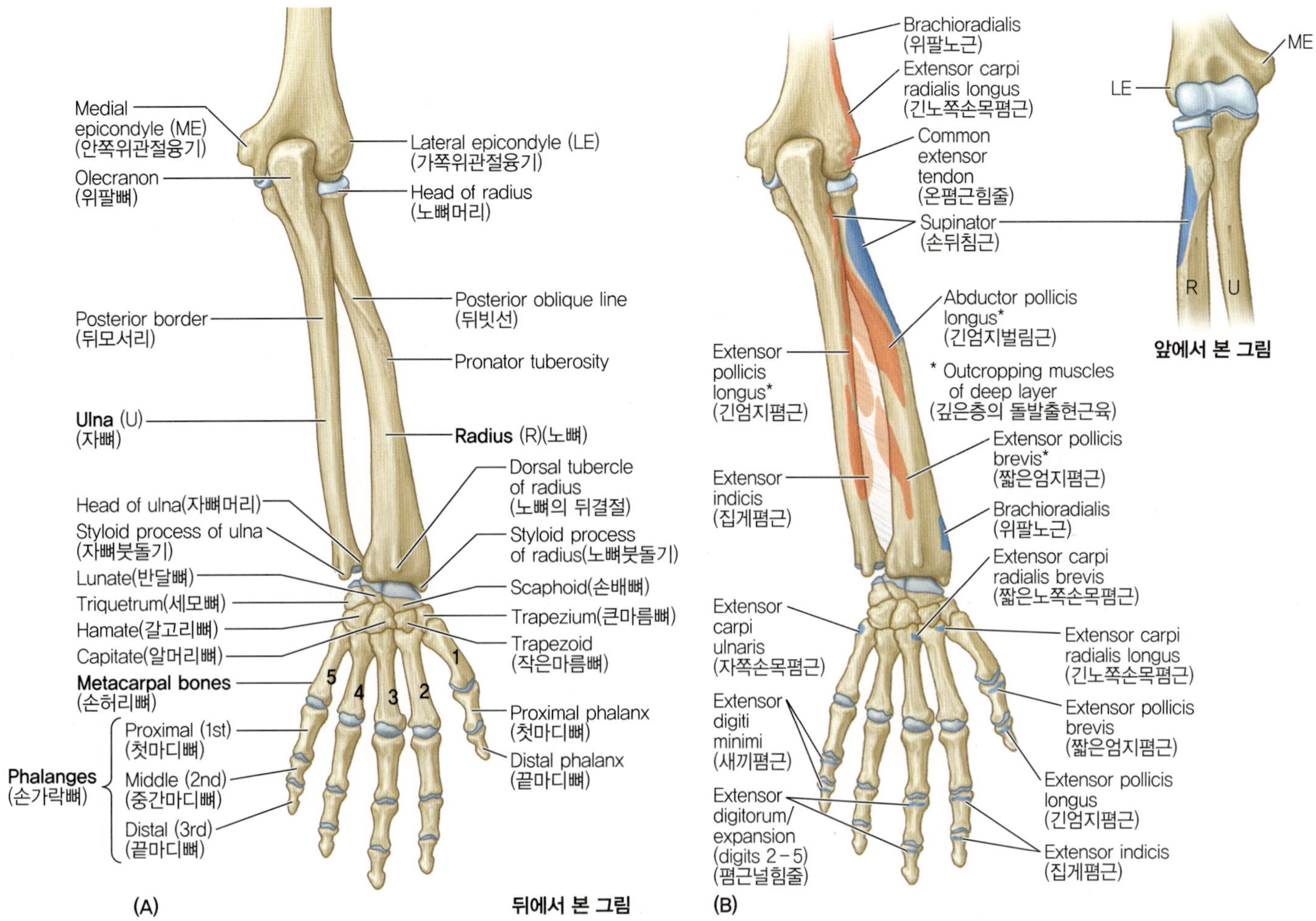

그림 6.35. **아래팔의 뼈 및 뼈에 붙는 posterior compartment**(아래팔뒤칸) **근육의 attachment**(붙는곳).

표 6.8 MUSCLES OF POSTERIOR COMPARTMENT OF FOREARM(아래팔뒤칸의 근육) (계속)

근육 이름	이는곳	닿는곳	신경[a]	주요 작용
Deep layer의 "Outcropping" muscles(돌발출현근육)				
Abductor pollicislongus (긴엄지벌림근)	Radius와 ulna 및 interosseous membrane의 몸쪽 반의 뒤면	1st base of metacarpal	Radial nerve의 deep branch의 연속인 posterior interosseous nerve(C7, **C8**)	손목관절의 extension, thumb의 abduction과 carpometacarpal joint의 extension
Extensor pollicis longus (긴엄지폄근)	Ulna와 interosseous membrane의 중간 1/3의 뒤면	Base of distal phalanx of thumb의 뒤면		손목관절의 extension, distal phalanx of thumb의 interphalangeal joint에서 extension; metacarpophalangeal joint와 carpometacarpal joint의 extension
Extensor pollicis brevis (짧은엄지폄근)	Radius와 interosseous membrane의 먼쪽 1/3의 뒤면	Base of proximal phalanx of thumb의 뒤면		손목관절의 extension, proximal phalanx of thumb의 metacarpophalangeal joint에서 extension; carpometacarpal joint의 extension
Extensor indicis (집게폄근)	Ulna와 interosseous membrane의 먼쪽 1/3의 뒤면	2nd finger의 extensor expansion		손목관절의 extension, 2nd finger의 extension; 손목에서 손을 펴는데 도움을 줌

[a]근육을 지배하는 신경의 spinal segment(척수분절)를 표시하였다(예를 들어 extensor carpi radialis brevis를 지배하는 신경에서 "C7, C8"이 의미하는 것은 이 신경이 척수의 일곱째와 여덟째 cervical segment에서 유래하였다는 것임). 이 중에서 굵게 표시된 C7은 주된 척수분절을 뜻한다. 하나 이상의 척수분절 또는 그 척수분절에서 나오는 운동신경뿌리에 손상이 생기면 해당 근육에 마비가 일어날 수 있다.

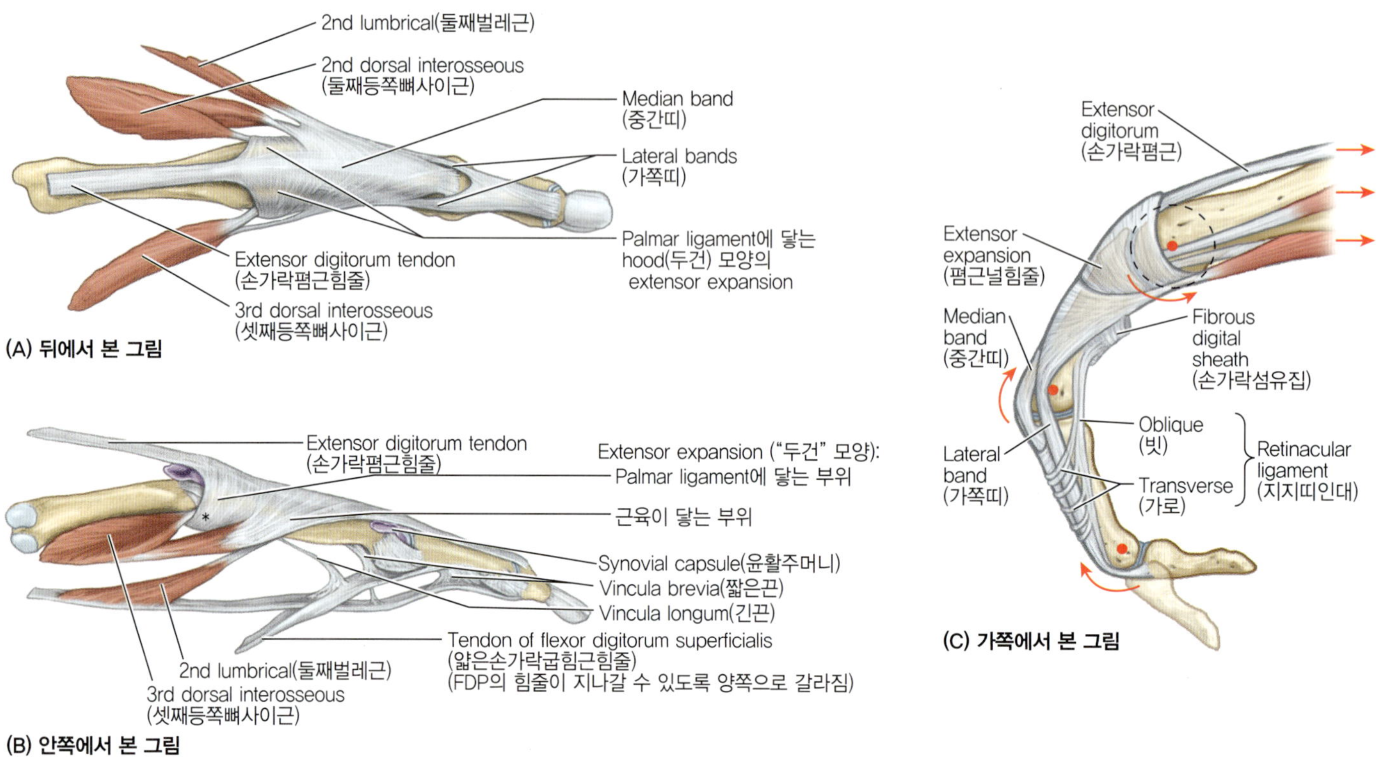

그림 6.36. Extensor expansion(폄근널힘줄)**과 vincula**(힘줄끈). **A와 B.** Extensor expasion의 일부. Vincula는 힘줄로 작은 혈관을 운반하는 섬유띠이다. **C.** Retinacular ligament(지지띠인대).

의 lateral epicondyle(가쪽위관절융기)에 부착되어 있다(그림 6.33A, 6.35; 표 6.8).

다른 두 superficial extensor(brachioradialis, ECRL)는 humerus의 lateral supra-epicondylar ridge(가쪽관절융기위능선)와 근처의 lateral intermuscular septum(가쪽위팔근육사이막)에서 일어난다(그림 6.35). Extensor digitorum의 네 개의 납작한 힘줄들은 extensor retinaculum의 깊은 곳으로 지나 안쪽 네 손가락에 닿는다(그림 6.34A). 네 힘줄 중에서 index finger(집게손가락)와 little finger(새끼손가락)에 닿는 힘줄은 각각 그 안쪽면에 위치한 extensor indicis와 EDM의 힘줄과 knuckle(주먹결절) 근처에서 합쳐진다. Extensor indicis의 힘줄은 extensor digitorum의 힘줄들과 합쳐진 뒤에 common extensor synovial sheath(폄근온윤활집)인 **extensor digitorum과 extensor indicis**의 **tendinous sheath**(힘줄집)에 둘러싸여 extensor retinaculum의 밑을 통과한다. 손등에서는 extensor digitorum의 힘줄들이 부챗살처럼 펼쳐지면서 손가락으로 주행한다. 서로 이웃한 extensor digitorum의 힘줄들은 metacarpophalangeal joint의 몸쪽에서 세 개의 비스듬한 **intertendinous connections**(힘줄사이연결)을 통해 서로 연결되어 있기 때문에 각 손가락이 따로따로 움직이기 어렵다(그림 6.34A). 그 결과, 손가락들을 모두 편 상태에서는 한 손가락만 완전히 굽힐 수 없다.

Extensor digitorum의 네 힘줄은 손가락과 맞닿는 metacarpals의 먼쪽끝에서 납작해지면서 **extensor expansion**(폄근널힘줄)을 형성한다(그림 6.34, 6.36). 각 extensor expansion은 head of metacarpals와 base of proximal phalanx의 등쪽면과 옆면을 둘러싸는 세모꼴의 널힘줄 구조이다. Extensor expansion 중에서 head of metacarpals를 감싸는 hood(두건)처럼 생긴 부분은 그 양옆에서 **palmar ligament**(바닥쪽인대)와 부착되어 있다. Palmar ligament는 metacarpophalangeal joint에 있는 joint capsule(관절주머니)의 섬유막이 두꺼워진 것이다. Extensor expansion이 형성되는 과정에서 extensor digitorum의 각 힘줄은 base of middle phalanx에서 한 개의 **median band**(정중띠)를 형성하고, base of distal phalanx에서 두 개의 **lateral band**(가쪽띠)를 형성한다. 손에 있는 interosseous muscle(뼈사이근)과 lumbrical muscle(벌레근)이 extensor expansion의 lateral bend와 연결된다(그림 6.36).

Retinacular ligament(지지띠인대)는 proximal phalanx 및 middle phalanx와 두 interphalangeal joint를 비스듬히 가로지르는 fibrous digital sheath(손가락섬유집)에서 시작하는 작은 섬유띠이다(그림 6.36C). Distal interphalangeal joint(먼쪽손가락뼈사이관절)을 굽히면 retinacular ligament가 팽팽해지고, 따라서 proximal interphalangeal joint(몸쪽손가락뼈사이관절)가 당겨지면서 굽혀진다. 마찬가지로 proximal interphalangeal joint을 펴면 retinacular ligament로 인해 distal interphalangeal joint가 당겨져서 거의 완전한 폄 상태가 된다.

아래팔의 deep extensor(APL, EPB, **extensor pollicis longus**)는 thumb(엄지손가락)에 작용한다. **Extensor indicis**가 단독으로 또는 extensor digitorum과 함께 작용하기 때문에 index finger를 독립적으로 움직일 수 있다(그림 6.33, 6.35; 표 6.8). Thumb에 작용하는 세 개의 근육(APL, EPB, EPL)들은 superficial extensor보다 깊은 곳에 있다가 아래팔의 가쪽부분에 있는 extensor 사이에서 튀어나오듯 빠져나온다. 이러한 특성 때문에 이 근육들을 *outcropping muscles*(돌발출

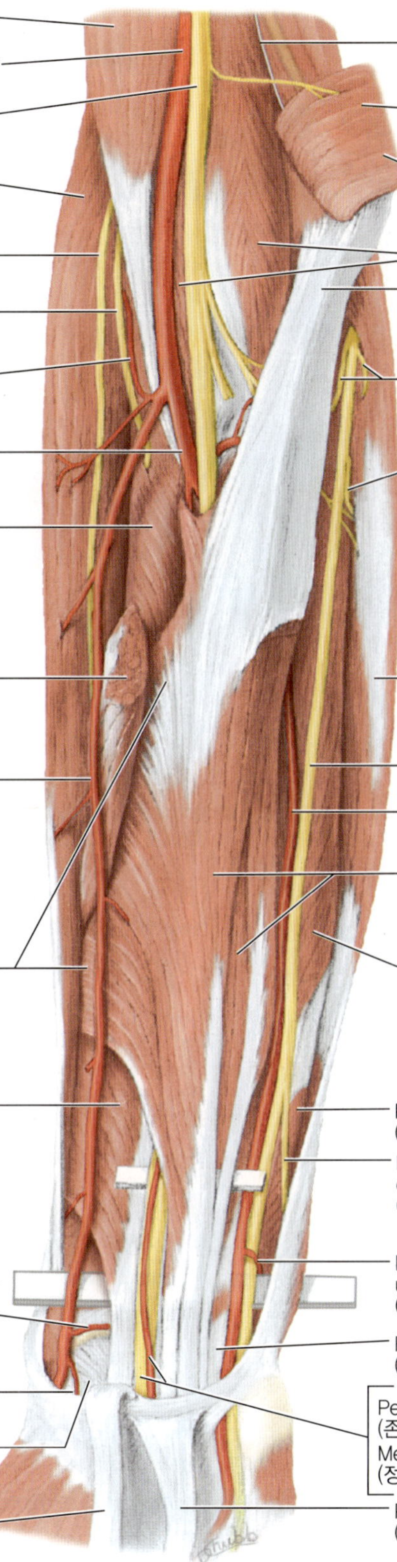

그림 6.37. 아래팔 앞면의 근육과 혈관 및 신경.

현근육)이라고도 부른다. APL과 EPB의 힘줄들은 anatomical snuff box(해부코담배갑)의 가쪽경계를 이루고, EPL의 힘줄은 안쪽경계를 이룬다(그림 6.33A,B). Anatomical snuff box는 엄지손가락을 완전히 폈을 때 손목의 가쪽면에 보이는 오목하게 패인 곳이다. 엄지손가락을 완전히 펴면 APL, EPB, EPL의 힘줄들이 당겨져서 이 힘줄들 사이가 오목하게 들어가기 때문이다. Anatomical snuff box에서 다음 구조

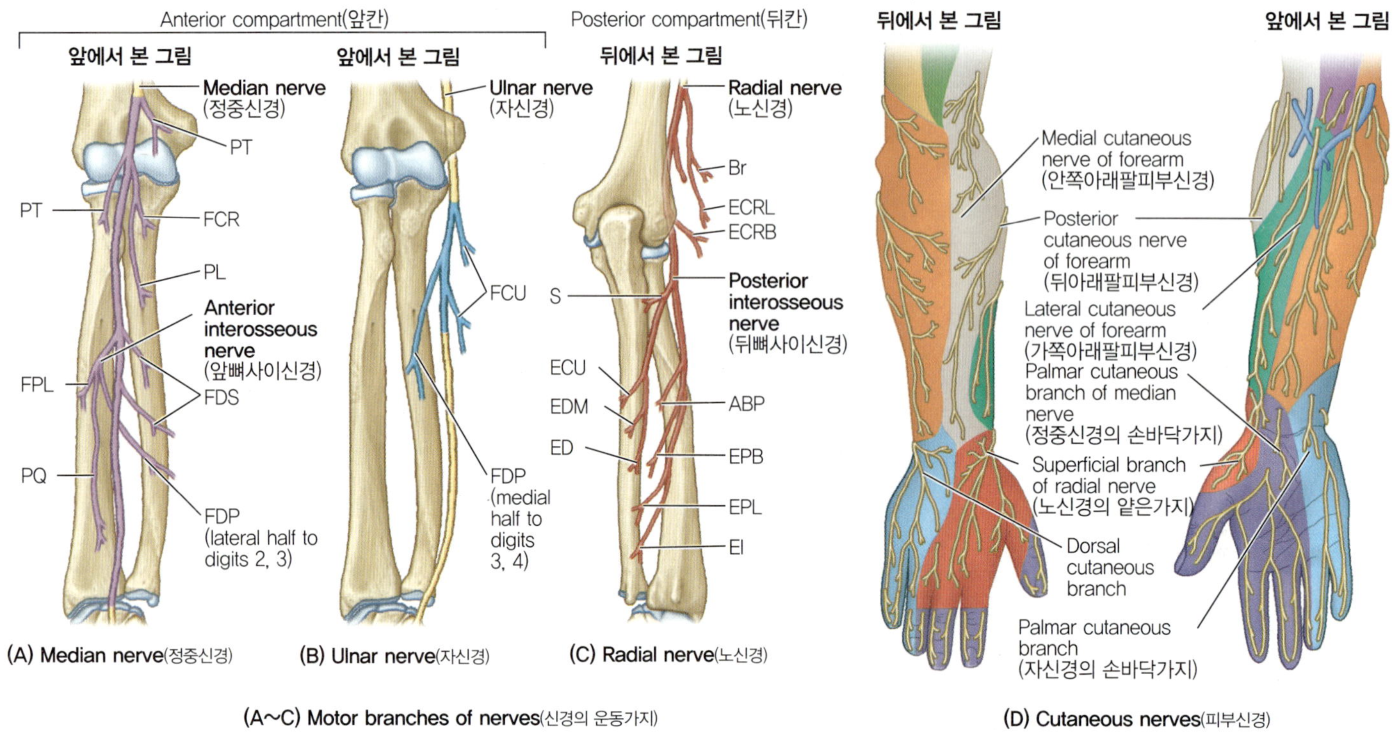

Key						
ABP	Abductor pollicis longus	EDM	Extensor digiti minimi	FDS/FDP	Flexor digitorum superficialis and profundus	Ulnar nerve (C8, T1)
		EI	Extensor indicis			
Br	Brachioradialis	EPL/EPB	Extensor pollicis longus and brevis	FPL	Flexor pollicis longus	
ECRL/ECRB	Extensor carpi radialis longus and brevis			PQ	Pronator quadratus	Radial nerve (C6–C8)
		FCR	Flexor carpi radialis	PL	Palmaris longus	
ECU	Extensor carpi ulnaris	FCU	Flexor carpi ulnaris	PT	Pronator teres	Median nerve (C6–C8)
ED	Extensor digitorum			S	Supinator	

그림 6.38. **아래팔의 신경.** A~C. 운동신경 분포. **D와 E.** 피부신경 분포.

들을 확인할 수 있다.

- *Radial artery*(노동맥)는 anatomical snuff box의 floor(바닥)에 있다.
- *Radial styloid process*(붓돌기)는 anatomical snuff box의 몸쪽에서 만져지고, 1st base of metacarpal은 그 먼쪽에서 만져진다.
- *Scaphoid*(손배뼈)와 *trapezium*(큰마름뼈)은 radial styloid process와 1st base of metacarpal 사이의 바닥을 누르면 만져진다.

Nerves of Forearm(아래팔신경)

아래팔의 중요한 **신경**은 median nerve(정중신경), ulnar nerve(자신경), radial nerve(노신경)이다(그림 6.37, 6.38). Radial nerve는 cubital region(팔오금부위)에 잠깐 모습을 드러냈다가 곧 posterior compartment(아래팔뒤칸)으로 들어간다. Radial nerve의 cutaneous branch 외에 아래팔의 앞면에 분포하는 신경은 medial nerve와 ulnar nerve 둘 뿐이다. 이 신경들의 기원은 표 6.5에 기술하였으며 그 주행과 분포는 그림 6.38과 표 6.9에서 기술하였다.

Median nerve는 아래팔앞칸의 주된 신경이다. 이 신경은 brachial artery와 함께 아래팔로 들어가서 brachial artery의 안쪽에 위치한다. Median nerve는 pronator teres의 두 갈래 사이를 통해 cubital fossa를 벗어나는데, 이 과정에서 두 갈래에 가지를 낸 뒤 FDS보다 깊은 곳으로 주행하여 아래팔의 중간부분에서 FDS와 FDP 사이에 위치한다(그림 6.37). Median nerve는 손목 근처에 이르러 palmaris longus의 힘줄보다는 깊지만 FDS와 flexor carpi radialis의 힘줄 사이로 얕게 주행한다. **Anterior interosseous nerve**(앞뼈사이신경)**가 median nerve의 주요 가지이다**(그림 6.38). 관절가지와 근육가지 및 palmar cutaneous branch(손바닥피부가지)도 median nerve에서 나온다.

Ulnar nerve는 humerus의 medial epicondyle의 뒤로 지나 FCU의 두 갈래에 가지를 내며 그 사이를 통과해서 아래팔로 들어온다(그림 6.37). 그 후 ulnar nerve는 FCU와 FDP 사이에서 아래로 내려가면서 ulnar part(4th와 5th digit의 힘줄)에 지배 가지를 내보낸다. 손목 근처에 이르러 얕게 주행하는데, 이곳에서 ulnar artery의 안쪽과 tendon

표 6.9 NERVES OF FOREARM(아래팔신경)

신경	시작	아래팔에서의 경로
Median (정중신경)	Brachial plexus의 lateral root(lateral cord의 C6과 C7)와 medial root(medial cord의 C8과 T1)가 만나서 형성	Brachial artery의 안쪽에서 cubital fossa로 들어감; pronator teres의 두 갈래 사이로 통과함; flexor digitorum superficialis와 flexor digitorum profundus 사이의 근막면을 따라 내려감; palmaris longus의 힘줄 밑으로 내려가다 flexor retinaculum에 이르러 carpal tunnel을 통과함
Anterior interosseous (앞뼈사이신경)	Cubital fossa의 먼쪽에 있는 median nerve	같은 이름의 동맥과 함께 interosseous membrane의 앞면을 따라 FDP와 FPL 사이로 내려와서 pronator teres보다 깊은 곳으로 주행함
Palmar cutaneous branch of median nerve (정중신경 손바닥피부가지)	아래팔의 중간부분과 flexor retinaculum의 위 사이에 있는 median nerve	Flexor retinaculum보다 얕은 곳으로 주행하여 손바닥의 중심에 도달함
Ulnar (자신경)	Brachial plexus의 medial cord의 굵은 종말가지(C8, T1, 가끔 C7도)	Humerus의 medial epicondyle의 뒤로 내려가 flexor carpi ulnaris의 두 갈래 사이를 통해 아래팔로 들어감; 아래팔에서는 FCU와 FDP 사이로 주행함; 아래팔의 먼쪽에서 표면 가까이에 위치함
Palmar cutaneous branch of ulnar nerve (자신경 손바닥피부가지)	아래팔의 중간부분 근처에 있는 ulnar nerve	Ulnar artery의 앞으로 내려옴; 아래팔의 먼쪽에서 깊은근막을 관통함; 피부밑조직을 따라 내려가다 넷째손가락의 안쪽 손바닥 피부에 분포함
Dorsal cutaneous branch of ulnar n. (자신경 손등피부가지)	아래팔의 먼쪽 절반에 있는 ulnar nerve	Ulna와 flexor carpi ulnaris 사이에서 뒤아래 방향으로 내려감; 피부밑조직으로 들어가 넷째손가락의 안쪽 손등 피부에 분포함
Radial (노신경)	Brachial plexus의 posterior cord의 굵은 종말가지(C5~T1)	Brachioradialis와 brachialis 사이로 cubital fossa에 들어감; humerus의 lateral epicondyle의 앞에서 얕은가지와 깊은가지로 갈라짐
Posterior cutaneous nerve of forearm (뒤아래팔피부신경)	Humerus의 radial groove를 지나는 radial nerve	Lateral head of triceps를 관통함; 위팔의 가쪽면과 아래팔의 뒤면으로 손목까지 내려감
Superficial branch of radial nerve (노신경 얕은가지)	Cubital fossa에서 갈라져 나온 radial nerve의 sensory terminal branch	Pronator teres와 brachioradialis 사이로 내려오다가 brachioradialis를 뚫고 나온 뒤에 anatomical snuff box에서 여러 가지로 갈라져서 넷째손가락의 가쪽 손등 피부에 분포함
Deep branch of radial/posterior interosseous nerve (노신경 깊은가지/뒤뼈사이신경)	Cubital fossa에서 갈라져 나온 radial nerve의 motor terminal branch	Deep branch는 neck of radius 주위를 감아 돈 뒤 supinator를 관통하면서 이 근육을 지배함; posterior interosseous nerve가 되어 아래팔뒤칸에 위치함; 같은 이름의 동맥과 함께 interosseous mebrane을 따라 내려감
Lateral cutaneous nerve of forearm (가쪽아래팔피부신경)	근육가지를 낸 다음 먼쪽으로 계속된 musculocutaneous nerve	Biceps brachii의 가쪽에서 brachialis를 뚫고 나오며 처음에는 cephalic vein과 함께 주행함; 아래팔의 가쪽모서리를 따라 손목까지 내려감
Medial cutaneous nerve of forearm (안쪽아래팔피부신경)	Brachial plexus의 medial cord(C8, T1)	Cubital fossa보다 위에서 basilic vein과 함께 brachial fascia를 관통함; 아래팔 안쪽면의 피부밑조직으로 손목까지 내려감

FCU, flexor carpi ulnaris(자쪽손목굽힘근); *FDP*, flexor digitorum profundus(깊은손가락굽힘근); *FPL*, flexor pollicis longus(긴엄지굽힘근).

of FCU의 가쪽 사이에 위치한다. Ulnar nerve는 손목의 바로 위에서 FCU의 힘줄 밑에서 빠져나온 다음 flexor retinaculum의 앞을 지나 손으로 들어가 손 안쪽부분의 피부에 분포한다. 아래팔에서 갈라져 나온 ulnar nerve의 가지들(관절가지, 근육가지, 손바닥피부가지, 손등피부가지)에 대하여 표 6.9에 기술하였다.

위팔뒤칸을 벗어난 radial nerve는 humerus의 lateral epicondyle의 앞면으로 내려간다. Radial nerve는 cubital fossa에서 deep branch(깊은가지)와 superficial branch(얕은가지)로 갈라진다(그림 6.37). *Deep branch of radial nerve*는 lateral epicondyle의 앞에서 갈라져 나온 뒤에 supinator를 관통한다. 이어서 neck of radius의 가쪽면 주위를 감아 돈 후에 아래팔뒤칸으로 들어가서 *posterior interosseous nerve*(뒤뼈사이신경)로 계속 이어진다(그림 6.38C; 표 6.9). Superficial branch of radial nerve는 brachioradialis에 덮인 채 아래로 내려가 피부와 관절에 분포하는 신경이다(그림 6.37). *Superficial branch of radial nerve*는 아래팔의 먼쪽부분에서 표면으로 나와 anatomical snuff box(해부코담배갑)의 roof(천장)를 가로지른 뒤 손등의 피부와 손의 여러 관절에 분포한다.

Arteries and Veins of Forearm(아래팔동맥과 정맥)

Brachial artery(위팔동맥)는 cubital fossa 먼쪽의 neck of radius 맞은 편에서 radial artery(노동맥)와 ulnar artery(자동맥)로 갈라지면서 끝나는데, 이 두 동맥이 아래팔의 주된 동맥이다(그림 6.37). Radial artery와 ulnar artery의 가지들에 대해서는 그림 6.39와 표 6.10에 기술하였다.

Ulnar artery는 pronator teres(원엎침근)보다 깊은 곳에서 아래팔 앞칸을 통과해 내려온다. Ulnar artery의 맥박을 FCU의 가쪽에서 만져볼 수 있는데, 이곳에서 ulnar artery는 ulnar head의 앞에 위치하게 된다(그림 6.37). Ulnar nerve는 ulnar artery의 안쪽에 있다. Brachioradialis를 가쪽으로 젖히면 아래팔의 먼쪽부분에 이르기 전까지 전체 동맥의 경로가 드러난다. **Radial artery**는 손목의 가쪽면을 감아 돈 뒤에 anatomical snuff box(해부코담배갑)의 floor(바닥)를 가로지르며 손으로 들어간다(그림 6.33). Radial artery의 맥박은 distal radius의 FCR과 APL 사이에서 만져볼 수 있다(그림 6.37).

아래팔에는 superficial vein(얕은정맥)과 deep vein(깊은정맥)이 있다. *Superficial vein*은 피부밑조직을 통해 위로 올라가고, *deep vein*은 radial artery와 ulnar artery와 같은 deep artery의 동반정맥이 되어 올라간다.

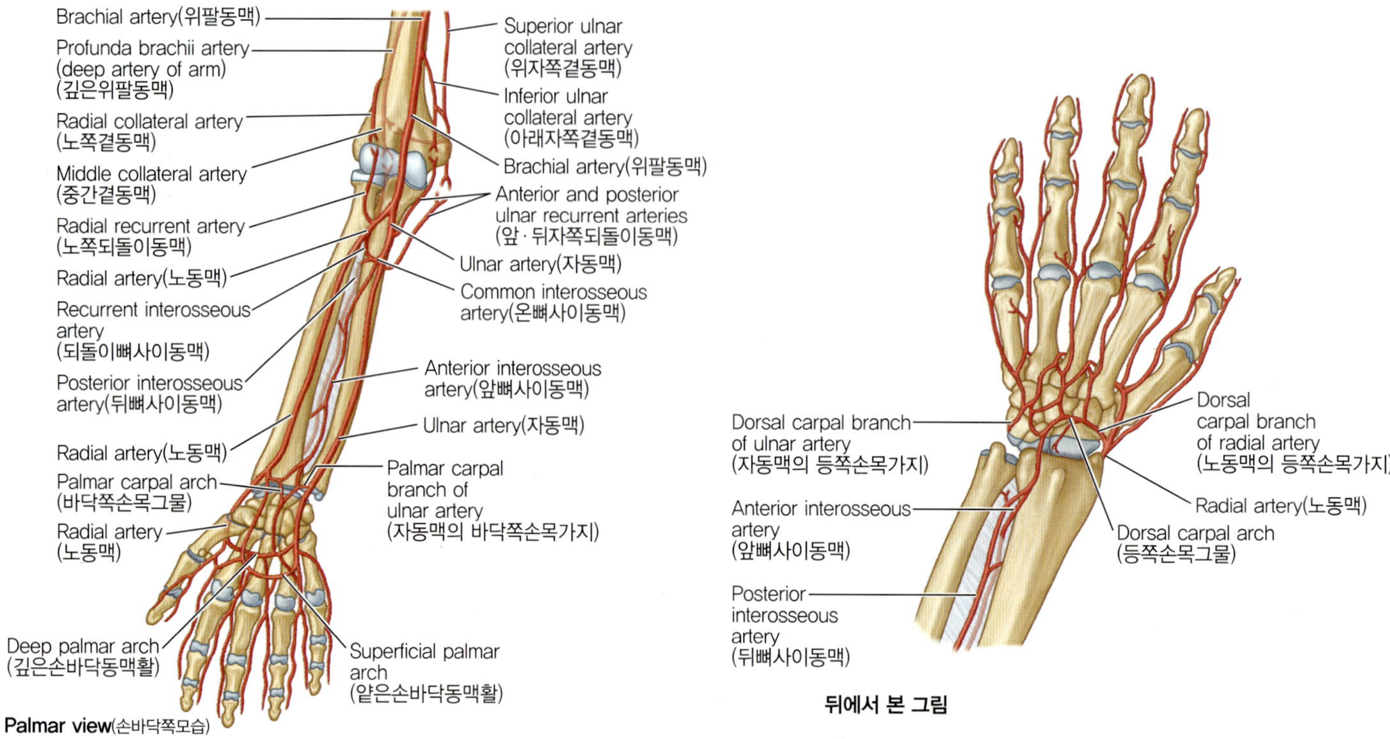

그림 6.39. 아래팔과 손의 동맥.

표 6.10 ARTERIES OF FOREARM AND WRIST(아래팔과 손목의 동맥)

동맥	시작	아래팔에서의 경로
Ulnar (자동맥)	Cubital fossa에서 갈라져 나온 brachial artery의 굵은 종말가지	아래안쪽으로 주행하다가 pronator teres, palmaris longus, flexor digitorum superficialis의 깊은 곳으로 내려가 아래팔의 안쪽에 도달함; 손목에서 flexor retinaculum보다 얕게 ulnar canal을 통과하여 손으로 들어감
Anterior ulnar recurrent artery (앞자쪽되돌이동맥)	Elbow joint의 바로 먼쪽에 있는 ulnar artery	Brachialis와 pronator teres 사이로 올라가 두 근육에 혈액을 공급함; 그 다음 medial epicondyle의 앞에서 inferior ulnar collateral artery와 연결됨
Posterior ulnar recurrent artery (뒤자쪽되돌이동맥)	Anterior ulnar recurrent artery의 바로 먼쪽에 있는 ulnar artery	Medial epicondyle과 flexor carpi ulnaris 힘줄의 뒤로 올라감; 그 다음 superior ulnar collateral artery와 연결됨
Common interosseous (온뼈사이동맥)	Cubital fossa에서 brachial artery가 갈라지는 곳보다 먼쪽에 있는 ulnar artery	가쪽으로 깊이 주행하다가 anterior interosseous와 posterior interosseous artery로 갈라지면서 끝남
Anterior interosseous (앞뼈사이동맥)	Radius와 ulna 사이에 있는 common interosseous artery의 종말가지	Interosseous membrane의 앞면을 따라 pronator teres의 위모서리까지 내려옴; 이 막을 뚫고 아래로 내려가 dorsal carpal arch와 합쳐짐
Posterior interosseous (뒤뼈사이동맥)		Interosseous membrane의 뒤면으로 주행하여 recurrent interosseous artery를 내보냄; superficial extensor와 deep extensor 사이로 내려가면서 이 근육들에 혈액을 공급함
Recurrent interosseous (되돌이뼈사이동맥)	Radius와 ulna 사이에 있는 posterior interosseous artery	Proximal radio-ulnar joint의 뒤로 올라가 deep brachial artery의 가지인 middle collateral artery와 연결됨
Palmar carpal branch (바닥쪽손목가지)	아래팔의 먼쪽에 있는 ulnar artery	Flexor digitorum profundus의 힘줄보다 깊은 곳에서 손목의 앞면을 가로지른 다음 radial artery의 palmar carpal branch와 만나 palmar carpal arch를 형성함
Dorsal carpal branch (등쪽손목가지)	Pisiform의 몸쪽에 있는 ulnar artery	Extensor tendons보다 깊은 곳에서 손목의 뒤면을 가로지른 다음 radial artery의 dorsal carpal branch와 만나 dorsal carpal arch를 형성함
Radial (노동맥)	Cubital fossa에서 갈라져 나온 brachial artery의 얇은 종말가지	Brachioradialis에 덮여 아래가쪽으로 주행함; 아래팔의 먼쪽에서 flexor carpi radialis tendon의 가쪽에 위치; radius의 가쪽면을 감아 돈 뒤 anatomical snuff box의 바닥을 가로지르다 1st dorsal interosseous muscle을 관통함
Radial recurrent (노쪽되돌이동맥)	Brachial artery가 갈라지는 곳보다 바로 먼쪽에 있는 radial artery의 가쪽면	Brachioradialis와 brachialis 사이로 위로 올라가면서 두 근육과 elbow joint에 혈액을 공급함; 그 다음 deep brachial artery의 가지인 radial collateral artery와 연결됨
Palmar carpal branch (바닥쪽손목가지)	Pronator quadratus의 아래모서리 근처에 있는 radial artery	Flexor tendons보다 깊은 곳에서 손목의 앞면을 가로지른 다음 ulnar artery의 palmar carpal branch와 만나 palmar carpal arch를 형성함
Dorsal carpal branch (등쪽손목가지)	Anatomical snuff box의 몸쪽부분에 있는 radial artery	Extensor pollicis와 extensor radialis tendons보다 깊은 곳에서 손목의 안쪽을 가로지른 다음 ulnar artery의 dorsal carpal branch와 만나 dorsal carpal arch를 형성함

임상해부학

Muscle Testing of Flexor Digitorum Superficialis and Flexor Digitorum Profundus(얕은손가락굽힘근과 깊은손가락굽힘근 검사)

*FDS*를 검사하려면 FDP가 작용하지 못하도록 나머지 세 손가락을 편 자세로 고정시킨 다음 한 손가락을 proximal interphalangeal joint(몸쪽손가락뼈사이관절)에서 굽히게 하면 된다(그림 B6.11A). *FDP*를 검사하려면 proximal interphalangeal joint를 편 상태로 고정시키고 distal interphalangeal joint(먼쪽손가락뼈사이관절)을 굽히게 하면 된다(그림 B6.11B).

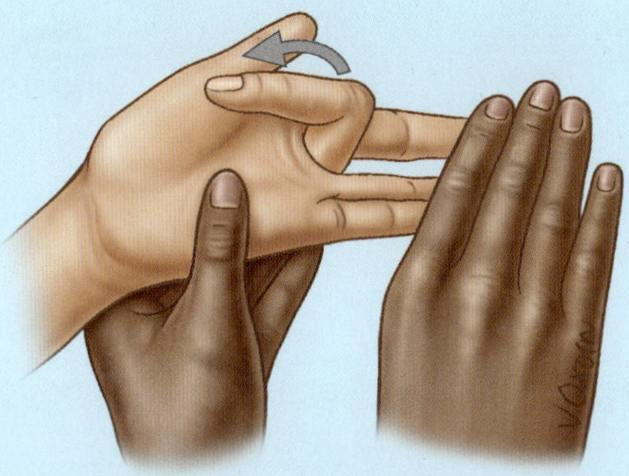

(A) Flexor digitorum superficialis (FDS) muscle test (얕은손가락굽힘근 검사)

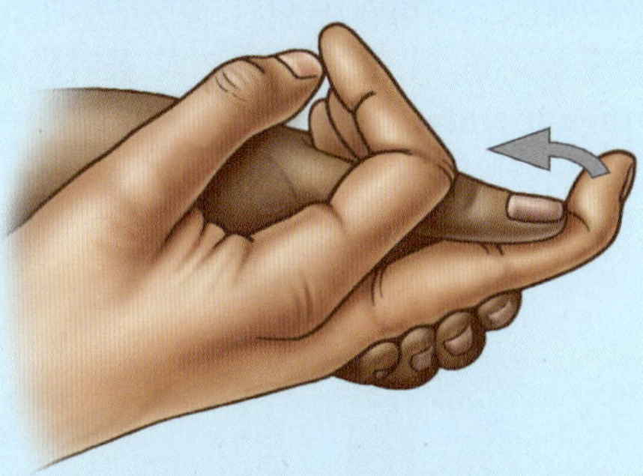

(B) Flexor digitorum profundus (FDP) muscle test (깊은손가락굽힘근 검사)

그림 B6.11. FDS와 FDP의 검사.

Elbow Tendinitis or Lateral Epicondylitis (테니스팔꿈증)

Elbow tendinitis는 아래팔의 superficial extensor를 반복적으로 사용하였을 때 발생하는 근육뼈대질환이다. 통증은 lateral epicondyle에서 시작되어 아래팔의 뒤면으로 퍼져나간다. Elbow tendinitis가 있는 사람들은 문을 열거나 컵을 들 때 통증을 느끼곤 한다. 손목을 세게 굽히고 펴는 운동을 반복하면 common extensor tendon(폄근온힘줄)이 부착되는 곳에 스트레스가 가해지며, 그 결과 lateral epicondyle의 periosteum(뼈막)에 염증이 일어나는 것이다(*lateral epicondylitis*). Common extensor tendon이 찢어지면 MRI를 통해 확인할 수 있으며 수술로 제거해야 한다.

Synovial Cyst of Wrist(손목의 윤활막낭)

눌러도 아프지 않은 혹 같은 물주머니가 손에 생기는 경우가 있는데, 가장 많이 생기는 곳은 손목의 등쪽면이다(그림 B6.12). 이 물주머니는 벽이 얇고, 속에는 맑은 점액이 들어있다. 임상에서는 이런 유형의 혹을 ganglion(결절종)이라고도 부른다. 윤활막낭은 synovial sheath(윤활집) 근처에 생기는데, 속이 윤활집과 이어지는 경우도 많다. 윤활막낭은 ECRB(짧은노쪽손목폄근)의 닿는곳 근처에 가장 많이 생긴다. 손목의 앞면을 지나는 common flexor synovial sheath(굽힘근온힘줄집)에 큰 윤활막낭이 생기면 carpal tunnel(손목굴)이 좁아지기 때문에 median nerve(정중신경)가 눌려서 *carpal tunnel syndrome*(손목굴증후군)을 일으킬 수도 있다.

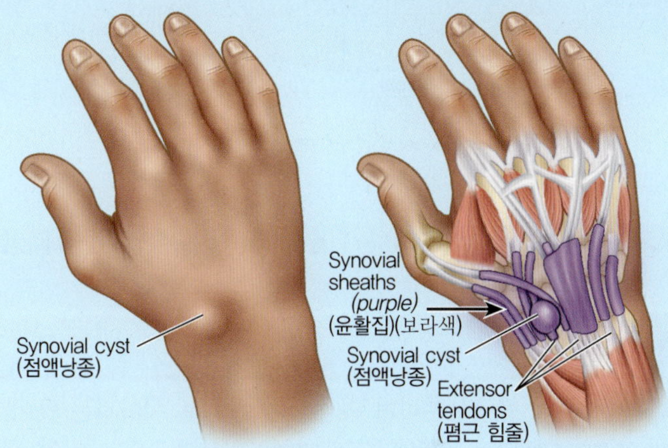

그림 B6.12. 손목의 synovial cyst(윤활막낭).

Mallet or Baseball Finger(망치손가락)

Long extensor tendon에 갑자기 큰 tension(긴장)이 가해지면 손가락뼈에 부착되는 힘줄 부분이 찢어질 수 있다. 이러한 손상의 결과로 생기는 변형 중에서 가장 흔한 것이 *mallet finger*(망치손가락) 또는 *baseball finger*(야구손가락)이다. 이런 변형이 일어나는 이유는 힘줄이 distal phalanx를 펴려 할 때 distal interphalangeal joint(먼쪽손가락뼈사이관절)가 갑자기 강제로 심하게 굽혀지는 hyperflexion(과다굽힘)이 일어나기 때문이다. 예를 들면 날아오는 야구공을 잘못 잡아 손가락이 hyperflexion되거나 야구의 base 밑에 손가락이 끼는 경우 등이 있다. 이렇게 되면 distal phalanx에 닿는 힘줄이 찢어지게 되고, 그 결과 distal interphalangeal joint를 펴지 못하게 된다(그림 B6.13).

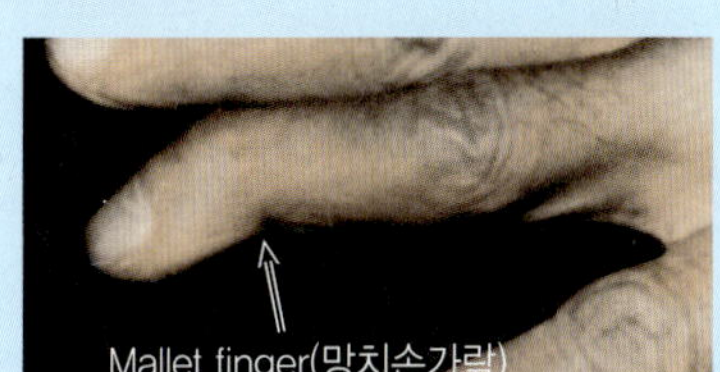

그림 B6.13. Mallet finger(망치손가락).

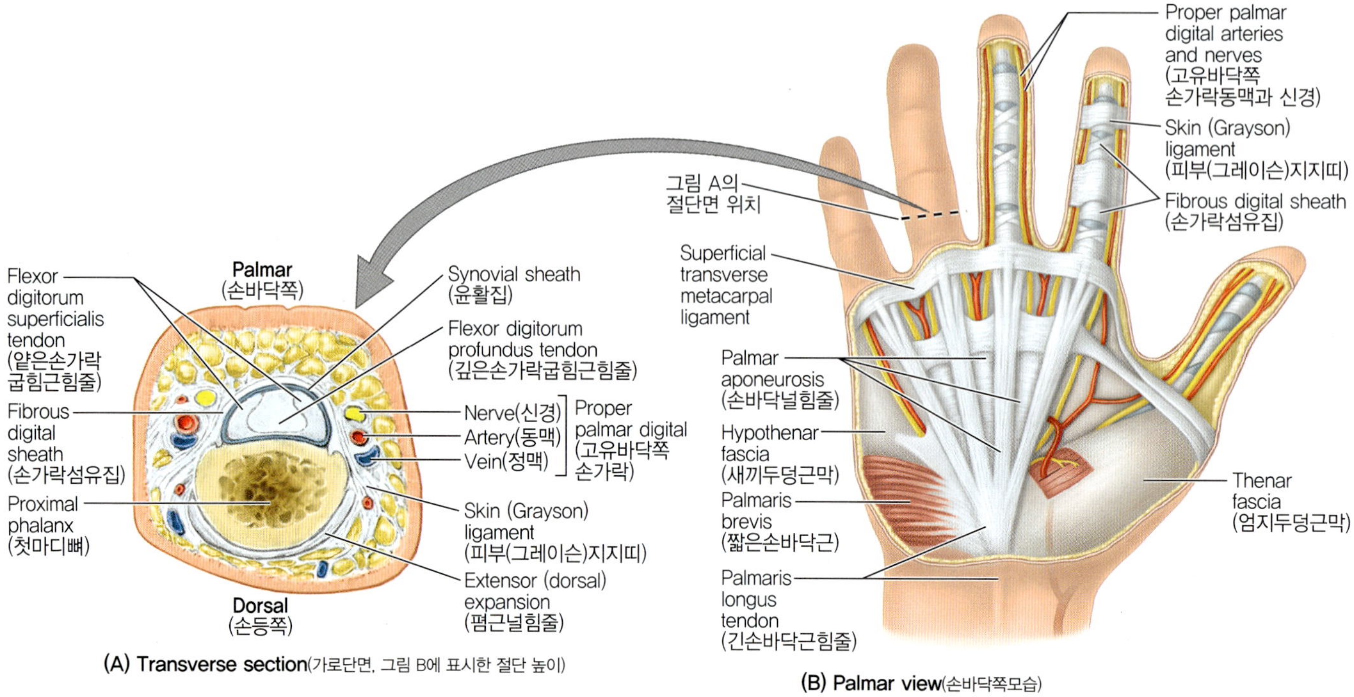

그림 6.40. Palmar fascia(손바닥근막)와 fibrous digital sheath(손가락섬유집).

HAND(손)

Wrist(손목)는 손의 몸쪽부분이며 아래팔이 손으로 이어지는 곳이. *Skeleton of hand*(손뼈)는 손목에 있는 *carpals*(손목뼈), 손 자체에 있는 *metacarpals*(손허리뼈), 손가락에 있는 *phalanges*(손가락뼈)로 구성된다. 이 중에서 metacarpals와 phalanges는 thumb(엄지손가락)에서부터 little finger(새끼손가락)까지 1~5로 순서를 정한다. 손의 palmar aspect(손바닥면)에는 오목하게 들어간 중심부분과 그 양옆에 융기가 존재한다. 그 중에서 좀 더 솟아 있는 가쪽 융기는 base of thumb에 있기 때문에 **thenar eminence**(엄지두덩)라 하고, 안쪽 융기는 base of little finger의 몸쪽에 있기 때문에 **hypothenar eminence**(새끼두덩)라 한다(그림 6.40, 6.41).

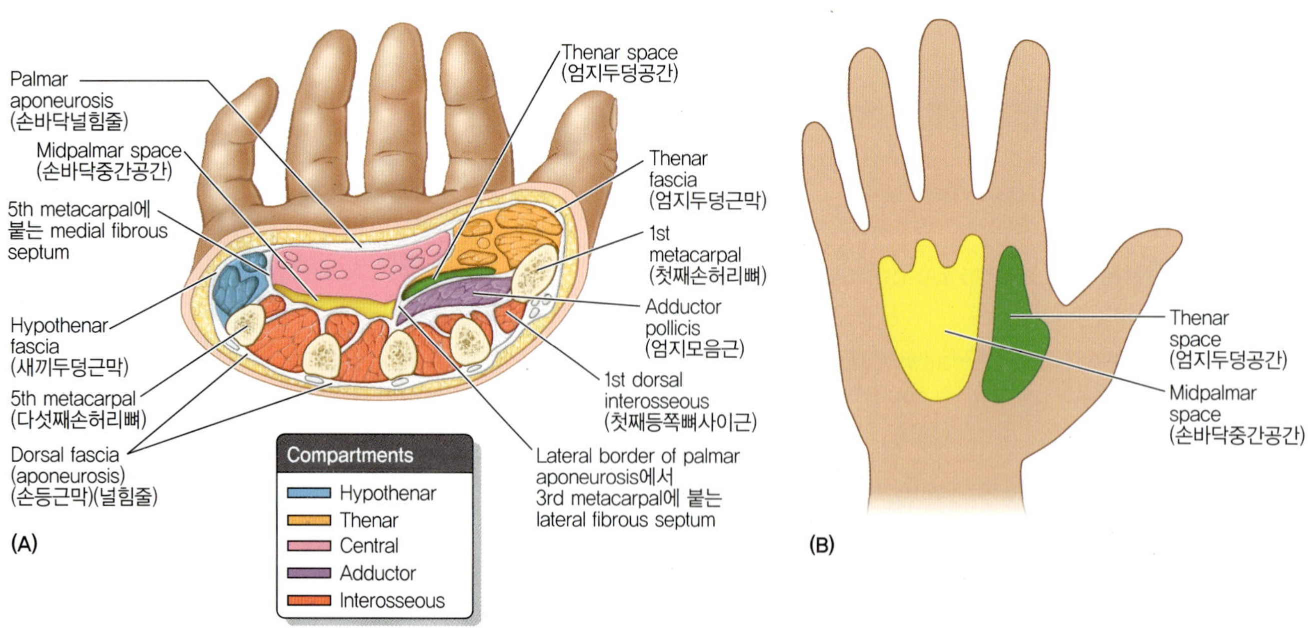

그림 6.41. 손의 compartment(칸)와 space(공간). A. Compartment와 space를 보기 위한 가로절단면. B. Thenar space와 midpalmar space.

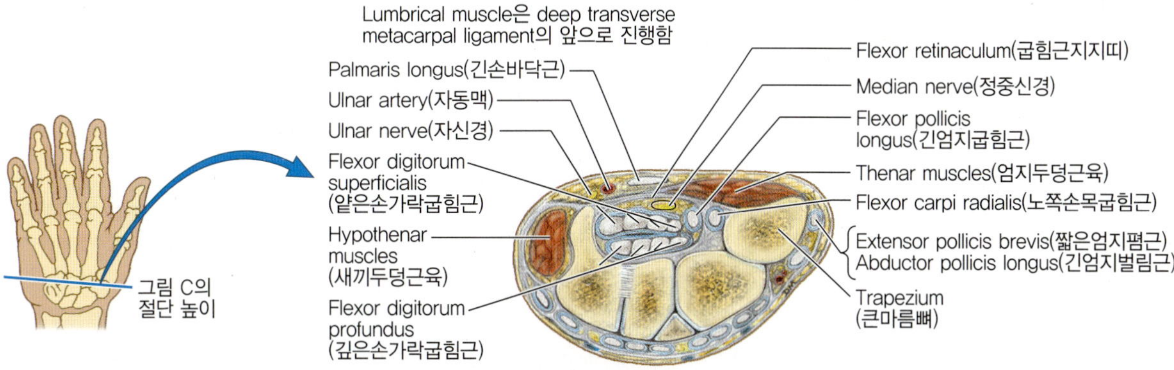

(C) Inferior view of transverse section of left wrist
(왼쪽 손목에서 손목뼈 먼쪽줄을 가로절단한 아래모습)

그림 6.41. 손의 compartment(칸)와 space(공간). (계속) C. Carpal tunnel(손목굴)과 그 내용물을 보기 위한 손목의 가로절단면.

Fascia of Palm(손바닥근막)

Fascia of palm은 antebrachial fascia(아래팔근막) 및 fascia of dorsum of hand(손등근막)와 이어져 있다. 손바닥근막은 thenar와 hypothenar eminence에서는 얇지만 손바닥의 중심부분에서는 두꺼워진 palmar aponeurosis(손바닥널힘줄)를 형성하며, 손가락에서는 digital sheath(손가락섬유집)을 형성한다(그림 6.40). Palmar aponeurosis는 손바닥에서 경계가 뚜렷한 질긴 깊은근막이며, soft tissue(연조직)와 long flexor tendons을 덮고 있다. 세모꼴인 palmar aponeurosis의 몸쪽끝, 즉 apex(꼭대기)는 flexor retinaculum(굽힘근지지띠) 및 palmaris longus tendon과 연결되어 있다. Palmar aponeurosis의 먼쪽에는 네 개의 세로띠가 있는데, 각 띠는 palmar aponeurosis의 apex에서부터 부챗살 모양으로 퍼져 bases of proximal phalanges에까지 뻗고, 이곳에서 fibrous digital sheaths로 연속된다(그림 6.40). **Fibrous digital sheaths**(손가락섬유집)는 flexor tendon 및 이를 둘러싸는 synovial sheath(윤활집)가 각 손가락을 지날 때 에워싸는 대롱 모양의 인대이다.

Medial fibrous septum(안쪽섬유사이막)은 palmar aponeurosis의 안쪽모서리에서부터 깊숙이 5th metacarpal까지 이어져 있다. 이 septum의 안쪽에 medial compartment(안쪽칸), 즉 **hypothenar compartment**(새끼두덩칸)가 있고, 그 속에 hypothenar muscle(새끼두덩근육)들이 있다(그림 6.40, 6.41). 마찬가지로 **lateral fibrous septum**(가쪽섬유사이막)은 palmar aponeurosis의 가쪽모서리에서부터 깊숙이 3rd metacarpal까지 이어져 있다. 이 septum의 가쪽에 lateral compartment(가쪽칸), 즉 **thenar compartment**(엄지두덩칸)가 있고, 그 속에는 thenar muscle(엄지두덩근육)들이 있다. Hypothenar와 thenar compartment 사이에는 **central compartment**(중심칸)가 있는데, 이곳에는 flexor tendon과 그 힘줄집, lumbrical muscle, superficial palmar arch(얕은손바닥동맥활), 손가락혈관, 손가락신경들이 들어 있다(그림 6.41). 손바닥의 가장 깊은 곳은 adductor pollicis(엄지모음근)가 들어 있는 **adductor compartment**(모음근칸)이다. Flexor tendons과 deep palmar muscles을 덮는 근막 사이에는 potential space(잠재공간)인 **thenar space**(엄지두덩칸)와 **midpalmar space**(손바닥중간칸)가 있다(그림 6.41). 이 두 공간의 경계는 palmar aponeurosis의 가장자리에서부터 metacarpals까지 이어지는 fibrous septum이다. 두 공간 사이에는 3rd metacarpal에 붙는 질긴 lateral fibrous septum이 있다. Midpalmar space는 carpal tunnel(손목굴)을 통해 anterior compartment of forearm(아래팔앞칸)과 연결되어 있다.

Muscles of Hand(손근육)

손의 intrinsic muscles(자체기원근육)은 다음과 같이 다섯 개의 칸에 들어있다(그림 6.41~6.44; 표 6.11).

- *Thenar compartment*(엄지두덩칸)에 있는 thenar muscles(엄지두덩근육): abductor pollicis brevis(짧은엄지벌림근), flexor pollicis brevis(짧은엄지굽힘근), opponens pollicis(엄지맞섬근).
- *Hypothenar compartment*(새끼두덩칸)에 있는 hypothenar muscles(새끼두덩근육): abductor digiti minimi(새끼벌림근), flexor digiti minimi brevis(짧은새끼굽힘근), opponens digiti minimi(새끼맞섬근).
- *Adductor compartment*(모음근칸)에 있는 adductor pollicis(엄지모음근).
- *Central compartment*(중심칸)에서 long flexor tendons과 함께 있는 짧은 손근육인 lumbricals(벌레근).
- Metacarpals 사이의 *interosseous compartment*(뼈사이근칸)에 있는 interossei(뼈사이근).

THENAR MUSCLES(엄지두덩근육)

Thenar muscles은 손바닥의 가쪽면에 *thenar eminence*(엄지두덩)를 형성하며, thumb(엄지손가락)의 opposition(맞섬) 운동에 주로 관

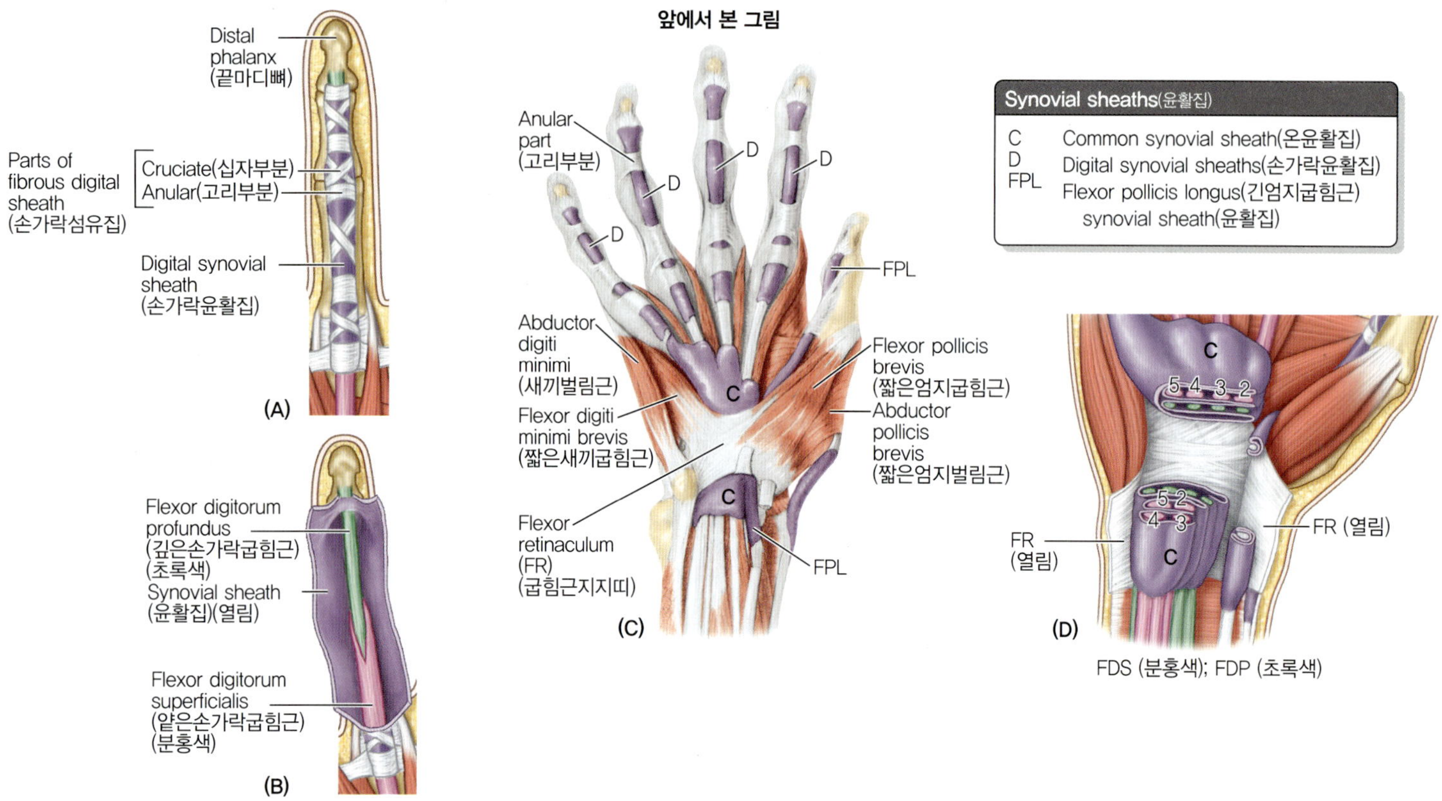

그림 6.42. 손에 있는 long flexor tendons의 synovial sheaths(윤활집)와 fibrous digital sheaths(손가락섬유집). A. Fibrous digital sheath의 각 부분. **B.** 열린 synovial sheath. **C와 D.** 근육과 common flexor sheath(굽힘근온힘줄집) 및 보락색으로 표시한 1st~5th digit의 synovial sheath 등을 해부한 모습.

여한다(그림 6.42A). 엄지손가락이 정상적으로 움직여야만 손이 정교하게 운동할 수 있다. 엄지손가락의 운동이 매우 자유로운 이유는 1st metacarpal(손허리뼈)이 나머지 metacarpal에 비해 독립적이고, 양끝에 있는 관절의 운동성이 높기 때문이다. 엄지손가락이 자유롭게 운동하려면 다음 근육들의 작용이 필요하다(그림 6.45).

- *Abduction*(벌림): abductor pollicis longus(**APL**, 긴엄지벌림근)와 **abductor pollicis brevis**(APB, 짧은엄지벌림근)
- *Adduction*(모음): **adductor pollicis**(AD, 엄지모음근)와 1st dorsal interosseous muscle(등쪽뼈사이근)
- *Extension*(폄): EPL(긴엄지폄근), EPB(짧은엄지폄근), APL
- *Flexion*(굽힘): flexor pollicis longus(**FPL**, 긴엄지굽힘근)과 **flexor pollicis brevis**(FPB, 짧은엄지굽힘근)
- *Opposition*(맞섬): **opponens pollicis**(엄지맞섬근)

Opposition은 thumb의 carpometacarpal joint(손목손허리관절)에서 일어난다. Opposition은 thumb을 extension시킨 상태에서 시작하며, opponens pollicis의 작용에 의해 1st metacarpal의 abduction과 medial rotation(안쪽돌림)이 일어난 다음 이어서 metacarpophalangeal joint(손허리손가락관절)의 flexion을 일으키는 운동이다. 여기에 AD와 FPL의 작용이 더해져서 opposed thumb이 나머지 손가락들의 끝부분을 강하게 누를 수 있는 것이다.

HYPOTHENAR MUSCLES(새끼두덩근육)

Hypothenar muscles은 hypothenar compartment(새끼두덩칸)에 있는 abductor digiti minimi(새끼벌림근), flexor digiti minimi brevis(짧은새끼굽힘근), opponens digiti minimi(새끼맞섬근)이며, 손바닥의 안쪽면에 *hypothenar eminence*(새끼두덩)를 형성한다(그림 6.42). **Palmaris brevis**(짧은손바닥근)은 hypothenar eminence의 피부밑조직에 있는 작은 근육이지만(그림 6.40) hypothenar compartment에 있는 근육은 아니다. Palmaris brevis는 hypothenar eminence의 피부에 주름이 잡히게 하며, 손바닥을 더욱 오목하게 만듦으로써 palmar grip(손바닥으로 무언가를 잡는 것)을 돕는다. 또한 ulnar nerve(자신경)와 ulnar artery(자동맥)를 덮어서 외부로부터 보호한다. Palmaris brevis는 palmar aponeurosis의 안쪽모서리에서 일어나 손의 안쪽모서리에 있는 피부에 닿는다.

SHORT MUSCLES OF HAND(짧은손근육)

Short hand muscles에는 lumbricals(벌레근)와 interossei(뼈사이근)가 있다(그림 6.42~6.44; 표 6.11). 네 개의 가느다란 **lumbricals**는 벌레와 같은 모양 때문에 이름이 붙여졌다(라틴어로 lumbrical은 지렁이라는 뜻). 네 개의 **dorsal interosseous muscle**(등쪽뼈사이근)은 서로 인접한 metacarpals 사이에 위치하며, 세 개의 **palmar interosseous muscles**(바닥쪽뼈사이근)은 2nd~5th metacarpals의 손바닥면에 있다

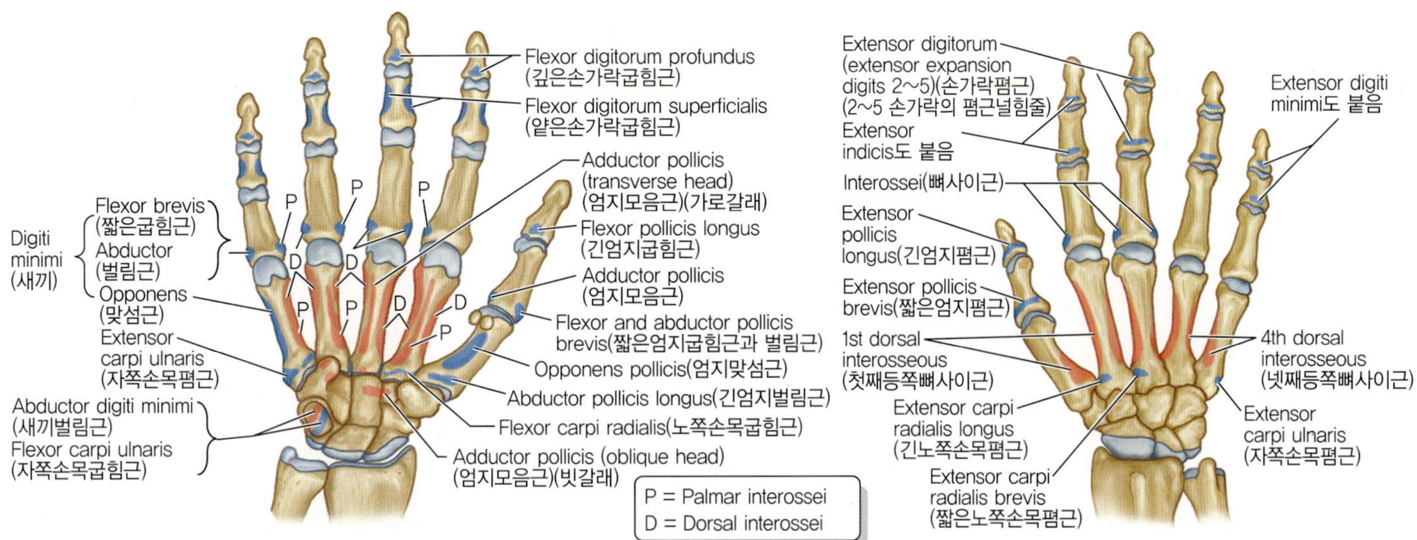

(A) Palmar view(손바닥쪽모습) (B) Dorsal view(손등쪽모습)

그림 6.43. 손근육의 attachment(붙는곳).

표 6.11 INTRINSIC MUSCLES OF HAND(손의 자체기원근육)

근육 이름	이는곳	닿는곳	신경[a]	주요 작용
Thenar muscles(엄지두덩근육)				
Opponens pollicis (엄지맞섬근)	Flexor retinaculum, tubercles of scaphoid and trapezium	1st metacarpal의 가쪽면	Recurrent branch of median nerve(**C8**, T1)	Thumb의 opposition, 1st metacarpal을 손바닥 중심부분을 향해 안쪽으로 당기고 medial rotation시킴
Abductor pollicis brevis (짧은엄지벌림근)		Base of proximal phalanx of thumb의 가쪽면		Thumb의 abduction; oppositon을 도움
Flexor pollicis brevis (짧은엄지굽힘근): Superficial head(얕은갈래) Deep head(깊은갈래)				Thumb의 flexion
Adductor pollicis(엄지모음근): Oblique head Transverse head	2nd와 3rd base of metacarpals와 capitate 및 근처의 carpals	Base of proximal phalanx of thumb의 안쪽면	Deep branch of ulnar nerve(C8, **T1**)	Thumb을 손바닥의 가쪽모서리로 adduction시킴
	Anterior surface of shaft of 3rd metacarpal			
Hypothenar muscles(새끼두덩근육)				
Abductor digiti minimi (새끼벌림근)	Pisiform	Base of proximal phalanx of 5th finger의 안쪽면	Deep branch of ulnar nerve(C8, **T1**)	5th finger의 abduction; proximal phalanx의 flexion을 보조함
Flexor digiti minimi brevis (짧은새끼굽힘근)	Hook of hamate와 flexor retinaculum			Proximal phalanx of 5th finger의 flexion
Opponens digiti minimi (새끼맞섬근)		5th metacarpal의 안쪽모서리		Thumb과 opposition할 수 있도록 5th metacarpal을 앞으로 회전시킴
Short muscles(짧은근육)				
Lumbricals(벌레근)				
1과 2	Flexor digitorum profundus의 가쪽 두 힘줄(unipennate muscles)	Extensor expansion of 2nd~5th fingers의 가쪽면	Median nerve(C8, **T1**)	Metacarpophalangeal joints의 flexion; interphalangeal joints of 2nd~5th finger의 extension
3과 4	Flexor digitorum profundus의 안쪽 세 힘줄(bipennate muscles)		Deep branch of ulnar nerve(C8, **T1**)	
Dorsal interossei(등쪽뼈사이근), **1~4**	서로 이웃하는 두 metacarpals(bipennate muscles)	Base of proximal phalanx; extensor expansion of 2nd~4th fingers		2nd~4th finger를 axial line을 향해 abduction시킴; lumbricals와 함께 작용하여 metacarpophalangeal joints를 flexion시키고, interphalangeal joints를 extension시킴
Palmar interossei(바닥쪽뼈사이근), **1~3**	2nd~5th metacarpals의 손바닥면(unipennate muscles)	Base of proximal phalanx; extensor expansion of 2nd~5th fingers		2nd~5th finger를 axial line을 향해 adduction시킴; lumbricals와 함께 작용하여 metacarpophalangeal joints를 flexion시키고, interphalangeal joints를 extension시킴

[a]근육을 지배하는 신경의 spinal segment(척수분절)를 표시하였다(예를 들어 opponens pollicis를 지배하는 신경에서 "**C8**, T1"이 의미하는 것은 이 신경이 척수의 여덟째 cervical과 첫째 thoracic segment에서 유래하였다는 것임). 이 중에서 굵게 표시된 **C8**은 주된 척수분절을 뜻한다. 하나 이상의 척수분절 또는 그 척수분절에서 나오는 운동신경뿌리에 손상이 생기면 해당 근육에 마비가 일어날 수 있다.

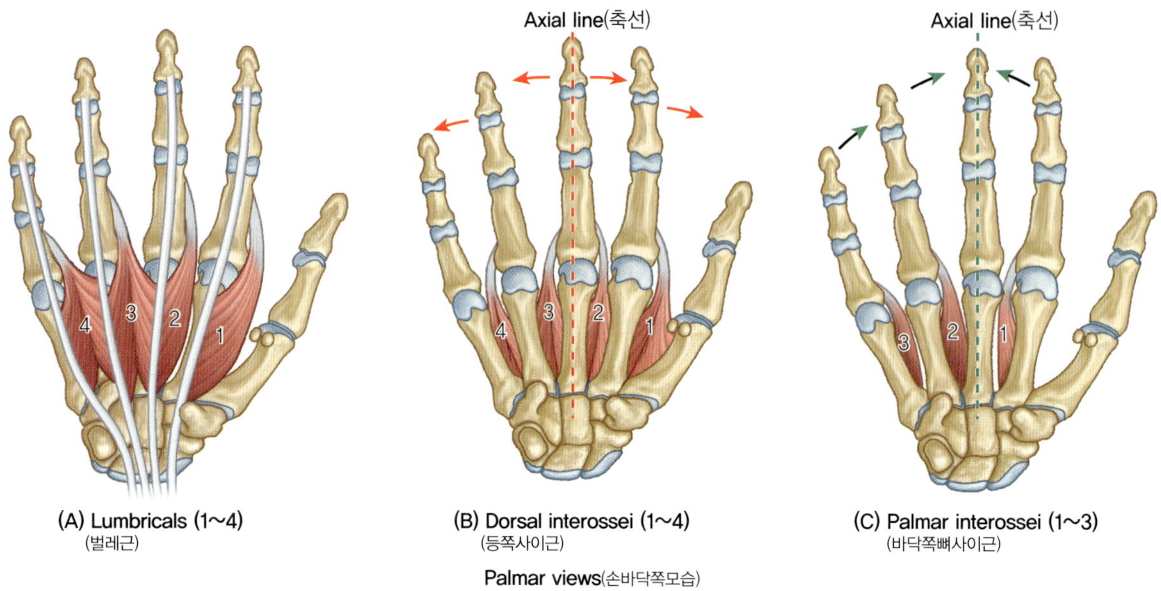

그림 6.44. Lumbricals(벌레근) 및 palmar(바닥쪽)와 dorsal interossei(등쪽뼈사이근).

(그림 6.44). 네 개의 dorsal interossei는 손가락을 abduction시키고, 세 개의 palmar interossei는 손가락을 adduction시킨다. 영어의 머리글자를 따서 **DAB**(**d**orsal **ab**duct)와 **PAD**(**p**almar **ad**duct)로 기억하면 된다. Lumbricals와 interossei가 함께 작용하면 metacarpophalangeal joints는 flexion되고 interphalangeal joints는 extension되는 Z movement(Z 운동)가 일어난다. 이러한 운동이 일어나는 이유는 근육들이 extensor expansion(폄근널힘줄)의 lateral band(가쪽띠)에 부착되기 때문이다(그림 6.36).

Flexor Tendons of Extrinsic Muscles (바깥기원근육의 굽힘근힘줄)

FDS(얕은손가락굽힘근)와 FDP(깊은손가락굽힘근)의 힘줄들은 flexor retinaculum(굽힘근지지띠)보다 깊은 곳에서 **common flexor sheath**(굽힘근온힘줄집)으로 들어간다(그림 6.42). 이 힘줄들은 손의 central compartment(중심칸)으로 들어간 뒤 부챗살처럼 갈라져서 각각의 **digital synovial sheath**(손가락윤활집)으로 들어간다. 손가락을 움직일 때 각 힘줄들은 common flexor sheath와 digital synovial sheath 덕분에 마찰 없이 미끄러질 수 있는 것이다. FDS의 힘줄들은 base of proximal phalanx 근처에서 두 갈래로 갈라지며 FDP의 힘줄을 둘러싼다(그림 6.42B). 이 힘줄 갈래들은 shaft of middle phalanx의 앞면 가장자리에 붙는다. FDP의 힘줄은 FDS의 *tendinous chiasm*(힘줄교차)를 통과한 뒤 base of distal phalanx의 앞면에 부착된다.

Fibrous digital sheaths(손가락섬유집)는 질긴 인대 조직으로 이루어진 tunnel(굴)로서 flexor tendons과 그 synovial sheaths가 들어 있다(그림 6.42A,B와 6.46). Fibrous digital sheaths는 head of metacarpals에서 base of distal phalanges까지 뻗어 있다. 이 섬유집 덕분에 손가락을 굽힐 때 힘줄이 활시위처럼 손가락에서 떨어져 나오지 않는다. Fibrous digital sheaths는 뼈에 붙어서 **osseofibrous tunnel**(뼈섬유굴)을 형성하는데, 힘줄들이 이 굴을 지나 손가락에 닿는다. **Anular part of fibrous sheath**(섬유집고리부분)과 **cruciform**

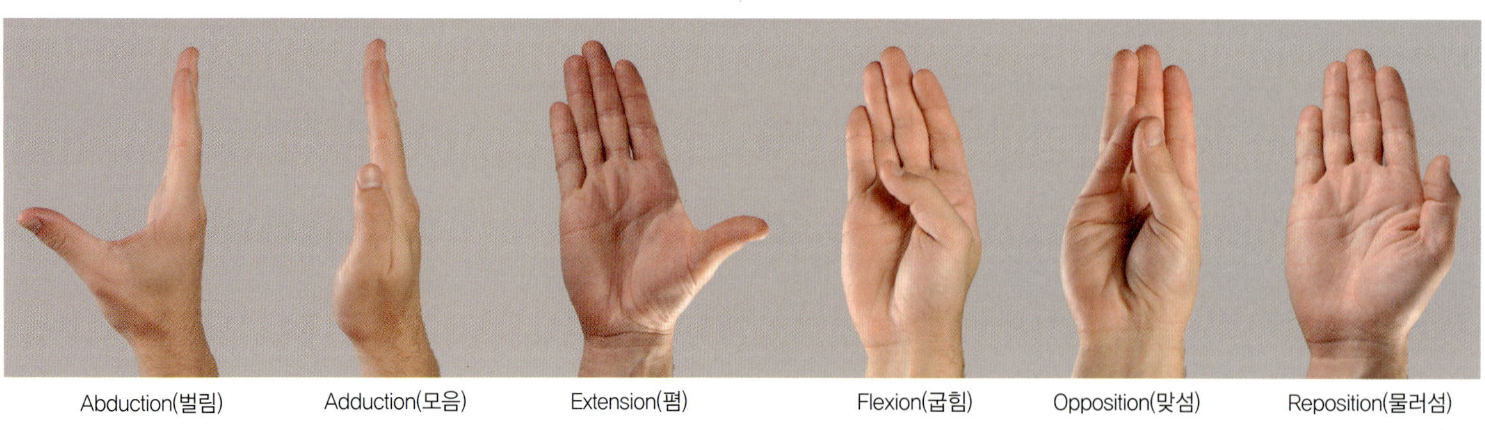

그림 6.45. Thumb(엄지손가락)의 운동.

part of fibrous sheath(섬유집십자부분)은 sheath가 두꺼워진 부분으로 임상에서는 종종 pulley(손가락도르래)라고 부른다. Long flexor tendons에 분포하는 작은 혈관들은 손가락뼈의 뼈막에 형성된 synovial fold(윤활주름)인 *vincula*(힘줄끈)를 통해 힘줄에 도달한다(그림 6.36B와 6.46).

FPL의 힘줄은 flexor retinaculum 밑을 지나 synovial sheath에 싸인 채 thumb에 도달한다. 이 힘줄은 head of metacarpal에서 두 개의 *sesamoid bone*(종자뼈) 사이를 지나는데, 한 종자뼈는 FPB와 APB의 합쳐진 힘줄에 들어있고, 다른 하나는 AD의 힘줄에 들어 있다(그림 6.42B).

Arteries and Veins of Hand(손동맥과 정맥)

Ulnar artery(자동맥)와 Radial artery(노동맥) 및 그 가지들이 손에 혈액을 공급한다(그림 6.47, 6.48). *Ulnar artery*는 hook of hamate(갈고리뼈갈고리)와 pisiform(콩알뼈) 사이에 있는 *ulnar canal*(자신경굴)을 통해 flexor retinaculum의 앞을 지나 손으로 들어간다. 이때 ulnar artery는 ulnar nerve(자신경)의 가쪽에 위치한다. 이어서 deep palmar branch(깊은손바닥가지)를 내보낸 다음 long flexor tendons의 표면으로 주행하면서 **superficial palmar arch**(얕은손바닥동맥활)의 형성에 기여한다(그림 6.48A). 이 동맥활에서 세 개의 **common palmar digital artery**(온바닥쪽손가락동맥)를 내보내며, 이 동맥은 deep palmar arch(깊은손바닥동맥활)에서 나온 **palmar metacarpal artery**(바닥쪽손허리동맥)와 anastomosis(연결)를 이룬다. 각 common palmar digital artery는 2nd~4th finger의 양쪽 옆면을 따라서 주행한 한 쌍의 **proper palmar digital artery**(고유바닥쪽손가락동맥)로 갈라진다. Radial artery는 손등의 *anatomical snuff box*(해부코담배갑) 바닥에 있는 scaphoid(손배뼈)(그림 6.33A,B)와 trapezium(큰마름뼈)을 감아 돈 다음 1st dorsal interosseous의 두 갈래 사이를 통과해 손바닥으로 들어간다. 이어서 안쪽으로 방향을 바꾸어 AD(엄지모음근)의 두 갈래 사이로 주행한다(그림 6.49B). Radial artery는 ulnar artery의 deep palmar branch와 만나 **deep palmar arch**를 형성한다(그림 6.47, 6.49B). 이 동맥활은 radial artery가 중심이 된 동맥활로서 base of metacarpals의

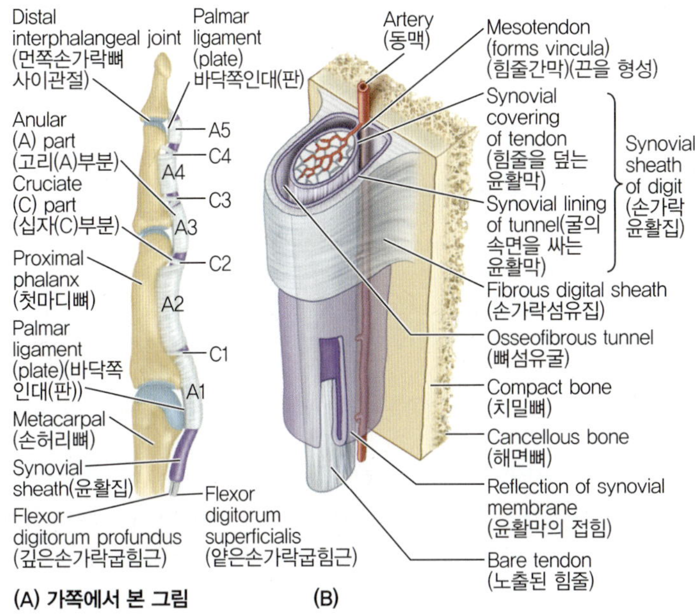

그림 6.46. **손가락의 fibrous digital sheaths**(손가락섬유집). **A.** Anular part(섬유집고리부분)와 cruciform part("pulleys", 섬유집십자부분). **B.** Osseofibrous tunnel(뼈섬유굴)의 구조.

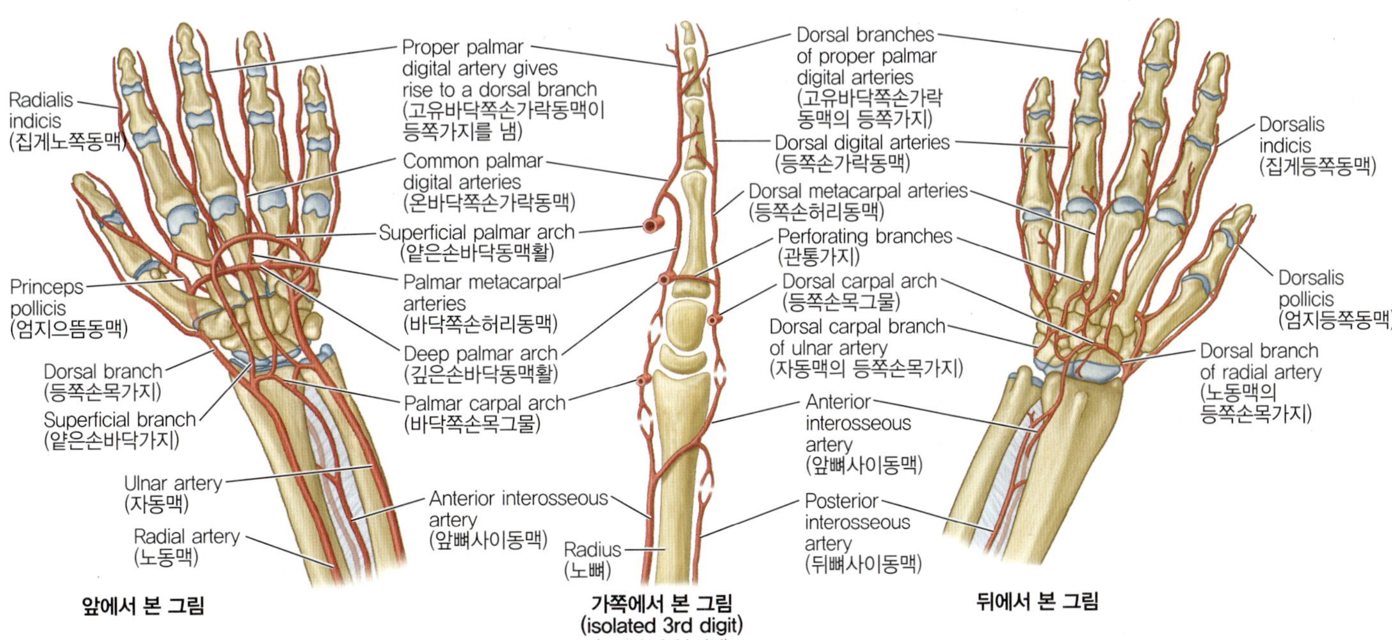

그림 6.47. 손의 동맥.

바로 먼쪽을 가로지른다. Deep palmar arch에서 *palmar metacarpal artery*(바닥쪽손허리동맥) 세 개와 *princeps pollicis artery*(엄지으뜸동맥)이 나온다. *Radialis indicis artery*(집게노쪽동맥)는 index finger의 가쪽면을 따라 진행한다.

Superficial palmar venous arch(얕은손바닥정맥활)와 *deep palmar venous arch*(깊은손바닥정맥활)는 각각 superficial과 deep palmar arch의 가까운 곳에 위치하며, 아래팔의 deep vein(깊은정맥)으로 배출된다. Dorsal digital veins(등쪽손가락정맥)은 세 개의 dorsal metacarpal veins(등쪽손허리정맥)로 배출되고, dorsal metacarpal veins이 합쳐져서 *dorsal venous network*(손등정맥그물)을 형성한다. Dorsal venous network의 가쪽에서 *cephalic vein*(노쪽피부정맥)이 나와 위로 올라가고, 안쪽에서는 *basilic vein*(자쪽피부정맥)이 나와 위로 올라간다.

Nerves of Hand(손신경)

Median neve(정중신경), ulnar nerve(자신경), radial nerve(노신경)가 손에 분포한다. Median nerve는 FDS, FDP, FPL의 힘줄을 따라 flexor retinaculum(굽힘근지지띠)보다 깊이 carpal tunnel(손목굴)을 통과해 손으로 들어간다(그림 6.42C, 6.48, 6.49A). **Carpal tunnel**은 flexor retinaculum 밑에 있으며, 가쪽에 있는 scaphoid와 trapezium의 tubercles 및 안쪽에 있는 pisiform과 hook of hamate 사이에 위치한 통로이다(그림 6.41C, 6.49). Median nerve는 carpal tunnel을 통과한 다음 thenar muscles과 1st~2nd lumbricals를 지배한다(표 6.11). 또한 손바닥의 가쪽면, 1st~3rd finger의 손바닥면, 4th finger의 가쪽 절

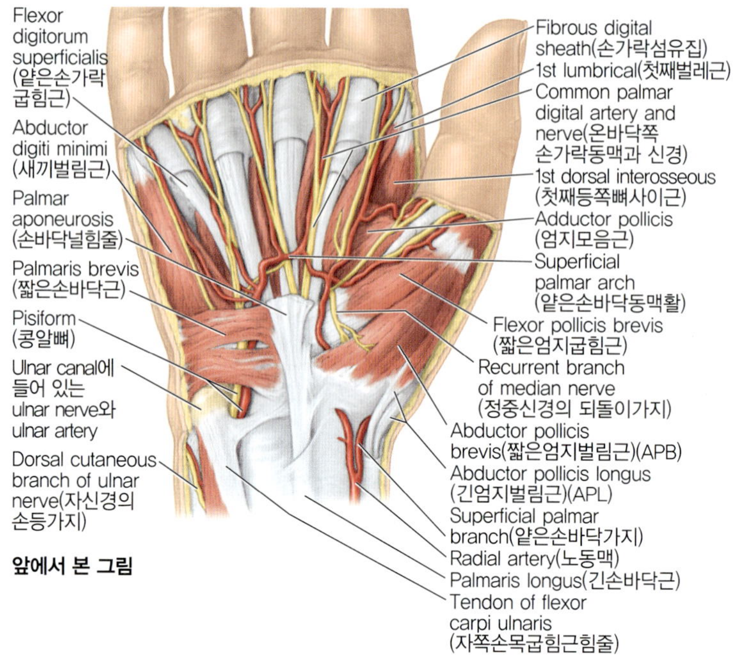

그림 6.48. 손의 신경과 동맥. Superficial palmar arch(얕은손바닥동맥활) 및 median nerve(정중신경)와 ulnar nerve(자신경)의 분포를 보기 위한 superficial dissection(얕은 해부).

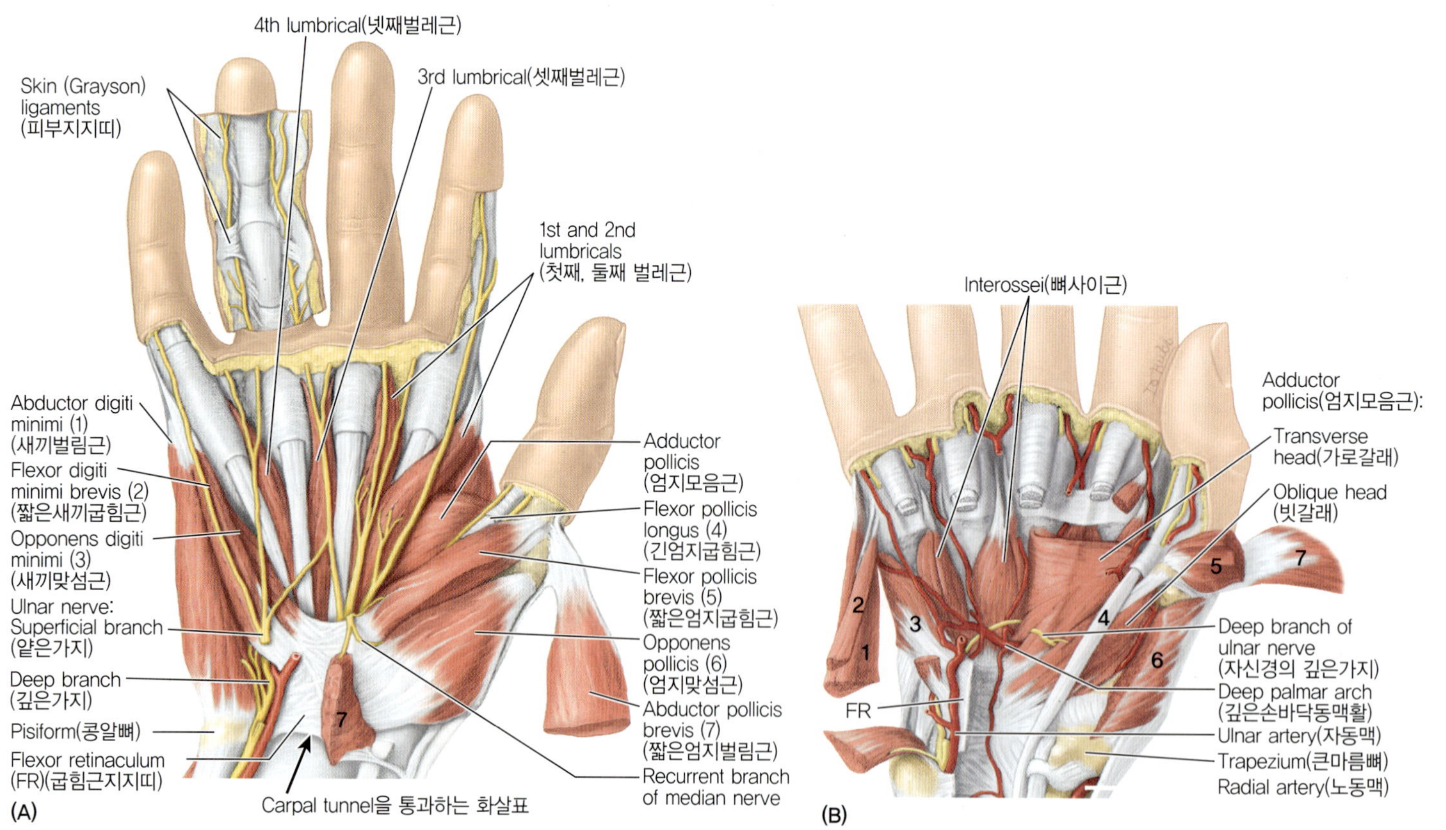

그림 6.49. 손의 근육과 신경 및 deep palmar arch(깊은손바닥동맥활). **A.** Median nerve(정중신경)와 ulnar nerve(자신경)의 분포. **B.** 근육과 신경 및 deep palmar arch를 보기 위한 deep dissection(깊은 해부).

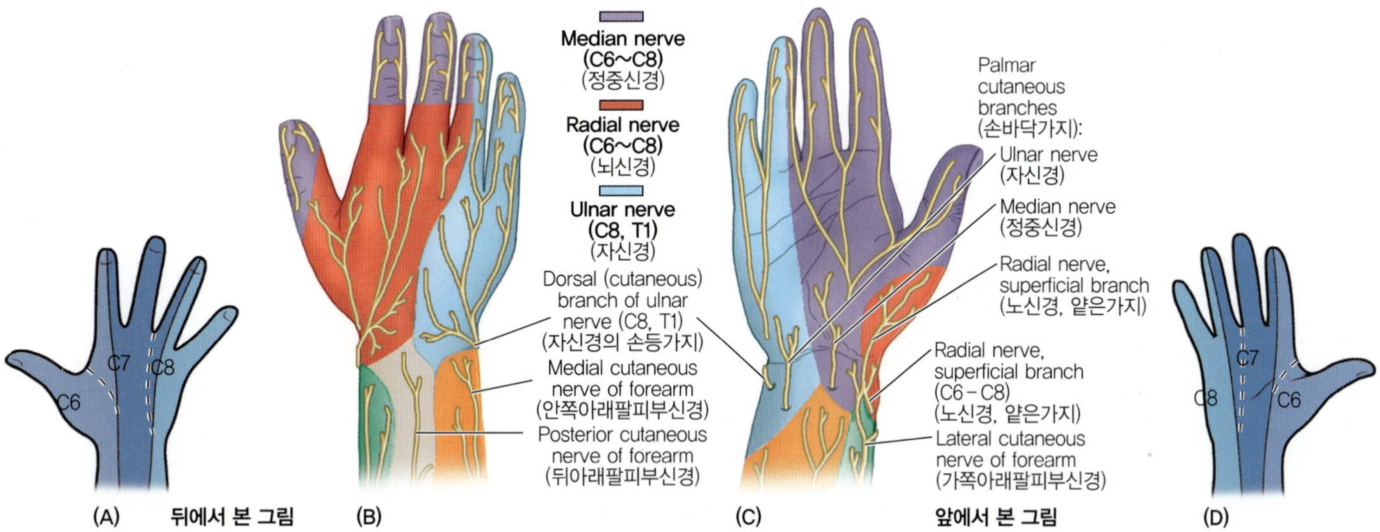

그림 6.50. 손의 cutaneous nerve(피부신경). **A와 D.** dermatome(피부분절). **B와 C.** Peripheral cutaneous nerve(말초피부신경)의 분포.

반, 그리고 이 손가락들의 등쪽피부 절반에 있는 피부 감각도 지배한다(그림 6.50B,C). 그러나 손바닥의 중앙부분을 지배하는 *median nerve*의 *palmar cutaneous branch*(손바닥가지)는 flexor retinaculum보다 몸쪽에서 갈라져 나온 뒤 이 지지띠보다 얕게 지나기 때문에 capral tunnel을 통과하지 않는다.

Ulnar nerve는 FCU의 힘줄보다 깊은 곳으로 주행하다가 표면으로 나오면서 아래팔을 벗어나 손으로 들어간다(그림 6.48). 이어서 *ulnar(Guyon) canal*(자신경굴)을 통과해 손목에 도달한다. 이곳에서 ulnar nerve는 flexor retinaculum과 근막 사이에 위치하게 된다. 이후 pisiform의 가쪽모서리를 따라 주행하는데, 이때 ulnar artery가 그 가쪽에 위치한다. Ulnar nerve는 손목의 바로 몸쪽에서 flexor retinaculum과 palmar aponeurosis를 얕게 지나는 *palmar cutaneous branch*(손바닥가지)를 낸다. 이 가지는 손바닥 안쪽면의 피부 감각을 지배한다. *Dorsal cutaneous branch*(손등가지)도 내보내는데, 이 가지는 손등의 안쪽 절반, 5th finger, 4th finger의 안쪽 절반에 있는 피부 감각을 지배한다(그림 6.50B,C). Ulnar nerve는 flexor retinaculum의 먼쪽모서리에서 superficial brnach(얕은가지)와 deep branch(깊은가지)로 갈라지면서 끝난다(그림 6.49). *Superficial branch of ulnar nerve*는 안쪽 하나와 반 손가락의 앞면을 담당하는 피부신경을 낸다. *Deep branch of ulnar nerve*는 hypothenar muscles, 안쪽 두 개의 lumbricals, AD, deep head of FPB, 모든 interossei를 지배한다(그림 6.49B: 표 6.11). Deep branch는 손목관절, 손목뼈사이관절, 손목손허리관절, 손허리뼈사이관절에도 분포한다. 복잡한 손 운동에 관련된 근육들을 지배하기 때문에 ulnar nerve를 손의 *nerve of fine movements*(정밀운동신경)라고도 일컫는다.

Radial nerve는 손에 있는 근육을 지배하지 않는다. Radial nerve

임상해부학

Dupuytren Contracture of Palmar Fascia (손바닥근막의 뒤퓌트랑구축)

*Dupuytren contracture*는 palmar aponeurosis(손바닥널힘줄)가 점차적으로 짧아지고, 두꺼워지며, fibrosis(섬유증)이 일어나는 palmar fascia의 질환이다. Palmar aponeurosis의 안쪽에 있는 longitudinal digital band(세로손가락띠)에 fibrous degeneration(섬유변성)이 일어나면 넷째손가락과 새끼손가락의 metacarpophalangeal과 interphalangeal joints가 약간 flexion되면서 당겨진다(그림 B6.14).

Dupuytren contracture는 양손에 나타나는 경우가 많다. 치료는 palmar fascia에서 섬유증이 진행된 부분을 모두 수술로 제거하여 손가락을 자유롭게 움직일 수 있게 해주는 것이 일반적인 치료법이다.

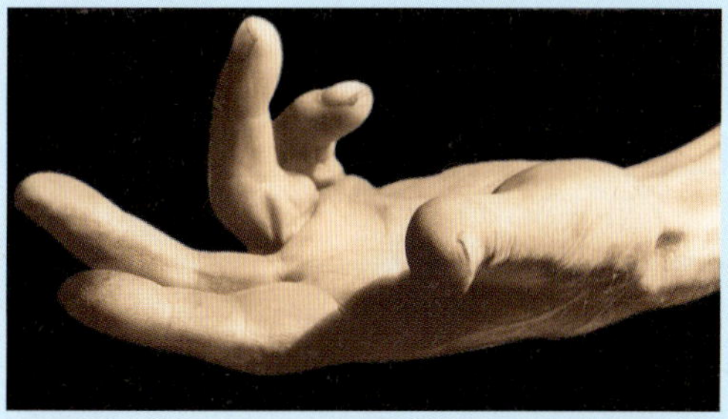

그림 B6.14. Dupuytren contracture(뒤퓌트랑구축).

(다음 쪽에 계속)

Tenosynovitis(힘줄윤활막염)

녹슨 못에 손바닥을 찔리면 digital synovial sheath(손가락윤활집)에 감염이 발생할 수 있다. 힘줄과 그 윤활집에 염증이 생기면, 즉 **tenosynovitis**가 발생하면 손가락이 붓고 손가락을 움직일 때 통증을 느끼게 된다. 2nd-4th digits의 힘줄은 독립적인 윤활집으로 둘러싸여 있기 때문에 감염이 일어나도 해당 손가락에만 국한된다. 그러나 감염을 치료하지 않으면 digital sheaths의 몸쪽부분이 파열되면서 염증이 midpalmar space(손바닥중간칸; 그림 6.41)로 퍼지게 된다. 새끼손가락의 윤활집은 대개 common flexor sheath(굽힘근온힘줄집)과 연속되어 있기 때문에 새끼손가락에 tenosynovitis가 생기면 common flexor sheath 및 carpal tunnel(손목굴)을 통해 아래팔까지 퍼질 수 있다. 손가락에 생긴 감염이 얼마나 멀리 전파될지는 그 손가락과 common flexor sheath가 연결되어 있는지에 따라 달라진다.

APL과 EPB의 힘줄은 손목의 등쪽면에서 한 힘줄집에 둘러싸여 있다. 이 힘줄들 사이에 마찰이 심하게 일어나면 힘줄집의 섬유조직이 두꺼워지고 osseofibrous tunnel(뼈섬유굴)의 stenosis(협착)가 발생하는데, 이를 **Quervain tenovaginitis stenosans**이라 한다. 그 결과 손목에 통증이 생기며, 위로는 아래팔까지, 아래로는 엄지손가락까지 통증이 퍼져나간다.

만일 뼈섬유굴보다 몸쪽에 있는 FDS와 FDP의 힘줄이 두꺼워지면서 nodule(결절)이 형성되면 손가락을 펴지 못하게 된다. 이때 손가락을 수동적으로 펴면 snap(퉁김소리)가 나타난다. 이 상태를 **digital tenovaginitis stenosans**, 또는 trigger(snapping) finger(방아쇠손가락)라고 한다(그림 B6.15).

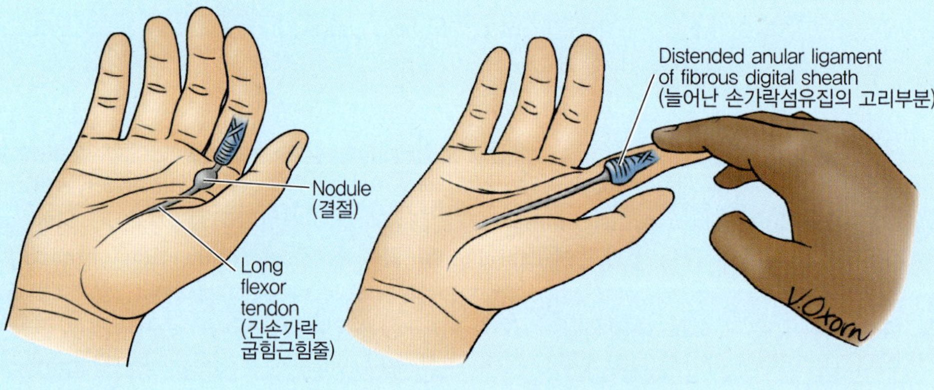

그림 B6.15. Trigger finger(방아쇠손가락).

Carpal Tunnel Syndrome(손목굴증후군)

Carpal tunnel syndrome은 carpal tunnel의 크기가 상당히 감소하거나, carpal tunnel을 지나는 구조물 또는 윤활집의 염증처럼 이 통과물을 둘러싸는 구조의 크기가 증가하면 발생하는데, 후자의 경우가 더 많다. Median nerve(정중신경)는 이 굴을 지나는 것들 중에서 가장 민감한 구조이기 때문에 가장 많은 영향을 받는다(그림 6.42C). Median nerve의 두 terminal sensory branch는 손의 피부에 분포한다. 따라서 carpal tunnel syndrome에서는 저린 느낌의 **paresthesia**(감각이상), 감각이 감소하는 **hypesthesia**(감각저하), 촉각이 없어지는 **anesthesia**(무감각) 등이 가쪽 세 개와 반 손가락에 나타날 수 있다. 그러나 *median nerve*의 *palmar cutaneous branch*(손바닥가지)는 carpal tunnel보다 위에서 갈라져 나와 carpal tunnel을 통과하지 않기 때문에 손바닥의 중심부위 감각에는 이상이 없다. Median nerve에는 terminal motor branch인 recurrent branch(되돌이가지)도 있는데, 이 가지는 세 개의 thenar muscles을 지배한다.

Median nerve의 압박을 초래하는 원인이 제거되지 않으면 APB와 opponens pollicis가 약화되어 thenar eminence가 위축되고, 점차 thumb의 협동운동과 근력이 상실될 수 있다. Carpal tunnel syndrome 환자는 thumb의 opposition(맞섬)이 불가능해진다(그림 B6.16). Median nerve에 대한 압박 및 이로 인한 증상을 완화시키기 위해서는 flexor retinaculum의 일부 또는 전체를 절개하는 **carpal tunnel release**(손목굴압력해제술) 수술을 시행해야 하는 경우도 있다. 이 수술을 할 때 손목과 flexor retinaculum의 안쪽을 절개해야 median nerve의 recurrent branch를 손상시킬 위험이 적어진다.

Trauma to Median Nerve(정중신경의 외상)

Median nerve의 lesion은 주로 아래팔이나 손목에 발생한다. 가장 흔한 곳은 median nerve가 carpal tunnel을 지나는 곳이다. 손목에 laceration(찢긴상처)이 생겼을 때 median nerve가 종종 손상되는데, 그 이유는 이 신경이 비교적 표면 가깝게 위치하기 때문이다. 그 결과 thenar muscles과 1st~2nd lumbricals가 마비된다. 따라서 thumb의 opposition이 불가능해지고, 2nd와 3rd digits의 정교한 운동이 어려워진다. Thumb 및 이웃한 2nd, 3rd, 4th(절반) digits의 감각도 소실된다.

Elbow region의 관통상으로 인해 *median nerve injury*가 발생하면 2nd와 3rd digits의 몸쪽 및 먼쪽 interphalangeal joints를 굽히지 못하게 된다. Metacarpophalangeal joints를 굽히는 것도 지장을 받는데, 그 이유는 median nerve에서 시작된 digital branch(손가락가지)들이 1st와 2nd lumbricals를 지배하기 때문이다. 그 결과, thumb의 flexion과 extension만 가능해지는 thumb의 변형이 나타나게 된다. 이 변형이 나타나는 이유는 thumb의 opposition이 불가능해지고 abduction도 제한되기 때문이다(그림 B6.16).

갈퀴 모양이 되는 것은 extensor와 FDP가 조절 없이 작용하기 때문이다.

Ulnar nerve의 압박은 손목의 pisiform(콩알뼈)과 hook of hamate(갈고리뼈갈고리) 사이에서 일어날 수 있다. 이 두 뼈 사이에 있는 오목한 공간은 pisohamate ligament(콩알갈고리인대)에 의하여 ulnar(Guyon) canal(자신경굴)로 변한다. **Ulnar canal syndrome**(자신경굴증후군)의 증상은 안쪽 하나와 반 손가락의 피부에 감각저하가 나타나고(그림 B6.17B), 손의 고유근육들이 약화되는 것이다. 이때 넷째와 다섯째 손가락이 갈퀴처럼 휘어지기도 하지만 ulnar nerve의 몸쪽부분에 손상이 일어난 경우와 달리 손가락을 굽힐 수 있으며, 손이 가쪽으로 deviation(편위)되지도 않는다.

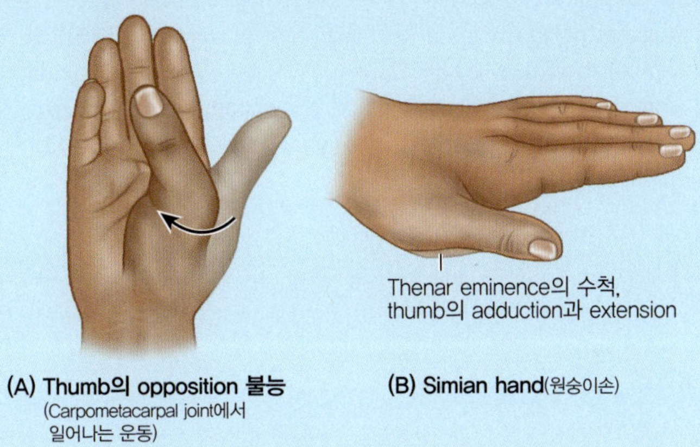

그림 B6.16. Median nerve(정중신경)의 손상.

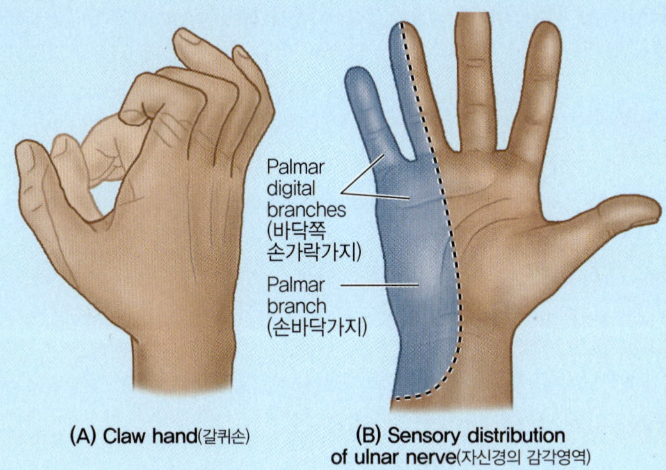

그림 B6.17. Ulnar nerve(자신경)의 손상.

Ulnar Nerve Injury(자신경의 손상)

*Ulnar nerve injury*는 대개 다음 네 곳 중 한 곳에서 일어난다. (1) Humerus의 medial epicondyle의 뒤(가장 흔함), (2) FCU의 humeral head와 ulnar head를 연결하는 tendinous arch(힘줄활)에 의해 형성된 cubital tunnel(팔꿉굴), (3) 손목, (4) 손. 팔꿈치와 손목 및 손에서 ulnar nerve가 손상되면 손의 운동과 감각이 광범위하게 마비될 수 있다. 아래팔의 먼쪽에서 ulnar nerve가 손상되면 손의 고유근육 중 대부분의 신경지배가 차단된다. 그 결과 손목을 adduction하는 힘이 약해지며, FCU의 작용 없이 FCR만 작용하는 불균형 때문에 손목을 flexion하면 손이 가쪽으로 당겨진다. Ulnar nerve injury가 발생하면 주먹을 쥐기 어려워지는데, 그 이유는 opposition을 하지 않으면 metacarpophalangeal joints가 hyperextension(젖힘)되고, 주먹을 쥐려 할 때 넷째와 다섯째 손가락의 distal interphalangeal joints가 굽혀지지 않기 때문이다. 또한 손가락을 곧게 펴려고 해도 interphalangeal joints가 안 펴진다. 이러한 특징적인 손 변형을 *claw hand*(갈퀴손)라고 한다(그림 B6.17A). 이 변형이 일어나는 이유는 interosseous muscles이 위축되기 때문이다.

Radial Nerve Injury(노신경의 손상)

Radial nerve가 지배하는 손근육은 없지만 humeral shaft에 골절이 일어나서 위팔을 지나는 *radial nerve*가 손상되면 손에 심각한 장애가 일어날 수 있다. 이러한 손상은 손목의 extensor를 지배하는 가지들이 갈라져 나오는 곳보다 몸쪽에서 발생하기 때문에 wrist drop(손목처짐)이 주로 나타나게 된다. 손은 손목관절에서 flexion된 채 이완되고, 손가락도 metacarpophalangeal joints에서 flexion 상태를 유지한다. 반면에 anesthesia(무감각)가 일어나는 부위는 최소한에 그쳐서 대개 손등의 가쪽부분에 있는 좁은 영역에 국한되는데, radial nerve가 심한 손상을 입은 경우에도 마찬가지이다. Radial nerve의 deep branch(깊은가지)가 절단되면 엄지손가락을 펼 수 없고 나머지 손가락들도 metacarpophalangeal joints에서 펼 수 없게 된다. Deep branch가 근육과 관절에만 분포하기 때문에 피부감각은 소실되지 않는다.

임상해부학

Laceration of Palmar Arches(손바닥동맥활의 찢김)

Palmar arches가 찢어지면 출혈이 심하게 일어난다. Palmar arches가 찢어졌을 때 radial artery나 ulnar artery 중 하나만 묶어서는 출혈을 멈추기 힘든데, 그 이유는 palmar arches가 아래팔과 손의 동맥들과 수많은 연결을 이루며, 절단된 동맥혈관의 양쪽에서 출혈이 일어나기 때문이다. 손이 심하게 손상되어 수술을 할 때 출혈로부터 수술시야를 확보하려면 팔꿉보다 몸쪽에 있는 brachial artery(위팔동맥)와 그 가지들을 pneumatic tourniquet(공기압 지혈대) 등을 이용하여 압박할 필요가 있다. 이렇게 하면 팔꿉 주위의 동맥연결을 통해 ulnar artery나 radial artery로 공급되는 혈액을 차단할 수 있다.

Palmar Wounds and Surgical Incisions(손바닥상처와 수술절개)

손바닥의 상처를 검사하거나 수술을 위해 절개를 할 때 superficial palmar arch(얕은손바닥동맥활)와 deep palmar arch(깊은손바닥동맥활)의 위치를 알고 있어야 한다(그림 6.4B). 또한 superficial palmar arch가 common flexor sheath(굽힘근온힘줄집)의 먼쪽부분과 같은 위치에 있는 것도 알고 있어야 한다. Thenar eminence의 안쪽면을 따라 상처가 생기거나 절개를 하면 thenar muscles을 지배하는 median nerve의 recurrent branch가 손상될 수 있기 때문이다.

Ischemia of Digits(손가락의 허혈)

*Ischemia of digits*는 양측성으로 나타나는데, cyanosis(청색증)와 paresthesia(감각이상) 및 통증을 유발하며, 추위와 감정적 자극에 의하여 악화된다. 해부학적 이상이 있거나 기저 질환이 있을 때 발생할 수도 있다. 질병의 원인이 idiopathic이거나 primary인 경우를 *Raynaud syndrome*이라고 한다.

팔의 동맥은 sympathetic nerve(교감신경)의 지배를 받는다. Sympathetic ganglia(교감신경절)에서 나온 postsynaptic fiber(신경절이후섬유)가 brachial plexus(팔신경얼기)로 들어가서 plexus의 각 가지들을 따라 digital arteries(손가락동맥)에 분포하게 된다. Raynaud syndrome의 ischemia를 치료하기 위해서는 해당 sympathetic nerve의 일정 부분을 잘라내는 cervicodorsal *presynaptic sympathectomy*를 시행하여 digital arteries를 확장시키면 된다.

표면해부학

Forearm and Hand(아래팔과 손)

Cubital fossa(팔오금)는 elbow(팔꿉)의 앞면에 위치한 세모꼴의 오목한 부위로서, medial epicondyle에 붙는 flexor-pronator muscles(굽힘-엎침근육)의 융기가 cubital fossa의 안쪽 경계를 이루고 있다. 이 근육들의 위치를 가늠하려면 엄지손가락을 medial epicondyle의 뒤에 놓고, 나머지 손가락을 그림 SA6.4A처럼 아래팔에 올려놓으면 된다.

Radial artery(노동맥)의 pulse rate(맥박수)를 세는 데 가장 자주 이용되는 곳은 radial artery가 FCR(노쪽손목굽힘근)의 힘

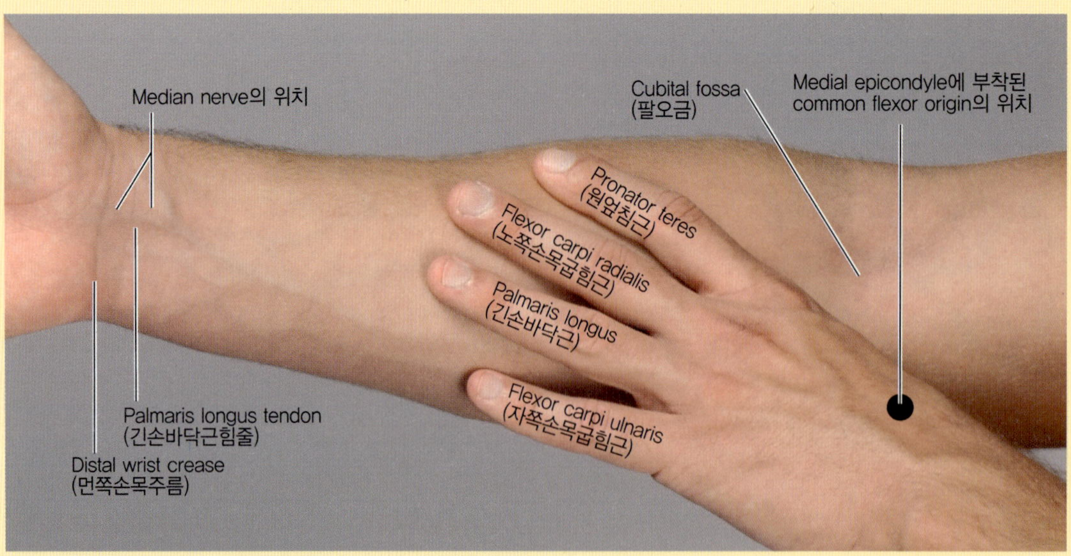

(A) Anterior view of supinated forearm(아래팔 앞부분의 표면해부학)

그림 SA6.4.

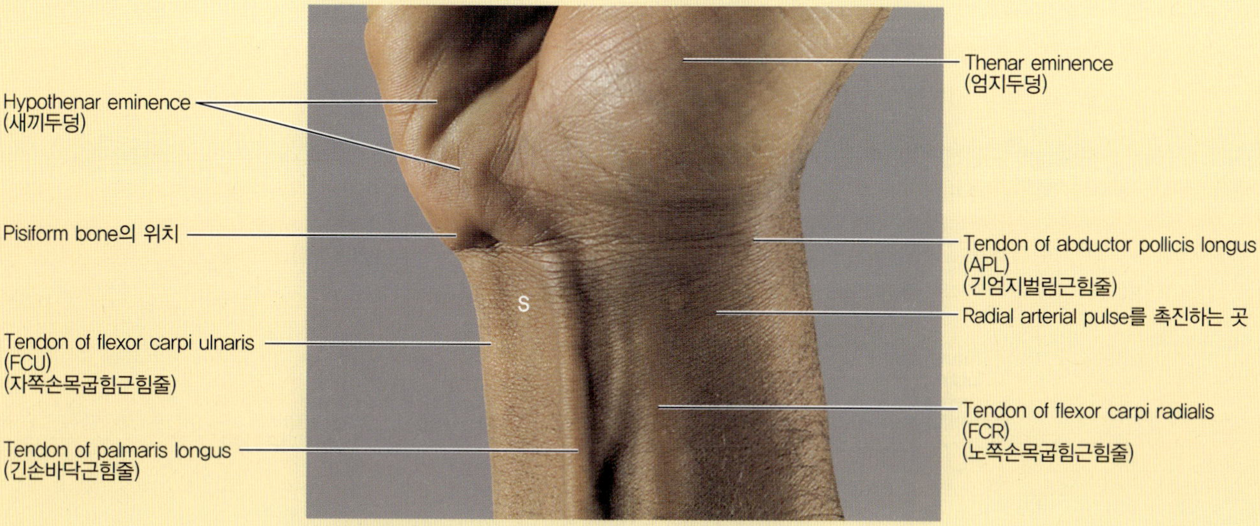

(B) 앞가쪽에서 본 그림 S = FDS의 위치

그림 SA6.4. (계속)

줄 가쪽에서 radius의 먼쪽 끝의 앞면을 지나는 곳이다(그림 SA6.4B). 이곳에서 radius를 향해 누르면 FCR과 APL의 힘줄 사이에서 radial artery의 맥박을 느낄 수 있다. **FCR과 palmaris longus**(긴손바닥근)**의 힘줄**을 손목의 앞면에서 만져볼 수 있다. 손목의 중간보다 약간 가쪽에서 만져지며, 주먹을 쥔 상태에서 힘껏 손목을 굽히면 눈으로 확인할 수 있다. Palmaris longus의 힘줄은 그보다 깊은 곳에 있는 median nerve(정중신경)의 위치를 가늠하는 길잡이로 쓰인다. 손목의 안쪽에서 그 앞면을 가로질러 pisiform(콩알뼈)에 부착되는 **FCU**(자쪽손목굽힘근)**의 힘줄**을 만져볼 수 있다. FCU의 힘줄은 ulnar nerve(자신경)와 ulnar artery(자동맥)의 위치를 가늠하는 길잡이로 쓰인다. **FDS**(얕은손가락굽힘근)**의 힘줄**은 손가락의 flexion과 extension을 반복하면 만져볼 수 있다(그림 SA6.4B).

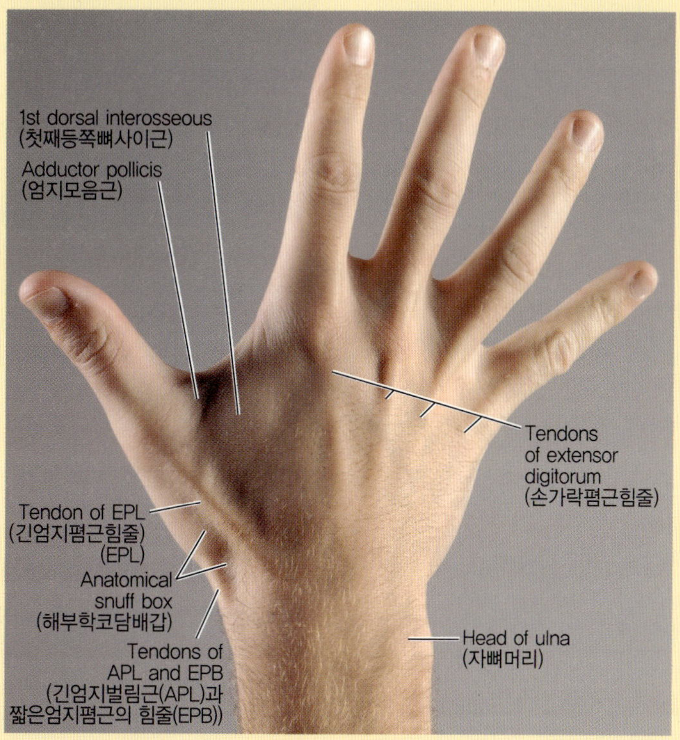

(C) 뒤에서 본 그림

그림 SA6.4. (계속)

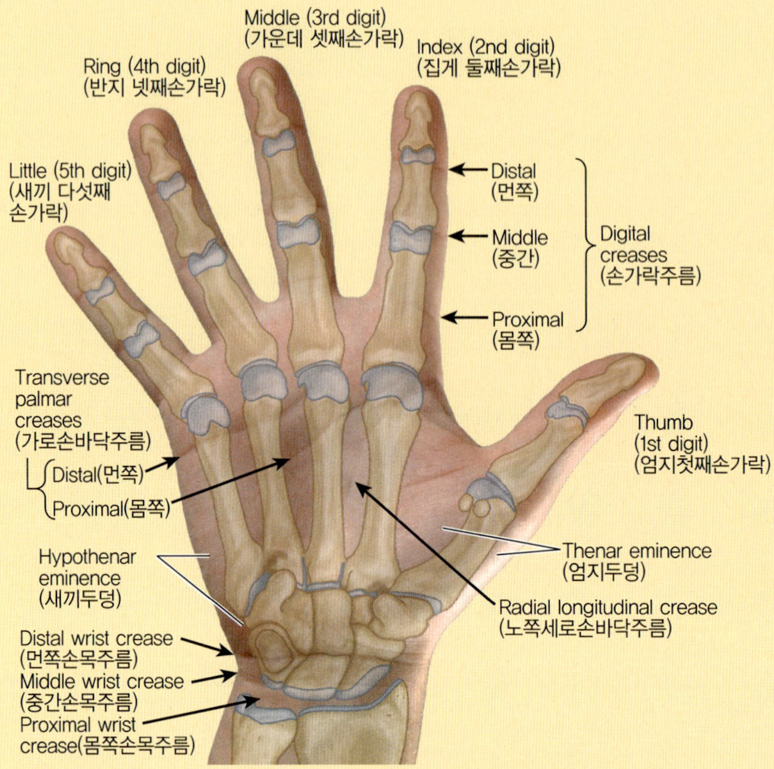

(D) 앞에서 본 그림

그림 SA6.4. (계속)

의 종말가지인 superficial branch(얕은가지)와 deep branch(깊은가지)는 cubital fossa에서 갈라진다(그림 6.29B) *Superficial branch of radial nerve*는 순수한 감각신경이다(그림 6.50). 이 가지는 손목의 등쪽면 근처에서 깊은근막을 뚫고 나와 손등의 가쪽 2/3, thumb의 손등면, 가쪽 하나와 반 손가락의 몸쪽부분에 있는 피부와 근막에 분포한다.

APL(긴엄지벌림근)**과 EPB**(짧은엄지폄근)**의 힘줄**은 anatomical snuff box(해부코담배갑)의 가쪽경계를 이루고, **EPL**(긴엄지폄근)**의 힘줄**은 안쪽경계를 이룬다(그림 SA6.4C). Radial aretry는 anatomical snuff box의 floor(바닥)를 가로지르는데, 이곳에서 radial arterial pulse를 느낄 수 있다. Anatomical snuff box의 바닥에서 scaphoid(손배뼈)도 만져지고, trapezium(큰마름뼈)도 덜 뚜렷하지만 만져진다.

손가락을 벌리고 손목을 힘껏 편 상태에서 손등을 확인하면 각 손가락으로 뻗는 **extensor digitorum**(손가락폄근)**의 힘줄**이 뚜렷이 드러난다(그림 SA6.4C). 이 힘줄들은 knuckle(주먹결절)을 지나서는 보이지 않는데, 그 이유는 힘줄이 납작해지면서 손가락의 extensor expansion(폄근널힘줄)을 형성하기 때문이다. 성긴 피부 밑조직과 extensor tendons의 밑에서 metacarpals이 만져진다. Knuckle은 주먹을 쥐었을 때 head of metacarpals(손허리뼈머리)이 겉으로 드러난 것이다.

손바닥 피부에는 비교적 일정한 여러 개의 flexion crease(굽힘주름)가 있는데, *flexion crease*가 있는 곳의 피부는 deep fascia(깊은근막)와 단단히 붙어 있다(그림 SA6.4D).

- *Wrist crease*(손목주름): **proximal wrist crease**(몸쪽손목주름), middle wrist crease(중간손목주름), *distal wrist crease*(먼쪽손목주름). Distal wrist crease는 flexor retinaculum(굽힘근지지띠)의 몸쪽 모서리 위치에 해당한다.
- *Palmar crease*(손바닥주름): **radial longitudinal crease**(노쪽세로주름, 손금을 보는 사람들이 life line이라고 부름), proximal transverse palmar crease(몸쪽가로손바닥주름)과 distal transverse palmar crease(먼쪽가로손바닥주름).
- *Transverse digital flexion crease*(가로손가락굽힘주름): **proximal digital crease**(몸쪽손가락주름)는 손가락의 뿌리에 위치하는데, metacarpophalangeal joint에서 약 2cm 먼쪽에 위치한다. 엄지손가락의 proximal digital crease는 metacarpophalangeal joint보다 몸쪽으로 비스듬히 지난다. **Middle digital crease**(중간손가락주름)는 proximal interphalangeal joint에 위치하고, **distal digital crease**(먼쪽손가락주름)는 distal interphalangeal joint의 몸쪽에 위치한다. 엄지손가락은 두 개의 phalanges로 이루어져 있어서 손가락주름도 둘뿐이다.

JOINT OF UPPER LIMB(팔관절)

Pectoral girdle(팔이음뼈)이 움직일 때 sternoclavicular joint(복장빗장관절), acromioclavicular joint(봉우리빗장관절), glenohumeral joint(어깨관절)에서 동시에 운동이 일어난다(그림 6.51). 이 관절들 중 어느 하나에라도 결함이 있으면 pectoral girdle의 운동에 문제가 생긴다. 팔이 자유로이 운동하려면 scapula의 움직임이 좋아야 한다. 따라서 pectoral girdle의 운동범위를 평가하려면 scapula가 thoracic wall을 타고 움직이는 scapulothoracic movement(어깨가슴운동) 및 glenohumeral movement(어깨운동)를 모두 고려해야 한다. 위팔을 올릴 때 처음 30°는 scapula가 움직이지 않아도 올라갈 수 있지만 완전히 올리려면 2 대 1의 비율로 scapula가 움직여야 한다. 매번 3°를 올릴 때마다 약 2°는 glenohumeral joint에서 일어나고, 1°는 scapulothoracic joint에서 일어난다. 이를 *scapulohumeral rhythm*(어깨위팔운동비율)이라 한다. 이처럼 pectoral girdle의 운동에서 가장 중요한 것은 scapula의 운동인 elevation(올림), depression(내림), protraction(내밈, 어깨뼈가 가쪽 또는 앞으로 이동), retraction(들임, 어깨뼈를 안쪽 또는 뒤로 이동), rotation(돌림)이다.

Sternoclavicular Joint(복장빗장관절)

Sternoclavicular(SC) joint는 clavicle의 sternal end(복장끝), manubrium of sternum(복장뼈자루), 1st costal cartilage(첫째갈비연골) 사이에 있는 윤활관절이다. SC joint의 관절면 모양은 saddle joint(안장관절)이지만 기능은 ball and socket joint(절구관절)이다(그림 6.51). 이 관절은 **articular disc**(관절원반)에 의해 두 칸으로 나뉜다. Articular disc는 *anterior SC ligament*(앞복장빗장인대)와 *posterior SC ligament*(뒤복장빗장인대)에 부착되어 있으며, 두꺼워진 joint capsule(관절주머니)의 fibrous layer(섬유층)는 *interclavicular ligament*(빗장사이인대)와 연결되어 있다. SC joint가 튼튼한 까닭은 바로 이러한 인대들 덕분이다. 따라서 팔에서부터 clavicle을 따라 충격이 전달될 때 articular disc가 어느 정도 충격을 흡수하긴 하지만 clavicle이 탈구되기보다는 골절이 더 많이 일어난다. Upper limb과 axial skeleton 사이의 유일한 관절인 SC joint는 clavicle의 sternal end가 manubrium of sternum 위에 있기 때문에 쉽게 만져진다.

SC joint의 **joint capsule**은 clavicle의 sternal end에 있는 epiphysis(뼈끝)도 함께 둘러싼다. *Fibrous layer of joint capsule*은 관절면의 가장자리와 articular disc의 변두리에 부착되어 있다. *Synovial membrane*(윤활막)은 fibrous layer of joint capsule의 속면을 덮고 있다. **Anterior**와 **posterior SC ligament**는 joint capsule의 앞과 뒤를 튼튼하게 보강한다. **Interclavicular ligament**는 joint capsule의 위쪽을 보강한다(그림 6.51). 이 인대는 양쪽 clavicle의 sternal end 사이를 연결하고, manubrium of sternum의 위모서리에도 부착되어 있다. **Costoclavicular ligament**(갈비빗장인대)는 clavicle의 sternal end 아래면에서 시작하여 1st rib과 1st costal cartilage에 닿으며, pectoral girdle의 elevation을 제한한다.

SC joint는 매우 튼튼하면서도 pectoral girdle과 팔에 대한 운동성도 상당히 좋다. 팔을 최대한으로 올릴 때 clavicel은 약 60°까지 올라간다. SC joint는 앞뒤로도 움직일 수 있는데, 그 범위는 최대 25°~30°까지이다.

SC joint는 internal thoracic artery(속가슴동맥)와 suprascapular artery(어깨위동맥)가 혈액을 공급한다(표 6.4). Medial supraclavicular nerve(안쪽빗장위신경)과 subclavian nerve(빗장밑근신경)의 가지들이 이 관절에 분포한다(표 6.5).

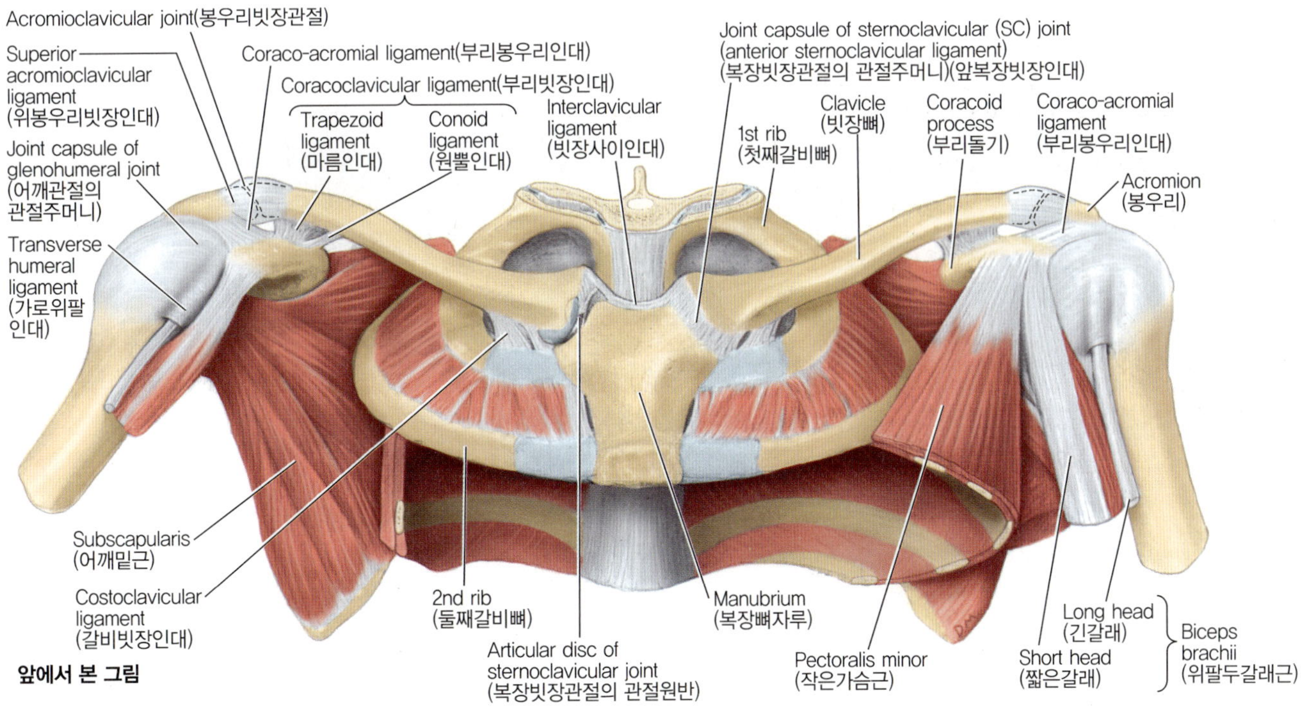

그림 6.51. Pectoral girdle(어깨이음뼈)의 관절 및 관련된 힘줄과 인대.

Acromioclavicular Joint(봉우리빗장관절)

Acromioclavicular(AC) joint는 윤활관절 중에서 plane joint(평면관절)이다(그림 6.51, 6.52). 이 관절은 acromion(봉우리)의 가쪽부분에 형성된 point of shoulder(어깨점)에서 약 2~3 cm 떨어진 곳에 위치한다. Clavicle의 acromial end(봉우리끝)가 scapula의 acromion과 관절을 이룬다. 두 뼈의 관절면은 fibrocartilage(섬유연골)로 덮여 있으며, 불완전한 쐐기 모양의 *articular disc*(관절원반)에 의해 분리되어 있다.

소매처럼 생긴 *fibrous layer of joint capsule*은 비교적 성긴 조직으로 이루어져 있으며, 관절면의 가장자리에 부착되어 있다. *Synovial membrane*은 fibrous layer of joint capsule의 속면을 덮고 있다. 상대적으로 약하지만 trapezius(등세모근)의 근육섬유들이 관절주머니의 위쪽을 보강해주고 있다.

AC ligament(봉우리빗장인대)는 acromion에서 clavicle로 뻗는 섬유띠로서, AC joint의 위를 보강한다(그림 6.51). 관절을 강도를 높이는 주된 구조는 coracoclavicular ligament(부리빗장인대)이다. 이 인대는 AC joint의 구조를 유지시키며, 관절이 분리되어도 acromion이 clavicle의 밑으로 들어가지 않도록 막아준다. 관절밖인대인 강한 **coracoclavicular ligament**는 conoid ligament(원뿔인대)와 trapezoid ligament(마름인대)로 이루어져 있으며, AC joint에서 수 cm 떨어져 있고, clavicle을 scapula의 coracoid process(부리돌기)에 부착시킨다(그림 6.51, 6.52B). 수직 방향인 **conoid ligament**의 apex(꼭대기)는 *coracoid process*의 시작부분에 부착되어 있다. 이 인대의 넓은 바닥부분은 clavicle의 아래면에 있는 *conoid tubercle*(원뿔인대결절)에 부착된다(그림 6.3A,B). 수평 방향에 가까운 **trapezoid ligament**는 coracoid process의 위면에 부착되어 있으며, 가쪽 및 뒤로 뻗어서 clavicle의 아래면에 있는 trapezoid line(마름인대선)에 부착된다. Coracoclavicular ligament는 AC joint를 보강할 뿐 아니라 scapula와 free upper limb(자유팔)이 clavicle에 수동적으로 매달릴 수 있게 한다.

Scapula의 acromion은 clavicle의 acromial end에서 rotation 운동을 한다. 이 운동은 scapulothoracic joint의 운동도 함께 일으킨다. Scapula에 부착되어 이 뼈를 움직이는 axio-appendicular muscles(팔이음근육)은 acromion이 clavicle에 연결된 채 움직일 수 있도록 한다(그림 6.53). Scapular movement를 제한하는 요인들을 표 6.12에 정리하였다. AC joint는 suprascapular artery(어깨위동맥)과 thoraco-acromial artery(가슴봉우리동맥)으로부터 혈액을 공급받는다(표 6.4). Supraclavicular nerve(빗장위신경), lateral pectoral nerve(가쪽가슴근신경), axillary nerve(겨드랑신경)가 이 관절에 분포한다(표 6.5).

Glenohumeral Joint(어깨관절)

Glenohumeral(shoulder) joint는 윤활관절 중에서 ball-and-socket joint(절구관절)이며, 운동범위가 매우 넓지만 상대적으로 구조적 안정성이 낮다.

ARTICULATION AND JOINT CAPSULE OF GLENOHUMERAL JOINT(어깨관절의 구조와 관절주머니)

커다란 구형의 *humeral head*(위팔뼈머리)가 상대적으로 얕게 패인 *glenoid cavity*(접시오목)와 관절을 이룬다. Glenoid cavity는 섬유연골로 이루어진 고리 모양의 **glenoid labrum**(접시테두리)가 있어서 약간 더 깊어지긴 한다. 두 뼈의 관절면은 hyaline cartilage(유리연골)로 덮여 있다(그림 6.54A~C). Humeral head 중에서 glenoid cavity에 들어맞는 부분은 1/3 남짓에 불과하지만 접시오목에 계속 자리를 잡고 있을 수 있는 것은 **rotator cuff**(돌림근띠)의 힘살과 힘줄이 당기는 힘 덕분이다. Rotator cuff는 supraspinatus(가시위근), infraspinatus(가시아래근), teres minor(작은원근), subscapularis(어깨밑근)으로 이루어져 있다.

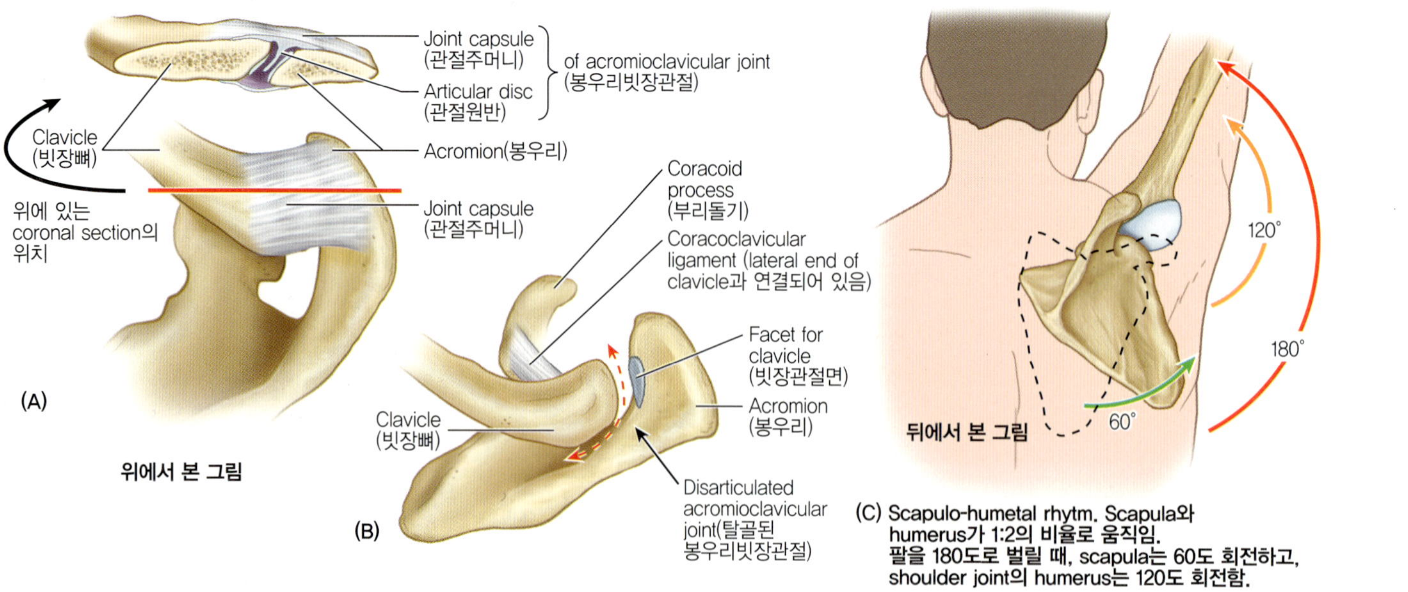

그림 6.52. **Acromioclavicular joint**(봉우리빗장관절)**와 scapulothoracic joint**(어깨가슴관절). **A.** Joint capsule(관절주머니)과 articular disc(관절원반)의 일부. **B.** Coracoclavicular ligament(부리빗장인대)와 관절면. C. Scapulothoracic joint에서 scapula의 rotation(돌림).

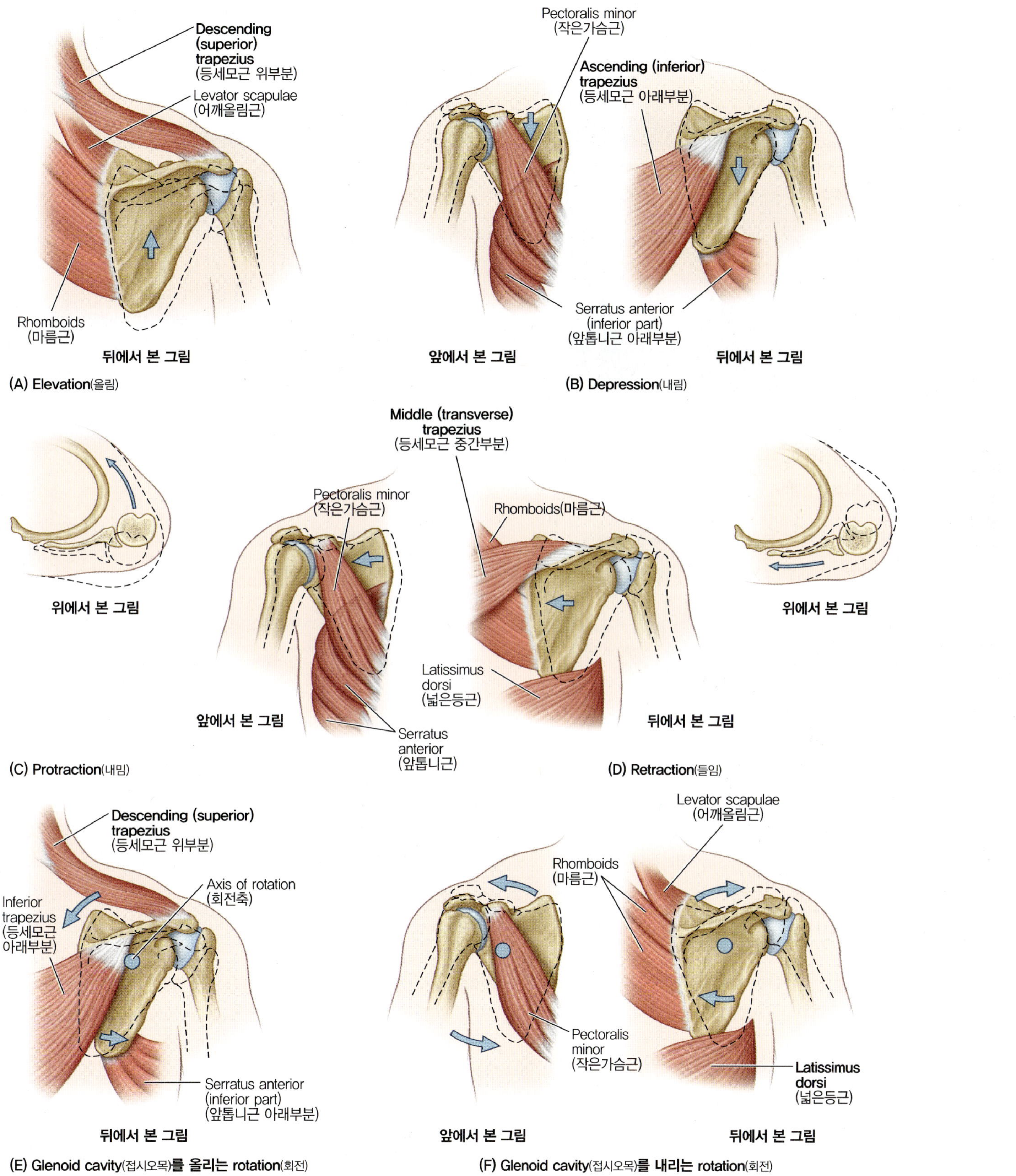

그림 6.53. **Scapular movement**(어깨뼈운동). 개념적 용어인 "scapulothoracic joint(어깨가슴관절)"에서 scapula가 thoracic wall을 타고 움직임. 점선은 각 운동의 시작 위치를 나타냄.

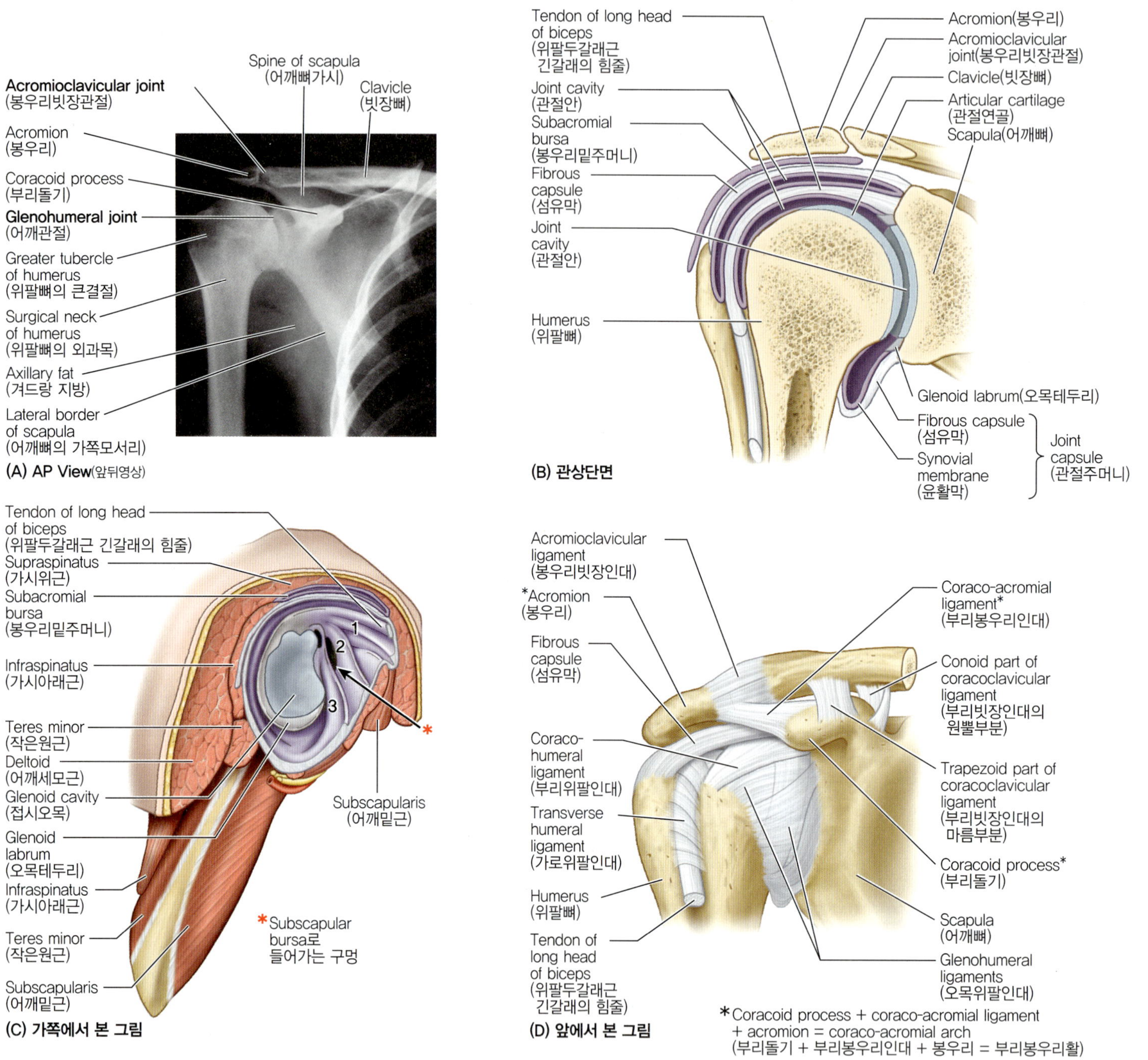

그림 6.54. **Glenohumeral joint**(어깨관절)**와 acromioclavicular joint**(봉우리빗장관절). **A.** 방사선사진. **B.** Glenohumeral joint의 관상면. **C.** Humerus를 제거한 다음 가쪽에서 바라 본 glenoid cavity(접시오목)와 관련 구조물. **D.** Ligaments(인대).

Glenohumeral joint를 둘러싸는 성긴 조직의 *fibrous layer of joint capsule*은 안쪽에서는 glenoid cavity의 테두리에 붙고, 가쪽에서는 humerus의 anatomical neck(해부목)에 붙어있다. 이 fibrous layer는 shoulder joint 속에서 long head of biceps brachii가 scapula의 supraglenoid tubercle(접시위결절)에서 일어나는 곳을 둘러싼다. Joint capsule의 아래부분은 rotator cuff의 보호를 받지 못하기 때문에 shoulder joint에서 가장 취약한 곳이다. 이곳의 joint capsule은 느슨하고 위팔을 adduction시켰을 때 주름이 접히지만 위팔을 abduction시키면 팽팽해진다(그림 6.54B,D).

*Synovial membrane*은 fibrous capsule의 속면을 덮고 있으며, 섬유막에서 뻗어나와 humeral head의 관절면까지 덮는다(그림 6.54B). 그 밖에 biceps brachii의 long head가 지나는 대롱 모양의 윤활집도 synovial membrane으로 이루어져 있다. 그 앞에는 *subscapular bursa*(어깨밑근힘줄밑주머니)와 synovial cavity(윤활공간)를 연결하는 통로가 위치한다(그림 6.54C).

표 6.12 STRUCTURES LIMITING MOVEMENTS OF PECTORAL GIRDLE(팔이음뼈의 운동을 제한하는 구조들)

운동	관절	제한하거나 긴장되는 구조
Flexion(굽힘) (0~180˚)	Sternoclavicular(복장빗장관절) Acromioclavicular(봉우리빗장관절) Glenohumeral(어깨관절) Scapulothoracic(어깨가슴관절)	인대: posterior part of coracohumeral, trapezoid, posterior part of joint capsule of glenohumeral joint 근육: rhomboids, levator scapulae, extensor, external rotator muscles, rotator muscles of glenohumeral joint
Abduction(벌림) (0~180˚)	Sternoclavicular(복장빗장관절) Acromioclavicular(봉우리빗장관절) Glenohumeral(어깨관절) Scapulothoracic(어깨가슴관절)	인대: middle과 inferior glenohumeral, trapezoid, inferior part of joint capsule of glenohumeral joint 근육: rhomboids, levator scapulae, adductor muscles of glenohumeral joint 뼈: greater tubercle of humerus와 superior part of glenoid cavity/labrum 또는 acromion의 가쪽면 사이
Extension(폄)	Glenohumeral(어깨관절)	인대: anterior part of coracohumeral, anterior part of joint capsule of glenohumeral joint 근육: pectoralis major의 clavicular head
Medial(internal) rotation(안쪽돌림)	Glenohumeral(어깨관절)	인대: posterior glenohumeral joint capsule 근육: infraspinatus, teres minor
Lateral(external) rotation(가쪽돌림)	Glenohumeral(어깨관절)	인대: glenohumeral, coracohumeral, anterior glenohumeral joint capsule 근육: latissimus dorsi, teres major, pectoralis major, subscapularis

Clarkson HM. *Musculoskeletal Assessment: Joint motion and Muscle Testing*. 3rd ed. Baltimore: Lippincott Williams & Wilkins; 2012에서 발췌하여 수정함.

LIGAMENTS OF GLENOHUMERAL JOINT(어깨관절의 인대)

Glenohumeral ligament(접시위팔인대)는 joint capsule의 속면에서만 확인할 수 있으며, joint capsule의 앞면을 보강하는 역할을 한다(그림 6.54C,D). **Coracohumeral ligament**(부리위팔인대)는 coracoid process의 base에서 humerus의 greater tubercle 앞면까지 뻗는 튼튼한 띠 모양의 인대로서 joint capsule의 위부분을 보강한다(그림 6.54D). Glenohumeral ligament는 fibrous layer of joint capsule의 일부인 intrinsic ligament(자체기원인대)이다. **Transverse humeral ligament**(가로위팔인대)는 humerus의 greater tubercle과 lesser tubercle 사이를 잇는 넓적한 섬유띠 모양의 인대로서 intertubercular groove(결절사이고랑) 너머로 지나기 때문에 이 고랑을 굴 모양의 관으로 바꾼다. Biceps brachii의 long head와 그 synovial sheath(윤활집)가 이 관을 통과한다.

Coraco-acromial arch(부리봉우리활)는 scapular *acromion*의 매끈한 아래면과 *coracoid process* 및 둘 사이를 잇는 **coraco-acromial ligament**로 이루어져 있다(그림 6.51, 6.54D). Coraco-acromial arch는 humeral head의 위에 자리하고 있으면서 glenoid cavity에서 humeral head가 위로 이탈되는 것을 막아준다. 이 활은 매우 튼튼하기 때문에 humerus를 위로 세게 밀어 올려도 humerus가 골절되지 않는다. 대신 humeral shaft나 clavicle의 골절이 먼저 일어난다.

MOVEMENTS OF GLENOHUMERAL JOINT(어깨관절의 운동)

Glenohumeral joint는 우리 몸에서 운동 범위가 가장 큰 관절이다. 운동범위가 큰 이유는 joint capsule이 느슨하고 구 모양의 humeral head가 얕은 dlenoid cavity에 놓여 있기 때문이다. Glenohumeral joint는 세 축을 중심으로 운동이 일어나는데, humerus의 flexion-extension(굽힘-폄), abduction-adduction(벌림-모음), medial rotation-lateral rotation(안쪽돌림-가쪽돌림), circumduction(휘돌림)이 가능하다. Glenohumeral joint의 운동을 제한하는 구조들을 표 6.12에 정리하였다. Humerus의 lateral rotation은 abduction의 범위를 증가시킨다. 위팔을 rotation하지 않고 abduction시키면 humerus의 greater tubercle이 *coraco-acromial arch*에 닿기 때문에 abduction이 제한된다. 이때 위팔을 180도 lateral rotation시키면 greater tubercle이 뒤쪽으로 회전하고 관절면에 여유가 생기면서 위팔을 더 올릴 수 있게 된다. Pectoral girdle이 뻣뻣해지거나 고정되는 *ankylosis*(관절굳음증)가 생기면 glenohumeral joint가 정상이라 해도 운동범위가 매우 작아진다.

Glenohumeral joint를 움직이는 근육에는 pectoral girdle 등에 작용하여 관절에 간접적으로 작용하는 *axio-appendicular muscles*(팔이음근육)과 관절에 직접 작용하는 *scapulohumeral muscle*(어깨위팔근육)이 있다(표 6.1~6.3). 그 밖의 근육들로는 glenohumeral joint가 운동하지 않는 상태에서 dislocation(탈구)되지 않게 막는, 즉 humeral head가 glenoid cavity 밖으로 빠져나가지 못하게 막는 *shunt muscle*(탈구방지근육)이 있다. 예를 들어 차려 자세로 위팔을 제자리에 둘 때 deltoid가 shunt muscle로 작용하는 것이다.

BLOOD SUPPLY AND INNERVATION OF GLENOHUMERAL JOINT(어깨관절의 혈관과 신경)

Glenohumeral joint는 *anterior circumflex humeral artery*(앞위팔휘돌이동맥)와 *posterior circumflex humeral artery*(뒤위팔휘돌이동맥) 및 *suprascapular artery*(어깨위동맥)의 가지들이 혈액을 공급한다(표 6.4). 신경으로는 *suprascapular nerve*(어깨위신경), *axillary nerve*(겨드랑신경), *lateral pectoral nerve*(가쪽가슴근신경)가 glenohumeral joint에 분포한다(표 6.5).

BURSAE AROUND GLENOHUMERAL JOINT (어깨관절 주위의 윤활주머니)

필름처럼 얇게 *synovial fluid*(윤활액)가 들어 있는 **bursa**는 힘줄이 뼈, 인대, 다른 힘줄 등과 마찰이 일어날 수 있는 관절 주변이나 피부와 뼈의 돌출부가 만나는 곳 등에 위치한다. 일부 bursa는 articular cavity(관절안)와 연결되어 있기 때문에 bursa를 열면 articular cavity가 노출되기도 한다.

Subacromial bursa(봉우리밑주머니)는 때로 *subdeltoid bursa*(어깨세모근밑주머니)라고도 불리며(그림 6.54B,C), 위로는 acromion, coraco-acromial ligament(부리봉우리인대), deltoid(어깨세모근) 및 아래로는 supraspinatus(가시위근)의 힘줄과 glenohumeral joint의 joint capsule 사이에 위치한다. 따라서 subacromial bursa는 coraco-acromial arch 아래에서 supraspinatus의 힘줄이 잘 움직이게 하고, joint capsule과 humerus의 greater tubercle 위에 있는 deltoid가 원활히 운동할 수 있게 한다.

Subscapular bursa(어깨밑근힘줄밑주머니)는 subscapularis의 힘줄과 neck of scapula 사이에 있다. 이 주머니는 subscapula의 힘줄이 coracoid process(부리돌기)의 뿌리 아래와 neck of scapula의 위를 통과할 때 이 힘줄을 보호하는 역할을 한다. 이 주머니는 glenohumeral joint의 fibrous layer of joint capsule에 뚫린 구멍을 통해 관절안과 연결되어 있다(그림 6.54C).

임상해부학

Rotator Cuff Injuries(돌림근띠의 손상)

근육과 힘줄로 이루어진 rotator cuff는 팔을 수평면 위로 자주 올리는 운동, 즉 공을 던지거나 라켓을 이용하는 운동, 수영, 역도 등을 할 때 자주 손상된다. Rotator cuff 중에서 특히 상대적으로 혈관이 거의 분포하지 않는 supraspinatus의 힘줄에서 염증이 반복되면 shoulder pain(어깨통증)이 자주 나타나고 rotator cuff가 파열될 수 있다. 야구 투수처럼 rotator cuff를 반복적으로 사용하면 humeral head와 rotator cuff가 coraco-acromial arch(부리봉우리활)에 부딪히게 되고, 그 결과 coraco-acromial arch가 자극을 받아 rotator cuff에 염증이 일어나게 된다. 이를 *degenerative tendinitis of rotator cuff*(돌림근띠변성힘줄염)이라고 한다. 또한 supraspinatus의 힘줄이 마모되는 경우도 발생한다. Rotator cuff의 파열과 함께 supraspinatus의 힘줄이 더 이상 작용할 수 없게 되면 팔의 abduction(벌림)이 불가능해진다. 대부분의 경우 위팔을 수동적으로 15도 이상 벌린 뒤에 deltoid를 이용하여 더 벌리거나 벌린 상태를 유지한다.

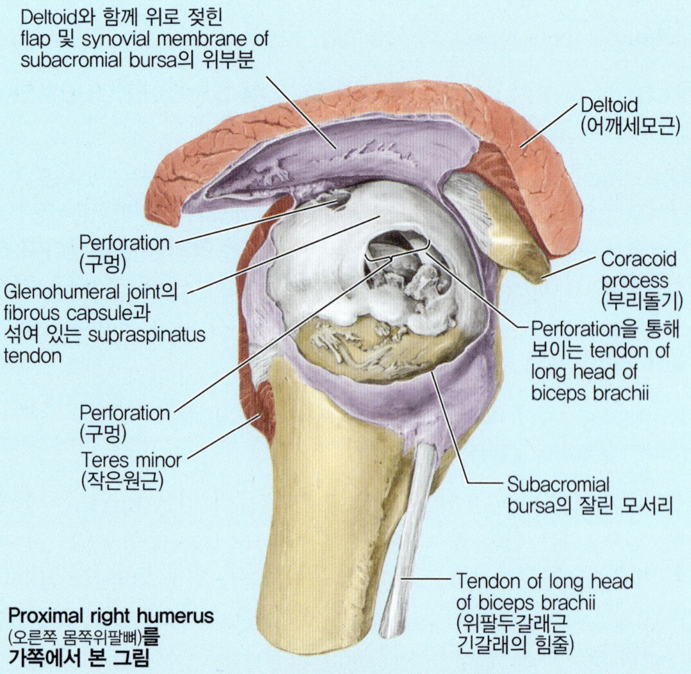

그림 B6.18. Rotator cuff(돌림근띠)의 손상.

Dislocation of Acromioclavicular Joint (봉우리빗장관절의 탈구)

튼튼한 coracoclavicular ligament(부리빗장인대)가 관절 밖에서 보강해주고 있지만 AC joint 자체가 약하기 때문에 충격이 가해지면 쉽게 손상된다. 축구, 미식축구, 하키 등과 같이 신체 접촉이 심한 운동을 할 때 *dislocation of AC joint*가 심심찮게 일어나는데, 땅바닥에 어깨를 세게 부딪히거나 팔을 완전히 편 상태에서 넘어지는 것 등이 손상되는 원인이다(그림 B6.19). 그 밖에 하키 경기 중에도 일어날 수 있는데, 예를 들어 몸싸움을 하다가 경기장 울타리에 세게 부딪히는 경우이다. AC dislocation을 흔히 shoulder separation(어깨분리)라고도 부르는데, 손상이 심하면 AC ligament(봉우리빗장인대)와 coracoclavicular ligament가 함께 찢어지기 때문이다. Coracoclavicular ligament가 찢어지면 팔 자체의 무게

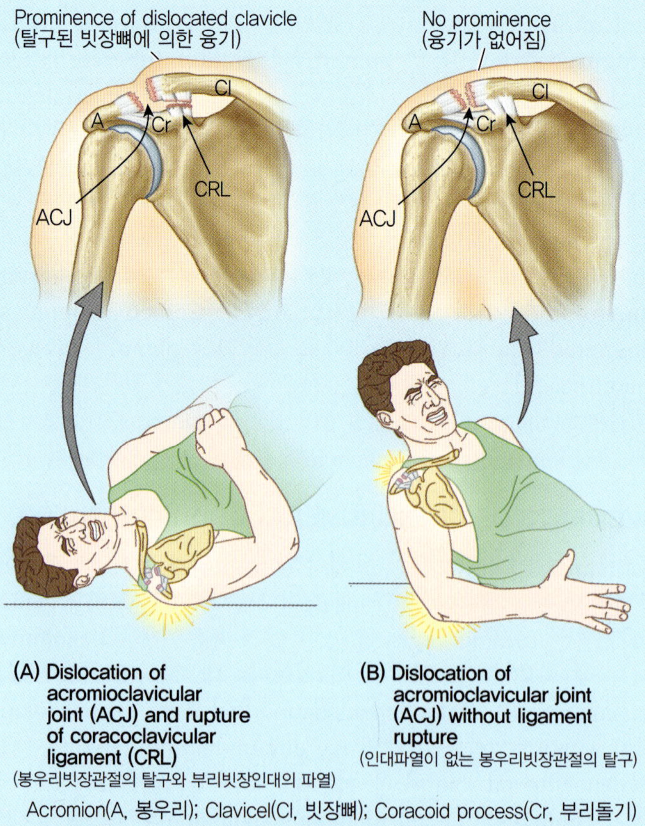

그림 B6.19. Acromioclavicular joint(봉우리빗장관절)의 탈구.

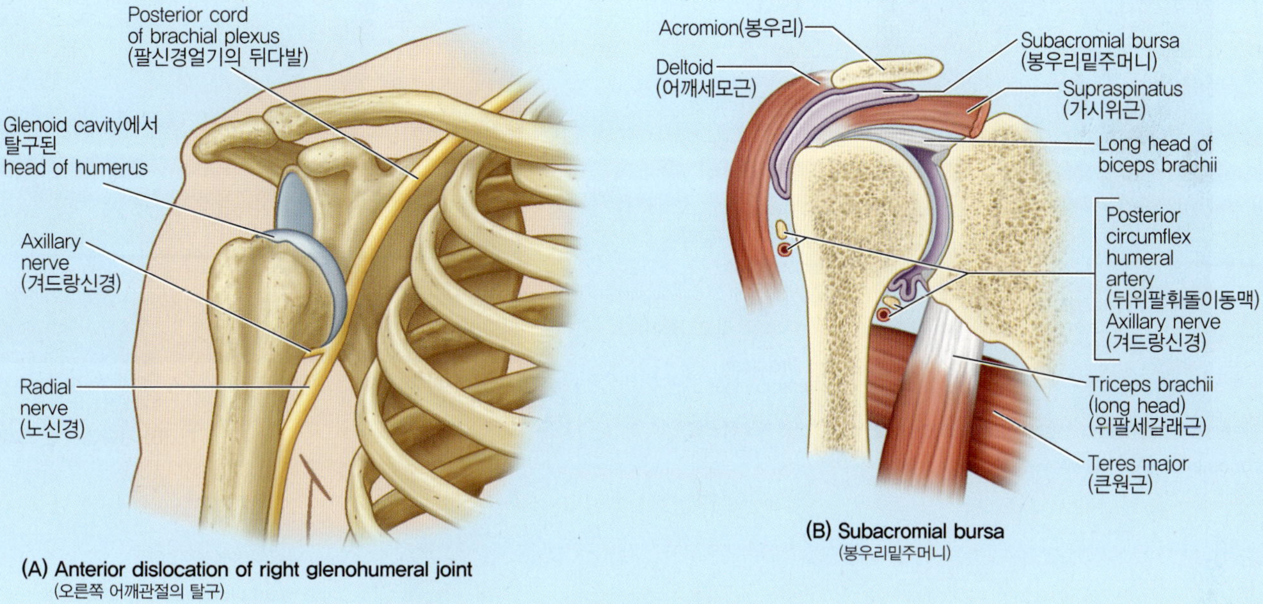

그림 B6.20. Glenohumeral joint(어깨관절)의 탈구.

때문에 scapula가 clavicle로부터 분리되어 아래로 처지게 된다. Dislocation of AC joint가 있으면 acromion이 더욱 크게 튀어나와 clavicle이 acromion보다 위에 위치하게 된다.

Dislocation of Glenohumeral Joint(어깨관절의 탈구)

Glenohumeral joint는 운동이 자유롭지만 불안정하기 때문에 직접 혹은 간접 손상에 의하여 쉽게 탈구될 수 있다. 대부분의 경우 humeral head가 아래쪽으로 탈구되지만 임상에서는 humeral head가 infraglenoid tubercle(접시아래결절)과 long head of triceps를 기준으로 앞에 위치하는지 또는 뒤에 위치하는지에 따라 anterior dislocation(전방탈구) 또는 posterior dislocation(후방탈구; 흔하지는 않음)으로 분류한다. **Anterior dislocation of glenohumeral joint**는 젊은 성인에서 가장 많이 발생하는데(그림 B6.20A), 특히 운동선수에서 흔하다. 이 탈구는 대개 humerus가 지나치게 펴진 상태에서 lateral rotation시킬 때 일어난다. Humeral head가 아래앞으로 밀려나면서 glenoid cavity의 앞면에 있는 fibrous layer of joint capsule과 glenoid labrum(접시테두리)이 떨어져 나가기도 한다. Glenohumeral joint를 완전히 벌린 상태에서 humerus에 강한 충격을 가하면 humeral head가 joint capsule의 약한 아래부분으로 밀려난다. 이로 인해 joint capsule이 찢어지고 humeral head가 glenoid cavity의 아래 및 infraglenoid tubercle의 앞에 위치하는 탈구가 일어난다. 곧이어 glenohumeral joint의 강한 flexor와 adductor가 humeral head를 앞 및 위로 당겨서 coracoid process의 밑에 위치시킨다. 결국 탈구된 위팔은 사용할 수 없게 되며, 탈구된 팔을 안 다친 손으로 받치는 자세를 취하게 되는 것이다. Glenohumeral joint가 탈구될 때 axillary nerve(겨드랑신경)가 손상될 수 있는데, 그 이유는 이 신경이 joint capsule의 아래부분으로 가깝게 지나가기 때문이다(그림 B6.20B).

Calcific Supraspinatus Tendinitis(가시위근의 석회힘줄염)

Subacromial bursa(봉우리밑주머니)에 염증과 *calcification*(석회화)이 생기면 glenohumeral joint에 통증과 압통이 발생하고 운동이 제한된다. 이러한 상태를 *calcific scapulohumeral bursitis*(어깨위팔석회힘줄염)라고 한다. Supraspinatus의 힘줄에 칼슘이 침착되면 그 위에 있는 subacromial bursa가 자극되어 염증이 유발될 수 있는데, 이를 *subacromial bursitis*(봉우리밑주머니염)라고 한다. Glenohumeral joint의 adduction을 오랫동안 유지하면 통증이 사라지는데, 그 이유는 이 자세에서는 통증을 유발하는 부위가 acromion의 아래면에서 멀리 떨어지기 때문이다. 대부분 50도~130도로 abduction시켰을 때 통증이 발생하며 이를 *painful arc syndrome*(통증각도증후군)이라고 하는데, 그 이유는 이 각도일 때 supraspinatus의 힘줄이 acromion의 아래면과 닿기 때문이다. 이러한 통증은 대개 glenohumeral joint를 지나치게 사용했거나 비정상적으로 사용했던 50세 이상 남성에서 많이 나타난다.

Adhesive Capsulitis of Glenohumeral Joint (어깨관절의 유착관절주머니염)

염증이 생긴 capsule of glenohumeral joint, rotator cuff, subacromial bursa, deltoid 사이에 형성된 adhesive fibrosis(유착섬유증)와 scar(흉터)를 **adhesive capsulitis**, 일명 frozen shoulder(굳은어깨)라고 한다. 환자는 위팔을 벌리는 데 문제가 생기지만 scapula를 올리고 회전함으로써 어떻게든 최대 45도까지는 벌릴 수 있다. Adhesive capsulitis를 일으키는 원인으로는 glenohumeral dislocation, calcific supraspinatus tendinitis, rotator cuff의 부분 파열, bicipital tendinitis(위팔두갈래근힘줄염) 등이 있다.

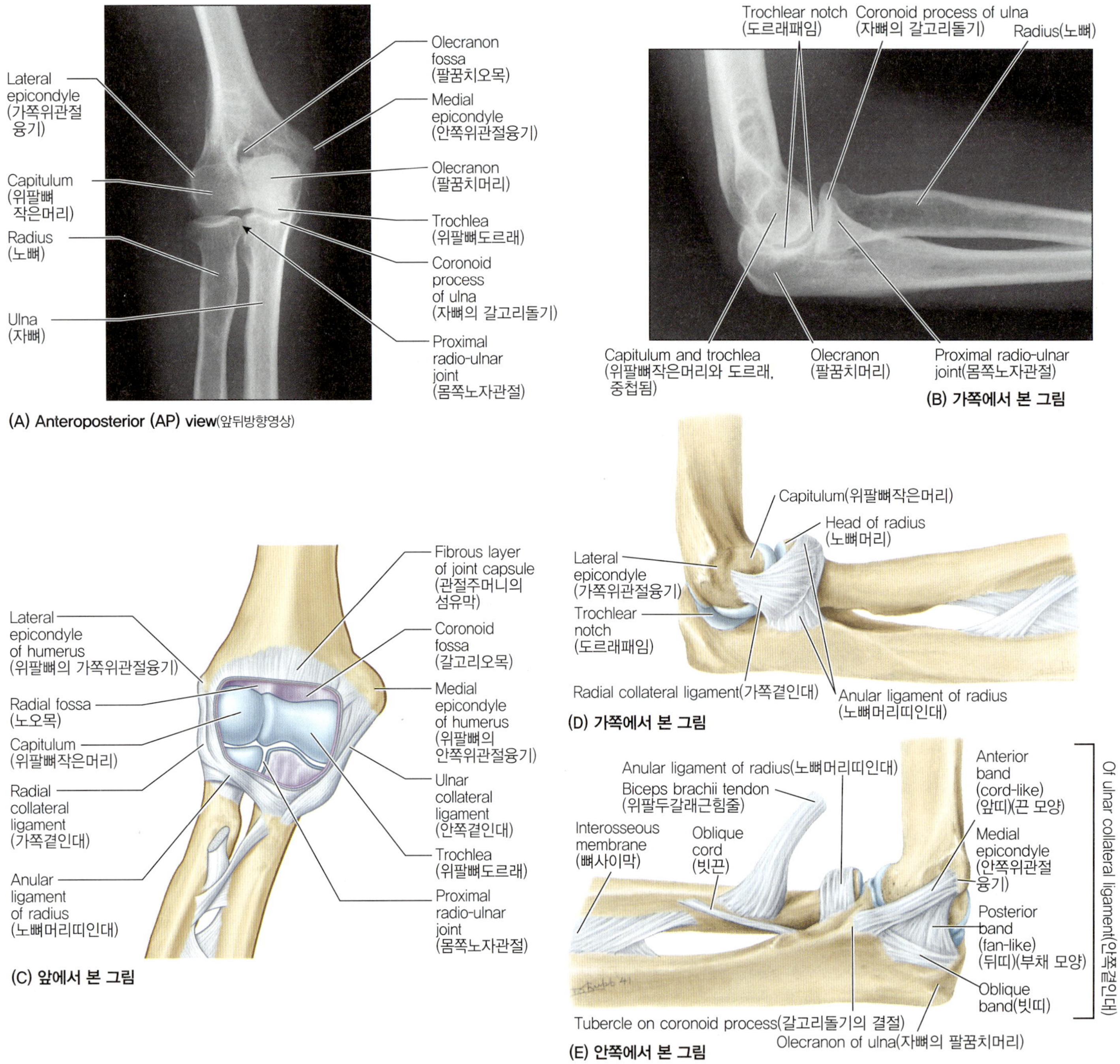

그림 6.55. Eelbow joint(팔꿉관절)와 proximal radio-ulnar joint(몸쪽노자관절). **A.** 앞뒤방향 방사선사진. **B.** 가쪽방향 방사선사진. **C.** 관절면. Joint capsule의 얇은 앞면을 제거하였다. **D.** Anular ligament(노뼈머리띠인대). **E.** Ulnar collateral ligament(안쪽곁인대).

Elbow Joint(팔꿉관절)

Elbow joint는 윤활관절 중에서 hinge joint(경첩관절)이며, humerus의 epicondyle(위관절융기)보다 2～3cm 아래에 위치한다.

ARTICULATION AND JOINT CAPSULE OF ELBOW JOINT (팔꿉관절의 구조와 관절주머니)

실패 모양의 *trochlea*(위팔뼈도르래)와 공 모양의 *capitulum*(위팔뼈작은머리)이 각각 ulna의 *trochlear notch*(도르래패임) 및 약간 오목하게 패인 *head of radius* 위면과 관절을 이룬다. 따라서 elbow joint는 *humero-ulnar joint*(위팔자관절)와 *humeroradial joint*(위팔노관절)로 이루어져 있다(그림 6.55A,B).

관절을 둘러싸는 *fibrous layer of joint capsule*은 capitulum과 trochlea에 있는 관절면의 가쪽과 안쪽 끝 테두리에 붙는다. 앞과 뒤에서는 각각 humerus의 coronoid fossa(갈고리오목)와 olecranon fossa(팔꿈치오목)의 바로 위에 붙는다(그림 6.57C). *Synovial membrane*(윤활막)은 fibrous layer of joint capsule의 속

면 및 humerus에서 관절을 이루지 않는 부분도 덮는다. 이 synovial membrane은 아래에서 proximal radio-ulnar joint(몸쪽노자관절)의 synovial membrane과 연속된다. Joint capsule은 앞뒤로 약하지만 양옆은 인대로 보강되어 있다.

LIGAMENTS OF ELBOW JOINT(팔꿉관절의 인대)

Elbow joint의 두 collateral ligaments(곁인대)는 튼튼한 세모꼴의 섬유띠로서, fibrous layer of joint capsule의 안쪽과 가쪽이 두꺼워진 것이다. 가쪽에 있는 부채 모양의 **radial collateral ligament**(가쪽곁인대)는 humerus의 lateral epicondyle에서 시작되어 아래쪽에서 **anular ligament of radius**(노뼈머리띠인대)와 합쳐진다(그림 6.55D). Anular ligament는 head of radius를 둘러싸서 ulna의 radial notch(노패임)에 고정시킴으로써 proximal radio-ulnar joint(몸쪽노자관절)를 형성하고, 아래팔의 pronation(엎침)과 supination(뒤침)이 일어날 수 있게 만든다. 안쪽에 있는 세모꼴의 **ulnar collateral ligament**(안쪽곁인대)는 humerus의 medial epicondyle에서 시작되어 ulna의 coronoid process(갈고리돌기)와 olecranon(팔꿈치머리)까지 뻗는다. 이 곁인대는 세 부분으로 이루어져 있는데, (1) 끈 모양인 *anterior band*(앞띠)는 가장 튼튼하고, (2) 부채 모양인 *posterior band*(뒤띠)는 가장 약하며, (3) 가느다란 *oblique band*(빗띠)는 humerus의 trochlea와 관절하는 오목을 더 깊게 만든다(그림 6.55E).

MOVEMENTS OF ELBOW JOINT(팔꿉관절의 운동)

Elbow joint에서는 flexion과 extension이 일어난다. 완전히 extension시킨 ulna의 세로축은 humerus의 세로축과 약 170도의 각을 이룬다. 이 각도를 **carrying angle**(운반각)이라고 하는데, 물 양동이 같은 것을 운반할 때 아래팔이 몸통에서 이 정도의 각도로 떨어져 있기 때문에 운반각이라는 이름이 붙었다(그림 6.56). 아래팔의 비스듬한 각도는 여자가 남자보다 크다. 팔꿉관절의 운동을 제한하는 구조를 표 6.13에 정리하였다.

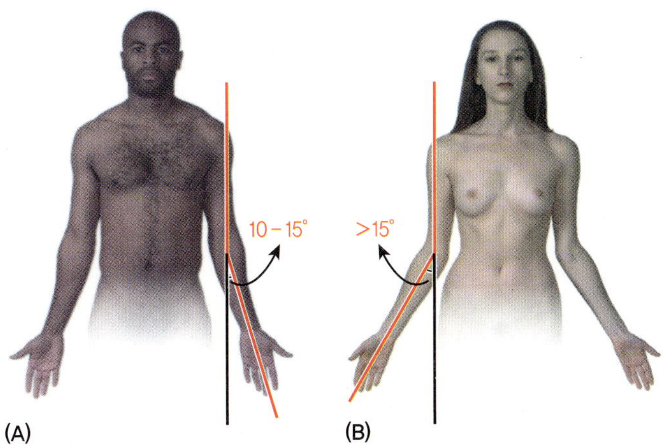

그림 6.56. Elbow joint(팔꿉관절)의 carrying angle(운반각). 여자의 각도가 남자보다 더 크다.

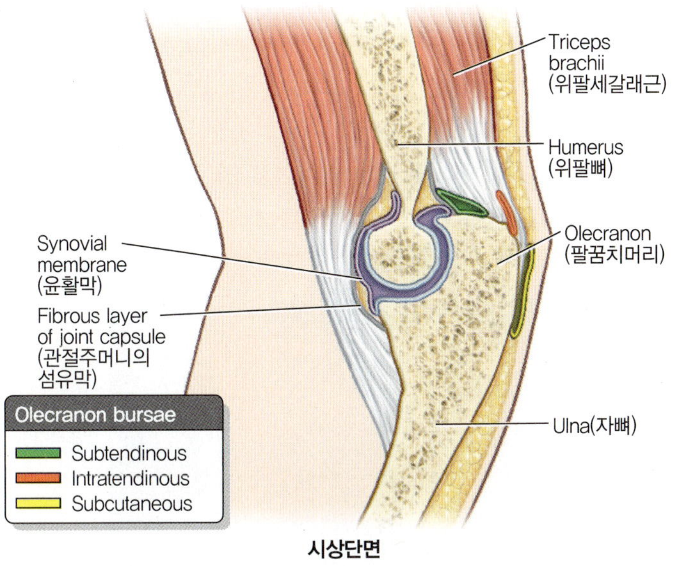

그림 6.57. Elbow joint(팔꿉관절)의 humero-ulnar articulation(위팔자관절)을 지나도록 절단한 관상면.

BLOOD SUPPLY AND INNERVATION OF ELBOW JOINT (팔꿉관절의 혈관과 신경)

Elbow joint는 관절 주위에 형성된 arterial anastomosis(동맥연결)로부터 혈액을 공급받는다(그림 6.39). Elbow joint에 분포하는 신경은 musculocutaneous nerve(근육피부신경), radial nerve(노신경), ulnar nerve(자신경)이다.

BURSAE AROUND ELBOW JOINT(팔꿉관절 주위의 윤활주머니)

임상적으로 중요한 bursa로는 다음 세 가지가 있다(그림 6.57, 6.58B).

- **Intratendinous olecranon bursa**(위팔세갈래근힘줄속주머니)가 때때로 triceps brachii의 힘줄에 존재한다.
- **Subtendinous olecranon bursa**(위팔세갈래근힘줄밑주머니)는 olecranon(팔꿈치머리)과 triceps tendon 사이에서 힘줄이 olecranon에 부착되는 곳의 바로 몸쪽에 위치한다.
- **Subcutaneous olecranon bursa**(팔꿈치피부밑주머니)는 olecranon을 덮고 있는 피부밑결조직에 위치한다.

Bicipitoradial(biceps) *bursa*(위팔두갈래근노주머니)는 biceps tendon과 radial tuberosity(노뼈거친면) 사이에 있다.

Proximal Radio-ulnar Joint(몸쪽노자관절)

Proximal(superior) radio-ulnar joint는 윤활관절 중에서 pivot joint(중쇠관절)이며, head of radius가 ulna에 고정된 상태에서 운동이 일어난다(그림 6.55A~C, 6.58).

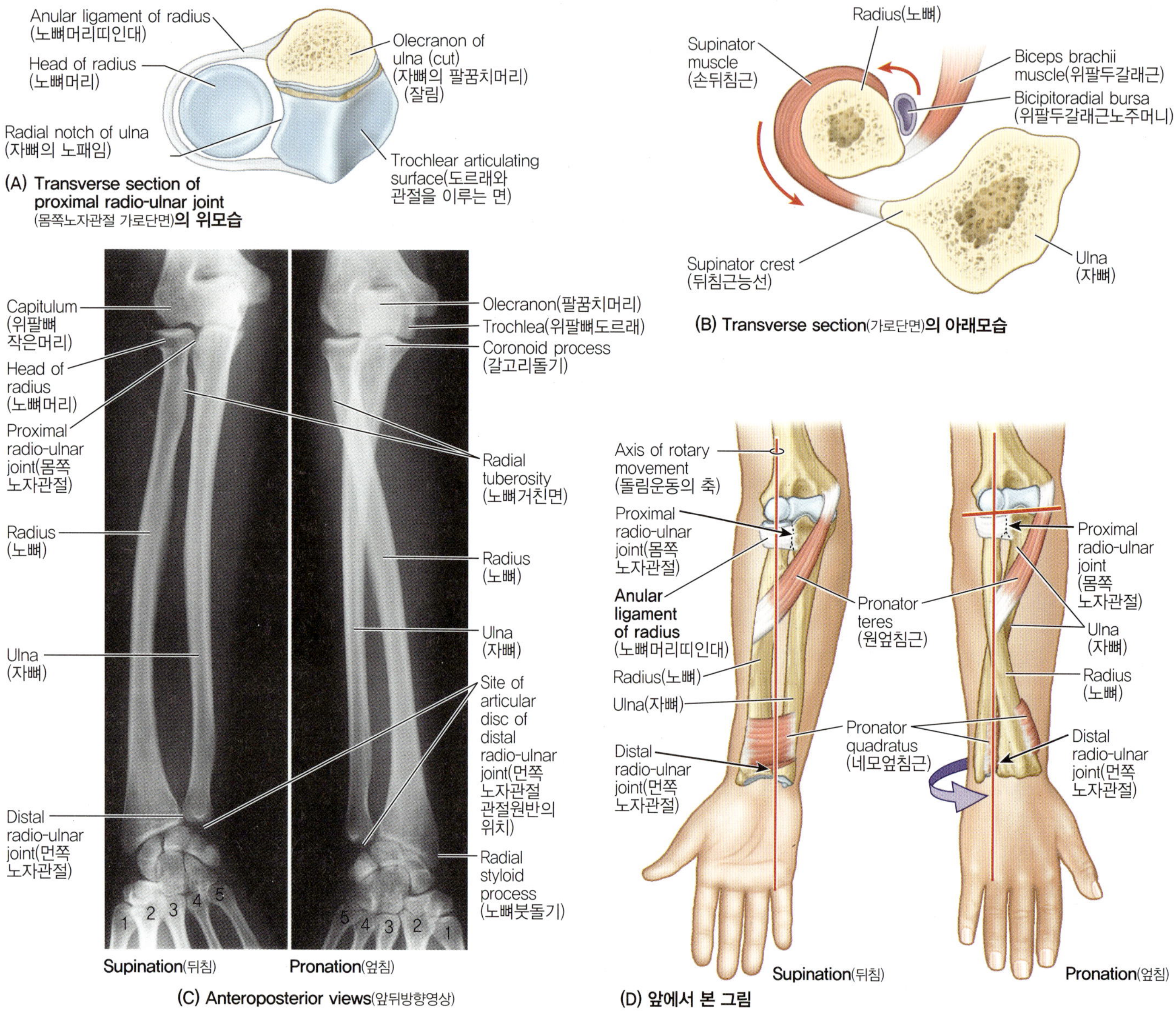

그림 6.58. Proximal radio-ulnar joint(몸쪽노자관절)와 distal radio-ulnar joint(먼쪽노자관절). A. Proximal radio-ulnar joint. Head of radius는 anular ligament(노뼈머리띠인대)로 만들어진 "socket" 안에서 회전한다. **B.** Supinator(손뒤침근)와 biceps brachii(위팔두갈래근)가 supination을 일으키는 작용을 나타냈다. **C.** 방사선사진. **D.** 각각 supination과 pronation시킨 radius와 ulna의 모습.

ARTICULATION AND JOINT CAPSULE OF PROXIMAL RADIO-ULNAR JOINT(몸쪽노자관절의 구조와 관절주머니)

Head of radius는 ulna의 radial notch(노패임)과 관절을 이룬다. Head of radius는 *anular ligament of radius*(노뼈머리띠인대)에 의해 위치가 일정하게 고정되어 있다. Proximal radio-ulnar joint를 둘러싸는 *fibrous layer of joint capsule*은 elbow joint(팔꿉관절)의 fibrous layer와 연속된다. *Synovial membrane*(윤활막)은 fibrous layer의 속면과 joint capsule 속에서 관절을 이루지 않는 부분도 덮는다. 이 synovial membrane은 elbow joint의 것이 아래로 연장된 것이다(그림 6.55C).

LIGAMENTS OF PROXIMAL RADIO-ULNAR JOINT (몸쪽노자관절의 인대)

Anular ligament of radius(노뼈머리띠인대)는 ulna에서 radial notch의 앞과 뒤에 붙기 때문에 radial notch와 함께 head of radius를 완전히 둘러싸는 고리를 형성한다(그림 6.58A). 이 인대의 속면은 synovial membrane으로 덮여 있으며, synovial membrane은 아래로 내려가 neck of radius에서 **sacciform recess of proximal radio-ulnar joint**(몸쪽노자관절의 주머니오목)를 형성한다. 이러한 구조 덕분에 radius가 anular ligament of radius 안에서 회전할 때 synovial membrane이 조이거나 늘어나거나 찢어지지 않는다.

표 6.13 STRUCTURES LIMITING MOVEMENTS OF ELBOW AND RADIO-ULNAR JOINTS(팔꿉관절과 노자관절의 운동을 제한하는 구조들)

관절	운동	제한하거나 긴장되는 구조
Humero-ulnar (위팔자관절) Humeroradial (위팔노관절)	Extension(폄)	근육: flexor muscles of elbow 관절주머니: 앞부분 뼈: olecranon of ulna와 olecranon of humerus 사이
Humero-ulnar (위팔자관절) Humeroradial (위팔노관절)	Flexion(굽힘)	근육: triceps brachii 관절주머니: 뒤부분 물렁조직: 아래팔과 위팔의 앞면 사이 뼈: head of radius와 radial fossa of humerus 사이
Humeroradial (위팔노관절) Proximal radio-ulnar (몸쪽노자관절) Distal radio-ulnar (먼쪽노자관절) Interosseous membrane (아래팔뼈사이막)	Pronation(엎침)	근육: supinator, biceps brachii 인대: dorsal inferior radio-ulnar, inerosseous membrane 뼈: radius와 ulna 사이
Humeroradial (위팔노관절) Proximal radio-ulnar (몸쪽노자관절) Distal radio-ulnar (먼쪽노자관절)	Supination(뒤침)	근육: pronator teres, pronator quadratus 인대: anterior inferior radio-ulnar, inerosseous membrane

Clarkson HM. *Musculoskeletal Assessment: Joint motion and Muscle Testing*. 3rd ed. Baltimore: Lippincott Williams & Wilkins; 2012에서 발췌하여 수정함.

Distal Radio-ulnar Joint(먼쪽노자관절)

Distal(inferior) radio-ulnar joint는 윤활관절 중에서 pivot joint(중쇠관절)이다. 이 관절에서는 radius가 상대적으로 고정되어 있는 ulna의 먼쪽끝을 따라 움직인다(그림 6.58).

ARTICULATION AND JOINT CAPSULE OF DISTAL RADIO-ULNAR JOINT(먼쪽노자관절의 구조와 관절주머니)

둥근 head of ulna가 radius의 먼쪽끝 안쪽면에 있는 ulnar notch(자패임)와 관절을 이룬다. 섬유연골인 **articular disc of distal radio-ulnar joint**(먼쪽노자관절의 관절원반)는 ulna와 radius의 아래끝을 함께 연결함으로써 이 관절을 유지하는 주된 구성원으로 작용한다(그림 6.59). Articular disc의 바닥은 radius의 ulnar notch 안쪽모서리에 붙으며, 꼭대기는 ulna의 styloid process(붓돌기) 가쪽면에 붙는다. 세모꼴인 articular disc의 몸쪽면은 head of ulna의 먼쪽면과 맞닿는다. 따라서 joint cavity(관절안)의 관상면은 L자 모양을 이루게 되는데, 이때 L자의 세로는 ulna와 radius의 사이가 되며 가로는 ulna와 articular disc 사이가 된다. Articular disc로 인해 distal radio-ulnar joint의 관절안이 wrist joint(손목관절)의 관절안과 분리되어 있다.

*Fibrous layer of joint capsule*이 관절을 덮을 때 위부분은 불완전하게 둘러싼다. *Synovial membrane*(윤활막)은 radius와 ulna 사이를 지나 위로 뻗으면서 **sacciform recess of distal radio-ulnar joint**(먼쪽노자관절의 주머니오목)을 형성한다(그림 6.59C). 이렇게 생긴 synovial membrane의 여유 때문에 아래팔에서 pronation과 supination을 일으킬 때 radius의 먼쪽끝이 상대적으로 고정되어 있는 ulna의 먼쪽끝 주위를 따라 움직이면서 joint capsule이 뒤틀려도 문제가 발생하지 않는다.

LIGAMENTS OF DISTAL RADIO-ULNAR JOINT(먼쪽노자관절의 인대)

Anterior ligament(앞인대)와 posterior ligament(뒤인대)가 fibrous layer of joint capsule을 보강한다. 상대적으로 약한 이 인대들은 distal radio-ulnar joint의 앞면과 뒤면을 가로지르며 띠 모양을 radius와 ulna 사이를 잇는다.

MOVEMENTS OF PROXIMAL AND DISTAL RADIO-ULNAR JOINT(몸쪽과 먼쪽노자관절의 운동)

아래팔에서 pronation하거나 supination할 때 head of radius는 컵 모양의 anular ligament(노뼈머리띠인대) 안에서 회전하고, radius의 먼쪽끝은 head of ulna 주위를 따라 회전한다(그림 6.58C, D). **Supination**은 손바닥을 앞으로 돌리는 운동이며, 아래팔을 굽힌 상태에서는 손바닥을 위로 돌리는 운동이다. **Pronation**은 손바닥을 뒤로 돌리는 운동이며, 아래팔을 굽힌 상태에서는 손바닥을 아래로 돌리는 운동이다. Supination과 pronation이 일어날 때 회전하는 것은 radius이다. Proximal과 distal radio-ulnar joint의 운동을 제한하는 구조물을 표 6.13에 정리하였다.

Supination은 저항이 없을 때는 supinator(손뒤침근)에 의해 일어나고, 저항이 있을 때는 biceps brachii(위팔두갈래근)에 의해 일어나는데, 이때 EPL(긴엄지폄근)과 ECRL(긴노쪽손목폄근)의 도움도 일부 받는다. *Pronation*은 일차적으로 pronator quadratus(네모엎침근)와 이차적으로 pronator teres(원엎침근)에 의해 일어나며, 아래팔이 midpronated position일 때에는 FCR(노쪽손목굽힘근), palmaris longus(긴손바닥근), brachioradialis(위팔노근)의 도움도 일부 받는다.

ARTERIES AND NERVES OF PROXIMAL AND DISTAL RADIO-ULNAR JOINT(몸쪽과 먼쪽노자관절의 동맥과 신경)

Proximal radio-ulnar joint는 **peri-articular arterial anastomosis of elbow joint**의 가쪽부분으로부터 혈액을 공급받는다(그림 6.39). 신경은 musculocutaneous nerve(근육피부신경), median nerve(정중신경), radial nerve(노신경)가 분포한다. Pronation은 median nerve가 주로 담당하고, supination은 musculocutaneous nerve와 radial nerve의 작용이다. Distal radio-ulnar joint는 anterior와 posterior *interosseous artery*(뼈사이동맥)가 혈액을 공급하고, anterior와 posterior *interosseous nerve*(뼈사이신경)가 지배한다.

임상해부학

Bursitis of Elbow(팔꿉의 윤활주머니염)

Subcutaneous olecranon bursa(팔꿈치피부밑주머니)는 팔꿉으로 넘어졌을 때 손상되기 쉬운 구조이며, 이때 olecranon(팔꿈치머리)를 덮고 있는 피부의 찰과상을 통해 감염될 수도 있다. 지나친 압박과 마찰이 반복해서 가해지면 *subcutaneous olecranon bursitis*(팔꿈치피부밑주머니염), 즉 "student's elbow"가 생긴다(그림 B6.21). *Subtendinous olecranon bursitis*(위팔세갈래근힘줄밑주머니염)는 triceps tendon과 olecranon 사이에 과도한 마찰이 있을 때 발생한다. 그 예로는 공장의 조립 라인에서 아래팔의 flexion과 extension 장기간 반복하는 경우이다. 아래팔을 굽힐 때 통증이 심해지는데 그 이유는 triceps tendon이 subtendinous olecranon bursa의 염증 부위를 누르기 때문이다.

Avulsion of Medial Epicondyle(안쪽위관절융기의 찢김)

어린이가 넘어질 때 팔꿉이 펴진 상태에서 심하게 abduction되면 medial epicondyle에 avulsion이 생길 수 있다. 이때 ulnar collateral ligament(안쪽곁인대)가 당겨지면서 medial epicondyle을 아래로 당기게 된다. Medial epicondyle이 avulsion되는 이유는 20세 이전의 medial epicondyle의 epiphysis(뼈끝)가 위팔뼈의 먼쪽끝과 아직 융합하지 않았기 때문이다. Abduction으로 인한 avulsion of medial epicondyle의 합병증으로는 *traction injury of ulnar nerve*(자신경의 당김손상)가 있다.

Ulnar Collateral Ligament Reconstruction (안쪽곁인대의 재건술)

운동선수들이 공을 던지고 패스하거나 투창을 던지는 등의 운동을 할 때 ulnar collateral ligament(UCL)가 파열되거나 늘어날 수 있다. 이와 관련하여 처음 수술을 받은 사람의 이름을 붙인 "Tommy John procedure"는 UCL의 reconstruction 시술로서 손상되지 않은 쪽의 아래팔이나 종아리에서 얻은 긴 힘줄을 autologous transplant(자가이식)로 사용한다. Humerus의 medial eppicondyle과 coronoid process의 가쪽면에 구멍을 내고 약 10~15cm 길이의 힘줄을 통과시켜 서로 연결해주는 수술이다(그림 B6.22).

Dislocation of Elbow Joint(팔꿉관절의 탈구)

어린이가 팔꿉이 굽혀진 상태에서 손으로 땅을 짚으며 넘어질 때 elbow joint의 posterior dislocation(후방탈구)가 발생할 수 있다. Elbow joint는 hyperextension(젖힘)이나 충격으로 인해 ulna가 뒤 또는 뒤가쪽으로 밀릴 때에도 탈구될 수 있다. Ulna와 radius가 뒤로 탈구될 때 humerus의 먼쪽끝은 fibrous layer of joint capsule의 취약한 앞부분으로 탈구된다. Ulnar nerve(자신경)가 함께 손상될 수도 있다.

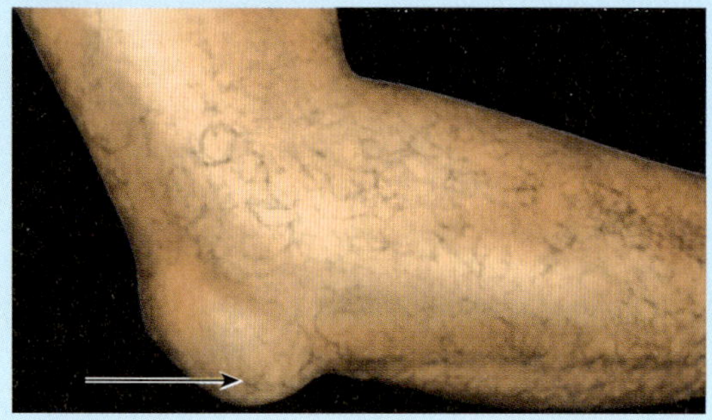

그림 B6.21. Subcutaneous olecranon bursitis(팔꿈치피부밑주머니염).

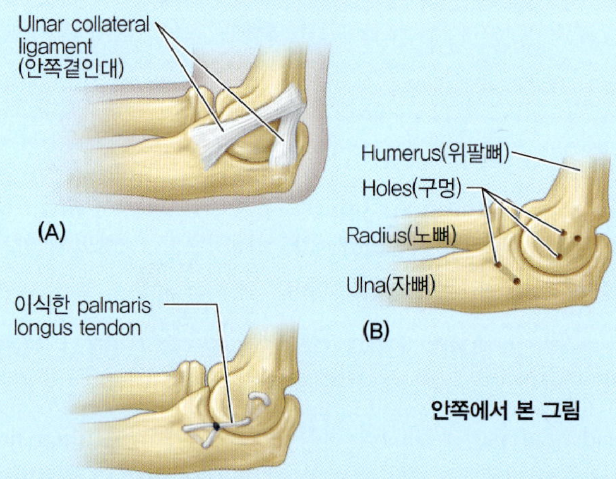

그림 B6.22. Ulnar collateral ligament(안쪽곁인대)의 재건술.

임상해부학

Subluxation and Dislocation of Radial Head (노뼈머리의 부분탈구와 탈구)

취학 전 아동, 특히 여아의 head of radius가 일시적으로 subluxation되기 쉬운데, 이러한 경우를 "pulled elbow"라고 한다. Subluxation이란 일시적이고 불완전한 탈구를 뜻한다. Subluxation이 일어나는 상황은 언제나 거의 똑같다. 아이의 팔을 잡고 들어 올려서 버스에 태울 때와 같이 아래팔이 pronation된 상태에서 팔을 갑자기 위로 당길 때 발생한다(그림 B6.23). 아이는 울면서 팔을 보호하기 위해 elbow joint를 굽히고 아래팔을 pronation한 상태로 팔을 사용하지 않으려는 증상을 나타낸다. 팔을 갑자기 위로 당기면 anular ligament(노뼈머리띠인대) 중에서 neck of radius에 느슨하게 붙어 있는 먼쪽부분이 찢어진다. 이로 인해 radial head가 아래로 이동하면서 그 일부가 anular ligament 밖으로 이탈한다. 찢어진 anular ligament의 몸쪽부분이 radial head와 capitulum(위팔뼈작은머리)의 사이에 끼는 수가 있다. 통증은 낀 anular ligament에서 유발된다. Subluxation을 치료하려면 elbow joint를 굽힌 상태에서 아래팔을 supination시켜야 한다. 약 2주간 sling(팔걸이)을 하면 찢어진 부분이 별 탈 없이 치유된다.

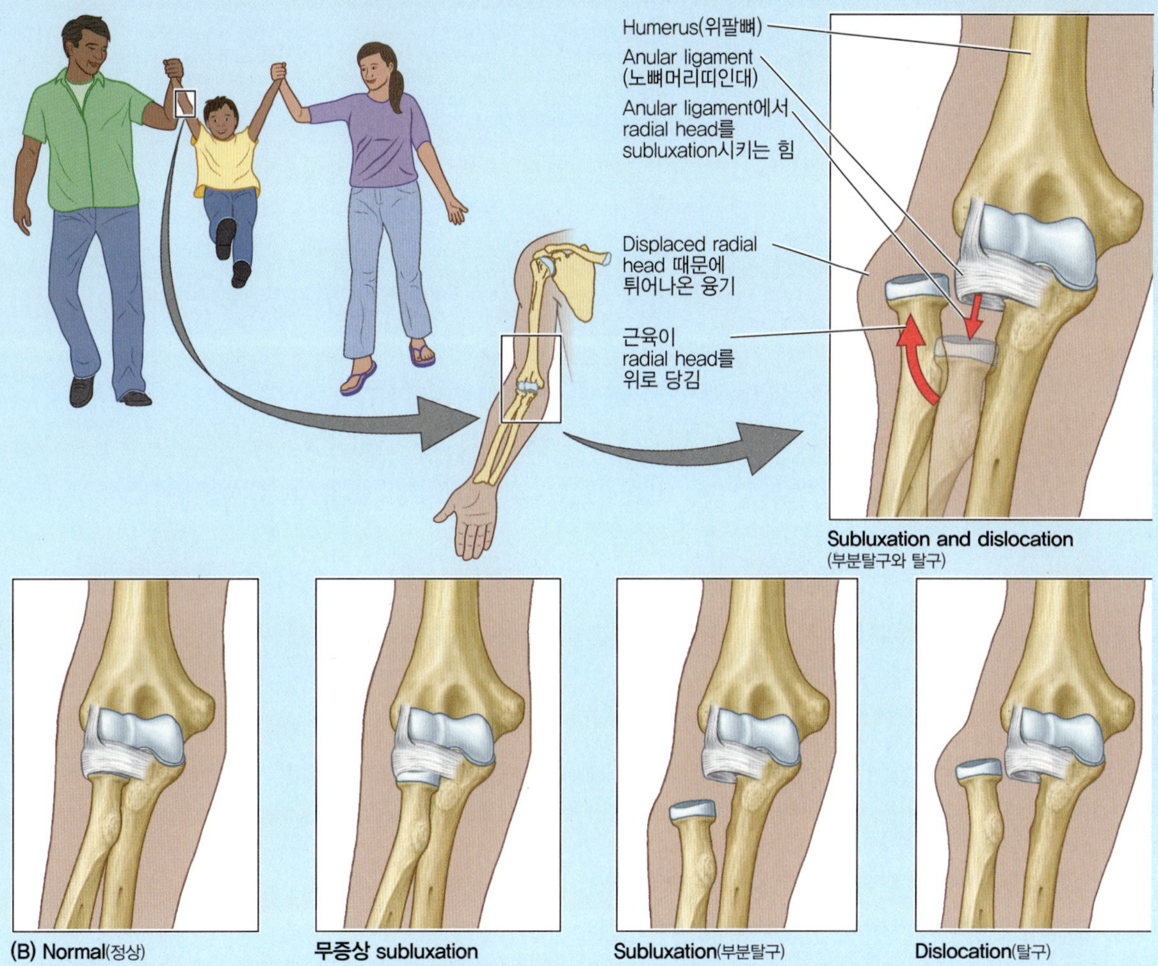

그림 B6.23. Radial head(노뼈머리)의 subluxation(부분탈구)과 dislocation(탈구).

Joints of Hand(손관절)

Carpal joint(손목뼈사이관절)와 손가락의 관절에서 일어나는 운동 및 관절의 운동을 제한하는 구조들에 대하여 표 6.14~6.17에 정리하였다.

Wrist(손목)는 손의 몸쪽부분을 일컬으며 8개의 carpal bone(손목뼈)으로 이루어져 있다. 손목은 몸쪽에서 아래팔뼈와 관절하여 wrist joint(손목관절)를 형성하고, 먼쪽에서는 5개의 metacarpals(손허리뼈)과 관절을 이룬다(그림 6.59). 손목뼈가 관여된 관절로는 *wrist(radiocarpal) joint*, *intercarpal joint*(손목뼈사이관절), *carpometacarpal joint*(손목손허리관절), *intermetacarpal joint*(손허리뼈사이관절)가 있다. Wrist joint의 운동은 두 줄의 carpals 사이에 gliding movement(미끄럼운동)가 일어나기 때문에 운동범위가 커질 수 있다. 그 밖에 이웃한 carpals 사이에서도 gliding movement가 일어난다.

Thumb(엄지손가락)을 제외한 네 손가락은 모두 세 개의 phalanges(마디뼈)로 이루어져 있고, thumb만 두 개의 phalanges로 이루어져 있다. 이중에서 proximal phalanges(첫마디뼈)는 metacarpal bones와 함께 metacarpophalangeal joints(손허리손가락관절)를 형성한다. Proximal phalanx와 middle phalanx(중간마디뼈) 사이의 관절은 proximal interphalangeal joint(몸쪽손가락뼈사이관절)이고, middle phalanx와 distal phalanx(끝마디뼈) 사이의 관절은 distal interphalangeal joint(먼쪽손가락뼈사이관절)이다(그림 6.59, 6.60). Thumb에는 interphalangeal joint가 하나만 있다.

표 6.14 WRIST AND CARPAL JOINTS(손목관절과 손목뼈사이관절)

관절	종류	구성	관절주머니	인대	운동	신경지배
Wrist (radiocarpal, 손목관절)	Condyloid synovial joint	Radius의 먼쪽끝 및 articular disc와 carpal bones의 proximal row(pisiform 제외)	관절을 둘러싸는 fibrous layer가 radius와 ulna의 먼쪽끝 및 carpal bones의 proximal row에 부착; 속면은 synovial membrane으로 덮임	Anterior와 posterior ligament가 fibrous capsule을 보강; ulnar collateral ligament는 ulna의 styloid process와 triquetrum에 부착; radial collateral ligament는 radius의 styloid process와 scaphoid에 부착	Flexion-extension, abduction-adduction, circumduction	Median nerve의 anterior interosseous branch, radial nerve의 posterior interosseous branch, ulnar nerve의 dorsal branch와 deep branch
Carpal (intercarpal, 손목뼈사이관절)	Plane synovial joint	Carpal bones의 proximal row 사이; carpal bones의 distal row 사이 *Midcarpal joint*: carpal bones의 proximal row와 distal row 사이의 synovial joint *Pisiform joint*: pisiform과 triquetrum 사이의 synovial joint	Fibrous layer가 관절을 둘러쌈; 속면은 synovial membrane으로 덮임; pisiform joint는 다른 carpal joint로부터 분리되어 있음	Carpal bones는 anterior와 posterior 및 interosseous ligament에 서로 연결됨	약간의 gliding movement; midcarpal joint에서 flexion과 abduction	
Carpometacarpal (CMC, 손목손허리관절) 과 intermetacarpal (IM, 손허리뼈사이관절)	Plane synovial joint(예외로 thumb은 saddle-shaped synovial joint)	각 capals과 metacarpals 사이; thumb의 CMC는 trapezium과 base of 1st metacarpal 사이	Fibrous layer가 관절을 둘러쌈; 속면은 synovial membrane으로 덮임	뼈들이 anterior와 posterior 및 interosseous ligament에 서로 연결됨	1st digit의 CMC에서 flexion-extension 및 abduction-adduction; 2nd와 3rd digits에서는 거의 운동이 없음; 4th digit에서는 약간 움직이고, 5th digit에서는 많이 움직임	

표 6.15 STRUCTURES LIMITING MOVEMENTS OF WRIST AND CARPAL JOINTS(손목관절과 손목뼈사이관절의 운동을 제한하는 구조들)

운동	제한하거나 긴장되는 구조
Flexion(굽힘)	인대: posterior radiocarpal ligament와 joint capsule의 뒤부분
Extension(폄)	인대: anterior radiocarpal ligament와 joint capsule의 앞부분 뼈: radius와 carpal bones 사이
Abduction(벌림)	인대: ulnar collateral ligament와 joint capsule의 안쪽부분 뼈: radius의 styloid process와 scaphoid 사이
Adduction(모음)	인대: radial collateral ligament와 joint capsule의 가쪽부분들

Clarkson HM. *Musculoskeletal Assessment : Joint motion and Muscle Testing*. 3rd ed. Baltimore: Lippincott Williams & Wilkins; 2012에서 발췌하여 수정함.

그림 6.59. **Wrist joint(손목관절)와 hand joint(손관절). A.** 방사선사진. **B.** Wrist의 관상 MRI. **C.** Radio-ulnar joint(노자관절)와 wrist joint(손목관절) 및 carpal joint(손목뼈사이관절)의 관상절단면. **D.** 해부한 모습. 손목의 앞을 열고 dorsal radiocarpal ligament(등쪽노손목인대)를 기준으로 뒤로 젖혔음.

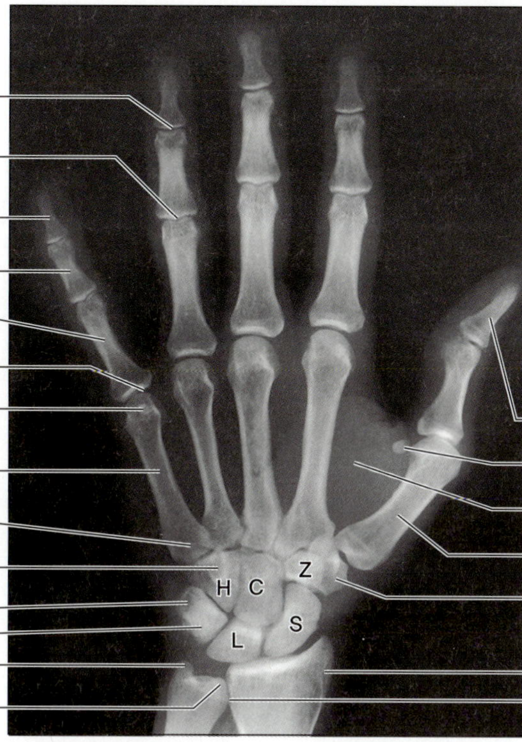

(A) Anteroposterior (AP) radiograph(앞뒤방향영상)

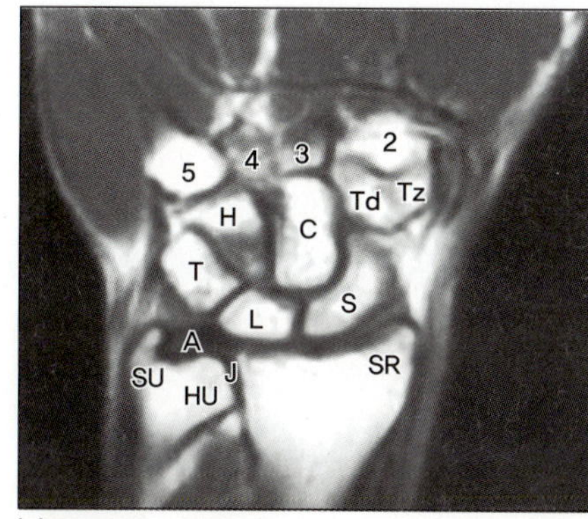

(B) Coronal section(관상영상)

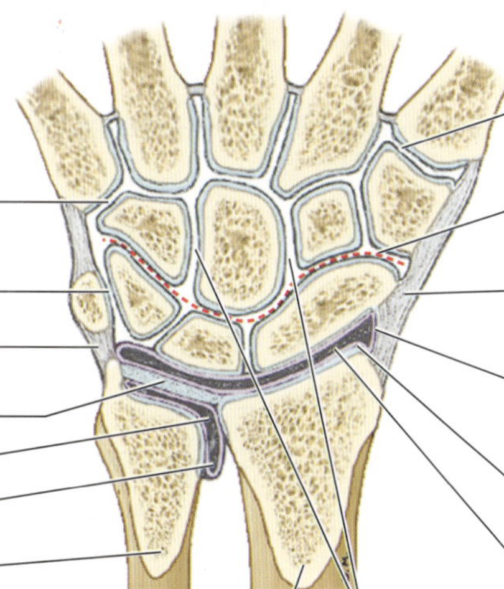

(C) 관상단면

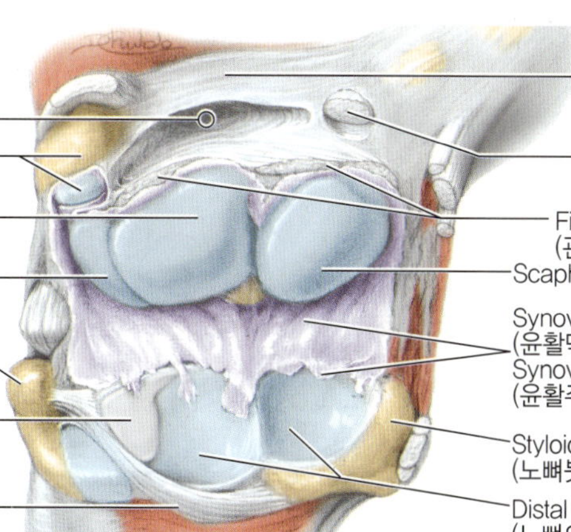

(D) 앞에서 본 그림

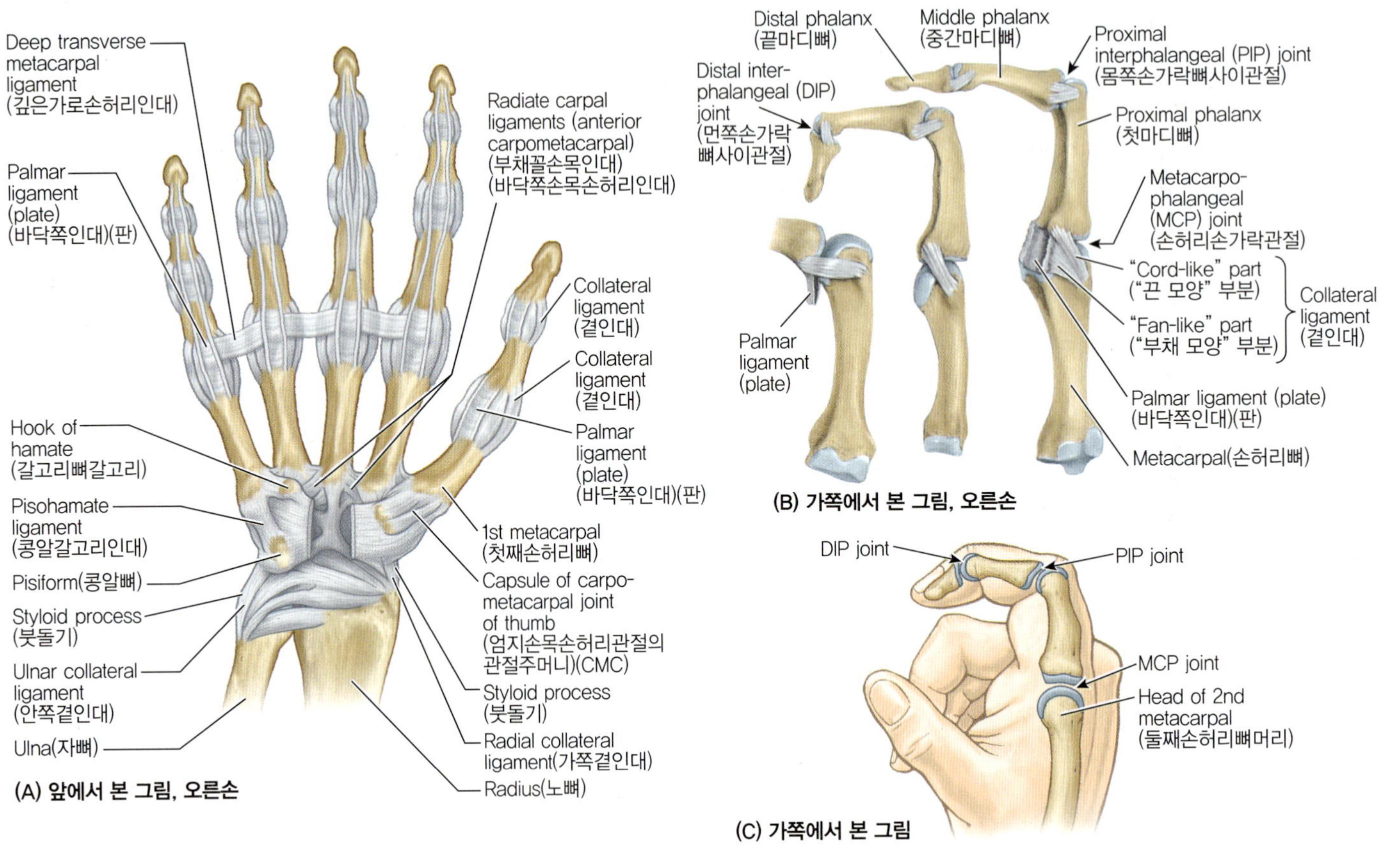

그림 6.60. 손의 관절. **A.** Palmar ligaments(바닥쪽인대). **B.** Metacarpophalangeal (MCP) joint(손허리손가락관절)와 interphalangeal (IP) joint(손가락뼈사이관절). 판 모양의 palmar ligaments는 MCP와 IP의 joint capsule 앞부분이 변형된 것이다. **C.** 손가락의 관절.

표 6.16 METACARPOPHALANGEAL AND INTERPHALANGEAL JOINTS(손허리손가락관절과 손가락뼈사이관절)

관절	종류	구성	관절주머니	인대	운동	신경지배
Metacarpophalangeal (MCP, 손허리손가락관절)	Condyloid synovial joint	Metacarpal의 head와 proximal phalanges의 base	Fibrous layer가 각 관절들을 둘러쌈; 속면은 synovial membrane으로 덮임	강한 palmar ligaments가 phalanges와 metacarpals에 부착; 2nd~5th joints에 연결된 deep transverse metacarpal ligaments가 metacarpals의 head를 붙잡아줌; collateral ligaments가 metacarpals의 head에서 phalanges의 base까지 이어져 있음	2nd~5th digits의 flexion-extension과 abduction-adduction 및 circumduction; thumb의 flexion-extension 및 제한된 abduction-adduction	Ulnar nerve와 median nerve에서 나온 digital nerves
Interphalangeal (IP, 손가락뼈사이관절)	Hinge synovial joint	Phalanges의 head와 그 다음 먼쪽 phlanges의 base	Fibrous layer가 각 관절들을 둘러쌈; 속면은 synovial membrane으로 덮임	Phalanges를 연결한다는 것 외에는 metacarpophalangeal joints와 비슷함	Flexion-extension	Ulnar nerve와 median nerve에서 나온 digital nerves

표 6.17 STRUCTURES LIMITING MOVEMENTS OF HAND JOINTS(손관절의 운동을 제한하는 구조들)

운동	관절	제한하거나 긴장되는 구조
Flexion(굽힘)	Thumb의 CMC	인대: joint capsule의 뒤부분 근육: extensor pollicis brevis와 abductor pollicis brevis 접촉: thenar eminence와 palm 사이
	1st~5th digits의 MCP	인대: collateral ligament와 joint capsule의 뒤부분 접촉: proximal phalanx와 metacarpal 사이
	2nd~5th digits의 PIP	인대: collateral ligament와 joint capsule의 뒤부분 접촉: middle phalanx와 proximal phalanx 사이
	2nd~5th digits의 DIP	인대: collateral ligament와 oblique retinacular ligament 및 joint capsule의 뒤부분
	Thumb의 IP	인대: collateral ligament와 joint capsule의 뒤부분 접촉: distal phalanx와 proximal phalanx 사이
Extension(폄)	Thumb의 CMC	인대: joint capsule의 앞부분 근육: 1st dorsal interosseous, flexor pollicis brevis
	1st~5th digits의 MCP	인대: joint capsule의 앞부분과 palmar ligament
	2nd~5th digits의 PIP와 DIP	
	Thumb의 IP	
Abduction(벌림)	CMC와 MCP	근육: 1st dorsal interosseous, adductor pollicis 1st finger web(손샅)의 근막과 피부
	2nd~5th digits의 MCP	인대: collateral ligament Finger web의 근막과 피부
Adduction(모음)	Thumb의 CMC와 MCP	접촉: thumb과 index finger 사이
	2nd~5th digits의 MCP	접촉: 이웃한 손가락들 사이)

CMC, carpometacarpal; *DIP*, distal interphalangeal; *IP*, interphalangeal; *MCP*, metacarpophalangeal; *PIP*, proximal interphalangeal.
Clarkson HM. *Musculoskeletal Assessment* : *Joint motion and Muscle Testing*. 3rd ed. Baltimore: Lippincott Williams & Wilkins; 2012에서 발췌하여 수정함.

임상해부학

Wrist Fractures and Dislocations(손목의 골절과 탈구)

Radius의 먼쪽끝에 생긴 골절을 *Colles fracture*(콜리스골절)이라고 하며, 50세 이상의 노인에서 가장 많이 발생한다. 이에 대해 406쪽의 "Fractures of Ulna and Radius"에서 기술한 적이 있다. *Fracture of scaphoid*(손배뼈골절)는 비교적 젊은 성인에서 흔하며, 이에 대해쪽 406쪽의 "Fractures of Hand"에 기술해 놓았다.

Anterior dislocation of lunate(반달뼈의 전방탈구)는 흔하지는 않으나 매우 심각한 손상에 속하며, 대개 손목이 손등 쪽으로 굽혀진 상태에서 손을 짚고 넘어졌을 때 발생한다. 이때 lunate는 손목의 손바닥쪽으로 밀려나게 되는데, 이로 인해 median nerve(정중신경)가 눌리면서 *carpal tunnel syndrome*(손목굴증후군)이 생길 수 있다. *Lunate*는 혈액 공급이 미흡하기 때문에 *avascular necrosis*(무혈관괴사)가 일어나도 한다. Lunate를 제거하는 수술이 필요한 경우도 있다. 손목에 *degenerative joint disease*가 생기면 손목뼈들을 수술로 고정시켜서 통증을 경감시키는 **arthrodesis**(관절유합술)이 필요할 수 있다.

(다음 쪽에 계속)

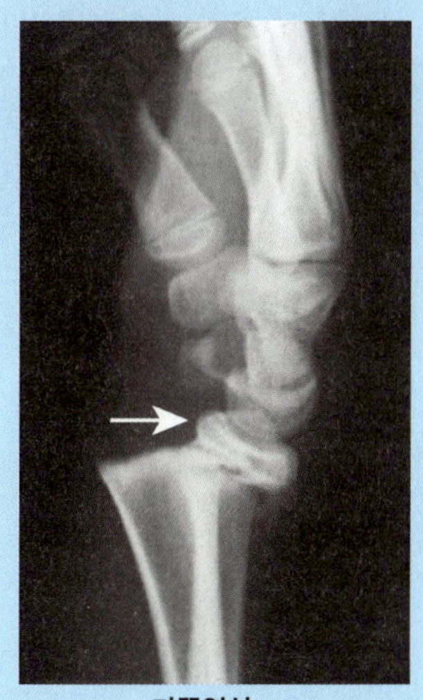

가쪽영상

그림 B6.24. Radial epiphysis(노뼈 뼈끝)의 dorsal displacement(후방전위).

Fracture-separation of distla radial epiphysis(노뼈의 먼쪽 뼈끝의 골절분리)는 소아에서 충격이 손을 통해 radius에 전달될 때 흔히 발생한다. 소아의 손목에 대한 가쪽방향 방사선사진을 통해서 radial epiphysis가 dorsal displacement된 것을 뚜렷이 확인할 수 있다(그림 B6.24). Reduction(교정)을 통해 epiphysis를 제자리에 맞춰놓으면 정상적인 뼈성장이 가능하기 때문에 예후가 좋다.

뼈의 성장이나 해부학에 대한 지식이 없으면 방사선사진 등의 의료영상에서 골절로 인해 epiphyseal plate가 displacement된 것을 골절된 뼈조각으로 잘못 오인할 수 있다. 환자의 연령과 epiphysis의 위치를 알아야 이러한 오류를 막을 수 있다.

의학영상

Upper Limb(팔)

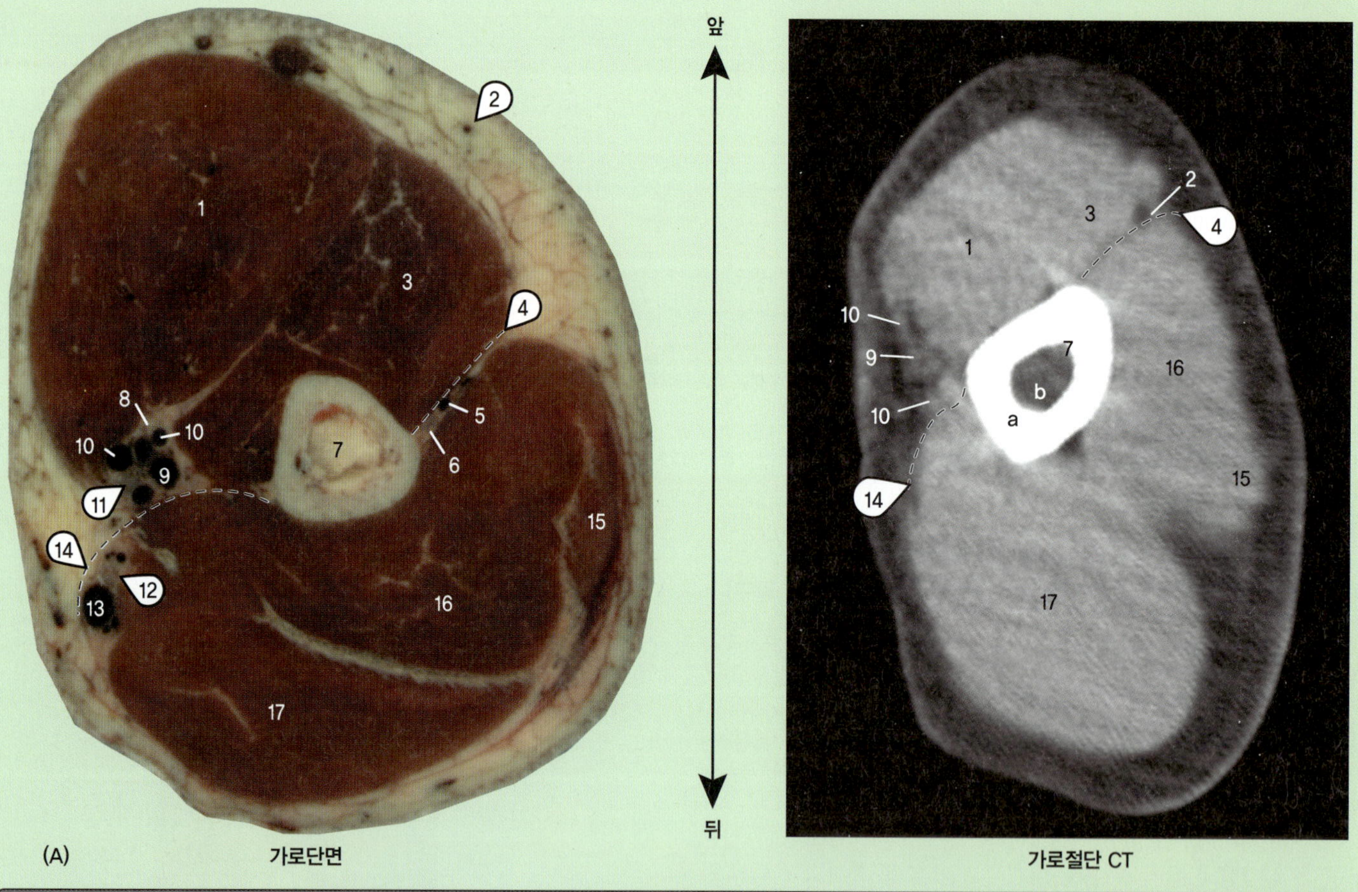

Key			
1 Biceps brachii	6 Radial nerve	11 Median nerve	16 Medial head of triceps brachii
2 Cephalic vein	7 Humerus	12 Ulnar nerve	17 Long head of triceps brachii
3 Brachialis	8 Musculocutaneous nerve	13 Basilic vein	a Cortex of humerus
4 Lateral intermuscular septum	9 Brachial artery	14 Medial intermuscular septum	b Medullary (marrow) cavity of humerus
5 Profunda brachii artery	10 Brachial veins	15 Lateral head of triceps brachii	

그림 6.61. 왼쪽 팔의 가로절단면 및 이에 상응하는 수평 MRI 또는 CT. A. Arm (위팔). (계속)

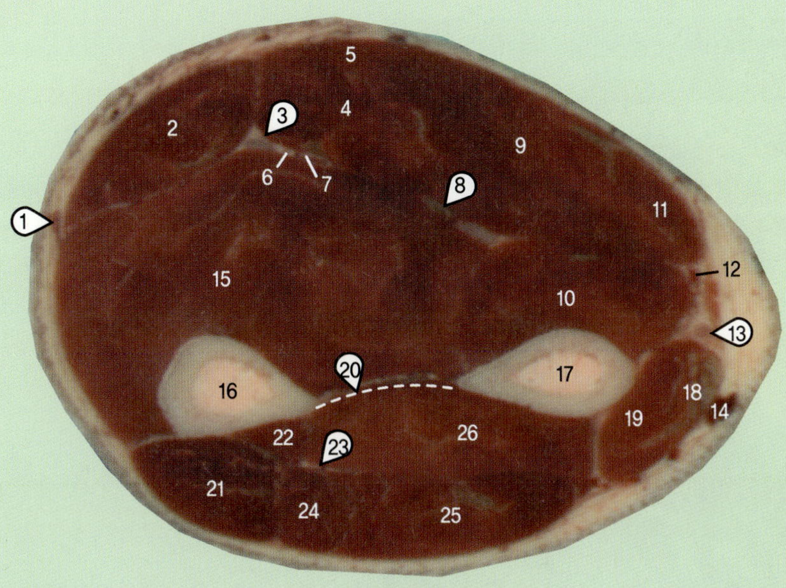

앞

뒤

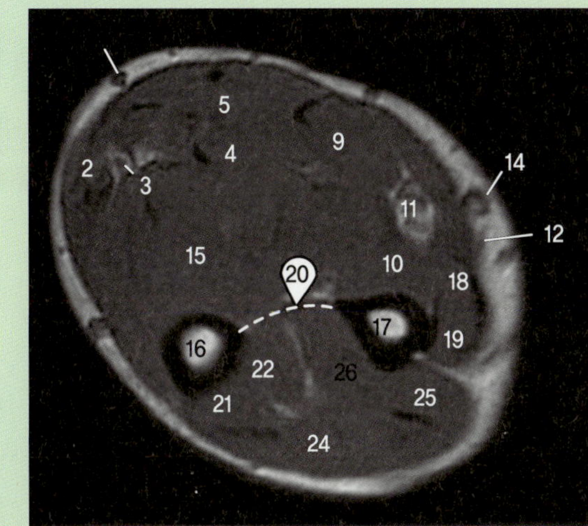

(B) 가로단면 가로절단 MRI

Key

1	Basilic vein	8	Median nerve	15	Flexor digitorum profundus	22	Extensor pollicis longus
2	Flexor carpi ulnaris	9	Flexor carpi radialis	16	Ulna	23	Posterior interosseous vessels and nerve
3	Ulnar nerve	10	Flexor pollicis longus	17	Radius	24	Extensor digiti minimi
4	Flexor digitorum superficialis	11	Brachioradialis	18	Extensor carpi radialis longus	25	Extensor digitorum
5	Palmaris longus	12	Radial artery	19	Extensor carpi radialis brevis	26	Abductor pollicis longus
6	Ulnar vein	13	Radial nerve	20	Interosseous membrane		
7	Ulnar artery	14	Cephalic vein	21	Extensor carpi ulnaris		

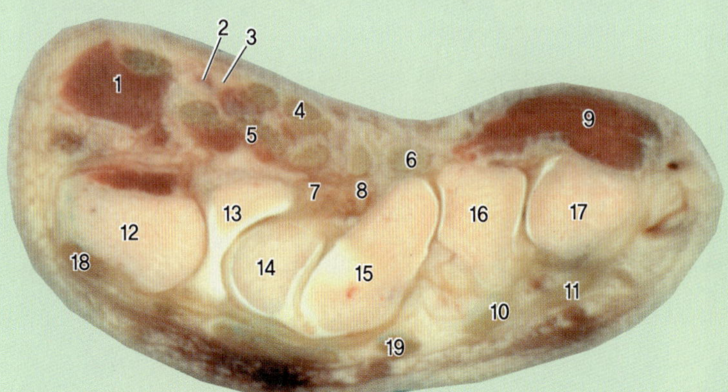

앞

뒤

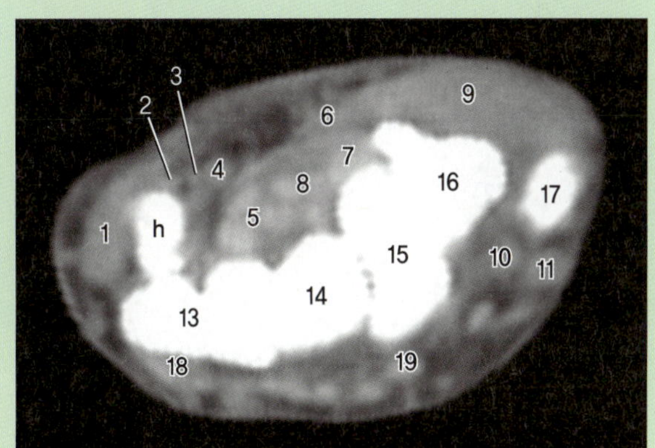

(C) 가로단면 가로절단 CT

Key

1	Muscles of hypothenar eminence	7	Flexor pollicis longus tendon	14	Capitate
2	Ulnar artery	8	Flexor carpi radialis tendon	15	Trapezoid
3	Ulnar nerve	9	Muscles of the thenar eminence	16	Trapezium
4	Palmaris longus tendon	10	Abductor pollicis longus tendon	17	First metacarpal
5	Flexor digitorum superficialis and profundus tendon	11	Extensor pollicis brevis tendon	18	Extensor carpi ulnaris tendon
		12	Triquetrum	19	Extensor carpi radialis tendons
6	Median nerve	13	Hamate	h	Hook of hamate

그림 6.61. (계속) **B.** Forearm(아래팔). **C.** Carpal tunnel(손목굴).

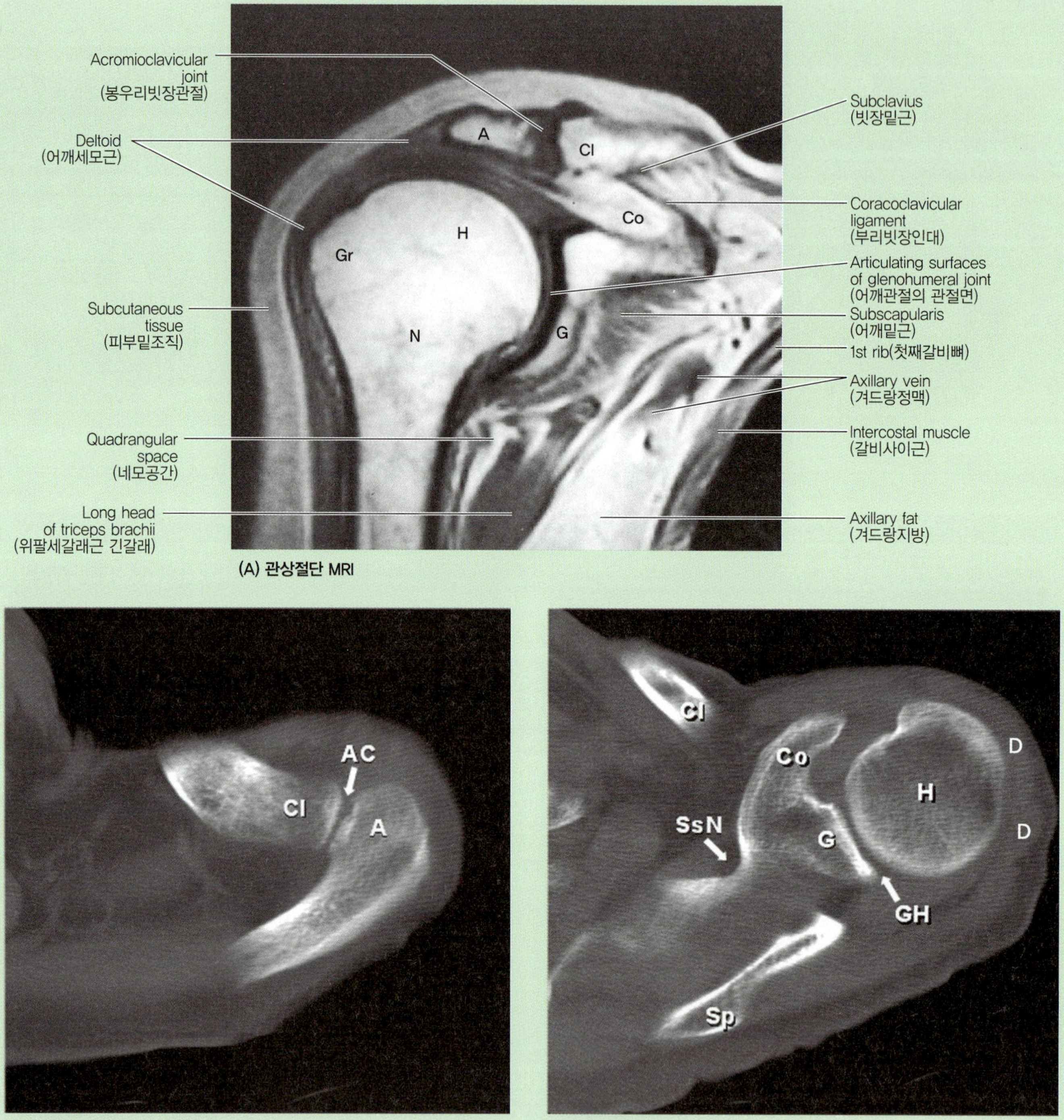

Key					
A	Acromion	D	Deltoid muscle	H	Head of humerus
AC	Acromioclavicular joint	G	Glenoid cavity (fossa)	N	Surgical neck of humerus
Cl	Clavicle	GH	Glenohumeral joint	Sp	Spine of scapula
Co	Coracoid process	Gr	Greater tubercle of humerus	SsN	Suprascapular notch

그림 6.62. **Glenohumeral joint(어깨관절)와 acromioclavicular joint(봉우리빗장관절)의 영상. A.** 관상 MRI. 영상에 나타난 뼈에서 흰 부분(신호가 강한 부분)은 지방조직이 포함된 cancellous bone(해면뼈)이며, 검은 윤곽선(신호가 없는 부분)은 뼈의 바깥면을 이루는 compact bone(치밀뼈)이다. **B.** Acromioclavicular joint를 지나도록 가로절단한 CT. **C.** Glenohumeral joint를 지나도록 가로절단한 CT.

CHAPTER

7 머리(HEAD)

박경한, 손현준, 김대중 번역

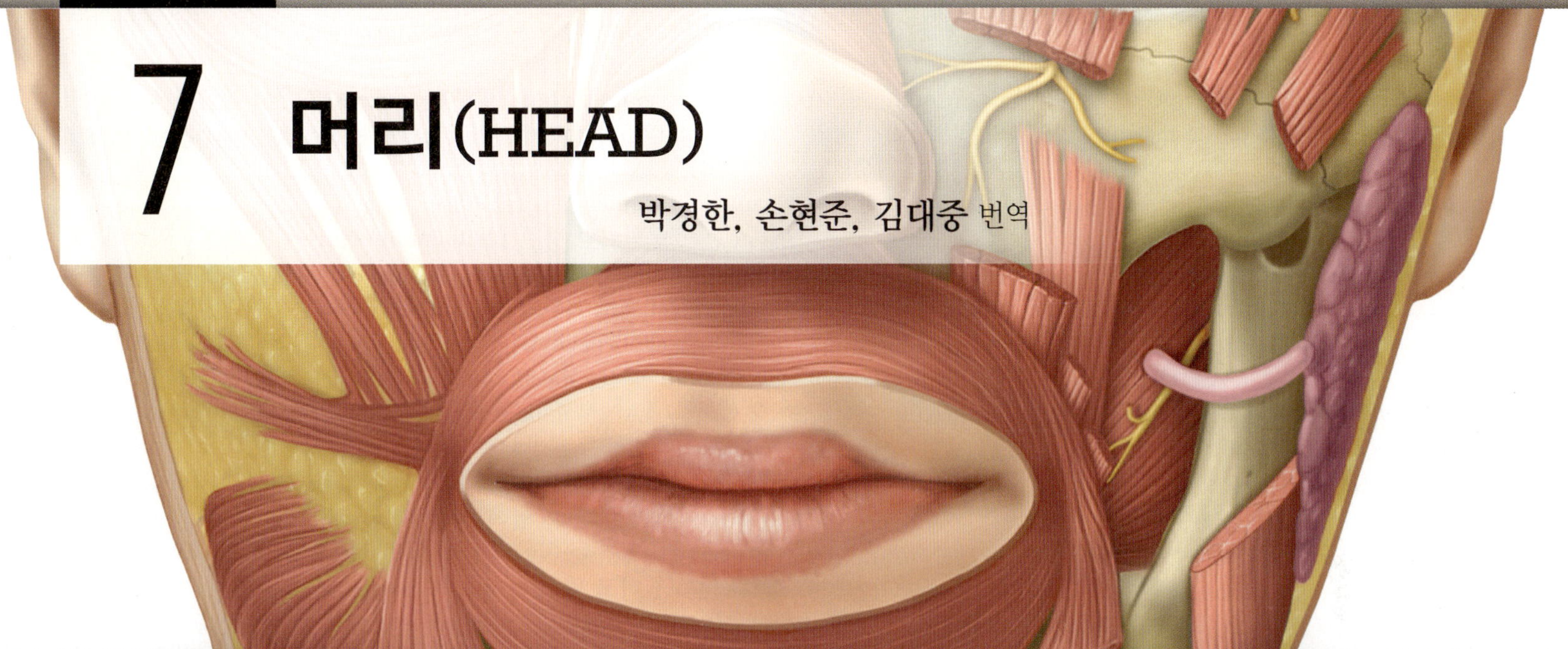

임상해부학 아이콘

- 구조 변이
- 생애 단계별 변화
- 외상
- 진단
- 수술
- 병리

Head(머리)는 *brain*(뇌)과, 뇌를 둘러싸서 보호하는 구조들과, *ear*(귀) 및 *face*(얼굴)로 구성된다. **Cranium**(skull, 머리뼈)은 머리의 뼈대를 이룬다(그림 7.1). 머리를 공부하기에 앞서 머리뼈의 특징을 아는 것이 복잡한 머리 부위를 이해하는 데 도움을 주는 중요한 토대가 된다.

Anatomical position(해부학자세)에서 머리뼈는 좌우 orbit(눈확)의 아래모서리와 external acoustic meatus(바깥귀길)의 위모서리가 동일한 수평면에 놓인다(그림 7.1B). 이 면은 머리뼈계측을 할 때 기준면인 **orbitomeatal plane**(Frankfort horizontal plane, 눈확귓구멍면)이다.

CRANIUM(머리뼈, 두개골)

*Cranium*은 구조 및 기능이 서로 다른 두 부분인 neurocranium과 viscerocranium으로 구성된다(그림 7.1). **Neurocranium**(cranial vault, 뇌머리뼈)은 뇌와 그 보호막인 cranial meninges(뇌막)를 담은 상자라 할 수 있다. 뇌머리뼈 속에는 cranial nerve(뇌신경) 중 시작 부분들과 뇌혈관들도 들어 있다. 뇌머리뼈에서 둥근 돔처럼 생긴 천장 부분을 **calvaria**(머리덮개뼈)라 하며, 바닥 부분을 **cranial base**(basicranium, 머리뼈바닥)라 부른다. 뇌머리뼈는 정중선에 *frontal bone*(이마뼈)과 *ethmoid bone*(벌집뼈)과 *sphenoid bone*(나비뼈)과 *occipital bone*(뒤통수뼈)이 하나씩, 좌우 옆면에 위치한 *parietal bone*(마루뼈) 및 *temporal bone*(관자뼈)이 한 쌍씩, 도합 8개의 낱개 머리뼈들로 구성된다. Calvaria 중 대부분은 섬유관절인 *suture*(봉합)를 통해 서로 연결되어 있는데, 소아기에는 일부 낱개머리뼈(sphenoid bone 및 occipital bone)가 hyaline cartilage(유리연골)를 통해 연결되는 *synchondrosis*(유리연골결합)를 이룬다.

Viscerocranium(facial skeleton, 얼굴머리뼈)을 이루는 낱개머리뼈들은 대부분이 배아 때 pharyngeal arch(인두활)에서 발생한다. 얼굴머리뼈는 머리뼈 중 앞부분을 이루며, orbit(눈확)의 대부분과 입과 코를 에워싸는 뼈들로 이루어져 있다(그림 7.1A). 얼굴머리뼈는 모두 15개의 irregular bone(불규칙뼈)들로 구성되어 있다. 그 중 정중선에는 *mandible*(아래턱뼈)과 *vomer*(보습뼈)와 *ethmoid bone*(벌집뼈)이 하나씩 있으며, 나머지는 양옆에 한 쌍씩 있는 *maxilla*(위턱뼈)와 *inferior nasal concha*(코선반뼈)와 *zygomatic bone*(광대뼈)과 *palatine bone*(입천장뼈)과 *nasal bone*(코뼈)과 *lacrimal bone*(눈물뼈)이다.

Facial Aspect of Cranium(머리뼈앞면)

Facial aspect of cranium(frontal aspect of cranium)에서 관찰되는 특징적 구조로는 frontal bone, 좌우 zygomatic bone, 좌우 orbit, nasal region(코부위), 좌우 maxilla, mandible이 있다(그림 7.1A).

Frontal bone(이마뼈)은 이마의 뼈대를 이루며, 아래로 nasal bone 및 zygomatic bone과 관절한다. 그 밖에 lacrimal bone과 ethmoid bone과 sphenoid bone과도 관절하며, orbit의 천장이자 cranial cavity(머리뼈안) 중 앞부분의 바닥 중 일부를 이룬다. Frontal bone과 nasal bone이 만나는 지점은 **nasion**(코뿌리점; 라틴어 nasus는 코를 뜻함)이다. Frontal bone에 있는 **supra-orbital margin**(눈확위모서리)은 frontal bone 중 squamous part(비늘부분)와 orbital part(눈확부분) 사이에 경계를 이루는 모난 부분으로, **supra-orbital foramen**(눈확위구멍)이나 **supra-orbital notch**(눈확위패임)가 하나씩 있다. Supra-orbital margin의 바로 위에는 **superciliary arch**(눈썹활)라는 능선 구조가 있다. 일부 성인에서는 어릴 때 있던 frontal suture(이마봉합)의 흔적인 **metopic suture**(이마봉합)가 **glabella**(미간)의 정중선에 관찰되기도 한다. Glabella는 좌우 superciliary arch 사이에 있는 매끄러운 부분이다.

좌우 **zygomatic bone**(광대뼈)은 cheek(볼)에서 돌출된 부분을 이루며, orbit의 inferolateral(아래가쪽)에 위치하면서 maxilla 위에 놓여 있다(그림 7.1A,B). Zygomatic bone의 lateral 면에는 작은 **zygomaticofacial foramen**(광대얼굴구멍)이 하나 열려 있다. Nasal bone의 아래에는 조롱박처럼 생긴 **piriform aperture**(뼈콧구멍)가 있는데, 이 구멍은 머리뼈에서 anterior nasal opening(앞콧구멍)에 해당된다. 이 구멍 속에서 뼈로 이루어진 **nasal septum**(코중격)이 관찰되는데, 이를 기준으로 nasal cavity(코안)가 좌우로 나뉜다. 좌우 각 nasal cavity의 lateral 벽에는 **nasal concha**(코선반)라는 휘어진 뼈판들이 있는데, 그림 7.1A에서 middle nasal concha(중간코선반)와 inferior nasal concha(코선반뼈)를 관찰할 수 있다.

좌우 **maxilla**(위턱뼈)는 정중선에서 **intermaxillary suture**(위턱사이봉합)를 통해 합쳐져서 위턱을 이룬다. 이 뼈의 **alveolar process**(이틀돌기)는 치아가 들어 있는 dental alveoli(tooth sockets, 치아확)를 포함하고 있으며, **maxillary teeth**(윗니, 위치아)를 지탱하는 뼈를 이룬다. Maxilla는 piriform aperture 중 대부분을 둘러싸고 있으며, infra-orbital margin(눈확아래모서리) 중 medial 부분을 이룬다. Maxilla는 lateral에서 zygomatic bone과 폭넓게 관절하며, orbit의 아래에 **infra-orbital foramen**(눈확아래구멍)이 하나 있다.

Mandible(아래턱뼈)은 아래턱을 이루는 U자 모양의 뼈로, 그 alveolar process가 **mandibular teeth**(아랫니, 아래치아)를 지탱한다. 이 뼈는 수평 방향인 **body**(턱뼈몸통)와 수직 방향인 **ramus**(턱뼈가지)로 구성된다. 둘째 premolar teeth(작은어금니)의 아래에는 **mental foramen**(턱끝구멍)이 열려 있다(그림 7.1B). Chin(턱끝)에서 튀어나온 부분을 형성하는 것은 **mental protuberance**(턱끝융기)로, 이 융기는 **mandibular symphysis**(턱뼈결합)의 아래에 있는 세모꼴 돌출 부분이다. Mandibular symphysis는 영아 때 mandible의 좌우 절반이 서로 연결된 흔적이다(그림 7.1A,B).

Orbit을 이루는 뼈는 추후에 그림과 함께 자세히 설명한다(그림 7.22). Orbit 내부에는 **superior orbital fissure**(위눈확틈새) 및 **inferior orbital fissure**(아래눈확틈새)와 **optic canal**(시각신경관)이 있다.

Lateral Aspect of Cranium(머리뼈옆면)

Lateral aspect of cranium은 뇌머리뼈와 얼굴머리뼈로 이루어진다(그림 7.1B). 뇌머리뼈 부분의 대표적 구조로는 **temporal fossa**(관자우묵)가 있는데, 이 fossa는 **superior temporal line**(위관자선)과 **inferior temporal line**(아래관자선)이 위 및 뒤경계를, frontal bone과 zygomatic bone이 앞경계를, zygomatic arch가 아래경계를 형성한다. **Zygomatic arch**(광대활)는 **temporal process of zygomatic bone**(광대뼈 관자돌기)과 **zygomatic process of temporal bone**(관자뼈 광대돌기)이 합쳐진 구조이다. *Infratemporal fossa*(관자아래우묵)는 zygomatic arch의 아래에서 mandible보다 깊이, maxilla보다 뒤에 위치하며 형태가 들쭉날쭉한 공간이다.

Temporal fossa 중 앞부분에는 zygomatic arch의 중간지점보다 위에 **pterion**(관자놀이점; *pteron*은 그리스어로 날개라는 뜻)이 있

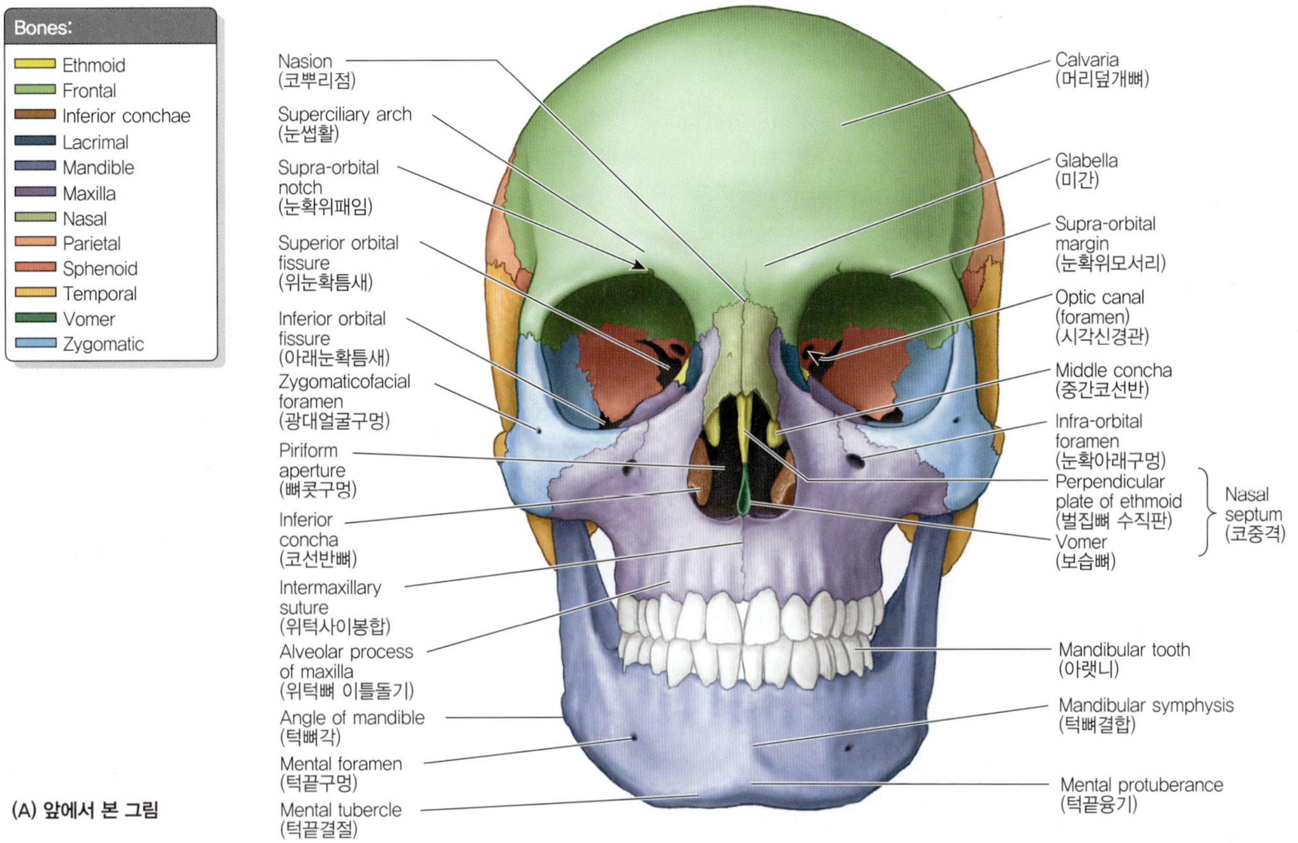

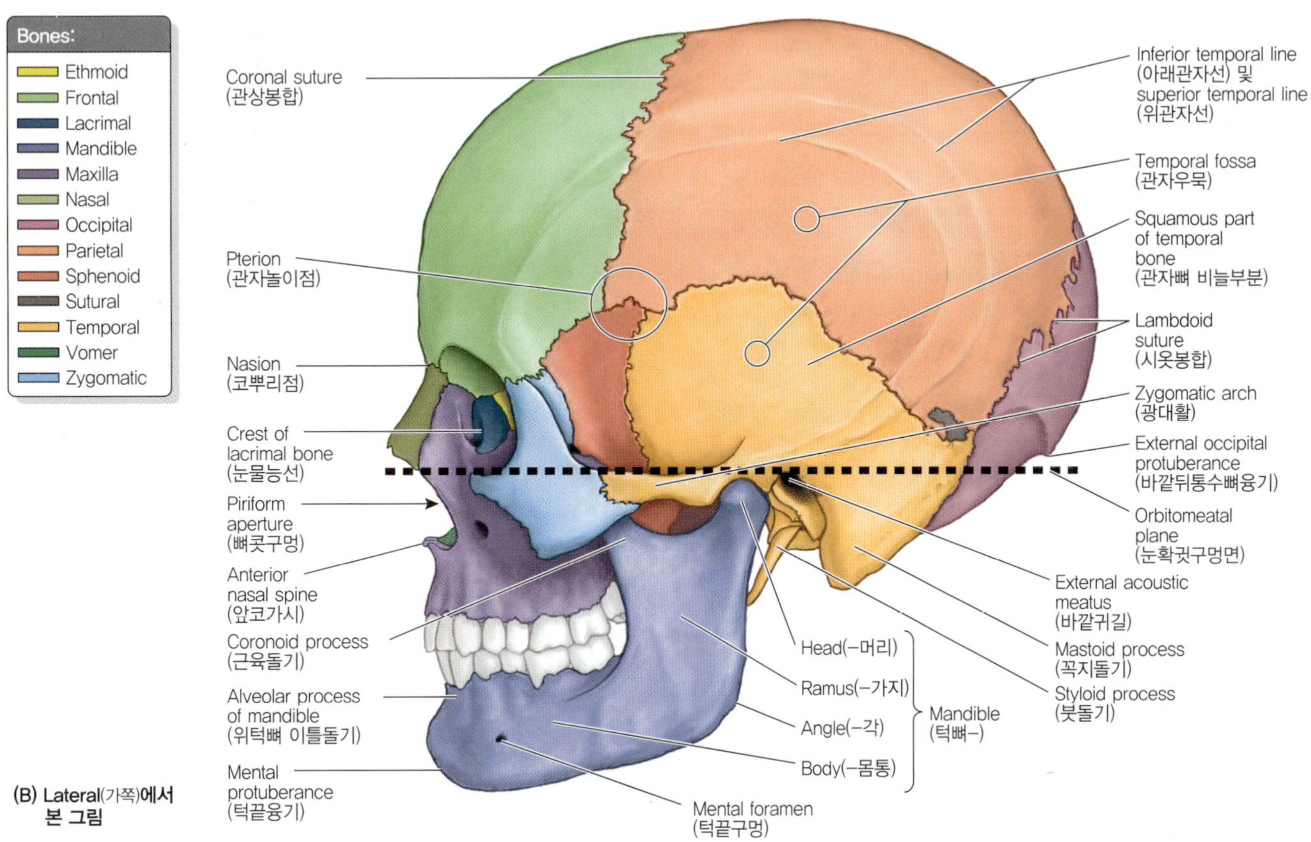

그림 7.1. A와 B. 성인 cranium(skull, 머리뼈). B에서 pterion(관자놀이점)은 temporal fossa(관자우묵) 내에서 네 뼈가 연결되어 있는 곳이다.

다. 이 점은 frontal bone과 parietal bone(마루뼈)과 greater wing of sphenoid bone(나비뼈 큰날개)과 temporal bone(관자뼈)이 만나서 H자처럼 생긴 suture를 형성하는 곳이다.

External acoustic opening(귓구멍)은 **external acoustic meatus**(바깥귀길)의 입구로, 계속 들어가면 고막에 이른다. Temporal bone의 **mastoid process**(꼭지돌기)는 external acoustic meatus의 뒤 및 아래에 위치한다(그림 7.1B). Mastoid process의 앞 및 medial에는 temporal bone에서 돌출된 가느다란 **styloid process**(붓돌기)가 있다.

Occipital Aspect of Cranium(머리뼈뒤면)

Occipital aspect of cranium(posterior aspect of cranium)은 머리의 둥근 뒷면인 **occiput**(뒤통수)을 이룬다(그림 7.2A). Occipital bone(뒤통수뼈), 좌우 parietal bone 중 일부분, 좌우 temporal bone의 mastoid part(꼭지돌기부분)가 occipital aspect of cranium을 구성한다. **External occipital protuberance**(바깥뒤통수뼈융기)는 대개 정중면에서 쉽게 만질 수 있다. **Superior nuchal line**(위목덜미선)은 목의 윗경계를 이루는데, external occipital protuberance에서 시작해서 양옆으로 연장된다. **Inferior nuchal line**(아래목덜미선)은 그에 비해 덜 뚜렷하다. Occiput의 중심에 있는 **lambda**(시옷점)는 sagittal suture(시상봉합)와 lambdoid suture(시옷봉합)가 교차하는 곳인데, 오목하게 패어 있는 경우도 가끔 있다.

Superior Aspect of Cranium(머리뼈위면)

Superior aspect of cranium은 대개 달걀 비슷한 모양이며, **parietal eminence**(마루뼈융기)에서 posterolateral 방향으로 넓어져 있다(그림 7.2B). 뇌머리뼈의 지붕인 *calvaria*를 이루는 4개의 뼈가 이 면

임상해부학

Calvaria(머리덮개뼈)의 Fracture(골절)

Calvaria는 둥글게 튀어나와 있기 때문에 가격을 당해도 충격이 분산되어 최소화된다. 그러나 뼈가 얇은 곳을 세게 가격하면 *depressed fracture*(함몰골절)가 일어나기 쉬운데, 그 결과 뼛조각이 속으로 함몰되어 뇌를 압박하거나 손상시킬 수 있다(그림 B7.1). *Comminuted fracture*(분쇄골절)가 일어나면 뼈가 여러 조각으로 부서진다. 가장 흔한 골절인 *linear fracture*(선골절)는 대개 가격 지점에서 시작되지만, 골절선은 그 지점에서부터 둘 이상의 방향으로 부챗살처럼 퍼져나가는 경우가 많다. 가격 지점의 calvaria가 두꺼우면 대개 골절이 일어나지 않고 속으로 휘어지는데, 직접 외상을 당한 곳에서 어느 정도 떨어진 얇은 뼈에 골절이 일어나기도 한다. *Contrecoup fracture*(*counterblow fracture*, 맞충격골절)는 가격 지점이 아니라 그 반대편에 일어나는 골절이다.

Basilar fracture(머리뼈바닥골절)는 cranial base에서 일어나는데, 예를 들어 foramen magnum(큰구멍)을 에워싸는 occipital bone이나 temporal bone 및/또는 sphenoid bone이나 roof of orbit(눈확천장) 등에서 일어난다. 이 골절의 결과로 위치에 따라 cerebrospinal fluid(CSF, 뇌척수액)가 코로 흘러나오는 CSF rhinorrhea(뇌척수액콧물)나 귀로 흘러나오는 CSF otorrhea(뇌척수액귓물)가 일어나기도 하며, cranial nerve(뇌신경)와 혈관이 손상되기도 한다.

Fracture of pterion(관자놀이점 골절)은 생명을 위협할 수도 있는데, 왜냐하면 pterion의 속으로 middle meningeal artery(중간뇌막동맥) 및 정맥의 frontal branch(이마가지)들이 지나가기 때문이다. 이 혈관들은 calvaria 중 lateral 벽의 속면에 있는 고랑을 지난다. 옆머리를 세게 가격하면 pterion을 이루는 얇은 뼈가 골절되어 pterion보다 깊이 있는 frontal branch들이 파열될 수 있다. 그 결과 epidural hematoma(경막바깥혈종)가 일어나서 그 속에 있는 cerebral cortex(대뇌겉질)에 압박을 가한다. *Middle meningeal artery hemorrhage*(중간뇌막동맥 출혈)를 치료하지 않으면 몇 시간 내에 사망하기도 한다.

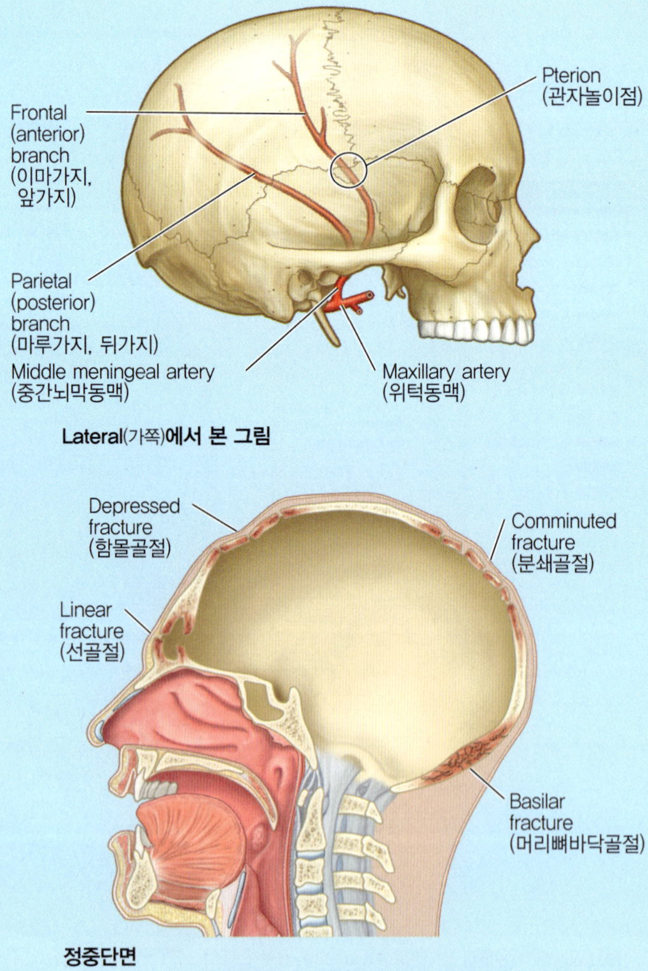

그림 B7.1. Cranium(머리뼈) 골절.

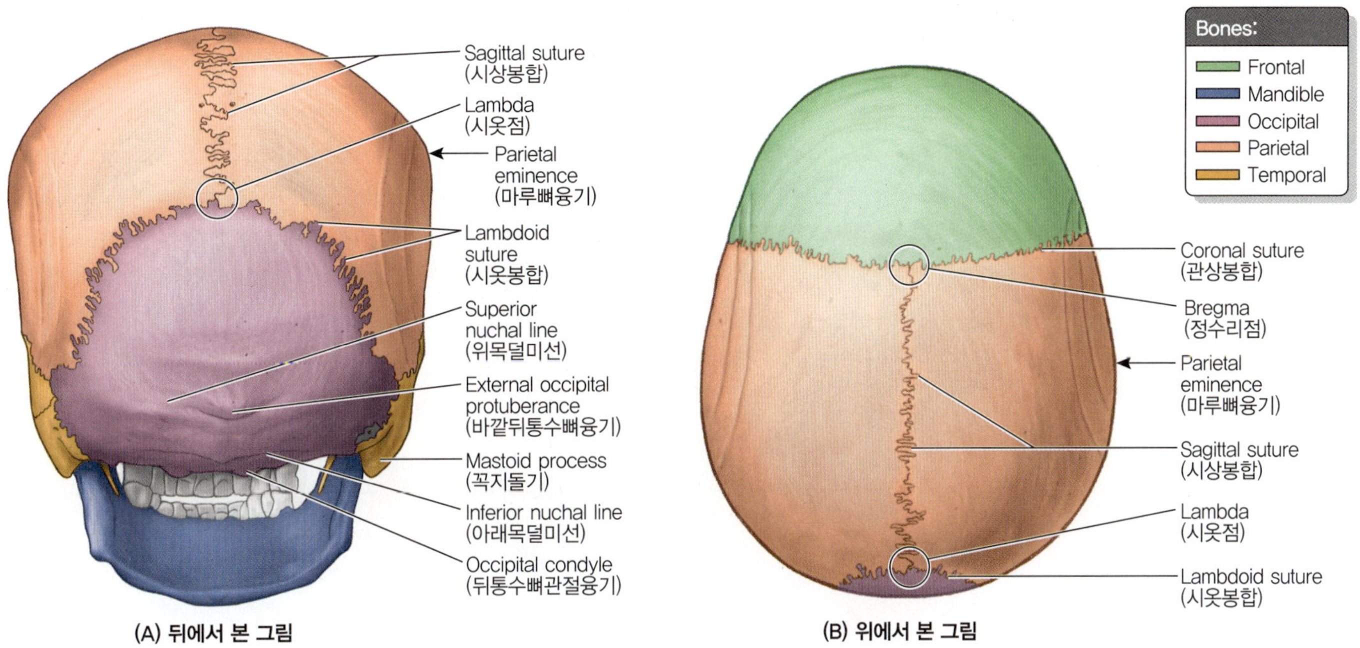

그림 7.2. 성인 cranium(skull, 머리뼈). A. Occiput(뒤통수). B. Calvaria(머리덮개뼈)의 특징.

에서 관찰되는데, frontal bone이 앞에, 좌우 parietal bone이 양옆에, occipital bone이 뒤에 있다. **Coronal suture**(관상봉합)는 frontal bone과 parietal bone을 연결하고, **sagittal suture**(시상봉합)는 좌우 parietal bone을 연결하며, **lambdoid suture**(시옷봉합)는 occipital bone을 좌우 parietal bone 및 temporal bone에 연결한다. **Bregma**(정수리점)는 sagittal suture와 coronal suture가 만나서 형성하는 기준점이다. **Vertex**(머리마루점)는 머리뼈에서 가장 높은 점으로, sagittal suture의 중간지점 근처에 있다(그림 7.2A).

External Surface of Cranial Base(머리뼈바닥바깥면)

External aspect of cranial base에는 **alveolar arch of maxilla**(위턱뼈 이틀활), maxilla의 **palatine process**(입천장돌기), palatine bone(입천장뼈), sphenoid bone, vomer(보습뼈), temporal bone, occipital bone이 관찰된다(그림 7.3A). 이 중에 maxilla의 alveolar arch는 윗니를 에워싸고 지탱하는 일련의 **alveolar process**(이틀돌기)들로 구성된 모서리이다. *Bony palate*(뼈입천장) 중 앞부분은 **palatine process of maxilla**(위턱뼈 입천장돌기)가, 뒷부분은 **horizontal plate of palatine bone**(입천장뼈 수평판)이 형성한다. Central incisor(가운데앞니)의 뒤에는 **incisive fossa**(앞니오목)가 있다. Bony palate 중 posterolateral에는 **greater palatine foramen**(큰입천장구멍)과 **lesser palatine foramen**(작은입천장구멍)이 열려 있다. Bony palate의 뒤모서리는 좌우 **choana**(posterior nasal aperture, 뒤콧구멍)의 아래경계를 형성하는데, 두 choana 사이의 경계는 **vomer**(보습뼈)가 형성한다. Vomer는 얇고 납작한 뼈로서, **bony nasal septum**(코중격뼈부분)의 대부분을 형성한다(그림 7.1A). Frontal bone과 temporal bone과 occipital bone 사이에 끼어 있는 **sphenoid bone**(나비뼈)은 body(몸통)와 body에서 시작된 세 쌍의 돌기인 **greater wing**(큰날개)과 **lesser wing**(작은날개)과 **pterygoid process**(날개돌기)로 구성된다(그림 7.3A,D). Pterygoid process는 **medial pterygoid plate**(안쪽날개판)와 **lateral pterygoid plate**(가쪽날개판)로 구성되며, body와 greater wing 사이의 연결부에서부터 아래 방향으로 돌출되어 있다(그림 7.3A). Pharyngotympanic tube(auditory tube, 귀인두관) 중 bony part(뼈부분)의 입구와 이 관의 cartilaginous part(연골부분)가 놓이는 *sulcus of auditory tube*(귀관고랑)는 **spine of sphenoid**(나비뼈가시)의 medial에서 greater wing of sphenoid bone과 **petrous part of temporal bone**(관자뼈 바위부분)이 연결되는 곳의 아래에 위치한다. **Squamous part of temporal bone**(관자뼈 비늘부분)에 있는 오목한 부분인 **mandibular fossa**(턱관절오목)는 입을 다물 때 head of mandible(턱뼈머리)이 놓이는 곳이다.

Cranial base 중 뒷부분을 이루는 것은 **occipital bone**(뒤통수뼈)인데, 이 뼈는 앞에서 sphenoid bone과 관절한다. Occipital bone 중 일부분이 **foramen magnum**(큰구멍)을 둘러싼다. 이 구멍의 양옆에는 큰 **occipital condyle**(뒤통수뼈관절융기) 한 쌍이 돌출되어 있는데, 이 융기는 머리뼈가 vertebral column(척주)과 관절을 이루는 곳이다(그림 7.3A). Occipital bone과 petrous part of temporal bone 사이에 있는 커다란 틈새는 **jugular foramen**(목정맥구멍)이다. Internal carotid artery(속목동맥)가 jugular foramen의 바로 앞에 있는 **external opening of carotid canal**(목동맥관바깥구멍)을 통해 carotid canal로 진입한다. 겉에서 만져지는 temporal bone의 **mastoid process**(꼭지돌기)에는 근육들이 부착된다. **Stylomastoid foramen**(붓꼭지구멍)은 mastoid process와 styloid process 사이에 위치한다.

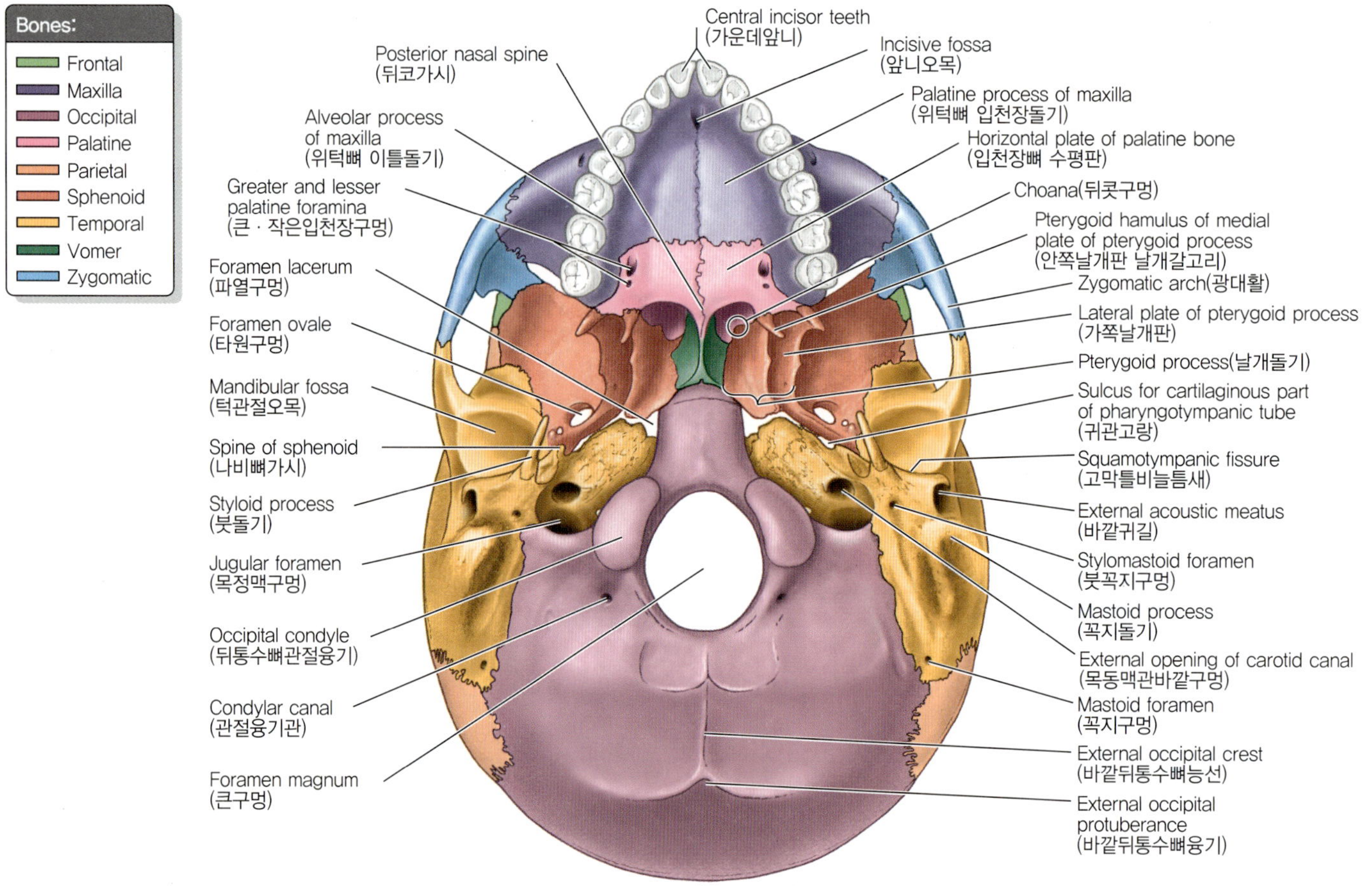

(A) External surface of cranial base(머리뼈바닥바깥면)를 아래에서 본 그림

그림 7.3. Cranial base(머리뼈바닥). A. 바깥면에 있는 구조들. (계속)

표 7.1 각 CRANIAL FOSSA(머리뼈우묵)에 있는 구멍들과 그 통과 구조들

구멍/틈새	통과 구조
Anterior cranial fossa(앞머리뼈우묵)	
Foramen cecum	Nasal emissary vein(인구의 1%에 존재; 수술 중에 손상될 위험이 있음)
Cribriform foramina in cribriform plate	Olfactory epithelium에 있는 olfactory cell의 axon들로, olfactory nerve(CN I)를 형성한다
Anterior and posterior ethmoidal foramina	이 foramen들과 이름이 같은 혈관과 신경
Middle cranial fossa(중간머리뼈우묵)	
Optic canal	Optic nerve(CN II)와 ophthalmic artery
Superior orbital fissure	Ophthalmic vein들; ophthalmic nerve(CN V_1); CN III, IV, VI; sympathetic fiber들
Foramen rotundum	Maxillary nerve(CN V_2)
Foramen ovale	Mandibular nerve(CN V_3)와 accessory meningeal artery
Foramen spinosum	Middle meningeal artery 및 vein과 CN V_3의 meningeal branch
Foramen lacerum[a]	Internal carotid artery와 이에 동반된 sympathetic plexus 및 venous plexus
Groove or hiatus of greater petrosal nerve	Greater petrosal nerve, middle meningeal artery의 petrosal branch
Posterior cranial fossa(뒤머리뼈우묵)	
Foramen magnum	Medulla와 meninges, vertebral artery, CN XI, dural vein들, anterior 및 posterior spinal artery
Jugular foramen	CN IX, X, XI; internal jugular vein의 superior bulb; inferior petrosal sinus와 sigmoid sinus; ascending pharyngeal artery 및 occipital artery의 meningeal branch들
Hypoglossal canal	Hypoglossal nerve(CN XII)
Condylar canal	Sigmoid sinus에서부터 목에 있는 vertebral vein들로 연결되는 emissary vein
Mastoid foramen	Sigmoid sinus에서 시작되는 mastoid emissary vein과 occipital artery의 meningeal branch

[a]실제로는 이 혈관과 신경들이 foramen lacerum을 수직으로 통과하지는 않고 수평 방향으로 가로지르는데, 이 구멍은 살아 있는 사람에서는 연골로 메워져 있기 때문에 머리뼈를 건조한 후 나타나는 인공물이다.

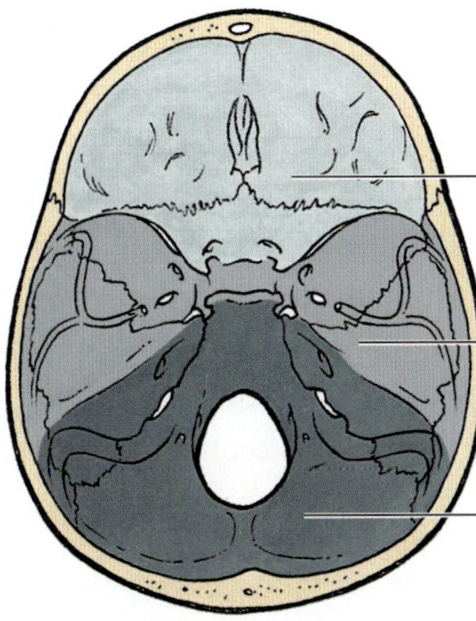

(B) Cranial fossa(머리뼈우묵)들을 위에서 본 그림

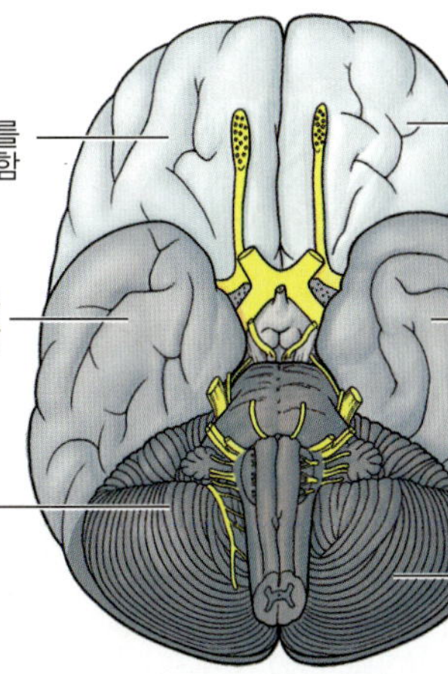

(C) Brain(뇌)을 아래에서 본 그림

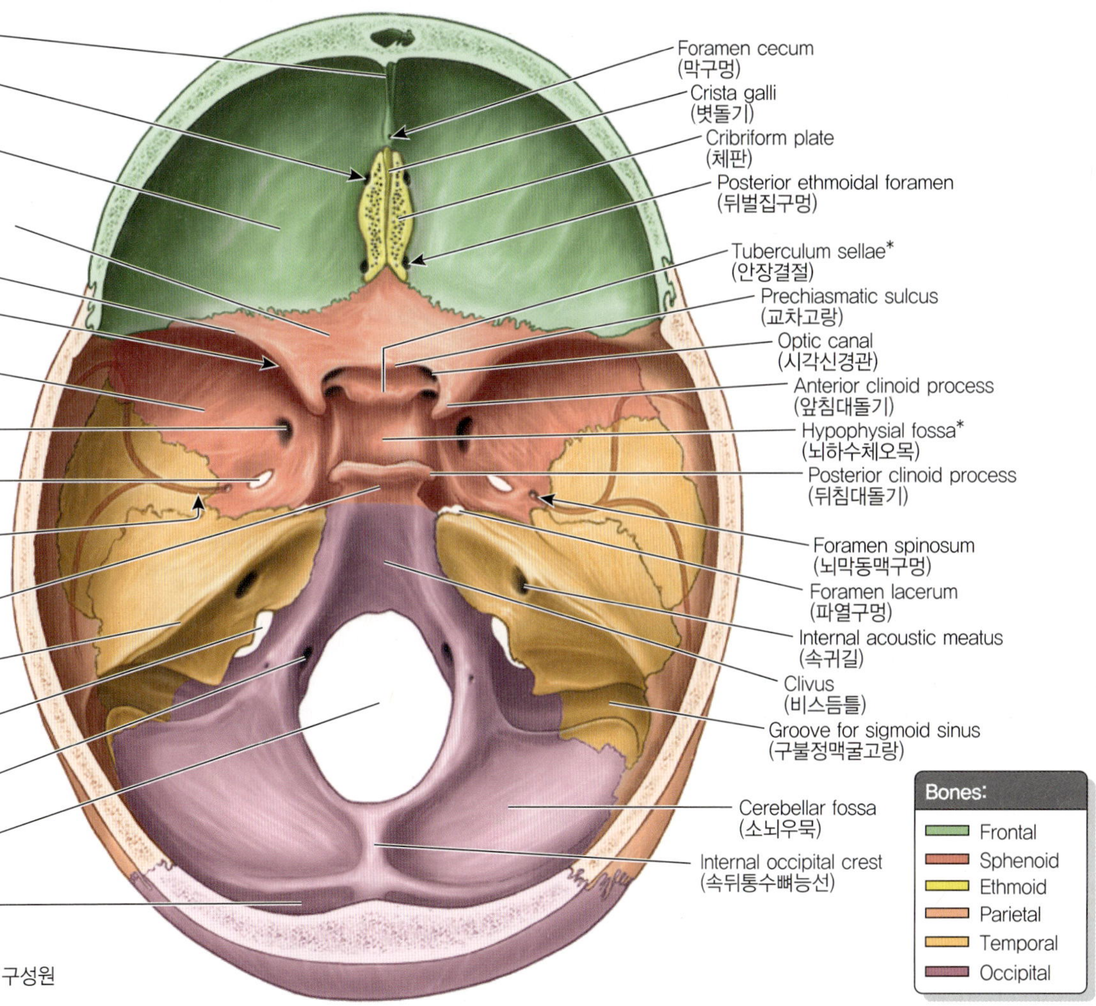

(D) Internal surface of cranial base(머리뼈바닥속면)를 위에서 본 그림

그림 7.3. **Cranial base**(머리뼈바닥). (계속) **B.** Internal surface of cranial base(머리뼈바닥속면)에 있는 cranial fossa(머리뼈우묵)들. **C.** 각 cranial fossa에 놓이는 뇌의 lobe(엽)들과 cerebellum(소뇌). **D.** 속면에 있는 구조들.

Internal Surface of Cranial Base(머리뼈바닥속면)

Internal surface of cranial base에는 크게 패인 세 우묵이 계단처럼 배열되어 있다. 즉 anterior cranial fossa와 middle cranial fossa와 posterior cranial fossa가 있는데, 전체적으로 cranial cavity의 큰 사발처럼 생긴 바닥을 이룬다(그림 7.3B; 표 7.1). 그 중에 anterior cranial fossa가 가장 높고, posterior cranial fossa가 가장 낮다.

Anterior cranial fossa(앞머리뼈우묵)를 이루는 뼈로는 frontal bone이 앞에, ethmoid bone이 중간에, sphenoid bone의 body 및 lesser wing이 뒤에 있다(그림 7.3D). Anterior cranial fossa의 대부분은 우둘투둘한 **orbital plate of frontal bone**(이마뼈 눈확판)이 형성하는데, 이 판은 대뇌의 frontal lobe(이마엽)를 받쳐주는 동시에 orbit의 지붕을 이룬다(그림 7.3B,C). **Frontal crest**(이마뼈능선)는 frontal bone이 정중 방향으로 연장된 구조이다(그림 7.3D). 이 능선이 시작되는 곳에는 **foramen cecum of frontal bone**(이마뼈 막구멍)이 있는데, 이 구멍은 태아 때 혈관이 지나는 통로이다. **Crista galli**(볏돌기)는 ethmoid bone이 정중선에서 위로 능선처럼 돌출된 구조이다. Crista galli의 양옆에는 구멍이 숭숭 뚫린 **cribriform plate of ethmoid bone**(벌집뼈 체판)이 있다.

나비처럼 생긴 **middle cranial fossa**(중간머리뼈우묵)는 body of sphenoid bone의 윗면에 있는 *sella turcica*로 이루어진 중심부분과 그 양옆에 함몰된 넓은 lateral 부분으로 구성된다. **Sella turcica**(안장)는 앞뒤로 **anterior clinoid process**(앞침대돌기)와 **posterior clinoid process**(뒤침대돌기)에 둘러싸여 있으며, 다음 세 부분으로 구성된다.

- **Tuberculum sellae**(안장결절): body of sphenoid bone의 앞부분에 있는 약간 융기된 부분
- **Hypophysial fossa**(pituitary fossa, 뇌하수체오목): 말안장처럼 오목하게 패인 공간으로, pituitary gland(뇌하수체; 라틴어로는 *hypophysis*)가 놓인다
- **Dorsum sellae**(안장등): body of sphenoid bone의 뒷부분에 있는 네모난 부분으로 이루어진다. Dorsum sellae의 예리하게 돌출된 superolateral 각은 *posterior clinoid process*이다.

Middle cranial fossa 중 큰 lateral 부분을 구성하는 뼈에는 lateral에 greater wing of sphenoid와 squamous part of temporal bone이, 뒤에 petrous part of temporal bone이 있다. Middle cranial fossa 중 lateral 부분은 대뇌의 temporal lobe(관자엽)를 떠받친다(그림 7.3B,C). Middle cranial fossa와 posterior cranial fossa의 경계는 lateral에서 *superior border of petrous part of temporal bone*(*petrous ridge*, 관자뼈 바위위모서리)과 medial에서 sphenoid bone의 dorsum sellae가 형성한다(그림 7.3D). **Sphenoidal crest**(나비뼈능선)는 sphenoid bone의 lesser wing의 예리한 뒤모서리인데, 이 능선은 middle cranial fossa 중 lateral 부분의 앞 및 위에서 불쑥 튀어나와 있다. Sphenoidal crest의 medial 끝은 예리하게 돌출된 좌우 *anterior clinoid process*를 이룬다. **Prechiasmatic sulcus**(chiasmatic sulcus, 교차고랑)는 좌우 optic canal(시각신경관) 사이로 연장된다. **Foramen lacerum**(파열구멍)은 hypophysial fossa의 posterolateral에 위치한다. 생체에서 이 구멍은 연골판이 메우고 있다. Body of sphenoid bone의 양옆에는 다음 네 가지 구멍들이 greater wing이 시작하는 부분에 뚫려 있다(그림 7.3D).

- **Superior orbital fissure**(위눈확틈새): greater wing과 lesser wing 사이에 있는 눈물방울처럼 생긴 구멍이며, orbit으로 통해 있음
- **Foramen rotundum**(원형구멍): superior orbital fissure 중 가장 넓은 medial 끝부분보다 뒤에 위치한 둥근 구멍
- **Foramen ovale**(타원구멍): foramen rotundum의 posterolateral에 위치한 달걀 모양의 구멍
- **Foramen spinosum**(뇌막동맥구멍): foramen ovale의 posterolateral에 위치하며, 바깥면에서는 spine of sphenoid bone(나비뼈 가시)의 앞에 있는 구멍(그림 7.3A)

Posterior cranial fossa(뒤머리뼈우묵)는 세 cranial fossa 중에 가장 넓고 깊으며, cerebellum(소뇌)과 pons(다리뇌)와 medulla oblongata(숨뇌)가 놓이는 곳이다(그림 7.3B,C). 이 fossa는 occipital bone과 temporal bone이 대부분을 형성하지만, sphenoid bone 및 parietal bone의 일부분도 작게나마 포함되어 있다(그림 7.3D). Dorsum sellae에서부터 뒤로 급격히 기울어지는 부분인 **clivus**(비스듬틀)를 따라가면 **foramen magnum**(큰구멍)이 있다. 이 커다란 구멍의 뒤에 있는 **internal occipital crest**(속뒤통수뼈능선)는 posterior cranial fossa 중 뒷부분을 좌우 **cerebellar fossa**(소뇌우묵)로 구분하는 기준이 된다. 이 능선은 위로 **internal occipital protuberance**(속뒤통수뼈융기)가 되어 끝난다. Posterior cranial fossa에 있는 넓은 고랑은 *transverse sinus*(가로정맥굴)와 *sigmoid sinus*(구불정맥굴)로 인해 패인 것이다. Temporal bone의 petrous ridge의 바닥에는 **jugular foramen**(목정맥구멍)이 있다. Jugular foramen의 앞 및 위에는 **internal acoustic meatus**(속귀길)가 있다. **Hypoglossal canal**(혀밑신경관)은 foramen magnum의 anterolateral 모서리보다 위에 있으며, occipital condyle의 시작부분을 관통한다.

SCALP(머리덮개, 두피)

Scalp는 occipital bone에 있는 superior nuchal line에서부터 frontal bone의 supra-orbital margin에 이르기까지 neurocranium을 덮고 있는 피부와 subcutaneous tissue(피부밑조직)와 근육 및 aponeurosis(널힘줄) 층으로 구성된다(그림 7.1A). Scalp는 lateral 방향으로 temporal fascia(관자근막) 너머 zygomatic arch까지 이어진다. Scalp의 신경 및 혈관은 나중에 얼굴의 신경 및 혈관과 함께 논의한다.

Scalp는 다섯 층으로 구성되는데, 첫째~셋째 층은 서로 밀접하게 연결되어 있기 때문에 한 몸으로 움직인다(예를 들어 이맛살을 찌푸릴 때). 다음과 같이 *scalp*의 다섯 글자를 이용해서 다섯 층의 구성을 암기할 수 있다(그림 7.4A).

- **S**kin(피부)은 얇고(뒤통수부위는 예외) sweat gland(땀샘)와 sebaceous gland(기름샘)와 hair follicle(털주머니)이 많이 있다. 동맥이 풍부하게 분포하며, 정맥과 림프관도 많다.
- **C**onnective tissue(결합조직)는 두껍고 치밀하며 혈관이 잘 발달된 subcutaneous tissue 층을 이루고, 피부신경이 많다.
- **A**poneurosis(널힘줄)는 **epicranial aponeurosis**(머리덮개널힘줄)라 불리는 튼튼하고 납작한 힘줄판으로서, occipitofrontalis muscle(뒤통수이마근)의 frontal belly(이마힘살) 및 occipital belly(뒤통수힘살)와 superior auricular muscle(위귓바퀴근)의 중간에 위치한 넓적한 tendon으로 작용한다(그림 7.4B). 이 aponeurosis와 근육들은 함께 *epicranius muscle*(머리덮개근)을 이룬다.

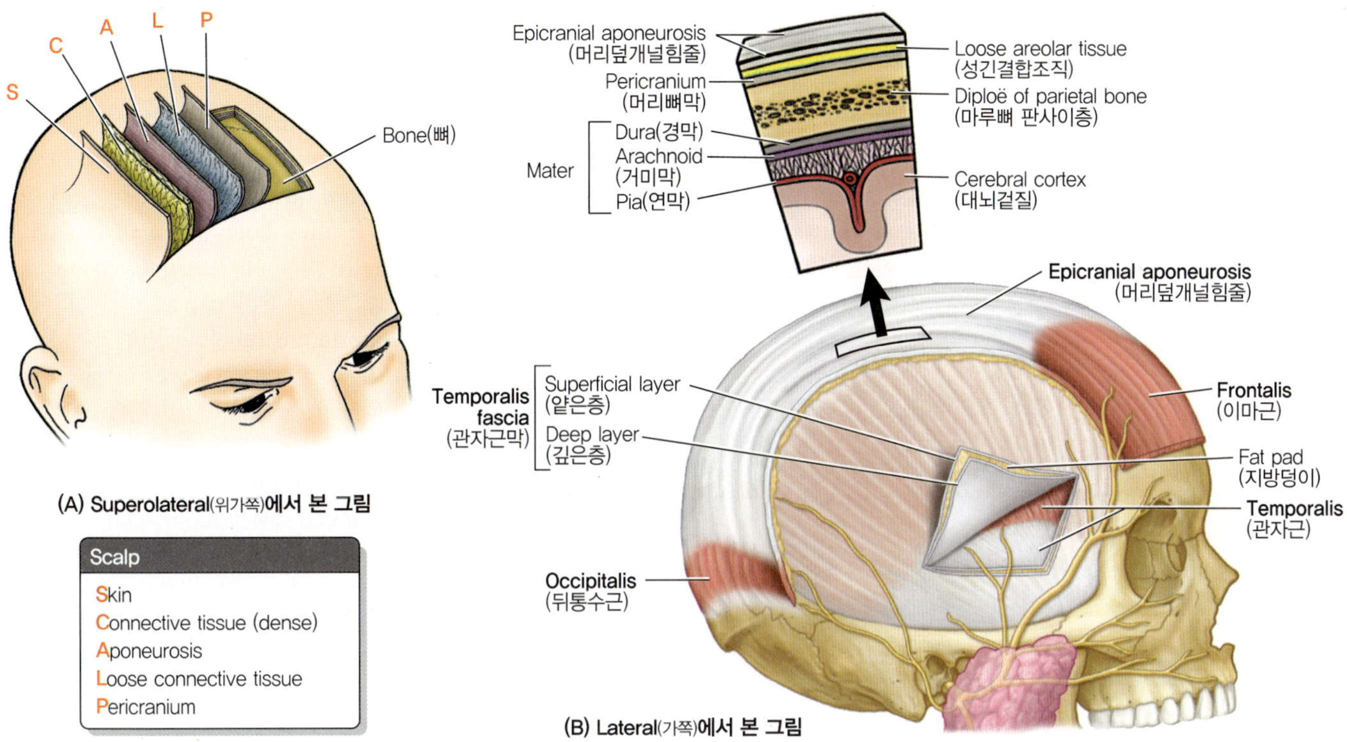

그림 7.4. Scalp(머리덮개, 두피). A. Scalp를 구성하는 층들. B. Scalp의 epicranial aponeurosis(머리덮개널힘줄) 및 기타 층들과 cranium(머리뼈)과 meninges(뇌척수막).

- Loose connective tissue(성긴결합조직)는 스폰지처럼 생긴 층으로, potential space(잠재공간)들이 있는데, 손상이나 감염이 생기면 이 공간들이 확장되기도 한다(그림 7.4A). 이 층으로 인해 scalp 중 첫 세 층인 **scalp proper**(고유머리덮개)가 calvaria 위에서 자유롭게 움직일 수 있다.
- Pericranium(머리뼈막, 머리뼈바깥막)은 결합조직으로 구성된 치밀한 층으로, 뇌머리뼈의 바깥을 덮고 있는 periosteum(뼈막)을 이룬다. Pericranium은 단단히 부착되어 있지만 살아 있는 사람의 calvaria로부터는 매우 쉽게 벗겨진다. 하지만 suture를 결합시키는 섬유조직과 연속된 pericranium은 쉽게 벗겨지지 않는다.

CRANIAL MENINGES(뇌막)

Cranial meninges는 머리뼈 바로 속에서 뇌를 둘러싸고 있는 막이다. Cranial meninges는 액체로 가득 찬 공간인 subarachnoid space(거미막밑공간)에 뇌를 가두어 보호한다. 또한 뇌의 동맥과 정맥과 venous sinus(정맥굴)를 지지하는 틀을 이룬다. Cranial meninges는 다음과 같이 세 겹의 결합조직막으로 구성된다(그림 7.5).

- **Dura mater**(dura, 경막): 가장 바깥층인 질기고 두꺼운 섬유막
- **Arachnoid mater**(arachnoid, 거미막): 중간층인 얇은 막
- **Pia mater**(pia, 연막): 가장 속층인 섬세하고 혈관이 발달된 막

임상해부학

Scalp(머리덮개)의 손상과 감염

넷째 층인 loose connective tissue 층은 *scalp*의 위험부위로 간주되는데, 왜냐하면 고름이나 피가 이 층을 따라 쉽게 퍼지기 때문이다. 이 층에 일어난 감염은 calvaria에 있는 parietal foramen(마루뼈구멍)들을 지나 meninges 등과 같은 머리뼈 속 구조에 도달하는 *emissary vein*(이끌정맥)을 통해 cranial cavity로도 들어갈 수 있다. 하지만 목으로는 감염이 전파될 수 없는데, 왜냐하면 occipitofrontalis muscle의 occipital belly가 occipital bone과 temporal bone의 mastoid part에 부착되어 있기 때문이다. 또한 감염이 lateral 방향으로 zygomatic arch 너머로도 전파될 수 없다. Epicranial aponeurosis가 이 arch에 부착된 temporal fascia와 연속되어 있기 때문이다. 하지만 감염을 일으킨 세균이나 고름 또는 피 등의 액체가 앞으로 눈꺼풀이나 root of nose(코뿌리)로는 들어갈 수 있는데, 이는 occipitofrontalis muscle의 frontal belly가 피부와 subcutaneous tissue로 insertion 하고 뼈에는 부착되지 않기 때문이다. 따라서 scalp나 이마에 손상이 일어나면 'black eye(멍든 눈)'가 나타날 수 있다. 혈액이 눈꺼풀이나 그 주변 부위의 피부 및 subcutaneous tissue로 extravasation(혈관바깥유출) 되기 때문에 보라색 반점 모양인 *ecchymosis*(반출혈, 얼룩출혈)가 나타난 것이다.

Arachnoid와 pia는 서로 이어져 있기 때문에 둘을 합쳐 **leptomeninx**(연질뇌척수막)라 한다. Arachnoid와 pia는 subarachnoid space를 사이에 두고 분리되어 있는데, 이 공간에는 **CSF**(cerebrospinal fluid, 뇌척수액)가 들어 있다. CSF는 맑은 액체로, 성분이 혈액과 비슷한데, 영양 공급 기능이 있지만 혈액에 비해 단백질이 적고 이온 농도도 다르다. CSF는 네 곳의 ventricle(뇌실)에 있는 *choroid plexus*(맥락얼기)에서 주로 생산된다. CSF는 ventricle을 벗어난 후 subarachnoid space로 들어가고, 이 곳에서 충격으로부터 뇌를 보호하는 쿠션 역할을 하는 동시에 뇌에 영양을 공급한다(그림 7.12).

Dura Mater(경막)

Dura mater(dura)는 머리뼈 속면에 부착되어 있으며, 다음 두 층으로 구성된다(그림 7.5, 7.6B).

- 바깥층인 *periosteal layer*(뼈막층, 뼈속막층): calvaria의 속면을 덮고 있는 periosteum으로 이루어져 있다
- 속층인 *meningeal layer*(수막층): 튼튼한 섬유막으로, foramen magnum(큰구멍)에서 척수를 덮고 있는 dura와 연속된다

DURAL INFOLDINGS(DURAL REFLECIONS, 경막주름)

속층인 **meningeal layer of dura mater**(경막 수막층)가 바깥층인 **periosteal layer of dura mater**(경막 뼈막층)로부터 분리되어 **dural infolding**을 형성하는데, 이 주름들은 cranial cavity를 몇 개의 칸으로 나누고 뇌를 지지한다(그림 7.6). Dural infolding은 모두 네 가지로, *falx cerebri*와 *tentorium cerebelli*와 *falx cerebelli*와 *diaphragma sellae*가 있다.

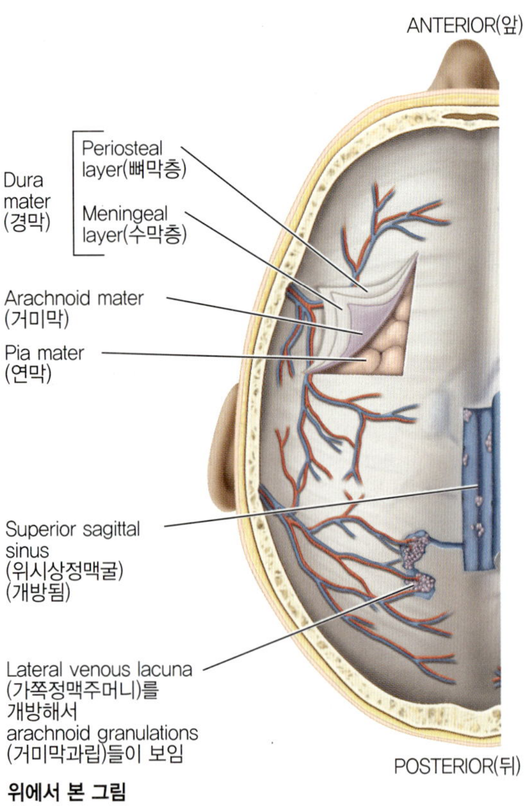

그림 7.5. Cranial meninges(뇌막).

Falx cerebri(대뇌낫)는 dural infolding들 중 가장 크며, 낫처럼 생긴 칸막이로, **longitudinal cerebral fissure**(대뇌세로틈새)에 자리잡고 있다. 이 틈새는 좌우 cerebral hemisphere(대뇌반구) 사이를 가른다. Falx cerebri는 앞에서 frontal bone의 *frontal crest*(이마뼈능선)와 ethmoid bone의 crista galli에서부터 뒤로 internal occipital protuberance에 이르기까지 정중면을 따라 calvaria의 속면에 부착된다. Falx cerebri는 뒤에서 tentorium cerebelli에 연결되며 끝난다.

Tentorium cerebelli(소뇌천막)는 cerebral hemisphere 중 occipital lobe(뒤통수엽)와 cerebellum(소뇌) 사이를 가르는 초승달처럼 생긴 넓은 septum(사이막)이다(그림 7.6A). Tentorium cerebelli는 앞에서 sphenoid bone의 anterior clinoid process 및 posterior clinoid process에, anterolateral에서 temporal bone의 petrous part에, posterolateral에서 occipital bone과 parietal bone 중 일부분의 속면에 부착된다. Falx cerebri가 정중선상에서 tentorium cerebelli에 부착되면서 이를 위로 당기기 때문에 tentorium cerebelli가 천막 형태를 취하게 된다. 좌우 tentorium cerebelli의 anteromedial 모서리는 오목하게 패어 있으면서 어느 곳에도 부착되지 않기 때문에 **tentorial notch**(천막패임)라는 빈틈을 형성하는데, 이 notch를 통해 brainstem(뇌줄기)이 posterior cranial fossa에서부터 middle cranial fossa로 진입한다. Tentorium cerebelli를 기준으로 cranial cavity가 *supratentorial compartment*(천막위칸)와 *infratentorial compartment*(천막아래칸)로 나뉜다(그림 7.7B).

Falx cerebelli(소뇌낫)는 수직 방향의 dural infolding으로서, posterior cranial fossa 중 뒷부분에서 tentorium cerebelli의 아래에 위치한다(그림 7.7A). Falx cerebelli는 좌우 cerebellar hemisphere(소뇌반구) 사이를 부분적으로 가른다.

Diaphragma sellae(안장가로막)는 가장 작은 dural infolding으로서, dura가 동그랗게 연장되어 네 clinoid process들 사이에 매달려 있으면서 *hypophysial fossa*(뇌하수체오목) 위로 불완전하나마 지붕을 이룬다. Diaphragma sellae는 이 fossa에 들어 있는 *pituitary gland*(뇌하수체)를 덮고 있으며, pituitary gland의 stalk인 *infundibulum*(깔때기)과 hypophysial vein(뇌하수체정맥)들이 통과하는 구멍이 뚫려 있다(그림 7.7B, 7.8B).

DURAL VENOUS SINUS(경막정맥굴)

Dural venous sinus는 dura의 periosteal layer와 meningeal layer 사이에 있는, 속면이 endothelium(내피)으로 덮여 있는 공간이다(그림 7.6A,B). Dural venous sinus는 주로 dural infolding이 뼈에 부착되는 곳과 cranial base의 중앙 부분에 형성된다. 뇌의 표면이나 diploë(판사이층)에서 시작된 굵은 정맥들이 dural venous sinus로 배출되며, 뇌와 diploë에서 나온 혈액 중 대부분은 궁극적으로 dural venous sinus를 거쳐서 internal jugular vein(IJV, 속목정맥)으로 배출된다.

Superior sagittal sinus(위시상정맥굴)는 falx cerebri의 볼록한 위모서리에 부착되어 있다(그림 7.6, 7.10). 이 sinus는 crista galli에서 시작된 뒤 internal occipital protuberance 근처에서 **confluence of sinuses**(정맥굴합류)로 끝난다. Superior sagittal sinus는 superior

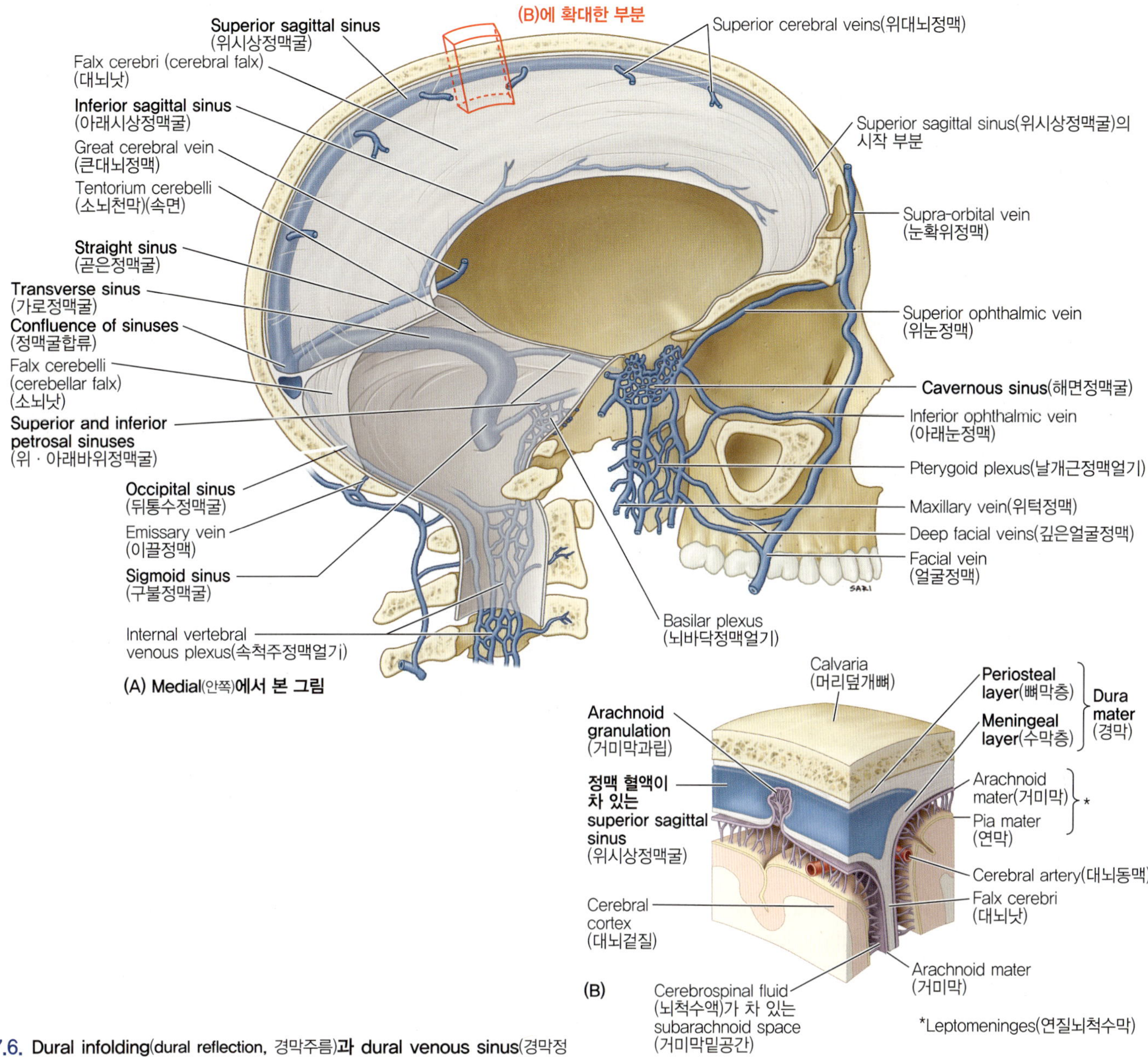

그림 7.6. **Dural infolding**(dural reflection, 경막주름)**과 dural venous sinus**(경막정맥굴). Dura mater(경막)에 있는 venous sinus(정맥굴)들과 그 연결 상태를 표시했다.

cerebral vein(위대뇌정맥)들을 받으며, 각 옆면에서 틈새처럼 생긴 구멍들을 통해 **lateral venous lacunae**(가쪽정맥주머니)에 연결되는데, 이 주머니는 superior sagittal sinus가 옆으로 확장된 것이다(그림 7.5).

Arachnoid villi(거미막융모)들이 모여서 형성한 **arachnoid granulation**(거미막과립)은 arachnoid가 꽃술 모양으로 연장된 구조로, dura mater의 meningeal layer를 통해 dural venous sinus 속으로, 특히 lateral venous lacuna 속으로 돌출되어 있다. Arachnoid granulation은 CSF를 정맥계통으로 전달한다(그림 7.5).

Inferior sagittal sinus(아래시상정맥굴)는 superior sagittal sinus에 비해 훨씬 작으며, falx cerebri의 오목한 아래모서리를 따라 뒤로 이어지다가 straight sinus에서 끝난다(그림 7.6A, 7.7B).

Straight sinus(곧은정맥굴)는 inferior sagittal sinus가 great cerebral vein(큰대뇌정맥)과 합쳐져서 형성된다. Straight sinus는 falx cerebri가 tentorium cerebelli에 이어지는 선을 따라 아래 및 뒤로 진행하다가 *confluence of sinuses*에 합쳐진다(그림 7.7B).

Transverse sinus(가로정맥굴)는 *confluence of sinuses*에서부터 lateral 방향으로 tentorium cerebelli의 뒤모서리가 부착되는 선을 따라서 occipital bone과 parietal bone의 postero-inferior angle(뒤아래각)의 속면에 패인 고랑을 지난다(그림 7.7A). 그 후 transverse sinus는 temporal bone의 petrous part의 뒷면에서 tentorium cerebelli를 벗

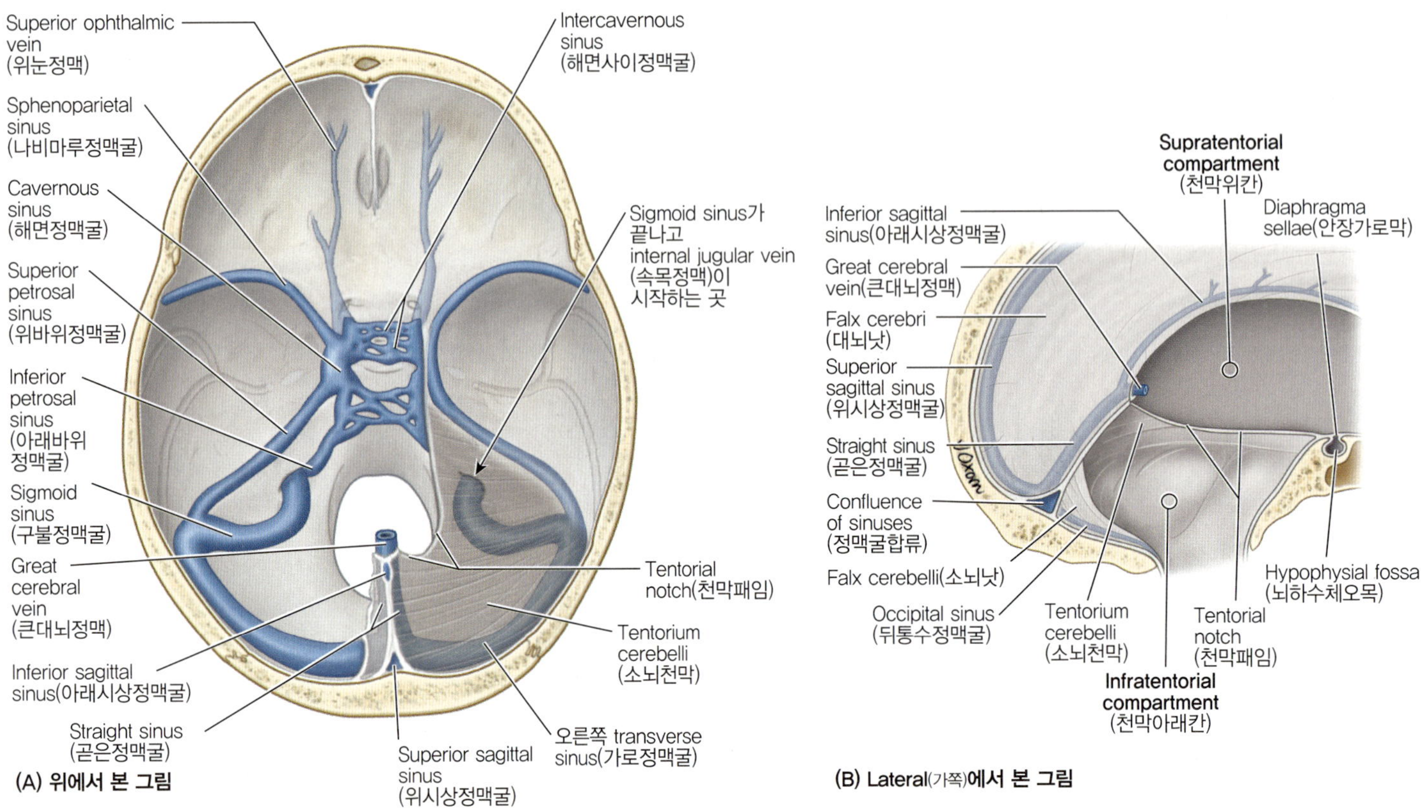

그림 7.7. Dural venous sinus(경막정맥굴). Cranial base(머리뼈바닥)의 속면에 있는 dural venous sinus들.

어나 sigmoid sinus가 된다.

Sigmoid sinus(구불정맥굴)는 posterior cranial fossa에서 S자 모양 경로를 따라 temporal bone과 occipital bone의 속면에 깊은 고랑을 형성한다. 좌우 각 sigmoid sinus는 앞으로 방향을 돌린 후에 jugular foramen을 지나서 IJV가 되어 아래로 계속된다.

Occipital sinus(뒤통수정맥굴)는 falx cerebelli가 occipital bone에 부착된 모서리에 위치하며, 위로 이어져 confluence of sinuses에서 끝난다(그림 7.7B). Occipital sinus는 아래로 internal vertebral venous plexus(속척주정맥얼기)와 통해 있다.

좌우 **cavernous sinus**(해면정맥굴)는 sphenoid bone의 body에 있는 sella turcica의 양옆에 위치한다(그림 7.6A, 7.7A). Cavernous sinus는 벽이 매우 얇은 venous plexus(정맥얼기)로 구성되어 있으며, 앞에서 superior orbital fissure에서부터 뒤로 temporal bone의 apex of petrous part까지 걸쳐 있다. Cavernous sinus는 superior ophthalmic vein(위눈정맥) 및 inferior ophthalmic vein(아래눈정맥)과 superficial middle cerebral vein(얕은중간대뇌정맥)과 sphenoparietal sinus(나비마루정맥굴)로부터 혈액을 받아들인다. 좌우 cavernous sinus를 구성하는 정맥들은 pituitary gland의 infundibulum의 앞뒤에 있는 **intercavernous sinus**(해면사이정맥굴)를 통해 서로 교통한다. Cavernous sinus는 *superior petrosal sinus*와 *inferior petrosal sinus*를 통해서 뒤 및 아래로 연결되며, emissary vein을 통해 *pterygoid venous plexus*(날개근정맥얼기)에 연결된다(그림 7.6A, 7.7B).

Internal carotid artery(속목동맥; 그림 7.8A,B)는 교감신경인 internal carotid plexus(속목신경얼기)에 에워싸인 채 cavernous sinus를 통과하는데, 도중에 abducent nerve(갓돌림신경, CN VI)가 이 동맥을 가로지른다. 각 cavernous sinus의 lateral 벽에는 oculomotor nerve(눈돌림신경, CN III), trochlear nerve(도르래신경, CN IV), trigeminal nerve(삼차신경) 중 ophthalmic nerve(눈신경, CN V_1)와 maxillary nerve(위턱신경, CN V_2)가 들어 있다.

Superior petrosal sinus(위바위정맥굴)는 cavernous sinus의 뒤끝에서 시작하고, transverse sinus가 아래로 휘어져서 sigmoid sinus가 되는 지점에 합쳐져서 끝난다(그림 7.7A). 각 superior petrosal sinus는 temporal bone에 부착하는 tentorium cerebelli의 anterolateral 모서리에 위치하는데, temporal bone에 부착되는 위치는 superior border of petrous part(바위위모서리)이다.

Inferior petrosal sinus(아래바위정맥굴)는 cavernous sinus의 뒤끝에서 시작되며, cavernous sinus의 혈액을 IJV의 시작부분으로 직접 배출한다. *Basilar plexus*(뇌바닥정맥얼기)는 inferior petrosal sinus를 아래에 위치한 internal vertebral venous plexus에 연결해서 혈액이 서로 통하게 한다(그림 7.6A). **Emissary vein**(이끌정맥)들은 dural venous sinus를 머리뼈 밖에 있는 정맥들에 연결한다(그림 7.6A). Emissary vein의 크기와 수는 일정하지 않다.

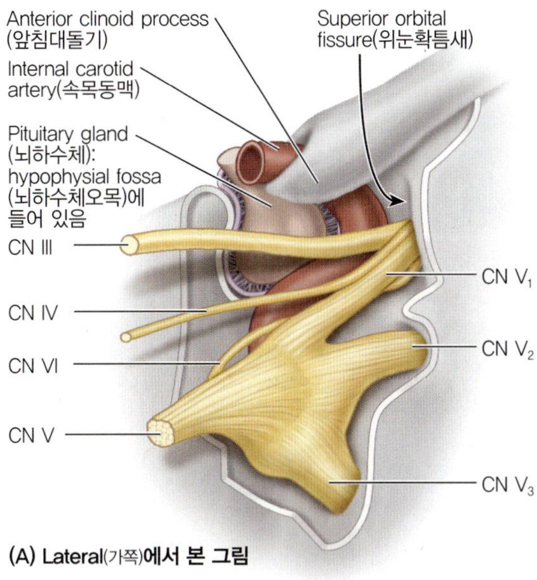

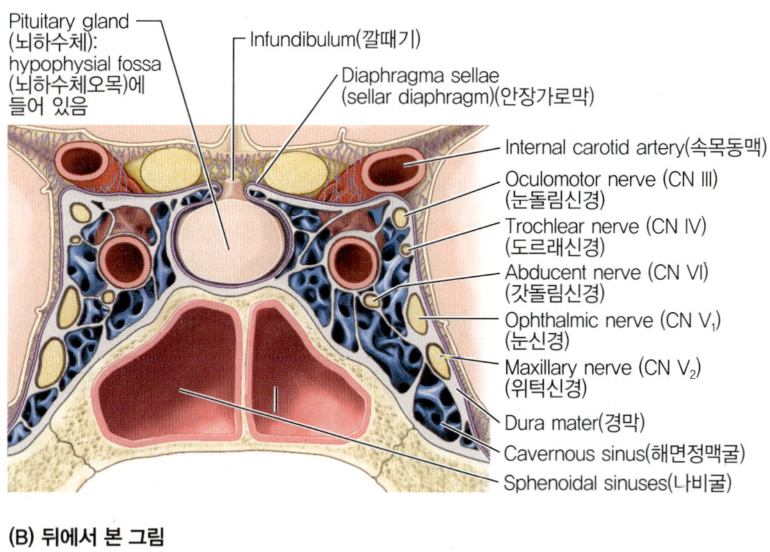

그림 7.8. Cavernous sinus(해면정맥굴). **A.** Internal carotid artery(속목동맥)에 대한 oculomotor nerve(눈돌림신경)와 trochlear nerve(도르래신경)와 trigeminal nerve(삼차신경)와 abducent nerve(갓돌림신경)의 위치 관계. **B.** Cavernous sinus를 지나는 관상단면.

임상해부학

Cerebral Vein(대뇌정맥)과 Dural Venous Sinus(경막정맥굴)의 Occlusion(막힘)

Thrombus(혈전)나 thrombophlebitis(혈전정맥염)나 종양 등으로 인해 cerebral vein이나 dural venous sinus가 막힐 수 있다. Facial vein(얼굴정맥)이 superior ophthalmic vein(위눈정맥)을 통해 cavernous sinus와 이루는 연결은 임상적으로 중요하다(그림 7.6A). Medial angle(안쪽눈구석) 부위와 코와 입술 등의 혈액은 대개 아래로 facial vein으로 배출된다. 그러나 facial vein에는 valve(판막)가 없기 때문에 혈액이 위로 역류해서 superior ophthalmic vein을 거쳐 cavernous sinus로 배출되기도 한다. *Facial vein*에 *thrombophlebitis*가 생긴 환자에서는 감염된 thrombus 조각들이 cavernous sinus 속으로 전파되어 *cavernous sinus*에서도 *thrombophlebitis*가 일어날 수 있다.

Dural Sinus(경막정맥굴)로 전이한 종양 세포

Basilar plexus(뇌바닥정맥얼기)와 occipital sinus(뒤통수정맥굴)는 foramen magnum을 지나서 internal vertebral venous plexus(속척주정맥얼기)와 교통한다(그림 7.6D). 이 정맥들에는 valve가 없기 때문에 심한 기침을 하거나 몸에 힘을 줄 때처럼 가슴이나 배나 골반이 압박을 받으면 이 부위의 정맥 피가 internal vertebral venous plexus로 밀려들어가서 dural venous sinus까지 올라올 수 있다. 그 결과 몸통에 생긴 abscess(고름집)에 있던 고름이나 종양 세포들이 척추뼈나 뇌에 전파될 수 있다.

Cranial Base(머리뼈바닥) 골절

Cranial base가 골절되면 carotid sinus에 있는 internal carotid artery가 파열되기도 하는데, 그 결과로 *arterio-venous fistula*(동정맥샛길)가 형성될 수 있다. 동맥 피가 cavernous sinus로 쏟아져 들어가면 이 sinus가 확장되고 이 sinus에 연결되어 있는 정맥들, 특히 ophthalmic vein들로 혈액이 역류한다. 그 결과 안구가 앞으로 튀어나오는 *exophthalmos*(안구돌출)가 나타나고 conjunctiva(결막)가 충혈되는 *chemosis*(결막부종)가 일어난다. 돌출된 안구는 radial pulse(노동맥 맥박)에 맞춰 박동하는데, 이 현상을 *pulsating exophthalmos*(박동안구돌출)라 부른다. CN III, IV, V_1, V_2, VI 등의 뇌신경도 cavernous sinus 내부나 lateral 벽 근처에 위치하기 때문에 이 sinus가 손상을 입으면 이 신경들도 영향을 받을 수 있다(그림 7.8A,B).

머리를 가격당하면 골절이 없이도 dura의 periosteal layer가 calvaria로부터 떨어져 나올 수 있다. 그러나 cranial base에서는 dura의 두 층이 단단히 결합되어 있기 때문에 머리뼈로부터 분리되기 어렵다. 따라서 cranial base가 골절되면 대개 dura가 찢어지고 그 결과로 CSF가 유출된다.

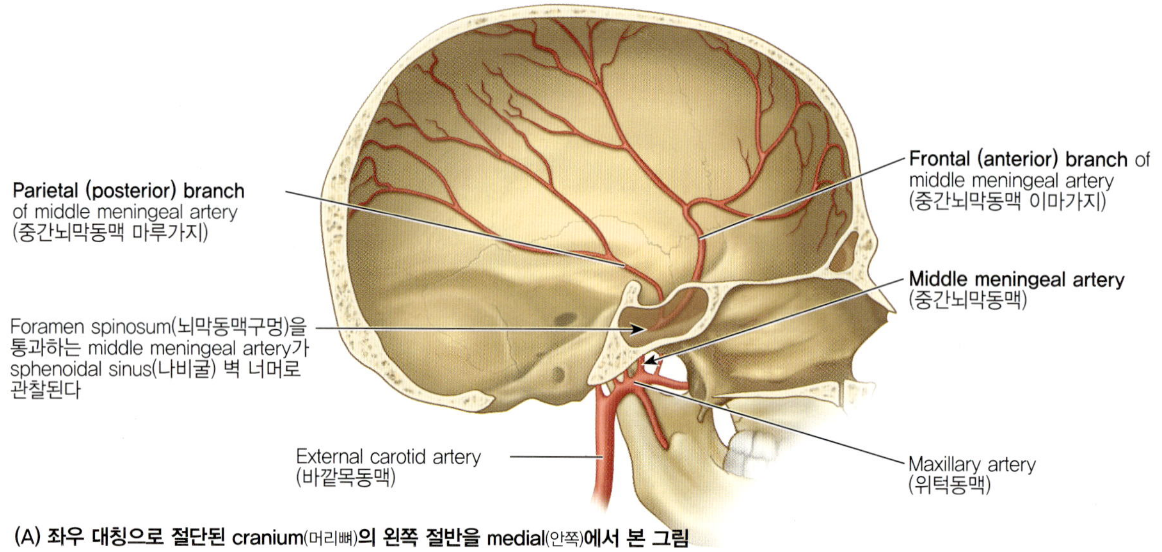

(A) 좌우 대칭으로 절단된 cranium(머리뼈)의 왼쪽 절반을 medial(안쪽)에서 본 그림

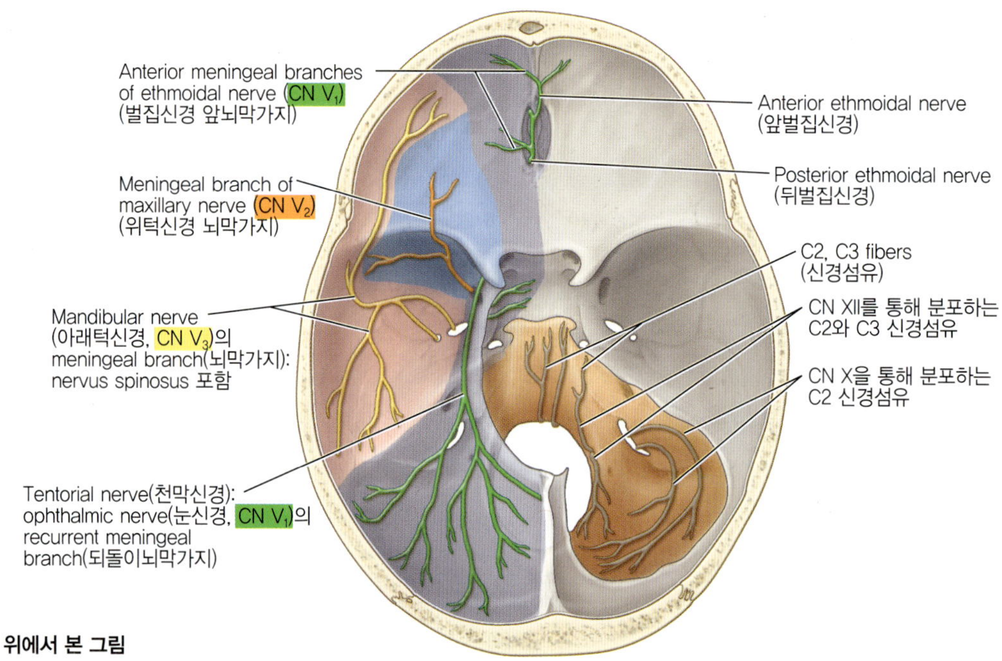

(B) 위에서 본 그림

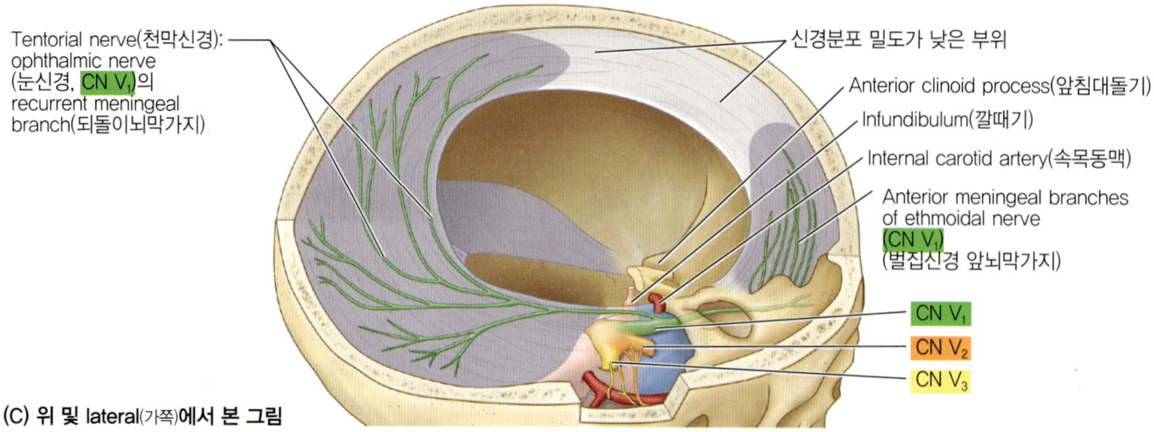

(C) 위 및 lateral(가쪽)에서 본 그림

그림 7.9. Middle meningeal artery(중간뇌막동맥)**와 dura mater**(경막)**의 신경분포. A.** Middle meningeal artery. **B.** 신경분포. Cranial base(머리뼈바닥)의 속면 그림으로, dura에 분포하는 cranial nerve(뇌신경)들과 spinal nerve(척수신경)들을 표시했다. **C.** Calvaria(머리덮개뼈)와 뇌를 오른쪽에서 제거한 후 CN V를 해부해서 분포를 표시했다.

DURA MATER(경막)의 혈관과 신경

Dura의 동맥은 dura 자체보다 calvaria에 혈액을 더 많이 공급한다. 이 동맥들 중에 가장 굵은 **middle meningeal artery**(중간뇌막동맥; 그림 7.9A, 7.10A)는 maxillary artery(위턱동맥)의 가지인데, maxillary artery는 external carotid artery(바깥목동맥)의 terminal branch(종말가지) 중 하나이다. Middle meningeal artery는 *foramen spinosum*을 통해 middle cranial fossa로 들어간 후에 이 fossa의 바닥에서 lateral 방향으로 진행하다가 sphenoid bone의 greater wing의 속면에서 위 및 앞으로 방향을 바꾸면서 frontal branch와 parietal branch로 갈라진다. **Anterior branch(frontal branch**, 이마가지)는 위로 진행하다가 pterion 위치를 지나면서 calvaria 중 앞부분에 가지들을 보낸다. **Posterior branch(parietal branch**, 마루가지)는 뒤 및 위 방향으로 진행하다가 calvaria의 뒷면에서 여러 가지로 갈라진다. **Dura의 정맥**은 meningeal artery와 동행한다(그림 7.10A).

Dura의 신경분포는 주로 trigeminal nerve(삼차신경)의 세 가지가 담당한다(그림 7.9B,C). 감각신경은 vagus nerve(미주신경)나 hypoglossal nerve(혀밑신경)로부터도 오지만, 그 신경섬유는 상위 세 cervical nerve(목신경)의 sensory ganglia(감각신경절)로부터 온 것일 가능성이 높다. 통증을 감지하는 sensory ending(감각종말)은 superior sagittal sinus의 양옆을 따라 있는 dura나 동맥과 정맥이 지나는 곳의 dura에 더 많이 분포한다. 그리고 머리뼈의 바닥면보다는 tentorium cerebelli에 더 많다. Dura에서 시작된 통증은 대개 다른 곳에서 referred pain(연관통증)으로 나타나는데, 해당 cervical nerve나 trigeminal nerve의 가지가 분포하는 피부나 점막 부위에서 시작된 두통으로 느끼게 된다.

Arachnoid Mater(거미막)와 Pia Mater(연막)

Arachnoid mater와 **pia mater**는 총칭해서 **leptomeninx**(연질뇌척수막)라 하는데, 둘 다 embryo(배아)의 뇌를 둘러싸던 단층의 mesenchyme(중간엽)으로부터 발생한다. 액체가 고인 작은 공간들이 이 mesenchyme에 형성되고, 이 공간들이 합쳐져서 *subarachnoid space*가 만들어진다(그림 7.10A,B). 거미줄처럼 생긴 **arachnoid trabeculae**(거미막잔기둥)는 arachnoid와 pia 사이를 연결한다. Arachnoid mater는 혈관이 없으며 CSF의 압력 때문에 dura의 속면에 밀착되어 있다. **Pia mater**는 가느다란 혈관 얼기들이 많은 얇은 막인데, 뇌 표면에 밀착되어 있기 때문에 뇌 윤곽을 따라 분포한다(그림 7.6B, 7.10). Cerebral artery(대뇌동맥)들이 cerebral cortex를 뚫고 들어가는 곳에서 pia도 따라 들어가지만 따라 들어가는 거리가 짧기 때문에 pia에 덮인 periarterial space(동맥주위공간)가 형성된다.

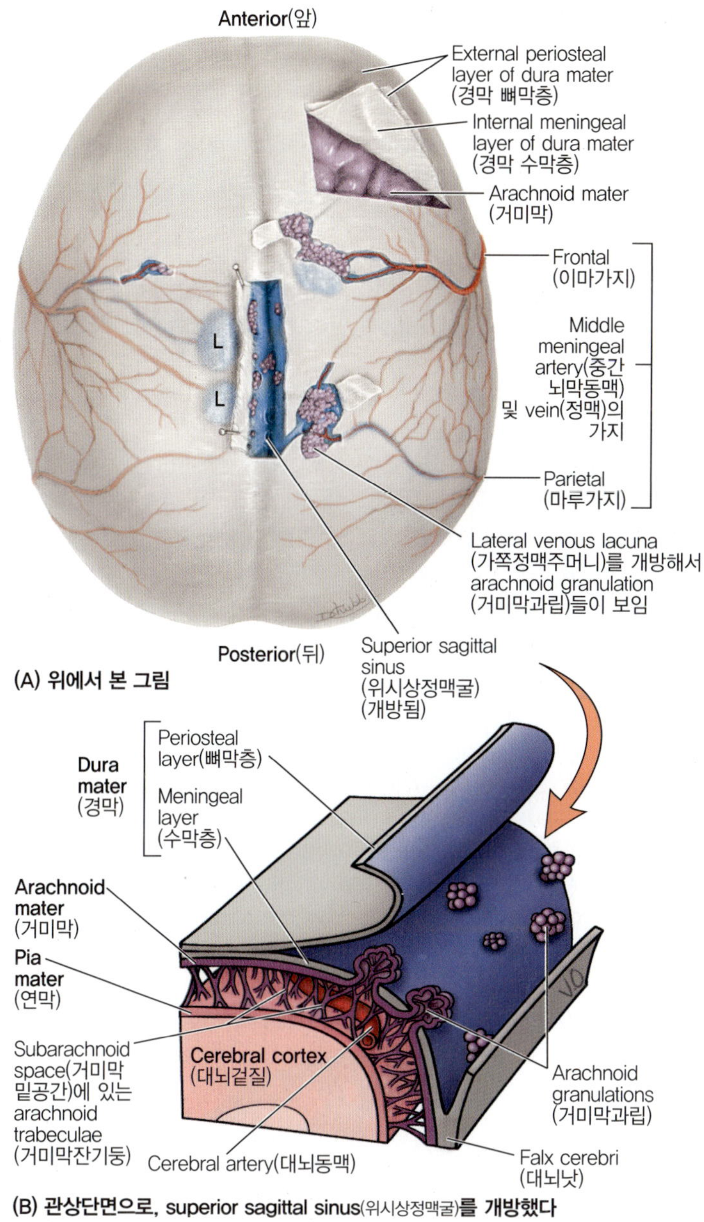

그림 7.10. Cranial meninges(뇌막)를 구성하는 층들의 구조와 위치 관계. A. 뇌와 함께 그대로 분리된 meninges(뇌척수막)의 층들과 middle meningeal vessels(중간뇌막동정맥). **B.** Superior sagittal sinus(위시상정맥굴)를 절개해서 arachnoid granulation(거미막과립)들이 관찰된다.

임상해부학

Dura mater(경막)에서 시작된 Headache(두통)

Dura는 통증에 민감한데, 특히 dural venous sinus와 meningeal artery에 이웃한 곳이 그러하다. 두통의 원인은 많지만 scalp 혈관이나 meninges의 혈관, 또는 둘 다의 확장이 한 원인으로 생각된다. 두통 중 상당수가 dura에서 비롯되는 것으로 보이는데, 그 예로 CSF를 뽑기 위해 lumbar puncture(허리천자)를 시행한 후에 일어나는 두통이 있다. 이 두통은 dura에 있는 감각신경종말이 자극되기 때문에 나타나는 것으로 생각된다. CSF가 빠져나올 때 뇌가 약간 내려앉아 dura가 당겨지는데, 이 과정이 통증과 두통을 유발하는 것으로 보인다. 이 같은 이유 때문에 lumbar puncture를 시술한 환자에게 머리를 아래로 조아린 자세를 취하도록 함으로써 dura가 당겨지는 것을 최소화하면 두통이 일어날 가능성을 줄일 수 있다.

Meningeal Spaces(뇌막공간)

Cranial meninges에 관련해서 자주 언급되는 다음 세 가지 meningeal space 중에 단 하나만이 정상 상태에서도 진정한 공간으로 존재한다.

- **Dura-cranium interface**(경막-머리뼈 경계면)는 흔히 extradural space(epidural space, 경막바깥공간)라 칭하며, 머리뼈와 dura의 바깥층인 periosteal layer 사이를 가리키지만 dura가 뼈에 붙어 있기 때문에 진정한 공간이 아니다. 이 경계면은 질병에 의해서만 공간이 되는데, 예를 들어 파열된 meningeal vessel에서 유출된 혈액이 머리뼈로부터 periosteum을 밀어내고 축적될 때 그러하다.
- **Dura-arachnoid junction**(dura-arachnoid interface, 경막-거미막 이음부)인 소위 subdural space(경막밑공간)도 dura와 arachnoid 사이에 있지만 자연적으로 형성된 공간이 아니다. 외상(머리 가격 등)을 입은 뒤에 dural border cell layer(경막경계세포층)에 공간이 생길 수 있다(Haines, 2006).
- **Subarachnoid space**(거미막밑공간)는 arachnoid와 pia 사이에 있는 진정한 공간이며, CSF, trabecular cell(잔기둥세포)들, dural venous sinus에 연결되는 superior cerebral vein(위대뇌정맥)들 등이 들어 있다(그림 7.10B).

임상해부학

Head Injury(머리 손상)와 Intracranial Hemorrhage(두개내출혈, 머리속출혈)

Extradural hemorrhage(epidural hemorrhage, 경막바깥출혈)는 동맥에서 비롯된다. Middle meningeal artery(중간뇌막동맥)의 파열된 가지에서 흘러나온 혈액이 dura의 바깥층인 periosteal layer와 calvaria 사이에 축적되는데, 대개 머리를 세게 가격당한 후 일어난다. 그 결과 *extradural hematoma*(*epidural hematoma*, 경막바깥혈종)가 형성된다(그림 B7.2). 대개 잠깐 동안 *concussion*(뇌진탕)이 일어나 의식을 잃은 후에 몇 시간 동안 lucid interval(명료기간)이 이어진다. 이어서 drowsiness(졸음)와 coma(혼수)가 일어난다. 피가 축적될수록 뇌가 더 압박을 받기 때문에 혈액을 뽑아내고 출혈이 일어난 혈관을 막는 치료를 해야 한다.

Dural border hematoma(경막경계혈종)는 관행적으로 subdural hematoma(경막밑혈종)로 불린다. 그러나 subdural hematoma는 잘못된 병명인데, 왜냐하면 dura와 arachnoid 사이에는 자연적으로 형성된 공간이 없기 때문이다. 이 경계부위에 생긴 hematoma는 대개 혈액이 extravasation(혈관바깥유출) 되어 dural border cell layer(경막경계세포층)를 열어젖힘으로써 형성된다(그림 B7.2). 기존 공간에 혈액이 축적되는 것이 아니라, 유출된 혈액으로 인해 dura와 arachnoid의 이음부에 공간이 만들어지는 것이다(Haines, 2006). Dural border hemorrhage(경막경계출혈)는 대개 머리가 가격당해서 뇌가 머리뼈 안에서 흔들리고 손상된 후에 일어난다. 이를 유발하는 외상은 사소한 것이거나 환자가 기억조차 못할 수도 있지만, hematoma는 이미 여러 주에 걸쳐 정맥 출혈로 인해 커지기도 한다. Dural border hemorrhage는 정맥에서 시작되는 것이 일반적이며, superior cerebral vein이 superior sagittal sinus로 유입되는 곳에서 파열되어 발생하는 경우가 가장 많다.

Subarachnoid hemorrhage(거미막밑출혈)는 혈액이 subarachnoid space로 extravasation 되는 것으로, 대개 동맥에서 시작된다(그림 B7.2). 이 출혈의 대부분은 동맥이 물풍선처럼 확장되는 *saccular aneurysm*(주머니동맥자루, 소낭성동맥류)이 터져서 일어난다. Subarachnoid hemorrhage 중 일부는 머리뼈 골절과 cerebral laceration(뇌열상)이 일어나는 머리 외상과 관련이 있다. Subarachnoid space로 출혈이 일어나면 meninges 자극과 심한 두통과 stiff neck(목경직)이 유발되고, 의식 상실이 자주 일어난다.

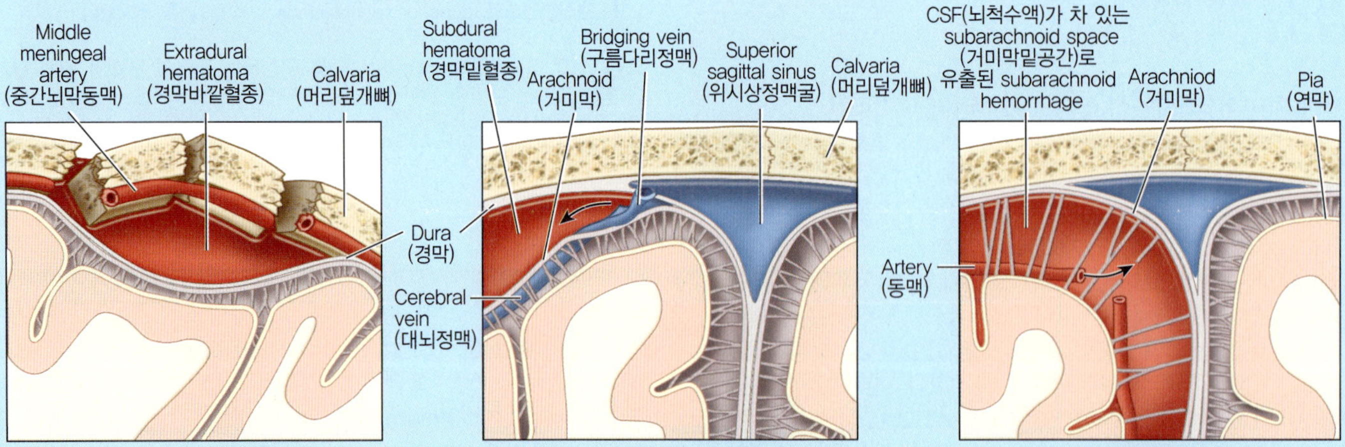

그림 B7.2. Intracranial hemorrhage(두개내출혈, 머리속출혈). *CSF*, cerebrospinal fluid(뇌척수액).

BRAIN(뇌)

뇌는 대개 neuroscience(신경과학) 강좌 때 공부하기 때문에, 이 단원에서는 뇌를 구성하는 각 부분들과 혈관과 ventricle(뇌실)에 대해 간략하게만 논의할 것이다. 뇌는 *cerebrum*(대뇌)과 *cerebellum*(소뇌)과 *brainstem*(뇌줄기)으로 구성되는데, brainstem은 midbrain(중간뇌)과 pons(다리뇌)와 medulla oblongata(숨뇌)로 이루어져 있다(그림 7.11A,B). Cranial nerve(뇌신경)는 12쌍 중에 11쌍이 뇌에서 시작된다(그림 7.11C). Cranial nerve는 운동과 부교감과 감각 기능이 있다. Cranial nerve는 일반적으로 머리뼈 밖으로 나가는 곳에서 dura에 둘러싸여 있는데, 이 dural sheath(경막집)는 epineurium(신경바깥막)의 결합조직과 연속되어 있다. Cranial nerve에 관한 요약 설명은 9장을 참조하라.

Brain(뇌)의 각 부분들

Calvaria와 dura mater를 제거하면 섬세한 arachnoid 및 pia 층을 통해 cerebral cortex(대뇌겉질)의 주름이 접혀 솟아 있는 **gyrus**(이랑)와 속으로 패인 **sulcus**(고랑) 또는 **fissure**(틈새)가 관찰된다.

- **Cerebrum**(대뇌)을 구성하는 좌우 **cerebral hemisphere**(대뇌반구)는 뇌 중에서 가장 큰 부분을 이루며, 좌우 cerebral hemisphere 사이를 가르는 longitudinal fissure(대뇌세로틈새)로는 falx cerebri가 연장되어 있다. 각 cerebral hemisphere는 네 lobe(엽), 즉 frontal lobe(이마엽)와 parietal lobe(마루엽)와 temporal lobe(관자엽)와 occipital lobe(뒤통수엽)로 나뉜다. Frontal lobe는 anterior cranial fossa를, temporal lobe는 middle cranial fossa 중 lateral 부분을 차지하고 있으며, occipital lobe(뒤통수엽)는 뒤로 tentorium cerebelli 위로 이어진다(그림 7.3B).
- **Diencephalon**(사이뇌)은 epithalamus(시상상부)와 thalamus(시상)와 hypothalamus(시상하부) 등으로 구성되며, 뇌의 중심을 이룬다(그림 7.11B).
- **Midbrain**(중간뇌, 중뇌)은 brainstem 중 가장 상위 부분으로, middle cranial fossa와 posterior cranial fossa의 경계에 위치한다. CN III와 IV가 midbrain에서 나온다.
- **Pons**(다리뇌)는 brainstem 중에서 위로 midbrain과 아래로 medulla oblongata 사이에 있는 부분이며, posterior cranial fossa

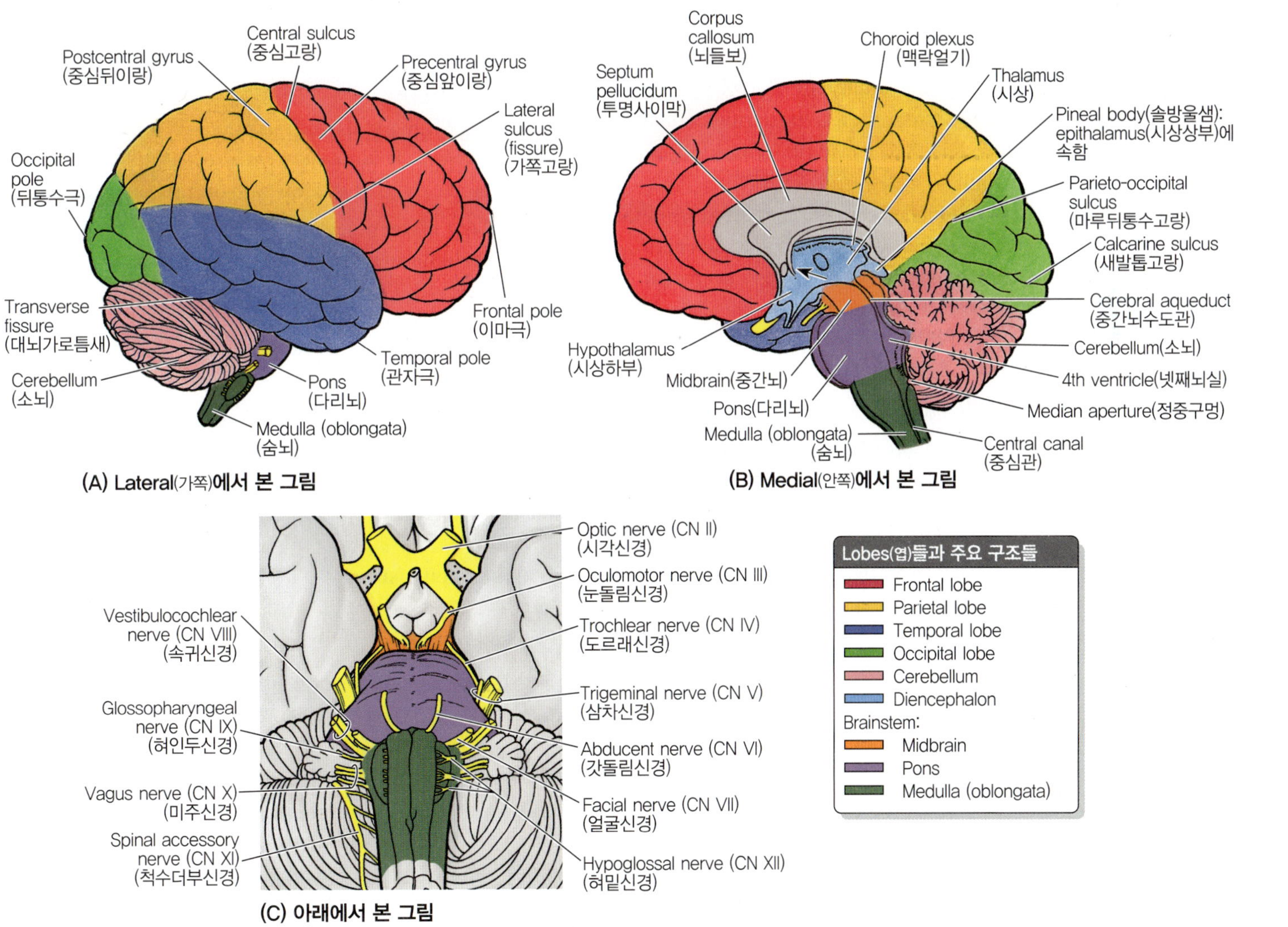

그림 7.11. Brain(뇌)의 구조. A. 오른쪽 cerebral hemisphere(대뇌반구)와 cerebellum(소뇌)과 brainstem(뇌줄기). **B.** 정중단면에서 관찰되는 뇌의 각 부분들. 화살표, interventricular foramen(뇌실사이구멍)의 위치. **C.** Brainstem과 cranial nerve(뇌신경)들.

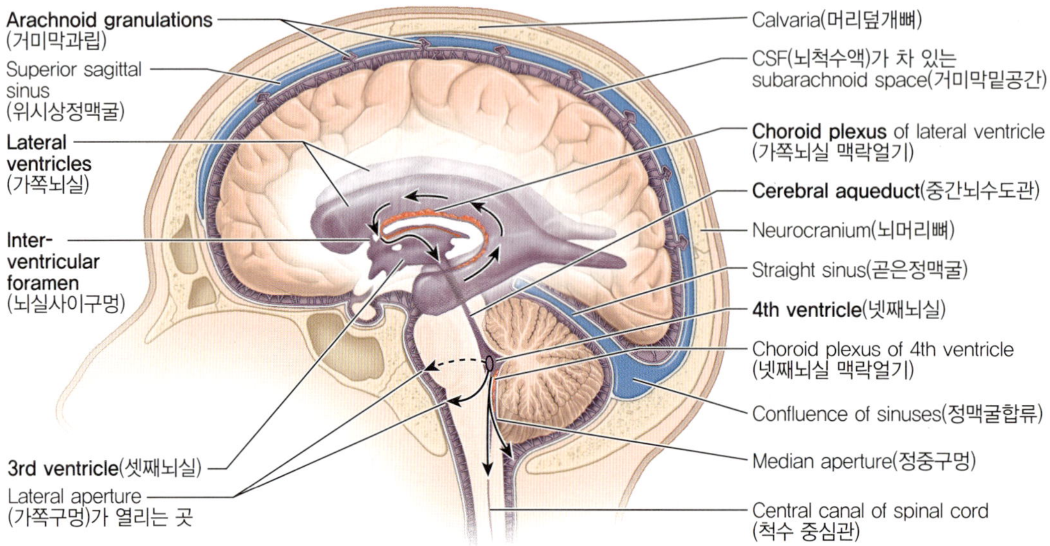

(A) Ventricle(뇌실)들을 포함한 정중단면을 왼쪽에서 본 그림

그림 7.12. Ventricular system of brain(뇌실계통). A. Ventricle(뇌실). 화살표, cerebrospinal fluid(CSF, 뇌척수액)가 흐르는 방향. (계속)

중 앞부분에 위치한다. CN V가 pons에 연결되어 있다.

- **Medulla oblongata(medulla**, 숨뇌)는 brainstem 중 가장 하위 부분으로, spinal cord(척수)와 연속되어 있으며, posterior cranial fossa에 위치한다. CN IX과 X과 XII가 medulla에서 출현하며, CN VI~VIII는 pons와 medulla의 이음부에서 출현한다.
- **Cerebellum**(소뇌)은 pons와 medulla의 뒤이자 cerebrum 중 뒷부분보다 아래에 위치한다. Cerebellum은 tentorium cerebelli의 아래에서 posterior cranial fossa에 위치하며, 좌우 cerebellar hemisphere(소뇌반구)로 구성되는데, 두 cerebellar hemisphere는 잘록한 중간 부분인 **vermis**(소뇌벌레)를 통해 연결되어 있다.

Ventricular System of Brain(뇌실계통)

Ventricular system은 좌우 lateral ventricle과, 정중면 주위에 위치한 third ventricle 및 fourth ventricle로 구성된다(그림 7.12A). 첫째 및 둘째 ventricle에 해당되는 좌우 **lateral ventricle**(가쪽뇌실)은 **interventricular foramen**(of Monro, 뇌실사이구멍)을 통해 third ventricle로 열린다. **Third ventricle**(셋째뇌실)은 diencephalon의 좌우 절반 사이에 있는 틈새처럼 생긴 공간이다. Third ventricle은 뒤로 **cerebral aqueduct**(중간뇌수도관)로 이어지는데, 이 관은 midbrain에 있는 좁은 통로로서, third ventricle과 fourth ventricle 사이를 잇는다(그림 7.11B 7.12B). **Fourth ventricle**(넷째뇌실)은 pons와 medulla의 뒤에 위치하며, 아래 및 뒤로 이어진다. Fourth ventricle은 아래로 갈수록 가늘어져서 결국 가느다란 통로가 되고, central canal(중심관)이 되어 척수로 이어진다. CSF(뇌척수액)는 fourth ventricle서부터 **median aperture**(of Magendie, 정중구멍) 하나와 **lateral aperture**(of Luschka, 가쪽구멍) 한 쌍을 통해 subarachnoid space(거미막밑공간)로 배출된다. 이 구멍들은 CSF가 subarachnoid space로 들어가는 유일한 길이다. 이 구멍들이 막히면 ventricle들이 확장되어 cerebral hemisphere(대뇌반구)를 누른다. 주로 뇌의 base(바닥)에 있는 특정 부분에서 arachnoid mater와 pia mater 사이가 멀리 벌어져서 다량의 CSF가 차 있는 cistern(수조)들이 형성된다(그림 7.12B). 대표적인 **subarachnoid cistern**(거미막밑수조)들은 다음과 같다.

- **Cerebellomedullary cistern**(소뇌숨뇌수조)은 cistern 중에 가장 크며, cerebellum과 medulla 사이에 있다. 이 cistern은 fourth ventricle의 구멍들을 통해 CSF가 유입되며, **posterior cerebellomedullary cistern**(뒤소뇌숨뇌수조, *cisterna magna* 큰수조)과 **lateral cerebellomedullary cistern**(가쪽소뇌숨뇌수조)으로 나뉜다.
- **Pontocerebellar cistern**(pontine cistern, 다리소뇌수조)은 pons의 ventral에 있는 넓은 공간으로, 아래로 척수를 에워싸고 있는 subarachnoid space와 연속된다.
- **Interpeduncular cistern**(basal cistern, 대뇌다리사이수조)은 midbrain의 좌우 cerebral peduncle(대뇌다리) 사이에 있는 interpeduncular fossa(대뇌다리사이오목)에 위치한다.
- **Chiasmatic cistern**(교차수조)은 optic chiasm(시각교차)의 아래 및 앞에 위치한다.
- **Quadrigeminal cistern**(네둔덕수조)은 cistern of great cerebral vein(큰대뇌정맥수조)이라고도 하며, corpus callosum(뇌들보) 중 뒷부분과 cerebellum의 윗면 사이에 위치한다.

CSF는 lateral ventricle과 third ventricle과 fourth ventricle에 있는 **choroid plexus**(맥락얼기)의 choroidal epithelial cell(맥락상피세포)들이 하루에 400~500 ml의 속도로 분비한다(그림 7.12A). Choroid plexus는 혈관이 많고 꽃술 모양으로 접힌 pia인 tela choroidea(맥락조직)를 주사위처럼 생긴 choroidal epithelial cell들이 둘러싼 형태로 이루어진다. Fourth ventricle에서 빠져 나온 CSF 중 일부는 아래로 척수 주위나 뒤 및 위로 cerebellum 주위에 있는 subarachnoid space로 흐른다. 그러나 대부분의 CSF는 interpeduncular cistern이나 quadrigeminal cistern으로 흐른다. 결국 여러 cistern들에서 흘러온 CSF는 cerebral hemisphere의 medial 면과 superolateral 면에 있는 sulcus와 fissure를 따라 위로 올라간다. CSF는 cranial nerve를 둘

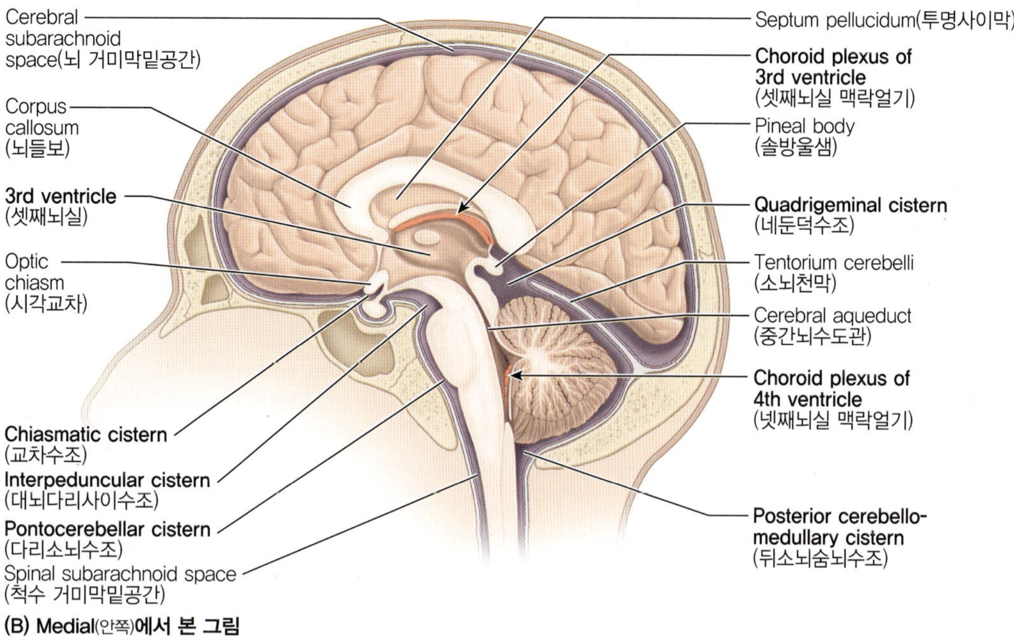

그림 7.12. Ventricular system of brain(뇌실계통). (계속) B. Subarachnoid cistern(거미막밑수조)들.

러싸고 있는 subarachnoid space로도 흐른다.

CSF는 대부분이 **arachnoid granulation**(거미막과립)을 통해 정맥계통으로 흡수되는데, arachnoid granulation은 arachnoid villi(거미막융모)들이 집단을 이루어 dural venous sinus의 벽으로 돌출된 구조이다. Arachnoid granulation이 주로 돌출된 dural venous sinus는 superior sagittal sinus와 lateral venous lacunae이다(그림 7.10, 7.12A). CSF는 meninges 및 calvaria와 더불어 머리에 가해지는 충격으로부터 뇌를 보호하는 쿠션으로 작용한다. Subarachnoid space에 있는 CSF는 뇌에 부력을 가함으로써 뇌 무게 때문에 cranial nerve의 root들이나 혈관이 머리뼈 속면에 눌리지 않도록 막아준다.

임상해부학

Cerebral Injury(뇌손상)

뇌의 contusion(bruising, 타박상)은 외상으로 인해 일어나는데, 외상을 입은 뇌 부위의 표면을 덮고 있던 pia가 벗겨진다. 이때 pia가 찢어져서 피가 subarachnoid space로 들어가기도 한다. 이 타박상은 머리뼈(정지 상태)에 뇌(움직이는 상태)가 갑자기 부딪히거나, 머리뼈가 갑자기 움직여서 뇌(정지 상태)에 부딪힘으로써 일어난다. 뇌 타박상으로 인해 오랫동안 의식을 잃을 수도 있다.

Cerebral laceration(뇌열상)은 머리뼈가 함몰골절 되거나 총상을 입은 뒤에 종종 일어난다. Laceration이 일어나면 혈관이 파열되어 뇌와 subarachnoid space로 출혈이 일어나서 intracranial pressure(머리속압력)가 상승하고 뇌가 압박된다. 뇌를 압박할 수 있는 원인은 다음과 같다.

- Cranial cavity에 혈액이 축적됨
- CSF의 순환이나 흡수가 막힘
- Cranial cavity에 생긴 종양이나 abscess(고름집)
- 물과 나트륨 함량이 많아져서 뇌 부피가 늘어나는 *brain edema*(뇌부종)로 인해 뇌가 부음

Hydrocephalus(물뇌증)

CSF가 지나치게 많이 생산되거나, 그 흐름이 차단되거나, 흡수에 지장이 있으면 CSF가 ventricle에 과잉 축적되는 *hydrocephalus*라는 상태가 된다. 이 현상이 영아나 어린 소아에 일어나면 머리가 커진다. 지나치게 많은 CSF로 인해 ventricle이 확장되고 ventricle 주위의 뇌가 얇아지는데, 영아에서는 suture와 fontanelle(숫구멍)이 아직 닫히지 않았기 때문에 calvaria의 날개머리뼈들 사이가 벌어진다(그림 B7.3).

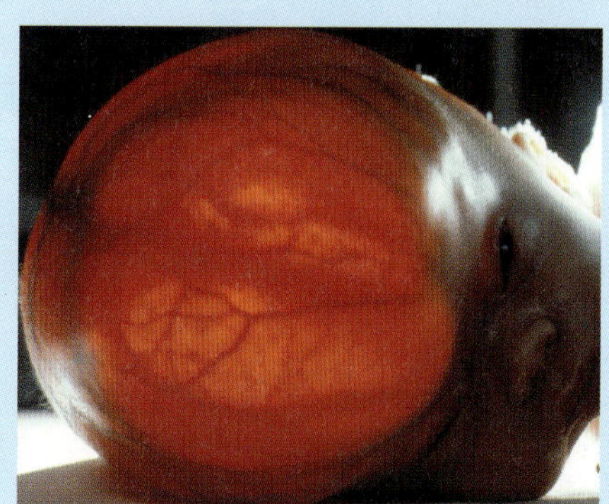

그림 B7.3. Hydrocephalus(물뇌증).

(다음 쪽에 계속)

CSF(뇌척수액) 누출

Middle cranial fossa의 바닥이 골절되면 external acoustic meatus(귓구멍)에서 CSF가 흘러나오는 *CSF otorrhea*(뇌척수액귓물)가 나타날 수 있는데, 이는 middle ear(가운데귀)의 위에 있는 meninges가 찢어지고 tympanic membrane(고막)이 파열되었음을 뜻한다.

Anterior cranial fossa의 바닥이 골절될 때 ethmoid bone의 cribriform plate(체판)까지 포함되면 CSF가 코로 흘러나오는 *CSF rhinorrhea*(뇌척수액콧물)가 일어날 수 있다.

CSF otorrhea나 CSF rhinorrhea는 cranial base가 골절되었음을 시사하는 가장 중요한 징후일 수 있으며, *meningitis*(수막염)가 일어날 가능성을 높이는데, 왜냐하면 귀나 코에서부터 meninges로 감염이 전파되었을 수 있기 때문이다.

Cisternal Puncture(수조천자)

CSF를 진단 목적으로 posterior cerebellomedullary cistern(그림 7.12B)에서 채취하기도 하는데, 이 시술을 *cisternal puncture*라 한다. 그밖에 CSF 압력을 측정하거나 감시할 목적으로, 항생제를 주입할 목적으로, 또는 radiography(방사선촬영)에 사용할 contrast media(조영제)를 투입할 목적으로도 subarachnoid space나 ventricle에 진입한다.

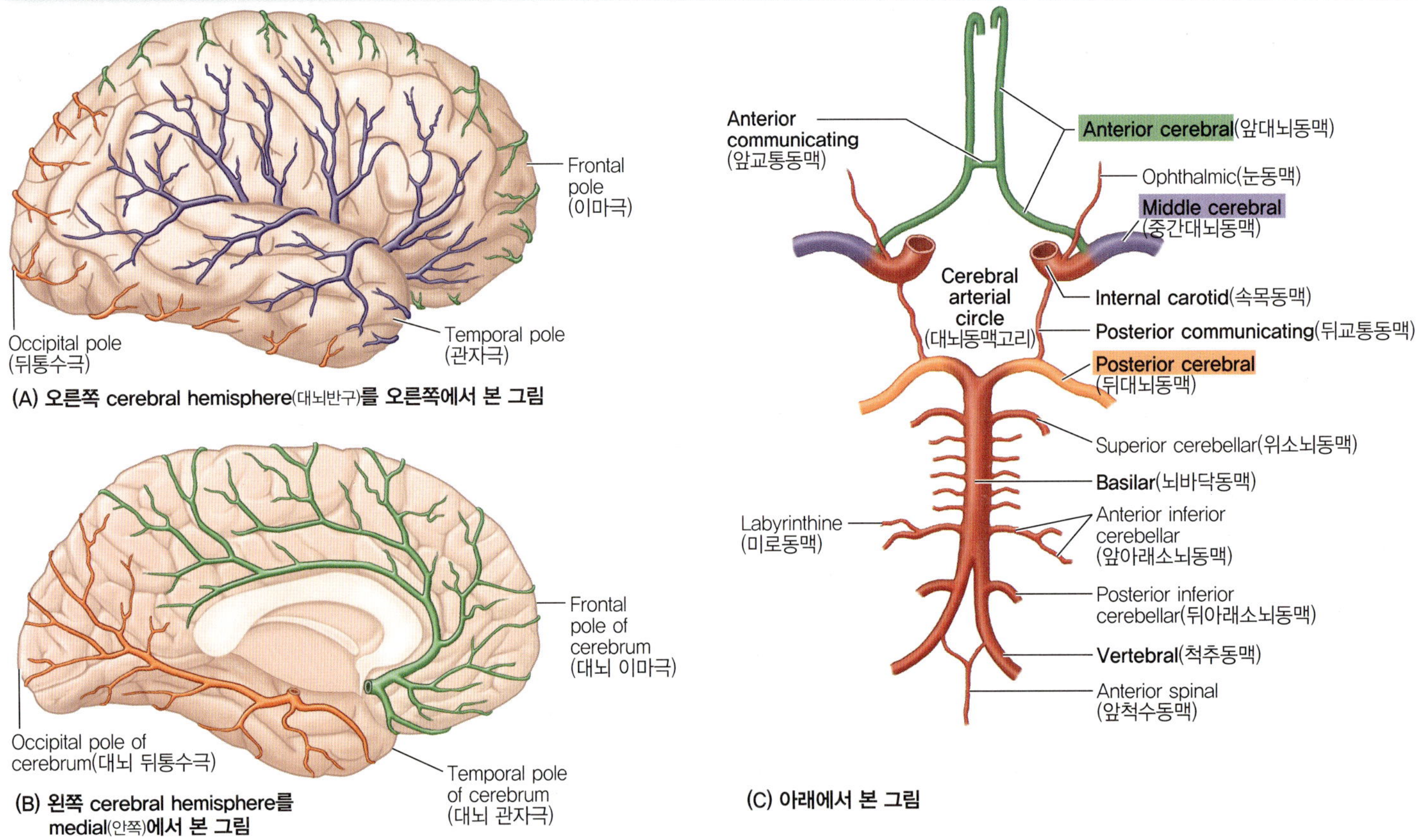

그림 7.13. Cerebrum(대뇌)에 혈액을 공급하는 동맥. A. Cerebrum의 lateral(가쪽) 면. B. Cerebrum의 medial(안쪽) 면. C. 동맥만 요약해서 알기 쉽게 정리한 그림. (계속)

표 7.2 CEREBRAL HEMISPHERE(대뇌반구)의 동맥

Artery(동맥)	시작 동맥	분포
Internal carotid(속목동맥)	Thyroid cartilage의 위모서리 높이에서 common carotid artery	Cavernous sinus의 벽, pituitary gland, trigeminal ganglion에 branch들을 냄; 뇌에 가장 중요한 혈액 공급원
Anterior cerebral(앞대뇌동맥)	Internal carotid artery	Cerebral hemisphere (occipital lobe 제외)
Anterior communicating(앞교통동맥)	Anterior cerebral artery	Cerebral arterial circle (of Willis)
Middle cerebral(중간대뇌동맥)	Internal carotid artery가 anterior cerebral artery 시작지점보다 distal로 연속된 부분	Cerebral hemisphere의 lateral 면 중 대부분
Vertebral(척추동맥)	Subclavian artery	Cranial meninges와 cerebellum
Basilar(뇌바닥동맥)	좌우 두 vertebral artery가 합쳐져서 형성	Brainstem, cerebellum, cerebrum
Posterior cerebral(뒤대뇌동맥)	Basilar artery의 terminal branch	Cerebral hemisphere의 아랫면과 occipital lobe
Posterior communicating(뒤교통동맥)	Posterior cerebral artery	Optic tract, cerebral peduncle, internal capsule, thalamus

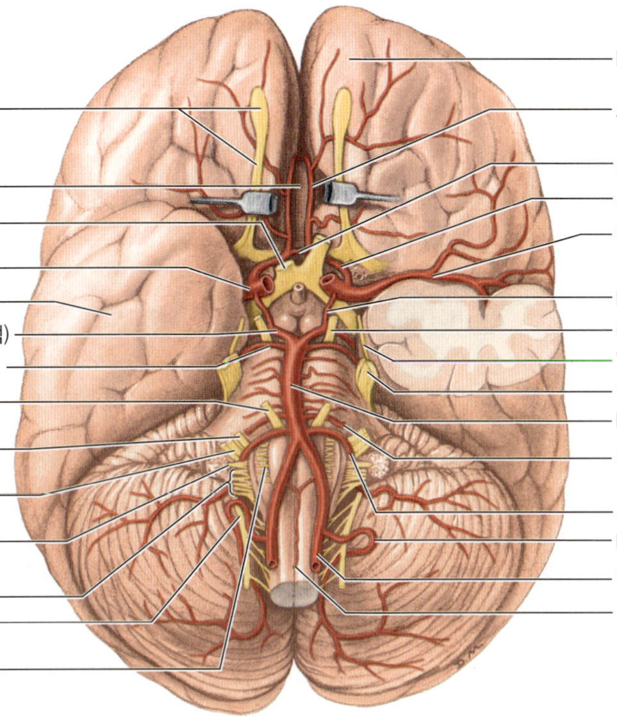

(D) 아래에서 본 그림

그림 7.13. Cerebrum(대뇌)에 혈액을 공급하는 동맥. (계속) **D.** Cerebral arterial circle(대뇌동맥고리)과 cranial nerve(뇌신경).

Vasculature of Brain(뇌혈관)

뇌는 무게가 체중의 약 2.5%에 불과하지만 심장박출량 중 약 1/6이나 되는 혈액을 공급받고, 휴식 때 인체의 총 산소 소비량 중 1/5을 사용한다. 뇌에 혈액을 공급하는 동맥은 internal carotid artery나 vertebral artery에서 기원한다(그림 7.13; 표 7.2).

Internal carotid artery(속목동맥)는 목에서 common carotid artery(온목동맥)로부터 시작된 후 교감신경섬유로 이루어진 internal carotid plexus(속목신경얼기)와 함께 carotid canal(목동맥관)을 통해 cranial cavity로 들어간다. Cranial cavity 내에서 internal carotid artery가 지나는 경로는 그림 7.14에 표시했다. 이 동맥의 cervical part(목부분)는 위로 올라가다가 petrous temporal bone에 있는 carotid canal(목동맥관)로 진입한다. 이 동맥의 petrous part(바위부분)는 carotid canal 내에서 수평 및 medial로 방향을 바꾸고, 이어서 foramen lacerum보다 위로 출현해서 cranial cavity로 들어온다. 이 동맥의 cavernous part(해면굴부분)는 cavernous sinus를 가로지를 때 sphenoid bone의 body의 lateral 면에 있는 carotid groove(목동맥고랑)를 따라 진행한다. 이어서 이 동맥은 anterior clinoid process의 아래에서 180도로 방향을 바꾼 후 cerebral arterial circle(대뇌동맥고리)에 합류한다. Internal carotid artery는 cavernous sinus를 통해 앞으로 진행할 때 abducent nerve(갓돌림신경, CN VI)와 함께 하며, oculomotor nerve(눈돌림신경, CN III)와 trochlear nerve(도르래신경, CN IV) 가까이에 위치한다. Internal carotid artery의 terminal branch는 **anterior cerebral artery**(앞대뇌동맥)와 **middle cerebral artery**(중간대뇌동맥)이다(그림 7.13C,D; 표 7.2).

Vertebral artery(척추동맥)는 root of neck(목뿌리)에서 subclavian artery(빗장밑동맥) 중 첫째 부분의 가지로 시작된 뒤, 여섯째~첫째 cervical vertebra(목뼈)의 transverse foramen(가로구멍)들을 통해 위로 올라가서, dura와 arachnoid를 뚫고 foramen magnum을 통과한다. 좌우 vertebral artery의 intracranial part(머리뼈안부분)는 pons의 아래경계에서 서로 합쳐져서 **basilar artery**(뇌바닥동맥)를 형성한다. Basilar artery는 pontocerebellar cistern(그림 7.12B)을 지나 pons의 위경계에 도달한 후 좌우 **posterior cerebral artery**(뒤대뇌동맥)로 갈라지면서 끝난다.

각 cerebral artery에서부터 뇌의 깊은 부분에 혈액을 공급하는 가지들도 시작되지만, cerebrum의 표면과 pole(극)에 혈액을 공급하는 cortical branch(겉질가지)들도 시작된다. 각 cerebral artery의 cortical branch들이 분포하는 영역은 다음과 같다.

- ***Anterior cerebral artery***(앞대뇌동맥)는 cerebral hemisphere의 medial 면 및 윗면 중 대부분과 frontal pole(이마극)에 혈액을 공급한다.
- ***Middle cerebral artery***(중간대뇌동맥)는 lateral 면과 temporal pole(관자극)에 혈액을 공급한다.
- ***Posterior cerebral artery***(뒤대뇌동맥)는 아랫면과 occipital pole(뒤통수극)에 혈액을 공급한다.

뇌의 base(바닥)에 있는 **cerebral arterial circle**(of Willis, 대뇌동맥고리)은 뇌에 혈액을 공급하는 네 동맥들, 즉 좌우 internal carotid artery와 좌우 vertebral artery 사이에 형성된 중요한 anastomosis(연결)이다(그림 7.13C,D). Cerebral arterial circle은 *posterior cerebral artery, posterior communicating artery*(뒤교통동맥), *internal carotid*

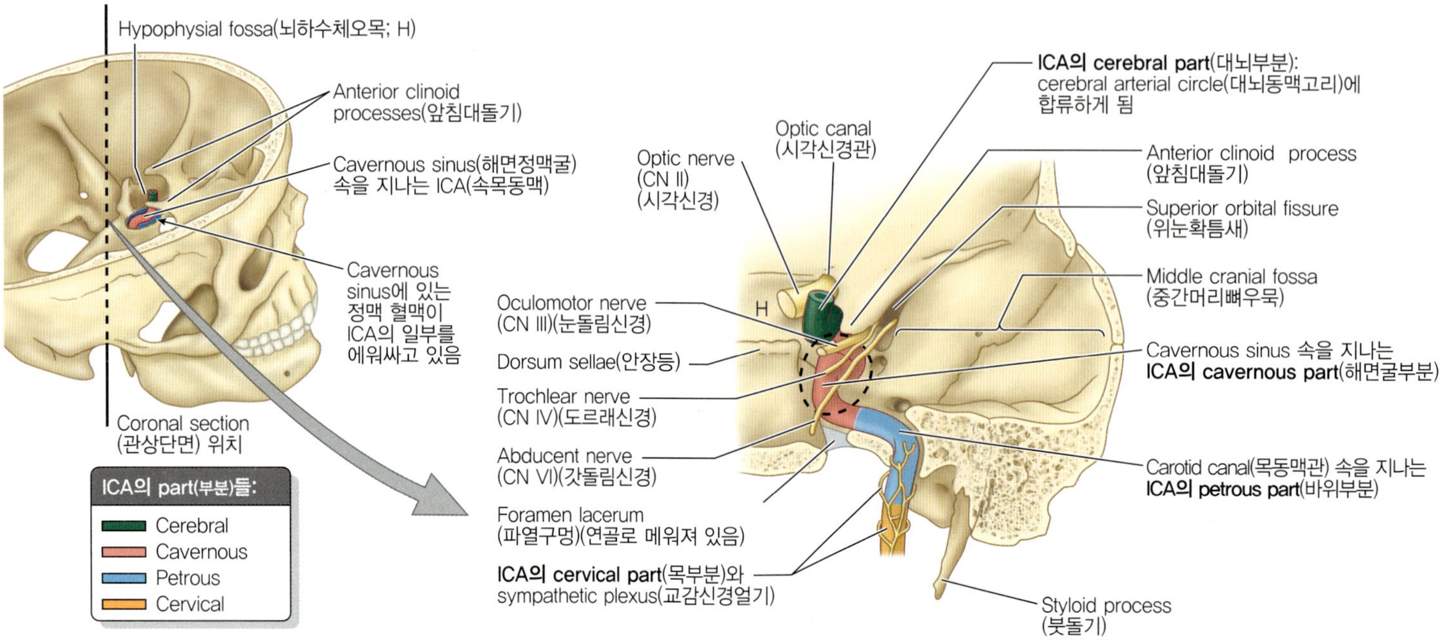

그림 7.14. Internal carotid artery(ICA, 속목동맥)**의 경로. 오른쪽** 그림에서 carotid canal(목동맥관)을 지나는 관상단면의 위치와 방향은 **왼쪽** 그림을 보면 알 수 있다.

artery, *anterior cerebral artery*, *anterior communicating artery*(앞교통동맥)가 형성한다. Cerebral arterial circle의 이 구성원들에서 수많은 작은 가지들이 시작되어 뇌에 혈액을 공급한다. 이 동맥들은 시작하는 위치나 굵기에 변이가 많다. 예를 들어 posterior communicating artery가 없는 사람이 있으며, anterior communicating artery가 둘인 사람도 있다. 그밖에 세 사람 중 한 명꼴로 한쪽 posterior cerebral artery가 internal carotid artery에서 시작된다.

Cerebral vein(대뇌정맥)들은 벽이 얇고 valve가 없으며, 뇌의 혈액을 모은 후 arachnoid와 dura의 meningeal layer를 뚫고 가장 가까운 dural venous sinus로 배출된다. Dural venous sinus들 중 대부분은 IJV(속목정맥)으로 배출된다. 뇌의 superolateral(위가쪽) 면에 있는 cerebral vein들은 superior sagittal sinus로 배출되며(그림 7.6A), 뒤아래면에 있는 cerebral vein들은 straight sinus와 transverse sinus와 superior petrosal sinus로 배출된다. **Great cerebral vein**(of Galen, 큰대뇌정맥)은 정중선에 하나만 있으며, 뇌의 내부에서 좌우 internal cerebral vein(속대뇌정맥)이 합쳐져서 형성된 후 inferior sagittal sinus와 합쳐져서 straight sinus가 되어 끝난다(그림 7.6A, 7.7B).

임상해부학

Stroke(뇌졸중)

Ischemic stroke(허혈뇌졸중)는 뇌혈류 장애로 인해 갑자기 나타난 신경기능 결함을 뜻한다. Stroke의 가장 흔한 원인은 자연적으로 일어난 cerebrovascular accident(뇌혈관사고)로, 그 예에는 cerebral embolism(뇌색전증)과 cerebral thrombosis(뇌혈전증)와 cerebral hemorrhage(뇌출혈)와 subarachnoid hemorrhage(거미막밑출혈) 등이 있다(Rowland, 2010). Cerebral arterial circle은 그 주요 구성 동맥 중 하나가 서서히 막혀버린 경우에 collateral circulation(곁순환)을 제공하는 중요한 통로이다. 그러나 갑자기 막히면, 완전히 막히지 않더라도 신경기능 결손이 일어난다. 노인은 internal carotid artery 등의 굵은 동맥이 하나 막히면 cerebral arterial circle의 anastomosis로는 역부족인 경우가 많은데, 서서히 막힌다 해도 그러해서 적어도 어느 정도는 기능 장애가 일어난다.

Hemorrhagic stroke(출혈뇌졸중)은 동맥이나 *saccular aneurysm*(주머니동맥자루)이 파열되어 일어나는데, saccular aneurysm은 동맥벽 중 약한 부분이 작은 물풍선처럼 확장된 것이다. Saccular

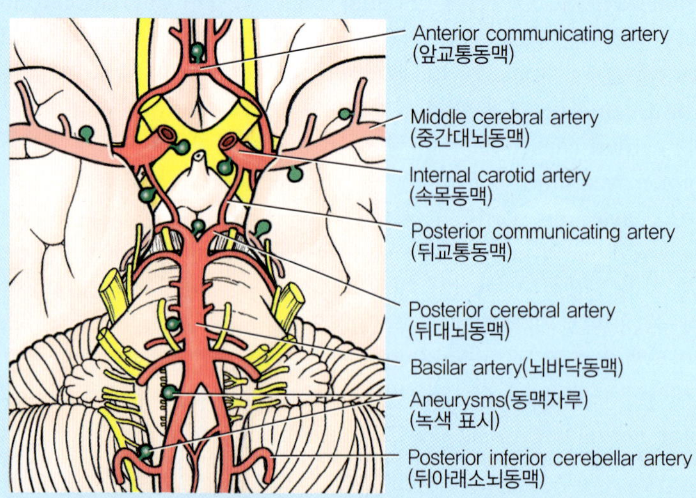

그림 B7.4. Berry aneurysm(딸기동맥자루)**.**

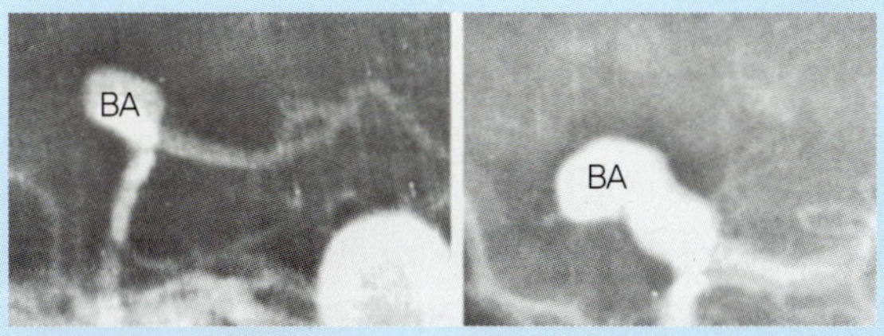

그림 B7.4. Berry aneurysm(BA, 딸기동맥자루). (계속)

aneurysm 중 가장 흔한 유형은 *berry aneurysm*(딸기동맥자루)으로서, cerebral arterial circle을 구성하는 동맥이나 그 근처 동맥, 또는 base of brain의 medium artery(중간형 동맥)에서 일어난다(그림 B7.4). 시간이 지나면 특히 고혈압 환자에서 동맥벽 중 약한 부분이 확장되고, 심하면 파열되어 피가 subarachnoid space로 유출될 수 있다.

Transient Ischemic Attack(일과성허혈발작)

Transient ischemic attack(TIA)은 뇌에 공급되는 혈액이 모자라는 ischemia(허혈)로 인해 일어나는 신경 증상들을 가리킨다. TIA의 증상은 애매모호할 수 있는데, staggering(갈지자걸음), dizziness(어지럼), 현기증, fainting(실신), 팔다리가 저리는 등의 paresthesia(감각이상)가 나타난다. TIA는 대부분 몇 분간 지속되지만 한 시간까지 지속되기도 한다. TIA 환자는 myocardial infarction(심근경색증)이나 ischemic stroke를 앓게 될 가능성이 높다(Burst, 2005). MRI를 이용해서 TIA와 *completed stroke*(완전뇌졸중)을 감별한다. 후자는 뇌 조직의 infarction(경색증)이다.

FACE(얼굴)

얼굴은 head(머리)의 앞면에서 forehead(이마)에서부터 chin(턱끝)까지, 한쪽 ear(귀)에서부터 반대쪽 ear까지의 부위이다. 얼굴의 기본 형태는 그 속에 있는 뼈와 얼굴근육과 subcutaneous tissue(피부밑조직)가 결정한다. 얼굴 피부는 얇고 유연하며 귀나 코의 연골에 단단히 부착되어 있다.

Muscles of Face(얼굴근육)

얼굴근육, 즉 muscles of facial expression(얼굴 표정근육)은 scalp(머리덮개) 중 앞부분 및 뒷부분과 얼굴이나 목의 subcutaneous tissue에 들어 있다(그림 7.15; 표 7.3). 대부분의 얼굴근육은 뼈나 fascia(근막)에 부착되어 있으며, 피부를 당김으로써 작용을 나타낸다. 이 근육들은 얼굴 피부를 움직여서 표정을 변화시킴으로써 기분을 표현한다. *Muscles of facial expression*은 입과 눈과 코의 입구를 둘러싸면서 닫거나 여는 sphincter(조임근육)나 dilator(확대근육)로도 작용한다.

Orbicularis oris(입둘레근)는 입의 sphincter이며, alimentary tract(소화관)에 있는 일련의 sphincter들 중 첫째에 해당된다. **Buccinator**(볼근)는 미소를 지을 때 작용하며 cheek(볼)을 팽팽하게 만듦으로써 음식을 씹을 때 볼이 치아에 끼어서 손상되지 않도록 예방한다. Orbicularis oris와 buccinator는 음식을 씹을 때 혀와 협동해서 음식물이 치아와 치아 사이에 놓이게 한다. Buccinator는 무언가를 빨아들일 때, 휘파람을 불 때, 숨을 내쉴 때(관악기 연주 등)에도 작용한다.

Orbicularis oculi(눈둘레근)는 눈을 감고, 눈물 순환을 돕는다. 이 근육은 세 부분으로 구성되는데, 셋 중 *palpebral part*(눈꺼풀부분)는 눈을 살짝 감게 하고, *lacrimal part*(눈물주머니부분)는 lacrimal sac(눈물주머니)의 뒤를 지나면서 눈물 배출을 도우며, *orbital part*(눈확부분)는 눈을 꼭 감게 해서 섬광이나 먼지로부터 안구를 보호한다.

Face(얼굴)의 Nerve(신경)

얼굴의 피부신경(감각신경)은 주로 *trigeminal nerve*(삼차신경, CN V)를 통해 분포하지만(그림 7.16), 표정근육을 지배하는 운동신경은 *facial nerve*(얼굴신경, CN VII)를 통해(그림 7.15B), muscles of mastication(씹기근육)을 지배하는 운동신경은 trigeminal nerve의 motor root(운동뿌리)을 포함하는 *mandibular nerve*(아래턱신경)를 통해 분포한다.

목의 피부신경은 얼굴의 피부신경과 분포 영역이 일부 겹친다(그림 7.16B). *Cervical plexus*(목신경얼기)에서 시작된 cervical nerve(목신경)의 피부가지들은 귀, 목 및 scalp의 뒷면에 죽 분포한다. *Great auricular nerve*(큰귓바퀴신경)는 auricle(귓바퀴) 중 아랫면과 angle of mandible(턱뼈각) 근처 부위 중 대부분에 분포한다.

Trigeminal nerve(CN V)는 얼굴의 감각신경이자 muscles of mastication 및 기타 몇 가지 작은 근육들의 운동신경이다(그림 7.16; 표 7.4). 이 nerve의 sensory ganglion(감각신경절)인 커다란 **trigeminal ganglion**(삼차신경절)을 구성하는 nerve cell body(신경세포체)에서 시작된 peripheral process(말초돌기)들은 세 가지 큰 집단을 이룬다. 즉 **ophthalmic nerve**(눈신경, CN V_1), **maxillary nerve**(위턱신경, CN V_2), **mandibular nerve**(아래턱신경, CN V_3) 중 감각성분을 형성한다. 이 nerve들의 이름은 각각 그 주된 분포 영역인 눈과 위턱과 아래턱을 가리킨다. 첫 두 갈래인 CN V_1과 V_2는 감각신경섬유로만 구성된다. CN V_3는 감각신경섬유가 대부분이지만 운동신경섬유도 포함하는데, 이 운동신경섬유는 CN V의 motor root에서 시작된 것이다. Trigeminal nerve에서 시작된 주요 피부가지들은 다음과 같다(표 7.4).

- Ophthalmic nerve(CN V_1): lacrimal nerve(눈물샘신경), supra-orbital nerve(눈확위신경), supratrochlear nerve(도르래위신경),

임상해부학

Facial Injury(얼굴 손상)

얼굴에는 deep fascia(깊은근막)가 뚜렷한 층으로 발달되어 있지 않고 얼굴근육이 부착하는 곳들 사이의 subcutaneous tissue가 엉성하기 때문에 얼굴에 *laceration*(찢김, 열상)이 생기면 상처가 벌어지는 경향이 있다. 따라서 흉터가 남지 않게 하려면 반드시 상처를 꼼꼼히 봉합해야 한다. 얼굴의 subcutaneous tissue가 엉성함으로 인해 생기는 또 다른 현상은 얼굴 타박상 후에 체액과 혈액이 이 엉성한 조직에 고이는 것이다. 얼굴은 염증이 생기면 많이 붓는다.

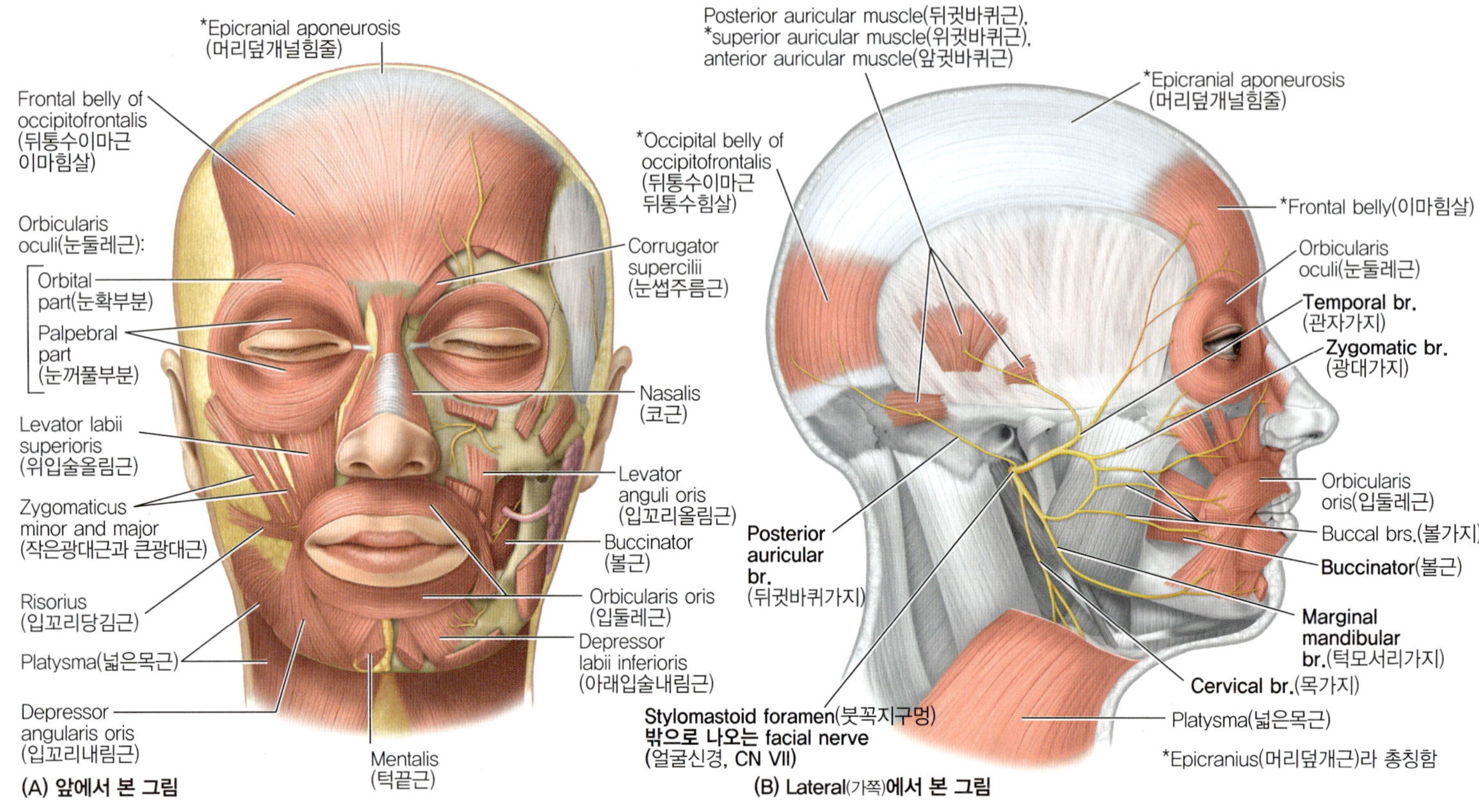

그림 7.15. Face(얼굴)와 scalp(머리덮개)의 근육. A. Muscles of facial expression(얼굴표정근육). B. Facial nerve(얼굴신경, CN VII)의 가지들과 분포영역.

표 7.3 FACE(얼굴)와 SCALP(머리덮개)의 주요 근육과 그 기능

Muscle(근육)[a]	Origin(이는곳)	Insertion(닿는곳)	주요 작용
Occipitofrontalis(뒤통수이마근)			
Frontal belly	Epicranial aponeurosis	눈썹부위 및 이마의 피부와 subcutaneous tissue	눈썹을 위로 올리고 이마 피부에 주름이 지게 함; scalp를 앞으로 당김(놀람이나 호기심을 표시하는 표정)
Occipital belly	Superior nuchal line 중 lateral 2/3	Epicranial aponeurosis	Scalp를 뒤로 당김; frontal belly 작용을 향상시킴
Orbicularis oculi (눈둘레근; orbit의 sphincter)	Medial orbital margin; medial palpebral ligament; lacrimal bone(tarsal plate)	Margin of orbit 주위의 피부; superior tarsus와 inferior tarsus (tarsal plate)	눈을 감음; palpebral part는 살며시 감음; orbital part는 꼭 감음(윙크할 때)
Orbicularis oris (입둘레근; 입의 sphincter)	Maxilla 중 medial 부분과 mandible; 입 주위 피부의 깊은 면; angle of mouth	입술 점막	긴장하면 입을 다묾; phasic contraction 하면 입술을 내밀거나 (키스할 때) 확장에 저항함(풍선을 불 때)
Buccinator (볼근)	Mandible, maxilla 및 mandible의 alveolar process, pterygomandibular raphe	Angle of mouth(modiolus); orbicularis oris	Cheek을 molar teeth에 압박함; 혀와 협동해서 음식이 윗니와 아랫니의 occlusal surface 사이에 머물게 하고 oral vestibule로 들어가지 않게 함; 확장에 저항함(풍선을 불 때)
Platysma (넓은목근)	Infraclavicular region 및 supraclavicular region의 subcutaneous tissue	Mandible의 base; cheek과 lower lip의 피부; angle of mouth; orbicularis oris	Mandible을 아래로 내림(저항에 맞서서); 얼굴(아랫부분)과 목의 피부를 팽팽하게 함(긴장 전달)

[a]Facial muscle(얼굴근육)들은 모두 facial nerve(얼굴신경, CN VII)가 지배하는데, posterior auricular branch(뒤귓바퀴가지)를 통해서 지배하거나 parotid plexus에서 시작된 temporal branch(관자가지)나 zygomatic branch(광대가지)나 buccal branch(볼가지)나 marginal mandibular branch(턱모서리가지)나 cervical branch(목가지)를 통해 지배한다.

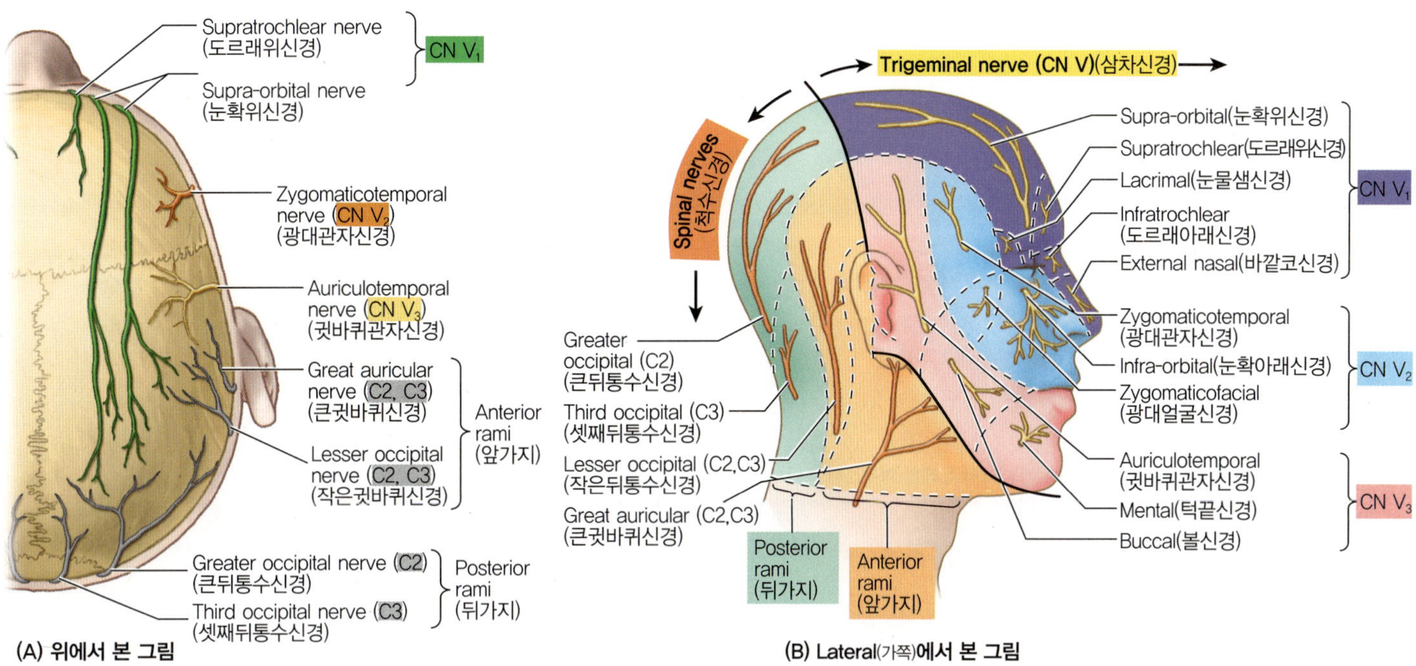

그림 7.16. Face(얼굴)와 scalp(머리덮개)의 cutaneous nerve(피부신경).

표 7.4 FACE(얼굴)와 SCALP(머리덮개)의 CUTANEOUS NERVE(피부신경)

Nerve(신경)	시작	경로	분포
Ophthalmic nerve(눈신경, CN V_1)에서 유래한 피부신경			
Supra-orbital nerve (눈확위신경)	*Frontal nerve*가 orbital roof의 중간부분쯤에서 둘로 갈라져 형성된 가지 중 하나	Orbit의 roof를 따라 앞으로 계속된 후 supra-orbital notch나 foramen을 통해 출현; 이마로 올라가면서 여러 가지로 갈라짐	*Frontal sinus*의 점막; *superior eyelid* 중 중간 부분의 피부와 conjunctiva; 이마 중 *anterolateral* 부분과 *scalp*(vertex까지)의 피부와 pericranium
Supratrochlear nerve (도르래위신경)	*Frontal nerve*가 orbital roof의 중간부분쯤에서 둘로 갈라져 형성된 가지 중 하나	Orbit의 roof를 따라 앞 및 medial로 계속되다가 trochlea의 lateral로 통과한 후 이마로 올라감	*Superior eyelid* 중 medial 면의 피부와 conjunctiva; 이마 중 *anteromedial* 부분의 피부와 pericranium
Lacrimal nerve (눈물샘신경)	Superior orbital fissure보다 proximal에서 시작된 *CN V_1*의 가지	Orbit을 위 및 lateral 방향으로 통과하면서 zygomaticotemporal nerve에서 온 communicating branch를 통해 secretomotor fiber들을 받음	*Lacrimal gland*(secretomotor fiber); *superior eyelid* 중 *lateral* 부분의 피부와 conjunctiva
Infratrochlear nerve (도르래아래신경)	Anterior ethmoidal nerve와 함께 *nasociliary nerve*에서 갈라져 나온 terminal branch	Orbit의 medial 벽을 따라 trochlea의 아래로 진행	*Root of nose*보다 lateral에 있는 피부; *medial canthus*에 인접한 위아래 *eyelid*의 피부와 conjunctiva, *lacrimal sac*, *lacrimal caruncle*
External nasal nerve (바깥코신경)	*Anterior ethmoidal nerve*의 terminal branch	Nasal bone과 lateral nasal cartilage 사이를 통과해서 nasal cavity 밖으로 출현	코의 *ala, vestibule, dorsum of nose*(apex 포함) 피부
Maxillary nerve(위턱신경, CN V_2)에서 유래한 피부신경			
Infra-orbital nerve (눈확아래신경)	*CN V_2*가 inferior orbital fissure를 통해 orbit으로 들어온 후 부분	Orbit의 floor에 있는 infra-orbital groove 및 infra-orbital canal을 통과하면서 superior alveolar branch들을 냄; 이어서 infra-orbital foramen을 통해 얼굴로 출현한 후 즉시 inferior palpebral branch, internal 및 external nasal branch, superior labial branch로 갈라짐	*Maxillary sinus*의 점막; 윗니 중 premolar, canine, incisor; *inferior eyelid*의 피부와 conjunctiva; *cheek*과 *nose*(lateral 부분)와 *nasal septum*(antero-inferior 부분)의 피부; *upper lip*의 피부와 oral mucosa
Zygomaticofacial nerve (광대얼굴신경)	*Zygomatic nerve*의 두 terminal branch 중 작은 것	Orbit의 inferolateral angle에서 zygomatic bone에 있는 zygomaticofacial canal을 통과	*Cheek* 중 튀어나온 부분의 피부
Zygomaticotemporal nerve (광대관자신경)	*Zygomatic nerve*의 두 terminal branch 중 큰 것	Orbit에 있는 lacrimal nerve에 communicating branch를 보냄; 이어서 zygomatic bone에 있는 zygomaticotemporal canal을 거쳐 temporal fossa에 도달	*Temporal fossa* 중 앞부분의 피부

(계속)

표 7.4 FACE(얼굴)와 SCALP(머리덮개)의 CUTANEOUS NERVE(피부신경) (계속)

Nerve(신경)	시작	경로	분포
Mandibular nerve(아래턱신경, CN V_3)에서 유래한 피부신경			
Auriculotemporal nerve (귓바퀴관자신경)	Infratemporal fossa에서 *CN V_3*의 *posterior trunk*에서 갈라져 나와서 middle meningeal artery를 에워싸는 두 root로 시작	Ramus of mandible과 parotid gland 중 superior deep 부분보다 깊은 곳에서 뒤로 진행한 후 temporomandibular joint의 뒤에서 출현	귓바퀴 앞 피부와 *temporal region* 중 뒤 2/3 부분의 피부; 귓바퀴 중 tragus와 그에 이웃한 helix의 피부; *external acoustic meatus*의 roof의 피부; *tympanic membrane* 중 윗부분의 피부
Buccal nerve (볼신경)	Infratemporal fossa에서 *CN V_3*의 *anterior trunk*의 sensory branch로 시작	Lateral pterygoid muscle의 두 부분 사이를 통과한 후 ramus of mandible 및 masseter를 덮고 있는 조직에서 앞으로 출현하고, facial nerve의 buccal branch들과 합쳐짐	Buccinator 중 앞부분을 덮고 있는 피부와 그 속 *cheek*의 oral mucosa; 둘째와 셋째 molar에 인접한 *buccal gingiva*
Mental nerve (턱끝신경)	V_3의 가지인 *inferior alveolar nerve*의 terminal branch	Mandibular canal을 통과한 후 mandible의 anterolateral 면에 있는 mental foramen으로 출현	*Chin*의 피부; *lower lip*의 oral mucosa
Cervical spinal nerve(목신경)의 anterior rami(앞가지)에서 유래한 피부신경			
Great auricular nerve (큰귓바퀴신경)	C2 및 C3 spinal nerve에서 시작된 후 cervical plexus를 거쳐	External jugular vein의 뒤에서 sternocleidomastoid를 수직으로 가로지르면서 올라감	Angle of mandible 부위의 피부와 귓바퀴의 lobule; parotid sheath
Lesser occipital nerve (작은뒤통수신경)		Sternocleidomastoid의 뒤모서리를 따라 진행; 이어서 귓바퀴의 뒤로 올라감	귓바퀴 뒤 scalp
Cervical spinal nerve의 posterior rami(뒤가지)에서 유래한 피부신경			
Greater occipital nerve(큰뒤통수신경)	C2 spinal nerve의 posterior ramus의 medial branch로 시작	Axis와 obliquus capitis inferior 사이로 출현; 이어서 trapezius 관통	Occipital region의 scalp
Third occipital nerve (셋째뒤통수신경)	C3 spinal nerve의 posterior ramus의 lateral branch로 시작	Trapezius 관통	Occipital region 중 아랫부분과 suboccipital region의 scalp

infratrochlear nerve(도르래아래신경), external nasal nerve(바깥코신경)

- Maxillary nerve(CN V_2): infra-orbital nerve(눈확아래신경), zygomaticotemporal nerve(광대관자신경), zygomaticofacial nerve(광대얼굴신경)
- Mandibular nerve(CN V_3): auriculotemporal nerve(귓바퀴관자신경), buccal nerve(볼신경), mental nerve(턱끝신경)

얼굴의 **motor nerve**(운동신경)는 *facial nerve*(CN VII)와 mandibular nerve(CN V_3)인데, 전자는 얼굴 표정근육을 지배하고 후자는 masseter(깨물근), temporalis(관자근), lateral pterygoid(가쪽날개근) 및 medial pterygoid(안쪽날개근) 등의 muscles of mastication을 지배한다. 이 두 nerve는 더 깊이 위치한 몇 가지 근육들도 지배한다(추후 이 장과 다음 장에서 입과 middle ear와 목을 공부할 때 설명한다). 그 중 **facial nerve**(얼굴신경, CN VII)는 *stylomastoid foramen*(붓꼭지구멍; 그림 7.15B; 표 7.1, 7.3)을 통해 머리뼈 밖으로 나온다. 머리뼈 밖에서 시작되는 facial nerve의 가지들인 temporal branch(관자가지), zygomatic branch(광대가지), buccal branch(볼가지), marginal mandibular branch(턱모서리가지), cervical branch(목가지), posterior auricular nerve(뒤귓바퀴신경)는 목과 chin에 있는 얕은 근육인 platysma(넓은목근), 얼굴 표정근육, 볼에 있는 buccinator, auricular muscle(귓바퀴근)들, scalp의 근육인 occipitofrontalis(뒤통수이마근)의 occipital belly(뒤통수힘살) 및 frontal belly(이마힘살)를 지배한다.

Scalp의 신경분포는 귓바퀴를 기준으로 달라진다. 귓바퀴 앞은 **trigeminal nerve**의 세 갈래(CN V_1, V_2, V_3) 모두에서 각각 시작된 가지들이 분포한다(그림 7.16B; 표 7.4). 귓바퀴 뒤 scalp에는 spinal nerve(척수신경; C2, C3)의 피부신경이 분포한다.

Face(얼굴)와 Scalp(머리덮개)의 얕은 혈관 및 림프관

얼굴은 superficial artery(얕은 동맥)들이 많고 그 혈액은 external vein(바깥 정맥)들로 배출되는데, 이 때문에 얼굴이 쉽게 빨개지거나 창백해진다. 동맥이나 정맥을 막론하고 그 terminal branch들은 빈번하게 anastomosis를 이루는데, 여기에는 정중선 너머 반대쪽 동맥이나 정맥 짝과의 anastomosis도 포함된다. 얼굴에 혈액을 공급하는 동맥의 대부분은 *external carotid artery*(바깥목동맥)의 가지이다(그림 7.17; 표 7.5). 얼굴의 external vein들 중 대부분은 얼굴의 동맥들과 함께 진행하는 정맥을 통해 배출된다. 이 정맥들은 다른 곳의 얕은 정맥들처럼 변이가 흔하고 anastomosis가 많기 때문에 한 곳이 잠깐 눌리면 다른 대체경로를 통해 흐르게 된다. 이 대체 경로는 얕은 배출 경로와 깊은 배출 경로를 모두 포함한다.

Facial artery(얼굴동맥)가 얼굴 얕은 층에 혈액을 공급하는 주된 동맥이다(그림 7.17B, 7.18; 표 7.5). 이 동맥은 external carotid artery에서 시작된 뒤 구불구불하게 진행하다가 masseter의 바로 앞에서 mandible의 아래모서리에 도달한다. Facial artery는 계속해서 얼굴을 가로질러 medial angle(medial canthus, 안쪽눈구석)을 향해 진행한다. Facial artery에서 시작된 **superior labial artery**(위입술동맥)와 **inferior labial artery**(아래입술동맥)는 각각 upper lip(위입술)과 lower lip(아래입술)에 분포한다. Facial artery는 또한 코의 옆면에 **lateral nasal artery**(가쪽코동맥)를 보내며, 이어서 medial angle에 혈액을 공급하는 **angular artery**(눈구석동맥)가 되어 끝난다.

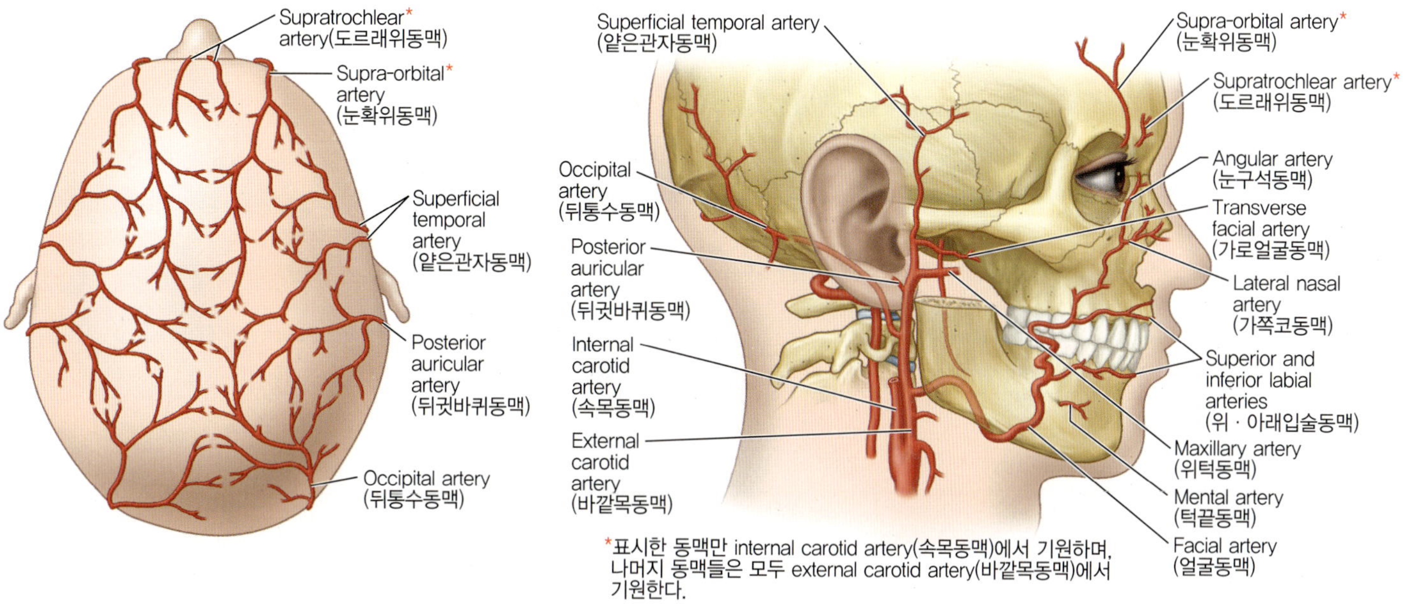

(A) 위에서 본 그림 (B) Lateral(가쪽)에서 본 그림

그림 7.17. Face(얼굴)와 scalp(머리덮개)의 superficial artery(얕은 동맥).

표 7.5 FACE(얼굴)와 SCALP(머리덮개)의 SUPERFICIAL ARTERY(얕은 동맥)

Artery(동맥)	시작	경로	분포
Facial artery (얼굴동맥)	External carotid artery	Submandibular gland보다 깊이 위로 올라감; mandible의 아래모서리를 감고 돌아서 얼굴로 진입	Facial muscle과 얼굴
Inferior labial artery (아래입술동맥)	Angle of mouth 근처의 facial artery	Lower lip에서 medial 방향으로 진행	Lower lip
Superior labial artery (위입술동맥)		Upper lip에서 medial 방향으로 진행	Upper lip과 코의 ala(콧방울)의 옆면 및 septum(코중격)
Lateral nasal artery (가쪽코동맥)	Facial artery가 코 옆을 따라 올라가다가	코의 ala로 진행	코의 ala와 콧등의 피부
Angular artery (눈구석동맥)	Facial artery의 terminal branch	눈의 medial angle로 진행	Cheek 중 윗부분과 inferior eyelid
Occipital artery (뒤통수동맥)	External carotid artery	Digastric의 posterior belly보다 medial로 진행; occipital region에서 occipital nerve와 동행	뒤통수의 scalp(vertex까지)
Posterior auricular artery (뒤귓바퀴동맥)		Mastoid process와 귀 사이에서 styloid process를 따라서 parotid gland보다 깊이 뒤로 진행	귓바퀴와 귓바퀴 뒤 scalp
Superficial temporal artery (얕은관자동맥)	External carotid artery의 terminal branch 중 작은 것	귀의 앞으로 올라가서 temporal region에 도달하고 scalp에서 끝남	Frontal region 및 temporal region의 facial muscle과 피부
Transverse facial artery(가로얼굴동맥)	Parotid gland 속 superficial temporal artery	Masseter보다 얕게, zygomatic arch의 아래에서 얼굴을 가로지름	Parotid gland와 parotid duct, facial muscle과 얼굴 피부
Mental artery (턱끝동맥)	Inferior alveolar artery의 terminal branch	Mental foramen에서 출현해서 chin으로 진행	Chin의 facial muscle과 피부
Supra-orbital artery (눈확위동맥)	Internal carotid artery의 가지인 ophthalmic artery의 terminal branch	Supra-orbital foramen에서부터 위로 진행	이마와 scalp의 근육과 피부
Supratrochlear artery (도르래위동맥)		Supratrochlear notch에서부터 위로 진행	Scalp의 근육과 피부

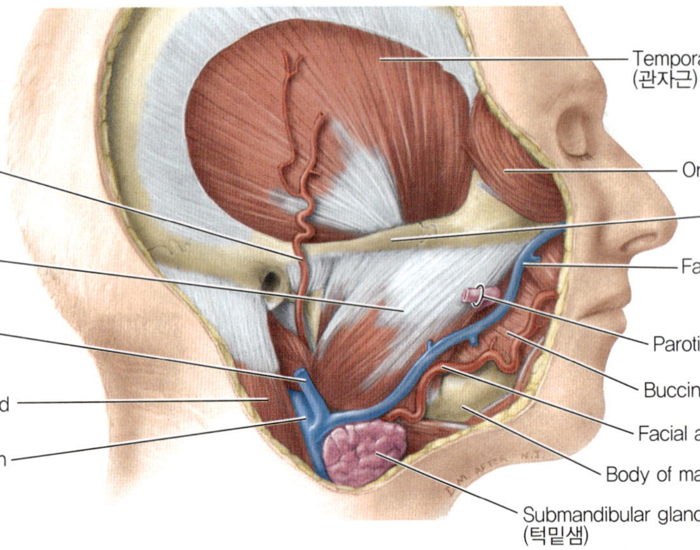

그림 7.18. **Face(얼굴)의 혈관 분포. Parotid gland(귀밑샘)는 제거되었다.**

Superficial temporal artery(얕은관자동맥)는 external carotid artery의 두 terminal branch 중 작은 것이며, 다른 하나는 *maxillary artery*(위턱동맥)이다. Superficial temporal artery는 temporomandibular joint(TMJ, 턱관절)와 귓바퀴 사이에서 얼굴로 나타난 후 scalp에서 **frontal branch**(이마가지)와 **parietal branch**(마루가지)로 갈라지면서 끝난다(그림 7.18). **Transverse facial artery**(가로얼굴동맥)는 parotid gland(귀밑샘) 내부에서 superficial temporal artery로부터 시작된 뒤에 masseter보다 얕게 얼굴을 가로지른다. Transverse facial artery는 여러 개의 가지로 갈라져서 parotid gland 및 parotid duct(귀밑샘관), masseter, 얼굴 피부 등에 혈액을 공급한다. 이 동맥은 facial artery의 가지들과 anastomosis 한다.

Scalp의 동맥은 피부와 epicranial aponeurosis 사이에 있는 subcutaneous tissue의 결합조직층을 지난다. 이 동맥들은 anastomosis가 발달되어 있다. 이 동맥들은 벽이 주위 dense connective tissue에 단단히 고정되어 있기 때문에 절단된 뒤에 수축하는 데 한계가 있다. 이 때문에 scalp가 손상되면 출혈이 매우 심하다. Scalp의 혈액 공급은 *external carotid artery*에서 시작된 **occipital artery**(뒤통수동맥)와 **posterior auricular artery**(뒤귓바퀴동맥)와 **superficial temporal artery**(얕은관자동맥)를 통해서, 또는 *internal carotid artery*에서 시작된 **supratrochlear artery**(도르래위동맥)와 **supraorbital artery**(눈확위동맥)를 통해 이루어진다(그림 7.17A; 표 7.5). Scalp의 동맥들은 머리뼈에는 혈액을 거의 공급하지 않는데, 머리뼈에 혈액을 공급하는 가장 중요한 동맥은 middle meningeal artery이다.

Facial vein(얼굴정맥)을 통해 얼굴의 얕은 정맥들 대부분이 배출

임상해부학

얼굴 부위 동맥들의 Pulse(맥박)

Superficial temporal artery와 facial artery를 이용해서 맥박을 확인할 수 있다. 예를 들어 마취과 의사는 수술실에서 대개 환자의 머리쪽에 자리잡기 때문에 superficial temporal artery가 귀 앞을 지나 scalp에 분포하기 전에 zygomatic arch를 넘어가는 지점에서 *temporal pulse*(관자동맥 맥박)를 자주 palpation(촉진) 한다. *Facial pulse*(얼굴동맥 맥박)는 masseter의 바로 앞에서 mandible의 아래모서리를 넘어가는 곳에서 촉진할 수 있다.

Facial Artery(얼굴동맥) 압박

Facial artery는 mandible을 넘어가는 지점에서 mandible을 향해 누름으로써 차단할 수 있다. Facial artery의 가지들과 얼굴의 기타 동맥들 사이에 anastomosis가 매우 잘 발달되어 있기 때문에 facial artery나 그 가지들 중 하나가 파열되었을 때 한쪽 facial artery만 눌러서는 출혈이 완전히 멈추지 않는다. 입술이 찢어졌을 때는 상처의 양옆을 함께 눌러주어야 지혈할 수 있다. 일반적으로 얼굴은 상처가 생기면 피가 많이 나지만 빨리 치유된다.

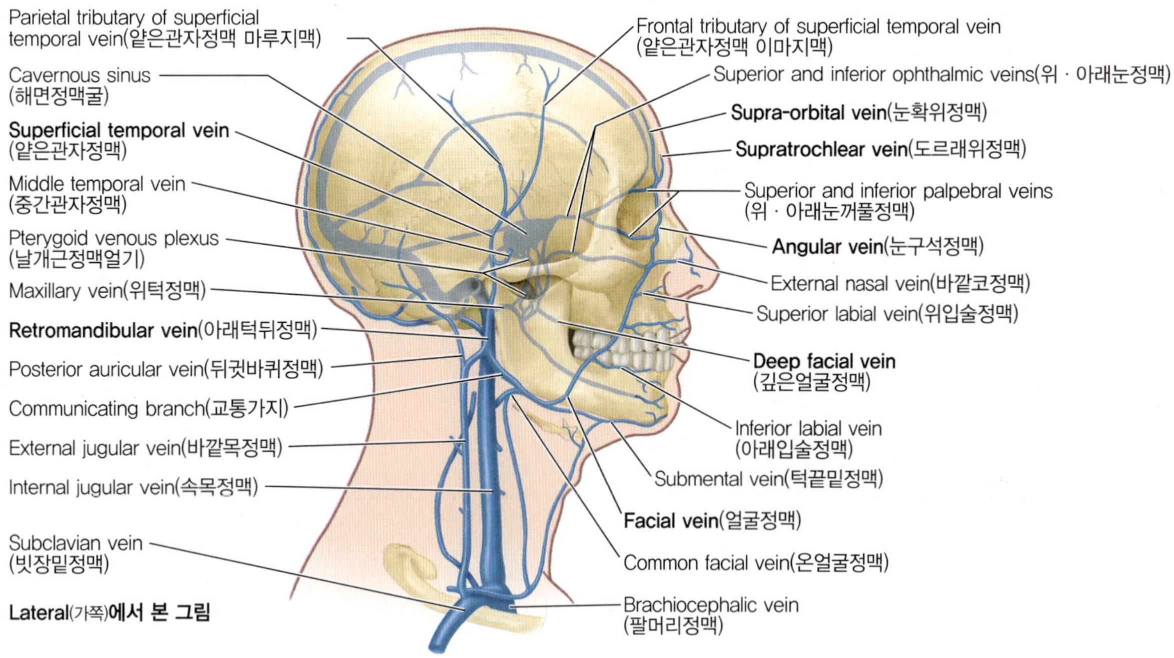

그림 7.19. **Face(얼굴)와 scalp(머리덮개)의 정맥 배출 경로.**

된다(그림 7.18, 7.19). Facial vein은 눈의 medial angle에서 **angular vein**(눈구석정맥)으로 시작된다. Facial vein으로 배출되는 정맥들 중에 **deep facial vein**(깊은얼굴정맥)이 있는데, 이 정맥은 infratemporal fossa(관자아래우묵)에 있는 *pterygoid venous plexus*(날개근정맥얼기)의 혈액을 배출한다(그림 7.19). 그 밖에도 mandible 모서리의 아래에서 retromandibular vein(아래턱뒤정맥)의 anterior branch(앞가지)가 facial vein에 합쳐진다. Facial vein은 **internal jugular vein**(속목정맥)에 직접 또는 간접으로 배출된다(그림 7.19). Facial vein은 medial angle에서 *superior ophthalmic vein*(위눈정맥)과 교통하는데, superior ophthalmic vein은 *cavernous sinus*(해면정맥굴)로 배출된다.

Superficial temporal vein(얕은관자정맥)은 이마와 scalp의 혈액을 거두어들이며, temple(관자놀이)과 얼굴에 있는 정맥들에서 시작된 가지들을 받는다. Superficial temporal vein은 귓바퀴 근처에서 parotid gland로 들어간다(그림 7.18). **Retromandibular vein**(아래턱뒤정맥)은 superficial temporal vein과 **maxillary vein**(위턱정맥)이 합쳐져서 형성되며, parotid gland 내부에서 external carotid artery보다는 얕고 facial nerve보다는 깊은 곳에서 아래로 내려가는 deep vein(깊은정맥)이다(그림 7.19). Retromandibular vein은 anterior branch와 posterior branch로 갈라지는데, 전자는 facial vein과 합쳐지고 후자는 **posterior auricular vein**(뒤귓바퀴정맥)과 합쳐져서 **external jugular vein**(EJV, 바깥목정맥)을 형성한다. EJV은 sternocleido-mastoid muscle(목빗근)의 표면을 가로질러 root of neck(목뿌리)에 있는 subclavian vein(빗장밑정맥)으로 들어간다.

Scalp 중 얕은 부분에 분포하는 정맥들은 scalp 동맥과 동행하는 정맥인 **supra-orbital vein**(눈확위정맥)과 **supratrochlear vein**(도르래위정맥)을 통해 배출되는데, 이 두 정맥은 medial angle에서 합쳐져서 **angular vein**(눈구석정맥)을 형성한다. Angular vein은 orbit의 아래모서리에서 facial vein이 된다. Superficial temporal vein과 **posterior auricular vein**(뒤귓바퀴정맥)은 각각 귓바퀴의 앞 및 뒤에서 scalp의 혈액을 거두어들인다. **Occipital vein**(뒤통수정맥)은 뒤통수 부위 scalp의 혈액을 배출한다. Scalp 중 깊은 부분의 혈액은 **deep temporal vein**(깊은관자정맥)을 거쳐 pterygoid venous plexus로 배출된다.

Scalp나 얼굴은 lymph node(림프절)가 parotid region(귀밑샘부위)과 buccal region(볼부위)에만 있다. Scalp와 얼굴과 목의 lymph(림프)는 머리와 목의 경계에서 목 주위를 에워싸는 목깃 모양으로 분포하는 얕은 층 *lymph node* 집단인 *submental lymph nodes*(턱끝밑림프절), *submandibular lymph nodes*(턱밑림프절), *parotid lymph nodes*(귀밑샘림프절), *mastoid lymph nodes*(꼭지림프절), *occipital lymph nodes*(뒤통수림프절)로 배출된다(그림 7.20). 이 얕은 층 lymph node들을 거친 lymph는 IJV을 따라 분포하는 **deep cervical lymph nodes**(깊은목림프절)로 배출된다. Deep cervical lymph nodes를 거친 림프는 jugular lymphatic trunk(목림프줄기)로 진행하는데, 왼쪽 jugular trunk는 thoracic duct(가슴림프관)에, 오른쪽 jugular trunk는 오른쪽 IJV이나 brachiocephalic vein(팔머리정맥)에 합쳐진다. 얼굴의 lymph 배출 경로를 요약하면 다음과 같다.

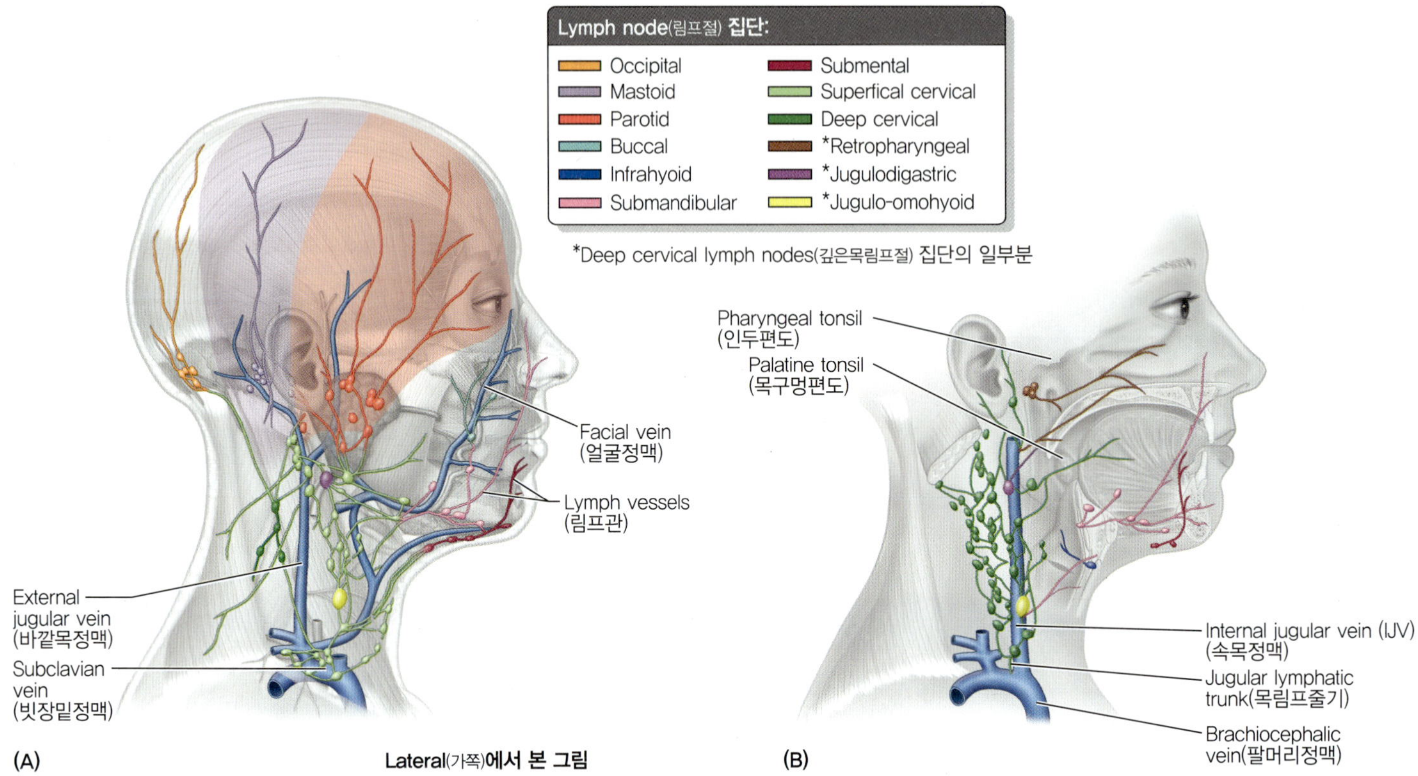

그림 7.20. Face(얼굴) **및 scalp**(머리덮개)**의 lymph**(림프) **배출 경로. A.** 얕은 층 배출 경로. **B.** 깊은 층 배출 경로. 머리와 목의 lymphatic vessel(림프관)들은 모두 직접이든 간접이든 결국 deep cervical nodes(깊은목림프절)로 배출된다.

- 얼굴 및 scalp의 옆면의 lymph는 **superficial parotid lymph nodes**(얕은귀밑샘림프절)로 배출된다.
- Deep parotid lymph nodes(깊은귀밑샘림프절)를 거친 lymph는 deep cervical lymph nodes로 배출된다.
- Upper lip과 lower lip(lateral 부분)의 lymph는 **submandibular lymph nodes**(턱밑림프절)로 배출된다.
- Chin과 lower lip(중앙부분)의 림프는 **submental lymph nodes**(턱끝밑림프절)로 배출된다.

Parotid Gland(귀밑샘, 이하선)

Parotid gland는 세 쌍의 salivary gland(침샘) 중 가장 크다. 이 gland는 질긴 fascial capsule(근막주머니)인 **parotid sheath**(귀밑샘근막)에 둘러싸여 있는데, 이 sheath는 investing layer of deep cervical fascia(깊은목근막 얕은층)가 연장된 것이다. Parotid gland는 형태가 복잡한데, 왜냐하면 이 gland가 자리잡고 있는 **parotid bed**(귀밑샘오목)가 external acoustic meatus의 앞아래에 있으며, 이곳에서 ramus of mandible과 mastoid process 사이에 parotid gland가 끼어 있기 때문이다(그림 7.21). Parotid gland는 아래쪽으로 뾰족하게 돌출된 apex(꼭대기)가 angle of mandible의 뒤에 위치하며, base(바닥)가 zygomatic arch에 닿아 있다. **Parotid duct**(귀밑샘관)는 parotid gland의 앞모

임상해부학

Lip(입술)의 Squamous Cell Carcinoma(편평세포암종)

입술의 *squamous cell carcinoma*는 대개 lower lip에 발생한다(그림 B7.5). 여러 해에 걸쳐 햇빛에 과다 노출되었거나 파이프 담배 흡연으로 인한 자극이 발병 요인이다. Lower lip 중 중앙부분이나 mouth의 바닥 부분이나 apex of tongue(혀끝)에 발생한 암세포는 submental lymph nodes로 전파되지만, lower lip 중 lateral 부분에 발생한 암세포는 submandibular lymph nodes로 전파된다.

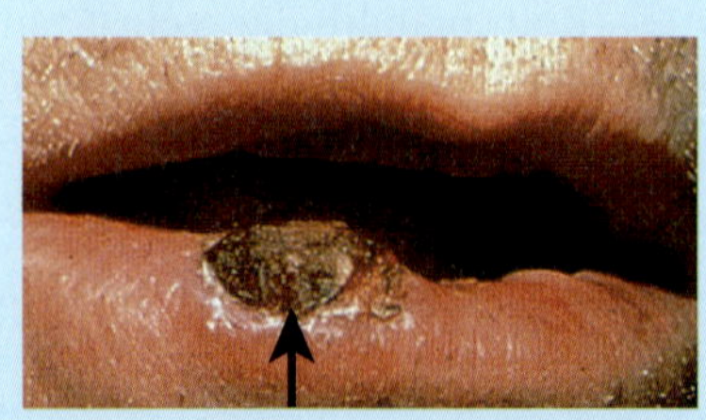

그림 B7.5. Lower lip(아래입술)**에 발생한 squamous cell carcinoma**(편평세포암종).

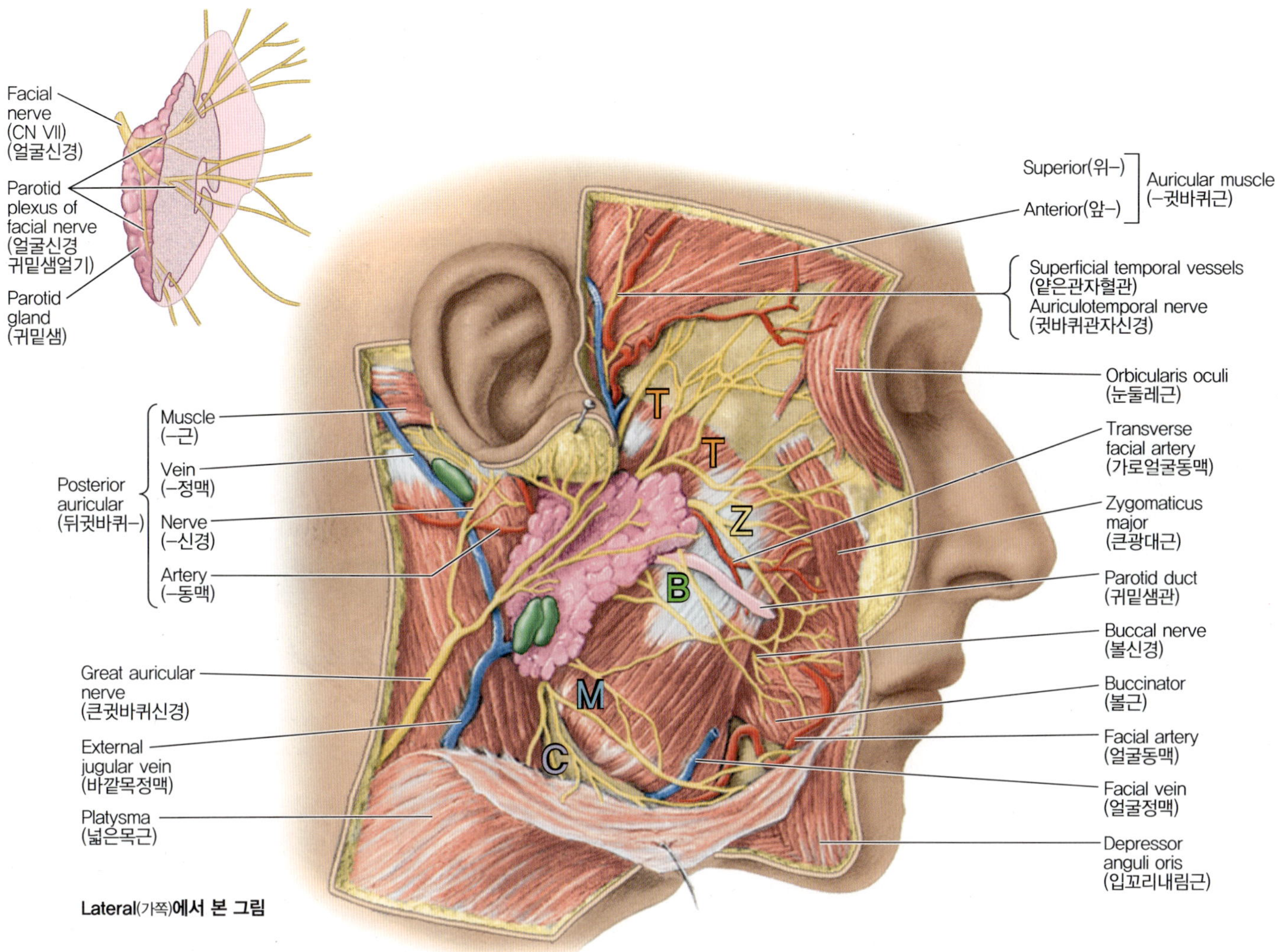

그림 7.21. Parotid gland(귀밑샘)의 위치관계. 첨부한 그림은 facial nerve(얼굴신경)의 parotid plexus(귀밑샘신경얼기)를 나타내며, parotid gland는 coronal plane(관상면)으로 절단되어 있다. Facial nerve의 가지들은 다음과 같다. *B*, buccal branch(볼가지); *C*, cervical branch(목가지); *M*, marginal mandibular branch(턱모서리가지); *T*, temporal branch(관자가지); *Z*, zygomatic branch(광대가지).

서리에서부터 앞을 향해 수평 방향으로 이어진다. 이 duct는 masseter의 앞모서리에서 medial로 방향을 바꾸어 buccinator를 관통한 후에 둘째 maxillary molar teeth(위큰어금니) 맞은 편에 있는 작은 구멍을 통해 oral cavity(입안)로 열린다. Parotid gland의 실질 속에 들어 있는 구조들로는 얕은 곳에서부터 깊은 곳의 순서대로 *facial nerve*(CN VII)의 *parotid plexus*(귀밑샘신경얼기)와 그 가지들, *retromandibular vein*, *external carotid artery*가 있다. *Parotid lymph nodes*(귀밑샘림프절)는 parotid sheath의 겉에 부착되어 있거나 parotid gland 내부에 있다.

Great auricular nerve(큰귓바퀴신경; C2, C3)는 cervical plexus(목신경얼기)에서 시작된 가지로, parotid sheath와 그 겉의 피부에 분포해서 감각을 담당하고(그림 7.16B; 표 7.4), 이어서 superficial temporal artery 및 vein과 함께 parotid gland의 위로 진행한다(그림 7.21).

임상해부학

Trigeminal Neuralgia(삼차신경통)

Trigeminal neuralgia(tic douloureux)는 *CN V*의 sensory root에 감각장애가 일어나는 질환으로, 번개를 맞은 듯한 괴로운 통증이 갑자기 덮치듯 얼굴에 나타난다. 이때 예리한 통증이 갑자기 나타나는 *paroxysm*(발작)이 15분 이상 지속되기도 한다. Maxillary nerve(CN V_2)가 가장 자주 침범되며, 그 다음이 mandibular nerve(CN V_3)이고, ophthalmic nerve(CN V_1)가 가장 드물게 침범된다. 통증은 민감한 *trigger zone*(유발구역) 피부에 접촉 자극이 가해진 후 촉발되는 경우가 많다.

Trigeminal neuralgia의 원인은 확실하지 않지만 일부 학자들은 대부분의 환자에서 CN V의 sensory root을 압박하는 비정상 혈관이 존재한다고 믿고 있다. 제자리를 벗어난 이 혈관을 CN V의 sensory root에서 멀리 옮기면 대개 증상이 사라진다. 그밖에 trigeminal ganglion 신경세포에 병적 변화가 생겨서 발병한다고 주장하는 학자도 있다. 환자 중 일부는 sensory root을 절단해야만 trigeminal neuralgia가 완화되기도 한다.

Glossopharyngeal nerve(혀인두신경)의 부교감신경 성분이 *otic ganglion*(귀신경절)에 presynaptic secretory fiber(연접이전분비섬유)를 전달하고, 이어서 이 ganglion에서 시작된 postsynaptic fiber(연접이후섬유)가 **auriculotemporal nerve**(귓바퀴관자신경)를 거쳐서 parotid gland에 전달된다. 이 parasympathetic fiber를 자극하면 묽은 물 같은 침이 분비된다. Sympathetic fiber(교감신경섬유)는 cervical ganglia(목신경절)에서 시작된 후 external carotid artery를 둘러싸고 있는 **external carotid nerve plexus**(바깥목신경얼기)를 거친다. 이 신경섬유는 혈관근육에 작용해서 parotid gland의 분비를 줄이는 것으로 보인다. 감각신경섬유는 auriculotemporal nerve를 거쳐 parotid gland에 전달된다.

임상해부학

Parotid Gland(귀밑샘)의 감염

Parotid gland는 혈류를 통해 전달된 감염원에 감염되기도 하는데, 그 예로는 급성 바이러스 전염병인 *mumps*(볼거리)가 있다. 이 gland가 감염되면 염증이 일어나서 *parotiditis*(귀밑샘염)가 된다. 그 증상은 심한 통증인데, 질긴 parotid sheath가 parotid gland가 부음으로 인해 팽팽하게 늘어나서 이 sheath에 분포하는 great auricular nerve(그림 7.21)가 자극을 받기 때문이다. 음식을 씹을 때 통증이 악화되기도 하는데, 왜냐하면 부어서 커진 parotid gland가 ramus of mandible(턱뼈가지)의 뒤모서리를 감싸고 있다가 입을 벌릴 때 mastoid process에 눌리기 때문이다. Mumps 바이러스는 *parotid duct*에까지 염증을 일으켜서 *parotid papilla*(귀밑샘관유두)가 붉게 변하기도 하는데, parotid duct가 둘째 maxillary molar teeth 맞은편에서 mouth에 열리는 곳이 parotid papilla이다. Mumps로 인해 일어난 통증은 치통과 혼동할 수 있다. 때문에 이 papilla가 붉게 변한 징후를 확인함으로써 치아가 아니라 parotid gland에 병이 생겼음을 조기에 알게 되는 경우가 많다.

Parotid gland 질환이 생기면 귓바퀴와 external acoustic meatus(바깥귀길)와 temporal region(관자부위)과 TMJ(턱관절)에 통증이 자주 나타나는데, 왜냐하면 parotid gland에 감각신경섬유를 전달하는 auriculotemporal nerve가 temporal fossa와 auricle에도 감각신경섬유를 보내기 때문이다.

Trigeminal Nerve(삼차신경)의 Lesion(병터)

한쪽 trigeminal nerve 전체에 병터(병변)가 생기면 다음 부위에 걸쳐 광범위한 anesthesia(무감각)가 나타난다.

- 병터쪽 scalp(머리덮개) 중 앞절반.
- 얼굴, 단 angle of mandible(턱뼈각) 부근 피부 제외
- Cornea(각막)와 conjunctiva(결막).
- 코와 paranasal sinus(코곁굴), 입, 혀(앞부분)의 점막

Muscles of mastication(씹기근육) 마비도 나타난다.

Bell Palsy(벨마비, 얼굴마비)

Facial nerve(CN VII)나 그 가지가 손상되면 손상된 쪽 얼굴 표정근육의 일부나 전부에 마비가 일어나는데, 이를 Bell palsy라 한다. 손상된 쪽 얼굴이 아래로 처지고 표정이 일그러지는 증상이 나타난다(그림 B7.6). Orbicularis oculi의 긴장이 상실되면 아래눈꺼풀이 아래로 뒤집어져서 안구 표면으로부터 떨어져 나온다. 그렇게 되면 눈물이 cornea 표면에 골고루 퍼지지 않기 때문에 cornea가 뻑뻑해지고 건조해지며 제대로 씻겨지지 않는다. 따라서 cornea에 ulcer(궤양)가 생기기 쉽다. 이 신경 손상으로 인해 buccinator와 orbicularis oris가 약해지거나 마비되면, 음식을 씹을 때 음식이 oral vestibule(입안뜰)에 쌓이기 때문에 대개의 경우 손가락으로 음식을 계속 옮겨야 한다. 입의 한쪽 sphincter나 dilator에 이상이 생기면 반대쪽 정상 얼굴 근육들의 작용과 중력 때문에 입꼬리가 아래로 처지면서 입이 비뚤어져서 음식과 침이 입꼬리 밖으로 흘러나온다. 입술 근육이 약화되면 말하기도 지장을 받는다. 환자는 휘파람이나 관악기를 제대로 불지 못하게 된다. 이들은 처진 눈꺼풀이나 입에서 눈물이나 침이 흘러내리기 때문에 손수건 등을 이용해서 눈과 입을 자주 닦곤 한다.

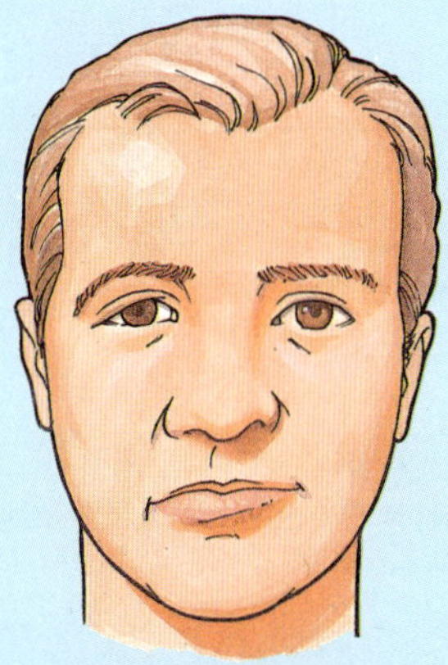

그림 B7.6. Bell palsy(벨마비).

Parotidectomy(귀밑샘절제술)

Salivary gland(침샘)의 종양 중 약 80%가 parotid gland에서 일어난다. Parotid gland 제거 수술인 parotidectomy는 종양 치료의 일환으로 종종 시행한다. CN VII의 parotid plexus(귀밑샘신경얼기)가 parotid gland 내부에 묻혀 있기 때문에 이 수술을 할 때 이 plexus와 그 가지들이 손상될 위험에 처한다. 따라서 parotidectomy를 할 때 중요한 절차 중 하나가 facial nerve를 확인하고 보존하는 것이다. 수술 전에 CT나 MRI를 이용해서 수술 계획을 짜면서 parotid gland 종양과 CN VII이 있다고 예상되는 곳의 위치 관계를 확인한다. CN VII은 CT나 MRI에 보이지 않지만 그에 인접한 retromandibular vein은 CT나 MRI에 보이기 때문에 CN VII의 위치를 추정할 수 있다.

ORBIT(눈확, 안와)

Orbit은 facial skeleton(얼굴머리뼈)에 있는 피라미드처럼 생긴 뼈대로 구성된 공간인데, 피라미드의 base(바닥)에 해당되는 *orbital opening*(눈확어귀)은 앞 및 lateral을, apex(꼭지)는 뒤 및 medial을 향하고 있다(그림 7.22; 7.33D도 참조). Orbit은 그 속에 들어 있는 **eyeball**(안구) 및 그 근육과 신경과 혈관을 보호하고, lacrimal apparatus(눈물기관) 중 대부분도 보호한다. 이 구조들이 차지한 공간 외의 모든 orbit 속 공간은 **orbital fat**(눈확지방, 눈확지방체)이 채운다.

Orbit은 다음과 같이 base 하나, 벽 넷, apex 하나로 구성된다.

- **Superior wall**(위벽)인 roof(천장)는 대략 수평 방향이며, 주로 **orbital part of frontal bone**(이마뼈 눈확부분)으로 구성되는데, 이 부분이 orbital cavity(눈확공간)와 anterior cranial fossa 사이를 가른다. 이 벽 중 apex에 가까운 부분은 lesser wing of sphenoid(나비뼈 작은날개)로 이루어져 있다. 이 벽의 앞 및 lateral에서 lacrimal gland(눈물샘)는 frontal bone의 orbital part에 있는 **fossa for lacrimal gland**(lacrimal fossa, 눈물샘오목)를 차지하고 있다.
- **Medial wall**(안쪽벽)은 주로 **ethmoid bone**(벌집뼈)으로 이루어져 있지만 일부는 frontal bone과 lacrimal bone(눈물뼈)과 sphenoid bone(나비뼈)으로 구성된다. 이 벽 중 앞부분에는 **lacrimal groove**(눈물고랑)와 **fossa for lacrimal sac**(눈물주머니오목)이 오목하게 패어 있다. Medial wall을 이루는 뼈들은 종잇장처럼 얇기 때문에 건조된 머리뼈 표본의 orbit을 들여다 보면 뼛속에 있는 ethmoidal air cell(벌집뼈벌집)들이 비치는 경우가 많다.
- **Lateral wall**(가쪽벽)은 **frontal process of zygomatic bone**(광대뼈 이마돌기)과 **greater wing of sphenoid**(나비뼈 큰날개)로 이루어져 있다. 이 벽은 가장 튼튼하고 두꺼운 벽인데, 네 벽 중에 가장 많이 노출되어 있어서 직접 충격을 받기 쉽기 때문에 중요하다. Orbit은 이 벽 중 뒷부분을 경계로 삼아 대뇌 temporal lobe(관자엽) 및 middle cranial fossa로부터 분리되어 있다.
- **Inferior wall**(아래벽)인 floor(바닥)는 주로 **maxilla**(위턱뼈)로 구성되며, 일부분은 **zygomatic bone**(광대뼈)과 **palatine bone**(입천장뼈)이 형성한다. 이 얇은 벽은 orbit의 아래에 있는 maxillary sinus(위턱굴)의 superior wall이기도 하다. 이 벽은 orbit의 apex에서부터 inferior orbital margin(눈확아래모서리)으로 갈수록 아래로 비스듬히 기울어 있다. 이 벽과 lateral wall의 경계에는 **inferior orbital fissure**(아래눈확틈새)가 있다.
- Orbit의 **apex**(꼭지)는 superior orbital fissure(위눈확틈새)의 바로 medial에서 sphenoid bone의 lesser wing에 뚫린 **optic canal**(시각신경관)이 열리는 곳에 위치한다.

Orbit을 이루는 뼈들의 속면은 periosteum(뼈막)인 **periorbita**(눈확뼈막)로 덮여 있다. Periorbita는 다음 구조들과 연속되어 있다.

- Optic canal과 superior orbital fissure에서 dura의 periosteal layer(뼈막층)와 연속된다
- 네 orbital margin(눈확모서리)에서 pericranium(머리뼈막)과 연속되고, inferior orbital fissure(아래눈확틈새)를 통해서도 pericranium과 연속된다(pericranium은 머리뼈 겉면을 덮고 있는 periosteum이다)
- Orbital margin에서 orbital septum(눈확사이막)과 연속된다
- Extra-ocular muscle(안구근육)들을 둘러싸고 있는 fascial sheath(근막집)와 연속된다
- Fascial sheath of eyeball(안구집)을 이루는 orbital fascia(눈확근막)와 연속된다

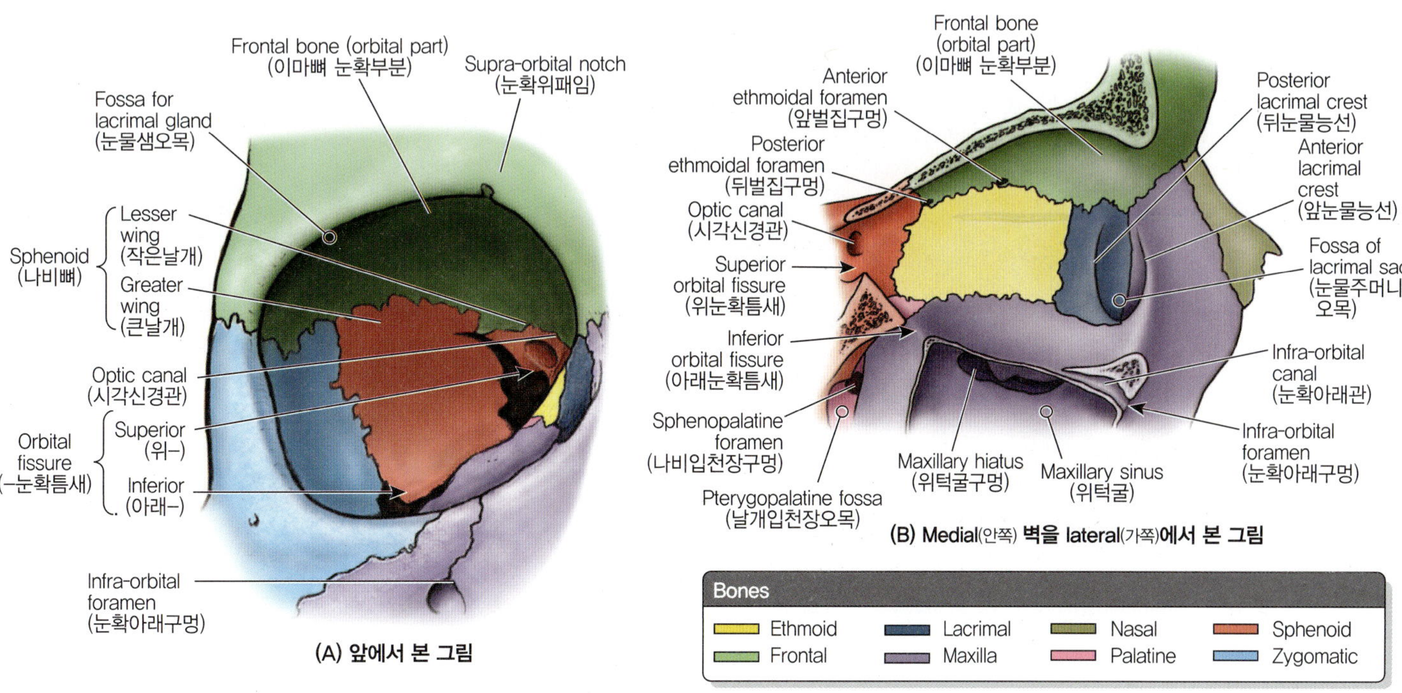

그림 7.22. 오른쪽 orbit(눈확)을 구성하는 뼈들.

임상해부학

Orbit(눈확) 골절

타격 강도가 일정 수준을 넘어서고 그 충격이 orbit의 테두리 뼈에 직접 가해지면 골절이 일어나는데, 대개 orbital margin을 이루는 뼈들 사이의 suture에서 일어난다. Orbit의 medial wall과 inferior wall은 얇기 때문에 눈을 가격했을 때 orbital margin은 멀쩡해도 이 두 벽이 골절될 수 있다. 간접 외상으로 인해 orbit의 벽들의 위치가 변하는 손상은 'blowout' fracture(파열골절)라 한다. Orbit의 medial wall이 골절되면 ethmoidal sinus(벌집굴)와 sphenoidal sinus(나비굴)까지 손상되기도 하며, inferior wall이 골절되면 maxillary sinus(위턱굴)까지 손상되고 inferior rectus(아래곧은근)가 골절 부위에 끼어서 시선을 위로 돌리는 데 지장이 생기기도 한다. Superior wall은 medial wall이나 inferior wall에 비해 튼튼하지만 속이 비칠 정도로 얇기 때문에 쉽게 뚫리기도 한다. 따라서 날카로운 물체가 superior wall을 관통한 후 대뇌의 frontal lobe(이마엽)를 손상시키기도 한다. Orbit이 골절되면 종종 그 내부에 출혈이 일어나는데, 이로 인해 안구가 압박을 받아서 *exophthalmos*(눈돌출증)가 일어나기도 한다.

Orbital Tumor(눈확 종양)

Optic nerve(시각신경)가 sphenoidal sinus나 posterior ethmoidal sinus(뒤벌집) 근처를 지나기 때문에 이 sinus들에 악성 종양이 생겨서 orbit의 얇은 뼈벽들을 침식하고 optic nerve와 orbit에 들어 있는 구조들을 압박할 수 있다. Orbit에 종양이 생기면 exophthalmos가 일어난다. Middle cranial fossa에 발생한 종양이 superior orbital fissure를 통해서 orbital cavity로 들어가기도 한다.

Eyelid(눈꺼풀)와 Lacrimal Apparatus(눈물기관)

Eyelid와 lacrimal gland(눈물샘)에서 분비된 눈물은 cornea(각막)와 eyeball(안구)이 손상을 입거나 자극을 받지 않도록 보호한다.

EYELIDS(눈꺼풀)

눈을 감으면 **eyelid**(라틴어로 *palpebra*)는 안구 앞을 덮음으로써 외상이나 강한 빛으로부터 안구를 보호한다(그림 7.24). 또한 눈물을 골고루 퍼뜨림으로써 cornea가 항상 젖어 있게 만든다. Eyelid는 움직이는 주름 구조이며, 그 겉면은 얇은 피부로 덮여 있고 속면은 투명한 점막인 **palpebral conjunctiva**(눈꺼풀결막)로 덮여 있다. Palpebral conjunctiva는 안구 표면으로 반전된 후 **bulbar conjunctiva**(안구결막)가 된다(그림 7.23, 7.24A). Sclera(공막)의 겉을 덮고 있는 bulbar conjunctiva는 느슨하고 잔주름이 잡혀 있으며, 작은 혈관들을 포함하고 있다. Bulbar conjunctiva는 cornea의 가장자리에 붙어 있다. Palpebral conjunctiva가 안구로 반전되는 선을 따라 **superior conjunctival fornix**(위결막구석)와 **inferior conjunctival fornix**(아래결막구석)라 불리는 깊고 오목한 구조가 형성된다. **Conjunctival sac**(결막주머니)은 palpebral conjunctiva와 bulbar conjunctiva로 둘러싸인 공간이다. 이 sac은 점막으로 이루어진 특수한 형태의 'bursa(윤활주머니)'로서, 눈을 감거나 뜰 때 eyelid가 안구의 표면에서

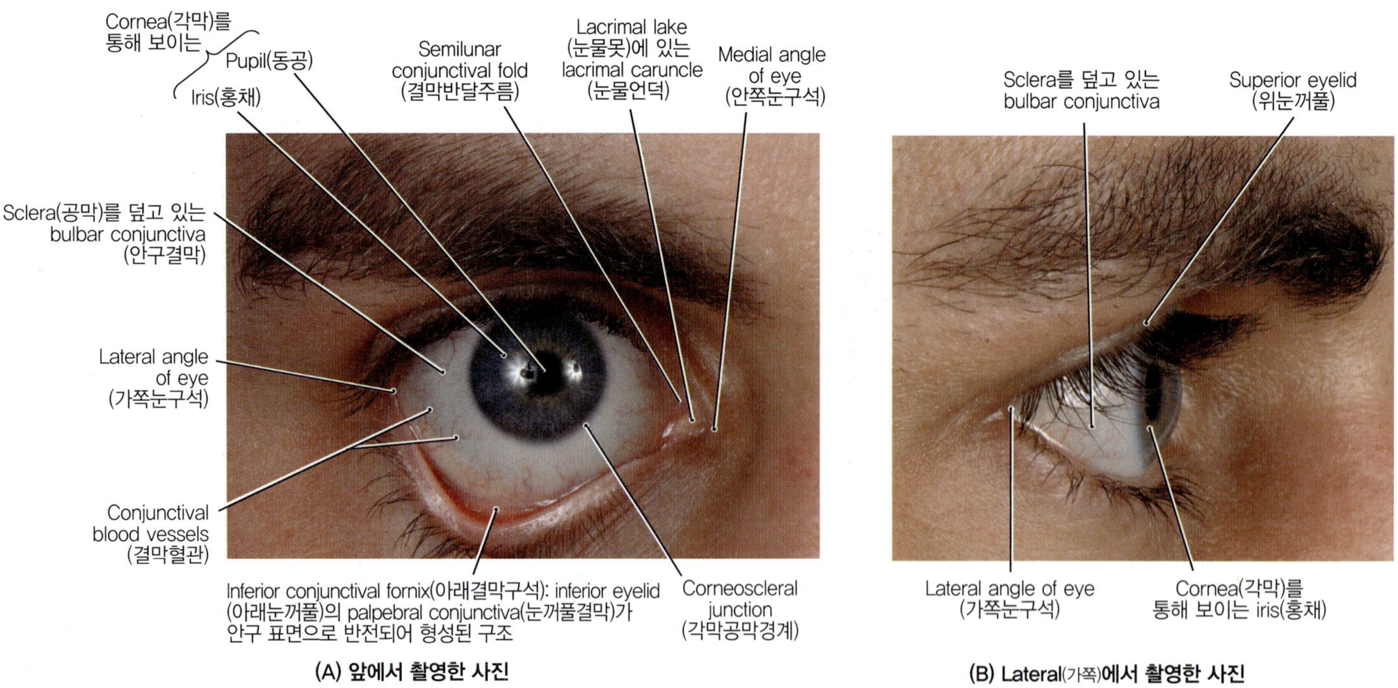

그림 7.23. Eyeball(안구)과 eyelid(눈꺼풀)의 표면 구조.

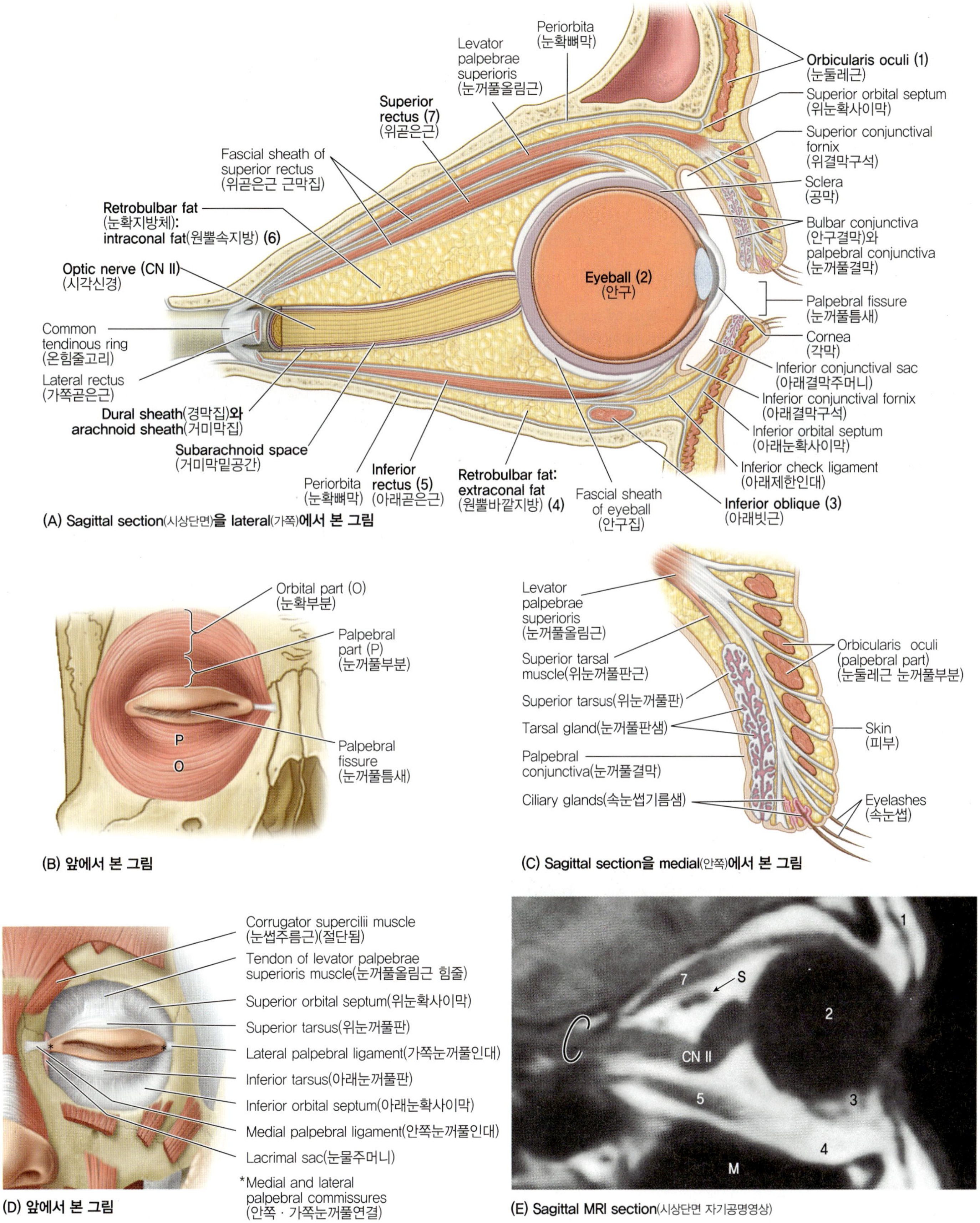

그림 7.24. **Orbit**(눈확)**와 eyeball**(안구)**과 eyelid**(눈꺼풀). **A.** Orbit에 들어 있는 구조들. 번호 중 일부는 그림 E에서 확인할 수 있다. **B.** Orbicularis oculi(눈둘레근)를 구성하는 부분들. **C. Superior eyelid**(위눈꺼풀). **D.** Eyelid(눈꺼풀)의 뼈대와 orbital septum(눈확사이막). **E.** Orbit의 sagittal MRI(시상단면 자기공명영상).

매끄럽게 움직일 수 있게끔 해준다.

Superior eyelid(upper eyelid, 위눈꺼풀)와 inferior eyelid(lower eyelid, 아래눈꺼풀)는 치밀한 결합조직으로 이루어진 **superior tarsus**(위눈꺼풀판)와 **inferior tarsus**(아래눈꺼풀판)가 각각 보강한다(그림 7.24C,D). Orbicularis oculi(눈둘레근) 중 palpebral part(눈꺼풀부분)의 근육섬유는 tarsus보다 얕고 eyelid의 피부보다 깊이 위치한 subcutaneous tissue 층에 있다(그림 7.24A,C). Tarsus에는 **tarsal gland**(눈꺼풀판샘)가 포함되어 있는데, 이 gland의 지방 분비물은 윤활유처럼 위 및 아래 eyelid의 모서리를 매끄럽게 함으로써 눈을 감을 때 두 eyelid가 붙지 않도록 막는다(그림 7.24C). 이 분비물은 눈물이 적당량만 분비될 때 눈꺼풀 밖으로 흘러나오지 않게 막는 장벽 역할도 한다. 눈물은 너무 많이 만들어지면 이 장벽을 넘어 볼로 넘쳐흐른다.

Eyelash(속눈썹; 라틴어로 *cilia*)는 eyelid의 margin(가장자리)에 있다. Eyelash에 연결된 큰 sebaceous gland(기름샘)가 **ciliary gland**(속눈썹기름샘)이다. Superior eyelid와 inferior eyelid가 만나는 이음부가 **medial palpebral commissure**(안쪽눈꺼풀연결)와 **lateral**

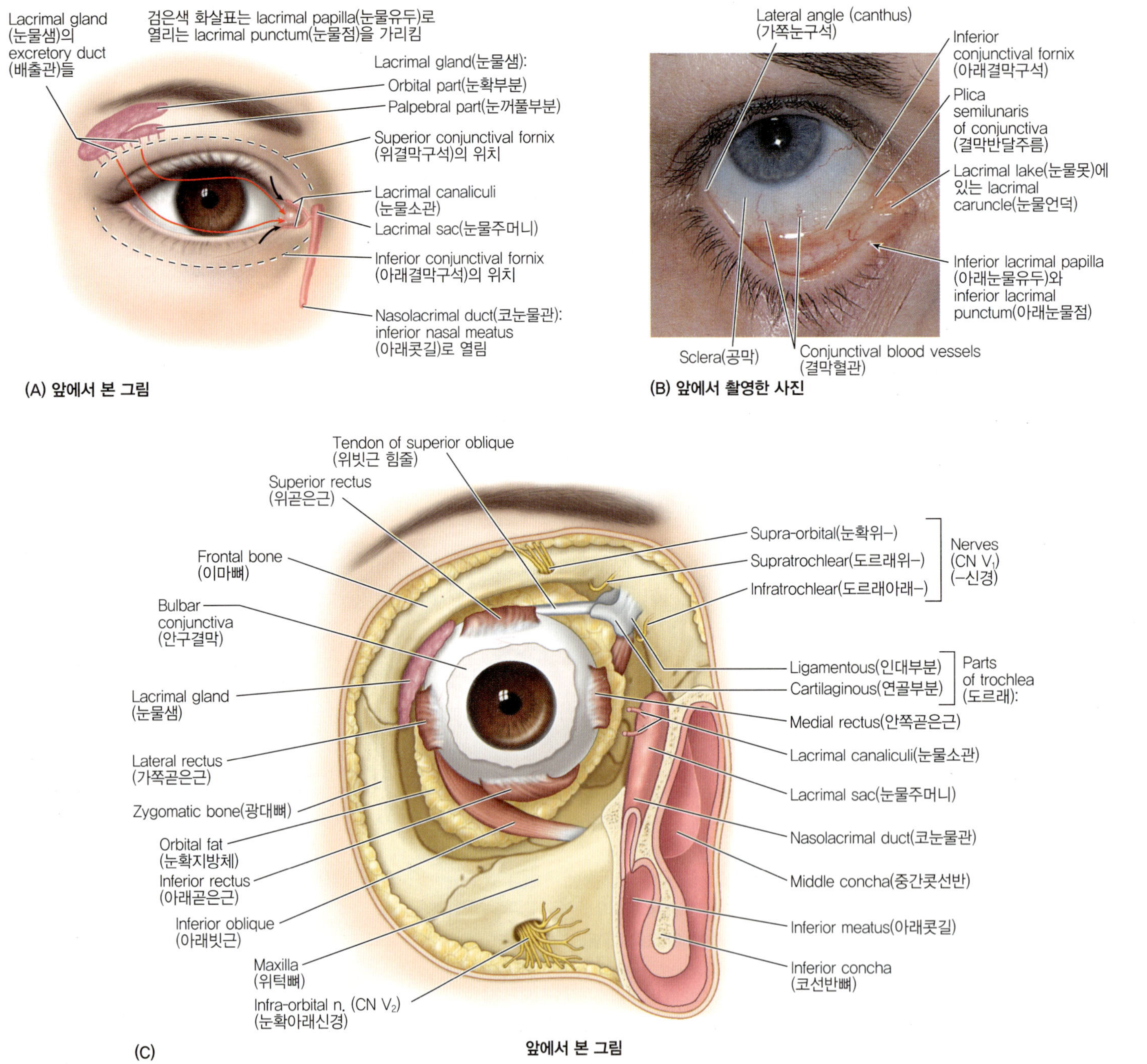

그림 7.25. Lacrimal apparatus(눈물기관). **A.** Lacrimal apparatus의 표면 구조. **B.** 눈의 표면 구조로, inferior eyelid(아래눈꺼풀)를 아래로 당긴 상태이다. **C.** Orbit(눈확)의 앞부분과 코를 해부한 그림.

palpebral commissure(가쪽눈꺼풀연결)인데, 이 commissure들이 angle of eye(눈구석)의 기준 구조가 된다(그림 7.23). 따라서 눈마다 medial angle(안쪽눈구석)과 lateral angle(가쪽눈구석)이 있다(angle 대신 *canthus*라 쓰기도 한다).

Medial angle에는 눈물을 모아두는 얕게 패인 불그스름한 부위가 있는데, 이를 **lacrimal lake**(눈물못)라 한다. Lacrimal lake 내부에는 변형된 피부로 이루어진 야트막한 둔덕 모양인 **lacrimal caruncle**(눈물언덕)이 있다(그림 7.23A, 7.25A,B). Lacrimal caruncle의 lateral에는 안구를 조금 덮고 있는 **semilunar conjunctival fold**(결막반달주름)가 있다. 위나 아래 eyelid의 모서리를 뒤집으면 두 eyelid 모두 그 medial 끝부분에서 **lacrimal punctum**(눈물점)이 관찰되는데, 이 점은 **lacrimal papilla**(눈물유두)라 불리는 작은 융기의 정점에 있는 작고 동그란 구멍이다(그림 7.25B).

코와 medial angle of eye 사이에는 **medial palpebral ligament**(안쪽눈꺼풀인대)가 있는데, 이 ligament는 두 tarsus를 orbit의 medial margin에 연결한다. Orbicularis oculi는 이 ligament에서 origin 하고 insertion 한다(그림 7.24D). 이와 유사한 **lateral palpebral ligament**(가쪽눈꺼풀인대)는 두 tarsus를 orbit의 lateral margin에 부착시킨다. **Orbital septum**(눈확사이막)은 두 tarsus에서부터 orbit의 margin까지 이어지는 약한 막이며, 이 margin에서 periosteum과 연속된다(그림 7.24D). Orbital septum은 orbital fat이 orbit 밖으로 빠져나가지 않도록 막아주며, 감염이 orbit 밖으로 퍼지거나 orbit 내부로 침투하지 못하도록 막을 수 있다.

LACRIMAL APPARATUS(눈물기관)

Lacrimal apparatus는 다음과 같이 구성되어 있다(그림 7.25).

- **Lacrimal gland**(눈물샘)는 lacrimal fluid(tears, 눈물)를 분비한다.
- **Lacrimal duct**(눈물관)는 lacrimal gland에서 분비된 눈물을 conjunctival sac까지 운반한다.
- **Lacrimal canaliculi**(눈물소관)는 medial angle of eye 근처에 있는 *lacrimal papilla*(눈물유두)로 열리는 *lacrimal punctum*(눈물점)에서 시작되며(그림 7.25B), *lacrimal lake*(눈물못)에 고인 눈물을 *lacrimal sac*(눈물주머니)으로 운반한다. Lacrimal sac은 nasolacrimal duct 중 윗부분이 확장된 것이다(그림 7.25A).
- **Nasolacrimal duct**(코눈물관)는 눈물을 nasal cavity(코안)까지 운반한다.

아몬드처럼 생긴 **lacrimal gland**는 각 orbit의 위 및 lateral 부분에 있는 *fossa for lacrimal gland*(눈물샘오목)에 자리잡고 있다. 눈물은 CN VII에서 시작된 부교감신경 자극을 받아서 생산된다. 생산된 눈물은 8~12개의 **excretory duct**(배출관)를 통해 conjunctival sac의 *superior conjunctival fornix*(위결막구석)로 분비된다(그림 7.25A). 그리고 눈물은 conjunctival sac 안에서 중력에 끌려서 아래로 흐른다. Cornea가 건조해지면 eyelid가 움직여서 눈을 깜박인다. 이 때 lateral에서 시작해서 medial을 향해 차례대로 위 및 아래 eyelid가 서로 접근하기 때문에 얇은 눈물막이 medial 방향으로 밀려난다. 먼지 등의 이물질을 함유한 눈물은 medial angle of eye로 밀려들어간 뒤 *lacrimal lake*에 고이는데, 이곳에 고인 눈물은 모세관 작용에 의해 *lacrimal punctum*과 *lacrimal canaliculi*를 거쳐 *lacrimal sac*으로 들어간다. 이 sac에 모인 눈물은 *nasolacrimal duct*를 통해 nasal cavity에 도달한다(그림 7.25C). 이곳에서 눈물이 뒤로 흘러 nasopharynx(코인두)에 도달하면 삼키게 된다.

Lacrimal glad의 신경분포에는 교감신경과 부교감신경이 나란히 관여한다. Preganglionic parasympathetic secretomotor fiber(신경절이전 부교감분비운동섬유)는 facial nerve로 시작된 뒤 *greater petrosal nerve*(큰바위신경)와 *nerve of pterygoid canal*(날개관신경)을 차례로 거쳐 *pterygopalatine ganglion*(날개입천장신경절)에 도달한다. 이 신경섬유들은 pterygopalatine ganglion에서 postganglionic fiber(신경절이후섬유)의 cell body와 synapse 한다(그림 7.64D). 혈관수축 기능이 있는 postganglionic sympathetic fiber(신경절이후 교감섬유)는 *superior cervical ganglion*(위목신경절)에서 시작해서 *internal carotid plexus*(속목신경얼기)와 deep petrosal nerve(깊은바위신경)를 거친 후에 부교감신경섬유와 합쳐져서 nerve of pterygoid canal을 형성하고, 이어서 pterygopalatine ganglion을 통과한다. 이 교감신경섬유와 부교감신경섬유들은 maxillary nerve에서 시작된 *zygomatic nerve*(광대신경)의 가지들을 거쳐 ophthalmic nerve(CN V_1)의 가지인 lacrimal nerve(눈물샘신경)에 전달되고, 이 신경을 통해 lacrimal gland로 들어간다.

임상해부학

Eyelid(눈꺼풀)에 분포하는 신경의 손상

Oculomotor nerve(눈돌림신경)는 levator palpebrae superioris를 지배하는 somatic motor(몸운동) 신경 성분과 superior tarsal muscle에 분포하는 교감신경성분을 모두 포함하기 때문에 이 신경에 병터가 생기면 이 근육들이 마비되어 superior eyelid가 아래로 처지는 *ptosis*(눈꺼풀처짐)가 일어난다. Facial nerve(CN VII)가 손상되면 orbicularis oculi가 마비되기 때문에 눈이 완전히 감기지 않는다. 평소에 눈을 보호하기 위해 빠르게 깜박이는 작용도 할 수 없게 된다. Inferior eyelid에서 이 근육의 tonus(긴장)가 상실되면 이 eyelid가 아래로 뒤집어져서 안구 표면으로부터 떨어져 나온다. 그 결과 cornea가 건조해지고 먼지나 작은 입자로부터 보호를 받지 못하게 된다. 이렇게 무방비 상태의 안구가 자극을 받으면 눈물이 쓸 데 없이 많이 만들어진다.

Palpebral Gland(눈꺼풀샘)의 염증

눈꺼풀에 있는 gland(샘)는 그 종류를 막론하고 감염이 되거나 분비관이 막히면 염증이 생기고 붓는다. Ciliary gland(속눈썹기름샘)의 분비관이 막히면 고름이 생기고 빨갛게 부으며 아픈 *sty*(다래끼)가 생긴다. Tarsal gland(눈꺼풀판샘)에는 *chalazion*(콩다래끼)이라는 cyst(물혹)가 형성되기도 한다.

Eyeball(안구)

Eyeball에는 시각계통의 광학장치들이 들어 있다. 안구는 orbit 중 앞부분을 거의 다 차지하는데, 안구 밖에서 안구 운동을 조절하는 여섯 근육과 fascia로 이루어진 *suspensory apparatus*(안구걸이장치)에 매달려 있는 상태이다. 안구 지름은 약 25 mm이다. 안구 내부에 있는 구조들은 모두 고리나 공 모양으로 배열되어 있다.

안구 자체는 세 층으로 구성되어 있다. 그러나 세 층 외에도 안구를 둘러싸는 결합조직 층이 하나 더 있어서 orbit 내에서 안구를 지지한다. 이 결합조직층 중 뒷부분은 **fascial sheath of eyeball**(bulbar fascia, Tenon capsule, 안구집)로, 앞부분은 bulbar conjunctiva로 구성되어 있고, 뒷부분이 안구의 실질적인 socket을 형성한다(7.24A).

Fascial sheath of eyeball은 suspensory apparatus 중 가장 견실한 부분이다. 매우 엉성한 결합조직층인 **episcleral space**(공막바깥공간)는 일종의 potential space(잠재공간)로, 안구 중 바깥층과 fascial sheath of eyeball 사이에 위치하면서 안구가 fascial sheath of eyeball 내에서 매끄럽게 움직일 수 있게 한다.

안구를 구성하는 세 층은 다음과 같다(그림 7.26).

1. 바깥층인 *fibrous layer*(안구섬유층)는 *sclera*(공막)와 *cornea*(각막)로 구성되어 있다.
2. 중간층인 *vascular layer*(안구혈관층)는 *choroid*(맥락막)와 *ciliary body*(섬모체)와 *iris*(홍채)로 구성되어 있다.
3. *Inner layer*(안구속층)는 *retina*(망막)로 구성되는데, retina는 *optic part*(망막시각부분)와 *nonvisual part*(망막비시각부분)로 나뉜다.

FIBROUS LAYER OF EYEBALL(안구섬유층)

Fibrous layer of eyeball은 안구의 바깥층을 이루는 섬유조직 뼈대로서, 이 덕분에 안구가 형태를 유지하고 압력에 저항할 수 있다. **Sclera**(공막)는 안구섬유층 중에 질기고 불투명한 부분으로, 안구의 뒤 5/6를 덮고 있는데(그림 7.26A), 안구 바깥에 있는 extra-ocular muscle(안구근육)들과 intrinsic muscle(자체기원근육)들이 sclera에 모두 부착되어 있다. Sclera 중 앞부분은 투명한 bulbar conjunctiva를 통해 비치기 때문에 '흰자위'라 불린다(그림 7.23).

Cornea(각막)는 안구섬유층 중 투명한 부분으로, 안구의 앞 1/6을 덮고 있다. Cornea는 sclera에 비해 더 볼록한데(그림 7.26A, 7.27), 그래서 안구를 옆에서 보면 cornea가 앞으로 튀어나와 보인다.

안구섬유층의 두 부분의 기본적 차이점은 구성 성분인 collagen fiber(아교섬유)의 배열이 얼마나 규칙적인지, 그리고 수분을 얼마나 함유하고 있는지에 있다. Sclera는 혈관이 비교적 적지만 cornea는 혈관이 전혀 없어서 그 변두리에 있는 모세혈관망이나 겉면과 속면이 각각 접하고 있는 *lacrimal fluid*(눈물)와 *aqueous humor*(방수)에서 영양소를 공급받는다(그림 7.27). 눈물은 대기에서 흡수한 산소도 공급한다.

Cornea는 촉각이 매우 예민한데, 신경분포는 ophthalmic nerve(눈신경, CN V_1)가 담당한다. 먼지처럼 매우 작은 이물체가 접촉해도 눈을 깜박이고, 눈물이 흐르며, 때로는 심한 통증이 유발된다. Cornea의 표면이 건조해지면 ulceration(궤양형성)이 초래될 수 있다.

Limbus of cornea(각막가장자리)는 curvature(곡률)가 서로 다른 sclera와 cornea가 **corneoscleral junction**(각막공막경계)에서 각을 이루며 만나는 경계부분이다(그림 7.26A, 7.27). 이 junction은 폭이 1 mm이고 회색이며 반투명한 고리 모양인데, 여기에는 혈관이 없는 cornea에 영양을 공급하는 모세혈관고리들이 다수 포함되어 있다.

VASCULAR LAYER OF EYEBALL(안구혈관층)

Vascular layer of eyeball은 **uvea**(포도막)라고도 하며, choroid와 ciliary body와 iris로 구성된다(그림 7.26B).

Choroid(맥락막)는 sclera와 retina 사이에 위치한 진한 적갈색 막으로, 안구혈관층 중 가장 큰 부분이며, sclera 중 대부분의 속면을 덮고 있다(그림 7.27B). 이 색이 진하고 혈관망이 발달한 층에서 굵은 혈관은 바깥에, 즉 sclera 가까이에 위치한다. 가장 가는 혈관들인 **capillary lamina of choroid**(*choriocapillaris*, 맥락막모세혈관판)는

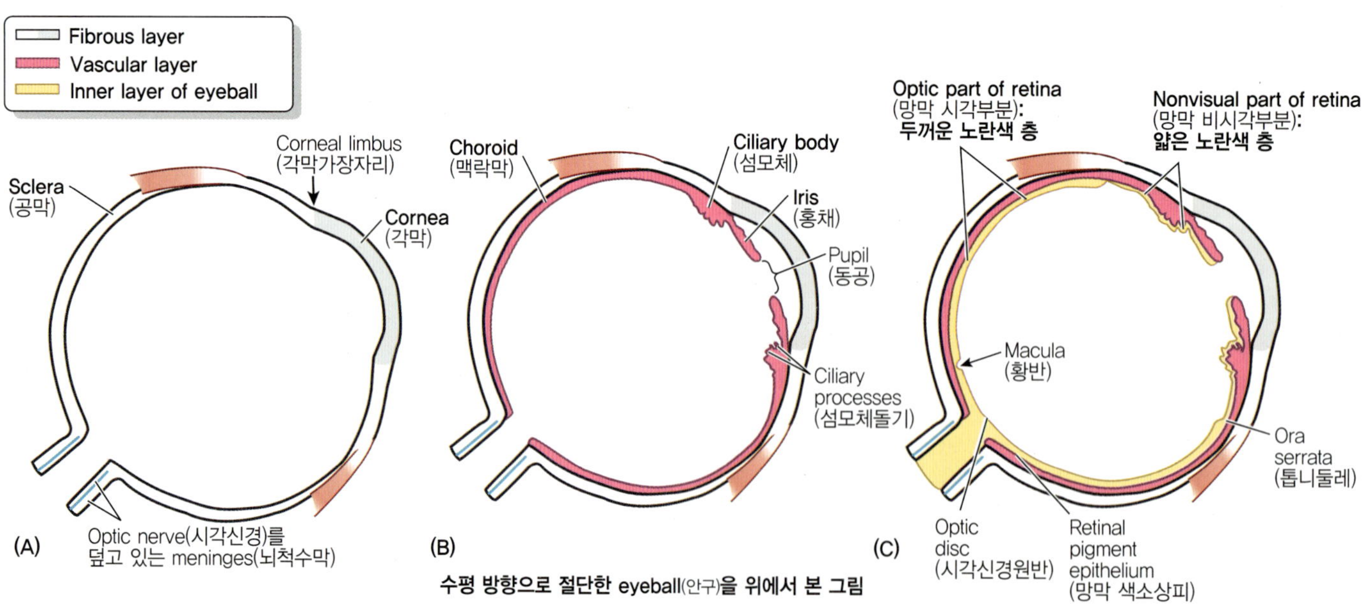

그림 7.26. Eyeball(안구)을 구성하는 층들. **A.** 바깥층인 fibrous layer(안구섬유층). **B.** 중간층인 vascular layer(안구혈관층). **C.** Inner layer(안구속층)인 retina(망막).

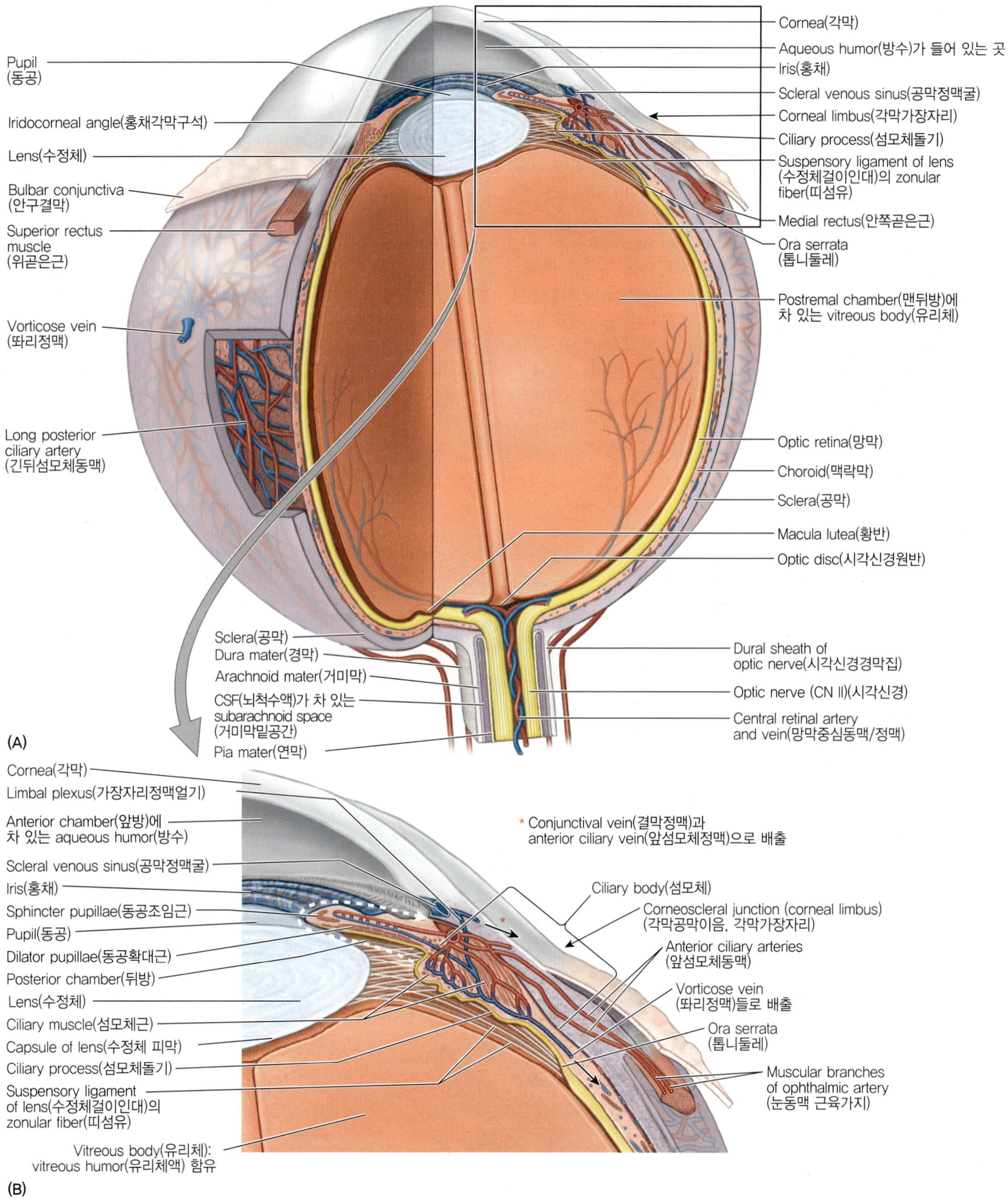

그림 7.27. 1/4을 잘라서 제거한 eyeball(안구). **A.** Eyeball의 구조. Optic part of retina(망막시각부분) 중 속층은 central retinal artery(망막중심동맥)가 혈액을 공급하지만, 빛을 감지하는 세포가 있는 바깥층은 capillary lamina of choroid(맥락막모세혈관판)에서 영양소를 공급받는다. Central retinal artery의 가지들은 end artery(끝동맥)라서 서로 anastomosis(연결)를 형성하지 않으며, 다른 어떤 혈관과도 anastomosis를 형성하지 않는다. **B.** Ciliary body(섬모체) 부위의 구조. Ciliary body는 근육과 혈관이 함께 발달되어 있는데, iris(홍채)도 마찬가지이다. Iris에는 sphincter pupillae(동공조임근)와 dilator pupillae(동공확대근)라는 두 가지 근육이 포함되어 있다. 이 부위에서 나온 정맥 혈액과 anterior chamber(앞방)에 있는 aqueous humor(방수)는 scleral venous sinus(공막정맥굴)로 배출된다.

치밀한 모세혈관망을 이루며, 가장 속에 위치하기 때문에 retina 중에 빛을 감지하는 세포층에 이웃해 있다. Retina의 이 층은 혈관이 없기 때문에 산소와 영양소를 capillary lamina of choroid로부터 공급받는다. 살아 있는 사람의 capillary lamina of choroid는 혈액이 가득 차 있는데, 인체의 모든 혈관망 중에 조직 gram 당 perfusion rate(관류속도)가 가장 높기 때문에 사진을 찍을 때 플래쉬 빛을 반사해서 소위 'red eye(적목)' 현상이 일어나게 만든다. Choroid는 pigmented layer of retina(망막 색소층)에 단단히 부착되어 있지만 sclera로부터는 쉽게 박리될 수 있다. Choroid는 앞에서 ciliary body와 연속된다.

Ciliary body(섬모체, 모양체)는 corneoscleral junction의 뒤에 있는 층이 고리 모양으로 두꺼워진 구조로, 혈관뿐 아니라 근육도 발달되어 있다(그림 7.26B, 7.27B). Ciliary body는 choroid를 iris의 둥근 가장자리에 연결한다. Ciliary body는 lens가 연결되는 곳이기도 하다. Ciliary body에 있는 고리 모양 smooth muscle이 수축하거나 이완되면 lens의 두께가 변해서 초점이 조절된다. Ciliary body 속면에 있는 주름인 **ciliary process**(섬모체돌기)는 *aqueous humor*를 분비한다. Aqueous humor는 **anterior segment of eyeball**(안구 앞구역)에 차 있는데, 이 segment는 lens와 suspensory ligament(수정체걸이인대)와 ciliary body 앞에 있는 안구의 내부 공간이다(그림 7.27B).

Iris(홍채)는 lens의 앞면에 비스듬히 걸쳐 있으며, 늘어났다 줄어들었다 할 수 있는 얇은 조리개로서 그 중앙에 빛이 통과하는 구멍인 **pupil**(동공)이 있다(그림 7.26B, 7.27). 깨어 있을 때 pupil은 크기가 수시로 변하면서 눈으로 들어오는 빛의 양을 조절한다(그림 7.28). 두 가지 involuntary muscle이 pupil의 크기를 조절한다. 둘 중에 부교감신경 자극을 받으면서 고리 모양으로 배열된 **sphincter pupillae**(동공조임근)는 pupil의 지름을 줄이는 *pupillary miosis*(동공수축)를 일으키고, 교감신경 자극을 받으면서 부챗살 모양으로 배열된 **dilator pupillae**(동공확대근)는 pupil의 지름을 증가시키는 dilatation(확대)을 일으킨다(그림 7.28B). Pupil은 모순된 특성이 있어서, 일반적인 교감반응은 즉시 일어나지만 컴컴한 극장 같이 어두운 빛에 pupil이 반응해서 확대되려면 최대 20분이 걸리기도 한다. 부교감 반응은 일반적으로 교감 반응에 비해 느리지만, 부교감신경 자극을 받아서 일어나는 pupillary constriction(동공수축)은 즉시 나타나야 정상이다. Pupil이 비정상적으로 오랫동안 확대되는 *mydriasis*(동공확대)는 특정 질환에서 일어나거나 외상이나 특정 약물로 인해 일어날 수 있다.

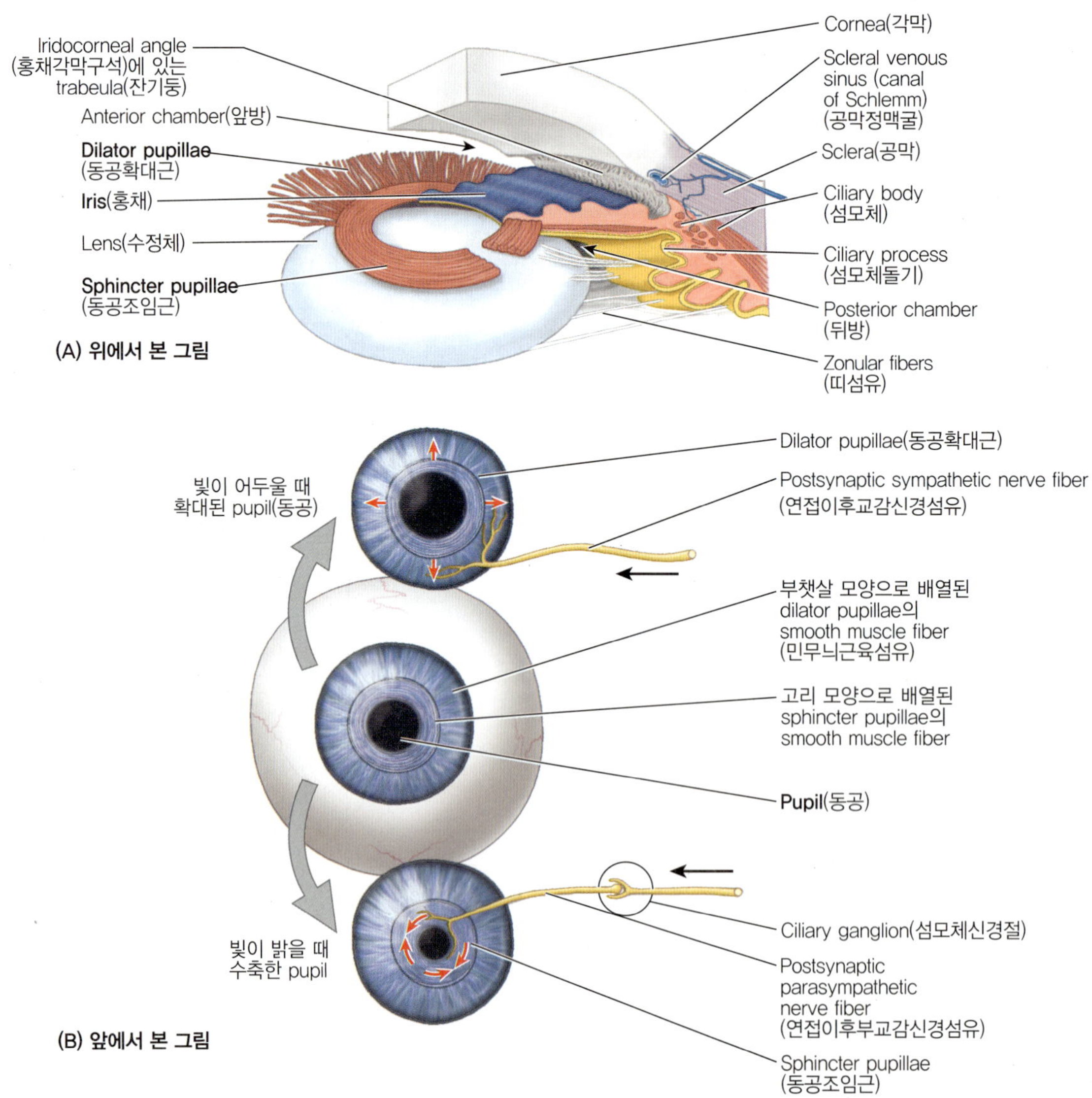

그림 7.28. Iris(홍채)의 구조와 기능. A. Iris는 제 위치를 유지하면서 해부된 상태이다. Iris는 안구의 anterior segment(앞구역)를 anterior chamber(앞방)와 posterior chamber(뒤방)로 분할하며, pupil(동공)의 경계를 형성한다. **B.** Pupil의 확대와 수축. 빛이 희미하면 교감신경섬유가 pupil이 확대되도록 자극한다. 빛이 밝으면 부교감신경섬유가 pupil이 수축하도록 자극한다.

INNER LAYER OF EYEBALL(안구속층)

Inner layer of eyeball은 **retina**(망막)이다(그림 7.26C, 7.27). Retina는 기능이 서로 다르고 위치 구분이 명확한 두 부분(optic part와 nonvisual part)으로 구성된다. **Optic part**(망막시각부분)는 빛을 감지하는 부분이며 두 층(neural layer와 pigmented layer)으로 이루어져 있다. **Neural layer**(신경층)는 빛을 감지한다. **Pigmented layer**(색소층)는 단층의 세포들로 구성되는데, 이 세포들은 빛을 흡수하는 choroid의 특성을 보강함으로써 안구 속에서 일어날 수 있는 빛 산란을 줄인다. **Nonvisual part**(망막비시각부분)는 optic part 중 pigmented layer와 지지세포 층이 앞으로 연장된 부분이다. Nonvisual part 중에서 ciliary body로 이어져서 그 속면을 덮고 있는 부분은 **ciliary part** of retina(망막섬모체부분)이며, iris로 이어져서 pupil의 모서리까지 iris의 뒷면을 덮고 있는 부분은 **iridial part** of retina(망막홍채부분)이다.

안구로 들어온 빛이 초점을 맺는 안구 중 뒷부분의 속면을 임상의학에서는 **fundus of eyeball**(ocular fundus, 안구바닥)이라 한다. Fundus의 retina에는 동그랗고 경계가 명확한 **optic disc**(시각신경원반), 일명 optic papilla(시각신경유두)라는 부위가 하나 있는데, optic disc는 optic nerve(시각신경, CN II)에 포함된 감각신경섬유와 혈관이 안구로 들어와서 사방으로 퍼지는 곳이다(그림 7.26C, 7.27A, 7.29). Optic disc는 photoreceptor(빛수용기)가 없기 때문에 빛을 감지하지 않는다. 그래서 이 부위를 흔히 *blind spot*(맹점)이라 부른다.

Optic disc의 바로 lateral에는 **macula lutea**(황반)가 있다. Macula lutea가 노랗다는 것은 적색 파장이 없는 빛을 이용해서 retina를 검사했을 때에만 알 수 있다. Macula lutea는 retina에 포함된 좁은 타원형 부위로, 정교한 시각을 담당하는 특수 photoreceptor인 cone(원뿔세포)들이 모여 있는 곳이다. 이 부위는 정상 상황에서는 ophthalmoscope(검안경)로 관찰할 수 없다(ophthalmoscope는 pupil을 통해 안구 내부를 관찰하는 장치이다). Macula lutea의 중심에는 함몰 부위인 **fovea centralis**(중심오목)가 있는데, 이곳의 시각이 가장 정밀하다. Fovea centralis는 지름이 약 1.5 mm이며, 그 중심인 **foveola**(속오목)는 다른 retina 부위에는 있는 모세혈관망이 없다.

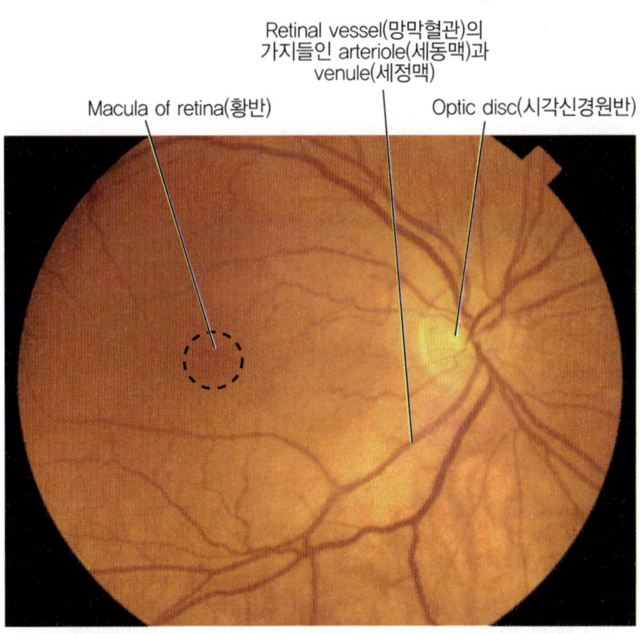

그림 7.29. 오른쪽 ocular fundus(안구바닥). Retinal venule(망막세정맥; 더 굵음)들과 retinal arteriole(망막세동맥; 더 가늚)들이 타원형인 optic disc의 중심에서 나와서 부챗살처럼 퍼지고 있다. Optic disc보다 lateral에 있는 어두운 부위가 macula이다. Retinal artery 및 retinal vein의 가지들은 macula 부위를 향해 뻗어가지만 그 중심이자 시각이 가장 정교한 곳인 fovea centralis(중심오목)에는 도달하지는 않는다.

Optic part of retina는 앞에서 **ora serrata**(톱니둘레)를 따라 끝나는데, ora serrata는 ciliary body의 뒤경계로 모양이 우둘투둘하다(그림 7.26C, 7.27B). Retina의 neural layer는 ophthalmic artery(눈동맥)의 가지인 **central retinal artery**(망막중심동맥)를 통해 혈액을 공급받는데, cone과 rod(막대세포)는 예외이다. Cone과 rod는 neural layer 중 바깥부분에 있으며, *capillary lamina of choroid*(choriocapillaris, 맥락막모세혈관판; 이 장의 뒷부분에 있는 'orbit의 혈관'에서 논의한다)로부터 영양소를 공급받는다. Capillary lamina of choroid의 속면에는 choroid에서 가장 가는 혈관들이 분포하는데, 여기에 retina가 밀착되어 있다. 이 혈관망에 상응하는 retinal vein(망막정맥)들은 합쳐져서 **central retinal vein**(망막중심정맥)을 형성한다(그림 7.27A).

EYEBALL(안구)의 REFRACTIVE MEDIA(굴절매체)와 COMPARTMENT(칸)

Light wave(광파)는 retina에 도달하는 과정에서 안구의 굴절매체인 cornea, aqueous humor, lens, vitreous humor를 차례대로 통과한다(그림 7.27). *Cornea*(각막)는 안구의 가장 중요한 첫 굴절매체이다. 즉 cornea는 빛을 가장 큰 각도로 굴절시켜서 inverted image(도립상)가 retina 중 빛을 감지하는 optic part에 맺히게 만드는데, 특히 *fundus*(안구바닥)의 retina에 상이 맺힌다.

Aqueous humor(방수)는 안구의 *anterior segment*(앞구역)에 차 있다(그림 7.27B). Anterior segment는 다시 iris와 pupil을 기준으로 분할된다. 안구의 **anterior chamber**(앞방)는 앞의 cornea와 뒤의 iris 및 pupil 사이의 공간이다. **Posterior chamber**(뒤방)는 앞의 iris 및 pupil과 뒤의 lens 및 ciliary body 사이의 공간이다. Aqueous humor는 posterior chamber에서 ciliary process가 생산한다. 이 맑고 묽은 액체는 혈관이 없는 cornea와 lens에 영양소를 공급한다. Aqueous humor는 pupil을 통과해서 anterior chamber에 도달하고, 이어서 iridocorneal angle(홍채각막구석)에 있는 trabecular meshwork(잔기둥그물)을 거쳐서 **scleral venous sinus**(canal of Schlemm, 공막정맥굴)로 배출된다(그림 7.28A). 그 후 aqueous humor는 limbus(각막가장자리) 근처에 있는 scleral vein(공막정맥)들의 연결망인 **limbal plexus**(가장자리정맥얼기)로 배출되고, 이어서 *vorticose vein*(와리정맥)과 *anterior ciliary vein*(앞섬모체정맥)의 tributary(지맥)들로 배출된다(그림 7.27B). Intra-ocular pressure(IOP, 안압)는 aqueous humor의 생산과 배출이 균형을 이룸으로써 유지된다.

Lens(수정체)는 iris의 뒤이자 vitreous body(유리체)를 이루는 vitreous humor(유리체액)의 앞에 위치한다(그림 7.27, 7.28A). Lens는 투명하고 앞뒤로 볼록한 구조이며, capsule에 둘러싸여 있다. 탄력성이 매우 높은 이 **capsule of lens**(수정체피막)는 **zonular fiber**(띠섬유)에 의해 **ciliary body**(섬모체)에 고정되어 있는데, zonular fiber들은 전체적으로 **suspensory ligaments of lens**(수정체걸이인대, 섬모체띠)를 형성하며, ciliary process들은 동그랗게 배열되어 lens를 둘러싸고 있다.

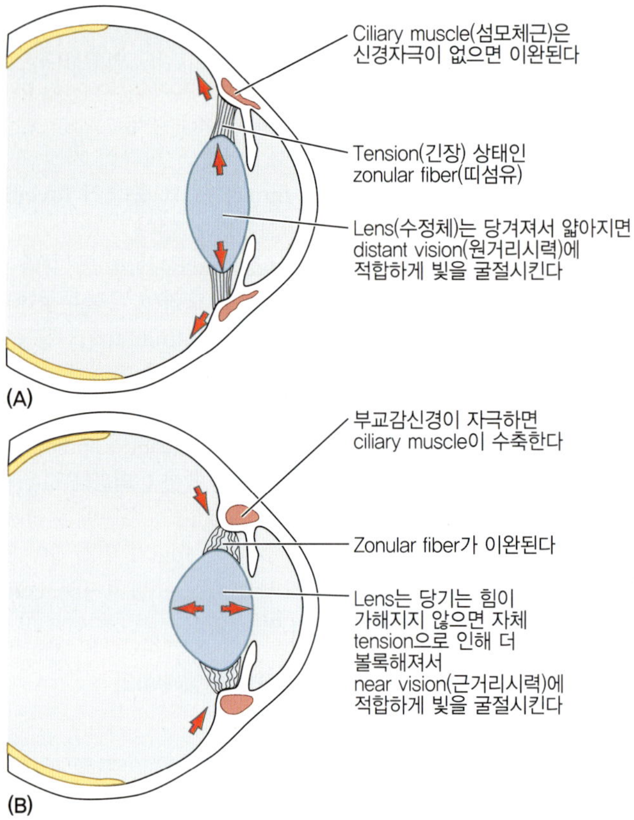

그림 7.30. Distant vision(원거리시력)**과 near vision**(근거리시력)**에 적합하도록 lens**(수정체) **형태를 바꾸는 과정인 accommodation**(조절)**. A.** Distant vision. **B.** Near vision.

비록 굴절 중 대부분이 cornea를 거치면서 일어나지만 lens는 그 볼록한 정도를 특히 앞면에서 수시로 바꿔서 가깝거나 먼 물체의 초점이 retina에 정확히 맺히도록 정밀하게 조절한다(그림 7.30). Lens는 떼어내어 분리하면 공에 가까운 모양이 된다. 달리 말해서 lens는 다른 곳에 부착되지 않아서 잡아당기는 것이 없으면 둥그스름해진다.

Ciliary body에 있는 **ciliary muscle**(섬모체근)은 lens의 모양을 변화시킨다. 신경 자극이 없어서 ciliary muscle이 이완되면 이 muscle들로 이루어진 고리의 지름이 증가한다. 이 고리에 둘러싸여 매달려 있는 lens는 가장자리 부분이 당겨짐에 따라 tension(긴장) 상태가 되고, 그 결과 두께가 감소한다(덜 볼록). 그러면 멀리 있는 물체가 초점이 맞는 far vision(원거리시력) 상태가 된다. 반면에 oculomotor nerve(CN III)를 통해 부교감신경 자극을 받으면 ciliary muscle이 sphincter처럼 수축한다. 즉 ciliary muscle 고리가 작아져서 lens에 가해지는 tension이 감소한다. 이완된 lens는 두꺼워져서(더 볼록) 가까이 있는 물체가 초점이 맞는 near vision(근거리시력) 상태가 된다. 이렇게 lens 형태를 바꿔서 near vision이 가능해지는 능동적 과정을 **accommodation**(조절, 초점조절)이라 한다. Lens는 나이가 들면서 두꺼워지기 때문에 일반적으로 40세가 지나면 accommodation 능력이 한계에 부딪힌다.

Vitreous humor(유리체액)는 **vitreous body**(유리체)의 그물눈 같은 공간들 속에 들어 있는 묽은 액체인데, vitreous body는 lens 뒤에 있는 안구의 뒤 4/5 부분인 *posterior segment of eyeball*(안구 뒤구역)을 차지하고 있는 투명한 젤리 같은 물질이다. 이 segment를 *postremal chamber*(맨뒤방) 또는 *vitreous chamber*(유리체방)라고도 한다(그림 7.27A). Vitreous humor는 빛을 투과시키는 것 외에도 retina가 떨어져 나오지 않도록 지탱해주며 lens를 지지하는 기능이 있다.

임상해부학

Ophthalmoscopy(검안경검사)

의사들은 *ophthalmoscope*(검안경)를 이용해서 안구 중 뒷부분의 속면인 fundus(안구바닥)를 관찰한다. Fundus의 retina를 ophthalmoscope로 관찰하면 색이 옅은 타원형인 optic disc가 medial에 나타나며, 그 중심에서부터 retinal artery(망막동맥) 및 retinal vein(망막정맥)이 출현해서 부챗살 모양으로 퍼져나간다(그림 7.29). 대개는 retinal artery가 박동하는 광경도 볼 수 있다. 안구의 posterior pole(뒤극)의 중심에는 macula lutea가 불그스름한 주위 retina에 비해 어둡게 관찰된다.

Detachment of Retina(Retinal Detachment, 망막박리)

Embryo(배아) 때 발생 중인 retina의 층들 사이에 intraretinal space(망막속공간)가 형성된다. 하지만 초기 fetal period(태아기)에 이르면 이 층들이 합쳐져서 공간이 폐쇄된다. 이 층들 중 pigmented layer는 choroid에 단단히 고정되지만 neural layer에는 단단히 고정되지 않는다. 따라서 안구를 가격당한 후에 retina가 detachment 될 수 있다. Retinal detachment는 대개 retina의 neural layer와 pigmented layer 사이에 스며 나온 액체로 인해 일어나는데, 이 액체는 눈 외상을 당한 후 며칠에서 길면 몇 주에 걸쳐 스며 나온다고 추정된다(그림 B7.7). Retinal detachment가 일어난 환자는 눈앞에 빛이 번쩍거리거나 작은 점들이 떠다니는 증상을 호소하기도 한다.

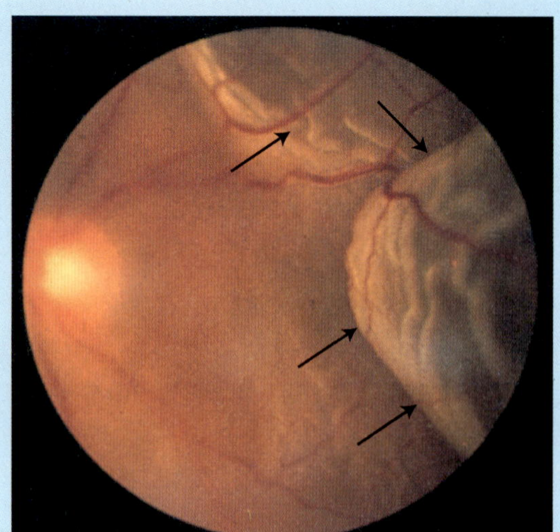

그림 B7.7. 박리된 retina(망막) (화살표, 박리되어 쭈글쭈글해진 retina 부분의 모서리).

Papilledema(시각신경유두부종)

CSF(뇌척수액)의 압력이 상승하면 retina에 있던 혈액이 정맥으로 돌아가는 속도가 저하되고, 그 결과로 retina에 액체가 고이는 *edema of retina*(망막부종)가 일어난다. 이 edema는 ophthalmoscopy를 시행하면 optic disc가 부어 있는 소견이 관찰되는데, 이 상태를 papilledema라 한다.

Presbyopia(노안)와 Cataract(백내장)

Lens는 나이가 들어감에 따라 점점 더 딱딱해지고 납작해진다. 이 변화로 인해 lens가 초점을 맞추는 능력이 서서히 저하되는데, 이 상태를 *presbyopia*(노안)라 한다. 일부 사람들은 *cataract*로 인해 혼탁해진 부위의 lens가 덜 투명해져서 시각이 흐릿해짐도 경험한다. *Cataract extraction*(백내장적출술)과 *intra-ocular lens implant*(인공수정체삽입)를 함께 시행하는 치료는 이제 흔한 수술법이다. Extracapsular cataract extraction(피막바깥 수정체적출술)은 lens는 제거하되 capsule of lens는 남겨둬서 인공수정체를 삽입할 수 있게 하는 수술이다(그림 B7.8A,B). Intracapsular lens extraction (피막속 수정체적출술)은 lens와 lens capsule을 함께 제거한 후 anterior chamber에 인공수정체를 삽입하는 수술이다(그림 B7.8C).

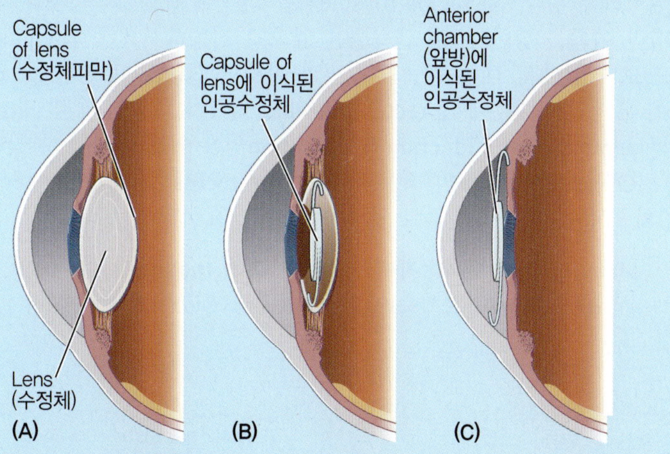

그림 B7.8. Cataract extraction(백내장적출술) 및 intra-ocular lens implant(인공수정체삽입).

Glaucoma(녹내장)

Aqueous humor(방수)는 scleral venous sinus(공막정맥굴)를 통해 혈류로 배출되는 속도와 생산되는 속도가 같아야 한다. 만일 배출 경로가 막힘으로 인해 배출량이 많이 줄면 안구의 anterior chamber와 posterior chamber에서 intra-ocular pressure(IOP, 안압)가 상승하게 되는데, 이 상태를 *glaucoma*라 한다. Aqueous humor 생산을 줄여서 정상 IOP를 유지하지 못하면 retina와 retinal artery가 압박을 받아서 실명할 수 있다.

Corneal Ulcer(각막궤양)와 Corneal Transplant(각막이식)

Cornea는 CN V_1을 거쳐 온 감각신경이 손상되면 작은 이물체로 인해 손상을 입기 쉬워진다. Cornea가 흉터가 생기거나 혼탁해지면 기증을 받아서 *corneal transplant*를 할 수 있다. 거부반응이 없는 플라스틱 물질로 만든 corneal implant(각막삽입물)도 사용하고 있다.

Retina(망막) 발생 과정

Retina와 optic nerve는 **optic cup**(눈잔)으로부터 발생하는데, optic cup은 배아의 forebrain(앞뇌)이 자라나온 구조인 **optic vesicle**(눈소포)로부터 발생한다(그림 B7.9A). Optic vesicle은 forebrain에서 자라나오면서(그림. B7.9B) 발생 중인 meninges를 끌고 나온다. 그런 이유로 optic nerve는 subarachnoid space가 연장된 공간과 cranial meninges에 둘러싸이게 된다(그림 B7.9C). Central retinal artery 및 central retinal vein은 subarachnoid space를 건너서 optic nerve 중 distal 부분 속을 따라 진행한다. Retina의 pigmented layer는 optic cup의 바깥층에서 유래하고, neural layer는 optic cup의 속층에서 유래한다.

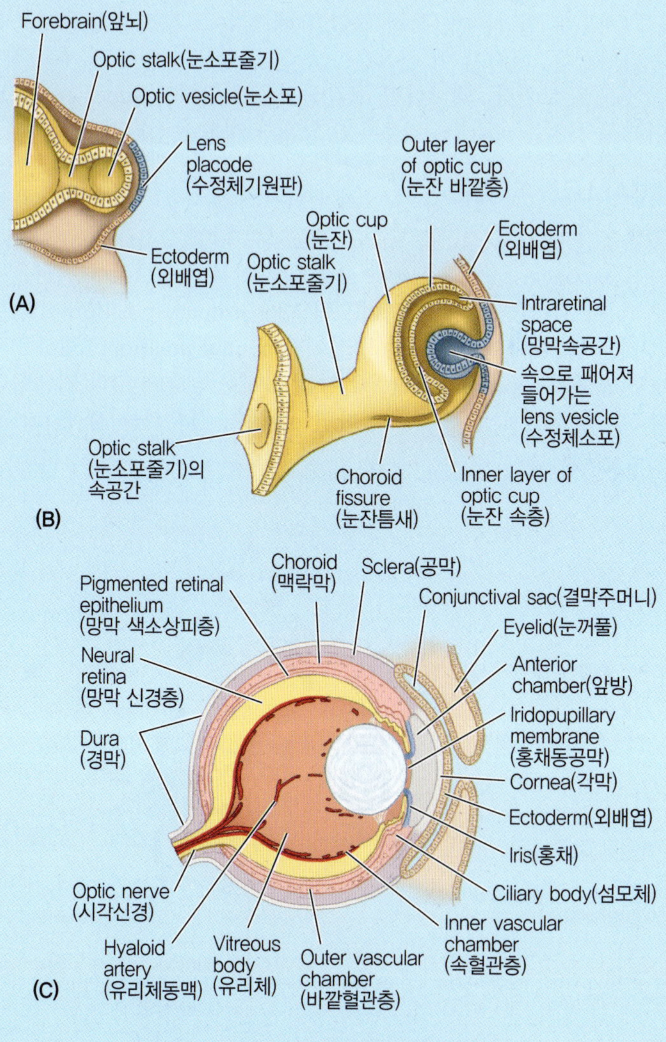

그림 B7.9. Retina(망막)가 발생하는 과정.

Orbit(눈확)의 Extra-ocular Muscle(안구근육)

Orbit에 있는 extra-ocular muscle들에는 *levator palpebrae superioris*(눈꺼풀올림근), 4 종류의 *rectus muscle*(곧은근)들인 *superior rectus*(위곧은근)와 *inferior rectus*(아래곧은근)와 *medial rectus*(안쪽곧은근)와 *lateral rectus*(가쪽곧은근), 2 종류의 *oblique muscle*(빗근)들인 *superior oblique*(위빗근) 및 *inferior oblique*(아래빗근)가 있다. 이 근육들은 협동 작용해서 superior eyelid와 안구를 움직인다(그림 7.31~7.33; 표 7.6).

LEVATOR PALPEBRAE SUPERIORIS(눈꺼풀올림근)

Levator palpebrae superioris는 superior eyelid에 부착되기 전에 넓게 퍼져서 두 층으로 구성된 넓은 aponeurosis가 된다. 두 층 중 superficial lamina(얕은층)는 superior eyelid의 피부에, deep lamina(깊은층)는 superior tarsus(위눈꺼풀판)에 부착된다(그림 7.24B). 이 근육은 거의 줄곧 중력의 반대 작용을 받으며, palpebral fissure의 sphincter인 orbicularis oculi 중 위절반의 antagonist로 작용한다. Levator palpebrae superioris 중 palpebral part(눈꺼풀부분)의 deep lamina에는 smooth muscle fiber로 이루어진 **superior tarsal muscle**(위눈꺼풀판근)이 포함되어 있다. 이 근육은 palpebral fissure가 더욱 커지도록 벌리는데, 특히 놀랐을 때 같은 교감신경 반응에서 확실히 나타난다. 하지만 이 근육은 교감신경 반응이 없어도 계속 작용하는 것으로 보인다. 왜냐하면 교감신경을 차단하면 superior eyelid가 아래로 처지는 *ptosis*(눈꺼풀처짐) 상태가 계속 유지되기 때문이다.

EYEBALL(안구)의 운동

안구 운동은 세 *axis*(축), 즉 *vertical axis*(수직축)와 *transverse axis*(가로축)와 *anteroposterior axis*(AP axis, 앞뒤축)를 중심으로 회전하는 운동을 기준으로 분류할 수 있으며(그림 7.31), primary position(제일눈위치) 상태에서 pupil이 움직이는 방향이나 neutral position(중립위치) 상태에서 안구의 superior pole(위극)이 움직이는 방향에 따라 기술한다. 수직축을 중심으로 안구가 회전하면 pupil이 정중선을 향해 medial로 이동하는 **adduction**(모음)이나 정중선으로부터 멀리 lateral로 이동하는 **abduction**(벌림)이 일어난다. 안구가 가로축을 중심으로 회전하면 pupil이 위로 이동하는 **elevation**(올림)이나 아래로 이동하는 **depression**(내림)이 일어난다. Primary position에서 axis of gaze(시선축)에 해당되는 앞뒤축을 중심으로 회전하면 안구의 superior pole이 medial로 이동하는 **medial rotation**(intorsion, 안쪽돌림)이나 lateral로 이동하는 **lateral rotation**(extorsion, 가쪽돌림)이 일어난다. 심하지 않은 머리 기울기 변화는 이 회전 운동들이 일어나서 보상한다. 신경 손상으로 인해 이 운동들이 일어나지 못하면 double vision(겹보임, 복시)이 나타날 수 있다.

안구 운동이 이상 세 가지 축을 중심으로 동시에 일어나기도 하는데, 이 운동이 primary position을 기준으로 일어나는 방향을 기술하려면 세 용어가 필요하다(예를 들어 pupil이 elevation, adduction, medial rotation 되었다고 기술한다).

RECTUS MUSCLE(곧은근)과 OBLIQUE MUSCLE(빗근)

모두 4 종류인 rectus muscle들은 섬유조직으로 구성된 팔찌 모양의 **common tendinous ring**(온힘줄고리)에서 시작되는데, 이 ring은 orbit의 apex에서 optic canal(시각신경관) 전부와 superior orbital fissure(위눈확틈새) 중 일부를 둘러싼다(그림 7.32, 7.33A,B; 표 7.6). Optic canal과 이에 인접한 superior orbital fissure를 통해 orbit으로 막 들어온 구조들은 먼저 네 rectus muscle들이 이루는 원뿔 구조 내부에 위치하게 된다. 네 rectus muscle들은 안구에 대한 각 근육의 위치에 따라 이름을 정한다. 이 근육들은 앞으로 진행해서 안구의 equator(적도)보다 앞에서 각각 안구의 윗면과 아랫면과 medial 면과 lateral 면에 부착되기 때문에 네 rectus muscle들의 1차 작용이 각각 elevation과 depression과 adduction과 abduction임은 쉽게 이해할 수 있다.

Oblique muscle의 작용과 superior rectus 및 inferior rectus의 2차 작용은 다음 요인들로 인해 이해하는 데 설명이 좀 더 필요하다.

- *Apex of orbit*(눈확꼭지)은 orbit에 대해 medial에 위치하며, 따라서 *axis of orbit*(눈확축)이 *optical axis*(시각축)와 일치하지 않는다

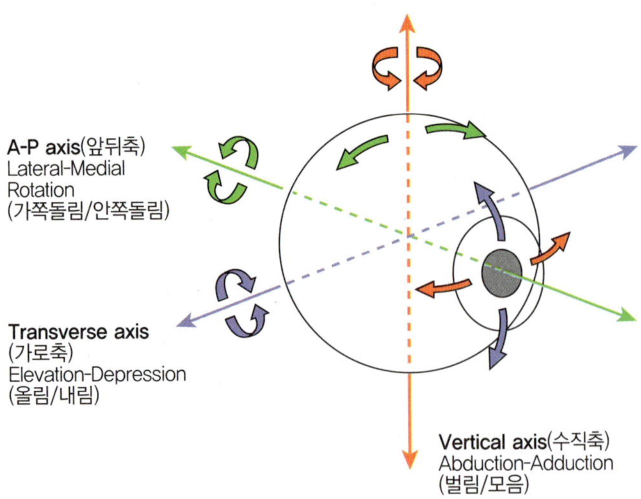

그림 7.31. Eyeball(안구) 운동이 일어나는 중심축.

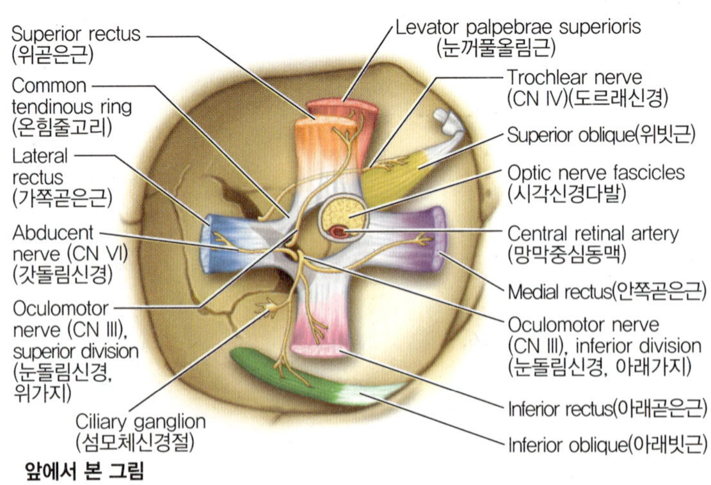

그림 7.32. Apex of orbit(눈확꼭지)에서의 위치 관계. Enucleation(안구적출)을 시행한 상태이다.

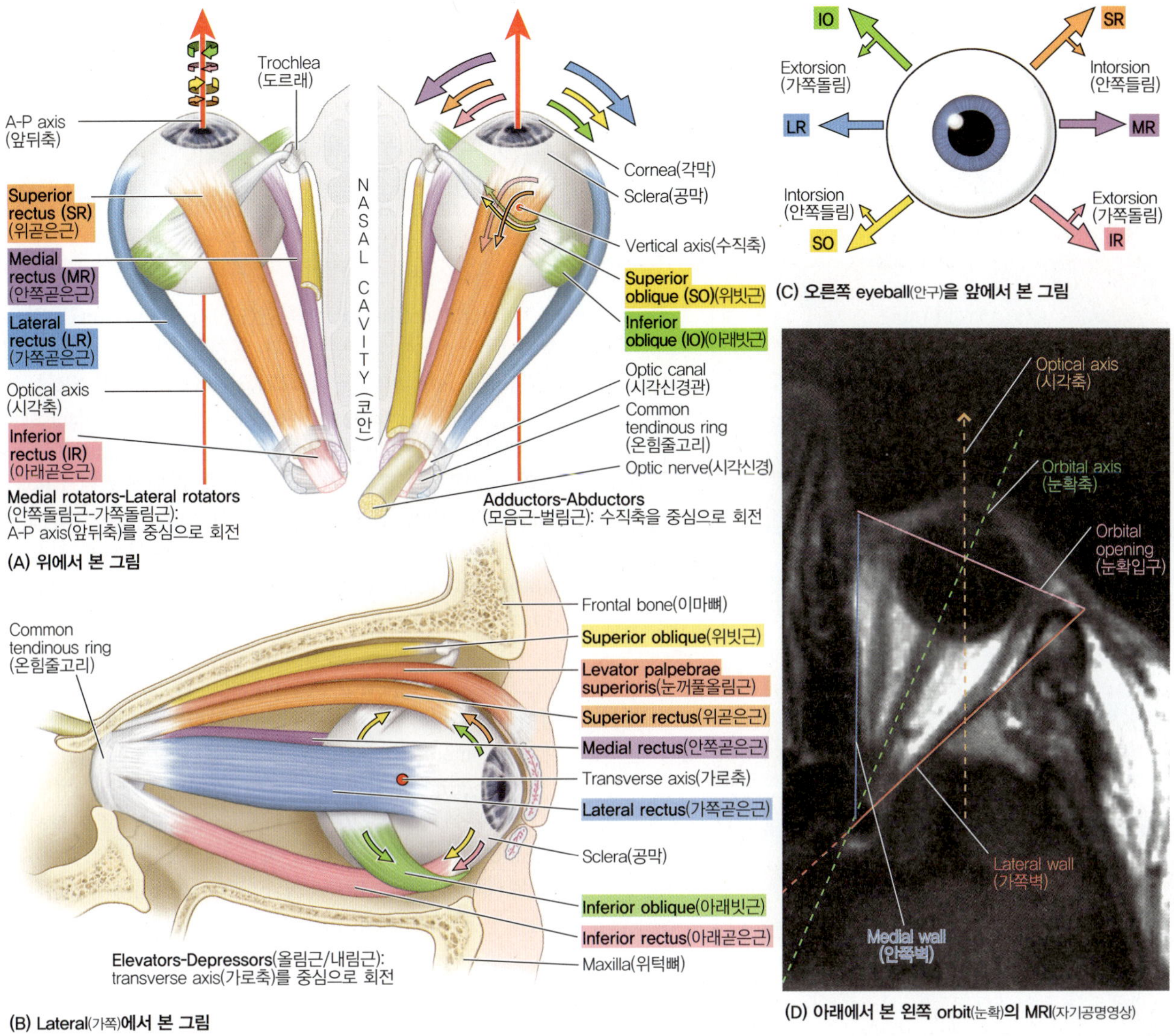

그림 7.33. Extra-ocular muscle(안구근육)들과 그 작용. A. 왼쪽 눈의 medial rotator(안쪽돌림근)–lateral rotator(가쪽돌림근)와 오른쪽 눈의 adductor(모음근)–abductor(벌림근). 두 화살표는 각각 왼쪽 눈에서 앞뒤축을 중심으로 일어나는 안구운동과 오른쪽 눈에서 수직축을 중심으로 일어나는 안구운동을 가리킨다. **B.** Elevator(올림근)–depressor(내림근). 화살표는 가로축을 중심으로 일어나는 안구운동을 가리킨다. **C.** Primary position(제일눈위치)에서 시작되는 한쪽 눈의 extra-ocular muscle들의 작용을 정리한 그림. 여섯 cardinal direction(기본주시방향; 큰 화살표)으로의 운동은 모두 약자로 표시한 근육이 prime mover(주동근)이다. 큰 화살표들 사이 방향으로 운동하려면 인접 위치에 있는 근육들이 synergist(협동근)로 작용해야 한다. 작은 화살표들은 앞뒤축을 중심으로 한 회전 운동을 일으키는 근육을 가리킨다. **D.** Orbit axis(눈확축)와 optical axis(시각축).

표 7.6 ORBIT(눈확)의 근육

Muscle(근육)	Origin(이는곳)	Insertion(닿는곳)	신경	주요 작용[a]
Levator palpebrae superioris (눈꺼풀올림근)	Sphenoid bone의 lesser wing, optic canal의 위 및 앞	Superior tarsus, superior eyelid의 피부	Oculomotor nerve; 깊은 층(superior tarsal muscle)은 교감신경섬유가 지배	Superior eyelid를 elevation
Superior oblique (SO, 위빗근)	Sphenoid bone의 body	Tendon이 trochlea를 통과하고 SR보다 깊이 지나서 sclera에 insertion	Trochlear nerve(CN IV)	안구를 abduction, depression, medial rotation(intorsion)
Inferior oblique (IO, 아래빗근)	Orbit의 floor 중 앞부분	Lateral rectus보다 깊이 지나서 sclera에	Oculomotor nerve(CN III)	안구를 abduction, elevation, lateral rotation(extorsion)
Superior rectus (SR, 위곧은근)	Common tendinous ring(온힘줄고리)	Corneoscleral junction 바로 뒤의 sclera	Oculomotor nerve(CN III)	안구를 elevation, adduction, medial rotation(intorsion)
Inferior rectus (IR, 아래곧은근)	Common tendinous ring(온힘줄고리)	Corneoscleral junction 바로 뒤의 sclera	Oculomotor nerve(CN III)	안구를 depression, adduction, lateral rotation(extorsion)
Medial rectus (MR, 안쪽곧은근)	Common tendinous ring(온힘줄고리)	Corneoscleral junction 바로 뒤의 sclera	Oculomotor nerve(CN III)	안구를 adduction
Lateral rectus (LR, 가쪽곧은근)	Common tendinous ring(온힘줄고리)	Corneoscleral junction 바로 뒤의 sclera	Abducent nerve(CN VI)	안구를 abduction

[a]모든 근육들이 계속해서 안구 운동에 참여한다는 사실을 명심해야 한다. 그런 이유로 실제 환자를 진료할 때는 개별 작용을 따로따로 검사하지 않는 것이 일반적이다.

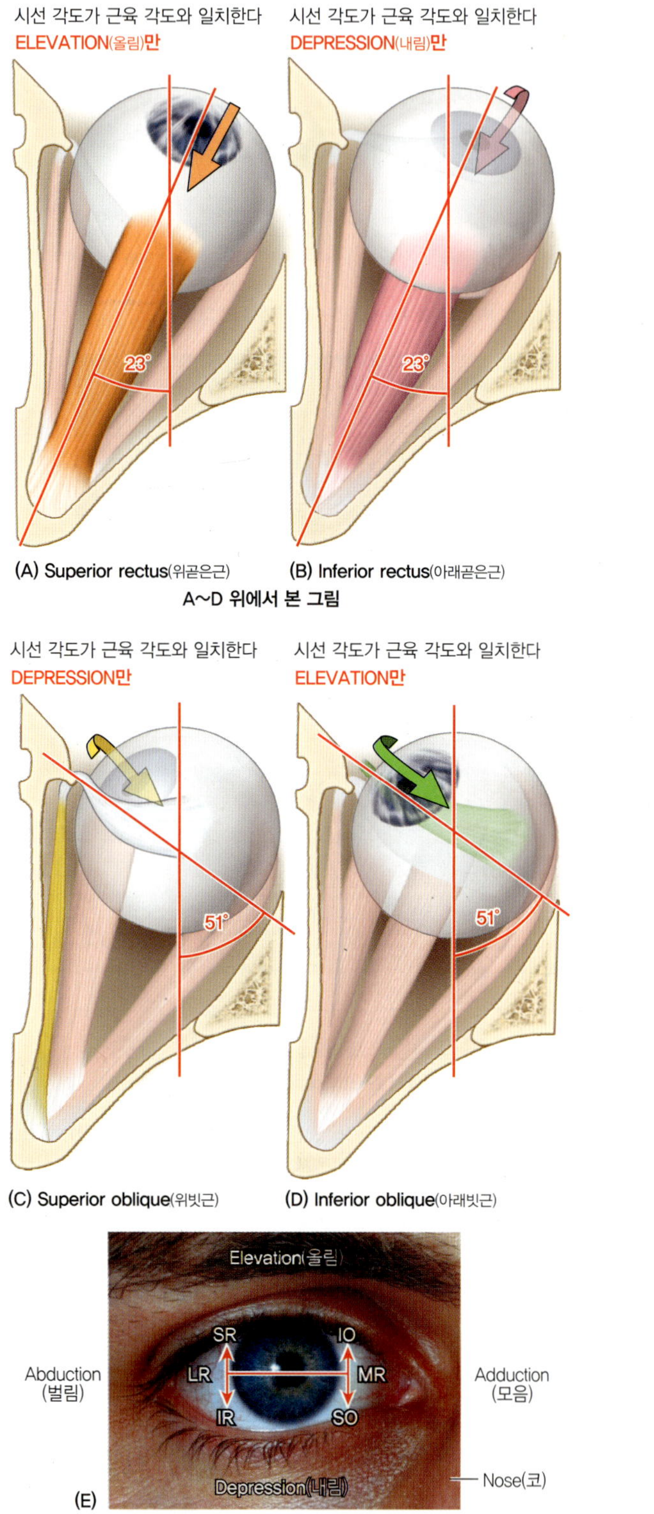

그림 7.34. Extra-ocular muscle(안구근육)들의 검사법. 오른쪽 눈을 표시했다. A와 B. 먼저 LR이 작용해서 눈이 abduction(벌림) 된 상태에서는 rectus muscle(곧은근)들만 elevation(올림)과 depression(내림)을 일으킬 수 있다. **C와 D.** 먼저 MR이 작용해서 눈이 adduction(모음) 된 상태에서는 oblique muscle(빗근)들만 elevation과 depression을 일으킬 수 있다. **E.** 검사자의 손가락이 움직이는 방향을 좇아서 동공을 폭이 넓은 H자 모양으로 움직이게 하면 개별 extra-ocular muscle들과 그 신경들이 온전한 상태인지를 분리해서 검사할 수 있다. *IO*, inferior oblique(아래빗근); *IR*, inferior rectus(아래곧은근); *LR*, lateral rectus(가쪽곧은근); *MR*, medial rectus(안쪽곧은근); *SO*, superior oblique(위빗근); *SR*, superior rectus(위곧은근).

(그림 7.33D). 따라서 두 눈이 *primary position*일 때 superior rectus(SR, 위곧은근)와 inferior rectus(IR, 아래곧은근)도 안구의 medial 쪽에서부터 안구에 접근하며, 이 근육들이 당기는 힘이 작용하는 선은 안구의 수직축에 대해 medial로 통과한다(그림 7.33A, 오른쪽). 그 결과 두 근육은 *adduction*이 2차 작용 중 하나가 된다. 또한 SR과 IR은 lateral 방향으로 진행하면서 안구 앞뒤축의 각각 위와 아래를 지나기 때문에 SR의 또 다른 2차 작용이 *medial rotation*이 되고 IR의 또 다른 2차 작용이 *lateral rotation*이 된다(그림 7.33A, 왼쪽).

- 먼저 lateral rectus(LR, 가쪽곧은근)가 abduction을 일으켜서 시선축이 IR과 SR이 지나는 면과 일치할 만큼 *lateral*을 향한 상태가 되면 *SR*은 *elevation*만 일으키고(elevation 역시 SR이 전담함; 그림 7.34A), *IR*은 *depression*만 일으킨다(마찬가지로 depression 역시 IR이 전담함; 그림 7.34B). 진찰 과정에서 의사는 lateral로 움직이는 자신의 손가락을 환자가 눈을 돌려 좇게 함으로써 LR과 abducent nerve(CN VI)를 검사한 후, 이어서 위와 아래로 좇게 해서 SR과 IR의 기능을 분리해서 검사하고 두 근육 모두를 지배하는 oculomotor nerve(CN III)가 온전한 상태인지를 확인한다(그림 7.34E).
- Inferior oblique(IO, 아래빗근)는 orbit 중 앞부분에서 origin 하는 유일한 근육으로, lacrimal fossa의 바로 lateral에서 origin 한다(그림 7.32). Superior oblique(SO, 위빗근)는 rectus muscle들처럼 orbit의 apex 부위에서 origin 한다(단 common tendinous ring보다 superomedial에서 origin 한다). 그러나 SO의 tendon은 orbit의 superomedial 모서리의 바로 속에 있는 *trochlea*(도르래)를 통과하기 때문에 당기는 방향이 바뀐다(그림 7.33A). 따라서 두 oblique muscle이 안구에 insertion 하는 tendon은 비스듬한 동일 수직면에 위치하게 된다. Primary position 상태에서 안구에 insertion 하는 이 근육의 tendon들을 앞이나(그림 7.25C) 위에서 보면(그림 7.33A,B) tendon이 대략 lateral로 진행해서 equator 뒤에서 안구의 lateral 절반에 insertion 함을 확인할 수 있다. 이 tendon들은 lateral로 진행할 때 앞뒤축의 아래와 위를 지나기 때문에 IO는 안구의 lateral rotation을 일으키는 주동근이고, SO는 medial rotation을 일으키는 주동근이다(그림 7.33A, 왼쪽).
- 그러나 primary position에서 두 oblique muscle은 뒤로도 진행해서 가로축을 가로질러(그림 7.33B) 수직축의 뒤로 진행하기 때문에(그림 7.33A, 오른쪽) SO의 2차 작용 중 하나가 depression이 되고 IO의 2차 작용 중 하나가 elevation이 되며, abduction이 두 근육 모두의 또 다른 2차 작용이 된다.
- 먼저 medial rectus(MR, 안쪽곧은근)가 adduction을 일으켜서 시선축이 IR 및 SR이 insertion 하는 tendon의 면과 일치할 만큼 medial을 향한 상태가 되면, SO는 depression만 일으키고(depression도 SO가 전담; 그림 7.34C), IO는 elevation만 일으킨다(마찬가지로 elevation도 IO가 전담; 그림 7.34D). 진찰 과정에서 의사는 medial로 움직이는 자신의 손가락을 환자가 눈을 돌려 좇게 함으로써 MR과 oculomotor nerve를 검사한 후, 이어서 아래와 위로 좇게 해서 SO와 IO의 기능을 분리해서 검사하고 SO를 지배하는 trochlear nerve(CN IV)와 IO를 지배하는 oculomotor nerve(CN III)의 inferior division(아래가지)이 온전한 상태인지를 확인한다(그림 7.34E, 7.35). 두 근육의 실제 주된 작용은 다음과 같다.

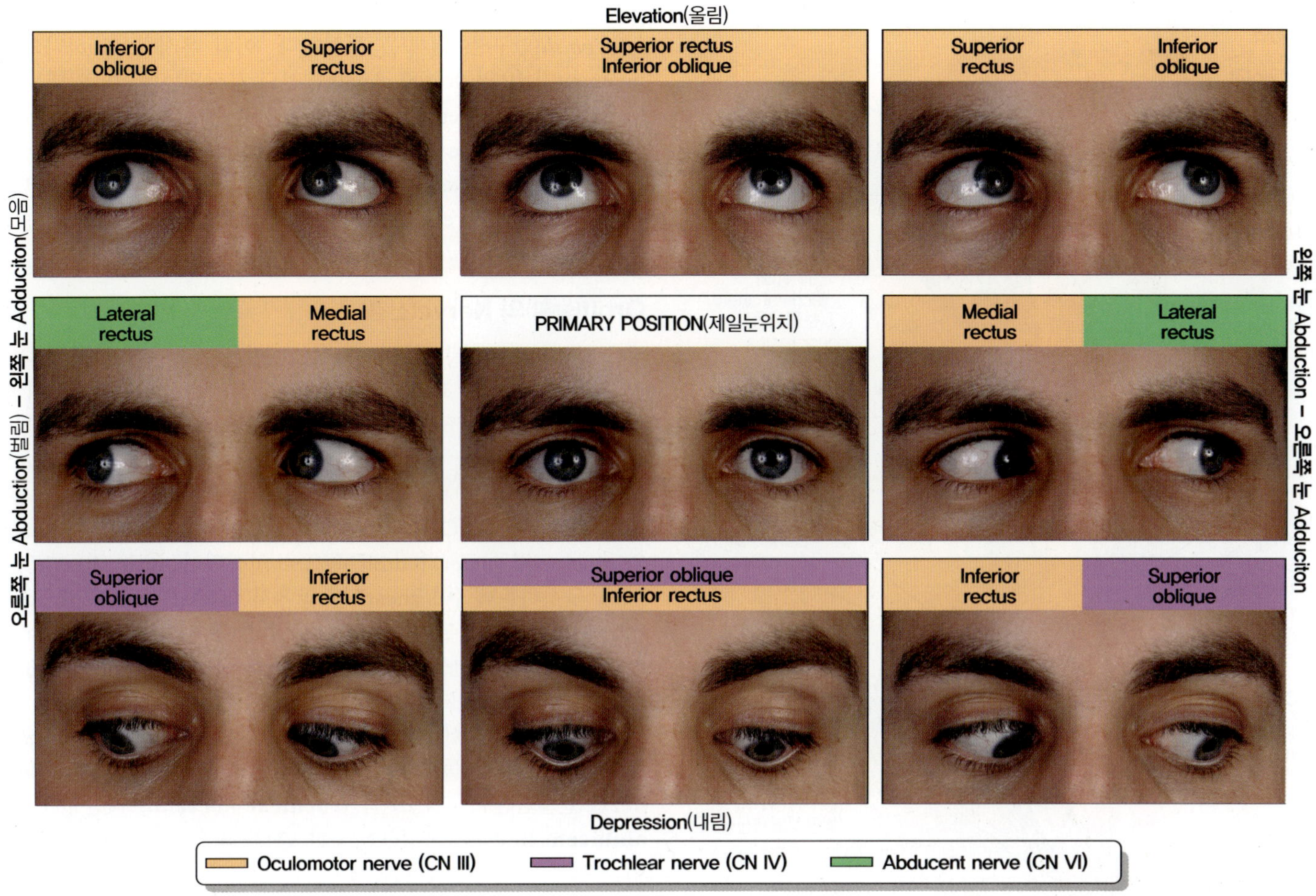

그림 7.35. Binocular movement(두눈운동)와 이를 일으키는 근육들. 표시한 운동들은 모두 primary position(제일눈위치)에서 출발한다.

- *SO*의 주된 작용은 *adduction* 위치에 있는 *pupil*의 *depression*이다(예를 들어 책을 읽을 때 두 눈의 시선을 medial로 *convergence*(눈모음) 한 상태에서 아래로 읽어 내려가는 동작).
- *IO*의 주된 작용은 *adduction* 위치에 있는 *pupil*의 *elevation*이다(예를 들어 책을 읽기 위해 시선을 **convergence** 한 상태에서 위로 훑어 올라가는 동작).

지금까지 extra-ocular muscle들마다 일으키는 작용을 따로 설명했지만 실제 안구의 모든 운동은 한 눈에 있는 여러 근육들이 동원되어 synergist(협동근)로 서로 돕거나 antagonist(대항근)로 서로 맞서서 일어난다. 한 작용에 synergist인 근육들이 다른 작용에는 antagonist일 수도 있다. 예를 들어 단독으로 pupil을 primary position 상태에서 바로 elevation할 수 있는 근육은 없다(그림 7.33C). 그런 운동은 두 elevator(올림근)인 SR과 IO가 synergist로 작용해서 일어난다(그림 7.35) 그러나 이 두 근육은 rotator(돌림근)로서는 antagonist여서 두 근육이 협동해서 pupil을 elevation 할 때는 rotation이 일어나지 않는다.

이와 비슷하게 단독으로 pupil을 primary position 상태에서 바로 depression 할 수 있는 근육은 없다. 두 depressor(내림근)인 SO와 IR은 둘 다 각각 depression을 일으키지만 adduction-abduction과 medial rotation-lateral rotation에 관해서는 서로 반대로 작용한다. 그러나 SO와 IR이 동시에 작용하면 두 근육이 synergist가 되어 pupil을 depression 하고, 서로 antagonist 관계인 작용들은 상쇄된다. 따라서 오로지 depression만 일어난다.

시선을 움직이려면 서로 반대쪽 눈에 있는 *yoke muscle*(동향근)들끼리도 짝을 지어 작용함으로써 두 눈을 협동 조정해야 한다. 예를 들어 오른쪽으로 시선을 돌릴 때는 오른쪽 LR과 왼쪽 MR이 yoke muscle로 작용한다.

EYEBALL(안구)을 지지하는 구조들

Fascial sheath of eyeball(안구집)은 conjunctival fornix(결막구석)에서 시작해서 뒤로 optic nerve까지 안구를 둘러쌈으로써 안구의 실질적인 소켓을 이룬다(그림 7.36C). 컵처럼 생긴 이 fascial sheath of eyeball은 extra-ocular muscle들의 tendon이 뚫고 들어오면서 각 tendon들로 반전되어 대롱처럼 생긴 *muscle sheath*(근육집)가 된다. Levator palpebrae superioris와 SR은 muscle sheath가 서로 합쳐져 있다. 때문에 시선을 위로 향할 때 superior eyelid는 더 위로 올라가서 시선을 가리지 않는다.

MR과 LR의 muscle sheath로부터 각각 연장된 세모꼴 구조인 **medial check ligament**(안쪽곧은근제한인대)와 **lateral check ligament**(가쪽곧은근제한인대)는 lacrimal bone(눈물뼈)과 zygomatic bone(광대뼈)에 각각 부착되어 있다. 이 인대들은 abduction과 adduction을 제한한다. 두 check ligament는 IR과 IO의 fascia와 혼

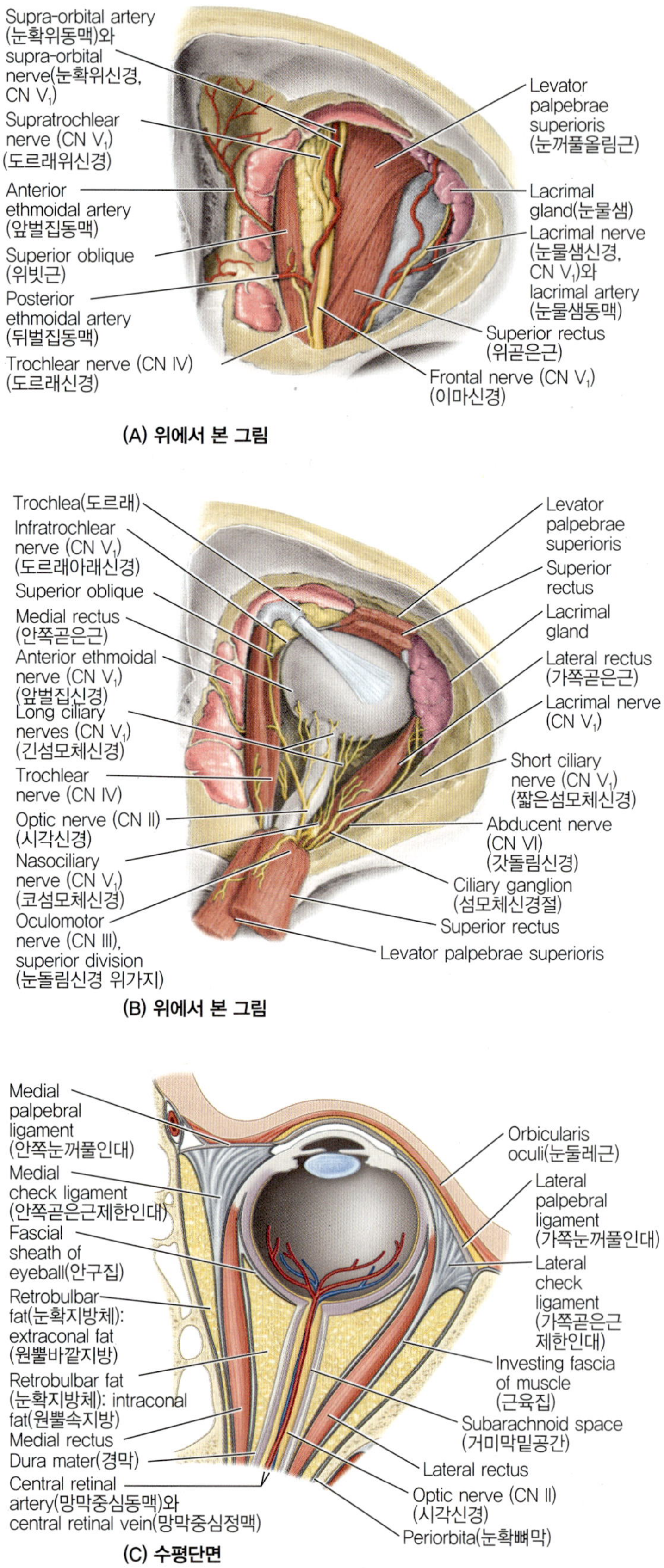

그림 7.36. **Orbit**(눈확)**을 해부한 그림. A. 오른쪽 orbit을 얕게 해부한 그림. B. 왼쪽 orbit을 깊이 해부한 그림. C. Fascial sheath of eyeball**(안구집)**과 check ligament**(제한인대)**들.**

합되어 hammock(그물침대)처럼 안구를 매다는 *suspensory ligament of eyeball*(안구걸이인대)을 형성한다. 이와 유사한 또 하나의 check ligament가 IR의 fascial sheath에서도 시작되는데, 이 인대는 시선을 아래로 향할 때 inferior eyelid를 당긴다. 이상의 check ligament들은 총체적으로 oblique muscle들 및 **retrobulbar fat**(눈확지방체)과 함께 작용해서 rectus muscle들이 안구를 뒤로 당기는 힘에 저항한다. 굶거나 질병에 걸려서 retrobulbar fat이 감소하면 안구가 orbit 속으로 쑥 들어가는 *enophthalmos*(안구함몰) 상태가 된다.

Orbit(눈확)의 Nerve(신경)

굵은 optic nerve(시각신경, CN II; 그림 7.36B)는 빛 자극이 유발한 신경흥분을 전달하는 순수감각신경인데, 본래 forebrain(앞뇌)이 앞으로 연장된 한 쌍의 구조로 발생한다. Optic nerve는 orbit을 지나는 내내 cranial cavity에서 연장된 *cranial meninges*(뇌막) 및 *subarachnoid space*(거미막밑공간)에 둘러싸여 있는데, 후자에는 CSF가 얇은 층을 이루며 차 있다(그림 7.38A, 첨부 그림). 뇌를 둘러싸던 dura mater와 arachnoid mater가 orbit 속으로 연장되어 **optic sheath**(시각신경집)을 구성하는데, 이 sheath는 앞에서 fascial sheath of eyeball과 sclera(공막)와 연속된다. Optic sheath 내부에는 한 층의 pia mater가 optic nerve의 표면을 덮고 있다. 이상의 구조들은 optic canal(시각신경관)을 통해 orbit을 벗어난다.

Optic nerve 외에 orbit에 있는 신경들에는 *superior orbital fissure*를 통해 orbit으로 들어와서 안구근육을 지배하는 신경인 **oculomotor nerve**(눈돌림신경, CN III)와 **trochlear nerve**(도르래신경, CN IV)와 **abducent nerve**(갓돌림신경, CN VI)가 포함된다(그림 7.35, 7.37A,B). 이 신경들이 안구근육들을 지배하는 양상을 암기하는 방법으로 고안된 것 중 하나는 화학식을 연상케 하는 $LR_6SO_4AO_3$(**l**ateral **r**ectus, CN **VI**; superior **o**blique, CN **IV**; **a**ll **o**thers, CN **III**)이다. Trochlear nerve와 abducent nerve는 각각 직접 한 근육으로 가서 지배한다. Oculomotor nerve는 superior branch(위가지)와 inferior branch(아래가지)로 갈라지는데, 전자는 superior rectus와 levator palpebrae superiors를 지배하고, 후자는 medial rectus와 inferior rectus와 inferior oblique를 지배하는 한편 presynaptic parasympathetic fiber를 ciliary ganglion(섬모체신경절)에 전달한다.

Superior orbital fissure를 통해 orbit으로 들어와서 그곳에 있는 구조들에 분포하는 *ophthalmic nerve*(눈신경, CN V_1)의 세 가지들은 다음과 같다(그림 7.36A, 7.37A,B).

- **Lacrimal nerve**(눈물샘신경)는 cavernous sinus(해면정맥굴)의 lateral wall에서 시작된 뒤 lacrimal gland로 진행하며, superior eyelid의 conjunctiva와 피부에도 감각가지를 보낸다. 이 신경의 distal part는 zygomatic nerve(광대신경, CN V_2)에서 온 분비운동 신경섬유들도 포함한다.
- **Frontal nerve**(이마신경)는 superior orbital fissure를 통해 orbit으로 들어온 뒤 supra-orbital nerve(눈확위신경)와 supratrochlear nerve(도르래위신경)로 갈라진다. 이 두 신경은 superior eyelid와 scalp와 이마의 감각신경으로 분포한다.
- **Nasociliary nerve**(코섬모체신경)는 안구의 감각을 담당하며, orbit과 얼굴과 paranasal sinus(코곁굴)와 anterior cranial fossa에도 몇 개의 가지를 통해 분포한다. **Infratrochlear nerve**(도르래아래

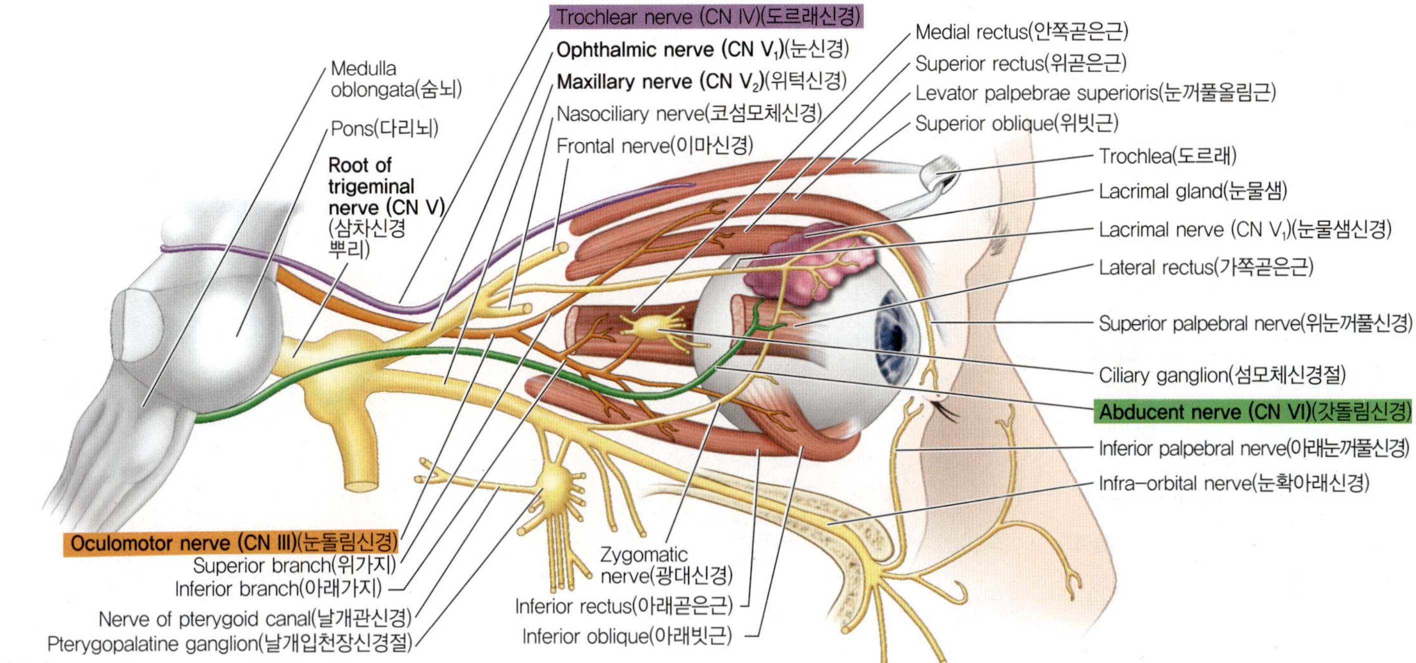

(A) 오른쪽 눈을 lateral(가쪽)에서 본 그림

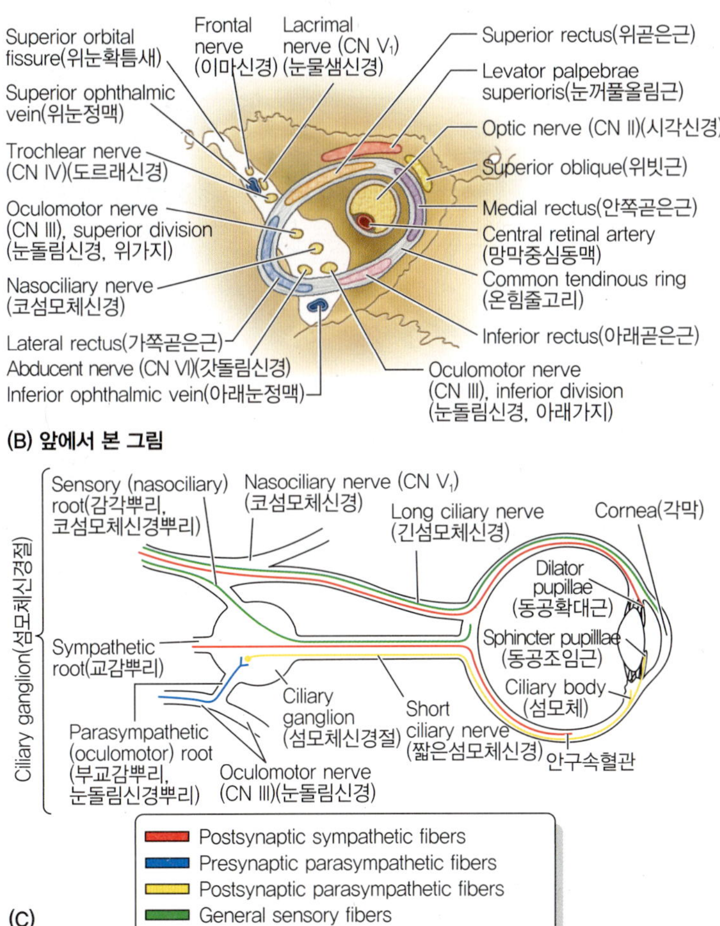

그림 7.37. Orbit(눈확)에 있는 신경들. **A.** 개관. **B.** Apex of orbit(눈확꼭지)에서의 위치 관계. **C.** Ciliary ganglion(섬모체신경절)과 안구에 전달되는 신경섬유들의 분포 양상.

신경)는 nasociliary nerve의 terminal branch로, 위아래 눈꺼풀과 conjunctiva와 코 피부와 lacrimal sac(눈물주머니)에 분포한다. **Anterior ethmoidal nerve**(앞벌집신경)와 **posterior ethmoidal nerve**(뒤벌집신경)도 nasociliary nerve의 가지인데, sphenoidal sinus(나비굴)와 ethmoidal sinus(벌집굴)와 nasal cavity의 점막과 anterior cranial fossa의 dura mater에 분포한다. **Long ciliary nerve**(긴섬모체신경)들은 nasociliary nerve(CN V_1)의 가지이다. **Short ciliary nerve**(짧은섬모체신경)들은 ciliary ganglion에서 나온 가지이다(그림 7.36B, 7.37C).

Ciliary ganglion(섬모체신경절)은 소규모의 postganglionic parasympathetic nerve cell body(신경절이후 부교감신경세포체)들이 모여 있는 신경절로서, CN V_1과 연결되어 있다. 이 신경절은 optic nerve와 lateral rectus 사이에서 orbit의 뒤경계 근처에 위치하고 있다. 이 신경절은 다음 세 곳으로부터 신경섬유를 받는다.

- CN V_1으로부터 nasociliary nerve를 통해 온 감각신경섬유들
- CN III로부터 온 preganglionic parasympathetic fiber들
- Internal carotid plexus(속목신경얼기)로부터 온 postganglionic sympathetic fiber들

*Short ciliary nerve*들은 ciliary ganglion에서 시작되며, 이 신경절에서 유래한 postganglionic parasympathetic fiber들, nasociliary nerve에서 온 afferent fiber들, 이 신경절을 통과한 후 iris와 cornea에 전달되는 postganglionic sympathetic fiber들로 구성된다. *Long ciliary nerve*들은 ciliary ganglion을 거치지 않고 안구로 진행하는데, dilator pupillae에 postganglionic sympathetic fiber들을 전달하고 iris와 cornea에서 시작된 afferent fiber들을 전달한다.

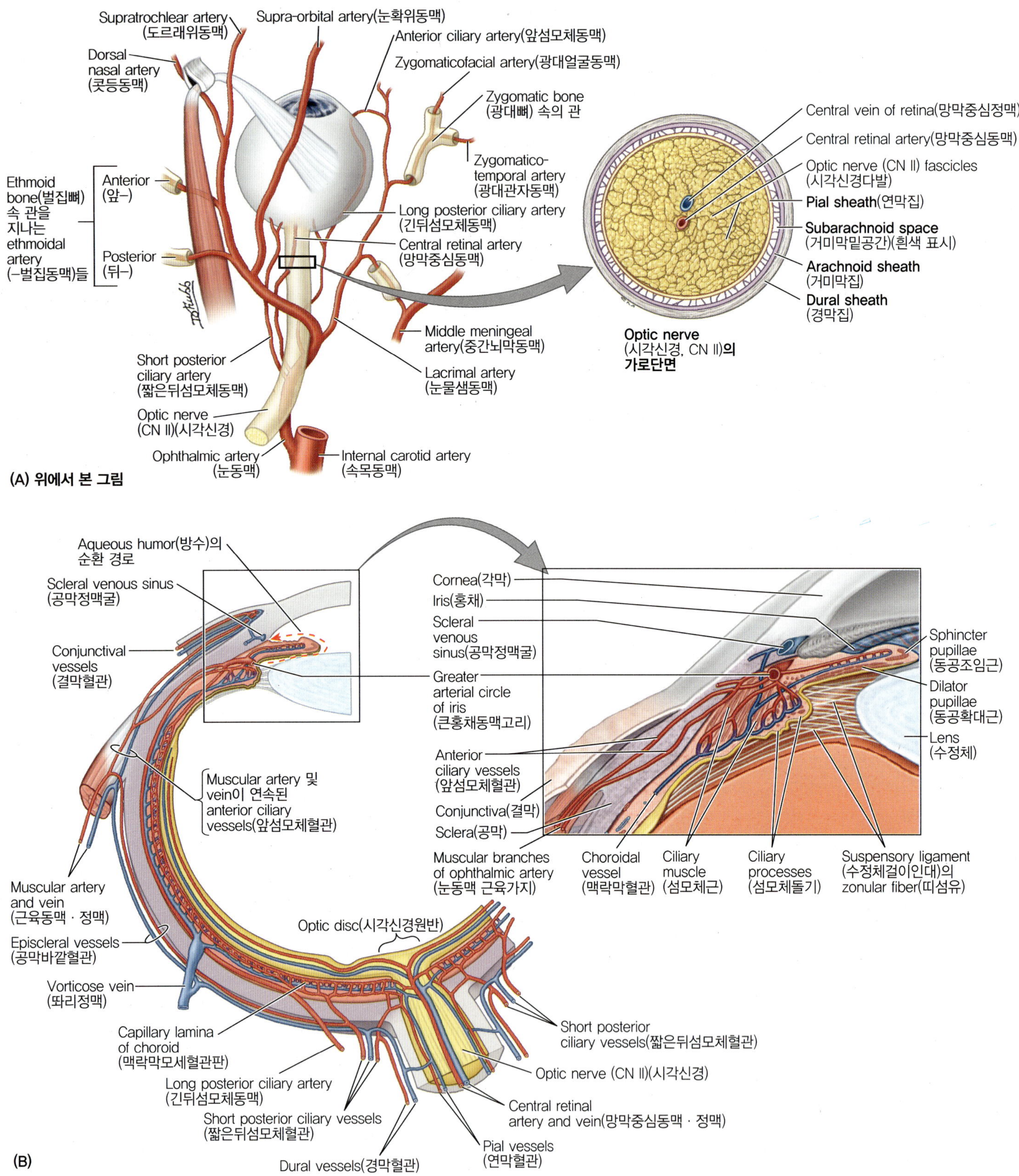

그림 7.38. Orbit(눈확)과 eyeball(안구)의 동맥들. A. Ophthalmic artery(눈동맥)의 가지들. 삽입 그림, optic nerve(시각신경; CN II)의 가로단면. **B.** 오른쪽 안구의 수평단면 중 일부. Retina(망막) 중 속부분들에 혈액을 공급하는 동맥인 central retinal artery(망막중심동맥)와 choroid(맥락막)를 표시했다. Choroid는 retina 중 혈관이 없는 바깥부분에도 영양소를 공급한다. Vorticose vein(또리정맥; 4~5개 중 하나만 표시했음)은 choroid에 있는 정맥 혈액을 posterior ciliary vein(뒤섬모체정맥)과 ophthalmic vein(눈정맥)으로 배출한다. Ciliary process(섬모체돌기)에서 분비된 aqueous humor(방수)는 anterior chamber(앞방)와 scleral venous sinus(공막정맥굴)를 거쳐서 정맥으로 되돌아간다.

표 7.7 ORBIT(눈확)의 동맥

Artery(동맥)	시작 동맥	경로와 분포
Ophthalmic(눈동맥)	Internal carotid artery	Optic canal을 통과해서 orbital cavity에 도달
Central retinal(망막중심동맥)	Ophthalmic artery	Dural sheath를 뚫고 optic nerve 내에서 안구로 진행; optic disc의 중심에서 몇 개의 가지로 갈라져서 retina에 혈액 공급(cone과 rod 제외)
Supra-orbital(눈확위동맥)		Supra-orbital foramen에서부터 위 및 뒤로 진행해서 이마와 scalp에 혈액 공급
Supratrochlear(도르래위동맥)		Supra-orbital margin에서부터 이마와 scalp로 진행
Lacrimal(눈물샘동맥)		Lateral rectus의 위모서리를 따라 진행해서 lacrimal gland와 conjunctiva와 눈꺼풀에 혈액 공급
Dorsal nasal(콧등동맥)		콧등을 따라 진행하면서 그 표면에 혈액 공급
Short posterior ciliary (짧은뒤섬모체동맥)		Optic nerve의 가장자리에서 sclera를 뚫고 들어가서 choroid에 혈액 공급(choroid는 retina의 cone과 rod에 영양소 공급)
Long posterior ciliary (긴뒤섬모체동맥)		Sclera를 뚫고 들어가서 ciliary body와 iris에 혈액 공급
Posterior ethmoidal(뒤벌집동맥)		Posterior ethmoidal foramen을 통과해서 posterior ethmoidal cells에 도달
Anterior ethmoidal(앞벌집동맥)		Anterior ethmoidal foramen을 통과해서 anterior 및 middle ethmoidal cells, frontal sinus, nasal cavity, 콧등 피부에 혈액 공급
Anterior ciliary(앞섬모체동맥)	Ophthalmic artery의 muscular branch들	Rectus muscle들이 부착하는 곳에서 sclera를 뚫고 들어가서 iris와 ciliary body에서 혈관망 형성
Infra-orbital(눈확아래동맥)	Maxillary artery의 셋째 부분	Infra-orbital groove 및 infra-orbital foramen을 따라 진행해서 얼굴에 도달

Orbit(눈확)의 혈관

Orbit에 있는 artery들은 대부분이 internal carotid artery(속목동맥)의 가지 중 하나인 **ophthalmic artery**(눈동맥)에서 시작된다(그림 7.38A; 표 7.7). **Infra-orbital artery**(눈확아래동맥)는 external carotid artery(바깥목동맥)의 가지로서, 역시 orbit의 floor와 그 인근 구조에 혈액을 공급한다. Central retinal artery(망막중심동맥)는 optic nerve의 아래에서 갈라져 나온 ophthalmic artery의 가지로, optic nerve를 둘러싸고 있는 dura를 뚫고 들어가서 이 신경 내부에서 안구를 향해 진행하다가 optic disc에서 이 신경 밖으로 나온다(그림 7.36C, 7.38B). 이 동맥의 가지들은 retina의 속면을 따라 넓게 퍼진다. Central retinal artery의 terminal branch인 arteriole(세동맥)들은 *end artery*(끝동맥)이며, retina 중 속층에 영양을 공급하는 유일한 동맥이다.

Retina 중 바깥층은 **capillary lamina of choroid**(맥락막모세혈관판)를 통해서 영양을 공급받는다(그림 7.38B). 역시 ophthalmic artery의 가지인 posterior ciliary artery(뒤섬모체동맥)는 모두 8개 정도가 있는데, 그 중 6개는 **short posterior ciliary artery**(짧은뒤섬모체동맥)로서 choroid에 직접 혈액을 공급하고, 여기에서 retina 중 혈관이 없는 바깥층으로 영양소가 확산된다. 나머지 2개의 **long posterior ciliary artery**(긴뒤섬모체동맥)들은 안구의 양옆면에 하나씩 있으며, sclera와 choroid 사이로 진행해서 **anterior ciliary artery**(앞섬모체동맥)들과 anastomosis를 이루어 ciliary body(섬모체돌기)에 혈액을 공급한다. Anterior ciliary artery는 rectus muscle들에 혈액을 공급하는 **muscular branch of ophthalmic artery**(눈동맥 근육가지)가 연장된 동맥이다(그림 7.27, 7.38B).

*Orbit*의 정맥 혈액은 **superior ophthalmic vein**(위눈정맥)과 **inferior ophthalmic vein**(아래눈정맥)을 통해 배출되는데, 이 정맥들은 superior orbital fissure를 통과해서 cavernous sinus로 배출된다(그림 7.39). Inferior ophthalmic vein은 pterygoid venous plexus로도 배출된다. Central retinal vein(망막중심정맥)은 대개 cavernous sinus로 직접 배출되지만 ophthalmic vein들 중 하나에 합쳐지기도 한다(그림 7.36C). Vascular layer of eyeball(안구혈관층)에서 시작되는 **vorticose vein**(따리정맥)들은 주로 inferior ophthalmic vein으로 배출된다(그림 7.27A, 7.38B, 7.39). **Scleral venous sinus**(공막정맥굴)는 안구의 anterior chamber를 둥글게 에워싸고 있는 혈관 비슷한 구조로, 이 sinus를 통해 aqueous humor가 혈류로 돌아간다(그림 7.27B).

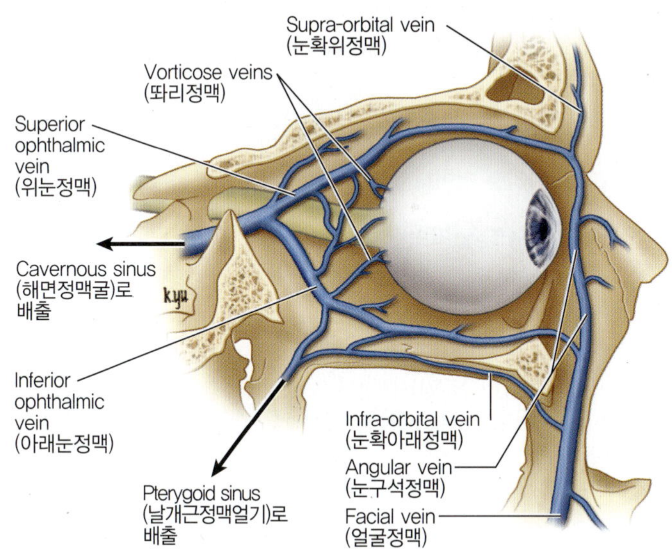

그림 7.39. Ophthalmic vein(눈정맥)들.

임상해부학

Central Retinal Artery(망막중심동맥)의 차단

Central retinal artery의 terminal branch는 end artery이기 때문에 embolus(색전)로 인해 이 branch들이 막히면 즉시 완전 실명이 일어난다. 이 동맥 차단은 대개 나이 든 사람들에서 한쪽 눈에서만 일어난다.

Central Retinal Vein(망막중심정맥)의 차단

Central retinal vein은 cavernous sinus로 배출되기 때문에 이 sinus에 *thrombophlebitis*(혈전정맥염)가 생기면 thrombus(혈전)가 central retinal vein으로 들어가서 작은 retinal vein들 중 하나가 막힐 수 있다. Central retinal vein의 가지들 중 하나가 막히면 대개 통증 없이 서서히 시력이 감퇴된다.

Pupillary Light Reflex(동공빛반사)

Pupillary light reflex는 신경 검사 과정에서 만년필형 손전등을 이용해서 검사한다. 이 반사는 afferent limb(들경로)이 CN II이고 efferent limb(날경로)이 CN III로, pupil이 빛에 반응해서 빠르게 수축한다. 빛이 한쪽 눈에 들어가면 좌우 pupil이 모두 수축하는데, 왜냐하면 각 retina에서 시작된 신경섬유가 양쪽 optic tract(시각로)로 전달되기 때문이다. Sphincter pupillae(동공조임근)는 부교감신경섬유가 지배한다. 따라서 이 신경섬유가 차단되면 교감신경이 지배하는 dilator pupillae(동공확대근)가 아무 반대 작용 없이 작동하기 때문에 pupil이 확대된다. *Compression of oculomotor nerve*(눈돌림신경 압박)를 시사하는 첫 징후는 같은쪽 pupillary light reflex가 느려지는 것이다.

Corneal Reflex(각막반사)

신경 검사를 할 때 검사자는 솜 조각을 cornea에 댄다. 정상 반응은 눈을 깜박이는 것이다. 이 반응이 없으면 CN V_1에 병터가 있을 가능성이 있고, orbicularis oculi를 지배하는 운동신경인 CN VII에 병터가 있어도 이 반사에 장애가 일어날 수 있다. 검사자는 sclera 말고 cornea를 확실히 접촉해서 이 반사를 유발하도록 주의해야 한다. 콘택트 렌즈를 착용하면 이 반사가 유발되는 데 지장을 받거나 아예 일어나지 않을 수 있다.

안구근육 마비/Orbit(눈확)의 신경 마비

Brainstem(뇌줄기)에 병이 있거나 머리에 손상을 입으면 안구근육이 하나 이상 마비되어 *diplopia*(double vision, 복시)가 나타날 수 있다. 한 근육의 작용 방향으로 안구가 움직이는 데 지장이 생기면서 그 근육을 사용하려 할 때 diplopia가 나타난다면 그 근육이 마비되었음이 확실하다.

Oculomotor Nerve Palsy(눈돌림신경마비)

완전 *oculomotor nerve palsy*가 일어나면 대부분의 안구근육들과 levator palpebrae superioris와 sphincter pupillae에 장애가 나타난다. Superior eyelid는 아래로 처지고 위로 올리려 해도 올라가지 않는데, 왜냐하면 facial nerve의 지배를 받는 orbicularis oculi가 반대 작용 없이 수축하기 때문이다(그림 B7.10A). Dilator pupillae에 대한 반대작용도 없어지기 때문에 pupil은 완전히 확대된 채로 빛에 반응하지 않는다. 또한 pupil이 완전히 abduction 되고 depression 되는데('아래 및 바깥'), 각각 lateral rectus와 superior oblique가 반대작용 없이 수축하기 때문이다.

Abducent Nerve Palsy(갓돌림신경마비)

Abducent nerve(CN VI)는 lateral rectus만 지배하는데, 한쪽 이 신경이 마비되면 그쪽 pupil을 abduction 할 수 없게 된다(그림 B7.10B). Medial rectus가 수축할 때는 그 반대작용이 없기 때문에 pupil이 완전히 adduction 된다.

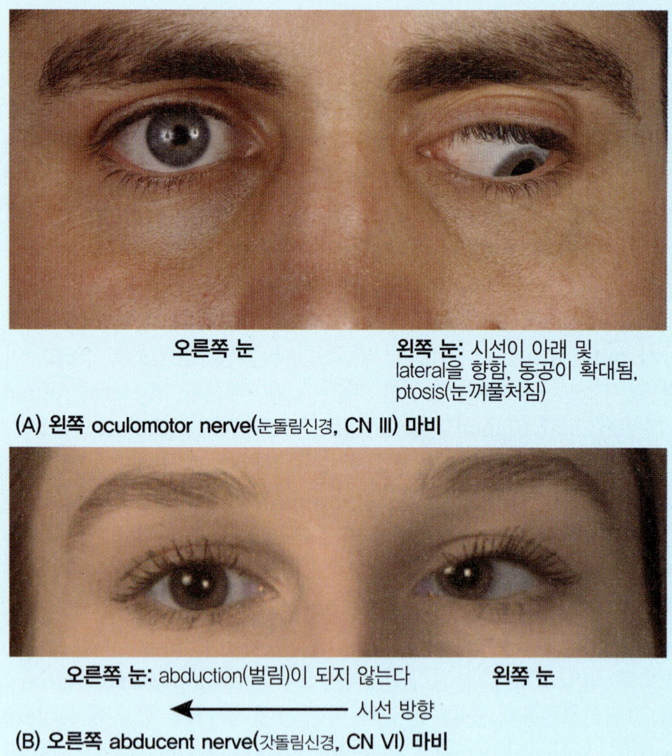

그림 B7.10. Oculomotor nerve palsy(눈돌림신경마비)와 abducent nerve palsy(갓돌림신경마비).

TEMPORAL REGION(관자부위, 측두부)

Temporal region은 각각 zygomatic arch(광대활)의 위와 아래에 위치한 temporal fossa와 infratemporal fossa를 포함한다(그림 7.40).

Temporal Fossa(관자우묵)

Temporal fossa(그림 7.40A,B)에는 temporalis(관자근) 중 대부분이 들어 있으며, 그 경계는 다음과 같다.

- 뒤 및 위 경계는 superior temporal line(위관자선)과 inferior temporal line(아래관자선)
- 앞 경계는 frontal bone(이마뼈)과 zygomatic bone(광대뼈)
- lateral 경계는 zygomatic arch(광대활)
- 아래 경계는 infratemporal crest(관자아래능선)

*Temporal fossa*의 *floor*(바닥)는 네 뼈(frontal bone, parietal bone, temporal bone, greater wing of sphenoid bone)의 일부분들로 이루어져

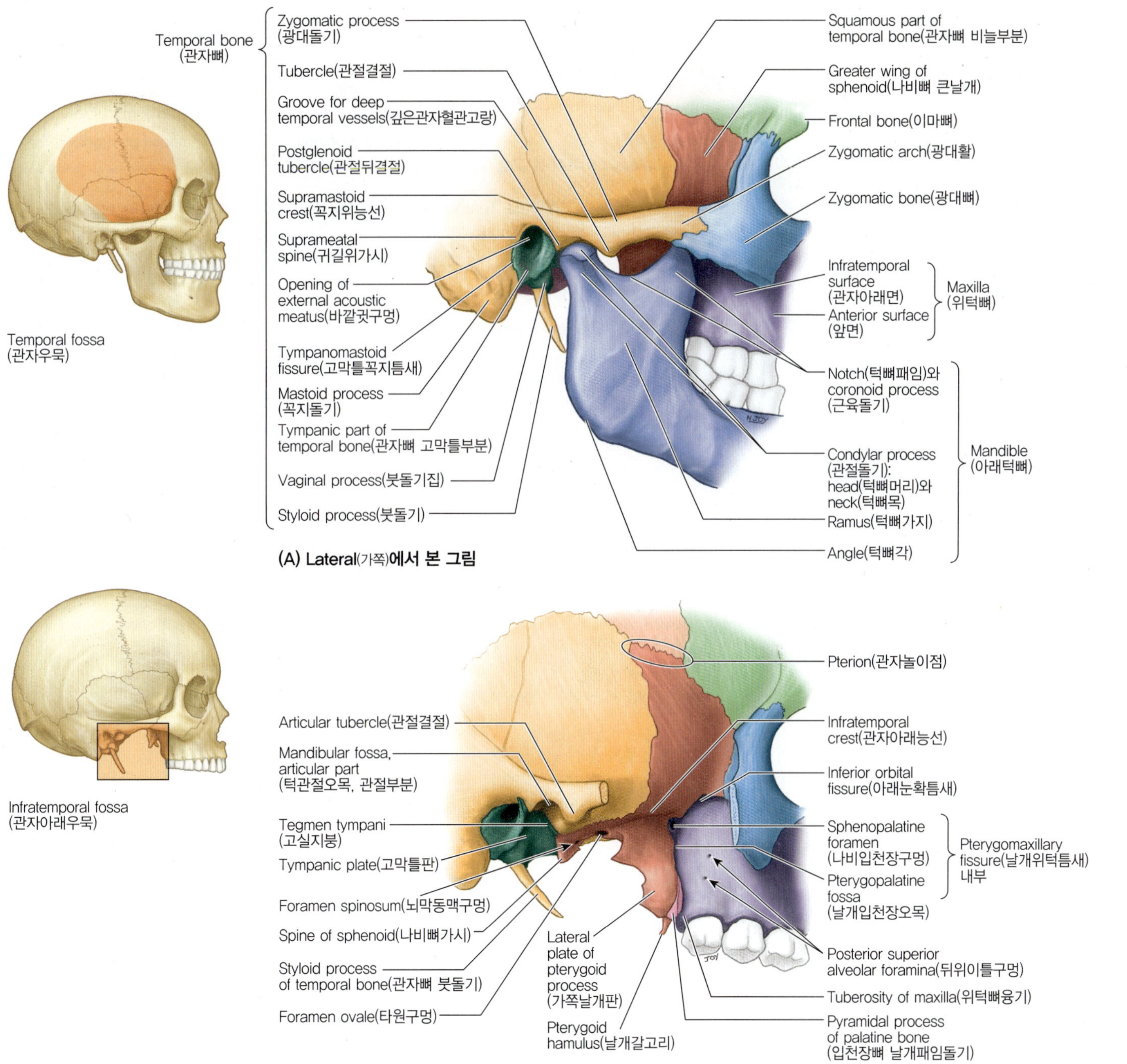

(B) Zygomatic arch(광대활)와 ramus of mandible(턱뼈가지)을 제거한 후에 lateral에서 본 그림

그림 7.40. **Temporal fossa(관자우묵)와 infratemporal fossa(관자아래우묵)의 경계를 형성하는 뼈들.** **A.** Infratemporal fossa의 lateral wall(가쪽벽)은 ramus of mandible(턱뼈가지)이 형성한다. Zygomatic arch(광대활)보다 깊이 있는 공간으로는 temporalis muscle(관자근)과 deep temporal nerve(깊은관자신경) 및 deep temporal vessels(깊은관자동정맥)이 가로지른다. 이 좁은 공간을 통해 temporal fossa가 infratemporal fossa로 이어진다. **B.** Infratemporal fossa. 이 fossa는 pterygomaxillary fissure(날개위턱틈새)를 통해 pterygopalatine fossa(날개입천장오목)로 이어진다.

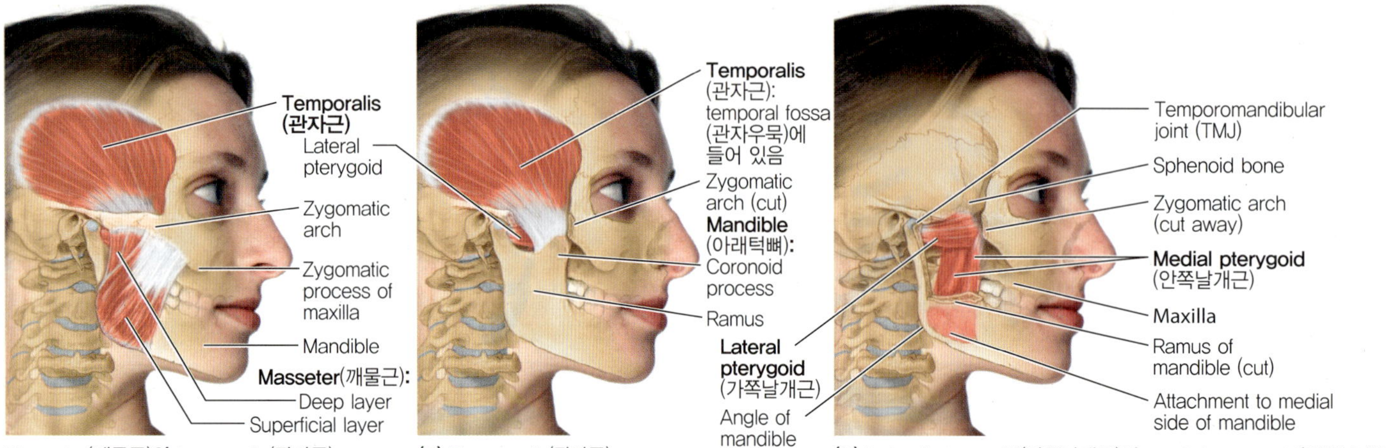

Masseter(깨물근)와 temporalis(관자근) (B) Temporalis(관자근) (C) Lateral pterygoid(가쪽날개근)와 medial pterygoid(안쪽날개근)

Lateral(가쪽)에서 본 그림

그림 7.41. Muscles of mastication(씹기근육). **A.** Temporalis(관자근)와 masseter(깨물근). **B.** Temporalis. **C.** Lateral pterygoid(가쪽날개근)와 medial pterygoid(안쪽날개근).

표 7.8 TEMPOROMANDIBULAR JOINT(TMJ, 턱관절)에서 MANDIBLE(아래턱뼈)에 작용하는 MUSCLES OF MASTICATION(씹기근육)

Muscle(근육)	Proximal Attachment(몸쪽 붙는곳)	Distal Attachment(먼쪽 붙는곳)	신경		Mandible에 대한 작용
Temporalis (관자근)	Temporal fossa의 floor와 temporalis fascia의 깊은 면에 넓게 부착되는 세모꼴 근육	가늘어져서 mandible의 coronoid process의 끝부분 및 medial 면과 ramus of mandible의 앞모서리에 부착		Deep temporal nerve를 거쳐	Mandible을 elevation해서 입을 다묾; 뒤에 있는 수평에 가까운 근육섬유는 mandible을 retraction
Masseter (깨물근)	Zygomatic bone의 maxillary process의 아래모서리 및 medial 면과 zygomatic arch에 부착되는 네모꼴 근육	Mandible의 angle과 ramus의 lateral 면		Masseteric nerve를 거쳐	Mandible을 elevation; 얕은 층 근육섬유들은 mandible의 protrusion에 조금 기여
Lateral pterygoid (가쪽날개근)	Head가 둘인 세모꼴 근육으로, 다음 두 곳에 부착됨. (1) sphenoid bone의 greater wing의 infratemporal surface와 crest, (2) lateral pterygoid plate의 lateral surface	Superior head는 대부분 TMJ의 joint capsule과 articular disc에 부착; inferior head는 대부분 mandible의 condyloid process의 neck의 anteromedial 면에 있는 pterygoid fovea	Mandibular nerve(CN V_3)의 anterior trunk	Nerve to lateral pterygoid를 거쳐	좌우 양쪽이 작용하면 mandible을 protraction하고 chin을 depression; 한쪽만 작용하면 턱을 반대쪽으로 흔듦; 한쪽씩 번갈아 작용하면 범위가 큰 씹는 운동을 일으킴
Medial pterygoid (안쪽날개근)	Head가 둘인 네모꼴 근육으로, 다음 두 곳에 부착됨. (1) lateral pterygoid plate와 palatine bone의 pyramidal process의 medial surface, (2) maxillary tuberosity	Ramus of mandible의 medial surface(mandibular foramen의 아래); 같은쪽 masseter의 '거울상'이나 마찬가지여서 두 근육이 ramus of mandible의 양면을 감싸고 있음		Nerve to medial pterygoid를 거쳐	Masseter와 synergist로 작용해서 mandible을 elevation; protrusion에 기여; 한쪽씩 번갈아 작용하면 범위가 작은 빻는 운동

있는데, 이 뼈들이 모여서 **pterion**(관자놀이점)을 구성한다. 부채꼴인 **temporalis**(관자근)는 temporal fossa의 바닥을 이루는 뼈들과 근육의 겉을 덮고 있는 질긴 **temporalis fascia**(temporal fascia, 관자근막)로부터 시작되는데, 이 fascia는 temporal fossa의 *roof*(천장)를 형성한다(그림 7.41; 표 7.8). Temporalis fascia는 *superior temporal line*에서부터 zygomatic arch까지 뻗어 있다. 이 arch의 아래모서리에 부착된 강력한 masseter(깨물근)가 수축해서 이 arch를 강하게 아래로 당길 때 temporalis fascia가 이에 저항한다.

Infratemporal Fossa(관자아래우묵)

Infratemporal fascia는 형태가 울퉁불퉁한 공간으로, zygomatic arch보다 깊고 아래에, ramus of mandible보다 깊숙이, maxilla보다 뒤에 위치한다. 이 *fossa*의 경계는 다음과 같다(그림 7.40B).

- Lateral: ramus of mandible(턱뼈가지)
- Medial: lateral pterygoid plate(가쪽날개판)
- 앞: maxilla의 뒷면
- 뒤: temporal bone의 tympanic plate(고막틀판)와 mastoid process(꼭지돌기)와 styloid process(붓돌기)
- 위: greater wing of sphenoid bone(나비뼈 큰날개)의 아랫면
- 아래: angle of mandible(턱뼈각) 근처에서 medial pterygoid muscle(안쪽날개근)이 부착되는 곳(표 7.8).

*Infratemporal fossa*에 들어 있는 구조들은 다음과 같다(그림 7.42).

- Temporalis(관자근) 중 아랫부분
- Lateral pterygoid muscle(가쪽날개근) 및 medial pterygoid muscle
- Maxillary artery(위턱동맥)
- Pterygoid venous plexus(날개근정맥얼기)
- Mandibular nerve(아래턱신경), inferior alveolar nerve(아래이틀신경), lingual nerve(혀신경), buccal nerve(볼신경), chorda tympani nerve(고실끈신경), otic ganglion(귀신경절)

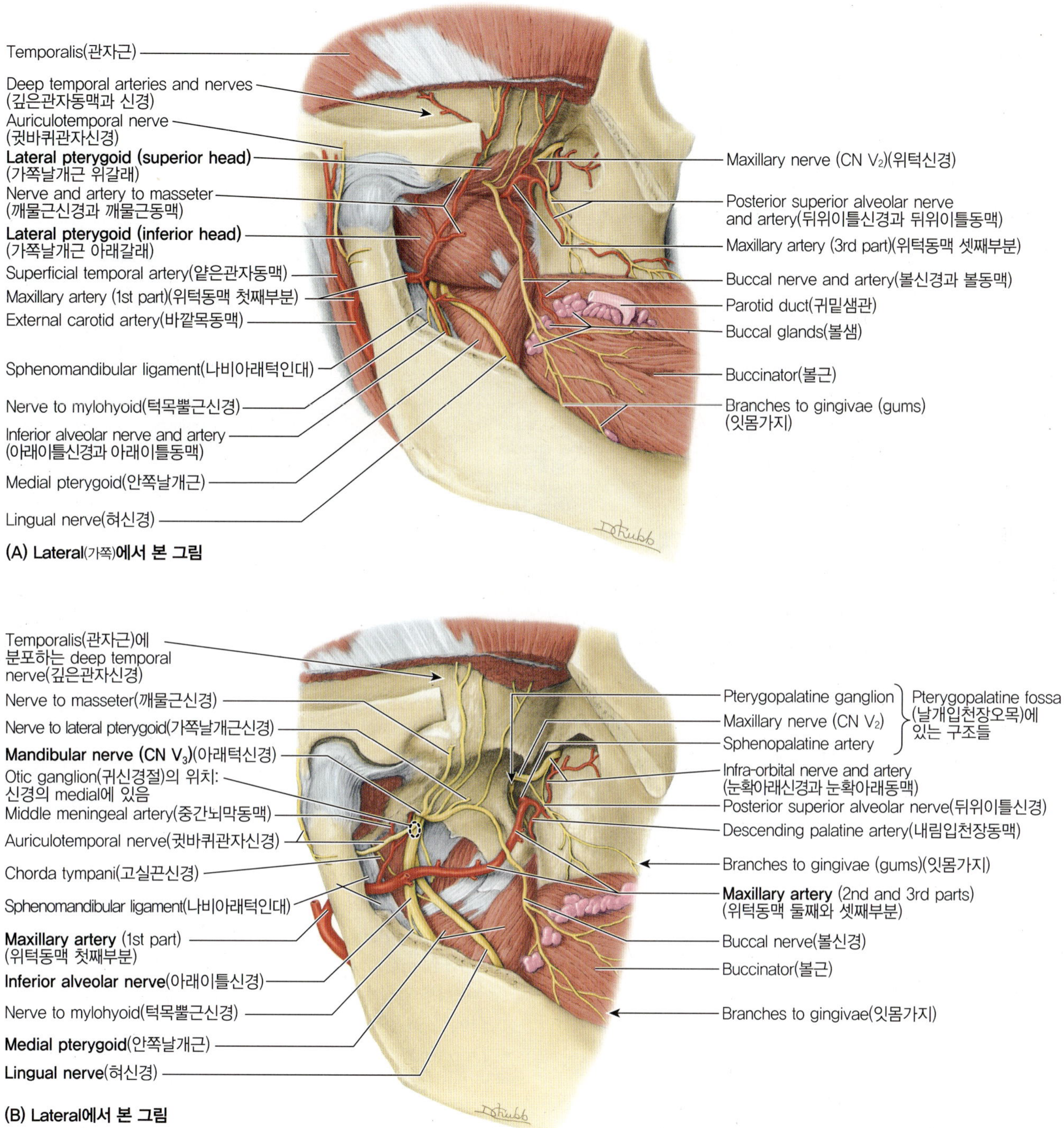

그림 7.42. 오른쪽 infratemporal region(관자아래부위)**을 해부한 그림.** **A.** 얕게 해부한 그림. **B.** 깊이 해부한 그림.

Temporalis의 proximal attachment(몸쪽 붙는곳)는 temporal fossa의 넓은 floor이고, distal attachment(먼쪽 붙는곳)은 mandible에 있는 coronoid process(근육돌기)의 끝부분 및 medial 면과 ramus of mandible의 앞모서리이다(그림 7.41A,B; 표 7.8). 이 근육은 mandible을 위로 올려서 입을 다무는데, 뒤에 위치한 근육섬유들은 앞으로 돌출된 mandible을 retrusion(들임) 한다.

Head(갈래)가 둘인 **lateral pterygoid muscle**(가쪽날개근)은 뒤로 진행한다. 이 근육의 superior head(위갈래)는 temporomandibular joint(턱관절)의 joint capsule(관절주머니)과 disc(관절원반)에 부착되며, inferior head(아래갈래)는 주로 mandible의 condylar process(관절돌기)에 있는 pterygoid fovea(날개근오목)에 부착된다.

Medial pterygoid muscle(안쪽날개근)은 ramus of mandible의 medial 면에 접하고 있다. 이 근육의 두 head는 lateral pterygoid의 inferior head를 감싸고 돈 후에 다시 합쳐진다(그림 7.42A). Medial pterygoid는 아래뒤 방향으로 진행해서 mandible의 angle 근처에서 그 medial 면에 부착된다. 두 pterygoid muscle의 attachment(붙는곳)

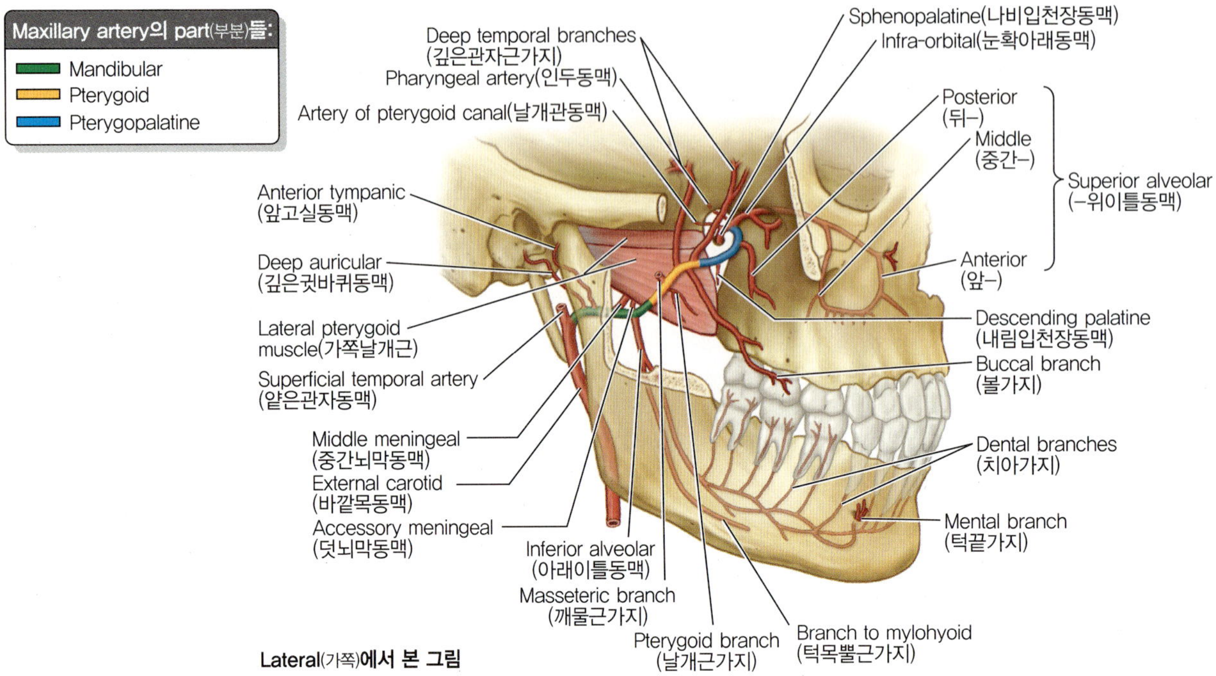

그림 7.43. Maxillary artery(위턱동맥)의 가지들.

와 신경과 작용은 표 7.8에 정리했다.

Maxillary artery(위턱동맥)는 *external carotid artery*(바깥목동맥)의 두 terminal branch 중 굵은 동맥이며, 얼굴 깊은 곳에 혈액을 공급하는 동맥들 중 가장 중요하다. 이 동맥은 neck of mandible(턱뼈목)의 뒤에서 시작된 후 mandibular condyle(아래턱뼈 관절돌기)의 neck보다 깊은 곳에서 앞으로 진행하고, 이어서 lateral pterygoid보다 얕거나 깊은 곳을 통과한다(그림 7.43, 7.44A). 이 동맥은 infratemporal fossa에서부터 medial로 진행해서 **pterygomaxillary fissure**(날개위턱틈새)를 통해 **pterygopalatine fossa**(날개입천장오목)로 들어간다(그림 7.40B). 이렇게 maxillary artery는 lateral pterygoid muscle과의 위치 관계에 따라 세 부분으로 나뉜다(그림 7.43).

Maxillary artery의 첫째 부분인 *retromandibular part*(아래턱뒤부분)에서 시작되는 가지들은 다음과 같다.

- *Deep auricular artery*(깊은귓바퀴동맥): external auditory meatus(바깥귀길)에 혈액 공급
- *Anterior tympanic artery*(앞고실동맥): tympanic membrane(고막)에 혈액 공급
- *Middle meningeal artery*(중간뇌막동맥): dura와 calvaria에 혈액 공급
- *Accessory meningeal artery*(덧뇌막동맥)들: cranial cavity(머리뼈안)에 혈액 공급
- *Inferior alveolar artery*(아래이틀동맥): mandible과 gingiva(gum, 잇몸)와 치아와 oral cavity(입안) 바닥에 혈액 공급

Maxillary artery의 둘째 부분인 *pterygoid part*(날개근부분)에서 시작되는 가지들은 다음과 같다.

- *Anterior deep temporal artery*(앞깊은관자동맥)와 *posterior deep temporal artery*(뒤깊은관자동맥): 위로 올라가서 temporalis muscle에 혈액 공급
- *Pterygoid artery*(날개근동맥)들: 두 pterygoid muscle에 혈액 공급
- *Masseteric artery*(깨물근동맥): lateral로 진행해서 mandibular notch(턱뼈패임)를 통과한 뒤 masseter에 혈액 공급
- *Buccal artery*(볼동맥): buccinator(볼근)와 볼 점막에 혈액 공급

Maxillary artery의 셋째 부분인 *pterygopalatine part*(날개입천장오목부분)에서 시작되는 가지들은 다음과 같다.

- *Posterior superior alveolar artery*(뒤위이틀동맥): 위턱의 molar teeth(큰어금니)와 premolar teeth(작은어금니), buccal gingiva(볼쪽 잇몸), maxillary sinus(위턱굴)의 점막에 혈액 공급
- *Infra-orbital artery*(눈확아래동맥): 아래눈꺼풀, lacrimal sac(눈물주머니), 얼굴 중 infra-orbital region(눈아래부분), 코의 옆면, 위입술에 혈액 공급
- *Descending palatine artery*(내림입천장동맥): palate(입천장) 및 palatine gingiva(입천장쪽 잇몸)의 점막과 분비샘에 혈액 공급
- *Artery of pterygoid canal*(날개관동맥): pharynx(인두) 중 윗부분, pharyngotympanic tube(귀인두관), tympanic cavity(고실)에 혈액 공급
- *Pharyngeal artery*(인두동맥): pharynx의 천장, sphenoidal sinus(나비굴), pharyngotympanic tube 중 아랫부분에 혈액 공급
- *Sphenopalatine artery*(나비입천장동맥): maxillary artery의 끝부분으로, nasal cavity에 혈액 공급[nasal cavity의 lateral wall, nasal septum(코중격), 인접한 paranasal sinus(코곁굴)들]

Pterygoid venous plexus(날개근정맥얼기)는 infratemporal fossa 중 대부분을 차지하고 있다(그림 7.44B). 이 plexus는 일부분이 temporalis와 pterygoid muscle들 사이에 위치한다. 이 plexus는 앞으로 deep facial vein(깊은얼굴정맥)을 통해 facial vein(얼굴정맥)으

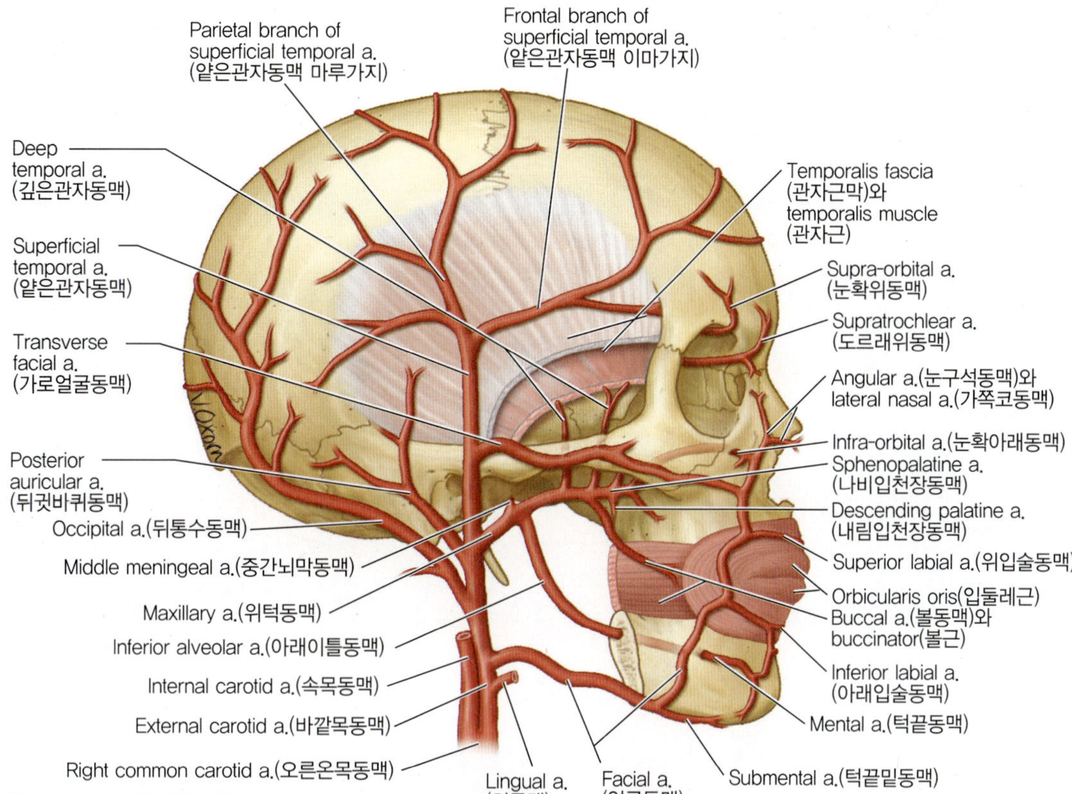

(A) Lateral(가쪽)**에서 본 그림**

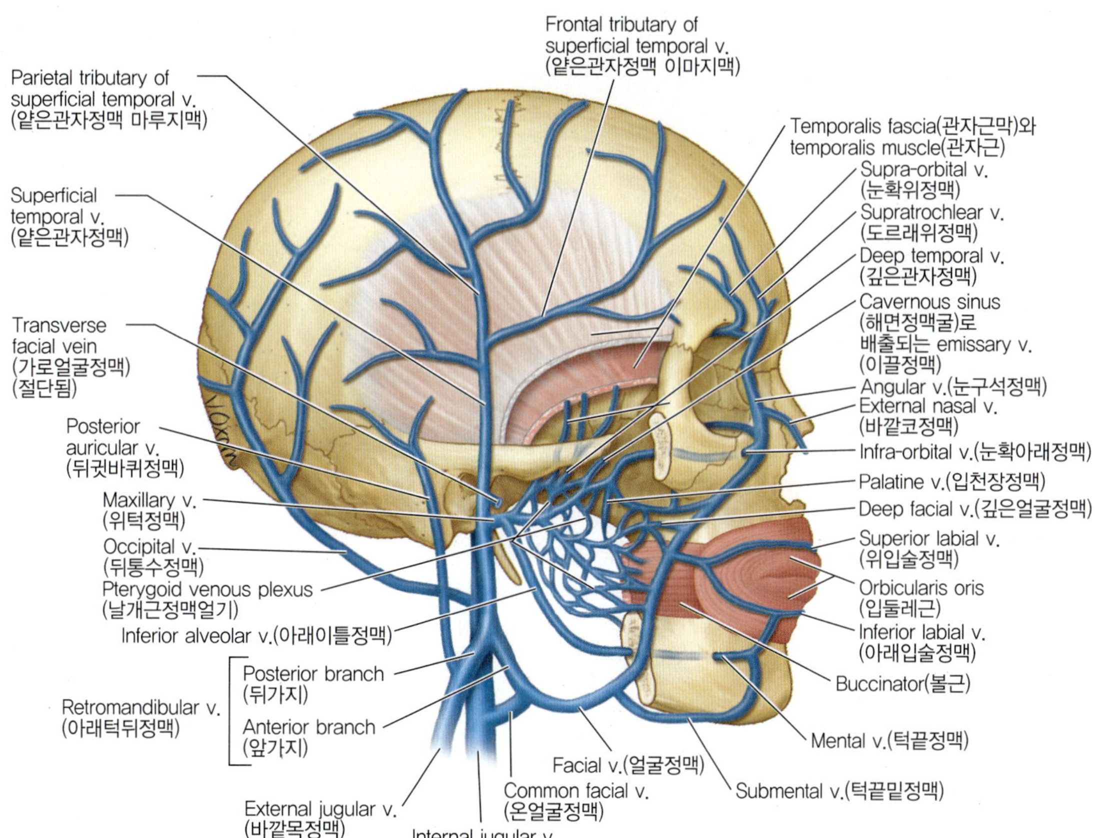

(B) Lateral에서 본 그림

그림 7.44. Head(머리)**의 혈관. A.** External carotid artery(바깥목동맥)의 가지들. **B.** Face(얼굴)와 scalp(머리덮개)와 infratemporal fossa(관자아래우묵)의 정맥 배출 경로.

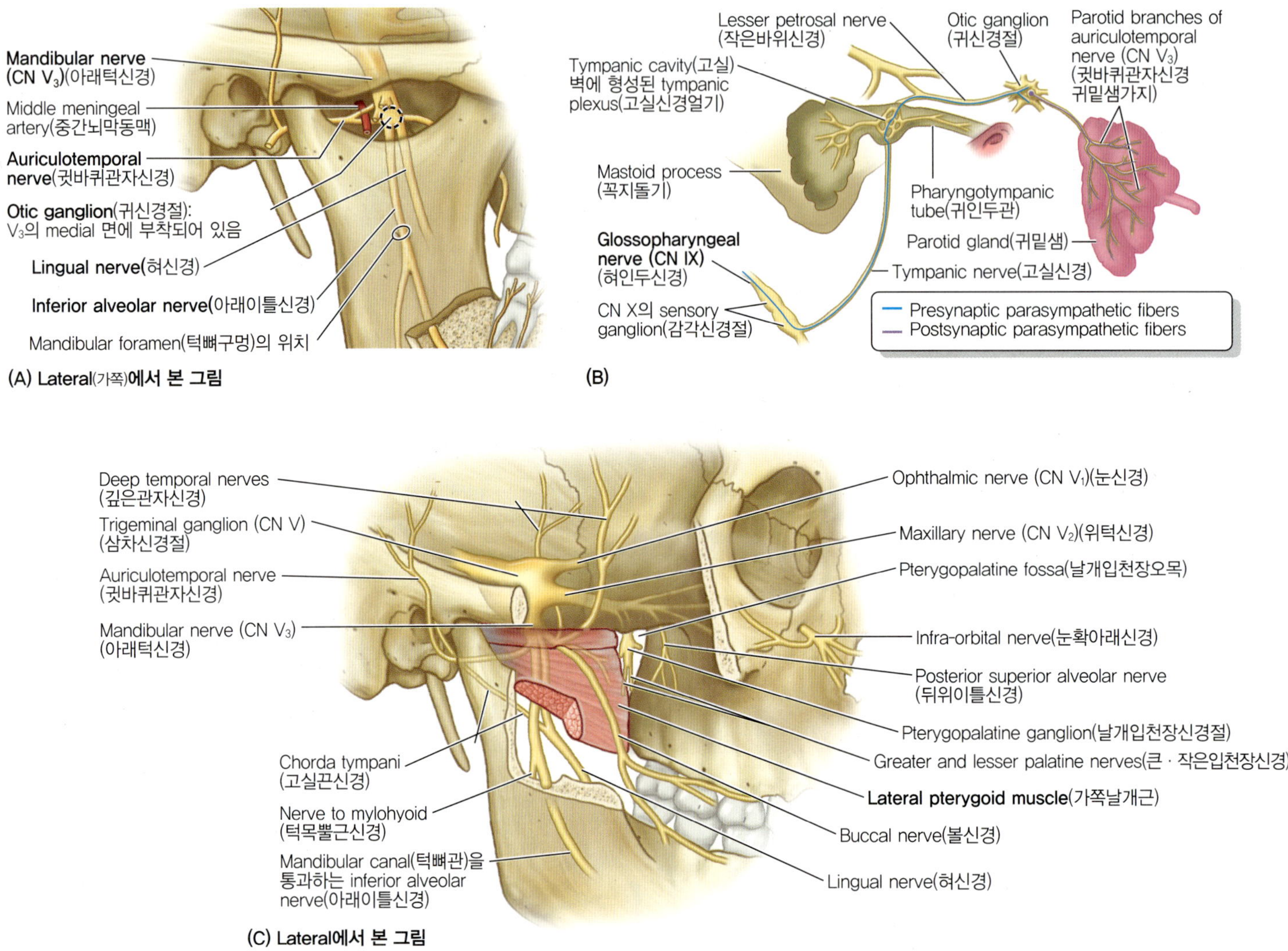

그림 7.45. Infratemporal fossa(관자아래우묵)의 신경들. A. Foramen ovale(타원구멍) 주위의 신경들. **B.** Parotid gland(귀밑샘)의 신경분포. **C.** 전체적 신경 그림. Lateral pterygoid(가쪽날개근)에 대한 신경들의 위치 관계를 표시했다.

로 배출되기도 하지만 대부분은 뒤로 maxillary vein(위턱정맥)을 거친 후에 retromandibular vein(아래턱뒤정맥)으로 배출된다.

Mandibular nerve(아래턱신경, CN V_3)는 trigeminal nerve(CN V)의 motor root(운동뿌리)를 받으며, foramen ovale를 통해 infratemporal fossa로 내려가서 anterior trunk(앞줄기)와 posterior trunk(뒤줄기)로 갈라진다. 두 trunk 중 굵은 posterior trunk에서 시작되는 가지로는 auriculotemporal nerve(귓바퀴관자신경)와 inferior alveolar nerve(아래이틀신경)와 lingual nerve(혀신경)가 있다(그림 7.42, 7.45A). 가는 anterior trunk로부터는 **buccal nerve**(볼신경; 그림 7.45C)와 muscles of mastication 네 종류(temporalis, masseter, lateral pterygoid, medial pterygoid)로 전달되는 가지들이 시작된다. 그러나 buccinator는 여기에 속하지 않고, facial nerve(CN VII)의 지배를 받는다.

Parasympathetic ganglion인 **otic ganglion**(귀신경절)은 infratemporal fossa에 있는데(그림 7.45A,B), foramen ovale의 바로 아래이자 mandibular nerve의 medial이자 lateral pterygoid의 뒤에 위치한다. Preganglionic parasympathetic fiber(신경절이전 부교감섬유)들은 주로 glossopharyngeal nerve(CN IX)에서 유래하고, otic ganglion에서 synapse 한다. Postganglionic parasympathetic fiber(신경절이후 부교감섬유)는 parotid gland(귀밑샘)에 분비자극을 전달하는데, 이 ganglion에서 나와서 auriculotemporal nerve를 경유한다.

Auriculotemporal nerve(귓바퀴관자신경)는 2개의 root로 시작되는데, 두 root는 middle meningeal artery를 감싸고 돈 후에 다시 단일 trunk로 합쳐진다(그림 7.42, 7.45A,C). 이 trunk는 여러 개의 가지로 갈라진다. 가장 굵은 가지는 neck of mandible의 medial에서 뒤로 진행해서 귓바퀴와 temporal region에 감각신경섬유를 보낸다. 그밖에 auriculotemporal nerve는 TMJ(턱관절)에 articular fiber(관절신경섬유)를 보내며, parotid gland에 부교감 분비운동섬유를 보낸다.

Inferior alveolar nerve와 lingual nerve는 lateral pterygoid와 medial pterygoid 사이로 내려간다. **Inferior alveolar nerve**(아래이틀신경)는 mandibular foramen(턱뼈구멍)으로 들어간 후 **mandibular canal**(턱뼈관)을 통과하면서 **inferior dental plexus**(아래치아신경얼기)를 형성한다. 이 plexus에서부터 같은쪽의 모든 아랫니에 신경가지

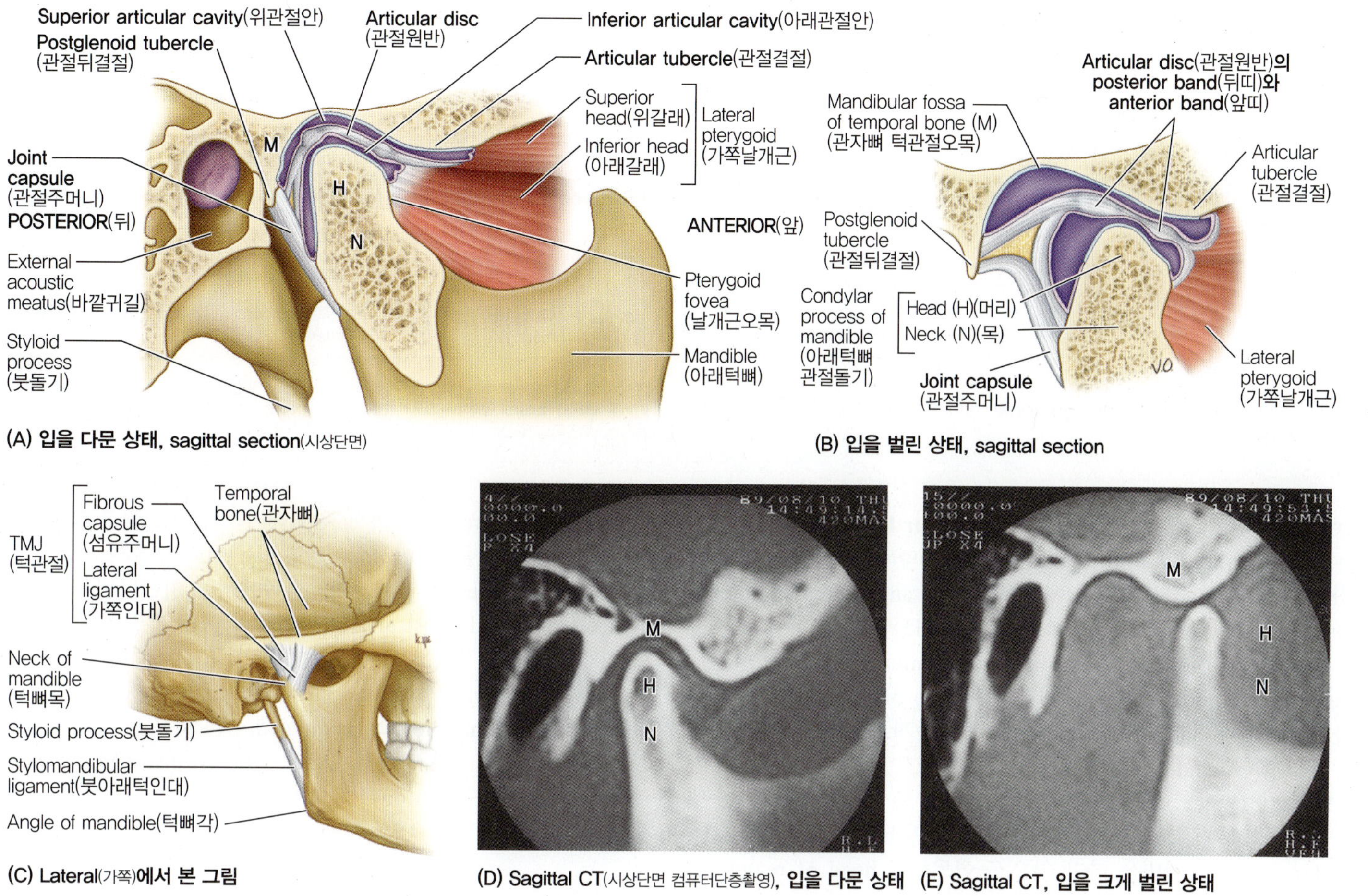

그림 7.46. Temporomandibular joint(TMJ, 턱관절). 입을 다물었을 때(A, C, D)와 입을 벌렸을 때(B, E) TMJ의 실제 구조와 CT(컴퓨터단층촬영) 영상. **C.** TMJ의 lateral ligament(가쪽인대)와 stylomandibular ligament(붓아래턱인대).

들이 전달된다. *Nerve to mylohyoid muscle*(턱목뿔근신경)은 inferior alveolar nerve에서 시작된 작은 가지로, inferior alveolar nerve가 mandibular foramen에 들어가기 직전에 갈라져 나온다(그림 7.45C). Inferior dental plexus의 가지 중 하나인 **mental nerve**(턱끝신경)는 mental foramen(턱끝구멍)을 통과한 후 아래입술의 피부 및 점막, chin(턱끝)의 피부, mandibular incisor teeth(아래앞니)의 vestibular gingiva(안뜰쪽잇몸)에 분포한다(그림 7.52A).

Lingual nerve(혀신경)는 inferior alveolar nerve의 앞에 위치한다(그림 7.42, 7.52). Lingual nerve는 혀의 앞 2/3 부분, mouth의 바닥, lingual gingiva(혀쪽잇몸)의 감각신경이다. 이 신경은 medial pterygoid와 ramus of mandible 사이에서 mouth로 들어간 후 셋째 molar tooth의 바로 medial 및 아래에서 점막에 덮인 채 앞으로 진행한다.

Chorda tympani nerve(고실끈신경)는 CN VII의 가지로(그림 7.45C), 혀의 앞 2/3 부분에서 시작된 미각섬유를 받아들이고, submandibular gland(턱밑샘)와 sublingual gland(혀밑샘)에 분포할 신경절이전 부교감분비운동섬유를 보낸다. Chorda tympani nerve는 infratemporal fossa에서 lingual nerve에 합쳐진다.

TEMPOROMANDIBULAR JOINT(턱관절)

Temporomandibular joint(TMJ)는 synovial joint(윤활관절) 중 변형된 hinge joint(경첩관절)에 속하며, 세 평면 모두에서 운동이 일어난다. 그 articular surface(관절면)는 **head of mandible**(턱뼈머리)과 temporal bone의 **articular tubercle**(관절결절)과 **mandibular fossa**(턱관절오목)로 구성된다(그림 7.46). TMJ의 관절면은 전형적인 synovial joint와 달리 hyaline cartilage(유리연골)가 아닌 fibrocartilage(섬유연골)로 덮여 있다. 그리고 **articular disc**(관절원반)가 하나 있어서 joint cavity(관절안)를 synovial membrane(윤활막)으로 덮인 독립된 두 개의 칸으로 분할한다. TMJ의 **joint capsule**(관절주머니)은 느슨하다. Joint capsule의 fibrous layer(섬유막)는 temporal bone 관절면의 가장자리에 부착되고, neck of mandible을 빙 둘러싸며 부착된다. Joint capsule 중 두꺼운 부분은 **lateral ligament**(temporomandibular ligament, 가쪽인대)를 이루는데, 이 인대는 TMJ를 lateral에서 보강하고 **postglenoid tubercle**(관절뒤결절)과 함께 TMJ가 뒤로 dislocation(탈구) 되는 것을 막는다(그림 7.46A,C).

Mandible은 TMJ의 바깥에서 시작된 두 인대와 lateral ligament

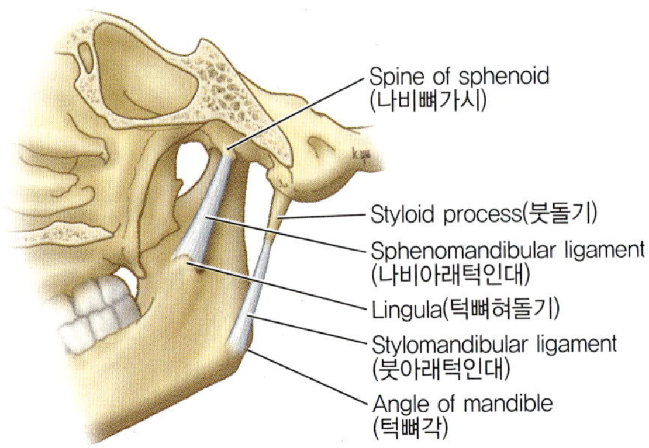

그림 7.47. Sphenomandibular ligament(나비아래턱인대)**와 stylomandibular ligament**(붓아래턱인대)**.**

표 7.9 TEMPOROMANDIBULAR JOINT(턱관절)**에서의 운동**

Mandible(아래턱뼈)**의 운동**	**근육**
Elevation(올림; 입을 다뭄)	Temporalis, masseter, medial pterygoid
Depression(내림; 입을 벌림)	Lateral pterygoid, suprahyoid muscles(목뿔위근육) 및 infrahyoid muscles[a]
Protrusion(내밈; chin을 앞으로 내밂)	Lateral pterygoid, masseter, medial pterygoid[b] (목뿔아래근육)
Retrusion(들임; chin을 뒤로 당김)	Temporalis(뒤의 비스듬한 근육섬유와 수평에 가까운 근육섬유), masseter
Lateral movements(가쪽운동; grinding과 chewing)	같은쪽 temporalis, 반대쪽 pterygoid muscle들, masseter

[a]평상시 prime mover(주동근)는 중력이다; 이 근육들은 저항이 가해졌을 때 주로 작용한다.
[b]이 운동에서 lateral pterygoid(가쪽날개근)가 prime mover이고, masseter(깨물근)와 medial pterygoid(안쪽날개근)는 보조 역할만 한다.

를 통해 머리뼈에 연결된다. **Stylomandibular ligament**(붓아래턱인대)는 parotid gland의 fibrous capsule(섬유피막)이 두터워져 형성된 인대로, styloid process(붓돌기)에서 시작되어 angle of mandible(턱뼈각)에 연결된다(그림 7.46, 7.47). 이 인대는 TMJ를 보강하는 데 별 도움이 되지 않는다. **Sphenomandibular ligament**(나비아래턱인대)는 spine of sphenoid(나비뼈가시)에서부터 lingula of mandible(턱뼈혀돌기)까지 이어지는데(그림 7.47), mandible을 수동적으로 지지하는 데 중요한 구조이자 mandible의 '그넷줄'이다.

Mandible을 어느 정도 이상으로 내리려면, 즉 단순히 윗니와 아랫니 사이를 벌리는 정도 이상으로 입을 벌리려면 head of mandible과 articular disc가 관절면을 따라 앞으로 이동해서 head of mandible이 articular tubercle의 아래에 위치해야 하는데(그림 7.46B,E), 치과의사들은 이 움직임을 *translation*(평행 이동)이라 부른다. 이 앞으로 미끄러지는 translation이 좌우 어느 한쪽에서만 일어나면 뒤에 남은 쪽의 head of mandible이 articular disc의 아랫면에서 회전(축회전)함으로써 양옆으로 간단히 씹는 운동이나 소규모로 빻는 운동이 일어날 수 있다. Mandible을 protrusion(내밈) 하고 retrusion(들임) 하는 과정에서 head of mandible과 articular disc는 좌우가 함께 움직이면서 temporal bone의 관절면에서 앞뒤로 미끄러진다. TMJ의 운동은 주로 muscles of mastication이 일으킨다. 이 근육들의 attachment(붙는 곳)와 신경과 작용은 표 7.8과 7.9에 정리했다.

임상해부학

Mandibular Nerve Block(아래턱신경차단)

Mandibular nerve block을 시행하려면 mandibular nerve가 infratemporal fossa로 들어가는 곳 근처에 마취제를 주입해야 한다. 이렇게 하면 대개 mandibular nerve의 가지들인 auriculotemporal nerve와 inferior alveolar nerve와 lingual nerve와 buccal nerve(볼신경)가 마취된다.

Inferior Alveolar Nerve Block(아래이틀신경차단)

Inferior alveolar nerve block은 치과의사가 아랫니를 치료할 때 자주 사용하는 방법으로, CN V_3의 가지인 inferior alveolar nerve를 마취시킨다. 마취제는 ramus of mandible의 medial 면에서 **mandibular canal**(턱뼈관)이 열리는 **mandibular foramen**(턱뼈구멍) 주위에 주사한다. 이 canal은 inferior alveolar nerve와 inferior alveolar artery 및 vein이 지나는 통로이다. 이 신경이 차단되면 정중면에 이르기까지 한쪽 아랫니가 모두 마취된다. 아래입술의 피부와 점막, labial alveolar mucosa(입술쪽 이틀점막) 및 gingiva, chin의 피부도 마취되는데, 왜냐하면 이 신경의 가지인 mental nerve(턱끝신경)가 이 구조들에 분포하기 때문이다.

Dislocation of Temporomandibular Joint(턱관절 탈구)

하품을 하거나 입을 매우 크게 벌려서 음식을 깨물 때 양쪽 lateral pterygoid가 지나치게 강하게 수축하면 양쪽 head of mandible이 articular tubercle을 지나 앞으로

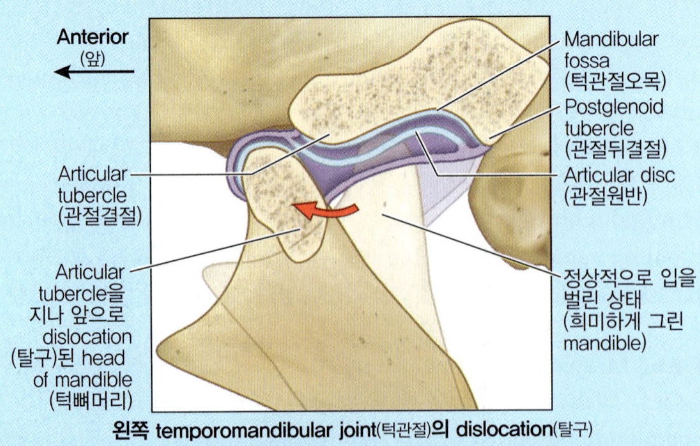

그림 B7.11. Dislocation of TMJ(턱관절 탈구)**.**

dislocation 되기도 한다(그림 B7.11). 이 위치에서는 mandible이 depression 된 채 입을 다물지 못할 수 있다. 가장 흔한 경우는 입을 벌렸을 때 chin을 측면에서 가격하면 타격을 받은 쪽의 TMJ에서 일어나는 dislocation이다. *Mandible* 골절이 TMJ dislocation과 함께 일어나기도 한다. Facial nerve 및 auriculotemporal nerve가 TMJ에 밀접하게 위치하기 때문에 수술을 할 때 TMJ의 곁에 가로 놓인 facial nerve의 가지들과 이 관절의 뒷부분으로 들어가는 auriculotemporal nerve의 articular branch(관절가지)를 모두 보존하도록 주의해야 한다. TMJ에 분포하는 auriculotemporal nerve의 articular branch들은 이 관절이 외상으로 인해 dislocation 되고 joint capsule 및 lateral ligament가 파열될 때 함께 손상되는데, 그 결과로 TMJ가 헐거워지고 불안정해진다.

Arthritis of Temporomandibular Joint(턱관절염)

TMJ는 degenerative arthritis(퇴행관절염)로 인해 염증이 생기기도 한다. TMJ 기능 이상은 구조 문제로 인해 일어나기도 하는데, 그 예로는 dental occlusion(치아교합) 때 TMJ에 찰칵 하고 *crepitus*(비빔소리, 마찰음)가 나는 현상이 있다. 이 소리는 mandible을 depression 하고 elevation 할 때 disc가 뒤늦게 앞으로 이동하면서 일어난다고 생각된다.

ORAL REGION(입부위)

Oral region은 oral cavity, teeth, gingiva(gum), tongue, palate(입천장), palatine tonsil(목구멍편도) 부위 등으로 구성된다. Oral cavity는 음식을 먹은 후 stomach(위)나 small intestine(작은창자)에서 일어날 소화 과정을 준비하는 곳이다. 음식을 씹을 때 치아와 salivary gland(침샘)에서 분비된 침은 *food bolus*(음식덩이)가 적당한 크기로 만들어지도록 돕는다.

Oral Cavity(입안, 구강)

Oral cavity(mouth)는 두 부분, 즉 *oral vestibule*(입안뜰)과 *oral cavity proper*(고유입안)로 구성된다(그림 7.48). Oral vestibule은 oral fissure를 통해 외부와 교통한다. **Oral fissure**(입틈새)의 크기는 그 sphincter인 orbicularis oris(입둘레근) 등의 근육이 조절한다. **Oral cavity proper**는 위 및 아래 **dental arch**(치아활)의 뒤 및 medial에 있는 공간이다. Dental arch는 maxillary alveolar arch(위이틀활) 및 mandibular alveolar arch(아래이틀활)와 여기에 들어 있는 치아들을 가리킨다. Oral cavity proper의 lateral 경계와 앞경계는 위 및 아래 dental arch이다. **Oral cavity proper의 천장**은 palate가 형성한다. Oral cavity는 뒤로 **oropharynx**(입인두)와 통해 있다. 입을 다물고 쉬고 있을 때 oral cavity는 tongue이 꽉 채우고 있다.

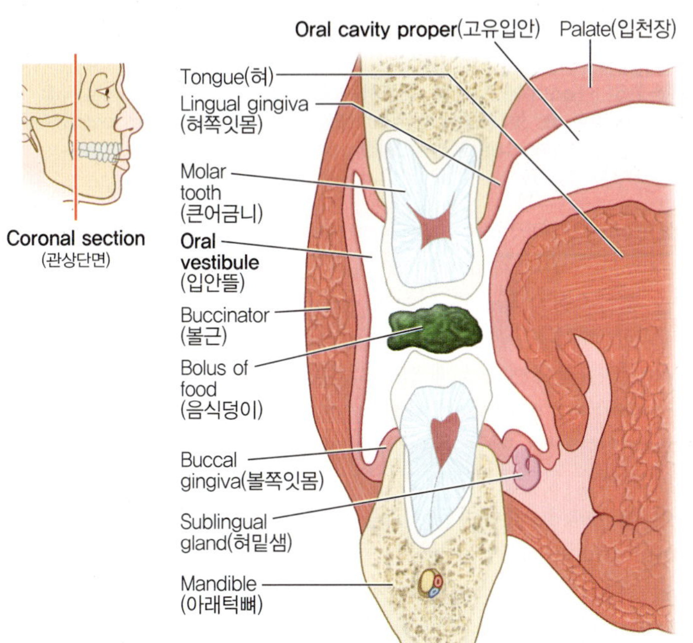

그림 7.48. Oral cavity(입안, 구강). 작은 그림을 보면 coronal section(관상단면)을 시행한 위치를 알 수 있다.

Oral Vestibule(입안뜰)

Oral vestibule은 바깥의 lip 및 cheek과, 속의 teeth 및 gingiva 사이에 있는 틈새 같은 공간이다. **Lips**(입술)는 움직이기 쉽고 살집이 있는 도톰한 주름으로, 입을 에워싸고 있으며, upper lip(위입술)과 lower lip(아래입술)에는 orbicularis oris 등의 근육과 혈관과 신경 등이 포함되어 있다. 입술은 바깥 부분이 피부로 덮여 있으며 속은 점막에 덮여 있다. Upper lip에는 수직 고랑인 **philtrum**(인중)이 하나 있다(그림 7.49). 입술의 피부는 oral cavity에 가까워지면서 급격히 붉은 색으로 바뀐다. 입술의 이 붉은 가장자리 부위가 **vermilion border**(붉은부분)라는 피부와 점막 사이의 transitional zone이다. 이 **transitional zone**(이행부분)을 덮고 있는 피부는 매우 얇고 털이 없기 때문에 그 속에 있는 모세혈관망이 비쳐서 선홍색이나 진한 갈색으로 보인다. Upper lip은 **facial artery**(얼굴동맥)에서 시작된 superior labial artery(위입술동맥)와 **infra-orbital artery**(눈확아래동맥)의 가지들로부터 혈액을 공급받는다. Lower lip은 facial artery에서 시작된 inferior labial artery(아래입술동맥)와 **mental artery**(턱끝동맥)의 가지들로부

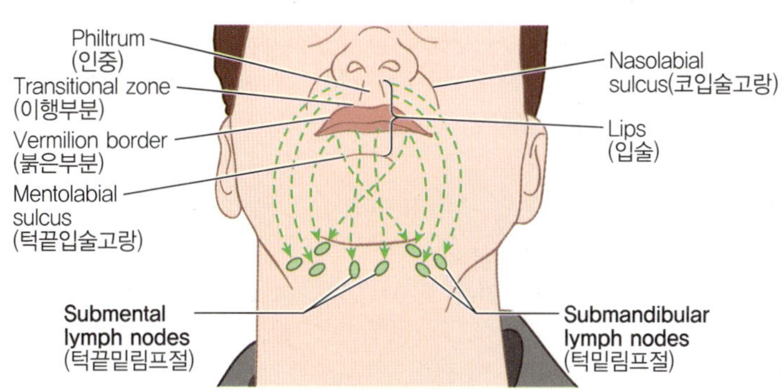

그림 7.49. Cheek(볼)과 lips(입술)와 chin(턱끝)의 표면해부학과 lymph(림프) 배출.

터 혈액을 공급받는다. Upper lip에는 **infra-orbital nerve**(눈확아래신경, CN V_2)의 superior labial branch(위입술가지)들이 분포하며, lower lip에는 mental nerve(턱끝신경, CN V_3)의 inferior labial branch(아래입술가지)들이 분포한다(그림 7.52A).

Lower lip 중 lateral 부분과 upper lip의 **lymph**(림프)는 대부분이 submandibular lymph nodes(턱밑림프절)로 배출되지만(그림 7.49), lower lip 중 medial 부분의 lymph는 submental lymph nodes(턱끝밑림프절)로 먼저 배출된다.

Cheek(볼)은 신축성이 있는 oral cavity의 lateral wall과 얼굴에서 zygomatic bone으로 인해 앞으로 튀어나온 부분으로 구성된다. Cheek은 아래로 이어져 있는 입술과 기본 구조가 동일하다. Cheek의 주된 근육성분은 **buccinator**(볼근)이다(그림 7.48). 입술과 cheek은 입의 sphincter로 작용해서 oral vestibule에 있는 음식을 oral cavity proper로 밀어 넣는다. 음식을 씹을 때는 tongue과 buccinator가 함께 작용해서 위아래 molar teeth의 occlusal surface(씹는면, 교합면) 사이에 음식이 놓이도록 유지한다. **Labial gland**(입술샘)와 **buccal gland**(볼샘)는 점막과 그 속의 근육층(orbicularis oris나 buccinator) 사이에 위치한 작은 mucous gland(점액샘)이다(그림 7.42B).

Teeth(이, 치아)와 Gingiva(잇몸)

Teeth는 위턱과 아래턱의 **dental alveolus**(tooth socket, 치아확, 치조)에 박혀 있는 단단한 원뿔 모양 구조로, 음식을 씹는 데 이용되며 발음이 명확하도록 돕는다. 어린이는 20개의 **deciduous teeth**(**primary teeth**, 젖니, 유치, 탈락치아)를 지니고 있다. 첫 deciduous teeth는 대개 생후 6~8월에, 마지막 deciduous teeth는 20~24월에 돋는다. **Permanent teeth**(**secondary teeth**, 간니, 영구치아)는 위턱 및 아래턱에 16개씩, 즉 좌우 한쪽에 각각 molar tooth(큰어금니, 대구치) 3개와 premolar tooth(작은어금니, 소구치) 2개와 canine tooth(송곳니, 견치) 1개와 incisor tooth(앞니, 절치) 2개가 있으며, 대개 10대 중반에 이돋이가 완성되지만(그림 7.50) 셋째 molar인 wisdom teeth(사랑니)는 대개 10대 후반이나 20대 초반에 돋는다.

각 tooth는 crown과 neck과 root으로 구성된다. Tooth는 종류에 따라 모양이 독특하다(그림 7.51, 7.52). **Crown**(치아머리)은 gingiva 밖으로 솟아난 부분이다. **Neck**(치아목)은 crown과 root 사이 부분이다. **Root**(치아뿌리)는 섬유조직인 *periodontium*(periodontal membrane, 치아주위조직)에 의해 dental alveolus에 고정되어 있다. Tooth의 대부분은 **dentine**(상아질; 라틴어로 *dentinium*)으로 구성되어 있는데,

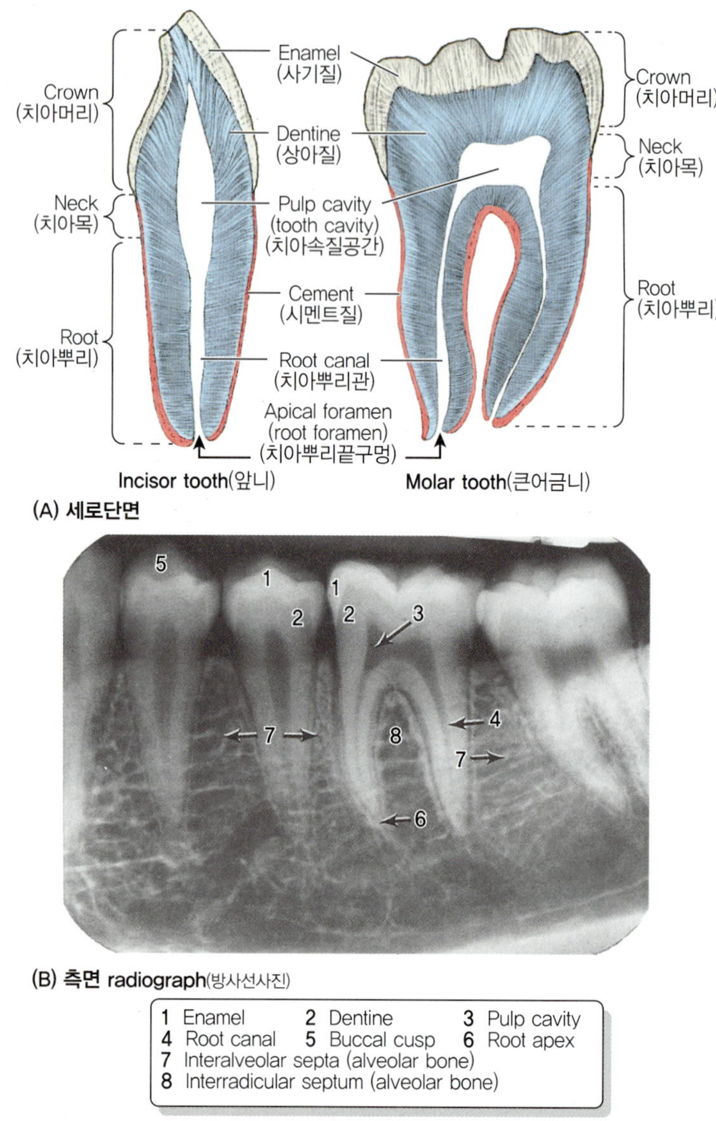

그림 7.51. Tooth(이, 치아)**를 구성하는 부분들. A.** Incisor tooth(앞니)와 molar tooth(큰어금니). **B.** 윗니 중 premolar tooth(작은어금니)와 molar tooth(큰어금니)의 bite-wing radiograph(교익형 방사선사진).

enamel(사기질)이 crown의 dentine을, **cement**(시멘트질; 라틴어로 *cementum*)가 root의 dentine을 덮고 있다. **Pulp cavity**(치아속질공간)에는 결합조직과 혈관과 신경이 들어 있다. **Root canal**(pulp canal, 치아뿌리관, 치아속질관)은 **apical foramen**(치아뿌리끝구멍)을 통해 pulp cavity를 출입하는 신경과 혈관이 지난다.

Superior alveolar artery(위이틀동맥)와 **inferior alveolar artery**(아래이틀동맥)는 maxillary artery의 가지로, 각각 윗니와 아랫니에 혈액을 공급한다(그림 7.43, 7.44A). 이름 및 분포영역이 같은 **vein**들이 이 동맥들에 동반된다(그림 7.44B). Teeth와 gingiva에서 시작된 **lymphatic vessel**(림프관)들은 주로 submandibular lymph nodes로 배출된다(그림 7.49). **Superior alveolar nerve**(위이틀신경)와 **inferior alveolar nerve**(아래이틀신경)는 각각 CN V_2와 V_3의 가지이며, 각각 윗니나 아랫니에 분포하는 superior dental plexus(위치아신경얼기)와 inferior dental plexus(아래치아신경얼기)를 형성한다(그림 7.52A).

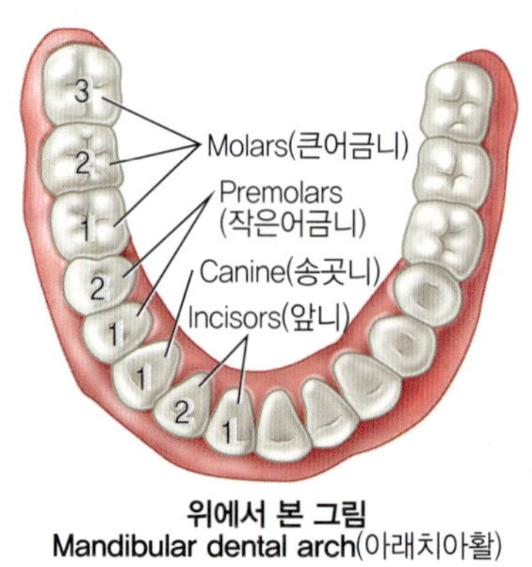

그림 7.50. 성인의 mandibular dentition(아래치열).

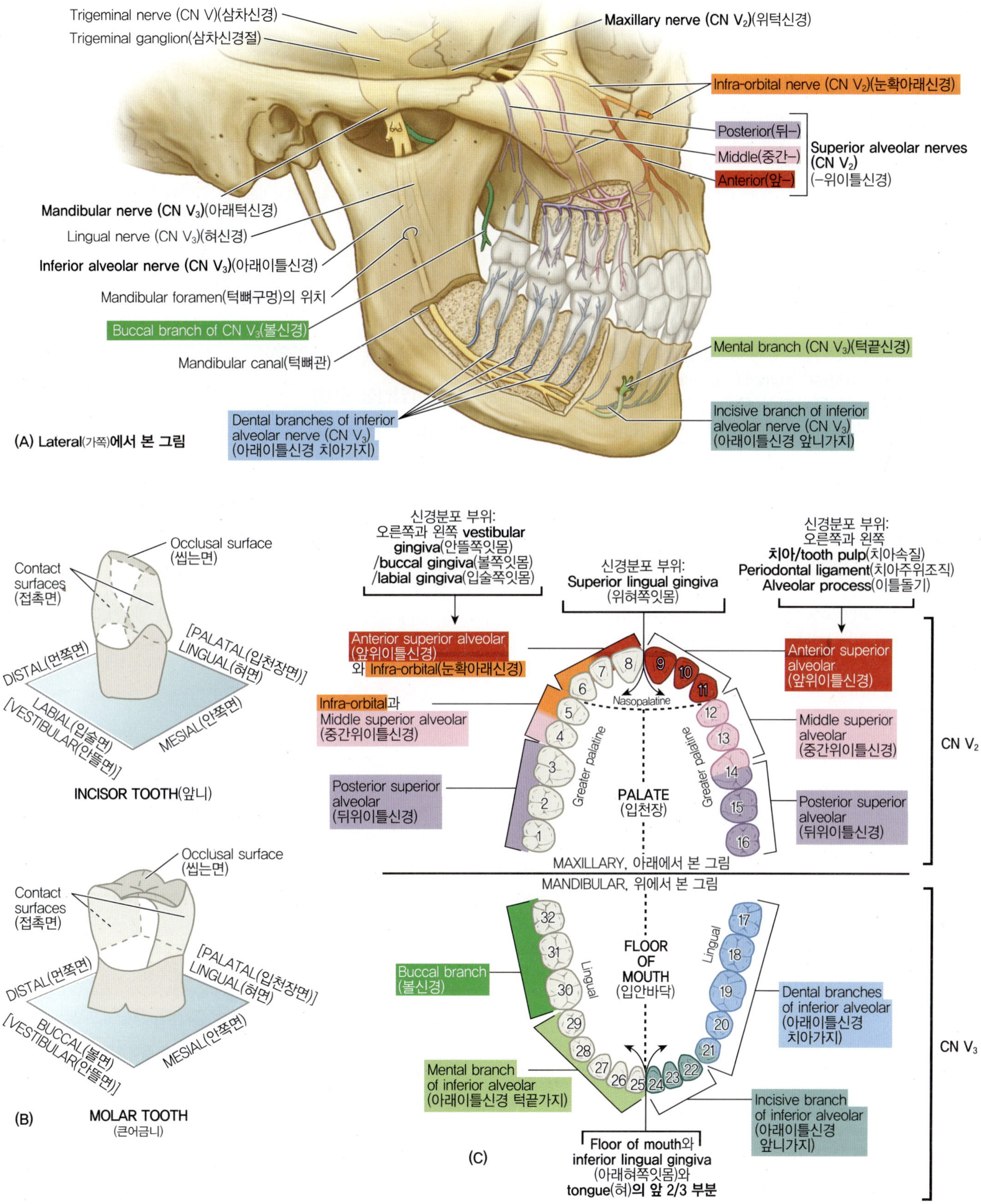

그림 7.52. Teeth(이, 치아)**와 gingiva**(잇몸)**의 신경분포. A.** Superior alveolar nerve(위이틀신경)와 inferior alveolar nerve(아래이틀신경). **B.** Incisor tooth(앞니)와 molar tooth(큰어금니)의 면. **C.** 입과 teeth의 신경분포.

임상해부학

Dental Caries(치아우식), Pulpitis(속질염, 치수염), Toothache(치통)

치아의 단단한 조직이 붕괴되면 *dental caries*, 즉 cavity(충치)가 생긴다. 병터가 pulp cavity를 침범하면 이 cavity에 있는 조직이 감염되어 자극을 받는다. 그 결과 염증 반응이 일어나서 *pulpitis*가 된다. Pulp cavity는 단단한 벽으로 둘러싸여 있기 때문에 pulp 조직이 부으면 *toothache*가 일어난다.

Gingivitis(잇몸염)와 Periodontitis(치아주위조직염, 치주염)

구강위생이 청결하지 않으면 치아와 gingival crevices(잇몸고랑)에 음식찌꺼기가 쌓여서 gingiva의 염증인 *gingivitis*를 일으킬 수 있다. 이 염증은 치료하지 않으면 alveolar bone(이틀뼈)을 포함한 주위의 지지 구조들에 전파되어 *periodontitis*가 된다. 그로 인해 alveolar bone이 흡수되고 *gingival recession*(잇몸뒤물림)이 일어날 수 있는데, 그렇게 되면 치아의 민감한 cement가 노출된다.

Gingiva(gum, 잇몸)는 점막에 덮인 섬유조직으로 구성되며 maxilla 및 mandible의 alveolar process(이틀돌기)와 neck of teeth(치아목)에 단단히 부착되어 있다. 아랫니 중 molar tooth의 **buccal gingiva**(볼쪽잇몸; 그림 7.48)에는 mandibular nerve의 가지인 buccal nerve(볼신경)가 분포한다(그림 7.52C). 모든 아랫니의 **lingual gingiva**(혀쪽잇몸)에는 lingual nerve(혀신경)가 분포한다. 윗니 중 premolar tooth와 molar tooth의 **palatine gingiva**(입천장쪽잇몸)에는 **greater palatine nerve**(큰입천장신경)가 분포하고, incisor의 palatine gingiva에는 **nasopalatine nerve**(코입천장신경)가 분포한다. 위턱의 gingiva 중 labial(입술쪽) 면과 buccal(볼쪽) 면에는 **anterior superior alveolar nerve**(앞위이틀신경)와 **middle superior alveolar nerve**(중간위이틀신경)와 **posterior superior alveolar nerve**(뒤위이틀신경)가 분포한다(그림 7.52A).

Palate(입천장, 구개)

Palate는 oral cavity proper(고유입안)의 둥근 지붕을 형성하는 동시에 nasal cavity(코안)의 floor를 이룬다(그림 7.53). Palate는 단단한 부분과 물렁물렁한 부분으로 구성되는데, hard palate는 앞에, soft palate는 뒤에 있다. Hard palate는 oral cavity 중 앞부분과 nasal cavity 사이를 가르며, soft palate는 oral cavity 중 뒷부분과 그 위에 있는 nasopharynx(코인두) 사이를 가른다.

Hard palate(단단입천장)는 palate 중 앞 2/3 부분이며, 전체적으로 오목하다. Tongue은 움직이지 않을 때 이 오목한 공간을 채우고 있다. Hard palate의 뼈대는 palatine process of maxilla(위턱

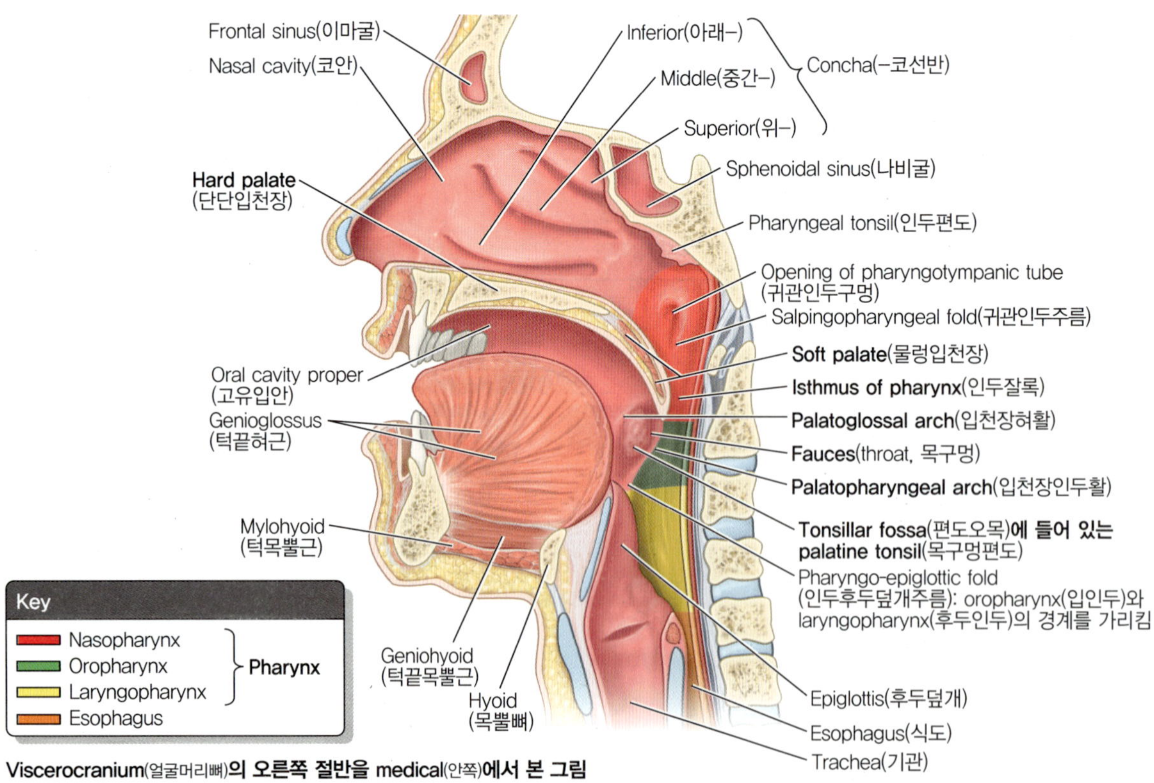

그림 7.53. Palate(입천장), nasal cavity(코안), oral cavity(입안), pharynx(인두).

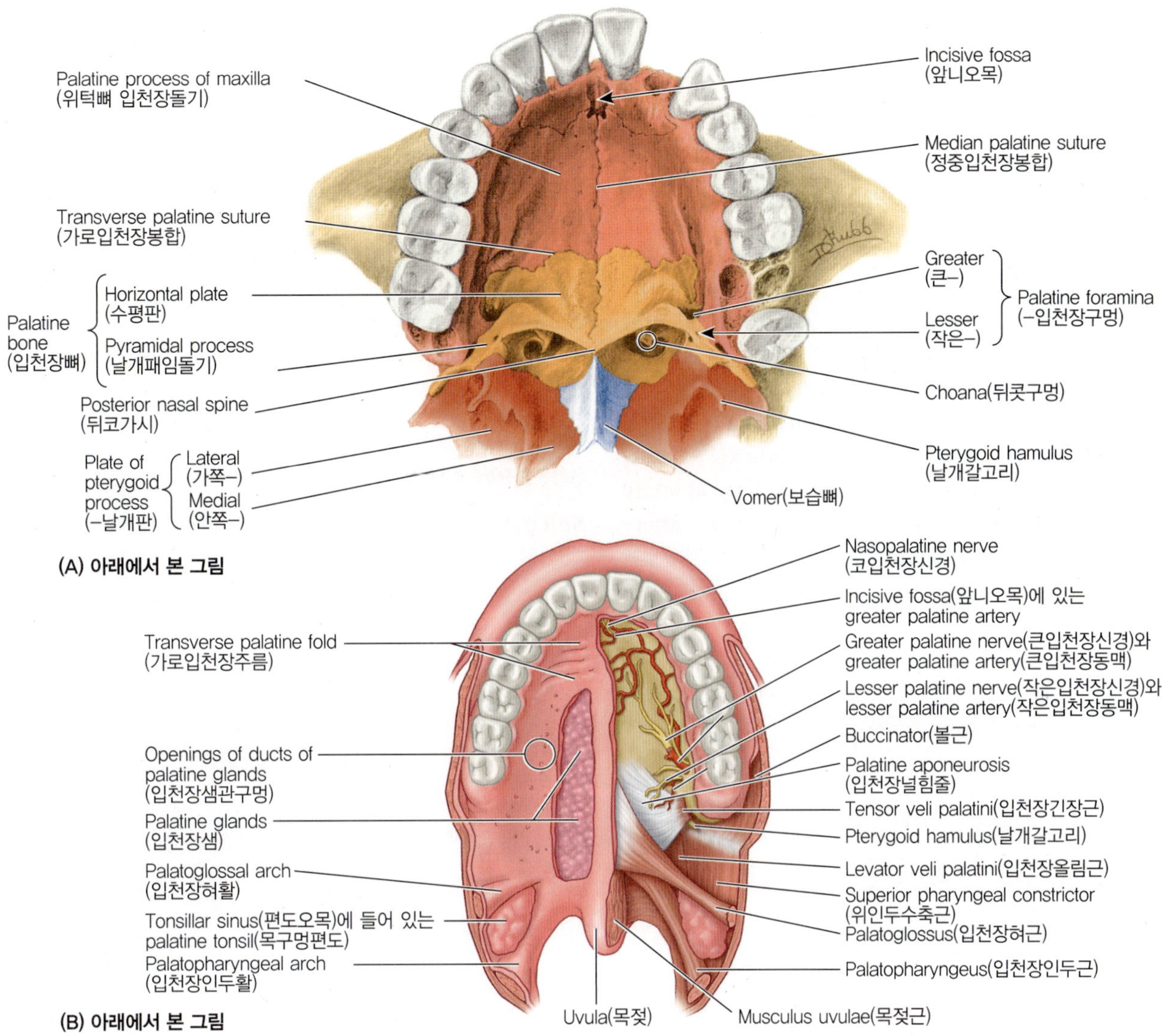

그림 7.54. Palate(입천장). **A.** Hard palate(단단입천장)를 구성하는 뼈들. **B.** 오른쪽은 일부를 해부해서 palatine gland(입천장샘)를 노출시켰다. 왼쪽은 전부 해부해서 soft palate(물렁입천장)의 근육들과 palate의 동맥 및 신경들을 관찰할 수 있다.

뼈 입천장돌기)와 horizontal plate of palatine bone(입천장뼈 수평판)으로 구성되어 있으며, 그 겉을 점막이 덮고 있다(그림 7.54A). Hard palate의 oral cavity쪽 면에는 세 종류의 구멍(incisive fossa, greater palatine foramen, lesser palatine foramen)이 열려 있다. 셋 중 **incisive fossa**(앞니오목)는 central incisor teeth(가운데앞니)의 뒤에 있는 얕은 함몰 부위이다. Nasopalatine nerve(코입천장신경)가 코에서부터 수가 일정하지 않은 incisive canal(앞니관)들과 incisive foramen(앞니구멍)들을 통해 incisive fossa로 출현한다(그림 7.54A,B). 셋째 molar tooth의 medial에서 **greater palatine foramen**(큰입천장구멍)이 bony palate(뼈입천장)의 lateral 모서리에 열린다. *Greater palatine artery*(큰입천장동맥) 및 *greater palatine vein*(큰입천장정맥)과 *greater palatine nerve*(큰입천장신경)가 이 구멍을 통해 palate로 나온 뒤에 앞으로 진행한다. Lesser palatine foramen(작은입천장구멍)을 통해서는 *lesser palatine nerve*(작은입천장신경)와 *lesser palatine artery*(작은입천장동맥) 및 *lesser palatine vein*(작은입천장정맥)이 출현해서 soft palate와 그에 인접한 구조들에 분포한다.

Soft palate(물렁입천장)는 palate의 뒤 1/3 부분으로, 운동성이 있으며 hard palate의 뒤모서리에 매달려 있다(그림 7.54B, 7.55A). Soft palate는 뒤아래쪽으로 연장되어 아치처럼 휘어진, 어디에도 부착되지 않은 모서리를 형성하는데, **uvula**(목젖)는 이 모서리의 중앙에 매달려 있는 원뿔 모양의 돌기이다. Soft palate는 **palatine aponeurosis**(입천장널힘줄)가 보강하고 있는데, 이 aponeurosis는 **tensor veli palatini**(입천장긴장근)의 tendon이 확장되어 형성된 것이다. 이 aponeurosis는 hard palate의 뒤모서리에 부착되어 있으며, 그 앞부분은 두껍고 뒷부분은 얇다. Soft palate 중 앞부분은 palatine aponeurosis가 주성분이고, 뒷부분은 근육이 발달되어 있다.

음식을 삼킬 때는 먼저 soft palate가 팽팽해지고, 이어서 soft palate를 혀가 압박해서 음식덩이를 oral cavity proper의 뒤로 밀어 넣는다. 이어서 soft palate가 pharynx(인두)의 벽을 향해 뒤 및 위로 상승함으로써 음식이 nasal cavity로 넘어가지 못하게 막는다. Soft palate는 lateral로 pharynx의 벽과 연속되는데, **palatoglossal arch**(입천장혀활)와 **palatopharyngeal arch**(입천장인두활)

를 통해 각각 혀와 pharynx에 연결된다(그림 7.54B, 7.55A). **Palatine tonsil**(목구멍편도)은 흔히 편도선이라 불리는 대표적인 tonsil(편도)이며 oropharynx(입인두)의 양옆에 하나씩 자리잡은 림프조직 덩어리이다(그림 7.55A). 좌우 palatine tonsil은 각각 *tonsillar sinus*(tonsillar fossa, 편도오목)에 들어 있는데, 이 sinus의 경계는 palatoglossal arch 및 palatopharyngeal arch와 혀가 형성한다.

PALATE(입천장)의 혈관과 신경

Palate는 혈액 공급이 풍부한데, 주로 좌우 **greater palatine artery**(큰입천장동맥)로부터 혈액을 공급받는다(그림 7.54B). 이 동맥은 descending palatine artery(내림입천장동맥)의 가지이다. **Lesser palatine artery**(작은입천장동맥)는 descending palatine artery의 두 가지 중에 작은 가지에 해당되며, **lesser palatine foramen**(작은입천장구멍)을 통해 palate로 내려와서 ascending palatine artery(오름입천장동맥)와 anastomosis 한다. Ascending palatine artery는 facial artery의 가지이다. **Palate의 정맥 배출** 경로는 상응하는 maxillary artery의 가지들과 함께 진행되는데, **pterygoid venous plexus**(날개근정맥얼기)의 tributary(지맥)들이 포함된다(그림 7.44B).

*Palate*에서 시작된 감각신경섬유는 **pterygopalatine ganglion**(날개입천장신경절)을 통과하며, maxillary nerve의 가지로 간주된다. Greater palatine nerve(큰입천장신경)는 hard palate 중 대부분의 gingiva와 점막과 분비샘에 분포한다(그림 7.54B). Nasopalatine nerve(코입천장신경)는 hard palate 중 앞부분의 점막에 분포한다. **Lesser palatine nerve**(작은입천장신경)는 soft palate에 분포한다. Greater palatine nerve와 lesser palatine nerve는 이름이 같은 동맥들과 함께 각각 greater palatine foramen과 lesser palatine foramen을 통과한다. Soft palate의 근육들은 모두 vagus nerve(미주신경, CN X)의 pharyngeal branch(인두가지)들에서 유래한 *pharyngeal plexus*(인두신경얼기; 8장 참조)를 통해 신경지배를 받지만, tensor veli palatini(입천장긴장근)만은 CN V_3이 지배한다.

SOFT PALATE(물렁입천장)의 근육

Soft palate의 근육들은 cranial base에서 시작해서 palate까지 내려온다(그림 7.54B, 7.55B). Soft palate는 끌려 올라가서 pharynx의 뒤벽에

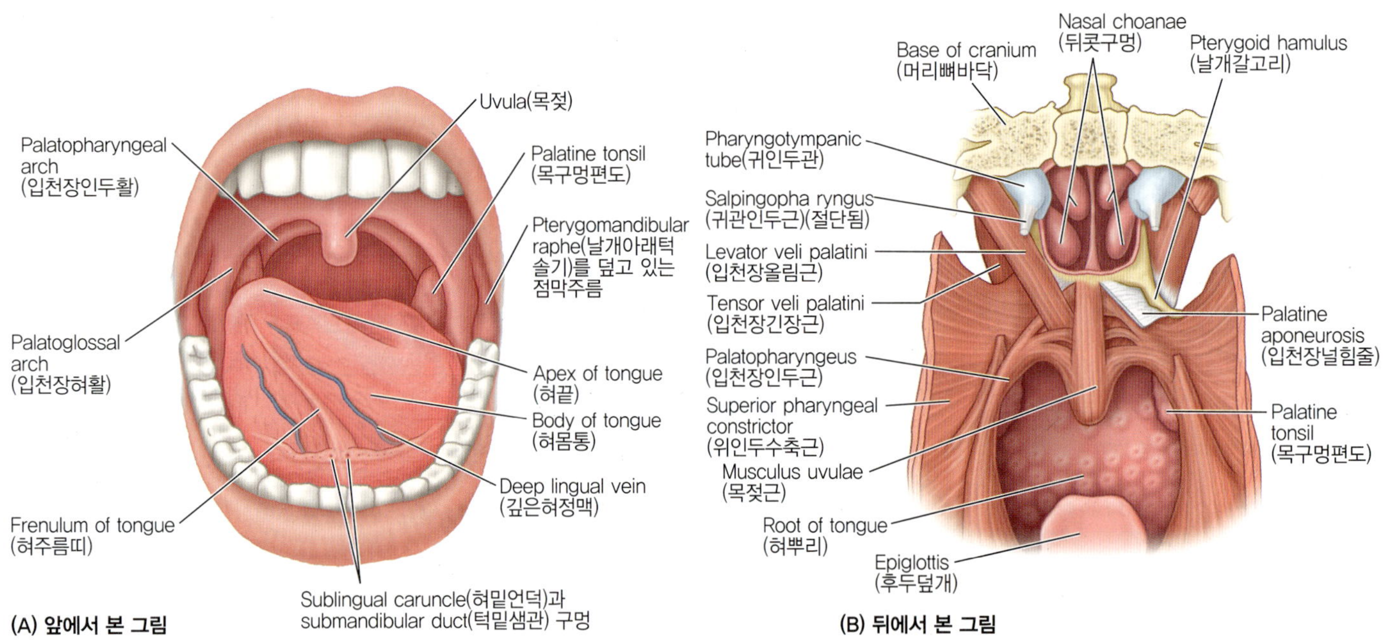

그림 7.55. Soft palate(물렁입천장). **A.** Oral cavity(입안)와 soft palate의 표면 구조. **B.** Soft palate를 해부한 그림으로, 그 근육들과 tongue(혀)의 뒷부분의 위치 관계가 드러나 있다.

표 7.10 SOFT PALATE(물렁입천장)**의 근육들**

Muscle(근육)	Origin(이는곳)	Insertion(닿는곳)	신경	주요 작용
Tensor veli palatini (입천장긴장근)	Medial pterygoid plate의 뒤모서리가 시작되는 곳의 scaphoid fossa, sphenoid bone의 spine, pharyngotympanic tube의 연골	Palatine aponeurosis (그림 7.54B)	CN V_3의 가지인 nerve to medial pterygoid가 otic ganglion을 거쳐	Soft palate를 팽팽하게 하고 무언가를 삼키거나 하품할 때 pharyngotympanic tube를 개방
Levator veli palatini (입천장올림근)	Pharyngotympanic tube의 연골과 temporal bone의 petrous part		CN X의 pharyngeal branch가 pharyngeal plexus를 거쳐	무언가를 삼키거나 하품할 때 soft palate를 elevation
Palatoglossus (입천장혀근)	Palatine aponeurosis	혀의 옆면		혀 중 뒷부분을 elevation 하고 soft palate를 혀 위로 당김
Palatopharyngeus (입천장인두근)	Hard palate와 palatine aponeurosis	Pharynx의 lateral wall		Soft palate를 팽팽하게 하고 무언가를 삼킬 때 pharynx의 벽을 위, 앞, medial로 당김
Musculus uvulae(목젖근)	Posterior nasal spine과 palatine aponeurosis	Uvula의 점막		Uvula를 짧게 만들고 위로 당김

닿을 수 있는데, 그러면 oral cavity에서 nasopharynx로 들어가는 통로가 차단된다(예를 들어 음식을 삼키거나 입으로 숨 쉴 때). Soft palate는 아래쪽으로도 끌려 내려가서 혀 중 뒷부분에 닿을 수도 있는데, 그러면 코에서부터 oral cavity로 연결되는 통로가 차단된다(예를 들어 코로만 숨 쉬는 경우, 입이 열려 있는 상태에서도). Soft palate를 이루는 다섯 근육의 attachment(붙는곳)와 신경지배와 작용에 대해서는 그림 7.55B와 표 7.10을 참조하라.

- **Levator veli palatini**(입천장올림근)는 원기둥 모양의 근육으로, 아래 및 앞으로 진행하다가 soft palate에서 넓게 퍼져서 palatine aponeurosis의 윗면에 부착된다.
- **Tensor veli palatini**(입천장긴장근)는 힘살이 세모꼴인 근육으로, 아래쪽으로 진행한다. 세모의 아래꼭지점에서 시작된 tendon은 medial pterygoid plate(안쪽날개판)가 아래로 돌출된 **pterygoid hamulus**(날개갈고리)를 감고 돈 후에 넓게 퍼져서 *palatine aponeurosis*(입천장널힘줄)를 형성한다.
- **Palatoglossus**(입천장혀근)는 얇은 막 같은 근육으로, 점막에 덮여서 *palatoglossal arch*(입천장혀활)를 형성한다. Palatoglossus는 이름이 *-glossus*(-혀근)인 다른 근육과 달리 기능과 신경지배를 기준으로 볼 때 혀근육이 아니라 palate 근육에 속한다.
- **Palatopharyngeus**(입천장인두근)는 얇고 납작한 근육으로, 역시 점막에 덮여 있다. 이 근육은 *palatopharyngeal arch*(입천장인두활)를 형성한 후에 아래로 내려가서 longitudinal muscle of pharynx(인두근육 세로층)와 혼합된다.
- **Musculus uvulae**(목젖근)는 uvula의 점막에 insertion 한다.

Tongue(혀)

Tongue(라틴어로 *lingua*; 그리스어로 *glossa*)은 운동성이 좋은 근육질 기관으로, 모양이나 위치가 다양하게 변할 수 있다. 혀는 일부분이 oral cavity proper에, 나머지는 oropharynx(입인두)에 위치한다(그림 7.53). 움직이지 않을 때 혀는 oral cavity proper의 대부분을 차지한다. 혀는 주성분이 근육이면서 겉면은 점막으로 덮여 있고, 씹기와 미각과 삼키기와 발음과 입안 청소 등의 기능을 돕는다. 혀는 root(혀뿌리), body(혀몸통), apex(혀끝), 휘어진 dorsum(혀등), inferior surface(혀아래면)로 구성된다(그림 7.56A). V자 모양 고랑인 **terminal sulcus**(혀분계고랑)는 혀의 *anterior part*(*presulcal part*, 고랑앞부분)와 *posterior part*(*postsulcal part*, 고랑뒤부분)를 가르는 경계가 된다.

Root of tongue(혀뿌리)은 혀의 뒤 1/3 부분으로, oral cavity의 floor에 놓인다. 혀의 앞 2/3 부분은 **body of tongue**(혀몸통)을 형성한다. Body의 뾰족한 앞끝은 **apex of tongue**(혀끝)이다. 혀의 body와 apex는 자유자재로 움직인다. **Dorsum of tongue**(**dorsal surface of tongue**, 혀등)은 혀의 뒤위쪽 면이며, **terminal sulcus**(혀분계고랑)가 포함된다. 이 sulcus의 꼭지점에는 **foramen cecum**(혀막구멍)이 있는데(그림 7.56B), 이 구멍은 작은 함몰 부위로, 장차 thyroid gland(갑상샘)로 발생하는 배아기 구조인 thyroglossal duct(갑상혀관)의 시작부분이 남아 있는 흔적일 뿐 특별한 기능은 없다. 혀의 앞 2/3 부분의 점막은 촉감이 거칠거칠한데, 여기에는 다음과 같은 **lingual papilla**(혀유두)들이 많이 있기 때문이다.

- **Vallate papilla**(성곽유두)는 크고 윗면이 평평하다. 이 papilla는 terminal sulcus의 바로 앞에 위치하며, 중세 유럽 城의 해자처럼 깊게 패인 참호가 둘러싸고 있으면서 그 벽에는 *taste bud*(맛봉오리)가 다닥다닥 박혀 있다. Serous gland(장액샘)인 *lingual gland of von Ebner*(미각샘)의 분비관이 이 참호로 열린다.
- **Foliate papilla**(잎새유두)는 혀의 옆면 점막에 있는 작은 주름들이다. 사람에서는 별로 발달되어 있지 않다.
- **Filiform papilla**(실유두)는 무수히 많은 실처럼 생긴 비늘 같은 유두이다. 이 papilla에는 촉각에 민감한 감각신경종말이 들어 있다.

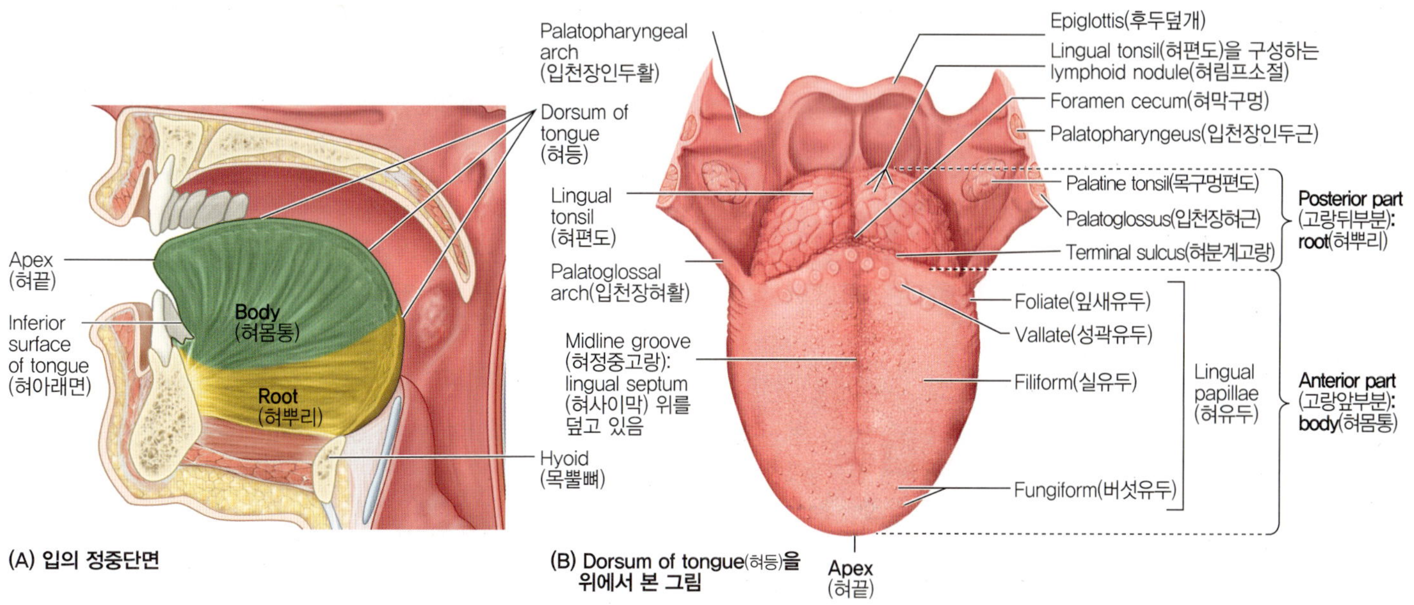

그림 7.56. Tongue(혀). A. 구성. B. Dorsum of tongue(혀등)의 주요 구조.

- **Fungiform papilla**(버섯유두)는 버섯 모양이며, 분홍색이나 붉은 색 점으로 보인다. 이 papilla는 filiform papilla들 사이에 띄엄띄엄 있지만 혀의 apex와 옆면에 가장 많다.

Vallate papilla와 foliate papilla와 대부분의 fungiform papilla에는 미각 수용기인 **taste bud**(맛봉오리)들이 있다. Soft palate의 oral cavity쪽 면과 oropharynx의 뒤벽과 epiglottis(후두덮개)를 덮고 있는 상피에도 소수의 taste bud가 분포한다.

Dorsum of tongue의 점막은 혀의 anterior part에서 얇고 그 속에 있는 근육에 밀착되어 있다(그림 7.56A). Dorsum of tongue에는 오목하게 패인 **midline groove of tongue**(median sulcus of tongue, 혀정중고랑)이 있는데, 이를 기준으로 혀가 좌우 절반으로 나뉜다(그림 7.56B). 이 groove는 본래 발생기의 좌우 distal tongue bud(먼쪽혀싹)가 서로 융합된 흔적이기도 하다.

Root of tongue(혀뿌리)은 *terminal sulcus*와 *palatoglossal arch*보다 뒤에 있는 부분이며, oropharynx에 놓여 있다(그림 7.56B). 그 점막은 두꺼우며 자유롭게 움직인다. Root of tongue은 lingual papilla가 없지만, lingual tonsil(혀편도)을 이루는 **lymphoid nodule**(혀림프소절)들이 점막 밑에 모여 있기 때문에 자갈밭처럼 보인다.

Inferior surface of tongue(혀아래면)은 얇고 투명한 점막으로 덮여 있기 때문에 그 속에 있는 **deep lingual vein**(깊은혀정맥)을 관찰할 수 있다. 혀를 위로 올리면 **lingual frenulum**(혀주름띠)을 관찰할 수 있는데(그림 7.57), 이는 정중선에 있는 큰 점막주름이며, anterior alveolar ridge(앞이틀능선)의 혀쪽 면을 덮고 있는 gingiva에서부터 혀의 inferior surface 중 뒷부분까지 이어진다. Lingual frenulum은 혀를 oral cavity의 바닥에 연결하는데, 혀의 anterior part가 자유롭게 움직일 수 있게 한다. 이 frenulum의 바닥에는 침샘 중 하나인 submandibular gland(턱밑샘)에서 시작된 *opening of submandibular duct*(턱밑샘관구멍) 한 쌍이 열려 있다.

MUSCLES OF TONGUE(혀근육)

혀는 대부분이 점막으로 덮여 있는 근육 덩어리라 할 수 있다. 통상적으로 혀근육의 작용에 대해 설명할 때 어떤 작용이 특정 근육의 수축에 의해 일어난다고 기술하는 것은 혀의 작용을 지나치게 단순화한 잘못된 설명이다. 혀의 근육들은 단독으로 작용하지 않으며, 일부 근육들은 여러 가지 기능을 수행할 수 있는데, 한 근육의 여러 성분들이 독립적으로 작용해서 서로 다른 기능을, 심지어 antagonist(대항근)로 작용할 수도 있다. **그러나 대개** *extrinsic muscle*(바깥기원근육)**들은 혀의 위치를 변화시키며** *intrinsic muscle*(자체기원근육)**들은 혀의 모양을 바꾼다**(그림 7.58; 표 7.11).

혀의 좌우 각 절반에는 intrinsic muscle 4개와 extrinsic muscle 4개가 있으며, 좌우 절반 사이는 섬유조직인 **lingual septum**(혀사이막)이 가르는데, 이 septum은 midline groove of tongue에서부터 수직으로 이어진다(그림 7.58C). **Intrinsic muscles of tongue**(자체기원혀근육)인 superior longitudinal muscle(혀위세로근)과 inferior longitudinal muscle(혀아래세로근)과 transverse muscle(혀가로근)과 vertical muscle(혀수직근)은 혀를 벗어나지 않으며 뼈에 부착되지 않는다. **Extrinsic muscles of tongue**(바깥기원혀근육)인 genioglossus(턱끝혀근)와 hyoglossus(목뿔혀근)와 styloglossus(붓혀근)와 palatoglossus(입천장혀근)는 혀 바깥에 있는 뼈에서 origin 해서 혀에 부착된다.

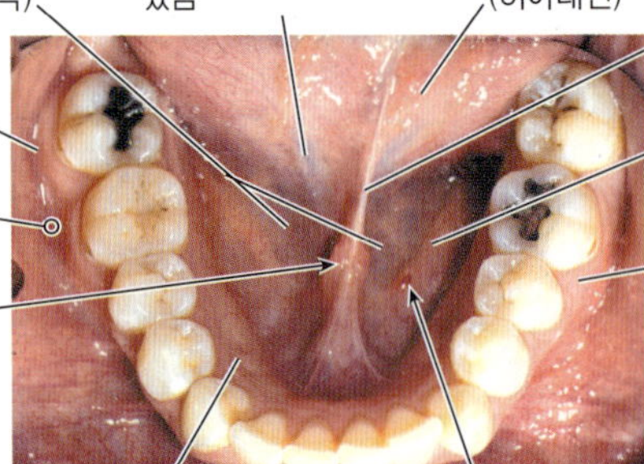

그림 7.57. Floor of mouth(입안바닥)**와 oral vestibule**(입안뜰)**.** Tongue(혀)을 위로 올려서 retraction(들임) 했다. (Courtesy of Dr. B. Liebgott, Professor Emeritus, Division of Anatomy, Department of Surgery, University of Toronto, Ontario, Canada)

TONGUE(혀)의 신경

모든 혀근육들은 CN XII인 **hypoglossal nerve**(혀밑신경)가 지배하지만(그림 7.59A), palatoglossus는 예외이다. 이 근육은 실질적으로 입천장근육에 해당되며, CN X의 motor branch 등으로 구성된 *pharyngeal plexus*(인두신경얼기)의 지배를 받는다. 혀의 앞 2/3 부분 점막의 일반감각(촉각과 온도감각 등)은 CN V_3의 가지인 lingual nerve(혀신경)가 담당한다. 이 부분(vallate papilla 제외)의 특수감각(미각)은 CN VII의 가지인 chorda tympani nerve(고실끈신경)가 담당한다. Chorda tympani nerve는 lingual nerve에 합쳐진 후에 lingual nerve의 sheath(신경집)에 둘러싸인 채 앞으로 진행한다(그림 7.59B).

혀의 뒤 1/3 부분과 vallate papilla의 점막은 일반감각 및 미각 모두 glossopharyngeal nerve(혀인두신경, CN IX)의 lingual branch(혀가지)가 담당한다. Vagus nerve(미주신경, CN X)의 가지인 **internal laryngeal nerve**(속후두신경)에서 시작된 잔가지들이 epiglottis의 바로 앞에 위치한 좁은 혀 부위에 분포하는데, 주로 일반감각을 담당하지만 미각도 조금 담당한다. 이 신경들은 대부분 감각성분으로 구성되지만 혀의 serous gland(장액샘)에 전달하는 **parasympathetic secretomotor fiber**(부교감분비운동섬유)도 포함한다. 이 부교감신경섬유들은 lingual nerve에 매달려 있는 **submandibular ganglion**(턱밑신경절)에서 synapse 하는 것으로 생각된다(그림 7.59B).

네 가지 기본 미각은 단맛과 짠맛과 신맛과 쓴맛이다. 단맛은 혀의 apex에서, 짠맛은 옆모서리에서, 신맛과 쓴맛은 posterior part에서 느낀다. 미식가들이 표현하는 다른 모든 '맛'은 냄새와 향기의 후각이다.

TONGUE(혀)의 맥관

Tongue의 동맥은 *external carotid artery*(바깥목동맥)에서 시작된 **lingual artery**(혀동맥)에서 유래한다(그림 7.60B). Lingual artery는 혀에 진입하면서 hyoglossus보다 깊은 곳에서 앞으로 진행한다. *Lingual artery*의 주요 가지들은 다음과 같다.

- **Dorsal lingual artery**(혀등동맥): 혀의 posterior part인 root에 혈액을 공급하며, palatine tonsil(목구멍편도)에 tonsillar branch(편도가지)를 보낸다.

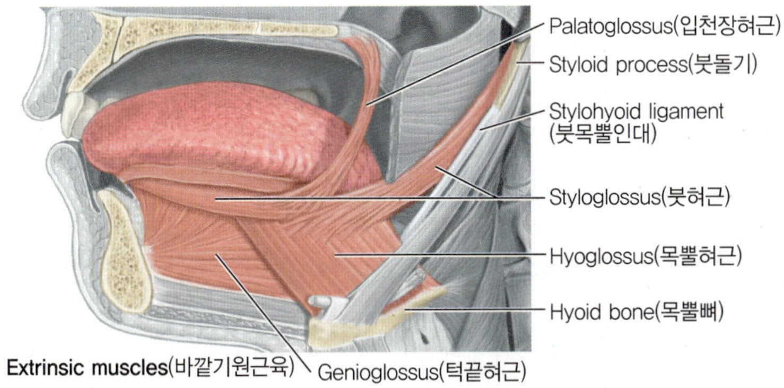

(A) Lateral(가쪽)에서 본 그림

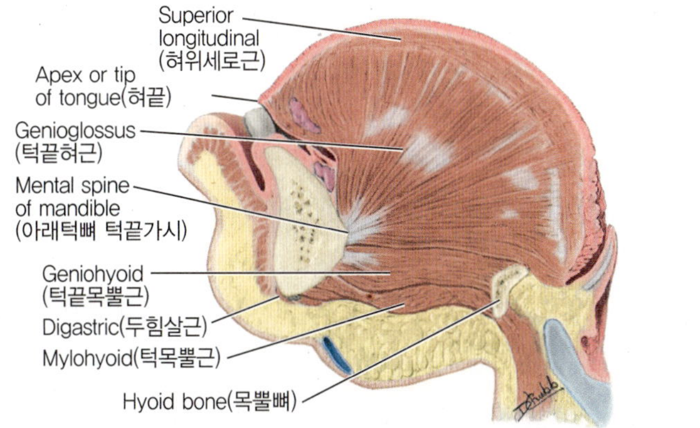

(B) 양분된 tongue(혀)의 오른쪽 절반을 medial(안쪽)에서 본 그림

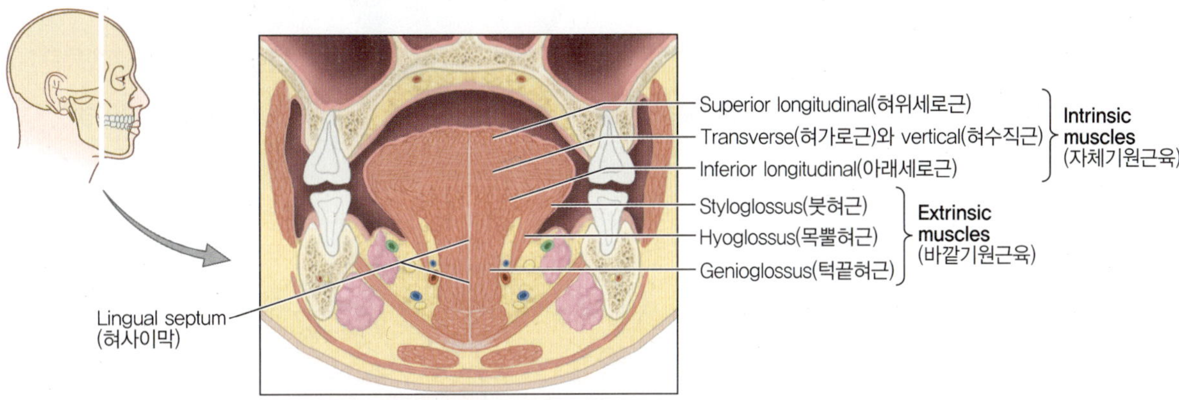

(C) Mouth(입안)의 관상단면을 앞에서 본 그림

그림 7.58. Tongue(혀)의 extrinsic muscle(바깥기원근육)들과 intrinsic muscle(자체기원근육)들.

표 7.11 TONGUE(혀)의 근육들

Muscle(근육)	모양과 위치	Proximal Attachment (몸쪽 붙는곳)	Distal Attachment (먼쪽 붙는곳)	주요 작용
Extrinsic muscles of tongue(바깥기원혀근육)				
Genioglossus (턱끝혀근)	부채 모양 근육; 혀 부피의 대부분을 차지함	Mandible의 mental spine에서 짧은 tendon을 거쳐	혀등 전체; 아래 근육섬유 대부분과 뒤 근육섬유 대부분은 hyoid의 body에	좌우 양쪽이 함께 작용하면 혀를 depression(특히 중심 부분은 세로 방향의 고랑을 만듦); 뒷부분은 혀를 앞으로 당겨서 protrusion[a]; 가장 앞부분은 protrusion 된 혀의 apex를 retraction; 한쪽만 작용하면 혀가 반대쪽으로 휘어짐
Hyoglossus (목뿔혀근)	얇은 네모꼴 근육	Hyoid의 body와 greater horn	Tongue의 lateral part의 아랫면	혀를 depression(특히 옆면을 아래로 당김); 혀를 retrusion 해서 짧게 만들 때 도움
Styloglossus (붓혀근)	짧은 세모꼴 근육	Styloid process 중 distal 부분의 앞모서리; stylohyoid ligament	뒤에서부터 혀 모서리에(hyoglossus와 깍지끼듯 맞물림)	혀를 retrusion 하고, 옆면을 elevation 함으로써 혀를 돌돌 말아서 genioglossus와 함께 작용하면 삼킬 때 음식이 지나는 중앙 통로를 형성
Palatoglossus(입천장혀근)	좁은 초승달 모양 입천장근육; isthmus of fauces의 anterior column 형성	Soft palate의 palatine aponeurosis	혀의 posterolateral 부분에 가로방향으로 진입하면서 intrinsic muscle 중 transverse muscle과 혼합됨	혀의 posterior part를 elevation 하거나 soft palate를 depression 할 수 있음; 가장 흔히 하는 작용은 isthmus of fauces를 조임
Intrinsic muscles of tongue(자체기원혀근육)				
Superior longitudinal(혀위세로근)	혀의 dorsum 점막 밑에서 얇은 층을 이룸	Submucosal fibrous layer와 median fibrous septum	혀의 모서리와 점막	혀를 세로 방향으로 감아 올리고, 혀의 apex와 옆면을 elevation 함; 혀를 retrusion 해서 짧게 만듦
Inferior longitudinal(혀아래세로근)	혀의 inferior surface 근처에 있는 좁은 띠 모양 근육	혀의 root과 hyoid의 body	혀의 apex	혀를 세로 방향으로 감아 내리고 apex를 depression; 혀를 retrusion 해서 짧게 만듦
Transverse(혀가로근)	Superior longitudinal muscle보다 깊이 있음	Median fibrous septum	혀의 측면 모서리에 있는 섬유조직	혀를 좁히고 길게 protrusion[a]
Vertical(혀수직근)	근육섬유들이 transverse muscle과 교차함	혀의 dorsum에 있는 submucosal fibrous layer	혀의 inferior surface의 모서리	혀를 평평하고 넓게 만듦[a]

[a]Intrinsic muscle인 transverse muscle과 vertical muscle은 동시에 작용해서 혀를 protrusion(내밈) 함.

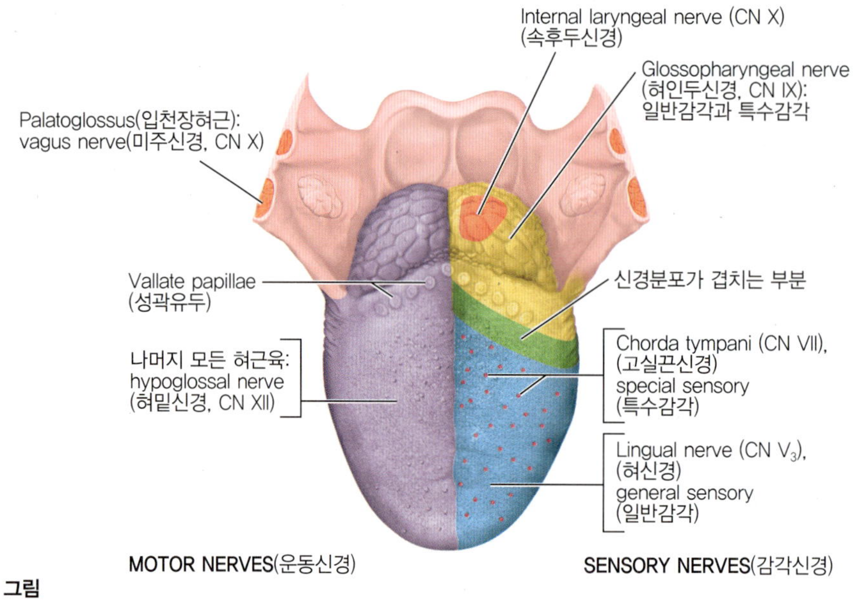

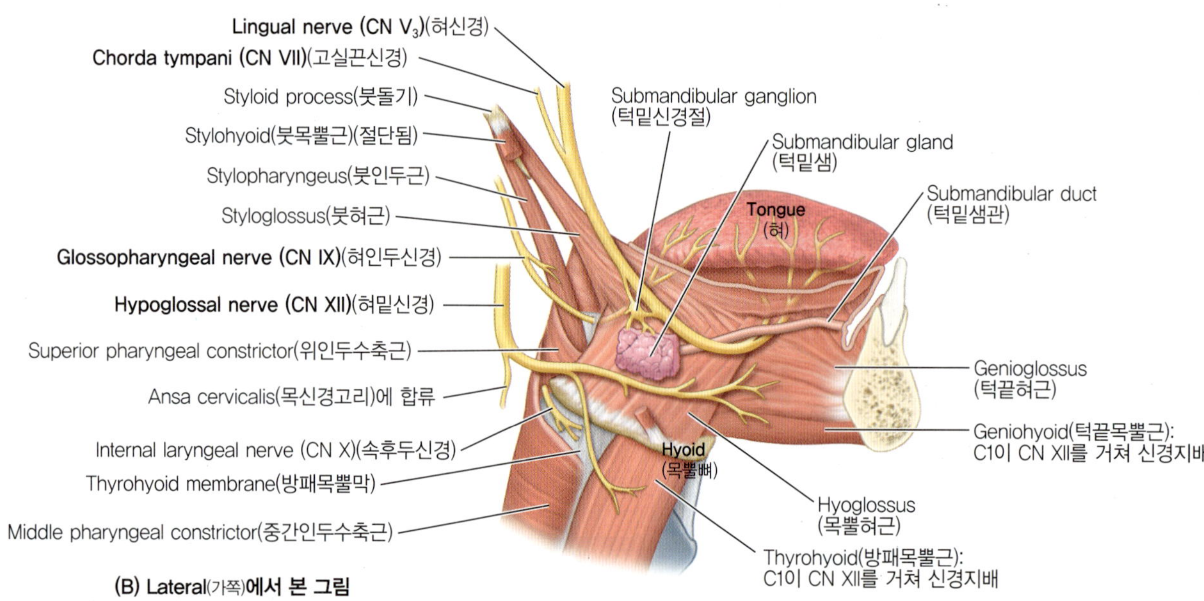

그림 7.59. Tongue(혀)의 신경분포. **A.** 감각신경과 운동신경이 분포하는 전반적 양상. **B.** Lingual nerve(혀신경)와 hypoglossal nerve(혀밑신경)의 경로.

- **Deep lingual artery**(깊은혀동맥): 혀의 anterior part에 혈액을 공급하는데, dorsal lingual artery와 deep lingual artery는 혀의 apex 근처에서 서로 교통한다
- **Sublingual artery**(혀밑동맥): sublingual gland(혀밑샘)와 mouth의 바닥에 혈액을 공급한다

Tongue(혀)의 정맥들은 다음과 같다.

- *Dorsal lingual vein*(혀등정맥): lingual artery와 동행한다
- *Deep lingual vein*(깊은혀정맥; 그림 7.57): 혀의 apex에서 시작된 후 lingual frenulum의 옆에서 뒤로 진행해서 *sublingual vein*(혀밑정맥)에 합쳐진다

혀의 정맥들은 모두 직접 또는 간접으로 internal jugular vein(IJV, 속목정맥)에서 끝난다.

혀의 림프 배출은 다음 경로를 따른다(그림 7.60B,C).

- 혀의 뒤 1/3 부분에서 온 lymph는 좌우 양쪽 *superior deep cervical lymph nodes*(위깊은목림프절)로 배출된다.
- 혀의 앞 2/3 부분 중 *medial part*에서 온 lymph는 *inferior deep cervical lymph nodes*(아래깊은목림프절)로 배출된다.
- 혀의 앞 2/3 부분 중 *lateral part*에서 온 lymph는 *submandibular lymph nodes*(턱밑림프절)로 배출된다.
- *Apex of tongue*과 *lingual frenulum*에서 온 lymph는 *submental lymph nodes*(턱끝밑림프절)로 배출된다.
- 혀의 뒤 *1/3* 부분과 midline groove 부근에서 온 lymph는 좌우 양쪽으로 배출된다.

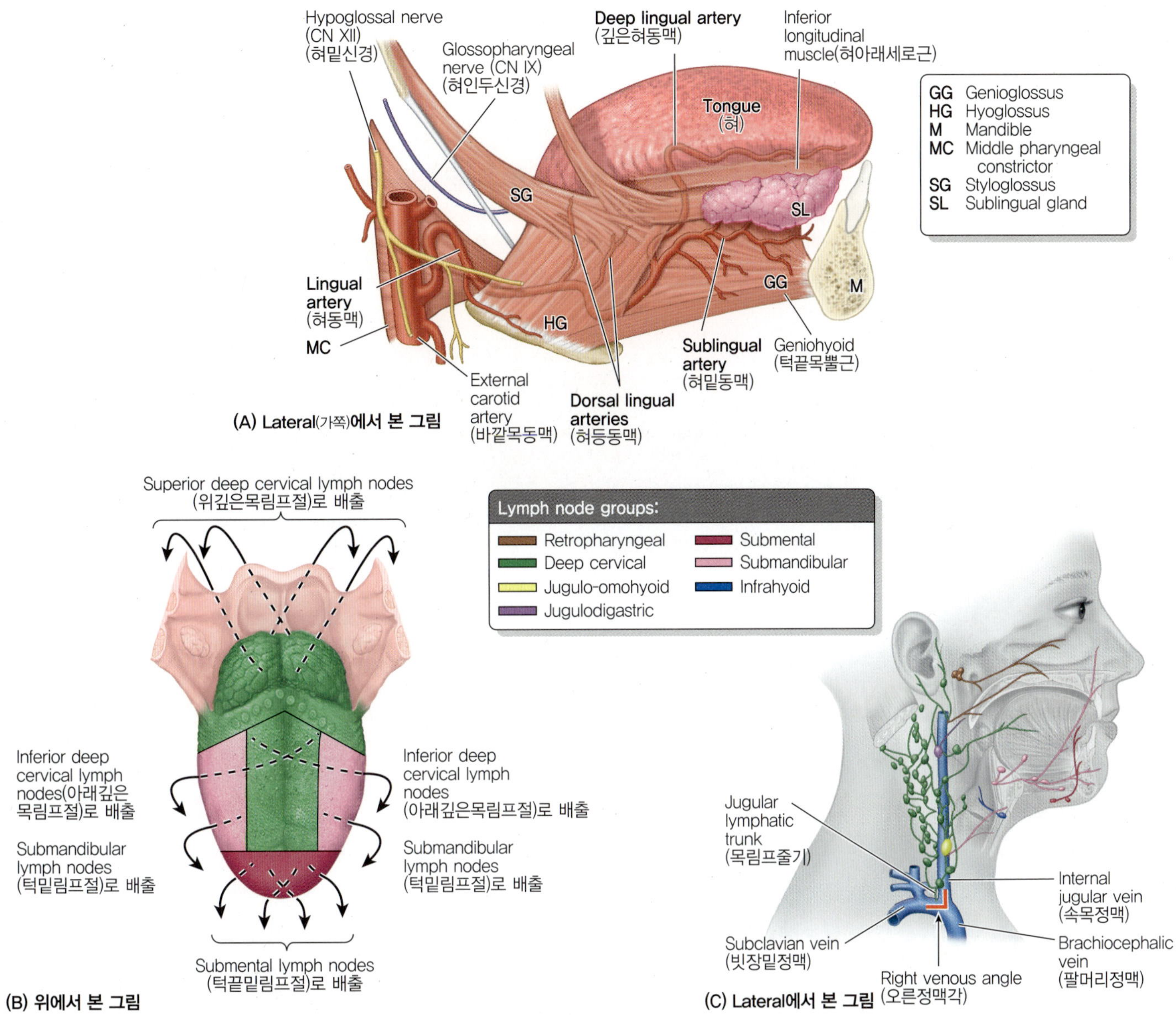

그림 7.60. Tongue(혀)의 혈관과 lymph(림프) 배출 경로. A. 동맥. B와 C. Lymph 배출 경로.

Salivary Glands(침샘)

Salivary gland는 parotid gland(귀밑샘)와 submandibular gland(턱밑샘)와 sublingual gland(혀밑샘)가 있다(그림 7.61A). 이 gland들과 oral cavity 점막에 있는 gland들이 분비하는, 맑고 맛이나 냄새가 없는 끈적끈적한 액체인 saliva(침, 타액)의 기능은 다음과 같다.

- 입 점막을 촉촉하게 유지한다
- 씹는 음식을 매끄럽게 한다
- Starch(전분) 소화를 개시한다
- 우리 몸이 자체 생산한 천연 '구강청결제'이다
- 충치를 예방하고 미각이 일어나게 하는 데 중요한 역할을 한다

세 쌍의 major salivary gland(큰침샘) 외에도 *accessory salivary gland*(작은침샘)들이 palate와 입술과 cheek과 tonsil과 혀 등에 흩어져 분포한다.

Parotid gland(귀밑샘)는 major salivary gland 중에서 가장 크다(그림 7.61A). Parotid gland는 모양이 울퉁불퉁한데, 왜냐하면 ramus of mandible과 temporal bone의 styloid process 및 mastoid process 사이에 있는 틈새에 위치하기 때문이다. 이 gland에서 생산되는 침은 순수한 serous secretion(장액분비물)이며, **parotid duct**(귀밑샘관)를 통해 둘째 maxillary molar tooth 맞은 편에 있는 oral vestibule로 분비된다. 이 침은 소화기능 외에도 음식물 입자를 oral cavity proper로 씻어 내리는 기능이 있다. Parotid gland와 그 duct에 혈액을 공급하는 **동맥**은 *external carotid artery*(바깥목동맥)와 *superficial temporal artery*(얕은관자동맥)의 가지들에서 온다(그림 7.44A). Parotid gland에서 시작되는 정맥은 *retromandibular vein*(아래턱뒤정맥)으로 배출된다(그림 7.44B). Parotid gland에서 시작된 림프관들은 **superficial cervical lymph nodes**(얕은목림프절)와 **deep cervical lymph nodes**(깊은목림

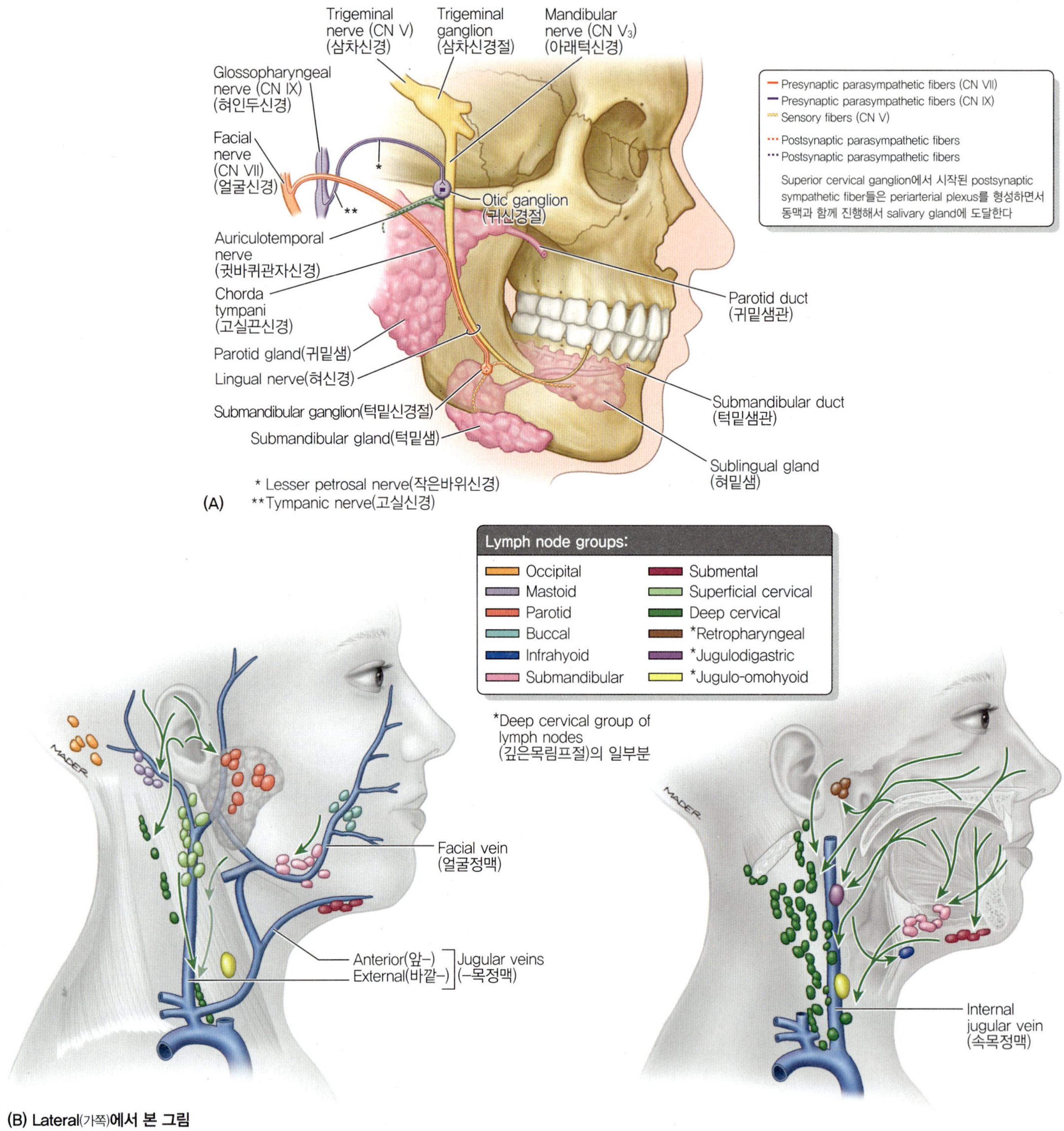

그림 7.61. Salivary gland(침샘). **A.** 위치와 신경지배. **B.** 얼굴과 salivary gland들의 lymph(림프) 배출 경로.

프절)로 배출된다(그림 7.61B). Parotid gland는 앞서 이 장에서 논의한 바 있으며, 이때 신경분포를 설명한 바 있다.

Submandibular gland(턱밑샘)는 body of mandible(턱뼈몸통)을 따라 위치하는데, 일부는 mandible 중 뒤절반의 위에 있고 일부는 그 아래에 있으며, 일부는 mylohyoid보다 얕게 있고 일부는 그보다 깊게 있다(그림 7.61A). **Submandibular duct**(턱밑샘관)는 submandibular gland 중에서 mylohyoid와 hyoglossus 사이에 위치한 부분에서 시작된다. Lateral에서부터 medial로 진행하는 lingual nerve(혀신경)는 submandibular duct의 아래로 휘어지면서 앞으로 이어지다가 lingual frenulum의 양옆에 있는 작고 통통한 *sublingual papilla*(sublingual caruncle, 혀밑언덕)에서 1~3개의 구멍으로 열린다(그림 7.59B). Submandibular duct의 구멍은 혀를 올리고 뒤로 젖히면 볼 수 있으며, 그곳에서 침이 뿜어져 나오는 광경을 자주 볼 수 있다.

Submandibular gland에 혈액을 공급하는 동맥은 **submental artery**(턱끝밑동맥)로부터 시작된다(그림 7.44A). 정맥은 동맥에 동반된다. Submandibular gland에 분포하는 preganglionic parasympathetic secretomotor fiber는 facial nerve에서부터 *chorda tympani nerve*(고실끈신경)를 거쳐 lingual nerve에 전달되며(그림 7.61A), *submandibular ganglion*(턱밑신경절)에 모여 있는 postganglionic neuron과 synapse 한다. 이 neuron에서 시작된 postganglionic parasympathetic fiber들은 동맥을 따라 진행하다가 submandibular gland에 도달하며, superior cervical ganglion(위목신경절)에서 시작되어 혈관을 수축시키는 postganglionic sympathetic fiber도 함께 전달된다. Submandibular gland의 림프관은 *deep cervical lymph nodes*(깊은목림프절)로 배출되는데, 그 중에서 특히 *jugulo-omohyoid lymph nodes*(목정맥어깨목뿔근림프절)로 배출된다(그림 7.61B).

Sublingual gland(혀밑샘)는 major salivary gland 중에서 가장 작고 가장 깊이 위치한다(그림 7.61A). 이 gland는 mandible과 genioglossus(턱끝혀근) 사이에서 mouth의 floor에 위치한다. 좌우 lingual gland는 정중면에서 서로 연결되어 전체적으로 lingual frenulum을 에워싸는 말발굽처럼 생긴 덩어리를 이룬다. 수많은 작은 **sublingual duct**(혀밑샘관)들이 sublingual fold(혀밑주름)를 따라서 mouth의 floor에 열린다.

Sublingual gland에 혈액을 공급하는 동맥은 *sublingual artery*(혀밑동맥)와 *submental artery*(턱끝밑동맥)로부터 오는데, 이 두 동맥은 각각 lingual artery(혀동맥)와 facial artery(얼굴동맥)의 가지이다(그림 7.44A, 7.60A). Sublingual gland의 **신경지배**는 submandibular gland에서 설명한 내용과 동일하다.

PTERYGOPALATINE FOSSA(날개입천장오목)

Pterygopalatine fossa는 orbit의 apex 아래에 있는 작은 피라미드꼴 공간이다. 이 fossa는 뒤로 sphenoid bone의 pterygoid process(날개돌기)와 앞으로 maxilla의 뒷면 사이에 위치한다(그림 7.62A). Perpendicular plate of palatine bone(입천장뼈 수직판)은 부서지기 쉬우며, 이 fossa의 medial wall을 이룬다. *Pterygopalatine fossa*의 천장은 불완전한데, *greater wing of sphenoid*(나비뼈 큰날개)에 의해 형성된다. *Pterygopalatine fossa*의 *floor*는 *pyramidal process of palatine bone*(입천장뼈 날개패임돌기)이 형성한다. 이 fossa의 넓은 위끝은 *inferior orbital fissure*(아래눈확틈새)로 열려 있다. 아래끝은 막혀 있지만 greater palatine foramen(큰입천장구멍) 및 lesser palatine foramen(작은입천장구멍) 쪽으로는 열려 있다. Pterygopalatine fossa가 주위와 연결되는 통로는 다음과 같다(그림 7.62B).

임상해부학

Salivary Gland(침샘)의 영상 제작

Parotid gland와 submandibular gland는 그 duct에 조영제를 주입한 후에 방사선사진을 촬영해서 검사할 수 있다. 이 특수한 방사선사진인 *sialogram*(침샘조영사진)을 통해 salivary gland의 분비관과 일부 분비단위들을 관찰할 수 있다. Salivary duct calculus(침샘관돌)는 CT로 관찰할 수 있다. Salivary gland 종양은 CT나 MRI로 검사한다.

Gag Reflex(구역반사)

혀의 앞부분은 만져도 불편한 느낌이 들지 않을 수 있다. 그러나 혀나 oral cavity의 뒷부분을 만지면 대개 구역질이 난다. Oropharynx의 좌우측 근육을 수축시키는 것은 CN IX과 CN X이다. Glossopharyngeal nerve를 통해 gag reflex의 afferent limb(들경로)이 지난다.

Genioglossus(턱끝혀근) 마비

Genioglossus가 마비되면 혀가 통째로 뒤로 이동하는 경향이 있기 때문에 기도가 차단되어 숨이 막힐 위험성이 있다. Genioglossus가 완전히 이완되는 현상은 전신마취를 시행하는 동안 일어날 수 있다. 따라서 마취된 환자는 관을 삽입해서 혀가 뒤로 밀려나지 않도록 예방해야 한다.

Hypoglossal Nerve(혀밑신경) 손상

Mandible 골절 등의 외상으로 인해 hypoglossal nerve(CN XII)가 손상되면 손상된 쪽 혀가 마비되고 결국 atrophy(위축) 되기도 한다. 혀는 앞으로 내밀 때 마비된 쪽으로 휘어지는데, 이는 마비되지 않은 반대쪽 genioglossus가 작용하기 때문이다(9장 그림 B9.7도 참조하라).

약물의 Sublingual Absorption(혀밑 흡수)

점막을 통해 약물을 신속히 흡수시킬 목적으로 알약이나 분무제를 혀 밑에 투여하기도 하는데, 그 예는 angina pectoris(협심증) 환자에서 혈관확장제로 이용하는 니트로글리세린이다. 이곳은 점막이 얇기 때문에 약물이 deep lingual vein(깊은혀정맥; 그림 7.57)으로 흡수되는 데 1분이 채 안 걸린다.

Lingual Carcinoma(혀의 암종)

혀의 posterior part에 생긴 악성종양은 좌우측 superior deep cervical lymph nodes로 전이된다. 반면에 혀의 apex와 anterolateral 부분에 생긴 종양은 대개 병이 진행된 후에야 비로소 inferior deep cervical lymph nodes로 전이된다. Deep cervical lymph node들은 IJV에 밀접하게 위치하기 때문에 혀의 carcinoma가 submental region(턱끝밑부위)과 submandibular region(턱밑부위)을 지나 IJV을 따라서 목으로 전파되기도 한다.

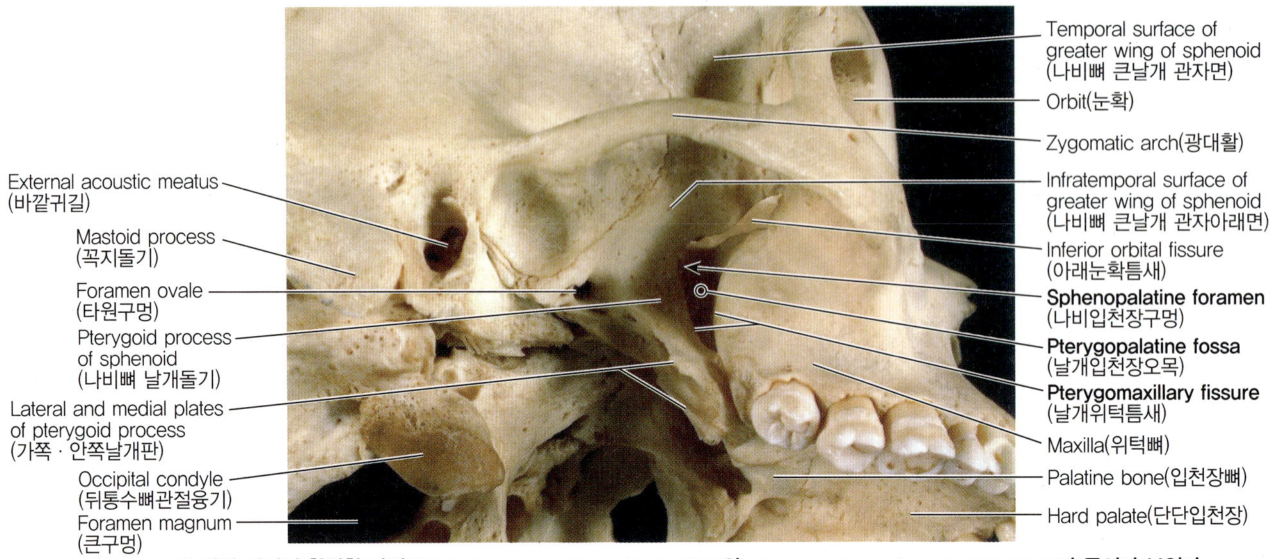

(A) Inferolateral(아래가쪽) 및 약간 뒤에서 촬영한 사진으로, infratemporal fossa(관자아래우묵)와 pterygopalatine fossa(날개입천장오목)가 들여다 보인다.

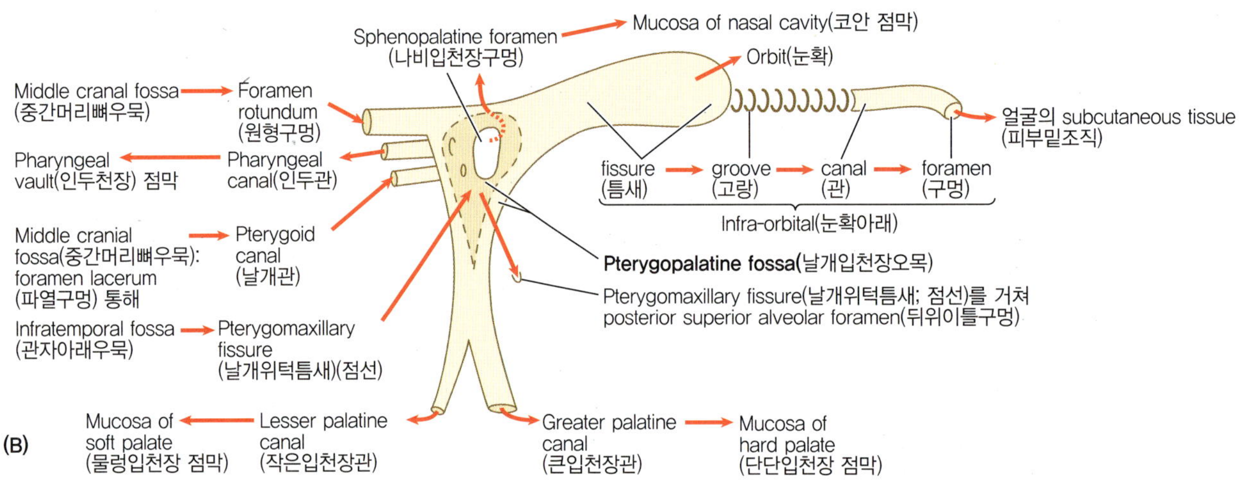

(B)

그림 7.62. Pterygopalatine fossa(날개입천장오목) **– 연결 구조와 내용물.** Pterygopalatine fossa는 foramen(구멍)이나 fissure(틈새)나 canal(관) 등의 다양한 통로를 통해 얼굴 깊숙이 위치한 공간들과 교통한다. **A.** 사진. **B.** 간단히 요약한 그림. (Paff GH. *Anatomy of the Head and Neck*. Philadelphia: W. B. Saunders Company; 1973.)

- Lateral로 *pterygomaxillary fissure*(날개위턱틈새)를 통해 *infratemporal fossa*(관자아래우묵)에 연결
- Medial로 *sphenopalatine foramen*(나비입천장구멍)을 통해 *nasal cavity*에 연결
- 앞위쪽으로 *inferior orbital fissure*(아래눈확틈새)를 통해 *orbit*에 연결
- 뒤위쪽으로 *foramen rotundum*(원형구멍)과 *pterygoid canal*(날개관)을 통해 *middle cranial fossa*(중간머리뼈우묵)에 연결

Pterygopalatine fossa에 들어 있는 구조는 다음과 같다.

- Maxillary nerve(위턱신경, CN V_2)와 이 신경에 연결된 nerve of pterygoid canal(날개관신경)과 pterygopalatine ganglion(날개입천장신경절)(그림 7.63, 7.64B)
- Maxillary artery(위턱동맥)의 끝부분인 셋째 부분 및 그 가지들과(그림 7.43, 7.64A) 이 동맥들에 동반해서 pterygoid venous plexus(날개근정맥얼기)로 배출되는 정맥들

Maxillary nerve(CN V_2)는 foramen rotundum을 통해 뒤위쪽으로 진행해서 pterygopalatine fossa로 들어간 후에 다시 앞 및 lateral로 진행한다(그림 7.63, 7.64). 이 fossa에 도달한 maxillary nerve로부터 *zygomatic nerve*(광대신경)가 시작되고, zygomatic nerve는 다시 *zygomaticofacial nerve*(광대얼굴신경)와 *zygomaticotemporal nerve*(광대관자신경)로 갈라진다(그림 7.63A). 이 두 신경은 각각 이름이 같은 구멍들을 통해 zygomatic bone을 벗어난 뒤에 cheek 중 lateral 부분과 temple(관자놀이)에 분포한다. *Zygomaticotemporal nerve*로부터는 communicating branch(교통가지) 하나도 시작되는데, 이 가지에 포함된 parasympathetic secretomotor fiber는 CN V_1의 가지인 lacrimal nerve(눈물샘신경)를 거쳐서 lacrimal gland에 전달된다.

Maxillary nerve가 pterygopalatine fossa에 있는 동안 이 신경에

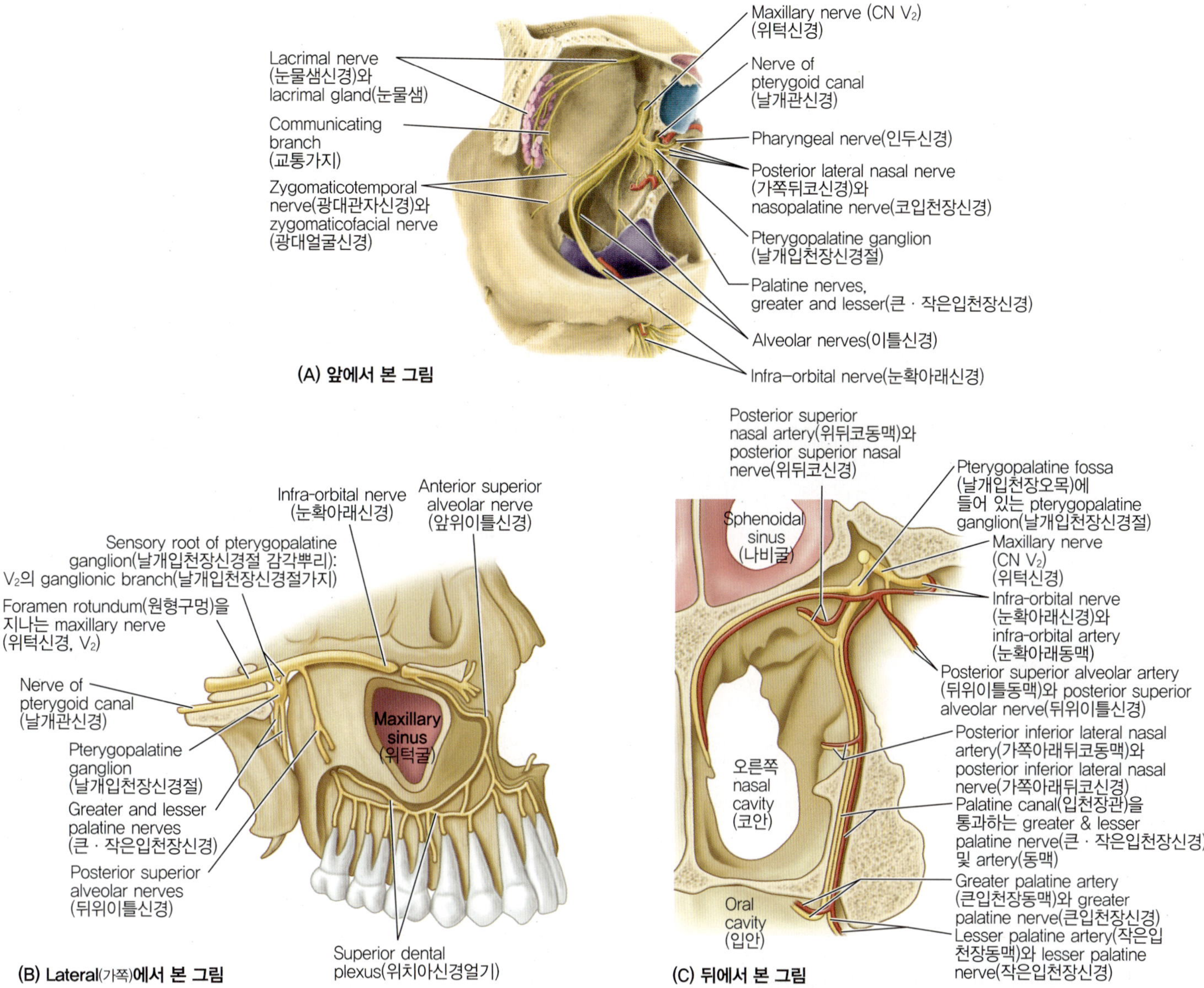

그림 7.63. Pterygopalatine fossa(날개입천장오목)**의 신경들. A.** 이 fossa를 orbit(눈확)의 바닥을 통해 본 그림으로, maxillary nerve(위턱신경, CN V_2)와 그 가지들이 관찰된다. **B.** 이 fossa를 옆에서 본 그림. Maxillary sinus(위턱굴)의 lateral wall 중 일부를 제거했다. **C.** 이 coronal section(관상단면)에서는 nasopalatine nerve(코섬모체신경)와 greater palatine nerve(큰입천장신경) 및 lesser palatine nerve(입천장신경)가 관찰된다.

서 *pterygopalatine nerve*(날개입천장신경절가지) 2개도 시작되는데, 부교감신경절인 *pterygopalatine ganglion*(날개입천장신경절)은 pterygopalatine fossa 중 윗부분에서 두 pterygopalatine nerve에 매달려 있다(그림 7.63A,B). Pterygopalatine nerve는 maxillary nerve의 general sensory fiber(일반감각섬유)를 전달하는데, 이 fiber들은 pterygopalatine ganglion에서 synapse 하지 않고 그냥 통과한 후에 코와 palate와 tonsil(편도)과 gingiva에 분포한다(그림 7.64B,E). Maxillary nerve는 inferior orbital fissure를 통해 pterygopalatine fossa를 벗어난 후에 *infra-orbital nerve*(눈확아래신경)로 이름이 바뀐다.

Pterygopalatine ganglion(날개입천장신경절)**으로 전달되는 부교감신경섬유**는 facial nerve를 통해 오다가 그 첫 가지인 *greater petrosal nerve*(큰바위신경)를 거친다(그림 7.64C). 이 신경은 foramen lacerum 부위를 지날 때 *deep petrosal nerve*(깊은바위신경)와 합쳐져서 **nerve of pterygoid canal**(날개관신경)을 이룬다. Nerve of pterygoid canal은 pterygoid canal(날개관)을 통해 앞으로 진행해서 pterygopalatine fossa에 이른다. Greater petrosal nerve에 있는 부교감섬유는 pterygopalatine ganglion에서 synapse 한다(그림 7.64D).

Deep petrosal nerve(깊은바위신경)는 *internal carotid plexus*(속목신경얼기)에서 시작된 교감신경이다(그림 7.64C,E). 이 신경에 포함된 postganglionic fiber는 sympathetic ganglion(교감신경절)인 superior cervical ganglion(위목신경절)에 있는 신경세포체에서 시작된 것이다. 당연히 이 fiber들은 pterygopalatine ganglion에서 synapse 하지 않고 그냥 통과한 후에 이 ganglion의 가지들을 통해 maxillary nerve에 합류한다. 그리고 postganglionic parasympathetic fiber들과

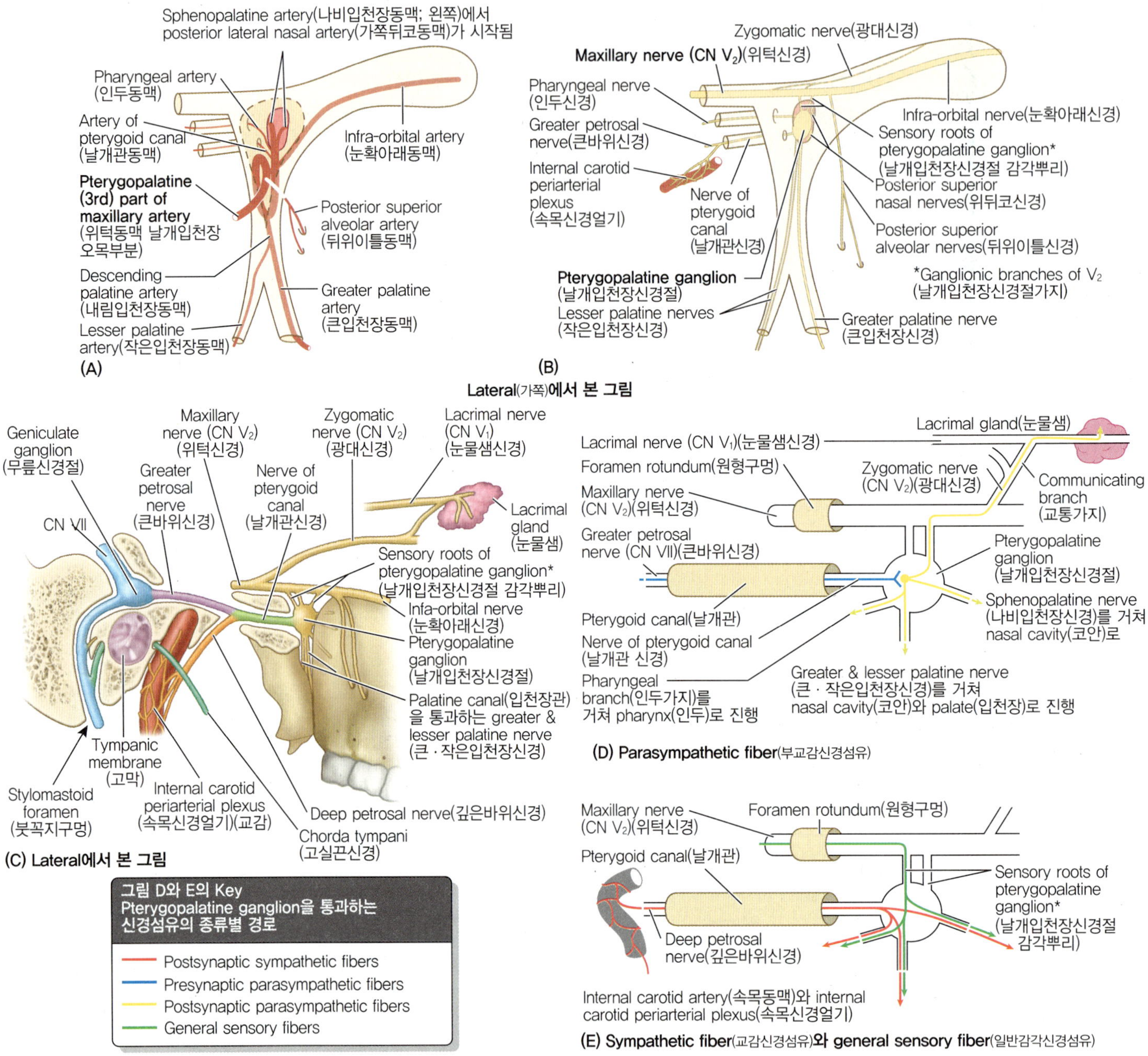

그림 7.64. Pterygopalatine fossa(날개입천장오목)**의 동맥과 신경들을 간단히 요약한 그림. A.** Maxillary artery(위턱동맥) 중 pterygopalatine part(날개입천장오목부분). **B.** Pterygopalatine fossa를 지나는 maxillary nerve(위턱신경). **C.** Pterygopalatine ganglion(날개입천장신경)의 실제 위치 관계. **D.** Parasympathetic fiber(부교감신경섬유)의 경로. **E.** Sympathetic fiber(교감신경섬유)의 경로. (A와 B. Paff GH. Anatomy of the Head and Neck. Philadelphia: W. B. Saunders Company; 1973.)

postganglionic sympathetic fiber들은 lacrimal gland, nasal cavity와 palate와 상부 pharynx에 있는 분비샘들에 전달된다(그림 7.63C).

Maxillary artery(위턱동맥)는 external carotid artery(바깥목동맥)의 terminal branch(종말가지) 중 하나로, 앞으로 진행해서 infratemporal fossa(관자아래우묵)를 가로지른다. 그리고 이 동맥은 lateral pterygoid muscle(가쪽날개근)을 지나 pterygopalatine fossa로 들어간다. **Maxillary artery의 셋째 부분인 pterygopalatine part**(날개입천장오목부분)는 *pterygomaxillary fissure*(날개위턱틈새)를 통해 pterygopalatine fossa로 들어간다(그림 7.64A). 이 동맥에서 여러 가지들이 시작되는데, 이 가지들은 pterygopalatine fossa에 있는 각 동맥과 이름이 같은 모든 신경들과 함께 진행한다. *Maxillary artery*의 셋째 부분인 *pterygopalatine part*에서 시작되는 가지들은 다음과 같다(그림 7.64B).

- Posterior superior alveolar artery(뒤위이틀동맥)
- Descending palatine artery(내림입천장동맥): greater palatine artery와 lesser palatine artery로 갈라진다.

- Artery of pterygoid canal(날개관동맥)
- Sphenopalatine artery(나비입천장동맥): nasal cavity의 lateral wall 및 여기에 연결된 paranasal sinus(코곁굴)들에 전달되는 posterior lateral nasal artery(가쪽뒤코동맥)와 posterior septal branch(뒤코중격가지)로 나뉜다(그림 7.63C)
- Infra-orbital artery(눈확아래동맥): anterior superior alveolar artery(앞위이틀동맥)를 내며, 마지막 가지들은 아래눈꺼풀과 코와 위입술에 전달된다.

NOSE(코)

Nose는 respiratory tract(기도, 숨길)의 일부분으로, hard palate(단단입천장)보다 위에 있으면서 후각기관을 포함하고 있다. 코는 external nose(바깥코)와 두 nasal cavity(코안)를 포함하는데, 좌우 nasal cavity를 가르는 경계는 *nasal septum*(코중격)이다(그림 7.65A). 각 nasal cavity는 *olfactory area*(후각부위)와 *respiratory area*(호흡부위)로 구분된다. 코와 nasal cavity의 기능은 다음과 같다.

- 후각
- 호흡
- 먼지 여과
- 들이마신 공기에 가습
- Nasal mucosa(코점막)와 paranasal sinus(코곁굴)와 nasolacrimal duct(코눈물관)에서 나온 분비물을 받아서 배출

External Nose(바깥코)

External nose는 사람마다 크기와 모양이 매우 다양한데, 이는 주로 nasal cartilage(코연골)의 차이에 기인한다. **Dorsum of nose**(콧등)는 위에서 각이 꺾이는 **root**(코뿌리)에서부터 **apex**(코끝)까지 이어진다(그림 7.65A). 코의 아랫면에는 조롱박처럼 생긴 두 개의 구멍인 **nares**(nostrils, 콧구멍)가 있는데, ala of nose(콧방울)가 그 lateral 경계를 형성하며 **nasal septum**(코중격)을 기준으로 좌우로 나뉜다. External nose는 뼈부분과 연골부분으로 구성된다(그림 7.65B).

Bony part of nose(코 뼈부분)를 구성하는 구조들은 다음과 같다.

- 좌우 nasal bone(코뼈)
- 좌우 frontal process of maxilla(위턱뼈 이마돌기)
- Nasal part of frontal bone(이마뼈 코부분)과 여기에 포함된 nasal spine(코가시)
- Bony part of nasal septum(코중격뼈부분)

Cartilaginous part of nose(코 연골부분)는 다섯 개의 큰 연골들, 즉 **lateral cartilage**(가쪽코연골) 2개와 **alar cartilage**(콧방울연골) 2개와 **septal cartilage**(코중격연골) 1개로 구성된다. U자 모양인 alar cartilage는 고정되어 있지 않고 움직여지기 때문에 코에 작용하는 근육이 수축하면 nares가 확장되거나 좁아진다.

Nasal Cavities(코안, 비강)

좌우 nasal cavity는 nares를 통해 들어가서(그림 7.65A) *choanae*(뒤콧구멍)를 통해 뒤로 nasopharynx(코인두)에 열린다. Nasal cavity의 속

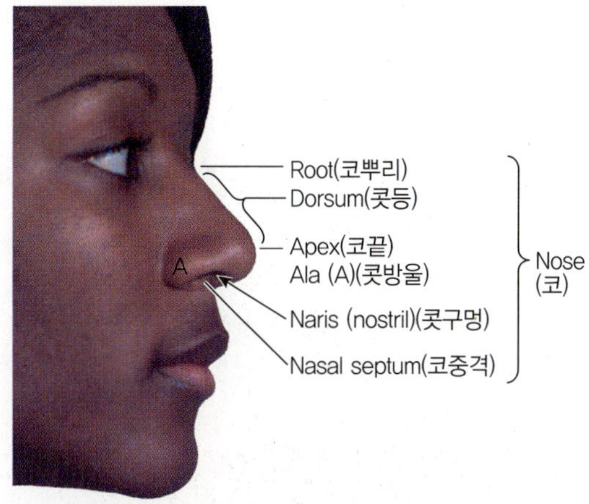

(A) Lateral(가쪽)에서 본 그림

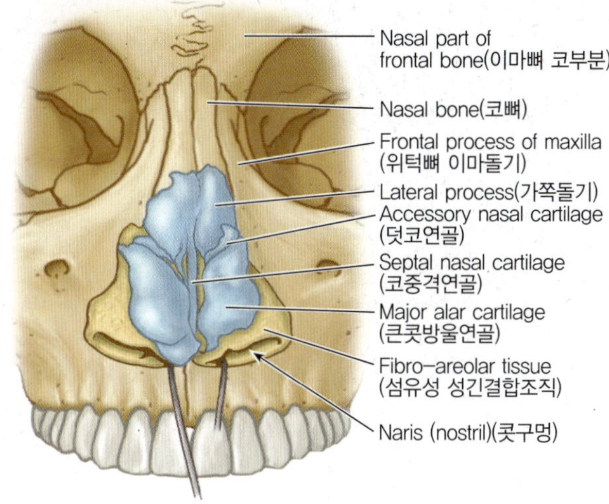

(B) 앞에서 본 그림

그림 7.65. External nose(바깥코). A. Nose(코)의 표면구조. B. Nasal bone(코뼈)과 nasal cartilage(코연골)들. 연골들은 아래로 당긴 상태이다.

면은 점막에 덮여 있지만, *vestibule of nose*(코안뜰)만은 피부로 덮여 있다(그림 7.66). **Nasal mucosa**(코점막)는 코를 지지하는 뼈와 연골의 periosteum(뼈막) 및 perichondrium(연골막)에 단단히 부착되어 있다(그림 7.67A). 이 mucosa는 nasal cavity가 교통하는 모든 공간의 속면과 이어지는데, 뒤로는 nasopharynx에, 위 및 lateral로는 paranasal sinus에, 위로는 lacrimal sac(눈물주머니)과 conjunctiva와 연속된다. Nasal mucosa 중 아래 2/3는 **respiratory area**(호흡부위)이며, 위 1/3은 **olfactory area**(후각부위)이다(그림 7.67B). 코로 들어간 공기는 respiratory area를 지나는 동안 데워지고 습기가 더해진 뒤에 나머지 upper respiratory tract(상기도)를 통과한 후 lung(허파)에 도달한다. *Olfactory area*는 후각기관이 포함된 특수한 점막으로, 코를 킁킁거리면 공기가 이 area로 빨려 올라온다. Olfactory epithelium(후각상피)에 있는 olfactory receptor neuron(후각신경세포)의 central process(중추돌기)들이 합쳐져서 olfactory nerve(후각신경) 다발을 이루고, 이 다발들은 cribriform plate(체판; 그림 7.67B)를 통과해서 **olfactory bulb**(후각망울)로 들어간다(9장 그림 9.5도 참고하라).

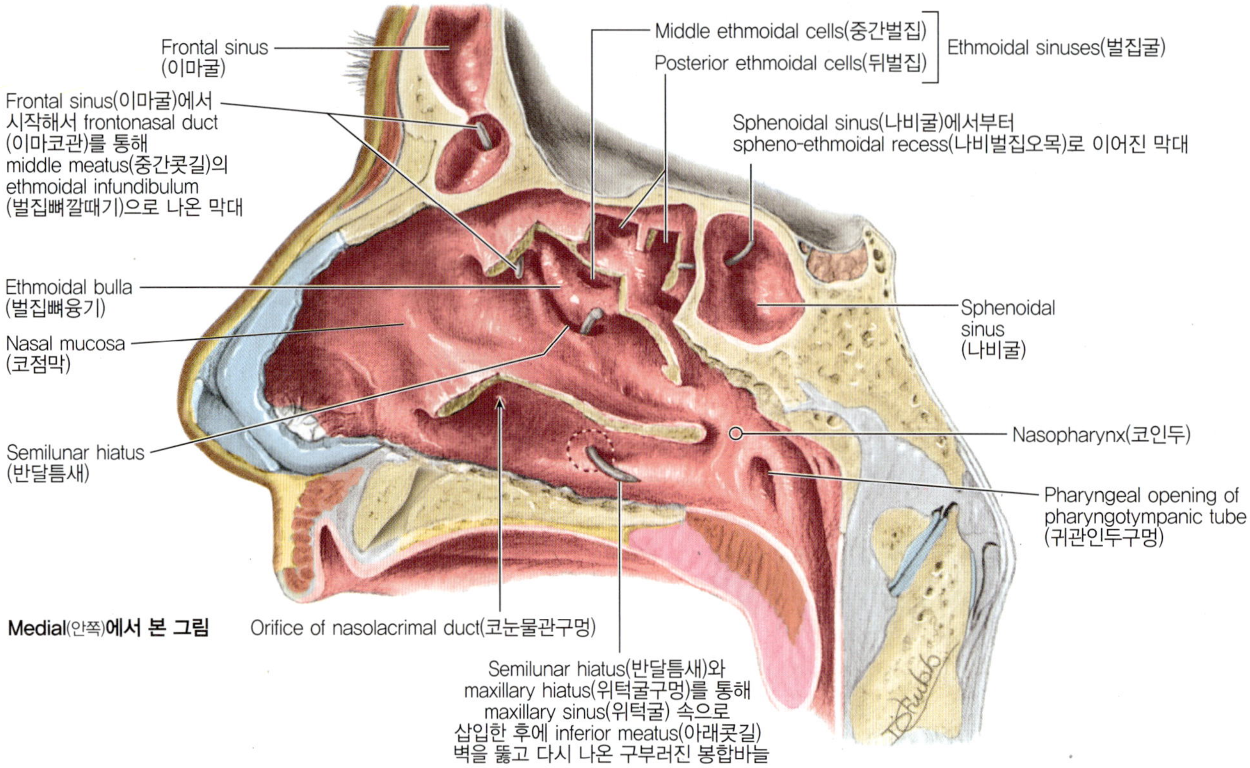

그림 7.66. Nose(코)의 lateral wall(가쪽벽)에 있는 구조들과 구멍들. Paranasal sinus(코곁굴)들과 기타 구조들의 입구가 보이도록 concha(코선반)마다 일부를 제거했다.

*Nasal cavity*의 경계는 다음과 같다(그림 7.67A).

- *Roof of nasal cavity*(코안 천장)는 휘어져 있으며 좁지만 뒤끝 부분은 그렇지 않다.
- *Floor of nasal cavity*(코안 바닥)는 roof에 비해 넓고, *hard palate*(단단입천장)가 기본 틀을 이룬다.
- *Medial wall of nasal cavity*(코안 안쪽벽)는 nasal septum에 의해 형성되는데, 그 주된 뼈대 성분은 *perpendicular plate of ethmoid*(벌집뼈 수직판)와 *vomer*(보습뼈)와 *septal cartilage*(코중격연골)와 *nasal crest of maxilla*(위턱뼈 코능선) 및 *nasal crest of palatine bone*(입천장뼈 코능선)이다.
- *Lateral wall of nasal cavity*(코안 가쪽벽)는 **superior nasal concha**(위코선반)와 **middle nasal concha**(중간코선반)와 **inferior nasal concha**(아래코선반)로 인해 울퉁불퉁하다. 이 세 쌍의 nasal concha는 아래 및 medial로 휘어지면서 각각 **meatus**(콧길)의 roof와 불완전한 medial wall을 이룬다.

Nasal concha(코선반; 라틴어 concha는 조개를 뜻함)로 인해 nasal cavity가 4개의 통로(spheno-ethmoidal recess, superior nasal meatus, middle nasal meatus, inferior nasal meatus)로 나뉜다(그림 7.66, 7.67A). **Spheno-ethmoidal recess**(나비벌집오목)는 superior nasal concha보다 위 및 뒤에 위치하며, *opening of sphenoidal sinus*(나비굴구멍)가 이리로 열린다. **Superior nasal meatus**(위콧길)는 superior nasal concha와 middle nasal concha 사이에 있는 좁은 통로인데(두 concha는 ethmoid bone의 일부분이다), posterior ethmoidal cells(뒤벌집)가 하나 이상의 구멍을 통해 이 meatus로 열린다. **Middle nasal meatus**(중간콧길)는 superior nasal meatus보다 길고 깊다. Middle nasal meatus 중 앞위부분은 *ethmoidal infundibulum*(벌집뼈깔때기)으로 이어지는데, ethmoidal infundibulum은 **frontonasal duct**(이마코관)를 통해 frontal sinus(이마굴)로 이어지는 구멍이다. **Semilunar hiatus**(반달틈새)는 반원형 고랑인데, frontonasal duct가 이리로 열린다. **Ethmoidal bulla**(벌집뼈융기; bulla는 라틴어로 거품을 뜻함)는 semilunar hiatus의 위에 위치한 둥근 융기로, middle nasal concha를 제거해야 보인다. Ethmoidal bulla는 *middle ethmoidal cells*(중간벌집)가 형성하는데, 이 cells는 *ethmoidal sinus*(벌집굴)의 일부를 이룬다(그림 7.66). **Maxillary sinus**(위턱굴)도 semilunar hiatus 중 뒤끝 부분으로 열린다. **Inferior nasal meatus**(아래콧길)는 수평 방향의 통로로서 inferior nasal concha의 inferolateral에 위치한다. 이 concha를 이루는 뼈인 inferior nasal concha(코선반뼈)는 독립된 뼈로, 좌우 한 쌍이 있다. **Nasolacrimal duct**(코눈물관)는 lacrimal sac에서 시작해서 inferior nasal meatus 중 앞부분에 열린다.

Nasal cavity의 medial wall과 lateral wall에 혈액을 공급하는 동맥은 **sphenopalatine artery**(나비입천장동맥), **anterior ethmoidal artery**(앞벌집동맥) 및 **posterior ethmoidal artery**(뒤벌집동맥), **greater palatine artery**(큰입천장동맥), **superior labial artery**(위입술동맥), **lateral nasal branches of facial artery**(얼굴동맥 가쪽코가지) 등에서 시작된 가지들이다(그림 7.63C, 7.67C). Nasal septum 중 앞부분에는 모세혈관이 풍부한 *Kiesselbach area*(키셀바흐영역)가 있는데, 이 area에는 nasal septum에 혈액을 공급하는 다섯 동맥이 모두 anastomosis 하고 있다. 이 area는 심한 코피가 자주 일어나는 곳이다. 잘 발달된 *plexus of veins*(정맥얼기)은 코점막 밑을 지나 spheno-

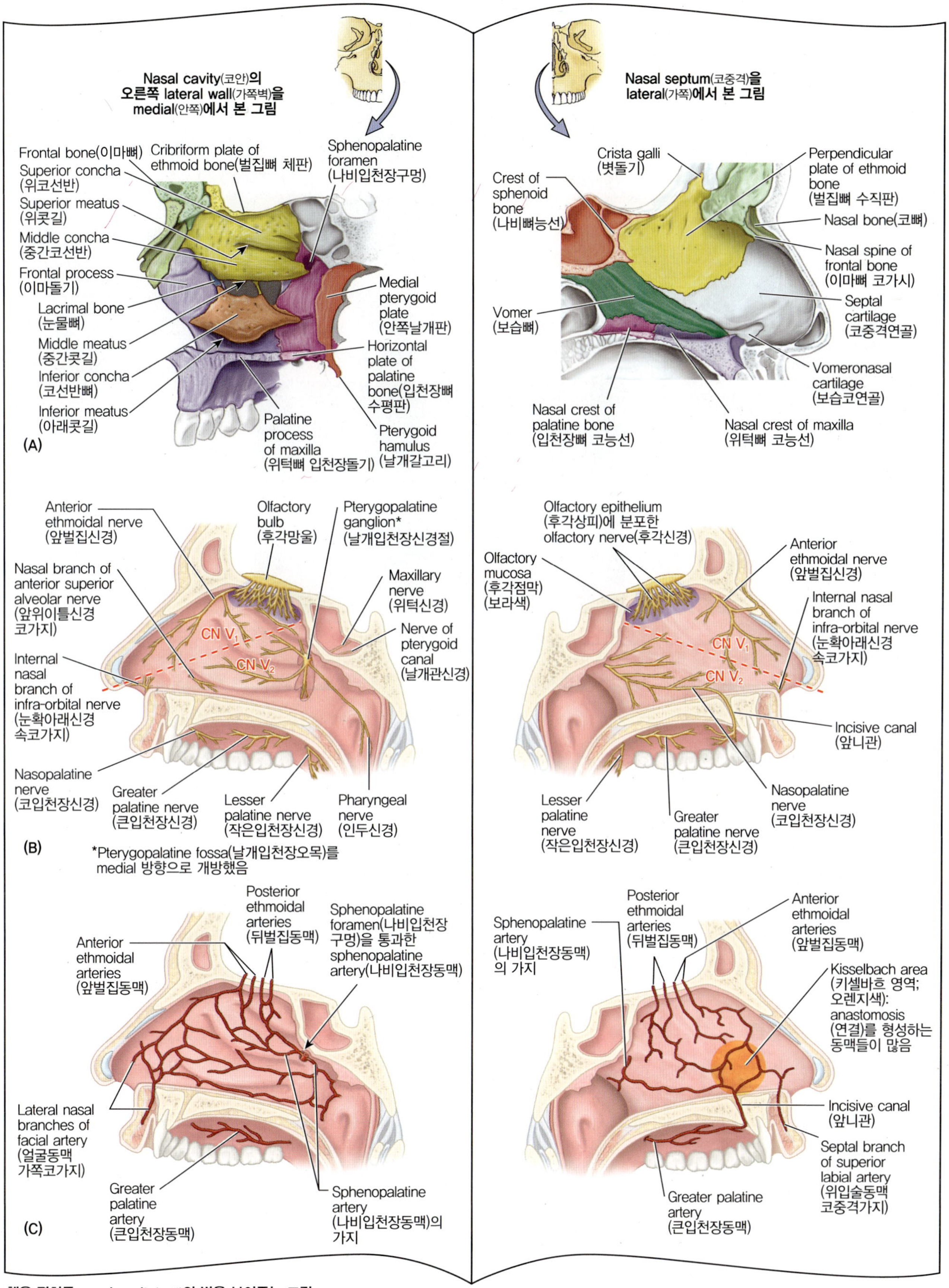

책을 펼치듯 nasal cavity(코안)의 벽을 보여주는 그림

그림 7.67. Nose(코)의 lateral wall(가쪽벽)과 nasal septum(코중격)에 있는 뼈와 신경과 동맥들.

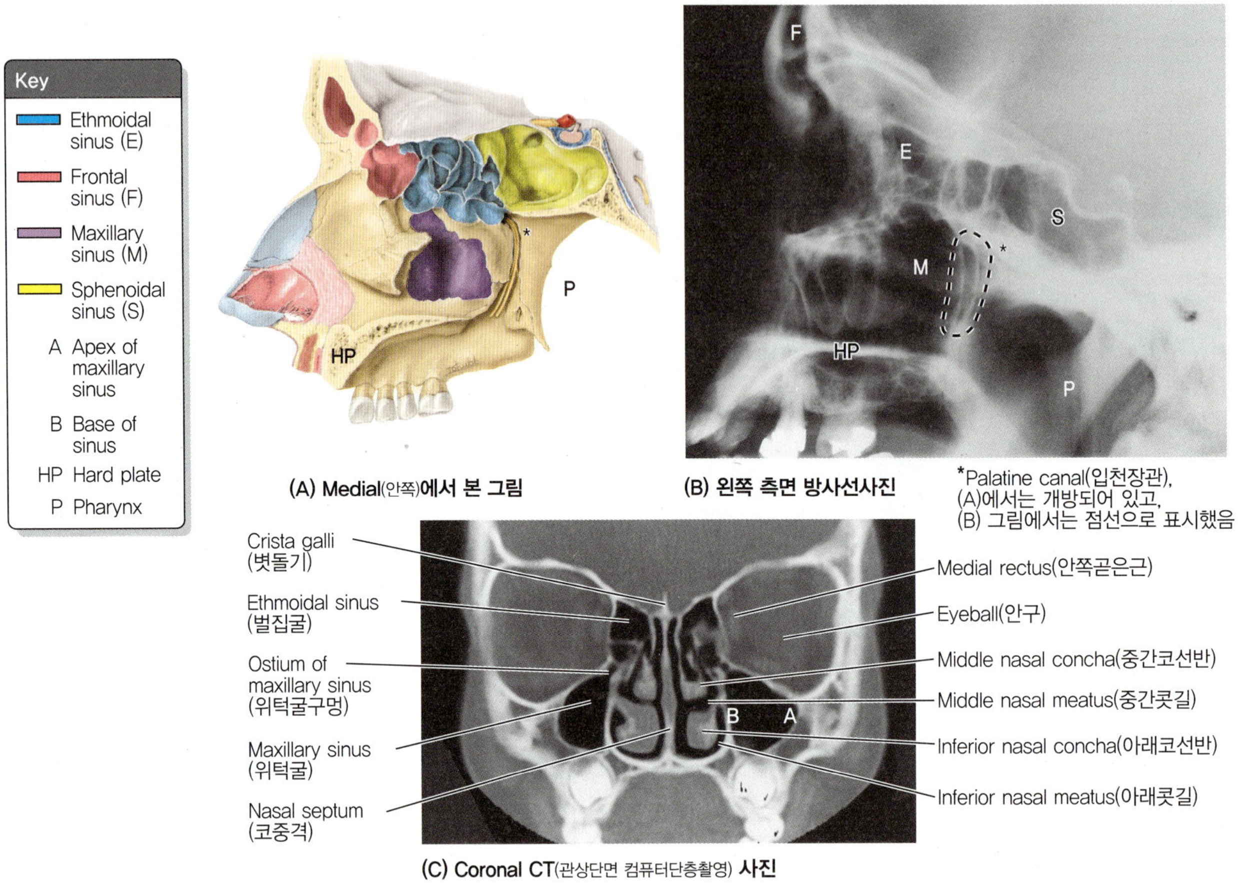

그림 7.68. Paranasal sinus(코곁굴). **A.** Nasal cavity(코안) 쪽에서 오른쪽 paranasal sinus들의 벽을 제거해서 개방한 후 색깔별로 분류해서 표시했다. **B.** 측면 방사선사진. **C.** Coronal CT(관상단면 컴퓨터단층촬영) 영상.

palatine vein(나비입천장정맥)과 facial vein(얼굴정맥)과 ophthalmic vein(눈정맥)으로 배출된다.

Nasal mucosa(코점막) 중 뒤아래쪽 *1/2~2/3* 부분에 분포하는 신경은 대부분이 CN V_2에서 시작된 후 nasopalatine nerve(코입천장신경)를 거쳐 nasal septum에 전달되거나 greater palatine nerve(큰입천장신경)의 posterior lateral nasal branch(가쪽뒤코가지)를 거쳐 nasal cavity의 lateral wall에 분포한다(그림 7.67B). Nasal mucosa 중 앞위부분(nasal septum과 lateral wall 모두)에는 CN V_1의 가지인 **anterior ethmoidal nerve**(앞벌집신경)가 분포한다.

Paranasal Sinus(코곁굴, 부비동)

Paranasal sinus는 nasal cavity의 respiratory part가 머리뼈(frontal bone, ethmoid bone, sphenoid bone, maxilla) 속으로 확장되어 형성된, 공기로 차 있는 공간이다(그림 7.68). 각 paranasal sinus는 자리잡고 있는 뼈에 따라 이름이 붙는다.

Frontal sinus(이마굴)는 superciliary arch(눈썹활)와 root of nose(코뿌리)의 뒤에서 frontal bone의 outer table(바깥판)과 inner table(속판) 사이에 있다. 좌우 frontal sinus는 각각 frontonasal duct(이마코관)를 통해 *ethmoidal infundibulum*(벌집뼈깔때기)으로 배출되고, ethmoidal infundibulum은 middle nasal meatus의 *semilunar hiatus*(반달틈새)로 열린다(그림 7.66). Frontal sinus에는 CN V_1에서 시작된 *supra-orbital nerve*(눈확위신경)의 가지들이 분포한다.

Ethmoidal cells(벌집뼈벌집), 즉 **ethmoidal sinus**(벌집굴)은 nasal cavity와 orbit 사이에서 ethmoid bone의 lateral mass(가쪽덩이) 속에 위치한 몇 개의 공간들로 구성되어 있다. 그 중에서 **anterior ethmoidal cells**(앞벌집)는 ethmoidal infundibulum을 통해 직접 또는 간접으로 middle nasal meatus로 열린다(그림 7.66). **Middle ethmoidal cells**(중간벌집)는 ethmoidal bulla를 형성하며, middle nasal meatus에 직접 열린다. **Posterior ethmoidal cells**(뒤벌집)는 superior nasal meatus에 직접 열린다. Ethmoidal sinus에는 CN V_1에서 시작된 *nasociliary nerve*(코섬모체신경)의 가지인 anterior ethmoidal nerve(앞벌집신경)와 posterior ethmoidal nerve(뒤벌집신경)가 분포한다.

Sphenoidal sinus(나비굴)는 sphenoid bone의 body에 들어 있는데, 뼈로 이루어진 septum에 의해 좌우로 불균등하게 나뉘어 있다. 노년이 되면 이 sinus가 sphenoid bone의 greater wing(큰날개)과 lesser wing(작은날개)까지 연장되기도 한다. Sphenoid bone의 body는 속에 sphenoidal sinus가 있기 때문에 부서지기 쉽다. 이 sinus와 주변의 중요한 구조들 사이에는 이 bone의 얇은 판만이 존재한다. 이 구조의 예로는 optic nerve(시각신경), optic chiasm(시각교차), pituitary gland(뇌하수체), internal carotid artery(속목동맥), cavernous sinus 등이 있다. *Posterior ethmoidal artery*(뒤벌집동맥)와 *posterior*

임상해부학

Nasal Fracture(코 골절)

코가 앞으로 튀어나와 있기 때문에 nasal bone(코뼈) 골절은 교통사고나 운동경기(얼굴보호대를 착용하지 않는 한) 중에 흔히 일어나는 얼굴 골절이다. 골절로 인해 대개 코가 변형되는데, 특히 코의 측면을 가격당했을 때(예를 들어 팔꿈치로) 자주 일어난다. 대개 코피도 터진다. 심하게 골절되었을 때는 뼈와 연골이 파괴되어 코의 displacement(변위)가 일어난다. 정면 가격으로 인해 손상을 입은 경우에는 ethmoid bone의 cribriform plate까지 골절되기도 하는데, 이때 CSF가 코를 통해 흘러나오는 *CSF rhinorrhea*(뇌척수액콧물)가 종종 함께 일어난다.

Deviation of Nasal Septum(코중격 편위)

Nasal septum은 대개 좌우 한쪽으로 deviation 되어 있다(그림 B7.12). 그 원인은 birth injury(분만손상)일 수도 있지만 청소년기나 성인 때 주먹싸움을 하다가 입은 외상으로 인한 deviation이 더 많다. 때로는 deviation이 매우 심해서 nasal septum이 nasal cavity의 lateral wall에 닿아 있기도 하는데, 숨을 막거나 코골이를 악화시키는 경우가 많다. 이 deviation은 수술로 교정할 수 있다.

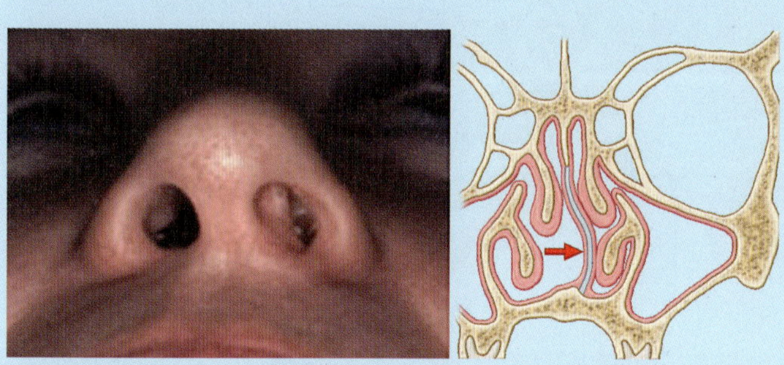

왼쪽으로 휘어진 nasal septum(코중격)

그림 B7.12. Deviation of nasal septum(코중격 편위).

Rhinitis(코염, 비염)

Upper respiratory infection(상기도 감염)이나 hay fever(건초열) 등의 알레르기 반응이 일어나면 코점막이 붓고 염증이 생기는 rhinitis가 발생한다. 코점막은 혈관과 분비샘이 많기 때문에 쉽게 붓는다. Nasal cavity가 감염되면 다음 부위로 감염이 전파될 수 있다.

- Cribriform plate를 통해 anterior cranial fossa로
- Nasopharynx와 retropharyngeal soft tissue(인두뒤 물렁조직)
- Pharyngotympanic tube(귀인두관)를 통해 middle ear(가운데귀)로 (이 tube는 tympanic cavity와 nasopharynx를 연결한다)
- Paranasal sinus들
- Lacrimal apparatus(눈물기관)와 conjunctiva(결막)

Epistaxis(코피)

코점막은 혈액 공급이 풍부하기 때문에 코피가 비교적 자주 터진다(그림 7.67C). 대부분의 경우에 원인은 외상이며, 출혈이 일어나는 곳은 코의 앞 1/3 부분(Kiesselbach area)이다. 감염이나 고혈압이 있어도 코피가 날 수 있다. 코피가 뿜어져 나오는 것은 동맥들이 파열되었기 때문이다. 경미한 코피는 코를 후벼서도 일어날 수 있는데, 코를 후비면 vestibule of nose(코안뜰)의 정맥이 파열된다.

Sinusitis(코곁굴염, 부비동염)

Paranasal sinus(코곁굴)들은 nasal cavity와 통해 있기 때문에 nasal cavity에 있던 감염이 구멍을 통해 paranasal sinus로 전파될 수 있는데, 그 결과로 이 sinus들의 점막이 염증이 생기고 붓는 *sinusitis*와 국소 통증이 발생할 수 있다. 때로는 몇 개의 paranasal sinus에 염증이 생기는 *pansinusitis*(온코곁굴염)가 일어나고, 그 점막이 부어서 이 sinus들이 nasal cavity로 열리는 구멍을 막기도 한다.

Ethmoidal Cells(벌집뼈벌집)의 감염

Ethmoidal cells가 감염되고 nasal cavity로의 배출이 차단되면 이 감염이 orbit의 취약한 medial wall을 뚫고 들어갈 수 있다. 이 경로를 통해 침투한 감염은 심한 경우에 실명까지 초래할 수 있는데, 왜냐하면 posterior ethmoidal cells 중 일부가 optic canal과 매우 가깝고, 이 canal에 optic nerve와 ophthalmic artery가 지나기 때문이다. 감염이 이 ethmoidal cells로부터 전파되면 optic nerve를 둘러싸고 있는 dural sheath(경막집)도 침범되어 *optic neuritis*(시각신경염)가 일어날 수 있다.

Maxillary Sinus(위턱굴)의 감염

Paranasal sinus들 중에 maxillary sinus가 가장 자주 감염되는데, 이 sinus의 superomedial wall에 있는 ostium(구멍)이 작은 경우가 많고 높이 위치하는 것이 이유라고 추정된다. 이 sinus의 점막에 congestion(울혈)이 생기면 ostium이 자주 막힌다. 이 ostium은 높이 위치하기 때문에 머리를 세운 자세에서는 maxillary sinus가 다 찬 후에야 비로소 배출이 일어날 수 있다. 좌우 maxillary sinus의 ostium은 medial wall에 있기 때문에(서로 마주보고 있음) 환자가 옆으로 누울 때는 위에 놓인 maxillary sinus에서만 배출이 일어난다(예를 들어 왼쪽으로 누웠을 때는 오른쪽 maxillary sinus가 배출된다). 감기나 알레르기로 인해 좌우 maxillary sinus가 모두 침범되면 이 sinus에 고인 액체를 계속 배출시키고자 잠을 잘 때 좌우로 몸을 구르게 될 수 있다. Maxillary sinus에 고인 액체는 cannula(삽입관)를 콧구멍과 ostium을 통해 이 sinus 속으로 삽입한 후 배출시킬 수 있다.

(다음 쪽에 계속)

Maxillary Sinus(위턱굴)와 Teeth(치아)의 위치 관계

세 maxillary molar teeth(위큰어금니)가 maxillary sinus의 floor에 아주 가까이 위치하기 때문에 심각한 문제가 초래될 가능성이 있다. 이 molar tooth를 제거하는 과정에서 그 root이 골절되기도 한다. 골절된 root의 조각은 적절히 회수하지 못하면 위로 밀려나서 maxillary sinus로 들어갈 수 있다. 그 결과 oral cavity와 maxillary sinus 사이를 잇는 통로가 형성되고, 감염이 일어날 수 있다.

ethmoidal nerve(뒤벌집신경)가 sphenoidal sinus에 분포한다.

Maxillary sinus(위턱굴, 상악동)는 paranasal sinus들 중에 가장 크다(그림 7.68). 이 sinus는 큰 피라미드처럼 생긴 공간으로, maxilla의 body에 들어 있다. Maxillary sinus의 **apex**(꼭지)는 lateral 방향으로 연장되는데, 종종 zygomatic bone 내부로 연장된다. Maxillary sinus의 **base**(바닥)는 nasal cavity의 lateral wall 중 아랫부분을 이룬다. Maxillary sinus의 **roof**(천장)는 floor of orbit(눈확 바닥)에 의해 형성되고, **floor**(아래판)는 maxilla의 alveolar part(이틀부분)에 의해 형성된다. 윗니의 root, 특히 첫 두 molar의 root가 maxillary sinus의 floor에 원뿔 모양으로 솟아 있는 경우가 자주 있다. 각 maxillary sinus는 **maxillary ostium**(위턱굴구멍; 그림 7.66, 7.68)을 지나서 semilunar hiatus를 거쳐 middle nasal meatus로 배출된다. 이 ostium이 높이 위치하기 때문에 머리를 세우고 있을 때 maxillary sinus의 내용물은 가득 차기 전에는 배출되지 못한다. *Maxillary sinus*에 혈액을 공급하는 동맥은 주로 *maxillary artery*(위턱동맥)의 superior alveolar branch(위

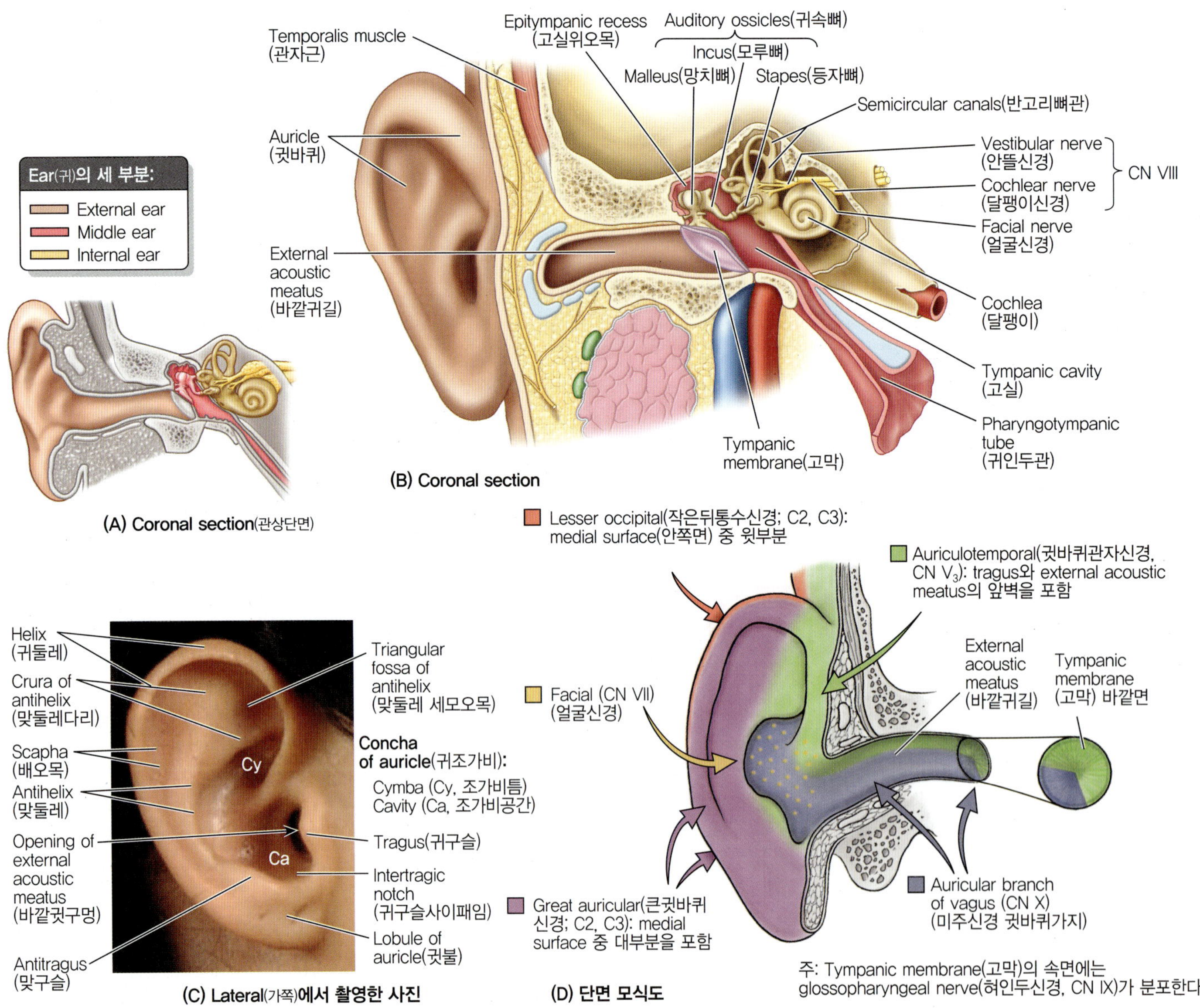

그림 7.69. Ear(귀). **A와 B.** External ear(바깥귀)와 middle ear(가운데귀)와 internal ear(속귀)를 자세히 표시했다. **C.** 표면 구조. **D.** 신경분포.

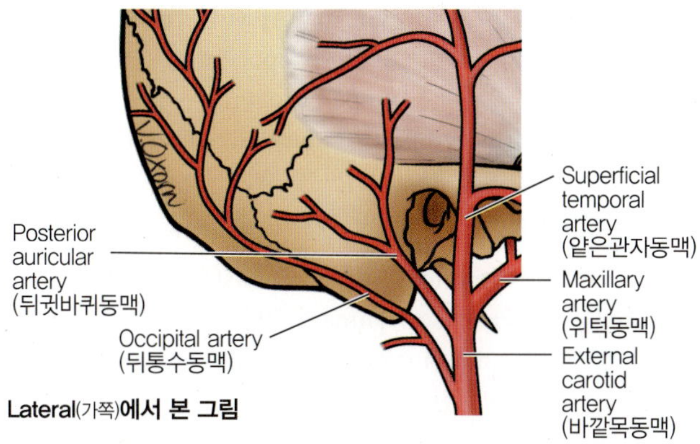

그림 7.70. Auricle(귓바퀴)에 분포하는 동맥.

이틀가지)들이지만 *greater palatine artery*(큰입천장동맥)의 가지들도 이 sinus의 floor에 혈액을 공급한다. *Maxillary sinus* 점막에 분포하는 신경은 CN V₂의 가지인 *anterior superior alveolar nerve*(앞위이틀신경)와 *middle superior alveolar nerve*(중간위이틀신경)와 *posterior superior alveolar nerve*(뒤위이틀신경)에서 온다(그림 7.63B).

EAR(귀)

Ear는 *external ear*와 *middle ear*와 *internal ear*로 구분된다(그림 7.69A). External ear와 middle ear의 주된 기능은 소리를 internal ear로 전달하는 것이며, internal ear에는 평형 상태를 감지하는 평형기관과 청각을 담당하는 기관이 있다. *Tympanic membrane*(고막)은 external ear와 middle ear 사이를 차단한다(그림 7.69A). *Pharyngotympanic tube*(귀인두관)는 middle ear를 nasopharynx에 연결한다.

External Ear(바깥귀, 외이)

External ear는 소리를 모으는 *auricle*(귓바퀴)과 소리를 tympanic membrane까지 전달하는 *external acoustic meatus*(*external acoustic canal*, 바깥귀길)로 구성된다(그림 7.69A).

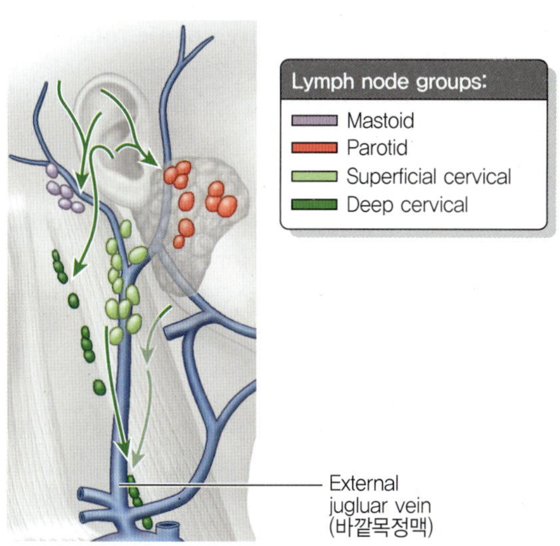

그림 7.71. Auricle(귓바퀴)의 lymph(림프) 배출 경로.

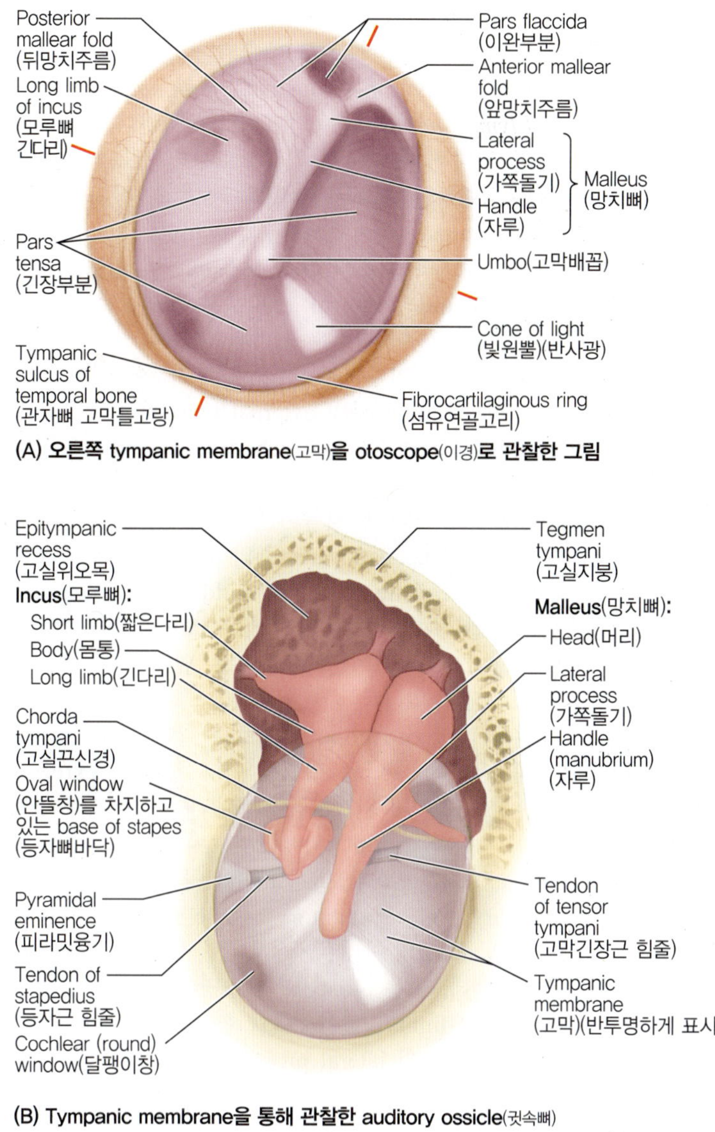

그림 7.72. Tympanic membrane(고막)과 lateral(가쪽)에서 접근한 tympanic cavity(고실). A. 오른쪽 tympanic membrane을 otoscope(이경)로 관찰한 그림. *Cone of light*(빛원뿔)는 otoscope의 조명이 반사되어 나타난다. B. Tympanic membrane은 반투명하게 표시했고, epitympanic recess(고실위오목)의 lateral wall(가쪽벽)은 제거해서 제자리에 있는 auditory ossicle(귓속뼈)들을 관찰할 수 있다.

Auricle(귓바퀴)은 elastic cartilage(탄력연골)와 그 겉을 덮고 있는 얇은 피부로 구성된다. 귓바퀴에는 오목한 곳과 융기된 곳이 몇 군데 있다. 그 중에 **concha**(귀조가비)가 가장 깊은 오목이며, 귓바퀴의 융기된 가장자리가 **helix**(귀둘레)이다(그림 7.69C). **Lobule**(귓불)은 연골이 없이 섬유조직과 지방과 혈관으로 구성된다. Lobule은 혈액을 소량 채취하거나 귀걸이를 달 때 뚫기 쉽다. **Tragus**(귀구슬)는 혀 모양으로 돌출된 부분으로, external acoustic opening(귓구멍)을 덮고 있다. 귓바퀴에 혈액을 공급하는 동맥은 주로 *posterior auricular artery*(뒤귓바퀴동맥)와 *superficial temporal artery*(얕은관자동맥)로부터 시작된다(그림 7.70). **귓바퀴 피부에 분포하는 주된 신경**은 *great auricular nerve*(큰귓바퀴신경)와 *auriculotemporal nerve*(귓바퀴관자신경)이며(그림 7.69D), facial nerve(CN VII)와 vagus nerve(CN X)도 조금이지만 귓바퀴의 신경분포에 참여한다.

귓바퀴 중 위절반의 lateral 면에서 시작된 lymph는 *superficial parotid lymph nodes*(얕은귀밑샘림프절)로 배출된다. 귓바퀴 중 위절반의 머리쪽 면에서 시작된 lymph는 *mastoid lymph nodes*(꼭지림프절)와 *deep cervical lymph nodes*(깊은목림프절)로 배출된다(그림 7.71). Lobule 등을 포함한 귓바퀴의 나머지 부분으로부터는 *superficial cervical lymph nodes*(얕은목림프절)로 배출된다.

External acoustic meatus는 귓바퀴에서부터 tympanic membrane까지 이어지는 관으로, 성인의 경우 거리가 2~3 cm이다(그림 7.69A). S자 모양에 가까운 이 canal의 lateral 1/3 부분은 연골로 이루어져 있고 피부에 덮여 있는데, 이 피부는 귓바퀴 피부와 연속되어 있다. Medial 2/3 부분은 뼈로 이루어져 있고 얇은 피부에 덮여 있는데, 이 피부는 tympanic membrane의 external layer(바깥층)에 연속되어 있다. Ceruminous gland(귀지샘)와 sebaceous gland(기름샘)는 *cerumen*(귀지)을 생산한다.

Tympanic membrane(고막)은 지름이 약 1 cm인 얇고 반투명한 타원형 막으로, external acoustic meatus의 medial 끝에 있다(그림 7.72). 고막은 external acoustic meatus와 middle ear의 *tympanic cavity*(고실) 사이에서 칸막이를 이룬다. 고막은 lamina propria(고유판)가 탄력성이 있으며, 바깥면이 얇은 피부로 덮여 있고 속면이 middle ear의 점막으로 덮여 있다.

고막을 검사하는 장비인 otoscope(이경)로 관찰한 정상 고막은 반투명하며 진주처럼 은은히 빛나는 회색을 띤다. 고막은 external acoustic meatus 쪽에서 봤을 때 원뿔처럼 가운데가 오목하게 패어져 있는데, 이 오목의 꼭지점을 **umbo**(고막배꼽)라 부른다(그림 7.72). 이때 handle of malleus(망치뼈자루)가 대개 umbo 근처에서 관찰되는데, 이 뼈는 middle ear에 있는 세 auditory ossicle(귓속뼈) 중 하나이다. 그리고 handle of malleus의 아래끝에서부터 밝게 빛나는 **cone of light**(빛원뿔)이 관찰되는데, 이는 otoscope의 조명이 반사된 것이다. 건강한 귀에서는 cone of light가 앞아래쪽을 향해 부챗살처럼 뻗어나간다. 고막 중에서 malleus의 lateral process(가쪽돌기)가 부착되는 곳보다 위에 있는 부분은 얇으며 **flaccid part**(이완부분; 라틴어로 *pars flaccida*)라 불린다. 이 부분의 lamina propria에는 부챗살 방향 섬유와 고리 모양 탄력섬유가 없지만, 고막의 나머지 부분인 **tense part**(긴장부분; 라틴어로 *pars tensa*)에는 이 섬유들이 있다.

고막은 external acoustic meatus를 통해 들어오는 공기 진동에 반응해서 움직인다. 고막의 진동은 **auditory ossicle**(귓속뼈)인 malleus와 incus와 stapes를 차례로 거치면서 middle ear를 지나 internal ear로 전달된다(그림 7.73). 고막의 바깥면에는 CN V_3의 가지인 *auriculotemporal nerve*(귓바퀴관자신경)가 주로 분포한다(그림 7.69D). 신경분포 중 일부는 작은 *auricular branch of vagus nerve*(미주신경 귓바퀴가지, CN X)가 담당한다. 고막의 속면에는 *glossopharyngeal nerve*(혀인두신경, CN IX)가 분포한다.

Middle Ear(가운데귀, 중이)

Middle ear의 공간인 **tympanic cavity**(고실)는 공기로 차 있는 좁은 방으로, petrous part of temporal bone(관자뼈 바위부분)에 들어 있다. Tympanic cavity는 두 부분, 즉 **tympanic cavity proper**(고유고실)와 **epitympanic recess**(고실위오목)로 나뉘는데, tympanic cavity proper는 고막의 바로 속에 위치한 공간이고, epitympanic recess는 고막보다 위에 있는 공간이다(그림 7.73A,B). Tympanic cavity는 anteromedial 방향으로 **pharyngotympanic tube**(귀인두관)를 통해 nasopharynx에 연결되며, posterosuperior 방향으로는 **mastoid antrum**(꼭지방)에 연결된다. Tympanic cavity는 점막으로 덮여 있는데, 이 점막은 pharyngotympanic tube와 mastoid cells(꼭지벌집)와 mastoid antrum의 속면을 덮고 있는 점막과 연속된다.

Middle ear에 포함된 구조는 다음과 같다.

- Auditory ossicles: malleus(망치뼈), incus(모루뼈), stapes(등자뼈)
- Stapedius(등자근)와 tensor tympani(고막긴장근)의 tendon
- CN VII의 가지인 chorda tympani nerve(고실끈신경)
- Tympanic plexus(고실신경얼기)

TYMPANIC CAVITY(고실)의 벽

Middle ear는 측면이 오목한 마름모꼴이나 적혈구처럼 생겼으며, 벽이 모두 6개로 이루어져 있다(그림 7.73).

- **Roof**(천장)에 해당되는 **tegmental wall**(고실천장)은 얇은 판처럼 생긴 temporal bone의 일부인 *tegmen tympani*(고실지붕)로 이루어져 있는데, tegmen tympani는 tympanic cavity와 middle cranial fossa(중간머리뼈우묵바닥)의 dura mater 사이를 차단한다.
- **Floor**(바닥)인 **jugular wall**(목정맥벽)은 tympanic cavity와 superior bulb of internal jugular vein(위목정맥팽대) 사이에 있는 한 층의 뼈로 구성된다.
- **Lateral wall**(가쪽벽)인 **membranous wall**(고막벽)은 대부분 *tympanic membrane*(고막)의 볼록한 속면에 의해 형성된다. Handle of malleus(망치뼈자루)가 고막에 부착되어 있으며 head of malleus(망치뼈머리)는 epitympanic recess로 뻗어 있는데, 이 recess는 tympanic cavity 중에 고막 위에 있는 부분이다.
- **Medial wall**(안쪽벽)인 **labyrinthine wall**(미로벽)은 tympanic cavity와 internal ear 사이를 가른다. 이 벽은 cochlea(달팽이)의 첫 회전 부분으로 인해 튀어나온 *promontory*(고실곶)와 *oval window*(안뜰창) 및 *round window*(달팽이창)가 특징이다.
- **Anterior wall**(앞벽)인 **carotid wall**(목동맥벽)은 tympanic cavity와 carotid canal(목동맥관) 사이를 가르는데, 이 canal 속에는 internal carotid artery(속목동맥)가 들어 있다. 이 벽의 위에는 **tympanic opening of pharyngotympanic tube**(귀관고실구멍)와 **canal for tensor tympani muscle**(고막긴장근반관)이 있다.
- **Posterior wall**(뒤벽)인 **mastoid wall**(꼭지벽) 중 윗부분에 **aditus to mastoid antrum**(꼭지방어귀)이라는 구멍이 있는데, 이 구멍은 tympanic cavity의 epitympanic recess를 mastoid cells(꼭지벌집)에 연결한다. Facial nerve가 지나는 facial canal(얼굴신경관)은 aditus의 medial에서 posterior wall과 mastoid antrum 사이를 지난다. **Stapedius muscle**(등자근)의 힘줄은 **pyramidal eminence**(피라밋융기)의 꼭대기에서 출현하는데, 이 융기는 stapedius muscle을 감싸고 있는 속이 빈 원뿔 모양의 뼈이다.

Mastoid antrum(꼭지방)은 temporal bone의 mastoid process(꼭지돌기)에 들어 있는 공간으로, mastoid cells가 이리로 열린다(그림 7.74). Mastoid antrum과 mastoid cells는 속면이 점막으로 덮여 있는데, 이 점막은 middle ear의 속면을 덮고 있는 점막과 연속되어 있다.

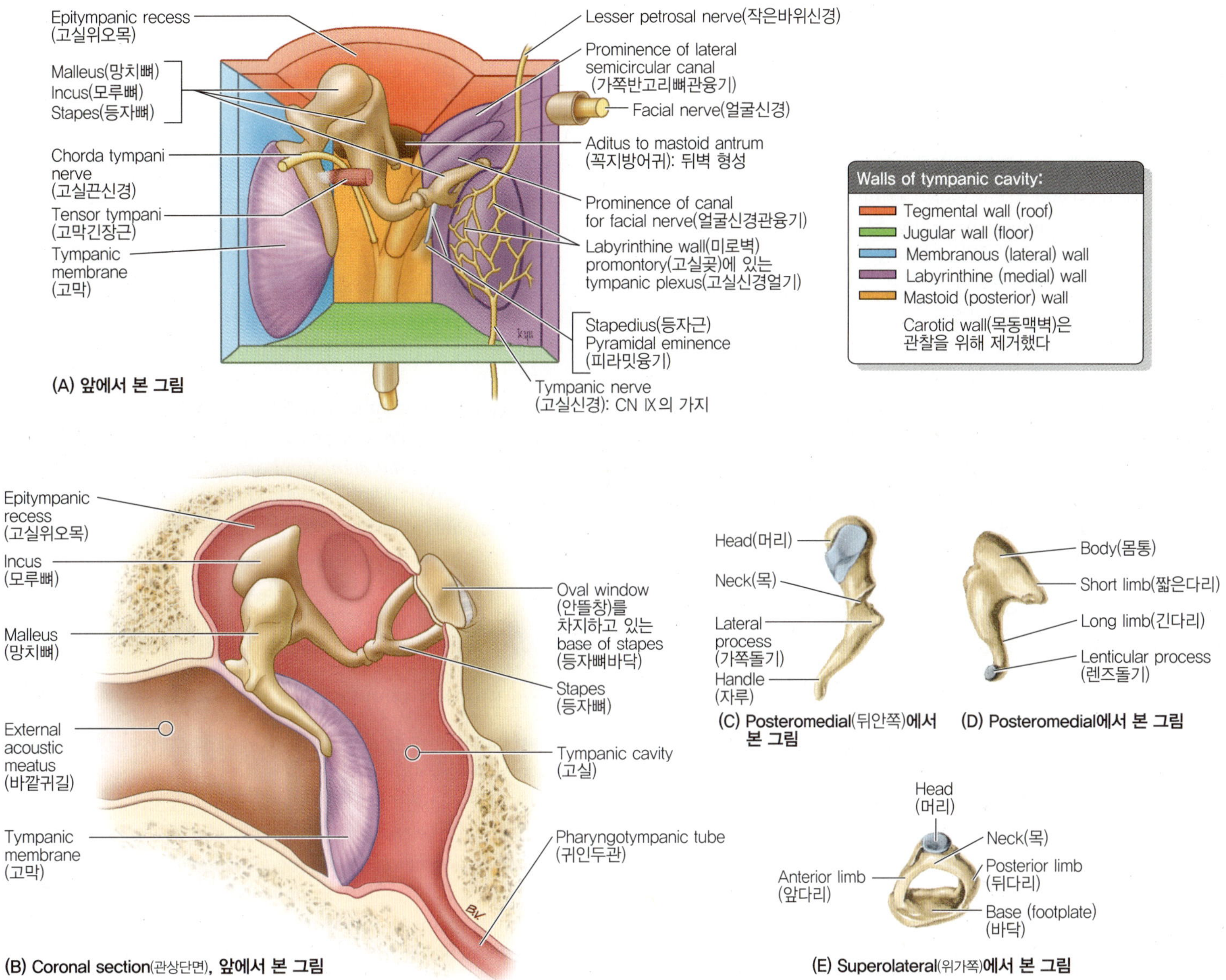

그림 7.73. Auditory ossicles(귓속뼈). **A.** 오른쪽 tympanic cavity(고실)의 벽들. **B.** 제 자리에 위치한 auditory ossicles. **C.** Malleus(망치뼈). **D.** Incus(모루뼈) **E.** Stapes(등자뼈).

AUDITORY OSSICLES(귓속뼈, 이소골)

Auditory ossicles는 작은 세 뼈(malleus, incus, stapes)로 구성되어 있으며, 고막에서부터 tympanic cavity를 가로질러 **oval window**(안뜰창, 타원창; 라틴어로 *fenestra vestibuli*)에 이르기까지 움직이는 사슬처럼 관절을 이루며 연결되어 있다. Oval window는 tympanic cavity의 labyrinthine wall에 있는 새알 모양 구멍으로, bony labyrinth(뼈미로) 중 vestibule(안뜰)로 들어가는 입구이다(그림 7.73B). 이 세 뼈는 tympanic cavity의 속면을 덮고 있는 점막에 둘러싸여 있으며, 인체의 다른 뼈와 달리 직접 periosteum에 덮여 있지는 않다.

Malleus(망치뼈)는 고막에 부착되어 있다(그림 7.73C). 위로 돌출된 둥근 **head of malleus**(망치뼈머리)는 epitympanic recess에 위치한다. **Neck of malleus**(망치뼈목)는 고막의 flaccid part에 닿아 있으며, **handle of malleus**(망치뼈자루)는 tense part에 파묻혀 있는데 그 끝부분이 umbo에 위치한다. Head of malleus는 incus와 관절하고, tensor tympani의 힘줄은 handle of malleus에 insertion 한다.

Incus(모루뼈)는 malleus와 stapes를 관절로 연결한다(그림 7.73B,D). **Body of incus**(모루뼈몸통)는 epitympanic recess에 위치하며, 이곳에서 head of malleus와 관절한다. Incus의 **long limb**(긴다리)은 handle of malleus에 평행하게 놓여 있으며, 그 아래끝은 **lenticular process**(렌즈돌기)를 통해 stapes와 관절한다. Incus의 **short limb**(짧은다리)은 인대를 통해 tympanic cavity의 뒤벽에 연결된다.

Stapes(등자뼈)는 가장 작은 auditory ossicle이다(그림 7.73E). **Base of stapes**(footplate, 등자뼈바닥)는 labyrinthine wall에 있는 oval window의 테두리에 부착되어 있다. Base of stapes는 고막에 비해 매우 작기 때문에 stapes가 진동하는 힘은 고막이 진동하는 힘의 약 10배로 커진다. 따라서 auditory ossicle들은 고막으로부터 전달되는 진동력을 증폭시키고 반면에 진폭은 감소시킨다.

두 근육이 auditory ossicle의 운동을 약화시키거나 운동에 저항하는데, 그 중 하나는 고막 진동도 약화시킨다. 둘 중에 **tensor tympani**(고막긴장근)는 pharyngotympanic tube 중 연골부분의 윗면과 sphenoid bone의 greater wing과 temporal bone의 petrous part에서 시작되는 짧은 근육이다(그림 7.73A). Tensor tympani는 handle of malleus에 insertion 한다. Tensor tympani는 CN V_3의 지배를 받으며, handle of malleus를 medial로 당김으로써 고막을 팽팽하게 만들어서 그 진폭을 감소시킨다. 이 작용은 큰 소리에 노출되었을 때 internal ear에 가해지는 충격을 예방할 수 있다. **Stapedius**(등자근)는 **pyramidal eminence**(피라밋융기)의 속에 있는 인체에서 가장 작은 근육인데, 이 융기는 tympanic cavity의 posterior wall에 있는 원뿔처럼 생긴 속이 빈 돌출 구조이다(그림 7.73A). 이 근육의 tendon은 pyramidal eminence의 꼭대기에 있는 작은 구멍을 통해 tympanic cavity로 출현한 뒤에 stapes의 neck에 insertion 한다. Nerve to stapedius(등자근신경)는 CN VII에서 갈라져 나온다. Stapedius는 stapes를 뒤로 당겨서 그 base가 *oval window*에서 젖혀지게 한다. 그 결과 anular ligament(등자고리인대)가 팽팽해지고 진폭이 감소한다. 또한 stapedius는 stapes가 지나치게 크게 움직이지 않도록 막아준다.

PHARYNGOTYMPANIC TUBE(귀인두관, 귀관)

Pharyngotympanic tube(auditory tube)는 tympanic cavity를 nasopharynx(코인두)에 연결하는데(그림 7.74), inferior nasal meatus보다 뒤에 열린다. 이 관의 posterolateral 1/3 부분은 뼈로 이루어져 있고, 나머지는 연골로 이루어져 있다. Pharyngotympanic tube의 속면은 점막으로 덮여 있는데, 이 점막은 뒤로 tympanic cavity 점막에 연속되며 앞으로 nasopharynx 점막에 연속된다. Pharyngotympanic tube의 기능은 middle ear 내의 압력을 대기압과 같게 만듦으로써 고막이 자유로이 움직일 수 있도록 하는 것이다. 이 관은 공기가 tympanic cavity를 출입하는 통로를 제공함으로써 고막 안팎의 압력이 균형을 이루게 만든다. 이 관은 평상시에 연골부분의 벽이 납작하게 겹쳐서 맞닿아 있기 때문에 근육이 작동해야만 열린다. *Levator veli palatini*(입천장올림근)가 세로 방향으로 수축하면 그 힘살이 굵어져서 이 관의 한쪽 벽을 누르고, 동시에 *tensor veli palatini*(입천장긴장근)가 반대쪽 벽을 당김으로써 이 관이 열리게 된다(그림 7.74). 이 근육들은 soft palate의 근육이기 때문에 '귀가 뻥 뚫리도록' tympanic cavity의 압력을 맞추려면 하품이나 삼킴 같은 운동을 해야 하는 경우가 많다.

Pharyngotympanic tube의 **동맥**은 external carotid artery의 가지인 *ascending pharyngeal artery*(오름인두동맥), maxillary artery(위턱동맥)의 가지인 *middle meningeal artery*(중간뇌막동맥)와 *artery of pterygoid canal*(날개관동맥)로부터 시작된다(540쪽 그림 7.43 참조). Pharyngotympanic tube의 정맥들은 *pterygoid venous plexus*(날개근정맥얼기)로 배출된다. Pharyngotympanic tube의 **신경**은 tympanic plexus(고실신경얼기)에서 시작되는데(그림 7.73A), 이 plexus는 CN IX의 신경섬유들이 형성한다. 이 tube 중 앞부분은 *pterygopalatine ganglion*(날개입천장신경절)으로부터도 신경섬유를 받는다.

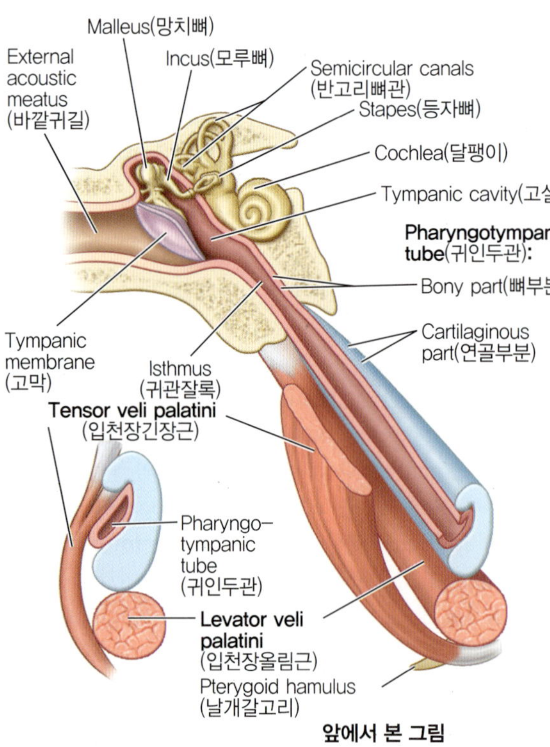

그림 7.74. 오른쪽 pharyngotympanic tube(귀인두관, 귀관). 이 tube는 bony wall(뼈벽) 중 lateral(가쪽) 부분과 membranous wall(막벽)을 제거해서 길이 방향으로 노출된 상태이다.

Internal Ear(속귀, 내이)

Internal ear에는 소리 감지와 평형 유지에 관여하는 **vestibulocochlear organ**(안뜰달팽이기관)이 들어 있다. Internal ear는 temporal bone의 petrous part에 매몰되어 있으며(그림 7.75, 7.76A), 주머니와 관들로 구성된 *membranous labyrinth*(막미로)를 포함하고 있다. *Membranous labyrinth*는 속에 *endolymph*(속림프)가 들어 있으며, *perilymph*(바깥림프)가 차 있는 *bony labyrinth*(뼈미로) 속에서 섬세한 filament들과 spiral ligament(나선인대)에 매달린 채 떠 있다. 이 filament는 arachnoid mater에서 시작되어 subarachnoid space을 가로지르는 filament와 비슷하다. Endolymph와 perilymph는 평형감각이나 청각을 담당하는 end organ(종말기관)들을 자극하는 데 관여한다.

BONY LABYRINTH(뼈미로)

Bony labyrinth는 temporal bone의 petrous part에 있는 otic capsule에 둘러싸인 일련의 공간 구조들인 cochlea(달팽이)와 vestibule(안뜰)과 semicircular canal(반고리뼈관)로 구성된다(그림 7.75, 7.76B). **Otic capsule**(귀주머니)은 나머지 petrous part보다 치밀한 뼈로 이루어져 있으며, 치과 드릴을 이용해야 분리할 수 있다. 종종 otic capsule을 bony labyrinth라고 잘못 표시한 책들이 있다. 하지만 bony labyrinth는 otic capsule에 둘러싸인 액체가 차 있는 공간이다. Otic capsule을 거푸집 삼아 주물을 만들고 주위 뼈조직을 제거하고 남은 것이 실제 bony labyrinth를 가장 정확히 나타낸다(그림 7.76C).

Cochlea(달팽이)는 bony labyrinth 중에 소라 껍질처럼 생긴 공간 구조로, 청각을 담당하는 internal ear의 일부분인 **cochlear duct**(달팽이관)가 들어 있다(그림 7.75, 7.76B). **Spiral canal of cochlea**(달팽이나선관)는 bony labyrinth 중 vestibule에서 시작해서 뼈로 이루어진 중심축인 **modiolus**(달팽이축)의 주위를 약 2.5 바퀴 회전한다

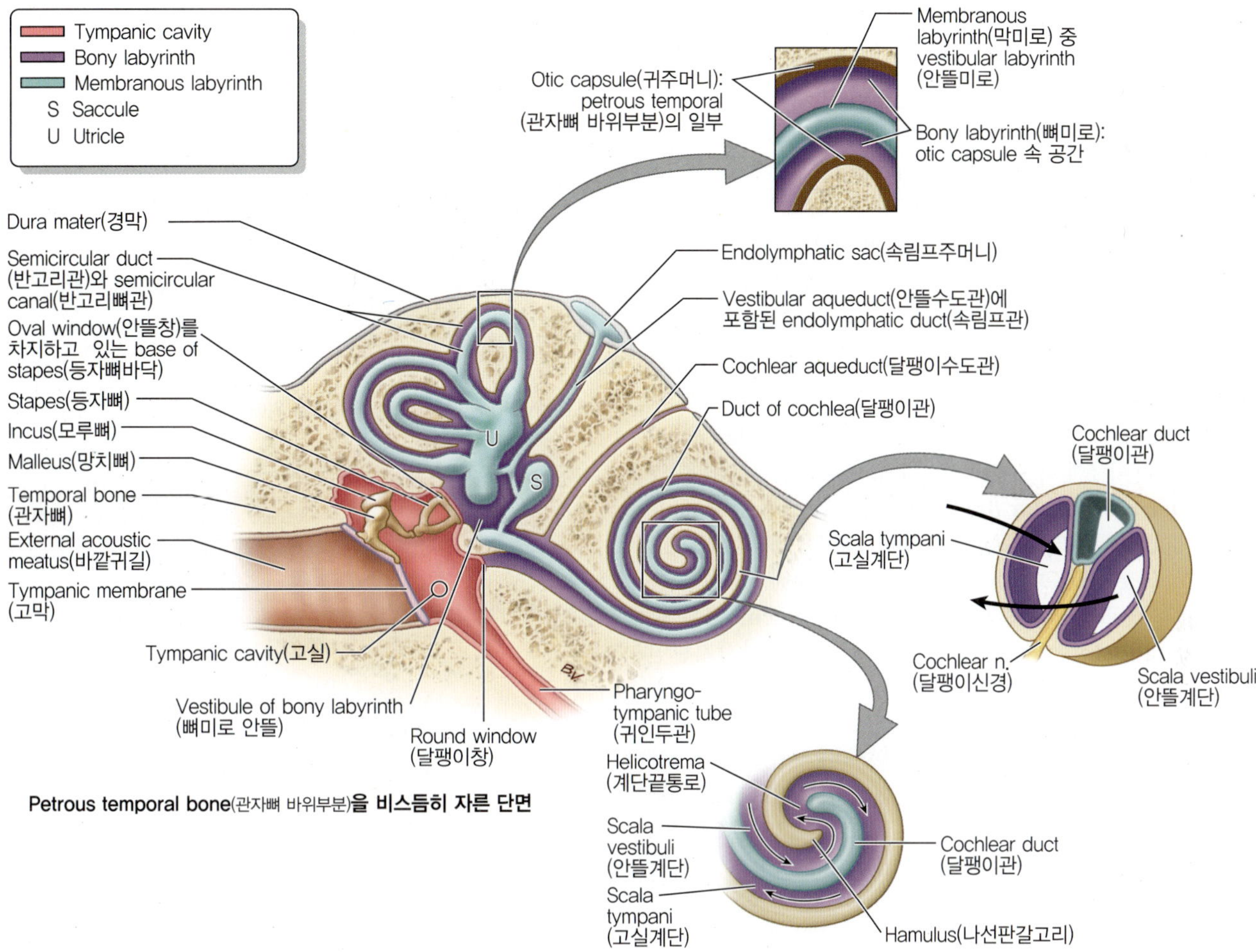

그림 7.75. Internal ear(속귀). 제자리에 위치한 bony labyrinth(뼈미로)와 membranous labyrinth(막미로)를 알기 쉽게 간단히 그린 그림.

(그림 7.77). Modiolus 속에는 혈관과 cochlear nerve(달팽이신경)의 신경섬유들이 지나는 관이 있다. Cochlea의 넓은 첫 회전부분인 base of cochlea(달팽이바닥)는 round window(달팽이창, 둥근창)라는 특징적 구조가 있고, tympanic cavity의 *labyrinthine wall*(미로벽)에 *promontory*(고실곶)를 형성한다. Round window는 secondary tympanic membrane(이차고막)이 막고 있다. Bony labyrinth는 이 첫 회전부분에서 **cochlear aqueduct**(달팽이수도관)를 통해 jugular foramen의 위에 있는 subarachnoid space와 교통한다(그림 7.75). Bony labyrinth 중 **vestibule**(안뜰, 전정)은 달걀처럼 생긴 좁은 공간으로(길이가 약 5 mm), 그 속에는 **utricle**(타원주머니) 및 **saccule**(둥근주머니)과 평형감각에 관여하는 vestibular labyrinth(안뜰미로)의 일부가 들어 있다. Vestibule의 lateral wall에는 *oval window*(안뜰창)가 있는데, stapes의 base가 이 window를 차지하고 있다. Vestibule은 앞에서 bony labyrinth인 cochlea에 연속되며, 뒤로 semicircular canal에 연속되고, **vestibular aqueduct**(안뜰수도관)를 통해 posterior cranial fossa에 연결된다. 이 aqueduct는 temporal bone의 petrous part의 뒷면까지 이어지며, 이곳에서 *internal acoustic meatus*(속귀길)의 뒤 및 lateral로 열린다. Vestibular aqueduct에는 **endolymphatic duct**(속림프관)와 작은 혈관 2개가 지난다.

Semicircular canal(반고리뼈관)은 anterior semicircular canal(앞반고리뼈관)과 posterior semicircular canal(뒤반고리뼈관)과 lateral semicircular canal(가쪽반고리뼈관)이 있으며, vestibule의 뒤위쪽에 위치하고, vestibule로 열린다. 세 semicircular canal은 3차원 공간의 세 평면을 각각 점유하고 있으며, 서로 직각을 이룬다(그림 7.75, 7.76). 각 semicircular canal은 원의 약 2/3 부분을 이루며, 지름이 약 1.5 mm이지만 한쪽 끝부분만은 확장되어 각각 **bony ampulla**(반고리뼈관팽대)를 형성한다. 세 canal이 vestibule로 열리는 구멍은 다섯 개뿐인데, 왜냐하면 anterior semicircular canal과 posterior semicircular canal이 *common limb*(온반고리뼈관다리) 하나를 공유하기 때문이다. Semicircular canal에 들어 있는 membranous labyrinth는 *semicircular duct*(반고리관)이다(그림 7.76C,D).

MEMBRANOUS LABYRINTH(막미로)

Membranous labyrinth는 일련의 주머니와 관들로 구성되며, bony labyrinth의 내부에 매달린 채 떠 있다(그림 7.75, 7.76C,D). Membranous labyrinth에 차 있는 **endolymph**(속림프)는 intracellular fluid(세포속액)와 성분이 비슷한 물 같은 액체로, 그 바깥에 있는 **perilymph**(바깥림프)와는 성분이 다르다. Perilymph는 성분이 extracellular fluid(세포바깥액)와 유사하며, membranous labyrinth 바깥의 bony labyrinth에 차 있다. Membranous labyrinth는 크게 두 부

분(*vestibular labyrinth*와 *cochlear labyrinth*)으로 구성되며, 다음과 같이 bony labyrinth에 비해 좀 더 세분되어 있다.

- **Vestibular labyrinth**(안뜰미로): bony labyrinth 중 vestibule에 들어 있으며 서로 통해 있는 두 작은 주머니인 utricle(타원주머니) 및 saccule(둥근주머니)과 semicircular canal에 있는 세 **semicircular duct**(세반고리관)
- **Cochlear labyrinth**(달팽이미로): cochlear에 들어 있는 cochlear duct(달팽이관)

Spiral ligament(나선인대)는 cochlear canal(달팽이뼈관)의 속면이 두꺼워진 나선형 구조로, cochlear duct를 spiral canal of cochlea(달팽이나선관)에 단단히 고정시킨다(그림 7.77).

Semicircular duct는 자신을 둘러싸고 있는 semicircular canal이 vestibule에 열리듯이 5개의 구멍을 통해 *utricle*(타원주머니)에 열린다. Utricle은 **utriculosaccular duct**(주머니이음관)를 통해 saccule에 연결되며, 이 duct에서부터 *endolymphatic duct*(속림프관)가 시작된다(그림 7.75). *Saccule*(둥근주머니)은 **ductus reuniens**(결합관)를 통해 cochlear duct와 연결된다(그림 7.76D). Utricle과 saccule에는 중력과 linear acceleration(선형가속도)을 감지하는 특수한 감각기관인 *macula*(평형반)가 각각 들어 있다. **Macula of utricle**(타원주머니평형반)은 utricle의 바닥에서 base of cranium(머리뼈바닥)에 평행하게 위치하고(그림 7.76D), **macula of saccule**(둥근주머니평형반)은 saccule의 medial wall에 수직으로 놓여 있다. Macula에 있는 **hair cell**(털세포)들에는 **vestibulocochlear nerve**(속귀신경, CN VIII)의 **vestibular division**(안뜰신경)이 분포한다. Vestibular division을 이루는 감각신경세포의 세포체들은 internal acoustic meatus에 있는 **vestibular ganglion**(안뜰신경절)에 모여 있다(그림 7.78).

Endolymphatic duct(속림프관)는 vestibular aqueduct 속을 지나 posterior cranial fossa의 뼈 위로 출현하고, 그곳에서 확장되어 **endolymphatic sac**(속림프주머니)이라는 끝이 막힌 주머니를 형성한다. 이 sac은 temporal bone의 petrous part의 뒷면에 부착된 dura 밑에 있다(그림 7.76A,D). Endolymphatic sac은 membranous labyrinth에 있는 모세혈관에서 endolymph가 지나치게 많이 생성될 때 일어나는 부피와 압력 변화를 감당하는 예비 공간이다.

각 semicircular duct마다 한쪽 끝부분에 **ampulla**(반고리관팽대)가 있는데, 여기에는 감각기인 **ampullary crest**(팽대능선)가 들어 있다(그림 7.76, 7.78). Ampullary crest는 semicircular duct가 놓인 평면을 기준으로 일어나는 머리의 회전과 rotational acceleration(회전가속)으로 인해 ampulla에서 발생하는 endolymph의 이동을 기록하는 감각장치이다. Macula의 hair cell들과 마찬가지로 ampullary crest의 hair cell들이 자극하는 primary sensory neuron의 세포체는 *vestibular ganglia*에 모여 있다.

Cochlear duct(달팽이관)는 한쪽 끝이 막힌 나선형 관으로, 가로단면이 세모꼴이다(그림 7.75). 이 duct는 cochlear canal의 바깥벽에 있는 *spiral ligament*(나선인대)와 modiolus의 **osseous spiral lamina**(뼈나선판) 사이에서 cochlear canal에 견고히 매달려 있다(그림 7.77). Endolymph가 들어 있는 cochlear duct는 이런 방식으로 spiral canal 내부를 따라 돌면서 perilymph가 들어 있는 spiral canal을 두 개의 통로로 분할하는데, 두 통로는 apex of cochlea(달팽이꼭대기)에 있는 **helicotrema**(계단끝통로)에서 서로 통해 있다(그림 7.75).

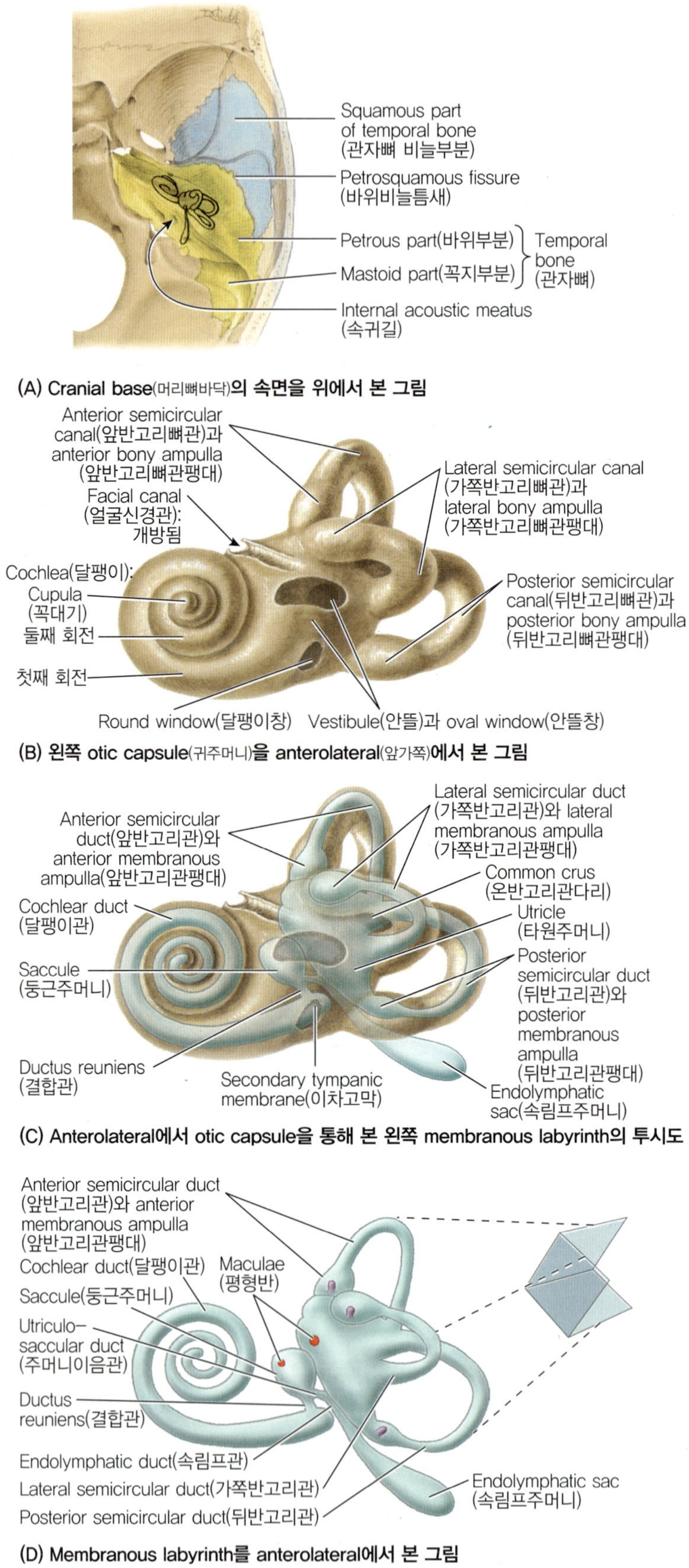

그림 7.76. Internal ear(속귀)의 bony labyrinth(뼈미로)와 membranous labyrinth(막미로).

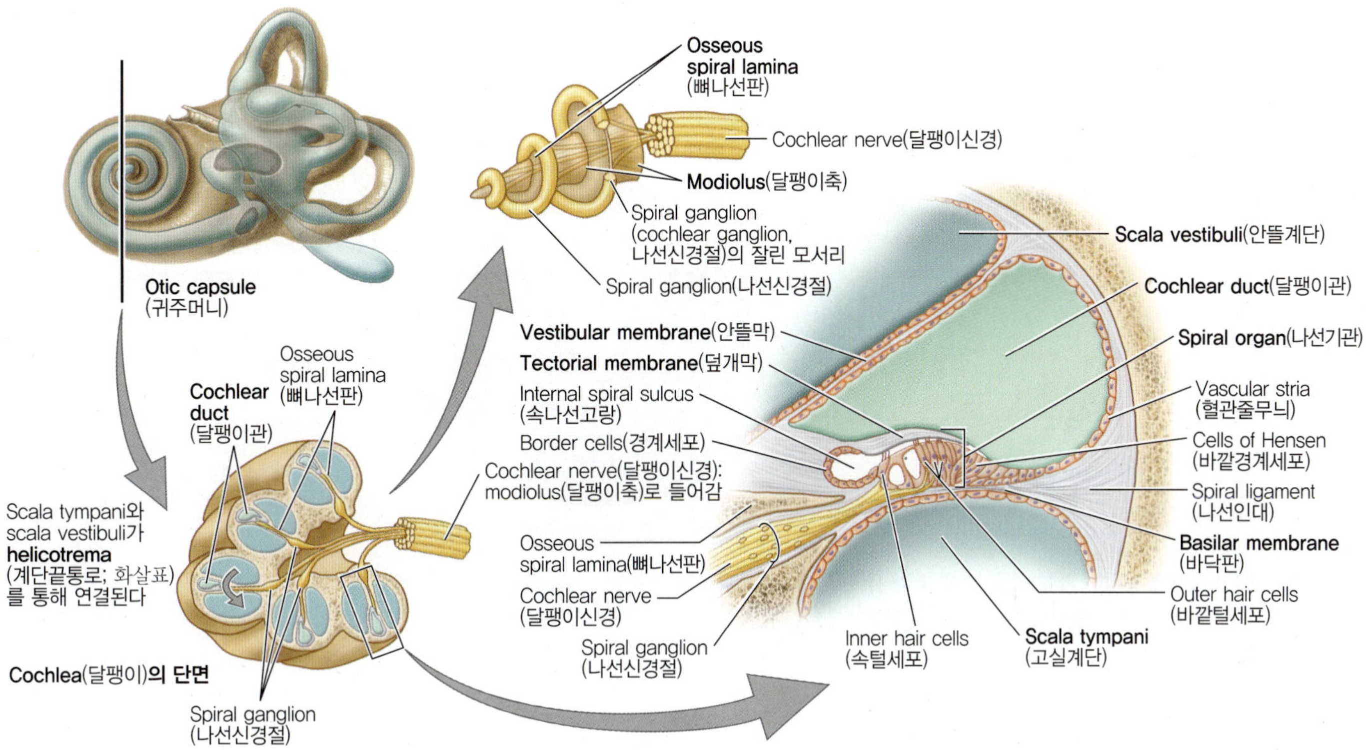

그림 7.77. Cochlea(달팽이)의 구조. Cochlea는 대략 나선의 중심축을 따라 절단했다(절단 방향은 좌상단 그림을 참조하라). Cochlea의 원뿔처럼 생긴 뼈중심축인 modiolus(달팽이축)는 그 주위를 나사산처럼 감도는 spiral lamina(나선판)만 남기고 cochlea의 나선형 회전 부분을 제거한 후 따로 떼어내어 표시했다. 사각형으로 표시한 부분은 확대해서 자세히 표시했다.

Base of stapes가 진동함으로써 vestibule의 perilymph에 유발된 수압파동이 두 통로 중 하나인 **scala vestibuli**(안뜰계단)를 통해 apex of cochlea까지 올라간다(그림 7.79). 이어서 이 압력파는 helicotrema를 통과한 뒤에 반대편 통로인 **scala tympani**(고실계단)를 통해 다시 cochlea의 첫 회전 부분인 base까지 내려온다. 이곳에서 압력파가 다시 진동을 유발하는데, 이번에는 round window를 차지하고 있는 *secondary tympanic membrane*(이차고막)에서의 진동이다. 처음에 진짜 고막에서 받았던 에너지가 결국 round window에서 tympanic cavity의 공기 속으로 흩어져 사라진다.

Cochlear duct의 천장부분은 **vestibular membrane**(안뜰막)이 형성한다(그림 7.77). 이 duct의 바닥부분은 cochlear duct의 일부인 **basilar membrane**(바닥판)과 osseous spiral lamina(뼈나선판)의 바깥 모서리가 형성한다. 청각 자극 수용기인 **spiral organ**(organ of Corti, 나선기관)은 basilar membrane 위에 놓여 있다. Spiral organ은 젤리 비슷한 **tectorial membrane**(덮개막)으로 덮여 있다. Spiral organ에는 **hair cell**들이 포함되어 있는데, 그 hair들이 tectorial membrane에 파묻혀 있다. Spiral organ은 cochlear duct가 변형되는 데 반응해서 흥분하는데, cochlear duct의 변형을 유발하는 것은 이 duct를 에워싸고 있는 scala vestibuli와 scala tympani를 통해 올라갔다가 내려오는 수압파동이다(그림 7.79).

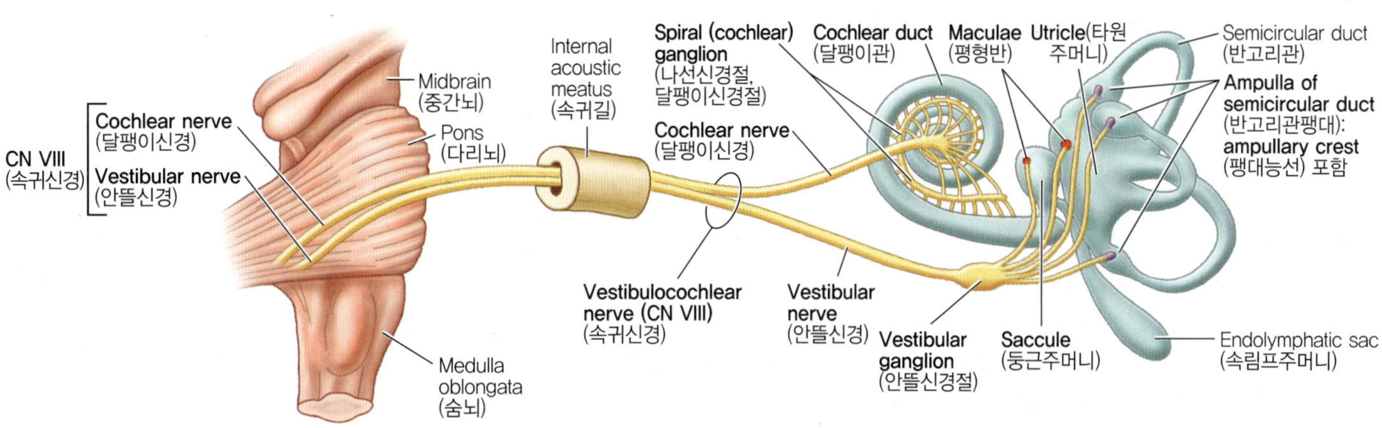

그림 7.78. Vestibulocochlear nerve(속귀신경, CN VIII).

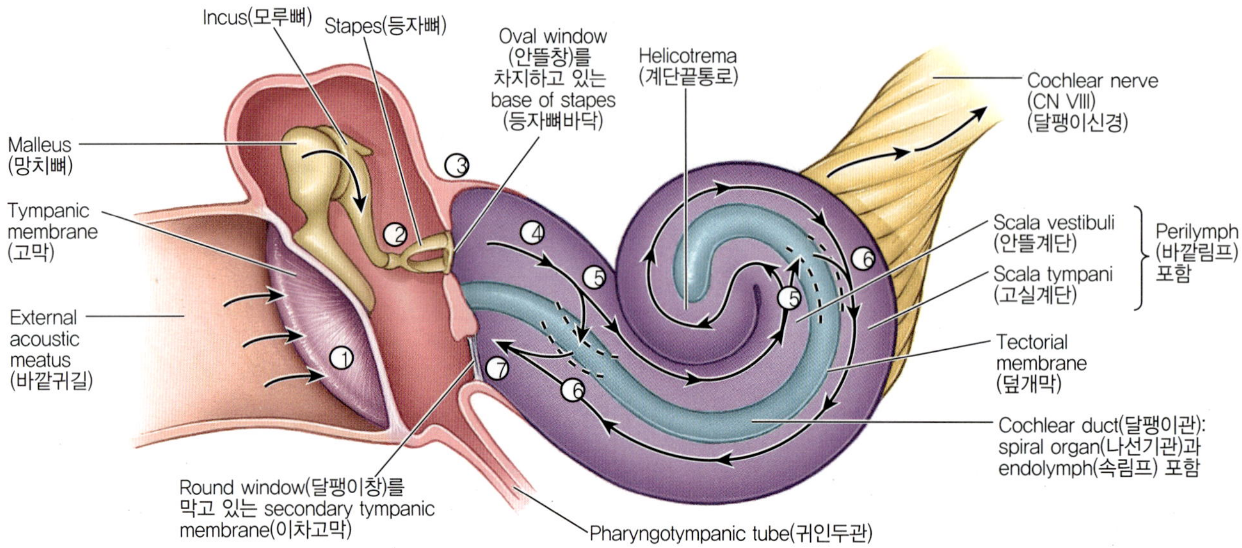

그림 7.79. 귀를 통해 소리가 전달되는 과정. 귀를 통해 소리 자극이 전달되는 과정을 보여주는 그림으로, cochlea(달팽이)는 한번만 회전하는 구조인 것처럼 간단히 표현했다. *1.* 음파가 external ear(바깥귀)로 들어간 후 tympanic membrane(고막)에 부딪혀서 진동을 유발한다. *2.* 진동은 tympanic membrane에서 처음 일어난 후에 middle ear(가운데귀)에 있는 auditory ossicle(귓속뼈)들과 그 관절을 통해 전달된다. *3.* Oval window(안뜰창)에서 base of stapes(등자뼈바닥)가 진동하는 힘은 커지고 진폭은 작아진다. *4.* Base of stapes가 진동함으로 인해 scala vestibuli(안뜰계단)에 있는 perilymph(바깥림프)에서 압력파가 발생한다. *5.* Scala vestibuli를 통과하는 압력파로 인해 cochlear duct(달팽이관)의 basilar membrane(바닥판)이 뒤틀린다. 압력파의 파장이 짧으면(고음) oval window 근처에 있는 basilar membrane이 뒤틀리고, 길면(저음) 멀리 있는, 즉 apex of cochlea(달팽이꼭대기)에 있는 helicotrema(계단끝통로)에 더 가까이 위치한 basilar membrane이 뒤틀린다. Basilar membrane이 움직이면 spiral organ(나선기관)에 있는 hair cell(털세포)들의 hair가 꺾인다. 이어서 신경전달물질이 분비되어 action potential(활동전위)이 발생하고, cochlear nerve(달팽이신경)를 거쳐 뇌로 action potential이 전달된다. *6.* 진동이 cochlear duct(달팽이관) 반대쪽에 있는 scala tympani(고실계단)의 perilymph로 건너간다. *7.* Perilymph를 통과하던 압력파는 round window(고실창)에 있는 secondary tympanic membrane(이차고막)에서 약화되고, 결국 tympanic cavity(고실)에 있는 공기 속으로 흩어져 사라진다.

INTERNAL ACOUSTIC MEATUS(속귀길)

Internal acoustic meatus는 posterior cranial fossa에서부터 lateral 방향으로 1 cm 정도 이어지는 temporal bone의 petrous part 내부의 좁은 관이다(그림 7.76A). 이 meatus는 external acoustic meatus와 일직선상에 놓인다. Internal acoustic meatus는 lateral 끝에서 구멍이 뚫린 얇은 뼈판에 막혀 있는데, 이 판은 internal acoustic meatus와 internal ear 사이를 가른다. Facial nerve(얼굴신경, CN VII) 및 vestibulocochlear nerve(속귀신경, CN VIII)와 혈관들이 이 뼈판에 뚫린 작은 구멍들을 통과한다. Vestibulocochlear nerve는 internal acoustic meatus의 lateral 끝 근처에서 두 부분, 즉 **cochlear nerve**(달팽이신경)와 **vestibular nerve**(안뜰신경)로 갈라진다(그림 7.78). 귀에서 소리가 전달되는 과정은 그림 7.79에 요약했다.

임상해부학

External Ear(바깥귀) 손상

외상으로 인해 auricle(귓바퀴) 내부에 출혈이 일어나면 *auricular hematoma*(귓바퀴혈종)가 생길 수 있다. Perichondrium(연골막)과 auricular cartilage(귓바퀴연골) 사이에 혈액이 국소적으로 축적되면 귓바퀴의 외형이 변한다. 이 hematoma가 점점 더 커질수록 연골에 공급되던 혈액이 제한을 받는다. 혈액 aspiration(흡인) 등을 통해 치료하지 않으면 그 겉에 있는 피부에 섬유조직이 형성되는 fibrosis(섬유증)가 진행되어 귓바퀴 기형이 나타나는데, 권투 선수 등에서 볼 수 있는 cauliflower ear(boxer's ear, 양배추귀)가 그 예이다.

Otoscopic Examination(이경검사)

External acoustic meatus와 tympanic membrane을 검사하려면 먼저 external acoustic meatus를 곧게 펴야 한다. 성인은 helix를 잡고 뒤위쪽으로(위, 바깥, 뒤) 당긴다. 이렇게 하면 external acoustic meatus의 굴곡이 줄어들어서 *otoscope*(이경)를 넣기가 쉬워진다(그림 B7.13A).

영아의 external acoustic meatus는 상대적으로 짧다. 따라서 고막이 손상 되지 않도록 각별히 주의해야 한다. 영아의 external acoustic meatus는 귓바퀴를 아래뒤쪽으로 당겨야 곧게 펴진다. Otoscope 검사를 하면 tenderness(압통)가 있는지도 알 수 있는데, tenderness가 나타나면 귓바퀴나 external acoustic meatus에 염증이 있을 가능성이 있다.

정상 고막은 진주처럼 은은하게 빛나는 반투명한 회색이다(그림 B7.13B). Handle of malleus(망치뼈자루)는 대개 고막의 중심인 umbo 근처에서 관찰된다. 이 handle의 아래끝에서부터 *cone of light*(빛원뿔)가 otoscope의 조명에 반사되어 밝게 나타난다. 건강한 귀에서는 이 *light reflex*(빛 반사)가 앞아래쪽을 향해 부채꼴 형태로 퍼지는 것이 보인다.

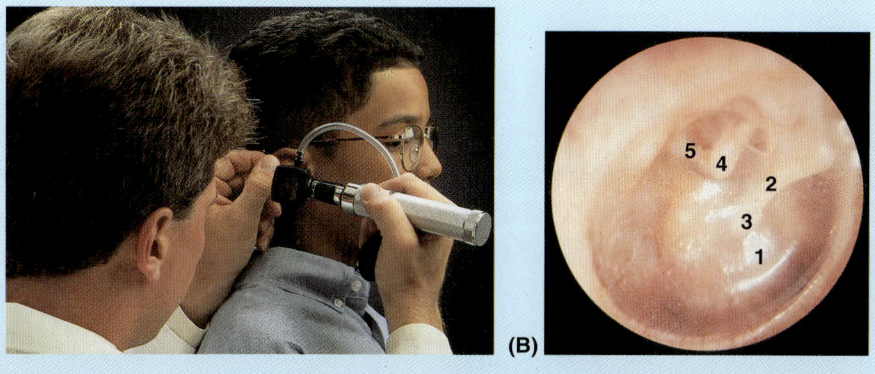

그림 B7.13. Otoscopic examination(이경검사). *1,* cone of light(빛원뿔); *2,* handle of malleus(망치뼈자루); *3,* umbo(고막배꼽); *4,* long limb of incus(모루뼈긴다리); *5,* posterior limb of stapes(등자뼈뒤다리).

Acute Otitis Externa(급성 외이도염, 급성 바깥귀길염)

Otitis externa(외이도염)는 external acoustic meatus에 일어난 염증이다. 수영을 마친 후에 external acoustic meatus를 말리지도 않고 ear drops(귀물약)를 사용하지도 않은 사람들에서 흔히 발생하지만, external acoustic meatus를 덮고 있는 피부에 세균 감염이 일어난 결과일 수도 있다. 이 병에 걸리면 external ear에 가려움과 통증을 호소한다. 귓바퀴를 당기거나 tragus(귀구슬)를 누르면 통증이 심해진다.

Otitis Media(중이염, 가운데귀염)

귀가 아프고 고막이 붉게 튀어나와 있으면 middle ear에 고름이나 액체가 차 있는 otitis media를 시사한다(그림 B7.14A). Middle ear의 염증은 upper respiratory infection(상기도 감염)이 있은 후에 2차적으로 일어나는 경우가 많다.

Tympanic cavity의 속면을 덮고 있는 점막에 염증이 일어나고 부으면 *pharyngotympanic tube*가 약간 막히거나 아예 막힐 수 있다. 고막이 붉게 변하고 튀어나오며 환자는 '귀가 뻥하고 터지는 듯한' 느낌을 호소하기도 한다. 고막 너머로 피가 섞인 호박색 액체가 관찰되기도 한다. Otitis media를 치료하지 않으면 auditory ossicle들에 흉터조직이 형성되기도 하는데, 이로 인해 ossicle들이 소리에 반응해서 움직이는 능력이 감퇴되어 청력 장애가 초래될 수 있다.

Perforation of Tympanic Membrane(고막 천공, 고막 뚫림)

Perforation of tympanic membrane은 otitis media로 인해 일어나기도 하는데, middle ear 질환으로 인한 deafness(귀먹음)의 몇 가지 원인 중 하나이다. External acoustic meatus에 이물체가 있거나 외상을 입거나 스쿠버 다이빙 등으로 인해 지나치게 높은 압력을 받을 때에도 고막이 뚫릴 수 있다.

조금만 파열된 고막은 저절로 치유되는 수가 많다. 크게 파열된 경우는 대개 수술로 치료해야 한다. 고막은 위절반 부분이 아래절반에 비해 혈관이 훨씬 더 많기 때문에, 예를 들어 middle ear에 생긴 abscess(고름집)에서 고름을 배출하기 위해 *myringotomy*(고막절개)를 할 때는 고막의 뒤아래부분을 절개한다(그림 B7.14B). 이렇게 절개하면 chorda tympani nerve와 auditory ossicle들의 손상도 피할 수 있다. Middle ear에 만성 감염이 있는 환자는 myringotomy를 한 후 절개 부위에 *tympanostomy tube*(고막절개관) 또는 *pressure-equalization tube*(*PE tube*, 균압관)를 삽입해서 effusion(삼출액)을 배출하고 압력차가 해소되게 만들기도 한다(그림 B7.14C).

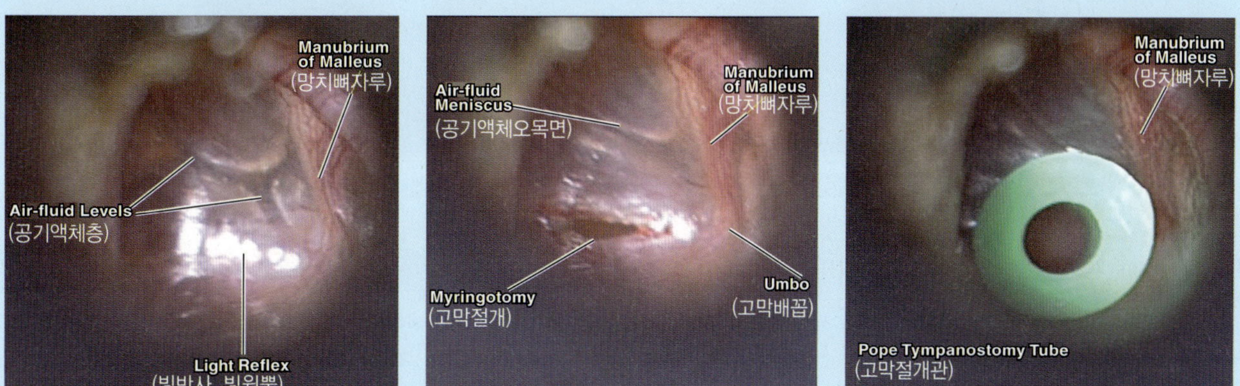

(A) Otitis media(중이염) (B) Myringotomy(고막절개) (C) Tympanostomy tube(고막절개관) 삽입

그림 B7.14. Otitis media(중이염), myringotomy(고막절개), tympanostomy(고막절개).

의학영상

Head(머리)

Radiography(방사선사진)는 이제 대부분의 환자에서 CT(컴퓨터단층촬영)나 MRI(자기공명영상)가 대신하고 있지만 cranium(머리뼈)을 검사할 때는 때때로 사용한다. 머리뼈는 사람마다 모양이 다르기 때문에 방사선사진을 판독할 때는 주의 깊게 이상 여부를 살펴야 한다(그림 7.80A,B). 뇌동맥을 관찰하려면 radiopaque contrast medium(방사선비투과성 조영제)을 carotid artery(목동맥)나 vertebral artery(척추동맥)로 주입한 뒤 촬영해서 *arteriogram*(동맥조영상)을 제작한다(그림 7.80C). 이 검사법을 이용하면 cerebral aneurysm(뇌동맥꽈리, 뇌동맥류)과 arteriovenous malformation(동정맥기형)을 찾아낼 수 있다.

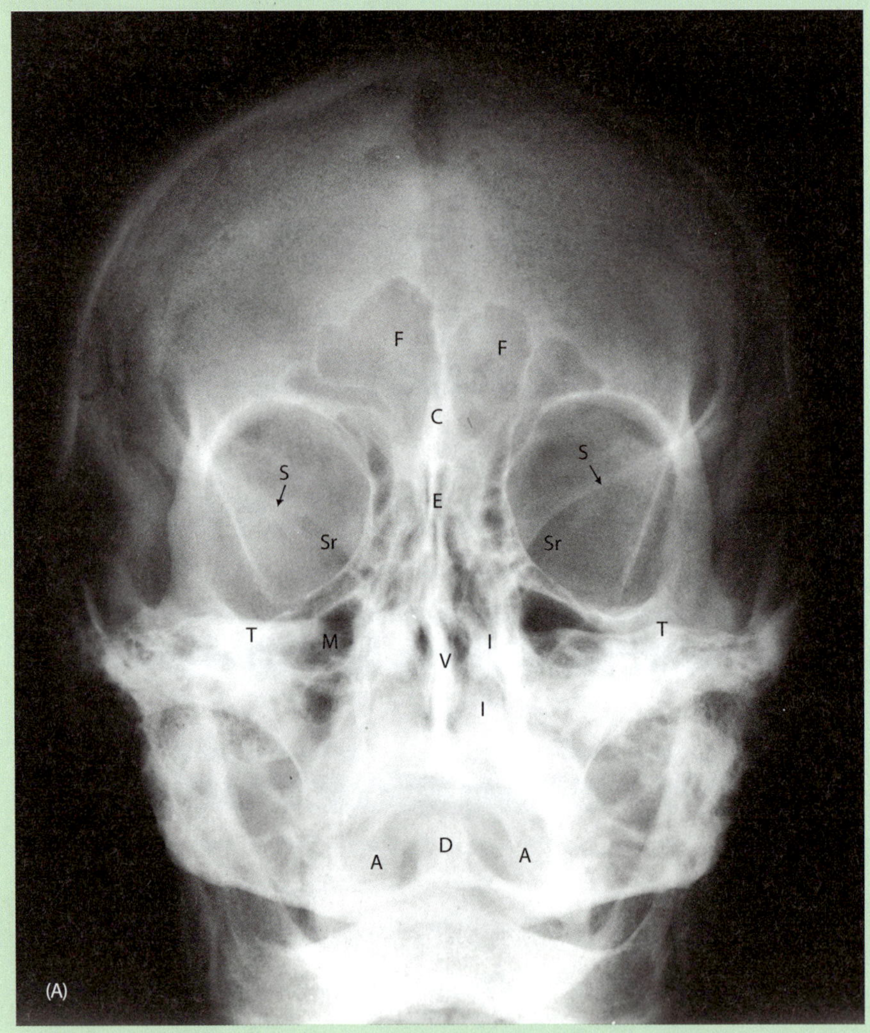

Anteroposterior view
(앞뒤방향영상, 전후상)

그림 7.80. Cranium(skull, 머리뼈)**의 radiograph**(방사선사진). **A.** Lateral mass of atlas(고리뼈 가쪽덩이, *A*)와 dens of axis(중쇠뼈 치아돌기, *D*)는 facial skeleton(viscerocranium, 얼굴머리뼈)에 겹쳐 놓여 있다. 그밖에 crista galli(볏돌기, *C*), perpendicular plate of ethmoid(벌집뼈 수직판, *E*)와 vomer(보습뼈, *V*)로 구성된 nasal septum(코중격); frontal sinus(이마굴, *F*); nasal cavity(코안)의 lateral wall(가쪽벽)에 있는 inferior concha(코선반뼈, *I*)와 middle concha(중간코선반); maxillary sinus(위턱굴, *M*); lesser wing of sphenoid(나비뼈 작은날개, *S*); superior orbital fissure(위눈확틈새, *Sr*); petrous part of temporal bone(관자뼈 바위부분)의 윗면(*T*)이 관찰된다. (계속)

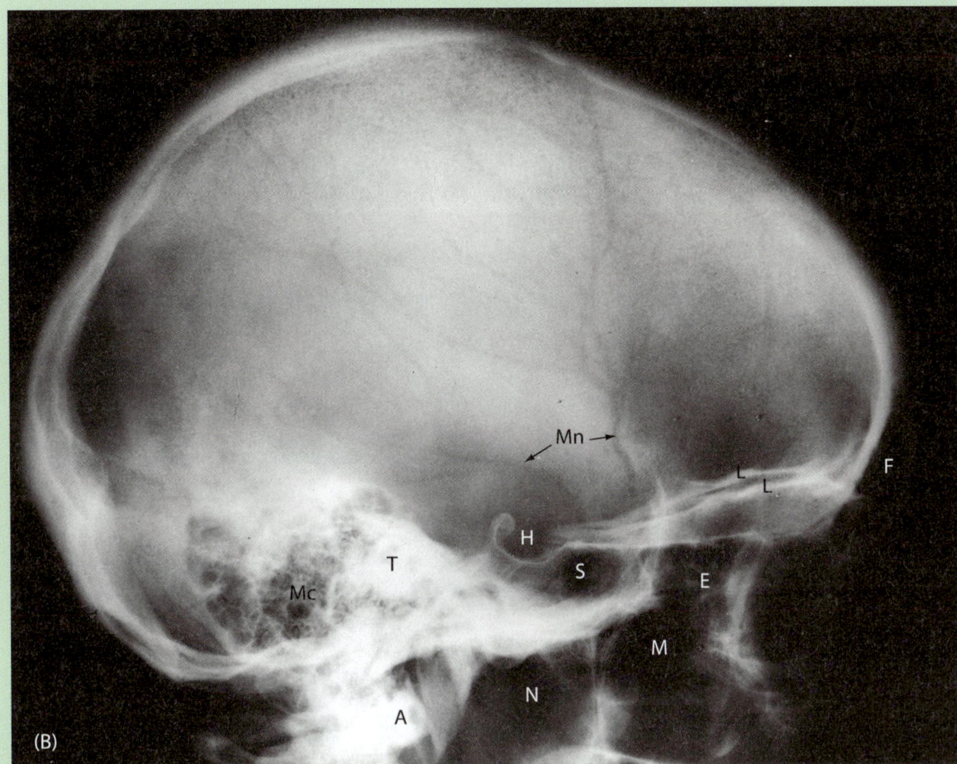

Lateral radiograph(측면방사선사진)

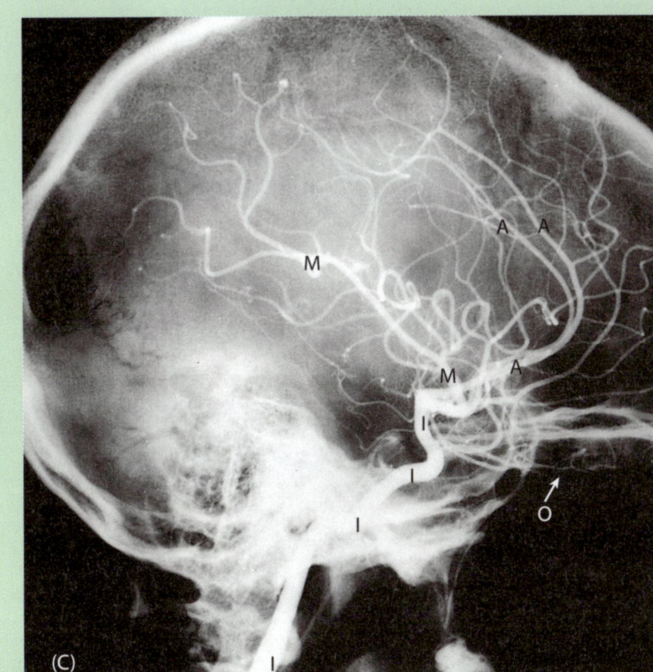

Lateral arteriogram(측면동맥조영상)

그림 7.80. **Cranium**(skull, 머리뼈)**의 radiograph**(방사선사진). (계속) **B.** Anterior arch of atlas(고리뼈 앞고리, *A*); paranasal sinus(코곁굴): ethmoidal sinus(벌집굴, *E*), frontal sinus(이마굴, *F*), maxillary sinus(위턱굴, *M*), sphenoidal sinus(나비굴, *S*), mastoid cells(꼭지벌집, *Mc*); pituitary gland(뇌하수체)가 놓이는 hypophysial fossa(뇌하수체오목, *H*); middle meningeal artery(중간뇌막동맥) 및 정맥의 가지들이 지나는 뼈고랑(*Mn*); nasopharynx(코인두, *N*); petrous part of temporal bone(관자뼈 바위부분, *T*)이 관찰된다. 오른쪽과 왼쪽 orbital part of frontal bone(이마뼈 눈확부분)이 겹쳐 있지 않기 때문에 anterior cranial fossa(앞머리뼈우묵)의 바닥이 두 선(*L*)으로 나타난다. (Courtesy of Dr. E. Becker, Associate Professor of Diagnostic Imaging, University of Toronto, Ontario, Canada.) **C.** Carotid arteriogram(목동맥조영상). Anterior cerebral artery(앞대뇌동맥, *A*), internal carotid artery(속목동맥, *I*), middle cerebral artery(중간대뇌동맥, *M*), ophthalmic artery(눈동맥, *O*) 등이 관찰된다.

MRI(자기공명영상)는 CT에 비해 acquisition time(획득시간)이 길어서 시간이 오래 걸리고 비용이 많이 들지만 더 자세한 soft tissue 영상을 볼 수 있다(그림 7.81). MRI는 cranial cavity(머리뼈안) 내부나 척주에 있는 병터를 찾아내고 그 범위를 결정하는 데 매우 탁월한데, 왜냐하면 MRI는 정상 soft tissue와 질병이 일어난 soft tissue를 구별하는 능력이 우수하기 때문이다. 또한 여러 단면에서 영상을 만들 수 있기 때문에 CT로는 쉽게 얻을 수 없는 삼차원 정보와 위치관계 정보를 제공한다. MRI를 이용하면 혈류와 CSF(뇌척수액)의 흐름도 영상에 표현할 수 있다. Magnetic resonance angiography(MRA, 자기공명혈관조영술)는 cerebral arterial circle(대뇌동맥고리)을 이루는 동맥들이 막히지 않았는지를 확인하는 데 유용하다.

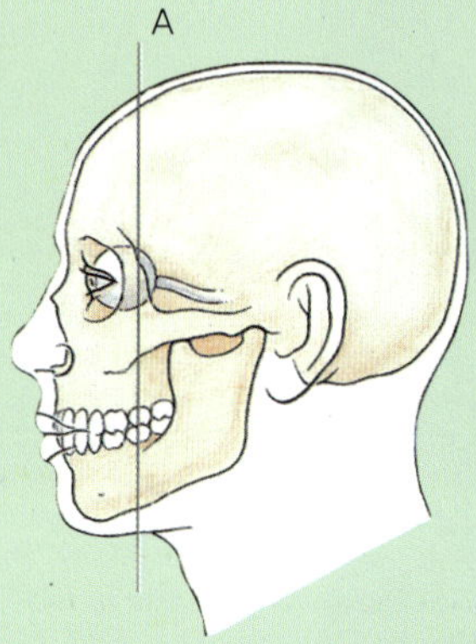

A 영상의 단면 위치를 표시한 그림

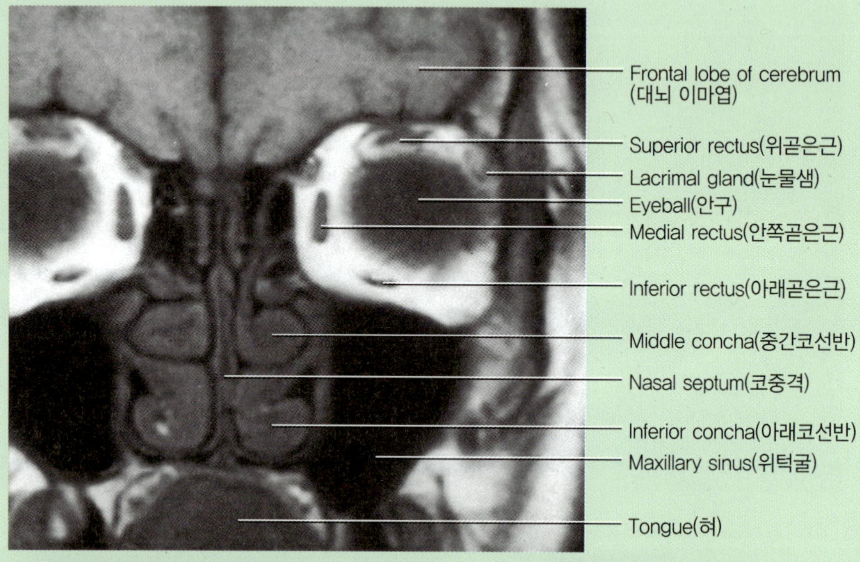

(A) Coronal MRI(관상단면 자기공명영상)

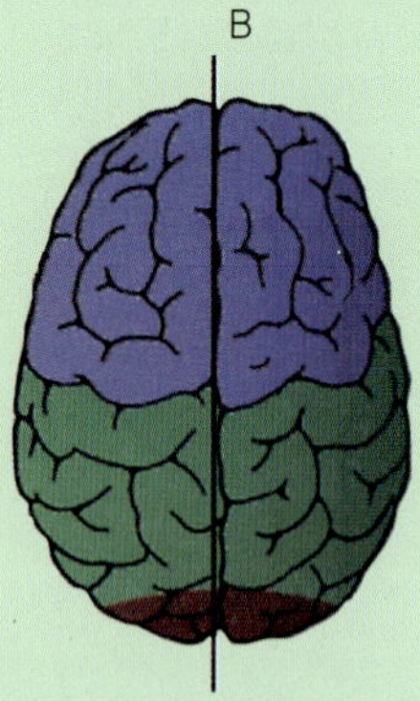

B 영상의 단면 위치를 표시한 그림

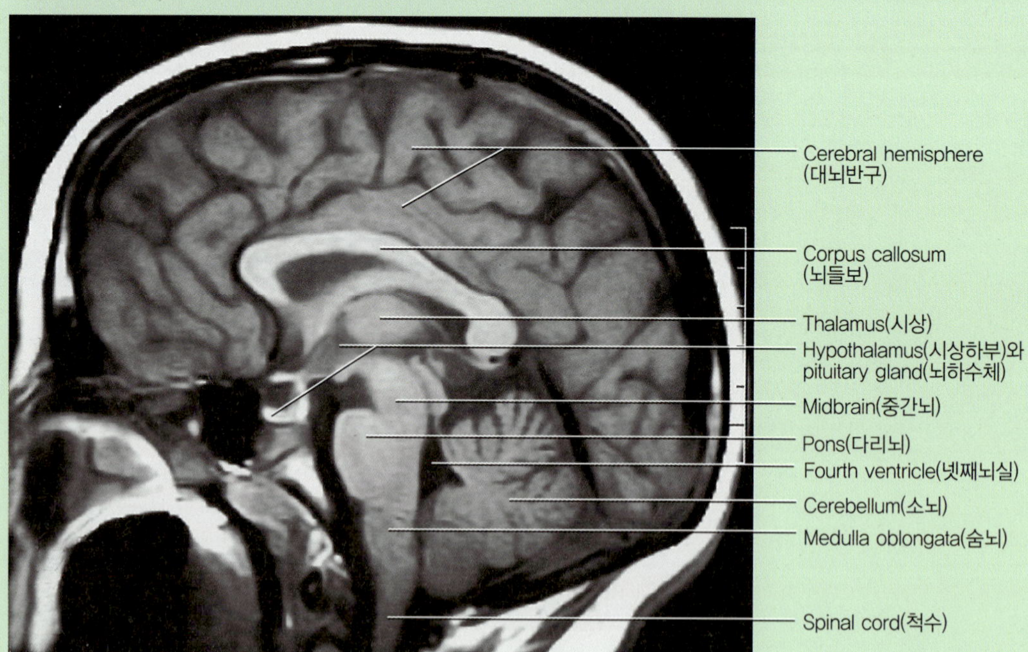

(B) Sagittal MRI(시상단면 자기공명영상)

그림 7.81. 머리의 MRI(자기공명영상) 검사. (계속)

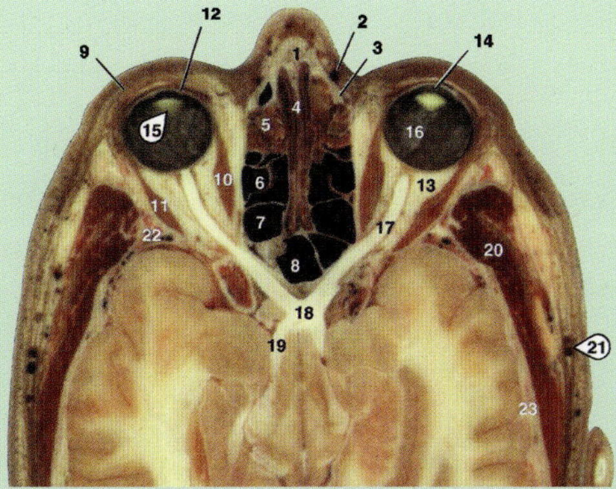

(C) 시신 머리의 transverse section(가로단면)

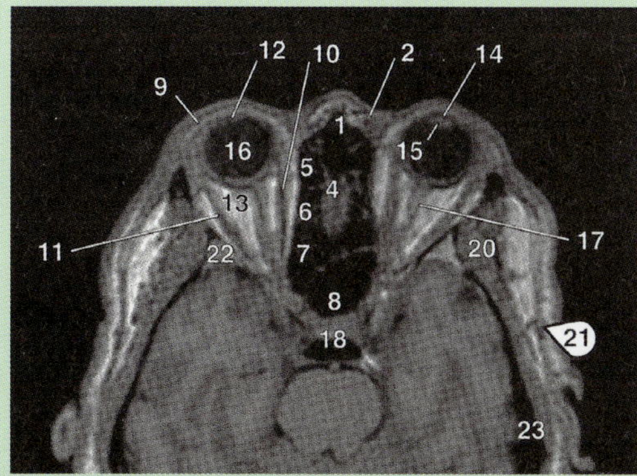

(D) Transverse MRI(axial MRI, 가로단면 자기공명영상) 사진

Key

1	Nasal bones	7	Posterior ethmoidal cells	13	Retrobulbar fat	19	Optic tract
2	Angular artery	8	Sphenoidal sinus	14	Anterior chamber	20	Temporalis muscle
3	Frontal process of maxilla	9	Orbicularis oculi muscle	15	Lens	21	Superficial temporal vessels
4	Nasal septum	10	Medial rectus muscle	16	Vitreous body	22	Greater wing of sphenoid
5	Anterior ethmoidal cells	11	Lateral rectus muscle	17	Optic nerve	23	Squamous part of temporal bone
6	Middle ethmoidal cells	12	Cornea	18	Optic chiasm		

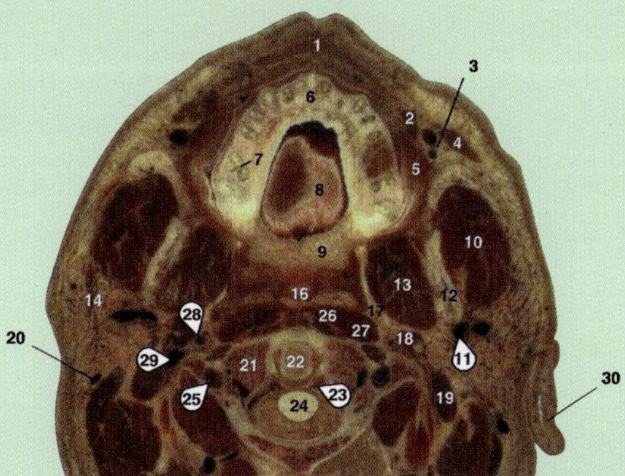

(E) 시신 머리의 transverse section

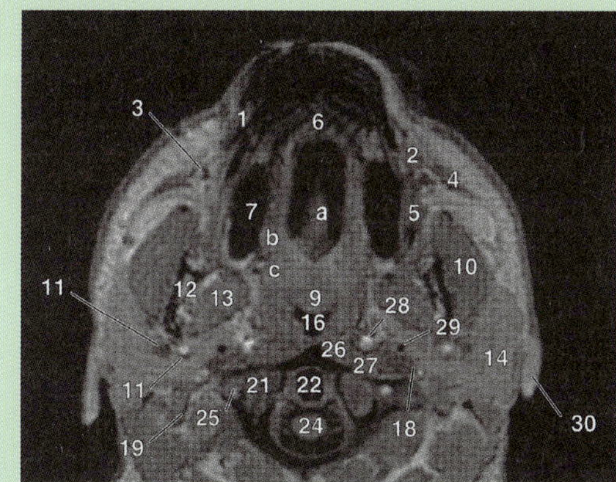

(F) Transverse MRI(axial MRI) 사진

Key

1	Orbicularis oris muscle	12	Ramus of mandible	23	Transverse ligament of atlas
2	Levator anguli oris muscle	13	Lateral pterygoid muscle	24	Spinal cord
3	Facial artery and vein	14	Parotid gland	25	Vertebral artery in foramina transversaria
4	Zygomaticus major muscle	15	Superficial temporal vessels	26	Longus colli muscle
5	Buccinator muscle	16	Region of pharyngeal tubercle	27	Longus capitis muscle
6	Maxilla	17	Sphenoid bone	28	Internal carotid artery
7	Alveolar process of maxilla	18	Stylohyoid ligament and muscle	29	Internal jugular vein
8	Dorsum of tongue	19	Posterior belly of digastric muscle	30	Inferior portion of helix of auricle
9	Soft palate	20	Occipital artery	a	Hard palate
10	Masseter muscle	21	First cervical vertebra (Atlas)	b	Palatoglossus muscle
11	Retromandibular vein	22	Dens (Axis)	c	Palatopharyngeus muscle

그림 7.81. **머리의 MRI**(자기공명영상) **검사.** (계속)

CHAPTER

8 목(NECK)

김호정 번역

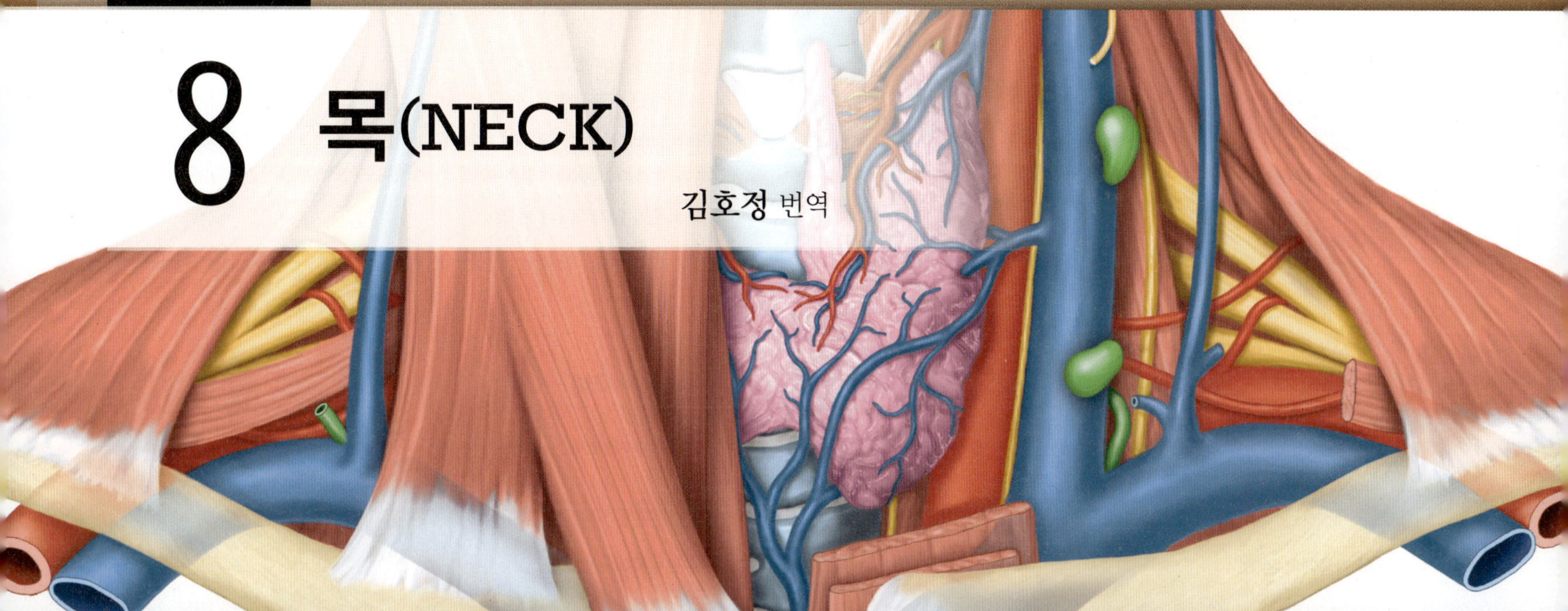

임상해부학 아이콘

구조 변이

생애 단계별 변화

외상

진단

수술

병리

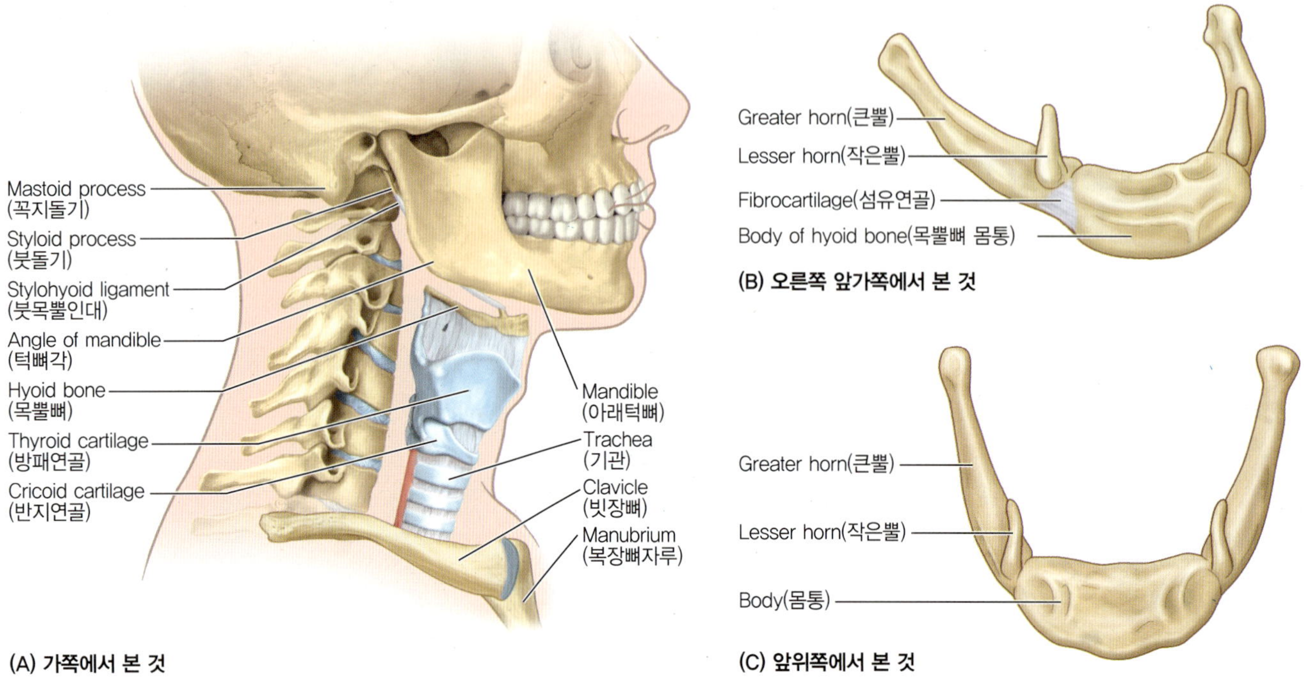

그림 8.1. 목의 bone(뼈)과 cartilage(연골). A. 전체 구성. **B 및 C.** Hyoid bone(목뿔뼈)의 특징.

Neck(목; 라틴어 *collum, cervix*)은 머리에서 팔과 몸통으로 이어지는 부분이며, 많은 중요한 구조가 지나가는 통로이기도 하다. 또한 목에는 고유한 기능을 지닌 중요한 기관들도 많이 있는데, 예를 들면 larynx(후두), thyroid gland(갑상샘), parathyroid gland(부갑상샘)와 같은 것들이다.

목의 *skeleton*(뼈대)을 이루는 뼈는 첫째~일곱째 cervical vertebra(목뼈; C1~C7), **hyoid bone**(목뿔뼈; 그냥 *hyoid*라고 하기도 한다), sternum(복장뼈)의 manubrium(자루), clavicle(빗장뼈)이다(그림 8.1A). 잘 움직이는 hyoid는 목의 앞에 위치하는데, 그 높이는 C3 vertebra 정도이며, mandible(아래턱뼈)과 thyroid cartilage(방패연골)가 이루는 각에 있다. Hyoid는 다른 뼈와 관절을 이루지는 않는다. 대신, 이 뼈는 목 앞쪽 근육의 부착부위가 되고 airway(기도)가 열려 있도록 유지하는 버팀목의 역할도 한다(그림 8.1B, C).

목의 FASCIA(근막)

목은 전체적으로 지방이 많은 subcutaneous tissue(피부밑조직)에 덮여 있다. 이를 superficial fascia(얕은근막)라고도 부른다. 그 속에서는 deep cervical fascia(목깊은근막)의 layer(층)가 목을 여러 구획으로 나눈다. 이런 근막성 구획은 목의 infection(감염)이 퍼지는 경로를 결정하기도 한다.

목의 Subcutaneous Tissue(피부밑조직)와 Platysma(넓은목근)

목의 **subcutaneous tissue**(피부밑조직; superficial cervical fascia, 목얕은근막)는 얇은 connective tissue(결합조직) 층이다. 이 층은 피부의 dermis(진피) 층과 deep cervical fascia(목근막, 목깊은근막)의 investing layer(얕은층) 사이에 있다(그림 8.2). 여기에는 cutaneous nerve(피부신경), 혈관과 림프관, superficial lymph node(얕은림프절), 약간의 fat(지방) 조직이 있으며, 앞가쪽에는 platysma(넓은목근)라는 근육이 위치한다.

Platysma(넓은목근)는 muscle of facial expression(표정근육)의 하나로서, deltoid(어깨세모근)와 pectoralis major(큰가슴근) 위쪽을 덮는 subcutaneous tissue(피부밑조직)에서 기원하여 위쪽 안쪽 방향으로 clavicle(빗장뼈)의 표면을 덮으며 올라가서 mandible(아래턱뼈)의 inferior border(아래모서리)에 붙는, 얇고 넓게 펼쳐진 근육이다(그림 8.2C).

Deep Cervical Fascia(목근막)

Deep cervical fascia(목근막, 목깊은근막)에는 세 개의 층이 있다(그림 8.2). 이들은 *investing layer*(얕은층), *pretracheal layer*(기관앞층), *prevertebral layer*(척주앞층)이며, 목의 내장, 근육, 혈관 및 림프관, deep lymph node(깊은림프절)를 둘러싸며 지지한다. 또한 이들 근막의 층은 음식물을 삼킨다든지 머리를 돌릴 때와 같이 목에 움직임이 있을 때 목의 구조들이 서로 걸리적거리지 않고 매끄럽게 움직이도록 도와주는 역할도 한다. 이 근막들 사이로는 대개 주요 구조가 지나가지 않으므로 수술할 때 거리낌없이 분리할 수 있는 *natural cleavage plane*(자연분할면)이 된다.

INVESTING LAYER OF DEEP CERVICAL FASCIA(목근막얕은층)

Investing layer of deep cervical fascia(목근막얕은층)는 deep cervical fascia(목근막) 중 가장 얕은 층으로서, 피부와 subcutaneous tissue 바로 밑에 놓여있다(그림 8.2). 목의 바깥쪽을 이루는 주된 네 개의 근육, 즉 오른쪽과 왼쪽 *sternocleidomastoid*(SCM, 목

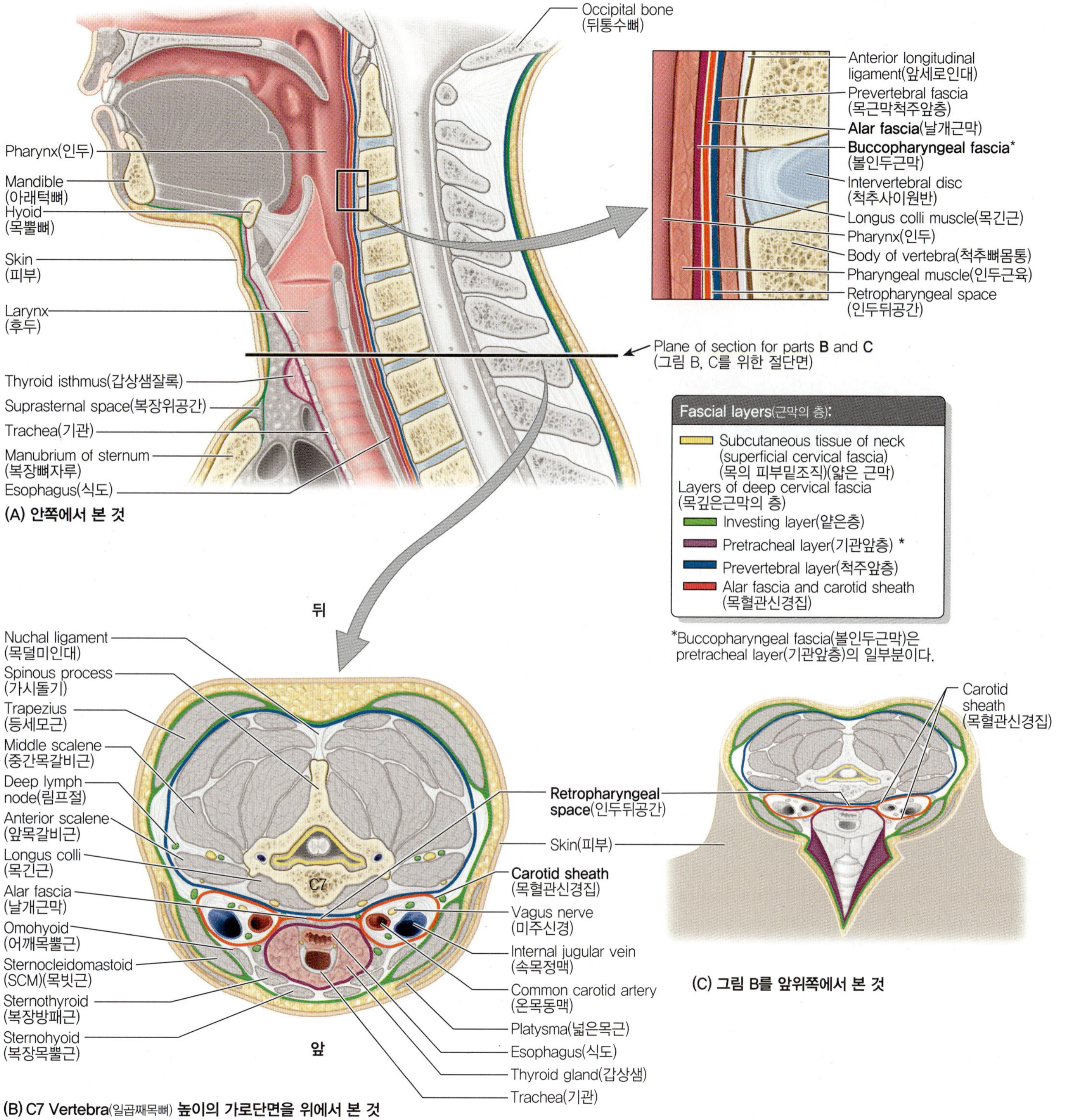

그림 8.2. **Cervical fascia**(목근막). **A.** Retropharyngeal region(인두뒤부위)의 fascia(근막). **B.** Thyroid gland(갑상샘) 높이에서의 목의 cross-section(가로단면). **C.** Thyroid gland(갑상샘)를 앞에서 접근할 때 목의 fascial compartment(근막성구획)의 배열.

빗근)와 *trapezius*(등세모근)가 있는 부위에서는, investing layer(목근막얕은층)가 다시 superficial layer(얕은층)와 deep layer(깊은층)로 나뉘어 이들 근육을 감싸고 있다. Investing layer의 위쪽 부착부위는 occipital bone(뒤통수뼈)의 superior nuchal line(위목덜미선), temporal bone(관자뼈)의 mastoid processes(꼭지돌기), zygomatic arch(광대활), mandible(아래턱뼈)의 inferior border(아래모서리),

hyoid(목뿔뼈), cervical vertebra(목뼈)의 spinous process(가시돌기)이다. Mandible에 부착하는 부위 바로 아래에서는, 이 근막이 두 층으로 나뉘어 submandibular gland(턱밑샘)를 둘러싼다(그림 8.6A). 또한, mandible 뒤에서도 두 층으로 나뉘어 parotid gland(귀밑샘)의 fibrous capsule(섬유성피막)을 형성한다.

Investing layer의 아래쪽 부착부위는 sternum(복장뼈)의 manubrium(자루), clavicle(빗장뼈), scapula(어깨뼈)의 acromion(봉우리)과 spine(가시)이다. 이 층은 뒤쪽으로 C7 spinous process(가시돌기)의 periosteum(뼈막), 그리고 nuchal ligament(목덜미인대; *ligamentum nuchae*)와도 이어진다(그림 8.2B,C). Manubrium(복장뼈자루) 위쪽에 붙기 직전에, 이 근막은 두 층으로 나뉘어 SCM을 감싸는 앞층 및 뒤층과 각각 이어지며, 앞층은 manubrium의 앞면에, 뒤층은 뒤면에 부착한다. 이 두 층 사이에 생긴 공간을 *suprasternal space*(복장위공간)라고 하는데, 여기에는 anterior jugular vein(앞목정맥)의 아래쪽 끝과 이들을 이어주는 jugular venous arch(목정맥활), fat(지방)조직, 약간의 deep lymph node(깊은림프절)가 들어 있다(그림 8.2A).

PRETRACHEAL LAYER OF DEEP CERVICAL FASCIA (목근막기관앞층)

Pretracheal layer of deep cervical fascia는 목의 앞면에만 국한된 얇은 근막이다(그림 8.2). 이 근막은 hyoid bone(목뿔뼈)에서 아래쪽으로 thorax(가슴) 안으로 내려가서 심장을 덮고 있는 fibrous pericardium(섬유심장막)과 섞인다. Pretracheal layer는 infrahyoid muscle(목뿔아래근육)을 감싸는 얇은 *muscular part*(근육부분)와, thyroid gland(갑상샘), trachea(기관), esophagus(식도) 등의 기관을 감싸는 *visceral part*(내장부분)로 나뉜다. 이 근막은 또한 뒤쪽 위쪽으로 *buccopharyngeal fascia*(볼인두근막)와도 이어지며, 양쪽 가쪽으로는 *carotid sheath*(목혈관신경집)와 연속된다.

Carotid sheath(목혈관신경집)는 머리뼈바닥에서 root of neck(목뿌리)까지 이어지는 근막성 튜브라고 할 수 있다. 이 근막은 주위의 여러 deep cervical fascia(목근막)와 섞이는데, 앞쪽으로는 investing layer(얕은층) 및 pretracheal layer(기관앞층)와, 뒤쪽으로는 prevertebral layer(척주앞층)와 연결된다. Carotid sheath에 둘러싸인 구조는 다음과 같다(그림 8.2B,C).

- Common carotid artery(온목동맥)와 internal carotid artery(속목동맥)
- Internal jugular vein(IJV, 속목정맥)
- Vagus nerve(미주신경; CN X, 열째뇌신경)
- Deep cervical lymph node(목깊은림프절) 일부
- Carotid sinus nerve(목동맥굴신경)
- Sympathetic nerve fiber(교감신경섬유; carotid periarterial plexus, 목동맥주위신경얼기)

Carotid sheath와 pretracheal fascia는 아래쪽으로 가슴의 mediastinum(세로칸) 그리고 위쪽으로 cranial cavity(머리뼈안)와도 교통한다. 따라서 infection(감염)이나 출혈이 있을 경우에 이를 통해 파급될 수도 있다.

PREVERTEBRAL LAYER OF DEEP CERVICAL FASCIA (목근막척주앞층)

Prevertebral layer of deep cervical fascia는 vertebral column(척주)과 여기에 부착된 근육을 튜브처럼 둘러싸는 근막이다. 이들 근육에는 앞에 위치한 *longus colli*(목긴근), *longus capitis*(머리긴근), 가쪽에 위치한 세 개의 *scalene*(목갈비근), 뒤쪽에 위치한 *deep cervical muscle*(목깊은근육)이 있다(그림 8.2). 이 근막은 위쪽에서는 cranial base(머리뼈 바닥)에 부착하고, 아래쪽으로는 *anterior longitudinal ligament*(앞세로인대)와 합쳐지면서 T3 vertebra 정도를 중심으로 하여 부착한다. Prevertebral layer는 가쪽으로 brachial plexus(팔신경얼기)와 axillary vessel(겨드랑혈관)을 감싸는 *axillary sheath*(겨드랑집; 6장 참조)로 연속된다.

RETROPHARYNGEAL SPACE(인두뒤공간)

Retropharyngeal space는 무엇인가를 삼키는 동안 고정된 vertebral column(척주)에 대해서 pharynx(인두), esophagus(식도), larynx(후두), trachea(기관)의 움직임이 가능하게 한다. 이 공간은 목에서 가장 크고 임상적으로 매우 중요한 interfascial space(근막사이공간)이며, infection(감염)이 파급되는 주요 경로이기도 하다(그림 8.2A). 이 공간은 pretracheal layer(기관앞층)의 visceral part(내장부분)와 *buccopharyngeal fascia*(볼인두근막) 사이에 있으며, loose connective tissue(성긴결합조직)로 채워진 잠재적인 공간이다. 아래쪽에서는 buccopharyngeal fascia와 pretracheal layer가 연속되어 있다. *Alar fascia*(날개근막)는 retropharyngeal space(인두뒤공간)를 가로지르며 이어진다. 이 얇은 근막층은 buccopharyngeal fascia에 그 정중선을 따라 부착되어 있는데, 위아래로는 cranium(머리뼈)에서 C7 vertebra(척추뼈)까지 이어지고, 가쪽으로는 carotid sheath(목혈관신경집)까지 이어져서 이와 섞이게 된다. Retropharyngeal space는 위쪽으로 머리뼈바닥에 의해 끝이 막혀 있으며, 양쪽에서는 carotid sheath가 막고 있다.

임상해부학

목에서 Infection(감염)의 파급

Investing layer of deep cervical fascia(목근막얕은층)는 abscess(농양; pus가 모여 있는 것)의 파급을 막는 데 도움을 준다. Investing layer와 infrahyoid muscle(목뿔아래근육)을 싸고 있는 pretracheal fascia(기관앞층)의 muscular part(근육부분) 사이에 infection이 있을 때, 이것이 manubrium(자루)의 위모서리를 넘어 아래로 내려가는 경우는 드물다. 하지만 investing fascia와 pretracheal fascia의 visceral part(내장부분) 사이에 감염이 있는 경우에는 thoracic cavity(가슴안) 안으로 들어가 pericardium(심장막) 앞쪽으로 파급될 수 있다.

Prevertebral layer(목근막척주앞층) 뒤에 생긴 abscess(농양)에서 나온 pus(고름)는 목의 가쪽으로 번져서 SCM 뒤에 덩어리를 형성할 수도 있다. 이때 pus가 prevertebral layer를 뚫게 되면, retropharyngeal space(인두뒤공간)로 들어오게 되어, pharynx(인두)에도 고름덩어리가 생기는데 이를 *retropharyngeal abscess*(인두뒤고름집)라고 한다. 이로 인해 pharynx와 larynx(후두)가 압박을 받게 되어 삼키는 것과 말하는 것이 잘 되지 않을 수 있다. 이를 각각 *dysphagia*(삼킴곤란)와 *dysarthria*(조음장애)라고 한다. 또 이와 비슷하게, trachea(기관), bronchus(기관지), esophagus(식도)가 파열되어 *pneumomediastinum*(종격동기종)이 생기는 경우, 여기서 나온 공기가 위로 올라와 목에 모일 수 있다.

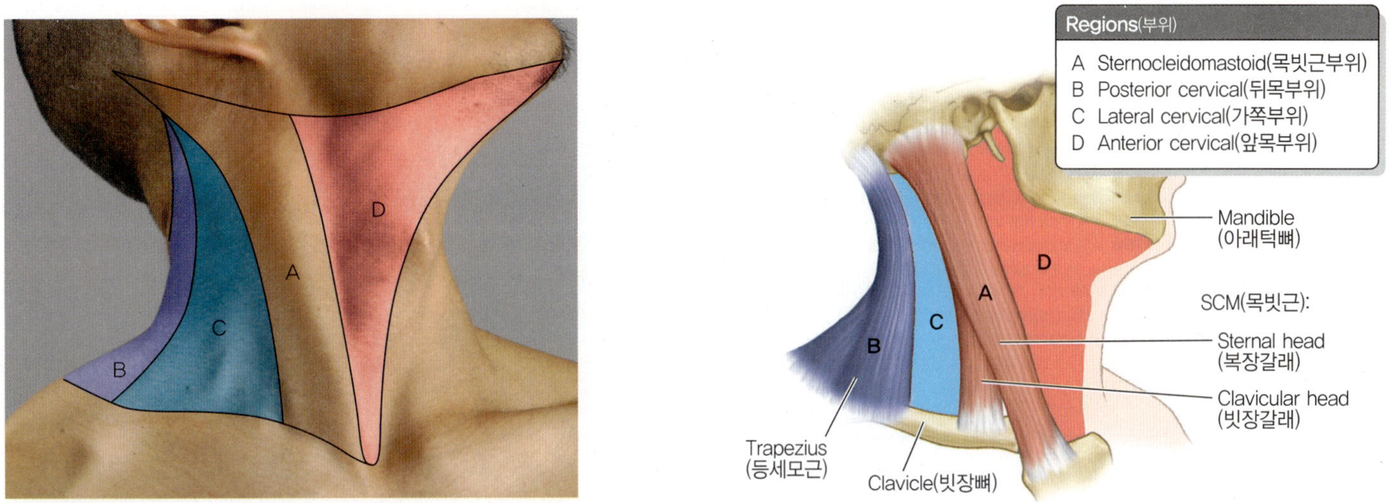

(A) 앞가쪽에서 본 것

(B) 가쪽에서 본 것

그림 8.3. **목의 region**(부위) **및 triangle**(삼각)**. A 및 B. 부위.** (계속)

목의 얕은 구조: CERVICAL REGION(목부위)

목은 몇 부위로 나눌 수 있는데, 네 가지 주요 부위는 SCM region(목빗근부위), posterior cervical region(뒤목부위; 목덜미부위), lateral cervical region(가쪽목부위), anterior cervical region(앞목부위)이다. 이들은 다시 더 작은 triangle(삼각; region, 부위)로 나뉜다. 각 부위의 경계와 포함 구조를 그림 8.3, 표 8.1, 표 8.2에 요약하였다.

SCM region은 **SCM muscle**(목빗근; sternocleidomastoid)이 있는 곳으로서 근육의 모서리가 바로 그 경계가 된다. 또 이 부위가 결정됨에 따라서 목의 옆면은 눈으로 뚜렷하게 구분할 수 있는 *anterior cervical region*(앞목부위; anterior triangle, 앞목삼각)과 *lateral cervical region*(가쪽목부위; posterior triangle, 뒤목삼각)의 두 부위로 나뉜다. SCM에는 두 개의 head(갈래)가 있는데, **sternal head**(복장갈래)는 둥근 tendon(힘줄)으로 부착하고, **clavicular head**(빗장갈래)는 이보다 더 두껍다. 두 갈래가 나뉘는 곳에 **lesser supraclavicular fossa**(작은빗장위오목)라는 공간이 있다. SCM의 부착부위, 신경지배, 작용은 그림 8.4와 표 8.3에 요약되어 있다.

Trapezius(등세모근)**의 descending part**(내림부분)는 posterior region(뒤목부위)의 주요한 표지점이다(그림 8.3; 표 8.2). 이 부위의 위쪽 깊은 곳에는 suboccipital region(뒤통수밑부위)이 있다. 4장의 "Extrinsic Back Muscle(외인등근육)"을 참조하도록 한다.

임상해부학

Congenital Torticollis(선천기운목)

Torticollis(기운목, 사경)는 목의 근육에 contraction(수축)이 일어나서 목이 꼬이고 머리가 옆으로 기울어진 상태를 가리킨다(그림 B8.1). *Congenital torticollis*(선천기운목; wry neck)는 출생 전이나 직후에 SCM(목빗근)에 발생한 fibrous tissue tumor(섬유조직종양, fibromatosis colli)에 의해 생기는 경우가 가장 흔하다. 때로는, 난산 과정 중에 아기의 머리가 지나치게 잡아당겨져, SCM의 근육 섬유가 찢어지는 손상에 의해서 생기기도 한다. 이것을 *muscular torticollis*(근육기운목)라고 한다. 근육섬유가 파열되면 hematoma(혈종)가 생기는데, 이것이 spinal accessory nerve(척수더부신경; CN XI)의 가지를 압박하는 fibrous mass(섬유조직덩어리)로 변화하여 SCM의 일부가 마비될 수 있다. SCM에서 섬유화된 일부를 manubrium(복장뼈자루)과 clavicle(빗장뼈)에 부착하는 곳에서 외과적으로 분리해야만 하는 경우도 있다.

Cervical dystonia(목근육긴장이상증)란 **spasmodic torticollis**(연축기운목)라고 하기도 하는데, 근육의 tonicity(긴장성)가 병적으로 높아져 있는 것을 가리키며, 대개 어른이 되어서 나타난다. SCM과 trapezius(등세모근)를 포함하여, 양쪽의 어느 목근육의 조합으로도 나타날 수 있는 것이 특징이다.

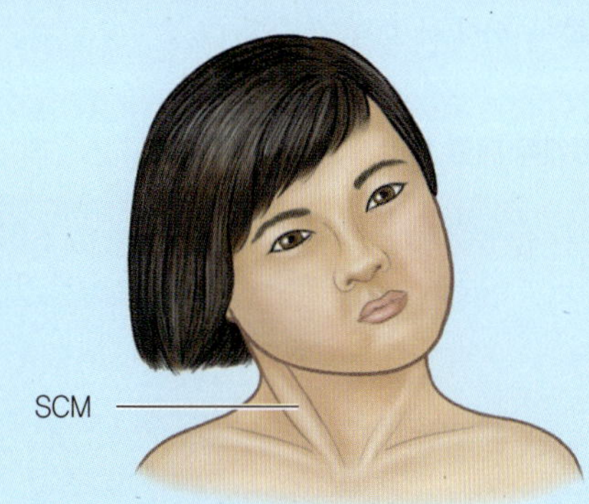

그림 B8.1. **Congenital torticollis**(선천기운목)**.**

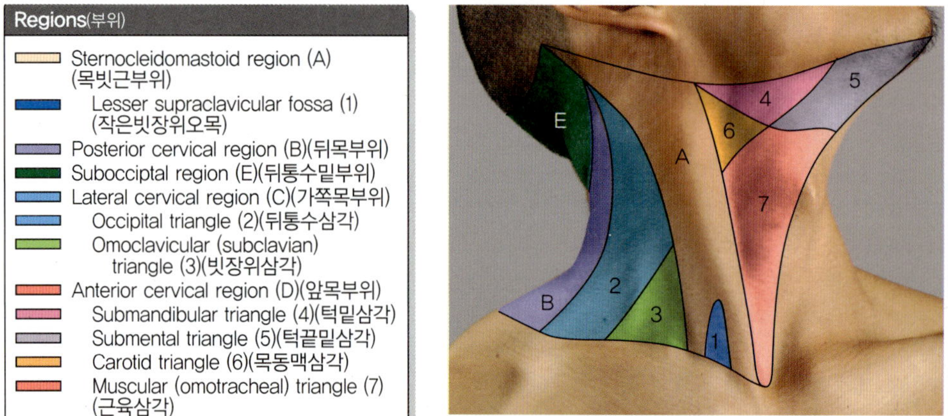

(C) 앞가쪽에서 본 것

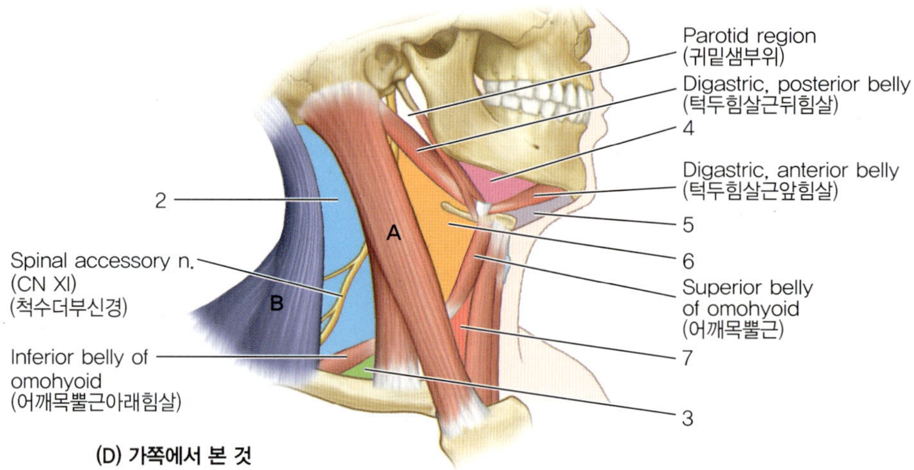

(D) 가쪽에서 본 것

그림 8.3. 목의 region(부위) 및 triangle(삼각). (계속) C 및 D. 삼각.

Lateral Cervical Region(가쪽목부위)

LATERAL CERVICAL REGION의 근육

Lateral cervical region(가쪽목부위)의 floor(바닥)에는 일반적으로 네 개의 근육을 덮고 있는 prevertebral fascia(척주앞층)가 놓여 있다(그림 8.5A,C). 이들 네 근육은 splenius capitis(머리널판근), levator scapulae(어깨올림근), middle scalene(중간목갈비근; *scalenus medius*), posterior scalene(뒤목갈비근, *scalenus posterior*)이다. 때로는, anterior scalene(앞목갈비근, *scalenus anterior*)의 아래쪽 일부가 lateral cervical region의 아래안쪽 구석에서 보이기도 한다.

LATERAL CERVICAL REGION의 신경

Spinal accessory nerve(척수더부신경)는 SCM(목빗근)에 일부 덮여 지나가며, 이 근육에 분포하고 나서, lateral cervical region에 들어간다. 들어가는 지점은 SCM 뒤모서리의 중간 1/3의 위쪽 경계나 약간 아래이다(그림 8.5A,C,D). 이 신경은 뒤아래쪽 방향으로 지나가는데, investing layer(목근막얕은층)의 두 층 사이에 있거나 두 층보다 깊게 있다. 그러나 이 신경보다 더 깊이 있는 levator scapulae(어깨올림근)와는 prevertebral layer(목근막척주앞층)에 의해 분리되어 있다. 이 열한째뇌신경은 trapezius(등세모근) 앞모서리의 중간 1/3의 아래쪽 경계에서 근육의 밑으로 들어가면서 근육에 가려진다.

표 8.1 목 부위의 경계에 대한 요약

부위	앞경계	뒤경계	위경계	아래경계	지붕	바닥
Lateral(가쪽목부위)[a]	CM의 뒤모서리	Trapezius의 앞모서리	SCM과 trapezius가 만나는 곳	SCM과 trapezius 사이에 있는 clavicle	Investing layer of deep cervical fascia, platysma	Prevertebral layer of deep cervical fascia에 덮인 근육
Anterior(앞목부위)[b]	목의 median line	SCM의 앞모서리	Mandible의 아래모서리	Sternum의 위쪽	Subcutaneous tissue, platysma	Pharynx, larynx, thyroid gland

SCM, sternocleidomastoid.
[a]Inferior belly of omohyoid에 의해 occipital triangle(2)과 omoclavicular triangle(3)로 다시 나뉜다.
[b]Digastric muscle과 omohyoid muscle에 의해 다시 submandibular triangle(4), submental triangle(5), carotid triangle(6)과 muscular triangle(7)로 나뉜다.

표 8.2 목의 REGION/TRIANGLE의 포함 구조 요약

Region(부위)	주요 포함물 및 배경 구조
Sternocleidomastoid region(목빗근부위, A) Lesser supraclavicular fossa(작은빗장위오목, *1*)	Sternocleidomastoid (SCM) muscle, external jugular vein의 윗부분, greater auricular nerve, transverse cervical nerve Internal jugular vein의 아랫부분
Posterior cervical region(뒤목부위, B)	Trapezius muscle의 descending part, posterior rami of cervical spinal nerve의 피부가지, suboccipital region(E)은 이 부위의 높은 곳에 위치함.
Lateral cervical region(가쪽목부위, posterior triangle of neck, 뒤목삼각, C) Occipital triangle(뒤통수삼각, *2*) Omoclavicular triangle (빗장위삼각, subclavian triangle, *3*)	External jugular vein의 일부, cervical plexus의 posterior branch, spinal accessory nerve, brachial plexus의 trunk, cervicodorsal trunk, cervical lymph node Subclavian artery의 셋째부분, 간혹 subclavian vein의 일부, suprascapular artery, suprascapular lymph node
Anterior cervical region(앞목부위, anterior triangle of neck, 앞목삼각, D) Submandibular triangle(턱밑삼각, digastric triangle, *4*) Submental triangle(턱끝밑삼각, *5*) Carotid triangle(목동맥삼각, *6*)	Submandibular gland가 이 부위를 거의 다 채우고 있음. Submandibular lymph node, hypoglossal nerve, mylohyoid nerve, facial artery 및 vein의 일부. Submental lymph node, anterior jugular vein을 이루는 작은 정맥 Common carotid artery와 가지들, internal jugular vein과 가지들, vagus nerve, external carotid artery와 가지들 일부, hypoglossal nerve, ansa cervicalis의 superior root, spinal accessory nerve, thyroid gland, larynx, pharynx, deep cervical lymph node, cervical plexus의 가지들
Muscular triangle(근육삼각, omotracheal triangle, *7*)	Sternothyroid muscle, sternohyoid muscle, thyroid gland, parathyroid gland

C5~C8(다섯째~여덟째목신경) 및 T1(첫째등신경)의 anterior rami(앞가지)로 이루어진 **root of brachial plexus**(팔신경얼기뿌리)는 anterior scalene(앞목갈비근)과 middle scalene(중간목갈비근) 사이에서 관찰된다(그림 8.5D,E). 다섯 개의 rami는 일부 합쳐져서 세 개의 *trunk*(줄기)를 이루는데, 이들은 *superior trunk*(위줄기), *middle trunk*(중간줄기), *inferior trunk*(아래줄기)(그림 8.5E)이며, lateral cervical region에서 아래가쪽으로 내려온다. 이후에는 첫번째 rib(갈비뼈), clavicle(빗장뼈), scapula(어깨뼈)의 superior border(위모서리)로 이루어진 공간인 *cervico-axillary canal*(목겨드랑관)을 통해서 axilla(겨드랑)로 들어온다. 여기에서 나온 신경가지들이 팔 대부분에 분포한다.

Suprascapular nerve(어깨위신경)는 brachial plexus의 superior trunk(위줄기)에서 기원하는데, lateral cervical region을 가로지른 후에 scapula의 뒤면으로 가서 supraspinatus(가시위근)와 infraspinatus(가시아래근)에 분포한다(그림 8.5E). 이 신경에서 glenohumeral joint(어깨관절)에 분포하는 articular branch(관절가지)가 나오기도 한다.

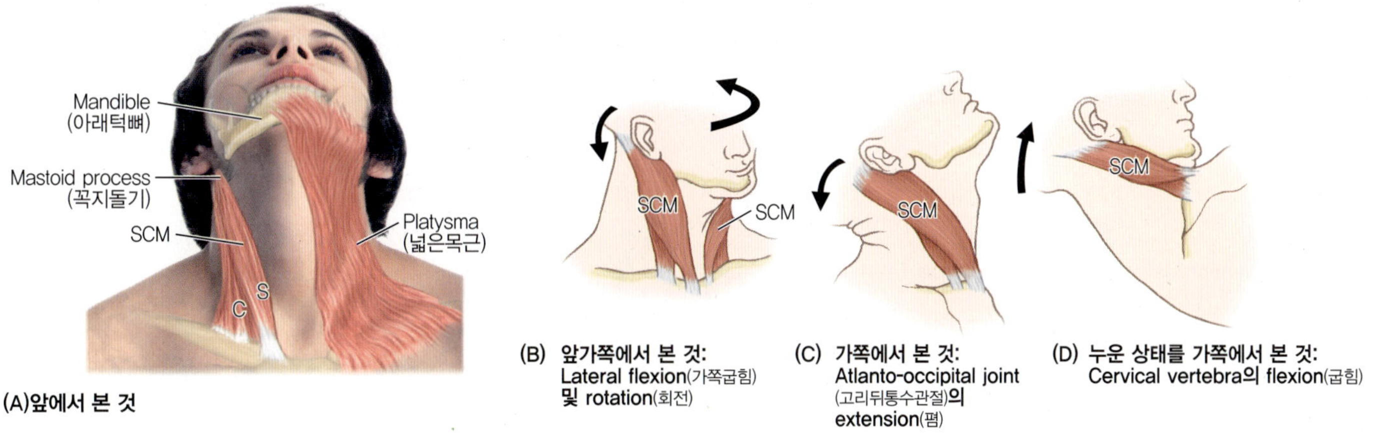

그림 8.4. Platysma(넓은목근)**와 sternocleidomstoid**(목빗근). **A.** 전체 구성. **B~D.** Sternocleidomastoid(목빗근)의 작용. *SCM,* sternocleidomastoid(목빗근).

표 8.3 목의 얕은 근육

근육*	위쪽 부착부위	아래쪽 부착부위	신경분포	주요 작용
Platysma (넓은목근)	Mandible의 아래모서리, 피부, 얼굴 아래쪽의 subcutaneous tissue	Pectoralis major 및 deltoid muscle 윗부분을 덮는 fascia	Facial nerve의 cervical branch (CN VII)	슬픔과 두려움을 표현하듯이 양쪽 corner of mouth를 아래로 당기고 넓힘. 치아를 문 채 목의 피부를 위로 당겨 긴장감을 표시
Sternocleidomastoid (SCM) (목빗근)	Temporal bone의 mastoid process 가쪽면, superior nuchal line의 가쪽 절반	*Sternal head:* sternum의 manubrium 앞면 *Clavicular head:* clavicle 안쪽 1/3의 윗면	Spinal accessory nerve (CN XI, 운동성분), C2 및 C3 nerve (통각 및 proprioception)	*Unilateral contraction:* 머리를 같은쪽으로 기울임 (i.e., laterally flexes neck) 얼굴이 반대쪽 위를 향하도록 머리를 회전 *Bilateral contraction:* (1) atlanto-occipital joint에서 목을 폄 (2) 턱이 manubrium에 가까와지도록 cervical vertebra를 굽힘. (3) 아래쪽 cervical vertebra를 굽히면서 위쪽 cervical vertebra를 폄으로써 머리 높이를 고정시킨 채 턱을 앞으로 내어 밀음. Cervical vertebra가 고정된 상태에서는, manubrium과 clavicle 안쪽끝을 올림으로써, 깊은 respiration 시에 pump-handle 작용에 기여

*Trapezius는 417쪽 참조.

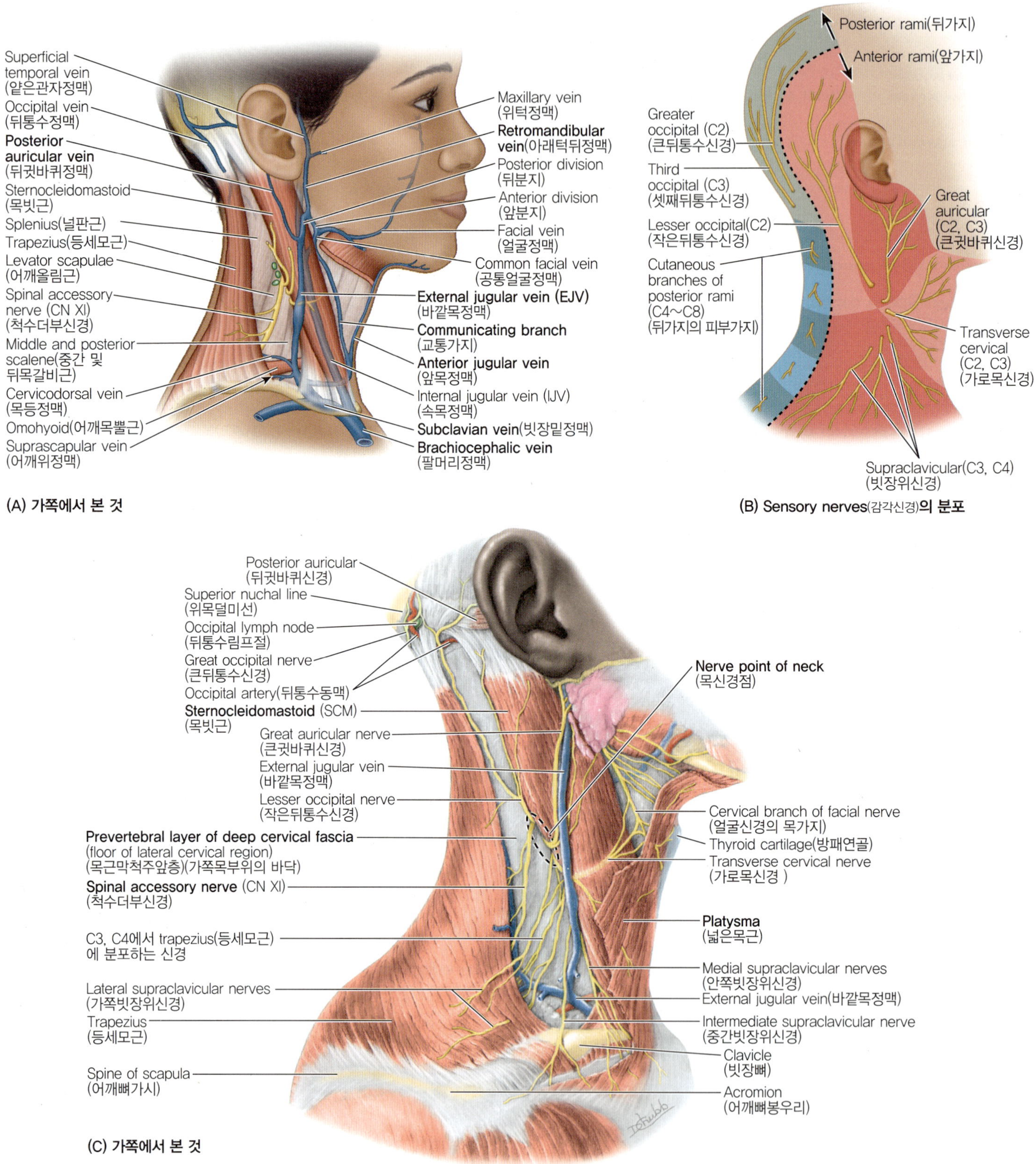

그림 8.5. Lateral cervical region(가쪽목부위). A. 목의 superficial vein(얕은정맥). B. Sensory nerve(감각신경)의 분포. C. 얕은 부위의 해부. (계속)

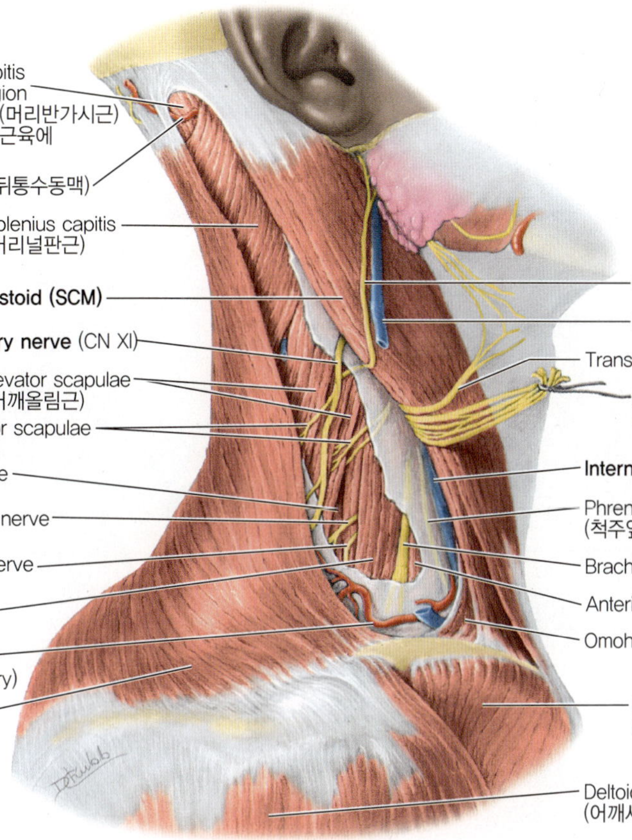

그림 8.5. Lateral cervical region(가쪽목부위). (계속) D. 깊은 부위의 해부.

C1~C4(첫째~넷째목신경)의 anterior rami(앞가지)는 서로 이어지는 신경고리를 이룬 후에 **cervical plexus**(목신경얼기)의 root(뿌리)가 된다. 이 plexus는 levator scapulae(어깨올림근)와 middle scalene muscle(중간목갈비근)의 앞안쪽에서 SCM(목빗근)에 덮여 있다. 이 plexus의 superficial branch(얕은가지)는 나오자마자 뒤쪽으로 가는데, cutaneous branch(피부가지)이다(그림 8.5C). 이와 달리 앞안쪽으로 가는 deep branch(깊은가지)는 motor branch(운동가지)인데, phrenic nerve(가로막신경)의 root(뿌리)와 **ansa cervicalis**(목신경고리)도 모두 여기에 속한다(그림 8.5E와 8.6A,B).

Cutaneous branch of cervical plexus(목신경얼기피부가지)는 SCM의 posterior border 중간쯤에서 나오는데, 여기를 **nerve point of neck**(목신경점)이라고 부르기도 한다. 이 신경이 분포하는 곳은 목의 피부, thoracic wall의 위가쪽, auricle(귓바퀴)과 external occipital protuberance(바깥뒤통수뼈융기) 사이의 scalp(머리덮개)이다(그림 8.5C). Cervical plexus의 root가 기원하는 부위 가까이에서, communicating branch(교통가지; rami communicantes)가 연결되는데, 이들 대부분은 목 위쪽에 위치하는 *superior cervical ganglion*(위목교감신경절)에서 기원한 섬유가 연결된 것이다.

C2, C3(둘째, 셋째목신경)의 anterior rami(앞가지) 사이에 형성된 신경 고리에서 기원한 cervical plexus의 가지는 다음과 같다(그림 8.5A~D).

- **Lesser occipital nerve**(작은뒤통수신경; C2)는 목과 auricle 뒤위쪽 scalp의 피부에 분포한다.
- **Great auricular nerve**(큰귓바퀴신경; C2, C3)는, SCM을 가로지른 후 수직으로 올라가 parotid gland(귀밑샘)까지 가서 거기에서 여러 가지로 갈라진다. 이 가지들은 parotid gland 표면의 피부, auricle의 뒤쪽, angle of mandible(턱뼈각)에서 mastoid process(꼭지돌기)까지 이르는 부위의 피부 감각을 담당한다.
- **Transverse cervical nerve**(가로목신경; C2, C3), anterior cervical region의 피부에 분포한다. 뒤모서리의 중간을 감고 돌면서 밖으로 나와서는 앞으로 가면서 근육을 다시 가로지른다. 이 경로상에서 EJV와 platysma에 덮이게 된다.

C3와 C4의 anterior rami가 이루는 신경 고리에서 기원하는 cervical plexus의 가지는 **supraclavicular nerve**(빗장위신경; C3, C4)이다. 이 신경은, SCM에 덮여서 common trunk(공통줄기)로 나와 목의 피부에 작은 가지들을 보내고, clavicle을 넘어서 어깨의 피부까지 분포한다(그림 8.4B,C). 목신경의 anterior rami(앞가지)로서 깊은 motor branch(운동가지)에 속하는 신경에는 rhomboid(마름근)에 분포하는 dorsal scapular nerve(등쪽어깨신경; C4, C5), serratus anterior(앞톱니근)에 분포하는 long thoracic nerve(긴가슴신경, C5~C7), 가까이 있는 prevertebral muscle(척주앞근육)을 지배하는 신경들이 있다(그림 8.5D).

Phrenic nerve(가로막신경)는 주로 4th cervical nerve(넷째목신경; C4)에서 기원하지만, C3와 C5 성분도 포함되어 있다. Phrenic nerve에는 motor(운동), sensory(감각), sympathetic nerve fiber(교감신경섬유) 성분이 모두 있다. 이 신경은 diaphragm(가로막)의 운동을 담당하는 유일한 신경일 뿐 아니라, 그 중심 부분의 감각도 담당한다. 이 신경은 thorax(가슴)로 가서, mediastinal pleura(세로칸가슴막)와 pericardium(심장막)에도 분포한다.

Phrenic nerve는 목의 다른 신경과 연결 가지를 주고 받으며, cervical sympathetic ganglia(목교감신경절)나 그 가지들과도 연결된

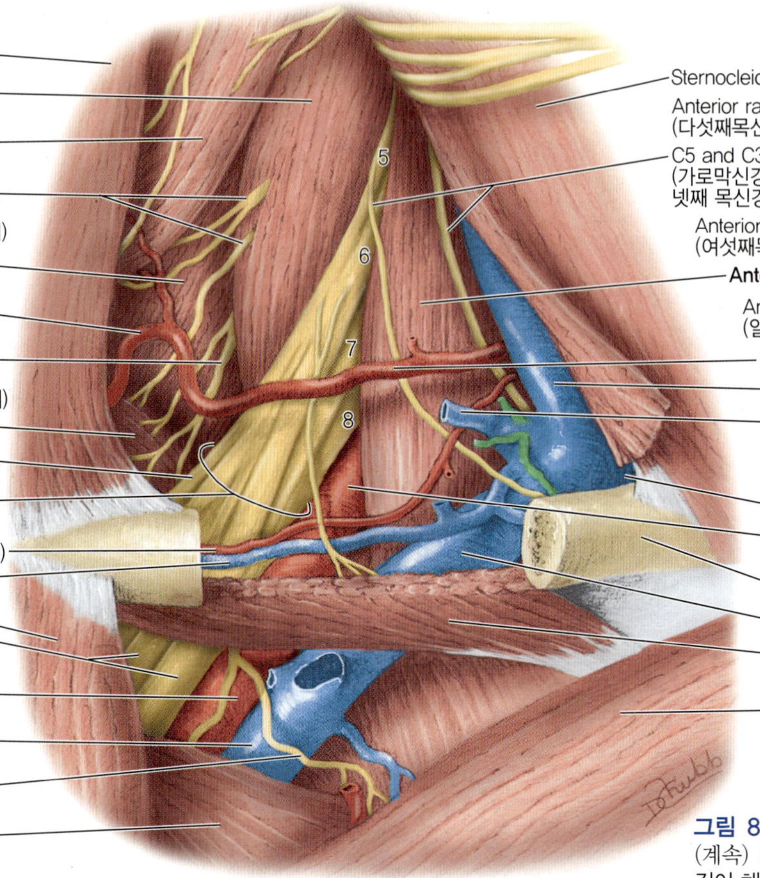

(E) 오른쪽 앞아래쪽에서 본 것

그림 8.5. Lateral cervical region(가쪽목부위). (계속) **E.** Lateral cervical region의 아래쪽을 더 깊이 해부한 것.

다. 이 신경은 anterior scalene muscle(앞목갈비근)의 표면을 지나가는데 그 높이는 thyroid cartilage(방패연골)의 위모서리 높이에 해당한다(그림 8.5E). Phrenic nerve는 앞에 있는 subclavian vein(빗장밑정맥)과 뒤에 있는 subclavian artery(빗장밑동맥) 사이를 지나 thorax로 들어간다(그림 8.5E). Phrenic nerve로 들어가는 C5 성분은 **accessory phrenic nerve**(덧가로막신경)에서 오기도 하는데, 이 신경은 nerve to subclavius(빗장밑근신경)의 가지인 경우가 많다. 이 신경이 있는 경우에는 phrenic nerve의 가쪽을 지나며, subclavian vein의 뒤로 내려간다. 하지만 vein의 앞에 있는 경우도 있다. Accessory phrenic nerve는 phrenic nerve와 결국 만나는데 그 위치는 root of neck(목뿌리)이거나 thorax에서이다.

LATERAL CERVICAL REGION의 정맥

External jugular vein(바깥목정맥, EJV)은 *retromandibular vein*(아래턱뒤정맥)과 *posterior auricular vein*(뒤귓바퀴정맥)의 두 정맥이 합쳐져서 형성되는데, 이 두 정맥이 만나는 지점은 auricle(귓바퀴) 바로 아래의 mandible angle(턱뼈각) 근처이다(그림 8.5A). EJV는 platysma(넓은목근)에 덮여서 SCM을 비스듬히 가로지른 다음 이 근육의 뒤모서리에서 이 부위를 덮고 있는 investing layer(얕은층)를 뚫고 속으로 들어간다(그림 8.5C). EJV는 lateral cervical region 아래쪽으로 내려가서 그 끝부분이 subclavian vein(빗장밑정맥)으로 들어간다.

Subclavian vein(빗장밑정맥)은 upper limb의 정맥혈 대부분이 흘러들어오는 정맥이다. 이 정맥은 lateral cervical region의 아래를 지나가는데, 이 때 anterior scalene muscle과 phrenic nerve의 앞쪽에 위치한다(그림 8.5E). Subclavian vein은 clavicle의 medial end 뒤에서 IJV(속목정맥)와 합쳐져 **brachiocephalic vein**(팔머리정맥)을 이루게 된다(그림 8.5A,E). Cervicodorsal vein(목등정맥, *transverse cervical vein*, 가로목정맥), *suprascapular vein*(어깨위정맥), *anterior jugular vein*(앞목정맥)은 clavicle의 바로 위에서 EJV로 들어온다.

LATERAL CERVICAL REGION의 동맥

Lateral cervical region에 있는 동맥으로는 cervicodorsal trunk(목등동맥), suprascapular artery(어깨위동맥), 3rd part of subclavian artery(빗장밑동맥셋째부분), occipital artery(뒤통수동맥)의 일부분 등이다(그림 8.5C,E).

Cervicodorsal trunk(목등동맥; transverse cervical artery, 가로목동맥)는 subclavian artery에서 갈라져 나온 *thyrocervical trunk*(갑상목동맥)의 가지로서, 다시 superficial cervical artery(얕은목동맥)와 dorsal scapular artery(등쪽어깨동맥)로 나뉜다. 이 동맥은 phrenic nerve(가로막신경)와 anterior scalene muscle을 표면쪽에서 가로지르며, clavicle의 2~3 cm 위쪽을 지나간다. 그 이후에는 *brachial plexus*(팔신경얼기)의 *trunk*(줄기)를 표면에서 가로지르거나, 신경섬유 사이를 통과하면서 이 신경에 분포하는 가지인 *vasa nervorum*(신경혈관)을 분지하고 trapezius(등세모근)의 밑으로 들어간다(그림 8.5E). Superficial cervical artery(얕은목동맥)는 CN XI를 따라서 trapezius의 앞면까지 간다. Dorsal scapular artery(등쪽어깨동맥)는 dorsal scapular nerve(등쪽어깨신경)와 함께 rhomboid muscle(마름근)의 insertion(닿는곳) 앞을 지나간다. Dorsal scapular artery는 cervicodorsal trunk의 가지로서가 아니고, subclavian artery에서 직접 나오는 경우도 있다.

Suprascapular artery(어깨위동맥)도 cervicodorsal trunk의 가

지로 나오거나, subclavian artery(빗장밑동맥)에서 직접 나오기도 하는데, 아래가쪽으로 가면서 anterior scalene muscle(앞목갈비근)과 phrenic nerve(가로막신경)를 지나간다. 이 동맥은 subclavian artery의 셋째부분과 brachial plexus의 cord(다발)를 건너간 다음, scapula 뒤쪽으로 가서 scapula 뒤면의 근육에 분포한다(그림 8.5E).

Occipital artery(뒤통수동맥)는 external carotid artery(바깥목동맥)의 가지로서(그림 8.5C), lateral cervical region의 apex(꼭대기)를 지나가며, 위로 올라가서 scalp(머리덮개)의 뒤쪽 절반에 분포한다.

Third part of subclavian artery(빗장밑동맥셋째부분)는 upper limb에 혈액을 공급하는 혈관이다. 그 시작부위는 clavicle에서 손가락 두께만큼 위쪽에 있으며, anterior scalene muscle의 lateral border와 마주하고 있다. 이 혈관은 lateral cervical region의 아래쪽에서 subclavian vein(빗장밑정맥)의 뒤위쪽에 위치한다(그림 8.5E). Clavicle 바로 위에서 omoclavicular triangle(빗장위삼각)을 깊게 누르면 이 동맥의 pulsation(맥박)을 느낄 수 있다(그림 8.3). 이 동맥은 anterior scalene muscle(앞목갈비근)의 뒤쪽을 지나가면서 1st rib(첫째갈비뼈)과 접촉한다. 따라서 혈관을 이 뼈에 대고 압박하면 upper limb에 생긴 출혈을 제한할 수 있다.

임상해부학

Lateral Cervical Region의 마취

목이나 팔에 외과적인 시술을 할 때, regional anesthesia(국소마취)를 하는 경우가 있다. **Cervical plexus block**(목신경얼기차단마취)을 할 때는 SCM 뒤모서리의 위쪽 1/3과 중간 1/3의 연결부위, 즉 *nerve point of neck*(목신경점)으로 알려진 부위 주변의 몇 곳에 anesthetic agent(마취제)를 주입한다(그림 B8.2). 팔을 마취하기 위해서 *supraclavicular brachial plexus block*(빗장위팔신경얼기차단마취)을 시행할 때는 brachial plexus의 supraclavicular part에 도달하도록 anesthetic agent를 주입한다. 이때 주입하는 주된 위치는 clavicle 중앙점의 위쪽이다.

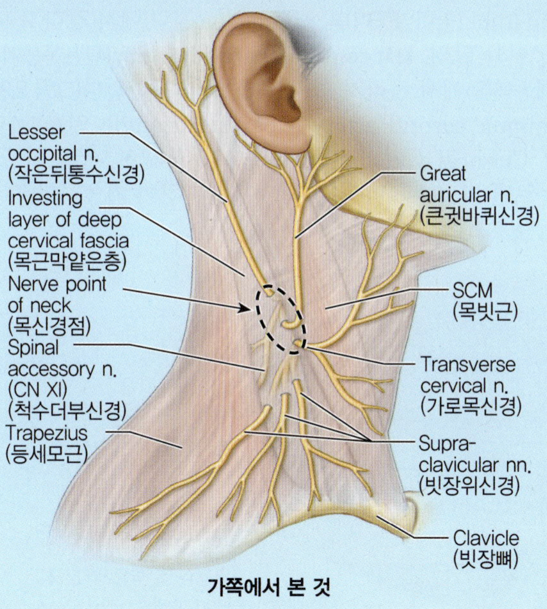

그림 B8.2. Nerve point of neck(목신경점).

Phrenic Nerve의 절단과 Phrenic Nerve Block

Phrenic nerve(가로막신경)**의 절단**이 발생하면, 손상을 입은 쪽 diaphragm(가로막) 절반의 paralysis(마비)를 초래한다. Phrenic nerve block(가로막신경차단마취)을 시행하면 잠시 동안 한 쪽 diaphragm이 마비되는데, lung operation을 위해 하는 경우가 있다. 이때는, anterior scalene muscle의 앞면을 지나가는 신경 주위에 퍼지도록 anesthetic agent를 주입한다.

Subclavian Vein Puncture(빗장밑정맥천자)

오른쪽 또는 왼쪽 subclavian vein은 신체의 venous system으로 들어가는 입구인 *central line placement*(중심정맥선설치)를 시술하는 위치가 된다(그림 B8.3). Central line을 확보함으로써 수액을 통한 parenteral nutrition(비경구영양) 및 치료약물을 투여함은 물론, central venous pressure(중심정맥압)를 측정할 수 있다. 이 시술 중에 주의하여야 하는 것은 subclavian artery(빗장밑동맥)의 손상을 동반하거나 그렇지 않은 경우에도 pleura(가슴막)에 puncture(천공)가 발생할 수 있는 것이다. Central venous line placement의 대체 부위로는 IJV와 femoral vein(넙다리정맥)이 있다.

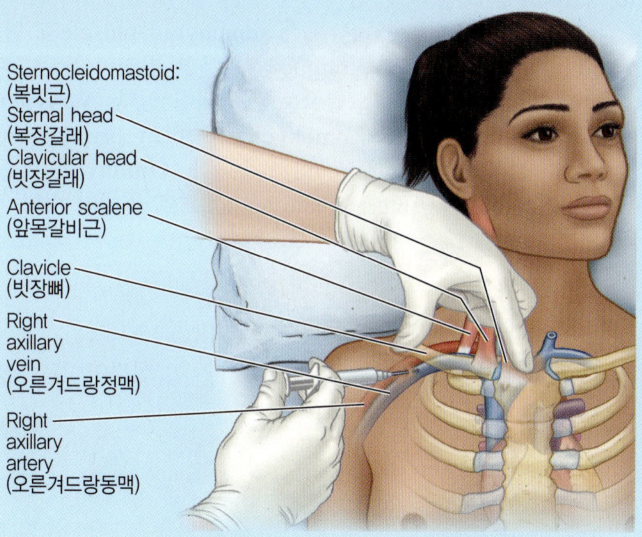

그림 B8.3. Subclavian vein puncture(빗장밑정맥천자).

External Jugular Vein(바깥목정맥)의 돌출

EJV는 "internal barometer(내부지시계)"의 역할을 하기도 한다. Venous pressure가 정상 범위일 때, EJV는 clavicle 위쪽으로 아주 조금만 관찰되는 것이 보통이다. 그러나 heart failure(심장기능상실) 등으로 인해서 venous pressure가 상승하면, 목의 옆면을 따라가는 이 정맥의 경로가 뚜렷하게 관찰된다. 따라서 physical examination(이학적검사)을 시행할 때 EJV의 확대 여부를 일상적으로 관찰하면, heart failure, superior vena cava의 폐쇄, supraclavicular lymph node의 팽대, intrathoracic pressure의 상승 등을 진단할 수 있는 징후가 된다.

Anterior Cervical Region(앞목부위)

ANTERIOR CERVICAL REGION의 근육

목의 앞가쪽에 있는 *hyoid bone*(목뿔뼈)은 근육의 부착부위를 제공하는데, suprahyoid muscle(목뿔위근육)은 이 뼈의 위쪽에서 부착하고, infrahyoid muscle(목뿔아래근육)은 아래쪽에서 부착한다(그림 8.6 ~ 8.8). 이들을 모두 **hyoid muscle**(목뿔뼈근육)이라고 하는데 hyoid bone과 larynx(후두)를 단단히 고정하기도 하고 또 움직이기도 한다. 이들 근육의 부착부위, 신경지배, 작용은 표 8.4에 요약되어 있다.

Suprahyoid muscle(목뿔위근육)은 hyoid bone의 위쪽에서 이 뼈를 cranium과 이어준다. 이 그룹에는 mylohyoid, geniohyoid, stylohyoid, digastric muscle이 있다. 이 그룹은 삼키는 것과 발성할 때 기능을 나타내는데, floor of mouth의 본체가 되어 혀가 움직일 수 있는 받침대가 되며, hyoid를 지탱함으로써, hyoid bone과 larynx가 상승하도록 한다. **Digastric muscle**(턱두힘살근)에는 anterior belly(앞힘살)와 posterior belly(뒤힘살)가 있으며 이 둘은 hyoid 쪽으로 내려와 있는 **intermediate tendon**(중간힘줄)으로 이어져 있다. **Fibrous sling**(섬유성걸이)은 intermediate tendon을 hyoid bone의 body와 greater horn에 연결시켜 줌으로써 이 tendon이 앞뒤로 미끄러지는 것을 가능하게 한다(그림 8.8A,B).

Infrahyoid muscle(목뿔아래근육; strap muscle)은 hyoid의 아래쪽에 있는 근육을 말한다. 여기에 있는 네 개의 근육은 hyoid, sternum, clavicle, scapula를 고정하고, 삼키거나 말을 할 때 hyoid와 larynx를 내린다(그림 8.7; 표 8.4). 이들은 또한 suprahyoid muscle과 협동하여 hyoid를 안정화함으로써, tongue의 튼튼한 받침이 되어준다. Infrahyoid muscle은 두 개의 그룹으로 배열되어 있다. *Superficial plane*(얕은면)에는 sternohyoid와 omohyoid가 속하고, *deep plane*(깊은면)에는 sternothyroid와 thyrohyoid가 속한다. **Omohyoid**(어깨목뿔근)에도 두 개의 belly가 intermediate tendon으로 이어져 있다. 이것도 fascial sling(근막성걸이)을 통해서 clavicle과 연결된다(그림 8.7C). **Sternothyroid**(복장방패근)는 그 위를 덮고 있는 **sternohyoid**(복장목뿔근)보다 폭이 넓다. Sternothyroid는 thyroid gland의 lateral lobe을 덮으면서 올라가 thyroid cartilage의 lamina에 있는 oblique line에 부착한다. 이곳은 gland의 바로 위쪽에 있기 때문에 thyroid gland가 비대해지는 경우 이 높이 위로 올라가는 것을 막는다. **Thyrohyoid**(방패목뿔근)는 thyroid cartilage의 oblique line의 위쪽으로 hyoid까지 올라가는데, sternothyroid muscle이 위로 연속된 것이라 할 수 있다.

ANTERIOR CERVICAL REGION의 동맥

Anterior cervical region에는 **carotid system of artery**(목동맥계통)라는 혈관계통이 있는데, common carotid artery(온목동맥)와 그 terminal branch인, internal carotid artery(속목동맥)와 external carotid artery(바깥목동맥)이다(그림 8.8A, 8.9C). 여기에는 IJV(속목정맥)와 그 가지, 또 anterior jugular vein(AJV, 앞목정맥)도 위치한다. Common carotid artery와 그 terminal branch(종말가지) 중 하나인 *external carotid artery*(바깥목동맥)는 carotid triangle(목동맥삼각)의 주요 동맥이다.

Common carotid artery(온목동맥)는 양쪽 모두 *carotid sheath*(목혈관신경집)에 싸여 thyroid cartilage의 위모서리까지 올라가며, IJV와 vagus nerve(미주신경)도 함께 싸여 있다. 여기에서 common carotid artery는 각각 internal carotid artery 및 external carotid artery로 나뉘면서 끝난다. **Right common carotid artery**(오른온목동맥)는 brachiocephalic trunk(팔머리동맥)의 bifurcation(갈림)에서 갈라져 나오면서 시작된다. 이와 달리, **left common carotid artery**(왼온목동맥)는 arch of aorta(대동맥활)에서 갈라져 나와 목을 따라 올라간다(그림 8.9A).

Common carotid artery는 carotid triangle 안을 올라간다(그림 8.8A,B). Cervical vertebra의 transverse processes에 이 동맥을 대고 살짝 누르면 그 pulse(맥박)의 청진이나 촉진이 가능하다.

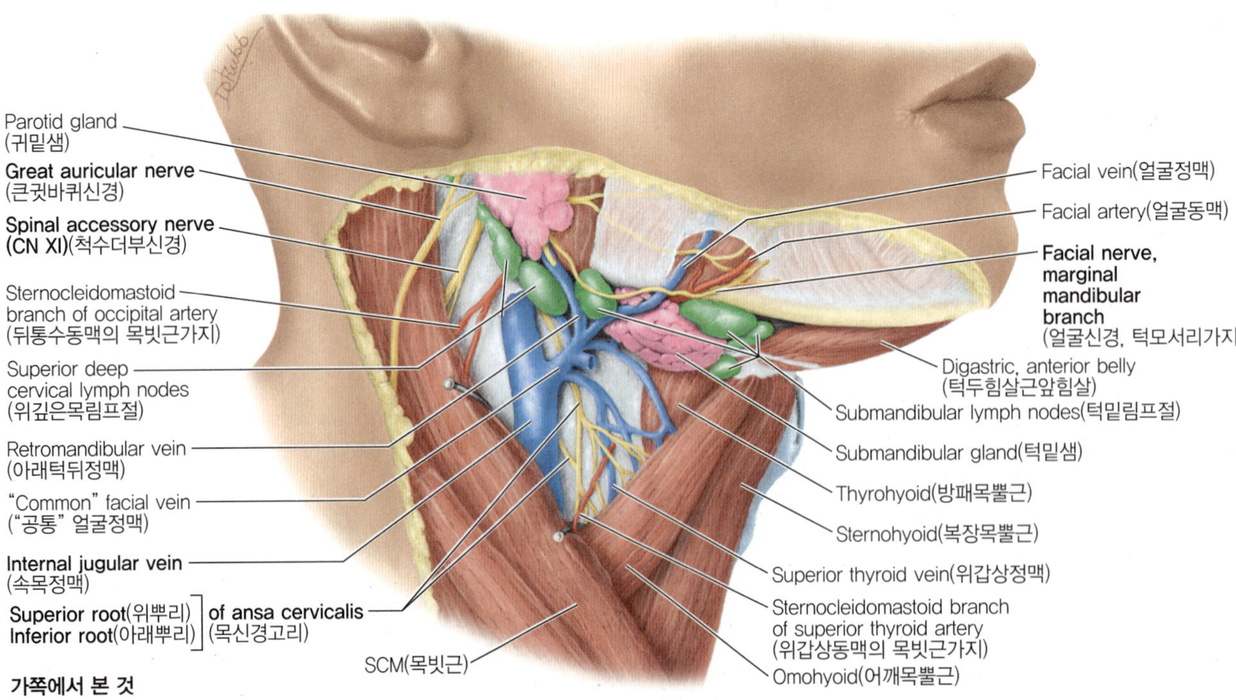

그림 8.6. Anterior cervical region(앞목부위)의 얕은 곳의 해부.

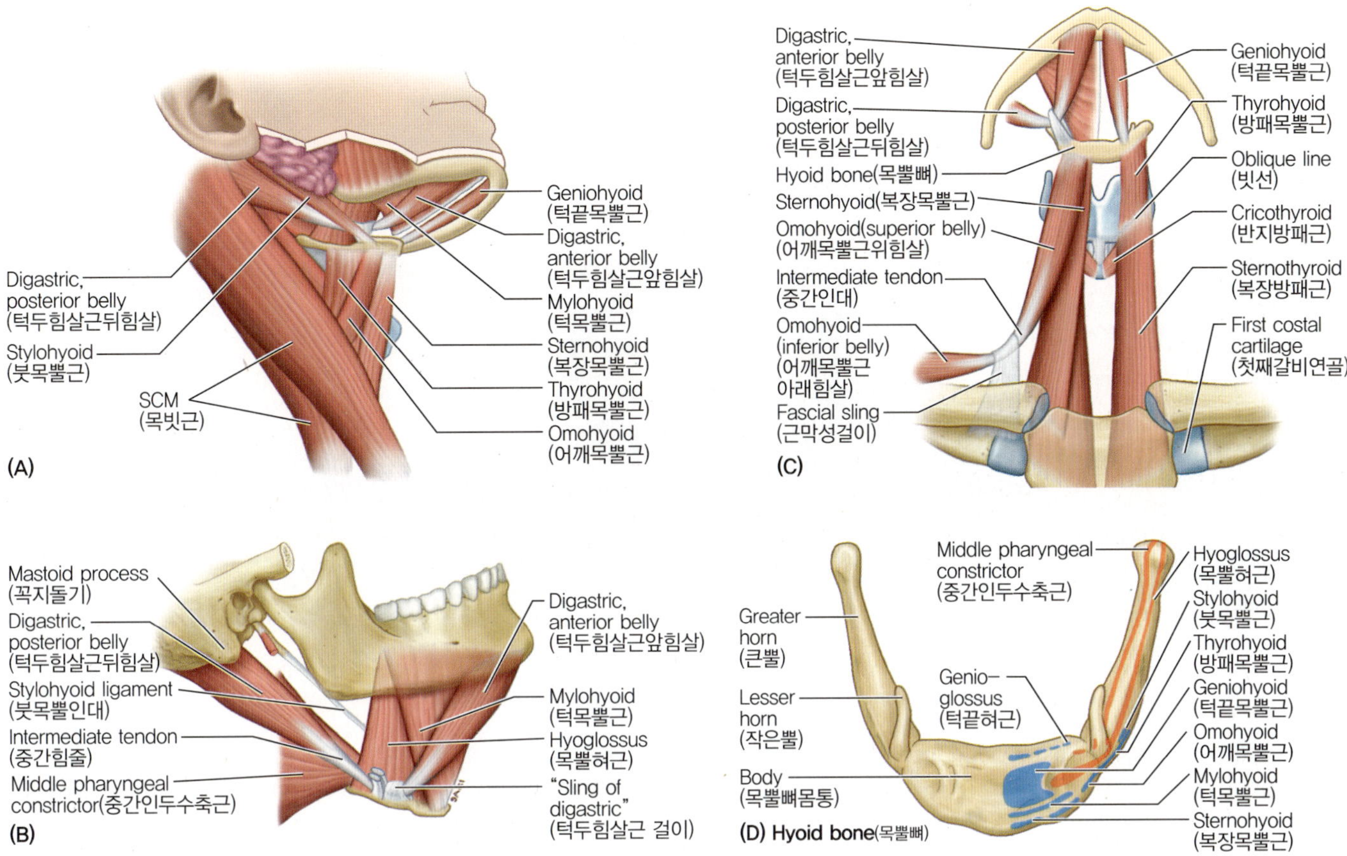

그림 8.7. **Suprathyroid muscle**(목뿔위근육)**과 infrathyroid muscle**(목뿔아래근육)**. A~C.** 전체 구조. **D.** Hyoid(목뿔뼈)의 근육 부착부위.

표 8.4 ANTERIOR CERVICAL REGION의 근육(LARYNX의 바깥기원근육)

근육	위쪽 부착부위	아래쪽 부착부위	신경분포	주요 작용
Suprahyoid muscle(목뿔위근육)				
Mylohyoid(턱목뿔근)	Mandible의 mylohyoid line	Mylohyoid raphe, body of hyoid	Nerve to mylohyoid, 즉, mandibular nerve(CN V_3)의 가지인 inferior alveolar nerve의 가지	삼키거나 말할 때, hyoid, floor of mouth, 혀를 elevation
Geniohyoid(턱끝목뿔근)	Mandible의 inferior mental spine	Body of hyoid	C1이 hypoglossal nerve(CN XII)를 경유해서 분포	Hyoid를 앞위쪽으로 잡아당김, floor of mouth를 단축, pharynx 확장
Stylohyoid(붓목뿔근)	Temporal bone의 styloid process		Facial nerve(CN VII)의 stylohyoid branch	Hyoid의 elevation과 retraction을 통해서, floor of mouth를 연장
Digastric(턱두힘살근)	*Anterior belly*: mandible의 digastric fossa *Posterior belly*: temporal bone의 mastoid notch	Intermediate tendon을 거쳐 hyoid의 body 및 greater horn	*Anterior belly*: nerve to mylohyoid, 즉 inferior alveolar nerve의 가지 *Posterior belly*: facial nerve(CN VII)의 digastric branch	Infrahyoid muscle과 협동하여, 힘에 저항하여 mandible의 depression, 삼킬 때와 말할 때 hyoid의 elevation 및 고정
Infrahyoid muscle(목뿔아래근육)				
Sternohyoid(복장목뿔근)	Sternum의 manubrium 및 clavicle의 안쪽끝	Body of hyoid	C1~C3가 ansa cervicalis의 가지를 경유해서 분포	삼키는 동안 상승한 hyoid를 depression
Omohyoid(어깨목뿔근)	Suprascapular notch 가까이의 scapula 위모서리	Hyoid의 아래모서리		Hyoid의 depression, retraction, 안정화
Sternothyroid(복장방패근)	Sternum의 manubrium 뒤면	Thyroid cartilage의 oblique line	C2, C3가 ansa cervicalis의 가지를 경유해서 분포	Hyoid 및 larynx의 depression
Thyrohyoid(방패목뿔근)	Thyroid cartilage의 oblique line	Hyoid의 body 및 greater horn의 아래모서리	C1가 hypoglossal nerve를 경유해서 분포	Hyoid의 depression 및 larynx의 elevation

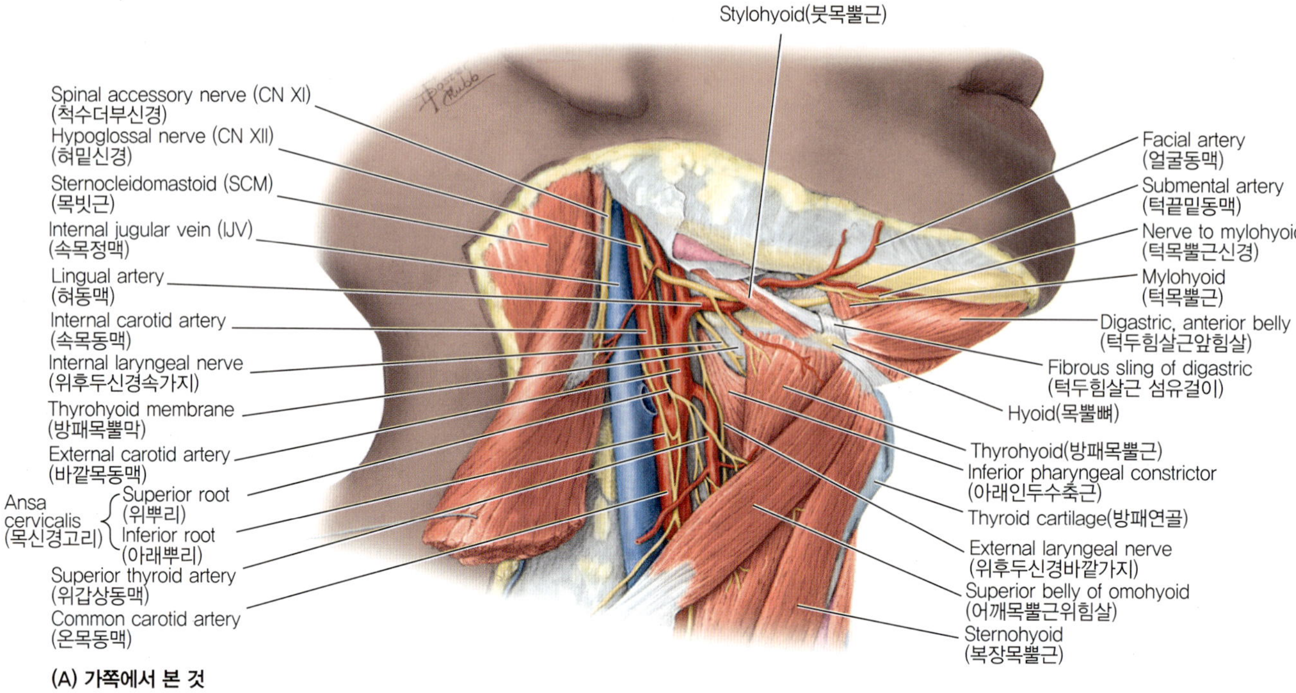

그림 8.8. Anterior cervical region(앞목부위)와 suprahyoid region(목뿔위부위). A. 깊은 부위의 해부. (계속)

External carotid artery와 internal carotid artery로 나뉘는 bifurcation of common carotid artery(온목동맥갈림)에서 internal carotid artery의 몸쪽 부분에는 **carotid sinus**(목동맥팽대)라는 작은 팽대부가 있다(그림 8.9C). 여기에는 주로 glossopharyngeal nerve(혀인두신경, CN IX)의 **carotid branch**(목동맥가지)가 분포하지만, vagus nerve도 분포한다. 이 신경의 분포를 받으면서, carotid sinus는 arterial blood pressure가 증가하면 자극을 받는 *baroreceptor*(압력계; pressoreceptor)의 기능을 담당한다.

Carotid body(목동맥토리)는 bifurcation of common carotid artery의 안쪽(깊은쪽)에 있는 계란 모양 조직 덩어리로서 carotid sinus와 매우 가깝게 위치한다(그림 8.9C). Carotid body는 동맥 혈액의 산소분압(pO_2)을 감지하는 일종의 *chemoreceptor*(화학수용기)이다. 여기에도 CN IX(혀인두신경)의 carotid branch(목동맥가지)와 CN X(미주신경)가 주로 분포한다. Carotid body는 산소분압이 감소하면 자극을 받아, respiration(호흡)의 빈도와 깊이, cardiac rate(심장박동수), blood pressure(혈압)를 상승시키는 reflex(반사)를 일으킨다.

Internal carotid artery(속목동맥)는 common carotid artery가 연장된 것이며, 목에서는 가지를 내지 않는다. 이 동맥은 *carotid canal*(목동맥관)을 통해 cranium 안으로 들어가서 brain과 orbit(눈확)의 주요 동맥이 된다. **External carotid artery**(바깥목동맥)는 cranium 바깥의 대부분의 구조에 혈액을 공급한다. 이 동맥의 공급을 받지 않는 주요 부위에는 orbit과 supra-orbital artery(눈확위동맥)가 담당하는 이마와 scalp의 부분이 있다(그림 8.8A,B와 8.9C). External carotid artery는 각각 neck of mandible과 lobule of auricle 사이를 향해서 뒤위쪽 방향으로 이어지며, 여기에 도달하면 parotid gland(귀밑샘) 안으로 들어간다. 여기에서 두 개의 terminal branch로 갈라지는데, *maxillary artery*(위턱동맥)와 *superficial temporal artery*(얕은관자동맥)이다(그림 8.9C). 이들 terminal branch로 갈라지기 전에, 여섯 개의 가지가 external carotid artery에서 나온다(그림 8.8A,B와 8.9C)

- **Ascending pharyngeal artery**(오름인두동맥)는 external carotid artery의 첫째 또는 둘째 가지이며, 안쪽으로 나오는 유일한 가지이다. 이 동맥은 pharynx(인두) 표면을 따라 올라가면서 pharynx, prevertebral muscle, middle ear, cranial meninges에 분포하는 가지를 낸다.
- **Occipital artery**(뒤통수동맥)는 external carotid artery의 뒤쪽에서 기원하며, 높이는 facial artery의 기원부위보다 더 위쪽이다. 이 동맥은 뒤로 가서 posterior belly of digastric muscle(턱두힘살근뒤힘살)의 부착부위의 안쪽에서 평행하게 이어져, scalp의 뒷부분에서 끝난다. 지나가는 동안 internal carotid artery, CN IX, CN X, CN XI보다 더 표면쪽에 있다.
- **Posterior auricular artery**(뒤귓바퀴동맥)는 external carotid artery의 뒤쪽으로 나오는 작은 가지이다. 이 동맥은 external acoustic meatus와 mastoid process 사이에서 뒤로 올라간다. 주변의 근육과 parotid gland, facial nerve, temporal bone 안에 있는 구조, auricle, scalp에 분포한다.
- **Superior thyroid artery**(위갑상동맥)는 external carotid artery에서 앞쪽으로 나오는 가지 중 가장 먼저 나온다. Infrahyoid muscle에 덮여 앞아래쪽으로 가서 thyroid gland에 혈액을 공급한다. 그 이후에도, infrahyoid muscle, SCM에 가지를 보내고, larynx에 혈액을 공급하는 *superior laryngeal artery*(위후두동맥)가 여기서 기원한다.
- **Lingual artery**(혀동맥)는 external carotid artery가 middle pharyngeal constrictor(중간인두수축근) 표면에 놓여 있을 때 이 혈관에서 앞쪽으로 기원한다(그림 7.60A 참조). 이 동맥은 CN XII(혀밑신경), stylohyoid muscle, posterior belly of digastric muscle에 덮여 지나가다가 hyoglossus muscle(목뿔혀근)에 가려져 깊은 곳으로 간다. 혀의 뒤쪽에 분포하는 *dorsal lingual artery*(혀등동맥)가 나온 다음, 이 동맥은 *deep lingual artery*(깊은혀동맥)와 *sublingual artery*(혀밑동맥)의 두 동맥으로 갈라진다(555쪽 참조).
- **Facial artery**(얼굴동맥)도 external carotid artery에서 앞쪽으

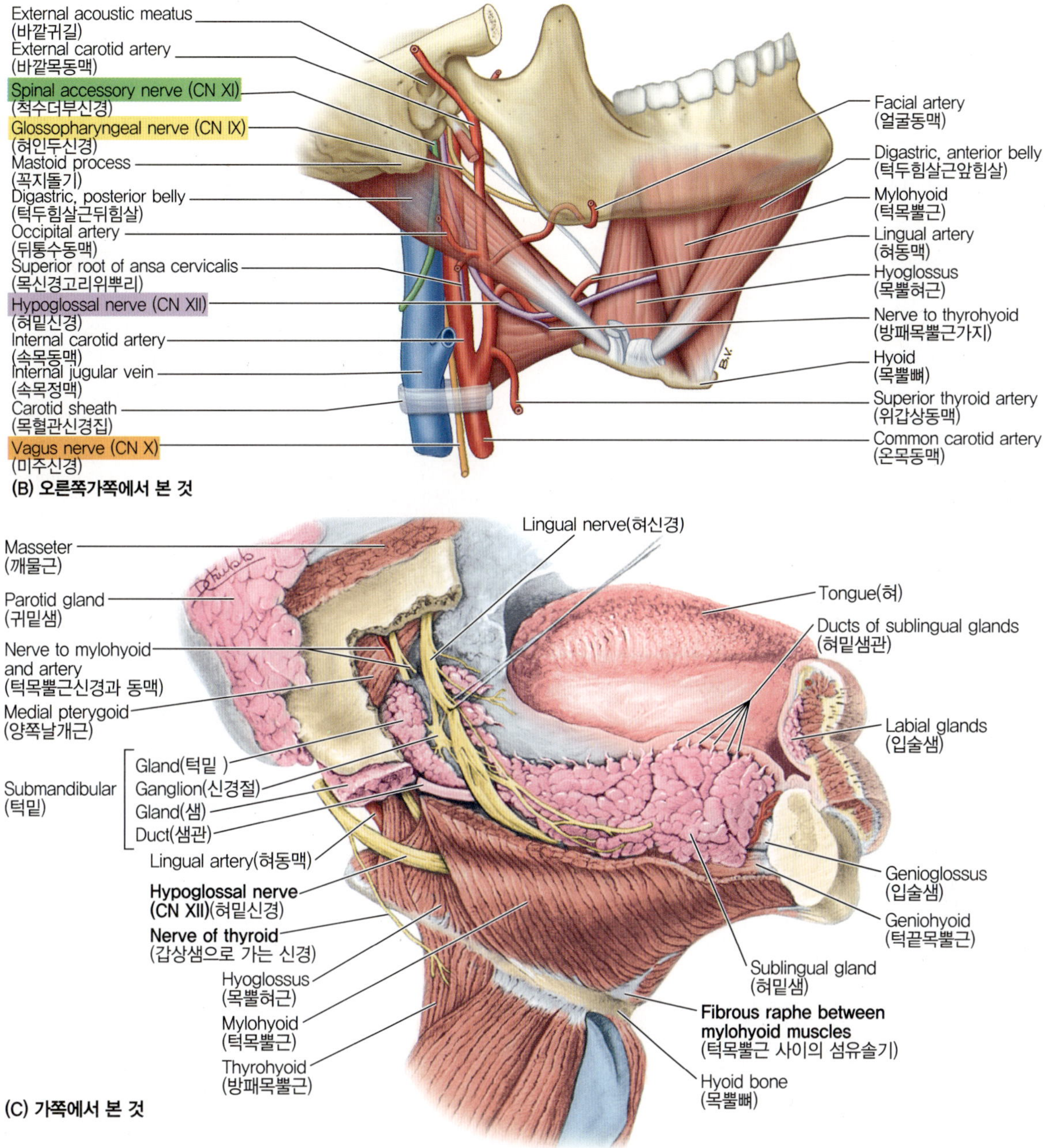

그림 8.8. **Anterior cervical region**(앞목부위)**과 suprahyoid region**(목뿔위부위)**.** (계속) **B.** Suprahyoid muscle(목뿔위근육)의 신경과 혈관의 관계. **C.** Ssuprahyoid region의 해부. Mandible(아래턱뼈)의 오른쪽 절반과 mylohyoid(턱목뿔근)의 위쪽 절반을 제거함.

로 기원하는데, lingual artery와 한 줄기로 나오기도 하고, 그보다 조금 더 위쪽에서 따로 기원하기도 한다. *Ascending palatine artery*(오름입천장동맥)와 *tonsillar branch*(편도가지)를 분지한 다음에는, digastric muscle, stylohyoid muscle, angle of mandible에 덮여서 위로 올라간다. Submandibular gland(턱밑샘)에 분포하고 *submental artery*(턱끝밑동맥)를 floor of mouth에 보낸 다음, inferior border of mandible의 중간부분을 감고 돌면서 얼굴에 이르게 된다. Mandible의 inferior border에서 대개 이 동맥의 맥박을 촉진한다.

ANTERIOR CERVICAL REGION의 정맥

Anterior cervical region의 정맥은 대부분 목에서 가장 큰 정맥인 **IJV**(**internal jugular vein**, 속목정맥)로 들어간다(그림 8.6, 8.8A,B와 8.9B). *IJV*로 들어가는 정맥혈은 brain, 얼굴, cervical viscera(목 내장), 목의 깊은 근육에서 온 것이다. IJV는 posterior cranial fossa의 jugular foramen(목정맥구멍)에서 sigmoid sinus(구불정맥굴)가 곧바로 이어지면서 시작된다(7장 참조). 이 정맥은 기원하는 곳에 **superior bulb of IJV**(위목정맥팽대)라는 확장부위가 있다(그림 8.9D). 여기에서부터 이 정맥은 *carotid sheath*(목혈관신경집)에 싸여 목 아래로 내려간다. 이 안에는 common carotid artery와 그 carotid bifurcation(목동맥갈림) 위로 이어지는 internal carotid artery, 그리고 CN X가 함께 위치한다(그림 8.8B). Carotid sheath 안에서는 정맥이 가쪽에, 신경이 뒤쪽에 위치한다. *Cervical sympathetic trunk*(목교감신경줄기)는 carotid sheath보다 뒤쪽에 있으며, prevertebral layer of deep

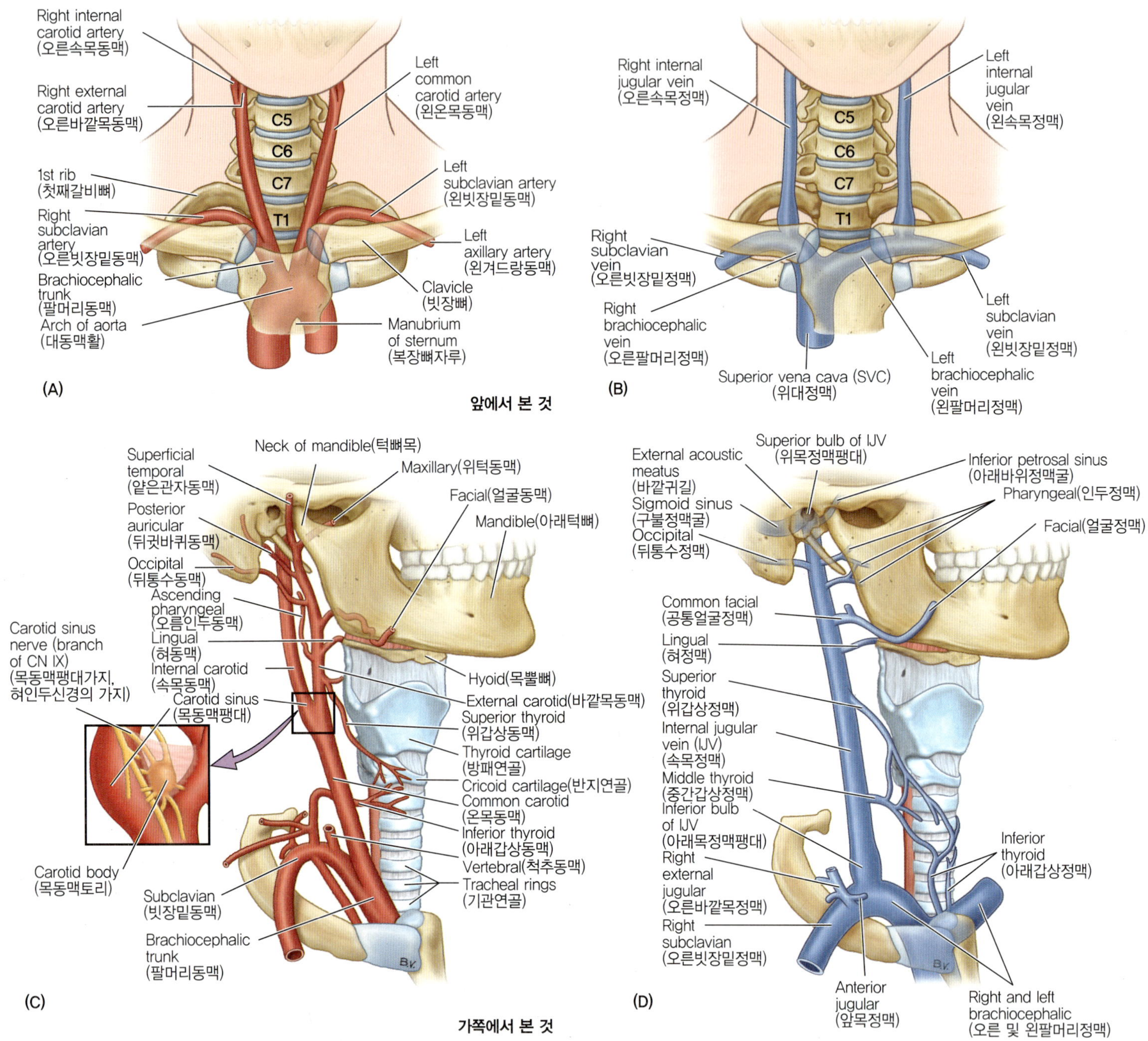

그림 8.9. **목의 artery**(동맥) **및 vein**(정맥). **A.** Subclavian artery(빗장밑동맥) 및 carotid artery(목동맥). **B.** Internal jugular vein(속목동맥) 및 subclavian vein(빗장밑정맥). **C.** Subclavian artery(빗장밑동맥)와 external carotid artery(바깥목동맥)의 가지들. **D.** Internal jugular vein(속목정맥)의 가지들.

cervical fascia(목근막척주앞층)에 싸여 있다. IJV가 anterior cervical region을 벗어나는 곳은 SCM에 덮여 있다.

Clavicle의 sternal end 뒤에서, IJV는 subclavian vein과 합쳐져 *brachiocephalic vein*(팔머리정맥)이 된다. IJV의 아래쪽 끝에도 **inferior bulb of IJV**(아래목정맥팽대)라는 확장부위가 있다(그림 8.9D). 이 팽대부위에는 bicuspid valve(이첨판막)가 있어 혈액이 심장쪽으로만 흐르게 하고 정맥으로 역류하지 못하게 한다. IJV로 들어오는 가지로는 inferior petrosal sinus(아래바위정맥굴), facial vein, lingual vein, pharyngeal vein, superior 및 middle thyroid vein이 있다.

ANTERIOR CERVICAL REGION의 신경

Transverse cervical nerve(가로목신경; C2, C3)는 anterior cervical region의 피부에 분포한다(그림 8.8A). **Hypoglossal nerve**(혀밑신경; CN XII)는 혀의 운동신경으로서 posterior belly of digastric muscle에 덮여서 submandibular triangle(턱밑삼각)에 들어간 다음 혀의 근육에 분포한다(그림 8.8A~C). **Glossopharyngeal nerve**(혀인두신경; CN IX)와 **vagus nerve**(미주신경; CN X)의 가지들이 submandibular triangle(턱밑삼각)과 carotid triangle(목동맥삼각)에서 관찰된다(그림 8.8B).

임상해부학

External Carotid Artery(바깥목동맥)의 Ligation(결찰)

External carotid artery의 가지에 출혈이 있는데 접근하기가 힘든 경우 *ligation of external carotid artery*(바깥목동맥결찰술)가 필요할 때가 있다. 이 방법은 손상된 동맥을 통한 혈류를 감소시키는 것일 뿐 혈류를 완전히 차단할 수는 없다. 역방향으로의 혈류는 반대쪽 external carotid artery에서 정중선을 넘나들어 주로 얼굴과 scalp(머리덮개)에 분포하는 가지들 사이의 연결을 통해 일어난다. External carotid artery 또는 subclavian artery(빗장밑동맥)를 결찰했을 때, 주요 collateral circulation(곁순환)을 이루는 것은 vertebral artery(척추동맥) 및 deep cervical artery(깊은목동맥)와 연결을 이루고 있는 descending branch of occipital artery(뒤통수동맥내림가지)이다.

Carotid Triangle(목동맥삼각)의 Surgical Dissection(외과수술)

Carotid triangle(목동맥삼각)은 common carotid artery와 그 가지들, IJV, vagus nerve, hypoglossal nerve, cervical sympathetic trunk에 외과적으로 접근하는데 있어 매우 중요한 부위이다. 이 부위를 수술하는 동안, laryngeal muscle(후두근육)에 분포하는 vagus nerve(미주신경)와 recurrent laryngeal nerve(되돌이후두신경)에 손상이나 압박이 가해지면, 이로 인해 목소리가 변할 수 있다.

Carotid Occlusion(목동맥폐쇄)과 Endarterectomy(동맥내막절제술)

Internal carotid artery의 intima(속막)가 atherosclerosis(죽상경화증)로 인해 두꺼워지면 혈류가 차단될 수 있다. 이런 obstruction(폐쇄)으로 인한 symptom(증상)은 막힌 정도와 다른 동맥에서 뇌로 collateral ciriculation(곁순환)이 일어나는 양에 좌우된다. Occlusion(폐쇄)이 부분적으로 일어나면 *transient ischemic attack*(TIA, 일과성허혈발작)이 생길 수 있는데, 이 경우에는 갑작스럽게 neurological function(신경기능)에 장애가 일어나, dizziness(어지럼)와 disorientation(지남력장애) 등을 경험하다가, 24시간 정도 지나면 대개 증상이 사라진다. Arterial occlusion으로 인해서 *stroke*(뇌졸중)도 생길 수 있다.

Stenosis(협착)를 유발한 carotid occlusion의 경우, 동맥을 시작부위에서 개방하여 intima에서 atherosclerotic plaque(죽상경화판)를 제거함으로써 치료가 가능하다. 이 방법을 *carotid endarterectomy*(목동맥내막절제술)라고 한다. Internal carotid artery가 CN IX, CN X나 또는 그 가지인 superior laryngeal nerve, CN XI, CN XII 등의 cranial nerve와 위치가 근접하기 때문에, 이 시술을 하는 동안 이들 신경 하나나 그 이상에 손상이 생길 수 있다.

97쪽에 언급된 coronary angioplasty(심장동맥성형술)와 시술 방법이 비슷한 carotid angioplasty(목동맥혈관성형술) 및 stenting(스텐트설치)의 사용도 증가하는 추세에 있다.

Carotid Pulse(목동맥박동)

Carotid pulse는 "neck pulse"라고도 하는데, 목의 옆면에서 trachea와 infrahyoid muscle 사이에 놓여 있는 common carotid artery를 촉진함으로써 쉽게 감지된다. 대체적으로 thyroid cartilage의 위모서리 높이에서 SCM의 앞모서리를 누르면, 바로 깊은 곳에서 맥박을 느낄 수 있다. *Cardiopulmonary resuscitation*(CPR, 심폐소생술)을 하는 동안에는 일상적으로 체크한다. Carotid pulse가 없으면 cardiac arrest(심장정지)의 신호이다.

Internal Jugular Pulse(속목정맥박동)

IJV의 pulse(박동)를 통해서 electrocardiogram(ECG, 심전도) 기록 및 right atrial pressure(오른심방압력)에 해당하는 심장의 기능에 대한 정보를 얻을 수 있다. 정맥의 pulsation은 주위 조직으로 전달되며, clavicle의 안쪽끝 위쪽 SCM의 깊은 곳에서 관찰되기도 한다. Brachiocephalic vein(팔머리정맥)이나 superior vena cava(위대정맥)에는 valve(판막)가 없기 때문에, contraction의 파동은 이들 혈관을 지나 IJV에 도달한다. 피험자의 머리를 발보다 더 아래에 오게 하는 *Trendelenburg position*(트렌델렌부르크자세)에서는 이 pulsation이 특히 더 잘 관찰된다. Mitral valve disease(승모판막질환)가 있으면, pulmonary circulation의 압력에 이어 심장 오른쪽의 압력이 상승하므로 internal jugular pulse도 따라서 상승한다.

Internal Jugular Vein Puncture(속목정맥천자)

진단이나 치료의 목적으로 IJV(속목정맥)에 주사바늘과 catheter(도관)를 삽입하는 경우가 있다. 오른쪽 IJV가 선호되는데 그 이유는 대개 더 크고 곧기 때문이다. 임상의사는 common carotid artery를 촉진한 다음, IJV의 바로 옆에서 SCM의 sternal head와 clavicular head 사이에 있는 삼각형의 꼭대기를 목표로 조준하여 30도 정도의 각도로 앞에서 이 정맥에 바늘을 삽입한다. 삽입한 후에는 아래가쪽 방향, 즉 같은쪽 젖꼭지를 향해서 바늘을 진행시킨다(그림 B8.4).

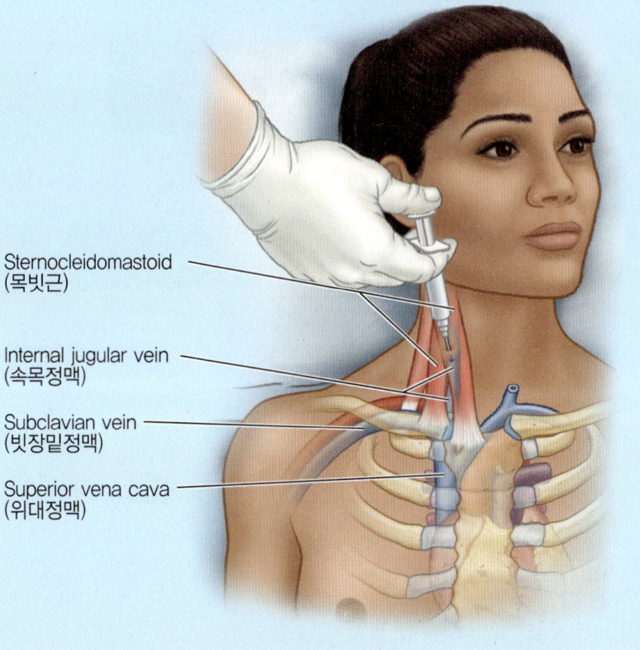

그림 B8.4. Internal jugular vein puncture(속목정맥천자).

표면해부학

목부위의 Surface Anatomy(표면해부학)

목의 피부는 얇고 잘 늘어난다. Subcutaneous connective tissue(피부밑결합조직)에는 목에서 얼굴로 올라가는 striated muscle(가로무늬근)인 platysma(넓은목근)의 얇은 층이 존재한다(그림 SA8.1A, SA8.4A).

SCM(목빗근)은 목에서 아주 중요한 근육 표지점이다. 이 근육은 **SCM region**(목빗근부위)의 경계를 결정하며, 목을 anterior cervical region(앞목부위)과 lateral cervical region(가쪽목부위)의 두 부분으로 나눈다(그림 SA8.1C). 이 근육은 clavicle과 manubrium에서 temporal bone의 mastoid process까지 위가쪽 방향으로 놓여 있는 그 전체 길이를 따라서 쉽게 관찰하고 촉진할 수 있다. SCM은 관찰하려는 반대쪽으로 얼굴을 돌리고 턱을 올려보라고 함으로써 두드러지게 할 수 있다.

EJV(바깥목정맥)는 SCM을 가로질러 angle of mandible을 향하도록 수직으로 놓여 있다(그림 SA8.1C). 이 정맥은, 특히 팽창할 경우에 매우 뚜렷한데, 이렇게 잘 보이도록 하려면 숨을 깊이 들이쉬도록 하면 된다. 이를 *Valsalva maneuver*(발살바조작)라고 한다. Manubrium(복장뼈자루)의 **jugular notch**(목아래패임)는 양쪽 SCM의 sternal head 사이에 있는 오목한 부위이다. 또한 SCM의 sternal head와 clavicular head 사이에 있는 lesser supraclavicular fossa(작은빗장위오목)는 IJV의 아래쪽 끝을 덮고 있다. SCM의 위쪽 절반은 cervical plexus를 덮고 있으며, 아래쪽 절반은 carotid sheath에 싸여 있는 IJV, common carotid artery, vagus nerve를 덮고 있다.

Trapezius(등세모근)의 앞모서리는 posterior cervical region의 경계가 된다. 어깨를 내리 누르는 힘에 저항하여 올려보라고 하면, 이 근육의 관찰과 촉진이 가능하다(그림 SA8.1B).

Inferior belly of omohyoid의 바로 아래에는 omoclavicular triangle(빗장위삼각)에 있는 오목한 부위로서 greater supraclavicular fossa(큰빗장위오목)가 있다(그림 SA8.1C). 대부분의 경우에 여기에서 subclavian artery(빗장밑동맥)의 pulsation을 촉진할 수 있다.

Occipital triangle(뒤통수삼각)에 있는 주요 구조로는 **spinal accessory nerve**(척수더부신경; CN XI)가 있다. 이 신경은 의료 행위 중 일어나는 iatrogenic injury(의인성손상)가 일어나기 쉽고 실제 손상받는 빈도도 높기 때문에, 그 위치를 잘 알아두는 것이 매우 중요하다(그림 SA8.1B). SCM 뒤모서리의 위쪽 1/3 및 중간 1/3의 경계점과 trapezius(등세모근) 앞모서리의 중간 1/3 및 아래쪽 1/3의 경계점 사이를 가상적으로 연결하면 이 신경의 경로와 대체로 일치한다.

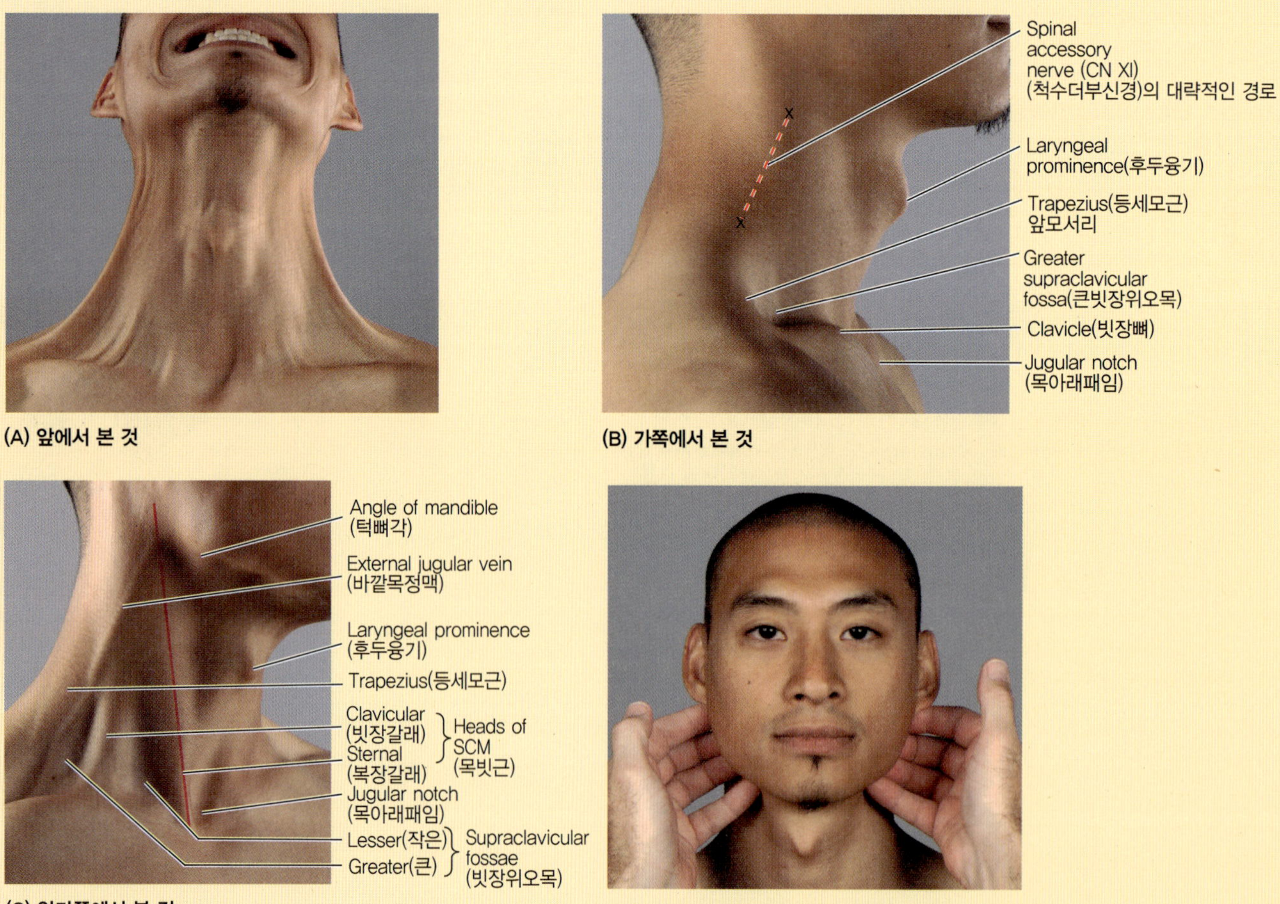

(A) 앞에서 본 것

(B) 가쪽에서 본 것

(C) 앞가쪽에서 본 것

(D) Submandibular lymph nodes(턱밑림프절)의 palpation(촉진)

그림 SA8.1. Cervical region(목부위)의 surface anatomy(표면해부학). *SCM*, sternocleidomastoid(목빗근).

Submandibular gland(턱밑샘)는 submandibular triangle(턱밑삼각) 거의 전체를 채우고 있다(그림 8.6, 8.8C). 이 샘은 특히 혀로 maxillary incisor teeth(위턱앞니)를 밀어보게 할 때, body of mandible의 아래에 위치하는 부드러운 덩어리로 잘 촉진된다. **Submandibular lymph node**(턱밑림프절)는 submandibular gland보다 표면에 위치하며, 커졌을 때는 mandible의 angle에서 inferior border를 따라 손가락을 움직임으로써 촉진할 수 있다(그림 SA8.1D). 촉진하는 손을 턱 아래로 옮겨서 계속 진행하면, 팽대된 **submental lymph node**(턱끝밑림프절)가 **submental triangle**(턱끝밑삼각)에서 만져지기도 한다.

Carotid triangle(목동맥삼각)에 위치한 주요 구조에는 common carotid artery와 그 가지들이 있다. 이 혈관을 싸고 있는 carotid sheath(목혈관신경집)는 mastoid process(꼭지돌기)와 angle of mandible(턱뼈각) 사이의 중점과 sternoclavicular joint(복장빗장관절)를 잇는 가상의 선으로 그 대략적인 윤곽을 그릴 수 있다(그림 SA8.1C). **Carotid pulse**(목동맥박동)를 촉진하려면, 집게손가락과 가운데손가락을 thyroid cartilage에 위치시킨 다음, 손가락을 뒤가쪽으로 trachea(기관)와 SCM 사이를 가리키도록 함으로써 가능하다. 이때 맥박은 SCM의 바로 안쪽에서 촉진된다.

목의 깊은 구조

목의 깊은 구조에는 cervical viscera(목내장) 뒤쪽과 vertebral column의 앞가쪽에 위치하는 prevertebral muscle(척주앞근육)이 있으며, superior thoracic aperture(위가슴문)의 위쪽에 위치하는 root of neck을 이루는 구조들도 포함된다(그림 8.10).

Prevertebral Muscle(척주앞근육)

Anterior vertebral muscle(앞척주근육)과 **lateral vertebral muscle**(가쪽척주근육)을 합해서 부르는 명칭인 **prevertebral muscle**(척주앞근육)에는 longus colli(목긴근), longus capitis(머리긴근), rectus capitis anterior(앞머리곧은근), anterior scalene muscle(앞목갈비근)이 속하는데, 이들은 retropharyngeal space(인두뒤공간)의 바

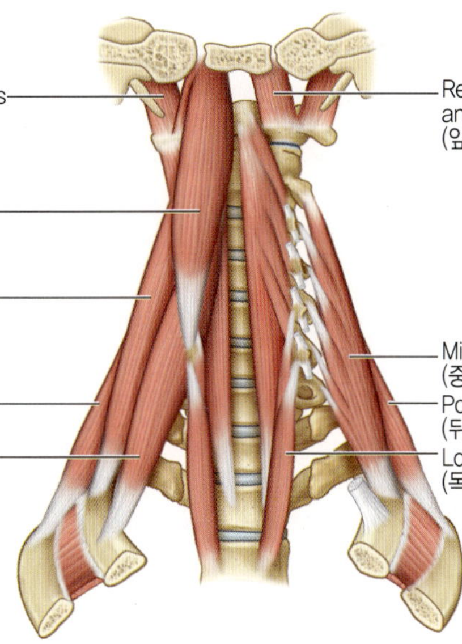

(A) 앞에서 본 것

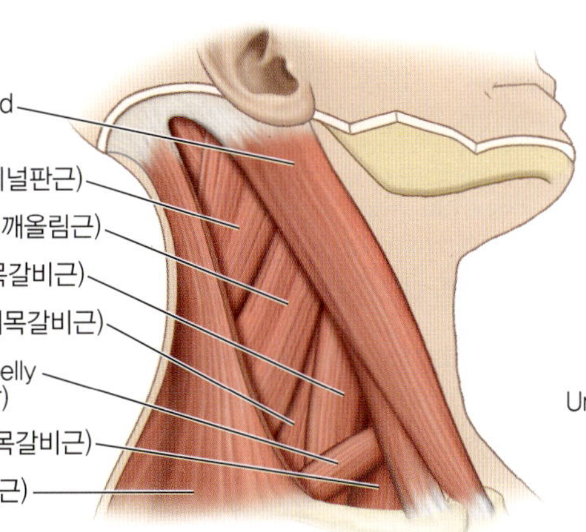

(B) 가쪽목부위, 가쪽에서 본 것

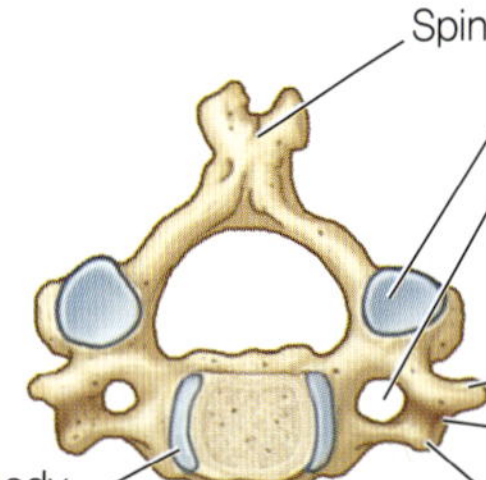

(C) 위에서 본 것

그림 8.10. Prevertebral muscle(척주앞근육). A 및 B. 전체 구성. C. Cervical vertebra(목뼈)의 근육 부착부위.

표 8.5 PREVERTEBRAL MUSCLE(척주앞근육)

근육	위쪽 부착부위	아래쪽 부착부위	신경분포	주요 작용
Anterior vertebral muscle(앞척주근육)				
Longus colli(목긴근)	C1 vertebra, 즉 atlas의 anterior tubercle, C1~C3 vertebra의 body, C3~C6 transverse process	C5~T3 vertebra의 body, C3~C5 vertebra의 transverse process	C2~C6 spinal nerve의 anterior rami	목을 굽힘. 즉 C2~C7 cervical vertebra의 앞쪽 또는 가쪽 굽힘
Longus capitis(머리긴근)	Occipital bone의 basilar part	C3~C6 transverse process의 anterior tubercle	C1~C3 spinal nerve의 anterior rami	머리를 목에 대해 굽힘. Atlanto-occipital joint에서 머리를 vertebral column에 대해 앞쪽 또는 가쪽 굽힘
Rectus capitis anterior(앞머리곧은근)	Occipital condyle의 바로 앞쪽 base of cranium	Atlas, 즉 C1 vertebra의 lateral mass 앞면	C1, C2 spinal nerve 사이에 형성된 고리에서 나온 가지	
Anterior scalene(앞목갈비근)	C3~C6 vertebra의 transverse process의 anterior tubercle	1st rib	C4~C6 cervical spinal nerve	목의 가쪽 굽힘. Forced inspiration 시에 1st rib 상승[a]
Lateral vertebral muscle(가쪽척주근육)				
Rectus capitis lateralis(가쪽머리곧은근)	Occipital bone의 jugular process	Atlas 즉, C1 vertebra의 transverse process	C1, C2 spinal nerve 사이에 형성된 고리에서 나온 가지	머리를 굽히고, 안정화하는데도 기여[b]
Splenius capitis(머리널판근)	Nuchal ligament의 아래쪽 절반, T1~T6 vertebra의 spinous process	Mastoid process의 가쪽면 및 superior nuchal line의 가쪽 1/3	중간 cervical spinal nerve의 posterior rami	머리와 목을 같은쪽 가쪽으로 굽히고 회전, 동시에 작용하면 머리와 목을 폄[c]
Levator scapulae(어깨올림근)	C1~C4 vertebra의 transverse process의 posterior tubercle	Scapula 안쪽모서리 윗부분	Dorsal scapular nerve(C5)와 C3, C4 spinal nerve	Scapula의 상승 및 scapula를 회전함으로써 glenoid cavity를 아래쪽으로 기울임
Middle scalene(중간목갈비근)	C4~C7 vertebra의 transverse process의 posterior tubercle	1st rib의 위면, posterior groove for subclavian artery	Cervical spinal nerve의 anterior rami	목의 가쪽 굽힘. Forced inspiration 시에 1st rib의 상승[a]
Posterior scalene(뒤목갈비근)	C4~C6 vertebra의 transverse process의 posterior tubercle	2nd rib의 바깥쪽모서리	C7, C8 spinal nerve의 anterior rami	목의 가쪽 굽힘. Forced inspiration 시에 2nd rib의 상승[a]

[a]목의 flexion = C2~C7 cervical vertebra의 앞쪽 또는 가쪽 굽힘.
[b]머리의 flexion = atlanto-occipital joint에서 머리를 vertebral column에 대해 앞쪽 또는 가쪽 굽힘.
[c]머리의 rotation은 atlanto-axial joint에서 일어남.

로 뒤에 위치한다(그림 8.2). **Lateral vertebral muscle**(가쪽척주근육)에는 rectus capitis lateralis(가쪽머리곧은근), splenius capitis(머리널판근), levator scapulae(어깨올림근), middle scalene muscle(중간목갈비근), posterior scalene muscle(뒤목갈비근)이 속하며, 이들은 cervical plexus, brachial plexus, subclavian artery 등의 주요 신경 및 혈관이 놓인 평면의 뒤쪽에 위치하는 것이 특징이다. 단, 이 중에서 rectus capitis lateralis는 예외적으로 lateral cervical region의 floor에 위치한다. Prevertebral muscle을 그림 8.10A,B 및 표 8.5에 요약하였다.

Root of Neck(목뿌리)

Root of neck은 목이 가슴과 연결되는 부위이다(그림 8.11C). Root of neck의 아래 경계를 이루는 구조로는 가쪽에서 첫째 rib과 그 costal cartilage(갈비연골), 앞에서 manubrium of sternum, 뒤에서 T1 vertebral body가 있다. 여기서는 root of neck에 있는 신경과 혈관에 대해서만 기술할 것이며, 이 부위의 내장에 대해서는 뒷부분에서 언급한다.

ROOT OF NECK의 동맥

Brachiocephalic trunk(팔머리동맥)는 arch of aorta의 가장 큰 가지로서, sternohyoid와 sternothyroid muscle이 그 앞쪽을 덮고 있다. 이 동맥은 manubrium 뒤쪽 정중면상에서 기원하여 오른쪽 위가쪽으로 지나간다. Brachiocephalic trunk는 오른쪽 sternoclavicular joint(복장빗장관절; SC joint)의 뒤에서 오른쪽 common carotid artery와 오른쪽 subclavian artery로 나뉜다(그림 8.11A~D).

Subclavian artery(빗장밑동맥)는 upper limb에 혈액을 공급하며, 목과 머리에도 가지를 보낸다. **Right subclavian artery**(오른빗장밑동맥)는 brachiocephalic trunk에서 기원하고, **left subclavian artery**(왼빗장밑동맥)는 arch of aorta에서 기원한다(그림 8.11A~D). 목에서 이들의 경로는 양쪽 SC joint 뒤에서 시작하여 superior thoracic aperture(위가슴문)를 통과하여 위로 상승한다. 두 동맥은 위가쪽으로 활처럼 휘어서 anterior scalene muscle의 안쪽경계와 기원부위 사이를 잇고 있다. 동맥은 다시 내려가는데, clavicle의 중앙을 뒤쪽으로 지난 다음, 첫째 rib(갈비뼈)의 위면을 가로지른다. First rib의 바깥모서리를 지나면서 axillary artery(겨드랑동맥)로 이름이 바뀐다.

설명의 편의를 위해 subclavian artery를 세 부분으로 나누는데, 그 기준은 anterior scalene muscle(앞목갈비근)이다. Subclavian artery의 첫째부분은 근육의 안쪽, 둘째부분은 근육의 뒤쪽, 셋째부분은 근육의 가쪽을 가리킨다(그림 8.11A,C). Apex of lung을 덮고 있는 cervical pleura(가슴막꼭대기)와 sympathetic trunk가 이 동맥의 뒤쪽에 위치한다(그림 8.11C). **Subclavian artery**(빗장밑동맥)**의 가지**는 다음과 같다(그림 8.11A~C).

- *Vertebral artery*(척추동맥), *internal thoracic artery*(속가슴동맥), *thyrocervical trunk*(갑상목동맥)는 subclavian artery의 첫째부분에서 나온다.
- *Costocervical trunk*(목갈비동맥)는 subclavian artery의 둘째부분에서 나온다.
- *Dorsal scapular artery*(등쪽어깨동맥)는 subclavian artery의 셋째부분에서 나오는 경우가 있다.

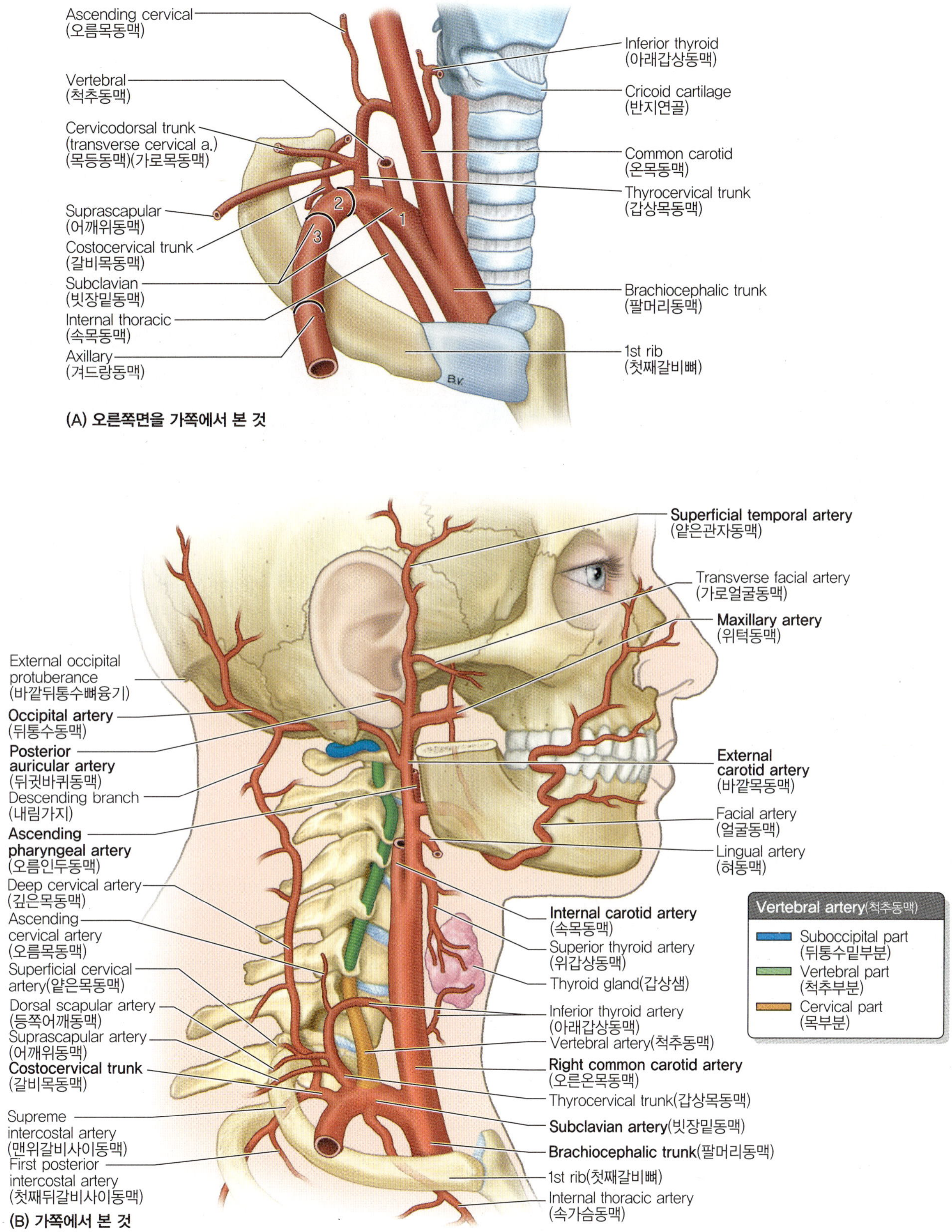

그림 8.11. **Root of neck**(목뿌리)**과 prevertebral region**(척주앞부위)**. A.** Subclavian artery(빗장밑동맥)의 가지들. Subclavian artery(빗장밑동맥)는 anterior scalene muscle(앞목갈비근)에 의해 (1) medial part(안쪽부분), (2) posterior part(뒷부분), (3) lateral part(가쪽부분)의 세 부분으로 나눌 수 있다. **B.** 머리와 목 artery의 전체적인 구성. (계속)

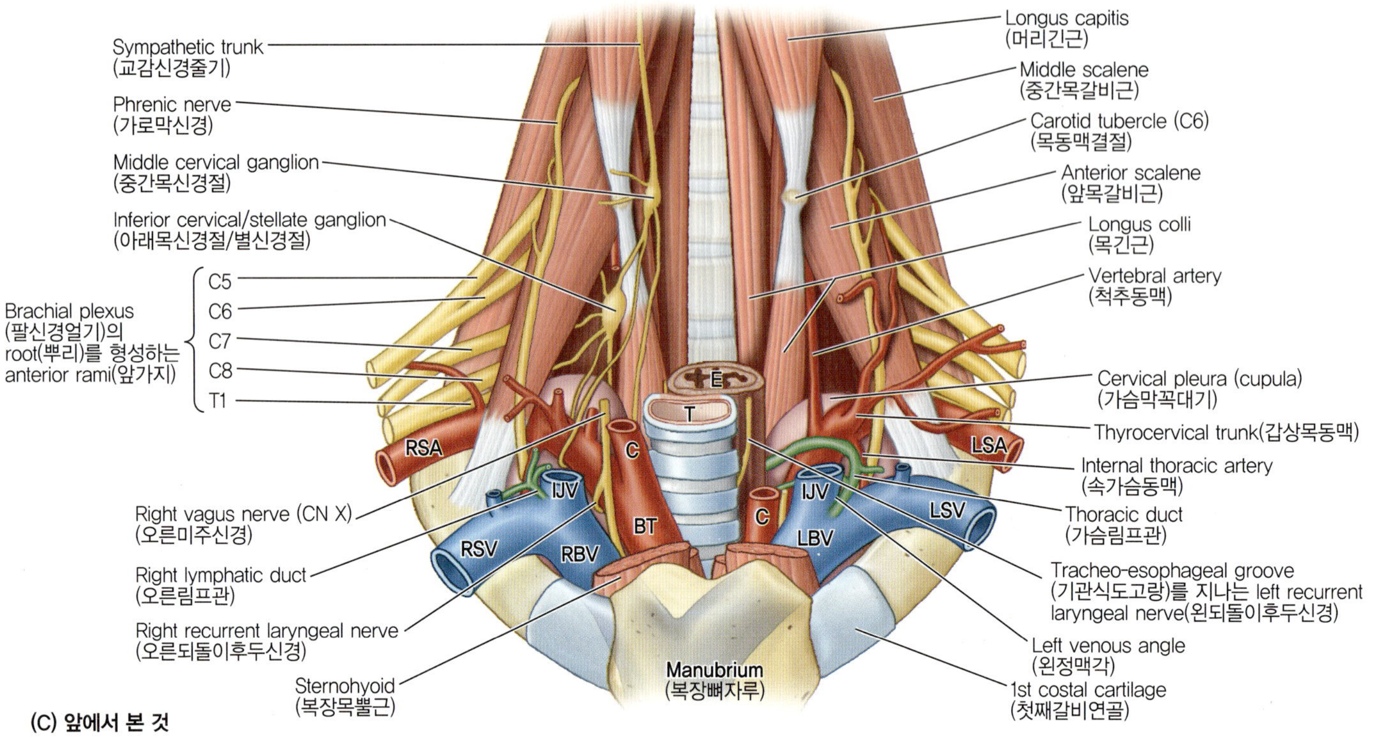

(C) 앞에서 본 것

그림 8.11. Root of neck(목뿌리)**과 prevertebral region**(척추앞부위). (계속) **C.** Root of neck(목뿌리)의 해부. *BT*, brachiocephalic trunk(팔머리동맥); *C*, left and right common carotid artery(오른 및 왼온목동맥); *E*, esophagus(식도); *IJV*, internal jugular vein(속목정맥); *LBV*, left brachiocephalic vein(왼팔머리정맥); *LSA*, left subclavian artery(왼빗장밑동맥); *LSV*, left subclavian vein(왼빗장밑정맥); *RBV*, right brachiocephalic vein(오른빗장밑정맥); *RSA*, right subclavian artery(오른빗장밑동맥); *RSV*, right subclavian vein(오른빗장밑정맥); *T*, trachea(기관).

Cervical part of vertebral artery(척추동맥목부분)는 subclavian artery 첫째부분에서 기원하여 scalene과 longus muscle 사이에 있는 피라미드 모양의 공간에서 위로 올라간다(그림 8.10A). 그 다음에는 C1~C6 vertebra의 transverse process에 있는 구멍을 통과한다. 이 부분이 **vertebral part of vertebral artery**(척추동맥척추부분)이며 C6 vertebra보다 더 위쪽에서 foramen에 들어가는 경우도 있다. **Suboccipital part of vertebral artery**(척추동맥뒤통수밑부분)는 atlas(고리뼈; C1)의 posterior arch(뒤고리)에 있는 groove(고랑) 위를 지나간다. 그 다음에는 foramen magnum(큰구멍)을 통해 cranial cavity 안으로 들어가는데, 여기서부터 **cranial part of vertebral artery**(척추동맥머리뼈부분)라고 부른다.

Internal thoracic artery(속가슴동맥)는 subclavian artery의 앞아래쪽에서 기원하여 아래안쪽으로 지나가며 thorax로 들어간다(그림 8.11A~C). 이 동맥은 목에서는 가지를 내지 않는다. 가슴에서 이 동맥의 분포는 1장에 기술되어 있다.

Thyrocervical trunk(갑상목동맥)는 subclavian artery 첫째부분에서 앞위쪽으로 기원하는데, anterior scalene muscle(앞목갈비근)의 안쪽 모서리 근처이다. 이 동맥은 가쪽 방향으로 두 개의 가지를 내는데, scapula 뒤쪽 근육에 분포하는 suprascapular artery(어깨위동맥)와 cervicodorsal trunk(목등동맥)이다(그림 8.11A~C). Cervicodorsal trunk에서는 *dorsal scapular artery*(등쪽어깨동맥)와 *superficial cervical artery*(얕은목동맥)가 나와서 lateral cervical region의 근육, trapezius, scapula의 안쪽 근육에 분포하는 가지를 낸다. Thyrocervical trunk의 terminal branch는 목에서 중요한 내장가지인 *inferior thyroid artery*(아래갑상동맥)와 위가쪽 목근육에 혈액을 공급하는 ascending cervical artery(오름목동맥)이다.

Costocervical trunk(갈비목동맥)는 subclavian artery의 둘째부분에서 뒤쪽으로 분지하며 기원한다. 오른쪽에서는 anterior scalene muscle의 뒤쪽이지만, 왼쪽에서는 이 근육의 바로 안쪽인 경우가 보통이다. 이 혈관은 뒤위쪽으로 이어져서 superior intercostal artery(위갈비사이동맥)와 deep cervical artery(깊은목동맥)로 나뉘어, 첫째와 둘째 intercostal space와 목 뒤쪽 깊은 곳에 있는 근육에 각각 분포한다(그림 8.11A,B).

Dorsal scapular artery(등쪽어깨동맥)는 cervicodorsal trunk에서 기원하지만, subclavian artery의 첫째부분이나 둘째부분에서 단독으로 분지하기도 한다. 이 동맥의 경로는 levator scapulae(어깨올림근)와 rhomboid muscle(마름근)에 덮여 있으며 동시에 이들 근육에 분포한다. 또한 scapula 주위의 arterial anastomosis(동맥연결)를 형성하는데에도 관여한다(6장 참조).

ROOT OF NECK의 정맥

Root of neck에서 끝나는 커다란 정맥은 두 개인데, 하나는 주로 scalp(머리덮개)와 얼굴에서 혈액을 받아들이는 EJV(바깥목정맥)이고, 다른 하나는 일정하지 않은 **anterior jugular vein(AJV**, 앞목정맥)이다(그림 8.5A). AJV는 hyoid bone 가까이에서 superficial submandibular vein(얕은턱밑정맥)이 합쳐져 기원하는 경우가 대부분이다. Root of neck에서 이 정맥은 가쪽으로 방향을 돌려, SCM의 뒤쪽을 지나, EJV의 종말부위나 subclavian vein으로 들어간다. 양쪽 AJV는 정중선을 건너 manubrium의 위쪽에 있는 suprasternal space(복장위공간)에서 만나 **jugular venous arch**(목정맥활)를 형성하는 것이 보통이다.

Subclavian vein은 axillary vein의 연속으로서, first rib의 가

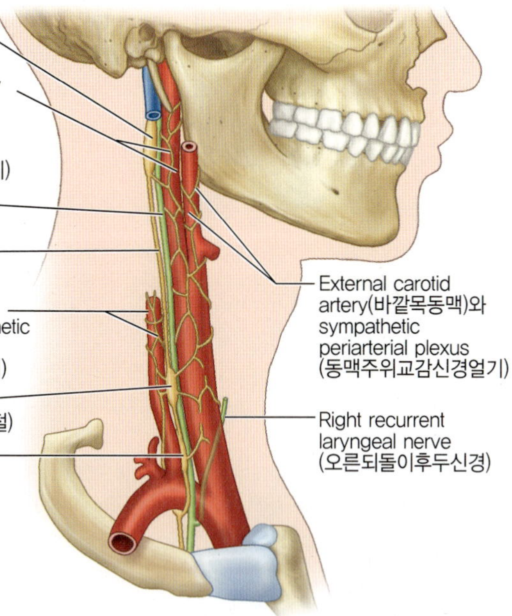

그림 8.11. Root of neck(목뿌리)**과 prevertebral region**(척주앞부위). (계속) **D.** Cervical Sympathetic trunk(교감신경줄기)와 periarterial plexus(동맥주위신경얼기).

쪽 모서리에서 시작하여, clavicle의 안쪽끝 뒤에서 IJV와 합쳐져 brachiocephalic vein을 형성하면서 끝난다(그림 8.11C). 이 연결부위를 일반적으로 **venous angle**(정맥각)이라 부르며, 왼쪽에서는 *thoracic duct*(가슴림프관)가, 오른쪽에서는 *right lymphatic trunk*(오른림프관)가 정맥계통과 연결되어 lymph를 보내는 곳이다. IJV는 그 경로 전체를 따라 *carotid sheath*(목혈관신경집)에 싸여 있다(그림 8.8B).

ROOT OF NECK의 신경

Root of neck의 주요 신경에는 세 가지가 있는데, (1) vagus nerve(미주신경), (2) phrenic nerve(가로막신경), (3) sympathetic trunk(교감신경줄기)이다(그림 8.11D). Phrenic nerve에 대해서는 이 장 앞에서 cervical plexus(목신경얼기)에 대하여 기술하면서 이미 설명하였다.

Vagus Nerve(미주신경; CN X). Jugular foramen(목정맥구멍)을 통해 cranial cavity 바깥으로 나온 다음(그림 7.3A,D 참조), 목의 아래쪽으로 내려가서 IJV(속목정맥) 및 common carotid artery와 함께 carotid sheath(목혈관신경집)에 싸이며, 이들 구조가 맞닿은 부분 뒤쪽에 위치한다(그림 8.2B, 8.8B). 오른쪽 vagus nerve는 subclavian artery의 첫째부분 앞쪽과 brachiocephalic vein 및 SC joint(복장빗장관절) 뒤쪽을 지나서 thorax로 들어간다(그림 8.11C,D). 왼쪽 vagus nerve는 왼쪽 common carotid artery와 왼쪽 subclavian artery 사이와 SC joint 뒤쪽을 지나서 thorax로 들어간다.

Recurrent laryngeal nerve(되돌이후두신경)는 목 아랫부분에서 vagus nerve의 가지로 나온다. 양쪽에서 이 신경이 분포하는 양상은 동일하다. 그러나 이들이 감고 도는 구조와 그 높이는 좌우가 다르다. **Right recurrent laryngeal nerve**(오른되돌이후두신경)는 오른쪽 subclavian artery 아래쪽을 감고 올라가지만(그림 8.11C), **left recurrent laryngeal nerve**(왼되돌이후두신경)는 arch of aorta(대동맥활) 아래쪽을 감고 올라간다(그림 8.13B). 방향을 바꾼 이후에 양쪽 recurrent laryngeal nerve는 thyroid gland의 뒤안쪽에 있는 **tracheo-esophageal groove**(기관식도고랑)를 따라 올라간다(그림 8.13A). 이 경로에서 trachea, esophagus, cricothyroid(반지방패근)를 제외한 larynx(후두)의 intrinsic muscle(자체기원근육)에 분포한다.

Cardiac branch of CN X(미주신경심장가지)는 thorax뿐만 아니라 목에서도 기원하며, presynaptic parasympathetic fiber(연접이전교감신경섬유)와 visceral afferent fiber(내장들신경섬유)를 운반하여 cardiac plexus(심장신경얼기)에 연결된다.

Sympathetic Trunk(교감신경줄기). Cervical portion of sympathetic trunk(교감신경줄기목부분)는 vertebral column의 앞가쪽에 위치하며, 위쪽으로 C1 vertebra 혹은 cranial base까지 연장되어 있다(그림 8.11C,D). 목에서는 sympathetic trunk에 white rami communicantes(백색교통가지; communicating branch)가 연결되지 않는다. Cervical portion에는 superior(위), middle(중간), inferior(아래) 3개의 **cervical sympathetic ganglia**(목교감신경절)가 존재한다. 이들 ganglia는 위쪽 thoracic spinal nerve 및 이들에 연결된 white rami communicantes를 통해서 sympathetic trunk에 전달된 presynaptic fiber(신경절이전섬유)를 받아들인다. 이 presynaptic fiber는 sympathetic trunk를 경유해서 ganglia에 도달한다. Cervical sympathetic ganglia에 도달한 presynaptic fiber는 postsynaptic neuron과 synapse를 형성한 다음, postsynaptic fiber(연접이후신경섬유)가 취하는 경로는 다음과 같다.

- *Gray* rami communicantes(회색교통가지)를 경유하여 cervical spinal nerve로 합류
- *Cardiopulmonary splanchnic nerve*(심장허파내장신경)를 경유하여 thoracic viscera에 분포
- 머리와 목의 내장에 분포하는 가지는 동맥, 특히 vertebral artery, internal carotid artery, external carotid artery와 함께 가는 *cephalic arterial branch*(머리동맥가지)를 경유하며, 이들은 *sympathetic periarterial plexus*(동맥주위교감신경얼기)를 형성

Inferior cervical ganglion(아래목신경절)은 first thoracic ganglion과 합쳐져서 **cervicothoracic ganglion**(목가슴신경절; **stellate ganglion**, 별신경절)을 형성하는 경우가 많다. 별(라틴어 *stella*)처럼 생긴 이 ganglion은 C7 vertebra의 transverse process 앞쪽과 1st rib의 neck 바로 위쪽, vertebral artery의 기원부위 뒤쪽에 위치한다. Ganglion의 일부 postsynaptic fiber는 gray rami communicantes를 통해서 C7, C8 spinal nerve의 anterior rami로 이어진다. 다른 섬유는 **inferior cervical cardiac nerve**(아래목심장신경; cardiopulmonary splanchnic nerve의 하나)를 경유하여 심장으로 가는데, trachea를 따라가서 deep *cardiac plexus*(깊은심장신경얼기)를 형성한다. 또 다른 섬유는 arterial branch를 경유하여 vertebral artery 주위에 sympathetic periarterial nerve plexus를 형성하여, cranial cavity 안으로 들어간다.

Middle cervical ganglion(중간목신경절)은 대개 작고, 없는 경우도 있다. Cricoid cartilage 높이에서 inferior thyroid artery의 앞쪽이나, C6 vertebra의 transverse process에서 vertebral artery 바로 앞에 위치한다. Ganglion에서 나온 postsynaptic fiber는 gray rami communicantes를 경유하여 C5, C6 spinal nerve의 anterior rami에 연결된다. 또 **middle cervical cardiac nerve**(중간목심장신경; cardiopulmonary splanchnic nerve의 하나)를 경유하여 심장으로 가며, arterial branch를 통해 periarterial plexus를 형성하여 thyroid gland로 가기도 한다.

Superior cervical ganglion(위목신경절)은 C1, C2 vertebra 높

이에 위치한다. 이 ganglion은 크기가 커서, sympathetic trunk를 확인하기에 알맞은 구조이다. 여기에서 나온 postsynaptic fiber는 cephalic arterial branch를 경유하여, internal carotid sympathetic plexus(속목동맥주위신경얼기)를 형성하여 동맥과 함께 cranial cavity 안으로 들어간다(그림 8.11D). 이 ganglion은 external carotid artery로도 arterial branch를 보내며, gray rami communicantes를 통해 C1~ C4 cervical spinal nerve의 anterior rami와도 연결되어 있다. 여기에서 나온 다른 postsynaptic fiber는 **superior cervical cardiac nerve**(위목심장신경; cardiopulmonary splanchnic nerve의 하나)를 통해서 cardiac plexus로 이어진다(1장 참조).

임상해부학

Cervicothoracic Ganglion Block(목가슴신경절차단)

Cervicothoracic ganglion(목가슴신경절, 별신경절) 주위에 마취제를 투여함으로써 cervical ganglia(목신경절)와 위쪽 thoracic ganglia(가슴신경절)를 경유하는 자극의 전달을 차단하기도 한다. 이 ganglion block은 뇌와 팔에 분포하는 혈관의 vascular spasm(혈관연축)을 완화시킬 수 있다. 이 방법은 같은쪽 팔에 병적인 vasoconstriction(혈관수축)이 있는 환자에서 ganglion을 외과적으로 제거할 경우 효과가 있을지를 미리 알아보는 데에도 유용하다.

Cervical Sympathetic Trunk(목교감신경줄기)의 병변

목의 sympathetic trunk에 병변이 있으면 *Horner syndrome*(호너증후군)이라는 sympathetic system(교감신경계통)의 장애가 나타나는데, 그 특징은 다음과 같다.

- Dilator pupillae muscle(동공확대근)의 paralysis(마비)로 인한 pupillary constriction(동공수축)
- Levator palpebrae superioris(눈꺼풀올림근)의 striated muscle과 섞여 있는 smooth muscle, 즉 tarsal muscle(위눈꺼풀판근)의 paralysis로 인한 ptosis(눈꺼풀처짐)
- Orbit의 바닥에 위치한 smooth muscle, 즉 orbitalis muscle(눈확근)의 paralysis에 의할 것으로 생각되는 enophthalmos(안구함몰)
- 혈관과 sweat gland(땀샘)로 가는 혈관수축성 sympathetic nerve 분포의 소실로 인하여 발생하는 얼굴과 목의 vasodilation(혈관확장)과 anhydrosis(땀없음증)

목의 VISCERA(내장)

Cervical viscera(목의 내장; organ of neck)는 세 층으로 이루어지며, 이를 이루는 기관의 기능에 따라서 명칭이 붙여진다(그림 8.12). 표면에 가까운 순서대로, *endocrine layer*(내분비기관층; thyroid gland, parathyroid gland), *respiratory layer*(호흡기관층; larynx, trachea), *alimentary layer*(소화기관층; pharynx, esophagus)의 세 층이다.

Endocrine Layer(내분비기관층)의 내장

Endocrine layer(내분비기관층)에 속하는 내장은 배출관이 없고, hormone을 분비하는 샘으로 이루어진 우리 몸의 endocrine system(내분비계통)의 일부이다. Thyroid gland는 *thyroid hormone*(갑상샘호르몬)을 분비하여 rate of metabolism(대사율)을, *calcitonin*(칼시토닌)을 분비하여 calcium metabolism을 조절한다. Parathyroid

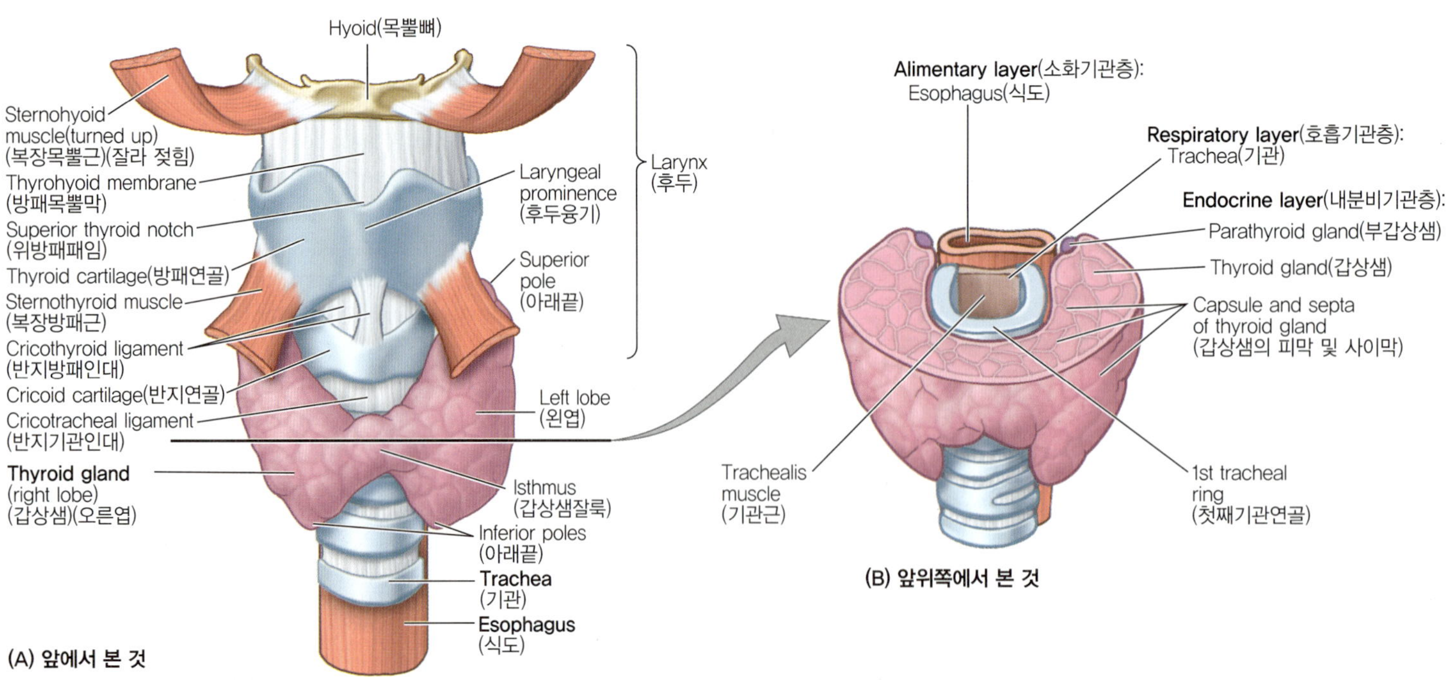

그림 8.12. Cervical viscera(목내장)의 기능적인 층.

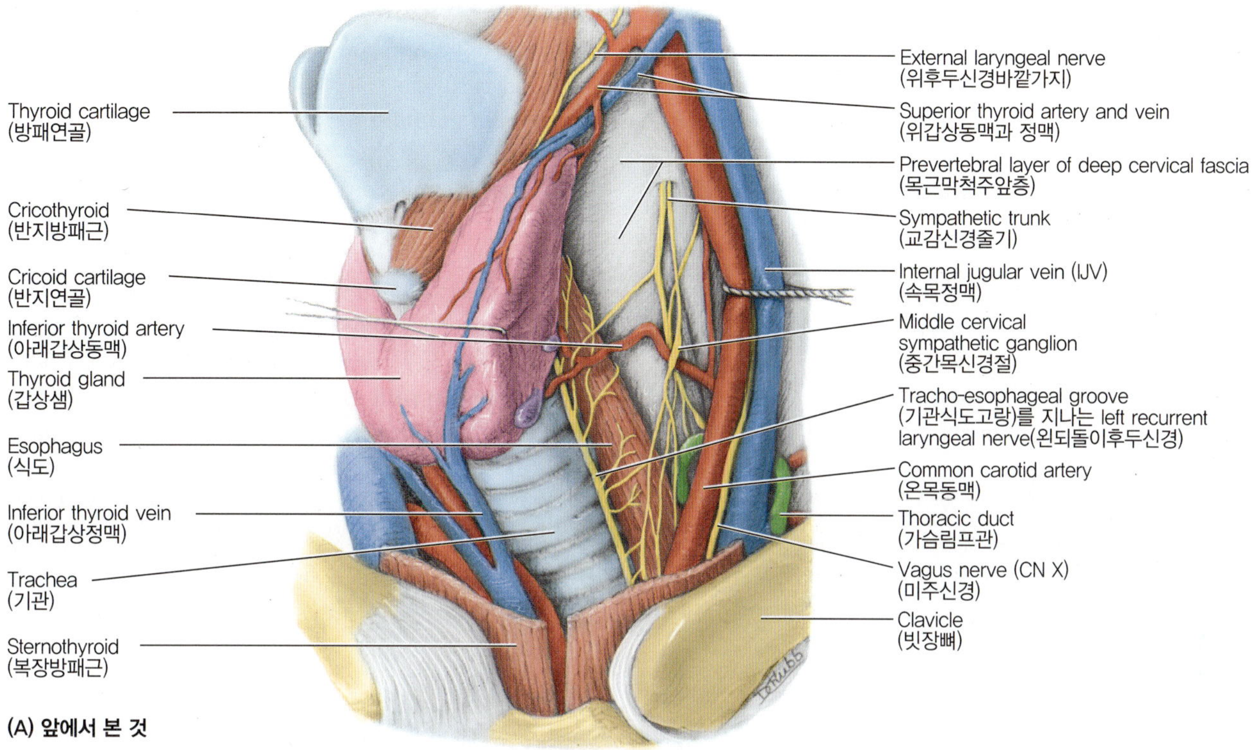

그림 8.13. **Thyroid gland**(갑상샘) **및 parathyroid gland**(부갑상샘)**와 larynx**(후두). **A.** Root of neck(목뿌리)의 왼쪽 옆의 해부. (계속)

gland는 *parathormone*(PTH, 부갑상샘호르몬)을 분비하는데, 이 hormone은 혈액에서 phosphorus(인) 및 calcium(칼슘)의 metabolism을 조절한다.

THYROID GLAND(갑상샘)

Thyroid gland는 목의 앞쪽에 위치한다. 그 높이는 C5~T1 vertebra에 해당하며, sternothyroid(복장방패근)와 sternohyoid muscle(복장목뿔근)에 덮여 있다(그림 8.2A,B). Thyroid gland에는 **right lobe**(오른엽)과 **left lobe**(왼엽)이 있는데 larynx와 trachea의 앞가쪽에 위치한다. 가느다란 **isthmus**(갑상샘잘록)가 두 lobe을 연결하는데, 그 위치는 보통 둘째 및 셋째 tracheal ring(기관연골고리)의 앞쪽에 해당한다(그림 8.12). Thyroid gland는 얇은 **fibrous capsule**(섬유피막)에 둘러싸인다. 여기에서 septa(사이막)가 나와 gland 안으로 깊숙히 들어가 있다. Fibrous capsule은 dense connective tissue(치밀결합조직)에 의해 cricoid cartilage와 위쪽 tracheal ring에 부착된다. Capsule 바깥을 pretracheal layer of deep cervical fascia(기관앞층)의 visceral portion(내장부분)으로 이루어진 성긴 *fascial sheath*(갑상샘집)가 싸고 있다.

Thyroid gland는 아주 풍부한 혈액공급을 받는데, 한 쌍의 **superior thyroid artery**(위갑상동맥)와 또 한 쌍의 **inferior thyroid artery**(아래갑상동맥)가 분포한다(그림 8.13, 8.14). 이 동맥은 fibrous capsule과 성긴 fascial sheath 사이를 지나간다. 일반적으로 external carotid artery의 첫째 가지인 *superior thyroid artery*(위갑상동맥)는 gland의 superior pole(위끝)까지 내려와서, pretracheal layer를 뚫은 다음 anterior branch와 posterior branch로 나뉜다. *Inferior thyroid artery*(아래갑상동맥)는, subclavian artery에서 기원한 thyrocervical trunk의 가장 큰 가지로서, 위안쪽으로 이어져서 carotid sheath의 뒤쪽을 지나 thyroid gland의 뒤면에 도달한다. 오른쪽 및 왼쪽의 superior thyroid artery와 inferior thyroid artery는 gland 안에서 아주 풍부한 연결을 이루는데, 이는 혈액 공급을 안정화하는 것 외에도 subclavian artery와 external carotid artery 사이의 잠재적인 collateral circulation(곁순환)을 제공할 수 있을 것으로 생각된다.

대략 10%의 경우에서는, **thyroid ima artery**(맨아래갑상동맥, 라틴어 *arteria thyroidea ima*)라는 동맥이 brachiocephalic trunk, arch of aorta, 또는 오른쪽 common carotid artery, subclavian artery, internal thoracic artery 등에서 기원하기도 한다(그림 8.13B). 이 작은 동맥은 trachea의 앞면을 따라 올라가서 thyroid gland의 isthmus까지 이어지며 여기에 분포한다. 목의 정중선에서 isthmus 아래에 시술을 할 때에는 이 동맥이 출혈의 원인이 될 수 있기 때문에 그 존재를 염두에 두고 있어야 한다.

Thyroid vein은 세 쌍이 있는데 대개는 thyroid gland와 trachea의 앞면에 있는 **thyroid plexus of vein**(갑상정맥얼기)에서 혈액을 받아들인다(그림 8.13B). **Superior thyroid vein**(위갑상정맥)은 superior thyroid artery와 함께 가며, superior pole의 혈액이 들어간다. **Middle thyroid vein**(중간갑상정맥)으로는 lobe의 가운데 부분, **inferior thyroid vein**(아래갑상정맥)으로는 inferior pole의 혈액이 들어간다. Superior thyroid vein과 middle thyroid vein은 IJV에 합쳐지며, inferior thyroid vein의 manubrium 뒤에서 brachiocephalic vein에 합쳐진다.

Thyroid gland의 **lymphatic vessel**(림프관)은 capsule에 있는 lymphatic vessel의 network과 연결되어 있다. 이 network에서 나온 림프관은 먼저 **prelaryngeal node**(후두앞림프절), **pretracheal node**(기관앞림프절), **paratracheal lymph node**(기관옆림프절)로 들어가고 이들은 다시 **superior deep cervical node**(위깊은목림프절)와

inferior deep cervical node(아래깊은목림프절)로 이어진다(그림 8.14B). Thyroid gland의 아래쪽에서는, lymphatic vessel이 직접 **inferior deep cervical lymph node**(아래깊은목림프절)로 들어간다. Lymphatic vessel 중 일부는 *brachiocephalic lymph node*(팔머리림프절) 또는 *thoracic duct*(가슴림프관)로 직접 들어가기도 한다.

Thyroid gland의 신경은 superior(위), middle(중간), inferior(아래) *cervical sympathetic ganglia*(목교감신경절)에서 기원한다(그림 8.13A). 이들이 gland까지 오는 경로는 thyroid artery가 운반하는 *cardiac plexus*(심장신경얼기), *superior thyroid periarterial plexus*(위갑상동맥주위신경얼기), *inferior thyroid periarterial plexus*(아래갑상동맥주위신경얼기)를 통해서다. 이 신경섬유에 포함된 성분은 vasomotor(혈관운동)로서 혈관의 수축을 일으킨다. Thyroid gland의 내분비 기능은 pituitary gland에서 분비되는 hormone에 의해 조절된다.

PARATHYROID GLAND(부갑상샘)

작고 납작한 계란형의 **parathyroid gland**는 thyroid gland의 양쪽 lobe에서 뒤쪽 표면에서 안쪽 절반의 fibrous capsule(섬유피막) 바깥쪽에 위치한다(그림 8.14A). 대부분의 경우, parathyroid gland는 네 개가 있다. 다섯 개 이상 있는 빈도가 5% 정도이며, gland가 둘 만 있는 경우도 있다. **Superior parathyroid gland**(위부갑상샘) 두 개는 보통 cricoid cartilage(반지연골) 아래모서리 높이에 위치한다. **Inferior parathyroid gland**(아래부갑상샘)도 대개는 thyroid gland의 inferior pole에 있지만, 그렇지 않은 경우도 많다.

Superior parathyroid gland와 inferior parathyroid gland는 모두 **inferior thyroid artery**(아래갑상동맥)의 혈액공급을 받는다. 하지만 superior thyroid artery, thyroid ima artery, laryngeal artery, tracheal artery, esophageal artery 중 어느 동맥의 가지도 분포할 수 있다. **Parathyroid gland의 정맥**을 흐르는 혈액은 thyroid gland와 trachea 주위에 있는 *thyroid plexus of vein*(갑상정맥얼기)으로 흘러들어간다. **Parathyroid gland의 lymphatic vessel**은 thyroid gland의 림프관과 함께 deep cervical lymph node와 paratracheal lymph node로 들어간다(그림 8.14B).

Parathyroid gland의 신경은 *thyroid branch of cervical sympathetic ganglia*(목교감신경절갑상샘가지)에서 기원한다 Parathyroid gland도 내분비적으로 조절되므로, 이들 신경은 vasomotor일 뿐

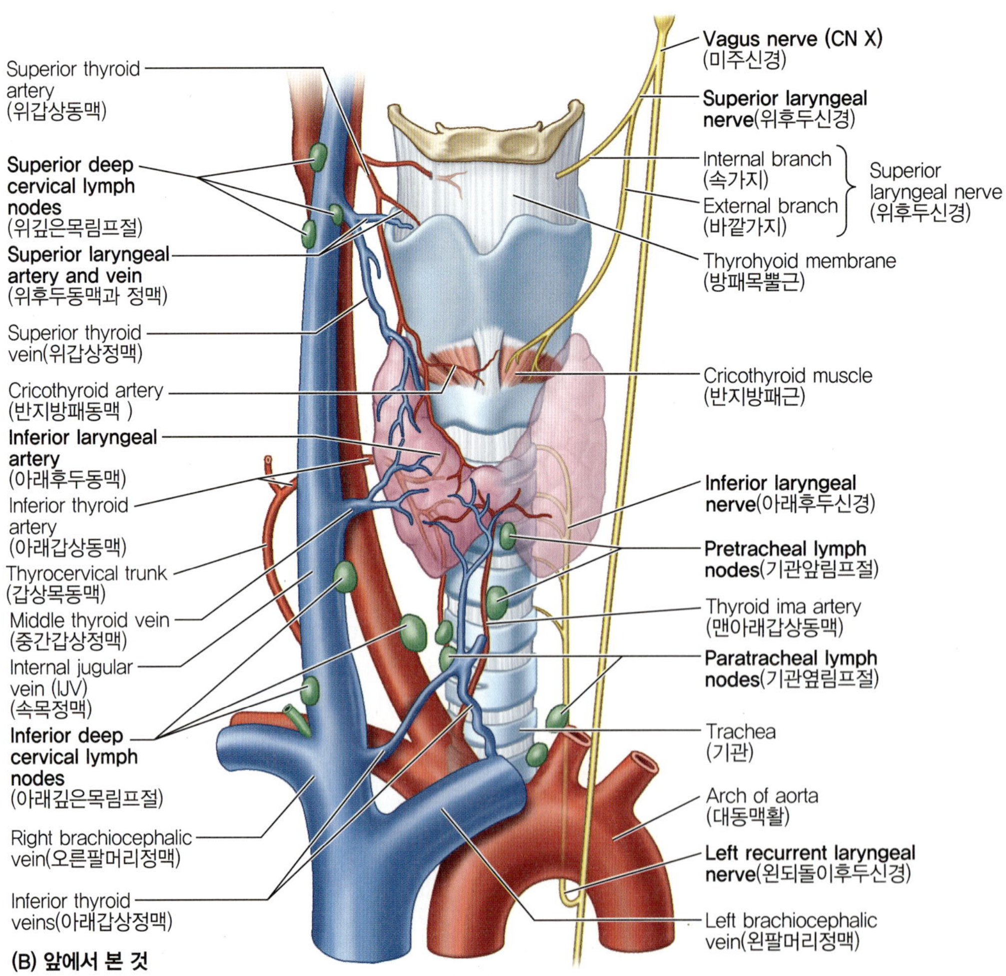

그림 8.13. Thyroid gland(갑상샘) 및 parathyroid gland(부갑상샘)와 larynx(후두). (계속) B. Larynx(후두)의 혈관, 신경, 림프절.

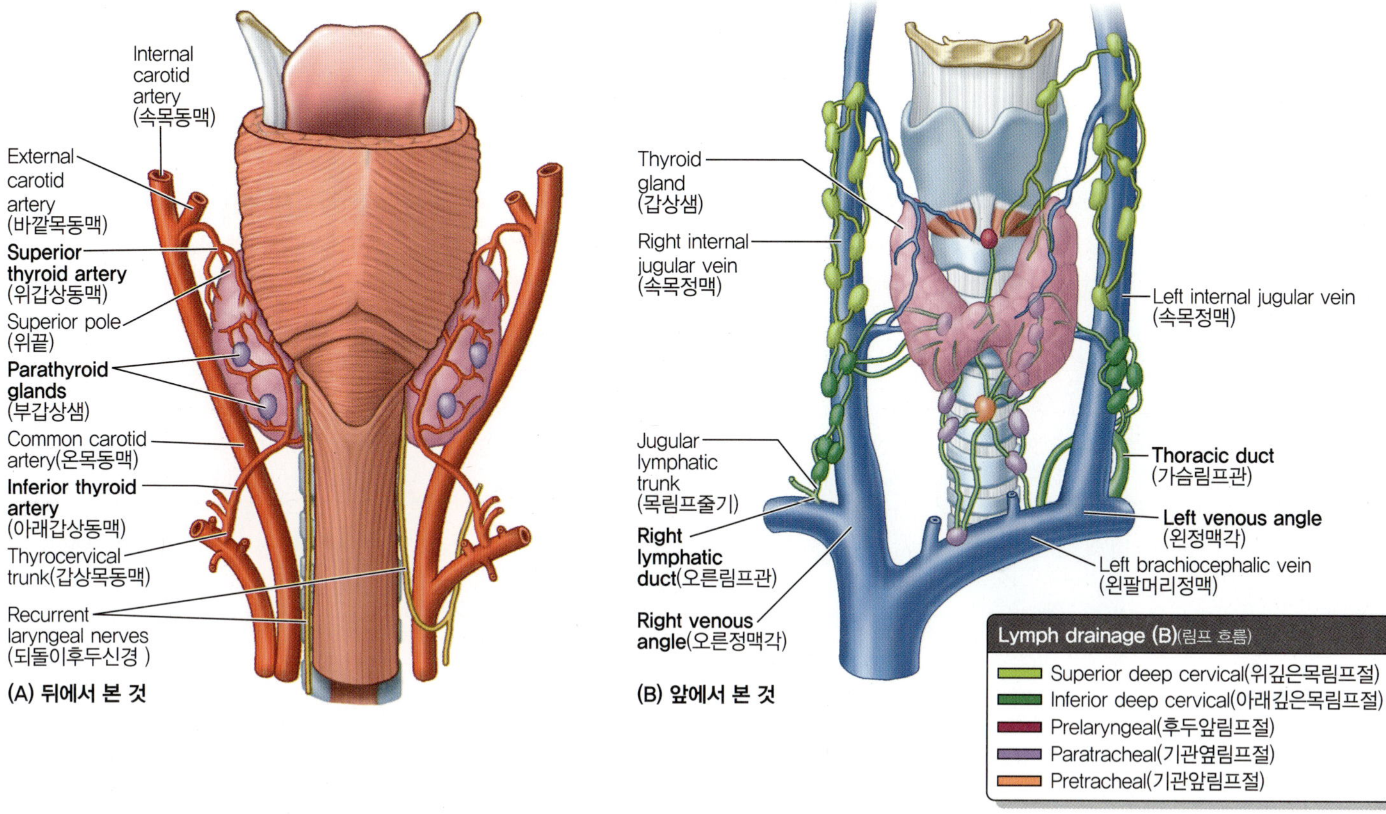

그림 8.14. Thyroid gland(갑상샘)와 parathyroid gland(부갑상샘). A. 혈관분포. B. 정맥과 림프의 흐름.

임상해부학

Thyroidectomy(갑상샘절제술)

암이 발생한 thyroid gland를 제거하기 위하여 thyroidectomy를 시행하는 동안에는, parathyroid gland가 실수로 손상을 입거나 제거될 위험이 있다. 하지만 thyroid gland의 가장 뒷부분을 보존하는 *subtotal thyroidectomy*(대부분갑상샘절제술)에서는 비교적 안전하다. Parathyroid gland, 특히 inferior gland의 경우, 그 위치가 일정하지 않기 때문에, thyroid gland 수술 중에는 제거될 위험이 항상 있다. 잘못해서 만약 parathyroid gland가 수술 중에 제거되었다면, 환자는 *tetany*(테타니)라는 심각한 convulsive disorder(경련질환)에 시달린다. 이는 혈액의 calcium level이 떨어져서 generalized convulsive muscle spasm(전신근육경련)이 나타나기 때문이다. 이런 경우에는 hormone replacement therapy(호르몬대치치료)가 필요하다.

Accessory Thyroid Tissue(덧갑상샘조직)

Accessory thyroid tissue는 thyroid cartilage 가쪽에 나타날 수 있다(그림 B8.5). 이런 경우 조직은 대개 thyrohyoid muscle 위에 위치한다. *Pyramidal lobe*(피라밋엽)도 thyroid tissue가 isthmus에서 위쪽으로 연장된 것이며, 이와 연결된 connective tissue 안에도 thyroid tissue가 있을 수 있다. Accessory thyroid tissue는 pyramidal lobe과 마찬가지로, *thyroglossal duct*(갑상혀관)의 잔유물이다. 이것은 endoderm으로 이루어진 일시적인 관으로서 embryo의 혀 뒤쪽에서 연장되어 thyroid gland를 형성하는 조직을 아래로 운반하는 구조이다. Accessory tissue가 기능을 할지 모르지만, 그렇다 하더라도 thyroid gland가 제거된 상태에서 정상적인 기능을 유지할 정도로 보기에는 그 양이 너무 적은 것이 보통이다.

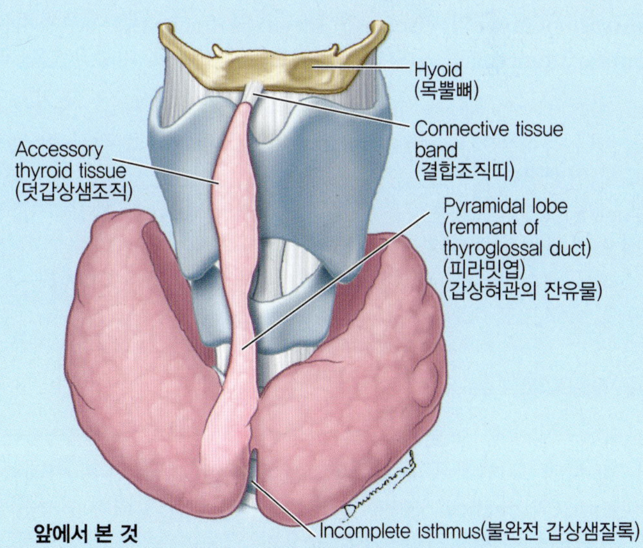

그림 B8.5. Accessory thyroid glandular tissue(덧갑상샘조직).

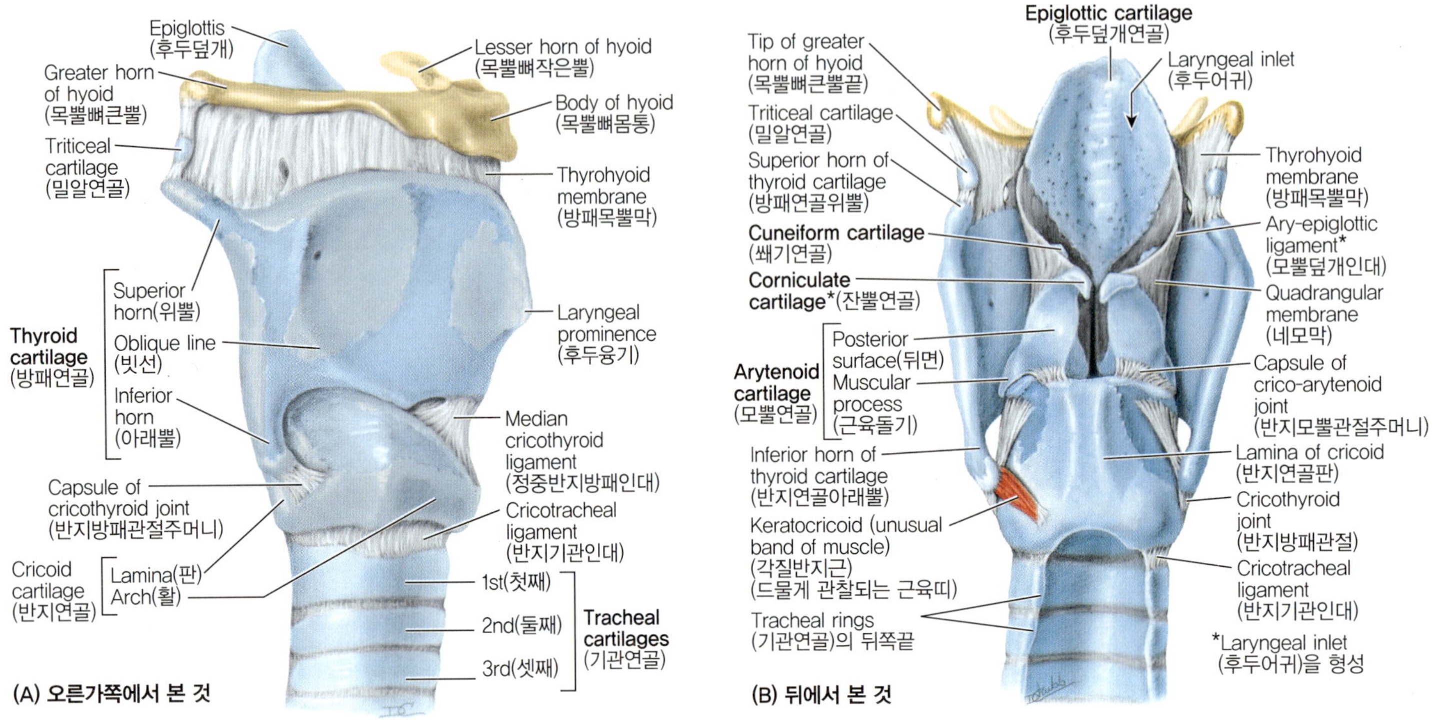

그림 8.15. Skeleton of larynx(후두뼈대)와 ligament(인대) 및 membrane(막).

secretomotor는 아니다.

Respiratory Layer(호흡기관층)의 내장

Respiratory layer의 **viscera**는 larynx와 trachea로 이루어지는데, respiratory function을 담당한다(그림 8.12). 그 주요 기능은 다음과 같다.

- 공기와 음식물이 respiratory tract와 esophagus로 각각 잘 들어가도록 안내한다.
- Airway(기도)의 소통성을 확보하고 active valve를 제공하여, 일시적으로 완전한 차단이 일어나게 한다.
- 소리를 생성하는데, 이 소리는 혀, 치아, 입술 등 입의 여러 구조에 의해 음성으로 변환된다.

LARYNX(후두)

Larynx는 발성을 일으키는 복잡한 기관으로서 C3~C6 vertebral body 높이의 목 앞쪽에 위치하며(그림 8.1), pharynx(인두) 아래쪽, 즉 oropharynx와 trachea 사이에 놓여 있다. 가장 잘 알려진 기능은 발성 과정을 담당하는 것이지만, 가장 중요한 기능은, 특히 음식물을 삼킬 때, respiratory tract 아랫부분을 차단하는 개폐기 혹은 valve의 역할을 하여 airway의 소통성을 유지함으로써 공기가 잘 통하도록 하는 것이다.

Laryngeal Skeleton(후두뼈대). **Laryngeal skeleton**은 서로 ligament와 membrane으로 연결된 9개의 cartilage로 이루어진다(그림 8.15). Thyroid cartilage, cricoid cartilage, epiglottic cartilage의 세 cartilage는 하나씩 있으며, arytenoid cartilage, corniculate cartilage, cuneiform cartilage의 나머지 셋은 한 쌍으로 존재한다.

Cartilage 중에서 가장 큰 것은 **thyroid cartilage**(방패연골)이다. 이것의 위 모서리는 C4 vertebra의 높이에 해당한다. **Lamina**(판)라는 두 개의 판은 그 아래쪽 2/3가 정중선을 따라 앞에서 서로 붙어 있어 **laryngeal prominence**(후두융기; 남성의 "Adam's apple")를 형성한다. 이 prominence 위에서는, lamina가 더 벌어져서 V자 모양의 **superior thyroid notch**(위방패패임)를 이루고 있다(그림 8.12A). Cartilage의 아래모서리 가운데에는 얕은 함몰부위로서 작은 **inferior thyroid notch**(아래방패패임)가 존재한다. Lamina의 뒤모서리는 위아래로 돌출하였는데, 위쪽 것을 **superior horn**(위뿔), 아래쪽 것을 **inferior horn**(아래뿔)이라고 한다(그림 8.15A). Superior horn과 cartilage의 위모서리는 **thyrohyoid membrane**(방패목뿔막)에 의해 hyoid와 연결되어 있다. 이 막의 부분 중 정중선에서 두꺼운 부분을 **median thyrohyoid ligament**(정중방패목뿔인대)라고 하며, 가쪽에서 두꺼운 부분을 **lateral thyrohyoid ligament**(가쪽방패목뿔인대)라 한다. Thyroid cartilage의 inferior horn은 cricoid cartilage(반지연골)의 가쪽면과 **cricothyroid joint**(반지방패관절)라는 관절을 이룬다(그림 8.15). 이 synovial joint의 주된 운동은 thyroid cartilage의 rotation(돌림, 회전)과 gliding(미끄러짐)이다. 이 운동으로 말미암아 vocal fold(성대주름)의 길이가 변화한다.

Cricoid cartilage(반지연골)는, respiratory tract의 연골 중에서 airway를 둘러싸는 완전한 테두리를 가진 유일한 cartilage이다. 그 모양은 인장 부분이 앞을 향하게 한 signet ring(반지인장)과 비슷하다. Cricoid cartilage의 뒤쪽 부분을 *lamina*(반지연골판)라고 하며, 앞쪽 부분을 *arch*(반지연골활)라고 한다. Cricoid cartilage는 thyroid cartilage보다 작지만 더 두껍고 튼튼하다. Cricoid cartilage는 **median cricothyroid ligament**(정중반지방패인대)에 의해 thyroid

표면해부학

Larynx(후두)

U자 모양의 hyoid bone은 thyroid cartilage보다 위에 있으며, 그 높이는 C4 및 C5 vertebra이다(그림 SA8.2). Laryngeal prominence는 *lamina of thyroid cartilage*(방패연골판)가 정중선에서 합쳐져 생긴다. Cricoid cartilage는 laryngeal prominence보다 아래쪽에서 만질 수 있는데, 그 높이는 C6 vertebra이다. Cartilage(연골)로 이루어진 **tracheal ring**(기관연골고리)은 목의 아래쪽에서 촉진이 가능하다. 둘째~넷째 tracheal ring은 그 앞에 **isthmus of thyroid**(갑상샘잘록)가 thyroid gland의 right lobe과 left lobe을 잇고 있어 이것에 의해 덮이기 때문에 직접 만질 수는 없다. 첫째 tracheal ring은 이 isthmus 바로 위에 있다.

Key

C	Cricoid cartilage(반지연골)	RL	Right lobe of thyroid gland(갑상샘오른엽)
H	Hyoid(목뿔뼈)	S	Isthmus(갑상샘잘록)
IP	Inferior pole of gland(갑상샘아래끝)	SP	Superior pole of gland(갑상샘위끝)
LL	Left lobe of thyroid gland(갑상샘왼엽)	T	Thyroid cartilage(방패연골)
P	Laryngeal prominence(후두융기)	*	Tracheal rings(기관연골)

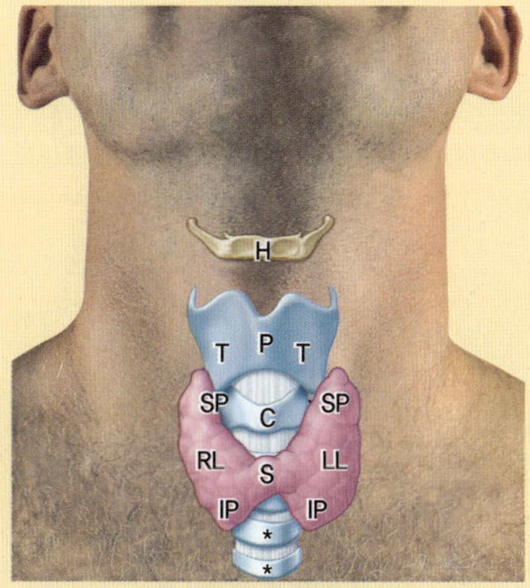

앞에서 본 것

그림 SA8.2. Larynx(후두)와 thyroid gland(갑상샘)의 surface anatomy(표면해부학).

cartilage의 아래모서리에 부착하고, **cricotracheal ligament**(반지기관인대)에 의해 첫째 tracheal ring에 부착한다(그림 8.15). Larynx가 피부 표면과 가장 가까이 위치한 부위에서는 thyroid cartilage의 아래쪽을 촉진하면, 부드러운 median cricothyroid ligament가 만져진다.

Arytenoid cartilage(모뿔연골)는 한 쌍으로, 세 면을 가진 피라밋 모양의 cartilage이다. Cricoid cartilage의 lamina 위모서리 가쪽 부분과 관절을 이루고 있다. 이 cartilage에는 apex가 위쪽으로, vocal process가 앞쪽으로, 커다란 muscular process가 base(모뿔연골바닥)에서 가쪽으로 뻗어나와 있다(그림 8.15B). **Apex**(모뿔연골끝)에는 corniculate cartilage(잔뿔연골)가 붙어 있으며 aryepiglottic fold(모뿔후두덮개주름)에 부착한다. **Vocal process**(성대돌기)에는 vocal ligament(성대인대)의 뒷부분이 부착한다(그림 8.17, 8.18A 참조). **Muscular process**(근육돌기)는 posterior crico-arytenoid muscle(뒤반지모뿔근)과 lateral crico-arytenoid muscle(가쪽반지모뿔근)이 부착하는 지렛대로서 작용한다.

Crico-arytenoid joint(반지모뿔관절)는 arytenoid cartilage의 base와 cricoid cartilage의 lamina 위가쪽면 사이의 관절이며, 두 arytenoid cartilage가 서로 미끄러져 가까워지거나 멀어지는 운동, 앞과 뒤로 기울어지는 운동, 회전하는 운동이 가능하다. 이런 운동은 vocal fold가 서로 가까와지고, 팽팽해지고, 느슨해지는데 매우 중요하다. 탄력성이 있는 **vocal ligament**(성대인대)는 앞쪽으로 thyroid cartilage의 lamina가 만나는 곳에서부터 뒤쪽으로 arytenoid cartilage의 vocal process까지 뻗어 있다(그림 8.16, 8.17). Vocal ligament는 vocal fold의 submucosa(점막밑층)에서 뼈대를 이루고 있다. Vocal ligament는 **conus elasticus**(탄력원뿔; cricovocal membrane) 위쪽 자유모서리의 두꺼워진 부분이기도 하다(그림 8.18A). Cricovocal membrane의 일부는 가쪽으로 vocal fold와 cricoid의 위모서리까지 뻗어 있는데 이를 **lateral cricothyroid ligament**(가쪽반지방패인대)라고 한다. 섬유와 탄력조직을 함유한 conus elasticus는 앞쪽으로 *median cricothyroid ligament*(정중반지방패인대)와도 혼합된다. **Conus elasticus**(탄력원뿔)와 여기를 덮는 mucosa는 trachea의 입구를 닫고 있으나, 중앙에 있는 **rima glottidis**(성대틈새)는 vocal fold 사이의 틈새로서 열려 있다.

Elastic cartilage(탄력연골)로 이루어진 **epiglottic cartilage**(후두덮개연골)로 인해서 **epiglottis**(후두덮개)는 아주 유연하다(그림 8.17, 8.18A). 이 cartilage는 하트 모양으로서, mucous membrane으로 덮여 있다. Root of tongue과 hyoid 뒤에 위치하고, **laryngeal inlet**(후두어귀)의 앞에 위치함으로써, epiglottic cartilage는 이 inlet의 앞벽 위쪽과 위모서리를 형성한다. 위쪽 끝은 넓고 부착되어 있지 않은데, 아래쪽으로 오면서 점점 좁아져 끝에서 **stalk of epiglottis**(후두덮개꼭지)를 형성한다. 이것은 thyroid lamina와 **thyro-epiglottic ligament**(방패후두덮개인대)가 만나서 이루는 angle(각)에 부착한다(그림 8.18A).

Hyo-epiglottic ligament(목뿔후두덮개인대)는 epiglottic cartilage의 앞면을 hyoid에 부착시킨다 **Quadrangular membrane**(네모막)은 arytenoid cartilage와 epiglottic cartilage 사이의 submucosa에 있는, 결합조직의 얇은 판이다(그림 8.17). 그 아래모서리는 부착되어 있지 않으며, **vestibular ligament**(안뜰인대)를 형성한다. 이 표면에 mucosa가 느슨하게 덮여서 **vestibular fold**(안뜰주름)를 이룬다(그림 8.16, 8.17). 이 fold는 vocal fold 보다 위에 있으며, thyroid cartilage에서 arytenoid cartilage까지 뻗어 있다. Quadrangular membrane의 위쪽 자유모서리는 **ary-epiglottic ligament**(모뿔후두덮개인대)를 형성하고, 여기에 mucosa가 덮여서 **ary-epiglottic fold**(모뿔후두덮개주름)가 된다.

Corniculate cartilage(잔뿔연골)와 **cuneiform cartilage**(쐐기연골)는 ary-epiglottic fold의 뒷부분에 작은 nodule(결절)로 존재한다(그림 8.15, 8.17). Corniculate cartilage는 arytenoid cartilage의 apex에 붙어

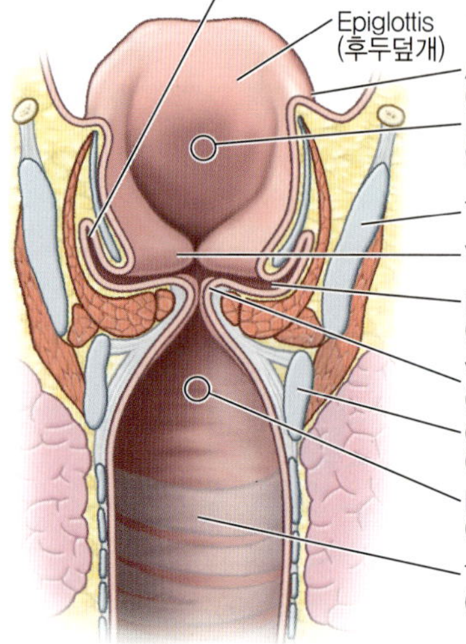

(A) 관상단면을 뒤에서 본 것

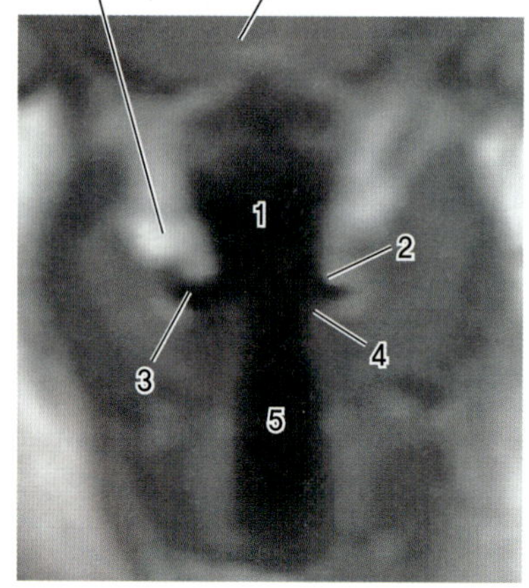

(B) Coronal MRI(핵자기공명영상 관상면)

그림 8.16. Larynx(후두)의 내부와 구획. A. Coronal section(관상단면). **B.** Coronal MRI(핵자기공명영상 관상면). B의 숫자는 A를 참조.

있다. 하지만 cuneiform cartilage는 어떤 cartilage와도 직접 붙어 있지 않다.

Larynx의 내부. **Laryngeal cavity**(후두안)는 *laryngeal inlet*(후두어귀)에서 cricoid cartilage의 아래모서리까지의 부분에 해당한다. Laryngeal inlet은 laryngeal cavity가 *laryngopharynx*(후두인두)와 연결되는 통로이다. Cricoid cartilage의 아래모서리에서 laryngeal cavity는 trachea의 lumen과 이어진다. Laryngeal cavity에 포함된 부분은 다음과 같다(그림 8.16).

- **Laryngeal vestibule**(후두안뜰)은 laryngeal inlet과 vestibular fold 사이에 있는 부분이다.
- **Middle part of laryngeal cavity**(후두안중간부분)는 vestibular

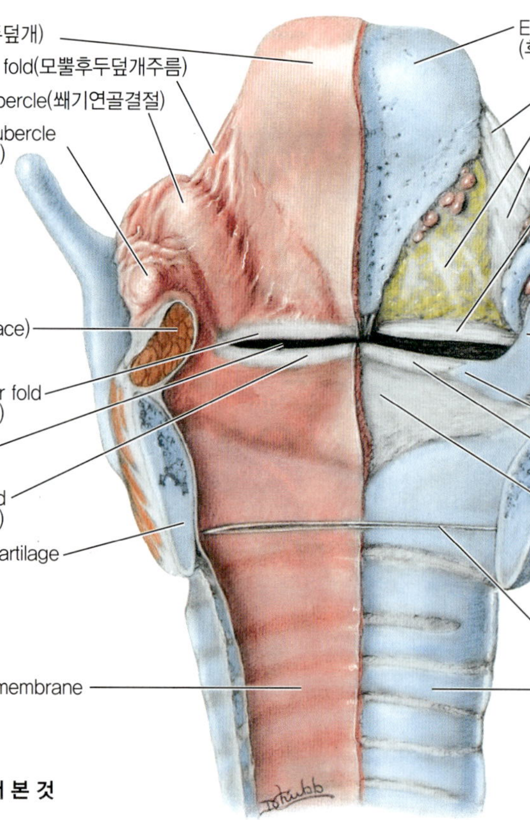

그림 8.17. Larynx(후두)의 내부. Larynx(후두)의 뒤벽을 정중면에서 분할하여 양쪽 옆면을 분리함.

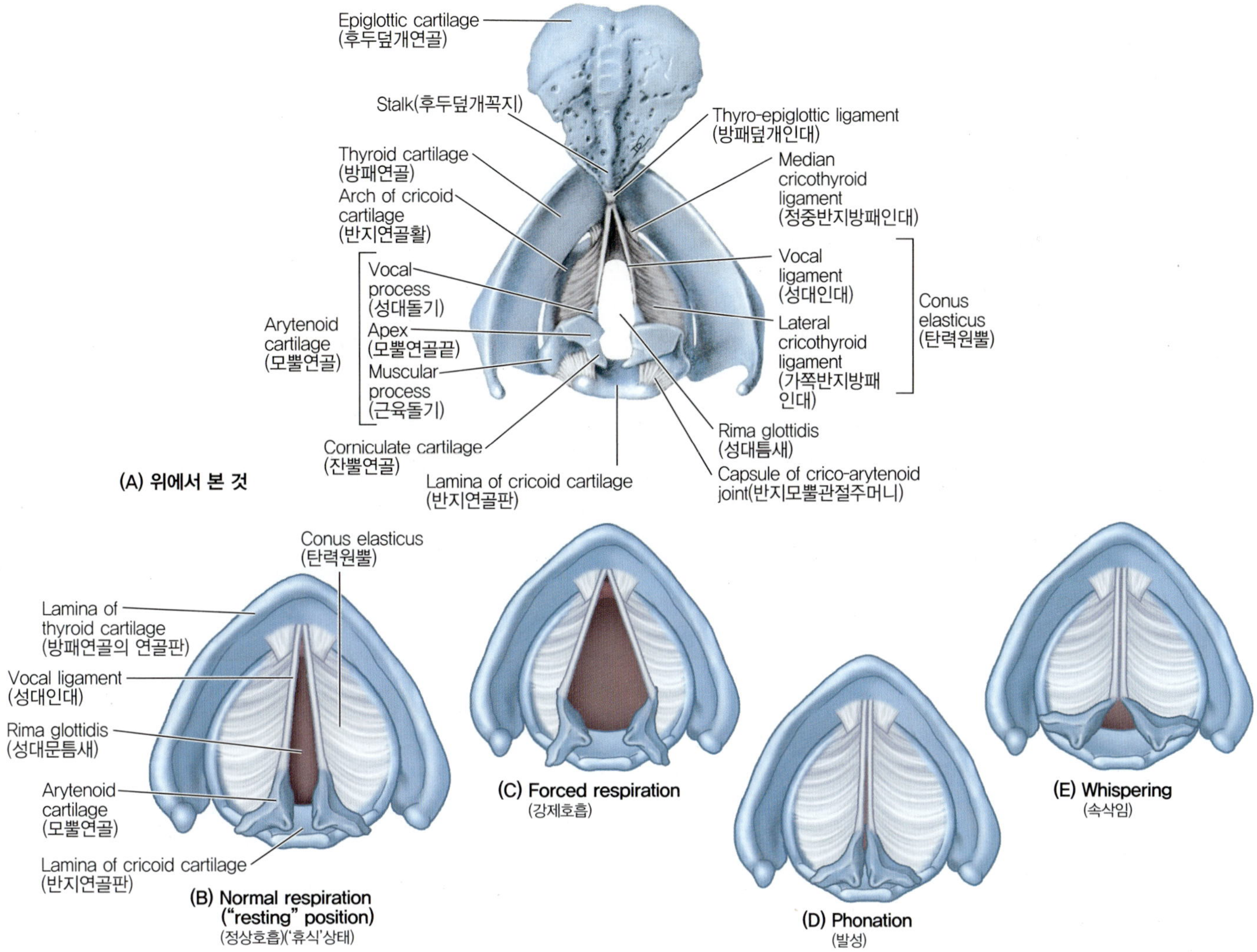

그림 8.18. Rima glottidis(성대틈새). **A.** Conus elasticus(탄력원뿔). **B~E.** Rrima glottidis 모양의 변화. Rima glottidis의 모양은 vocal fold의 위치에 따라 변한다.

fold와 vocal fold 사이 한가운데 있는 공간을 가리키며, 기도의 일부이다.

- **Laryngeal ventricle**(후두실)은 middle part of laryngeal cavity에서 가쪽방향으로 vestibular fold와 vocal fold 사이로 연장된 작은 공간이다. **Laryngeal saccule**(후두실주머니)은 ventricle로 열리고 mucosal gland(점막샘)로 덮인, 끝이 막힌 주머니이다.
- **Infraglottic cavity**(성대문아래공간)는 vocal fold와 cricoid cartilage 아래모서리 사이에 있는 larynx의 아래쪽 공간으로서, trachea의 lumen과 이어진다.

Vocal fold(성대주름; true vocal cord, 성대)는 소리의 생성을 제어한다. 그 쐐기 모양인 주름의 꼭대기는 안쪽을 향해 laryngeal cavity 속으로 튀어나와 있다(그림. 8.16~8.18). Vocal fold에는 다음 구조가 있다.

- *Vocal ligament*(성대인대)는 두꺼운 elastic tissue(탄력조직)로 이루어지며, conus elasticus의 안쪽 자유모서리이다.
- *Vocalis muscle*(성대근)은 vocal ligament의 바로 가쪽 옆에 위치하며 이 ligament의 전체 길이를 따라 일정한 간격으로 부착하는, 아주 미세한 muscle fiber(근육섬유)로 이루어진다(표 8.6).

Vocal fold(성대주름)는 larynx에서 나오는 소리의 근원지이다. 두 개의 vocal fold는 자유모서리를 팽팽하지 않은 상태에서 가깝게 마주치는 동시에, 공기를 간헐적으로 강하게 방출시킴으로써 가청영역의 진동을 생성한다. Vocal fold는 팽팽하게 닫힘으로써 larynx의 sphincter(조임근)의 역할을 하기도 한다. 두 fold가 완전히 모인 위치에 있게 되면 효과적인 sphincter로서 공기의 진입을 차단한다.

Glottis(성대문; vocal apparatus of larynx)는 *rima glottidis*(성대틈새)와 함께 vocal fold와 vocal process를 형성한다. Rima(라틴어로 '틈새')의 모양은 vocal fold의 위치에 따라 달라진다. 평상시의 호흡에서는, rima가 좁고 쐐기 모양이지만(그림 8.18B), forced respiration(강제호흡)을 하게 되면 넓어지고 가오리연과 같은 모양이 된다(그림 8.18C). 발성을 하느라 vocal fold가 서로 가깝게 접근하면 얇은 틈으로 관찰된다(그림 8.18D). Vocal fold의 긴장도와 길이, rima glottidis의 폭, 호흡을 내쉬는 강도에 변화가 많기 때문에 음성의 높낮이에서도 차이를 보이게 된다. 사춘기가 지난 남성의 목소리가 굵어지는 것은 laryngeal

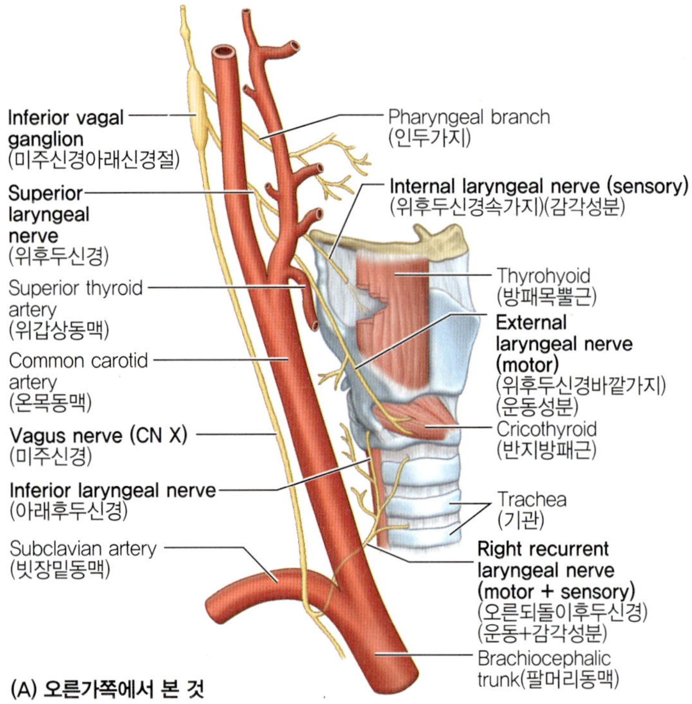

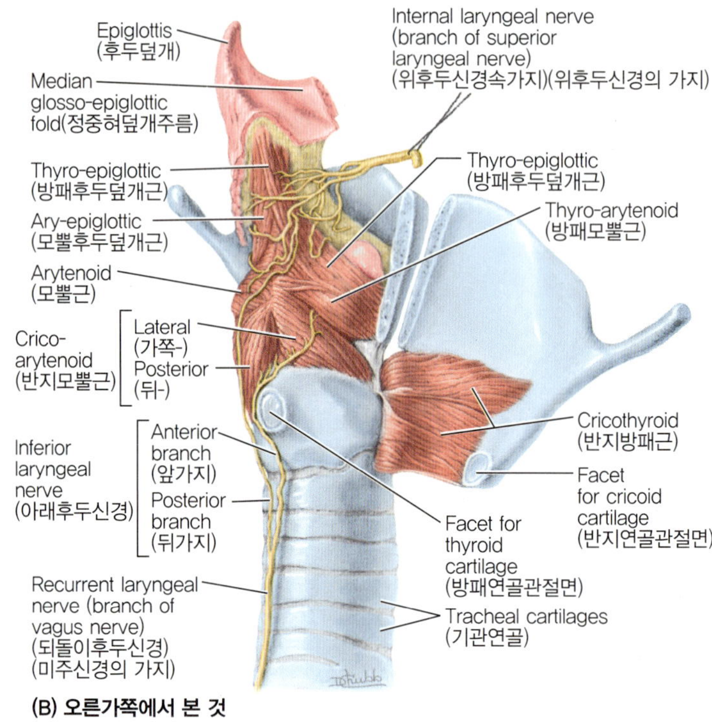

그림 8.19. **Larynx(후두)의 muscle(근육)과 nerve(신경)**. **A.** Right vagus nerve(오른미주신경)의 laryngeal branch(후두가지). **B.** 근육과 신경. Thyroid cartilage(방패연골)의 right lamina(오른판)를 책을 펼치듯 앞으로 젖혔음.

prominence가 커져서 vocal fold의 길이가 늘어나기 때문이다.

Vestibular fold(안뜰주름; false vocal cord, 거짓성대)는, laryngeal prominence의 뒷면과 arytenoid cartilage 사이에 형성되어 있는데(그림 8.16, 8.17), 발성과는 거의 또는 전혀 상관이 없다. 이들의 기능은 주로 보호하는 데 있으며, *vestibular ligament*(안뜰인대)를 덮고 있는 두 mucous membrane의 두꺼운 주름으로 이루어진다. 이들 ligament 사이의 공간을 *rima vestibuli*(안뜰틈새)라고 한다. 또 vocal fold와 vestibular fold 사이의 가쪽 공간을 laryngeal ventricle(후두실)이라고 한다.

Larynx의 근육. Laryngeal muscle에는 extrinsic group과 intrinsic group이 있다.

- **Extrinsic laryngeal muscle**(바깥기원후두근육)은 larynx 전체를 움직인다(표 8.4). *Infrahyoid muscle*(목뿔아래근육)은 hyoid와 larynx의 depressor(내림근)이며, *suprahyoid muscle*(목뿔위근육)과 *stylopharyngeus muscle*(붓인두근)은 이들의 elevator(올림근)이다.
- **Intrinsic laryngeal muscle**(자체기원후두근육)은 larynx의 부분을 움직임으로써 vocal fold의 길이와 긴장도, rima glottidis의 크기와 모양을 변화시킨다. 하나의 근육을 제외하고 larynx의 모든 intrinsic muscle에는 CN X(미주신경)의 가지인 *recurrent laryngeal nerve*(되돌이후두신경)가 분포한다(그림 8.19). Cricothyroid muscle에는 이와 달리 external laryngeal nerve(위후두신경바깥가지)가 분포하는데, 이 신경은 *superior laryngeal nerve*(위후두신경)의 두 terminal branch 중 하나이다(그림 8.19). Larynx의 intrinsic muscle의 작용은 그림 8.20과 표 8.6에 설명하였다.

Larynx의 혈관. Larynx의 동맥은 superior thyroid artery 및 inferior thyroid artery의 가지가 분포한다(그림 8.13B). Superior laryngeal artery(위후두동맥)는 internal branch of superior laryngeal nerve와 함께 thyrohyoid membrane을 뚫고 들어가서 larynx의 속면에 분포하는 가지를 낸다. Inferior laryngeal artery(아래후두동맥)는 inferior thyroid artery의 가지이며, recurrent laryngeal nerve의 종말가지인 inferior laryngeal nerve와 함께 larynx의 속면에 있는 mucous membrane과 근육에 분포한다.

Larynx의 정맥은 laryngeal artery와 함께 지나간다(그림 8.13B). **Superior laryngeal vein**(위후두정맥)은 대개 superior thyroid vein과 합쳐져서 IJV(속목정맥)로 이어진다. **Inferior laryngeal vein**(아래후두정맥)은 inferior thyroid vein이나 trachea의 앞면에 있는 thyroid plexus of vein(갑상샘정맥얼기)과 합쳐져서 left brachiocephalic vein으로 들어간다.

Vocal fold보다 위에 있는 **larynx의 lymphatic vessel**은 superior laryngeal artery와 함께 thyrohyoid membrane을 뚫고 **superior deep cervical lymph node**(위깊은림프절)로 들어간다(그림 8.14B). Vocal fold보다 아래에 있는 lymphatic vessel은 *pretracheal lymph node*(기관앞림프절) 또는 *paratracheal lymph node*(기관옆림프절)로 가며 여기에서는 inferior deep cervical lymph node(아래깊은림프절)로 lymph를 보낸다.

Larynx의 신경. Larynx의 신경은 vagus nerve의 superior laryngeal branch(위후두신경)와 inferior laryngeal branch(아래후두신경)이다(그림 8.19). Superior laryngeal nerve는 inferior vagal ganglion에서 기원하여 carotid sheath 안에서 두 개의 terminal branch로 갈라진다. 하나는 internal laryngeal nerve로서 sensory 및 autonomic 성분을 가지고 있고, 하나는 external laryngeal nerve로서 motor 성분을 가지고 있다.

Internal laryngeal nerve(위후두신경속가지; internal branch)

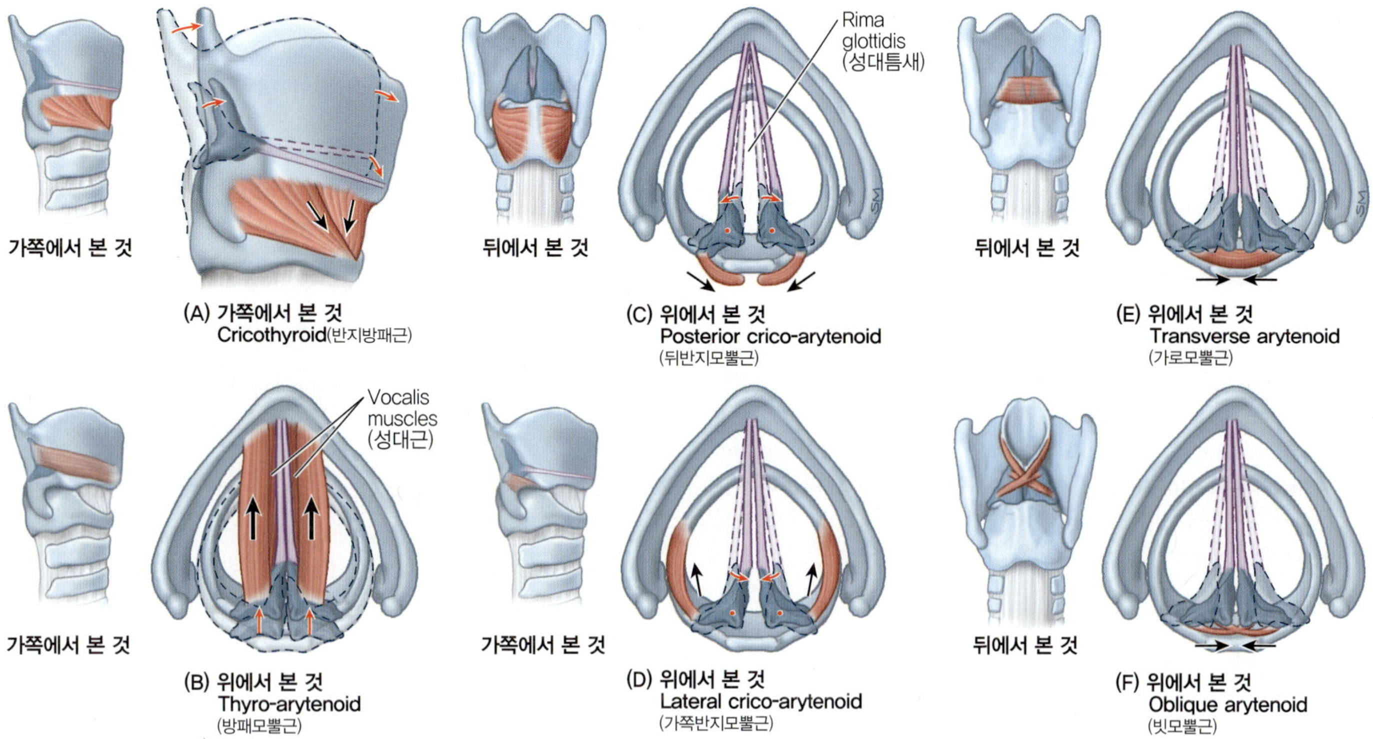

그림 8.20. Larynx(후두)의 muscle(근육).

표 8.6 LARYNX의 INTRINSIC MUSCLE(자체기원근육)

근육	이는곳	닿는곳	신경분포	주요 작용
Cricothyroid(반지방패근)	Cricoid cartilage의 앞가쪽부분	Thyroid cartilage의 inferior horn 아래모서리	CN X에서 기원한 external laryngeal nerve	Vocal ligament를 당겨 팽팽하게 함
Thyroarytenoid(방패모뿔근)[a]	Thyroid lamina가 이루는 각 뒤면의 아래쪽 절반, cricothyroid ligament	Arytenoid의 앞가쪽면	Inferior laryngeal nerve, 즉 CN X의 가지인 recurrent laryngeal nerve의 종말부분	Vocal ligament의 이완
Posterior cricoarytenoid(뒤반지모뿔근)	Cricoid cartilage의 lamina의 뒤면	Aarytenoid cartilage의 vocal process		Vocal fold의 abduction
Lateral cricoarytenoid(가쪽반지모뿔근)	Cricoid cartilage의 arch			Vocal fold의 interligamentous portion의 adduction
Transverse arytenoid(가로모뿔근) **및 oblique arytenoid**(빗모뿔근)[b]	한쪽 arytenoid cartilage	반대쪽 arytenoid cartilage		Arytenoid cartilage의 adduction, vocal fold의 intercartilaginous portion adduction, rima glottidis의 뒤쪽을 폐쇄
Vocalis(성대근)[c]	Arytenoid cartilage의 vocal process의 가쪽면	같은쪽 vocal ligament		Vocal ligament의 앞부분의 장력을 유지 또는 상승시킨 상태에서 뒷부분을 이완

[a]Thyro-arytenoid muscle의 위쪽 섬유는 ary-epiglottic fold를 형성, 일부는 epiglottic cartilage에 도달, 이들 fiber가 thyro-epiglottic muscle을 구성하여 laryngeal inlet을 확장시킴.
[b]Oblique arytenoid muscle의 섬유 일부는 ary-epiglottic muscle로 연속.
[c]이 가느다른 muscle slip은 thyro-arytenoid muscle의 안쪽에 위치하며, 이 근육보다 더 미세한 섬유로 구성됨.

는 superior laryngeal nerve의 terminal branch 중에서 더 굵은 신경이다. 이 신경은 superior laryngeal artery와 함께 thyrohyoid membrane을 뚫고 laryngeal vestibule, middle laryngeal cavity, vocal fold의 위면의 mucous membrane에 sensory fiber를 보낸다.

External laryngeal nerve(위후두신경바깥가지; external branch)는 sternothyroid muscle의 뒤쪽을 superior thyroid artery와 함께 내려온다. 처음에는 pharynx의 inferior constrictor muscle 위에 있다가 곧 이 근육을 뚫고 들어가서 pharyngeal plexus와 함께 이 근육에 분포한다. 계속된 가지는 cricothyroid muscle에 분포한다.

Recurrent laryngeal nerve가 연속된 **inferior laryngeal nerve**(아래후두신경)도 vagus nerve의 가지인데, cricothyroid를 제외한 larynx의 모든 intrinsic muscle에 분포한다. Cricothyroid muscle에는 external laryngeal nerve가 분포한다. 이 신경은 infraglottic cavity의 mucosa에 sensory fiber를 보내기도 한다. Inferior laryngeal nerve는 pharynx의 inferior constrictor 아래모서리에 덮여 지나가며 larynx에 들어온다. 이 신경은 anterior branch와 posterior branch로 나뉘며 inferior laryngeal artery와 함께 larynx로 들어온다.

TRACHEA(기관)

Trachea는 larynx의 아래쪽 끝에서 시작하여 thorax로 들어와서 sternal angle(복장뼈각)의 높이에서 right main bronchus(오른기관지)와 left main bronchus(왼기관지)로 나뉘며 끝난다(그림 8.13). Trachea가 정중선에서 빗나가 있는 것은 병변이 있다는 징후가 되기도 한다. 성인에서, trachea의 직경은 2.5 cm 정도지만, 유아에서는 연필 정도의 굵기를 가진다.

Trachea는 fibrocartilage(섬유연골)로 이루어진 튜브이며, 불완전한 ring이 연속된 구조이다. 불완전하다고 하는 것은 이 ring의 뒷부분에 결손이 있기 때문인데, 이 부분이 trachea와 esophagus가 접하는 부분이다(그림 8.12B). 그럼에도 불구하고 airway가 계속 소통할 수 있도록 trachea가 견고함을 갖는 것은 이 ring 덕분이다. Tracheal ring 뒤쪽에 있는 결손에는 불수의적인 **trachealis muscle**(기관근)로 채워져 있는데, 이 smooth muscle은 tracheal ring의 두 끝을 연결한다.

Trachea의 가쪽에는 common carotid artery와 thyroid gland의 lobe이 있다(그림 8.13B). Thyroid gland의 isthmus 아래쪽에는 jugular venous arch와 inferior thyroid vein이 위치한다.

임상해부학

Larynx에 분포하는 신경의 손상

Inferior laryngeal nerve(아래후두신경)는 *thyroidectomy*(갑상샘절제술)와 같이 anterior triangle에 외과 수술을 시행하는 동안 손상받기 쉽다. Inferior laryngeal nerve는 vocal fold를 움직이는 근육에 분포하기 때문에, 이 신경의 손상은 *paralysis of vocal fold*(성대마비)를 초래한다 Vocal fold가 마비되면 adduction(모음)이 일어나지 않아 정상적인 vocal fold와 만나지 못하므로 처음에는 음성이 빈약하다. 양쪽 vocal fold에 모두 paralysis가 있으면, 목소리를 거의 낼 수 없다. 그 이유는 vocal fold를 움직이지 못하고, 정상적인 호흡에서의 위치보다 약간 좁은 위치에서 멈춰 있기 때문이다. 음성을 내기 위해서 adduction이 일어나지도 않고, 호흡을 증가하기 위한 abduction(벌림)도 일어나지 않으므로, 높낮이가 높고 거칠게 들리는 숨소리인 stridor(그렁거림)가 발생하며 불안증세가 겹치기도 한다. Superior laryngeal nerve(위후두신경)의 external branch(바깥가지)가 손상을 받으면 음성이 단조로와지는데, 그 이유는 이 신경이 분포하는 cricothyroid muscle(반지방패근)이 마비되어 vocal fold의 길이와 긴장도를 변화시킬 수 없기 때문이다.

Hoarseness(쉰소리)는 carcinoma of vocal fold(성대악성종양)와 같은 larynx의 심각한 질병에서도 가장 흔한 증상이다.

Laryngeal Skeleton의 Fracture(골절)

Laryngeal fracture는 킥복싱과 하키 같은 격렬한 운동 경기에 의해서나 교통사고 시 안전벨트에 의한 압박으로 발생할 수 있다. Laryngeal fracture에서 submucous hemorrhage(점막밑출혈), edema(부종), respiratory obstruction(호흡폐쇄), hoarseness가 나타나며, 때로는 발화장애가 일시적으로 관찰되기도 한다. Thyroid cartilage, cricoid cartilage, arytenoid cartilage의 대부분은 나이가 들면서 ossification(뼈형성)이 일어난다. Thyroid cartilage의 경우 25세경에 시작되는 것으로 알려져 있다.

이물질의 Aspiration(흡인)

고깃덩어리같은 이물질이 *aspirate*(흡인)되기도 하는데, 이 때는 laryngeal inlet을 통해 vestibule로 들어가서 vestibular fold(안뜰주름) 위쪽에 걸리게 된다. 이물질이 vestibule에 들어오면, laryngeal muscle은 spasm(연축)을 일으켜서 vocal fold(성대주름)가 팽팽해진다. Rima glottidis(성대틈새)는 닫히게 되고, trachea로는 공기가 들어오지 않는다. Asphyxiation(질식)이 발생하게 되는데, 이때 기도 폐쇄가 해결되지 않으면 산소가 부족하여 5 분 정도면 사망에 이르게 된다. Airway를 개방하기 위해서 즉시 응급 처치를 시행하지 않으면 안 된다.

방법은 환자의 상태, 사용할 만한 기구의 여부, 응급조치를 시행할 인력의 경험에 따라 방법이 많이 달라진다. 폐에는 아직 공기가 있기 때문에, abdomen을 갑작스럽게 압박하는 Heimlich maneuver(하임리히수기)를 시행하면, diaphragm(가로막)이 상승하고 폐를 압박하여, trachea에서 larynx로 공기를 방출한다(그림 B8.6). 이 방법을 사용하면 larynx에 걸린 음식물이나 이물질이 보통 제거된다.

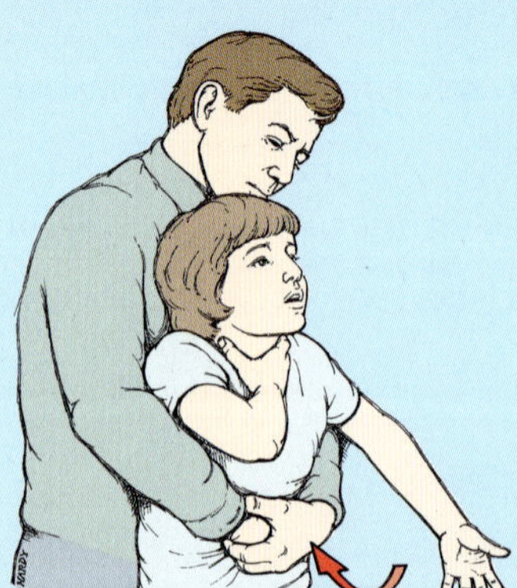

그림 B8.6. Heimlich maneuver(하임리히수기).

임상해부학

Tracheostomy(기관절개술)

Upper airway obstruction(상기도폐쇄)이나 respiratory failure(호흡기능상실)가 있는 환자에서는 목의 피부와 trachea의 앞벽을 가로로 절개하는 *tracheostomy*(기관절개술)를 시행함으로써 기도를 확보할 수 있다. Infrahyoid muscle을 가쪽으로 젖히고, isthmus of thyroid gland는 분리하거나 위로 젖힌다 Trachea에 만드는 통로는 첫째와 둘째 tracheal ring 사이나 둘째~넷째 ring에 만든다 다음에 *tracheostomy tube*(기관절개관)를 trachea에 삽입하고 고정한다(그림 B8.7). Tracheostomy를 시행하는 동안 complication(합병증)을 피하려면, 다음과 같은 해부학적 관계를 숙지하는 것이 중요하다.

- Inferior thyroid vein은 thyroid gland 표면의 venous plexus에서 기원하여 trachea의 앞쪽으로 내려간다.
- 작은 thyroid ima artery가 10% 정도에서 존재한다. 이 동맥은 brachiocephalic trunk나 arch of aorta에서 나와 isthmus of thyroid gland로 올라간다.
- 유아와 소아의 경우에는, 시행하는 도중에 left brachiocephalic vein, jugular venous arch, pleura가 노출될 수도 있다.
- 유아와 소아에서는 thymus가 trachea의 아랫부분을 덮고 있다.
- 소아에서는 trachea가 작고 유동적이며 연약해서 절개할 때 그 뒤벽을 뚫고 esophagus에 손상을 줄 수도 있다.

Laryngoscopy(후두경검사)

Laryngoscopy는 larynx의 내부를 검사하는 방법이다. Larynx를 검사하려면 laryngeal mirror(후두거울)를 사용하는 *indirect laryngoscopy*(간접후두경검사법)를 시행하거나, endoscope(내시경)의 하나인 *laryngoscope*(후두경)를 사용하는 *direct laryngoscopy*(직접후두경검사법)를 시행한다. Vestibular fold와 vocal fold를 관찰할 수 있다(그림 B8.8).

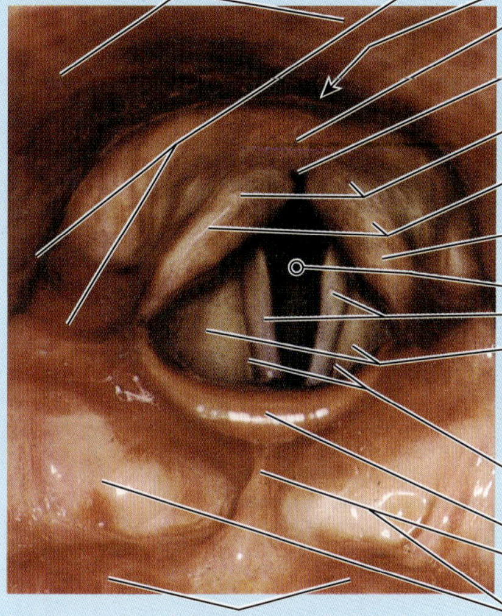

그림 B8.8. Laryngoscopic examination(후두경검사).

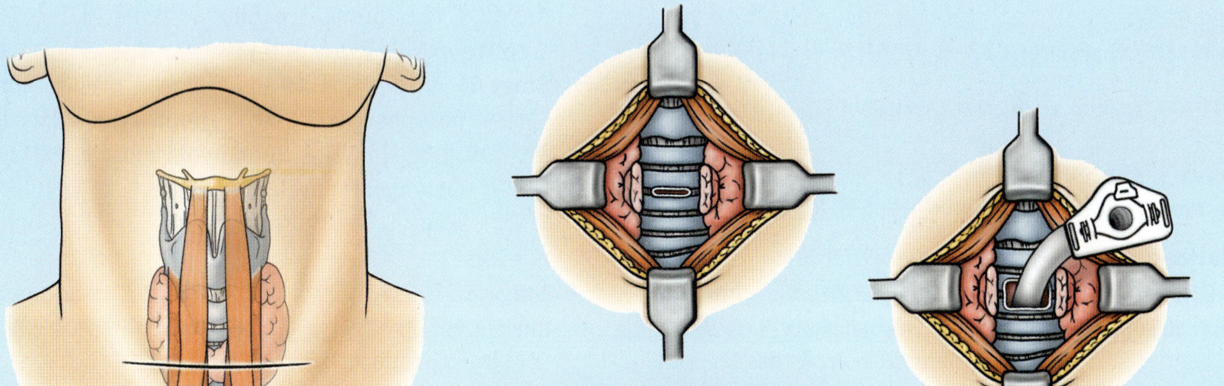

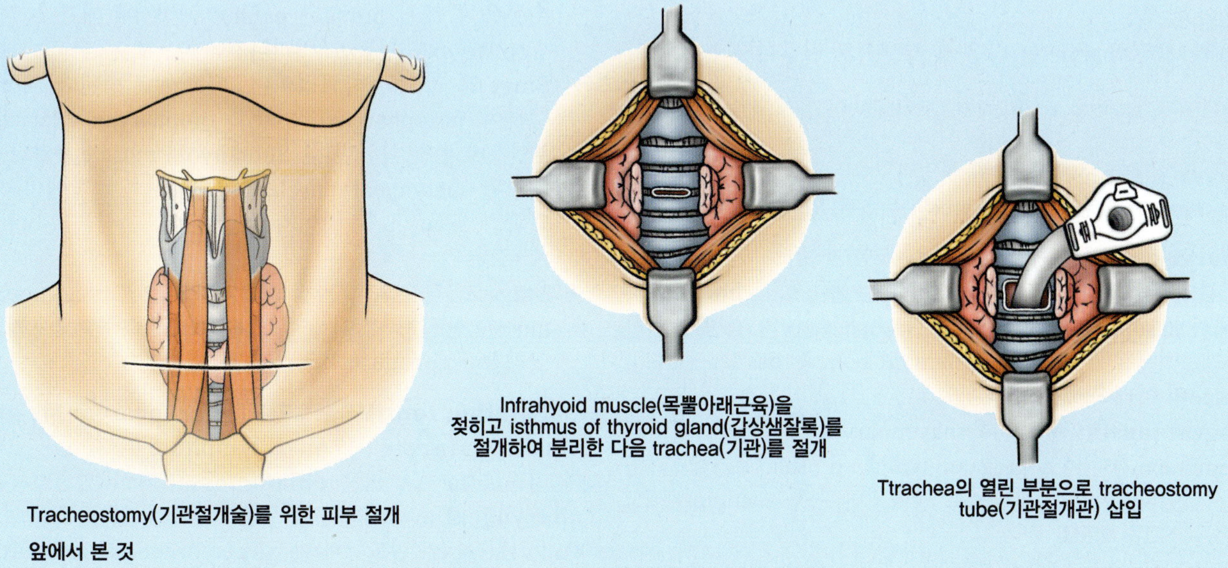

그림 B8.7. Tracheostomy(기관절개술).

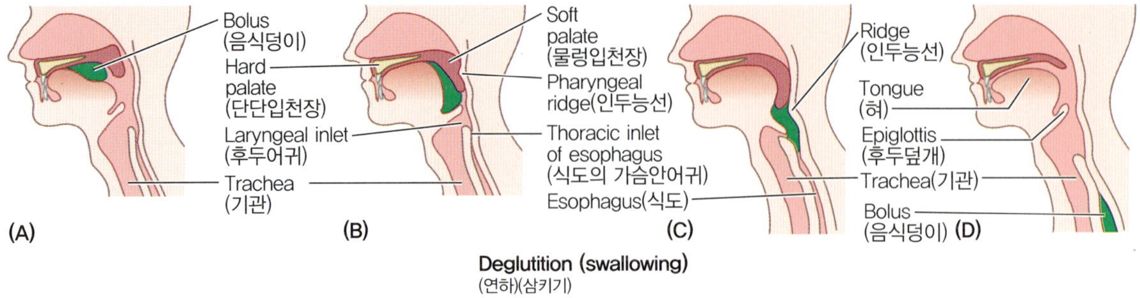

그림 8.21. Swallowing(삼키기). **A.** Tongue(혀)이 palate(입천장)를 누름으로써 bolus of food(음식덩이)가 oral cavity(입안)의 뒤쪽으로 밀려간다. **B.** Nasopharynx(코인두)가 차단되고, larynx(후두)가 상승하며, pharynx(인두)는 음식을 받아들이도록 확장된다. **C.** Pharyngeal sphincter(인두조임근)가 순차적으로 수축함으로써 음식물이 esophagus(식도)로 내려간다. **D.** Bolus of food는 esophagus(식도)를 따라 peristaltic contraction(연동수축)에 의해 내려간다.

Alimentary Layer(소화기관층)의 내장

Alimentary layer(소화기관층)**에 있는 내장**은 소화기능을 담당한다. Pharynx(인두)는 공기가 larynx(후두), trachea(기관), lung(폐)으로 들어가는 통로가 되기도 하지만, pharyngeal constrictor muscle(인두수축근)은 음식물이 esophagus(식도)로 들어가도록 조절한다. 여기에는 larynx의 epiglottis(후두덮개)가 음식물이 기도로 들어가지 않게 하는 기능도 중요한다(그림 8.21). Esophagus는 음식을 밀어내는 일을 담당하며, *alimentary canal*(소화관; digestive tract)의 첫부분이 된다.

PHARYNX(인두)

Pharynx는 alimentary system이 시작되면서 확장된 부분으로서 nasal cavity, oral cavity, laryngeal cavity의 뒤쪽에 위치한다(그림 8.22A). Pharynx는 cranial base에서 아래로, 앞쪽으로는 cricoid cartilage의 아래모서리까지, 뒤쪽으로는 C6 vertebra의 아래모서리까지 이어진다. Pharynx는 hyoid bone의 맞은편에서 가장 넓으며, 그 아래쪽 끝, 즉 esophagus와 이어지는 부분이 가장 좁다. Pharynx의 뒤벽은 납작한데, prevertebral layer of deep cervical fascia를 마주하고 있다(그림 8.2A).

Pharynx의 내부. Pharynx는 다음 세 부분으로 이루어진다.

- *Nasopharynx*(코인두)는 코의 뒤쪽, soft palate(물렁입천장)의 위에 있다
- *Oropharynx*(입인두)는 입의 뒤쪽에 있다.
- *Laryngopharynx*(후두인두)는 larynx의 뒤쪽에 있다.

Nasopharynx(코인두)는 nasal cavity(코안)가 뒤로 연장된 것이며, 호흡에 관여한다(그림 8.22). Nasal cavity는 두 개의 **choana**(뒤콧구멍)를 통해서 nasopharynx로 열린다. Nasopharynx의 천장과 뒤벽의 표면은 연속적으로서 body of sphenoid bone과 basilar part of occipital bone의 아래쪽에 해당한다.

Pharyngeal tonsil(인두편도)은 nasopharynx의 천장과 뒤벽의 mucous membrane(점막)에 aggregated lymphoid tissue(무리림프조직)가 모여있는 것이다. 이것은 질병으로 팽대되면 보통 adenoid(아데노이드)라고 부른다(그림 8.22B).

Salpingopharyngeal fold(귀관인두주름)는 pharyngotympanic tube(귀관; auditory tube, 인두고실관)의 안쪽끝에서 아래로 내려온 mucous membrane의 세로 주름이다(그림 8.23B). 이 주름은 salpingopharyngeus muscle(귀관인두근)의 표면에 있는데(그림 8.22C), 이 근육은 무언가를 삼킬 때 pharyngotympanic tube의 pharyngeal orifice(인두구멍)를 여는 기능을 한다. Pharyngotympanic tube의 pharyngeal orifice 주위에도 submucosa(점막밑층)에 lymphoid tissue가 풍부한데 이를 **tubal tonsil**(귀관편도)이라고 한다(그림 8.23C). **Torus of pharyngotympanic tube**(귀관융기)와 salpingopharyngeal fold의 뒤에는 pharynx의 일부가 얇은 틈으로 연장된 **pharyngeal recess**(인두오목)가 있으며 가쪽뒤쪽으로 이어진다(그림 8.22B).

Oropharynx(입인두)에는 소화기능이 있다. 위쪽 경계는 soft palate(무른입천장), 아래쪽 경계는 혀의 바닥이다. 가쪽 경계는 palatoglossal arch(입천장혀활)와 palatopharyngeal arch(입천장인두활)이다(그림 8.22, 8.23). Soft palate에서 epiglottis의 위모서리까지를 가리킨다.

Deglutition(연하; swallowing, 삼키기)은 씹어 삼키기에 알맞은 양의 food bolus(음식덩이)를 입에서부터 pharynx를 통해 위까지 운반하는 과정이다. 고형 음식은 씹혀지고 saliva(타액)와 섞여서 삼키기 쉬운 유동적인 bolus가 된다. Deglutition이 일어나는 세 단계는 다음과 같다(그림 8.21).

- **Stage 1**: 수의적 과정으로서, 혀와 soft palate 근육의 조화로운 운동을 통해서 bolus가 palate(입천장)에 대고 눌려지며, 입에서 oropharynx(입인두)로 밀려나간다.
- **Stage 2**: 불수의적 과정이며, 빠르게 진행된다. Soft palate는 상승하여, nasopharynx(코인두)를 oropharynx와 laryngopharynx(후두인두)로부터 차단한다. Suprahyoid muscle(목뿔위근육)과 세로로 배열된 pharyngeal muscle(인두근육)이 수축함에 따라 larynx는 올라가고, pharynx는 넓어지고 짧아져서 음식물의 bolus를 받아들이게 된다.
- **Stage 3**: 불수의적 과정으로서, 세 개의 pharyngeal constrictor muscle(인두수축근)이 모두 연속적으로 수축함으로써 food bolus를 아래쪽 esophagus(식도)로 밀어 보낸다.

Palatine tonsil(목구멍편도)은 oropharynx의 양쪽 벽에 있는 **tonsillar sinus**(편도오목)에 lymphoid tissue가 모여 있는 것이다. Tonsillar sinus는 **palatoglossal arch**(입천장혀활)와 **palatopharyngeal arch**(입천장인두활) 사이에 있는 오목이다(그림 8.23). Tonsillar bed(편도침대)는 superior constrictor(위인두수축근)와 **pharyngobasilar fascia**(인두결절근막)의 얇은 판으로 이루어진다(그림 8.22C). 이 fascia는 cranial base의 periosteum과 섞이는데 그 위쪽 끝은 pharyngeal wall의 위쪽 끝이 된다.

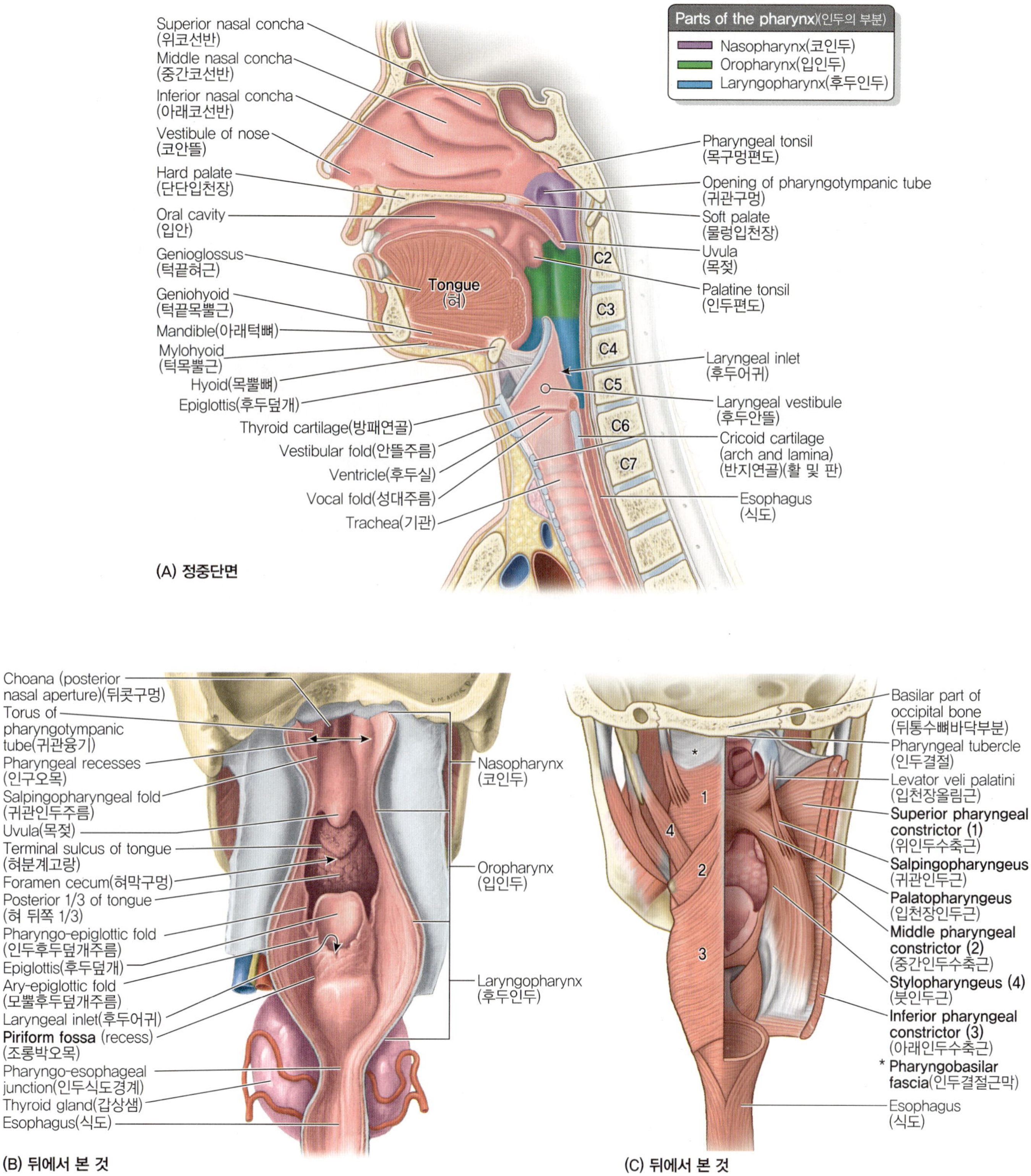

그림 8.22. **Nasopharynx**(코인두), **oropharynx**(입인두), **laryngopharynx**(후두인두). **A.** Pharynx(인두)의 부분. **B.** Pharynx의 앞벽. 뒤벽은 정중선을 따라 절개하여 분리하였다. **C.** Pharynx의 근육. 정중선을 따라 pharynx의 뒤벽을 절개하여 가쪽으로 젖혔으며, 오른쪽 절반의 mucous membrane(점막)을 제거하였다.

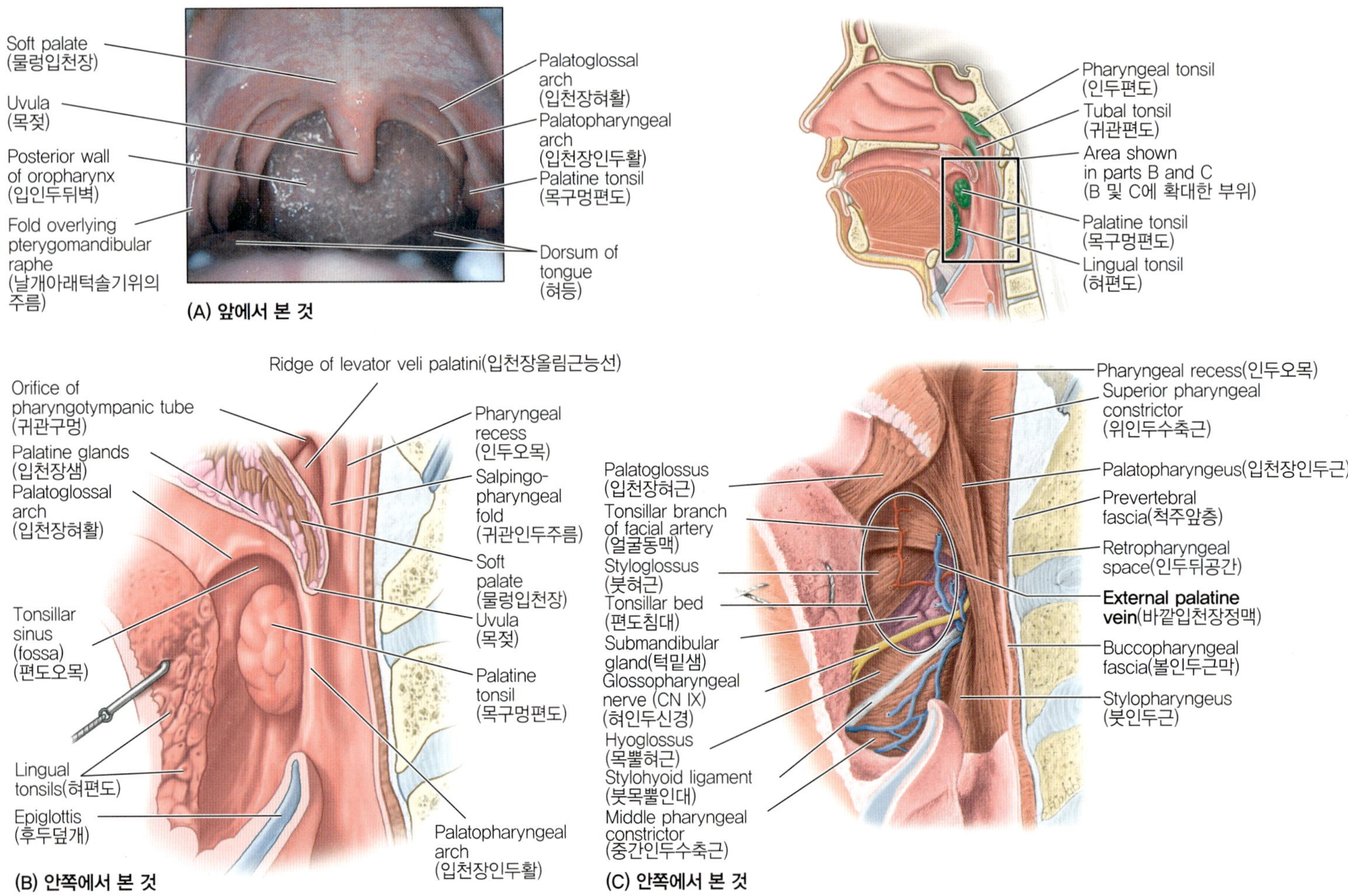

그림 8.23. Oral cavity(입안)와 tonsil(편도). A. 성인 남자가 입을 크게 벌리고 혀를 내밀었을 때 oral cavity의 구조. B. Pharynx 가쪽벽의 속면에서 palatine tonsil(목구멍편도)과 이것이 주위 구조와의 관계. C. Tonsillar bed의 깊은 부위의 해부.

Laryngopharynx(후두인두; hypopharynx)는 larynx의 뒤에 위치하며, epiglottis의 위모서리와 pharyngo-epiglottic fold(인두후두덮개주름)에서 cricoid cartilage의 아래모서리까지이다. 이 부위는 좁아져 있으며, esophagus로 이어진다(그림 8.22). Laryngopharynx의 뒤에는 C4~C6 vertebral body가 있다. 그 뒤벽과 가쪽벽을 이루는 것은 **middle pharyngeal constrictor muscle**(중간인두수축근)과 **inferior pharyngeal constrictor muscle**(아래인두수축근)이다. 안에는, *palatopharyngeus*(입천장인두근)와 *stylopharyngeus muscle*(붓인두근)이 이루는 벽이 있다(그림 8.22C). Laryngopharynx는 앞벽에 있는 *laryngeal inlet*(후두어귀)을 통해 larynx와 소통한다(그림 8.22A).

Piriform fossa(조롱박오목; piriform recess)는 laryngeal inlet 양쪽 옆을 따라 larynx와 pharynx가 이어지는 공간 벽에 있는 작은 함몰부위이다(그림 8.22B). Mucosa에 덮인 fossa는 laryngeal inlet과는 *ary-epiglottic fold*(모뿔후두덮개주름)에 의해 분리되어 있다. Piriform fossa는 thyroid cartilage의 안쪽면과 *thyrohyoid membrane*(방패목뿔막)이 그 가쪽 벽을 이룬다. Internal laryngeal nerve(속후두신경)와 recurrent laryngeal nerve(되돌이후두신경)의 가지는 piriform fossa의 mucous membrane에 덮여 여기를 지나간다.

Pharyngeal Muscle(인두근육). Pharynx의 벽에는 전적으로 voluntary muscle로 이루어진 muscular layer가 있으며, external circular layer(바깥돌림층)와 internal longitudinal layer(속세로층)로 구성된다. 이와는 달리 **alimentary canal**(소화관) 대부분에서 muscular layer는 smooth muscle로 이루어진다. External layer는 **superior pharyngeal constrictor**(위인두수축근), **middle pharyngeal constrictor**(중간인두수축근), **inferior pharyngeal constrictor**(아래인두수축근)의 세 개의 근육으로 이루어진다(그림 8.24, 8.25). 대부분 세로로 배열된 internal layer는 **palatopharyngeus**(입천장인두근), **stylopharyngeus**(붓인두근), **salpingopharyngeus**(귀관인두근)로 이루어진다. 이들 근육은 삼키거나 말을 할 때 larynx를 올리고, pharynx의 길이를 짧게 한다. Pharyngeal muscle의 부착부위, 신경 분포, 작용에 대해서는 표 8.7에 요약되어 있다.

Pharyngeal constrictor는 속으로 튼튼한 *pharyngobasilar fascia*(인두결절근막)에 덮여 있으며, 바깥으로는 얇은 *buccopharyngeal fascia*(볼인두근막)에 싸여 있다. Pharyngeal constrictor는 불수의적으로 수축하는데, contraction은 pharynx의 위에서 아래로 순차적으로 일어나 음식을 esophagus로 밀어낸다. 세 constrictor에는

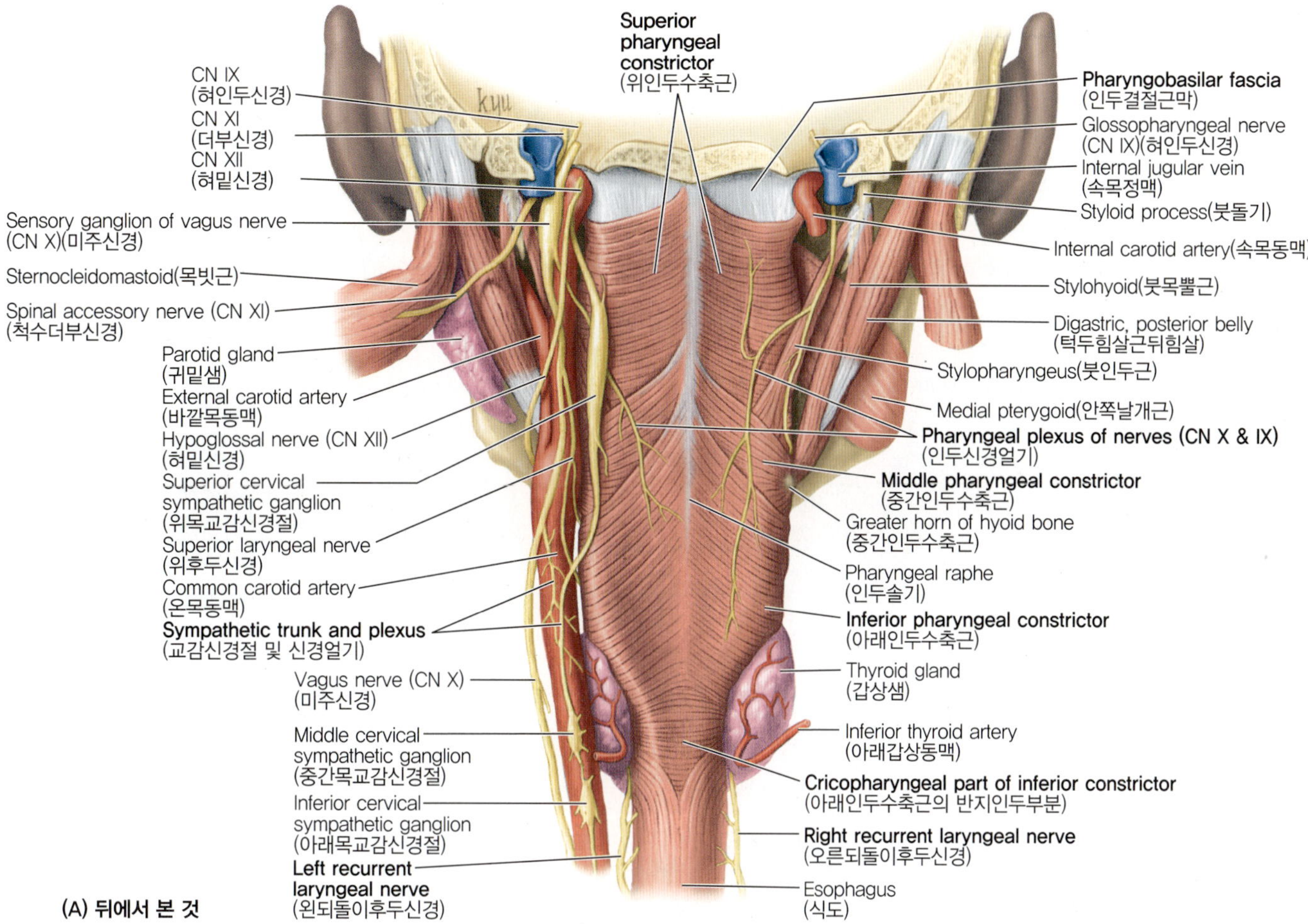

그림 8.24. Pharynx(인두)와 cranial nerve(뇌신경). A. 전체 구성. (계속)

pharynx의 가쪽벽, 주로 middle constrictor(중간인두수축근)의 벽에 위치하는 *pharyngeal plexus of nerve*(인두신경얼기)가 분포한다(그림 8.24A). Constrictor muscle이 서로 겹치면서 근육들 사이에 네 개의 틈이 생기며, 여기를 통해서 pharynx를 드나드는 구조들이 통과한다(그림 8.25; 표 8.7).

1. Superior constrictor 위쪽으로는 levator veli palatini(입천장올림근), pharyngotympanic tube(귀관), ascending palatine artery(오름입천장동맥)가 *superior constrictor*(위인두수축근)와 머리뼈 사이의 틈새를 지나간다. Pharyngobasilar fascia(인두결절근막)가 buccopharyngeal fascia(볼인두근막)와 섞여서 mucous membrane과 함께 pharyngeal recess(인두오목)의 얇은 벽을 형성하는 곳도 이 부위이다(그림 8.24B).
2. *Superior pharyngeal constrictor*(위인두수축근)와 *middle pharyngeal constrictor*(중간인두수축근) 사이의 틈새는 stylopharyngeus(붓인두근), glossopharyngeal nerve(혀인두신경), stylohyoid ligament(붓목뿔인대)가 pharyngeal wall의 속면으로 들어가는 통로가 된다.
3. *Middle pharyngeal constrictor*(중간인두수축근)와 *inferior pharyngeal constrictor*(아래인두수축근) 사이의 틈새는 internal laryngeal nerve(위후두신경속가지), superior laryngeal artery(위후두동맥) 및 vein이 larynx로 들어가는 통로가 된다.
4. *Inferior pharyngeal constrictor*(아래인두수축근) 아래쪽의 틈새는 recurrent laryngeal nerve(되돌이후두신경), inferior laryngeal artery(아래후두동맥)가 위쪽을 향해 가서 larynx로 들어가는 통로가 된다.

Pharynx의 혈관분포. Facial artery의 가지인 **tonsillar artery**(편도가지)(그림 8.23C)는 superior constrictor muscle을 관통하여 tonsil의 inferior pole(아래끝)로 들어간다. Tonsil에 가지가 분포하는 동맥은 그 외에도 ascending palatine artery(오름입천장동맥), lingual artery(혀동맥), descending palatine artery(내림입천장동맥), ascending pharyngeal artery(오름인두동맥)가 있다. 커다란 **external palatine vein**(바깥입천장정맥; *paratonsillar vein*, 편도방정맥)은 soft palate에서 내려와 tonsil 가쪽면을 가깝게 지나서 pharyngeal venous plexus(인두정맥얼기)로 들어간다.

Tonsil의 lymphatic vessel은 가쪽과 아래쪽으로 가서 angle of mandible 가까이의 lymph node와 **jugulodigastric node**(목정맥턱두힘살근림프절)로 이어진다(그림 8.26B). Jugulodigastric node는 *tonsillar node*(편도림프절)라고 부르기도 하는데, 그 이유는 tonsil

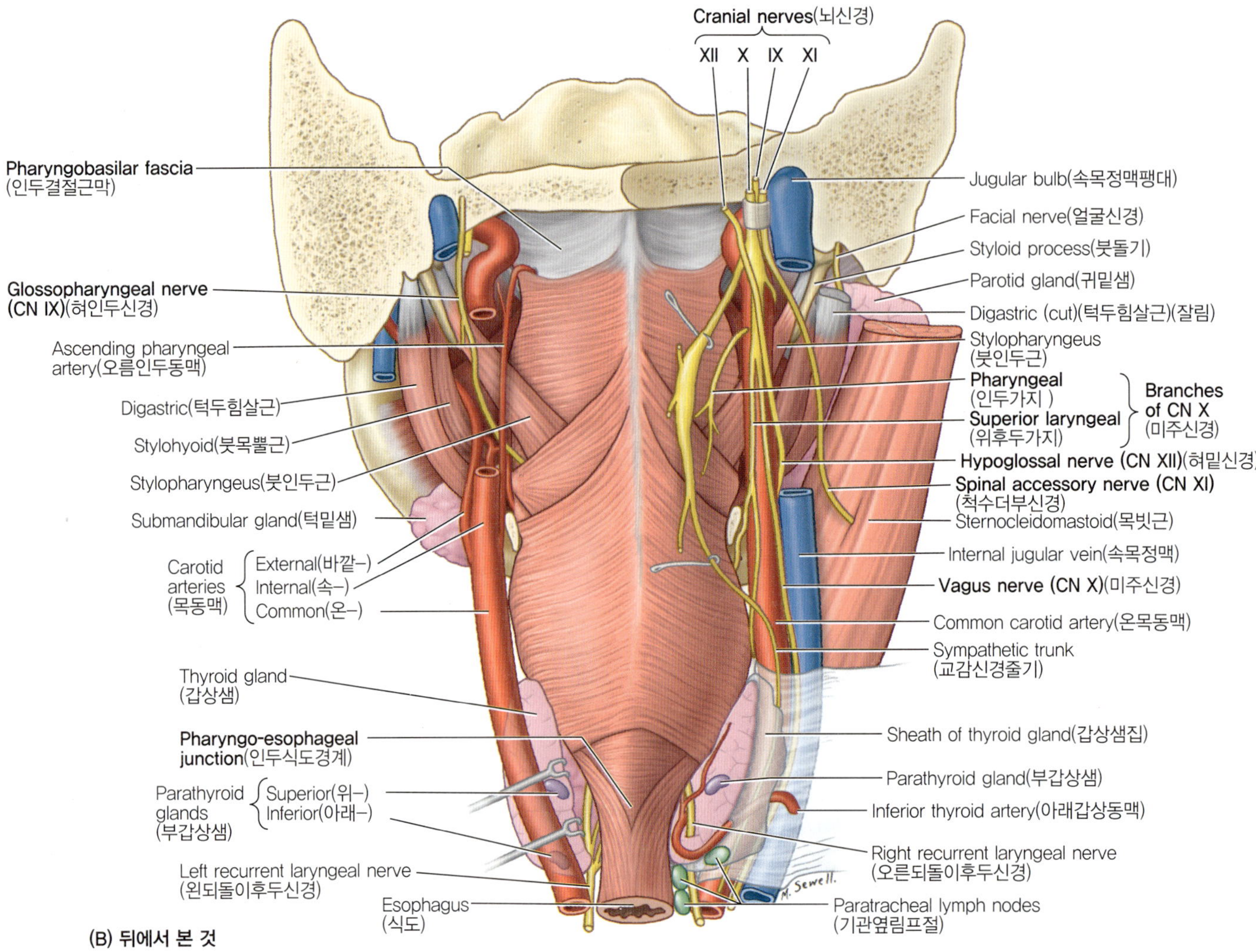

그림 8.24. **Pharynx**(인두)**와 cranial nerve**(뇌신경)**.** (계속) **B.** 혈관과 신경과의 관계. **A** 및 **B.** 모두 foramen magnum(큰구멍)을 포함한 occipital bone(뒤통수뼈)의 큰 조각과, 관절을 이루는 cervical vertebra(목척추뼈)를 나머지 머리와 cervical viscera(목내장)와 retropharyngeal space(인두뒤공간)에서 분리하고 제거하였다.

에 염증이 있는 *tonsillitis*(편도염)에서 자주 붓기 때문이다. Palatine tonsil, lingual tonsil, pharyngeal tonsil은 pharyngeal **tonsillar ring**(편도고리; ring of Waldeyer)을 형성하며, 이것은 pharynx 윗부분에 형성된 lymphoid tissue의 불완전한 고리를 가리킨다. 이 tonsillar ring의 앞아래 부분은 **lingual tonsil**(혀편도)이 이루는데, 이것은 혀의 뒷부분에 모여 있는 lymphoid tissue이다(그림 8.23). Tonsillar ring의 가쪽 부분은 *palatine tonsil*(목구멍편도) 및 *tubal tonsil*(귀관편도)이 이루고 있으며, 뒤쪽과 위쪽은 *pharyngeal tonsil*(인두편도)이 이룬다.

Pharynx의 신경. **Pharynx의 신경분포** 중에서 motor(운동성분)와 대부분의 sensory(감각성분)는 **pharyngeal plexus of nerve**(인두신경얼기)에서 기원한다(그림 8.24). Plexus의 motor fiber는 vagus nerve(미주신경; CN X)에서 기원하여 하나나 그 이상의 pharyngeal branch(인두가지)를 경유한다. 이 가지는 pharynx와 soft palate의 모든 근육에 분포한다. 단, 예외가 둘 있는데, CN IX(혀인두신경)가 분포하는 stylopharyngeus(붓인두근)와 CN V_3(아래턱신경)가 분포하는 tensor veli palatini(입천장긴장근)이다. Inferior pharyngeal constrictor(아래인두수축근)도 vagus nerve의 external laryngeal nerve 및 recurrent laryngeal nerve로부터 약간의 motor fiber를 받는다. Plexus의 sensory fiber는 CN IX에서 기원한다. 이 신경은 pharynx의 세 부분 전체의 mucosa에 분포한다. Nasopharynx의 앞쪽과 위쪽 mucous membrane에 분포하는 sensory nerve는 주로 maxillary nerve(위턱신경; CN V_2)에서 기원한다. **Tonsillar nerve**(편도가지)는 CN IX, CN X, pharyngeal plexus의 가지들로 이루어진 *tonsillar plexus of nerve*(편도신경얼기)에서 기원한다.

ESOPHAGUS(식도)

Esophagus는 **pharyngo-esophageal junction**(인두식도연결부)에 있는 laryngopharynx에서 시작하여 위의 cardial orifice까지 이르는 근육성 튜브이다(그림 8.22A). Esophagus의 위쪽 1/3은 수의근인 striated muscle로 이루어지며, 아래쪽 1/3은 불수의근인 smooth muscle로 이루어진다. 중간에는 이 두 근육이 섞여 있다. 첫째부분은 **cervical esophagus**(식도목부분)라고 하는데 cricoid cartilage 아래모서리의 정중면상에서 시작한다. 척추에서는 C6 vertebra의 높이이다.

밖에서 보면, pharyngo-esophageal junction은 **cricopharyngeal**

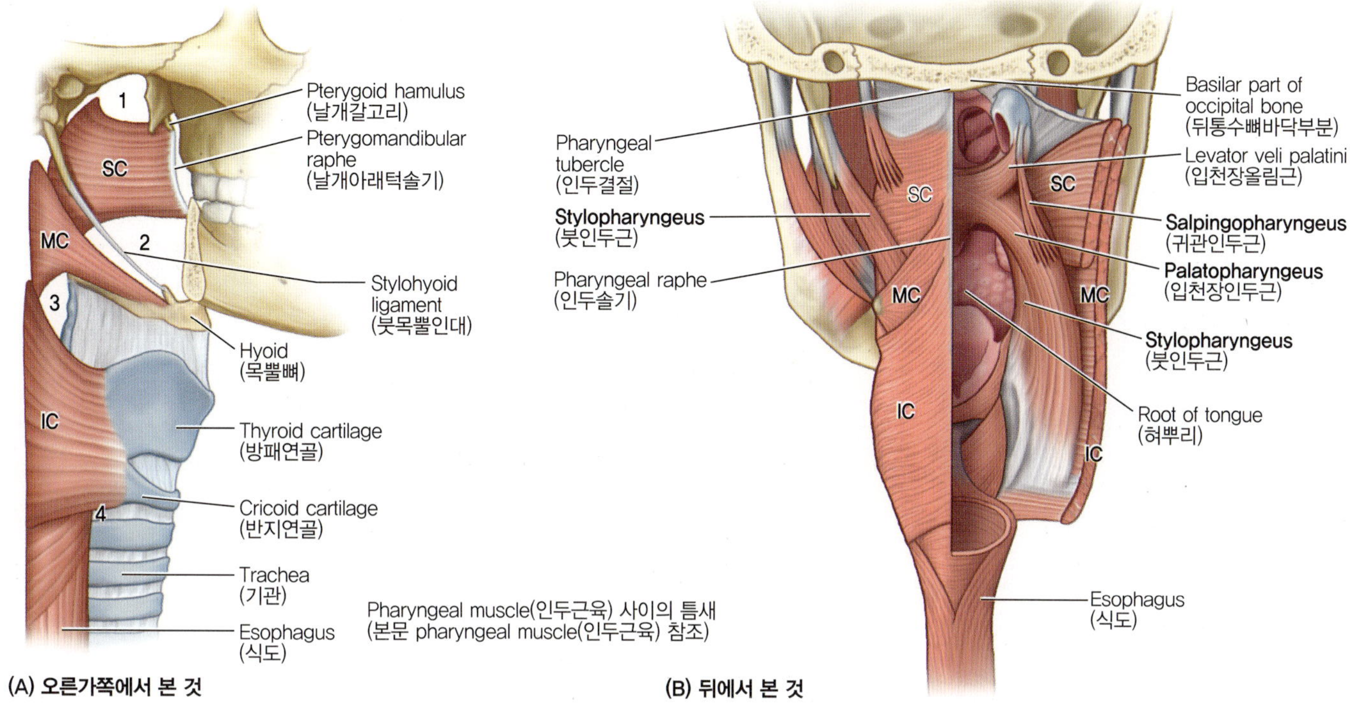

그림 8.25. **Pharynx**(인두)**의 muscle**(근육).

표 8.7 **PHARYNX의 근육**

근육	위쪽 부착부위	아래쪽 부착부위	신경분포	주요 작용
External layer(바깥층)				
Superior pharyngeal constrictor(SC, 위인두수축근)	Pterygoid hamulus, pterygomandibular raphe, mandible의 mylohyoid line 뒤쪽끝, 혀의 옆면	Occipital bone의 basilar part의 pharyngeal tubercle	Vagus (CN X)의 pharyngeal branch, pharyngeal plexus	삼킬 때 pharynx의 벽을 수축
Middle pharyngeal constrictor(MC, 중간인두수축근)	Stylohyoid ligament, hyoid의 greater 및 lesser horn	(Median) pharyngeal raphe	Vagus nerve(CN X)의 pharyngeal branch, pharyngeal plexus, vagus nerve의 external laryngeal nerve 및 recurrent laryngeal nerve의 가지들	
Inferior pharyngeal constrictor(IC, 아래인두수축근)	Thyroid cartilage의 oblique line, cricoid cartilage의 옆	Cricopharyngeal part가 raphe를 형성하지 않고 pharyngoesophageal junction을 감싼다.		
Internal layer(속층)				
Palatopharyngeus(입천장인두근)	Hard palate, palatine aponeurosis	Posterior border of lamina of thyroid cartilage의 뒤모서리, pharynx 및 esophagus의 옆면	Vagus nerve(CN X)의 pharyngeal branch, pharyngeal plexus	삼키거나 말할 때 pharynx 및 larynx를 elevation, shortening, widening
Salpingopharyngeus(귀관인두근)	Pharyngotympanic tube의 cartilaginous part	Palatopharyngeus와 혼합		
Stylopharyngeus(붓인두근)	Temporal bone의 styloid process	Thyroid cartilage의 뒤모서리, 위모서리에서 palatopharyngeus와 함께	Glossopharyngeal nerve (CN IX)	

part of inferior pharyngeal constrictor muscle(아래인두수축근 반지인두부분)에 의해 형성된 constriction(협착부)으로 관찰된다. 이를 superior esophageal sphincter(위식도조임근)라고 한다. Cervical esophagus가 놓인 위치는 trachea와 cervical vertebra의 body 사이이며, root of neck에 있는 cervical pleura(가슴막꼭대기)와 접촉하고 있다(그림 8.11C). Thoracic duct(가슴림프관)는 esophagus의 왼쪽 옆면과 붙어 있어 pleura와 esophagus 사이에 있게 된다.

Cervical esophagus의 동맥은 *inferior thyroid artery*(아래갑상동맥)의 가지이다(그림 8.13A). 이 동맥은 각각 ascending branch(오름가지)와 descending branch(내림가지)를 분지하여 정중선을 넘어 서로 연결되어 있다. **Cervical esophagus의 정맥**은 *inferior thyroid vein*(아래갑상정맥)의 가지이다. **Cervical esophagus의 lymphatic vessel**

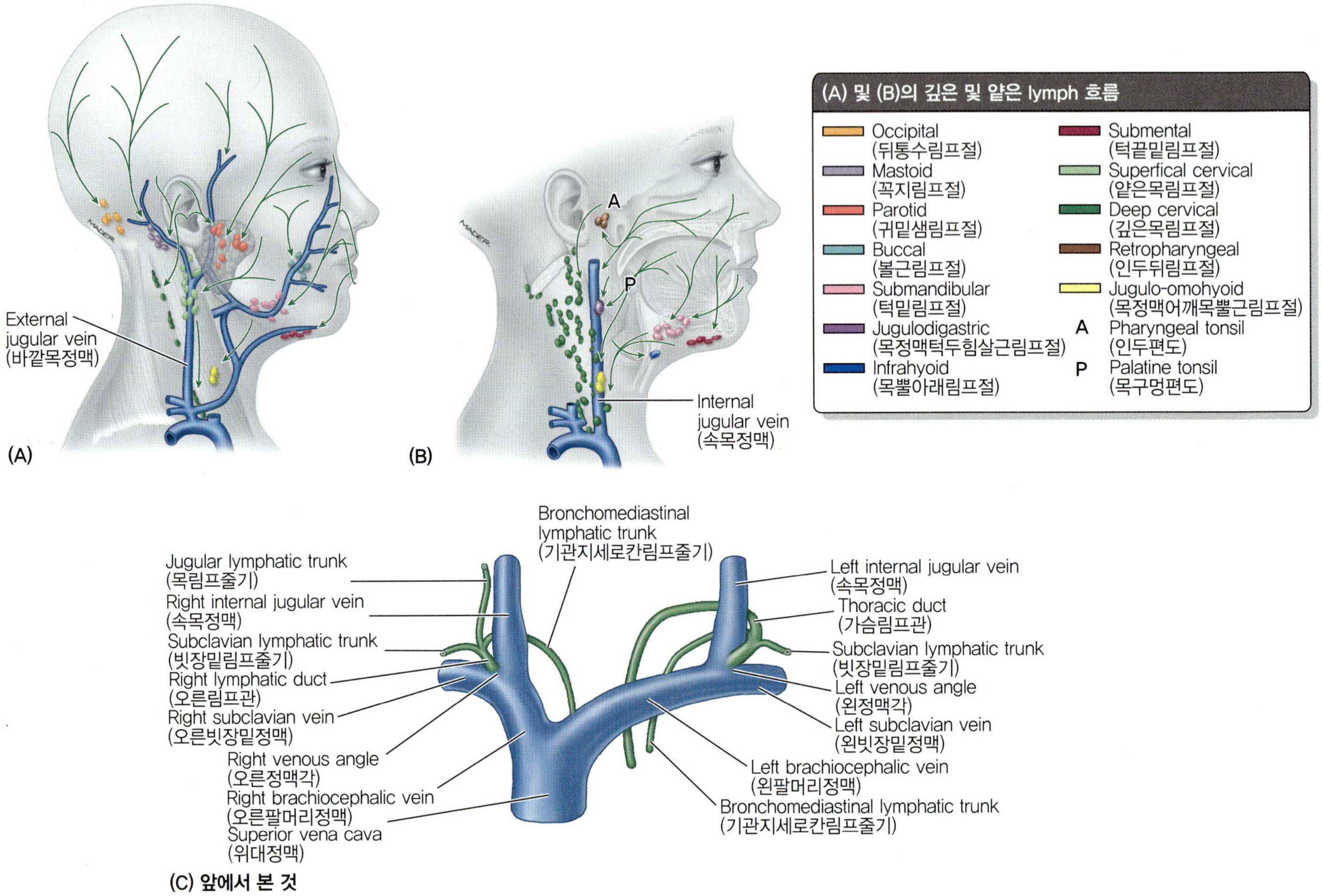

그림 8.26. 머리와 목의 lymph(림프) 흐름. A. Superficial lymph node(얕은림프절). **B.** Deep lymph node(깊은림프절). **C.** Thoracic duct (가슴림프관)와 right lymphatic duct(오른림프관)의 끝부분.

은 *paratracheal lymph node*(기관옆림프절), *inferior deep cervical lymph node*(아래깊은목림프절)로 연결된다(그림 8.13B, 8.26B).

Esophagus에 분포하는 신경으로는, 위쪽 반에는 somatic motor(몸운동) 및 somatic sensory(몸감각) 성분이 분포하며, 아래쪽 반에는 vagus nerve에서 기원한 parasympathetic(부교감)과 sympathetic(교감) 및 visceral sensory(내장감각) 성분이 분포한다. Cervical esophagus에 분포하는 somatic fiber(몸성분섬유)는 *recurrent laryngeal nerve*(되돌이후두신경)를 경유한다. *Cervical sympathetic trunk*(목교감신경줄기)에서 오는 vasomotor fiber(혈관운동섬유)는 inferior thyroid artery 주위의 plexus를 타고 온다(그림 8.13A).

목의 LYMPH(림프) 흐름

목의 가장 얕은 조직의 lymph는 EJV(바깥목정맥)의 경로를 따라서 존재하는 *superficial cervical lymph node*(얕은목림프절)로 들어간다(그림 8.26A). 이들에서 흘러나온 lymph는 *inferior deep cervical lymph node*(아래깊은목림프절)로 들어간다(그림 8.26B,C). 이 부위를 담당하는 특정한 inferior deep cervical node 그룹이 spinal accessory nerve(척수더부신경; CN XI)와 함께 lateral cervical region을 가로지른다. 이들 6~8개의 lymph node에서 모인 lymph는 transverse cervical artery(가로목동맥)와 함께 가는 *supraclavicular lymph node*(빗장위림프절)로 들어간다. Deep cervical node의 주요 그룹은 SCM에 덮인 채 IJV 주변에 사슬을 이루며 연결되어 있다.

다른 deep cervical node에는 prelaryngeal node(후두앞림프절), pretracheal node(기관앞림프절), paratracheal node, retropharyngeal node(인두뒤림프절) 등이 있다(그림 8.26C). Deep cervical node에서 나온 efferent lymphatic vessel(날림프관)은 합쳐져서 **jugular lymphatic trunk**(목림프줄기)를 형성하는데, 왼쪽에서는 대개 thoracic duct에 합쳐진다. 오른쪽에서는, 이 관이 internal jugular vein과 subclavian vein의 연결부, 즉 *right venous angle*(오른정맥각)로 직접 들어가거나, 짧은 right lymphatic duct(오른림프관)를 통해서 들어간다.

Thoracic duct(가슴림프관)는 esophagus의 왼쪽 가장자리를 따라 가면서 superior thoracic aperture(위가슴문)를 통과한다. 이 lymphatic duct는 carotid sheath(목혈관신경집)의 뒤쪽과 sympathetic trunk, vertebral artery, subclavian artery의 앞쪽을 지나면서 root of neck에서 가쪽으로 아치를 그린다(그림 8.11C). Thoracic duct는 subclavian vein과 IJV가 만나는 *left venous angle*(왼정맥각)에서 왼쪽 brachiocephalic vein에 들어간다(그림 8.26C). 이 duct로는 신체의 오른쪽 위 1/4을 제외한 모든 곳의 lymph가 흘러간다. 오른쪽 위 1/4

은 머리와 목의 오른쪽 절반, 오른쪽 팔 전체, 가슴의 오른쪽 위 1/4에 해당하며, 이 부위의 lymph는 *right lymphatic duct*(오른림프관)를 통해 들어간다("Introduction(총론)"의 그림 I.17 참조). Right jugular lymphatic trunk(오른목림프줄기), subclavian lymphatic trunk(빗장밑림프줄기), bronchomediastinal lymphatic trunk(기관지세로칸림프줄기)가 합쳐져서 형성된 right lymphatic duct는 right venous angle(오른정맥각)로 들어간다. 그러나, 이들 lymphatic trunk가 합쳐지지 않고 right venous angle을 통해 각각 venous system으로 들어가는 경우도 많이 있다.

임상해부학

Radical Neck Dissection(근치목수술)

Radical neck dissection이 시행되는 경우는 cancer가 lymphatic vessel을 침범하였을 때다. 이때는 deep cervical lymph node와 이들 주위 조직을 가능한한 전부 제거한다. 주요 동맥, brachial plexus, CN X, phrenic nerve만 남겨 놓고, cervical plexus의 cutaneous branch는 대부분 제거한다. 이 수술의 목표는 lymph node가 포함된 모든 조직을 한번에 제거하는 것이다. Deep cervical lymph node 중에서 특히 transverse cervical artery를 따라 놓인 것들은, thorax와 abdomen에서 기원한 cancer의 파급에 연루되는 경우가 많다. 이들 lymph node의 비대가 이 부위에서 cancer의 첫번째 실마리가 될 수 있기 때문에, 이들을 *cervical sentinel lymph node*(목감시림프절)라고 언급되기도 한다.

Adenoiditis(아데노이드염)

Pharyngeal tonsil(인두편도)을 adenoid라고 부르기도 하므로 이들의 inflammation(염증)을 *adenoiditis*(아데노이드염)라고 한다. 이 질병이 생기면 nasal cavity에서 choana를 통해 nasopharynx로 가는 공기의 흐름이 막히게 되어, mouth breathing(입호흡)이 필요해진다. Pharyngeal tonsil이 감염되면 tubal tonsil로 퍼질 수 있고, swelling(부기)으로 인해 pharyngotympanic tube(귀관)의 폐쇄로 이어진다. Nasal obstruction(코막힘)에 이은 pharyngotympanic tube(귀관)이 폐쇄로 인하여 청력이 손실되기도 한다. Nasopharynx의 감염이 middle ear(가운뎃귀)로 퍼져 *otitis media*(중이염)가 생기면, 일시적 또는 영구적으로 청각을 상실할 수도 있다.

Laryngopharynx(후두인두)의 이물질

Pharynx로 들어온 이물질은 piriform fossa(조롱박오목)에 걸릴 수 있다. 닭뼈처럼 날카로운 물체라면, mucous membrane을 뚫고 들어가 internal laryngeal nerve가 손상받게 된다. Mucous membrane을 관통한 이물질을 기구를 사용하여 제거할 경우, superior laryngeal nerve와 이의 internal laryngeal branch도 손상될 위험이 있다. 이들 신경이 손상되면 laryngeal mucous membrane의 마비가 아래로 vocal fold가 있는 부위까지 발생하게 된다. 어린이들은 여러 가지 물건을 삼키는데, 그 중 대부분은 위에 도달해서 별 어려움이 없이 alimentary tract(소화관)를 빠져나간다. 이물질이 laryngopharynx의 가장 좁은 부분인 그 아래쪽 끝에 머물게 되는 경우도 있다. Radiograph(방사선사진)나 CT scan(컴퓨터단층촬영) 같은 의학영상 이미지를 통해서 radiopaque foreign body(방사선비투과이물질)의 존재 여부를 알게 될 것이다. Pharynx에 걸린 이물질은 pharyngoscope(인두경)를 사용하여 직접 보면서 제거하기도 한다.

Tonsillectomy(편도절제술)

Palatine tonsil(목구멍편도)을 외과적으로 제거하는 *tonsillectomy*(편도절제술)에서는 tonsillar sinus(편도오목)에서 tonsil을 절개해 내거나, guillotine operation(기요틴수술; snare operation)을 시행하는 경우가 있다. 두 방법 모두 tonsil과 tonsillar sinus를 덮는 근막을 제거하는 것이 필수적이다. Tonsil은 풍부한 혈액 공급을 받는 기관이므로, 커다란 *external palatine vein*(바깥입천장정맥)이나, 또는 조금 드물게는 tonsillar artery(편도가지)나 다른 동맥 가지에서 자주 출혈이 일어난다(그림 8.23C). Glossopharyngeal nerve(혀인두신경)는 tonsillar artery와 함께 pharynx의 가쪽벽을 지나가므로 이 벽이 얇으면 손상될 위험이 있다. Internal carotid artery는 tonsil의 바로 가쪽에 위치하며 경로가 꼬불꼬불하여 특히 취약하다(그림 B8.9).

(다음 쪽에 계속)

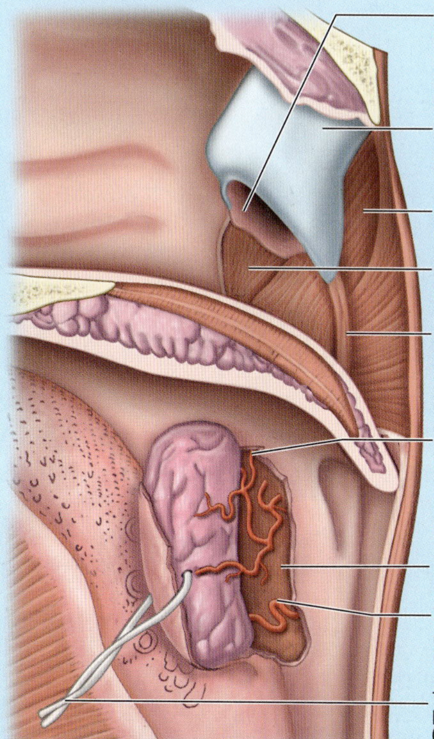

그림 B8.9. Tonsillectomy(편도절제술).

Penetrating Trauma(관통외상)의 구역

Neck trauma의 심각성을 파악할 때 세 개의 구역으로 분류하는 것이 임상적 지침이다(그림 B8.10). 의사가 이 세 zone(구역)에 대해 알고 있으면, 목에 penetrating injury(관통손상)가 있을 경우 손상받을 위험에 처한 구조들을 잘 이해할 수 있다.

- **Zone I**에는 clavicle(빗장뼈) 및 manubrium(복장뼈자루)에서 cricoid cartilage(반지연골)의 아래모서리까지의 root of neck(목뿌리)이 포함된다. 손상의 위험이 있는 구조로는 cervical pleura(가슴막꼭대기), apex of lung(허파꼭대기), thyroid gland 및 parathyroid gland, trachea, esophagus, common carotid artery, jugular vein, vertebral column(척주)의 cervical region이 있다.
- **Zone II**는 cricoid cartilage(반지연골)에서 angle of mandible(턱뼈각)까지의 부위이다. 손상의 위험이 있는 구조로는 thyroid gland의 superior pole(위끝), thyroid cartilage, cricoid cartilage, larynx, laryngopharynx, carotid artery 계통, jugular vein, esophagus, vertebral column(척주)의 cervical region이 있다.
- **Zone III**는 angle of mandible(턱뼈각) 위쪽에 위치한다. 손상의 위험이 있는 구조에는 salivary gland(침샘), oral cavity(입안), nasal cavity(코안), oropharynx, nasopharynx가 포함된다.

Zones I과 zone III에 손상을 받을 경우, 기도가 막혀서 **morbidity**(이환율), 즉 외과 수술 등의 치료 후에 합병증이 생길 가능성, 그리고 환자가 사망할 **mortality**(사망률)가 모두 증가한다. 그 이유는 손상된 구조를 직접 관찰해서 치료하기가 힘들고, 혈관이 손상될 경우 출혈에 대처하기가 어렵기 때문이다. Zone II의 손상은 흔하지만, morbidity와 mortality는 높지 않은데, 그 이유는 혈관이 손상되었을 경우 직접 압박하여 지혈할 수 있고, 손상된 구조를 외과의사가 직접 보면서 치료하기가 zone I 및 zone III에 비해 훨씬 용이하기 때문이다.

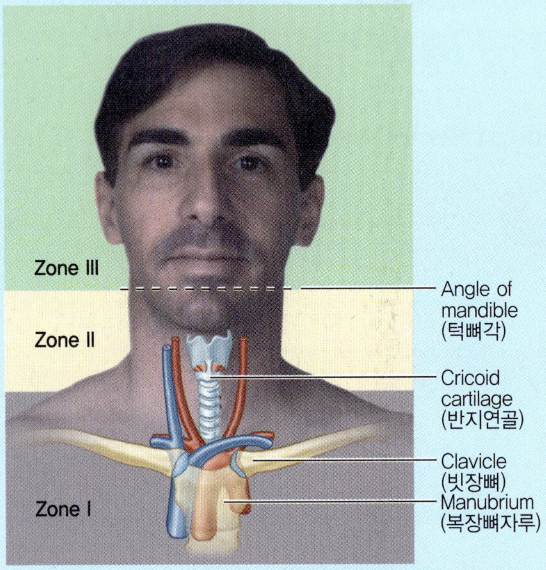

그림 B8.10. 목의 zones of penetrating trauma(관통외상구역).

의학영상

Neck(목)

Radiography(방사선촬영술)는 목부위의 영상 진단에 있어 한계가 있으며, 특별한 경우에 사용한다. Sinus(코곁굴)의 upright radiography(직립방사선촬영술)는 purulent sinusitis(고름코곁굴염)에서 액체의 수평면이 있는지를 판단할 때 사용한다. 목의 soft tissue radiography(연조직방사선촬영술)는 cervical spine radiography(목척주방사선촬영술)와는 다른 영상 기법인데(그림 8.27), adenoid의 비대와 trachea의 바이러스 감염인 croup(크루프)에서 기도의 윤곽을 검사할 때 사용한다. Epiglottis(후두덮개)에 bacterial infection이 생긴 치명적인 질병으로서 acute epiglottitis(급성후두덮개염)가 의심될 때는 확장된 epiglottis를 빨리 확인하는 것이 중요한데, 이는 목 가쪽면 soft tissue radiograph 사진 한 장으로 가능하며, 기도가 막힐 위험이 있는 경우 목숨을 구하는 방편이 될 수 있다.

Paranasal sinus의 염증, 심각한 facial fracture를 진단하고, 목의 cross-section(가로단면) 영상을 얻기 위해서는 **CT scan**(컴퓨터단층촬영술)을 이용한다(그림 8.28A). CT의 촬영은 axial plane(축면)에서 이루어지지만, 이를 통해 얻은 자료를 이용하여 sagittal plane(시상면) 및 coronal plane(관상면)에서 영상을 재구성할 수 있다. CT scan이 radiograph보다 우월한 점은 thyroid gland와 같은 soft tissue 안에서 radiodensity(방사선밀도)의 차이를 잡아낼 수 있다는 점이다. CT angiogram(컴퓨터단층촬영혈관조영술)을 이용하면 동맥을 3차원적으로 재구성하는 것이 가능하다(그림 8.28C).

MRI system(자기공명영상시스템)은 목의 transverse section, sagittal section, coronal section에서 영상을 재건할 수 있을 뿐 아니라 radiation(방사선)을 사용하지 않는다는 장점이 있다(그림 8.28B). 목의 MRI 검사가 CT 방법보다 뛰어난 점은 soft tissue를 자세히 볼 수 있는 것이지만, 뼈조직에 대해서는 많은 정보를 주지 못한다. **Ultrasonography**(**US**, 초음파촬영)도 마찬가지로 목의 soft tissue(연조직)를 검사하는데 있어 유용한 영상 기술이다. US의 좋은 점은 non-invasive(비침습적)이고, 비용이 비교적 저렴하며, 환자들이 불편함을 거의 느끼지 않으면서도 여러 가지 질병에 대한 영상을 제공한다는 것이다. 이는 physical examination(이학적검사) 만으로는 확인하기 어려운, solid mass(고형종괴)와 cystic mass(낭성종괴)를 분간하는데 특히 유용하다. Ultrasonography는 thyroid gland에 생긴 형태적 변화를 검사하는 데 주로 사용되는 방법이다. Thyroid의 기능적 질병은 nuclear medicine(핵의학) 방법을 사용해서 검사한다. 목의 동맥과 정맥에 대한 영상은 intravascular ultrasonography(혈관내초음파촬영술)를 통해서 가능하다(그림 8.29A,B). 이 기술은 혈관 안에 삽입된 transducer를 통해 영상을 얻게 된다. *Doppler ultrasound technique*(도플러초음파촬영술)을 사용하면, carotid artery에 stenosis(협착)가 있는 경우처럼 혈관 안의 blood flow(혈류)도 측정할 수 있다.

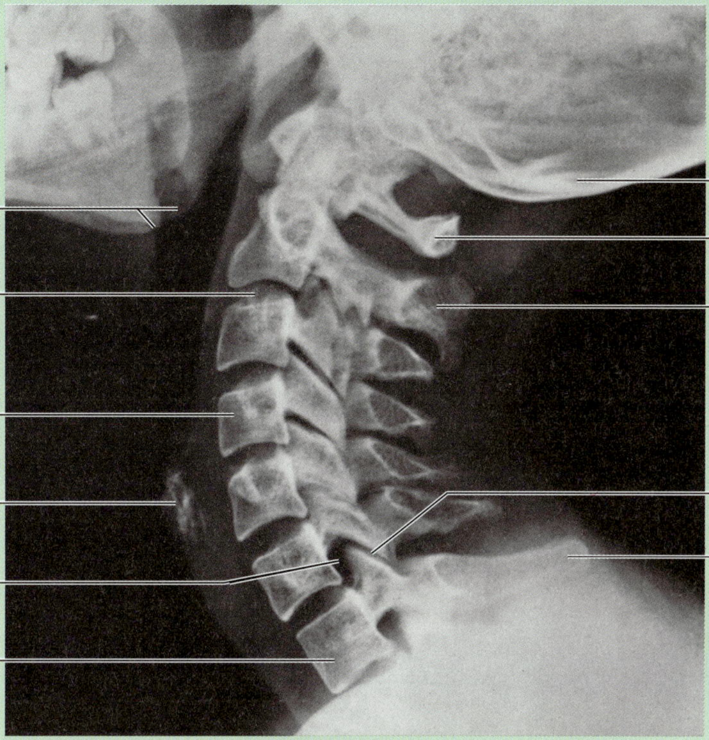

가쪽 방사선사진

그림 8.27. Vertebral column(척주)의 cervical region(목부위).

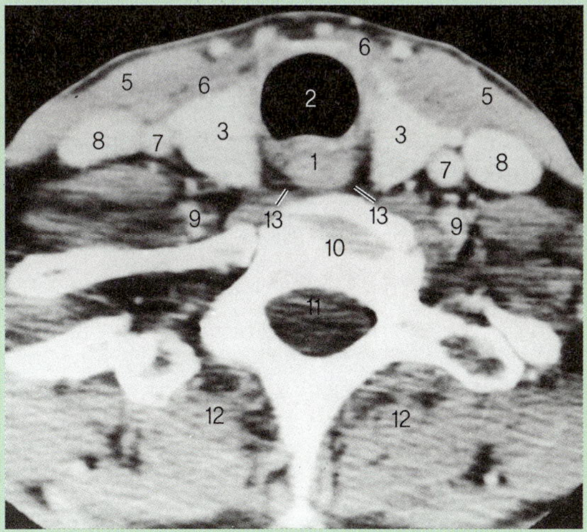

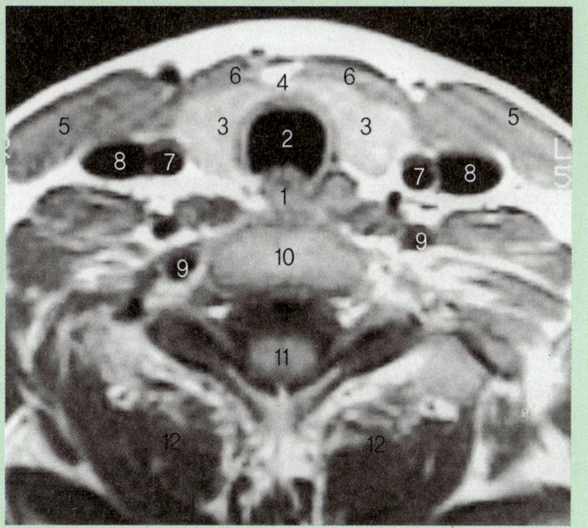

그림 8.28. Thyroid gland(갑상샘)를 지나는 목의 영상. CT(컴퓨터단층촬영, (A)와 MRI(핵자기공명, (B)를 이용한 목의 transverse study(가로단면검사). *1,* esophagus(식도); *2,* trachea(기관); *3,* lobes of thyroid gland(갑상샘엽); *4,* thyroid isthmus(갑상샘잘록); *5,* SCM(목빗근); *6,* sternohyoid(복장목뿔근); *7,* common carotid artery(온목동맥); *8,* IJV(속목동맥); *9,* vertebral artery(척추동맥); *10,* vertebral body(척추몸통); *11,* spinal cord(척수)와 cerebrospinal fluid(뇌척수액); *12,* 등의 깊은 근육; *13,* retropharyngeal space(인두뒤공간). (계속)

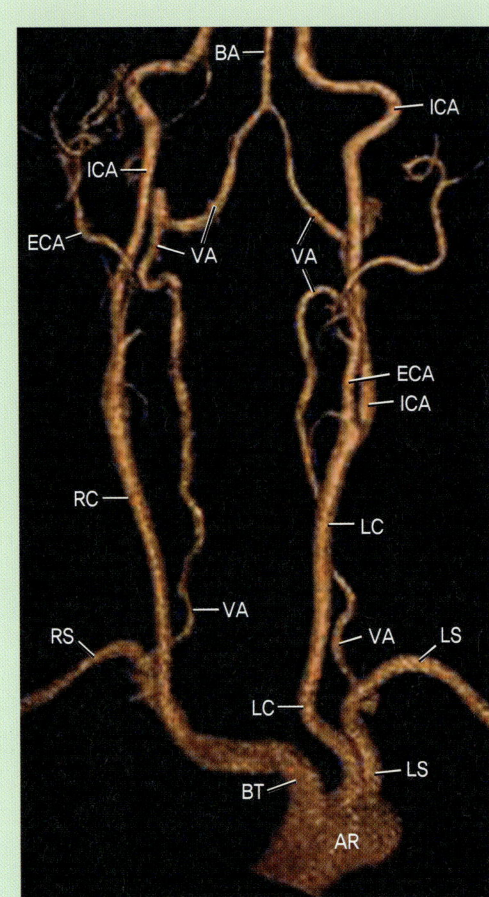

(C) 앞에서 본 것

Key for C

AR	Arch of aorta	LC	Left common carotid artery
BA	Basilar artery	LS	Left subclavian artery
BT	Brachiocephalic trunk	RC	Right common carotid artery
ECA	External carotid artery	RS	Right subclavian artery
ICA	Internal carotid artery	VA	Vertebral artery

그림 8.28. **Thyroid gland**(갑상샘)**를 지나는 목의 영상.** (계속) **C.** 머리와 목의 artery(동맥)의 CT angiogram(컴퓨터단층촬영혈관조영술영상).

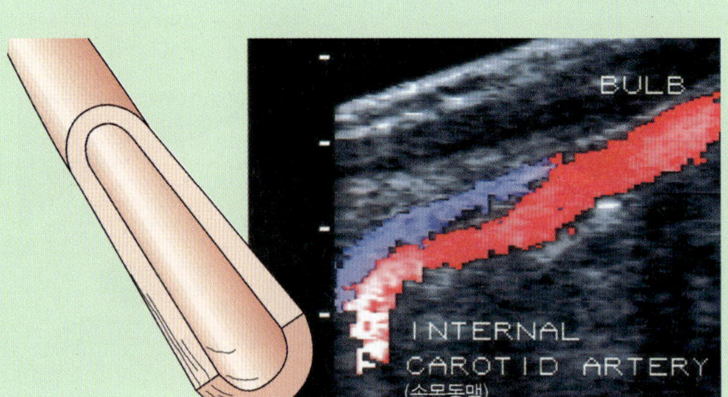

(A) 정상적인 internal carotid artery(속목동맥)

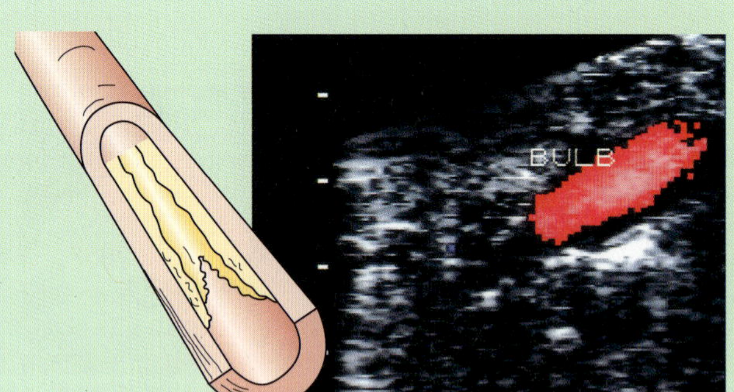

(B) 폐쇄된 carotid artery(목동맥)

그림 8.29. **Internal carotid artery**(속목동맥)**의 Doppler color flow study**(도플러초음파혈류검사). **A.** 정상. **B.** 폐쇄된 artery(동맥).

CHAPTER

9 뇌신경 복습(REVIEW OF CRANIAL NERVES)

허영범 번역

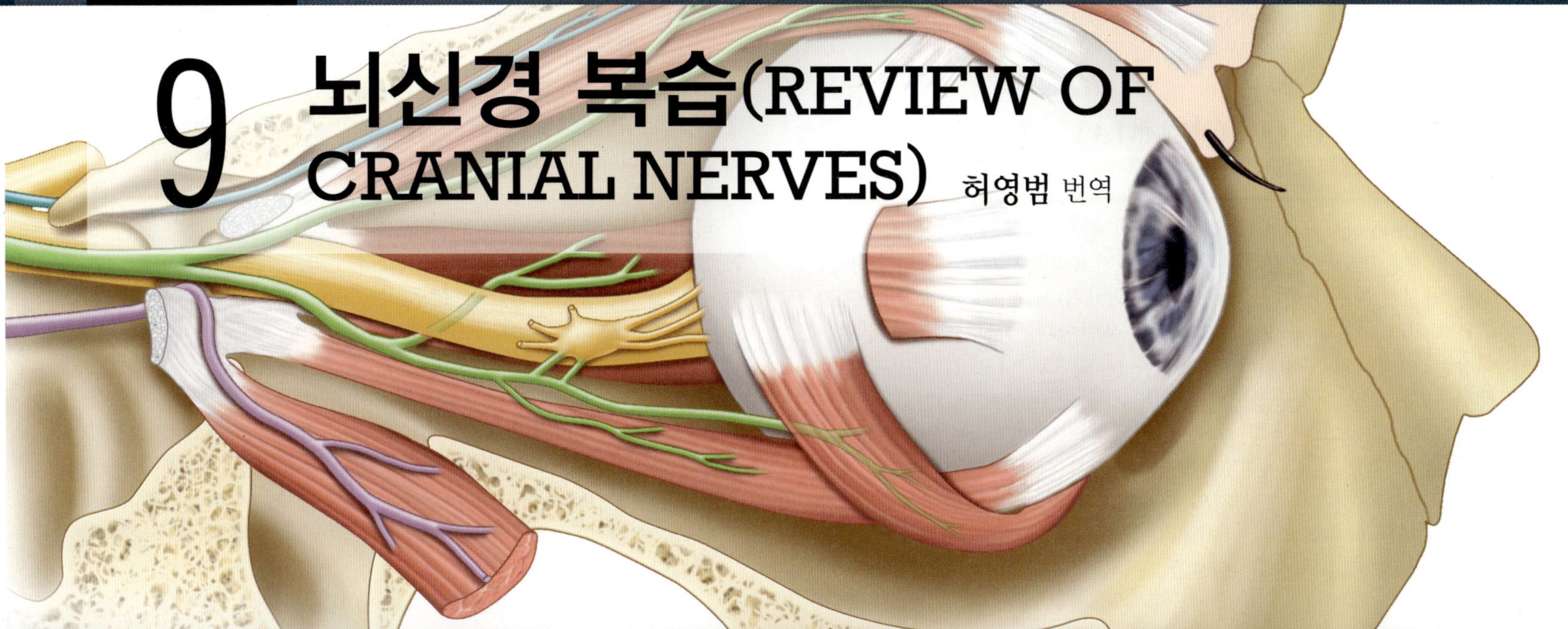

임상해부학 아이콘

구조 변이 | 생애 단계별 변화 | 외상
진단 | 수술 | 병리

뇌신경의 부위별 분포에 대해서는 앞의 여러 장, 특히 머리, 목, 가슴에서 설명하였다. 이 장에서는 표와 그림을 주로 이용하여 뇌신경과 자율신경계통을 요약할 것이다. 뇌신경 손상도 병터의 유형이나 위치와 비정상 소견에 관해 요약할 것이다.

OVERVIEW OF CRANIAL NERVES (뇌신경 개요)

Cranial nerves(뇌신경)는 척수신경과 같이 감각신경섬유나 운동신경섬유 또는 이 두 신경섬유를 모두 가지고 있는 경우도 있다(그림 9.1, 9.2). 뇌신경은 근육이나 분비샘을 지배하거나 sensory receptor(감각수용기)에서 나온 impulse(신경자극)을 운반한다. 뇌신경이라고 부르는 이유는 머리뼈의 구멍이나 틈새를 통해 밖으로 나오고, 뇌막에서 유래한 대롱 모양의 신경집으로 둘러싸여 있기 때문이다(그림 9.3). 뇌신경은 모두 12쌍이 있는데, 뇌에 연결된 위치에 따라 rostral(입쪽)에서 caudal(꼬리쪽)으로 순서대로 I에서 XII까지 번호를 붙인다(그림 9.1; 표 9.1). 뇌신경의 명칭은 그 신경의 전체적 분포나 기능을 반영하고 있다.

뇌신경은 다음의 다섯 가지 functional component(기능성분) 중 하나 또는 여럿을 운반한다(그림 9.2).

- **Motor fibers**(운동신경섬유; efferent fibers, 날신경섬유)
  1. *Voluntary muscle*(수의근), 즉 *striated muscle*(가로무늬근)에 분포하는 운동신경섬유: *Somatic motor axon*(몸운동축삭; general somatic efferent, 일반몸날섬유)은 눈확이나 혀의 가로무늬근, 목의 바깥쪽 근육(목빗근, 등세모근)뿐만 아니라 얼굴, 입천장, 인두, 후두의 가로무늬근을 지배한다. 얼굴, 입천장, 인두, 후두의 근육은 pharyngeal arch(인두활)에서 유래하고, 이 근육들의 몸운동신경지배는 특별히 *branchial motor*(인두활운동) 신경지배라고 부른다.
  2. *Glands*(샘)와 *involuntary muscle*(불수의근; smooth muscle, 민무늬근)(예: 내장과 혈관)에 분포하는 운동신경섬유. 이 신경섬유는 *visceral motor axon*(내장운동축삭; general visceral efferent, 일반내장날섬유)으로 구성된다. 이 신경섬유들은 자율신경계통 중 뇌에서 시작되는 부교감신경계통을 이룬다. 뇌에서 나오는 presynaptic fibers(연접앞신경섬유; preganglionic fibers, 신경절이전신경섬유)는 중추신경계통 밖에 있는 부교감신경절에서 연접을 이룬다. Postsynaptic fibers(연접뒤신경섬유; postganglionic fibers, 신경절이후신경섬유)는 몸 전체의 샘과 민무늬근을 신경지배한다.

(634쪽에 계속)

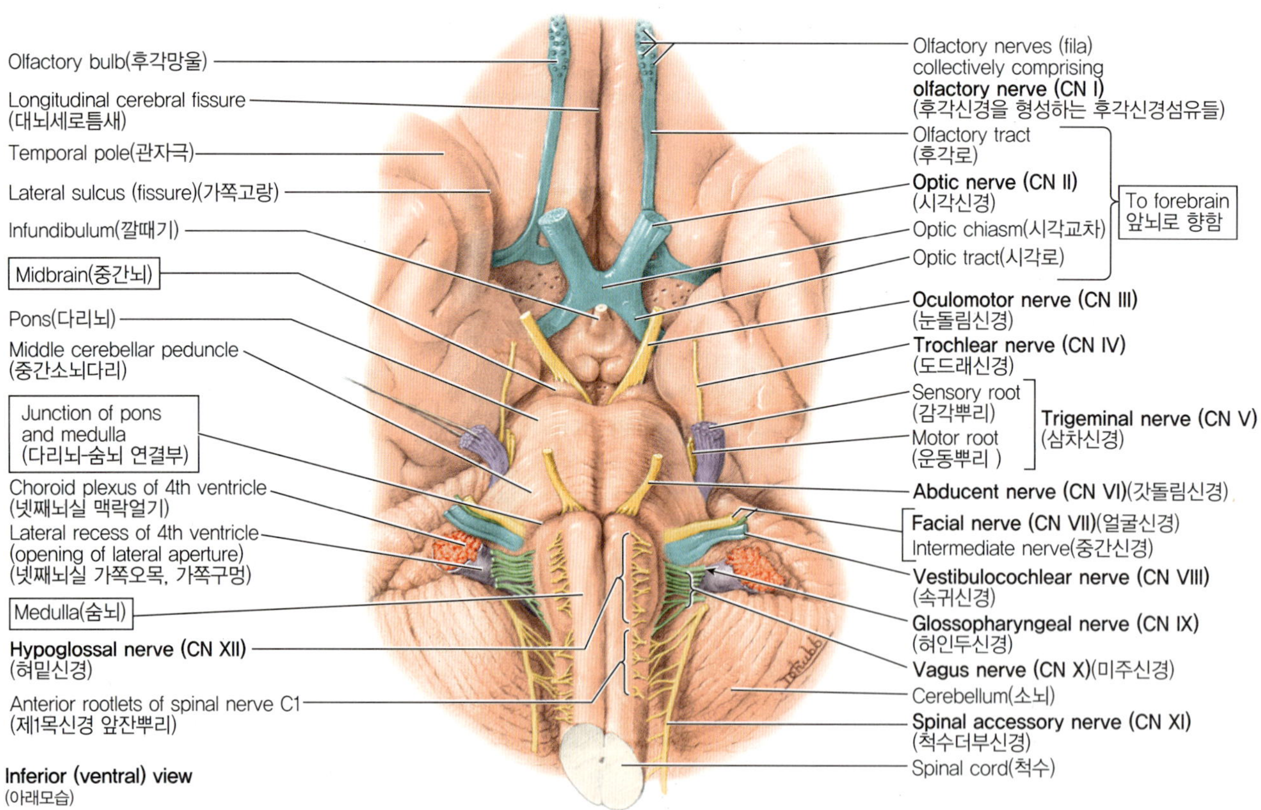

그림 9.1. 뇌신경이 표면에서 이는곳.

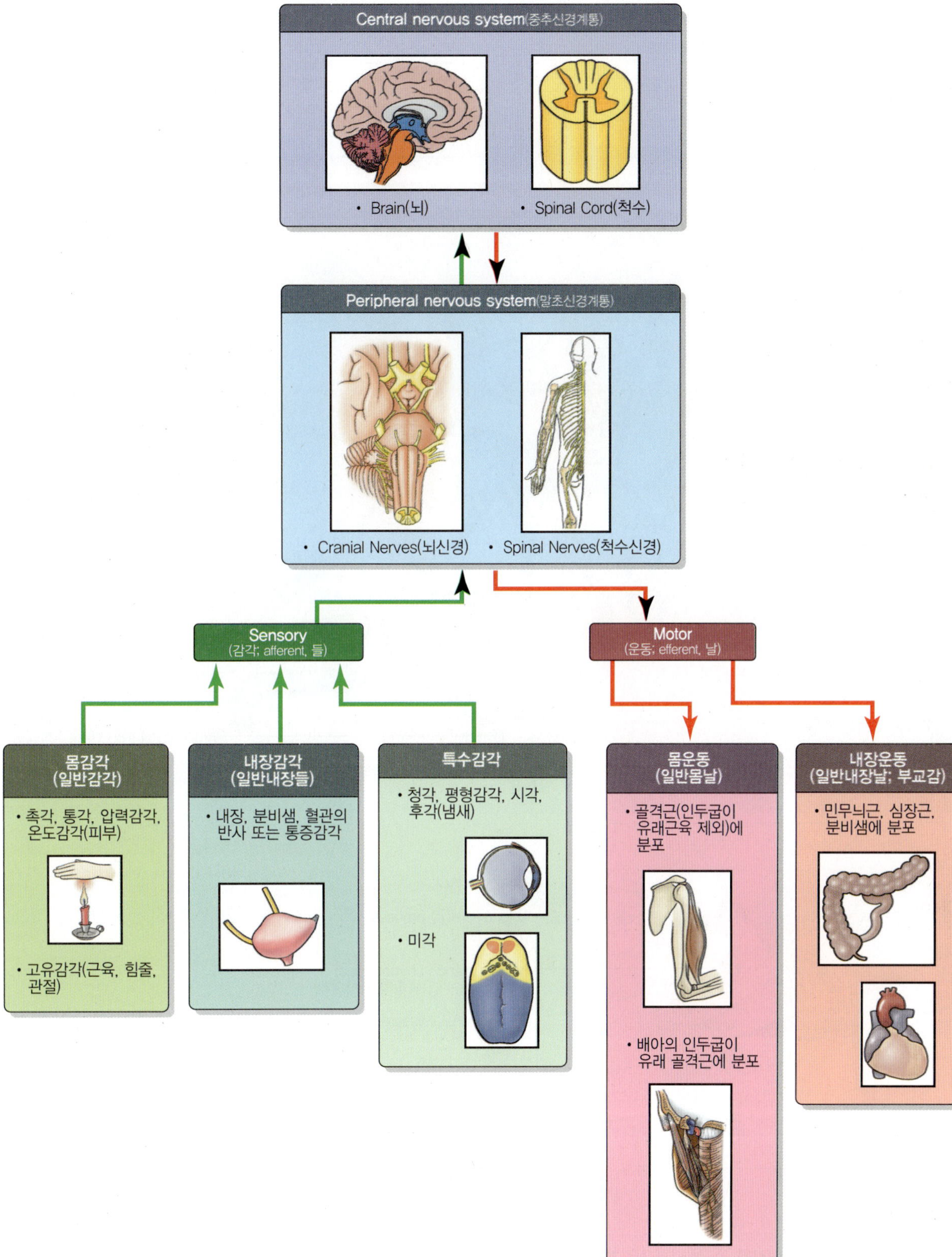

그림 9.2. 뇌신경과 척수신경의 감각 및 운동성분을 나타내는 모식도.

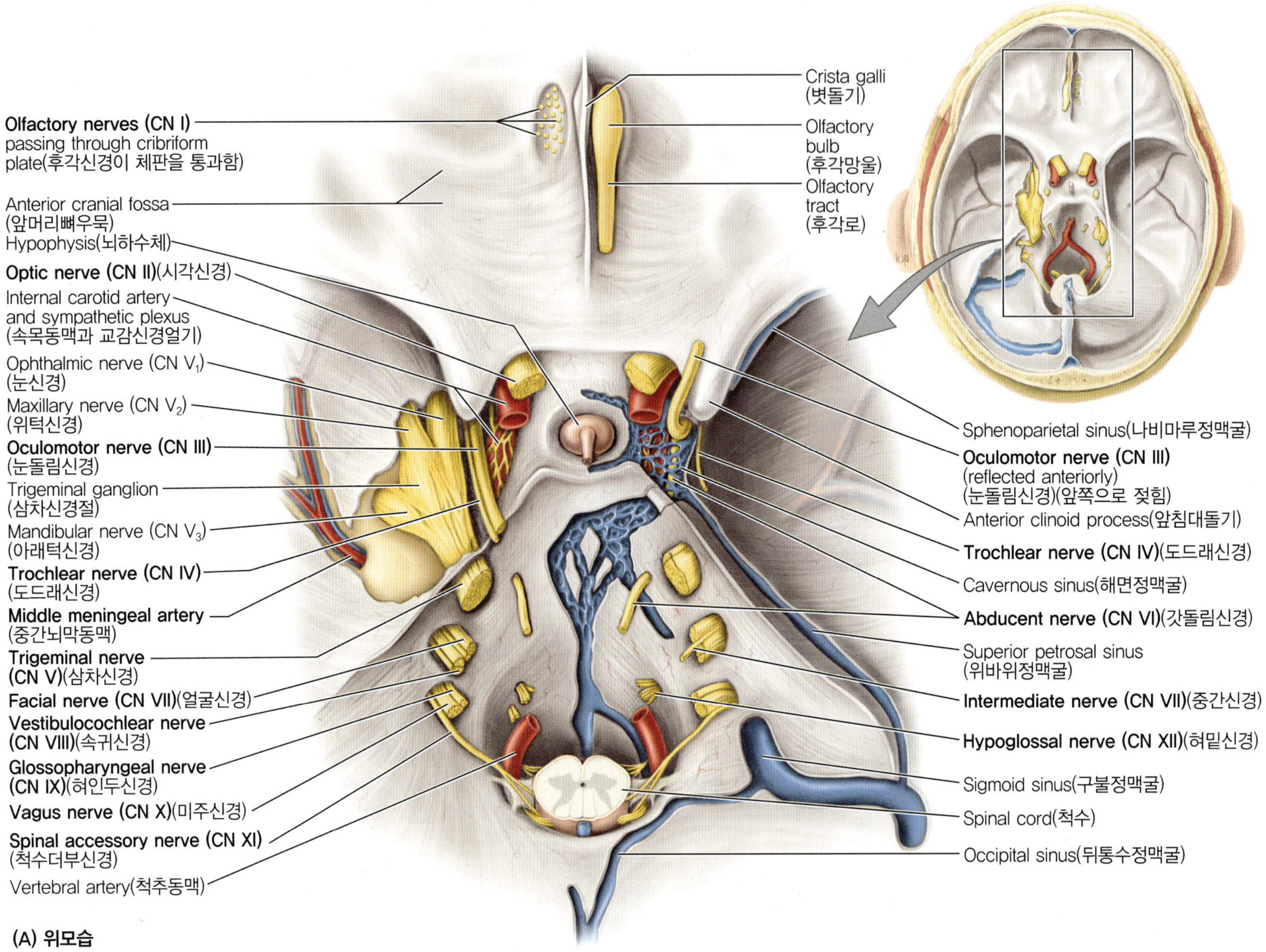

(A) 위모습

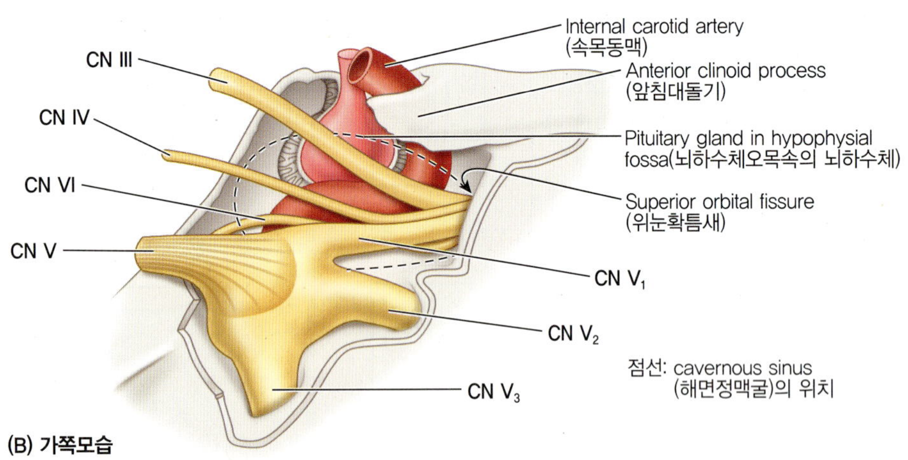

(B) 가쪽모습

그림 9.3. 머리뼈바닥 속부분과 관련된 뇌신경. **A.** 소뇌천막은 제거되었고 정맥굴이 오른쪽에서 열려져 있다. Trigeminal cave(삼차신경절공간)의 경막지붕은 왼쪽에서 제거되었고 다섯째, 셋째, 넷째 뇌신경이 해면정맥굴의 가쪽벽으로부터 박리되어 있다. **B.** 해면정맥굴의 신경들.

표 9.1 CRANIAL NERVES(뇌신경) 요약

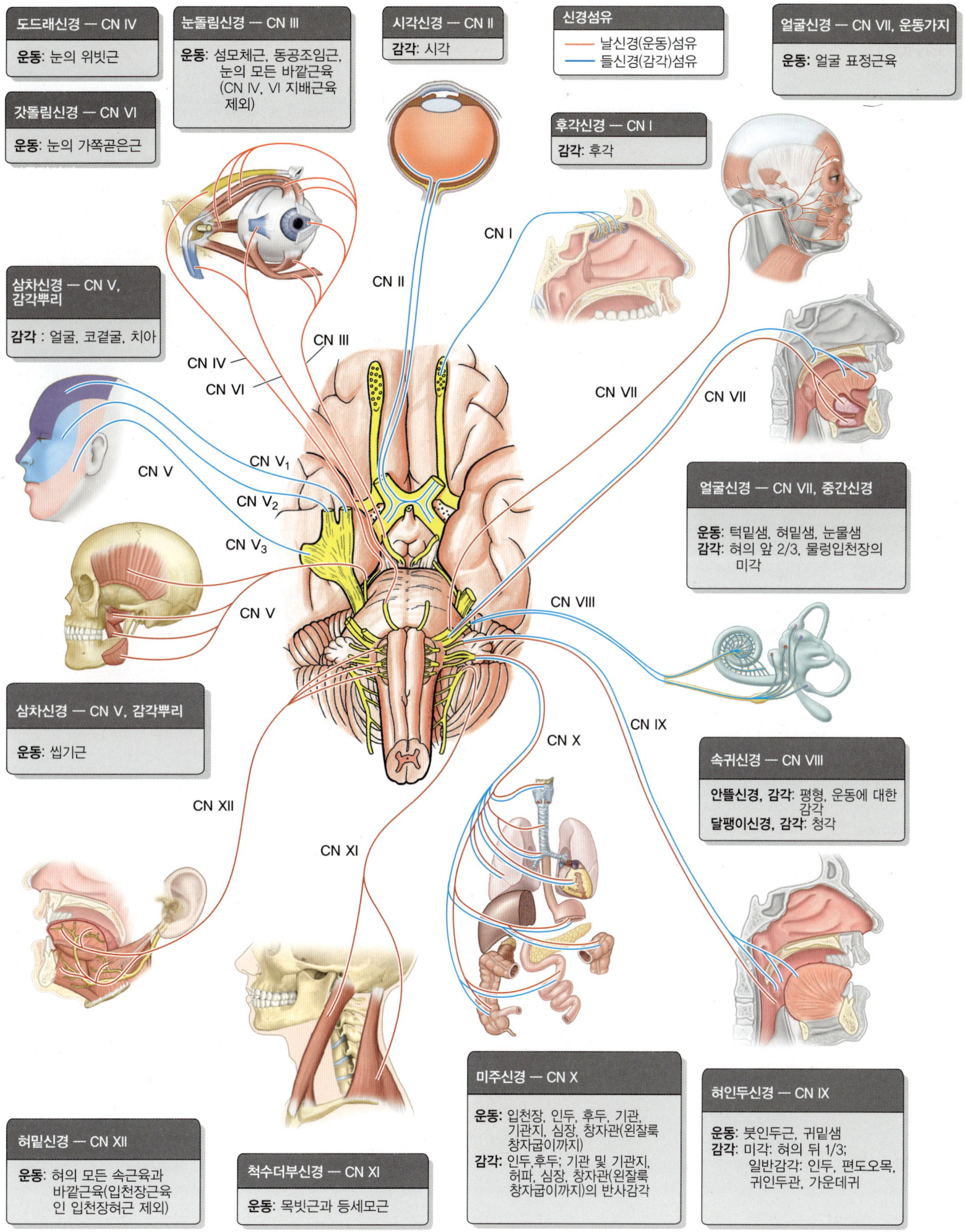

표 9.1 CRANIAL NERVES(뇌신경) 요약 (계속)

신경	성분	신경세포체의 위치	머리뼈 통과	주요 작용
Olfactory (CN I) (후각신경)	특수감각(후각)	후각상피 (후각세포)	벌집뼈 체판의 구멍들	코안 천장, 코중격 윗부분, 위코선반의 점막에서 냄새 감지
Optic (CN II) (시각신경)	특수감각(시각)	망막(신경절세포)	시각신경관	망막에서 시각 감지
Oculomotor (CN III) (눈돌림신경)	몸운동	중간뇌(운동신경핵)	위눈확틈새	위곧은근, 아래곧은근, 안쪽곧은근, 아래빗근, 눈꺼풀올림근의 운동; 위눈꺼풀 올림; 안구를 위, 아래, 안쪽으로 돌림
	내장운동	연접앞: 중간뇌(Edinger-Westphal 핵) 연접뒤: 섬모체신경절		동공조임근과 섬모체근의 부교감신경; 동공을 축소시키고 수정체 조절
Trochlear (CN IV) (도르래신경)	몸운동	중간뇌(도르래신경핵)		눈을 아래가쪽으로 돌리는 위빗근의 운동(또는 눈을 모은 상태에서 아래쪽으로)
Trigeminal (CN V) (삼차신경)				
Ophthalmic (CN V_1) (눈신경)	몸(일반)감각	삼차신경절 연접: 삼차신경감각핵	위눈확틈새	각막, 이마, 머리덮개, 눈꺼풀, 코의 피부, 코안과 코곁굴 점막의 감각
Maxillary (CN V_2) (위턱신경)		삼차신경절 연접: 삼차신경감각핵	원형구멍	위입술을 포함한 위턱 부위의 피부, 위치아, 코, 코곁굴, 입천장 점막의 감각
Mandibular (CN V_3) (아래턱신경)		삼차신경절 연접: 삼차신경감각핵	타원구멍	아랫입술을 포함한 아래턱 부위의 피부, 머리의 옆면, 아래치아, 턱관절, 입의 점막, 혀의 앞 2/3의 감각
	몸(인두굽이)운동	다리뇌(삼차신경운동핵)		씹기근육, 목뿔근, 두힘살근 앞힘살, 입천장긴장근, 고막긴장근의 운동
Abducent (CN VI) (갓돌림신경)	몸운동	다리뇌(갓돌림신경핵)	위눈확틈새	눈을 가쪽으로 돌리는 가쪽곧은근의 운동
Facial (CN VII) (얼굴신경)	몸(인두굽이)운동	다리뇌(얼굴신경운동핵)	속귀길, 얼굴신경관, 붓꼭지구멍	얼굴의 표정근육과 머리덮개근육의 운동; 가운데귀의 등자근, 붓목뿔근, 두힘살근 뒤힘살도 지배
	특수감각(미각)	무릎신경절 연접: 고립로핵		혀의 앞 2/3, 입천장의 미각
	몸(일반)감각	무릎신경절 연접: 삼차신경감각핵		바깥귀길피부의 감각
	내장운동	연접앞: 다리뇌(위침분비핵) 연접뒤: 날개입천장신경절, 턱밑신경절		턱밑샘과 혀밑샘, 눈물샘, 코안과 입천장의 분비샘의 부교감신경지배
Vestibulocochlear (CN VIII) (속귀신경)				
Vestibular (안뜰신경)	특수감각(평형)	안뜰신경절 연접: 안뜰핵	속귀길	반고리관, 타원주머니, 둥근주머니로부터 머리의 자세와 운동에 대한 안뜰감각
Cochlear (달팽이신경)	특수감각(청각)	달팽이신경절 연접: 달팽이핵		나선기관으로부터 청각
Glossopharyngeal (CN IX) (혀인두신경)	몸(인두굽이)운동	숨뇌(의문핵)	목정맥구멍	삼킴운동을 보조하는 붓인두근의 운동
	내장운동	연접앞: 숨뇌(아래침분비핵) 연접뒤: 귀신경절		귀밑샘의 부교감신경지배
	특수감각(미각)	감각신경절(고립로핵)		혀의 뒤 1/3의 미각
	몸(일반)감각	감각신경절 연접: 삼차신경 감각핵		바깥귀, 인두, 중간귀
	내장감각	감각신경절(고립로핵)		목동맥토리, 목동맥팽대

(계속)

신경	성분	신경세포체의 위치	머리뼈 통과	주요 작용
Vagus (CN X) (미주신경)	몸(인두굽이)운동	숨뇌(의문핵)	목정맥구멍	인두수축근(붓인두근 제외), 후두의 자체기원근육, 입천장의 근육(입천장긴장근 제외), 식도(위쪽 2/3)의 가로무늬근의 운동
	내장운동	연접앞: 숨뇌 연접뒤: 내장의 속, 겉 또는 근처의 신경세포		기관, 기관지, 소화관의 민무늬근, 심장근에 대한 부교감신경지배
	내장감각	아래신경절 연접: 고립로핵		혀의 뒤끝, 인두, 후두, 기관, 기관지, 심장, 식도, 위, 창자의 내장감각
	특수감각(미각)	아래신경절 연접: 고립로핵		후두덮개와 입천장의 미각
	몸(일반)감각	위신경절 연접: 삼차신경 감각핵		귓바퀴, 바깥귀길, 뒤머리뼈우묵 경막의 감각
Spinal accessory (CN XI) (더부신경 척수뿌리)	몸운동	척수		목빗근과 등세모근의 운동
Hypoglossal (CN XII) (혀밑신경)	몸운동	숨뇌	혀밑신경관	혀근육의 운동(입천장혀근 제외)

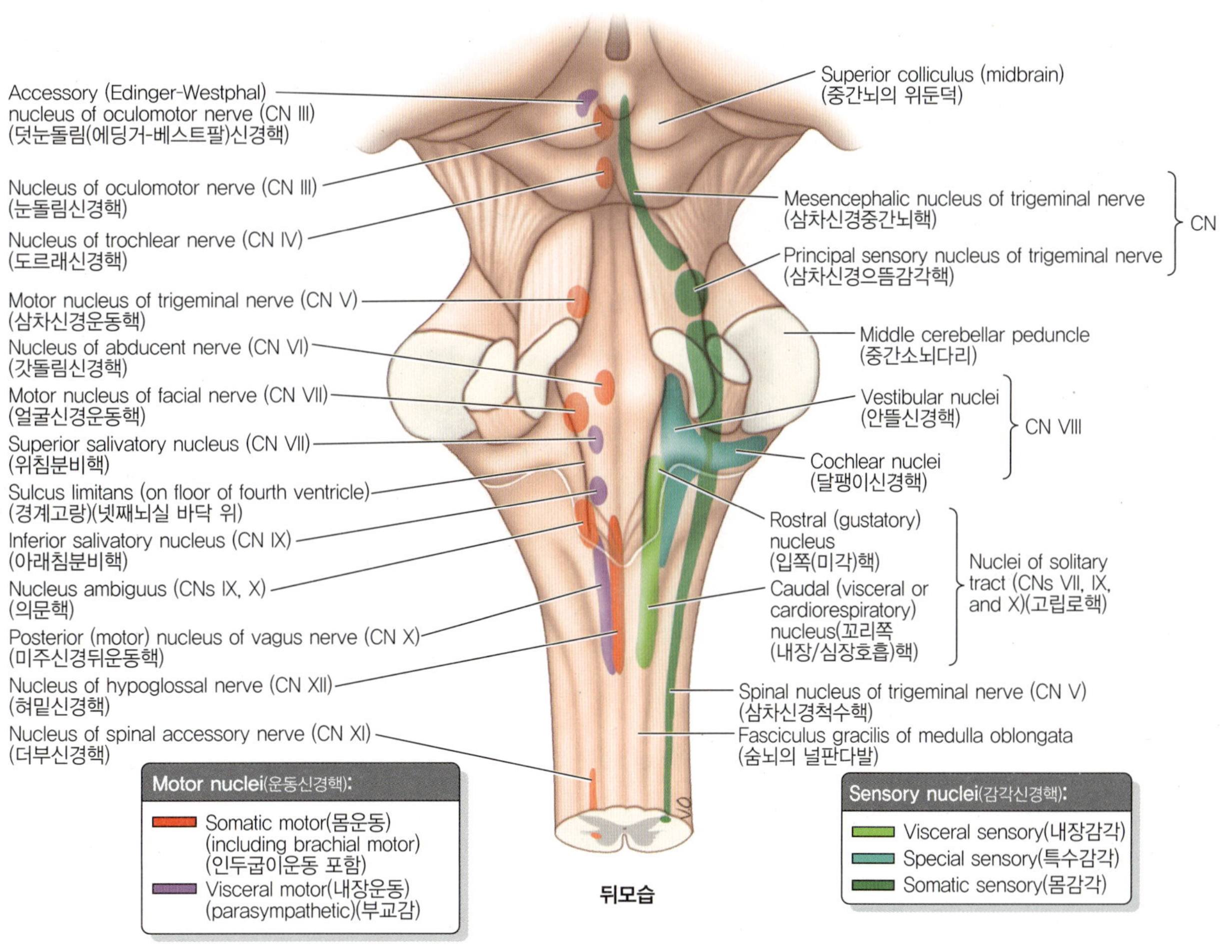

그림 9.4. **Cranial nerve nuclei**(뇌신경핵). 운동핵은 이 그림의 뇌줄기 왼쪽에, 감각핵은 오른쪽에 표시되어 있다. 감각핵과 운동핵은 모두 쌍으로 되어있어, 실제로는 뇌줄기의 오른쪽과 왼쪽에 운동핵과 감각핵이 함께 위치한다.

- **Sensory fibers**(감각신경섬유; afferent fibers, 들신경섬유)
  3. **내장에서 시작된 감각을 전달하는 신경섬유.** 이들 신경섬유에 visceral sensory fibers(내장감각신경섬유; general visceral afferent fibers, 일반내장들섬유)가 포함되어 있어 carotid body(목동맥토리), carotid sinus(목동맥팽대), 인두, 후두, 기관, 기관지, 허파, 심장, 식도, 위창자길에서 시작된 감각을 전달한다.
  4. **피부나 점막에서 시작된 일반감각**(촉각, 압력, 온도감각)**을 전달하는 신경섬유.** 이 신경섬유들은 일반감각축삭(general sensory axon; 일반몸들섬유, general somatic afferent)으로, 주로 다섯째 뇌신경을 거쳐 전달되지만 일곱째, 아홉째, 열째 뇌신경을 거치는 경우도 있다.
  5. **특수감각을 전달하는 신경섬유.** 이 신경섬유들은 미각과 후각을 전달하는 특수감각섬유와 시각, 청각, 평형감각 같은 특수감각을 전달하는 섬유로 구성된다.

뇌신경을 이루는 신경섬유들은 뇌 속에 있는 **cranial nerve nuclei**(뇌신경핵)에 연결된다. 뇌신경핵이란 감각신경섬유(들신경섬유)가 들어와 연접하고 운동신경섬유(날신경섬유)가 시작되는 신경세포들의 무리이다(그림 9.4). Forebrain(앞뇌)에서 연결된 첫째와 둘째 뇌신경을 제외하고, 나머지 뇌신경의 핵들은 brainstem(뇌줄기)에 들어 있다. 서로 비슷한 기능성분으로 이루어진 뇌신경핵들은 일반적으로 뇌줄기에서 functional columns(기능기둥) 형태로 배열된다.

OLFACTORY NERVE(후각신경): CN I(첫째 뇌신경)

첫째 뇌신경인 **후각신경**(CN I)은 후각을 전달한다(그림 9.5). **Olfactory receptor neuron**(후각수용기신경세포)의 세포체는 코점막의 후각부분에 있거나 코안의 천장, 위코선반의 안쪽벽과 코중격을 따라 있는 olfactory area(후각영역)에 있다(그림 9.5B). Bipolar olfactory neuron(두극후각신경세포)의 central processes(중추돌기)들은 다발로 모여 양쪽에 약 20개 정도의 후각신경을 형성하고, 이들을 종합적으로 오른쪽 또는 왼쪽 후각신경이라고 부른다(그림 9.5C). 이 신경섬유들은 경막과 거미막에 둘러싸여 벌집뼈의 **cribriform plate**(체판)에 있는 작은 구멍들을 통과한 뒤에 anterior cranial fossa(앞머리뼈우묵)에 있는 **olfactory bulb**(후각망울)로 들어간다. 후각신경섬유는 후각망울에 있는 mitral cell(승모세포)과 연접한다. 승모세포의 축삭들이 **olfactory tract**(후각로)를 형성해서 신경자극을 뇌로 전달한다(그림 9.5A,C). 후각망울과 후각로는 forebrain(앞뇌)이 앞으로 연장된 구조이다.

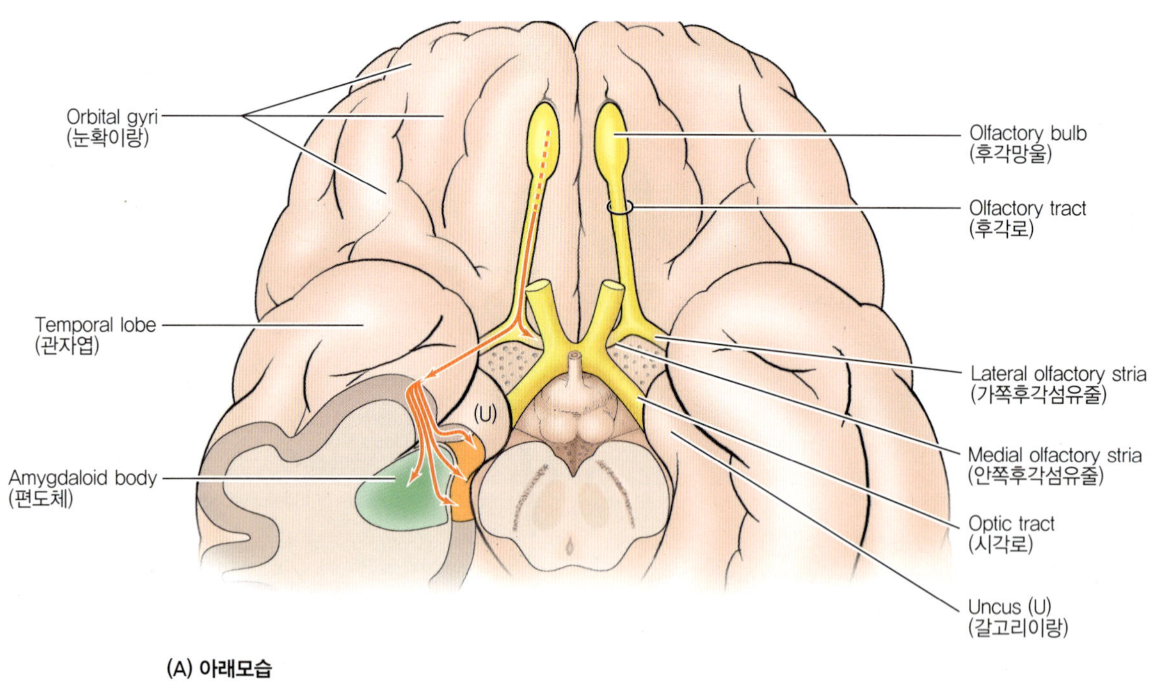

그림 9.5. Olfactory system(후각계통). A. 후각망울, 후각로, 안쪽섬유줄과 가쪽섬유줄. (계속)

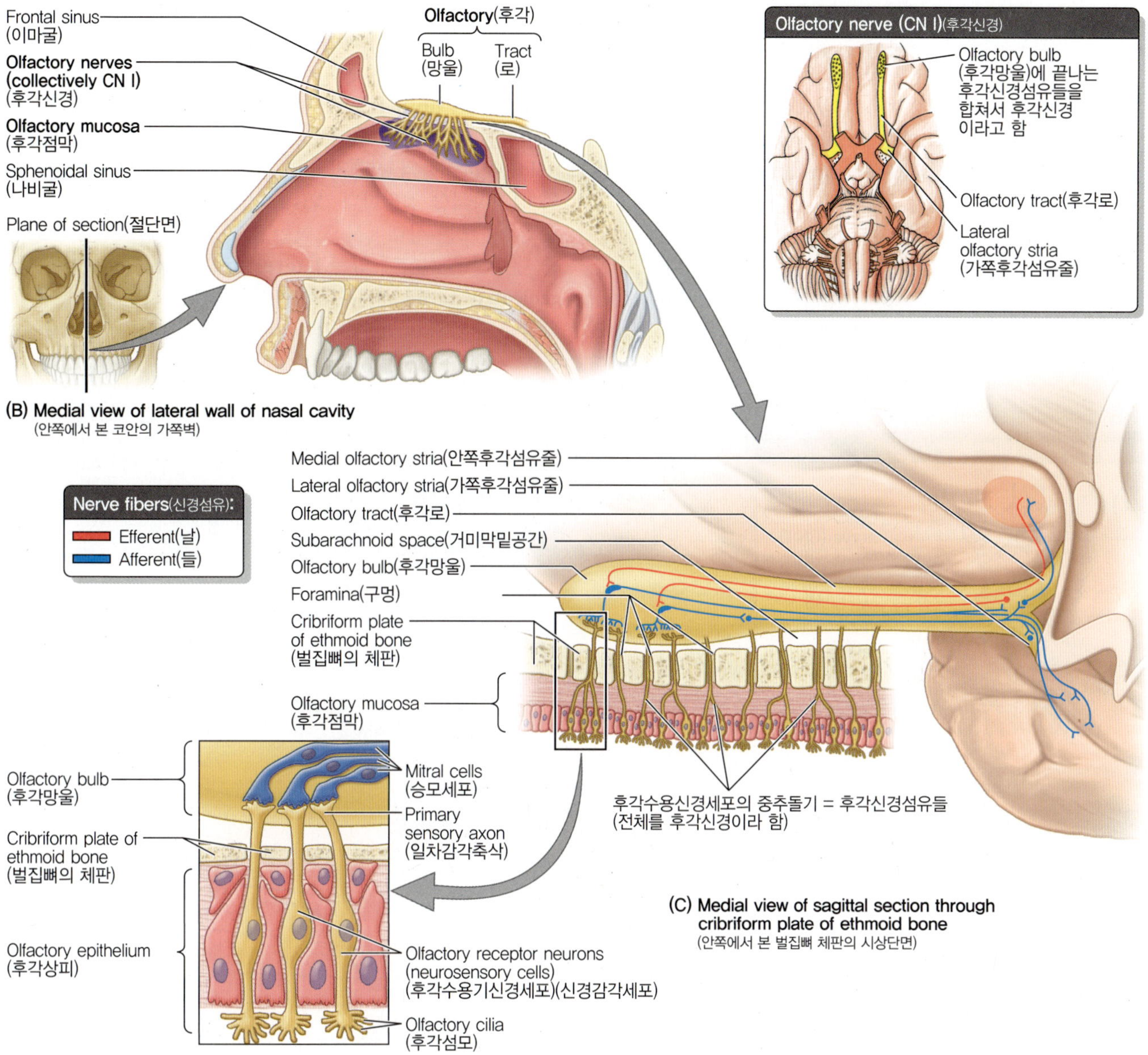

그림 9.5. Olfactory system(후각계통). (계속) **B.** 코안의 시상단면으로 후각망울과 후각영역의 관계를 보여준다. **C.** Olfactory receptor neurons(후각수용기신경세포)의 세포체는 후각상피에 있다. 이들 축삭의 다발을 합쳐서 후각신경(CN I)이라고 부른다.

임상해부학

Anosmia—Loss of Smell(후각상실)

노화가 진행되면 보통 후각이 감소하거나 상실된다. 또한 후각상실은 심한 흡연이나 cocaine(코카인) 사용으로도 생길 수 있다. **후각상실** 환자들 중 대부분이 호소하는 주된 증상은 미각이 상실되거나 변하는 것이다. 하지만 임상연구를 시행한 결과 일부 환자를 제외한 거의 모든 환자에서 장애가 있는 곳은 후각계통이었다(Simpson과 Sweazey, 2006). *Viral rhinitis*(바이러스코염)나 *allergic rhinitis*(알레르기코염)로 인해 코점막에 염증이 생기면 일시적인 후각장애가 나타날 수 있다.

코점막, 후각신경섬유, 후각망울이나 후각로가 손상되어도 후각장애가 나타날 수 있다. 심하게 머리를 다치면 후각망울이 후각신경으로부터 떨어져 나오거나, 일부 후각신경섬유가 *fractured cribriform plate*(골절된 체판)를 통과하는 지점에서 절단될 수 있다. 좌우 어느 한쪽 후각신경다발이 모두 절단되면 그 쪽 후각이 완전히 상실된다. 따라서 후각상실은 머리뼈바닥의 골절과 거미막밑공간에서 코로 액체가 나오는 *cerebrospinal fluid*(*CSF*) *rhinorrhea*(뇌척수액콧물)의 단서가 된다. 후각장애는 또한 정신질병[예: schizophrenia(정신분열병)]과 epilepsy(간질)에 연관된다. 이들 환자는 냄새의 왜곡(*parosmia*, 이상후각)을 경험하거나 아무것도 없는데 냄새(*olfactory hallucination*, 냄새환각)를 느낄 수 있다.

OPTIC NERVE(시각신경): CN II(둘째 뇌신경)

시각신경(CN II)은 시각정보를 전달한다. 시각신경은 한 쌍이고, forebrain(앞뇌) 중 diencephalon(사이뇌)이 앞으로 연장된 것이다. 따라서 시각신경의 중추신경계 신경로는 *retinal ganglion cell*(망막신경절세포)의 축삭으로 구성된다. 시각신경은 cranial meninges(뇌막)와 거미막밑공간의 연장부분에 의해서 둘러싸여 있다. 시각신경은 망막신경절세포의 민말이집축삭이 sclera(공막)를 관통하여 말이집축삭으로 바뀌는 **optic disc**(시각신경원반)의 깊은 부위에서 시작된다. 그 후 시각신경은 눈확의 속에서 뒤안쪽으로 진행하여 **optic canal**(시각신경관)을 통해 middle cranial fossa(중간머리뼈우묵)로 들어가서 **optic chiasm**(시각교차)을 형성한다(그림 9.6). 양쪽 눈 망막의 코쪽(안쪽) 절반에서 시작된 신경섬유들은 시각교차에서 반대쪽으로 교차하여 반대쪽 눈 망막의 관자쪽(가쪽) 절반에서 시작된 교차하지 않은 신경섬유들과 합쳐져서 **optic tract**(시각로)를 형성한다. 이같이 시각교차에서 시각신경섬유들이 반대쪽으로 교차함으로써 오른쪽 시각로는 left visual field(왼쪽 시야)의 신경자극을 전달하고, 왼쪽 시각로는 오른쪽 시야의 신경자극을 전달한다. **Visual field**(시야)란 두 눈을 크게 뜨고 똑바로 앞을 보는 상태에서 보이는 범위를 의미한다. 시각로의 신경섬유 중 대부분은 시상에 있는 **lateral geniculate body**(가쪽무릎체; **lateral geniculate nuclei,** 가쪽무릎핵)에서 끝난다. 가쪽무릎체에서 시작된 축삭들은 대뇌의 occipital lobe(뒤통수엽)에 위치한 visual cortex(시각겉질)로 간다.

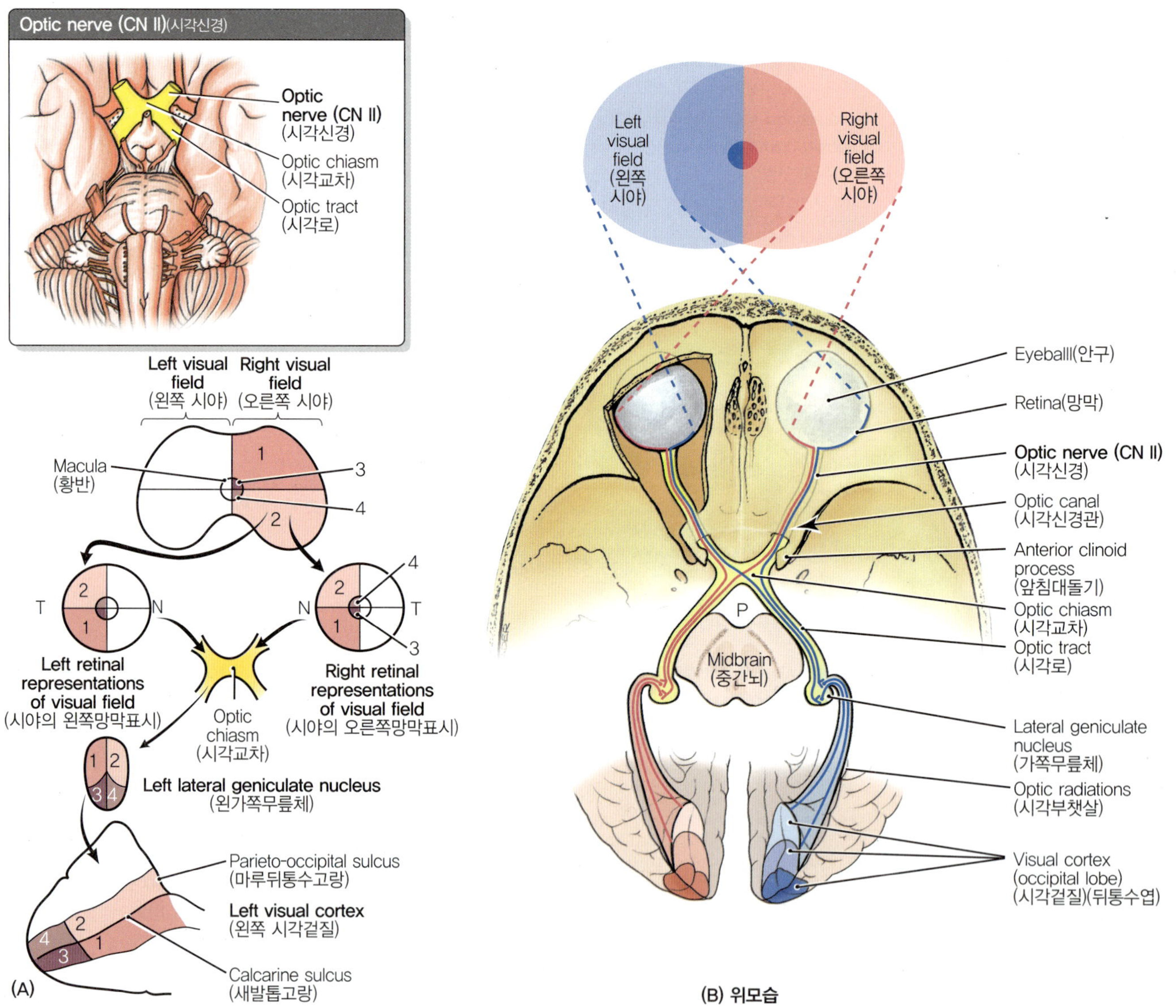

그림 9.6. Visual system(시각계통). A. 망막, 왼쪽 가쪽무릎체, 왼쪽 시각겉질의 오른쪽 시야 표시. B. 시각경로의 전체모습.

임상해부학

Visual Field Defects(시야결손)

시야결손은 많은 신경과 질환에서 생길 수 있다. 시야결손을 가장 근접한 병터위치와 연관시킬 수 있는 것이 임상적으로 중요하다(그림 B9.1).

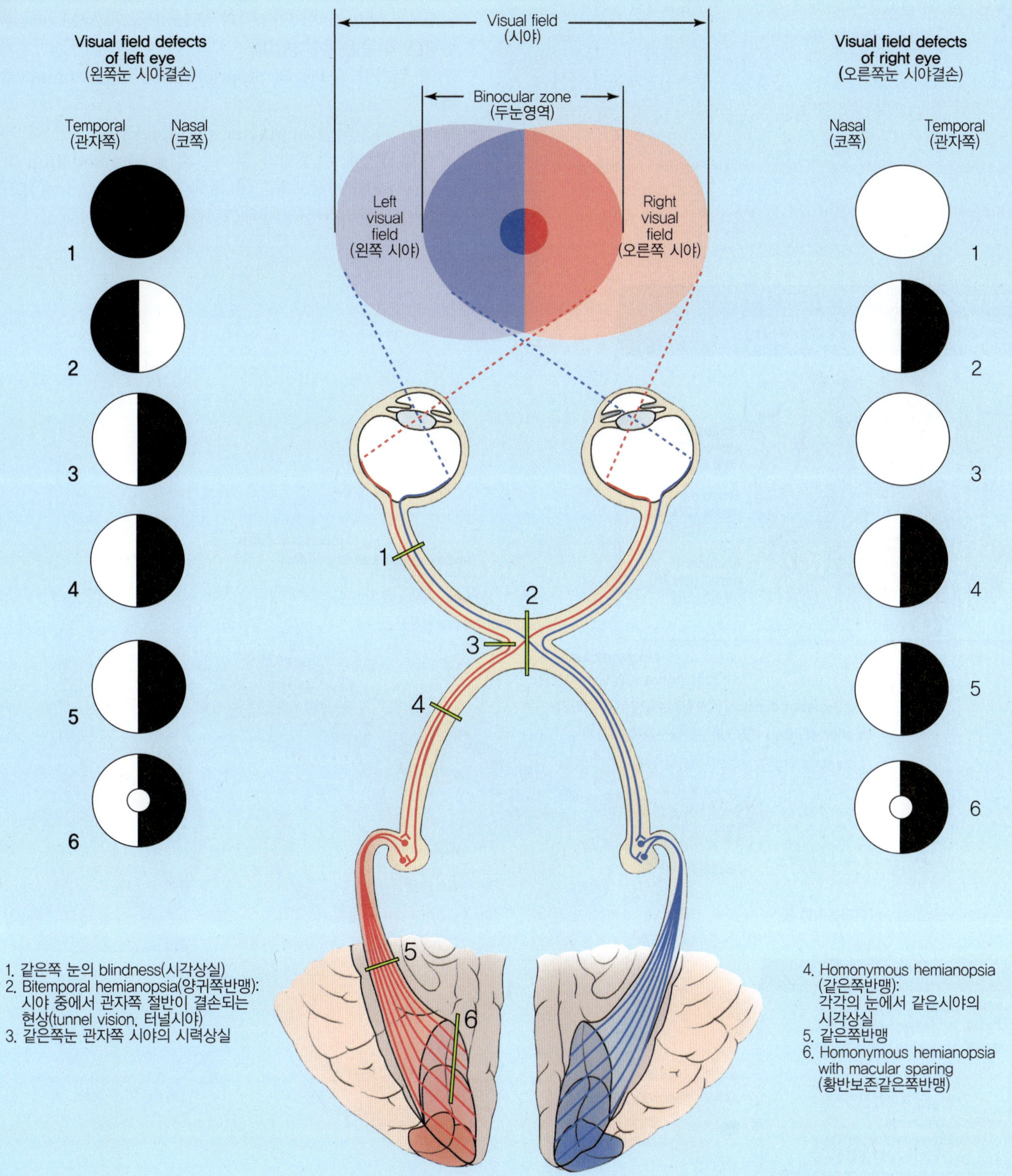

그림 B9.1. Visual field defects(시야결손).

임상해부학

Demyelinating Diseases and Optic Nerve (말이집탈락병과 시각신경)

시각신경은 실제로 중추신경계통의 신경로이기 때문에 sclera(공막)를 관통하는 시각신경섬유를 둘러싸는 말이집은 Schwann cell(신경집세포)이 아니라 oligo dendrocyte(희소돌기아교세포)에 의해 형성된다. 따라서 시각신경도 multiple sclerosis(다발경화증) 등과 같은 중추신경계통의 말이집탈락병의 영향을 받기가 쉽다.

OCULOMOTOR NERVE(눈돌림신경): CN III(셋째 뇌신경)

눈돌림신경(CN Ⅲ)의 작용은 다음과 같다(그림 9.7, 9.8).

- 6가지 extra-ocular muscles(안구근육) 중 4가지[*superior rectus*(위곧은근), *medial rectus*(안쪽곧은근), *inferior rectus*(아래곧은근), *inferior oblique*(아래빗근)]과 *levator palpebrae superioris*(눈꺼풀올림근)의 몸운동신경지배
- 위에 열거한 근육들의 proprioceptive innervation(고유감각신경지배).
- 동공을 축소하는 sphincter pupillae(동공조임근)와 가까이 있는 물체를 볼 때 수정체가 두꺼워져 accommodation(조절)을 하는 ciliary muscle(섬모체근)에 대해 ciliary ganglion(섬모체신경절)을 통한 내장(부교감)신경지배(그림 9.8B)

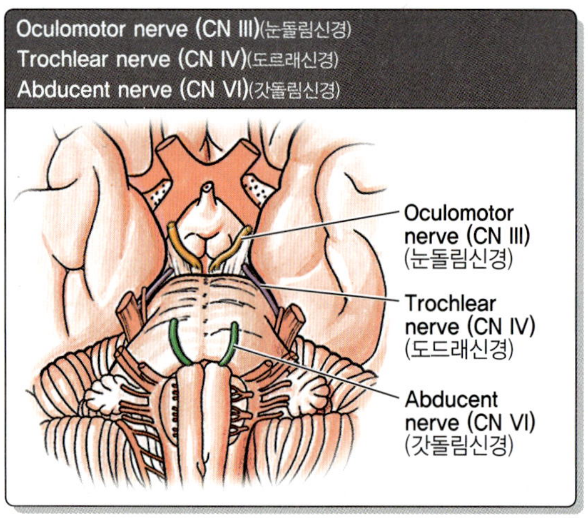

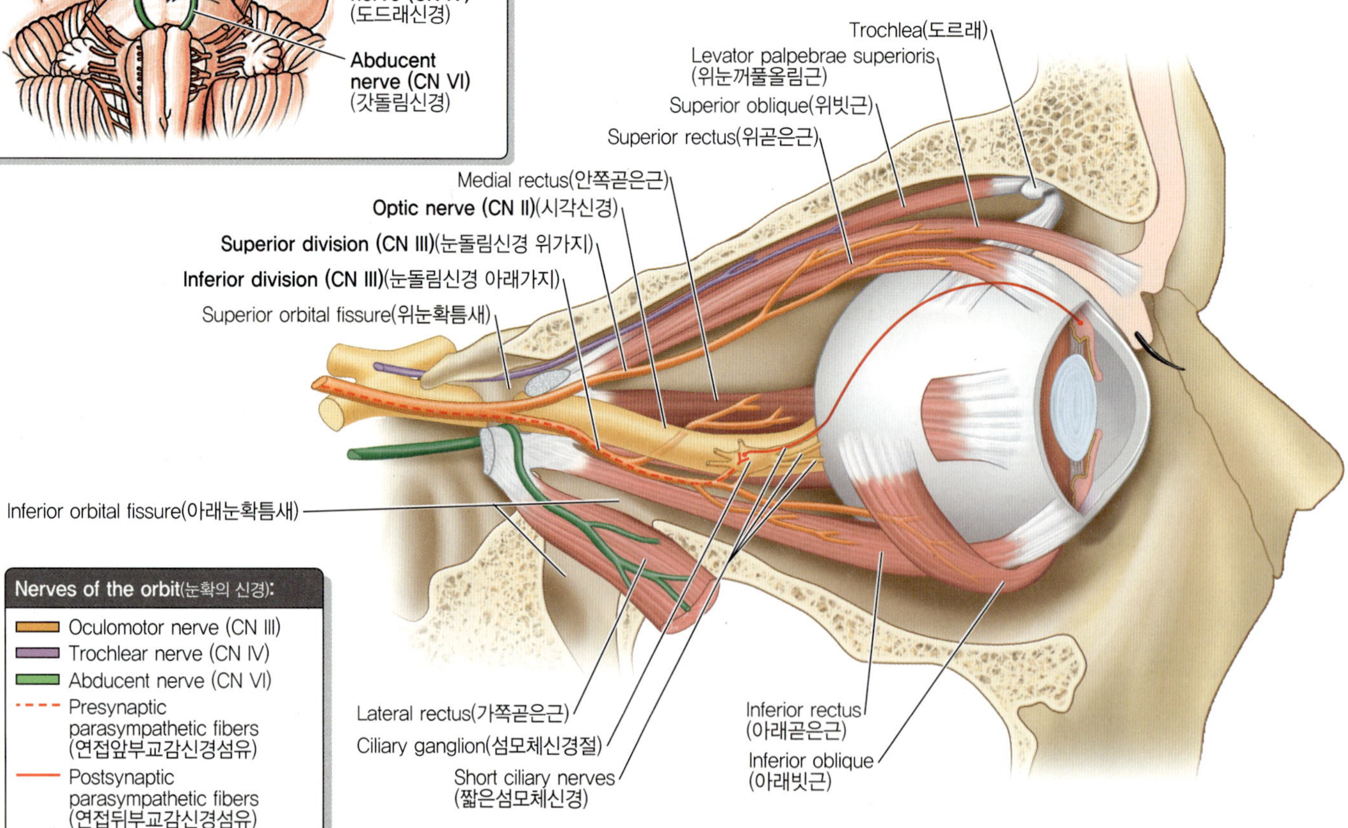

그림 9.7. **눈돌림신경**(CN III), **도르래신경**(CN IV), **갓돌림신경**(CN VI)**의 분포.**

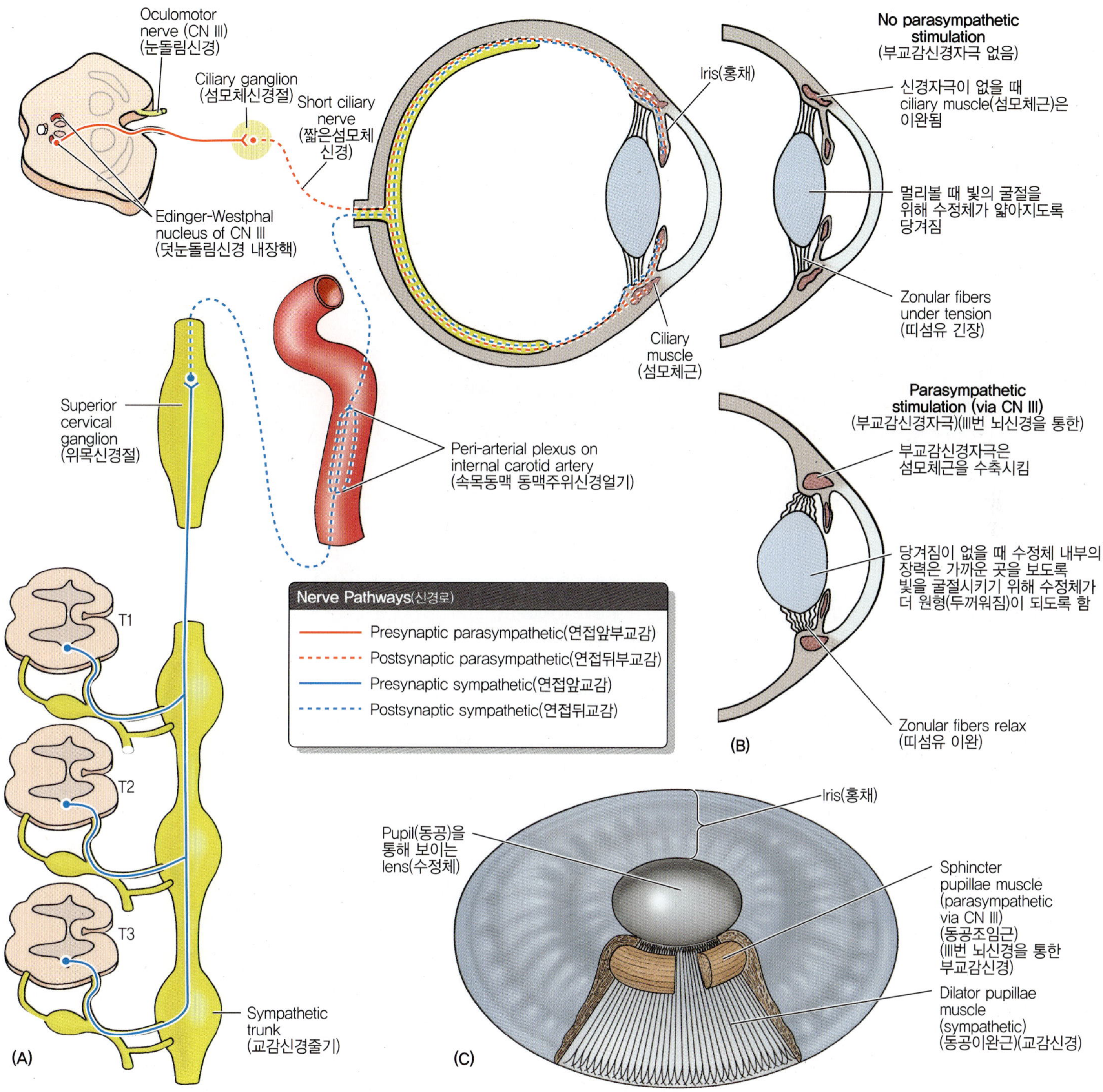

그림 9.8. **Intra-ocular muscles**(안구속근육)**의 자율신경분포.** **A.** 신경계통의 전체모습. **B.** 섬모체근의 기능. **C.** 홍채와 홍채의 근육.

셋째 뇌신경은 안구 속의 근육과 안구 바깥의 안구근육을 지배하는 주된 운동신경이다. 이 신경은 중간뇌에서 나와서 경막을 관통한 후에 *cavernous sinus*(해면정맥굴)의 천장과 가쪽벽을 통과한다. 눈돌림신경은 머리뼈안을 나와 *superior orbital fissure*(위눈확틈새)를 통해 orbit(눈확)로 들어간다. 위눈확틈새에서 눈돌림신경은 위곧은근과 눈꺼풀올림근을 지배하는 **superior division**(위가지)과 아래곧은근, 안쪽곧은근, 아래빗근을 지배하는 **inferior division**(아래가지)으로 나뉜다(그림 9.7, 9.9). 또한 아래가지는 **ciliary ganglion**(섬모체신경절)으로 가는 연접앞부교감(내장날)신경섬유를 전달하는데, 이 신경절에서 부교감신경섬유가 연접한다. 이 신경절에서 시작된 연접뒤신경섬유는 *short ciliary nerve*(짧은섬모체신경)를 거쳐 안구에 도달하여 섬모체근과 동공조임근을 지배한다(그림 9.8C).

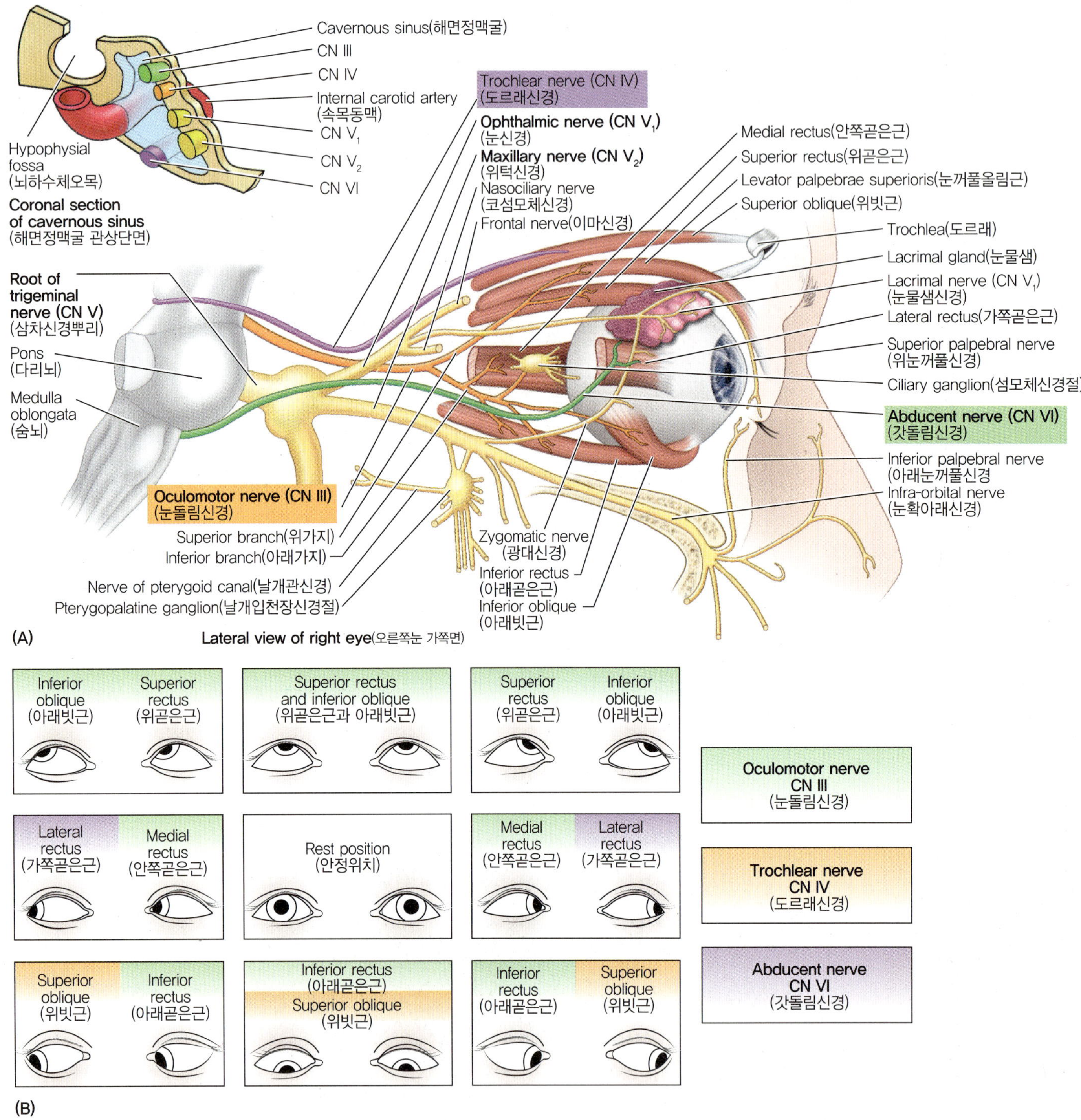

그림 9.9. Extra-ocular muscles(안구근육)**의 신경분포.** A. 전체적인 모식도. B. Binocular movements(두눈운동)와 두눈운동을 일으키는 근육들. 모든 운동은 rest position(안정위치; primary position, 일차위치)에서 시작한다.

TROCHLEAR NERVE(도르래신경): CN IV(넷째 뇌신경)

도르래신경(CN Ⅳ)은 반대쪽 **superior oblique**(위빗근)의 몸운동과 고유감각을 담당한다. 도르래신경은 뇌신경 중 가장 작은 신경으로, 도르래신경핵에서 나와 중간뇌 뒤쪽면의 아래언덕 아래에서 나오기 직전에 교차한다. 다음으로 도르래신경은 뇌줄기를 앞쪽으로 돌아 소뇌천막의 모서리에서 경막을 관통하고 cavernous sinus(해면정맥굴)의 가쪽벽에서 앞으로 진행한다. 도르래신경은 해면정맥굴의 벽을 따라 가다가 위눈확틈새를 통해 눈확으로 들어가고, 눈확에서 위빗근을 지배한다(그림 9.7, 9.9).

ABDUCENT NERVE(갓돌림신경): CN VI(여섯째 뇌신경)

갓돌림신경(CN V)은 안구근육 중 하나인 **lateral rectus**(가쪽곧은근)의 몸운동과 고유감각을 담당한다. 갓돌림신경은 다리뇌와 숨뇌 사이에서 나와 거미막밑공간의 pontine cistern(다리뇌수조)를 지난다. 이어서 경막을 관통하고 모든 뇌신경 중에서 가장 긴 머리뼈안 주행을 한다. 갓돌림신경은 머리뼈안을 지나는 과정에서 관자뼈 바위위모서리 위로 급하게 굽은 뒤에 해면정맥굴을 지난다. 이 신경과 internal carotid artery(속목동맥)는 서로 동일한 방식으로 venous blood(정맥피)에 둘러싸여 있으며, 해면정맥굴을 통과한다. 다음에 갓돌림신경은 위눈확틈새를 통해 눈확으로 들어가고, 앞으로 진행하여 눈을 벌리는 가쪽곧은근을 지배한다(그림 9.7, 9.9).

안정(일차)위치에서 안구근육의 신경지배와 운동은 그림 9.9B에 요약하였다.

임상해부학

Ocular Palsies(안구마비)

눈돌림신경, 도르래신경, 갓돌림신경은 압박을 받을 수 있고 이들 신경이 지배하는 근육들은 완전히 마비될 수 있다. 머리뼈안과 머리뼈 밖에서 신경질환, 종양, 동맥자루 등이 원인이 될 수 있다.

Oculomotor Nerve(눈돌림신경)

Complete CN III Palsy(완전눈돌림신경마비)

셋째 뇌신경이 완전히 차단되는 병터의 특징적 징후는 다음과 같다(그림 B9.2)

- 눈꺼풀올림근의 마비로 인한 위눈꺼풀의 *ptosis*(눈꺼풀처짐)
- 가쪽곧은근과 위빗근에 대한 반대작용이 없기 때문에 안구(동공)가 가쪽으로 벌려지고 약간 아래쪽을 향함
- 병터가 있는 쪽 눈에서 pupillary(light) reflex(동공빛반사; 밝은 빛을 비추면 동공이 수축)가 사라짐
- 동공조임근에 전달되는 부교감신경섬유가 차단되지만 동공확대근은 정상이므로 동공이 확대됨.
- 섬모체근이 마비되기 때문에 렌즈의 accommodation(조절; 가까운 곳을 보기 위하여 수정체 볼록해짐)이 안 됨.

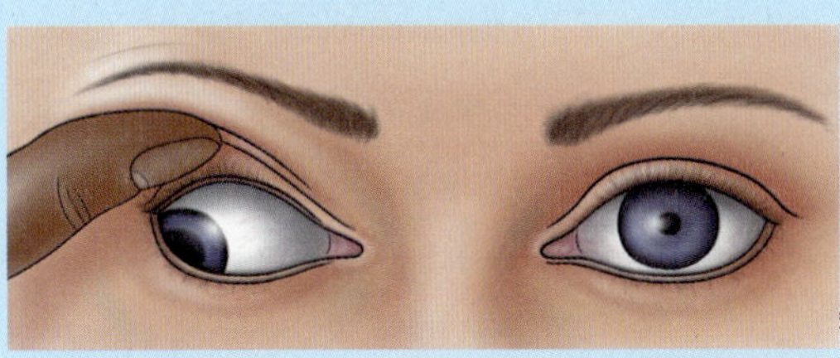

오른쪽눈: 아래바깥주시, 동공확장, ptosis(눈꺼풀처짐) 때문에 눈꺼풀을 손으로 올림 / 왼쪽눈: 정상

그림 B9.2. Oculomotor nerve(CN III) lesion(눈돌림신경 병터).

Partial CN III Palsy(부분눈돌림신경마비)

머리속압력이 급격히 상승하는 경우[acute extradural hematoma(급성경막바깥혈종) 또는 acute subdural hematoma(급성경막밑혈종)]에 셋째 뇌신경이 밀려서 관자뼈 바위부분에 압박되는 경우가 종종 있다. 셋째 뇌신경중 부교감섬유가 가장 바깥에 위치하기 때문에 부교감섬유가 먼저 영향을 받는다(*internal ophthalmoplegia,* 속눈근육마비). *External ophthalmoplegia*(바깥눈근육마비)는 몸운동섬유의 선택적 손상으로 생긴다.

Posterior cerebral artery(뒤대뇌동맥)나 superior cerebellar artery(위소뇌동맥)에 aneurysm(동맥자루)이 생기면 눈돌림신경이 이 동맥들 사이를 지날 때 압박될 수 있다. 눈돌림신경은 해면정맥굴의 가쪽벽 가까이에 있으므로 이 정맥굴의 손상, 감염 또는 종양이 영향을 줄 수 있다.

Trochlear nerve(도르래신경)

도르래신경만 마비되는 경우는 드물다. 도르래신경 손상의 특징적 징후는 계단을 내려갈 때처럼 아래를 볼 때 사물이 둘로 보이는 *diplopia*(복시)이다. 정상 상황에서 위빗근이 아래곧은근을 도와서 동공을 아래로 내리며(아래쪽 주시), 특히 눈이 안쪽으로 모인 상태에서는 위빗근이 동공을 아래로 내리는 유일한 근육이기 때문에 복시가 생긴다.

Abducent nerve(갓돌림신경)

갓돌림신경은 머리뼈속에서 지나는 경로가 길기 때문에 머리속압력이 증가했을 때 종종 당겨진다. 갓돌림신경이 경막 속으로 들어간 뒤에 관자뼈 바위위모서리 너머로 급하게 굽어진 것도 손상이 일어나기 쉬운 한 원인이 된다. 뇌종양과 같은 space-occupying lesion(공간점유병터)이 있을 때 갓돌림신경이 압박되어 가쪽곧은근이 마비될 수 있다. 한쪽 갓돌림신경이 완전히 차단되면 병터쪽 눈이 안쪽을 향하게 된다. 즉 안쪽곧은근에 대항하는 근육작용이 없으므로 환자는 병터쪽 눈을 벌릴 수 없다(그림 B9.3).

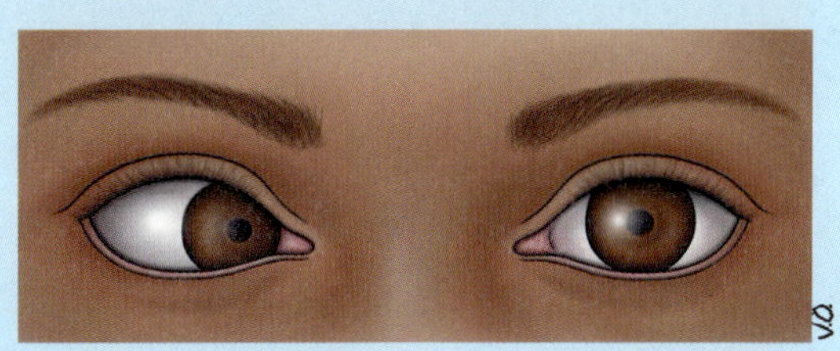

오른쪽눈: 정상 / 왼쪽눈: 눈을 벌리지 못함

주시의 방향 ⟶

그림 B9.3. Abducent nerve(CN VI) lesion(갓돌림신경 병터).

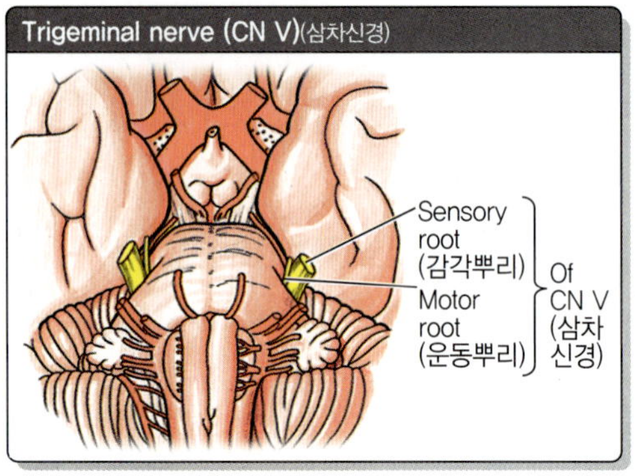

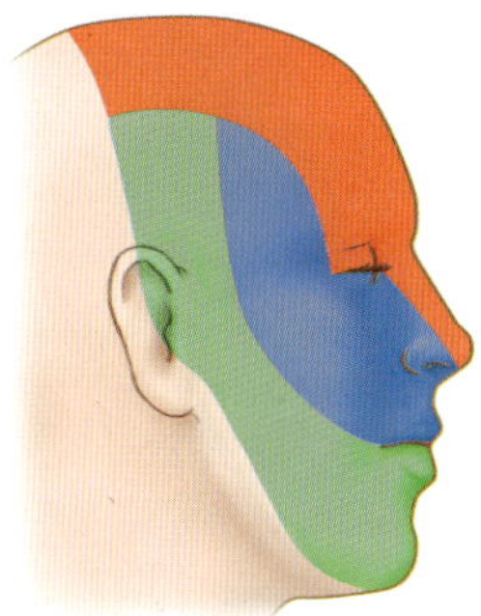

(A) 가쪽모습

Trigeminal nerve (CN V) in A & B
(A와 B 그림의 삼차신경)

- Ophthalmic nerve (CN V_1)(눈신경)
- Maxillary nerve (CN V_2)(위턱신경)
- Mandibular nerve (CN V_3)(아래턱신경)

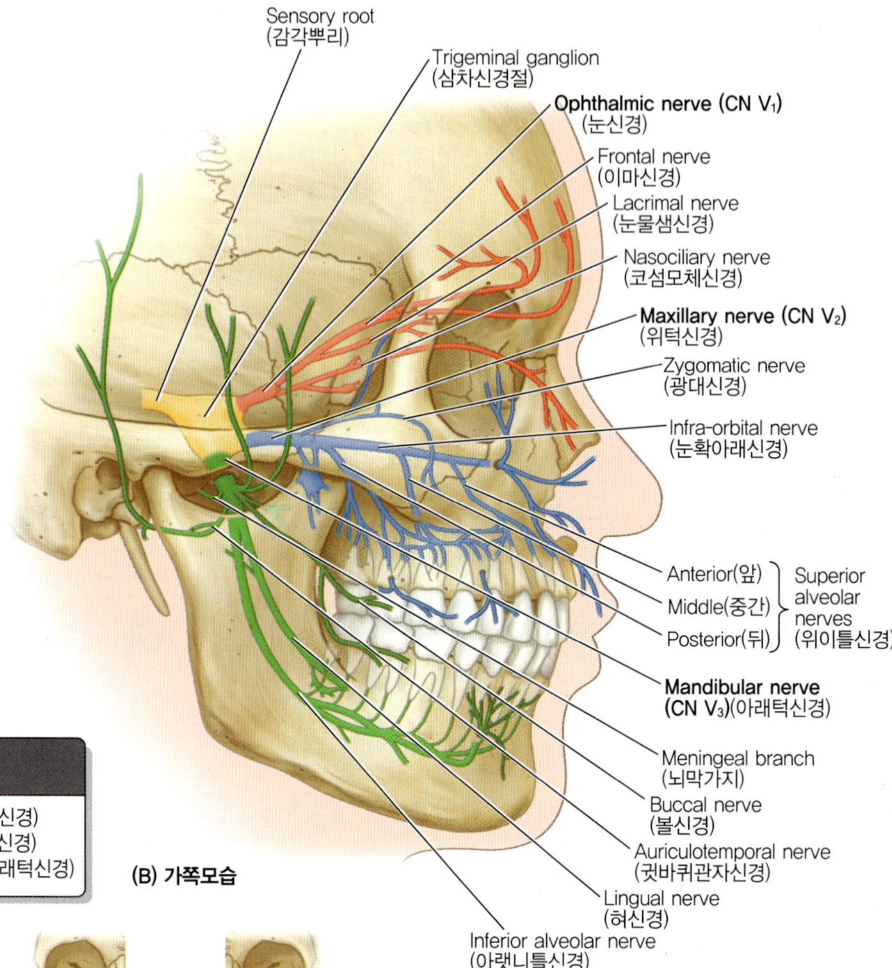

(B) 가쪽모습

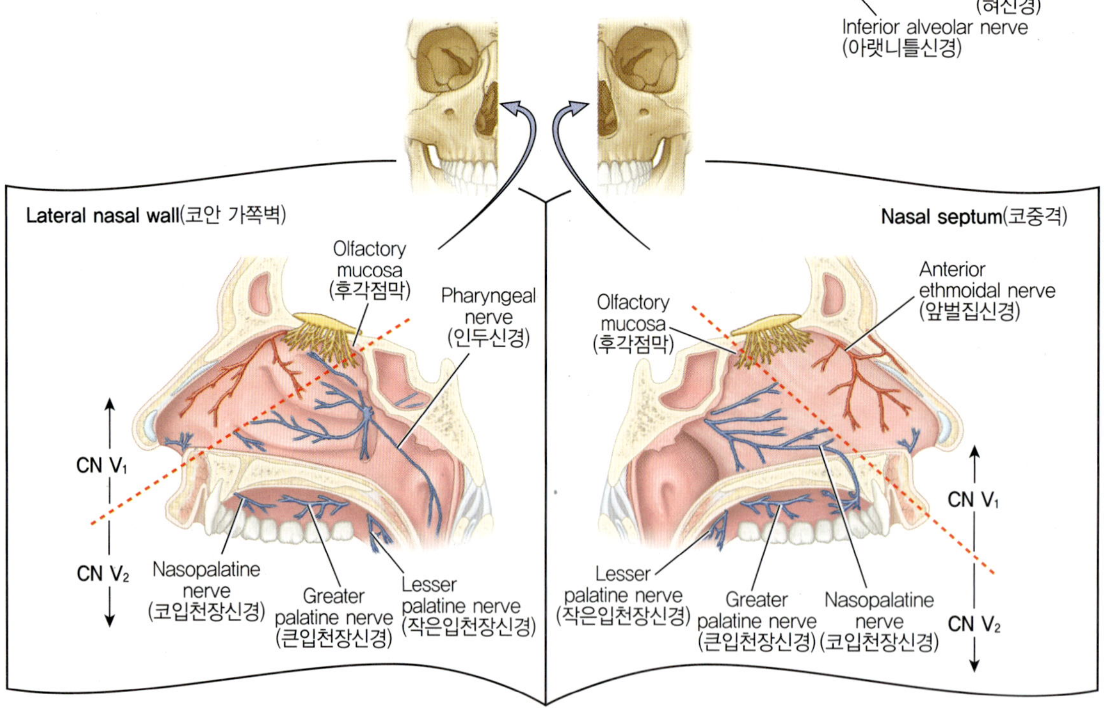

(C) 책을 펼친 듯한 그림

그림 9.10. Trigeminal nerve(삼차신경; CN V)**의 분포. A.** 삼차신경을 이루는 세 가지들의 피부(감각) 분포. **B.** 눈신경(CN V_1), 위턱신경(CN V_2), 아래턱신경(CN V_3)의 가지들. **C.** 눈신경과 위턱신경이 코안의 가쪽벽, 코중격, 입천장에 분포.

표 9.2 TRIGEMINAL NERVE(삼차신경; CN V)**의 가지 요약**

신경/분포	가지
Ophthalmic nerve (CN V₁)(눈신경) 순수 몸감각 위눈확틈새 통과 각막, 위쪽 결막, 코안의 앞위부분과 이마굴, 벌집굴의 점막, 경막의 앞부분과 천막위부분, 콧등, 위눈꺼풀, 이마, 머리덮개의 피부 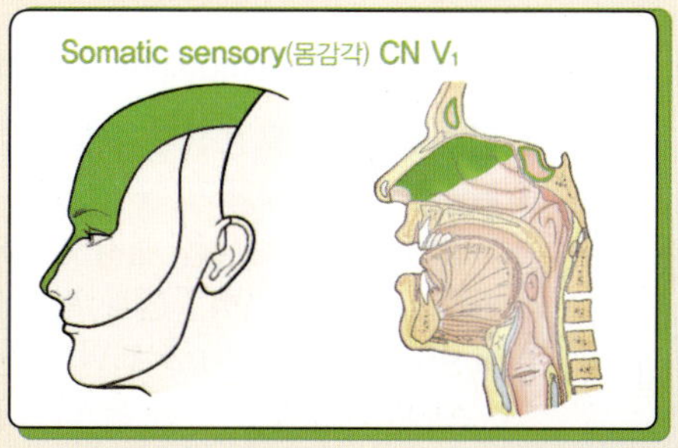 	Tentorial nerve, (a meningeal branch) (천막신경)(뇌막가지) Lacrimal nerve(눈물샘신경) 광대신경의 교통가지 Frontal nerve(이마신경) 눈확위신경 도르래위신경 Nasociliary nerve(코섬모체신경) 섬모체신경절의 감각뿌리 짧은섬모체신경 긴섬모체신경 벌집신경과 뒤벌집신경 도르래아래신경
Maxillary nerve (CN V₂)(위턱신경) 순수 몸감각 원형구멍 통과 중간머리뼈우묵 앞부분의 경막; 아래눈꺼풀의 결막; 코안의 뒤아래부분, 위턱굴, 입천장, 위쪽 입안뜰 앞부분의 점막; 윗니; 바깥코의 옆부분, 아래눈꺼풀, 앞쪽 뺨, 위입술의 피부에 분포 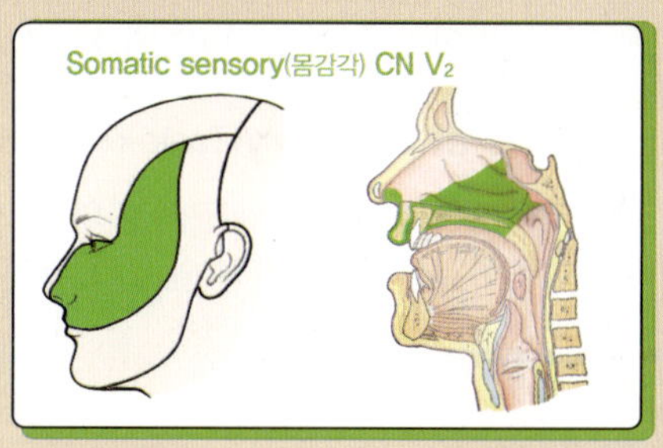 	Meningeal branch(뇌막가지) Zygomatic nerve(광대신경) 광대얼굴가지 광대관자가지 눈물샘신경으로 가는 교통가지 날개입천장신경절(감각뿌리)의 신경절가지 Posterior superior alveolar branches(뒤위이틀신경) Infraorbital nerve(눈확아래신경) 앞위이틀가지와 중간위이틀가지 위입술가지 아래눈꺼풀가지 바깥코가지 Greater palatine nerve(큰입천장신경) 가쪽아래뒤코신경 Lesser palatine nerve(작은입천장신경) Posterior superior lateral nasal branches (가쪽위뒤코가지) Nasopalatine nerve(코입천장신경) Pharyngeal nerve(인두신경)
Mandibular nerve (CN V₃)(아래턱신경) 몸감각과 몸(인두굽이)운동 타원구멍 통과 혀의 앞쪽 2/3, 입안 바닥, 뒤아래와 앞아래 입안뜰의 점막; 아랫니; 아래입술, 얼굴 중 뺨부위, 귀밑샘부위, 관자부위의 피부; 바깥귀(귓바퀴, 바깥귀길의 위부분, 고막) 씹기근육, 턱목뿔근, 턱두힘살근의 앞힘살, 고막긴장근, 입천장긴장근 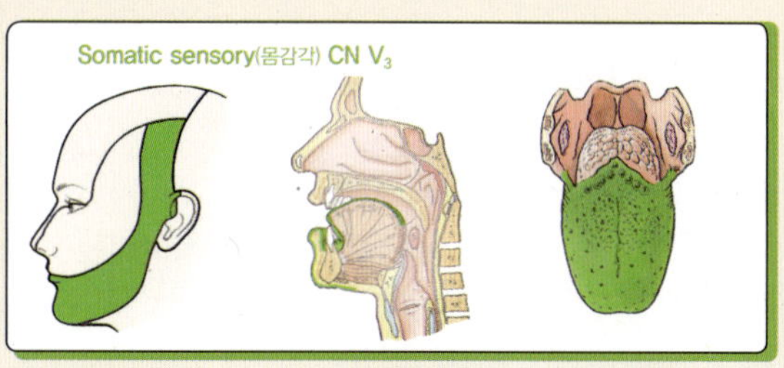 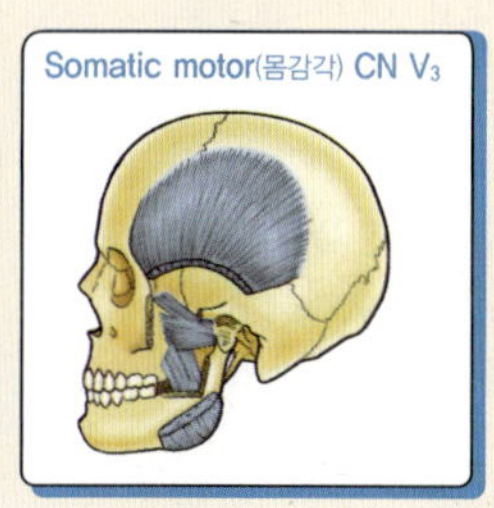 	*Somatic sensory branches*(몸감각가지) 뇌막가지 볼신경 귓바퀴관자신경 혀신경 아래이틀신경 아래치아신경얼기 턱끝신경 *Somatic(branchial) motor branches* (몸운동가지; 인구굽이운동가지): 깨물근 관자근 안쪽날개근과 가쪽날개근 턱목뿔근 턱두힘살근의 앞힘살 고막긴장근 입천장긴장근

TRIGEMINAL NERVE(삼차신경): CN V(다섯째 뇌신경)

삼차신경은 다리뇌의 옆면에서 가는 운동뿌리와 굵은 감각뿌리를 통해 나온다(그림 9.1). 삼차신경은 머리(얼굴, 치아, 입, 코안, 뇌안의 경막)의 주된 일반감각신경이다(그림 9.10). 삼차신경 **sensory root**(감각뿌리)는 주로 **trigeminal ganglion**(삼차신경절)에 있는 신경세포의 중추돌기들로 구성되어 있다(그림 9.10B). 삼차신경절 신경세포의 말초돌기들은 세 개의 신경 또는 division(갈래)으로 **ophthalmic nerve**(눈신경; CN V₁), **maxillary nerve**(위턱신경; CN V₂), **mandibular nerve**(아래턱신경; CN V₃)의 감각성분을 이룬다. 삼차신경의 요약으로는 그림 9.10과 표 9.2를 보시오. 삼차신경 **motor root**(운동뿌리)의 신경섬유들은 아래턱신경에만 포함되며 muscles of mastication(씹기근육), mylohyoid(턱목뿔근), anterior belly of digastric(두힘살근 앞힘살), tensor veli palatini(입천장긴장근), tensor tympani(고막긴장근)에 분포한다.

임상해부학

Injury to Trigeminal Nerve(삼차신경 손상)

외상, 종양, 동맥자루, 뇌막 감염 등으로 인해 삼차신경이 손상될 수 있고, 아래내용이 생길 수 있다.

- 씹기근육이 마비되어 아래턱뼈가 병터쪽으로 기울어짐
- 얼굴의 촉각, 온도감각, 통증감각이 소실됨
- Corneal reflex(각막반사; 각막을 만지면 눈을 깜박임)와 sneezing reflex(재채기반사)가 없어짐

Trigeminal neuralgia(삼차신경통)은 삼차신경 감각뿌리에 생기는 대표적인 질환으로, 위턱신경 그리고/또는 아래턱신경이 분포하는 영역에서만 심한 통증이 발작적으로 일어난다.

FACIAL NERVE(얼굴신경): CN VII(일곱째 뇌신경)

얼굴신경은 다리뇌와 숨뇌의 경계에서 두 갈래, 즉 운동 뿌리와 중간신경으로 시작된다(그림 9.1). 굵은 **motor root**(운동뿌리)는 얼굴의 표정근육을 지배하고, 가는 **intermediate nerve**(중간신경)는 미각신경섬유, 부교감신경섬유, 몸감각신경섬유를 전달한다(그림 9.11). 얼굴신경은 그 경로 중에 뒤머리뼈우묵, 속귀길, 얼굴신경관, 관자뼈의 붓꼭지구멍, 귀밑샘을 지난다. 얼굴신경은 속귀길을 통과한 뒤에 관자뼈 속에서 앞으로 조금 진행하다가 곧 갑자기 뒤로 꺾여서 tympanic cavity(고실)의 안쪽벽을 따라 뒤로 진행한다. 이같이 갑자기 꺾이는 부분을 **geniculum of facial nerve**(얼굴신경무릎)라고 하는데(그림 9.11A), 이곳에 **geniculate ganglion**(무릎신경절; 얼굴신경의 감각신경절)이 위치한다. 얼굴신경관을 지나면서 얼굴신경에서 greater petrosal nerve(큰바위신경), nerve to stapedius(등자근신경), chorda tympani nerve(고실끈신경)이 갈라져 나온다. 얼굴신경은 전체 뇌신경 중에서 머리뼈 속을 지나는 경로가 가장 길며, 마지막에 stylomastoid foramen(붓꼭지구멍)을 통해 머리뼈 밖으로 나온 뒤에 posterior auricular branch(뒤귓바퀴가지)를 내고, 이어서 귀밑샘으로 들어가서 parotid plexus(귀밑샘신경얼기)를 형성한다. 귀밑샘신경얼기에서 다섯 개의 종말운동가지, 즉 temporal branch(관자가지), zygomatic branch(광대가지), buccal branch(볼가지), marginal mandibular branch(턱모서리가지), cervical branch(목가지)가 나온다.

Somatic(Branchial) Motor(몸운동; 인두굽이운동)

얼굴신경은 둘째 pharyngeal arch(인두굽이)의 신경으로, 둘째 인두굽이의 중배엽에서 유래한 가로무늬근육을 지배하는데, 그 중에서도 얼굴의 표정근육과 귓바퀴근육을 주로 지배한다. 그 밖에 posterior belly of digastric muscle(턱두힘살근 뒤힘살), stylohyoid muscle(붓목뿔근), stapedius muscle(등자근)도 지배한다.

Visceral(Parasympathetic) Motor(내장운동; 부교감)

얼굴신경 중 부교감신경섬유의 분포는 그림 9.12에 자세히 설명되어 있다. 얼굴신경에 포함된 연접앞부교감신경섬유들은 눈물샘과 코, 인두, 입천장의 분비샘을 신경지배하는 **pterygopalatine ganglion**(날개입천장신경절)이나 혀밑샘과 턱밑샘을 신경지배하는 **submandibular ganglion**(턱밑신경절)로 전달된다. 얼굴신경이나 기타 뇌신경과 관련된 부교감신경절의 주된 특징은 표 9.4에 요약되어 있다. 부교감신경섬유들은 이들 신경절에서 연접하지만, 교감신경섬유나 다른 신경섬유들은 이들 신경절을 연접하지 않고 통과한다.

Somatic(General) Sensory(몸감각; 일반감각)

무릎신경절에서 시작된 신경섬유 중 일부는 바깥귀길 부근에 있는 좁은 피부영역에 분포한다(그림 9.11).

Special Sensory(Taste)(특수감각; 미각)

Chorda tympani(고실끈신경)의 신경섬유는 **lingual nerve**(혀신경)에 합쳐져 분포하고, 혀의 앞 2/3 부분과 물렁입천장에서 시작된 미각을 전달한다(그림 9.11).

임상해부학

Injury to Facial Nerve(얼굴신경 손상)

얼굴신경이 시작되는 곳 근처나 무릎신경절 근처에서 이 신경에 병터가 생기면 운동, 미각, 자율신경기능이 모두 소실된다. 얼굴근육의 운동마비는 병터가 있는 쪽 얼굴의 윗부분과 아랫부분에서 모두 나타난다(Bell palsy, 벨마비).

얼굴신경의 중추병터(중추신경계병터)는 반대쪽 아래얼굴의 얼굴근육을 일으킨다. 그러나 이마는 양쪽에서 신경지배를 받으므로 이마에 주름살을 짓는 기능에는 별 이상이 없다. 고실끈신경의 시작지점과 무릎신경절 사이에 병터가 생기면 신경절 근처에 손상받은 것과 같은 장애가 나타나지만 눈물 분비에는 영향이 없다. 얼굴신경은 얼굴신경관을 통과하기 때문에 바이러스감염으로 얼굴신경의 염증(viral neuritis, 바이러스신경염)이 있을 때 압박을 받기 쉽다.

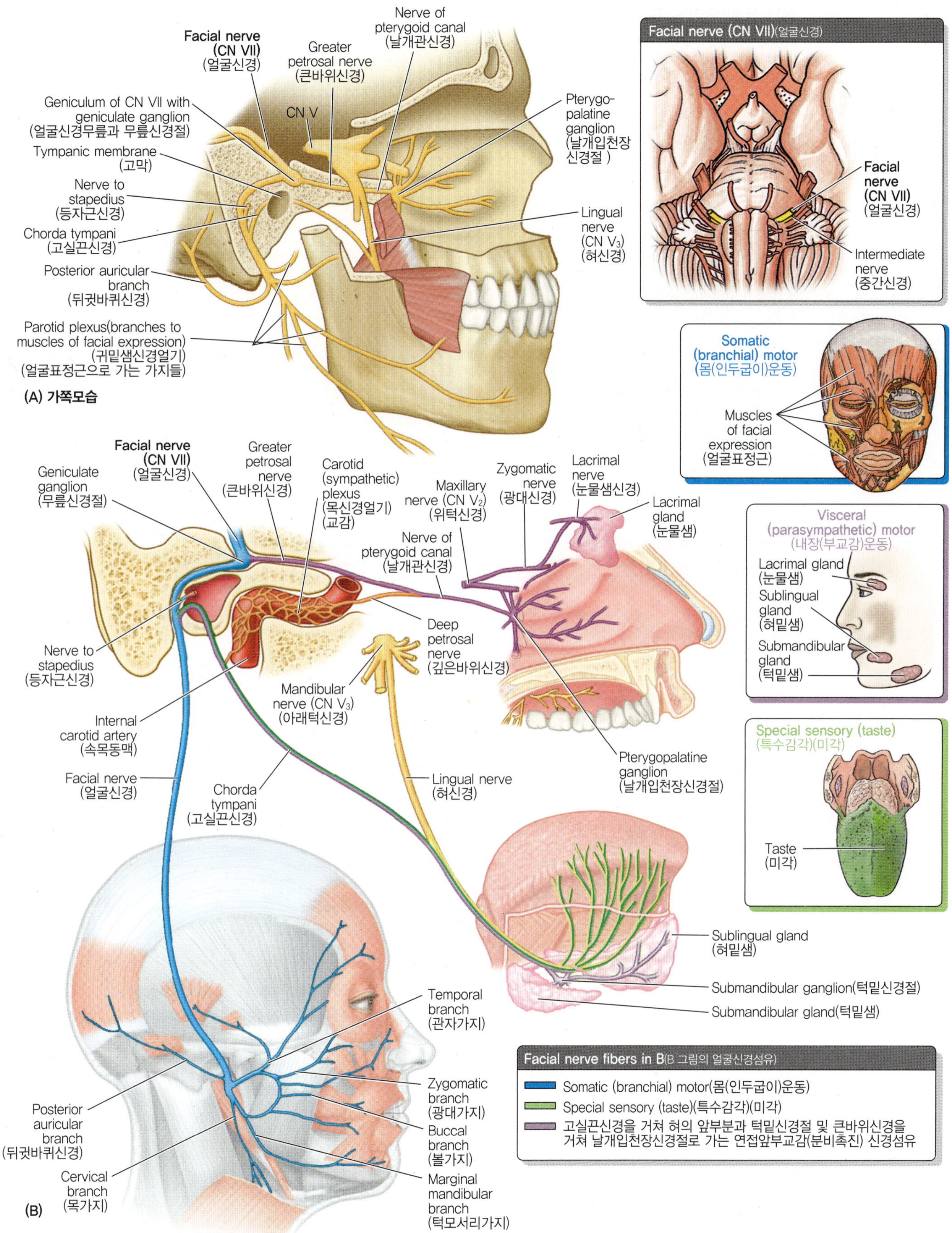

그림 9.11. Facial nerve(얼굴신경; CN VII)의 분포. A. 얼굴신경의 위치, 뼈속 경로와 가지들. B. 얼굴신경섬유의 부위별 분포.

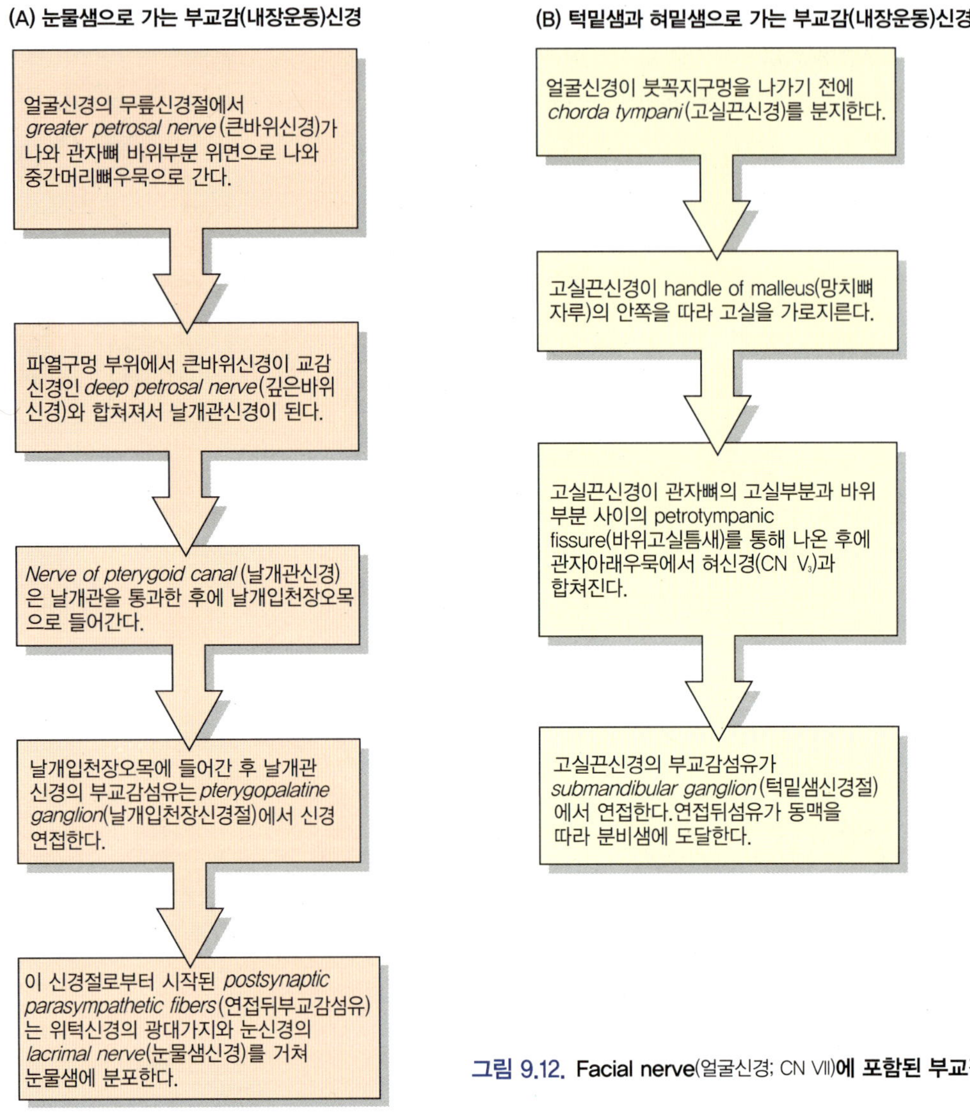

그림 9.12. Facial nerve(얼굴신경; CN VII)**에 포함된 부교감신경의 분포.**

임상해부학

Corneal Reflex(각막반사)

각막반사의 소실은 눈신경(V_1 뇌신경)이나 얼굴신경에 병터가 생겼을 때 나타날 수 있다. 각막반사는 각막을 면봉으로 건드려서 검사한다. 각막반사의 afferent limb(들신경다리)와 efferent limb(날신경다리)는 그림 B9.4에 표시하였다.

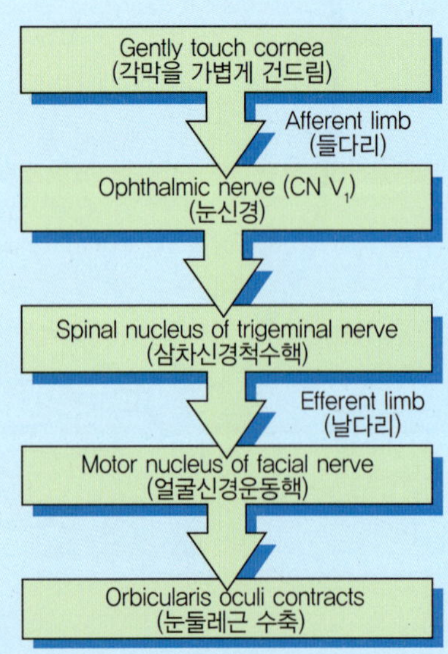

그림 B9.4. Corneal reflex(각막반사).

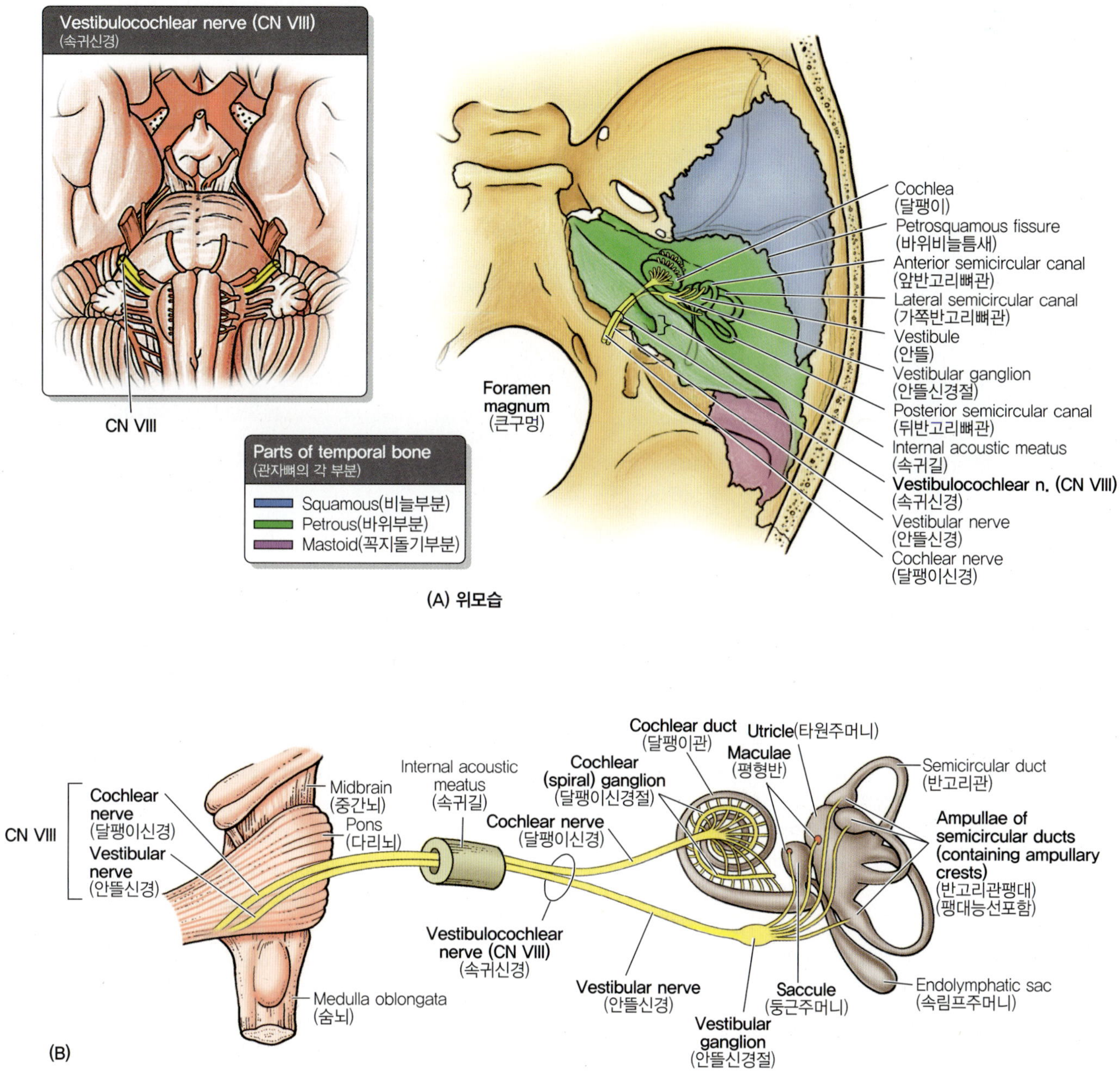

그림 9.13. **Vestibulocochlear nerve**(속귀신경; CN VIII)**의 분포.** **A.** 머리뼈바닥의 속면으로, 관자뼈 속에 들어 있는 속귀의 bony labyrinth(뼈미로)와 속귀신경이 지나는 속귀길의 위치가 표시되어 있다. **B.** 전체 모식도.

VESTIBULOCOCHLEAR NERVE (속귀신경): CN VIII(여덟째 뇌신경)

속귀신경(CN Ⅷ)은 청각과 평형감각을 담당하는 특수감각신경이다. 속귀신경은 다리뇌와 숨뇌 사이의 이음부에서 나와서 *internal acoustic meatus*(속귀길)로 들어간다(그림 9.1). 이곳에서 속귀신경이 안뜰신경과 달팽이신경으로 갈라진다(그림 9.13).

- **Vestibular nerve**(안뜰신경)는 평형감각에 관여한다. 이 신경은 **vestibular ganglion**(안뜰신경절)을 이루는 두극신경세포(bipolar neuron)의 중추돌기들로 구성되어 있는데, 이 신경세포의 말초돌기는 utricle(타원주머니)과 saccule(둥근주머니)의 **macula**(평형반)와 **ampulla** of semicircular duct(반고리관팽대)까지 뻗어 있다. 평형반은 머리의 위치에 대한 linear acceleration(선형가속)을 감지하며, 반고리관팽대는 rotational acceleration(회전가속)을 감지한다.
- **Cochlear nerve**(달팽이신경)는 청각에 관여한다. 이 신경은 spiral ganglion(달팽이신경절)을 이루는 두극신경세포의 중추돌기들로 구성되어 있다. 이 신경세포의 말초돌기는 spiral organ(나선기관)까지 이어진다.

임상해부학

Injury of Vestibulocochlear Nerve(속귀신경 손상)

안뜰신경과 달팽이신경이 본질적으로 독립적인 신경이지만 서로 가까이에 위치하기 때문에 말초에 병터가 생기면 두 신경 모두에 영향을 미치는 경우가 많다. 따라서 속귀신경에 병터가 생기면 *tinnitus*(귀울림), *vertigo*(현기증), 청력감퇴 또는 청력소실이 생길 수 있다. 뇌 속에 병터가 있는 경우는 달팽이신경 부분이나 안뜰신경 부분 중 하나만 침범하기도 한다.

Deafness(귀먹음)

귀먹음에는 두 종류가 있다. **Conductive deafness**(전도난청)는 바깥귀나 가운데귀[예: *otitis media*(중이염)]의 질환이 원인이고, **sensorineuronal deafness**(감각신경난청)는 달팽이관이나 달팽이관에서 뇌까지 이어지는 신경경로의 질환으로 생긴다.

Acoustic Neuroma(속귀신경집종)

속귀신경집종은 neurolemma(신경집; Schwann cells)의 양성 종양이다. 이 종양은 속귀길 속에 있는 안뜰신경에서 생긴다. 속귀신경집종은 cerebellopontine angle(소뇌다리뇌각)에 위치하고, 초기에는 속귀신경이상[즉, 청각소실, vestibular ataxia(안뜰실조)—평형조절소실]을 나타낸다. 종양이 커짐에 따라 얼굴신경과 삼차신경에 영향을 주어 facial palsy(얼굴마비)와 삼차감각소실이 생긴다. 더 종양이 커지게 되면 혀인두신경, 소뇌, 뇌줄기를 누를 수 있다.

GLOSSOPHARYNGEAL NERVE (혀인두신경): CN IX(아홉째 뇌신경)

혀인두신경(CN Ⅸ)은 숨뇌의 가쪽면에서 나와서 앞가쪽으로 진행하다가 *jugular foramen*(목정맥구멍)을 통해 머리뼈 밖으로 나온다. 이 구멍에 **superior ganglion**(위신경절)과 **inferior ganglion**(아래신경절)이 있는데, 이 신경절에 혀인두신경의 들성분을 이루는 신경세포체가 들어 있다(그림 9.14). 혀인두신경은 이 신경이 지배하는 유일한 근육인 stylopharyngeus(붓인두근)를 따라서 진행하다가 위인두수축근과 중간인두수축근 사이를 지나 입인두와 혀에 도달한다. 혀인두신경은 *pharyngeal plexus*(인두신경얼기)의 감각성분을 이룬다. 혀인두신경은 혀와 인두에서 시작된 들신경이며 붓인두근과 귀밑샘을 지배하는 날신경이다.

Somatic(Branchial) Motor(몸운동; 인두굽이운동)

운동신경섬유가 붓인두근으로 가는데, 이 근육은 셋째 pharyngeal arch(인두굽이)에서 유래한다.

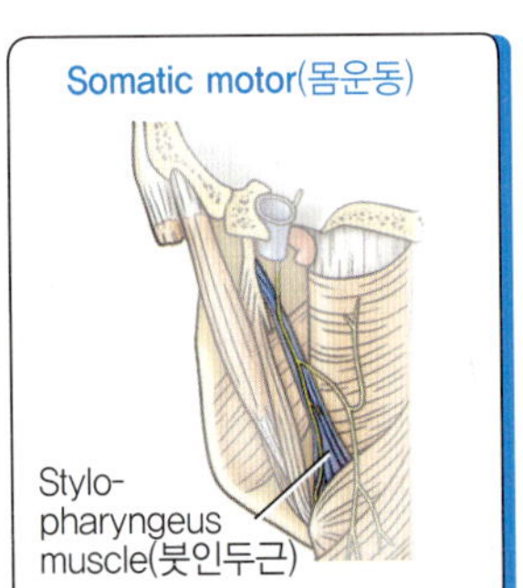

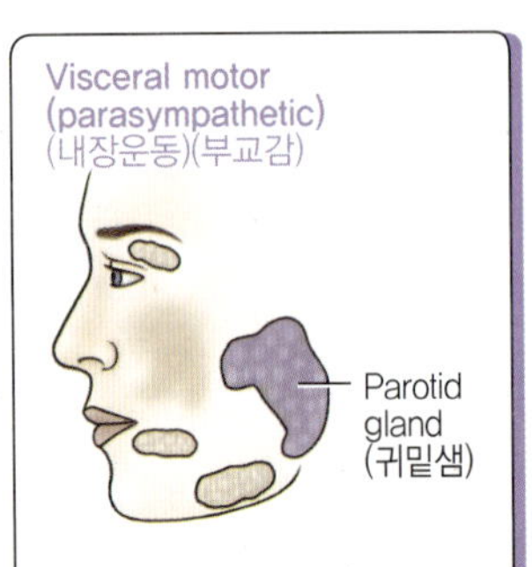

Visceral(Parasympathetic) Motor(내장운동; 부교감)

연접앞부교감신경섬유는 고실신경을 포함한 긴 주행을 해서 otic ganglion(귀신경절)까지 간다. 귀신경절에서 나온 신경섬유는 귀밑샘에 분포한다(그림 9.15)

Somatic(General) Sensory(몸감각; 일반감각)

Pharyngeal branch(인두가지), *tonsillar branch*(편도가지), *lingual branch*(혀가지)가 목구멍편도, 물렁입천장, 혀의 뒤 1/3을 포함한 입인두와 목구멍잘록의 점막에 분포한다. 이곳에 이상하거나 불쾌한 자극이 가해지면 gag reflex(구역반사)가 생기고, 심하면 구토가 유발될 수 있다. 혀인두신경은 tympanic plexus(고실신경얼기)를 통해 고실, 귀관, 고막 속면의 점막에 분포한다.

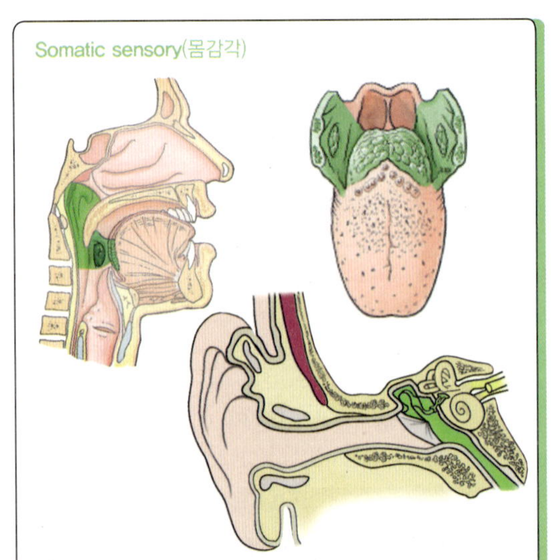

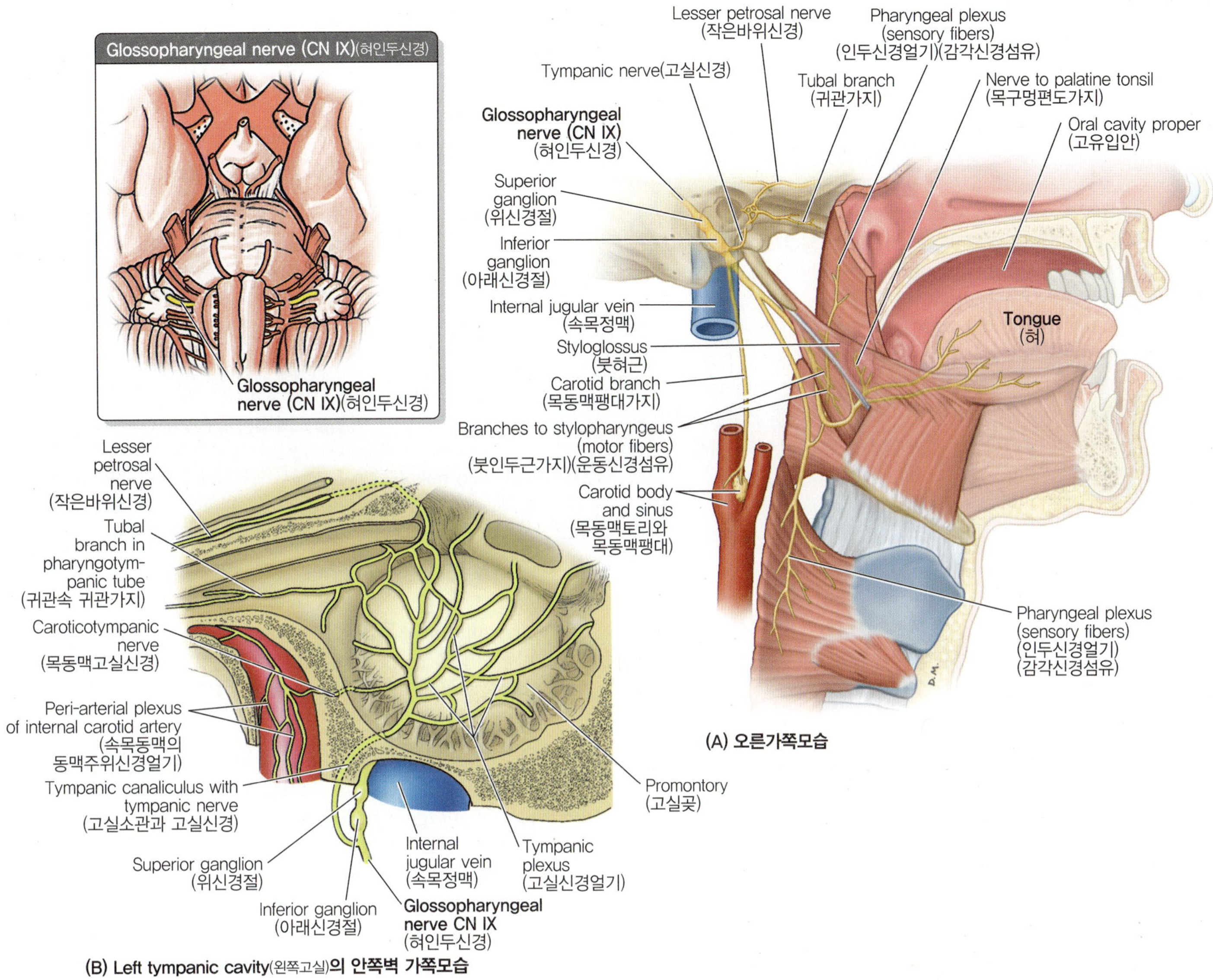

그림 9.14. Glossopharyngeal nerve(혀인두신경; CN IX)**의 분포.** A. 인두. B. 가운데귀(고실과 귀관).

Special Sensory(Taste)(특수감각; 미각)

혀의 뒤 1/3 부분에서 시작된 미각신경섬유가 혀인두신경의 감각신경절로 전달된다.

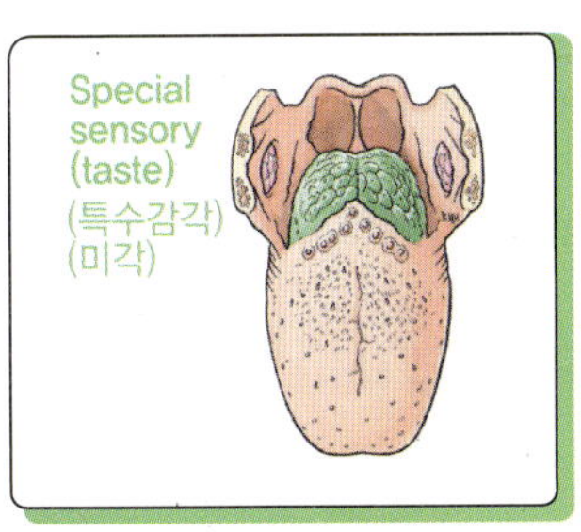

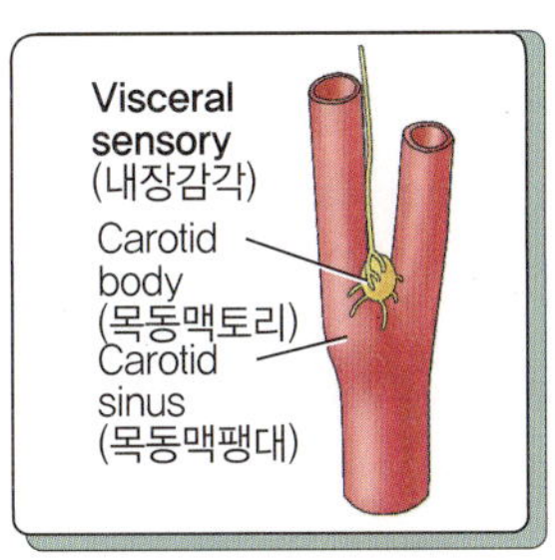

Visceral Sensory(내장감각)

Carotid sinus nerve(목동맥팽대가지)는 목동맥팽대와 carotid body(목동맥토리)에 분포한다. 목동맥팽대는 혈압변화에 예민한 baroreceptor(압력수용기)이며, 목동맥토리는 혈액의 가스(산소와 이산화탄소) 수준에 예민한 chemoreceptor(화학수용기)이다.

VAGUS NERVE(미주신경): CN X(열째 뇌신경)

미주신경은 숨뇌의 가쪽면에서 나오는 여러 개의 rootlets(잔뿌리)에서 시작되고, 이 잔뿌리들이 합쳐진 신경은 아홉째와 열한째 뇌신경 사이에 위치해서 함께 목정맥구멍을 통과하여 머리뼈 밖으로 나온다(그림 9.16). 과거에 흔히 말하던 'cranial root of accessory nerve(더부신경 뇌뿌리)'는 실제로는 미주신경의 일부이다(그림 9.1). 미주신경은 목정맥구멍속에 **superior ganglion**(위신경절)이 있고, 이 신경절은 주로 미주신경의 일반감각을 담당한다. 목정맥구멍의 아래에 **inferior ganglion**(아래신경절; nodose ganglion)이 있어 미주신경의 내장감각에 관여한다. 미주신경은 위신경절 부위에서 혀인두신경이나 superior

임상해부학

Lesions of Glossopharyngeal Nerve
(혀인두신경의 병터)

혀인두신경이나 혀인두신경핵에만 국한된 병터는 드물다. 감염이나 종양 등으로 인해 혀인두신경이 손상되면 대개 주변의 뇌신경들도 침범된 징후가 나타난다. 아홉째, 열째, 열한째 뇌신경은 목정맥구멍을 통과하기 때문에 이 부위에 종양이 생기면 여러 뇌신경에 마비가 일어나는 *jugular foramen syndrome*(목정맥구멍증후군)이 나타난다.

혀인두신경에 국한된 병터가 있으면 혀의 뒤 1/3에서 미각을 느낄 수 없고, 삼킴운동변화, 병터가 있는 쪽 구역반사의 소실, 병터가 없는 쪽으로 향하는 palatal deviation(입천장편위)이 나타난다(그림 B9.5). 구역반사의 들(감각)가지는 혀인두신경을 통하고, 날(운동)가지는 미주신경을 통한다. 정상인의 약 37%에서는 구역반사가 없다(Davies 등, 1995).

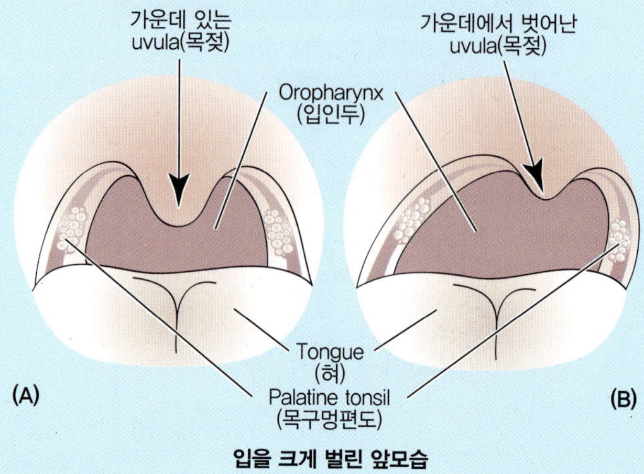

그림 B9.5. Gag reflex(구역반사)**.** B에서 입천장과 인두의 뒤벽이 구역반사가 일어났을 때 왼쪽으로 치우치는 것을 보시오. 이것은 오른쪽 아홉째와 열째 뇌신경의 병터 때문에 생기며 curtain sign(커튼징후)이라고 부른다.

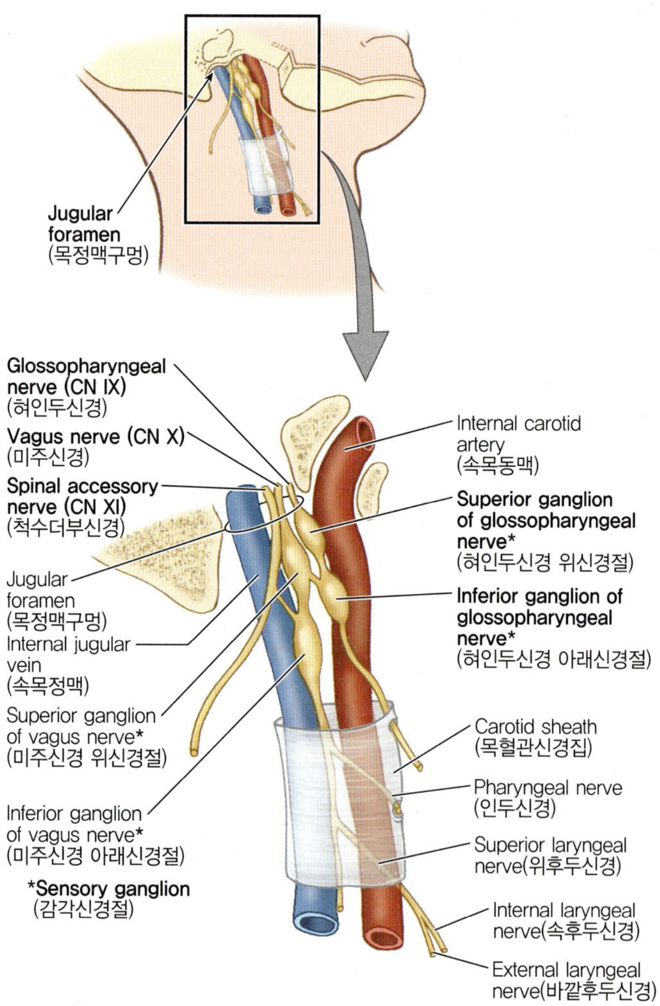

그림 9.15. 목정맥구멍을 통과하는 구조들의 위치관계. 아홉째, 열째, 열한째 뇌신경은 번호 순서대로 속목정맥 앞에 위치한다.

cervical ganglion(위목신경절; sympathetic)교감과 연결되어 있다(그림 9.13). 미주신경은 carotid sheath(목혈관신경집)에 둘러싸인 채 아래로 진행하여 목뿌리에 이른 뒤에 입천장, 인두, 후두에 분포하는 가지를 낸다(그림 9.17; 표 9.3).

가슴 속에서는 양쪽 미주신경의 경로가 서로 다르다(표 9.3). 미주신경은 심장, 기관지, 허파로 가지를 낸다. 이어서 미주신경은 식도를 둘러싸는 *esophageal plexus*(식도신경얼기)에 합쳐지는데, 식도신경얼기는 미주신경과 교감신경줄기의 가지들에 의해 형성된다. 식도신경얼기는 식도와 함께 아래로 내려가서 가로막을 통과해서 배안에 도달한다. 이곳에서 **anterior vagal trunk**(앞미주신경줄기)와 **posterior vagal trunk**(뒤미주신경줄기)가 가지를 내어 식도, 위 및 왼잘록창자굽이까지의 창자관에 분포한다(그림 9.17).

Somatic(Branchial) Motor(몸운동; 인두굽이운동)

Nucleus ambiguus(의문핵)에서 나온 신경섬유가 분포

- 붓인두근을 제외한 인두근육, 인두신경얼기(혀인두신경의 감각섬유와 함께)를 거침
- 물렁입천장의 근육
- 후두의 모든 근육

Visceral(Parasympathetic) Motor(내장운동; 부교감)

Posterior nucleus of vagus nerve(미주신경뒤핵)의 신경섬유는 가슴내장과 왼잘록창자까지의 배내장에 분포한다.

Somatic(General) Sensory(몸감각; 일반감각)

다음의 감각 전달

- 뒤머리뼈우묵의 경막
- 귀뒤의 피부
- 바깥귀길

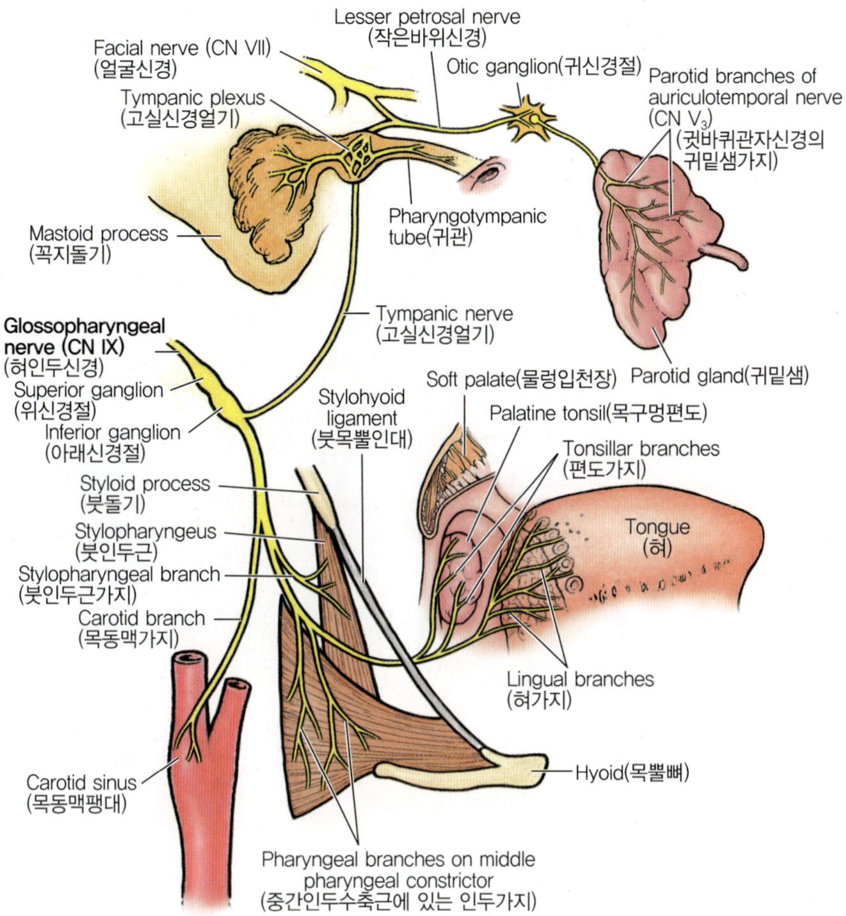

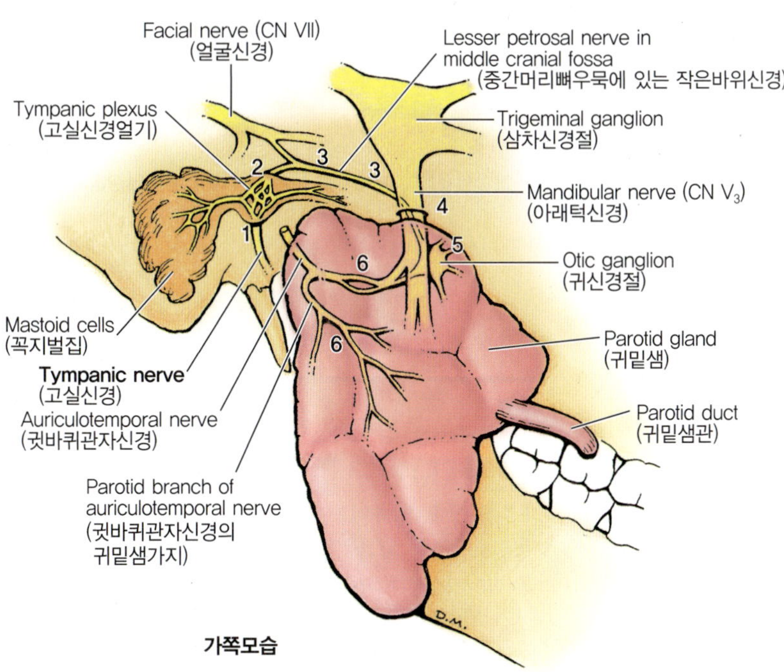

Parasympathetic (visceral motor)
(부교감(내장운동)신경)

Tympanic nerve(고실신경)가 혀인두신경에서 갈라져 나오고 두 신경은 같이 목정맥구멍을 지난다.

1 고실신경이 관자뼈 바위부분의 tympanic canaliculus(고실신경관)를 통해 가운데귀로 들어간다.

2 고실신경이 가운데귀의 promontory (고실곶)에서 tympanic plexus (고실신경얼기)를 형성한다.

3 Lesser petrosal nerve(작은바위신경)가 고실신경얼기에서 시작된다.

3 작은바위신경이 tegmen tympani (고실천장)를 관통하여 중간머리뼈우묵으로 들어간다.

4 작은바위신경이 foramen ovale(타원구멍)을 통과하여 머리뼈 밖으로 나온다.

5 부교감섬유가 otic ganglion(귀신경절)에서 신경연접한다.

6 연접뒤섬유가 auriculotemporal nerve (CN V_3, 귓바퀴관자신경)의 가지를 거쳐 귀밑샘에 도달한다.

그림 9.16. 혀인두신경(CN IX)**을 포함한 귀밑샘의 부교감신경분포.**

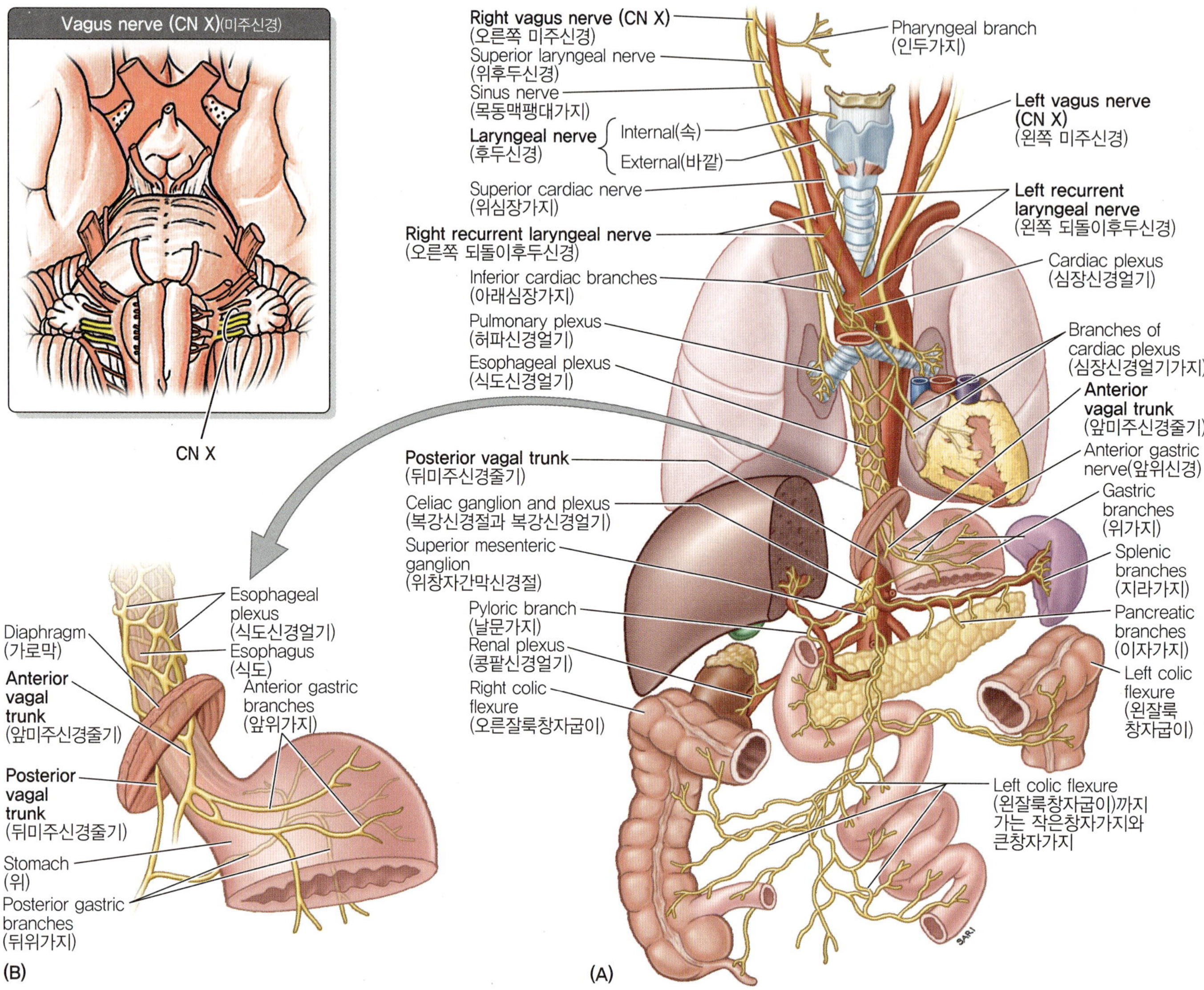

그림 9.17. Vagus nerve(미주신경; CN X)**의 분포. A.** 목, 가슴, 배에서 미주신경의 경로. **B.** 앞미주신경줄기와 뒤미주신경줄기.

임상해부학

Lesions of Vagus Nerve(미주신경의 병터)

미주신경에만 국한된 병터가 생기는 경우는 드물다. 미주신경의 인두가지가 손상되면 *dysphagia*(삼킴곤란)이 나타난다. 위후두신경에 병터가 생기면 후두 윗부분이 무감각해지고 cricothyroid muscle(반지방패근)이 마비된다. 목소리는 작고 쉽게 피로해진다. 되돌이후두신경의 손상은 대동맥활의 동맥자루 또는 목을 수술하는 과정에서 생길 수 있다. 되돌이후두신경의 손상으로 성대주름(성대)이 마비되면 *hoarseness*(쉰소리)와 *dysphonia*(발성장애)가 생긴다. 양쪽 되돌이후두신경이 모두 마비되면 *aphonia*(소리못냄)와 *inspiratory stridor*(들숨그렁거림; 숨을 들이쉴 때 들리는 거친 고음)가 나타난다. 왼쪽 되돌이후두신경의 경로가 오른쪽에 비해 길기 때문에 왼쪽에 병터가 잘 생긴다. 미주신경 중 시작 부분에 병터가 생기면 인두가지와 위후두신경도 침범되기 때문에 삼킴운동과 말하기가 어려워진다. *Tachycardia*(빠른맥; 심박동이 증가)와 *cardiac arrhythmia*(심장부정맥; 불규칙한 심박동)가 생길 수 있다.

표 9.3 VAGUS NERVE(미주신경; CN X) **요약**

구분	가지
Cranial(머리) 숨뇌에서 여러 잔뿌리들로 시작(더부신경 뇌뿌리 포함)	경막에 분포하는 뇌막가지(감각; 실제로는 C2 척수신경절 신경세포의 신경섬유가 미주신경을 따라가서 분포하는 것임) 귓바퀴가지
Cervical(목) 목정맥구멍을 통해 머리뼈 밖으로 나와서 목으로 들어감; 오른쪽과 왼쪽 미주신경은 carotid sheath(목혈관신경집) 속으로 들어가서 목뿌리까지 내려감	인두신경얼기로 가는 인두가지(운동) 목심장가지(부교감, 내장들) 위후두신경(혼합), 속(감각)가지와 바깥(운동)가지 오른쪽 되돌이후두신경(혼합)
Thoracic(가슴) 위가슴문을 통해 가슴으로 진입; 왼쪽 미주신경은 앞식도신경얼기에, 오른쪽 미주신경은 뒤식도신경얼기에 합쳐짐; 앞미주신경줄기와 뒤미주신경줄기 형성	왼쪽 되돌이후두신경(혼합); 모든 먼쪽가지들은 부교감섬유와 반사자극에 대한 내장들섬유 포함) 가슴심장가지 허파가지 식도신경얼기
Abdominal(배) 앞미주신경줄기와 뒤미주신경줄기가 가로막의 식도구멍을 통해 배안에 들어감	식도가지 위가지 간가지 복강가지(뒤미주신경줄기로부터) 날문가지(앞미주신경줄기로부터) 콩팥가지 창자가지(왼잘록창자굽이까지)

Special Sensory(Taste)(특수감각; 미각)

혀뿌리와 후두덮개의 taste bud(맛봉오리)에서 시작되는 미각 전달

Visceral Sensory(내장감각)

다음의 감각섬유 전달

미주신경의 기능은 다음과 같다.

- 식도경계, 후두덮개, ary-epiglottic folds(모뿔덮개주름) 같은 아래 후두의 점막
- 후두의 점막
- 대동맥활의 압력수용기
- 대동맥토리의 화학수용기
- 가슴내장과 배내장

SPINAL ACCESSORY NERVE (척수더부신경): CN XI(열한째 뇌신경)

척수더부신경은 목빗근과 trapezius muscle(등세모근)을 지배하는 몸운동신경이다(그림 9.18). 고전적인 더부신경 뇌뿌리는 실제로는 미주신경의 한부분이다(Lachman 등, 2002). 열한째 뇌신경은 척수 중 첫째부터 다섯째 또는 여섯째 목분절에서 나오는 여러 잔뿌리들로 시작된다. 열한째 뇌신경은 미주신경과 잠깐 합쳐져서 목정맥구멍을 통과한 후

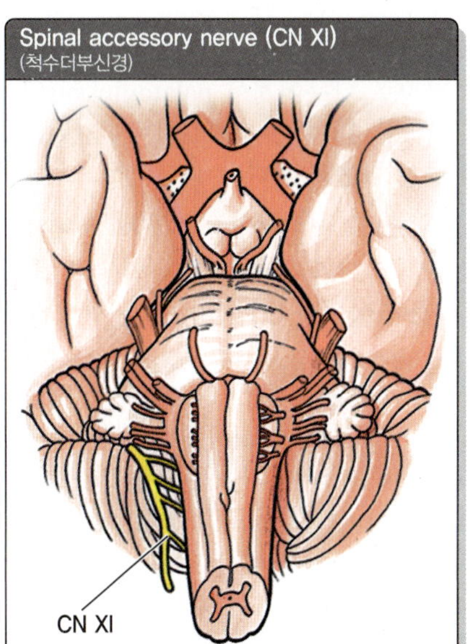

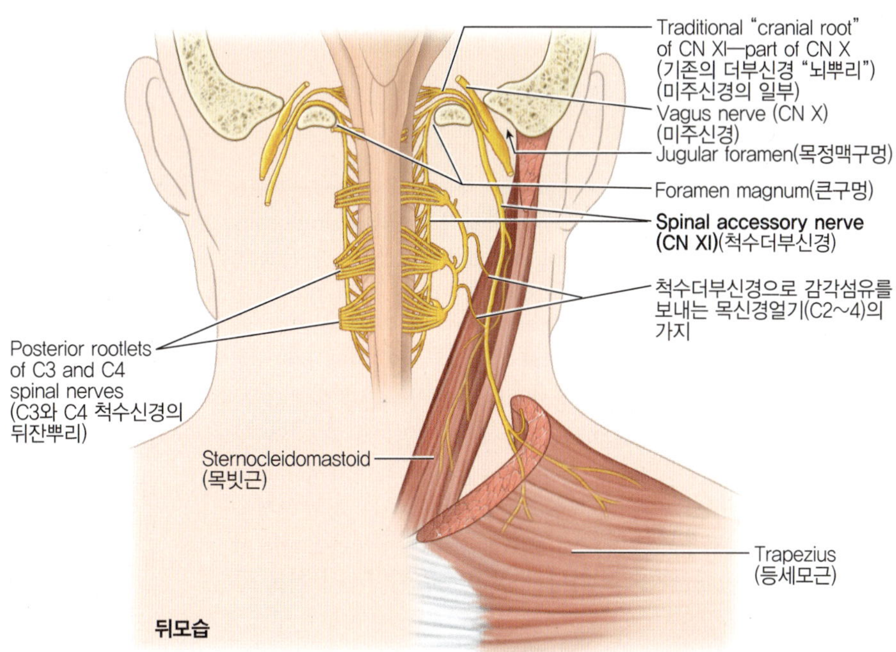

그림 9.18. Spinal accessory nerve(척수더부신경; CN XI)**의 분포.**

다시 갈라진다(그림 9.16). 이어서 속목동맥을 따라 내려온 후에 목빗근으로 들어가 신경지배하고, 목빗근의 뒤모서리 중간지점 부근에서 밖으로 나온다. 열한째 뇌신경은 뒤목부위를 가로질러 등세모근의 위모서리 밑으로 들어가서 이 근육을 지배한다. C2~C4 척수신경의 감각신경섬유가 들어 있는 cervical plexus(목신경얼기)의 가지들이 목의 뒷부분에서 척수더부신경과 합쳐져 목빗근과 등세모근의 고유감각과 통증감각을 담당한다.

임상해부학

Injury to Spinal Accessory Nerve(척수더부신경 손상)

열한째 뇌신경은 뒤목부위를 지날 때 피부아래 얕게 위치하기 때문에 외과적 시술, 즉 림프절생검, 속목정맥에 관을 삽입, *carotid endarterectomy*(동맥내막절제; 온목동맥 갈림에서 경화판의 외과적 제거)를 시행할 때 손상받기 쉽다. 열한째 뇌신경의 병터는 등세모근의 위축과 동반된 어깨를 올리는 운동의 약화 및 목빗근의 약화로 인한 목과 턱을 반대쪽으로 돌리는 운동의 장애가 생긴다(그림 B9.6).

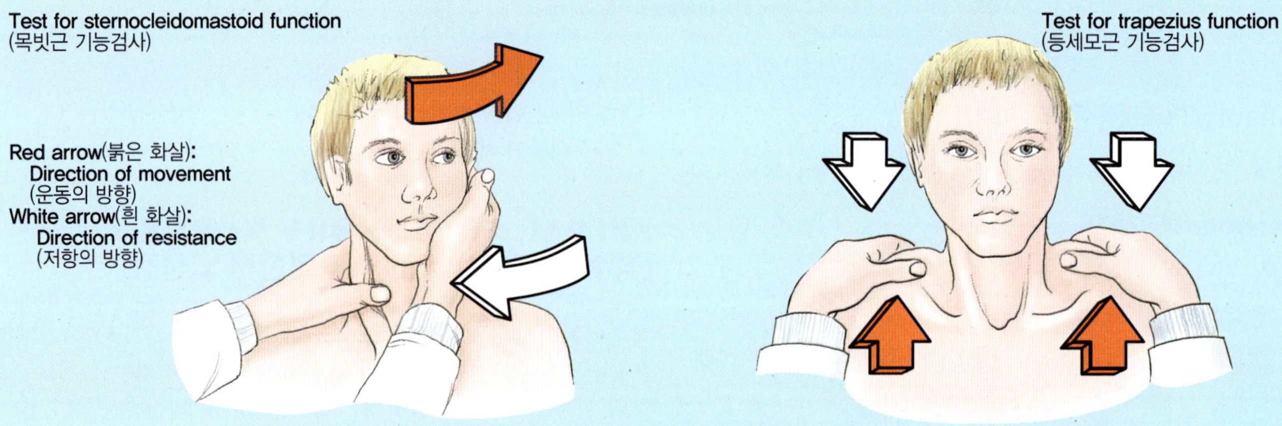

그림 B9.6. 목빗근과 등세모근에 대한 근육검사.

HYPOGLOSSAL NERVE(혀밑신경): CN XII(열두째 뇌신경)

혀밑신경(CN XII)은 혀의 자체기원근육과 바깥기원근육[styloglossus(붓혀근), hyoglossus(목뿔혀근), genioglossus(턱끝혀근)]의 몸운동신경이다. 혀밑신경은 숨뇌로부터 여러 개의 잔뿌리를 통해 시작되는 순수운동신경으로, *hypoglossal canal*(혀밑신경관)을 통해 머리뼈 밖으로 나온다(그림 9.1). 혀밑신경은 머리뼈 밖으로 나온 뒤에 C1, C2 척수신경에서 시작된 일반몸운동신경섬유와 C2 척수신경절에서 시작된 일반몸감각신경섬유를 포함하고 있는 목신경얼기의 가지와 합쳐진다(그림 9.19). 이 척수신경섬유들은 혀밑신경에 들어가서 hyoid muscles(목뿔근육)에 도달하며, 감각신경섬유 중 일부는 혀밑신경을 거슬러 올라가 뒤머리뼈우묵의 경막에 분포한다. 혀밑신경은 angle of mandible(턱뼈각)의 아래안쪽으로 가다가 앞쪽으로 휘어져서 혀로 들어간다.

혀밑신경은 여러 개의 가지로 나누어져서 palatoglossus(입천장혀근; 실제로는 입천장근육에 속함)을 제외한 혀의 모든 바깥기원근육들에 분포한다. 혀밑신경의 가지들은 다음과 같다.

- **Meningeal branch**(뇌막가지)는 혀밑신경관을 통해 머리뼈안으로 되돌아와서 뒤머리뼈우묵의 바닥과 뒤벽을 덮고 있는 경막에 분포한다. 뇌막가지는 혀밑신경이 아니라 C2 감각척수신경절에서 시작된 신경섬유들을 전달한다.
- **Superior root of ansa cervicalis**(목신경고리 위뿌리)는 혀밑신경에서 갈라져 나온 뒤에 infrahyoid muscle(목뿔아래근육; 복장목뿔근, 복장방패근, 어깨목뿔근)을 지배한다. 이 가지는 목신경얼기(C1과 C2 앞가지 사이의 고리)에서 시작된 신경섬유로만 구성되어 있고, 머리뼈 밖에서 혀밑신경에 합쳐진다. 일부 신경섬유들은 방패목뿔근에 분포한다.
- 종말가지인 **lingual branch**(혀가지)들은 붓혀근, 목뿔혀근, 턱끝혀근, 혀의 자체기원근육에 분포한다.

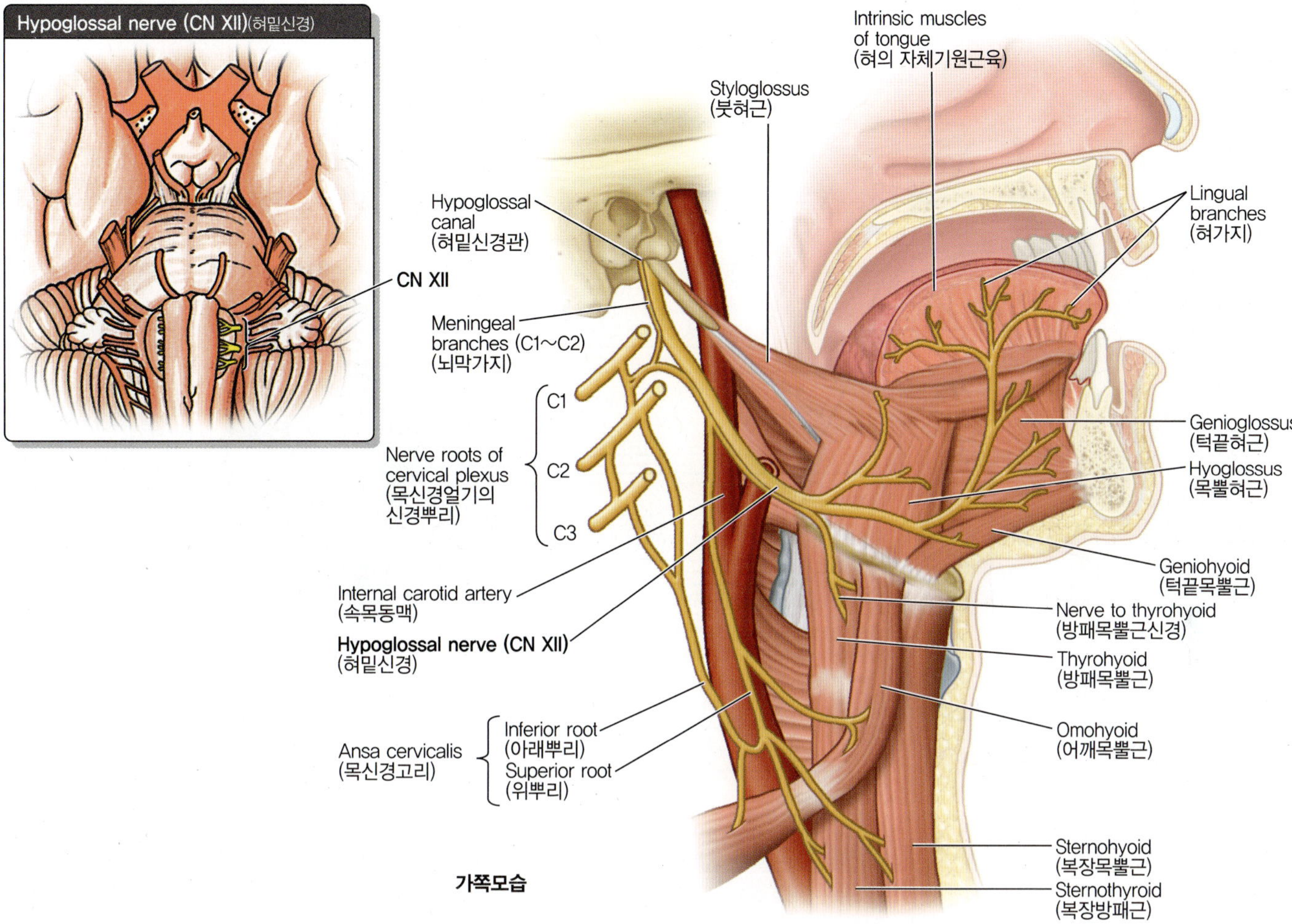

그림 9.19. **Hypoglossal nerve**(혀밑신경; CN XII)**의 분포.**

임상해부학

Injury to Hypoglossal Nerve(혀밑신경 손상)

혀밑신경이 손상되면 혀의 같은쪽 절반이 마비된다. 얼마간 시간이 지나면 혀가 위축되어 오므라들고 주름이 생긴다. 혀를 앞으로 내밀면 혀의 끝쪽이 마비된 쪽으로 돌아간다. 그 이유는 혀의 정상쪽 턱끝혀근(genioglossus muscle)의 작용에 대한 반대편의 작용이 없기 때문이다(그림 B9.7).

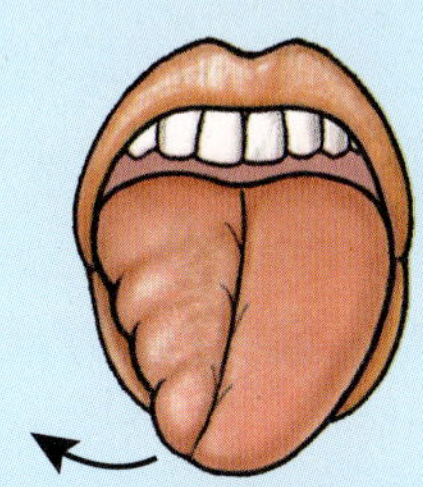

그림 B9.7. **혀밑신경(CN XII) 병터.**

표 9.4 CRANIAL PARASYMPATHETIC GANGLIA(뇌신경의 부교감신경절) **요약**

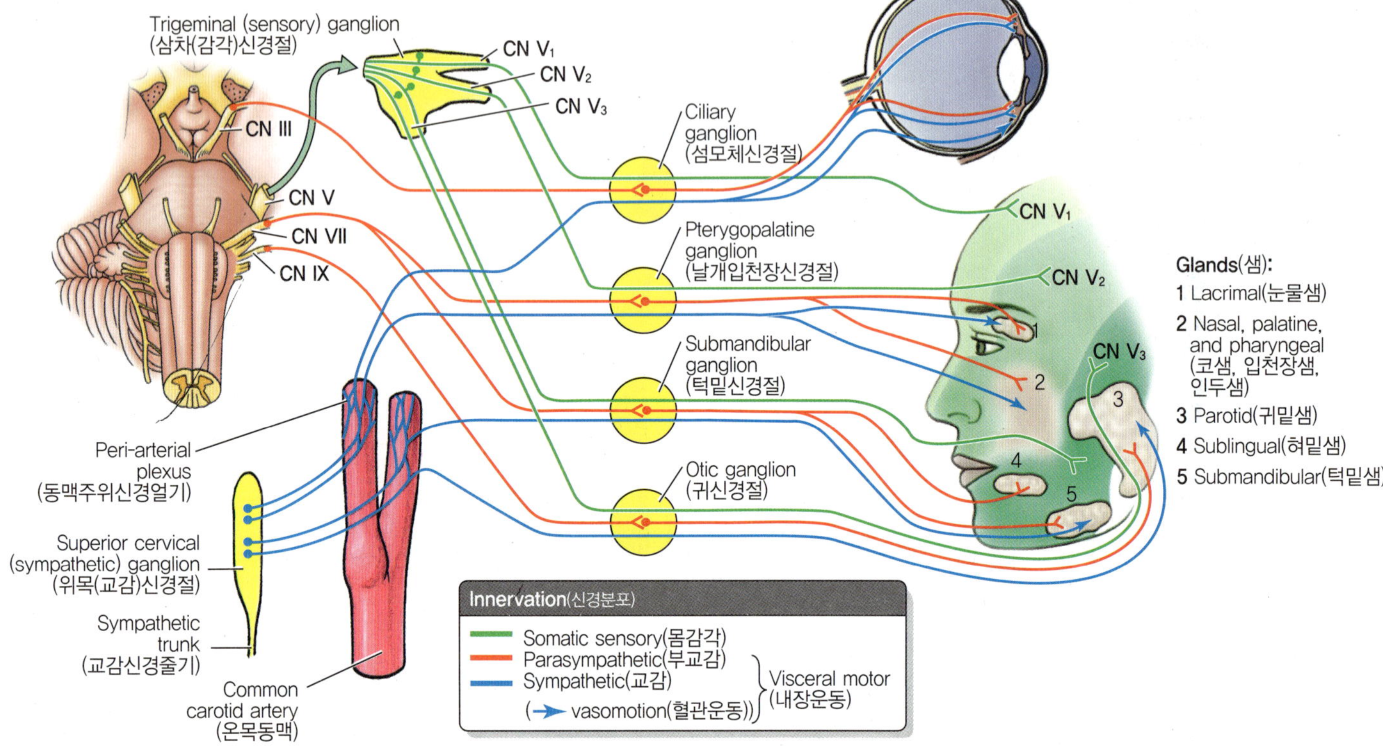

신경절	위치	부교감신경뿌리	교감신경뿌리	주요 분포
Ciliary (섬모체신경절)	시각신경과 가쪽곧은근 사이에서 눈확의 뒤끝 근처에 위치	눈돌림신경(CN III) 아래가지	해면정맥굴속 속목동맥의 동맥주위신경얼기에서 시작된 가지	섬모체신경절에서 시작된 연접뒤부교감섬유가 섬모체근과 홍채의 동공조임근에 분포; 위목신경절에서 시작된 연접뒤교감섬유가 동공확대근과 눈의 혈관에 분포
Pterygopalatine (날개입천장신경절)	날개입천장오목에서 위턱신경의 신경절가지에 매달려 있음 (날개입천장신경절의 감각뿌리); 날개관구멍의 바로 앞, 위턱신경의 아래에 위치	얼굴신경(CN VII)에서 시작된 큰바위신경과 날개관신경을 거침	깊은바위신경은 속목동맥 동맥주위신경얼기의 가지로 목의 교감신경줄기 연접뒤섬유의 연속 ; 위목신경절에서 시작된 신경섬유가 날개입천장신경절을 거쳐서 위턱신경의 가지로 들어감	날개입천장신경절에서 시작된 연접뒤(secretomotor, 분비촉진)부교감섬유가 위턱신경 광대가지를 거쳐 눈물샘에 분포; 위목신경절에서 시작된 연접뒤교감섬유가 날개입천장신경의 가지들과 함께 주행하여 코안, 입천장, 인두 윗부분의 혈관에 분포
Otic (귀신경절)	입천장긴장근과 아래턱신경 사이에 위치; 나비뼈 타원구멍의 아래에 위치	혀인두신경(CN IX)의 고실신경; 고실신경이 고실신경얼기를 거친 후에 작은바위신경으로 계속됨	위목신경절에서 시작된 신경섬유가 중간뇌막동맥의 혈관주위신경얼기를 거쳐 들어옴	귀신경절에서 시작된 연접뒤부교감섬유가 귓바퀴관자신경(아래턱신경의 가지)을 거쳐 귀밑샘에 분포; 위목신경절에서 시작된 연접뒤교감섬유가 귀밑샘으로 가서 귀밑샘의 혈관에 분포
Submandibular (턱밑신경절)	두 개의 신경절가지(감각뿌리)에 의해 혀신경에 매달려 있음; 목뿔혀근의 표면에서 턱밑샘관의 아래에 위치	부교감섬유가 얼굴신경(CN VII)에 합쳐진 후에 고실끈신경을 거쳐 혀신경에 합쳐짐	위목신경절에서 시작된 교감섬유가 얼굴동맥의 신경얼기를 거쳐 들어옴	턱밑신경절에서 시작된 연접뒤(분비촉진)부교감섬유가 턱밑샘과 혀밑샘에 분포; 교감섬유가 혀밑샘과 턱밑샘에 분포하여 분비촉진을 함

한글 찾아보기

이탤릭체로 표시한 숫자는 그림을, 숫자 뒤의 t는 표를 가리킴.

ㄱ

ㄴ

ㄹ

ㅁ

ㅂ

ㅇ

ㅊ

ㅋ

ㅌ

ㅍ

ㅎ

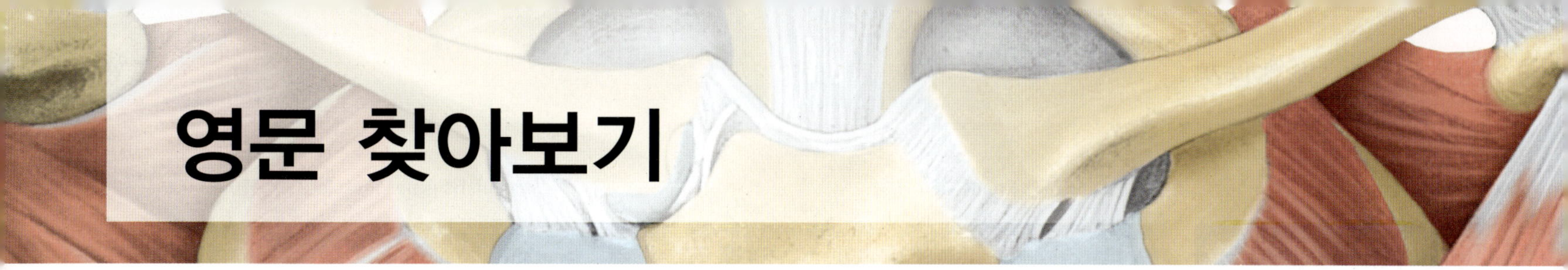

영문 찾아보기

이탤릭체로 표시한 숫자는 그림을, 숫자 뒤의 t는 표를 가리킴.

A

B

C

D

E

G

H

M

P

S

T

W

X

Z